U0207526

作为母胎医学领域的医师，不论是产前超声医师、多科医师还是其他从事与产前诊断、产前咨询有关的医师，我们始终要树立这样一个理念，那就是我们面对的不是一个患者，而是一个家庭的希望和未来！

敬畏生命！

李胜利
二〇一七年七月

胎儿畸形
产前超声诊断学

Prenatal Ultrasonographic Diagnosis of Fetal Abnormalities

第 2 版

主 编 李胜利 罗国阳

科学出版社

北 京

内 容 简 介

本书是编者从 30 万余例正常胎儿和 14860 余例畸形胎儿的产前超声诊断资料中精选出来的，并参阅了大量国内外最新文献编写而成。全书共 26 章：第 1 ~ 5 章详细阐述了产科超声检查细则及产科超声检查安全性、胚胎发生学、染色体遗传基本知识与胎儿畸形和正常胎儿超声解剖；第 6 ~ 19 章系统介绍了胎儿全身各器官系统及附属结构——胎盘、脐带的各种畸形的胚胎发生机制、畸形特征、超声图像特征、诊断分析方法及预后；第 20 ~ 26 章主要介绍三维超声、阴道超声、多普勒超声及介入超声在胎儿畸形产前诊断方面的应用，胎儿宫内行为及胎儿宫内治疗的现状和进展，胎儿畸形的产前遗传咨询等内容。本书附插图 2000 余幅，包括模式图、产前及产后超声图、实体标本照片及 X 线片，使读者对胎儿畸形有较为完整全面的了解。

全书内容新颖，全面详细，可作为产科、超声科及从事与产前诊断有关的医师的参考书。

图书在版编目 (CIP) 数据

胎儿畸形产前超声诊断学/李胜利，罗国阳主编. —2版. —北京：科学出版社，2017.6
ISBN 978-7-03-053770-6

Ⅰ.①胎… Ⅱ.①李…②罗… Ⅲ.①畸胎—超声波诊断 Ⅳ.①R714.53

中国版本图书馆CIP数据核字（2017）第134113号

责任编辑：郭 颖 郭 威 / 责任校对：张小霞 何艳萍
责任印制：霍 兵 / 封面设计：吴朝洪

科学出版社 出版
北京东黄城根北街 16 号
邮政编码：100717
http://www.sciencep.com

三河市春园印刷有限公司印刷
科学出版社发行 各地新华书店经销

*

2017 年 6 月第 二 版 开本：889×1194 1/16
2025 年 4 月第十二次印刷 印张：67
字数：2 060 000
定价：398.00 元
（如有印装质量问题，我社负责调换）

李胜利：南方医科大学教授，博士生导师，主任医师，南方医科大学附属深圳市妇幼保健院超声科学科带头人，国家卫生计生委全国产前诊断专家组成员，美国耶鲁大学母胎医学中心客座教授，《中华医学超声杂志》（电子版）副总编，美国 *Review of Obstetrics & Gynecology* 杂志编委，《中国产前诊断杂志》（电子版）编委，中华预防医学会"中国出生缺陷预防与控制专业委员会"产前超声诊断学组组长，中国医师协会全国产前超声诊断技术指南专家组组长，中国超声医学工程学会全国妇产科超声专业委员会副主任委员，中国超声医学工程学会全国计划生育委员会副主任委员，中国影像医学会妇产科超声专业委员会副主任委员。负责国家自然科学基金课题面上项目 2 项，获美国超声学会青年学者奖、中华医学科技奖三等奖、广东省科技奖三等奖、深圳市科技创新奖等。主编或副主编 8 部，主译 2 部，参编 12 部著作。发表研究论文 150 余篇。

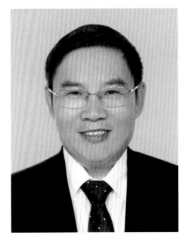

罗国阳 M.D.，Ph.D：教授，母胎医学专家，康涅狄格大学医学院 (University of Connecticut, School of Medicine) 母胎医学系主任。1986 年毕业于湖南医科大学（现中南大学湘雅医学院），1999 年获得美国贝勒医学院 (Baylor College of Medicine, Houston, TX) 微生物及免疫学 (Microbiology & Immunology) 博士学位。2001 年进入纽约康乃尔大学医学院 (New York Presbyterian Hospital, Weill−Cornell Medical College. New York) 妇产科及生殖遗传科接受美国妇产科住院医生规范化训练。2006 年进入美国耶鲁大学医学院 (Yale University, School of Medicine. New Haven, Connecticut) 接受为期 3 年的母胎医学专科医生培训，是美国妇产科委员会 (American Board of Obstetrics & Gynecology) 和美国母胎医学学会 (Maternal−Fetal Medicine) 认证的美国妇产科及母胎医学专科医生。主要从事母胎医学的临床和教学工作，同时还

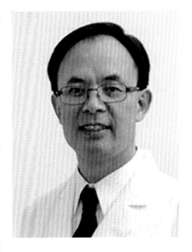

进行与专业相关的基础与临床科学研究。教学成果获得美国妇产科协会最佳教师奖，研究成果获得美国母胎医学学会最佳科研成果奖 (The March of Dimes Award for the Best Research in Prematurity at the Society for Maternal−Fetal Medicine, San Francisco, CA)。至今已在 J. Immunol，JBC 等国外权威 SCI 医学杂志上发表论文 33 篇，任 *Reviews of Obstetrics & Gynecology* 杂志编委，美国母胎医学协会 (Society of Maternal−Fetal Medicine)、美国妇科及研究协会 (Society of Gynecology and Investigator)、美国医用超声协会 (American Institute of Ultrasound in Medicine) 和美国妇产科学会会员，是南方医科大学和深圳市妇幼保健院客座教授，广西妇幼保健院特聘教授，中国医师协会超声医生分会产前超声指南质量控制专家组成员。

编著者名单

主　　编　李胜利　罗国阳
副 主 编　田瑞霞　田晓先
主编助理　文华轩　陈秀兰
主编秘书　廖伊梅　黄　怡　陈　曦

电脑绘图及图像处理：文华轩　李胜利

编著者及病例提供者：
南方医科大学附属深圳市妇幼保健院超声科：
　　李胜利　姚　远　刘菊玲　陈琮瑛　文华轩　袁　鹰　毕静茹　欧阳玉容　肖志连　周　洁　李筱玲
　　官　勇　曾庆凯　范媛媛　余　蓉　郑　琼　庄仁坤　杨　霞　郭文佳　　范金晓　叶巧美　余新林
　　付　倩　喻　锦　周朝辉　林　艳　胡春林　邹　于　郭晓实　郑美玉　　廖伊梅　黄　怡　郑小雪
　　王文韬　张　蔡　罗丹丹　安绍宇　何嘉敏　林　毅　曾　晴　陈　琼　　王宇容　陈海霞　郭玉萍
　　周成礼
南方医科大学附属深圳市妇幼保健院妇产科：
　　袁　晖　张　奕　许　多　杨　虹　吴晓霞　涂新枝　李智泉　刘力华　曹　伟　古　衍　曾月娥
　　张铨福
南方医科大学附属深圳市妇幼保健院医学遗传中心：欧阳淑媛
美国康涅狄格大学母胎医学系：罗国阳
美国费城儿童医院：田志云
南方医科大学深圳医院：王晨虹　陈秀兰
中山大学附属第一医院：谢红宁
福建医科大学附属第二医院：吕国荣
南方医科大学南方医院：秦凤真
吉林大学白求恩第一医院：宋文龄
贵阳医学院附属医院：唐　瑶
中山大学附属第八医院（深圳市福田区人民医院）：傅　娟
中南大学湘雅医院：杨　辉
香港大学深圳医院妇产科：王　洁
广东省人民医院：王　银
中国人民解放军第二六一医院：龚　博
深圳市第二人民医院：黎文雅
兰州市第一人民医院：马　娅　杨晓娟　张居杰

广州市妇女儿童医疗中心：颜　璨
宁夏医科大学总医院产前诊断中心：纪学芹
安徽医科大学第二附属医院：顾莉莉
深圳武警医院：唐慧霞
南京市妇幼保健院：曹　荔
深圳市宝安区妇幼保健院：林小影　张彦华
中国人民解放军第一零五医院：田瑞霞
福建省妇幼保健院：刘　敏　林晓文　翁宗杰
广西壮族自治区妇幼保健院：田晓先　杨水华
广西壮族自治区贵港市妇幼保健院：颜幸燕
深圳远东妇儿科医院：和于娟
哈尔滨市红十字中心医院：陈　明
四川省妇幼保健院：何冠南　陈　曦
甘肃省妇幼保健院：吴　菊
湘潭市中心医院：王春莲
四川省人民医院：熊　雯
北京市海淀区妇幼保健院：赵华魏
肇庆市端州区妇幼保健院：谢雪琴
乌鲁木齐市第一人民医院：袁志英
南京市浦口区中心医院：梁柏松
库尔勒市妇幼保健院：石慧莹　罗文娟
廊坊市妇幼保健中心：郜淑英
江西景德镇市妇幼保健院：方　莉
咸阳市中心医院：王薇薇
陕西省咸阳市妇幼保健院：王琳琳
厦门市妇幼保健院：钟晓红
临沂市人民医院：任金河
河北省沧县医院：曹洪瑞
浙江省宁海县妇幼保健院超声科：王　岩

本书由下列基金项目资助出版

十二五国家科技支撑计划项目，项目编号：2014BAI06B05
国家自然科学基金委员会，项目编号：81270707,81571758
国家自然科学基金委员会青年科学基金项目，项目编号：611010261
深圳市科技创新委员会，项目编号：JSGG2016042815482749，JCYJ20170307091013214

Foreword

I am excited to hear that the most popular textbook on prenatal diagnosis in China, *Prenatal Ultrasonographic Diagnosis of Fetal Abnormalities*, is now in its second edition. Prenatal diagnosis remains a major challenge with far reaching consequences. Identification of a structural abnormality or a suspicion for fetal aneuploidy may lead to termination of an otherwise desired pregnancy. On the other hand, failure to identify a fetal anomaly may result in the birth of a child whose life is marred by chronic suffering and whose family will have to support them both emotionally and financially for many years.

I have known Dr. Li Shengli since 2008 when he invited me to speak at the *6th Annual National Ultrasound Conference on Perinatal Diagnosis & Counseling* at the Affiliated Shenzhen Maternal and Child Healthcare Hospital of Nanfang Medical University in Shenzhen, China. We have worked together ever since, including publishing a number of high-quality peer-reviewed scientific papers. Dr. Li is not only a superb clinician, but also an outstanding teacher and researcher. He has trained literally thousands of physicians in prenatal ultrasound from hospitals throughout China. Dr. Li has dedicated much of his professional career to prenatal diagnosis, and is now widely regarded as a national and international expert in the field. He has total of 168 research publications, including 33 manuscripts published in highly respected, peer-reviewed international journals. He has received multiple national and international research awards. For example, he has twice been invited to present his research at the annual *American Institute of Ultrasound in Medicine* (AIUM) conference in the United States, and received the coveted AIUM Young Investigator Award in New York in 2011. In addition to his busy clinical, research and teaching schedule, he is an active member of multiple regional and national organizations, and serves on the editorial board of several respected scientific journals.

Prenatal diagnosis, especially perinatal ultrasound, has seen significant improvement over the past few years. Such improvements include the introduction of first trimester nuchal translucency assessment, early fetal anatomy scan, Doppler velocimetry, non-invasive genetic testing, and advances in intrauterine therapy for such conditions as twin-to-twin transfusion syndrome, fetal meningomyelocele, and congenital aortic stenosis. All of these are reflected in the new edition of this book. Several new chapters have been added to address such issues as specific requirements for prenatal ultrasound, first trimester ultrasound and early fetal anatomy scan, prenatal diagnosis of fetal syndromes, intrauterine infections, applications of Doppler velocimetry to assess abnormal fetal growth, and updates on intrauterine fetal therapy. Each chapter focuses on a single organ system of the fetus and covers embryologic development, normal anatomy, pathologic findings, and clinical prognosis, with superb images illustrating normal and abnormal structural development. In addition to describing how best to attain the sonographic images, the text carefully explains the clinical implications of each of the abnormal findings. Failure to detect a structural abnormality may represent suboptimal care, but a failure to communicate the significance of a particular finding to the couple may be equally egregious.

This book is comprehensive, easy to read, and highly informative. It serves as both a training manual for less experienced physicians and as a reference text for more seasoned providers. Regardless of your level of training, this text should be required reading for anyone in China who practices perinatal ultrasound. It can't often be said that textbooks written in China are superior to that available in the United States, but this is one instance in which I believe this statement to be true. I expect that this revised text will be extremely popular and will have a major impact on the field both in China and throughout the world.

Errol R. Norwitz, MD, PhD, MBA

Louis E. Phaneuf Professor of Obstetrics & Gynecology

Tufts University School of Medicine

Chief Scientific Officer

Chairman, Department of Obstetrics & Gynecology

Tufts Medical Center, Boston, MA, USA

June1, 2017

序

　　欣闻在中国产前诊断领域最受欢迎的教科书——《胎儿畸形产前超声诊断学》（第 2 版）即将面世，我非常高兴。目前产前超声诊断仍面临巨大的挑战，工作任重道远。当发现一种胎儿结构异常或怀疑为非整倍体染色体异常时都有可能导致本来希望继续的妊娠提前终止。另一方面，因产前漏诊胎儿畸形而导致出生的孩子，将长期承受着缺陷所带来的痛苦，而家庭为他要承受多年情感上和经济上的巨大压力。

　　2008 年我受邀参加在中国深圳市南方医科大学附属深圳市妇幼保健院举办的第六届国家级产前超声诊断与咨询会议并认识了李胜利教授。从那时起，我们开展了一系列科研与教学等方面的合作，包括共同发表多篇高质量的同行评议的科学论文。李教授不但是一位技术精湛的临床超声医师，而且是一位出色的教师和研究者。毫不夸张地讲，他已培养了来自中国各地数以千计的产前超声诊断医师，他已经把他的大部分职业生涯奉献给了产前诊断，同时也被广泛认为是该领域国内和国际上的专家。他已公开发表了 168 篇科研论文，其中 33 篇发表在受人尊敬的同行评议的国际期刊上。他还得到了多项国家和国际研究奖。例如，他曾两度受邀在美国超声医学年度会议（AIUM）上发表他的研究，并于 2011 年在美国纽约获得了受人崇敬的美国超声学会青年学者奖。他除了有繁忙的临床工作，科研和教学工作外，他还是一位积极参与多个地区和国家学会组织的成员，并担任着数个受人尊敬的科学期刊的编委。

　　产前超声诊断，特别是围生期超声诊断，在过去的几年里得到了显著的发展。这些进步包括早孕期胎儿颈项透明层厚度评价、早孕期胎儿严重结构畸形筛查、多普勒技术的应用、无创基因检测，以及宫内治疗进展（如双胎输血综合征、胎儿脊髓脊膜膨出及先天性主动脉瓣狭窄的宫内治疗）等，这些内容都体现在新版书内。为了满足产前超声的特殊需要，新版书还添加了一些全新的章节，如早孕期超声胎儿解剖检查和早孕期胎儿畸形筛查、胎儿综合征的产前诊断、宫内感染、为评价胎儿异常生长的多普勒技术的应用，以及宫内治疗的更新等。每一个章节均以胎儿的一个器官系统为主，涵盖了胚胎发育、正常解剖、病理解剖和临床预后，辅以精美的图片，用以说明正常与异常结构的发展变化。同时还介绍了如何获得最佳的超声图像，并用文字细致地解释了每一个异常发现的临床意义。未能诊断出结构异常代表了不那么满意的检查结果，但是未能向这些准父母传达某一特定发现的临床意义，可能同样令人震惊。

　　本书内容全面，易于阅读，翔实而丰富。既可以作为缺少临床经验的医生的培训手册，又可以作为有着丰富临床经验医生的参考用书。不论你的水平如何，这本书都将是中国每一位从事产前超声诊断医师的必读之物。很少听说中国出版的书优于美国出版的同类别的书，但我相信这本书就是这样一个例子。我希望这个修订版本将受到大家的欢迎，也将在本领域的中国乃至世界范围内产生更加重大的影响。

塔夫茨医学中心，波士顿，马萨诸塞州，美国

妇产科主任

首席科学研究者

塔夫茨大学医学院

路易斯伊法纳夫妇产科教授

Errol R. Norwitz，博士

2017 年 6 月 1 日

前 言

自 2004 年《胎儿畸形产前超声诊断学》第 1 版出版之后，转眼间已经过去了 12 年，这期间胎儿畸形产前超声诊断水平得到飞速发展，为了适应时代的需要，我们希望再出版一部更详尽的产前超声诊断学专著，为此，我们邀请国内外多位著名产前诊断专家参与本书的编写工作，希望将胎儿畸形产前超声诊断最全面、最前沿的技术展现给广大读者。如今经过 2 年多的编写，当第 2 版真实呈现在我们眼前时，回想经历过的每个日夜，各种辛苦与喜悦便交织在心头，化作无数感谢与感动的瞬间。这其中，有我们的科研团队不分昼夜忙碌的身影，有兄弟医院的慷慨相助，还有许多人默默无私的奉献。其中，如中南大学湘雅医院病理解剖学教研室的徐焕利教授，尽管斯人已逝，但她严谨求实的学术作风却深深地印在我们每个人心中，并最终化作一幅幅精益求精的病理解剖图片，赋予了本书新的生命与价值。

14860 余例病例是最好的明证。这其中心脏畸形 3122 例，神经系统畸形 1942 例，泌尿系统畸形 1798 例，颜面部畸形 1312 例，骨骼肌肉畸形 919 例，等。每一份病例都具有完整的病史记录和详尽的产前超声检查记录，不仅具备产前超声检查的图像资料，还有产后超声及病理解剖的图像资料。我们以这些病例资料为基础，建立了全新的胎儿数据库。书中所使用的都是来自本数据库中的经典病例，而与之相匹配的超声图像，也是从千百个影像资料中精挑细选而出，后期的图像制作，更是力求精益求精。

还值得一提的是，本书中绘制了大量模式图及胚胎发育图。这不仅是超声图像的再现，更是本书的亮点与精华。绘制模式图及胚胎发育图的过程，烦琐而艰苦，不仅需要一丝不苟的工作态度，还需要扎实的解剖功底、丰富的空间想象力及美工制图能力。9 年来，我们进行了大量标本的产后超声及病理解剖研究，反复求证，以求达到最佳、最真实的模式图效果。有时，为了一幅模式图的修改，反复对照超声动态图像、病理解剖照片，同时，反复查阅文献，并经过反复讨论、修改、再讨论、再修改，直到满意为止。

在此，请允许我向为本书出版付出辛勤汗水和给予无私支持的所有的人们表示最衷心的感谢。感谢中南大学湘雅医院徐焕利教授、美国波士顿塔夫茨大学母胎医学专家 Errol Norwitz 教授、美国耶鲁大学医学院罗国阳教授、美国费城儿童医院田志云教授、中山大学第一附属医院谢红宁教授等同行们对本书的大力支持；感谢深圳市妇幼保健院各位领导的关心鼓励；感谢我院病理科、放射科、产科及中心实验室全体同志的携手相助；感谢超声科全体同仁的倾心付出。最后，特别感谢我科文华轩和陈秀兰医师为本书图片绘制及后期制作付出的巨大心血，在此过程中我也见证了他们超声、病理、绘图等诸方面的技术成长，从不会到技术纯熟。

遥遥万里路，悠悠寸草心，期与君共勉，望来日，百尺竿头，更进一步。愿本书的出版，能为中国的产前超声诊断事业尽绵薄之力，也能让更多热爱产前超声诊断事业的人从中获益。

李胜利

2017 年 1 月

第一版序

超声检查在我国已普及到乡镇，如何在产前对胎儿各结构进行全面、系统的评价，对胎儿至少应进行哪些结构的检查，才能最大限度地检出胎儿畸形，目前我国尚没有统一的标准和模式。国内全面系统描述胎儿畸形产前超声诊断的专著屈指可数，远远不能满足超声医师及相关临床医师的需要。胎儿常见畸形的病理特征、临床特征、预后，尤其是声像图表现等，对胎儿畸形的产前检出与诊断具有重要意义。

我有幸提前拜读本书样稿，深感编著者在这一方面做出的努力和耗费了大量心血。胎儿肢体畸形产前检查法、四腔心切面声束头侧偏转法、泌尿系统畸形分析及神经系统畸形分析思维方法，给读者提供了极其有用的思维方法学内容，使读者读完一个章节，不仅能获得该章节超声图像、病理、临床特征及预后等信息，更重要的是使读者了解在临床实践中怎样去分析、思维，怎样去显示这些异常征象，怎样根据这些异常线索去有意识地寻找特征性征象，从而做出正确的判断。

本书的很多章节，如胎儿颜面部畸形、骨骼及肢体畸形、脑内畸形、染色体畸形、胎儿肿瘤等均使人感到耳目一新，新在它的全面、系统的病例图片资料的完整展示；新在它对少见畸形的产前、产后、标本及 X 线照片的对照展示；新在作者们对资料的完整收集与整理；新在对产前超声检测方法、思维分析方法毫无保留的奉献。

本书的图片精美，大多来自自己收集的病例，许多给出了同一病例产前、产后标本及 X 线照片，或产前不同时期的动态变化，使读者对胎儿畸形的演变规律有一个清楚的认识。

本书不仅详细叙述了胎儿畸形的超声表现，而且还增加了一定篇幅介绍了各种畸形的预后内容、实验室筛查及遗传咨询等章节，使超声医师在临床工作中能更好地对病人做出解释，更好地为病人服务。同时，本书也是妇产科及与产前诊断有关人员的较好的参考书。

产前超声诊断是一项非常重要的产前诊断技术，2003 年 5 月 1 日，卫生部颁发了《产前诊断技术管理办法》及相关配套文件，其中对产前超声诊断做了严格规定。本书不失时宜地出版，定将为我国产前超声诊断的发展起着重要作用。

中华医学会超声医学会主任委员

北京协和医院超声科主任　姜玉新　教授

2004 年 2 月 20 日于北京

"控制人口数量，提高人口素质"是我国的一项基本国策，生一个健康、活泼可爱的小宝宝是每位准妈妈及每个家庭的美好愿望，阻止低智儿、畸形儿的出生对提高中华民族整体素质有着重大意义。因此，产前诊断与畸形胎儿筛查在我国越来越受到重视。《中华人民共和国母婴保健法实施办法》已正式颁布，产前筛查被列为重要内容。卫生部于 2002 年 12 月发布了《产前诊断技术管理办理》，对我国的产前诊断技术工作进行了规范，并于 2003 年 12 月及 2004 年 2 月召开了两次产前诊断专家会议，集中讨论并制定了产前诊断具体实施细则，成立了全国产前诊断技术专家组。不久前国家计生委已将出生缺陷干预工程作为"十五"期间重要任务在全国开展。

我国人口基数大，每年的出生人口众多，如果不降低出生缺陷率，每年出生缺陷儿的数目必定会很大。据不完全统计，我国出生缺陷的发生率约占所有新生儿的 4% ~ 6%，每年可能有 80 万 ~ 120 万缺陷儿出生。出生缺陷已成为新生儿死亡的主要原因。低智儿、畸形儿的出生将给家庭及社会带来很多不幸和沉重负担，也给缺陷儿带来肉体上和精神上的痛苦。

每年在深圳市妇幼保健院出生的新生儿有 5000 余人，来医院行产前超声检查的人数超过 15 000 人次，我们深感产前超声诊断的重要和责任之重大，在 3 年多的时间里，对胎儿畸形产前超声诊断进行了深入、系统、细致的研究与观察，收集、整理了约 800 余例、上 10 万幅胎儿畸形的产前、产后超声诊断静态与动态图像以及部分实体与病理标本照片，积累了一些经验。同时在规范产前超声诊断上做了一些工作，结合我院 ISO9001 国际质量认证，对我院产前超声诊断的内容、方法、原则进行了详细规定，形成了一整套产前超声诊断细则，这样，保证了每位来我院检查的孕妇都接受规定项目的产前超声检查服务，使胎儿畸形产前超声检出率大大提高，最大限度地降低了漏诊率。

然而，我们现在最急切的，是将工作体会和心得，用科学的理论提炼出来，去粗取精，去伪存真，结合胎儿生长发育和胎儿畸形的生理病理特点，参阅了大量国内外文献资料，毫无保留地将我们最精彩的病例图片资料、分析思维方法献给广大读者，其中有些内容和图片资料为国内首次公开发表。为使其内容更加丰富、完整，我们特邀请广州、北京、深圳、湖北等地在胎儿畸形诊断方面有较深造诣的专家共同完成本书的编写工作。

超声检查由于其对胎儿无创伤、无致畸作用、无叠加效应，胎儿图像清晰，诊断准确，安全性高，是产前诊断与筛查畸形胎儿的重要诊断工具，是目前产科首选的影像检查方法。但在我国目前尚未见一本专门论述各种胎儿畸形的产前超声诊断思维分析方法、诊断时机、诊断策略、声像图特征、畸形特征、预后的书籍。希望本书的出版能为我国胎儿产前超声诊断水平的提高提供一些借鉴和思路，并能在这一领域起到抛砖引玉的作用。

胎儿医学博大精深、浩如烟海，本书不过是学海撷英，仅以胎儿畸形产前超声诊断为主，产前产后对照，辅以胎儿生长发育之基础与产前咨询和宫内治疗之进展，希望对超声科和产科医生提高前与产后诊断和解决实际病症的能力有所裨益。由于时间仓促、水平有限，加上临床任务繁重，恐有疏错之虞，遗漏难免，敬请各位读者不吝斧正！

最后，要特别感谢卫生部基妇司王斌处长对本书的关爱与鞭策；感谢中华医学会超声医学会主任委员、全国产前诊断专家组专家、北京协和医院超声科主任姜玉新教授为本书作序；感谢深圳市妇幼保健院领导对本书的资料收集、编写与出版的支持与鼓励；感谢广州医学院附属第二医院黄季春教授及北京大学深圳医院鲁树坤教授为本书的出版做了大量的工作，对本书的内容进行了严格的审定，并提出了宝贵的修改、指导意见；感谢武汉市第一人民医院陈常佩教授及美中互利工业公司陆兆龄教授在百忙中精心赐稿，丰富了本书内容；感谢我院病理科及遗传室的全体同志对胎儿病理及胎儿染色体检查所做出的艰苦努力和无私奉献，使本书内容增色不已；书中大量的图文处理工作得到了聂冰、医院打字室黄干勤的大力协助以及超声科全体人员的共同努力，同时也得到了医院相关科室的配合与帮助，在此一并表示由衷的感谢。

最后，向所有帮助、理解、支持与关爱我们的朋友们、亲人们致以最诚挚的谢意。

李胜利

2003 年 11 月于深圳

目　录

第 1 章

产科超声检查概论

超声显像应用于产科观察胎儿并诊断胎儿疾病已有半个多世纪，最初超声检查的目的仅仅是为了确定是否妊娠、胎儿是否存活、孕龄大小、单胎或多胎、羊水多少、胎盘情况等。今天，它已成为诊断胎儿畸形不可缺少的影像诊断工具。超声显像不仅能对胎儿解剖结构进行评价，而且能实时地观察到胎儿在宫内的运动、行为及评估胎儿血流动力学变化特征。三维超声的发展，能将胎儿表面轮廓非常逼真地展现在人们面前，结束了千百年来人们无法"看到"母腹中胎儿"真面目"的历史。

在超声出现以前，胎儿先天畸形在分娩前诊断出来是不可能的，只有在流产后或出生后才能被偶然发现。由于人们的无知，出生一个畸形儿当成是神或上帝的惩罚，甚至认为这是一种不祥的预兆，或者认为是某种厄运即将降临的先兆。即使在现代科技高度发达的今天，许多人仍然把怀上畸形胎儿当作是一种不光彩或见不得人的事而不敢启齿。实际上，许多畸形在神学及传说中已有具体体现，例如，人体鱼序列征是传说中美人鱼的雏形，而前脑无裂畸形的独眼畸形是传说中独眼巨人的原形。

近 30 年来产科超声不断发展，产科临床发生了革命性的变化，对胎儿生理及胎儿畸形的发生、发展有了更深刻的了解。也正是因为产科超声的飞速发展，较为完整的胎儿疾病谱已为人们所认识，并能在产前做出正确的诊断与及时治疗。因此，以往认为胎儿只不过是母体器官一部分的观念正逐渐改变，现在把胎儿作为病人来对待这一新的概念已进入了产科临床，并已被广泛接受。

第一节 产科超声检查时机与适应证

目前，虽然还没有公开发表的证据表明超声不会导致胎儿畸形，但对于孕早期超声检查的应用，人们普遍持谨慎态度，对产前超声检查的次数与时间，不同国家也有所不同。在一些国家，90%～100% 的孕妇在妊娠期至少进行 1 次超声检查，例如在英国的格拉斯哥、苏格兰，产前超声检查为常规检查，平均每名孕妇接受 2.8 次超声检查。在德国整个妊娠过程中常规要进行 3 次超声检查，时间分别在 9～12 周、19～22 周及 29～32 周。

在我国大中城市中，基本上在妊娠期能够进行 1 次超声检查。在一些大城市、沿海经济较发达地区，产前超声检查已成为妊娠期常规检查，且在妊娠期间至少能进行 1 次常规超声检查。但是，我国产科超声检查还远没有普及，在一些经济不发达的边远地区，还远不能普及规范化的产科超声检查。

在作者所在医院，产科超声检查是产前常规检查项目，来院检查的每名孕妇妊娠期至少进行 3 次产科超声检查，并推荐孕妇在 11～13^{+6} 周进行早孕期 NT 检查及早孕期严重结构畸形筛查、18～24 周进行详细系统的胎儿畸形筛查及 32～36 周进行一次晚发畸形的补漏检查。根据作者的经验和文献报道，在月经龄 10 周内若无异常临床表现可不做超声检查。建议所有孕妇，在月经龄 11～13^{+6} 周进行第 1 次超声检查，月经龄第 18～24 周，进行第 2 次超声检查——系统胎儿畸形筛查。月经龄第 32～36 周可再进行第 3 次超声检查，对胎儿生长发育情况再次评估，同时观察那些到晚孕才能表现出来的胎儿畸形。第 1、2 次超声检查对所有孕妇均非常重要，因为在此两个时期可发现大多数胎儿严重结构异常，给临床进行适当产科处理提供依据，降低围生儿的病死率。

有下述指征者，无论在哪个孕周，均应进行超声检查。

1. 双胎妊娠或多胎妊娠。

2. 实验室检查有阳性发现者，如甲胎蛋白（AFP）升高或降低的，β人绒毛膜促性腺素（β-HCG）升高、游离雌三醇升高、妊娠相关蛋白阳性等。

3. 既往妊娠有结构畸形胎儿出生者，如先天性心脏病。

4. 父母亲有遗传性疾病或家族遗传史者。

5. 母亲孕期有感染史，如风疹、巨细胞病毒感染等。

6. 母亲有糖尿病或其他疾病者。

7. 有明显的致畸因素者，如服用过可能致畸的药物、接触过放射线、接触过毒物等。

8. 可疑胎儿死亡者。

9. 可疑胎儿宫内生长迟缓者。

10. 可疑羊水、胎盘异常者。

11. 胎儿先露、胎位的确定。

12. 月经不规则者胎儿妊娠龄的估计。

13. 胎儿生长、胎儿体重评估等。

14. 宫颈成熟度的诊断。

15. 羊水穿刺定位。

16. 子宫大小与妊娠时间不相符。

17. 盆腔肿物。

18. 可疑异位妊娠。

19. 胎儿宫内状态的生物物理评价。

20. 确定胎儿畸形的随诊观察。

第二节　产科超声检查仪器

仪器分辨力的高低，直接关系到超声图像质量及诊断结果。现代实时超声诊断仪一般都能满足产科超声检查的基本要求，如测量双顶径、头围、腹围、股骨长、肱骨长，以及发现较严重的胎儿畸形，如无脑畸形等。但如果要对胎儿细微解剖结构进行显示与观察（如显示胎儿食管）、进行详细系统的胎儿畸形检测，尤其是少见畸形或细小畸形或颜面部畸形等的检测则最好采用现代高分辨率超声仪器检查。对于胎儿先天性心脏畸形最好使用高分辨率彩色多普勒血流显像仪来检测。

探头频率的选用原则，一般在能满足穿透力的情况下尽可能使用频率较高的探头，以提高图像分辨率。在产科进行胎儿检查时，一般使用3~5MHz探头。现在有些仪器，可以常规使用6MHz探头检查胎儿，其穿透力可达30cm，完全满足胎儿超声检查的深度要求，且分辨率高。有些仪器的10MHz以上探头的穿透力可达8~10cm深，对某些细微结构显示更清楚。

第三节　某些重要术语

有些术语在产科和超声检查时常易混淆，在实际使用过程中应注意区别，避免误用。主要如下。

一、生存能力

胎儿的生存能力（viability）指胎儿在子宫外能够生存的能力。这一术语不能随意使用，因为即使在晚孕后期，超声显示亦不能完全肯定其在宫外的生存能力。此时，最好使用胎儿或胚胎存活来描述。如果胎儿已死亡，则应使用胚胎或胎儿死亡来描述。

二、胚胎龄的推算

1. **受精龄**　是胚胎发育的确切时间，在胚胎学中，胎儿的胎龄按受精龄推算，即根据卵子和精子的结合时间推算，一个正常成熟胎儿的受精龄为38周（266d）。

2. **胎龄**（fetal age）　胎龄即受精龄。确切胎龄一般来说是不可知的，除非人工授精。粗略估计是按末次月经推算的月经龄减2周即为胎龄或受精龄。

3. **性交龄**　根据性交时间计算，比受精龄多0.5~1d。

4. **月经龄**（menstrual age）　根据受孕前末次月经的时间推算，从月经第1天算起。比胚胎实际发育时间（即受精龄）一般多14d左右，一个正常成熟胎儿的月经龄约为40周（280d）。

5. **妊娠龄**（gestational age）　妊娠龄与月经龄是同义词，临床上可通用。

在胚胎学中的胎龄是受精龄，在产科与超声诊断中的孕龄一般采用月经龄。

6. **胚**（embryo）　指受精后的前8周（即月经龄的前10周）的胚，此时期亦称为胚期，在第10

周以前的早期妊娠超声检查时使用这一术语。

7. 胎儿 (fetus) 指受精 8 周后即第 9 周开始到 38 周 (月经龄 10 周末后即第 11 周开始到 40 周)，是各器官组织进一步生长与分化阶段，称为胎儿期。月经龄第 10 周末后即第 11 周 0d 开始的胚胎称为胎儿。

三、妊娠分期

妊娠是胚胎和胎儿在母体子宫内生长发育的过程。受精是妊娠的开始，胎儿及其附属物自母体排出是妊娠的终止，此为受精龄，约 38 周。临床上孕龄一般以月经龄计算，妊娠全过程为 40 周，分为 3 个时期。

1. 早期妊娠 (the first trimester) 妊娠 13 周末以前称为早期妊娠。

2. 中期妊娠 (the second trimester) 第 14 周开始至第 27 周末称为中期妊娠。

3. 晚期妊娠 (the third trimester) 第 28 周开始及其后称为晚期妊娠。

第四节 产科超声检查内容

一、早期妊娠超声检查

1. 确认宫内妊娠及胚是否存活 早孕期孕妇常因阴道出血而来超声检查。此时期检查的主要目的是判断妊娠是在宫内还是在宫外，胚胎是否存活。现代超声仪，尤其是经阴道超声，在妊娠很早期即可检出宫内妊娠囊，对于月经规则、且月经周期在 28d 左右的孕妇来说，经腹在 5~6 周、经阴道在 4~5 周即可检出。如果此时检出宫内妊娠囊，但不能判断胚胎是否存活时，需在 7~10d 后复查则可确认。

2. 确定胚胎数目 超声可显示妊娠囊及妊娠囊内的胚芽、原始心管搏动及卵黄囊的数目，从而确认单胎或多胎妊娠。多胎妊娠时，要明确妊娠囊数目。但应注意的是，早孕期因孕囊着床常伴有宫腔内少量出血而显示"双囊征"，应和真正的双妊娠囊相区别，反之，亦不能把双妊娠囊误认为一个妊娠囊，而另一个被错误地解释为出血。11~13^{+6} 周检查时，要明确绒毛膜囊和羊膜囊的数目。

3. 估计妊娠龄 早孕期估计妊娠龄的方法主要是根据妊娠囊平均直径和头臀长 (CRL) 推算。多年来，CRL 被认为是估计妊娠龄最可靠的方法，准

确性相差 3~7d，能够用 CRL 来估计妊娠龄时则不用妊娠囊平均直径。

4. 检测胎儿早期结构畸形 自从阴道探头问世以来，有大量早孕胚胎期检测胎儿畸形的报道，几乎每一器官系统的畸形均有早期诊断的报道。但对于某一具体类型的畸形，究竟应早到什么时候即能做出诊断，目前尚无一致的意见，对早孕期检测胎儿畸形许多学者持谨慎态度。目前认为，在早孕期 (11~13^{+6} 周)，测量胎儿颈部皮肤透明层厚度是筛查唐氏综合征等染色体畸形的一个较为敏感的指标，同时这个时期也是筛查胎儿严重结构畸形的良好时期。

早孕期检测胎儿畸形应特别提请注意以下 3 点：

(1) 正常生理性中肠疝与腹壁缺损、脐膨出类似，早孕期诊断应特别小心。

(2) 正常发育的脑泡 (如菱脑泡) 呈无回声结构，不能将其误认为颅脑内囊肿，颅骨未骨化时，不能显示强回声的颅骨结构。

(3) 由于颅骨未骨化有误诊为无脑畸形的潜在危险性，从而出现无脑畸形的假阳性诊断，应特别小心。

5. 胎盘 在极早期妊娠，超声有时很难判断胎盘的准确部位。但是，如果超声能够辨认出胎盘，则应注明胎盘的位置是在前壁或后壁。很多情况下孕妇仅在早孕期做过超声检查，在以后的妊娠中如果要行羊膜腔穿刺术或剖宫产术而又无超声检查仪器时，早孕期报告的胎盘位置则有很大帮助。

6. 子宫及附件 早孕期应仔细检查孕妇子宫是否有畸形，因为在妊娠后期，这些异常极难再检出。如果有子宫肌瘤，则应测量其大小、描述其所在部位及与子宫颈的关系。应特别注意的是，一过性的子宫收缩酷似子宫肌瘤声像，应注意区别。

早孕期还应常规检查双侧附件，了解双侧附件是否有囊肿、肿瘤。晚孕期时双侧附件向上移位，难以检测。

二、中孕期及晚孕期超声检查

1. 明确胎儿数目及胎儿是否存活 中、晚期妊娠诊断单胎或多胎妊娠较容易，但有时超声也可能发生错误，主要可能的错误是将多胎妊娠误认为双胎妊娠或双胎妊娠误认为单胎妊娠。发生这种错误的主要原因可能是因为第二胎位于子宫底部而未能探及，或未能显示并肯定所显示的胎头与胎体的自然延续性。有时出现双胎输血综合征时，一胎因羊

水过少而"粘"在子宫壁上，如不仔细探查可将其漏诊而仅发现另一羊水过多的胎儿。如果双胎妊娠中一胎在较早时期死亡，形成"纸样胎儿"时，较晚期检查有可能将"纸样胎儿"漏诊或误认为其他问题，笔者曾遇到 1 例外院将其误诊为胎盘囊肿或脐带囊肿者。

检出双胎或多胎妊娠时，如果有可能，应尽量确定胎盘数目及羊膜囊的数目。单羊膜囊双胎妊娠的并发症明显增多。绒毛膜囊的数目在早期妊娠期明确。

胎儿是否存活主要根据胎儿心搏来判断，而不应根据胎动来判断。如果诊断胎儿死亡，在心脏位置至少观察 2～3 min 无心搏，才能诊断，为了谨慎起见，理想的做法是再请另一位医师共同观察并证实无胎心搏动。未探测胎动不能作为诊断胎儿死亡的根据。

2. **胎位** 超声可确定胎先露、胎方位、胎产式等。

(1) 胎先露 (fetal presentation)：指最先进入骨盆的胎儿部分。纵产式有头先露（枕先露、前囟先露、额先露、面先露）、臀先露（混合臀先露、单臀先露、单足先露、足先露）；横产式为肩先露；少见的先露有头或臀与胎手，或与胎足同时入盆，此时称为复合先露。

(2) 胎方位 (fetal position)：指胎先露部的指示点与母体骨盆的关系。如枕先露的指示点为枕骨，面先露为颏骨，臀先露为骶骨，肩先露为肩胛骨等。根据指示点与母体骨盆左、右、前、后、横的关系有不同的胎位，如左枕前位、右枕前位、左枕后位、右枕后位、左枕横位、右枕横位等。

(3) 胎产式 (fetal lie)：指胎体纵轴与母体子宫纵轴的关系。两纵轴平行者为纵产式，两纵轴相互垂直者为横产式，两纵轴交叉者为斜产式，后者多为暂时性的，分娩时多转为纵产式，偶尔成横产式。

最常见的胎产式为纵产式（约占足月分娩胎儿的 99.75%），最常见的胎先露为头先露，除此之外的胎产式和胎先露均属不正常，分娩时可增加围生儿的发病率。

妊娠 28 周以前胎位容易改变，32 周后胎位较稳定。超声确定胎位较准确，但不能单凭某一幅图来确定，应多切面多部位扫查，根据胎儿解剖结构进行分析、推断。检查时首先判断胎先露，如果在耻骨联合上扫查子宫下部时见到胎头回声则为头先露，见到臀部或足部为臀先露或足先露等。然后横切或纵切孕妇腹部，如果在孕妇腹部横切面上显示胎儿腹部横切面，或孕妇腹部纵切面上显示胎儿脊柱纵切面，说明胎儿纵轴和母体子宫纵轴平行，为纵产式；进一步根据胎儿解剖结构辨认胎儿左、右、前、后关系，根据胎儿脊柱的位置决定胎位的左、右、前、后。如果在孕妇腹部纵切图上显示胎儿腹部横切面，或孕妇腹部横切图上显示胎儿脊柱纵切面，说明胎儿纵轴和母体子宫纵轴垂直，因而为横产式，然后可按上述方法根据胎儿解剖结构判断胎儿左、右、前、后关系等。

3. **估测妊娠龄和胎儿体重** 具体估测方法详见第 4 章，但在估测妊娠龄和胎儿体重时应注意以下几点。

(1) 妊娠龄估计在妊娠早期测量头臀长最准确，其他参数，如双顶径 (BPD)、股骨长度 (FL)、腹围 (AC)、头围 (HC) 等亦在相对早期（如中孕期）准确，越到妊娠后期误差越大，足月时更大。

(2) 在某些病理情况下，某些测量参数不能作为妊娠龄或体重估计的参数，如胎儿腹水时不能使用腹围这一参数，短肢畸形时不能使用股骨长及肱骨长来估计，脑积水时不能使用双顶径和头围来估计。

(3) 根据测量胎儿生长参数所估测的妊娠龄大小应与根据末次月经计算的妊娠龄大小相比较。虽然许多情况下孕妇末次月经不准确，但可使临床医师提高警惕，以警示是否存在胎儿发育迟缓、发育过大或过期。

(4) 如果在此以前做过超声检查，应与以前测量值做比较，判断胎儿生长发育是否有异常。

(5) 如果要进一步连续观察胎儿生长发育是否有异常，那么前后两次超声检查的间隔时间不应低于 2 周，如果间隔时间太短，则很难确定是由测量误差引起还是生长发育异常。

4. **羊水量** 适当的羊水量对胎儿的生长发育很重要，一般认为羊水过多或过少会影响胎儿生长发育，但诊断羊水过多或过少的方法存在争议。Callen 认为，超声诊断羊水过少最好用主观目测的方法来诊断。任何一种客观测量羊水量的方法都不能准确测出羊水量，而且所测数值不与孕周大小相关。主观目测法估测羊水量的方法简单易学，绝大多数操作者都能正确掌握。在估测羊水量时，以下两点必须牢记。

(1) 早孕期检查时，与胎儿大小比较羊水暗区相对较大，此时不应错误地认为有羊水过多。相反，晚孕足月时，正常情况下羊水暗区相对较小，仅能显示一些小的羊水池，此时不应认为羊水过少。

（2）肥胖患者羊水量似乎少于正常，部分原因可能是由于声散射、羊水内伪像增多所致。

在诊断羊水过少时，应注意以下两点。

（1）因为在大多数患者，羊水过少常常意味着胎儿泌尿系统的严重畸形或羊膜破裂导致严重宫内发育迟缓，因此，应在没有检出任何羊水时才诊断羊水过少。在中孕期及中孕中期仅有少量羊水的情况除外。

（2）由于严重羊水过少与胎儿死亡有关，羊水过少一旦诊断，即应引起产科医师的高度警惕。

羊水过多时，虽然没有羊水过少那样严重，但实际上许多病例对胎儿及母体均有明显影响。在母亲，可出现早产和羊膜早破；在胎儿，可能存在畸形。虽然许多羊水过多病例最终出生了正常的婴儿，但文献报道伴有羊水过多的畸形胎儿亦不少见，因此，对羊水过多的胎儿应进行详细的胎儿畸形系统探查。多胎妊娠是羊水过多的又一常见原因。许多病例与双胎输血综合征有关。

5．胎盘　应明确胎盘着床部位及胎盘与子宫内口的关系。文献报道中强调在妊娠早期和膀胱过度充盈时可出现大量前置胎盘的阳性诊断。虽然如此，检查者也不应大意，不能认为所有低位胎盘都会"上移"而无临床重要性。如果经多个操作者观察，各种途径检查（如经会阴检查、经阴道检查、排空膀胱后检查）仍不能确定胎盘下缘与子宫内口的关系时，仍应认为胎盘为低位胎盘，前置胎盘不能排除，此时可报告胎盘下缘与子宫内口之间的距离。

胎盘早剥超声诊断常较困难。应注意的是子宫肌层及其内的血管及一过性的子宫收缩类似胎盘后血肿的图像，应避免误诊。

6．胎儿畸形探测　我们在进行产科超声检查时，准妈妈、准爸爸们最常问的两个问题是："医生，我的宝宝健康吗？""有畸形吗？"因此，超声检查对胎儿畸形的检测是父母及医师必须面对的问题。Eurenius 等对此进行专门研究后发现，即使超声检查前明确告诉孕妇及其配偶，超声检查的目的只是为了估计妊娠龄及检测是否有多胎妊娠，但仍有 89% 的母亲及 84% 的父亲认为超声检查的目的是检测胎儿畸形。由此可见，父母最关心、最期望的是腹中胎儿健康，没有畸形。这也是人之常情，完全可以理解。

在过去的 10 年里，超声检查经历了这样一个转变，现在超声检查不仅可以回答诸如患者是否妊娠等这样的基础问题，而且可以探测胎儿有无畸形。由于现代高分辨率超声仪能检出越来越小的畸形，现在的问题是，在 1 次常规超声检查中未检出胎儿畸形，也就是说，超声检查结果正常时，病人及产科临床医师从这份报告中期望胎儿无畸形的把握程度有多高？这是一个非常复杂的问题。要进行系统细致的胎儿畸形检测，要把所有能够由超声所能发现的胎儿各种畸形均准确无误地检测出来，就必须对每一胎儿的每一解剖结构逐一进行细致系统的检查，胎儿如此多的结构，这样多种类的畸形，要在一次短时间的检查中一一排除，这几乎是不可能的。因此，要想对每一病人的全部畸形逐一检出、逐一排除是不切实际的。但是，很幸运的是，许多严重畸形在Ⅱ级产科超声检查时能够被发现。

常规超声检查不可能对胎儿所有结构进行详细观察，只能对胎儿大体结构进行检查，因此，只有明显的结构畸形才能被偶然发现，病人及产科医师应该对此有充分的了解，不能期望每次常规超声检查都能对胎儿所有畸形进行排除性诊断，许多小的异常仅在怀疑胎儿可能存在某种特殊畸形时才有可能被检出。另外，正如胎儿本身各正常解剖结构随着妊娠的进展而长大一样，胎儿解剖结构畸形亦随之增大，因此，在出生时能见到的畸形，可能在妊娠较早时期因太小而不能为超声所检出。最后，超声医师个人的经验和专业知识是有限的，如果怀疑胎儿有畸形，检查者又没有诊断这种畸形的经验，应找在这方面更有经验的超声医师或建议患者到上一级医院检查。只有这样才能提供给病人最好的服务。

我国的Ⅲ级产科超声检查（系统产前超声检查）由于检查的胎儿结构较多，几乎对胎儿每一重要器官都要进行检查，因此，检查费时，且检查费用较高，对检查仪器要求高，对医师的专业水平要求高，所以，在目前条件下在我国还不可能每个医院、每名超声医师都能够进行这方面的检查，也不可能对所有孕妇都进行这种检查。

超声检查胎儿畸形的最佳时间存在许多分歧。作者认为，孕 $11\sim13^{+6}$ 周检查主要用于测量颈部透明层厚及除外无脑畸形等早期即出现的大的严重畸形，孕 18～24 周进行一次详细、系统的胎儿畸形检测是最理想的，此时期胎儿解剖结构已经形成并能为超声所显示，胎儿大小及羊水适中，受骨回声影响较小，图像清晰，大部分胎儿严重畸形在此时期多能表现出来，因此，此时期检查可排除大部分严重畸形，而且对可疑畸形还可以在 28 周之前进行追踪观察。在 18 周之前检查，某些畸形可能表现不明显而不能诊断，如某些类型的脑积水、小头畸形、尿道梗阻性疾病、多囊肾、某些先天性心脏病（如室间隔缺损）、大动脉转位、胃肠道狭窄或闭锁、某些染色体畸形、某些骨骼发育不良畸形等。

这里，有必要反复强调美国妇产科医师协会（1993）警告："不管使用哪种方法，亦不管妊娠在哪一阶段，即使让最有名的专家进行彻底的检查，期望能够将所有的胎儿畸形均能被检测出是不现实也是不合情理的。"Goncalves 等报道，超声检测胎儿畸形的总的敏感性为 53%，总的特异性为 99%，尽管超声技术检测致死性畸形的敏感性较高，但是亦漏诊了严重的心脏畸形、小头畸形和许多种类的肌肉骨骼畸形。

第五节　胎儿超声检查的安全性

我们在给孕妇进行超声检查时，常常会听到孕妇提出的，也是孕妇很担心的问题："医生，超声对胎儿有影响吗？""会引起胎儿畸形吗？""对胎儿是安全的吗？"其实，学术界在超声影像应用到临床后不久就提出了关于超声检查的安全性问题，并进行了大量的实验与临床研究及流行病学研究。本节主要从超声生物学效应及其对胎儿的影响、流行病学研究等方面对此问题进行阐述。

一、超声声场

超声声场可以用许多不同的参数进行描述，如声压、声强等。

1. **探头频率**　临床上应用的超声频率范围多在 $2 \sim 20\,\text{MHz}$，而探头频率高低的选择是根据所探测组织的深度不同而选择高频或低频探头，检查深度越深，则选用探头的频率越低；而检查组织深度越浅，则选用探头的频率越高。频率的高低对生物组织所产生的效应亦有不同，探头频率高，在组织中传播越易衰减，对组织产生的热效应越大；而探头频率越低，则越易产生空化效应。

2. **声压**　介质中有声波传播时的压强与没有声波传播时的静压强之差为声压。因此，超声波也是一种压力波。超声波在介质的传播过程中引起介质的稠密和稀疏，在引导介质的稠密区域的压强大

于原来的静压强，声压为正值（P+）；在稀疏区域的压强小于原来的静压强，声压为负值（P-）。由于介质中各质点振动位置的周期性变化，声压也做相应的周期性变化。一般声压最大变化范围为 $1 \sim 5\,\text{MPa}$。

3. **总声功率与声强**　目前使用的诊断性超声仪，探头发射的总声功率为 $100 \sim 300\,\text{mW}$。诊断用超声是以短脉冲的形式发射的，如 B 型超声发射 $1\,\mu\text{m}$ 长的超声波，而脉冲多普勒则为 $10\,\mu\text{m}$ 长，每秒发射的脉冲超声数即脉冲重复频率，在 B 型超声为 $1\,\text{kHz}$，多普勒超声为 $10\,\text{kHz}$。声强是指单位面积上被照射（或发出）的声功率。由于声强在空间和时间上分布的不均匀性，描述声强的参数较多，如空间峰值时间峰值声强（I_{SPTP}）、空间峰值时间平均值声强（I_{SPTA}）、空间平均值时间平均值声强（I_{SATA}）、空间平均值时间峰值声强（I_{SATP}）、空间峰值脉冲平均声强（I_{SPPA}）以及最大声强（I_m）。但在这些众多描述声强的参数中，究竟选用哪一种作为超声辐照参数才最适于建立安全辐照剂量标准，目前尚无定论。最常用的参数是表示声束中最大空间声强的 I_{SPTA} 和表示平均声强的 I_{SATA}。显然，I_{SPTA} 强度大于 I_{SATA}。

1995 年 Henderson 等对临床常用超声诊断探头的许多参数进行研究，并与 4 年前 Duck 和 Martin 研究的结果进行比较，发现除峰值负声压（P-）无明显改变外，I_{SPTA} 探头总声功率均明显增大。如 B 型超声探头平均 I_{SPTA} 较 4 年前增加 6 倍，彩色多普勒探头平均 I_{SPTA} 亦成倍增加。探头总声功率在 B 型超声探头一般均增高，而脉冲多普勒超声探头平均总声功率几乎较 4 年前增加了 1 倍。这些研究表明，在超声检查的安全性方面要时刻保持高度的警惕性。如果超声输出功率继续增加，以往认为的诊断超声对人体无害可能不再存在。尤其在产科超声检查中，更应提高警惕。

二、超声生物效应

1. **热效应**（thermal effects）　超声波在人体组织传播过程中，其能量会逐渐减小。能量减小的主要原因有两个方面：其一为超声波的反射与散射，其二为组织对超声波的吸收。前者正是超声成像及多普勒信号的基础，后者则主要产生热效应。超声波被组织吸收后，声能转变成热能，从而引起被照射组织局部温度升高。这与超声声强，组织的声吸

收系数及单位体积内超声作用的时间有关。理论上如果应用 3 MHz 探头，声强增大到 1 W/cm²，假定组织吸收系数为 2.6 db/cm，组织密度为 1 g/cm³，那么持续辐射引起的温度升高为 0.14℃/s 或 8.64℃/min，但用于诊断的超声，其声强一般不大于 0.1 W/cm²，在实际操作中，声束对准某些特定组织持续照射时间短（扫查时声束总在不断移动变化中），而且活体组织由于血液循环的作用，诊断用超声不会导致组织局部温度的明显升高，据报道不会超过 1℃。

2. **空化效应（cavitation）** 空化气泡在声场内的各种动力学行为，超声波在生物体内传播，使生物体内液体中的微小气核出现共振，严重者出现气核的突然崩溃，这就是空化的物理过程。可分为稳态空化和瞬态空化两种。前者微小气核仅发生共振，在共振过程中伴随发生的辐射力作用和微气流，足以对辐射中心的细胞和生物大分子产生生物效应。后者微小气核在强度较高的声强作用下发生剧烈的膨胀与收缩，最终崩溃，微小气核在崩溃的瞬间产生高温、自由基、发光、冲击波及高速微射流等激烈物理变化，因此，对于空化中心附近的细胞会受到严重的损伤乃至破坏。

一般认为，在低声强、长辐射范围内，引起损伤的机制是热效应为主；而在高声强、辐射时间短的范围内，损伤机制以瞬态空化为主。

三、超声诊断剂量的参考标准

超声检查的安全性，说到底就是产科超声检查的安全性问题，超声对正处于发育的胚胎产生热效应和空化效应，即使只损伤几个细胞，也可能导致严重后果。

1985 年，美国食品药品监督管理局（FDA）根据不同检查部位，对允许设置的最大声强水平有严格的规定，对胎儿、腹部、小器官、新生儿及成年人颅脑、术中超声检查，允许最大声强 I_{SPTA} 不超过 94 mW/cm²，外周血管检查不超过 720 mW/cm²，心脏检查不超过 430 mW/cm²。超声仪器生产厂商似乎仍然遵守最大输出强度的限制，但是，许多厂商认为这种限制太过分，目前有些厂商提供的仪器按规定显示了热指数和机械指数，却对所有应用条件都设定为最大 I_{SPTA} 为 720 mW/cm²。对于这种设置的超声仪器，产科检查时，超声医师应注意，如果这些指数在仪器实时显示，操作者可据此决定进

行此项检查的危险性与利益比有多大，是有利还是有害，应做到心中有数。热指数（thermal index，TI）、探头的发射功率（W_0）和组织温度增加 1℃ 所需要的功率（W_{DEG}）的关系如下。

$$TI = W_0 / W_{DEG}$$

美国国家输出显示标准（output display standard，ODS）给出了大量不同组织与探头的理论算法。有 3 种不同的热指数，即软组织热指数（TIS）、骨组织热指数（TIB）、颅骨热指数（TIC）。两种不同的骨热指数的区别在于，TIC 是指软组织位于表面，即非声束聚集区，而 TIB 是指骨组织位于超声束的聚集区域内。比如，TIB 在中、晚孕胎儿检查时应用，而 TIC 则在新生儿及成年人颅脑时应用。

机械指数（mechanical index，MI）用于表示超声波传播过程中所引起的非热效应的生物效应过程，其取值符合下列经验公式：$MI = Pr/f$。其中 Pr 为负声压峰值，单位为 MPa，为发射超声频率（MHz），衰减系数假定为 0.3 db/（cm·MHz）。

1978 年美国医用超声学会（AIUM）声明，对于低频超声波，只要非聚集的超声强度小于 100 mW/cm²，或聚焦超声强度小于 1 W/cm²，或声强与辐射时间之积小于 50 J/cm²，对活体哺乳动物组织不会产生明显的生物效应。1985 年 AIUM 又指出，如果峰值负声压 >2MPa，或在人体内引起的温升 T≥1.2℃，即会对人体产生有害效应。

四、临床超声诊断安全性的研究

超声诊断在近 30 年来已广泛应用于临床，尤其在产科，超声检查已成为产科的主要影像诊断工具。因此，对其安全性问题更加受到人们的重视，许多科学工作者在此方面进行了大量细致的工作，从动物实验、流行病学、产科临床等方面对超声安全性问题进行了研究与阐述。

ODS 要求如果超声仪输出功率较大，TI 或 MI 较应用值为高时，TI 及 MI 应显示出来，如果可能，这些指数取值应从 0.4 开始显示，这样可允许使用者在进行不同检查时进行适当的设置。

国外在动物实验和流行病学方面研究较多，认为"目前的数据表明，尚没有足够证据证实诊断超声对胎儿及病人可产生明显的生物效应，即使有，谨慎使用超声检查利明显大于弊。"但是，目前虽然还没有公开发表的证据表明，诊断超声不会导致人类胎儿畸形，但对于孕早期的超声检查应用，人们

普遍持谨慎态度。

国内学者率先系统地开展了大量这方面的临床研究，主要对计划外早孕胎囊、早期胚胎、中孕引产胎儿等，用诊断超声的各种输出功率，用不同时间定点照射同一部位进行研究，取出相关组织进行生化、遗传、免疫活性、形态学、组织学、电镜超微结构的研究等，取得了一系列有意义的成果。例如，冯泽平等对16例20~28周人工流产胎儿睾丸组织照射，结果发现持续照射30 min后胎儿睾丸精原细胞肿胀，核染色体质稀疏，线粒体结构模糊，毛细血管内皮细胞肿胀，基底膜分层、断裂，但照射10 min以内者无明显改变。该学者又对胎儿卵巢进行了研究，与上述结果类似，提示诊断超声持续照射10 min以内对这些结构无明显损害。另有许多我国学者对早孕绒毛、胎儿角膜、脱膜、新生儿血细胞及新生儿体重均有研究，均提示长时间定点持续照射对胎儿有一定影响。

因此，在进行产科超声检查时，应时刻具备安全意识，超声波作为一种物理能量，必然存在着安全剂量问题，尤其在早孕检查时应特别注意，如果说超声对人体大多数器官仅损伤几个细胞是微不足道的话，可是，对人类生殖细胞及正处发育的早期胚胎细胞，即使损伤几个细胞也是不能容忍的。

因此，在目前，超声检查的安全阈值剂量问题尚未得到科学上严格证明，在进行产科检查时，应坚持以使用最小剂量为原则，一切与诊断无关的胎儿超声检查应一律予以拒绝，包括商业的、教学的，以及仅为了检查胎儿性别的等。早孕期应尽可能少检查，要检查也应尽可能在短时间内观察，不应在早孕期进行长时间的检查，最多3~5 min，尤其对胎儿眼部照射时间应更短。彩色多普勒及脉冲多普勒，因强度较B型超声大得多（彩色多普勒大10倍，脉冲多普勒大100倍）。使用过程中应充分注意到这一点，尤其在进行胎儿检查时，更应注意其可能产生的生物效应及潜在危险性。

第六节　规范化分级产科超声检查

目前，产科超声检查分为早孕期超声检查（包括早孕期普通超声检查、11~13^{+6}周NT超声检查）、中晚孕期超声检查（包括Ⅰ级、Ⅱ级、Ⅲ级、Ⅳ级产科超声检查）、有限产科超声检查、会诊或专家级别产科超声检查，各孕期、各级别的产科超声检查的内容、侧重点是不一样的。

一、早孕期超声检查

（一）早孕期普通超声检查

一般情况下经腹超声检查可达到检查目的，但经阴道超声检查方便，无须憋尿，且能更清楚显示子宫及双附件情况（探头频率较高、探头更接近受检器官），因此，当患者不能憋尿或经腹超声检查不明确且符合以下条件时可行经阴道超声检查：无活动性阴道出血、无阴道炎等。

1.　适应证　证实宫内妊娠、临床可疑异位妊娠、明确孕周、诊断多胎妊娠、了解胚胎或胎儿情况（存活或死亡）、早孕期出血查因、早孕期下腹痛查因、评估母体盆腔包块、子宫畸形、临床怀疑葡萄胎、辅助绒毛活检。

2.　检查内容

(1)妊娠囊(GS)：要求观察妊娠囊的位置、数目、大小、形态。

①应全面扫查子宫及双附件区，了解妊娠囊的位置及数目，最大限度地减少多胎妊娠、宫角妊娠及异位妊娠的漏诊。

②在妊娠囊的最大纵切面和横切面上测量妊娠囊的内径（不包括强回声环）。最大前后径、左右径、上下径之和除以3即为妊娠囊平均内径。

③5~7孕周时妊娠囊平均内径生长速度约1 mm/d。

④如果是多胎妊娠，需明确绒毛膜性、羊膜性。

⑤经腹超声检查妊娠囊平均内径>25 mm或经阴道超声检查妊娠囊平均内径>20 mm，囊内未见卵黄囊及胚胎回声，应考虑胚胎停育。

⑥经腹超声检查妊娠囊平均内径≤25 mm或经阴道超声检查妊娠囊平均内径≤20 mm，囊内未见卵黄囊及胚胎回声，需1~2周后再次超声复查。

⑦宫内妊娠囊需与宫腔积液相鉴别。宫腔积液无明显双环征，周边强回声为分离的子宫内膜，有宫腔积液且宫内无妊娠囊时须警惕异位妊娠的发生，应详细检查双侧附件情况。

⑧HCG阳性，宫内未见妊娠囊回声，可以有3种情况：孕周太小或异位妊娠或流产，应详细检查宫外情况，对高度怀疑异位妊娠者需建议阴道超声检查。

(2)卵黄囊：要求观察卵黄囊的大小与形态。

①卵黄囊是妊娠囊内第一个能观察到的结构，它的出现是妊娠的有力证据。

②经阴道超声检查，停经 35～37d 常能显示卵黄囊；经腹超声检查，停经 42～45d 常能显示卵黄囊。

③卵黄囊直径正常值范围为 3~8mm，平均为 5mm。

④卵黄囊直径 >10mm 时，预后不良。卵黄囊不显示、<3mm、变形、内部出现强回声等改变时，预后不良。

（3）测量头臀长，观察胎心搏动。

①系列横切面及纵切面对妊娠囊行全面扫查，观察胚胎／胎儿数目；头臀长应在胚胎最大长轴切面测量或在胎儿正中矢状切面测量，此时胎儿为自然伸展姿势，无过伸或过屈。

② 5～7 孕周胚胎头臀长生长速度约 1mm/d。

③经阴道超声检查胚长 ≤5mm 或经腹超声检查胚长 ≤9mm 而未能观察到胎心搏动时需 7～10d 后随访复查。

④经阴道超声检查胚长 >5mm 或经腹超声检查胚长 >9mm 而未能观察到胎心搏动时应考虑为胚胎停育。

⑤孕 6½ 周前，胎心搏动 <100/min，其后胎心搏动逐渐加快，至孕 9 周可达 180/min，随后逐渐减缓，至孕 14 周时约 140/min。

⑥超声判断胚胎停育的标准（图 1-6-1）。

（4）子宫及双附件：要求观察子宫形态、肌层回声、子宫腔有无积液；双附件有无包块，如有包块需测量包块的大小并观察包块形态、边界、囊实性、血供，以及与卵巢、子宫的关系等，并评估包块的性质。

3．存留的图像　建议至少存留以下 5 幅超声图（图 1-6-2）。

妊娠囊最大纵切面测量妊娠囊最大长径及前后径、妊娠囊最大横切面测量妊娠囊最大横径、胚胎最大长轴切面／胎儿正中矢状切面测量头臀长、左

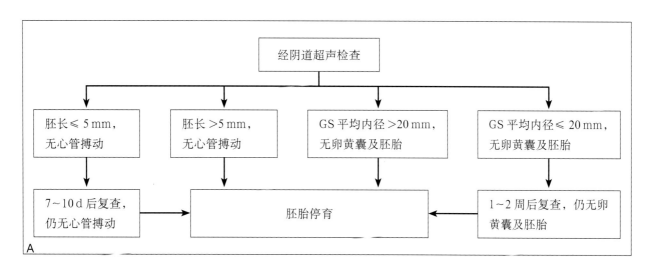

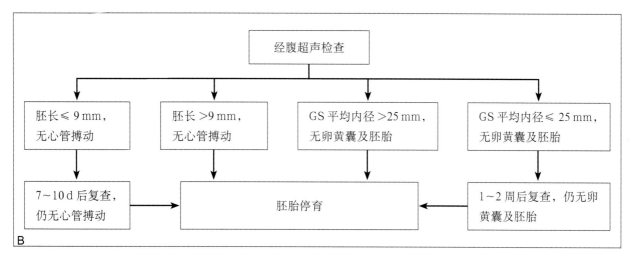

图 1-6-1　超声判断胚胎停育

A．经阴道超声检查；B．经腹部超声检查

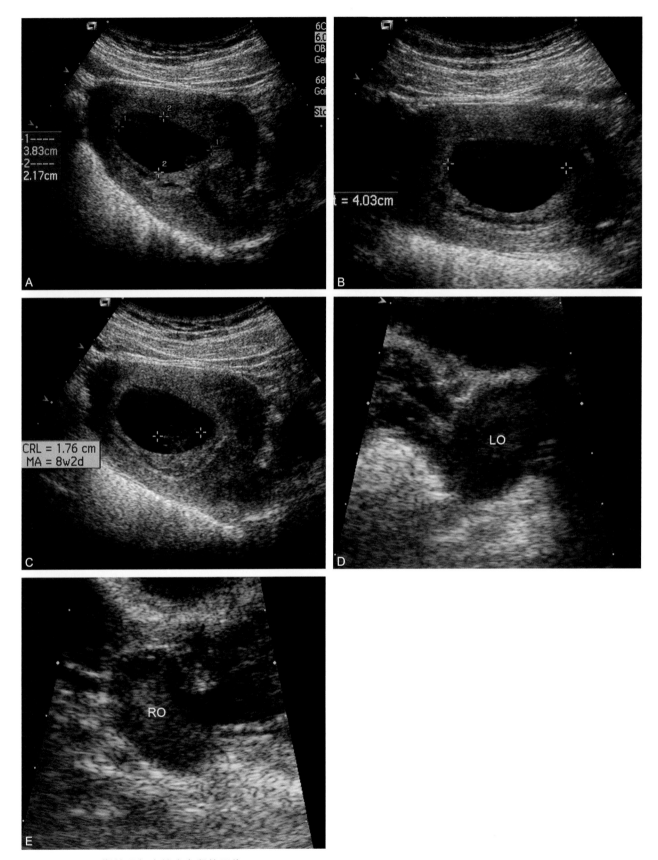

图 1-6-2　早孕期普通超声检查存留的图像

　　A．妊娠囊最大纵切面测量妊娠囊最大长径及前后径；B．妊娠囊最大横切面测量妊娠囊最大横径；C．胚胎最大长轴切面测量头臀长；D．左侧卵巢（LO）长轴切面；E．右侧卵巢（RO）长轴切面

侧卵巢、右侧卵巢。

（二）11～13^{+6}周颈后透明层（nuchal translucency，NT）超声检查

1. 适应证　适合所有孕妇，尤其是有以下适应证的孕妇：孕妇年龄 <18 岁或 ≥ 35 岁，夫妇一方是染色体平衡易位携带者，孕妇染色体异常，孕妇患有如贫血、糖尿病、高血压、严重营养障碍等疾病，孕妇吸烟、酗酒，孕早期有 X 线照射史或病毒感染史，有异常胎儿妊娠史，有遗传病家族史，试管婴儿。

2. 检查内容

（1）胎儿数目：多胎妊娠，需明确绒毛膜数和羊膜数。

（2）胎心搏动。

（3）测量头臀长

①应在胎儿正中矢状切面上测量，胎儿处于自然姿势，无过度后仰及前屈。

②尽可能放大图像至只显示胎儿。

③头顶部及臀部皮肤轮廓线要清楚显示。

（4）测量 NT

①建议在头臀长为 45～84 mm 时测量，相当于 11～13^{+6}孕周。

②标准测量平面是胎儿正中矢状切面，此切面亦是测量头臀长的标准切面。

③应尽可能放大图像至只显示胎儿头颈部及上胸部，令测量游标的轻微移动只能改变测量结果 0.1 mm。

④标准 NT 测量平面的特征：胎儿面部轮廓清楚显示，鼻骨表面皮肤线、鼻骨、鼻尖三者形成 3 条短强回声线；下颌骨仅显示为圆点状强回声；胎儿颅脑清楚显示丘脑、中脑、脑干、第四脑室及颅后窝池。颈背部皮下清楚显示长条形带状无回声即为颈后透明层。

⑤应清楚显示并确认胎儿背部皮肤及 NT 前后平行的两条高回声带，测量时应在 NT 最宽处测量，且垂直于皮肤强回声带，测量游标的内缘应置于无回声的 NT 外缘测量。

⑥应测量多次，并记录测量所得的最大数值。

⑦有颈部脑脊膜膨出时，注意辨认，避免误测。

⑧有脐带绕颈时，需测量脐带绕颈处上下 NT 厚度，并取其平均值。

⑨NT 值随孕周的增大而增厚，但一般不超过 3.0 mm。NT 增厚，胎儿染色体异常风险增大。

⑩应明确区分皮肤和羊膜，避免将羊膜误认为皮肤而误测 NT。

（5）脉冲多普勒检测静脉导管血流频谱

①在正中矢状切面上放大图像至只显示胎儿下胸和上腹部。

②调整声束与静脉导管血流之间的夹角，尽可能使该夹角 <60°。

③脉冲多普勒取样容积应根据静脉导管血流信号进行调整，尽可能不超越静脉导管大小。

（6）胎儿附属物包括①胎盘：观察胎盘位置、测量胎盘厚度；②羊水量：测量羊水池最大深度。

（7）孕妇子宫：主要观察宫颈内口，如孕妇提供子宫肌瘤病史需评估肌瘤位置及大小。

3. 存留的图像　建议至少存留以下 3 幅超声图。

胎儿正中矢状切面图测量头臀长、胎儿头颈及上胸部正中矢状切面测量 NT、静脉导管血流频谱图（图 1-6-3）。

（三）11～13^{+6}周胎儿解剖结构检查

11～13^{+6}周胎儿解剖结构超声检查存留的图像见图 1-6-4。

二、中晚孕期产科超声检查

（一）Ⅲ级产科超声检查

1. 适应证　适合所有孕妇，尤其适合有以下适应证的孕妇：一般产前超声检查（Ⅰ级）或常规产前超声检查（Ⅱ级）发现或疑诊胎儿畸形，有胎儿畸形高危因素。

2. 检查内容

（1）胎儿数目：多胎妊娠，需明确绒毛膜囊数与羊膜囊数。绒毛膜囊数应结合早孕期超声检查结果，胎盘数目上、胎儿性别进行综合判断。

（2）胎方位

①妊娠 28 周后需报告胎方位。

②多胎妊娠除了报告各胎的胎方位外，还需注明各胎儿间的位置关系，如宫腔左侧、宫腔右侧、宫腔上段、宫腔下段。

（3）胎心搏动

①正常胎心率 120～160/min。

②胎儿心律失常或心率持续 >160/min 或持续 <120/min 应建议进行胎儿超声心动图检查。

（4）生物学测量

①双顶径

A. 双顶径的测量应在标准丘脑水平横切面上

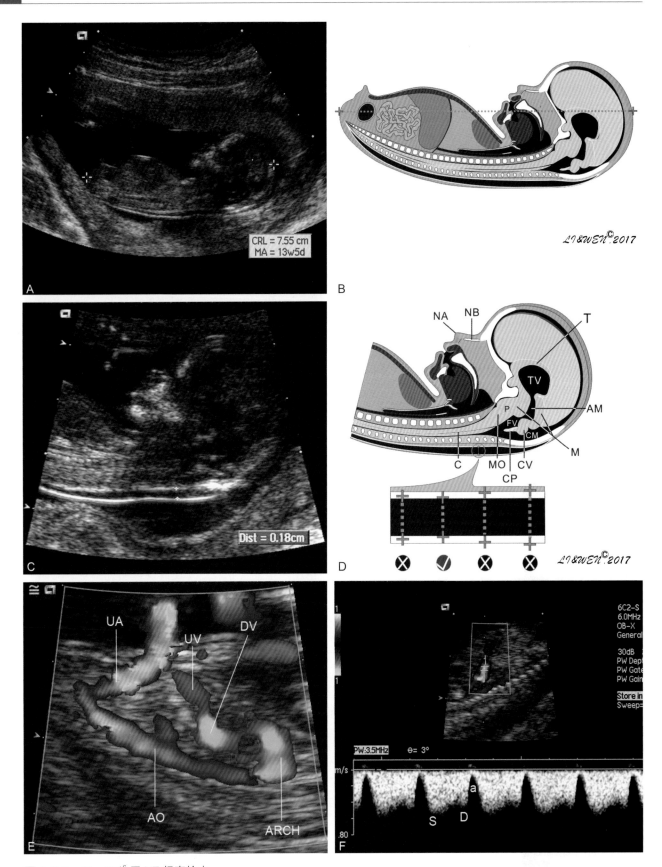

图 1-6-3　11~13⁺⁶ 周 NT 超声检查

A. 胎儿正中矢状切面图测量头臀长；C. 胎儿头颈及上胸部正中矢状切面测量 NT；E. 静脉导管彩色多普勒血流显像图；F. 静脉导管频谱多普勒血流频谱图；B、D 分别为图 A、C 的模式图。NB. 鼻骨；NA. 鼻尖；AM. 中脑导水管；M. 中脑；MO. 延髓；TV. 第三脑室；P. 脑桥；C. 脊髓；T. 丘脑；FV. 第四脑室（也可作 4V）；CM. 颅后窝池；CV. 小脑蚓部；CP. 脉络丛；UA. 脐动脉；UV. 脐静脉；DV. 静脉导管；ARCH. 主动脉弓；AO. 主动脉；S. 心室收缩波（S 波）；D. 心室舒张波（D 波）；a. 心房收缩波（a 波）

测量。标准丘脑水平横切面要求颅骨呈椭圆形强回声环，两侧大脑半球对称，脑中线居中，清楚显示透明隔腔、两侧对称丘脑及丘脑之间裂隙样第三脑室。测量双顶径时测量游标置于近侧颅骨外缘至远侧颅骨内缘，并垂直于脑中线。

B. 如果胎头过扁或过圆，利用双顶径估测孕周误差较大，应加测头围。头围与双顶径均在丘脑水平横切面上测量，测量头围时测量游标置于颅骨强回声环外缘。

②小脑横径：小脑横径的测量应在小脑水平横切面上测量。标准的小脑水平横切面要求同时显示清晰的小脑半球且左右对称及前方的透明隔腔。

③肱骨／股骨长度

A. 标准肱骨／股骨测量切面：显示肱骨／股骨长轴切面，声束最好能垂直于肱骨／股骨长轴，或声束与肱骨／股骨夹角为 45°～90°，肱骨／股

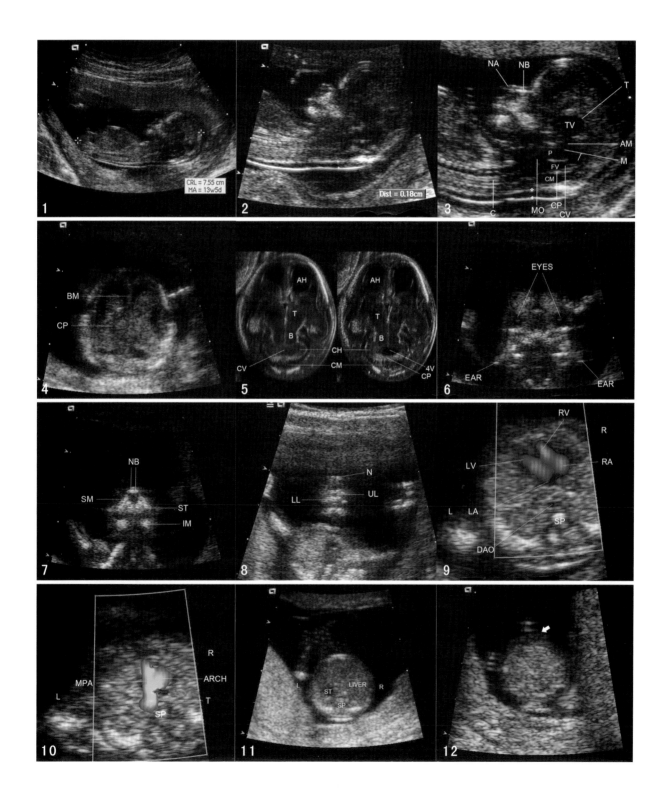

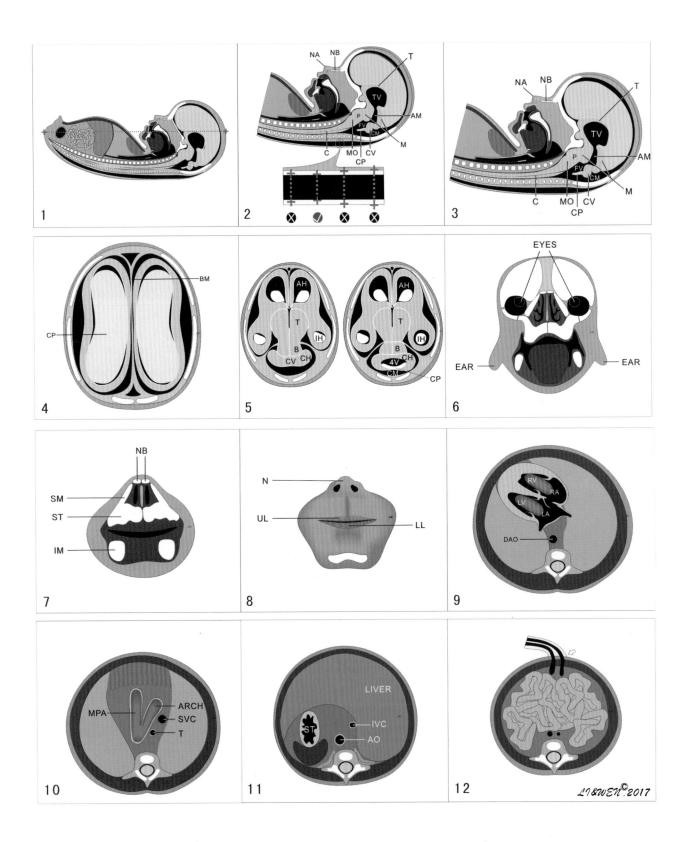

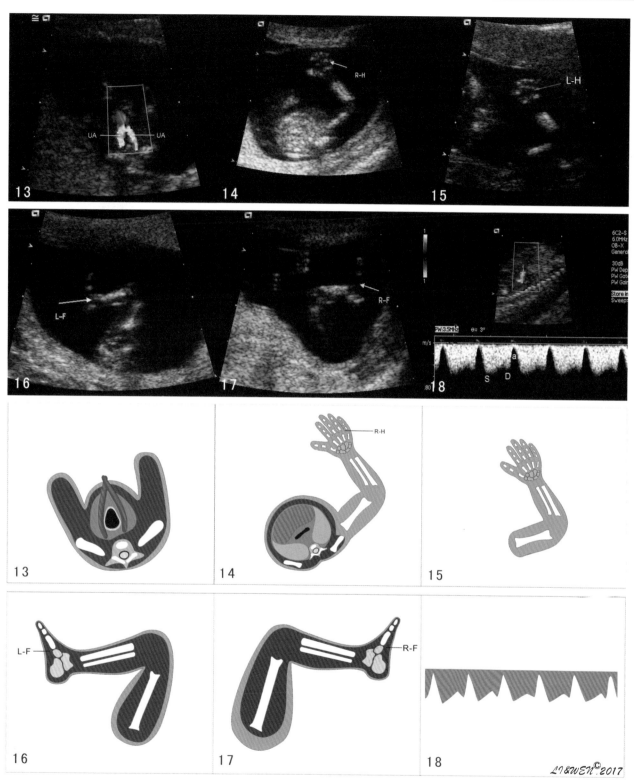

图 1-6-4　11～13⁺⁶ 周胎儿解剖结构超声检查存留的图像

1. 胎儿正中矢状切面图测量头臀长；2. 胎儿头颈及上胸部正中矢状切面测量 NT；3. 胎儿鼻骨矢状切面；4. 胎儿侧脑室横切面；5. 胎儿小脑水平横切面；6. 胎儿双眼球冠状切面；7. 胎儿鼻后三角冠状切面；8. 胎儿鼻唇冠状切面；9. 胎儿四腔心切面彩色多普勒；10. 胎儿三血管 - 气管切面彩色多普勒；11. 胎儿上腹部横切面；12. 胎儿脐带腹壁插入口横切面；13. 胎儿膀胱水平横切面彩色多普勒；14. 胎儿右上肢冠状切面声像图；15. 胎儿左上肢冠状切面声像图；16. 胎儿右下肢矢状切面声像图；17. 胎儿左下肢矢状切面声像图；18. 静脉导管频谱图；NB. 鼻骨；NA. 鼻尖；AM. 中脑导水管；M. 中脑；MO. 延髓；TV. 第三脑室；P. 脑桥；C. 脊髓；BM. 脑中线；CP. 脉络丛；AH. 前角；IH. 下角；B. 脑干；4V. 第四脑室；CM. 颅后窝池；EYES. 眼；EAR. 耳；NB. 鼻骨；SM. 上颌骨；IM. 下颌骨；ST. 上牙槽；N. 鼻；UL. 上唇；LL. 下唇；LA. 左心房；RA. 右心房；LV. 左心室；RV. 右心室；DAO. 降主动脉；ARCH. 主动脉弓；MPA. 主肺动脉；AO. 主动脉；SVC. 上腔静脉；UA. 脐动脉；R-H. 胎儿右上肢；L-H. 胎儿左上肢；L-F. 左下肢；R-F. 右下肢；S. S 波；D. D 波；a. a 波；T. 丘脑；CH. 小脑半球

骨两端可清楚显示,测量游标置于肱骨／股骨两端中点,不包括肱骨／股骨骺。

B.妊娠14周后,利用股骨长估测孕周较为可靠。

④腹围

A.腹围应在标准上腹部横切面上测量。标准上腹部横切面:近圆形,肝、胃可见,脐静脉与左门静脉相连,不显示双肾,脊柱横断面显示3个强回声团,测量游标置于皮肤外缘。

B.当存在大的脐膨出、腹裂、大量腹水时,利用腹围估测孕周误差较大,应放弃用腹围估测孕周。

⑤超声评估孕周及体重

A.超声评估孕周及体重是通过超声测量双顶径、腹围、股骨长等计算出来的,均有误差。超声估测体重误差范围一般在±15%;超声估测孕周在妊娠26周前误差较小,而26周后误差较大,为±2~3周。

B.超声评估孕周及体重时,存在测量误差及切面误差,即使同一检查者在一次检查过程中多次测量或一次检查中因不同检查者进行测量,测量结果不会完全相等。

C.评估胎儿生长速度的超声复查时间常安排在2~4周后进行。

(5)胎儿解剖结构检查

①胎头:要求观察颅骨、大脑、大脑镰、透明隔腔、丘脑、第三脑室、侧脑室、小脑半球、小脑蚓部、颅后窝池。以下3个切面对这些内容的显示与观察很重要:丘脑水平横切面,侧脑室水平横切面,小脑水平横切面。

②胎儿颜面部:要求观察胎儿双眼眶、双眼球、鼻、唇。以下3个切面对这些内容的显示与观察很重要:双眼球水平横切面,鼻唇冠状切面,颜面部正中矢状切面。

③胎儿颈部:要求观察胎儿颈部包块、皮肤水肿、囊性淋巴管瘤。

④胎儿胸部:要求观察胎儿双肺、心胸比值。以下切面对这些结构的显示与观察很重要:胸部横切面(四腔心切面)。

⑤胎儿心脏:要求观察胎儿心轴、心尖指向、心房、心室、房间隔、室间隔、房室瓣、主动脉、肺动脉。以下切面对这些内容的显示与观察很重要:四腔心切面,左心室流出道切面,右心室流出道切面,三血管切面,三血管气管切面。

⑥胎儿膈肌:要求观察膈肌的连续性、腹腔脏器(胃泡、肝等)及心脏与膈肌的位置关系。以下切面对这些结构的显示与观察很重要:膈肌冠状切面(或分别显示左侧及右侧膈肌矢状切面)。

⑦胎儿腹部:要求观察肝、胃、双肾、膀胱、肠道、脐带腹壁入口。以下切面对这些内容的显示与观察很重要:上腹部横切面,双肾横切面(或分别显示左肾及右肾矢状切面或双肾冠状切面),脐动脉水平膀胱横切面,脐带腹壁入口腹部横切面。

⑧胎儿脊柱:要求观察颈段、胸段、腰段及骶尾段脊柱。以下切面对这些内容的显示与观察很重要:常规显示脊柱矢状切面,怀疑脊柱异常时可加做脊柱冠状切面及横切面。

⑨胎儿四肢:要求观察双侧上臂及其内肱骨、双侧前臂及其内尺骨、桡骨,双侧大腿及其内股骨、双侧小腿及其内胫骨、腓骨,双手及双足有无。以下切面对这些内容的显示与观察很重要:左、右肱骨长轴切面,左、右尺、桡骨长轴切面,左、右尺、桡骨短轴切面,左、右手冠状切面,左、右股骨长轴切面;左、右胫、腓骨长轴切面,左、右胫、腓骨短轴切面,左、右足矢状切面与足底平面。

(6)胎盘:要求观察胎盘位置、成熟度、胎盘下缘与宫颈内口的关系、脐带胎盘入口、测量胎盘厚度,胎盘厚度应测量胎盘母体面及胎儿面之间的最大垂直距离。以下切面对这些内容的显示与观察很重要:脐带胎盘入口切面,胎盘厚度测量切面,宫颈内口矢状切面。

①妊娠28周前一般不诊断前置胎盘。

②脐带胎盘入口难以显示或不显示时,应在报告上注明。

③胎盘早剥主要为临床诊断,其产前超声检出率低,据报道为2%~50%。

(7)脐带:要求观察脐带血管数目、脐带胎盘入口及胎儿腹壁入口、妊娠28周后评估脐动脉血流频谱。以下切面对这些内容的显示与观察很重要:脐动脉水平膀胱横切面,脐带胎盘入口切面,脐带腹壁入口切面。

(8)羊水量:用羊水池最大深度或羊水指数评估羊水量。

①测量羊水池最大深度时,超声探头应垂直于水平面。测量区域不能有脐带和肢体。

②羊水指数的测量是以母体肚脐为中心将腹部分为4个象限,依次测量4个象限内羊水池最大深度后求和即为羊水指数。

(9)母体子宫及双附件:要求观察子宫壁、宫颈管、宫颈内口、双侧附件。注意所测羊水池不能位于胎儿的一侧。

①当经腹超声检查宫颈矢状切面显示欠清时，经会阴超声检查或经阴道超声检查可显示清楚，经阴道超声检查对宫颈内口的观察最好，但在以下情况下禁用：宫颈功能不全、阴道活动性出血、阴道炎。

②注意扫查子宫壁，尽可能发现较大的子宫肌瘤、观察双附件。

③目前尚无足够证据支持在低危人群中广泛应用多普勒观测子宫动脉血流情况，但当怀疑宫内发育迟缓（IUGR）或妊娠高血压综合征时建议测量子宫动脉血流频谱。

3. 需存留图像　建议至少存留以下 36 幅超声图（图 1-6-5）。

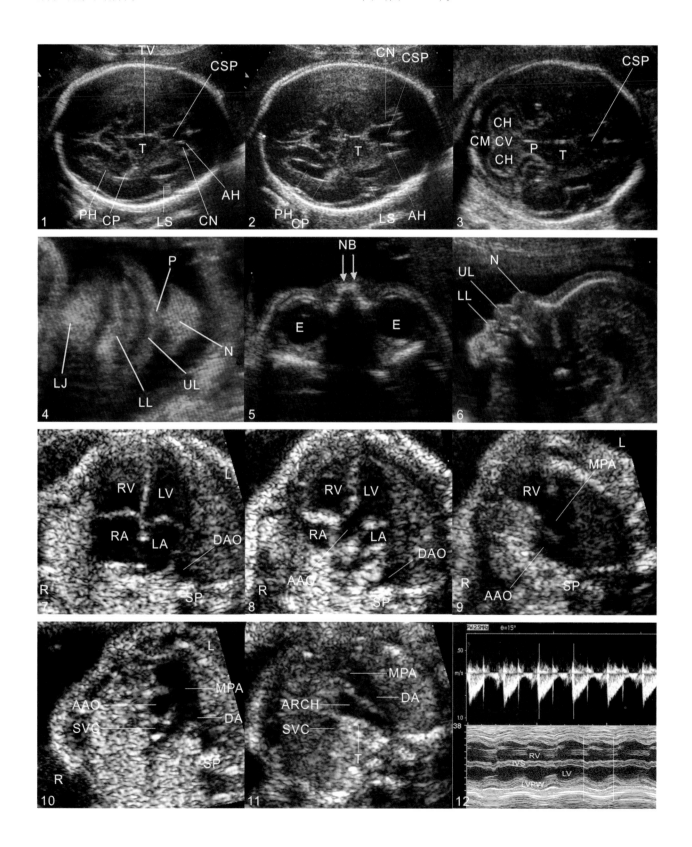

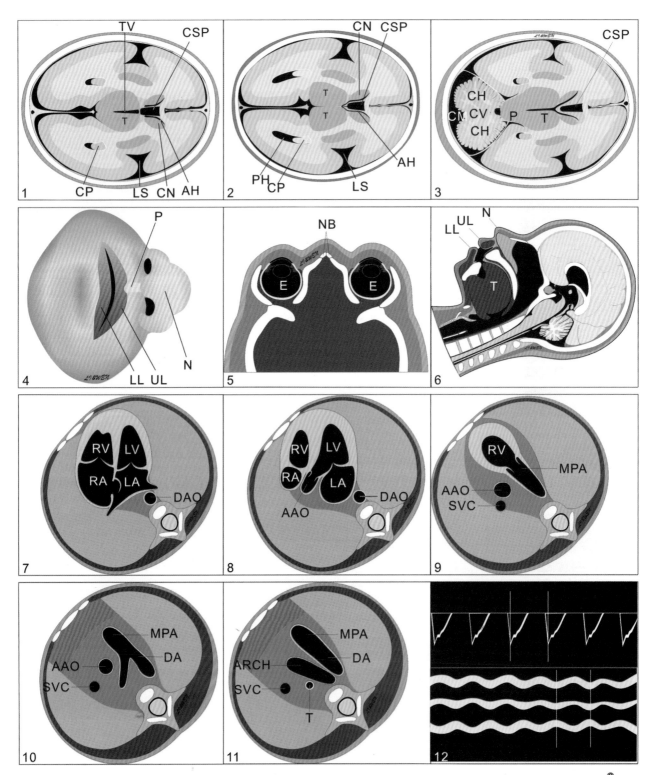

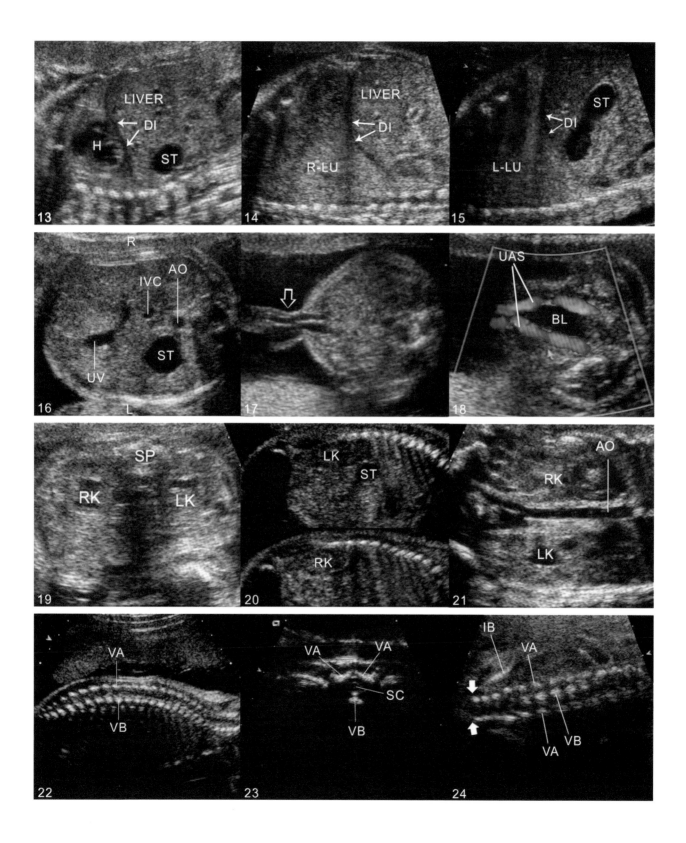

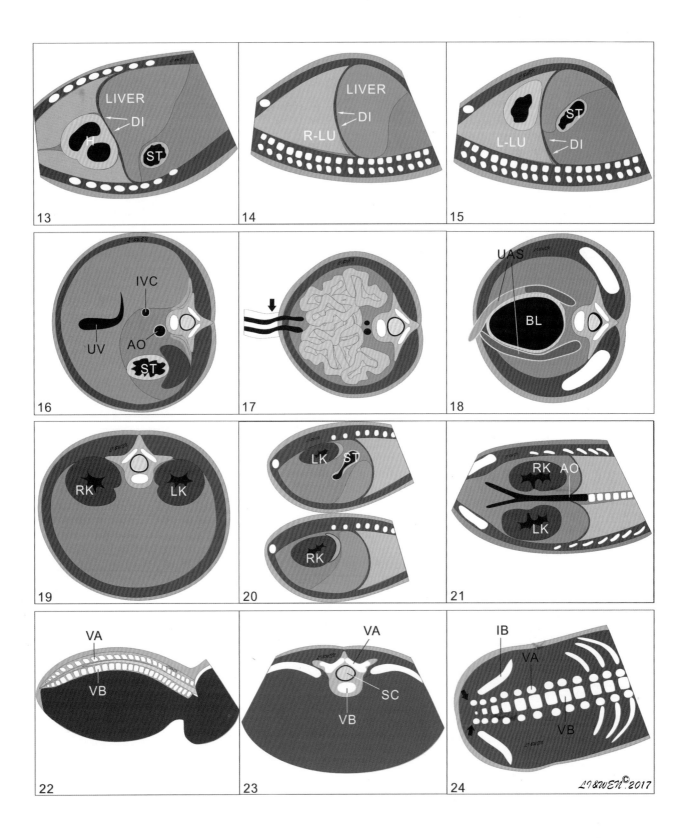

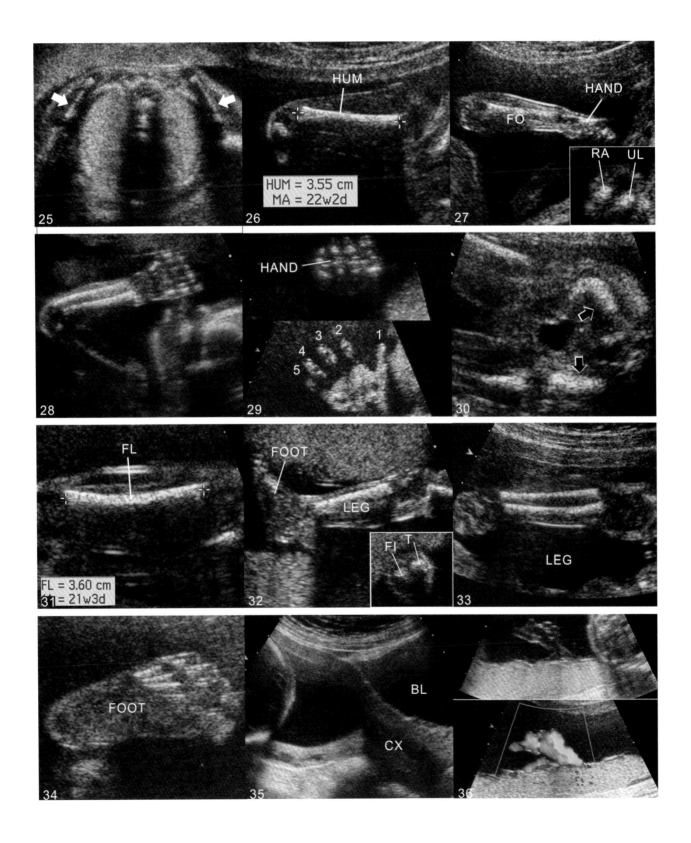

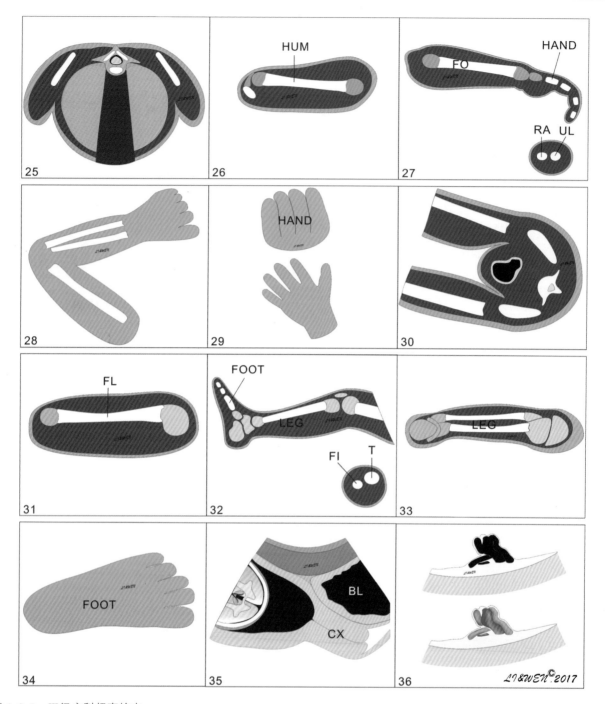

图 1-6-5　Ⅲ级产科超声检查

1. 丘脑水平横切面；2. 侧脑室水平横切面；3. 小脑水平横切面；4. 鼻唇冠状切面；5. 双眼球水平横切面；6. 颜面部正中矢状切面；7. 四腔心切面；8. 左心室流出道切面；9. 右心室流出道切面；10. 三血管切面；11. 三血管 - 气管切面；12. 测量胎心率图（多普勒或 M 型）；13. 膈肌冠状切面；14. 右侧膈肌矢状切面；15. 左侧膈肌矢状切面；16. 上腹部横切面；17. 脐带腹壁入口处横切面（黑色实心箭头所示为脐带）；18. 膀胱水平横切面；19. 双肾横切面；20. 双肾矢状切面（上图为左肾矢状切面，下图为右肾矢状切面）；21. 双肾冠状切面；22. 脊柱矢状切面；23. 脊柱横切面；24. 脊柱冠状切面；25. 肩胛骨水平横切面（白色实心箭头所示为肩胛骨）；26. 肱骨纵切面；27. 前臂及手纵切面及前臂横切面；28. 前臂及手冠状切面；29. 手切面；30. 髂骨水平横切面（黑色实心箭头所示为髂骨）；31. 股骨纵切面；32. 小腿及足纵切面及小腿横切面；33. 小腿冠状切面；34. 足底切面；35. 孕妇宫颈纵切面；36. 胎盘脐带入口切面；下大图为上大图的模式图。AH. 侧脑室前角；CN. 尾状核；CSP. 透明隔腔；TV. 第三脑室；T. 丘脑；LS. 大脑外侧裂；CP. 脉络丛；PH. 侧脑室后角；P. 大脑脚；CH. 小脑半球；CV. 小脑蚓部；CM. 颅后窝池；N. 鼻；P. 人中；UL. 上唇；LL. 下唇；LJ. 下颌；R. 右侧；L. 左侧；RV. 右心室；LV. 左心室；RA. 右心房；LA. 左心房；DAO. 降主动脉；SP. 脊柱；AAO. 升主动脉；MPA. 肺动脉主干；ARCH. 主动脉弓；H. 心脏；ST. 胃泡；LIVER. 肝；R-LU. 右肺；L-LU. 左肺；DI. 膈肌（细线箭头所示为膈肌）；UV. 脐静脉；IVC. 下腔静脉；AO. 腹主动脉；UAS. 脐动脉；BL. 膀胱；RK. 右肾；LK. 左肾；VB. 椎体；VA. 椎弓；SC. 脊髓；IB. 髂骨；腹壁入口处；白色实心箭头所示为尾椎处；HUM. 肱骨；FO. 前臂；HAND. 手；RA. 桡骨；UL. 尺骨；FL. 股骨；FOOT. 足；LEG. 小腿；FI. 腓骨；T. 胫骨；CX. 宫颈

丘脑水平横切面、侧脑室水平横切面、小脑水平横切面、鼻唇冠状切面、双眼球水平横切面、颜面部正中矢状切面、四腔心切面、左心室流出道切面、右心室流出道切面、三血管切面、三血管－气管切面、测量胎心率图（多普勒或 M 型）、膈肌冠状切面或膈肌矢状切面、上腹部横切面、脐带腹壁入口腹部横切面、脐动脉水平膀胱横切面、双肾横切面或双肾矢状切面或双肾冠状切面、脊柱矢状切面（必要时加做脊柱横切面、脊柱冠状切面）、肩胛骨水平横切面、左侧及右侧肱骨长轴切面、左侧及右侧尺桡骨长轴切面、左侧及右侧尺桡骨短轴切面、双手冠状切面、髂骨水平横切面、左侧及右侧股骨长轴切面、左侧及右侧胫腓骨长轴切面、左侧及右侧胫腓骨短轴切面、左侧及右侧足矢状切面与足底平面、孕妇宫颈内口矢状切面、脐带胎盘入口切面、测量胎盘厚度切面、脐动脉血流频谱图、最大羊水池切面测量最大羊水池深度。

4．注意事项

（1）虽然系统产前超声检查（Ⅲ级）对胎儿解剖结构进行系统筛查，胎儿主要解剖结构通过上述各切面得以观察与显示，但期望所有胎儿畸形都能通过系统产前超声检查检出是不现实也是不可能的。目前国内外文献报道的部分胎儿畸形产前超声检出率如下，供参考。

无脑儿的产前超声检出率：87% 以上。

严重脑膨出的产前超声检出率：77% 以上。

开放性脊柱裂产前超声的检出率：61%～95%。

严重胸腹壁缺损伴内脏外翻的产前超声检出率：60%～86%。

胎儿唇腭裂的产前超声总检出率：26.6%～92.54%。

单纯腭裂的产前超声检出率：0%～1.4%。

膈疝的产前超声检出率：60.0% 左右。

房间隔缺损的产前超声检出率：0%～5.0%。

室间隔缺损的产前超声检出率：0%～66.0%。

左心发育不良综合征的产前超声检出率：28.0%～95.0%。

法洛四联症的产前超声检出率：14.0%～65.0%。

右心室双出口的产前超声检出率：70.0% 左右。

单一动脉干的产前超声检出率：67.0% 左右。

消化道畸形的产前超声检出率：9.2%～57.1%。

胎儿肢体畸形的产前超声检出率：22.9%～87.2%。

（2）系统产前超声检查（Ⅲ级）受一些潜在因素影响，如孕妇腹壁脂肪厚可导致声衰减，图像质量差；胎儿某些体位可影响一些部位观察（如正枕前位难以显示胎儿颜面部、心脏观察困难，胎儿面贴近宫壁难以显示颜面部等）；羊水过多时胎儿活动频繁，难以获取标准切面；羊水过少时缺乏良好的羊水衬托，胎儿结构显示难度加大等。因此，当一次超声检查难以完成所有要求检查的内容，应告知孕妇并在检查报告上提示，建议复查或转诊。

（3）系统产前超声检查（Ⅲ级）建议在妊娠 20～24 周进行。

（二）Ⅱ级产科超声检查

1．适应证

（1）初步筛查卫生计生委规定的 6 大类严重畸形：无脑儿、严重脑膨出、严重开放性脊柱裂、严重胸腹壁缺损内脏外翻、单腔心、致死性骨发育不良。

（2）估测孕周、评估胎儿生长情况。

（3）胎动消失、确定胎方位、怀疑异位妊娠、怀疑羊水量异常、胎头倒转术前、胎膜早破、阴道出血、下腹痛。

2．检查内容　除完成Ⅰ级产科超声检查的内容外，应筛查国家卫生和计划生育委员会规定的 6 大类严重结构畸形的筛查：无脑儿、严重脑膨出、严重开放性脊柱裂、严重胸腹壁缺损内脏外翻、单腔心、致死性骨发育不良。每个项目的具体内容与要求，如未特别说明者与Ⅲ级产科超声检查内容相同。

（1）胎儿数目。

（2）胎心搏动。

（3）胎方位。

（4）胎盘（注：只要求对胎盘位置、厚度及成熟度进行评估。胎盘厚度应测量胎盘母体面及胎儿面之间的最大垂直距离。）

（5）羊水量。

（6）生物学测量：双顶径，头围，股骨长，腹围，超声评估妊娠周及体重。

（7）母体子宫及双附件。

（8）胎儿解剖结构检查

①胎儿头颅：要求观察颅骨的完整性、大脑组织及颅后窝池，以下切面对这些内容的显示与观察很重要：丘脑水平横切面，小脑水平横切面。

②胎儿心脏：要求观察心房、心室、房间隔、室间隔、房室瓣，以下切面对这些内容的显示与观察很重要：四腔心切面。

③胎儿脊柱。

④胎儿腹部：要求观察腹壁、肝、胃、双肾、膀胱、脐动脉数目。以下切面对这些内容的显示与观察很重要：上腹部横切面，脐带腹壁插入口横切面，膀胱水平横切面，双肾横切面或矢状切面或冠状切面。

⑤胎儿四肢：要求观察并显示一侧股骨，测量股骨长。以下切面对这些内容的显示与观察很重要：

左或右股骨长轴切面。

3. 存留图像　建议至少存留以下11幅超声图（图1-6-6）。

丘脑水平横切面、小脑水平横切面、四腔心切面、上腹部横切面、脐带腹壁入口腹部横切面、脐动脉水平膀胱横切面、双肾横切面或矢状切面或冠

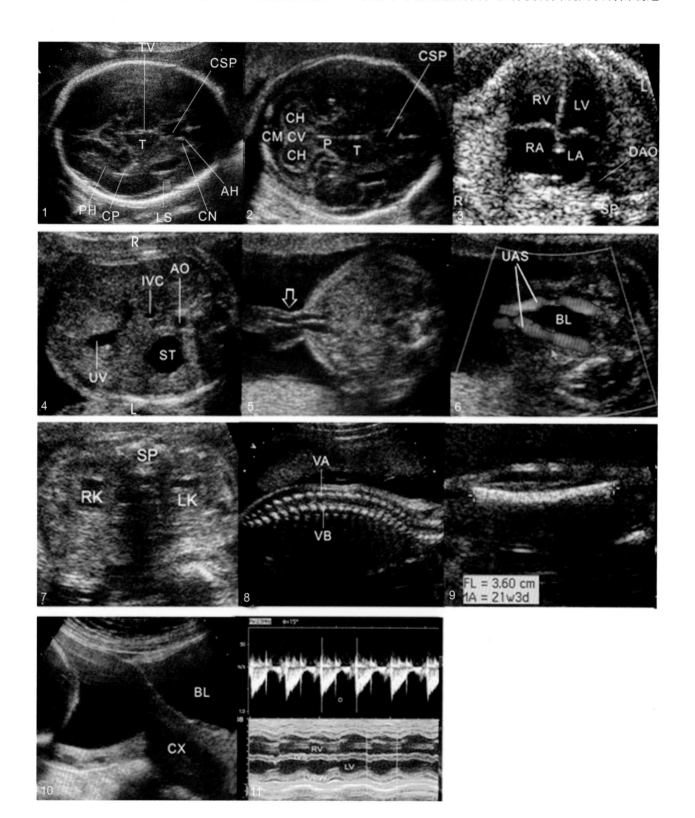

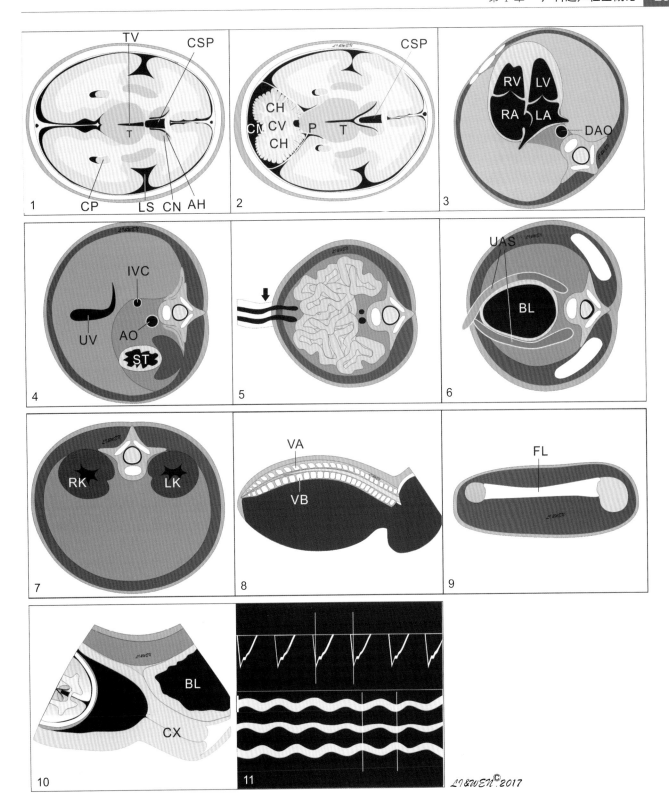

图 1-6-6 Ⅱ级产前超声检查建议存留的超声图与模式图

1. 丘脑水平横切面；2. 小脑水平横切面；3. 四腔心切面；4. 上腹部横切面；5. 脐带腹壁插入口横切面；6. 膀胱水平横切面；7. 双肾横切面；8. 脊柱矢状切面；9. 股骨长轴切面；10. 孕妇宫颈内口矢状切面；11. 测量胎心率（多普勒或 M 型）；下大图为上大图的模式图。TV. 第三脑室；T. 丘脑；CSP. 透明隔腔；PH. 侧脑室后角；CP. 脉络丛；LS. 大脑外侧裂；CN. 尾状核；AH. 侧脑室前角；P. 大脑脚；CH. 小脑半球；CV. 小脑蚓部；RV. 右心室；LV. 左心室；LA. 左心房；RA. 右心房；DAO. 降主动脉；UV. 脐静脉；IVC. 下腔静脉；AO. 腹主动脉；ST. 胃泡；UAS. 脐动脉；BL. 膀胱；RK. 右肾；LK. 左肾；VA. 椎弓；VB. 椎体；FL. 股骨；CX. 宫颈

状切面、脊柱矢状切面、股骨长轴切面、孕妇宫颈内口矢状切面、测量胎心率图（多普勒或M型）、测量胎盘厚度切面、最大羊水池切面测量最大羊水池深度。

4．注意事项

（1）妊娠20～24周常规产前超声检查（Ⅱ级）应筛查国家卫生和计划生育委员会规定的6大类严重畸形包括无脑儿、严重脑膨出、严重开放性脊柱裂、严重胸腹壁缺损内脏外翻、单腔心、致死性骨发育不良。目前国内外文献报道这些畸形产前超声检出率也不是100%，详见Ⅲ级检查注意事项。

（2）常规产前超声检查（Ⅱ级）最少应检查以上胎儿解剖结构。但有时因胎位、羊水过少、母体因素的影响，超声检查并不能很好地显示这些结构，超声报告应说明。

（三）Ⅰ级产科超声检查

1．适应证　估测妊娠周、评估胎儿大小、确定胎方位、怀疑异位妊娠、胎动消失、怀疑羊水量异常、胎头倒转术前、胎膜早破、胎盘位置及胎盘成熟度评估。

2．检查内容　每个项目的具体内容与要求，如未特别说明者与Ⅱ级产科超声检查内容相同。

（1）胎儿数目。

（2）胎心搏动。

（3）胎方位。

（4）胎盘。

（5）羊水量。

（6）生物学测量：双顶径，股骨长，腹围，超声评估妊娠周及体重。

3．存留图像　建议至少存留以下5幅超声图（图1-6-7）。

丘脑水平横切面、上腹部横切面、股骨长轴切面、测量胎心率图（多普勒或M型）、测量胎盘厚度图、最大羊水池切面测量最大羊水池深度。

4．注意事项

（1）一般产前超声检查（Ⅰ级）是进行胎儿主要生长参数的检查，不进行胎儿解剖结构的检查，不进行胎儿畸形的筛查。

（2）若检查医师怀疑胎儿异常，超声报告需做具体说明，可转诊或建议做系统产前超声检查（Ⅲ级）。

（四）Ⅳ级（针对性）产科超声检查

针对胎儿、孕妇特殊问题进行特定目的的检查，

如胎儿超声心动图检查、胎儿神经系统检查、胎儿肢体检查、胎儿颜面部检查等。

一般产前超声检查（Ⅰ级）、常规产前超声检查（Ⅱ级）、系统产前超声检查（Ⅲ级）发现或疑诊胎儿异常、有胎儿异常的高危因素、母体血生化检验异常等均可进行针对性产前超声检查（Ⅳ级）。

（五）有限产科超声检查

有限产前超声检查主要用于急诊超声或床边超声，因病情危急或孕妇难以配合检查，只检查临床医师要求了解的某一具体问题，如只了解胎儿数目或胎心率或孕妇宫颈或羊水量或胎位或盆腹腔积液等。

存留要求检查内容的相关图像即可。

附录
（一）产前超声检查告知说明

在进行产前超声检查前，仔细阅读以下告知，以便对产前超声检查有一个客观的认识。

1．产前超声检查是应用超声的声学物理特性，对孕妇和胎儿进行影像学检查，为妇产科临床医师提供诊断参考的一种检查技术。超声诊断不代表病理诊断及临床诊断。临床诊断是结合了病史、体征、遗传咨询、医学影像、生化免疫、细胞遗传和分子遗传等资料的综合结果。

2．产科超声检查分为：早孕期超声检查（包括早孕期普通超声检查，11～13^{+6}周NT超声检查）、中、晚孕期超声检查（包括Ⅰ级、Ⅱ级、Ⅲ级、Ⅳ级产科超声检查）、有限产科超声检查、会诊或专家级别产科超声检查，各孕期、各级别的产科超声检查的内容、侧重点不一样，请根据您的孕周及检查适应证在妇产科医师的指导下选择相应的产科超声检查。

3．目前认为，以筛查胎儿结构异常为主要目的3次超声检查时机是11～13^{+6}周NT超声检查、18～24周Ⅱ级及Ⅲ级产科超声检查、32～36周Ⅱ级及Ⅲ级产科超声检查，请您不要错过。

4．"围生医学"是20世纪70年代初建立起来的、多学科合作的边缘新学科。特点是将胎儿视为独立生命，成为临床直接观察对象。超声对胎儿的更多观察也是21世纪才推广的新技术，通过Ⅱ级、Ⅲ级、Ⅳ级产科超声检查，发现了许多过去出生前无法发现的胎儿畸形，为优生优育做出了贡献。但是胎儿解剖学、胎儿生理学和病理学还是全新学科，还有很多的未知数，有待研究，因此"能发现"并不代

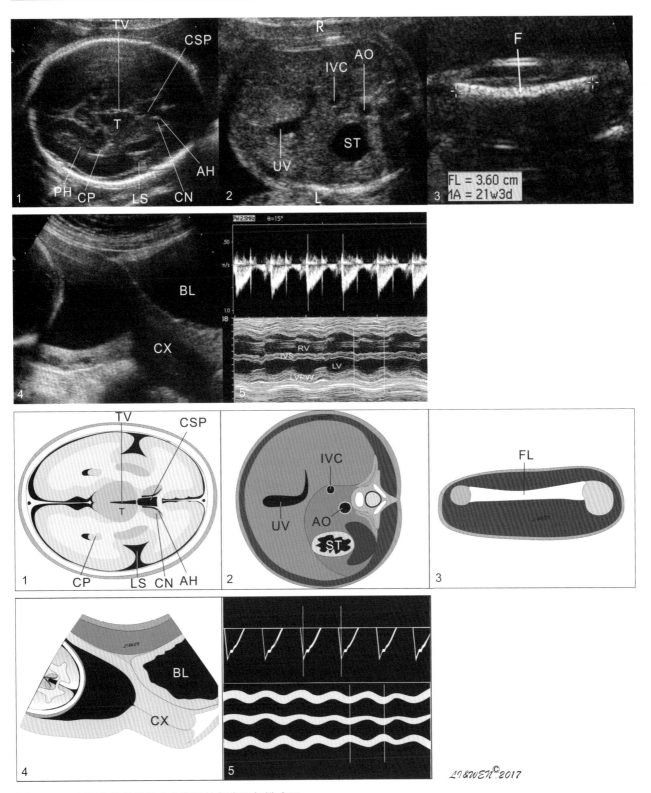

图 1-6-7　Ⅰ级产前超声检查应存留的超声图与模式图

　　1．丘脑水平横切面；2．上腹部横切面；3．股骨长轴切面；4．测量胎心率图（多普勒或 M 型）；5．下大图为上大图的模式图。
T．丘脑；CSP．透明隔腔；TV．第三脑室；AH．侧脑室前角；CN．尾状核；LS．大脑外侧裂；CP．脉络丛；IVC．下腔静脉；
AO．腹主动脉；ST．胃泡；UV．脐静脉；R．右侧；L．左侧；RV．右心室；LV．左心室；IVS．室间隔；LVPW．左室后壁；
FL．股骨

表"一定能发现"，超声检查受各种因素影响，包括孕周、胎儿体位、羊水、胎儿活动、胎儿骨骼声影等，一些器官或部位可能无法显示或显示不清。这就是超声检查的局限性。

5．本次超声检查结果"未见明显异常"不代表"一切正常"，本次超声检查主要检查报告中"超声描述"的内容，没有描述的胎儿结构不在本次超声检查范围内，比如受目前技术条件所限，胎儿耳、腕骨、掌骨、指骨、距骨、跗骨、跖骨、趾骨、甲状腺、内外生殖器等众多的人体结构尚不能作为产前超声检查项目进行检查，超声也不能显示胎儿染色体，亦不能检测胎儿智力、视力、听力、运动功能、代谢性疾病等。已经检查的胎儿结构形态无异常，不能说明这些结构功能确实无异常。

6．胎儿的生长发育是一个逐渐成熟的过程，每次的超声检查结果只代表当时的生长发育水平。胎儿畸形也是一个动态发展的过程，在没有发展到一定阶段或程度时，超声检查是不能发现的。

7．目前推荐采用的超声检查方法均遵照国际公认的安全性标准进行。

8．签署本知情同意书表示接受检查者对以上告知已理解。

受检者签名：　　　日期：年　月　日

（二）产科超声检查报告举例

1．早孕期普通超声检查报告举例

（经腹部／经阴道）超声检查：

（膀胱充盈可／充盈不良，）子宫（前位／后位／平位），体积增大，轮廓清晰。子宫实质内未见肿块回声。（宫腔中上段／宫腔内偏右侧宫角／宫腔内偏左侧宫角／宫腔下段）可见1个／2个妊娠囊回声，大小约：×　　×　　cm，平均妊娠囊内径约为　cm，形态规则，呈类椭圆形，囊壁厚，可见"双环征"，妊娠囊内（可见／未见）（1个／2个）卵黄囊，（可见／未见）（1个／2个胚胎）回声（卵黄囊形态正常，可见／未见胎心搏动，胚长／头臀长为　cm）。

双卵巢可见，双侧附件未见明显肿块声像。

子宫直肠窝内无游离液体回声。

超声诊断：（宫内早孕，未见卵黄囊及胚芽，建议1～2周后复查。／宫内早孕，可见卵黄囊，未见胚芽，建议1周后复查。／宫内早孕，胚胎存活，大小相当于　周　天。／宫内早孕，单绒毛膜囊双活胎，大小分别相当于　／　周／　天。／宫内早孕，双绒毛膜囊双活胎，大小分别相当于　／　周

／　天。）

子宫直肠窝内无游离液体回声。

双侧附件区未见明显异常声像。

检查医师：　　记录人：　　检查日期：

2．11～13⁺⁶周产科超声检查报告举例

超声测值：CRL：cm，NT：cm，FHR：／min，羊水最大深度：　cm，胎盘厚：　cm

超声检查描述：

宫内可见（1个／2个）羊膜腔，（1个／2个）胎儿回声。

胎儿头颈部：颅骨呈椭圆形强回声环，脑中线居中，侧脑室内几乎充满强回声的脉络丛，左右对称，两侧丘脑可见。胎儿鼻骨可见。

胎儿腹部：肝、胃、膀胱可见。腹壁回声连续，脐带腹壁入口可见，脐带根部未见明显包块。

静脉导管频谱 α 波（未见／可见）缺失或反向。

胎盘：着床于（前壁／后壁／左侧壁／右侧壁）。

超声诊断：宫内妊娠，（单活胎／双绒毛膜囊双羊膜囊双活胎／单绒毛膜囊单羊膜囊双活胎／单绒毛膜囊双羊膜囊双活胎），（胎儿测值大小相当于　周　天。／胎儿测值大小分别相当于　／　周／　天。）

胎儿颈部透明层（NT）　cm。

胎儿鼻骨可见。

附注：本次超声检查为妊娠11～13⁺⁶周超声检查，主要对胎儿大小及NT等进行评估，估测胎儿染色体异常风险，尚不能进行胎儿详细结构检查，建议妊娠18～24周进行系统胎儿检查。

3．中晚孕期Ⅰ级产科超声检查报告举例

胎儿数目：

羊膜腔数目：

双顶径：　　　腹围：　　　股骨长：

胎心率：　　　／min

胎盘位置：　　成熟度：　　胎盘厚度：

羊水：

胎位：

超声提示：宫内妊娠，单活胎／双活胎，胎位（头位／臀位／横位），胎儿大小相当于　周　天。

检查医生：　　记录人：　　检查日期：

附注：本次超声检查为Ⅰ级产前超声检查，主要对胎儿大小进行评估，只检查报告中"超声描述"的内容，没有描述的胎儿结构不在检查范围内。

4．中晚孕期Ⅱ级产科超声检查报告举例

超声测值：BPD：　cm，AC：　cm，FL：

cm，AFD：　cm，AFI：　cm

胎盘厚：　cm，FHR：　/min，脐血流
VMAX：　cm/s，VMIN：　cm/s，RI：　，A/B　，
胎儿体重：

超声检查描述：

宫内可见（1个／2个）羊膜腔，（1个／2个）
胎儿回声。

胎位：（不定／头位／臀位／横位）。

胎儿头部：颅骨呈椭圆形强回声环，两侧大脑
半球对称，脑中线居中，侧脑室无明显扩张。透明
隔腔可见。丘脑可见、左右对称（颅后窝池可见／
因枕骨声影影响，颅后窝池显示不清）。

胎儿脊柱：脊柱呈平行强回声带，整齐连续。

胎儿心脏：四腔心切面可显示，左右房室对
称。

胎儿腹部：胎儿肝、胃、双肾、膀胱可见。双
侧肾盂无分离。

胎儿四肢：显示一侧股骨并测量其长度。

胎盘：着床于（前壁／后壁／左侧壁／右侧壁），
胎盘（0／Ⅰ／Ⅱ／Ⅲ）级。

超声诊断：宫内妊娠，（单活胎／单绒毛膜囊
单羊膜囊双活胎／单绒毛膜囊双羊膜囊双活胎／双
绒毛膜囊双羊膜囊双活胎），胎位（不定／头位／
臀位／横位），胎盘（0／Ⅰ／Ⅱ／Ⅲ）级。胎儿大
小相当于　周　天。

附注：本次超声检查为Ⅱ级产前超声检查，主
要对胎儿大小进行评估及国家卫生部和计划生育委
员会规定的6大类严重畸形进行筛查，只检查报告
中"超声描述"的内容，没有描述的胎儿结构不在
检查范围内。超声不能预测未来 。

5．中晚孕期Ⅲ级产科超声检查报告举例

超声测值：BPD：　cm，HC：　cm，CER：
cm，AC：　cm，HUM：　cm，FL：cm，AFD：
　cm，AFI：　cm，胎盘厚：　cm，FHR：　/
min，脐血流VMAX：　cm/s，VMIN：　cm/s，
RI：，A/B：，胎儿体重：

超声描述：

宫内可见（1个／2个）羊膜腔，（1个／2个）
胎儿回声。

胎位：（不定／头位／臀位／横位）。

胎儿头部：颅骨呈椭圆形强回声环，两侧大脑
半球对称，脑中线居中，侧脑室无明显扩张。透明
隔腔可见。丘脑可见、左右对称。小脑横切面上，
小脑半球形态无明显异常，左右对称，小脑蚓部可见，

颅后窝池无明显增大。

胎儿面部：胎儿双侧眼球可显示，两侧对称，
可显示双鼻孔，上唇皮肤回声未见明显连续性中断。

胎儿脊柱：呈两条串珠状平行排列的强回声
带，排列整齐连续，两者在骶尾部相互靠拢且略向
后翘。

胎儿心脏：心尖指向胸腔左侧，心胸比例无明
显增大。四腔心切面可清楚显示，左、右心房及左、
右心室大小基本对称，房间隔卵圆瓣可见，心脏中
央"十"字交叉存在，房室连接一致，左、右房室
瓣清楚，两侧房室瓣均可见启闭运动。左、右心
室壁运动未见明显异常。左、右心室流出道切面显
示清楚，主动脉与肺动脉可显示，两者在心底呈交
叉排列，管径大小无明显异常，心室与大动脉连接
关系一致。

胎儿肺：双肺可见，回声均匀。

胎儿腹壁：腹壁回声连续，脐带插入胎儿腹壁
可见，脐带根部未见明显包块。

胎儿肝胆胃肠：肝、胆囊、胃、肠可见。

胎儿双肾和膀胱：双肾、膀胱可见，双侧肾盂
无分离。

胎儿四肢：胎儿双侧肱骨可见，肱骨长与孕周
相符，双侧尺骨、桡骨可见。双侧股骨可见，股骨
长与孕周相符，双侧胫骨、腓骨可见。

胎儿脐带：脐动脉2条。

胎盘：着床于（前壁／后壁／左侧壁／右侧
壁），胎盘（0／Ⅰ／Ⅱ／Ⅲ）级。

超声诊断：宫内妊娠，（单活胎／单绒毛膜囊
单羊膜囊双活胎／单绒毛膜囊双羊膜囊双活胎／双
绒毛膜囊双羊膜囊双活胎），胎位（不定／头位／
臀位／横位），胎盘（0／Ⅰ／Ⅱ／Ⅲ）级。胎儿大
小相当于　周　天。

注：本次超声检查结果"未见明显异常"不代
表"一切正常"，本次超声检查主要检查报告中"超
声描述"的内容，没有描述的胎儿结构不在本次超
声检查范围内，比如受目前技术条件所限，胎儿耳、
腕骨、掌骨、指骨、距骨、跗骨、跖骨、趾骨、甲
状腺、内外生殖器等众多的人体结构尚不能作为产
前超声检查项目进行检查，超声也不能显示胎儿染
色体，亦不能检测胎儿智力、视力、听力、运动功
能、代谢性疾病等。已经检查的胎儿结构形态无异常，
不能说明这些结构功能确实无异常。超声不能预测
未来。

（李胜利　罗国阳）

第 2 章

胚胎发育与胎儿畸形

本章主要介绍胚胎的正常生长发育过程及胚胎发育不同时期的生长特点，讨论致畸因子导致胎儿畸形发生的敏感时期及先天畸形发生的胚胎学机制及病理学机制，这对正确理解胎儿畸形的发生、发展有一定帮助。

第一节　正常胚胎发育简介

人体胚胎发生过程开始于受精卵，终止于胎儿出生，历时约 38 周，可分为三期：胚前期、胚期、胎儿期。

一、胚前期（preembryonic period）

胚前期即从受精开始到第 2 周末二胚层胚盘的出现。

卵裂及胚泡形成　第 1 周：精子经宫颈管进入宫腔，并在宫腔和输卵管获能，卵子从卵巢排出后运行到输卵管壶腹部等待受精。一般精子与卵子相遇在壶腹部与峡部的相接处，形成受精卵，此时约为月经周期第 15 天。输卵管的蠕动及其内膜纤毛的摆动使受精卵在有丝分裂的同时，进入宫腔着床，此时为受精后第 6~7 天。受精卵分裂（即卵裂）产生的细胞叫卵裂球，受精后 72h（月经周期第 18~19 天）左右出现 12~16 个卵裂球，群集似桑葚，故称为桑葚胚（图 2-1-1）。桑葚胚的细胞继续分裂，细胞间逐渐出现小的腔隙，最后汇合形成一个大腔，桑葚胚转变为一个中空的胚泡（blastocyst），也称为早期囊胚（图 2-1-1）。

胚泡外表的一层扁平细胞，与胚胎营养有关，称滋养层，中心的腔称为胚泡腔（blastocoele），

腔内一侧的一群细胞，称为内细胞群（inner cell mass），在受精后 6~8d，内细胞群侧的滋养细胞先与子宫内膜接触，并分泌蛋白酶将子宫内膜溶解出一个缺口植入胚泡，即为着床过程，此时约为月经周期的第 23 天，早期囊胚也已发育为晚期囊胚（图 2-1-2A）。整个滋养层均分化为两层，外层为合体滋养层（syncytotrophoblast），内层为细胞滋养层（cytotrophoblast），合体滋养层内出现腔隙，内含有母体血液。受精后第 12 天左右胚泡完全进入子宫内膜，内膜表面的植入口已被表面上皮完全覆盖（图 2-1-2B），此时合体滋养层内陷窝增多，并相互沟通形成网。子宫内膜中的小血管被合体滋养层侵蚀并破裂，母体血液流入陷窝内。

第 2 周：完成胚泡植入。胚泡的内细胞团分化发育成胚盘（embryonic disc）、羊膜囊和原始卵黄囊。三者形成一个复合体，胚盘呈薄片圆盘状，由紧贴着的内胚层与外胚层组成，外胚层（ectoderm）与滋养细胞之间即为羊膜囊，囊壁为羊膜，囊底为外胚层。内胚层的周缘向下延伸形成卵黄囊。外胚层与内胚层即羊膜腔的底与卵黄囊的顶紧紧相贴构成的胚盘便是人体的原基（图 2-1-2C）。滋养层、羊膜腔和卵黄囊则为其提供营养和保护。同时，胚泡腔内出现散在分布的胚外中胚层细胞，最初胚外中胚层细胞填满了整个胚泡腔，接着细胞间出现腔隙，腔隙渐大并汇合形成一个大腔，称为胚外体腔，即胚外体腔在胚外中胚层内，也就是囊胚的内腔。而胚外中胚层则附着于滋养细胞层的内面和羊膜囊与卵黄囊的外面。在羊膜腔顶壁尾侧（底部以外的地方）与滋养层之间的胚外中胚层则为体蒂（body stalk），即连接着羊膜腔与滋养细胞层的胚外中胚层。

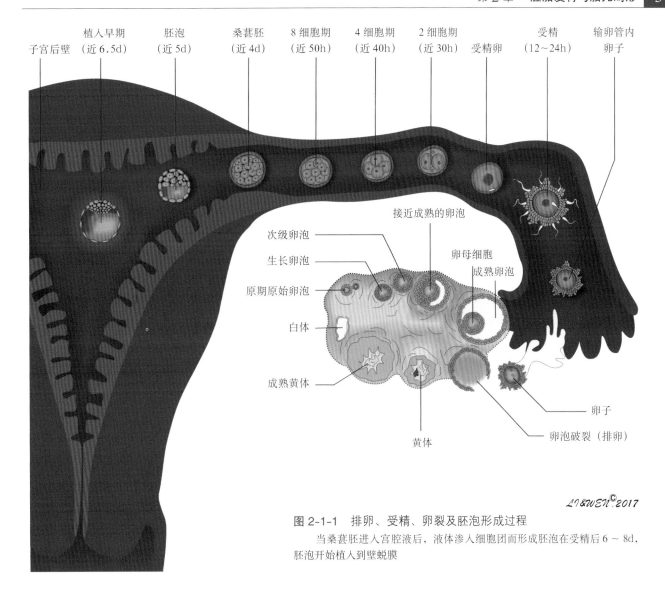

图 2-1-1　排卵、受精、卵裂及胚泡形成过程

当桑葚胚进入宫腔液后，液体渗入细胞团而形成胚泡在受精后 6～8d，胚泡开始植入到壁蜕膜

二、胚期（embryonic period）

于第 3 周～第 8 周末为胚期，胚的各器官、系统与外形发育初具雏形（图 2-1-3）。也有学者将受精后的前 8 周称为胚期。

第 3 周：进入神经轴胚期，胚盘内形成胚内中胚层（intraembryonic mesoderm）。滋养层高速生长，侵蚀内膜，建立胚胎发育所需的营养与代谢条件。至第 3 周末，胚盘由内、中、外 3 个胚层组成，此时胚盘呈梨形，头端大，尾端小，将分化形成人体的各种组织与器官。此期胚盘的内、中、外胚层各自进行特殊分化，形成若干特定的组织或器官。

1．外胚层形成与外界接触的器官与结构，即中枢与周围神经系统，耳、鼻、眼感觉上皮，皮肤的表皮、毛、指（趾）甲及皮下的腺体。

2．中胚层形成脊柱，皮肤的真皮层与皮下组织，躯干肌肉，泌尿生殖系统，血管、血细胞与淋巴细胞、结缔组织、软骨、骨髓、平滑肌、肾上腺皮质和脾。

3．内胚层形成消化器官、呼吸器官、甲状腺、甲状旁腺及胸腺。

至受精后第 8 周末，胚胎已有上下肢芽及人的外形（图 2-1-3），90% 的器官系统均已建立，此期的胚胎发育对环境等各种不良因素及各种致畸原十分敏感，易致胎儿中枢神经系统、心脏、肢体、五官等各种先天性畸形与异常。

三、胎儿期（fetal period）

从受精后第 9 周至出生为胎儿期。胎儿逐渐长大，部分器官出现一定的功能活动。

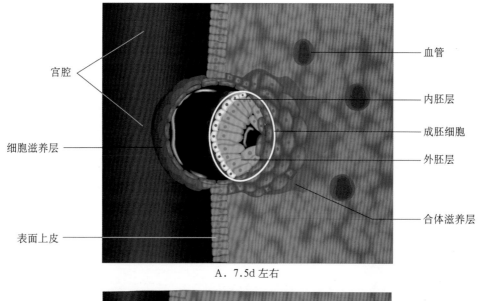

宫腔

细胞滋养层

表面上皮

血管

内胚层

成胚细胞

外胚层

合体滋养层

A．7.5d 左右

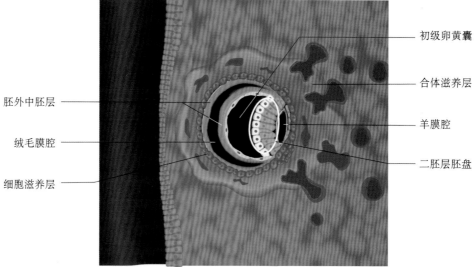

胚外中胚层

绒毛膜腔

细胞滋养层

初级卵黄囊

合体滋养层

羊膜腔

二胚层胚盘

B．12d 左右

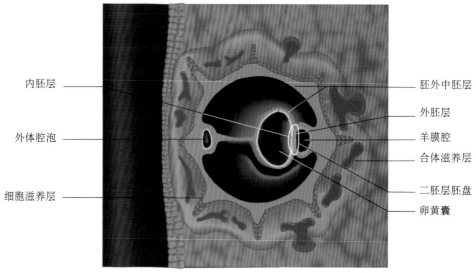

内胚层

外体腔泡

细胞滋养层

胚外中胚层

外胚层

羊膜腔

合体滋养层

二胚层胚盘

卵黄囊

C．15d 左右

LI&WEN©2017

图 2-1-2　胚泡植入子宫内膜至受精后 2 周末

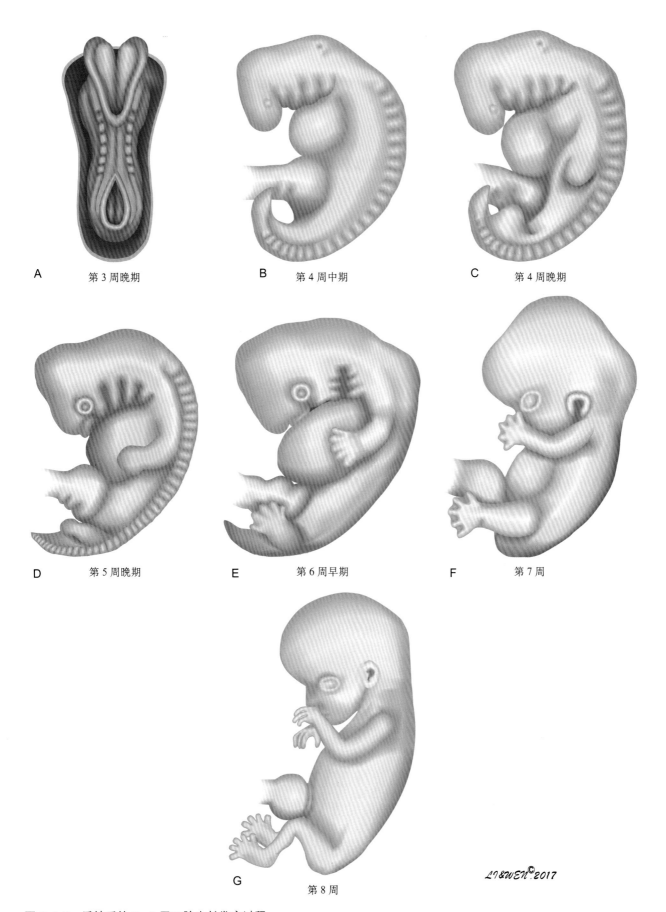

A 第 3 周晚期   B 第 4 周中期   C 第 4 周晚期

D 第 5 周晚期   E 第 6 周早期   F 第 7 周

G 第 8 周

图 2-1-3　受精后第 3~8 周胚胎生长发育过程

受精后第9周（月经龄第11周）开始直至出生，胎儿体内各解剖结构已基本形成，通常不会有大的改变，只是随孕周增加而不断发育成熟并形成功能，逐渐具备产后独立维持生命的形态与生理条件。对致畸因子的作用有了较大的抵抗力，此期很少发生肉眼可见的畸形，主要是引起微小畸形和功能异常，但因外生殖器于妊娠3个月才开始分化，妊娠8个月成形，若此阶段受到干扰，则会出现外生殖器的发育不全、隐睾等。

在妊娠第3个月外生殖器开始分化，胎儿迅速生长，肌肉开始发育，出现胎动。此时，头臀（坐高）长度是头脚（站高）长度的2/3。以后，头部比身体其他部位的生长速度慢，第5个月头为身长的1/3，出生时为1/4，每孕月身长增长约5cm。第4个月后，基本结构与新生儿相似。第5个月，身长增长最快，为7~9cm。第8个月睾丸下降入阴囊，即外生殖器官发育形成。此后胎儿体重生长迅速，每周约增加200g，第10个月胎体丰满，胎毛脱落，身长达50cm左右，体重3000~3500g。

四、胎儿各系统组织器官发育特点

1. 循环系统　循环系统是在胎儿发育中最先具有功能的。妊娠第4周心管形成，开始胎儿血液循环。在受精后21~40d，胚胎心脏最易受影响导致严重畸形。

2. 呼吸系统　于妊娠第4周发育，13~25周肺泡形成，第13周开始，超声检查可见胎儿在宫内有表浅而规律的呼吸样运动。

3. 消化系统　在妊娠第8周肛膜破裂，肠道与外界相通。妊娠第11周小肠有蠕动，第16周胃肠功能已基本建立，妊娠中期时，肠道内已有胎粪存在。

4. 泌尿生殖系统　妊娠第11~14周，肾有排泄功能，妊娠第12周，肾单位形成了20%，第32周时全部形成。妊娠第14周膀胱内出现尿液。

妊娠第7周，卵巢开始分化，第10周开始发育，第16周有原始卵泡形成，妊娠第20周睾丸开始下降，第32周睾丸降入阴囊。

5. 神经系统　妊娠第3~9周，神经管形成，妊娠第18周开始大脑发育，第28周后发育增快，到出生时，大脑发育占完全成熟的1/3。

6. 骨骼系统　妊娠第12周，多数胎儿出现初级骨化中心，正常妊娠时，胎儿股骨长度随孕周增长，

妊娠第14~15周，每周增加0.48cm，第27~28周，每周增加0.22cm，妊娠晚期，每周增加0.18cm。

五、妊娠附属物——胎膜和胎盘

胎膜和胎盘对胚胎起保护、营养和物质交换及内分泌等功能。胎儿娩出后，胎膜、胎盘与子宫蜕膜一并排出。胎膜（fetal menbrane）包括绒毛膜、羊膜、卵黄囊、尿囊和脐带。

（一）绒毛膜（chorion）

在胚泡完成植入后，滋养层分为合体滋养层与细胞滋养层，而细胞滋养层的细胞局部迅速增殖形成许多伸入合体滋养层内的隆起。这些表面有许多隆起的滋养层和其内面的胚外中胚层合称为绒毛膜。绒毛膜直接与子宫蜕膜相接，包在胚胎及其附属物的最外面，受精第2周末的绒毛由外部的合体滋养层和内部的细胞滋养层构成，称为初级绒毛干，第3周时，胚外中胚层渐渐伸入绒毛干内，此时称为次级绒毛干。当绒毛干内间质分化为结缔组织和血管时则形成三级绒毛干（图2-1-4）。绒毛干发出的分支形成许多细小的绒毛（villi），使得绒毛膜与子宫蜕膜的接触面增大，利于物质交换。绒毛干末端的细胞滋养层细胞增殖，穿出合体滋养层，伸抵蜕膜组织，并沿蜕膜扩展，彼此连接，将绒毛干牢牢固定于蜕膜上，绒毛干之间的间隙，为绒毛间隙（intervillous space），其内充满自子宫螺旋动脉而来的母体血。

（二）胎盘（placenta）

胚泡植入时的子宫内膜处于分泌期，植入后内膜出现蜕膜反应，腺体分泌更旺盛，血液供应更丰富。基质细胞肥大并充满糖原与脂滴。此时的内膜称为蜕膜（decidua）。位于胚胎深部的蜕膜，称为基蜕膜（decidua basalis），又称为底蜕膜。覆盖在胚胎宫腔侧的蜕膜为包蜕膜（deciduascapsularis）。子宫其余部分的蜕膜则是壁蜕膜（deciduas parietalis），又称为真蜕膜（true decidua）。在胚胎早期，整个绒毛膜表面的绒毛分布均匀，之后，与底蜕膜相接触的绒毛，因营养丰富发育良好，称为叶状绒毛膜，又称为丛密绒毛膜（villous chorion）。而包蜕膜侧的绒毛，因血供少，绒毛便逐渐退化、消失，形成表面无绒毛的平滑绒毛膜（smoothchorion）（图2-1-5）。随着胚胎的发育增

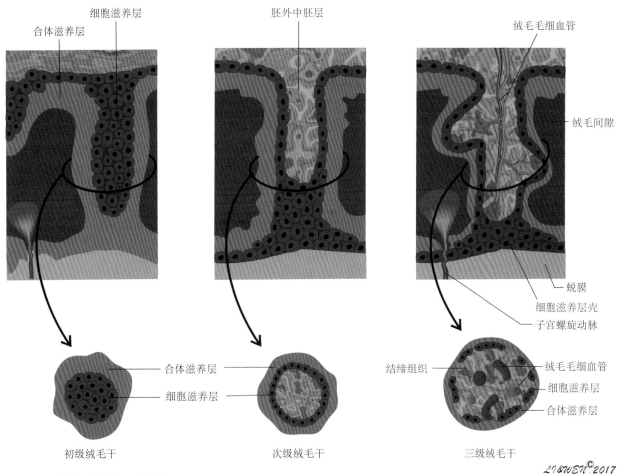

图 2-1-4　绒毛发育的 3 个阶段

长及羊膜腔的不断扩大，羊膜、平滑绒毛膜和包蜕膜进一步凸向子宫腔，与真蜕膜融合（图 2-1-2，图 2-1-6）。

胎盘是由丛密绒毛膜与底蜕膜一起形成的圆盘形结构。

胎盘的胎儿面光滑，表面覆有羊膜；胎盘的母体面粗糙，为剥离后的底蜕膜。底蜕膜表面覆盖了一层来自固定绒毛的滋养层细胞与底蜕膜共同形成的绒毛间隙的底，称为蜕膜板，向绒毛膜方向伸出一些蜕膜间隔，将胎盘母体面分为肉眼可见的母体叶，约 20 个。

（三）羊膜（amnion）

羊膜为半透明的光滑薄膜，无血管、神经及淋巴，最初附着于胚盘的边缘，因为胚体形成、羊膜腔迅速扩大及胚体凸入羊膜腔内，使得羊膜在胚胎的腹侧包裹在体蒂的表面，形成原始脐带。羊膜腔内充满羊水（amniotic fluid），胚胎在羊水中生长发育，随着羊膜腔的扩大，羊膜与绒毛膜相贴，一般在妊娠第 14～20 周胚外体腔消失（图 2-1-2，图 2-1-6）。

（四）卵黄囊（yolksac，YS）

卵黄囊是胚盘内胚层的周缘向下延伸形成的囊（图 2-1-2）。人类的造血干细胞和原始生殖细胞就分别来自于卵黄囊的胚外中胚层和内胚层。当羊膜腔增大时，原始卵黄囊受挤压，部分被裹入胎体形成原肠的一部分，余下的则形成继发卵黄囊与卵黄管（继发卵黄囊就是超声所能见到的，也是通常所称的卵黄囊）。继发卵黄囊被挤在胎盘与羊膜囊之间的胚外体腔中，一般在妊娠第 12 周后逐渐被吸收而消失。偶尔也可持续存在至足月，在产后胎盘的胎儿面脐带附着处附近，可见卵黄囊的残迹，呈一直径约 0.5 cm 的黄白色小结节。

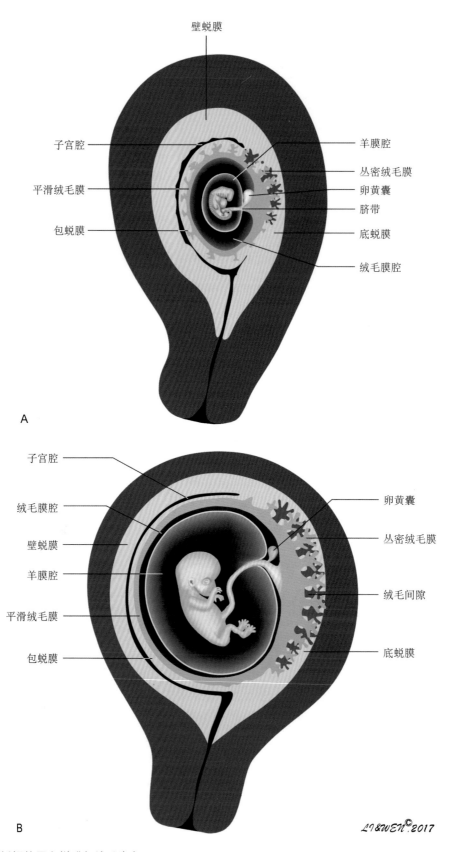

壁蜕膜

子宫腔
平滑绒毛膜
包蜕膜

羊膜腔
丛密绒毛膜
卵黄囊
脐带
底蜕膜
绒毛膜腔

A

子宫腔
绒毛膜腔
壁蜕膜
羊膜腔
平滑绒毛膜
包蜕膜

卵黄囊
丛密绒毛膜
绒毛间隙
底蜕膜

B

LI&WEN©2017

图 2-1-5　早期妊娠的子宫蜕膜与绒毛演变
　　A．妊娠第 7 周时，绒毛完全覆盖妊娠囊，且内膜（底蜕膜）种植的地方较厚。随着妊娠囊增大，绒毛及其表面的蜕膜组织（包蜕膜）突向子宫腔与壁蜕膜相连接触。这一解剖特征是超声所见之"双环征"的解剖基础；B．受压的、无血管的绒毛组织变得平滑，就是超声所见的"绒毛膜"，因为它与增长的胎盘解剖关系固定，在胎盘出血时，血在绒毛膜与蜕膜组织间积存，导致绒毛膜下血肿

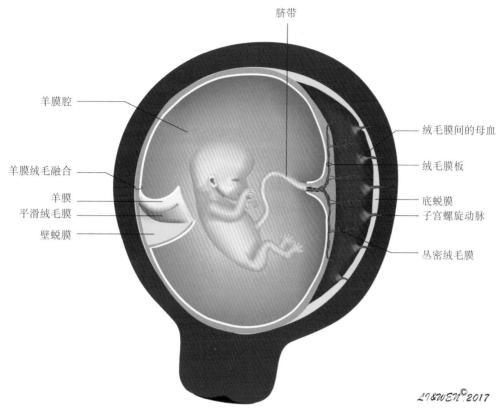

羊膜腔

羊膜绒毛融合

羊膜

平滑绒毛膜

壁蜕膜

脐带

绒毛膜间的母血

绒毛膜板

底蜕膜

子宫螺旋动脉

丛密绒毛膜

图 2-1-6　绒毛与子宫内膜建立营养关系
　　随着滋养层细胞形成绒毛，绒毛侵蚀蜕膜化的子宫内膜，母体与胚胎间的循环得以发展。此过程使得血管绒毛间隙充分发育，从而可以从子宫螺旋动脉中接受足够的母血。这种解剖关系使得含有胎儿血的绒毛被母血包绕、灌注

（五）尿囊（allantois）

　　卵黄囊尾侧向体蒂内伸出的一个盲管，称为尿囊，随胚体的形成而开口于原始消化管尾段的腹侧，即与后来的膀胱连通。仅存数周即退化，闭锁后则形成脐正中韧带。其壁的胚外中胚层形成了脐血管。

（六）脐带

　　脐带（umbilical cord）是羊膜包着体蒂分化的黏液性结缔组织而形成的圆柱形索状结构，附着于胚胎脐部与胎盘间。黏液性结缔组织间有闭锁的卵黄带、尿囊和脐动脉、脐静脉。

（七）羊水

　　羊水在早期主要由羊膜自身产生，又不断地被羊膜吸收和胎儿吞饮，第 16 周后羊水主要来自胎儿尿液，呈弱碱性，含有脱落的上皮细胞和一些胎儿的代谢产物，穿刺抽取羊水行细胞染色体检查或测定羊水中某些物质的含量，可早期诊断某些先天性异常。

第二节　胎儿畸形发生时期与机制

一、畸形易发期（susceptible period）

　　胚胎发育是由细胞分化、组织诱导、形态发生和胚体整合等一系列生命现象组成的一个复杂的程序性表达过程，无论哪种致畸因子（包括遗传和环境）引起先天畸形都是通过干扰这一表达过程的一个或几个环节，导致胚胎发育紊乱来实现的。一般来说，胚胎发育的各个阶段均可能发生畸形，但易发程度有很大差别，最易发生先天畸形的胚胎发育阶段称畸形易发期。

　　1. 胚前期　胚前期指受精后的最初 2 周（受精后的第 1～14 天），此时期的主要变化是卵裂、胚泡形成、植入和内外双胚层的形成。此时期的胚胎容易受遗传和环境致畸因子的作用导致胚胎死亡而不发生胎儿畸形，因为此时期的胚胎细胞有分化胚胎各类细胞的潜力。如果致畸因子作用强，对胚胎损伤大，胚胎会完全死亡而自然流产；如果致畸因子

作用弱，胚胎只有少数细胞受损死亡，则其他未受损的胚胎细胞会给予代偿。因此，通常认为致畸因子对胚前期胚胎发挥着"全或无"的影响，也就是说，胚前期胚胎受到致畸因子作用后，胚胎或者死亡，或者完好存活，不发生畸形。因此，胚前期不属于畸形易发期，而是易受致畸因子作用导致胚胎死亡时期，但并不是说胚前期绝对无畸形发生。极少数情况下，某些致畸因子引起胚体细胞的遗传物质改变或母体内环境的改变，也会发生畸形。如孕妇在受精后的第1~8天缺氧，胎儿可有眼缺陷；受精后第8~10天，单卵双胎的胚泡如果受到损伤，有可能造成分裂中的细胞彼此不完全分离，而形成各种联体畸形。

2. **胚期**　胚期是指受精后第3周初至第8周末（受精后第15~56天）的一段时间，此期细胞行为活跃、细胞分化明显，形态发生复杂多样，器官原基出现专一性分化，逐渐形成专一组织器官。本阶段胚胎形态演化瞬息万变，如体节分化、颜面形成、肢芽长出、感官出现等。胚期是主要器官系统包括神经、循环、呼吸、泄殖等系统的雏形结构的建立和各组织的分化时期，也是神经管闭合，脑、心、肾发育，肠转位，四肢生长，颜面融合的关键时期。此时期的每一个发育环节都易受到致畸因子的干扰，特别是器官原基的出现和分化受到干扰而发生器官水平的畸形。因此，胚期是整个胚胎发育过程中畸形发生率最高的畸形易发期（敏感期），而且此期发生的畸形往往较为严重且复杂。

3. **胎儿期（胎期）**　胎儿期指受精卵的第9周至分娩前。此期是胎儿最大限度发育时期，主要变化有：各器官进行组织分化和功能分化，且体积迅速增大，多数功能成熟。在神经系统的支配下，胎儿可能进行活动。此期相对于胚期而言，对致畸因子的作用有了较大的抵抗力，因此，在此期很少发生肉眼可见的大畸形，但可在组织和功能水平上发生非器官形态畸形，主要为微小畸形和功能异常。胎儿外在性因素，如胎儿受压或受限，仍可导致胎儿畸形。少数分化较晚的器官，此时期仍会出现器官水平的畸形，如外生殖器发育不全、隐睾等。中枢神经系统在此期对致畸因子仍较敏感。有研究表明，脑的生长加速期在胎儿期第15~20周，脑细胞分化始自胎儿期第30周至生后1岁半。

由于各器官分化和形态发生的迟早不一，每个器官都有各自的畸形易发期，即按照形态发生和器官分化的顺序不同，不同时期受致畸因素影响不同，出现不同类型的先天畸形和发育障碍。各主要器官（系统）畸形的易发期如图2-2-1。每一器官系统的正常与畸形胚胎发生见本书的相关章节。表2-2-1列出了一些严重畸形发生的致畸因子作用时间。

二、先天畸形发生的胚胎学机制

在胚胎发育过程中，细胞生长受到精确的调控，某一种细胞在特定的时间增长和分裂，又在特定的时间停止分裂，细胞生长一旦失去控制，就会发生畸形。

1. **细胞分化的决定**　细胞分化的决定是指细胞在出现特有形态结构、生理功能和生化特征之前所发生的决定细胞分化方向的内在变化过程。在细胞决定之前，细胞具有高度的可塑性和多向分化性，进入决定之后，细胞一般只能朝专一方向分化，即在决定状态下，细胞具有稳定地沿着特定类型分化的能力。分化是指胚胎细胞发育为具有特殊形态和功能的专一化细胞过程，是含有相同基因库的细胞不同基因表达的结果。分化的本质是基因调控的结果，通过遗传的作用机制，按照严格的程序和模式，决定某一细胞群在何时、何地、何种状态下表达哪一些基因。由于基因表达需要一定的条件，包括细胞质对核的影响、相邻细胞的相互作用以及外界环境的调节，如生长因子、激素、离子、温度等，某些环境致畸因子的作用或基因本身的异常，使细胞分化未按原定的方向进行，发育形成的结构出现异常，即产生先天畸形。

2. **胚胎诱导**　胚胎诱导是胚胎发育过程中的一种重要调控方式。在胚胎发育过程中，两种胚胎组织通过相互作用，致使其中一种或两种胚胎组织发生定向分化的过程，称为胚胎诱导。当某种原因使胚胎诱导发生错误诱导或不发生诱导时，即产生先天畸形，如后肾的发生受输尿管芽的诱导，如果这种诱导出现异常可发生各种肾畸形，如肾不发育。

3. **细胞运动**　细胞运动是指细胞相对位置的移动，包括单细胞的迁移和细胞群体的位置变化。细胞运动主要靠细胞形态的改变来实现，而细胞形态的改变又依赖于细胞质内微丝、微管的变化。当致畸因子破坏了细胞质的微丝、微管而干扰了细胞的正常运动时，可导致先天畸形。例如，当神经嵴细胞迁往后肠的运动受阻时，因不能形成肌间神经节

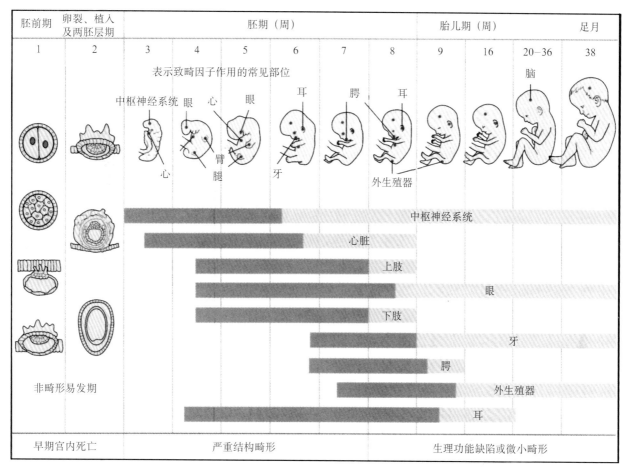

图 2-2-1　胚胎发育时期与畸形发生的关系

黄线示畸形易发期，此期发生的畸形常为严重畸形；蓝线示可发生功能缺陷和其他非严重畸形时期

表 2-2-1　某些畸形胚胎发生时间

畸形	缺陷部位	致畸因子作用时间于受精后
前脑无裂畸形	脊索前中胚层	23 d
人体鱼序列征	尾侧中轴	23 d
无脑畸形	前神经孔	26 d
脊髓脊膜膨出	后神经孔	28 d
大血管转位	心脏动脉球分隔	36 d
桡骨发育不全	桡骨发育	38 d
唇裂	原发腭发育	6 周
室间隔缺损	室间隔闭合	6 周
膈疝	胸腹腔潜在通道闭合	6 周
并指	手指间程序性细胞死亡	6 周
十二指肠闭锁	十二指肠腔化、再通	7~8 周
脐膨出	小肠襻回复到腹腔	10 周
双角子宫	苗勒管下部融合	10 周
腭裂	继发腭发育	10 周
尿道下裂	尿道襞融合	12 周
隐睾	睾丸下降	7~9 个月

而形成先天性巨结肠。又如，如果神经板的卷折运动受阻，就会引起神经管的闭合不全或不闭合，从而导致神经管畸形。

4. 细胞黏着　细胞黏着是指细胞之间及细胞与基质之间的相互识别并发生不同程度的亲和与黏聚的过程。致畸因子干扰这一过程，就会干扰细胞的类聚、迁移和分化，从而导致发育紊乱和先天畸形。

某些器官的形态发生，如指（趾）的发育成形、消化道的发生等，其最终形态结构的形成有赖于细胞的程序性死亡。如果致畸因子干扰、抑制这一程序性死亡过程，亦会引起相应器官的先天畸形，如指（趾）蹼、并指（趾）、食管闭锁、十二指肠闭锁、肛门闭锁等。

5. 细胞表面　细胞表面是胚胎发育中细胞通讯的重要组成部分，胚胎发育过程中的各种细胞行为都与细胞表面特性有关。实验证明，许多致畸因子就是通过干扰和改变细胞表面的生物学特性而导致先天畸形的，如维 A 酸引起小肢畸形的机制即缘于此。

三、胚胎发育障碍的病理学机制

胚胎发育过程中，任何水平上的干扰、障碍都会出现各种发育异常、功能障碍，导致各种先天畸形、异常、甚至发育终止而死亡。Wilson 根据大量实验资料，从理论上把致畸作用机制归纳为 9 类。

1. 基因突变。
2. 染色体畸变。
3. 干扰有丝分裂。
4. 核酸功能与合成过程改变。
5. 蛋白质和酶生物合成前体物质缺乏。
6. 能量供应受阻。
7. 酶活性受到抑制。
8. 自稳功能紊乱。
9. 细胞膜特性改变。

根据胚胎发育规律，以及不同发生方式产生各种畸形，Patten 提出以下 6 种方式。

1. 生长过少。
2. 吸收过少。
3. 吸收过多。
4. 在错误部位吸收。
5. 在异常位置上正常生长。
6. 组织或结构的过度生长。

Cohen（1981）将畸形发生方式分为 3 大类，见表 2-2-2。

表 2-2-2　胚胎形态发生异常所致先天畸形

类　型	畸形举例
1. 形态发生不全（incomplete　morphogenesis）	
（1）发育缺如（lack of development）	肾缺如、无鼻、无臂、无手、无肛门
（2）发育不良（hypoplasia）	小下颌畸形、多囊性肾发育不良、成骨不全、软骨发育不全
（3）闭合不全（incomplete　closure）	唇裂、腭裂
（4）分隔不全（inconmplete　separation）	永存动脉干
（5）迁移不全（incomplete　migration）	泄殖腔外翻
（6）旋转不全（incomplete　rotation）	肠旋转不全
（7）消退不全（incomplete　resolution）	鼻后孔闭锁、Meckel 憩室
（8）早期位置保留（persistence of early location）	耳低位、隐睾
2. 形态发生过多（redundant　morphogenesis）	多指（趾）、巨指（趾）
3. 形态发生迷乱（aberrant　morphogenesis）	纵隔甲状腺、睾丸旁脾

第三节　胎儿先天畸形分类

出生缺陷（birth defects）也称先天异常（congenital anomalies），指胚胎发育紊乱引起的形态、结构、功能、代谢、精神、行为等方面的异常。可于出生时显现，或生后一段时间表现出来，如智力低下。某些出生缺陷，如先天性代谢病，常须特殊技术才能诊断。

先天畸形（congenital malformation）专指以形态结构异常为主要特征的出生缺陷，常伴有遗传物质异常，有些是因生殖细胞的遗传物质改变所致，可传给后代，但并非全由于遗传物质的改变所致。故先天畸形与遗传病概念间既有内在联系，又有区别。这里主要介绍有形态结构异常的先天畸形，功能、代谢、精神、行为等方面的异常，超声不能检出，本章不做讨论。

胎儿先天畸形种类繁多，分类方法也较多，这里主要介绍以下 5 种分类方法。

一、病因学分类

按照发生畸形的原因不同，胎儿先天畸形可分为以下三大类。

1. 遗传因素引起的先天畸形：包括单基因遗传、多基因遗传及染色体异常引起的先天畸形。

2. 环境因素引起的先天畸形：包括药物、环境化学物、微生物感染、电离辐射、母体疾病导致的先天畸形。

3. 原因不明的先天畸形。

二、根据先天畸形的严重程度分类

根据先天畸形的严重程度，可将先天畸形分为严重畸形及轻微畸形两大类。

1. *严重畸形*（major anomalies）　是指那些需要进行较复杂内科、外科及矫形科处理的，或能够引起明显残疾的，或威胁患儿生命的，或为致死性的重大畸形。严重畸形可以表现为某种单一畸形，也可表现为多发性畸形。例如脊髓脊膜膨出是一种严重畸形，可以导致患儿双下肢永久性瘫痪。其他严重畸形，如无脑畸形、前脑无裂畸形、唇腭裂、先天性心脏畸形、食管闭锁、肛门闭锁、双肾缺如等。严重畸形常是一些综合征或联合征的一部分。

2. *轻微畸形*（minor anomalies）　是指那些不需要进行内科、外科或矫形科处理的、不引起明显残疾的异常。轻微畸形比严重畸形更常见，它常常是某些严重畸形的一种有价值的诊断线索，有助于某些综合征的发现与诊断。例如第三囟门、内眦赘皮、副耳郭、腭垂（悬雍垂）裂、颈蹼、通贯掌、并趾、副乳头、轻度尿道下裂等属于轻微畸形，它们本身并不会引起明显的医学问题，但对于某一个体来说，有些轻微畸形也足以使其感到窘迫。

三、按器官系统畸形进行分类

这一分类方法是临床出生缺陷监测系统最常用的分类方法。美国疾病控制中心出生缺陷及遗传疾病科使用的"先天畸形六位编码表"是 1993 年在"国际疾病分类"（ICD-10-CM）基础上修订的，这一分类为许多国家的出生缺陷监测系统所采用，它将出生缺陷分为 11 大类并进行编码（表 2-3-1），将各种先天畸形进行了详细的编码。

四、根据畸形多少分类

根据累及的器官、系统所导致的畸形的多少，先天畸形可分为单发畸形和多发畸形两大类。

1. *单发畸形*　约 2/3 的先天畸形为单发畸形，

表 2-3-1　国际疾病分类（ICD - 10）——先天性畸形、变形和染色体异常

分类	编码
神经系统先天性畸形	Q00 ~ Q07
眼、耳、面和颈部先天性畸形	Q10 ~ Q18
循环系统先天性畸形	Q20 ~ Q28
呼吸系统先天性畸形	Q30 ~ Q34
唇裂和腭裂	Q35 ~ Q37
消化系统的其他先天性畸形	Q38 ~ Q45
生殖器官先天性畸形	Q50 ~ Q56
泌尿系统先天性畸形	Q60 ~ Q64
肌肉骨骼系统先天性畸形和变形	Q65 ~ Q79
其他先天性畸形	Q80 ~ Q89
染色体异常，不可归类在他处者	Q90 ~ Q99

可用描述形态结构异常的名词来命名。此类畸形常为多基因遗传病，由多个微效基因共同产生累加效应，且受环境因素影响，如无脑畸形、脊柱裂、唇裂、腭裂等。

2. 多发畸形　在一个个体中同时出现 2 个或 2 个以上畸形时称为多发畸形。多发畸形可以随机出现，也可按一定规律出现。各种综合征、序列征、联合征、畸形谱等均属多发畸形，如唐氏综合征、13 三体综合征、Potter 序列征、VACTER 联合征等。

五、根据畸形的发生机制分类

Spranger 等从临床实用出发，提出了一个先天畸形的系统分类方法，现已被临床广泛采用。该分类系统中的每一类畸形分别代表导致这类畸形的病理发生过程。

1. 畸形（malformation）　某一器官或其一部分或身体的某部分从其发育开始就存在形态及结构的缺陷，也就是说，某一器官或其一部分或身体的某部分从发育开始时就存在异常。其形成机制是某种原因改变了器官或组织的发生、生长或分化，其原因主要是胚胎期细胞基因突变（mutant gene）或染色体畸变（chromosomal aberration），也可是环境因素或多种因素综合作用的结果（表 2-3-2）。有些畸形，其发生原基的形态、结构可能不出现异常，如多指畸形（图 2-3-1），在肢芽发生时形态、结构无异常，但随后可出现多指（趾）畸形。这是因为该基因要在手指形成时才能表达出来，但这一基因在肢芽形成时就已存在，只是在肢芽形成时该基因未能表达出来而已。这种类型的畸形可发生在身体的各个部位，常见的部位有脑、面部、眼、耳、心脏、手、足等。一般说来，某一器官或机体某一部分，其胚胎发生越复杂，就越易出现这种类型的畸形。例如：脑膨出、脊柱裂、唇腭裂、先天性心脏畸形、神经管缺陷（图 2-3-2）等均属于此类畸形。

2. 变形（deformation）　胚胎或胎儿发育过程中，受到不正常的物理的或机械力的压迫，使本应正常生长的机体出现一些形态、结构或位置的异常称为变形。此类变形畸形常发生在胎儿较晚时期，胚胎无内在本质异常，预后较上述畸形为佳。机械压力可来自胚胎或胎儿以外的力量，如子宫的压迫或突向子宫腔内的较大的子宫肌瘤，也可以来自于胚胎或胎儿内部的力量，如脊膜膨出引起的高张力

状态。已知可导致变形畸形的内在性或外在性压力原因见表 2-3-2。

可引起变形的外在性压力有多个，但多数最终都通过子宫紧张性压迫胎儿。一般来说，妊娠 24 周以前，胎儿在子宫内被羊水包围着，在羊水中可自由浮游，这时期子宫的紧张性压力通过羊水对胎儿表面产生均匀性压力，对胎儿的生长发育无不利影响。但是，妊娠后期，尤其在妊娠最后 1 个月，羊水相对较少，胎儿常常受子宫压迫。此时期部分胎儿运动明显受到限制，在这种情况下，有可能发生变形和挛缩。

胎位不正时，亦增加变形类畸形的发生。事实上臀位发生率仅 6%，但有外压性变形的新生儿中，

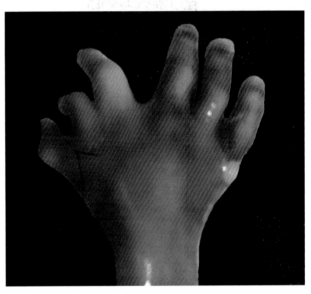

图 2-3-1　六指畸形

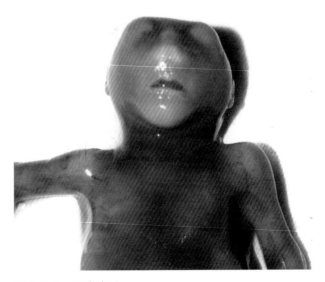

图 2-3-2　无脑畸形

表 2-3-2　受压变形的原因

外在因素	内在因素
机械压迫：	胎儿本身畸形导致胎儿运动受限：
初孕妇女：子宫伸展性差，腹壁肌肉紧张	脊柱裂
母亲矮小	其他中枢神经系统畸形
小子宫	可导致羊水过少的胎儿畸形：
子宫畸形：如双角子宫，纵隔子宫	如双肾缺如、尿道梗阻等
子宫肿瘤	空腔脏器梗阻
着床位置异常	严重多囊肾
多胎妊娠	功能性的：
小骨盆	神经系统功能障碍
羊水过少	肌肉功能障碍
胎位不正	结缔组织缺陷
巨大胎儿	其他：
	局部生长过缓
	局部生长过快

1/3 是臀位生产的。其他异常胎位，如横位、面先露、额先露等，均与变形增加有关。

　　当胎头过早与骨盆衔接时，可引起胎头受压。一般来说，在妊娠 36 周以前，胎头不会下降到母体骨盆内与骨盆衔接，但是任何原因导致子宫内压力升高，胎头在任何时候均可能下降到骨盆内与母体骨盆衔接，如初孕妇女，子宫及腹壁肌肉紧张性高可导致宫内压力增高，从而发生胎头过早下降。当胎头过早下降并与骨盆衔接时，孕母可出现盆腔受压不适、背痛、尿频、双下肢水肿等症状，偶尔可出现双下肢麻木等。此种情况下，胎儿出生后新生儿检查可发现变形畸形，包括一条或多条颅缝骨性连接（颅缝早闭）、颅骨软化、头面部不对称等。受累颅缝的多少、颅缝闭合的程度、颅骨软化及头面部扭曲的部位及严重程度，部分取决于胎头与骨盆衔接的部位及持续时间的长短。由于骨盆明显限制，胎头的生长、膨胀，颅骨在颅缝处接合而形成颅缝早闭。胎头的过早下降可能是颅缝早闭的众多原因之一，但任何原因导致胎头受压时，均有可能发生颅缝早闭。胎头受压可能是颅缝早闭和斜头畸形的最常见原因。

　　羊水过少是导致变形畸形的另一常见原因。如果羊水严重减少，胎儿则明显受子宫的物理压迫及限制，此时可发生 Potter 综合征（图 2-3-3）。能有效抵抗胎儿宫内受压的最少羊水量尚无定论，但有

学者认为，只要超声能检测到羊水无回声，胎儿就能得到保护，且不会发生与 Potter 综合征有关的一系列严重问题。

　　3．阻断（disruption）　此类先天异常是指因

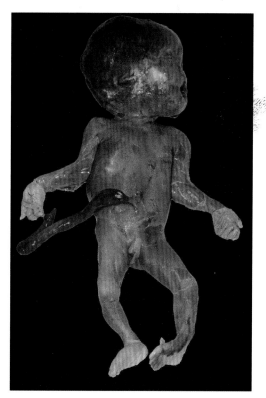

图 2-3-3　羊水过少导致 Potter 综合征

某些原因使已正常发育的组织、器官或器官的一部分或机体的一部分受到损害或破坏发生坏死、脱落或缺失等的结构异常。

阻断常常是由于组织损伤后导致组织坏死的结果。引起组织损伤的原因有缺氧、缺血、中毒、药物、高温、羊膜带压迫等。如果发生在妊娠早期，畸形常较严重。

阻断也可由机械性干涉或阻碍正常胚胎发育过程而引起。例如 Robin 综合征中腭裂的形成即是阻断类畸形的一个最好的例证。Robin 综合征包括小下颌畸形、舌上抬并向后坠、腭裂。最初的畸形是小下颌畸形，它可以是一种畸形，也可以是一种变形。由于下颌过小，导致舌上抬，舌的上抬又对两侧腭突闭合发生机械性阻碍，从而出现继发性发育受阻改变——即本综合征中的腭裂。

如果阻断发生在胚胎较早时期，可能很难将其与畸形区分开来。但这种区分却非常重要，因为阻断类畸形的复发危险性常较低。如果阻断发生在妊娠后期，那么可根据其周围组织发育是否正常而对其加以认定。例如，头发先天性发育不全，可以由血管梗阻引起，这是发育受阻的例子，但如果血管梗阻发生在妊娠18周以后，胎儿头皮与毛发可正常发育，因为妊娠18周胎儿头皮与毛发已经建立。

单羊膜囊双胎妊娠中，当一胎死亡，另一胎存活时，在存活者中可出现各种阻断畸形。这类畸形一般认为是由于死胎产生的碎屑物质或死胎血管内的血凝块进入存活胎儿体内阻塞血管所致（图2-3-4）。已观察到的此类畸形见表2-3-3。

羊膜带综合征（图2-3-5）、无心畸形、裂腹畸形亦是发育受阻的典型例子。

4. 发育不良（dysplasia）　发育不良是指某一组织内的细胞或细胞外物质的不正常构成、引起受累组织的形态结构改变。"发育不良"这一术语是指组织发生的任何异常，是广义的。狭义的"发育不良"是指某一种特定组织受累，常常是遗传性的且随着年龄的增大，受累组织病变越来越严重，发育越来越差，如骨发育不良性疾病有软骨不发育、成骨不全、致死性侏儒（图2-3-6）等。结缔组织疾病有马方综合征等及头皮血管瘤等。

5. 序列征、联合征及综合征（sequence, association and syndrome）　序列征是指某一单一畸形的发生可引起相关器官的一系列畸形发生，即单一畸形引起→一系列继发畸形→序列征。

序列征根据其原发畸形不同，可分为若干类型：如畸形序列征（malformation sequence）、变形序列征（deformation sequence）、阻断序列征（disruption sequence）等。

例如前脑无裂畸形（holoprosencephaly）的原发畸形是前脑发育异常即前脑未分裂，由此而引起的一系列畸形有：大脑半球部分或完全不分开、大脑镰缺如、单一侧脑室、颜面的神经突起严重缺陷，

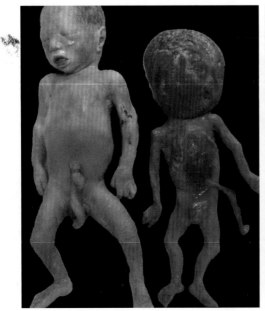
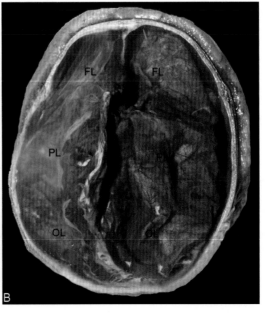

图2-3-4　单绒毛膜双胎之一胎儿死亡，活胎脑坏死
　　A. 双胎标本照片；B. 活胎颅脑解剖，脑梗死坏死。FL. 额叶；PL. 颞叶；OL. 枕叶

从而引起一系列的面部畸形，从轻度眼距过近到仅有单眼、喙鼻的独眼畸形，这些缺陷都是真正的器官畸形，故这种类型的多发畸形称为畸形序列征，前脑无裂畸形亦称为前脑无裂畸形序列征（图 2-3-7）。

因羊水过少，胎儿受子宫壁的压迫而出现的 Potter 序列征，即是变形序列征的一个典型例子。

羊膜带（图 2-3-5）导致的断肢、断指、裂腹、不规则唇裂是阻断序列征的例证。

表 2-3-3　单羊膜囊双胎一胎死亡，另一胎存活时，存活者出现的阻断畸形

中枢神经系统畸形
 大脑坏死
 脑积水
 脑穿通囊肿
 积水性无脑畸形
 小头畸形
 胎儿脑部阻断序列征
胃肠道畸形
 小肠闭锁
 结肠闭锁
 阑尾闭锁
肾畸形
 先天性肾皮质坏死
先天性头皮发育不全
横形肢体缺如

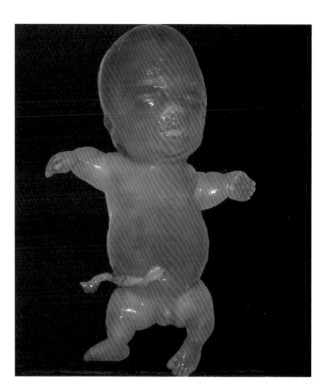

图 2-3-6　致死性侏儒

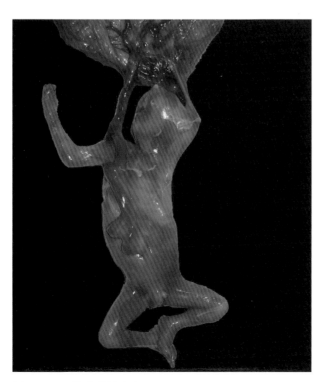

图 2-3-5　羊膜带综合征

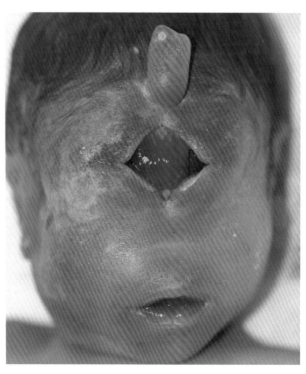

图 2-3-7　前脑无裂畸形序列征

畸形联合征指几种畸形常联合发生，成为一组畸形，原因不明，当见到其中一种时，往往可找到这种组合畸形的其他畸形。如 VATER 联合征，包括脊柱畸形、肛门闭锁、气管食管瘘伴食管闭锁、肾畸形、桡骨发育不良及心脏畸形的一组畸形，这些畸形常在同一个体发生。了解这种联合征的重要性在于当我们发现联合征中的某种畸形时，常提醒我们去寻找有关其他几种畸形。如有食管闭锁的胎儿，应检查其肾、心脏、脊柱及肛门，以除外可能畸形。

综合征用以表示一组畸形之间病理过程相互关联的多发畸形。如唐氏综合征（21三体征）和特纳综合征（45X0）、18三体综合征均为染色体异常。畸形、变形、阻断、发育不良特征比较见表2-3-4。

第四节　致畸因子与胎儿畸形

致畸因子不外乎以下三个方面，即遗传因子、环境致畸因子、遗传与环境致畸因子的共同作用。

一、遗传与胎儿畸形

遗传因素所引起的先天畸形是遗传物质的改变，引起子代的各种畸形。遗传物质的改变包括基因突变和染色体畸变（详见第3章），也可以由父系或母系遗传而来。许多遗传病要到一定年龄才发病，在胎儿期或婴儿出生时可不表现出形态上的异常。但遗传因素引起的胎儿畸形大多在胎儿期及出生时即可表现出明显的结构畸形。一般来说，遗传病可分为单基因遗传病、多基因遗传病与染色体病三大类。每一类都可发生先天畸形。单基因遗传病中，既有单个畸形，也有多个畸形；多基因遗传病中，通常仅表现为单个畸形；染色体病中，则通常表现为多发畸形。

遗传病与遗传因素导致的先天畸形，既有联系，又有区别，但随着分子生物学的发展，已明确了许多遗传的基因缺陷和代谢缺陷，今后遗传病和遗传因素引起的先天畸形之间的差别将日趋缩小。

二、环境因素与胎儿畸形

环境致畸因子主要包括生物性致畸因子、物理

表2-3-4　畸形、变形、阻断、发育不良特征比较

特　征	畸　形	变　形		阻　断	发育不良
		外在性	内在性		
发生率	在新生儿中占2%～3%	1%～2%	不清	1%～2%	不清
畸形易发期	胚期	胎儿期	胚期／胎儿期	胚期／胎儿期	胚期
畸形发生	水平器官	受累局部	受累局部	受累区域	组织器官
围生期死亡	+	−	±	+	+
可自发性矫正	−	+	±	−	−
可手术矫正	+	+	+	±	±
预后	与畸形严重程度有关　严重者威胁生命	多较好	多较差	多较差　严重者威胁生命	轻度不良到严重威胁生命
治疗	常需外科手术治疗	90%以上可自发纠正　不需外科治疗	常需外科治疗	常需治疗	常在儿童期或成人期治疗
复发危险性	较高，遗传复发不超过50%	如果致畸原因仍存在，仍可复发	可复发	常不遗传	有遗传，复发危险性可达50%

性致畸因子、药物性致畸因子、化学性致畸因子及其他致畸因子。有些畸形可以完全或部分由环境致畸因子引起（表 2-4-1）。环境致畸因子导致畸形发生的敏感性取决于孕体的遗传特性、致畸因子暴露的时间、强度，以及其与孕母遗传因素的相互作用。如果致畸因子暴露在三胚层分化之前（即胚前期），胚胎或者死亡，或者完好无损而不出现畸形。胚胎对致畸因子的高敏感期是受精后的 16～60d，高峰期在 30d 左右。当环境致畸因子作用于此高敏期胚胎时，发生何种类型的畸形则取决于器官对致畸因子的敏感性。

（一）生物性致畸因子

主要有病毒及弓形体，其他如细菌、支原体、立克次体等多种微生物亦可引起胎儿畸形。

1. **病毒**　胎儿感染病毒后，受染器官的功能与受染器官的发育与分化可能受影响而导致先天畸形。主要病毒有风疹病毒、巨细胞病毒等，其他，如单纯疱疹病毒、乙型肝炎病毒、人类免疫缺陷病毒等亦可引起胎儿畸形。

（1）风疹病毒（rubella irus）：妊娠早期感染风疹病毒，可引起胎儿多器官、多系统缺陷，临床上称为先天性风疹综合征。如果妊娠与风疹病毒感染同时发生，则有 20% 的胎儿死亡，30% 的新生儿出生后很快死亡。如果妊娠头 3 个月母亲感染风疹病毒，约 16% 在出生时有严重缺陷。

风疹病毒感染导致的畸形常见的有：①室间隔缺损、肺动脉狭窄；②先天性白内障、视网膜病、小眼和先天性青光眼；③耳聋；④宫内发育迟缓和出生时体重低；⑤肝脾大；⑥中枢神经系统异常，如颅内钙化灶、脑膜炎、脑炎、小头畸形、智力低下、精神性运动障碍等。

（2）巨细胞病毒（cytomegalovirus，CMV）：胎儿宫内感染巨细胞病毒主要通过母体血液经胎盘传播给胎儿，少数宫内感染则是经母体宫颈逆行感染胎儿。孕早期感染者，可引起胎儿较重的感染和先天畸形，孕晚期感染者则影响较轻。母亲体内的抗体能减轻胎儿的感染。

巨细胞病毒感染导致的胎儿畸形常见的有：①各种先天性心脏病；②消化系统畸形，如胆道闭锁、食管狭窄、巨结肠、肠管狭窄、腭裂等；③神经系统畸形，如小头畸形、脑积水、脑室旁钙化、大脑性瘫痪、小脑发育不全、耳聋等；④小眼、先天性白内障、视神经萎缩、脉络膜视网膜炎等；⑤其他畸形，如腹壁肌肉松弛、马蹄内翻足、先天性髋关节脱位、腹股沟疝、肺囊肿、肺发育不全、胸腺发育不全等。

2. **弓形体**（toxoplasma）　弓形体是一种寄生

表 2-4-1　某些环境因素与主要结构畸形

环境因子类别	举例	导致的结构畸形举例
物理性致畸因子	X 线	小头畸形、脑发育不全、心脏畸形、骨骼畸形、泌尿系统畸形、消化系统畸形
	高热	神经管缺损、其他中枢神经系统畸形
感染	弓形体	小头畸形、先天性白内障、心脏缺损
	巨细胞病毒	脑积水、小头畸形、脑室旁钙化
	水痘	肢体缺损
药物	乙醇	小头畸形、心脏缺损
	雄激素	女性器官男性化
	可卡因	血管破裂
	苯妥英	唇腭裂、心脏缺损
	维生素 A	脊柱裂
母体因素	糖尿病	神经缺陷、心脏缺损
	苯丙酮尿症	小头畸形、心脏缺损

虫，可引起人、畜感染，弓形体病是由弓形体引起的一种人畜共患的寄生虫病。许多国家和地区感染率为20%～50%，高者可达80%以上。孕妇感染弓形体，特别是初次感染，无论有无症状，均可通过胎盘将弓形体传给胎儿，从而直接影响胎儿发育，严重者致畸，甚至导致胎儿死亡。

弓形虫感染导致胎儿畸形常见的有：①脑积水、脑钙化、无脑畸形、瘫痪、精神和智力障碍等；②小眼、脉络膜视网膜炎等；③其他畸形，如心肌炎、肝脾大、水肿等。

（二）物理性致畸因子

目前已确定对人类有致畸作用的物理因子有电离辐射、机械性压迫和损伤等。

1. **电离辐射** 电离辐射分为电磁辐射和粒子辐射。前者主要指 X 射线和 γ 射线，后者主要指 α 射线、β 射线、中子流、质子流等。它们共同的特点是有很高的运动速度，能穿入物质；有很大的能量，能引起物质的原子发生电离或激发，从而引起细胞组织的损伤。

胚胎受电离辐射的影响程度取决于3个因素：①辐射剂量；②受照射时胚胎发育的阶段；③胚胎对辐射的敏感性。根据放射生物学的基本法则，细胞对放射线的敏感性与细胞增殖活动能力成正比，而与分化程度成反比。即胚胎早期比胚胎晚期敏感，分裂旺盛的细胞最敏感，代谢高的比代谢低的敏感，未成熟的比成熟的敏感。因此，根据照射剂量及受照射时胚胎的发育阶段不同，可引起胎儿宫内死亡、畸形、功能性障碍或先天性放射病。在妊娠头2个月受照射最易引发畸形，且畸形严重，以后对射线的敏感性降低。

由电离辐射照射而发生的先天畸形常见的有：①中枢神经系统畸形：脑发育不全、颅骨发育不全、小头畸形、颅狭窄症、智力低下等；②各种先天性心脏病；③消化系统畸形：腭裂（伴或不伴唇裂）、先天性肛门闭锁、胆道闭锁；④骨骼及肢体畸形：多指（趾）、并指（趾）、蹼指（趾）、先天性髋关节脱位、其他各种形式的骨异常等；⑤多感觉器官发育障碍：外耳、耳道、眼睑、眼肌、虹膜等发育障碍，小眼、先天性白内障等；⑥器官不发育或发育障碍：肾不发育、输尿管及膀胱发育障碍等；⑦其他畸形：隐睾、疝等。

2. **机械因素** 是导致变形类畸形的主要原因（见本章第一节）。

3. **其他物理因素** 微波辐射、温度过高或过低、噪声等对人类也可能有致畸作用。这些因素对人类的致畸作用尚不能肯定，有待于进一步的研究证实。但在动物实验中已证实这些因素都可导致畸形。

（三）致畸性药物

几乎所有的药物都可以不同的形式通过胎盘转运进入胎儿体内。经动物实验证明有致畸作用的药物已不是少数，但已确认对人类胚胎有致畸作用的药物却不多。据报道，小儿先天畸形中因药物引起的只占5%～6%。

1. **抗生素** 如四环素类、氨基糖苷类、碘苷（疱疹净）、灰黄霉素、氯喹、乙氨嘧啶、甲苯达唑、甲硝唑等均可能有致畸作用，妊娠期间应禁止用此类药物。

2. **镇静药** 沙利度胺（反应停）可引起严重的"海豹肢"畸形，它是最先被发现具有明确致畸作用的药物。目前已禁用。

3. **其他药物** 如抗癫痫药中的苯妥英钠是叶酸间拮抗药，可导致胎儿乙内酰脲综合征。抗精神病药物的丙米嗪可导致骨骼畸形及唇裂；氟哌啶醇可引起胎儿肢体变短；碳酸锂可使胎儿发生先天性心脏畸形等。激素类药物中的肾上腺皮质激素可引起腭裂及脑积水等。

（四）致畸性化学物质

随着工业的高速发展，环境污染日趋严重，化学物质的污染无处不在。现已证实工业生产过程及燃料燃烧过程排出的气体，含有各种重金属的废气、废水、废渣，化工产品、化学溶剂中均有多种致畸物。如铅、汞及其化合物、镉、砷、硒、苯、二硫化碳、四氯化碳、多氯联苯、氯丁二烯、有机磷农药、有机氯农药及有机汞农药等，均有不同程度的致畸作用。

（五）其他致畸因子

除上述致畸因子外，孕母自身的一些因素，如营养不良、缺氧、吸烟、酗酒、吸毒；某些疾病，如甲状腺功能亢进症、苯丙酮尿症、糖尿病等亦可能影响胎儿的正常发育。

三、遗传与环境因素相互作用

在先天畸形的发生机制中，环境因素与遗传因素常常相互作用、共同引发先天畸形。单纯由环境因素或由遗传因素引起的先天畸形只是少数，多数先天畸形都是遗传因素和环境因素共同作用的结果。一方面，环境致畸因子可以通过引起染色体畸变和基因突变改变胚胎的遗传构成而导致胎儿畸形；另一方面，胚胎本身的遗传特性决定和影响着胚胎对环境致畸因子的易感程度。由于胚胎对环境致畸因子的易感性不同，在同一地区、同一自然环境下，同时暴露在某一致畸因子下的孕妇，其所生婴儿有的出现了严重的先天畸形，有的畸形较轻微，有的则完全正常。例如，沙利度胺（反应停）是一种具有强烈致畸作用的药物，但并非在妊娠早期服用过该药的孕妇所生的婴儿 100% 出现先天畸形。

有些由遗传因素决定的先天性代谢缺陷性疾病，可以通过改变出生后某些环境因素来减轻或避免先天异常的临床效应。如苯丙酮尿症早期发现后，在生后 3 个月内开始给予低苯丙氨酸饮食长期进行干预，长大后可不出现（或仅出现轻微）智力低下表现。

在环境因素和遗传因素相互作用引起的各种先天畸形中，两种因素所起作用的大小各不相同，有些畸形是遗传因素所起作用大，有些畸形则是环境因素起主导作用。用来衡量遗传因素在某种畸形发生中起作用大小的指标，称该畸形的遗传度。某一畸形的遗传度越高，说明遗传因素在这种畸形的发生中作用越大。相反，某一畸形的遗传度越低，说明在这一畸形的发生中，环境因素是主要的，遗传因素只起次要作用。

（李胜利　欧阳淑媛　刘菊玲
官　勇　何嘉敏　杨　辉）

第3章

染色体、基因、遗传与胎儿畸形

第一节 遗传的细胞学基础——染色体

一个新的个体是由受精卵（又称合子）经过一系列的细胞分裂、发育成熟形成的。受精卵是父方的精子和母方的卵细胞相互结合而成，故子代是通过精子和卵细胞从父方和母方两个亲本获得遗传物质。精子、卵子都是特殊的细胞，均具有细胞核。核内的染色体是遗传物质——基因的载体。不同种生物的遗传物质、遗传性状互不相同，其染色体数目、形态也不相同，而同种生物的染色体数目、形态则完全相同（表3-1-1），这表明生物物种的特性。

人类染色体不论是数目异常或结构畸变，都将导致胚胎的流产、死亡或个体的发病或癌变。因此，研究人类染色体数目、形态特征及临床检查诊断在临床医学领域有着非常重要的意义。

（一）中期染色体的形态结构

染色体是遗传物质DNA（基因）的载体，是细胞中遗传物质存在的形式。在细胞间期，DNA以开链形式同蛋白质结合在一起，能被碱性染料着色，所以叫染色质。染色质集中存在于间期细胞核内。

表3-1-1 一些动物的染色体数目

物种	染色体数目	物种	染色体数目
人	46	猪	38
兔	44	牛	60
小鼠	40	羊	54
大鼠	42	山羊	46
猿	48	蚊	6

当细胞进入分裂期时，伸展的染色质经过高度浓缩螺旋化，才显示出一定形态结构的棒状或点状染色体。

1. **染色单体** 在细胞分裂中期，一条染色体是由两条在形态结构和功能上完全相同的染色单体组成，这两条染色单体称为姐妹染色单体。两姐妹染色体单体在着丝粒处相连。每条单体由一条DNA双链经过紧密的盘旋折叠而成。

2. **着丝粒** 每个染色体上有一凹缩的部分，称为主缢痕或初级缢痕。主缢痕的染色质部位称着丝粒。着丝粒有染色体纤丝通过。此处DNA序列高度重复。

3. **动粒** 在主缢痕的两侧各有一蛋白质构成的三层盘状或球状结构，是有丝分裂时纺锤体的动粒微管附着的部位，与染色体移动有关，称之为动粒，动粒过去称为着丝点。在分裂前期和中期，着丝粒把两个姐妹染色单体连在一起。到后期，两个染色单体的着丝粒分开，动粒微管即纺锤丝把两条染色单体拉向两极（图3-1-1）。动粒与染色体的分离有密切关系。以着丝粒为界将染色体分为两个臂：长臂（q）和短臂（p）。

4. **次缢痕** 有些染色体臂上有一段狭窄或浅染区，叫副缢痕或次级缢痕。

5. **随体** 有些染色体短臂末端借次缢痕连接一球形小体叫随体（图3-1-2）。

6. **端粒** 它是染色体端部的特化部分，防止染色体之间互相黏在一起，维持染色体的稳定。

在细胞周期中，要保证染色体能自我复制，均分到子细胞，每条染色体上必须具有复制起始点，着丝粒和端粒三种功能元件。

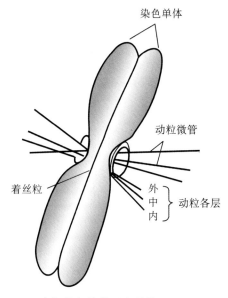

图 3-1-1　中期染色体的形态结构

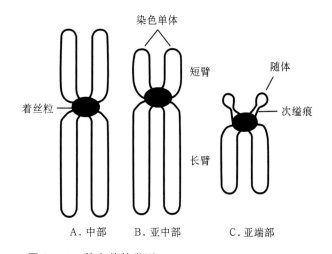

图 3-1-2　染色体的类型
　　A. 中央着丝粒；B. 亚中央着丝粒；C. 近端着丝粒

（二）染色体的类型

每条染色体的着丝粒位置是恒定的。人类染色体根据着丝粒的位置的不同，可分为三种类型：中央着丝粒染色体，位于染色体中部或近中部，染色体长臂与短臂几乎等长；亚中央着丝粒染色体是着丝粒偏于一端，染色体长、短两臂差异明显；近端着丝粒染色体是着丝粒几乎位于染色体顶端，染色体短臂极小（图 3-1-2）。

（三）染色体分裂与细胞分裂

1. 有丝分裂　有丝分裂是细胞通过一系列显著的形态、结构变化，把在间期时经复制而成倍增加了的遗传物质，以染色体的形式进行平均分配，产生 2 个染色体数目、形态与母细胞完全相同的子细胞。根据染色体的行为，可分为前期、中期、后期、末期（图 3-1-3）。

前期：细胞核膨大，同时染色质凝集浓缩，然后缩粗变短，形成具有一定形态和数目的染色体。每一条染色体纵裂为 2 条染色单体。此时，2 条染色单体仅在着丝粒处相连，细胞内成对的中心粒也相互分开向细胞两极移动，纺锤丝形成，核仁、核膜消失。

中期：随着核仁、核膜的解体消失，染色体排列在细胞中部一个平面上，形成赤道板。纺锤丝的一端附着在各染色体的着丝粒上，一端与中心粒相连，形成纺锤体。

后期：着丝粒分裂，一分为二的染色体借纺锤

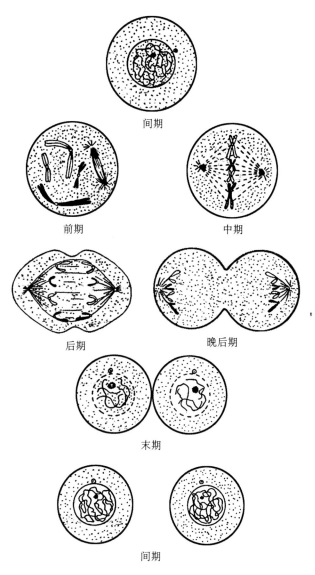

图 3-1-3　有丝分裂

丝的牵引，各自向细胞两极移动。

末期：染色体平均分离后，形成结构相同、数目相等的两组染色体，分别集中于细胞的两极。随后，各染色体解凝、伸展，由短变长，逐渐恢复到间期状态，形成染色质。核仁、核膜重新出现，纺锤丝消失，各自形成一个新的细胞核。

综上所述，通过有丝分裂染色体复制一次，细胞就分裂一次。复制的各对染色体均匀分配到 2 个子细胞中，使 2 个子细胞与母细胞具有同样质量和数量的染色体，保证了遗传物质的连续性和传递性。

2. 生殖细胞的发生　精子和卵子的发生，虽存在一些差异，但却有一个共同的特点，在成熟期均进行减数分裂。

（1）精子发生：在睾丸的曲细精管上皮中存在精原细胞。到青春期（13～16 岁），其数量才开始增多，产生大量的精原细胞。人体的精原细胞的染色体数目同其他体细胞一样，均为二倍体（2n），具有 23 对（46 条）染色体。当精原细胞经过多次有丝分裂后，一部分细胞生长形成初级精母细胞，但染色体数仍为 46，随后每一个初级精母细胞进行减数分裂，即第一次成熟分裂，形成 2 个单倍体的次级精母细胞，次级精母细胞再进行第二次成熟分裂，形成 4

个单倍体的精子细胞。精子细胞经过形态的改变、高度分化发育后，形成 4 个运动灵活的成熟精子（图 3-1-4）。

人类男性在性成熟后，精原细胞可不断地进行增殖、生长，再通过减数分裂，形成大量精子，其发生一个周期的时间约 2 个月。

（2）卵子发生：最初由胚胎的卵巢发生上皮产生卵原细胞，至胚胎发育到 6 个月左右，所有卵原细胞都已长大成为初级卵母细胞。个体出生后，可以继续发育的初级卵母细胞，都停留在减数分裂的第一次分裂前期。在性成熟后，每月有一卵泡成熟排放。初级卵母细胞在排卵期前，经过第一次成熟分裂形成 2 个子细胞，一个为次级卵母细胞，其体积很大；另一个细胞称作第一极体，体积很小。次级卵母细胞在受精时进行第二次成熟分裂，分裂成为 2 个大小不等的细胞，大的即为卵细胞和一个小的第二极体。第一极体在进行第二次分裂时，则形成 2 个小的第二极体，第二极体以后不能继续发育而退化、消失。成熟卵的染色体组型为 22+X。

精子与卵子发生过程是有差别的：1 个初级精母细胞，最后形成 4 个成熟精子；而 1 个卵母细胞只形成 1 个成熟卵子，并且次级卵母细胞要在精子

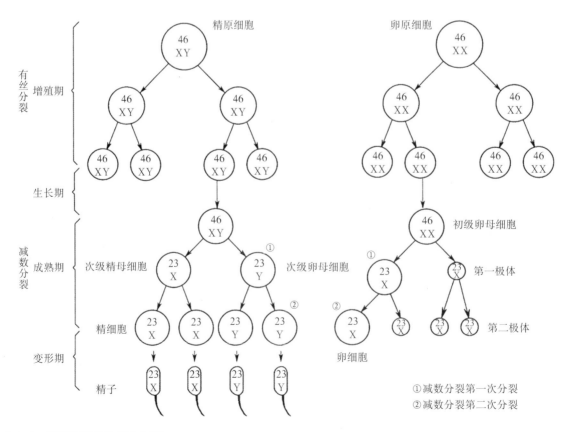

图 3-1-4　精子和卵子的发生图解

刺激下才能完成第二次成熟分裂，变成成熟卵细胞。

由于女性生殖细胞发生的特点，造成卵巢内初级卵母细胞从出生后，即长期停顿在第一次减数分裂前期，停留时间短的约为 12 年，长的约达 50 年。而精子在青春期后可不断由精原细胞发育而成。相比之下，卵子因长期受内外因素（如辐射、药物影响、激素变化及卵母细胞本身的老化）影响较多，导致减数分裂过程中染色体不分离，而产生染色体数目异常的卵子，这种染色体数目异常的卵子与正常精子结合后，就会产生染色体数目异常的后代，所以高龄孕妇容易生出 21 三体等染色体综合征患儿。

3. 减数分裂　有丝分裂是细胞核分裂的过程，在有丝分裂之前的一个特定时期内染色体进行复制，经过一次细胞分裂产生 2 个子细胞，每个子细胞各具有与亲代细胞完全相同的染色体数（2n）。减数分裂则不同，是 2 次细胞核分裂形成配子的过程。减数分裂期间细胞分裂 2 次而染色体只复制 1 次，因此，最终形成的配子染色体数目只有原来细胞的一半，为单倍数（n）。

减数分裂过程（图 3-1-5）：

第一次分裂

（1）前期 I

①细线期：其特征是染色体开始凝缩与螺旋化，呈现出类似于有丝分裂早前期的细长线状结构。

②偶线期：同源染色体之间互相识别、彼此配对，像拉链一样地并排排列。同源染色体在相同位点上准确的配对过程称联会。这是一个重要的遗传学事件，因为同源染色体部分可由此发生交换。2 条联会的染色体形成紧密相伴的二价体。

③粗线期：染色体继续缩短变粗。每一条同源染色体均含有相同的 2 条染色单体，每条染色体的 2 条染色单体互称为姐妹染色体，而同源染色体的染色单体之间互称为非姐妹染色体，每个二价体实际上包含了 4 条染色单体，故又称四分体。同源染色体的非姐妹染色体之间经常形成交叉，而使染色单体之间发生交换（部分交换）。

④双线期：染色体更进一步螺旋化。2 条同源染色体之间在大部分地方，尤其是在靠近着丝粒的部分，彼此分开，但姐妹染色单体依然由它们共同的着丝粒连在一起。此外，同源染色体仍在 1 个或 1 个以上的区带上保持交叉联系。

⑤终变期：染色体最大限度地凝缩与螺旋化，变得更粗更短，形态已基本清晰可辨。交叉从着丝粒向双价体的两端移动。在终变期的最后阶段双价体出现有 1 个或 2 个端点连接点的特征。当终变完成时，核膜和核仁解体，纺锤丝开始形成，而进入

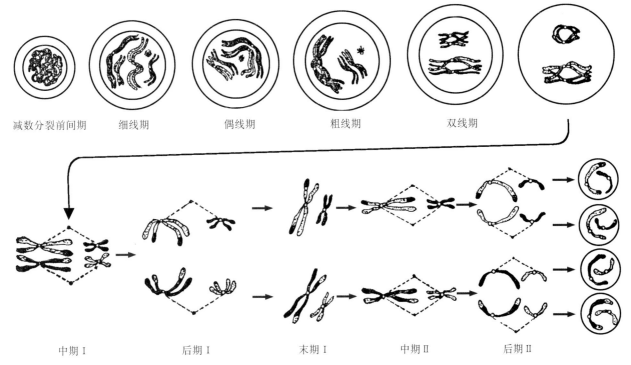

图 3-1-5　减数分裂步骤

减数分裂前间期中的 S 期，染色体物质进行复制。第一次减数分裂使得着丝粒的数目减半，成了单倍体，然而每个着色粒连接着已复制的染色体。第二减数分裂中着色粒分裂，已复制的染色体分成 2 条染色单体

中期。

（2）中期 I：二价体的着丝粒与纺锤丝相连并且向赤道板移动，每一对同源染色体的 2 个着丝粒位于赤道板两侧。

（3）后期 I：同源染色体分离，分别在纺锤丝的作用下移向两极。同源染色体上的交叉在相距愈来愈远时于染色体末端脱开。这样使每条同源染色体的姐妹染色单体的基因组成有些不同。

（4）末期 I：当后期的染色体移向纺锤体两极这一过程完成时，有些生物中每组同源染色体周围重新形成核膜，细胞分裂成 2 个子细胞。

第一次减数分裂与第二次减数分裂之间的间期极其短暂或者根本不存在。第二次减数分裂同第一次减数分裂之间不合成新的 DNA，这是同第一次减数分裂或有丝分裂之间的间期的重要差别。

第二次减数分裂与有丝分裂相似。组成每条染色体的 2 条染色单体分别移向两极，完成第二次分裂。

减数分裂的具体过程相当复杂，与一般有丝分裂相比，其染色体的传递和分配具有以下特点（图 3-1-6）。

（1）减数分裂中同源染色体发生联会与分离，而有丝分裂中没有这个过程。在减数分裂中染色体复制 1 次而细胞分裂 2 次，所以，每个子细胞（次级精母细胞或次级卵母细胞）染色体数目减半。

精子或卵细胞中各具有单数染色体即单倍体 n。精子与卵细胞结合成受精卵，又恢复了全数染色体即二倍体 2n，而使子代获得了父母双方的遗传物质；同时也维持了亲代与子代之间染色体数目的恒定性，保证遗传性具有相对的稳定性。

（2）同源染色体之间部分交换和非同源染色体之间自由组合。同源染色体之间在对称位置上发生部分交换，即父源和母源染色体之间遗传物质的交换。交换导致染色体上基因种类的不同，增加了配子的多样性。非同源染色体之间可以自由组合到一个生殖细胞中。如人类细胞染色体有 23 对，经过减数分裂可能形成 2^{23}=8388608 种染色体组合的不同生殖细胞（图 3-1-7）。

由于同源染色体联会、交换、分离及非同源染色体之间的自由组合，形成各种不同染色体组合的生殖细胞为生物变异提供了物质基础。所以，从遗传学来说，遗传性的稳定性是相对的，而遗传性的变异性是绝对的。

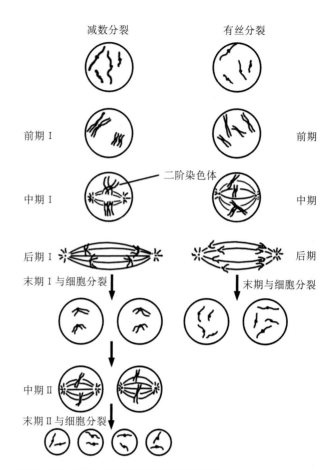

图 3-1-6　有丝分裂与减数分裂的比较

在减数分裂中，染色体复制 1 次而细胞分裂 2 次，所以每个核只有半数染色体。另一个重要差别是减数分裂中，同源染色体发生联会，而有丝分裂中没有这一过程

（四）染色体与性别

人类有 23 对染色体，其中 22 对为常染色体。1 对为性染色体，性染色体与性别决定有直接关系。女性体细胞有 2 条大小、形态、结构相同的 X 性染色体，其核型为 46，XX；男性性染色体则有 1 条 X 染色体和 1 条形态较小的 Y 染色体，其核型为 46，XY。在生殖细胞成熟过程中，2 条性染色体分离，分别进入 2 个子细胞中。人类女性的性染色体组成是一对同型的 X 染色体，故在形成的卵中只产生一种含有 X 染色体的卵子；而男性的性染色体组成是异型的 X 和 Y 染色体。因此，男性可产生两种数目相等的精子：一种是含 X 染色体；另一种是含 Y 染色体。根据精卵随机结合的原则，受精时如果卵子是与带 X 染色体的精子结合，即形成含 XX 染色体的受精卵，将来发育成女性；如果卵子是与带有 Y 染色体的精子结合，即形成含 XY 染色体的受精卵，将来发育成男性。所以，女性怀孕后，生育子女的

性别，只取决于受精当时是 X 型精子还是 Y 型精子，生男生女的概率均为 50%，在人群中男女的比率大致相等。Y 染色体远比 X 染色体小，其上携带的基因也比 X 染色体少，已知 X 染色体上有 357 种基因，而 Y 染色体则只有 26 种，但 Y 染色体上存在一种睾丸决定因子，它的存在对于个体的男性化起着决定性作用。

（五）染色体核型

将一个处于有丝分裂中期的细胞中的全部染色体，按照染色体的大小及形态特征，有次序地配对排列起来，构成的图像即称染色体核型。人类染色体 23 对，根据大小递减的次序和着丝粒的位置可分 7 组（A ~ G 组），共 24 种类型（表 3-1-2）。人类染色体核型形态特征。

1. A 组　包括 1~3 号染色体，1 号和 3 号为大的中着丝粒染色体，2 号为最大的亚中着丝粒染色体，根据大小和着丝粒的位置彼此易于区别。

2. B 组　包括 4~5 号染色体，为大的亚中着丝粒染色体，根据长短彼此不易区别。

3. C 组　包括 6~12 号和 X 染色体，为中等大小的亚中着丝粒染色体。

4. D 组　包括 13~15 号染色体，为中等大小的带有随体的近端着丝粒染色体。

5. E 组　包括 16~18 号染色体，为较短的中着丝粒（16 号）和亚中着丝粒染色体（17、18 号）。

6. F 组　包括 19、20 号染色体，为短的中着丝粒染色体。

7. G 组　包括 21、22 和 Y 染色体，21 号和 22 号为短的带有随体的近端着丝粒染色体，Y 染色体无随体。

在间期细胞核中由于女性的 2 条 X 染色体中的

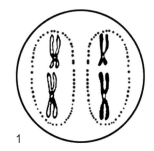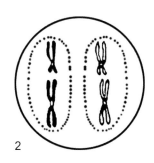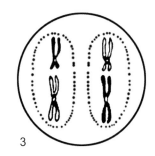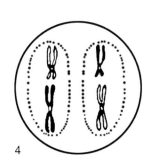

1　　　　　　　　2　　　　　　　　3　　　　　　　　4

图 3-1-7　2 对染色体在赤道板上 4 种可能的排列

趋于同一极的染色体用同一种颜色表示：父方的染色体用浅色表示，母方染色体用黑色表示。一对染色体排列方式有 2 种，2 对染色体有 $2^2 = 4$ 种方式，n 对染色体有 2^n 种方式。必须注意，一半排列方式生成的减数分裂产物与另一半排列方式的产物是一样的：图中的 1 与 2、3 与 4 的减数分裂产物是完全相同的。所有父方染色体（或所有母方染色体）趋于同一极的概率是 $(1/2)^{n-1}$。对于 2 对染色体（n=2）来说，这个概率为 1/2，随着染色体对数的增加这个概率就减小

表 3-1-2　人类染色体分组及形态特征（ISCN. 1978）

组号	染色体	形态大小	着丝粒位置	随体	副缢痕	鉴别程度
A	1~3	最大	中央着丝粒（1，3 号） 亚中央着丝粒（2 号）	无	1 号常见	可鉴别
B	4~5	次大	亚中央着丝粒	无		难鉴别
C	6~12，+X	中等	亚中央着丝粒	无	9 号常见	难鉴别
D	13~15	中等	近端着丝粒	有	13 号偶见	难鉴别
E	16~18	小	中央着丝粒（16 号） 亚中央着丝粒（17、18 号）	无	16 号偶见	16 号可鉴别 17、18 号难鉴别
F	19~20	次小	中央着丝粒	无		
G	21~22，+Y	最小	近端着丝粒	21、22		难鉴别
				有，Y 无		难鉴别，Y 可鉴别

1 条基本处于失活状态而形成一种特殊的深染的块质结构，故称为 X 染色质（又称 X 小体、性染色质、Barr 小体）；男性 Y 染色体长臂近端的重复 DNA 序列具有强烈的荧光着色性，故称为 Y 染色质，又称 Y 小体。

根据国际体制的规定，正常女性的核型书写格式为 46，XX，正常男性是 46，XY。

显带染色体的核型：染色体经过一定程序处理后，出现染色深浅不同的横条纹。染色深染的条纹叫深带，浅染的条纹叫浅带，每条染色体上深带和浅带具有一定数目、宽窄和顺序，称为带型。按照带型进行染色体核型分析，称为显带染色体核型分析。核型分析中常用符号和术语见表 3-1-3。现在常用的显带技术有 G 带（图 3-1-8）、Q 带、R 带、C 带和高分辨带等。

表 3-1-3　核型分析中常用符号和术语

符号术语	意　义	符号术语	意　义
A~G	染色体组的名称	mal	男性（male）
1~22	常染色体号序	mar	标记染色体（marker chromosome）
→	从…到…		在染色体和组的符号前表示染色体或组内
/	表示嵌合体	+ 或 -	染色体增加或减少；在染色体臂或结构后
ace	无着丝粒		面，表示这个臂或结构的增加或减少
cen	着丝粒	?	染色体分类或结构情况不明
chi	异源嵌合体	mat	母源的（maternal）
:	断裂	min	微小体（microbody）
::	断裂与重接	mn	众数（modelnumbel）
ace, f	无着丝粒断片（acentric fragment）	mos	嵌合体（mosaic）
ct	染色单体	p	短臂（short arm）
del	缺失（deletion）	pat	父源的（patrenal）
der	衍生染色体（derivative chromosome）	Ph	费城染色体（Philadelphia-chromosome）
dic	双着丝粒（dicentric）	psu	假（pseud）
dir	正位（direct）	q	长臂（long arm）
dis	远侧端（distal）	qr	四射体（quadriradial）
dmin	双微体（double minute）	r	环状染色体（ring chromosome）
dup	重复（duplication）	rcp	相互易位（reciprocal translocation）
e	交换（exchange）	rea	重排（rearrangement）
end	（核）内复制（endoreduplication）	rec	重组染色体（recombination chromosome）
f	断片（fragment）	rob	罗伯逊易位（robertsonian translocation）
fem	女性（female）	s	随体（satellite）
fra	脆性部位（fragile site）	tan	串联易位（tanden translocation）
g	裂隙（gap）	ter	末端（terminal）
h	副缢痕（secondary constriction）	tr	三射体（triradial）
i	等臂染色体（isochromosome）	tri	三着丝粒（tricentrc）
ins	插入（insertion）	var	可变区（varible region）
inv	倒位（inversion）		

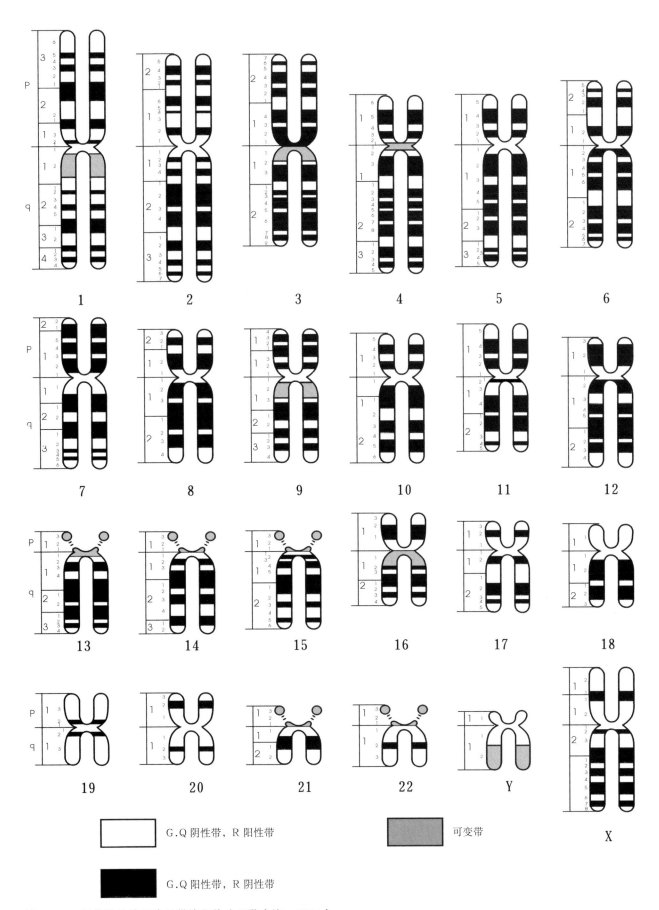

图 3-1-8 正常男性体细胞显带染色体（巴黎会议，1971）

第二节　染色体畸变

人类染色体是遗传物质——基因的载体。各染色体上的基因有严格的排列顺序,各基因间的毗邻关系也是较恒定的。如果染色体畸变就会使基因在数量和位置上发生改变,打乱原有基因间的平衡性,而引起多种症状的综合征,包括多发畸形、智力低下和生长发育迟缓,有些还可见一些特殊性皮肤纹理的改变。

染色体畸变可发生在生殖细胞成熟过程的减数分裂中、受精卵的发育过程中或人的体细胞内。如果在减数分裂过程中发生了染色体异常,形成异常的精子或卵细胞,受精后就发育成不正常的个体,有时甚至导致流产或死胎。

染色体畸变包括染色体数目异常和结构畸变两大类。

一、染色体数目异常

1. 多倍体　如果在减数分裂过程中整套染色体全部都没有分离,则可形成二倍体生殖细胞。当这样的精卵结合后,则发育形成多倍体的个体。多倍体胎儿大多数流产。

凡含有 3 倍或 3 倍以上染色体的个体谓之多倍体。人类的单倍体和四倍体以上的多倍体活婴尚未见报道。单一的三倍体 (3n)、四倍体 (4n),以及二倍体／三倍体、二倍体／四倍体的嵌合体的活婴都有过报道。多数在出生后不久死亡。在流产胎儿中,三倍体是较常见的类型。

2. 非整倍体　如果在减数分裂过程中只有个别染色体发生了不分离,则可使体细胞的染色体数目增加或减少 1~2 条,结果染色体数目不是 23 的整倍数,称非整倍体。如果染色体增加 1 条,就称三体型,即为 2n+1;如先天愚型患者多了一条 21 号染色体。如某号染色体减少 1 条,就形成单体型,即为 2n-1。如先天性卵巢发育不全症(特纳综合征)是人类中单体型最典型例证。

3. 嵌合体　在同一个体的体细胞中含有 2 种或 2 种以上核型。嵌合体通常是受精卵在早期卵裂期发生某一染色体的姐妹染色单体不分离,或染色体丢失形成的。如:46, XX/47, XX, +21;45, X/46, XY/47, XYY 等。

二、染色体结构畸变

造成染色体结构畸变的根本原因是由于某种原因引起染色体发生了断裂。断裂后又重接,可形成缺失、易位、倒位、重复、环状染色体及等臂染色体等畸变(图 3-2-1)。染色体结构畸变只有在显带染色体上才能准确识别断裂后的重组方式。

1. 缺失 (deletion)　缺失是染色体上丢失了

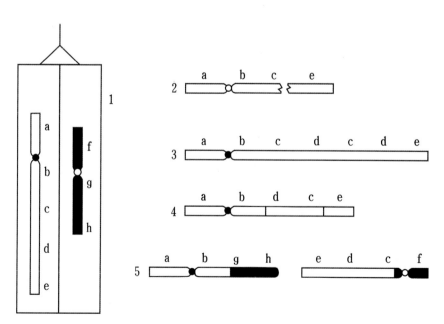

图 3-2-1　染色体结构畸变
1. 正常染色体;2. 缺失;3. 重复;4. 倒位;5. 易位

一个片段。缺失有末端缺失和中间缺失。末端缺失是染色体一次断裂的结果，如猫叫综合征就是一条 5 号染色体短臂末端缺失形成；而中间缺失是染色体臂内发生二次断裂，丢失中间断片的结果。

2. **易位（translocation）** 染色体片断位置发生了改变。两条非同源染色体同时发生断裂后形成的两个断片，相互交换而重新连接叫相互易位。相互易位是临床上较为常见的染色体结构畸变。如果两条近端着丝粒染色体间通过着丝粒融合或短臂断裂所形成的易位叫罗伯逊易位。这种易位的结果导致染色体数目减少，这种易位携带者的子代易患染色体病。

3. **倒位（inversion）** 某一染色体同时两处发生断裂，其中间两节段倒转 180° 与两端节段重接谓之倒位；其断裂发生在同一臂则形成臂内倒位（paracentric inversion）；发生在两臂之间则形成臂间倒位（pericentric inversion）。

4. **重复（duplication）** 一条染色体的断片接到同源染色体的相应部位，造成染色体上的片段重复，从而导致异常。

5. **环状染色体（ring chromosome）** 某一染色体两臂末端发生断裂，末端片断丢失，带有着丝粒的染色体节段的长、短臂的断端相连接，即形成环状染色体（图 3-2-2）。

6. **插入（insertion）** 某个染色体片段插入到另一条染色体之中。分正位插入和倒位插入。

7. **双着丝粒染色体（dicentric chromosome）** 指两条染色体分别发生一次断裂后，两个具有着丝粒的染色体断端相连接，而形成一条双着丝的染色体（图 3-2-2）。

8. **等臂染色体（isochromosome）** 在细胞有丝分裂中期，由于着丝粒分裂异常所致，正常情况下，连接二姐妹染色单体的着丝粒进行纵裂，形成两条具有长、短臂的染色体，若着丝粒进行横裂，则形成两条等臂染色体（图 3-2-3）。

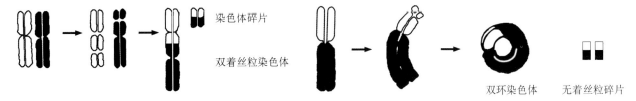

图 3-2-2 环状染色体和双着丝粒染色体的形成

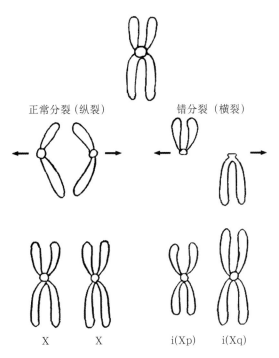

图 3-2-3 等臂染色体的形成

第三节 临床较常见的染色体病

一、常染色体综合征（autosomal syndrome）

（一）三体综合征（trisomy syndrome）

某一对染色体多了 1 条而引起的染色体病。临床上较常见的染色体三体综合征有：21 三体、18 三体、13 三体。

1. 21 三体综合征 又称先天愚型，是人类中最常见的一种染色体病。新生儿发生率为 1/800～1/600。早在 1866 年，英国医生 Longdom Down 首次对此病做过临床描述，所以又称唐氏综合征（Down's syndrome）。

21 三体综合征患者按核型可分为三种类型：即标准型、易位型和嵌合型。

（1）标准型：患者核型为 47，XX，+21 或 47，XY，+21（图 3-3-1A，B）。有约 92.5% 的患者属于此类型。它源自原发性 21 号染色体不分离，已生育该患者的父母，再生出同类患者的经验危险率为 1%～2%；此型发生率随母亲年龄增大而增高（表 3-3-1）。

（2）易位型：约占 4.8%，主要为罗伯逊易位。该易位型患者具有标准型典型的临床征状，通常患者的额外的 21 号染色体长臂易位到另一近端着丝粒染色体上，两者合成 1 条，故患者的染色体总数为 46 条，称假二倍体。其中 D/G 易位较常见，又以 14/21 易位最多见。

约半数易位型患者是由染色体平衡易位携带者遗传而致。如果母亲核型为 45，XX，t（14q21q），虽然染色体数目少了 1 条，但遗传物质总数没有减少，所以外表可以正常。这类染色体平衡易位携带者与正常人婚配后，常伴有自然流产或死胎，其后代有 1/2 的可能性为易位型先天愚型或易位型 14

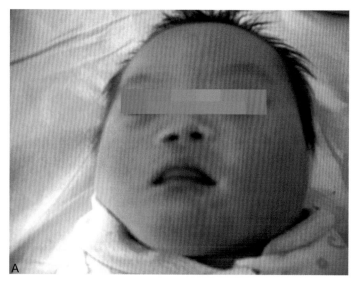
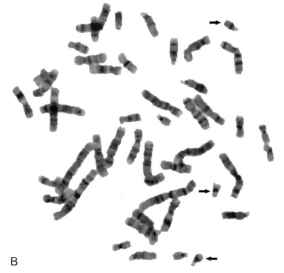

图 3-3-1 21 三体综合征

A. 出生 20d 婴儿照片，其面容具有标准型 21 三体综合征特征；B. 婴儿外周血染色体核型为 47，XX，+21，箭头所示为 3 条 21 号染色体

表 3-3-1 母亲生育年龄与出生先天愚型的关系

母亲生育年龄（岁）	出生先天愚型的危险率	有过先天愚型生育史再次妊娠危险率
<19	1/1850	增加 50 倍
20～	1/1600	增加 50 倍
25～	1/1350	增加 5 倍
30～	1/800	增加 5 倍
35～	1/260	无明显增加
40～	1/100	无明显增加
>45～	1/50	无明显增加

三体患者或单体患者，有 1/6 可能性为 21 单体型，有 1/6 可能性为携带者，1/6 的可能性为正常者（图 3-3-2）。若为完全的同源罗伯逊易位携带者，则不能形成正常的配子，故不可能有正常的后代。

（3）嵌合型：约占先天愚型的 2.7%。此类患儿体细胞有两种以上的核型（多数为两种），即为 46，XX（或 XY）/47，XX（或 XY）+21。其产生的原因是受精卵在早期卵裂过程中，21 号染色体发生不分离所致。21 单体型的细胞多易被淘汰，故患者一般为 46/47，+21 的嵌合体。其临床症状随 21 三体细胞的多寡而异，不如单纯性的 21 三体型严重。

临床表现：特殊的面容，眼距宽，鼻梁低平，眼裂外上斜，耳小，常张口吐舌，唇宽。身材短小。智力极其低下，50% 具有先天性心脏缺陷。如果无严重的心脏畸形，生命期可以正常，男性一般无生育能力，女性尚可生育。

女性先天愚型患者如果结婚，婚后在妊娠早期必须行羊水染色体核型分析，以阻止同类患儿的出生。生过 21 三体的孕妇，再次妊娠时应做产前检查。

2. 18 三体综合征 18 三体综合征（18-trisomy syndrome）又称 Edwards 综合征，为第二种最

常见的染色体畸变综合征。其发生率为 1/7000~1/3500。性别比：女 4：男 1，80% 为单纯性 18 三体型，多数病例由 18 号染色体不分离所致，出生时平均双亲年龄父方为 34.9 岁，母方为 32.5 岁（图 3-3-3A，B）。

临床表现：一般为过期分娩，平均妊娠 42 周，常少胎动，羊水过多，小胎盘及单一脐动脉。宫内发育迟缓，平均出生体重 2240 g。头小而长，枕凸出，鼻梁窄而长，短眼裂，水平位，耳低位，耳郭畸形。95% 的患者具有心脏畸形，肺分叶异常。重度智力障碍，肌张力亢进。

本征为多发畸形，亦有约 30% 的患儿在出生后 1 个月内死亡，50% 在 2 个月内死亡，少于 10% 的个体能活到 1 岁，少数病例可活到 10 岁。

3. 13 三体综合征 13 三体综合征（13 trisomy syndrome）又称 Patau 综合征，其发生率为 1/7000~1/5000。约 80% 是由原发性染色体不分离产生的，往往是母亲年龄过大。约 5% 为嵌合体。15%~20% 是由易位产生的，通常为 t(13q14q)，具家族性者罕见。

临床表现：出生体重小。小头畸形，小眼，虹

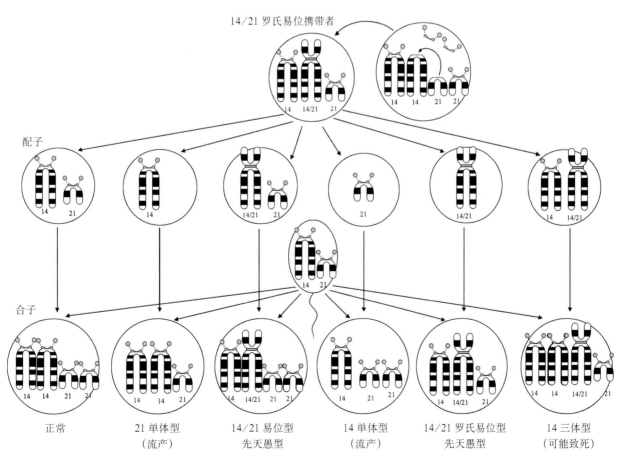

图 3-3-2 女性罗氏易位 t（14q21q）携带者与正常男性婚配图解

膜缺损，视网膜发育不良，眼距宽，低位畸形耳，唇裂或腭裂，小颌，多指（趾）及并指（趾）。多数先天性心脏病（主要为室间隔缺损、动脉导管未闭或房间隔缺失）。肾畸形，单一的脐动脉。隐睾，卵巢发育不良。严重智力障碍，肌张力异常。存活率低，45% 的患者在出生后头 1 个月死亡，50% 可活到 6 个月，少于 5% 的患者活到 5 岁以上。

（二）常染色体部分单体综合征

1. 5P 部分单体综合征　5P 部分单体综合征（5P partial syndrome）又称猫叫综合征，发生率为 1/50 000，至今已报道 200 例以上，性别比：女 6：男 5。是部分缺失综合征中最常见的类型（图 3-3-4A，B）。

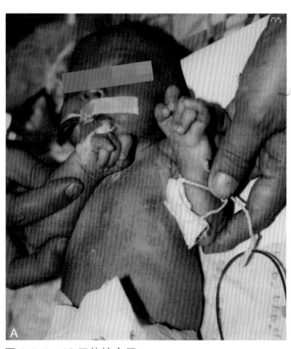
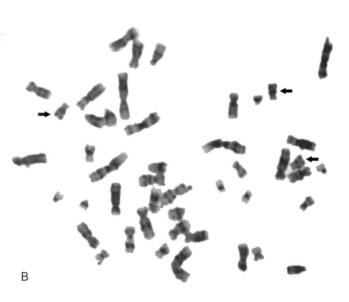

图 3-3-3　18 三体综合征
　　A．出生 2d 的 18 三体患者照片，双手呈典型重叠指；B．其外周血染色体核型为 47，XX，+18，箭头所示 3 条 18 号染色体

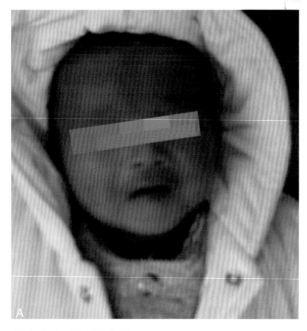
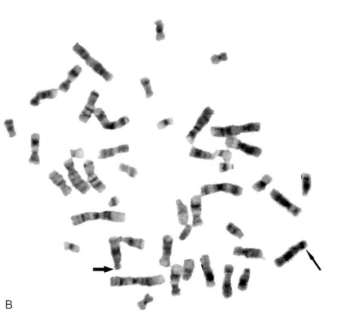

图 3-3-4　猫叫综合征
　　A．出生 20d 猫叫综合征男婴照片；B．其外周血染色体核型为 46，XY，del（5）（p13），粗箭头示异常的 5 号染色体，细箭头示正常 5 号染色体

患儿主要临床表现：哭声尖弱，类似猫叫。宫内生长迟缓，低体重，小头，婴儿期脸部不对称，眼距宽，外眼角下斜，内眦赘皮，斜视。耳低位。下颌小。先天性心脏病、肾畸形。极度的智力障碍（IQ ≤ 20），大部分患者可活到儿童期，少数成年者带有严重智力障碍。大部分能行走，但具有严重的语言障碍。

2．18P 部分单体综合征　18P 部分单体综合征（18P patial syndrome），文献报道有 100 余例。性别比：女 3：男 2。多数为新发生的突变。出生时低体重，生长迟缓，小个子。眼距宽，眼睑下垂，斜视，招风耳，耳位低，短颈。女性具颈蹼，后发际低。从轻度到严重的智力发育障碍，癫痫，偏瘫及耳聋。一般寿命正常。

二、性染色体综合征（sex chromosomal syndrome）

（一）特纳综合征

特纳综合征又称先天性卵巢发育不全综合征，在女性活婴中，其发生率为 1～4/10 000。95%～98% 的这种胚胎发生自然流产。在活产病例中，55% 以上的核型为 45，X，其中约 3/4 是父亲性染色体丢失。另外，该综合征还有其他多种核型，至今已报道的主要核型见表 3-3-2。

特纳综合征患者的主要临床特征为：低出生体重儿、短颈、蹼颈、肘外翻、后发际低。身材矮小，幼稚型生殖器，原发闭经，不育，伴有不同程度的智力落后。

表 3-3-2　特纳综合征的核型类型

核　型	X 小体数	比例（%）	临床症状轻重程度
X 单体：45，X	0	55	症状最为典型
嵌合型：45，X/46，XX	1	10	症状轻重取决于正常核型所占比例
45，X/47，XXX	2		
45，X/46，XX/47，XXX	2		
X 长臂等臂：46，X，i（Xq）	1	20	型近似 45，X，但症状较轻，且蹼颈少见，X 染色质较大
46，X，i（Xq）/45，X	1		
X 短臂等臂：46，X，i（Xp）	1		表型类似 45，X，但身材正常，不矮，X 染色质较小
46，X，i（Xp）/45，X	1		
X 短臂缺失：46，X，del（Xp）	1	5	具有 X 单体的多种症状，身材矮小
46，X，del（Xp）/45，X	1		
X 长臂缺失：46，X，del（Xq）	1		具有 X 短臂等臂患者症状，身材不矮
46，X，del（Xq）/45，X	1		
X 环状染色体：46，X，r（X）	1	5	环的大小决定其症状的表现轻重
46，X，r（X）/45，X	1		
末端重排：			
45，X/46，X，ter rea（X）（q28）	1 或 2		
45，X/46，X，psu dic（X）（qter → P：）	1 或 2		
假双着丝粒：			
45，X/46，X，psu dic（X）（pter → q：）	1 或 2		
45，X/46，X，psu dic（X）（qter → P：）	1 或 2		
Y 染色体：46，XY/45，X	0		
47，XYY/45，X	0		
46，X，del（Yq）/45，X	0		
46，X，i（Yq）	0		
46，X，dic（Y）	0		

（二）超 X 综合征

超 X 综合征患者核型比正常女性多 1 个或几个 X 染色体。患者核型多数为 47，XXX，少数核型为 46，XX/47，XXX 嵌合体，也有 48，XXXX；49，XXXXX 及其与正常细胞的嵌合体。在女性新生儿中，X- 三体综合征的发病率为 1/1000。在女性精神病患者中，发病率较高，为 4/10 000。其临床异常特征随 X 染色体数目增加而加重，一般源自新的突变。

临床特征主要表现：生殖器官发育程度低，月经异常，生育能力低下或不孕，表现为智力低下甚至精神异常。患者身材矮小，圆脸，眼距宽，睑裂上斜，内眦赘皮，斜视，塌鼻梁，耳低位，耳郭发育不良，也有智力、生育能力及各方面完全正常者。多数寿命正常。患 XXX 综合征的孕妇，建议在妊娠早期做羊水染色体核型分析，以防止患有 X 染色体数目异常的胎儿出生。有 XXX 生育史的病人，再次妊娠时应做产前诊断。

（三）先天性睾丸发育不全症（亦称 klinefelter syndrome）

此类患者的核型 80% 为 47，XXY，其他有 47，XXY/46，XY；47，XXY/46，XY/45，X 等，其发生率为 1~2/1000 男婴，表现不育的男子约 1/10 具有这种异常核型。

临床特征主要表现：患者身材高大，表型为男性，到青春期后表现出睾丸小，精子缺乏，阴茎短小，不育。无喉结，无胡须，阴毛分布呈女性型，皮肤较细嫩，乳房过度发育等女性化性状。有的患者表现出不同程度的智力和精神障碍。一般能活到成年。

（四）超 Y 综合征

超 Y 综合征最常见的核型为 47，XYY，是一种常见的染色体疾病，男新生儿的发病率为 1/1000。由于其表型基本正常，没有特殊的临床指征，所以多数病人都未能在童年，甚至成年期得到诊断。除了 47，XYY 核型外，还有较少见的 48，XYYY；49，XYYYY；47，XYY/46，XY 等核型。

临床特征：典型的 XYY 综合征患者在儿童期的临床表现并不突出，成年后主要表现为身材特别高大，轻度不对称脸，轻度的漏斗胸或鸡胸。智力正常或智力发育轻度障碍，行为怪癖，暴力或犯罪倾向高于正常男性。第二性征和生育力正常，少数可见外生殖器发育不良。一般成活到成年期。

由于多数 XYY 综合征患者是能生育的，建议此类患者的妻子，在妊娠早或中期行羊水或脐血染色体核型分析，以排除染色体患儿的出生。曾报道 1 例 47，XYY 患者生育了 2 个同样核型的儿子。

（五）脆性 X 染色体综合征（fragile X chromosome syndrome，fra X）

脆性 X 染色体是指 X 染色体长臂的 2 区 7 带处（即 Xq27）的染色体呈细丝样，而致其相连的末端呈随体样结构。这一细丝样部位容易导致染色体断裂或部分丢失，故称脆性部分。脆性 X 染色体是一种与一类非特异性 X 连锁智力低下密切相关的异常染色体，这类智力低下称为脆性 X 染色体综合征。其发病率仅次于先天愚型。

患者的主要临床症状为：①智力低下，除少数智力正常的男性携带者外，大多数男性患者都表现为中度至重度智力障碍；约有 30% 的女性携带者患病（IQ<85），大多数人表现为难以察觉的或轻度的智力障碍，但严重智力障碍的女性患者亦有报道。②语言障碍，患者语言障碍程度与其相应的智力水平一致，听力较差，少言语，吐字不清，口吃，记忆力也较差。③面容异常，除少数患者具有正常面容外，大部分人面容异常。常见的为宽额，长脸，嘴大唇厚，下颌大，下巴突出，大耳朵。④大睾丸，往往见于成年男性患者，部分患儿中也可见。大睾丸是本征的重要体征，约 80% 的男性患者有此特征。有的男病人具有 fra（X），但无睾丸增大。相反，在没有脆性 X 的 X 连锁智力低下病人中也可出现这一体征。因此，睾丸增大的患者并非都是脆性 X 染色体综合征。⑤行为异常，常见于患有 fra（X）的儿童中，且行为异常分为两种截然不同的类型：一类表现为害羞、忧虑、性情孤僻；另一类则表现为表情欢快、好动、烦躁不安、注意力分散等。

第四节　遗传性疾病的遗传方式

遗传性疾病是指生殖细胞或受精卵的遗传物质发生了改变所引起的疾病。遗传性疾病主要可分为三大类型：①单基因病；②染色体病（前已述）；③多基因病。

一、遗传三大定律

1. 分离律（law of segregation）　分离律的

实质是：生物在形成生殖细胞时，生物体内成对的等位基因在生殖细胞分裂过程中彼此分离，分别随机地进入不同的生殖细胞。分离律又称孟德尔的第一定律。

2. **自由结合律**（law of independent assortment） 自由结合律是孟德尔的第二定律，其实质是：生物在生殖细胞形成过程中，不同对的基因独立行动，可分可合，随机组合。基因的自由组合可以使子代的性状多样化。

3. **连锁与交换律**（law of linkage and crossingover） 摩尔根通过用果蝇进行大量杂交的实验，发现了连锁与交换，提出了连锁与交换律：凡是位于同一染色体上相邻的若干不同基因，彼此间都是连锁在一起，构成一个连锁群；在减数分裂过程中，同一连锁群中的各对等位基因之间，都可以发生交换。事实上，生物所具有的连锁群数目，与其体细胞中染色体数目相等，同一对染色体上的两对等位基因之间相距愈远发生交叉、交换的机会愈大。

二、单基因病

在每条染色体上，基因都严格地按直线顺序排列着，每个基因在染色体上都有一个特定的位置或位点。位于一对同源染色体的相同位置上的基因称为等位基因（allele）。等位基因之间有显性（dominant）和隐性（recessive）之分。一般显性基因用大写字母（如 A）表示，隐性基因用小写字母（如 a）表示。两个等位基因相同，如共为显性（AA）或共为隐性（aa）即为纯合子（homozygous）；反之，两个等位基因不相同，如（Aa），则为杂合子（heterozygous）。在纯合子 AA 或 aa 中，表现出与基因 A 或基因 a 有关的遗传性状或遗传疾病。显性致病基因呈杂合子（Aa）时，即可发病，而隐性致病基因呈杂合子（Aa）时，正常的显性基因的作用掩盖了隐性基因，使隐性致病基因 a 的作用不能表达，这种杂合子不发病，即表型正常但可以将致病基因 a 传给后代。单基因遗传病是指一种遗传性状或一种遗传病的遗传只与一对基因有关，其遗传方式符合孟德尔定律。单基因遗传病主要可分为①常染色体显性遗传病；②常染色体隐性遗传病；③ X 连锁显性遗传病；④ X 连锁隐性遗传病。

（一）常染色体显性遗传病

致病基因位于常染色体上，等位基因呈杂合

子（Aa）时，即可表现出遗传性状或致病，这种遗传方式称为常染色体显性遗传（autosomal dominant inheritance，AD）。

人类的致病基因最初都是由正常基因突变而来，所以频率很低。常染色体显性致病基因在人群中频率为 0.001～0.01。大多数常染色体显性遗传病患者为杂合（Aa），而纯合型（AA）患者较少见。当杂合的患者（Aa）与正常人（aa）婚配后，后代中将有 50% 的子女患病，另外 50% 为正常人（图 3-4-1）。即每次生育胎儿的患病风险率均为 50%。

杂合子患者（Aa）相互婚配时，每次生育胎儿的患病风险率均为 75%，即在同一婚配类型家庭的子女中将有 3/4 得病，1/4 个体为正常人（图 3-4-2）。

常染色体显性遗传病的遗传特点如下。

1. 垂直遗传，连续各代都有发病患者。

2. 患者的同胞中，约有 1/2 的个体发病，男女患病概率均等，病情严重程度基本一致。

3. 双亲无病时，其子女一般不发病。

4. 患者双亲往往有一方是患者，而且杂合子时即可发病。如患者双亲无病，提示这可能是基因突变，或外显不全。

经过突变新产生显性致病基因的情况很少见，频率仅为 10^{-6}～10^{-5}/ 代。在少数情况下，具有显性致病基因的个体可表型正常，但这一个体仍可将这一突变基因传递下去，称为不外显或外显不全。

临床上常见的常染色体显性遗传病见表 3-4-1。

如果在常染色体一对等位基因之间没有显性和

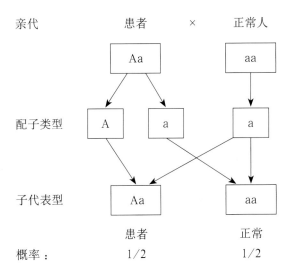

图 3-4-1 常染色体显性遗传病杂合子患者与正常人婚配图解

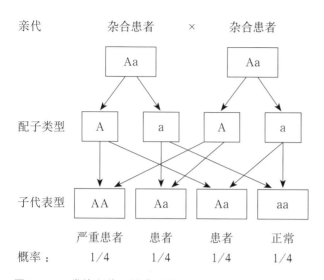

图3-4-2　常染色体显性遗传病杂合子患者间的婚配图解

表3-4-1　临床上常见的常染色体显性遗传病

家族性多发性结肠息肉病	遗传性球形红细胞增多症
神经纤维瘤病	先天性白内障
成年多囊肾病	迟发性成骨发育不全
家族性高胆固醇血症	软骨发育不全
亨廷顿舞蹈症	并指（趾）、多指（趾）
强直性肌营养不良	遗传性共济失调
遗传性神经性耳聋	青壮年秃发

隐性的关系，在杂合状态时，分别独立地形成各自的基因产物，在表型上两种基因都能表达，称之为共显性。如ABO血型的遗传即为共显性遗传。

人类ABO血型取决于一组复等位基因。其基因位点是在9号染色体长臂3区4带（9q34）上。

在此位点上，由I^A、I^B和i三种基因组成复等位基因。I^A和I^B对i为显性，I^A和I^B为共显性。I^A决定红细胞表面有抗原A，基因型I^AI^A或I^Ai的个体为A型血；I^B决定红细胞表面有抗原B，基因型I^BI^B或I^Bi的个体为B型血；i不能形成抗原A和抗原B，但基因型（ii）可决定H物质的产生，这样的个体为O型血；基因型I^AI^B的个体为AB型血。所以，根据孟德尔遗传定律，已知双亲血型，就可以推测出子女可能的血型和不可能出现的血型，这在法医学的亲子鉴定上有意义（表3-4-2）。

（二）常染色体隐性遗传病

致病基因位于常染色体上，其等位基因呈纯合子（aa）方可发病，这种遗传方式称为常染色体隐性遗传（autosomal recessive inheritance，AR）。

一般来说，隐性致病基因的频率较低，估计为0.001~0.01。设隐性致病基因（a）的频率q=0.01，则与之相对的正常显性基因（A）的频率P=1−0.01=0.99。人群中具有纯合显性基因型（AA）的正常人频率应为$P^2=0.98$；杂合子携带者（Aa）的频率2Pq=0.019 8，即1/50；纯合隐性基因型（aa）患者的频率应为$q^2=0.000\ 1$，即1/10 000。由此可见，常染色体隐性遗传病在人群中的发病率远远低于携带者频率，隐性致病基因大部分存在于携带者群体里。所以临床上的常染色体隐性遗传病患儿，多为双亲携带者（Aa×Aa）婚后所生。

两个杂合子（Aa）婚配后，其后代3/4为正常，1/4为隐性遗传病患者，即每次生育都有1/4的概率出生隐性遗传病患儿（图3-4-3）。

如果杂合子（Aa）与保持生育能力的纯合子患者（aa）婚配，这种婚配以近亲婚配为多见。子代

表3-4-2　亲代和子代血型的遗传关系

亲代血型	子代可能有的血型	子代不可能有的血型
O×O	O	A、B、AB
A×A 或 A×O	A、O	B、AB
A×B	A、B、AB、O	—
A×AB 或 B×AB	A、B、AB	O
B×B 或 B×O	B、O	A、AB
AB×O	A、B	AB、O
AB×AB	A、B、AB	O

将有 50% 为患者（aa），另 50% 为携带者（图 3-4-4）。且男女发病概率均等，此时，这个家系连续两代出现患者，这种情况类似于常染色体显性遗传。将这种子遗传模式称为类显性遗传。常常不容易与常染色体显性遗传相区分。

如果杂合子（Aa）与正常人（AA）婚配，人群中这种婚配为大多数，这种婚配其子代 50% 完全正常，50% 为携带者（图 3-4-5）。

如果患者纯合子（aa）之间婚配，其所生后代都是致病基因纯合子患者。这种婚配较少见。

由上图可知常染色体隐性遗传病的遗传特点如下。

（1）患者双亲一般都无病，但都是致病基因的携带者。

（2）患者同胞中约有 1/4 将会发病，且男女发病概率均等。

（3）患者的后代一般不发病，多为散发或隔代遗传，且呈横向系谱方式。由于患者的子代再与群体中另一个同样疾病的病人或基因携带者婚配概率很低，在家系中看不到连续遗传。

（4）一般人群中后代发病的危险性较低，但在近亲婚配时，后代发病风险增高，且一种染色体隐性基因的频率愈低，近亲婚配出生患儿的相对风险就愈大。

所谓近亲婚配是指在 3~4 代内拥有共同祖先的个体之间的婚配。他们之间可能从共同祖先遗传某一基因，因此，近亲之间可能共同具有某些基因，他们基因相同的可能性较一般人高得多。以表兄妹为例，他们所具有的基因，有 1/8 的可能性相同（表3-4-3）。

如果致病基因的频率为 0.01，则携带者（Aa）的频率为 1/50。两个携带者随机婚配，出生隐性遗传病患者的危险率是 1/50×1/50×1/4＝1/10 000；而表兄妹婚配时，出生隐性遗传病患者的危险率是

表 3-4-3　亲属之间相同基因的概率

亲缘关系	举　例	相同基因可能性
一级	父母与子女，同胞兄妹	1/2
二级	叔伯、姨姑与甥侄，（外）祖父母与（外）孙子女	1/4
三级	堂（表）兄妹，曾祖父母与曾孙子女	1/8

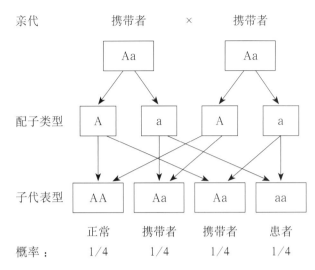

图 3-4-3　常染色体隐性遗传病杂合子之间婚配图解

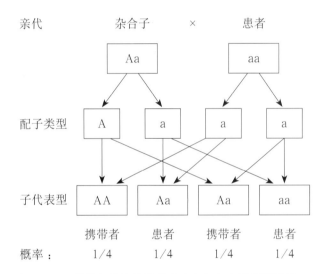

图 3-4-4　常染色体隐性遗传病患者与杂合子婚配图解

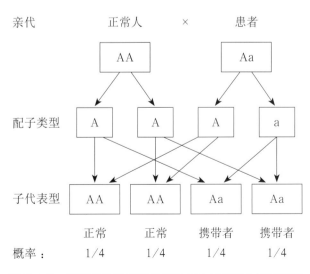

图 3-4-5　常染色体隐性遗传病杂合子与正常人婚配图解

1/50×1/8×1/4=1/1600。表亲婚配与随机婚配相比，出生患儿的风险要高约6倍。如果隐性致病基因（a）的频率为0.001，则表亲婚配时，出生隐性遗传病患儿的风险比随机婚配时高约60倍。

临床上常见的常染色体隐性遗传病见表3-4-4。

表3-4-4　常见的常染色体隐性遗传病

先天性耳聋	先天性再生障碍性贫血
苯丙酮症	肾上腺生殖系统综合征
白化病	隐性智力障碍
黏多糖贮积症	脊柱肌萎缩症
β珠蛋白生成障碍性贫血	囊性纤维化病

（三）X连锁隐性遗传病

隐性致病基因位于X染色体上，随X染色体一起遗传，其传递的方式是隐性的，这种病称为X连锁隐性遗传病。

由于致病隐性基因位于X染色体上，所以男女发病率有显著差异。如红绿色盲基因位于X染色体上，用X^b代表。以X^B代表相应的正常基因。Y染色体上缺少同源片段，故男性患者为X^bY，男性正常为X^BY；女性正常者为X^BX^B，女性表型正常携带者为X^BX^b。已知红绿色盲的基因在群体中的频率是0.07，即q=0.07，则男性发病率为7%，女性的发病率为$(0.07)^2=0.0049$，男女发病率差异显著。男性色盲患者X^bY与正常女性X^BX^B婚配，后代中男性均正常，女性都是携带者（图3-4-6）。这表明男性患者的致病基因，只传女儿，不传儿子。如果女性携带者X^BX^b与正常男性X^BY婚配，子代中男性将有50%患病，女性都不患病，但有50%为携带者，说明男性患者的致病基因由母亲遗传而来（图3-4-7）。女性携带者X^BX^b与男性色盲患者X^bY婚配，子代中男性将有1/2患病，1/2正常，女性1/2患病，1/2为携带者（图3-4-8）。

X连锁隐性遗传病遗传特点如下。

（1）遗传与性别有关，男性患者远多于女性患者。

（2）女性一般多为携带者，隔代出现患者。双亲无病时，儿子可能发病，女儿将不会发病。儿子的致病基因由母亲遗传而来，将来只能将致病基因随X染色体传给女儿，不能传给儿子，故称交叉遗传。

（3）由于交叉遗传，患者的亲兄弟、舅父、姨

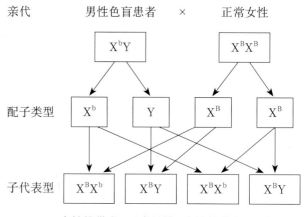

图3-4-6　男性色盲患者与正常女性婚配图解

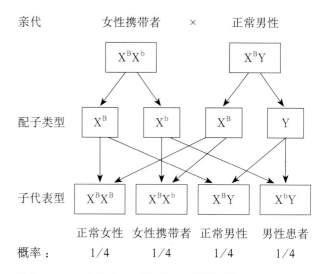

图3-4-7　女性携带者与正常男性婚配图解

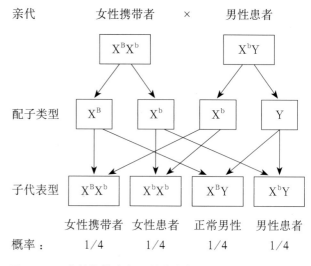

图3-4-8　女性携带者与男性患者婚配图解

表兄弟和外甥中可能有 1/2 的患病风险。

（4）本病表现通常在男性中比较一致且充分表达，由于受随机性 X 染色体失活的影响，女性患者的表现范围较宽，且一般比较轻微。

临床上常见的 X 连锁隐性遗传病见表 3-4-5。

（四）X 连锁显性遗传

显性致病基因在 X 染色体上，女性的体细胞中 2 条 X 染色体中任何一条上有此致病基因（X^AX^a 或 X^aX^A）都会患病；男性的细胞中只有 1 条 X 染色体，故具有致病基因（X^AY）才会发病。所以在人群中，女性的发病率较男性高。但女性多为杂合子发病，因此，病情一般轻于男性。

X 连锁显性遗传的两种常见婚配方式（图 3-4-9 和图 3-4-10）如下。

由图可知，X 连锁显性遗传病遗传特点如下：

（1）女性发病率高于男性，约 3：1，但女性患者的病情较轻。

（2）患者的双亲之中必有一方是发病者，呈垂直性传递，每代都会出现患者。

（3）男性患者的女儿都发病，儿子均正常；女性患者的子代中，男女都有 50% 的概率发病。

（4）男性患者的表型较一致，而女性患者的表型范围变化较大。

X 连锁显性遗传病病种较少，临床上常见有抗维生素 D 佝偻病、外耳道多毛症、遗传性肾炎等。

三、多基因病

许多遗传性状（如人类的身高、血压、智力等）或遗传性疾病（如唇裂、腭裂、先天性心脏病、高血压等），控制他们的遗传基础不是一对基因，而是

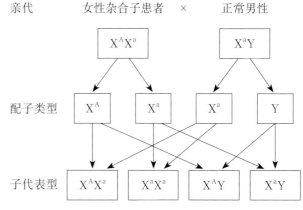

图 3-4-9　X 连锁显性遗传女性杂合子患者与正常男性婚配图解

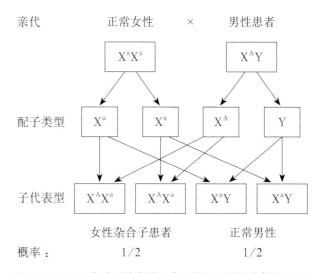

图 3-4-10　X 连锁显性遗传正常女性与男性患者婚配图解

若干对基因，称为多基因遗传。

单基因病的遗传性状或遗传疾病在人群中的个体变异分为 2 个或 3 个不同群，且不同群之间有显著差异，明显地表现为有病或正常或表型正常携带者。这种遗传性状称为质量性状（guatitative chracter），它主要取决于遗传因素，而环境因素相对作用很小。多基因遗传性状或遗传疾病在人群中的个性变异是连续的，呈常态分布。这种不同个性之间的变异只有量的差异，称为数量性状（guantitative chracter）。所以，多基因遗传除多基因控制外，还受环境因素的影响。

（一）多基因遗传的特点

1. 两个极端变异的个体（如极高和极矮的个

表 3-4-5　临床上常见的 X 连锁隐性遗传病

红绿色盲	X 连锁无丙种球蛋白血症
血友病（甲、乙型）	葡萄糖 -6- 磷酸脱氢酶缺乏症
眼白化病	假肥大性肌营养不良
X 连锁鱼鳞癣	中性白细胞减少症
肾性尿崩症	遗传性甲状旁腺低功（Fabry 病）
迪谢内肌营养不良	黏多糖贮积症Ⅱ型
贝克肌营养不良	家族性遗传性视神经萎缩

体）杂交后，子 1 代都是中间类型，但由于环境因素的影响，其变异存在一定的范围。

2．两个中间类型的子 1 代个体杂交后，其子 2 代大部分也是中间类型，只是其变异范围比子 1 代更为广泛，甚至出现一些接近极端变异的个体。这里除去环境因素的影响外，基因的分离和自由组合对变异也产生了一定的影响。

3．在一个随机杂交的群体中，变异范围很广泛，但大多数个体接近中间类型，极端变异个体较少。遗传和环境因素都对变异产生作用。

（二）多基因遗传病

多基因遗传病（polygenic inhe-rited diseases）是指在环境作用下受多对基因控制的遗传病。各对基因遗传作用呈共显性，每对基因的作用是微小的，故叫微效基因（minorgene）。各对微效基因的作用累积起来，再加上环境因素的影响达到一定的阈值就发病。遗传因素和环境因素共同作用，决定

个体患病可能性大小，称为易患性（liability）。在多基因遗传病中易患性高低受遗传和环境因素双重影响，其中遗传因素所产生的影响程度称为遗传度（heritability）。通常遗传度高达 60% 以上，表明遗传因素在决定易患性变异上有主要作用；遗传度低于 50% 者，表明环境因素在决定易患性变异上起主要作用。如精神分裂症属多基因遗传病，其遗传度为 80%，所以精神病多有家族遗传倾向；消化性胃溃疡遗传度为 37%，子代中的易患性受环境因素影响较大，当环境因素不良时，才易于发病。

常见多基因遗传病的遗传度如表 3-4-6 所示。

多基因遗传病的特点如下。

1．多基因遗传病的易患性是属于数量性状，在人群中易患性的变异是连续的，呈常态分布。在群体中大部分个体的易患性都接近平均值，易患性很高和很低的个体都很少。

2．多基因遗传病的亲属发病率与群体发病率有关。

表 3-4-6　常见的多基因遗传病先天畸形的发病率和遗传度

病名	群体发病率（%）	患者一级亲属的发病率（%）	男：女	遗传度（%）
唇裂和（或）腭裂	0.17	4	1.6	76
腭裂	0.04	2	0.7	76
先天性髋关节脱臼	0.07	4	0.2	70
先天性幽门狭窄	0.3	男性先证者 2 女性先证者 10	5.0	75
先天性畸形足	0.1	3	2.0	68
脊柱裂	0.3	4	0.8	60
无脑儿	0.2	2	0.4	60
先天性巨结肠	0.02	男性先证者 2 女性先证者 8	4.0	80
先天性心脏病（各型）	0.5	2.8～35		
精神分裂症	1.0	10	1	80
糖尿病（青少年型）	0.2	2～5	1	75
原发性高血压	4～8	20～30	1	62
冠状动脉粥样硬化性心脏病	2.5	7	1.5	65
消化性胃溃疡	4	8	1	37
哮喘	4	20	0.8	80
强直性脊椎炎	0.2	男性先证者 7 女性先证者 2	0.2	70

3．血缘亲属关系愈近，发病率愈高。如唇裂的发病率，一级亲属为 4%，二级亲属为 0.9%，三级亲属为 0.4%，一般群体为 0.1%。

4．在同一家庭中患同一种多基因遗传病的人数越多，再发风险就越高。如一对外表正常夫妇生了一个唇裂患儿后，再次生育患儿的风险为 4%；如果生育了第二个唇裂患儿，第三胎再发风险高达 16%。

5．病情越严重，子女再发风险越高。如仅有一侧唇裂的患者，其同胞的再发风险为 2.5%；两侧唇裂并发腭裂的患者，其同胞再发风险为 5.7%。

6．多基因遗传病的发病率随种族及性别不同而不同。如黄种人唇裂患者发病率约为黑种人唇裂患者的 4 倍，且男性患者发病率高于女性。

常见的多基因遗传病的再发风险率见表 3-4-7。

表 3-4-7　常见先天疾病的再发风险率

不明原因的智力缺陷：发病率为 3:100
同胞风险
　双亲正常：5%~13% 智力低下
　单亲智力低下：20% 智力低下
　双亲智力低下：42% 智力低下
无脑畸形和脊柱裂：平均发病率为 1:100
　1 个子女患病：2%~3%
　2 个子女患病：10%~12%
　单亲患病：2%~3%
脑积水：发病率在新生儿中为 1:2000
　偶为 X 连锁隐性遗传
　常伴有神经管缺陷
　有些为环境因素所致，如弓形体病
　已经有 1 个子女患病，再发风险：
　　脑积水 1%
　　某些中枢神经系统异常 3%
唇裂和（或）腭裂：平均发病率为 1:1000
　1 个子女患病：2%~4%
　单亲患病：2%~4%
　2 个子女患病：10%
　单亲及 1 个子女患病：10%~20%

腭裂：发病率为 1:2000
　1 个子女患病：2%
　2 个子女患病：6%~8%
　单亲患病：4%~6%
　单亲及 1 个子女患病：15%~20%
先天性心脏病：发病率为 8:1000
　1 个子女患病：2%~3%
　单亲及 1 个子女患病：10%
畸形足：发病率 1:1000（男:女=2:1）
　一个子女患病：2%~3%
先天性髋脱位：发病率为 1:1000
（女>男），有明显的地区差异
　1 个子女患病：2%~14%
幽门狭窄：发病率，男为 1:200；女为 1:1000
　男性患者亲属
　　兄弟　　3.2%
　　儿子　　6.8%
　　姐妹　　3.0%
　　女儿　　1.2%
　女性患者亲属
　　兄弟　　13.2%
　　儿子　　20.5%
　　姐妹　　2.5%
　　女儿　　11.1%

摘自：李正等主编．先天畸形学．人民卫生出版社

（欧阳淑媛　李胜利　曾　晴　张　葵）

第 4 章

正常胎儿超声解剖与测量

熟悉正常胎儿解剖结构，对于识别胎儿异常有重要帮助。目前各国的产前超声检查内容基本一致，即要检查脑室、大脑半球、胸腔、心脏、脊柱、胃、肾和膀胱、脐带与腹壁附着部位及肢体长骨如股骨与肱骨等结构。一般认为，妊娠 18~28 周是了解胎儿各解剖结构的最佳时机，在妊娠 30~35 周后会愈来愈困难。中、晚孕期出现羊水过少、胎儿过度屈曲、胎头衔接、胎体部分受压或孕妇肥胖时，进行系统胎儿检查也不太可能。早孕阶段如果经腹部超声检查不能明确诊断，有条件时须行阴道超声检查。

目前，有许多描述胎儿正常生长参数和生长曲线图。最常用的有头臀长、双顶径、头围、腹围和股骨长，还有其他参数，如肱骨长、尺骨长、胫骨长、锁骨长及眼距等。只有标准切面的测量值，才能提供准确的胎龄与体重，在妊娠不同时期，有不同的最合适的测量指标。

第一节　正常早期妊娠超声解剖

妊娠 13 周末以前为早期妊娠，临床自觉症状有恶心伴有或不伴有呕吐、排尿异常、容易疲乏、自觉胎动等。

一、妊娠囊、卵黄囊、胚芽、胎心搏动、胎盘

1. **妊娠囊**（gestational sac）　超声首先发现的妊娠标志就是妊娠囊，随着超声诊断仪器分辨率的不断提高，观察到子宫内妊娠囊的时间也不断提前，经腹超声一般在停经后 5~6 周可发现妊娠囊（图 4-1-1），而经阴道超声则在末次月经后 4 周可见妊娠囊（图 4-1-2）。用 5 MHz 以上的阴道探头可发现 2~3 mm 大的妊娠囊，相当于妊娠 4 周 1 d 至 4 周 3 d 大小。

超声发现极早期的妊娠囊，表现为中央极小的无回声区（绒毛腔），无回声区周边为一完整的、厚度均匀的高回声，这一高回声壁由正在发育的绒毛与邻近的蜕膜组成。随着妊娠囊的增大，囊壁回声强度高于子宫肌层，厚度至少不低于 2 mm。小妊娠囊常为圆形，随着妊娠囊的增大，变为椭圆形。较大妊娠囊形态则更不规则，主要由于子宫的收缩、肌瘤、种植部位的出血、膀胱过度充盈等引起。正常妊娠囊的位置在子宫中、上部，当受精卵种植到蜕膜化的子宫内膜后，妊娠囊一侧邻近子宫腔回声线，但子宫腔回声线无挤压、移位，有人将此称为"蜕膜内征"，在极早期诊断中较有价值。但值得注意的是有时异位妊娠的假妊娠囊也酷似蜕膜内征，因此，应用此征象诊断早孕要谨慎，应进行追踪随诊超声检查以显示卵黄囊或胚芽来确认。

随着妊娠囊的增大，它对子宫腔的压迫越来越明显，形成特征性的"双绒毛环征"（double decidual sac sign）或"双环征"。这一征象在妊娠囊平均内径 ≥ 10 mm 时能恒定显示，妊娠囊的宫腔侧表现为两条强回声线，最靠近妊娠囊无回声区的强回声线由平滑绒毛膜与包蜕膜所形成，在其外的另一强回声线则为壁蜕膜，两强回声线之间为宫腔，其内常有微量液体而呈低回声。在妊娠 5~6 周经腹部超声"双环征"确诊宫内妊娠时最有效，因为在卵黄囊可显示以前可据此诊断宫内妊娠。

检出"双环征"或妊娠囊内见到卵黄囊或胚胎时可确定为早孕。若妊娠囊内未见卵黄囊或胚胎，诊断早孕要谨慎，须与假孕囊相鉴别。正常孕囊位

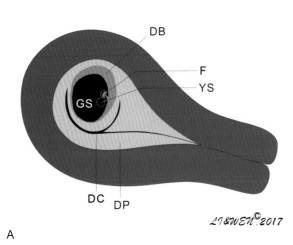
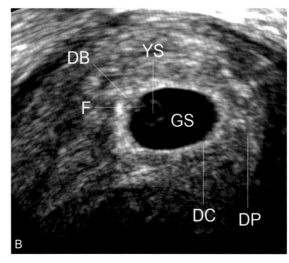

图 4-1-1　妊娠双环征

A. 双环征示意图，妊娠囊（黑色圆球）深入并挤压宫腔线，灰色代表增厚的蜕膜组织；B. 经阴道超声显示双环征，宫腔为潜在的腔隙。DP. 壁蜕膜；DC. 包蜕膜；DB. 底蜕膜，该处增厚，将来发育成为胎盘；GS. 妊娠囊；YS. 卵黄囊；F. 胚芽

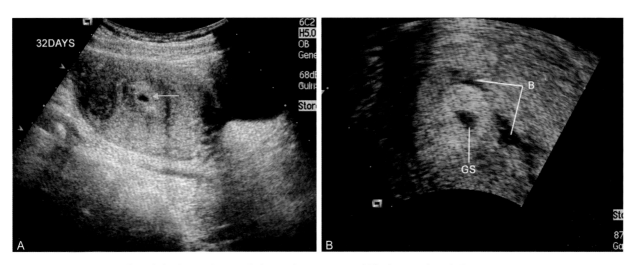

图 4-1-2　32d 早早孕囊经腹部（图 A）及阴道（图 B）显示。GS. 妊娠囊；B. 少量出血

于宫腔中上段，轮廓光滑完整，壁回声强且厚度均匀、饱满，位于一侧子宫蜕膜内，可见双环征，并随孕龄增长而增长（平均速度为 1.2～1.5 mm/d）（图 4-1-1，图 4-1-2）。假孕囊轮廓不规则或不清楚，壁回声无明显增强、厚度不均匀，位于宫腔中央（两侧蜕膜之间），不定形，囊内无胚芽和卵黄囊，有时可见少许点状强回声，不随孕龄增长而增长，多见于宫腔积血和异位妊娠时的宫内蜕膜反应，以及分泌期子宫内膜出现的环状回声。

宫内未见妊娠囊时，要排除膀胱充盈不佳所致，月经不规则的妇女也可出现假阴性表现，须结合临床进行复查。经阴道超声检查常能发现经腹部超声检查不能发现的早期妊娠和异位妊娠。

2. 卵黄囊（yolk sac, YS）　卵黄囊是妊娠囊内超声能发现的第一个解剖结构。胚胎学称之为继发卵黄囊，由于原发卵黄囊超声不能检出，超声学将这一结构简单地称为卵黄囊。正常妊娠时，卵黄囊呈球形（图 4-1-3），囊壁薄呈细线状高回声，中央为无回声，透声好，在妊娠 5～10 周，其体积稳步增长，最大不超过 5～6 mm，此时相当于头臀长 30～45 mm 的胚胎。妊娠 5～6 周后，经阴道超声检查，正常妊娠 100% 可显示卵黄囊。多数还可见到体蒂及其内血流信号，有时可见卵黄囊蒂，呈细线状强回声，连接卵黄囊与脐带蒂部（图 4-1-4）。妊娠 7 周时，卵黄囊最大，平均内径 5 mm。

妊娠 10 周以后，卵黄囊逐渐缩小，偶可呈不规则状。早孕期末,卵黄囊多不再为超声检出,分娩后,在胎盘的胎儿面靠近脐带处仔细寻找有时仍能发现。

卵黄囊功能受损可能导致卵黄囊过小或不显示,羊膜囊发育不良可能导致卵黄囊过大或持续存在,卵黄囊膜代谢功能改变致分泌物增多与滞留,也可能导致卵黄囊过大。所以,如果超声显示卵黄囊过大 (≥10 mm) 或过小 (<3 mm) 或不显示,均提示妊娠后果不良。近年有学者发现卵黄囊壁回声过高与胎儿染色体异常有关。总之,卵黄囊出现上述异常之一时,应进一步追踪检查,以排除染色体异常及胎儿畸形。如果一个妊娠囊内发现两个卵黄囊,应注意是否存在双胎妊娠的可能(图 4-1-5)。

3. 胚芽 (fetal pole) 及心管搏动 (fetal heartbeat)　用现代高分辨率的阴道探头检查,胚盘最初可在卵黄囊的一侧表现为局部增厚的强回声小结构。多数专家认为超声检出胚盘的最小长度为 1~2 mm,相当于妊娠 5~6 周,妊娠囊平均内径为 5~12 mm 时。

胚胎学研究认为,心管搏动早在妊娠的第 36 天即已开始,对人工授精的胚胎研究表明,阴道超声可在 34 d 时检出胎心搏动,此时胚长为 1.6 mm。

超声图上,一般来说,胚长为 4~5 mm 时,常规能检出原始心管搏动,相应孕周为 6~6.5 周,相

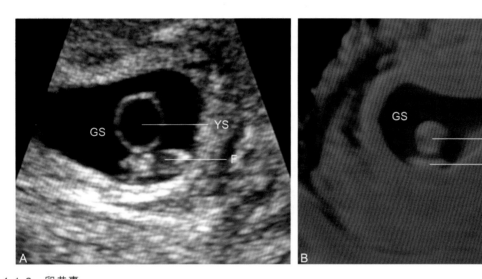

图 4-1-3　卵黄囊
　　停经 6 周 5 d,经腹部二维超声 (图 A) 及三维超声 (图 B) 显示卵黄囊及胚芽;YS. 卵黄囊;GS. 妊娠囊;F. 胚芽

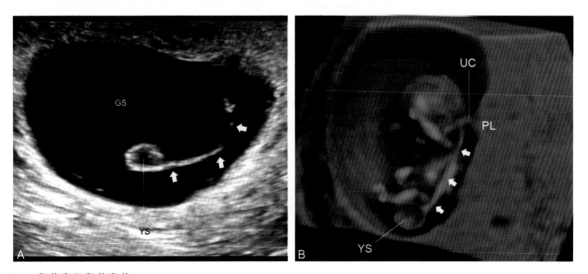

图 4-1-4　卵黄囊及卵黄囊蒂
　　停经 10 周 6 d,经腹部二维超声 (图 A) 及三维超声 (图 B) 显示卵黄囊 (YS) 及卵黄囊蒂 (箭头所示)
　　GS. 绒毛膜囊;UC. 脐带;PL. 胎盘

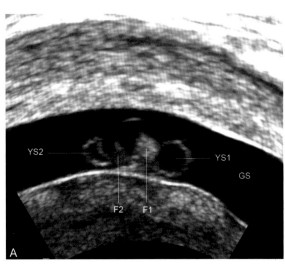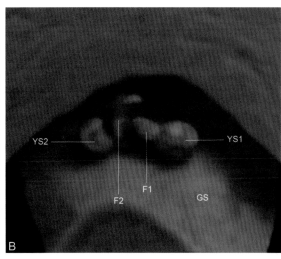

图 4-1-5　单绒毛膜双胎妊娠、双卵黄囊
　　停经 6 周 3d，经阴道二维超声（图 A）及三维超声（图 B）显示 1 个妊娠囊（GS）内存在 2 个卵黄囊及 2 个胚芽回声
　　YS1. 卵黄囊 1；YS2. 卵黄囊 2；F1. 胚芽 1；F2. 胚芽 2

应孕囊大小为 13~18mm。经腹部超声检查，在 8 周时，妊娠囊平均内径为 25mm，应能确认胎心搏动。如经腹超声检查妊娠囊平均内径 > 25mm 或经阴道超声检查妊娠囊平均内径 > 20mm，应能观察到胎心搏动，如果不能观察到胎心搏动，应考虑胚胎停育。经阴道超声检查胚胎长 > 5mm 或经腹超声检查胚胎长 > 9mm 而未能观察到胎心搏动时应考虑为胚胎停育。

　　早孕期，不同孕周胎心率不同。妊娠 6½ 周前，胎心搏动 < 100/min，其后胎心搏动逐渐加快，至妊娠 9 周可达 180/min，随后逐渐减缓，至妊娠 14 周时约 140/min。

　　胚期（妊娠 10 周内）超声可观察到胚胎解剖结构的巨大变化，此时期头臀长每天约增长 1mm。在第 6 周，随着胚胎头、尾端向腹侧蜷曲，从扁平的胚盘快速发展成为具有三维空间关系的 C 形结构。此时以头部发育最快，变化最显著，前神经孔闭合，后神经孔延长并卷入尾部。不久以后，羊膜囊出现，包绕发育的胚胎，卵黄囊与胚胎相互分离。尽管此时卵黄囊位于羊膜囊之外，但超声仍能显示卵黄囊与胚胎之间有卵黄管即脐肠系膜管相连，这一结构内有动脉和静脉，可将血液成分、营养物质、原始生殖细胞从卵黄囊运送到胚胎。

　　第 7~8 周，上、下肢肢芽长出，超声显示为一棒状结构，伴随手和足的早期发育，8 周时胚胎初具人形（图 4-1-6，图 4-1-7）。

　　第 9 周，四肢更明显，躯干开始增长和变直（图 4-1-6，图 4-1-7），同时可出现明显的生理性中肠疝（midgut herniation）（图 4-1-8，图 4-1-10）。

　　由于肠的增长速度比胚体的增长速度快，使得肠管形成一凸向腹侧的"U"形弯曲，称为中肠襻（midgut loop）。胚胎第 6 周，肠襻生长迅速，腹腔容积相对较小，加上肝和中肾的增大，迫使肠襻进入脐带内（脐腔 umbilical coelom），便形成了胚胎性的生理性中肠疝。

　　第 10 周，胚长 30~35mm，胚胎已具人形，能显示手与足，并能区分之，尾已退化不再存在（图 4-1-6，图 4-1-7）。

　　第 11~12 周，由于腹腔增大、中肾萎缩及肝生长速度减慢，肠襻便从脐腔开始退回到腹腔（图 4-1-6，图 4-1-7）。

　　4. 羊膜囊（amniotic sac）　早期羊膜囊菲薄（0.02~0.05mm），超声常不显示，偶可在胚的一侧显示为膜状结构围成囊状，而另一侧为卵黄囊，两者基本相等，因此，有学者将此称为"双泡征"（double bubble sign）。由于胚及羊膜腔的快速发育"双泡征"仅为一过性表现，妊娠 7 周后不再出现。而此时，如果加大增益或用高频阴道探头检查，可以清楚显示薄层羊膜，在绒毛膜腔内形成一球形囊状结构即为羊膜囊，胚胎则位于羊膜囊内（图 4-1-9，图 4-1-10）。在头臀长达 7mm 或以上时，正常妊娠常可显示弧形羊膜及羊膜囊。随着胚胎早期的进

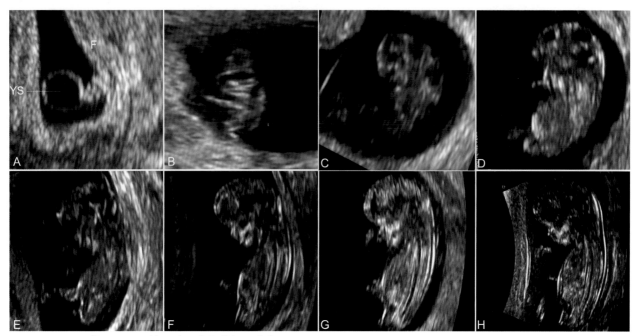

图 4-1-6　早孕期不同孕周的胚胎正中矢状切面声像图
　　A．月经龄 6 周 4 d 的胚芽；B．月经龄 7 周 1 d 的胚；C．月经龄 8 周 1 d 的胚；D．月经龄 9 周胚；E．月经龄 10 周 2 d 的胚；
F．月经龄 11 周 2 d 的胎儿；G．月经龄 12 周 1 d 的胎儿；H．月经龄 13 周 2 d 的胎儿。YS．卵黄囊；F．胚芽

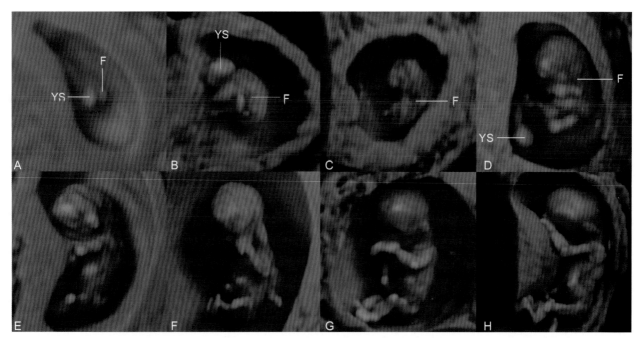

图 4-1-7　早孕期不同孕周的胚胎三维成像图
　　本图的 A～H 分别为图 4-1-6 的 A～H 的三维成像图。YS．卵黄囊；F．胚芽

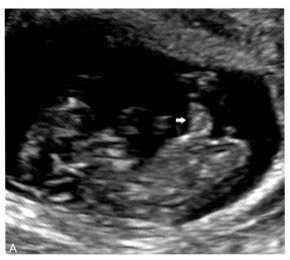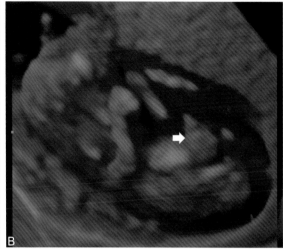

图 4-1-8　10 周胎儿生理性中肠疝

二维超声（图 A）胎儿矢状切面及三维超声（图 B）显示生理性中肠疝（箭头所示）

一步发育，头臀长与羊膜囊直径之间呈有趣的线性增长关系，即不仅两者均以每日 1 mm 的生长速度增长，而且它们的绝对测量值也基本相等，如正常时头臀长约 12 mm，羊膜腔平均直径也为 12 mm。有些病例，仅在超声束与羊膜垂直的部分才能显示出羊膜回声；有些正常妊娠根本就不能显示羊膜回声，因此，未显示羊膜不应认为妊娠失败。

由于羊膜腔较绒毛膜腔增大更快，最终羊膜与绒毛膜紧密相接。一般在妊娠 12~16 周羊膜与绒毛膜全部融合，绒毛膜腔消失，此时不再显示羊膜，也有少数人在晚期妊娠时仍可见，目前尚不能说明有何病理意义。

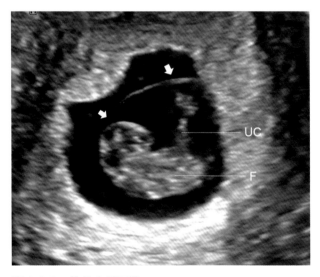

图 4-1-9　停经 8 周胚胎

经腹超声显示胚胎矢状切面，可显示胎头、胎体、脐带（UC）、羊膜囊（箭头所示）。F．胚胎

二、中枢神经系统

中枢神经系统由神经管发育而来。早孕期胎儿神经系统各结构出现顺序见图 4-1-11。

1. 胎儿颅脑　脑起源于神经管的头端，胚胎在第 4 周末时，神经管头段形成了 3 个脑泡（brain vesicle），由前向后依次为前脑泡、中脑泡和后脑泡（即菱脑泡）（图 4-1-13），1 周后前脑泡的头端向两侧膨大形成左右两个端脑（telencephalon），端脑即是大脑半球的前身。前脑泡的尾端形成间脑，前脑泡的腔形成两个侧脑室和第三脑室。中脑泡演变为中脑，中脑泡的腔形成中脑导水管。后脑泡（即菱脑泡）形成后脑与末脑，菱脑泡演变为脑桥、小脑和延髓，菱脑泡的腔形成宽大的第四脑室。

妊娠 7~8 周时在矢状切面上，可清楚显示胚胎头端内的原始脑泡，均表现为低回声或无回声结构，前脑泡位于胚胎的最前方，菱脑泡位于最后方，中脑泡则位于两者之间（图 4-1-12A），在横切面上可显示两个无回声结构，此即为中脑泡和菱脑泡（图 4-1-12B）。到第 8 周末，脑中央出现一线状强回声结构为大脑镰，此时双顶径约 8 mm（图 4-1-14）。不久以后，强回声的脉络丛几乎充满侧脑室，此时期最明显、最容易显示的就是脉络丛（图 4-1-15）。第 8 周末开始，小脑开始从菱脑后部分向两侧发育成小脑半球，两者在中线处分离。在第 10 周两侧小脑半球在中线处开始联合，超声显示为两端略大，中间略窄的低回声结构。

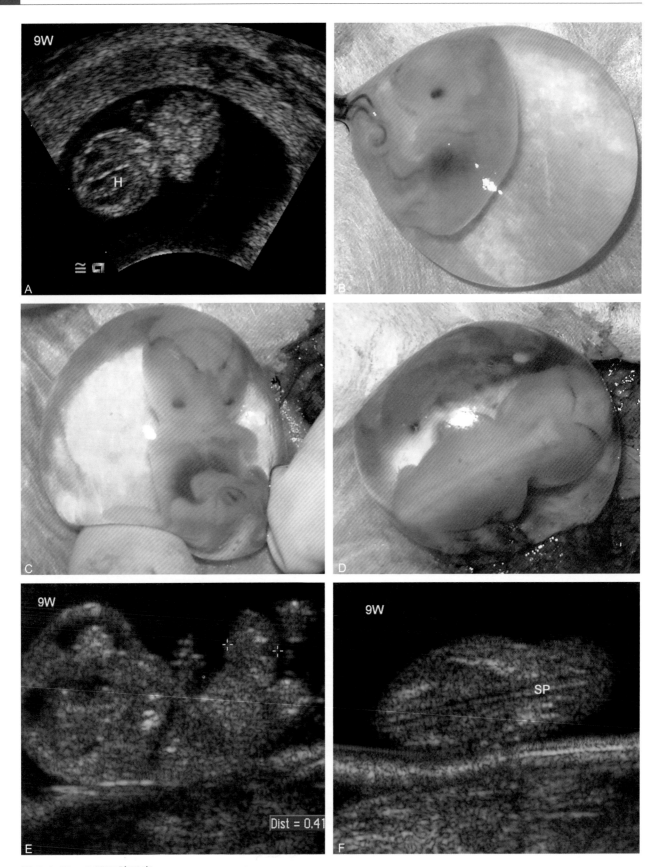

图 4-1-10　9 周胚胎回声
　　输卵管妊娠，经阴道超声（图 A）、手术后的完整标本照片（图 B 侧面观、图 C 正面观、图 D 背面观）及标本高频（14.0 MHz）超声检查（图 E、F）。H. 胎头；SP. 脊柱；"＋＋"为生理性中肠疝，直径为 0.412 cm

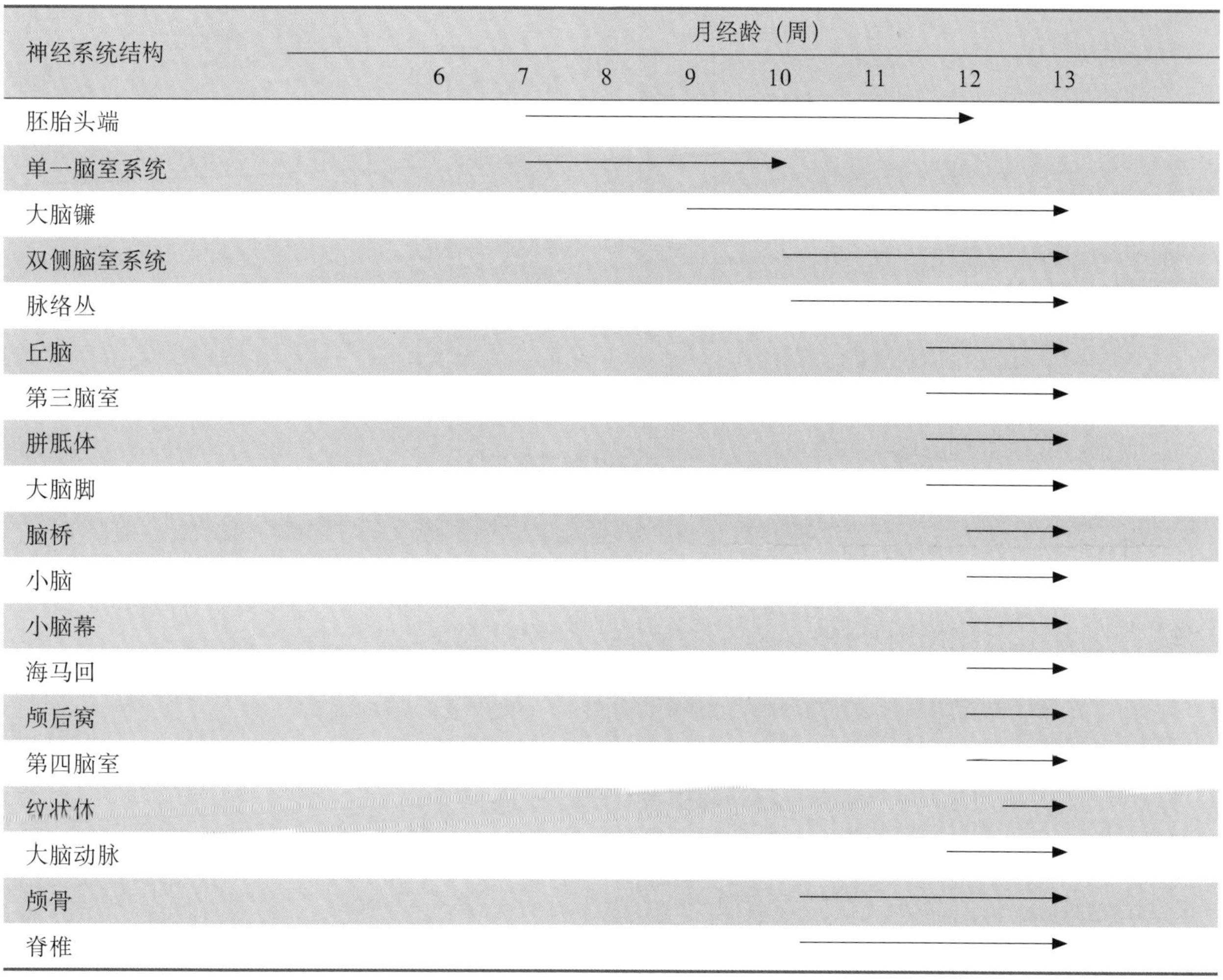

神经系统结构	月经龄（周）							
	6	7	8	9	10	11	12	13
胚胎头端		→———————————————→						
单一脑室系统	→——————————————→							
大脑镰					→——————————————→			
双侧脑室系统						→—————————→		
脉络丛					→————————————→			
丘脑						→————————→		
第三脑室							→———→	
胼胝体							→———→	
大脑脚							→———→	
脑桥							→——→	
小脑							→——→	
小脑幕							→——→	
海马回							→——→	
颅后窝							→——→	
第四脑室							→——→	
纹状体							→—→	
大脑动脉							→——→	
颅骨					→——————————————→			
脊椎					→——————————————→			

图 4-1-11　早孕期胎儿神经系统各结构出现顺序

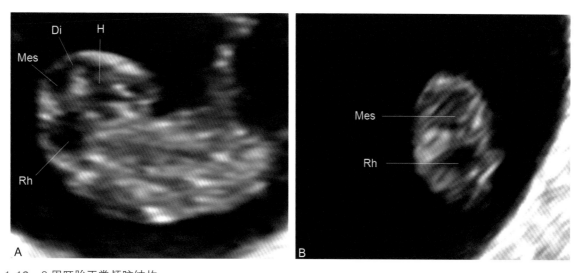

图 4-1-12　8 周胚胎正常颅脑结构

经腹部超声胚胎颅脑旁矢状切面（图 A）显示前脑泡（H）、间脑（Di）、中脑泡（Mes）、菱脑泡（Rh）等结构；胚胎脑横切面（图 B）显示中脑泡、菱脑泡结构

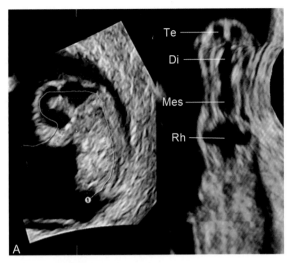

图 4-1-13　8 周胚胎正常颅脑结构

利用三维自由解剖成像技术，获得胚胎颅脑冠状面图像。Te. 端脑；Di. 间脑；Mes. 中脑泡；Rh. 菱脑泡

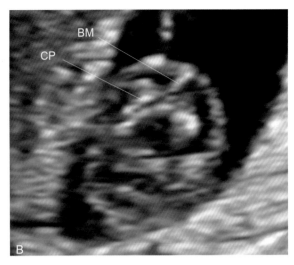

图 4-1-14　停经 9 周胎儿

颅脑横切面显示脑中线（BM），脉络丛（CP）等结构，此时胎儿颅骨尚未骨化

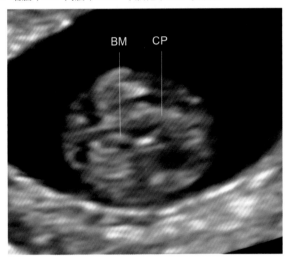

图 4-1-15　停经 10 周胎儿

颅脑横切面显示脑中线（BM）把大脑分为左右半球，脉络丛（CP）充满整个侧脑室

第 10 周颅骨开始骨化，第 11~12 周，颅骨骨化明显，脑内的基本结构在 11~12 周已基本形成，如丘脑、第三脑室、中脑、脑干、小脑半球等。妊娠 12 周正常颅脑横切面声像图表现为椭圆形的颅骨强回声环、低回声脑皮质厚 1~2mm，侧脑室被高回声的脉络丛充填，双侧脉络丛呈"蝴蝶形"（图 4-1-16A，图 4-1-17A），两侧小脑半球不断向中线靠拢，小脑蚓部未发育完全。冠状切面或正中矢状切面可观察到第四脑室、颅后窝池、间脑、菱脑等结构（图 4-1-16B、C，图 4-1-18），可利用测量胎儿脑干宽度增加和第四脑室与颅后窝池之间的宽度减少来筛查开放性脊柱裂。

2. 胎儿脊柱　胎儿脊柱在妊娠 10 周以前表现为低回声平行线，10 周以后脊椎开始骨化，在妊娠 12 周后便可很好显示。此时，部分颈椎及部分骶椎椎体尚未骨化（图 4-1-19A、B），而脊髓长度与椎管长度几乎等长，脊髓圆锥下缘达椎管末端（图 4-1-19C），而颈部及骶部椎体的骨化要到 16~18 周才能完成。脊椎矢状切面表现为两条串珠状排列整齐平行强回声带（图 4-1-19A），椎体冠状切面表现为一条串珠状排列整齐强回声带（图 4-1-19B）。椎管冠状切面可显示其内脊髓及其两侧串珠状排列整齐的椎弓强回声带，脊柱骶尾部椎管冠状切面可观察到脊髓圆锥的位置（图 4-1-19C）。

三、心　脏

胎儿心脏首先为单一的管状结构，8 周后心脏各分隔形成，心脏于 10 周末基本发育完成，用高分辨率超声可以显示其结构，特别是经阴道超声显示更清楚，经阴道超声可以在 11 周、经腹超声可以在 12 周观察胎儿心脏结构：左右心房、左右心室、左右房室瓣、房室间隔、主动脉、肺动脉、动

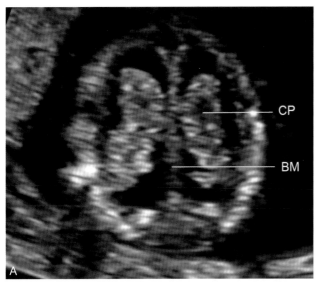

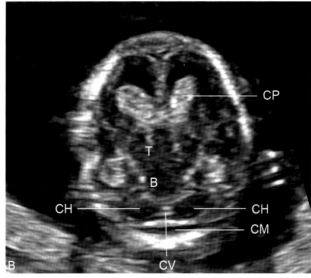

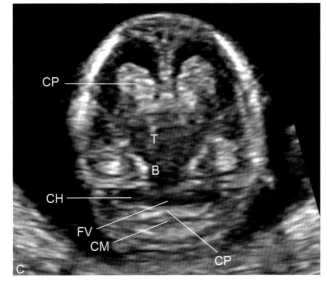

图 4-1-16　13 周胎儿，声束经前囟颅脑系列切面

　　A．侧脑室水平横切面，大脑镰（BM）把左右大脑半球分开，侧脑室被强回声的脉络丛（CP）充填，双侧脉络丛呈"蝴蝶形"；B．经小脑蚓部水平横切面显示小脑半球（CH）、小脑蚓部（CV）、颅后窝池（CM）、丘脑（T）、脑干（B）等；C．经小脑第四脑室水平横切面显示小脑半球、第四脑室（FV）、颅后窝池、丘脑、脑干等

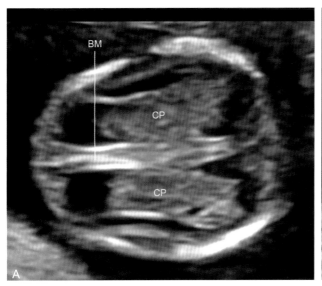

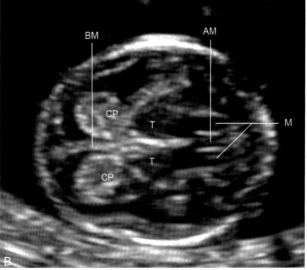

图 4-1-17　13 周 3d 胎儿，声束经颞部脑系列切面

　　A．侧脑室水平横切面显示大脑镰（BM）把左右大脑半球分开，侧脑室被强回声的脉络丛（CP）充填，双侧脉络丛呈"蝴蝶形"；B．丘脑水平横切面显示丘脑（T）、中脑导水管（AM）、中脑（M）、脉络丛（CP）等结构

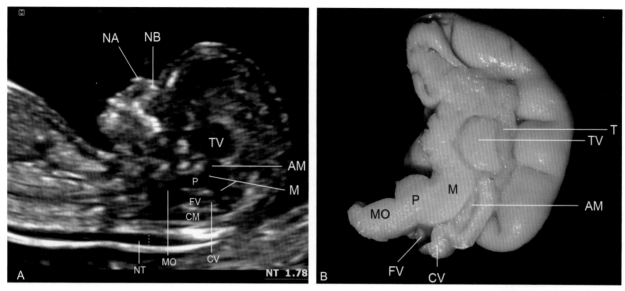

图 4-1-18　12 周胎儿正常颅脑结构
　　A．颅脑正中矢状切面显示第三脑室（TV）、中脑（M）、中脑导水管（AM）、小脑蚓部（CV）、第四脑室（FV）、颅后窝池（CM）、延髓等结构；B．12 周颅脑标本正中矢状位断层图。NB．鼻骨；NA．鼻尖；M．中脑；MO．延髓；TV．第三脑室；P．脑桥

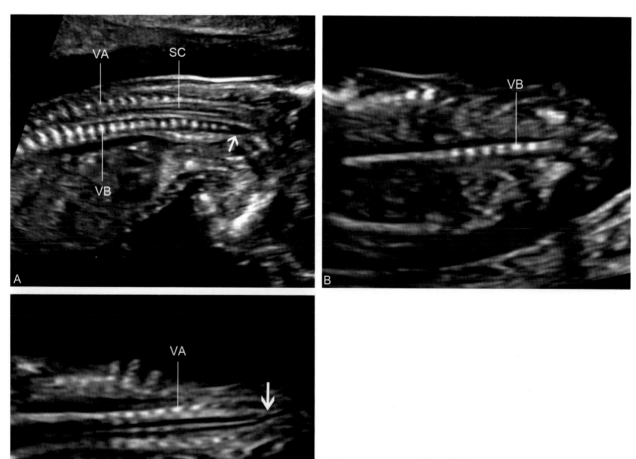

图 4-1-19　13 周胎儿脊柱
　　A．胎儿颈胸段脊柱矢状切面显示颈 1～3 椎体尚未骨化（箭头所示），其余椎体（VB）与椎弓（VA）呈双平行强回声带，位于两者之间为脊髓（SC）；B．胎儿腰骶尾段椎体冠状切面显示椎体（VB）呈一平直强回声带，骶 4、5 及尾椎椎弓均未骨化；C．胎儿腰骶尾段的椎管冠状切面显示脊髓圆锥下缘达椎管末端（箭头所示）

脉导管、心脏位置等。最初报道早孕期超声检查胎儿心脏结构异常的方法是经阴道超声，最近经腹超声检查成为了主流。早孕期超声检查胎儿心脏的方法与中孕期相同，主要的检查切面有四腔心切面（图4-1-20A、B）、左心室流出道切面（图4-1-20C、D）、右心室流出道切面（图4-1-20E、F）及三血管-气管切面（图4-1-20G、H）等，有时二维图像不清

楚时，彩色多普勒超声有助上述切面的显示，流出道彩色多普勒主要表现为"X"征（交叉的大动脉形成）（图4-1-21A）、"b"征（升主动脉、主动脉弓、主肺动脉和动脉导管形成）（图4-1-21B）、"V"征（主动脉弓、主肺动脉和动脉导管形成）（图4-1-20H）。

目前，对于早孕期超声对各切面的显示率报道不一，主要受胎儿孕周、检查的方法（经腹或经阴道超声）、

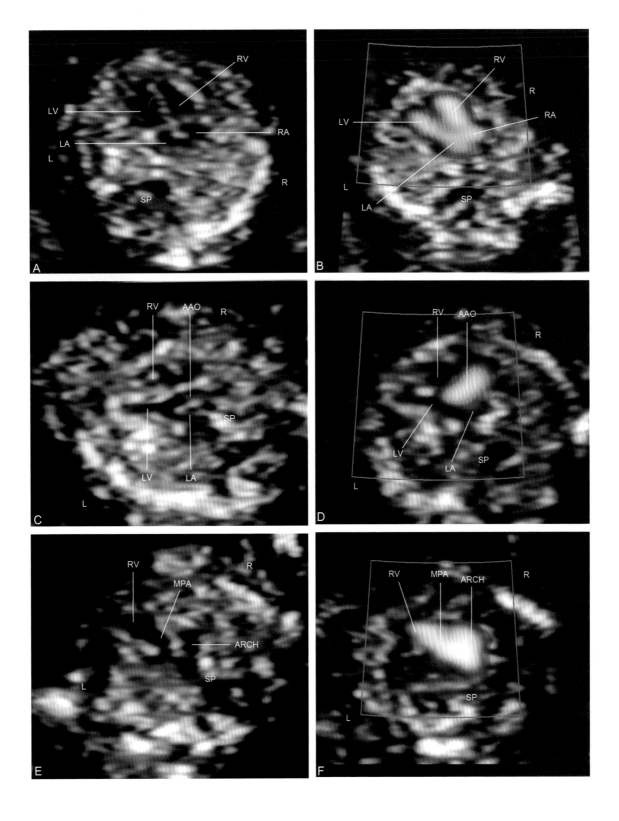

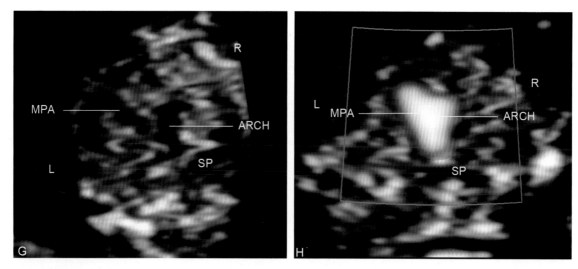

图 4-1-20　12 周 5d 胎儿正常心脏声像图
　　胎儿四腔心切面二维（图 A）及彩色多普勒（图 B）；胎儿左室流出道切面二维（图 C）及彩色多普勒（图 D）；胎儿右室流出道切面二维（图 E）及彩色多普勒（图 F）；胎儿三血管 - 气管切面二维（图 G）及彩色多普勒（图 H）。LA. 左心房；RA. 右心房；LV. 左心室；RV. 右心室；L. 左侧；R. 右侧；SP. 脊柱；AAO. 升主动脉；MPA. 主肺动脉；ARCH. 主动脉弓

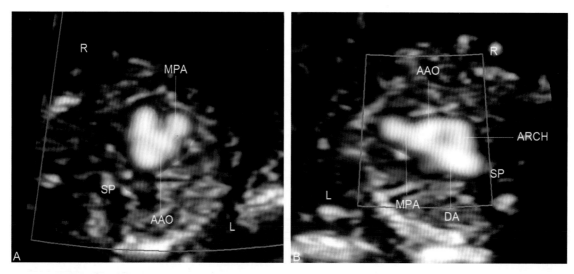

图 4-1-21　12 周 5d 胎儿心室流出道彩色多普勒
　　心室流出道彩色多普勒显示左、右心室流出道呈 "X" 征（图 A）或 "b" 征（图 B）
　　AAO. 升主动脉；MPA. 主肺动脉；SP. 脊柱；L. 左侧；R. 右侧；ARCH. 主动脉弓；DA. 动脉导管

检查者的技术等影响，多数认为妊娠 12 周后超声检查心脏各切面及结构的显示率均较佳。Haak 等评估了 85 例单胎妊娠妊娠 $11^{+0} \sim 13^{+6}$ 周时经阴道超声检查不同心脏切面的可行性（四腔心切面、主动脉根部切面、主动脉长轴切面、肺动脉干切面、三血管平面、大动脉短轴切面），11 周和 13 周的检查成功率分别约为 20% 和 92%。Huggon 等研究还发现，检查失败和成功的平均头臀长分别约为 56.3 mm 和 61.4 mm；若头臀长 > 60 mm，早孕期经阴道胎儿超声心动图检查的

成功率约为 90%。

四、泌尿生殖系统

　　1. 胎儿肾　早在 9 周时即能被阴道超声检出，12 周 86% ~ 99% 的胎儿可显示肾，13 周显示率可达到 92% ~ 99%。早孕期胎儿肾表现为脊柱两侧的椭圆形稍高回声结构（图 4-1-22A、B），当二维超声不能清楚显示双肾时，可以在双肾冠状切面上利用彩色多普勒对双肾动脉进行检测（图 4-1-22C），

有助于判断双肾是否存在。

2．胎儿膀胱　膀胱表现为盆腔内小的无回声区，近年的研究表明，12 周胎儿的膀胱显示率为88%，13 周膀胱显示率可达到 92%～100%。彩色多普勒血流显像可确认胎儿膀胱的存在，横切胎儿盆腔时，无回声的小膀胱显示在两条脐动脉之间（图4-1-23A），几乎为脐动脉所包绕。早孕期正常膀胱上下径为 4～6 mm（图 4-1-23B），应在正中矢状切面上测量，超过 7 mm 应警惕膀胱增大，超过10 mm，应考虑巨膀胱。

3．胎儿外生殖器　在 8～11 周出现性别分化，11 周以后，女性外生殖器可显示阴蒂，正中矢状切面，阴蒂指向尾侧，与脊柱长轴方向平行，成 180°（图4-1-24B）。男性外生殖器则可显示阴茎，正中矢状切面，阴茎多指向前方，与脊柱长轴方向垂直，成90°（图 4-1-24A）。

五、胎儿腹部

妊娠第 7 周，由于肠的迅速增长和肝、中肾的迅速发育，肠襻突入脐带中的脐腔而形成生理性中肠疝（midgut herniation）（图 4-1-25A），这种生理性中肠疝持续存在至第 11 周，第 10 周因腹腔迅速增大，肠开始退回腹腔，到第 12 周肠管则完全回复到腹腔内（图 4-1-25B）。近年的研究表明，生理性中肠疝最大横切面直径不应超过 7 mm，且头臀长大于 44 mm 时不应再有生理性中肠疝。

胎儿胃在早孕期表现为上腹部左侧小的无回声结构（图 4-1-26），可早在第 8 周时显示，12 周时胎儿胃显示率可达 97%。胎儿吞咽在 12～13 周以后才出现，此前显示的胃内液体可能主要为胃分泌所致。胎儿食管在矢切切面上表现为双层或多层强回声线（图 4-1-27），作者观察 11～13^{+6} 周胎儿食管

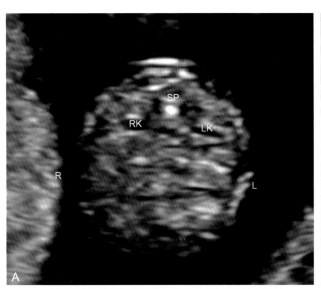

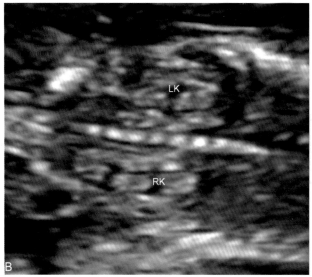

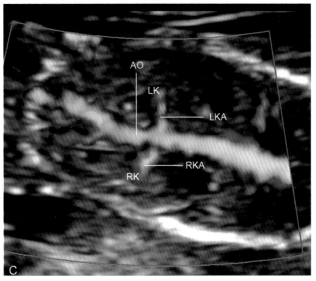

图 4-1-22　13 周胎儿正常肾

双肾横切面二维（图 A）、冠状切面二维（图 B）及彩色多普勒（图 C），双侧肾呈稍强回声和双侧肾动脉。LK. 左肾；RK. 右肾；LKA. 左肾动脉；SP. 脊柱；AO. 腹主动脉；RKA. 右肾动脉；L. 左侧；R. 右侧

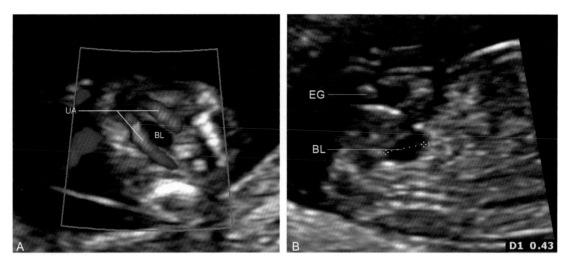

图 4-1-23　12周5d胎儿膀胱

　　A．胎儿盆腔水平横切面彩色多普勒显示两条脐动脉（UA）之间的无回声区为膀胱（BL）；B．胎儿正中矢状切面测量膀胱上下径，约0.46cm；EG．外生殖器

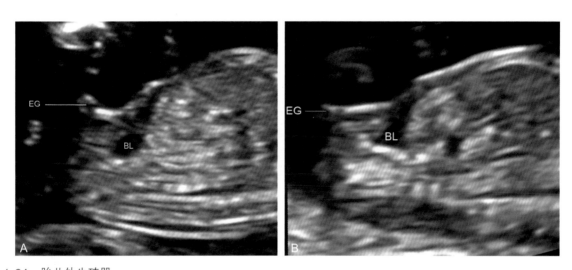

图 4-1-24　胎儿外生殖器

　　A．正中矢状切面，阴茎多指向前方，与脊柱长轴方向垂直，呈90°；B．正中矢状切面，阴蒂指向尾侧，与脊柱长轴方向平行，呈180°。EG．外生殖器；BL．膀胱

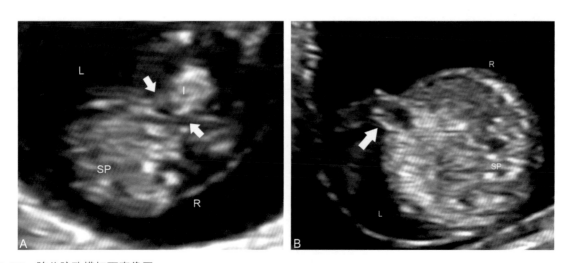

图 4-1-25　胎儿脐孔横切面声像图

　　A．10周胎儿生理性中肠疝声像图；B．13周胎儿正常脐带腹部入口（箭头所示）声像图。I．肠管；L．左侧；R．右侧；SP．脊柱

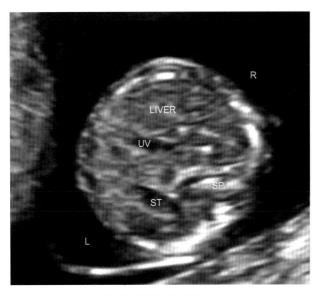

图 4-1-26　12 周胎儿上腹部横切面
　　SP. 脊柱；ST. 胃泡和 LIVER. 肝；L. 左侧；R. 右侧；UV. 脐静脉

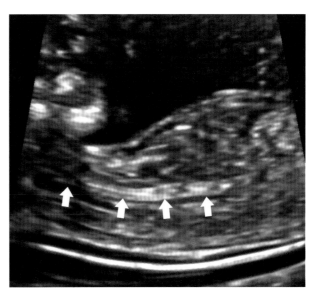

图 4-1-27　13 周胎儿食管声像图
食管在矢状切面上表现为双层或多层强回声线（箭头所示）

显示率可达 98%。

　　胎儿胆囊在 7 周时由肝憩室的尾支发育而来，胆汁则在 14 周左右才形成。胆囊在 13 周以前不能显示，13 周显示率仅为 50%，14 周后正常胎儿常可检出胆囊。

六、胎儿肢体

　　第 7～8 周，上、下肢肢芽长出，超声显示为一棒状结构，伴随手和足的早期发育。从第 9 周起超声可清晰显示上、下肢（图 4-1-28），并可见股骨和肱骨，从第 10 周起可见胫骨／腓骨，桡骨／尺骨，第 11 周后可显示胎儿手指和足趾。在 11～14 周时肱骨、尺桡骨、股骨和胫腓骨长度相近，并且随妊娠时间增长呈线性增长。早孕期胎儿手指总处于伸开状态而容易显示（图 4-1-29A），与中、晚期胎儿手指常处于握拳状态不同。同样，足也呈自然姿势，膝关节常呈轻曲状态（图 4-1-29B）。

七、胎儿颜面部

　　妊娠 10 周时，胎儿的面部结构基本发育完全，眼的结构于妊娠 8 周时基本形成；双侧腭突融合及原发腭和继发腭在中线处融合形成腭部也发生于 10 周前，耳郭于 10 周时形成。妊娠 9～10 周可显示上颌骨及下颌骨，10～11 周可显示眼眶回声。11 周可显示眼球内晶体呈极小的圆形回声小结构，14 周显

示率明显增高。在 6～12 周，颜面部矢状面变化较大，第 7 周前额骨明显突出，上颌骨生长明显快于下颌骨生长，因而显示上颌骨较下颌骨明显增大，到第 12 周，下颌骨生长才赶上上颌骨，达上颌骨大小。因此，12 周后，胎儿颜面部的基本解剖结构均已完全建立，笔者研究发现利用胎儿系列颜面冠状切面可以更好地观察早孕晚期胎儿颜面结构，如双眼及双耳冠状切面（图 4-1-30A）、鼻后三角区冠状切面（图 4-1-30B）和上唇冠状切面（图 4-1-30C）。双眼及双耳冠状切面可观察到胎儿双侧眼球、双耳等结构。鼻后三角区冠状切面可观察到双侧鼻骨、上颌骨、上牙槽骨及下颌骨等结构。上唇冠状切面可观察到上唇、下唇及鼻，但由于此时期胎儿皮肤及皮下组织较薄，该切面常常难以清楚显示。

　　鼻骨检测：鼻骨的超声评估目前也是此时期筛查染色体异常的一个新指标，有研究发现合并使用 NT、鼻骨及母体游离 β-hCG、PAPP-A 进行唐氏综合征筛查，在假阳性率为 5% 时，有可能检出超过 95% 的 21 三体。

　　早孕期鼻骨的超声检查切面主要为正中矢状切面：正中矢状切面与 NT 切面的要求类似，但超声声束平面应与鼻骨垂直，鼻的声像图中应可见 3 条清晰的线（图 4-1-31），鼻背部表面的短线为皮肤，下方较厚且回声较强的短线为鼻骨，第三条线与皮肤几乎相连但回声略强，即为鼻尖，尽可能放大图像至只显示头部及上胸。

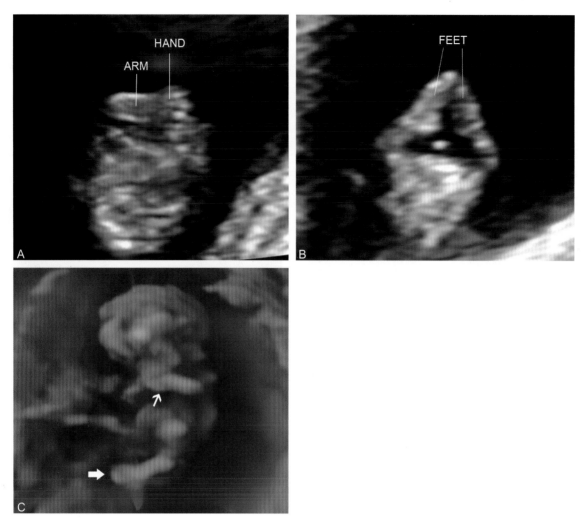

图 4-1-28　9 周胎儿肢体声像图

A. 胎儿一侧上肢声像图；B. 胎儿双侧下肢声像图；C. 三维超声显示胎儿上下肢声像图。ARM. 前臂；HAND. 手；FEET. 双足；细箭头所示上肢；粗箭头所示下肢

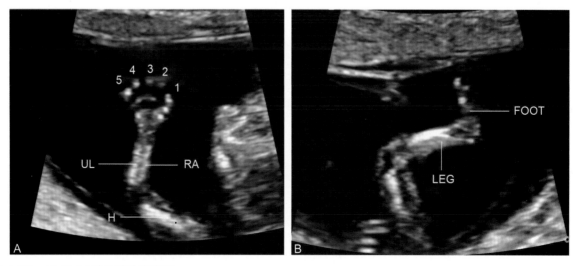

图 4-1-29　12 周 4d 胎儿肢体声像图

A. 胎儿上肢声像图；B. 胎儿下肢声像图。1. 拇指；2. 食指；3. 中指；3. 中指；4. 无名指；5. 小指；UL. 尺骨；RA. 桡骨；H. 肱骨；FOOT. 足；LEG. 小腿

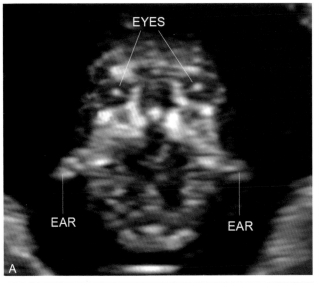

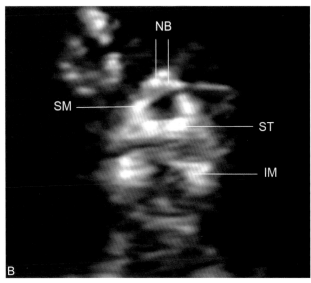

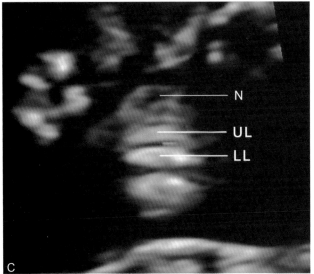

图 4-1-30　胎儿颜面部系列冠状切面

A. 双眼及双耳冠状切面显示双眼球（EYES）及双耳（EAR）回声；B. 鼻后三角冠状切面显示双侧鼻骨（NB）、上颌骨额突（SM）上腭(ST)及下颌骨(IM)；C. 上唇冠状切面显示上唇(UL)、下唇（LL）及鼻（N）

八、胎儿颈部透明层（nuchal translucency，NT）

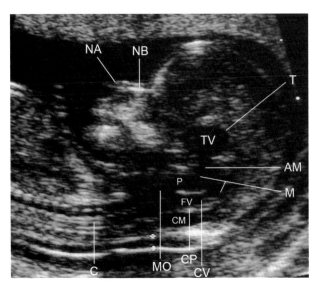

图 4-1-31　12 周 5d 胎儿鼻骨

正中矢状切面显示胎儿鼻骨（NB）、鼻尖（NA）

NT 是指胎儿颈后皮下的无回声带，位于皮肤高回声带与深部软组织高回声带之间。这是早孕期尤其在早孕晚期，所有胎儿均可出现的一种超声征象。早孕期 NT 增厚与唐氏综合征、先天性心脏病的危险性增高有关。增厚的 NT 可以逐渐发展成为大的囊性淋巴管瘤，可伴有或不伴有胎儿水肿。绝大部分胎儿 NT 增厚在中孕期恢复正常。

20 世纪 80 年代，许多学者发现，早孕期颈部囊性淋巴管瘤可有不同的表现，主要为有分隔和无分隔囊性淋巴管瘤两类。同时观察到早孕期囊性淋巴管瘤可逐渐消退或形成颈皱增厚，或完全正常，但仍与非整倍体染色体畸形有关。1985 年 Benacerraff 等首次报道中孕期超声检测颈皱增厚

(nuchal fold, NF)≥6 mm，患唐氏综合征的危险性增加。1992年，Nicolaids等提出使用"颈部透明层 (nuchal translucency, NT)"这一名称来描述早孕期胎儿颈部皮下的无回声带。

NT于20世纪90年代开始应用于临床后，现已广泛用于筛查胎儿染色体异常，特别是唐氏综合征。据统计，利用NT及孕妇年龄可以筛查75%左右的唐氏综合征患儿。

1. NT检查时间　一般认为在11～13^{+6}周测量NT较好，此时头臀长相当于45～84 mm。可用经腹部超声测量，亦可用经阴道超声测量，两者成功率相似。10～13周98%～100%可测量NT的厚度，而14周则降至90%。经阴道超声在10周时测量NT成功率为100%，14周时降至11%。Whitlow等认为测量NT及检查早期胎儿结构的时间为13周。

2. NT测量方法　标准测量平面为胎儿正中矢状切面。此切面亦是测量头臀长的标准切面，显示此切面时，要求尽可能将图像放大，清楚显示并确认胎儿背部皮肤，在颈部皮肤高回声带的深部显示无回声或低回声带即为NT（图4-1-32A）。测量时应在NT的最宽处测量垂直于皮肤强回声带的距离，测量游标的内缘应与NT的强声线的内缘相重叠（图4-1-32B）。

NT测量注意事项如下。

要求使用高分辨力实时超声仪器测量NT，且有良好的局部放大功能，仪器测量精度应达0.1 mm。

特别注意区分胎儿皮肤与羊膜，此时期胎儿颈背部皮肤与羊膜均表现为膜状高回声带，如果将羊膜误认为颈部皮肤时，所测量的所谓之"NT"厚度实际上为羊膜与皮肤之间羊水的厚度，而非NT。区别羊膜和胎儿颈背部皮肤最好的方法是在胎动时进行区别，胎动时颈背部皮肤随胎动而动，而羊膜无此表现。另外，将图像放大后仔细观察亦可辨认。

注意在正中矢状切面上测量NT。如果切面不满意，可等待胎动后胎儿位置改变再观察测量。

有颈部脑脊膜膨出、颈部脐带时，注意辨认，避免误测。

胎儿颈部姿势亦可影响NT的测量。Whitlow等发现与胎儿颈部自然伸位(不后仰也不前屈)相比，胎儿颈部仰伸时，NT测量值平均可增加0.62 mm，而胎儿颈部前屈时平均可减少0.4 mm。在胎儿颈部自然伸展状态下，NT测量的可重复性最佳，95%重复测量相差不超过0.48 mm，而在胎儿后仰时相差可达1.04 mm，前屈时达0.7 mm。

同一操作者之间及不同操作者之间可重复性测量有一定差异。Pandya等对NT测值的重复性进行了研究，让4位医师测量200例10～14周胎儿NT厚度，发现在同一测量者及不同测量者之间重复测量的差异在0.5～0.6 mm，且与NT厚薄无关。Braithwaite等研究了经腹部(1641例)及经阴道(88例)超声测量NT的重复性，发现95%病例经腹部重复测量NT平均相差约0.44 mm，经阴道平均相差约0.23 mm。

3. NT判断标准　最近研究表明，胎儿NT厚度随着孕龄的增加而增加，因此，不同孕周测量NT，显然不能使用同一个标准来判断。目前多数学

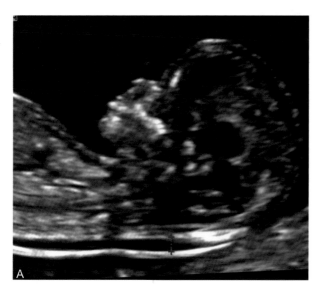

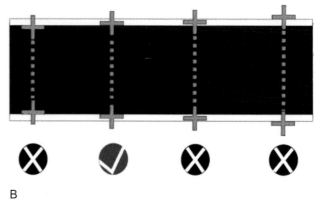

图4-1-32　NT测量图

A. 12^{+5}周正常胎儿NT测量，厚约0.22 cm；B."√"表示测量正确；"×"表示测量错误

者认为不同孕周使用不同截断值来判断更敏感且更具特异性，但目前大部分研究仍使用 NT ≥ 3 mm 为异常标准。

NT 正常值范围随孕周的增大而增大。Pandya 报道，胎儿头臀长从 38 mm 增加到 84 mm 时，NT 中位数从 1.3 mm 增加到 1.9 mm，NT 的第 95 百分位从 2.2 mm 增加到 2.8 mm。Nicolaids 研究结果（图4-1-33）表明随着头臀长的增大，NT 在第 5、第 25、第 75 和第 95 百分位数增大。第 99 百分位 NT 值为 3.5 mm。

第二节　正常中晚期妊娠胎儿超声解剖

随着超声仪器的发展及仪器分辨率的不断提高，图像质量不断得到改善，胎儿超声检查也越来越细致。对胎儿各系统、各结构的生长发育及形态变化的认识也越来越深刻。本节主要讨论中晚期妊娠胎儿解剖结构的超声图像特点及其在生长发育过程中的变化特征。

进行胎儿超声检查时首先要清楚胎产式与胎方位（第 1 章）及胎儿的前后、左右、上下等位置关系（图4-2-1）。

当胎儿为头先露且脊柱在母体右侧时，靠近母体腹壁的一侧为胎儿的左侧，如靠近母体腹壁的上肢为胎儿左上肢。

当胎儿为头先露且脊柱在母体左侧时，靠近母体腹壁的一侧为胎儿的右侧，如靠近母体腹壁的上肢为胎儿右上肢。

当胎儿为臀先露且脊柱在母体右侧时，靠近母体腹壁的一侧为胎儿右侧；而脊柱位于母体左侧时，靠近母体腹壁一侧为胎儿左侧。

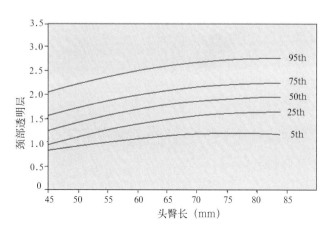

图 4-1-33　胎儿头臀长与胎儿 NT 的第 5、第 25、第 50、第 75、第 95 百分位关系。引自 Nicolaids

清楚胎儿左右侧对判断胎儿各脏器的位置，非常重要。以上内容可以简单描述如下。

胎儿头先露时：脊柱右（胎儿脊柱在母体的右侧），前为左（近母体腹壁的一侧为胎儿左侧）；脊柱左（胎儿脊柱在母体的左侧），前为右（近母体腹壁的一侧为胎儿右侧）。

胎儿臀先露时：脊柱右（胎儿脊柱在母体的右侧），前为右（近母体腹壁的一侧为胎儿右侧）；脊柱左（胎儿脊柱在母体的左侧），前为左（近母体腹壁的一侧为胎儿左侧）。

一、胎儿头颅

胎头检查是胎儿超声检查中最重要的项目之一。胎儿颅脑超声检查是最早用于胎儿畸形产前诊断的领域之一。初期由于仪器分辨率低，超声仅能发现某些严重的结构畸形，如无脑儿、重度脑积水等；随着仪器的发展，许多脑畸形在妊娠 20 周以前即能准确诊断，中枢神经系统的一些很小的正常解剖结构也能清楚显示。经阴道超声对妊娠 16～20 周胎儿中枢神经系统畸形的诊断有优势。

前节已经讲述，在早孕末期，丘脑、第三脑室、中脑、脑干、小脑半球已能为超声所显示，实际上，这些结构在以后的生长发育过程中，除了继续生长发育与进一步增大外，其轮廓形态与回声强度变化极小。但是，端脑则不同，随着端脑的生长与发育，其形态与回声强度出现明显变化。因此，妊娠中、晚期胎儿脑的最明显的变化是端脑的变化。

到 18 周后，脑实质明显增厚，回声相对增强，位于侧脑室及强回声脉络丛的周围，侧脑室主要显示侧脑室体、三角区及其内的强回声脉络丛，仅侧脑室前角没有被强回声脉络丛占据而呈无回声区，此时期，侧脑室颞角及后角才开始形成，图像上尚不明显，仅表现为向相应脑实质内的小突出。早孕末期或中孕早期，端脑的主要超声特征为侧脑室内充满了强回声的脉络丛，而此时期脑实质呈低回声或极低回声，较薄。

胎儿头颅的超声检查可经横切面、冠状切面和矢状切面扫查。

（一）胎儿颅脑横切面

因胎儿体位的关系，胎儿颅脑横切面最容易获得，而一系列的胎头横切面也是显示颅内结构最重要的切面。将探头置于胎头一侧，声束平面垂直于

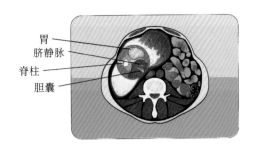
胃
脐静脉
脊柱
胆囊

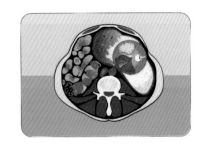

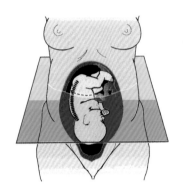

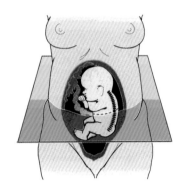

A. 纵产式头位

B. 纵产式臀位

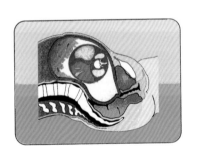

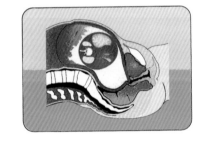

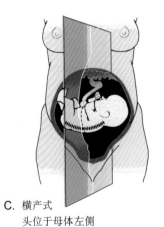

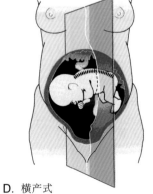

C. 横产式
头位于母体左侧

D. 横产式
头位于母体右侧

图 4-2-1　胎产式与胎方位以及胎儿前后、左右、上下关系

　　A、B．母体腹部横切面，胎儿亦呈横切面时，胎产式为纵产式，如为头位，脊柱位于母体右侧，则靠近母体腹壁的一侧为胎儿的左侧，靠近母体脊柱的一侧为胎儿右侧，胃应在母体腹壁侧，胆囊应在母体的脊柱侧（A）；如为臀位，脊柱位于母体左侧，则靠近母体腹壁的一侧为胎儿的左侧，靠近母体脊柱的一侧为胎儿右侧，胃应在母体腹壁侧，胆囊应在母体的脊柱侧（B）；C、D．母体腹部纵切面，胎儿呈横切面时，胎产式为横产式。如果胎头位于母体左侧，脊柱靠近子宫下段，则靠近母体腹壁的一侧为胎儿的左侧（C）；如果胎头位于母体右侧，脊柱靠近子宫底部，则靠近母体腹壁的一侧为胎儿左侧（D）

脑中线，自颅顶向颅底横向扫查可获得一系列颅脑横切面。在胎儿颅脑检查时，最重要、最常用的横切面有丘脑水平横切面、侧脑室水平横切面和小脑横切面（图 4-2-2）。

1. 丘脑水平横切面（双顶径与头围测量平面）

标准平面要求清楚显示透明隔腔、两侧丘脑对称及丘脑之间的裂隙样第三脑室，同时，颅骨强回声环呈椭圆形，左右对称（图 4-2-3）。

在此平面内主要可见到以下重要结构。

（1）脑中线：在此切面上脑中线居中，不连贯。

（2）透明隔腔（cavity of septum pellucidum，CSP）：在脑中线的前 1/3 处，呈长方形的无回声，即为透明隔腔（也就是临床上所说的第五脑室）。

（3）丘脑：图像中央可见中线两侧对称的卵圆形低回声结构，即丘脑（图 4-2-3）。

（4）第三脑室：两侧丘脑中间的缝隙为第三脑室（图 4-2-3），其宽度正常时小于 2 mm。第三脑室是两侧背丘脑和两侧下丘脑间的狭窄腔隙。向前经室间孔通向侧脑室，向后经中脑导水管通向第四脑室。

（5）大脑及大脑外侧裂可清楚显示。

2. 侧脑室水平横切面 在获得丘脑水平横切面后，声束平面平行向胎儿头顶方向稍移动或探头由颅顶部向下方平行移动，即可获此切面（图 4-2-4），这一切面是测量侧脑室的标准平面。

标准平面要求侧脑室后角显示清楚，呈无回声，内有强回声的脉络丛，但未完全充满后角。图像中央仍可显示两侧丘脑，脑中线可见。侧脑室额角侧壁几乎和大脑镰相平行，枕角向两侧分开离脑中线较远。

在此平面内主要可见到以下重要结构：

在此切面上，颅骨强回声环呈椭圆形，较丘脑平面略小。侧脑室后角显示清楚，呈无回声区，内有强回声的脉络丛，但未完全充满后角。图像中央尚可显示两侧部分丘脑，脑中线可见。侧脑室额角内侧壁几乎与大脑镰相平行，枕角向两侧分开离脑

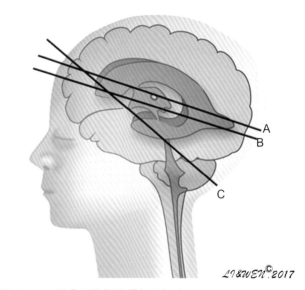

图 4-2-2 最常用的颅脑横切面扫查

A. 侧脑室水平横切；B. 丘脑水平横切面；C. 小脑水平横切面

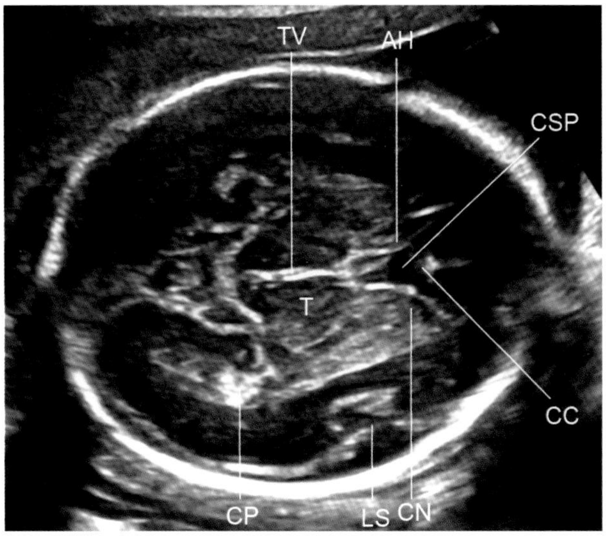

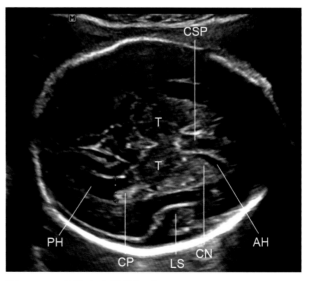

图 4-2-3 丘脑水平横切面

显示丘脑（T）、脑中线、透明隔腔（CSP）、第三脑室（TV）、脉络丛（CP）、大脑外侧裂（LS）、胼胝体（CC）、前角（AH）、尾状核头部（CN）、大脑等

图 4-2-4 侧脑室水平横切面

显示侧脑室后角（PH）与前角（AH）、丘脑（T）、大脑镰、大脑外侧裂（LS）、透明隔腔（CSP）、脉络丛（CP）、尾状核头部（CN）、大脑实质。"＋＋"侧脑室枕角宽度

中线较远。测量枕角与额角的内径可判断有无脑室扩张及脑积水，整个妊娠期间，胎儿侧脑室枕角内径均应小于10mm。中孕期，由于侧脑室内脉络丛呈强回声，其远侧的大脑皮质回声低或极低（图4-2-4），应注意和侧脑室扩张或脑积水相区别。

侧脑室内有含丰富糖原的脉络丛（choroid plexus），脉络丛是由软脑膜与室管膜直接相贴，突入脑室形成的皱襞状结构，见于第三、第四脑室顶和大部分侧脑室壁，软脑膜含有丰富血管，室管膜形成脉络丛上皮，可分泌出脑脊液。脑脊液含有较高浓度的Na^+、K^+和Cl^-及少量蛋白质、少许脱落细胞和淋巴细胞，为无色透明的液体，由蛛网膜粒吸收入血，这样脉络丛上皮不断分泌脑脊液，又不断回流入血液，使脑脊液的产生与回流达到平衡。

3. 小脑水平横切面　在获得丘脑平面后声束略向尾侧旋转，即可获此切面（图4-2-5，图4-2-6）。

标准平面要求显示清晰的小脑半球且左右对称以及前方的透明隔腔，颅骨强回声环左、右对称，呈椭圆形。

在此平面内主要可见到以下重要结构：

小脑半球：小脑半球呈对称的球形结构，最初为低回声，随着妊娠的进展，其内部回声逐渐增强，

晚孕期显示出一条条排列整齐的强回声线，为小脑裂。两侧小脑中间有强回声的蚓部相连。蚓部的前方有第四脑室，后方有颅后窝池。

小脑横径随孕周增长而增长。在妊娠24周前，小脑横径（以毫米为单位）约等于孕周（如20mm即为妊娠20周），妊娠20~38周平均增长速度为1~2mm/周，妊娠38周后平均增长速度约为0.7mm/周。

颅骨强回声环、脑中线、透明隔腔、丘脑、第三脑室、大脑、大脑外侧裂的图像特征与侧脑室水平横切面相似。

4. 其他颅脑横切面　主要有透明隔腔水平横切面、近颅顶水平横切面和颅底横切面（图4-2-7）。

（1）透明隔腔水平横切面：在侧脑室水平横切面基础上，声束继续向头侧平移可获取经透明隔腔横切面。标准的经透明隔腔横切面，显示中央为长方形的无回声区，该无回声区的前部为透明隔腔，后部为韦氏腔，声束平面徜偏斜可见脑中线的前后显示为强回声的大脑镰，中间为透明隔腔所中断，透明隔腔位于脑中线前中部，呈长方形的无回声区。该切面不能显示丘脑回声。在此切面上，透明隔分隔侧脑室中央部的隔膜称为透明隔，位于两侧透明隔之间的腔隙即为透明隔腔（图4-2-8），正常时不超过10mm。

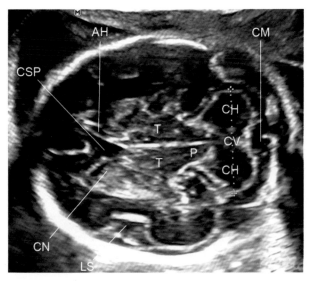

图4-2-5　小脑水平横切面

　　显示小脑半球（CH）、小脑蚓部（CV）、大脑脚（P）、丘脑（T）、第三脑室、透明隔腔（CSP）、颅后窝池（CM）等结构。AH. 侧脑室前角；CN. 尾状核头部；LS. 外侧裂

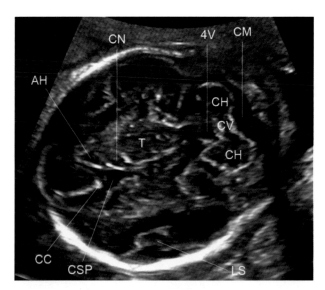

图4-2-6　经第四脑室水平小脑横切面

　　显示小脑半球（CH）、小脑蚓部（CV）、第四脑室（4V）、颅后窝池（CM）、透明隔腔（CSP）、丘脑（T）、胼胝体（CC）、外侧裂（LS）、侧脑室前角（AH）、尾状核头部（CN）

（2）近颅顶水平横切面：获得透明隔水平横切面后，声束平面继续向胎儿颅顶方向平行移动，可显示近颅顶水平横切面，在此切面上颅骨呈小而类圆形强回声环，大脑镰呈前后连续的线状强回声，称为脑中线，位于大脑纵裂内，外侧的强回声为脑室周围白质（图 4-2-9）。

（3）颅底横切面：在获得丘脑水平横切面后，声束平面略向颅底方向平行移动即可显示颅底横切面，在此切面上可见到大脑脚、侧脑室下角、脑底动脉环（Willis 环）等结构（图 4-2-10）。

（二）胎儿颅脑矢状切面

胎头的矢状切面和冠状切面经腹部超声较难显示，但在头位时可以经阴道超声显示出来。头位、臀位或其他胎位时，如果胎儿头顶部贴近母体腹侧，则经腹部超声可较容易地显示这些切面，主要有正中矢状切面、旁中央矢状切面及大脑半球矢状切面（图 4-2-11）。但由于胎儿体位的关系，该切面常常较难直接获取，随着三维超声技术临床应用，可通过第三平面或自由解剖成像来获取（图 4-2-12）。

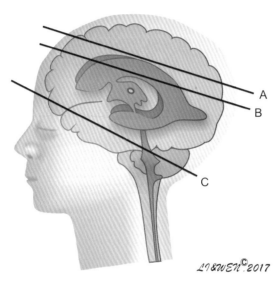

图 4-2-7　其他颅脑横切面扫查
　　A. 近颅顶水平横切面；B. 透明隔腔水平横切面；C. 颅底横切面

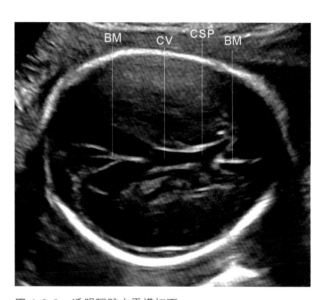

图 4-2-8　透明隔腔水平横切面
　　BM. 脑中线；CSP. 透明隔腔；CV. 韦氏腔

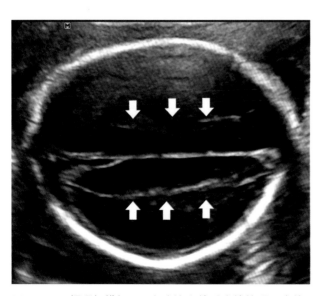

图 4-2-9　颅顶部横切面，大脑镰为前后连续的强回声线，箭头所示为脑白质

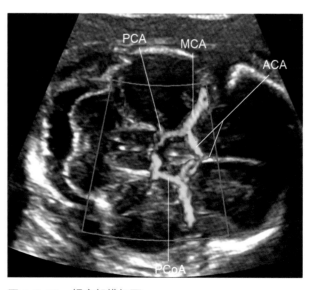

图 4-2-10　颅底部横切面
　　能量多普勒显示颅底动脉环。ACA. 大脑前动脉；MCA. 大脑中动脉；PCA. 大脑后动脉；PCoA. 后交通动脉

1．正中矢状切面　探头声束平面从胎儿前囟进入对颅脑做正中矢状切面扫查即可获得此切面（图4-2-13）。

标准平面要求显示清晰的大脑镰，胼胝体、透明隔腔、第三脑室、小脑蚓部、第四脑室、颅后窝池等。

在此平面内主要可见到以下重要结构：

胼胝体与透明隔腔：胼胝体是最大的大脑半球间连接，胼胝体上方为扣带回（gyrus cinguli），越接近妊娠足月时，扣带回越明显。胼胝体超声表现为低回声薄带状弧形结构，位于透明隔之上，分为嘴部、膝部、体部及压部，其前方为嘴部和膝部，中段为体部，后方为压部。在胼胝体稍上方，胼胝体被扣带回包绕。透明隔腔是位于胼胝体下方的无回声区，随着妊娠的进展透明隔腔可缩小，部分晚孕胎儿不能显示透明隔腔回声。透明隔腔位于两层透明隔之间，前部为胼胝体膝部，上方为胼胝体干，后为穹窿柱与胼胝体的汇合点，下方为胼胝体嘴部和穹窿体部。穹窿柱的后下方为韦氏腔。

第三脑室：胼胝体、透明隔腔和韦氏腔下方无回声区，在侧脑室扩大的情况下逐渐清楚显示，且还可显示其内部的环形实性结构即中间块。第三脑室的顶部可显示强回声的脉络丛，并且可能向尾侧延伸到中脑导水管。

小脑蚓部：位于幕下颅后窝内的强回声区，呈"耳"状，其前方为三角形的第四脑室无回声，后方为颅后窝池。

第四脑室：位于小脑蚓部及脑干之间的无回声区，正常情况下，该切面上第四腔室与颅后窝池不相通。

扣带回：位于胼胝体头侧，胼胝体沟与扣带回沟之间的脑实质，沿胼胝体走行的带状低回声，回声较胼胝体高，径线较胼胝体宽。

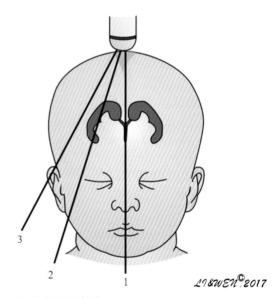

图 4-2-11　矢状切面扫查
　　1．正中矢状切面；2．旁中央矢状切面；3．大脑半球矢状切面

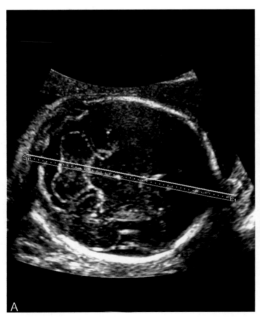
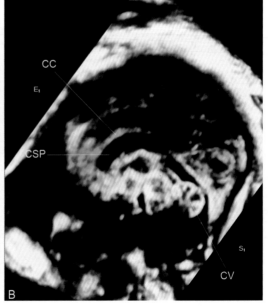

图 4-2-12　颅脑正中矢状切面自由解剖成像
　　以小脑水平横切面为基础获取胎儿颅脑的容积，然后自由解剖线通过胎儿颅脑的正中线（图 A），即可获得胎儿颅脑的正中矢状切面（图 B）。CV. 小脑蚓部；CC. 胼胝体；CSP. 透明隔腔

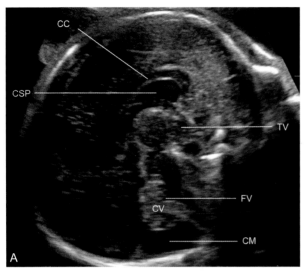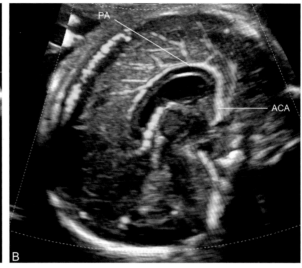

图 4-2-13　经前囟胎儿颅脑正中矢状切面二维（图 A）及彩色多普勒（图 B）

　　显示大脑镰胼胝体（CC）、透明隔腔（CSP）、第三脑室（TV）、第四脑室（FV）、小脑蚓部（CV）、颅后窝池（CM）、大脑前动脉（ACA）、胼周动脉（PA）等结构

　　胼周动脉：大脑前动脉的一个分支，沿胼胝体沟走行。

　　2. 旁中央矢状切面（侧脑室矢面）　在正中矢状切面向两侧轻微侧动探头（10°范围），声束经过侧脑室做旁矢面扫查，即可获得旁矢面（图 4-2-14）。

　　标准平面要求显示侧脑室及其邻近结构，主要显示一侧完整的侧脑室、矢状切面图，此时可清楚显示额角、体部、三角区、颞角和枕角及其内的脉络丛，侧脑室的深面有尾状核丘脑沟、尾状核、丘脑，侧脑室的浅面有脑白质、大脑顶叶、额叶、枕叶、颞叶。

　　在此平面内主要可见到以下重要结构。

　　侧脑室的观察：从前向后可依次显示额角、体部、三角区、颞角和枕角，在大多数情况下，整个侧脑室在旁矢状切面均能显示，特别是脑室系统扩张时，在侧脑室体部水平向左或向右轻微调整角度即可将侧脑室的每一部分显示清楚。

　　脉络丛：位于侧脑室体内，丘脑上方的弧形强回声区，脉络丛的前端不超过尾状核丘脑沟，枕角内无脉络丛回声。

　　尾状核头部：位于前角下方外侧，卵圆形低回声区，与圆形丘脑连接处为一薄的强回声，即尾状核丘脑沟，这是一个非常重要的结构，因在 32 妊娠周之前，该处是残余生发基质区域，如果其延伸到了侧脑室，可能有潜在的室管膜下出血。

　　大脑脑室周围白质：位于脑室周围的稍强回声区，较脉络丛回声稍低。

　　3. 大脑半球矢状切面　在旁矢状切面进一步向颞侧侧动探头，声束平面通过大脑外侧裂做矢状扫查，即可获得大脑半球矢状切面（图 4-2-15）。

　　标准平面要求显示大脑半球，大脑外侧裂是该切面的一个特征性标志。

　　在此平面内主要可见到以下重要结构：大脑顶叶、额叶、枕叶、颞叶、岛叶、大脑外侧裂和脑白质。

（三）胎儿颅脑冠状切面

　　声束平面从前向后扫查可显示一系列冠状切面，其中主要有额叶冠状切面、侧脑室前角冠状切面、侧脑室体部冠状切面、小脑冠状切面、侧脑室三角区冠状切面及枕叶冠状切面（图 4-2-16）。

　　1. 额叶冠状切面　探头声束从胎儿前囟进入向前额方向偏斜约 20°，声束平面经过侧脑室前角的前方对额叶行冠状扫查，即可获得额叶冠状切面（图 4-2-17）。

　　标准平面要求显示大脑额叶皮质、半球裂隙、前角前方的深部脑白质和颅前窝底部的颅骨及眼眶和眼球。

　　在此平面内主要可见到以下重要结构：脑中线（大脑镰）、大脑额叶皮质，前角前方稍强回声的脑白质。

　　2. 侧脑室前角冠状切面　在额叶冠状切面基础上，声束平面略向后并通过侧脑室前角水平做冠状切面扫查，即可获得侧脑室前角冠状切面（图 4-2-18）。

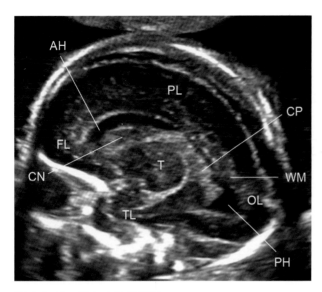

图 4-2-14　旁中央矢状切面
　　显示侧脑室前角（AH），尾状核丘脑沟，尾状核（CN），丘脑（T），大脑额叶（FL）、顶叶（PL）、枕叶（OL）、颞叶（TL）、侧脑室体部、后角（PH）和颞角，脉络丛（CP）、脑白质（WM）等结构

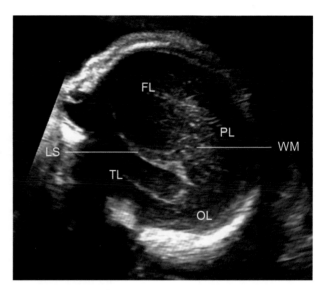

图 4-2-15　大脑半球矢状切面
　　显示大脑额叶（FL）、顶叶（PL）、枕叶（OL）、颞叶（TL）、岛叶、大脑外侧裂（LS）和脑白质（WM）

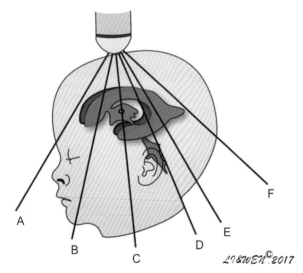

图 4-2-16　冠状切面超声扫查
　　A．额叶冠状切面；B．侧脑室前角冠状切面；C．侧脑室体部冠状切面；D．小脑冠状切面；E．侧脑室三角区冠状切面；F．枕叶冠状切面

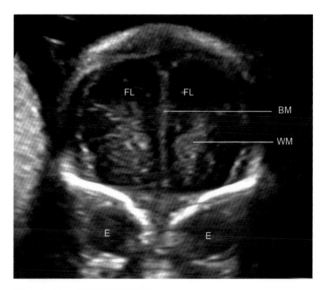

图 4-2-17　额叶冠状切面
　　显示脑中线（BM）、大脑额叶皮质（FL）、前角前方稍强回声的脑白质（WM）。E．眼球

　　标准平面要求清楚显示侧脑室前角、尾状核头部、胼胝体、透明隔腔等结构。

　　在此平面内主要可见到以下重要结构。

　　侧脑室前角：呈羊角状的无回声区，左右对称。可观察脑室大小是否正常及有无扩张。

　　尾状核头部：左右侧脑室前角外下方的椭圆形低回声结构。

　　脑中线（半球裂隙）：大脑半球中间的强回声结构，其间有薄的无回声线，边缘有两个垂直的强回声线。

　　透明隔腔：位于左右侧脑室前角中间的液体腔隙，呈无回声区，又称第五脑室，要注意避免与第三脑室相混淆。

　　胼胝体：位于透明隔腔上方的横行条带状低回声结构，故在此切面还可以分析胼胝体的有无，是否存在胼胝体缺失。

3. 侧脑室体部冠状切面 在侧脑室前角冠状切面基础上，声束平面向后移动并通过第三脑室和侧脑室体部做冠状切面扫查，即可获得侧脑室体部冠状切面（图 4-2-19）。

标准平面要求显示侧脑室体、第三脑室、尾状核头部、胼胝体、透明隔腔等结构。

在此平面内主要可见到以下重要结构：透明隔腔，位于透明隔腔两侧为侧脑室体部。两侧丘脑及两侧丘脑之间可见第三脑室及其两侧的室间孔，因

第三脑室很小，很难显示，亦属于正常现象。脑干为位于丘脑下方的低回声区。左右两侧横 Y 形强回声结构为大脑外侧裂，内有大脑中动脉分布，为大脑额叶和颞叶的分界。

4. 小脑冠状切面 在获得侧脑室体部冠状切面后，声束平面继续向后移动扫查，即可获小脑冠状切面（图 4-2-20）。

标准平面要求显示小脑半球及小脑蚓部、侧脑室体部、尾状核头部、胼胝体、透明隔腔等结构。

在此平面内主要可见到以下重要结构：胼胝体、透明隔腔、侧脑室体部、尾状核、丘脑、小脑幕、小脑半球、小脑蚓部、大脑外侧裂等。

5. 侧脑室三角区冠状切面 在获得小脑冠状切面基础上，声束平面继续向后倾斜，通过侧脑室三角区做冠状切面扫查，即可获得侧脑室三角区冠状切面（图 4-2-21）。

标准平面要求显示侧脑室三角区及其内部的脉络丛，脉络丛呈"八"字分布，为均匀一致强回声。

在此平面内主要可见到以下重要结构。

侧脑室三角区及其内的脉络丛，脉络丛呈"八"字分布，半球裂隙；顶叶脑实质；脑室周围白质。

6. 枕叶冠状切面 在获得侧脑室三角区冠状切面基础上，声束平面继续向后倾斜，并通过顶叶及枕叶的冠状切面扫查，即可获得枕叶冠状切面（图 4-2-22）。

标准平面要求显示顶叶、枕叶皮质及深部脑

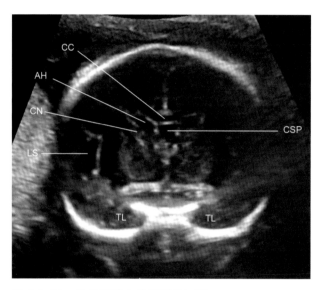

图 4-2-18 胎儿侧脑室前角冠状切面
显示侧脑室前角（AH），尾状核头部（CN），胼胝体（CC），透明隔腔（CSP）、外侧裂（LS）等结构。TL. 颞叶

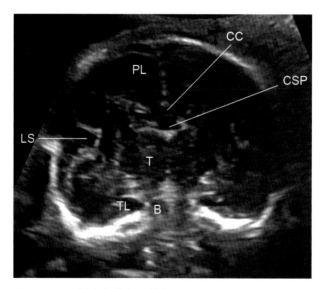

图 4-2-19 侧脑室体部冠状切面
显示丘脑（T）、胼胝体（CC）、透明隔腔（CSP）、外侧裂（LS）、脑干（B）等结构。PL. 顶叶；TL. 颞叶

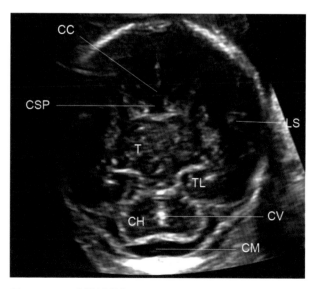

图 4-2-20 小脑冠状切面
显示小脑半球（CH）及小脑蚓部（CV），颅后窝池（CM），胼胝体（CC），透明隔腔（CSP）等结构。T. 丘脑；TL. 颞叶；LS. 外侧裂

白质。

在此平面内主要可见到以下重要结构：脑中线（半球裂隙）、大脑顶枕叶皮质，大脑深部脑白质。

二、胎儿颅缝

二维超声显示胎儿颅缝为相邻两骨之间的低回声短线，颅囟表现为略宽的低回声。近年，随着三维超声在产科的广泛应用，通过三维超声能更直观、更形象及多角度地显示胎儿各个颅缝及前后囟门。应用三维超声显示胎儿颅缝应选用骨骼成像模式。胎儿额缝（图4-2-23）和冠状缝（图4-2-24）较容易显示，矢状缝、人状缝、前囟和后囟（图4-2-25,图4-2-26）受胎儿体位影响较大,常常较难显示。当发现胎儿颅骨形态异常和（或）头围小时，应该对胎儿的颅缝进行超声检查。

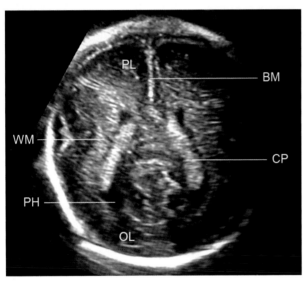

图4-2-21　侧脑室三角区冠状切面
显示侧脑室三角区及其内的脉络丛（CP），脉络丛呈"八"字分布，脑室周围稍强回声的白质（WM），正常白质回声较脉络丛回声稍低。PL. 顶叶；PH. 侧脑室后角；OL. 枕叶；BM. 脑中线

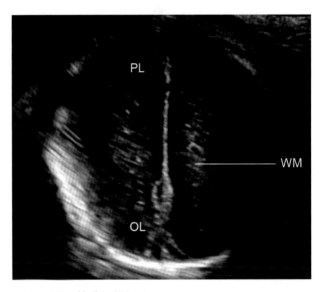

图4-2-22　枕叶冠状切面
显示枕叶（OL）、顶叶（PL）皮质及深部白质（WM）。

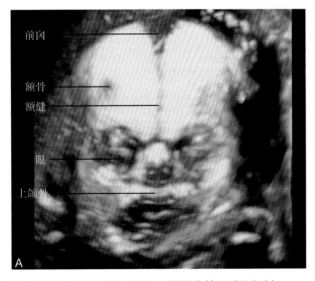

图4-2-23　胎儿颅囟（缝）三维超声前面观及解剖
A. 额缝三维超声图　B. 颅囟（缝）前面观解剖

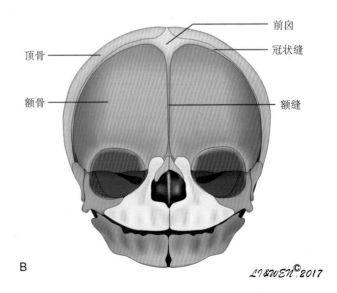

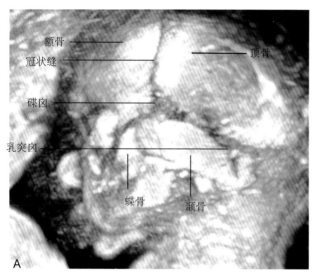

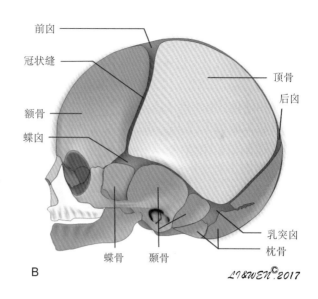

图 4-2-24　胎儿颅囟（缝）三维超声侧面观及解剖

A. 冠状缝三维超声图侧面观　B. 冠状缝、颅囟侧面观解剖

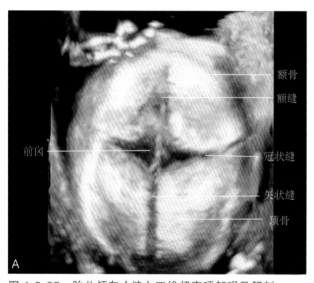

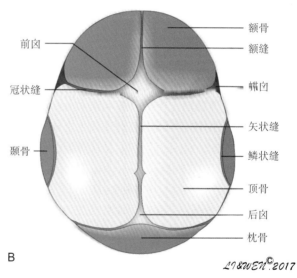

图 4-2-25　胎儿颅囟（缝）三维超声顶部观及解剖

A. 颅囟（缝）三维超声顶部观　B. 颅囟（缝）解剖示意图顶部观

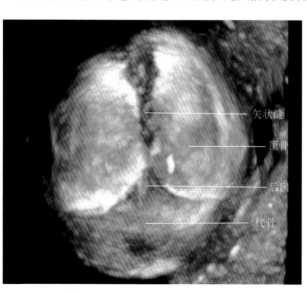

图 4-2-26　胎儿颅囟（缝）三维超声图顶部观

三、胎儿脊柱

　　在胎儿超声诊断中脊柱是十分重要的结构。对胎儿脊柱的超声检查目前以脊柱矢状切面作为筛查胎儿脊柱异常的主要切面。怀疑脊柱异常时，可加做胎儿脊柱的冠状切面和横切面。但由于脊椎是不规则骨，产前超声横切面上很难显示完整脊椎声像图。对于脊柱表面皮肤完整性评价也受胎儿体位影响，特别是皮肤缺损范围较小者，产前更难显示，因此，超声不可能发现所有的脊柱畸形。胎儿俯卧

位时容易显示胎儿脊柱,而仰卧位时难以显示;臀位或羊水较少时胎儿骶尾部较难显示。

脊柱是由椎骨、骶骨和尾骨借韧带、椎间盘及椎间关节连接而成的,位于背部中央,构成人体的中轴。椎骨包括有颈椎7块,胸椎12块,腰椎5块,骶椎5块,尾椎3~5块。出生后随着年龄的增长,5块骶椎融合成1块骶骨,尾椎骨也合成1块尾骨。每块椎骨有3个骨化中心,即2个后骨化中心和1个前骨化中心。一个典型的椎骨是由前方的椎体(前骨化中心)、后方的椎弓(后骨化中心)和2个横突及1个棘突所构成。椎体呈圆柱形,内部是骨松质,外表有薄的骨密质,是椎骨的主要承重部分。椎弓呈弓状,位于椎体后方,共同围成椎孔。各椎骨的椎孔连接起来构成贯通脊柱全长的椎管,容纳脊髓。

在妊娠8周时,下部分胸椎和上部分腰椎首先骨化,然后以此为中心向脊柱的头尾侧逐渐骨化。骶尾部脊柱在妊娠17~18周后才骨化,故妊娠18周以前骶尾部脊柱裂不易为超声检出。

(一)脊柱矢状切面检查

妊娠20周以前,矢状扫查可显示出脊柱的全长及其表面皮肤的覆盖情况。在此切面上脊柱呈两行排列整齐的串珠状平行强回声带,从枕骨延续至骶尾部并略向后翘(图4-2-27),最后融合在一起。在腰段膨大,两强回声带增宽,两强回声带之间为椎管,其内有脊髓、马尾等。在腰骶尾段脊柱矢切面上可以观察脊髓圆锥下缘与腰椎椎体关系,判断是否存在脊髓

圆锥上移障碍,正常胎儿脊髓圆锥末端随孕周增长呈持续上升的趋势,这个趋势又可分两个阶段,一是快速上升期,二是慢速上升期,快速上升期发生在妊娠17~27周,此时期脊髓圆锥末端迅速由腰5上升至腰2,尤其以妊娠17~21周上升最快,21周时达腰3水平。慢速上升期发生在妊娠27~39周,脊髓圆锥末端上升至腰1~2之间(图4-2-28)。

(二)脊柱横切面检查

脊柱横切面最能显示脊椎的解剖结构。横切面上脊椎呈3个分离的圆形或短棒状强回声团,2个后骨化中心较小且向后逐渐靠拢,呈∧形排列,前方较大者为椎体骨化中心。随胎儿长大,骨化中心与软骨韧带共同组成圆环形椎管,椎管内容纳脊髓及马尾(图4-2-29)。

(三)脊柱冠状切面检查

在近腹侧的椎体水平冠状切面上可见整齐排列的一条椎体骨化中心强回声带(图4-2-30A)。声束平面向胎儿背侧平移并通过椎体与椎弓的连接处时,可观察到3条排列整齐强回声带,中间为椎体骨化中心,两侧为椎弓骨化中心(图4-2-30B)。声束平面继续向胎儿背侧平移并通过椎管中央时,可观察到2条排列整齐的椎弓强回声带及椎管内脊髓回声。如果由于胎儿体位关系,在脊柱矢状切面上观察不到胎儿脊髓圆锥时,可通过该切面观察脊髓圆锥的位置(图4-2-30C)。近年,随着三维超声技术

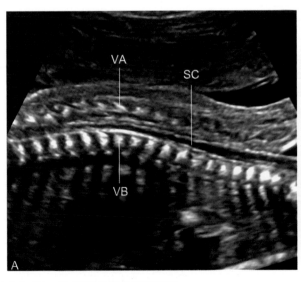
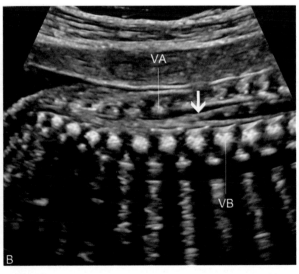

图4-2-27　28周胎儿脊柱矢状切面

A. 胎儿颈胸段脊柱矢状切面;B. 胎儿腰、骶、尾段脊柱矢状切面。VB. 椎体;VA. 椎弓;SC. 脊髓;箭头所示为脊髓圆锥末端

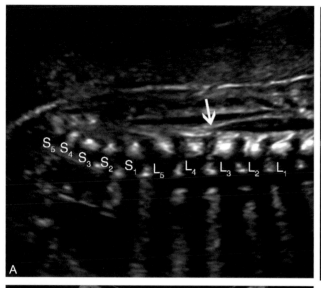

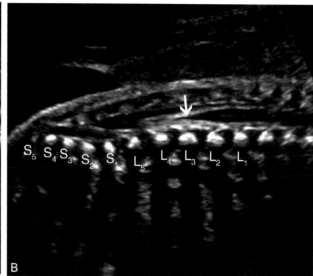

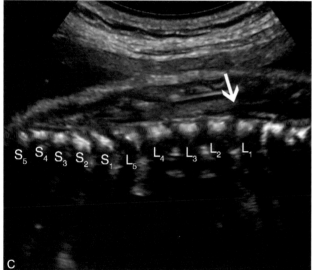

图 4-2-28　胎儿脊柱矢状切面

A．21 周脊髓圆锥末端（箭头所示）达腰 3（L_3）与腰 4（L_4）之间；B．27 周脊髓圆锥末端达腰 3 椎体中部；C．31 周脊髓圆锥末端达腰 1（L_1）与腰 2（L_2）之间；L_4. 第 4 腰椎；L_5. 第 5 腰椎；S_1. 第 1 骶椎；S_2. 第 2 骶椎；S_3. 第 3 骶椎；S_4. 第 4 骶椎；S_5. 第 5 骶椎

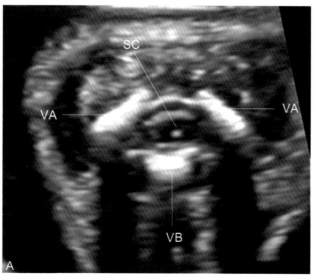

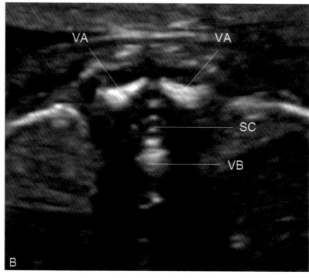

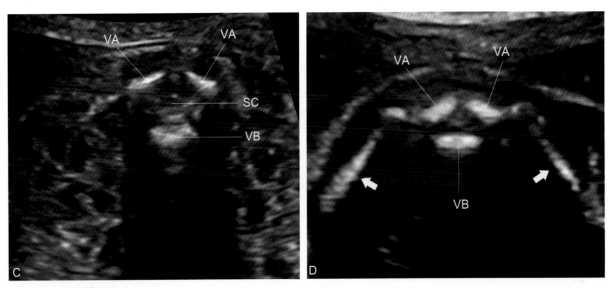

图 4-2-29 脊柱横切面

A. 颈椎横切面；B. 胸椎横切面；C. 腰椎横切面；D. 骶椎横切面。VA. 椎弓；VB. 椎体；SC. 脊髓；箭头所示为髂骨

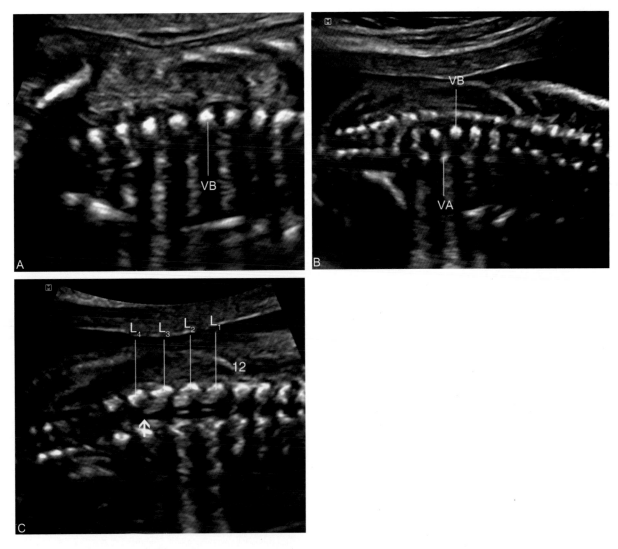

图 4-2-30 胎儿腰、骶、尾段脊柱冠状切面

A. 椎体冠状切面；B. 椎体与椎弓的连接处冠状切面；C. 椎管或椎弓冠状切面，脊髓圆锥下缘（细箭头所示）位于腰 3（L_3）与腰 4（L_4）之间；VB. 椎体；VA. 椎弓；$L_1 \sim L_4$，腰 1 ～ 腰 4；粗箭所示为骶骨末端

在产科的应用，可通过三维自由解剖成像（图 4-2-31，图 4-2-32）和三维骨骼模式获得脊柱椎弓（图 4-2-33A）或椎体（图 4-2-33B）的冠状位声像图，并可以用此方法直观定位脊髓圆锥末端位置。

（四）脊柱检查注意事项

1. 超声不能发现所有的脊柱裂，尤其是骶尾部闭合性脊柱裂。观察颅后窝池及小脑形态可间接了解脊柱的情况。胎儿小脑形态异常和（或）颅后窝池消失时，是开放性脊柱裂的脑部特征。

2. 有肋骨的脊椎为胸椎，其头侧的颈椎和尾侧的腰椎，是脊柱异常的好发部位。

3. 脊柱裂导致的脑积水多为腰骶部开放性脊柱裂，无脑儿则多伴颈、胸部的脊柱裂。

4. 正常脊柱矢状切面扫查时要显示出第 1 颈椎与枕骨的连续性。尾椎处向后稍翘并自然融合，生理弯曲自然顺畅。

5. 脊柱表面浅表组织的连续性也是一个重要的检查内容，因为无隆起的缺损畸形（如脊髓外翻）仅表现为软组织在缺损处的断裂，而无膨出包块。

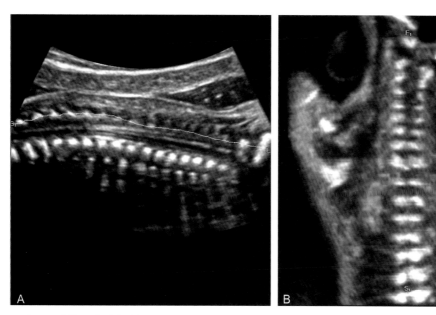

图 4-2-31 胎儿颈胸椎弓自由解剖

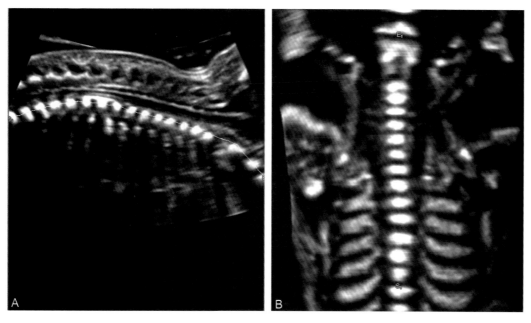

图 4-2-32 胎儿颈胸椎体自由解剖

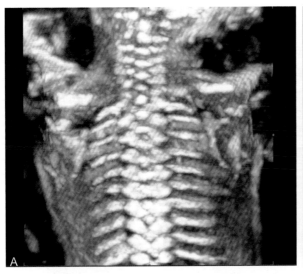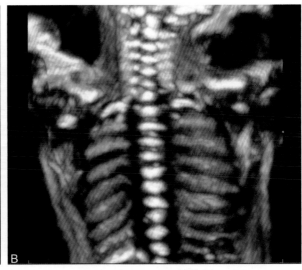

图 4-2-33　胎儿脊柱颈胸段三维骨骼模式成像图

A．胎儿颈胸段椎弓三维骨骼模式成像图；B．胎儿颈胸段椎体三维骨骼模式成像图

当脊髓脊膜膨出偏向于某一侧时，只在另一侧矢状切面扫查脊柱就容易漏诊，故当怀疑脊柱裂时，脊柱的横切面扫查是必要的。

6．腰椎椎管因腰膨大可以有轻微的增宽，是正常生理变化，不应将其视为病理情况。

7．脊柱的尾侧显示较困难（尤其臀位）时，可以坐骨骨化中心为标志表明到达脊柱末端。

8．脊髓圆锥末端的显示有助于发现闭合性脊柱裂。

四、胎儿面部检查

胎儿面部通过常规矢状切面、冠状切面及横切面检查，可清楚地显示出胎儿的双眼、鼻、唇、人中、面颊、下颌等。实时动态扫查时可显示胎儿在宫内的表情（如眨眼）、吮吸等动作。这里主要介绍双眼球横切面、鼻唇冠状切面及正中矢状切面，其他颜面部切面详见第 15 章。另外，这里还简单介绍三维超声技术在胎儿颜面的应用情况。

双眼球横切面上，可显示出胎儿的双眼眶及眼内结构、鼻骨及上颌骨额突等结构（图 4-2-34A）。

正中矢状切面上，可显示胎儿面部侧面轮廓线，该轮廓线起伏有序，由突的额、鼻尖、上唇、下唇、颏部及凹的鼻根、鼻底、口裂组成（图 4-2-34B）。

鼻唇冠状切面可显示鼻尖、双侧鼻翼、双侧鼻孔、鼻小柱、上唇皮肤与唇红、人中、颏部（图 4-2-34C）。

如果上述 3 个切面正常时，基本可排除胎儿眼、鼻及唇的结构畸形。但上述 3 个切面不能观察到胎儿耳、腭，而胎儿耳和腭的观察不是产前超声常规检查的内容，且受胎儿体位影响很大。只有当胎头仰卧或俯卧时，才有可能显示双侧耳廓（图 4-2-35），当胎头侧卧时，双侧耳郭常常显示不清或仅能显示近探头一侧。而胎儿腭的观察则需要胎头仰卧位，且对操作者的手法要求很高（详见第 15 章）。

三维超声技术在胎儿颜面的应用是建立在二维超声基础上，同样受到胎儿体位的影响，二维超声出现的伪像同时也会出现在三维超声，三维超声对操作者的手法也有要求。三维超声优点是直观、多角度、多平面显示胎儿颜面部，为临床提供更立体图像，而胎儿颜面表面成像会带给孕妇一份意外惊喜，这也成为目前社会大众盲目追求三维或四维超声的一个误区。三维超声在胎儿颜面应用较多的技术主要有表面成像模式、骨骼成像模式和自由解剖成像模式。表面成像模式主要观察胎儿鼻、唇、耳及下颌等结构形态（图 4-2-36A）。骨骼成像模式主要观察胎儿鼻骨、上颌骨、下颌骨、额骨及颅缝等结构（图 4-2-36B）。自由解剖成像模式是通过对感兴趣的结构进行任意切割，从而获得我们想要的切面，尤其是对操作手法要求较高的结构，如胎儿腭等（图 4-2-37 至图 4-2-39），该方法有一定的优势。

以上各结构受胎位、羊水、脐带、胎儿面部活动等影响，不一定都能显示出来。当羊水适中，尤其当胎儿仰卧位时，显示以上结构较容易。若不能清楚显示胎儿面部，可让孕妇排空膀胱或慢走 15～30 min，待

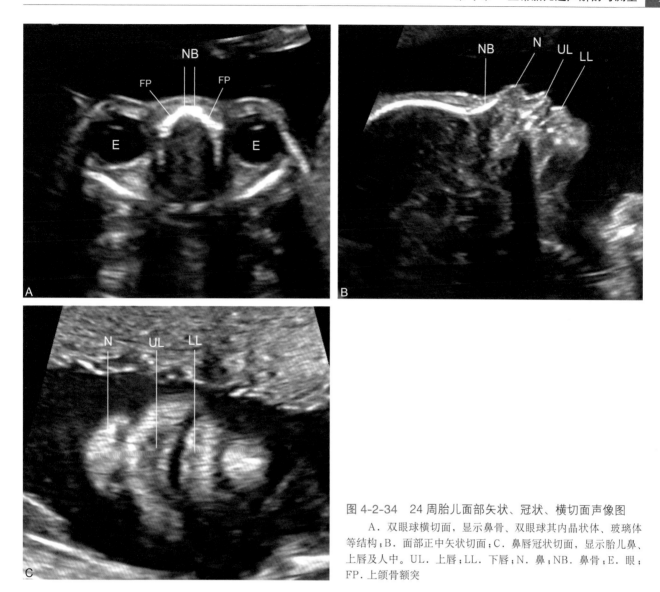

图 4-2-34 24 周胎儿面部矢状、冠状、横切面声像图

A. 双眼球横切面，显示鼻骨、双眼球其内晶状体、玻璃体等结构；B. 面部正中矢状切面；C. 鼻唇冠状切面，显示胎儿鼻、上唇及人中。UL. 上唇；LL. 下唇；N. 鼻；NB. 鼻骨；E. 眼；FP. 上颌骨额突

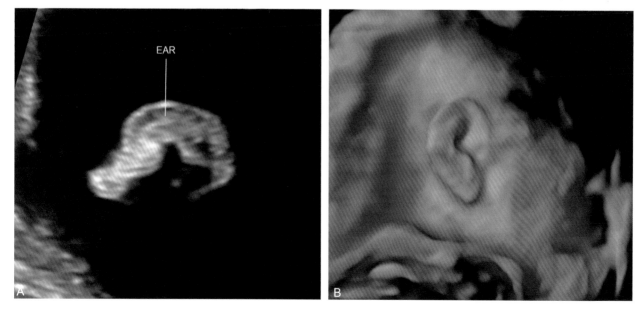

图 4-2-35 24 周胎儿耳声像图

A. 耳郭矢状切面；B. 耳郭表面三维声像图。EAR. 耳

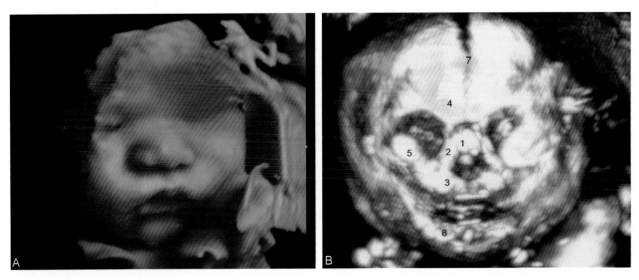

图 4-2-36　胎儿颜面三维超声图
A. 胎儿颜面部三维表面成像；B. 胎儿颜面部三维骨骼成像模式。1. 鼻骨；2. 上颌骨额突；3. 上颌骨；4. 额骨；5. 颧骨；6. 下颌骨；7. 额缝

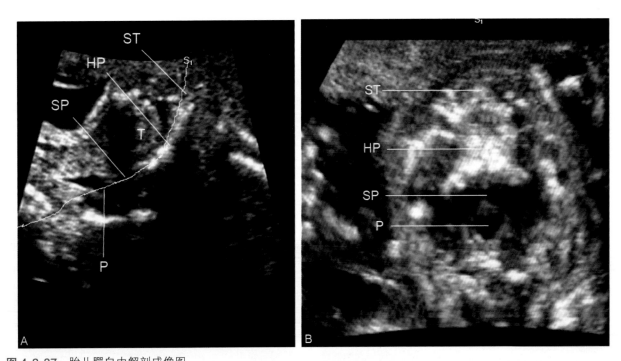

图 4-2-37　胎儿腭自由解剖成像图
沿着上牙槽（ST）、硬腭（HP）、软腭（SP）及咽部（P）画线（图 A），可获得胎儿整个腭部平面声像图（图 B）

胎儿体位改变后再重复检查，一般都能获得满意胎儿体位。唇部扫查要从唇的最前端开始直到嘴角消失为止，这样就会最大限度观察唇的连续性和嘴角。

五、胎儿肢体骨骼

胎儿骨骼具有高对比度，是超声最早能分辨的

结构。骨骼和肌肉由胚胎的中胚层分化而来，骨从胚胎早期由间充质向骨原基分化到发育完善为止，要历时 20 年以上。骨的发生形式有两种，即膜内成骨和软骨内成骨。

人体的顶骨、额骨、下颌骨和锁骨等是以膜内成骨的方式发生的。即在将要成骨的部位，间充质细胞密集并分裂分化为骨原细胞，骨原细胞部分增

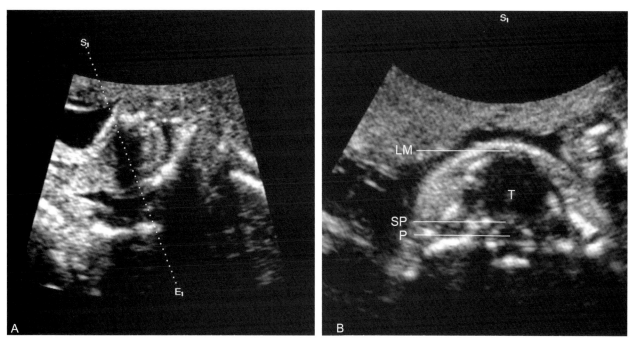

图 4-2-38 胎儿软腭自由解剖成像图
通过胎儿软腭（SP）画线（图 A），可获得软腭斜冠状切面（图 B）。LM. 下颌；T. 舌；P. 咽

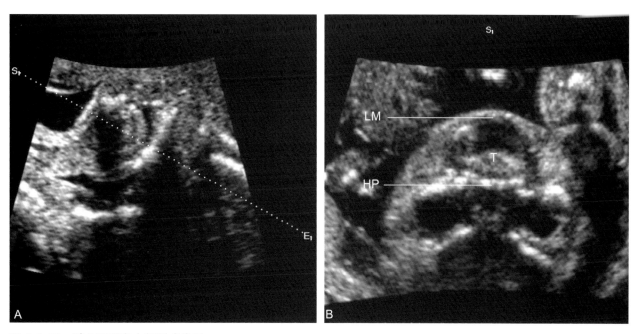

图 4-2-39 胎儿硬腭自由解剖成像图
通过胎儿硬腭（HP）画线（图 A），可获得硬腭斜冠状切面图（图 B）。LM. 下颌；T. 舌

大成为成骨细胞，而后者又被自身分泌的类骨质包埋形成了骨细胞，类骨质钙化成为骨基质，这便是最早的骨组织。

而人体的大部分骨骼，如四肢、躯干和颅底等骨，都是以软骨内成骨的方式发生的。即在长骨将发生的部位，间充质细胞分泌出骨原细胞，骨原细

胞又分化出成软骨细胞，后者被自身分泌的软骨基质包埋，成为软骨组织，其周围的间充质分化成软骨膜，从而软骨雏形出现。在软骨雏形的中段，软骨膜深层的骨原细胞分裂分化为成骨细胞，后者又被其自身分泌的类骨质包埋而成为骨细胞。此后便不断分裂分化为骨外膜、骨小梁，并向两端延伸，

完成软骨内成骨的过程。

最早形成骨组织的部位称为骨化中心，最早形成过渡型骨小梁的部位就是初级骨化中心。而在骨干两端的软骨中央出现的骨化中心称为次级骨化中心，它的出现早至出生前，晚至出生后数月或数年不等。其骨化从中央向四周呈辐射状进行，发生过程与初级骨化中心相似。到最后次级骨松质取代绝大部分软骨组织，这时骨干两端成为早期骨骺，而骺端表面始终有一薄层软骨，即关节软骨。早期骨骺与骨干之间的软骨层即为骺板。在17～20岁或之前，骺板的软骨细胞一直在不断地增殖分裂与退化，成骨细胞和破骨细胞便不断地分解吸收骨髓腔内已钙化的软骨基质形成过渡型骨小梁，从而使骨骼不断生长。20岁之后，骺板被骨小梁代替停止了生长，早期骨骺通过生长及改建，最终形成内部为骨松质，表面为骨密质的骨骺了。

人胚第5周初，在胚体的左右外侧体壁上出现了上下肢芽。在妊娠7～8周末，肢体基本形成，但其中的骨骼完全为软骨，尚未骨化。一般在妊娠2个月后胎儿骨骼开始出现初级骨化中心，如肱骨、桡骨、尺骨、髂骨、胫骨、腓骨等均在妊娠8周出现初级骨化中心；掌骨、趾骨在妊娠9周，指骨在妊娠8～11周，坐骨、耻骨在妊娠16周，距骨在妊娠24周出现初级骨化中心，所以，妊娠4个月超声可显示坐骨骨化中心，妊娠6个月超声可显示耻骨骨化中心，胎儿膀胱充盈后，可显示出膀胱两侧的髂骨，前方的耻骨，后下方的坐骨。妊娠15～16周，可观察到指（趾）骨。

超声不但能显示胎儿骨骼的骨化部分，还可显示软骨部分。正常妊娠32周后在胎儿的骨骺软骨内陆续出现次级骨化中心，不同部位的次级骨化中心出现的孕周不同，据此可帮助评估胎儿的孕周和成熟度，如股骨远端骨骺的次级骨化中心出现在妊娠32～33周；胫骨近端骨骺的次级骨化中心出现在妊娠33～35周；肱骨远端骨骺的次级骨化中心出现在妊娠36～40周（详见第12章）。

在超声图像上初级骨化中心表现为低回声的软骨组织中央的强回声区，伴有后方声影。随着孕周的增长而不断增长、增粗。

妊娠中期羊水适中，胎动较活跃，四肢显像较好，此时是检查胎儿四肢畸形的最佳时期。四肢超声检查应遵循一定的检查顺序，笔者采用连续顺序追踪超声扫查法检查胎儿肢体，取得较好结果（详见第12章）。

超声探头在胎儿颈部横切后稍向下平推，可扫查出在脊柱的两侧前方各有一近似"S"形的强回声并向外后方展开，此为锁骨声像（图4-2-40），在锁骨外侧摆动探头可显示出容易辨认的呈三角形的肩胛骨（图4-2-41），以此为支点，再向胎儿腹侧旋转探头即可显示出肩关节和肱骨，中孕期肱骨头尚未骨化（图4-2-42）。

沿肱骨追踪扫查即能显示尺、桡骨。尺骨较长，上端粗大，下端细小，与小指同侧。而桡骨则相反，上端细小，下端粗大，与拇指同侧（图4-2-43）。

沿尺桡骨向下扫查，即可见胎儿手部，正常时胎手姿势自然呈握拳状，活动时，五指伸开，可显示手指数目及姿势（图4-2-44）。手指数目及形态较难完整评价。

在胎儿膀胱两侧可辨认髂骨（图4-2-45）。髂骨外下侧有一强回声，以此当支点向胎儿腹侧旋转探头即可显示出髋关节和股骨（图4-2-46）。也可以沿胎儿脊柱向下纵向扫查直到骶骨。此时常可显示出一侧股骨，再慢慢转动探头显示股骨全长（图4-2-46C）。股骨体后方有明确的声影，声束从股骨内侧扫查时，可以显示出股骨轻微弯曲，一般无临床意义，确认股骨后顺着股骨向下再找到膝关节（图4-2-47），膝关节下方即为胫骨与腓骨。胫内腓外，胫端的近端较腓骨的近端要粗大，两骨平行，不会出现交叉现象（图4-2-48）。声束横切小腿后，然后平移至胎儿足底，即可显示足底面（图4-2-49），可以分辨出趾的数目。但胎儿偏大且位置较固定时，不易显示趾个数。

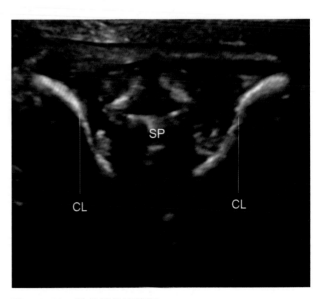

图4-2-40　胎儿锁骨声像图
CL. 锁骨；SP. 脊柱

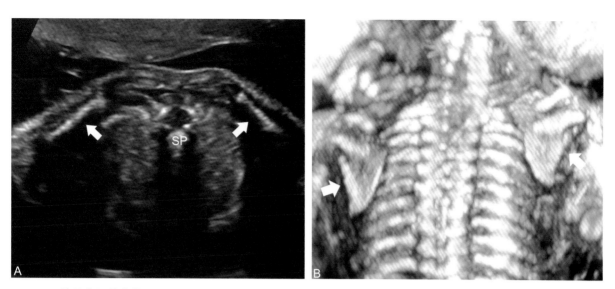

图 4-2-41　胎儿肩胛骨声像图
　　A. 胎儿肩胛骨横切面；B. 胎儿肩胛骨三维声像图。箭头所示为肩胛骨；SP. 脊柱

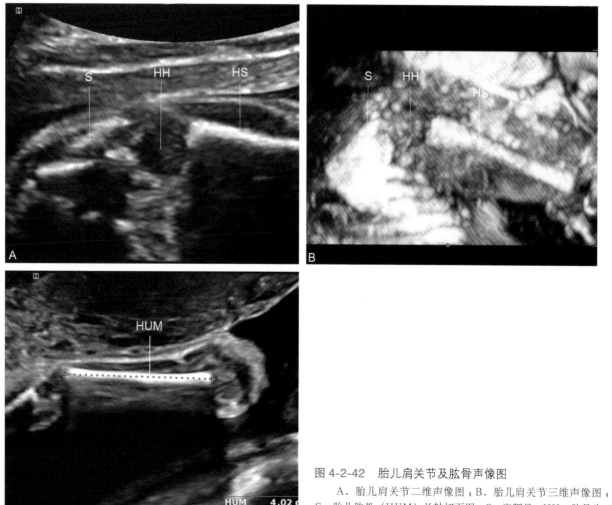

图 4-2-42　胎儿肩关节及肱骨声像图
　　A. 胎儿肩关节二维声像图；B. 胎儿肩关节三维声像图；C. 胎儿肱骨（HUM）长轴切面图。S. 肩胛骨；HH. 肱骨头；HS. 肱骨干

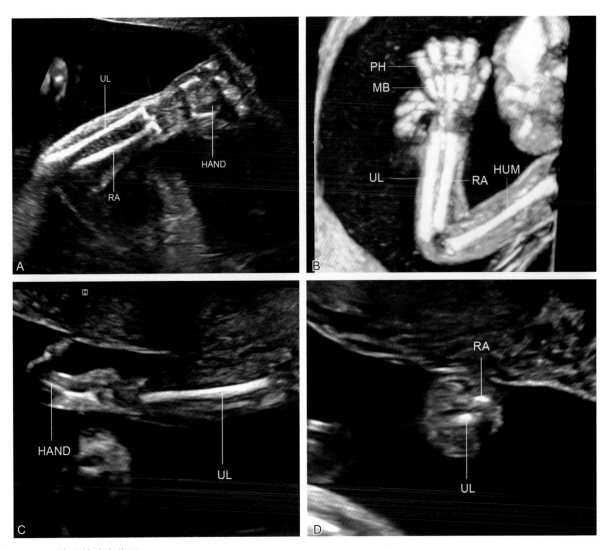

图 4-2-43　胎儿前臂声像图
　　A. 胎儿前臂冠状切面声像图；B. 胎儿上肢三维声像图；C. 胎儿前臂矢状切面声像图；D. 胎儿前臂横切面声像图。UL. 尺骨；RA. 桡骨；HUM. 肱骨；HAND. 手；MB. 掌骨；PH. 指骨

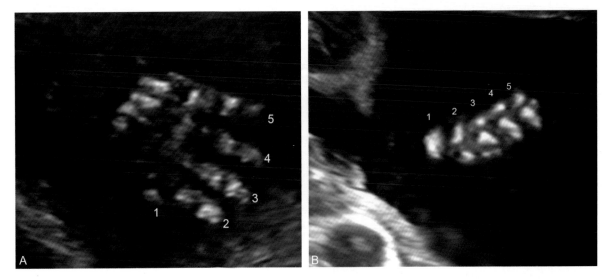

图 4-2-44　胎儿手声像图
　　手掌冠状切面（图 A）清楚地显示 5 个手指呈张开状态，握掌状态下的手指冠状切面（图 B）显示 5 个手指呈握拳状

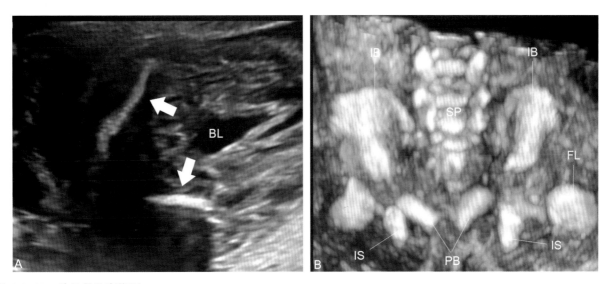

图 4-2-45　胎儿骨盆声像图

　　A. 胎儿双侧髂骨横切面（箭头所示）；B. 胎儿骨盆三维骨骼成像模式。SP. 脊柱；IS. 坐骨；PB. 耻骨；IB. 髂骨；FL. 股骨

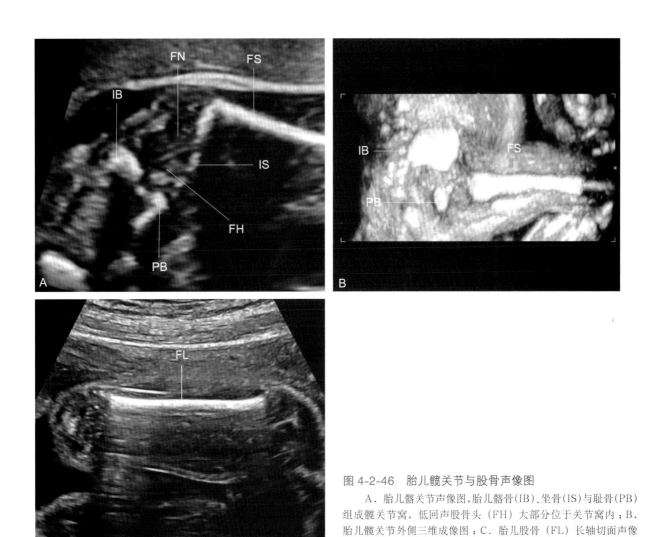

图 4-2-46　胎儿髋关节与股骨声像图

　　A. 胎儿髋关节声像图，胎儿髂骨(IB)、坐骨(IS)与耻骨(PB)组成髋关节窝，低回声股骨头（FH）大部分位于关节窝内；B. 胎儿髋关节外侧三维成像图；C. 胎儿股骨（FL）长轴切面声像图。FS. 股骨干；FN. 股骨颈

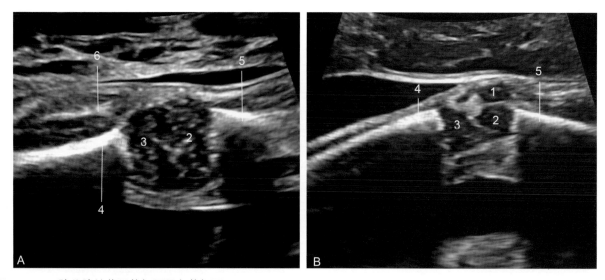

图 4-2-47　胎儿膝关节冠状切面及矢状切面
　　A. 矢状切面；B. 冠状切面。1. 髌骨；2. 股骨骨骺；3. 胫骨骨骺；4. 胫骨干；5. 股骨干；6. 腓骨干

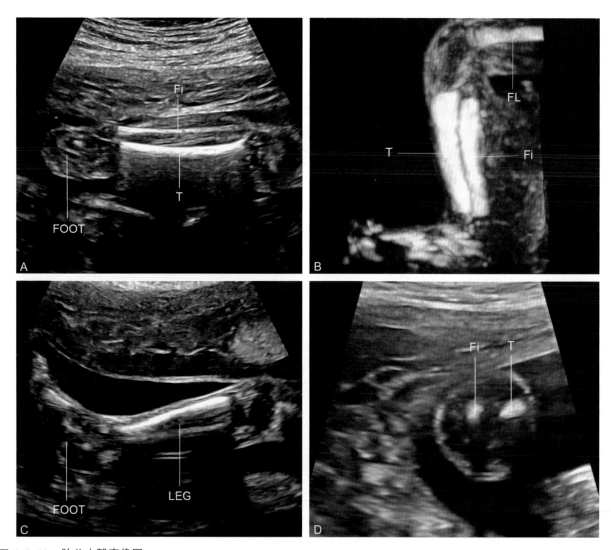

图 4-2-48　胎儿小腿声像图
　　A. 胎儿小腿冠状切面声像图；B. 胎儿小腿三维声像图；C. 胎儿小腿与足矢状切面声像图；D. 胎儿小腿（LEG）横切面声像图；T. 胫骨；Fi. 腓骨；FOOT. 足

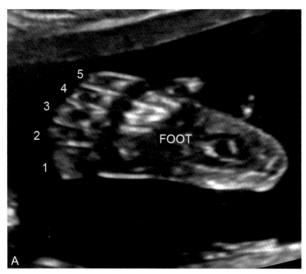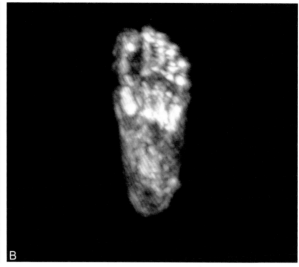

图 4-2-49　胎儿足底平面二维（图 A）及三维（图 B）声像图
FOOT. 足

六、胎儿的胸部

观察胎儿的胸部最常用的扫查方向是横向扫查和纵向扫查。胎儿胸廓的大小与肺的大小有关，观察和测量胸廓的大小可以间接了解胎儿肺的发育情况。

胎儿的胸廓由 12 个胸椎，12 对肋骨、肋软骨和 1 个胸骨围成，呈上窄下宽的圆筒状外形。胎儿的胸骨较难完整显示，斜或横切面声像图上呈现有一定弧度的条状强回声带，伴后方声影。肩胛骨在

胸廓后外上方。横切面声像图为一强回声带，斜切面呈三角形强回声（图 4-2-41）。

在胎儿胸腔内有两个重要的脏器，肺和心脏。

胎儿胸腔在矢状切面上呈上窄下宽的桶形，胸腹腔交界处，皮肤移行自然，没有明显成角（图 4-2-50）。

胎儿胸腔横切面可观察胸廓的形态大小，双侧是否对称，双肺的回声强度，心脏大小位置，心脏轴等。

胎儿胸腔冠状切面可观察气管、左右支气管的

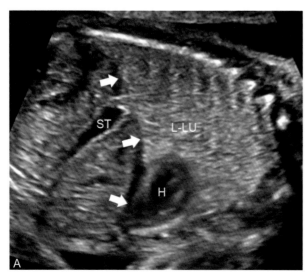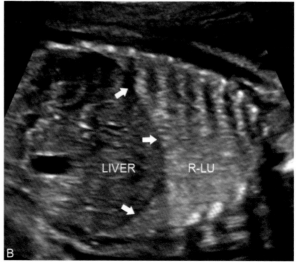

图 4-2-50　胸腔矢状切面
A. 左侧胸腔矢状切面；B. 右侧胸腔矢状切面。L-LU. 左肺；ST. 胃泡；R-LU. 右肺；LIVER. 肝；H. 心脏；箭头示膈肌

形态，双肺的回声强度、大小位置，对比肺与肝的回声强弱、膈肌等（图 4-2-51）。

中孕期超声检查胎肺，通常在胎儿胸部横切面上观察，肺在心脏两侧，呈中等回声的实性结构，回声均匀，随妊娠进展，肺回声渐强，两侧肺大小接近（在四腔心切面上右肺略大于左肺），边缘光滑，回声相等，不挤压心脏（图 4-2-52）。

妊娠晚期可见呼吸样运动。

七、胎儿腹部

膈肌在胎肺与肝脾之间，是腹腔与胸腔的分界线。纵向扫查时，膈肌显示为一个光滑的低回声带，随呼吸而运动，胎儿仰卧时纵向扫查最清晰，若腹围较小且腹腔内未见胃泡，则要警惕是否存在有膈疝或膈肌发育不良。

使用高分辨率的超声诊断仪器，可准确地评价腹壁的完整性、脐带的附着位置（图 4-2-53）和腹

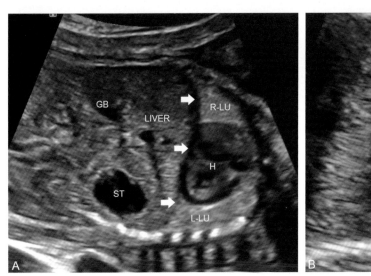
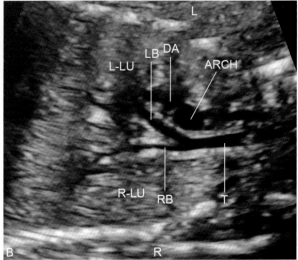

图 4-2-51　胸腔冠状切面

A. 膈肌冠状切面显示膈肌呈低回声带，分隔胸腔和腹腔脏器，肝、胃在膈肌下方，心脏与肺在膈肌上方；B. 气管及左、右支气管冠状切面显示气管（T）及左、右支气管（LB、RB）的形态，左、右肺大小及回声强度等。H. 心脏；GB. 胆囊；ST. 胃泡；LIVER. 肝；R-LU. 右肺；L-LU. 左肺；ARCH. 主动脉弓；DA. 动脉导管；R. 右侧；L. 左侧

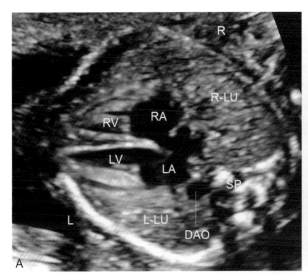
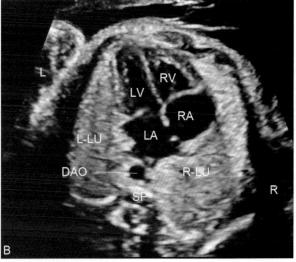

图 4-2-52　正常胎儿不同孕周四腔心切面

21 周胎儿（图 A）、28 周胎儿（图 B）四腔心切面，注意肺的形态、大小、回声的变化。L-LU. 左肺；R-LU. 右肺；R. 右；L. 左；RV. 右室；RA. 右房；LV. 左室；LA. 左心房；SP. 脊柱；DAO. 降主动脉

腔内各脏器情况。观察胎儿腹部脏器最有效的切面是通过胎儿腹部的横向扫查。

1. 肝　位于胎儿上腹部偏右侧，在晚期妊娠后几周，回声略低于胎肺。肝内实质回声细小均匀，可见肝门静脉、脐静脉，脐静脉正对脊柱，不扩张，不屈曲，向上向后走行（图 4-2-54）入肝组织和门静脉窦，在门静脉窦处与静脉导管相连通，静脉导管入下腔静脉。扫查肝时要尽可能多切面进行，以免遗漏肿瘤，尤其在妊娠晚期，肝迅速增大，较易发现病变。

2. 胆囊　胆囊属于肝外胆道系统的一个器官，约受精后第 5 周，胆囊和胆囊管从肝憩室的尾支发育而来，最初肝外胆道系统上皮增生，管腔暂时闭塞，直到受精后 12 周，胆囊才开始腔化。因此，理论上讲 12 周以前超声不能显示胎儿胆囊。肝憩室的起始部发育为胆总管，头支则发育为肝板和胆总管。

超声最早显示胎儿胆囊在 12~14 周，15 周能测量大小，16 周时，能分辨出胆囊底、体、颈部。

在胎儿腹围切面后，探头略向胎儿尾侧偏斜即可显示胎儿胆囊（图 4-2-55），正常胆囊长轴呈梨形，横切面呈类圆形，位于上腹部，脐静脉腹腔段右侧，两者鉴别困难时，可用彩色多普勒加以鉴别。

3. 脾　位于胃的稍后下方的低回声结构，呈半月形（图 4-2-54），随孕龄而增长。

4. 胎胃　在妊娠 12 周，95% 的胎即可显示胃泡。妊娠 15 周更清晰，位于左上腹，其大小与形状随被吞咽的羊水量而决定，正常情况下，显示为无回声椭圆形或牛角形结构，蠕动活跃，妊娠 20 周后均能显示（图 4-2-54，图 4-2-55）。若胎胃充盈不良或显示不清时，应在 30~45 min 后复查。胃的横径一般 < 2.5 cm。有十二指肠闭锁时，胃泡明显增大。

5. 肠道　中期妊娠，肠道管壁回声略强、内含小无回声区的蜂窝状结构（图 4-2-56A），当肠道回

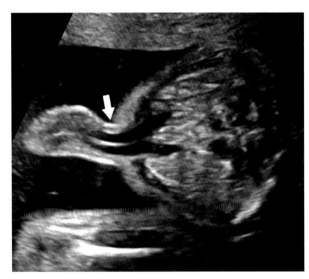

图 4-2-53　脐带腹壁插入处腹部横切面
箭头所示为脐带腹壁插入处

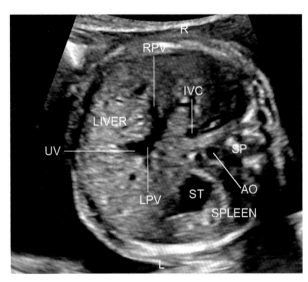

图 4-2-54　胎儿上腹部横切面
　　SP. 脊柱；LPV. 左门静脉；RPV. 右门静脉；LIVER. 肝；ST. 胃；IVC. 下腔静脉；UV. 脐静脉；L. 左；R. 右；SPLEEN. 脾；AO. 主动脉

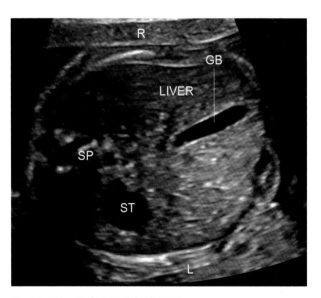

图 4-2-55　胆囊水平腹部横切面
　　GB.胆囊；LIVER. 肝；ST. 胃泡；SP. 脊柱；L. 左侧；R. 右侧

声接近或等同或强于脊柱回声，应进一步追踪观察，若同时出现羊水过多或肠管扩张等情况，病理意义更大。

中晚期妊娠，小肠位于下腹中央，结肠位于其周边、胎胃的下方，为低回声管状结构，在分娩前几周因胎粪充盈显示更佳（图 4-2-56B）。若以上正常位置关系发生改变，则要仔细分辨是否存在腹壁缺损、脐膨出或膈疝。不要把腹腔外的肠管误认为外生殖器。

正常情况下，晚期妊娠时结肠内径 < 20 mm，小肠内径不超过 7 mm，节段长度不超过 15 mm，若超过此径不能排除肠道梗阻可能。肠道梗阻表现为近端肠扩张，梗阻发生在越近段越易伴有羊水过多。

正常胎儿肛门在横切面上表现为中央强回声，周边环状低回声，呈"靶环征"（图 4-2-57）。

6. 腹部大血管　腹主动脉、下腔静脉及其主要分支，超声都可清晰显示。

八、泌尿生殖系统

1. 胎儿双肾　腹部超声在妊娠 14 周时即可显示出双肾，在 18 周后可清晰显示。正常双肾紧靠脊柱两旁，低于成人肾的位置，在旁矢状面上或冠状切面上呈长圆形蚕豆样，横切时呈圆形，右侧稍低于左侧。最初胎儿肾为均匀的低回声结构。随着妊娠的进展，可见更为详细的内部结构。中等回声的肾皮质包绕在低回声的锥形髓质周围，中央强回声区为集合系统，肾周有肾周脂肪囊（图 4-2-58）。当可疑肾发育不良或缺如时，可在双肾冠状切面上进行彩色多普勒检测，观察是否存在肾动脉（图 4-2-58E）。

妊娠 24 周，肾长 2.2～2.7 cm。

妊娠 32 周，肾长 2.8～3.3 cm。

足月，肾长 3.6～4.1 cm，一侧肾周长与腹围的比值为 0.27～0.3。

因受母体内高孕激素水平影响，输尿管平滑肌蠕动减慢，可致肾盂轻度扩张分离，呈无回声区，尤其在膀胱高度充盈时明显，正常时肾盂前后径测量值在妊娠 33 周后不超过 7 mm。

2. 肾上腺　妊娠 18 周后，在肾内侧的前上方可见一弯眉状或米粒状的低回声区，其内部中央有一线状强回声，即为肾上腺。在横切肾后稍向上方（头侧）平移探头即可显示（图 4-2-59）。

3. 膀胱　位于盆腔，呈圆或椭圆形无回声区。正常情况下早孕晚期开始产生尿液，妊娠 13 周时可见盆腔中的一个无回声区即为膀胱。妊娠 15 周可清晰显示，正常膀胱每 20～45 min 充盈和排空 1 次。膀胱容量不定，当膀胱过度充盈时，要在 30～45 min 后复查以排除尿路梗阻。

中晚期妊娠时，胎儿的尿液形成羊水，羊水量可间接反映胎儿双肾功能，当羊水量少且膀胱不充盈时，一定要仔细检查双肾情况。

在膀胱两侧壁外侧可见两条脐动脉伸向腹壁与

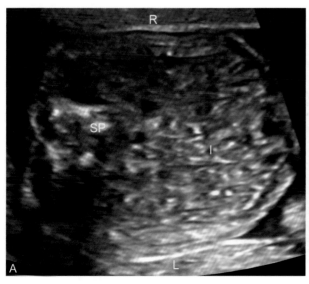
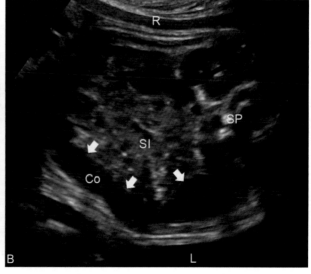

图 4-2-56　胎儿肠道声像图

A. 23 周胎儿，肠道（I）管壁回声略强、内含小无回声区的蜂窝状结构，其回声低于脊柱回声；B. 37 周胎儿，小肠（SI）位于下腹中央，结肠（Co）位于其周边，为低回声管状结构（箭头所示）。SP. 脊柱；L. 左侧；R. 右侧

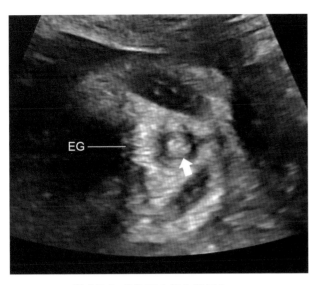

图 4-2-57　胎儿肛门声像图（箭头所示）
EG. 外生殖器

脐静脉同行于脐带中（图 4-2-60），单脐动脉时，只见膀胱一侧有脐动脉显示。在此切面上测量膀胱壁厚度正常不超过 2mm。

4. 胎儿外生殖器　男胎外生殖器较女胎易显示。男胎外生殖器可显示阴囊、睾丸、阴茎（图 4-2-61）。注意不要将两腿间的脐带、手指、腹腔外的肠道（腹裂所致）误作为阴茎或阴囊。妊娠 18 周后，阴囊和阴茎可清晰显示（图 4-2-61）。

女性胎儿外生殖器在横切面上表现为 2 条或 4 条平行回声线，代表大阴唇和小阴唇，在正中矢状切面上表现为阴蒂略向外突起，指向尾侧（图 4-2-62）。

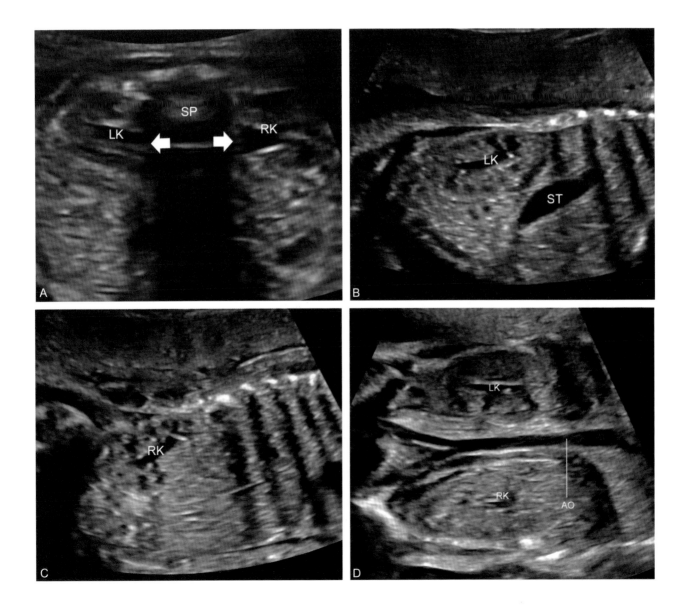

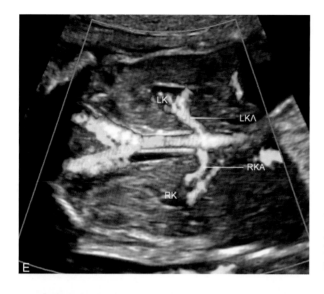

图 4-2-58　双肾声像图

　　A. 双肾横切面声像图（箭头所示为肾门）；B. 左肾矢状切面声像图；C. 右肾矢状切面声像图；D. 双肾冠状切面声像图；E. 双肾冠状切面彩色多普勒显示双侧肾动脉。SP. 脊柱；LK. 左肾；RK. 右肾；LKA. 左肾动脉；RKA. 右肾动脉；AO. 主动脉；ST. 胃

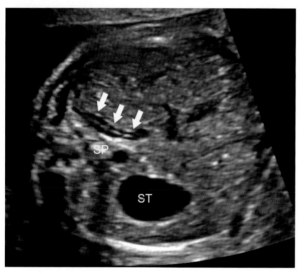

图 4-2-59　横切腹部显示右侧肾上腺（箭头所示）

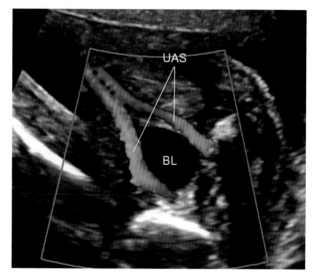

图 4-2-60　膀胱水平横切面彩色多普勒血流显像显示膀胱（BL）及其两侧壁外侧两条脐动脉（UAS）回声

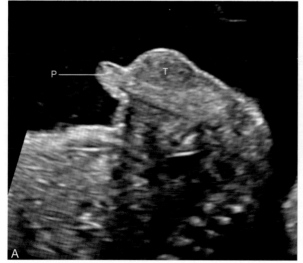

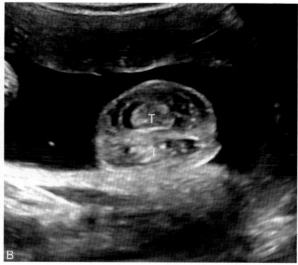

图 4-2-61　28 周胎儿阴囊和阴茎

　　A. 阴茎及阴囊矢状切面；B. 阴囊冠状切面。P. 阴茎；T. 阴囊内睾丸

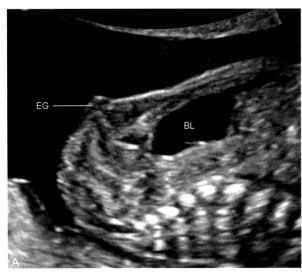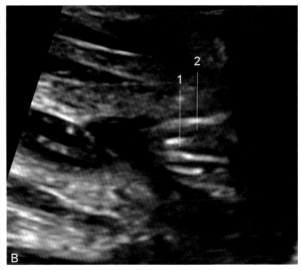

图 4-2-62　24 周女胎外生殖器

A．外生殖器矢状切面声像图；B．外生殖器横切面声像图。EG．阴蒂；1．小阴唇；2．大阴唇

第三节　胎儿的超声测量

胎儿的超声测量有许多指标，如孕囊大小、头臀长、头颅人小、小脑横径、眼眶间距、四肢长骨长、胸围、胸径、胸腔面积、腹径、腹围、胎肝大小、胎肾大小、胎心面积与周长，还有胎盘容积、母体子宫容积等。目前常用的有头臀长、双顶径、头围、腹围、股骨长等。在不同时期可靠的测量指标又有所不同，如妊娠 12 周以前，头臀长测量孕周最可靠；在妊娠 12～28 周，双顶径测量值最可靠；妊娠 28 周后，头围测量值最可靠；分娩前几周腹围测量推测胎儿体重最可靠；当胎头过大或颅内有病变时，股骨的测量值较可靠。

获得测量值后可用公式法、查表法或仪器内的回归方程推算胎儿孕周与体重，但要注意人种、地域的差别。选用合适的参考值，以缩小误差范围。总之，超声测量的精确性是有局限性的，一定要综合考虑临床和实验室检查结果，有异常情况时，应间隔 2 周或 3 周后复查。

用来计算孕龄的超声参数及其准确性有赖于进行超声检查时的孕龄。美国妇产科学会建议，在妊娠 20 周之前，当由末次月经推算出的预产期与由超声估测所得预产期在早孕期超过 7d 或中孕期超过 10d 时，应采用由超声估测的孕龄来计算预产期（表4-3-1）。

一、妊娠龄和体重的估计和测量

（一）早孕期妊娠龄的估计

根据月经周期计算的妊娠龄常不准确，许多孕妇的末次月经时间不准确，对于月经史清楚者，月经周期的个体差异也较大，从 25～33d 不等，甚至有更长者。但是，不管这些指标如何变化，多数学者认为最准确的妊娠龄估计在早孕期。此时期生物学变异相对较少。准确的妊娠龄估计在随后的妊娠中是非常重要的。

1．妊娠囊（gestational sac，GS）　在卵黄囊及胚胎尚不能显示时，可通过测量妊娠囊的大小来估计孕龄。目前有多种方法，如测量妊娠囊最大内径、

表 4-3-1　产前超声参数估测妊娠龄的准确性

超声测量参数	孕龄（周）	准确性（误差）(d)
妊娠囊的平均	4.5～6	±5～7
直径		
头臀长	7～10	±3
	11～14	±5
	15	±8.4
双顶径	14～20	±7
头围	21～30	±14
股骨长	>30	±21～28

（引自 ACOG Practice Bulletin No. 98：Ultrasonography in pregnancy. Obstet Gynecol 2008；112：951.）

平均内径、妊娠囊体积等。由于测量容易，多数学者采用妊娠囊平均内径来估计妊娠龄的大小。所测得的妊娠囊平均内径（mm）加上 30 即为妊娠天数。即：

妊娠龄（d）= 妊娠囊平均内径（mm）+30

例如当超声测量妊娠囊平均内径为 5mm 时，根据上式计算，妊娠龄为 35d（5 周）。

另一简单估计的方法是妊娠囊最大内径加 3 即为妊娠周龄，即：

妊娠龄（周）= 妊娠囊最大内径（cm）+3

例如当超声测量妊娠囊最大内径为 2.0cm 时，妊娠龄为 5 周。

测量标准面：膀胱充盈适度，完整显示妊娠囊。

测量径线：妊娠囊平均内径（cm）=（纵径+横径+前后径）÷3

正常妊娠时，妊娠囊每天增长约 1.2mm。

注意：

（1）各径测值只取内径。

（2）适用于妊娠 7 周内。

（3）因妊娠囊形态不规则，且受膀胱充盈程度的影响，测量值变异较大，故仅作参考。

2. 头臀长（crown-rump length, CRL） 妊娠 6～13^{+6} 周，测量头臀长（CRL）是估计妊娠龄大小的最准确的方法。6 周初由于胚芽太小，测量不准确，但几天后即可准确测量线状胚芽，但此时尚难区分头与臀。随着胚胎的生长，其形态曲线为 C 形，头端相对较大而能辨认。在 8 周以前，由于头部明显屈曲，所测得的头臀长实际上是颈臀长，

胚胎发育到胚期末，头逐渐伸展，尾逐渐退化。此时测量才是真正的头臀长。

由于正常胚胎生长速度几乎以 1mm/d 的速度线性生长，妊娠龄的大小约等于胚的长度（mm）加 42d。

即：妊娠龄（d）= 胚长（mm）+42

在 43～67d 的妊娠大小，由此式计算的妊娠天数 95% 可信限为 ±3d。

另有学者采用下式计算孕周：

妊娠龄（周）=CRL（cm）+6.5

测量标准切面：取胎体或躯干最长、最直的正中矢状切面图像。

测量径线：测量胚胎的颅顶部外缘到臀部皮肤外缘的距离（图 4-3-1）。

注意：

（1）适用于孕 6～13^{+6} 周。

（2）要测量胎儿的最长径线（一般取 3 次测量的平均值）。

（3）测量时不能包括胎儿肢体或卵黄囊。

3. 卵黄囊 如果经阴道超声检查发现了卵黄囊，但不能检出胚芽及心管搏动，此时妊娠大小相当于 5.5 周。如果胚胎发育正常，根据上述妊娠囊平均内径计算公式，妊娠囊平均内径为 8mm。如果能检出胎心搏动，但因胚芽太小而难以测量头臀长时，妊娠龄约为 6 周。

4. 妊娠囊内各结构超声显示时间 妊娠 5 周出现妊娠囊双环征。

妊娠 5～6 周出现卵黄囊，可确定为宫内妊娠。

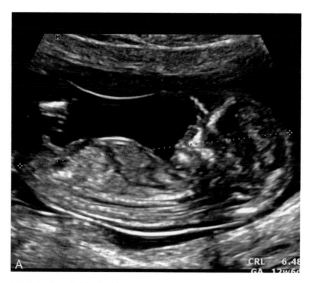
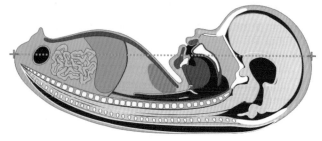

图 4-3-1 头臀长测量图

A. 12 周 6d 胎儿正中矢状切面，测量游标置于胎儿的颅顶部皮肤外缘到臀部外缘；B. 头臀长测量

妊娠 6~7 周可见胚芽及胎心搏动。

妊娠 7~8 周可见胚胎轮廓。

妊娠 8~9 周可辨头体及肢芽。

妊娠 9~10 周可见胎头及脑泡。

妊娠 10~11 周可见四肢骨及指（趾）。

妊娠 12 周及以后，可见四腔心及脊柱。

（二）中晚期妊娠胎龄估计

1. **双顶径**（biaparietal diameter, BPD）（表 4-3-1） 测量标准切面：胎头横切时的丘脑平面（头颅外形呈卵圆形，颅骨对称，可见透明隔腔，两侧对称的丘脑，两丘脑之间的第三脑室）。

有 3 种测量方法：

（1）测量近侧颅骨骨板外缘至远侧颅骨内缘间的距离。

（2）测量远近两侧颅骨骨板强回声中点之间的距离。

（3）测量近侧颅骨骨板外缘至远侧颅骨外缘间的距离。

作者采用第一种测量方法，即测量近侧颅骨骨板外缘至远侧颅骨内缘间的距离（图 4-3-2）。如果超声仪器中设置有胎儿生长发育与双顶径的对照换算程序，则要明确该仪器使用的是哪一种测量方法。

注意事项如下。

（1）测量时颅骨外的软组织不包括在内。

（2）在妊娠 31 周前，BPD 平均每周增长 3 mm，妊娠 31~36 周平均每周增长 1.5 mm，妊娠 36 周后平均每周增长 1 mm。

（3）受胎方位或不同头型或胎头入盆等因素的影响，双顶径测值会出现较大偏差。

（4）在妊娠 12~28 周，测量值最接近孕周。

2. **头围**（head circumference, HC）（表 4-3-1） 测量标准切面：同双顶径测量平面。

测量方法如下。

（1）分别测量头颅长轴和短轴的颅骨外缘到外缘间的距离，或颅壁中点的距离，即枕额径（OFD）和双顶径（BPD）。

HC =（BPD + OFD）×1.6

（2）用电子求积仪（椭圆功能键）沿胎儿颅骨声像外缘直接测出头围长度（图 4-3-3）。

注意事项如下。

（1）测量值不包括颅骨外的头皮等软组织。

（2）不论胎头是圆形或长形，头围测量都可全面显示出胎头的实际大小，故在妊娠晚期，头围测量已基本上取代了双顶径测量。

3. **腹围**（abdominal circumference, AC） 测量标准切面：胎儿腹部最大横切面。该切面显示腹部呈圆或椭圆形（受压时），脊柱为横切面，胎胃及胎肝内脐静脉 1/3 段及门静脉窦同时显示。

测量径线方法如下：

（1）分别测量前后径及横径，测量腹部一侧皮肤外缘到另一侧皮肤外缘的距离。

腹围 =（前后径 + 横径）×1.57

（2）电子测量仪（椭圆功能键）沿腹壁皮肤外缘直接测量（图 4-3-4）。

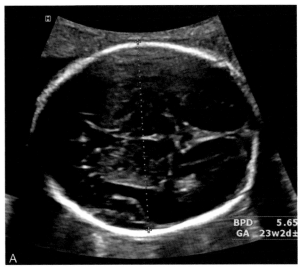
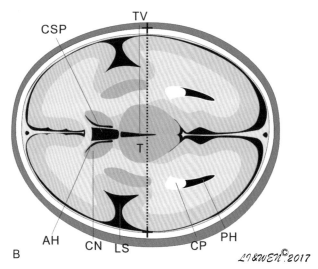

图 4-3-2 双顶径测量图

A. 丘脑水平横切面声像图，测量游标置于近侧颅骨骨板外缘至远侧颅骨内缘；B. 双顶径测量

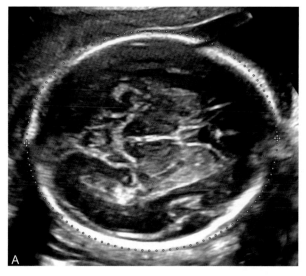

图 4-3-3　头围测量图

　　A. 丘脑水平横切面测量声像图，用椭圆功能键直接测量头围；B. 头围测量

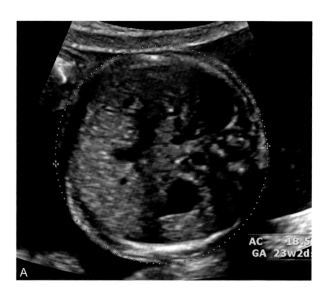
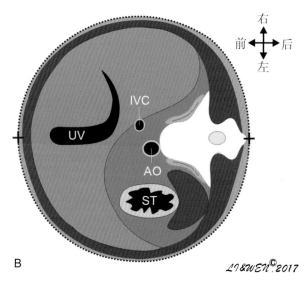

图 4-3-4　胎儿腹围测量图

　　A. 上腹部横切面测量腹围声像图，沿腹壁皮肤外缘测量；B. 腹围测量

注意事项如下。

（1）腹围测量切面要尽可能接近圆形。

（2）肝内门静脉段显示不能太长。

（3）腹围与胎儿的体重关系密切。常用于了解胎儿宫内营养状况，若腹围小于正常值，则要小心胎儿是否有宫内生长迟缓（IUGR）。

（4）股骨长 / 腹围 ×100%，该值 <20% 可能为巨大儿，>24%，可能有宫内发育迟缓（IUGR）。

（5）妊娠 35 周前，腹围小于头围；妊娠 35 周左右，两者基本相等；妊娠 35 周后，胎儿肝增长迅速，皮下脂肪积累，腹围大于头围。

　　4. 股骨长度（femur length，FL）（表 4-3-1）

　　股骨是最易识别的长骨，股骨测量适用于中晚期妊娠的妊娠龄评估，尤其在妊娠晚期，较其他径线测量值更有意义。

　　标准切面：声束与股骨长径垂直，从股骨外侧扫查，完全显示股骨，且股骨两端呈平行的斜面。

　　测量值：测量点应在股骨两端斜面的中点上（图 4-3-5）。

　　（1）妊娠 30 周前股骨增长速度为 2.7 mm/ 周，妊娠 31～36 周增长速度为 2.0 mm/ 周，妊娠 36 周后增长速度为 1.0 mm/ 周。

（2）应从股骨外侧扫查，若从股骨内侧扫查，可见股骨有轻微弯曲。

（3）当胎头测量估测孕周不准时，取股骨测量值。也可参考 FL/BPD 及 FL/AC 比值：

若 FL/BPD 比值 <70%，则放弃 FL 测量；

若 FL/BPD 比值 >86%，则放弃 BPD 测量；

若 FL/BPD 比值在 71%～86%（为正常范围），可进一步用 FL/AC；

若 FL/AC 比值 <20%，可能为巨大儿；

若 FL/AC 值 >24%，可能有 IUGR，应放弃 AC 测量。

（4）必要时测量另一侧股骨作为对比。

（5）测量时须测量股骨的骨化部分，不要包括骨骺和股骨头。要显示长骨真正的长轴切面，如果长骨两端的软骨部分都能看到，说明该测量平面是通过长轴切面的。

（6）胎儿矮小症及胎儿骨骼发育畸形时不适用。

5. 肱骨长度（humerus length，HL）　测量标准切面：完全显示肱骨长轴，并且声束要与肱骨长径垂直，清晰显示出肱骨的两端。

测量径线：肱骨两端端点的距离，测量点应在肱骨两端斜面的中点（图 4-3-6）。

注意事项如下。

（1）中孕期，肱骨与股骨等长，甚至可以长于

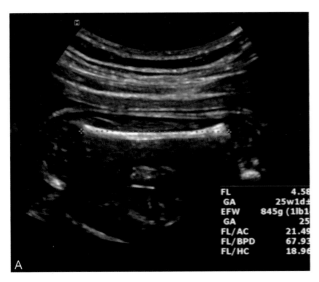
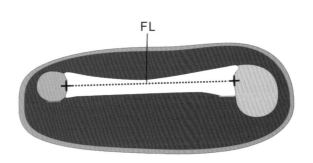

图 4-3-5　胎儿股骨长测量图

A. 股骨长轴切面声像图，测量游标置于股骨两端斜面的中点；B. 股骨长测量

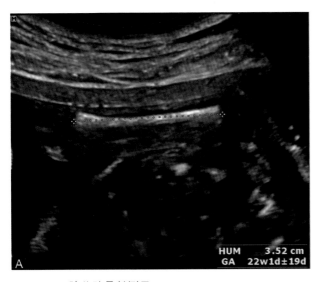
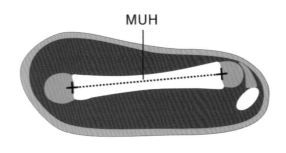

图 4-3-6　胎儿肱骨长测量

A. 肱骨轴切面声像图，测量游标置于肱骨两端的中点；B. 肱骨长测量

股骨。

（2）必要时测量对侧肱骨作为对比。

（3）要测量肱骨真正的长轴切面。

（4）胎儿短肢畸形时，肱骨测量不适用于推测孕周。

股骨与肱骨测量值低于平均值的 2 倍标准差以上，可认为股骨或肱骨偏短，低于平均值 2 倍标准差以上 5 mm，则可能有骨骼发育不良。

（三）胎儿体重的估计

根据胎儿的一项或多项生物学测量值，经统计学处理，可计算出胎儿的体重。

估测胎儿体重的公式很多，不同的学者有不同的计算公式（式中单位为 mm）。

1. 胎儿体重（g）$=1.07 \times BPD^3 + 3.42 \times APTD \times TTD \times FL$（日本东京大学）

2. 胎儿体重（g）$=1.25647 \times BPD^3 + 3.50665 \times FTA \times FL + 6.3$（日本大阪大学）

3. 胎儿体重（g）$=10[AC \times 0.046 - (BPD \times AC \times 0.002646 + BPD \times 0.166 + 1.2508)]$（欧美方法）

Shepard（1982）的计算公式：

出生体重 $= -1.749 + 0.166(BPD) + 0.046（AC) - 0.0026（AC) \times（BPD)$

注：BPD. 双顶径；AC. 腹围；APTD. 胸腔前后径；TTD. 胸腔左右径；FTA. 胸廓面积；FL. 股骨长。

目前大多数的超声诊断仪都有产科胎儿发育与体重估计的计算软件，输入各超声测量值后，可迅速得出胎儿孕周及体重，非常方便。

上述参数中胎儿腹围与体重关系密切。准确的体重估测对指导临床决定分娩时机与方式意义重大，要获得较准确的胎儿体重，须注意以下几点。

1. 在标准切面上进行准确测量。

2. 多项生物学指标测量，尤其当胎儿生长不匀称时。

3. 多次测量获得平均测量值（一般测 3 次），以缩小测量误差。

要获得准确的超声测量值，要在实际工作中，积累经验，对计算公式加以校正，若能采用自己采集的资料统计而得的公式或关系图表，误差会减到最小范围。

胎儿孕周和体重受许多因素影响，不能单纯根据超声测量值推算。如孕妇个子大、肥胖，有巨大儿分娩史或糖尿病史等，胎儿可出现大于实际孕龄的现象，按超声测量值推算的孕周就会偏大。反之，

如果孕妇身材矮小、孕期体重明显下降、有药物滥用史、高血压、慢性肾病或心脏病、妊娠高血压综合征、多胎或胎儿畸形等，胎儿均可出现小于实际孕周的现象，按超声测量值推算的孕周就会偏小。因此，超声估计孕龄一定要结合孕妇个体情况，仔细询问病史。同时，让临床医师了解超声测量的局限性是必要的。

二、其他测量

1. 头径指数（额径指数）　即胎头短轴与长轴之比。

头径指数（CI）$=$ 双顶径（BPD）/ 枕额径（OFD）$\times 100\%$

在同一平面上测量枕额径和双顶径（图 4-3-7）。

头径指数的正常范围（±2 倍标准差）$= 70\% \sim 86\%$

临床意义：

（1）头径指数 >85%，可诊断为短头畸形。

（2）头径指数在正常范围时，双顶径适于评估孕周。

（3）头径指数 < 70% 或 > 86%，应改用头围来评估孕周。

2. 小脑横径（CER 或 CTD）

测量平面：经小脑水平横切面，在该切面上可显示出颅骨强回声环呈椭圆形，可见透明隔腔和对称的丘脑，两小脑半球呈饱满的蝶状或板栗状，对称，由小脑蚓部连接在一起。

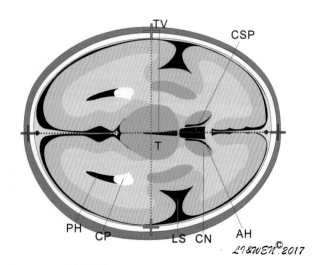

图 4-3-7　头径指数

蓝色测量为双顶径；红色测量为枕额径

测量径线：两小脑半球间最大距离（图 4-3-8）。

小脑横径随孕周增长而增长。在妊娠 24 周前，小脑横径（以 mm 为单位）等于孕周（如 20 mm 即为妊娠 20 周），妊娠 20～38 周平均增长速度为 1～2 mm/ 周，在妊娠 24 周后，小脑横径值明显大于孕周，妊娠 38 周后平均增长速度约为 0.7 mm/ 周。

注意事项如下。

（1）小脑半球要显示清晰，测量切面要标准（透明隔腔和两小脑半球应同时显示）。

（2）妊娠 36 周后由于颅骨骨化及胎位影响，小脑半球不易完整显示。

3．颅后窝池　在测量小脑横径的平面上测量小脑蚓部后缘到枕骨内侧壁之间的距离，即为颅后窝池宽度（图 4-3-8）。正常时应小于 10 mm。

4．颈后皮肤皱褶（nuchal fold，NF）　在测量小脑与颅后窝池的标准切面上，测量枕骨外缘至胎头皮肤外缘之间的距离。也可经胎儿矢状切面，显示出脊柱长轴后，在后颈部凹陷处测量，从皮肤外缘到枕骨外缘的距离。在孕妊娠 14～20 周，测量值应＜6 mm，若≥6 mm 为异常。

5．小脑蚓部测量　见第 7 章。

6．眼内距、眼外距、眼距

测量平面：双眼最大横切面，要求声束最好从胎儿面部正前方进入，显示两眼眶最大横切面，晶状体等大，玻璃体等大。

测量眼眶的宽度为眼眶左右径即眼距（LD、RD），双侧眼眶内缘之间的距离为眼内距（ID）（图 4-3-9）。双侧眼眶外缘之间的距离为眼外距(D)（图 4-3-9）。

妊娠 20 周前 LD=RD=ID=1/3D

当怀疑眼内距过近或过远时，测量此值。在妊娠 20 周后，眼内距略大于 1/3 眼外距。

眼内距，眼外距与孕周的关系见表 4-3-2。

7．额上颌角　额上颌角指额骨与上颌骨之间的夹角（图 4-3-10）。

测量平面：颜面部正中矢状切面，声束与鼻骨长轴成 45°～90°。放大至胎头占据屏幕的 2/3 以上。

测量方法：通过额骨最高点与上牙槽突前端上缘画一直线，然后再通过强回声上腭上缘与上牙槽突前端上缘画一直线，两直线相交所形成夹角即为额上颌角。

Molina 等做 150 例正常胎儿和 23 例唐氏综合征胎儿额上颌角的研究，结果：唐氏综合征额上颌角比正常胎儿大，正常胎儿额上颌角平均值为 83.9°（76.9°～90.2°），第 95 百分位为 88.5°。约 65.2%（15/23）唐氏综合征胎儿额上颌角＞88.5°，但只有 5% 的正常胎儿超过此值。

8．胎儿心胸比值

测量平面：胎儿四腔心切面，要求在此切面上应显示一根完整的肋骨声像，以确保所显示的切面为标准的横切面。

测量心脏周长与面积：采用电子求积仪沿心包周围描绘，可自动计算出心脏的周长（即心围）与面积。

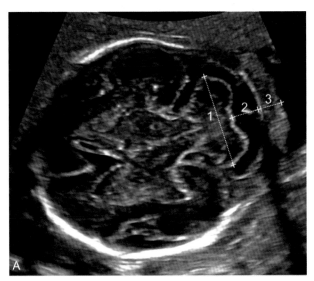
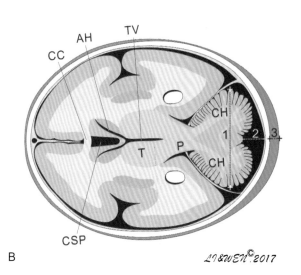

图 4-3-8　小脑横径测量图

A．小脑水平横切面声像图，测量游标置于小脑半球最外侧；B．小脑横径测量。1. 小脑横径，2. 颅后窝池宽度，3. 颈皮厚度

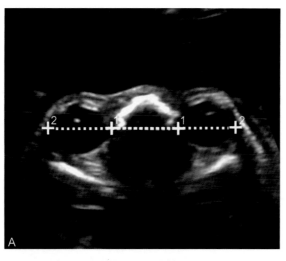
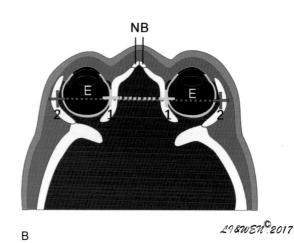

图 4-3-9　眼内距、眼外距及眼距测量图

A．双眼横切面声像图，+1 与 +1 之间为眼内距，+2 与 +2 为眼外距，+1 与 +2 为眼距；B．眼内距、眼外距及眼距测量。E.眼；NB.鼻骨

表 4-3-2　11~40 周胎儿眼部生物学参数测值

孕周 (周)	眼外距（mm）			眼内距（mm）			眼距（mm）		
	5th	50th	95th	5th	50th	95th	5th	50th	95th
11	5	13	20	—	—	—	—	—	—
12	8	15	23	4	9	13	1	3	6
13	10	18	25	5	9	14	2	4	7
14	13	20	28	5	10	14	3	5	8
15	15	22	30	6	10	14	4	6	9
16	17	25	32	6	10	15	5	7	9
17	19	27	34	6	11	15	5	8	10
18	22	29	37	7	11	16	6	9	11
19	24	31	39	7	12	16	7	9	12
20	26	33	41	8	12	17	8	10	13
21	28	35	43	8	13	17	8	11	13
22	30	37	44	9	13	18	9	12	14
23	31	39	46	9	14	18	10	12	15
24	33	41	48	10	14	19	10	13	15
25	35	42	50	10	15	19	11	13	16
26	36	44	51	11	15	20	12	14	16
27	38	45	53	11	16	20	12	14	17
28	39	47	54	12	16	21	13	15	17
29	41	48	56	12	17	21	13	15	18
30	42	50	57	13	17	22	14	16	18
31	43	51	58	13	18	22	14	16	19
32	45	52	60	14	18	23	14	17	19
33	46	53	61	14	19	23	15	17	19
34	47	54	62	15	19	24	15	17	20
35	48	55	63	15	20	24	15	18	20
36	49	56	64	16	20	25	16	18	20
37	50	57	65	16	21	25	16	18	21
38	50	58	65	17	21	26	16	18	21
39	51	59	66	17	22	26	16	19	21
40	52	59	67	18	22	26	16	19	21

注：5th，第 5 百分位；50th，第 50 百分位；95th，第 95 百分位（引自：Romero R, Pilu G, et al: Prenatal Diagnosis of Congenital Anomalies. Norwalk, CT: Appleton &Lange, 1988）

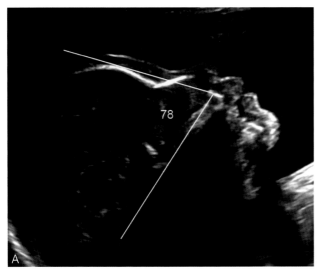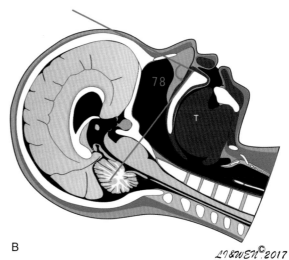

图 4-3-10　额上颌角测量图
A．面部正中矢状切面声像图，两直线间的夹角为额上颌角；B．额上颌角测量

测量胸围与胸腔面积：采用电子求积仪沿肋骨外缘描绘（注意不要将胸部软组织包括在内），可自动计算出胸腔的面积与周长（即胸围）（图 4-3-11）。

测量心脏横径与胸腔横径：心脏横径的测量是在胎儿四腔心切面，于收缩期房室瓣水平测量心脏外径；胸腔横径是在上述切面上，垂直于胸腔中轴线上测量肋骨外缘间最大的距离（图 4-3-12）。

正常情况下，胎儿心围／胸围约等于 0.40，胎儿心脏面积／胸腔面积为 0.25～0.33，心脏横径／胸腔横径 0.38～0.53。

当怀疑有心脏或胸腔疾病时，测量此值。

9. 第三脑室内径　在丘脑水平横切面上测量，在此切面上应对称显示出两侧丘脑，两丘脑之间的狭长的无回声窄带即为第三脑室，测量其最大左右径即为第三脑室内径，在妊娠晚期不超过 2 mm。

10. 侧脑室前角及后角内径　在侧脑室水平横切面上测量。用高分辨率的超声仪由前向后可清楚显示出侧脑室前角，透明隔腔，对称的丘脑，丘脑间的第三脑室，侧脑室体部及侧脑室后角。侧脑室前角的内侧壁贴近脑中线，体部内充满了脉络膜，后角内充满液体，测量侧脑室前角外缘至脑中线的距离即为侧脑室前角的内径。测量侧脑室后角的最宽内径即为侧脑室后角内径（图 4-3-13）。因侧脑室后角易显示，故临床常用测量侧脑室后角内径来判断侧脑室是否增宽，注意不要将回声偏低的大脑皮质误认为脑积水。

正常胎儿在任何孕周，其内径测值均 <10 mm。若测值为 10～15 mm 提示脑室扩张（ventriculomegaly）；>15 mm，提示脑积水（hydrocephalus）。

原来常用脑室率来判断侧脑室有无扩张，即在胎头横切的侧脑室顶部平面上，测量脑中线至侧脑室外侧壁的距离（lateral ventricular width，LVW）和脑中线到颅骨内缘的距离（hemispheric width，HW）。用 LVW 与 HW 的比值，来判断有无侧脑室扩张，在妊娠 23 周后该比值较恒定，应 <1/3。但目前许多学者认为脑室率宜用侧脑室前角或后角宽度与 HW 的比值来表示（见第 7 章）。

11. 下颌骨长度测量　横切胎头后向胎儿尾侧平移探头，显示下颌骨后，转动探头显示下颌骨最大长轴切面，测量自下颌骨联合至颞下颌关节的长度，即为下颌骨长度（图 4-3-14），正常胎儿的下颌骨长度约为 1/2 双顶径长。

12. 肾周长、肾面积、肾围／腹围　在胎儿肾门水平腹部横切面上测量，要求声束最好从胎儿背侧进入，清楚显示肾盂呈等号样回声，胎儿腹部呈圆或椭圆形。

肾周长与肾面积：采用电子求积仪沿肾外缘描绘，可自动计算出肾的面积与周长（即肾围）（图 4-3-15）。

肾围／腹围：上述测量所得肾围与上腹部横切面测量所得的腹围之比。正常胎儿的一侧肾围／腹围比值为 0.27～0.33。

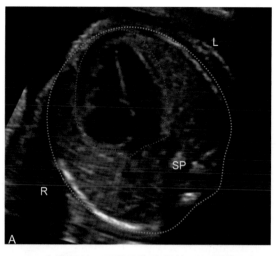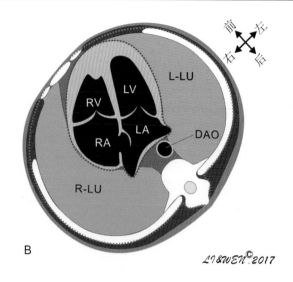

图 4-3-11　心脏周长、面积及胸腔周长、面积测量图

A. 四腔心切面声像图，用电子求积仪分别沿着心包与胸腔外缘边缘分别自动获得心脏面积、周长和胸腔面积、周长，从而可求出面积比和周长比。（肋骨外缘、脊柱外缘及胸骨外缘）描绘；B. 心脏周长、面积及胸腔周长、面积测量

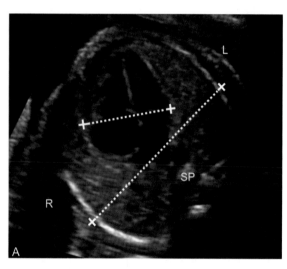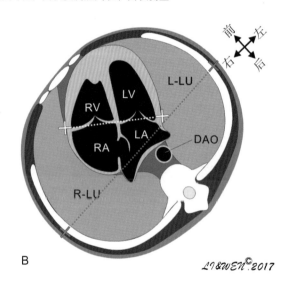

图 4-3-12　心脏横径及胸腔横切测量图

A. 心脏横径及胸腔横切测量声像图，心脏横径测量游标置于左右房室沟处，胸腔测量游标置于胸腔最大横径两侧肋骨外缘；B. 心脏横径及胸腔横切测量

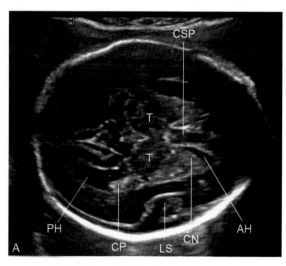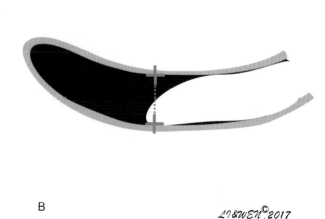

图 4-3-13　侧脑室后角内径测量图

A. 侧脑室水平横切面声像图，测量游标置于侧脑室最宽处内侧缘，垂直于侧脑室长轴，测量其最大宽度；B. 侧脑室后角内径测量

13. 尺骨长度（ulna length） 声束与尺骨长轴垂直，显示尺骨长轴切面，测量尺骨两端点之间的距离（图 4-3-16），不包括尺骨两端的骨骺。

14. 胫骨长度（tibia length） 声束与胫骨长轴垂直，显示胫骨长轴切面，测量胫骨两端点之间的距离（图 4-3-17），不包括两端的骨骺。

15. 足长 显示胎儿足底平面，测量足跟到最长趾趾尖的距离（图 4-3-18），一般来说，足长与股骨长相等。当股骨长／足长 <0.85 时，提示胎儿染色体异常可能。据报道阳性率达 40%~50%，该指标在妊娠 16~24 周较敏感。当四肢长骨长度均低于正常孕周平均值的 4 个标准差，股骨长／腹围 <0.16，提示致死性骨发育不良。

16. 髂骨翼角度 横切胎儿盆腔，在髂骨水平的横切面上显示出以脊柱为中心的对称的两侧髂骨，分别沿两侧髂骨表面画直线，两直线之间的夹角即为髂骨翼角。正常时，髂骨角度 <90°。

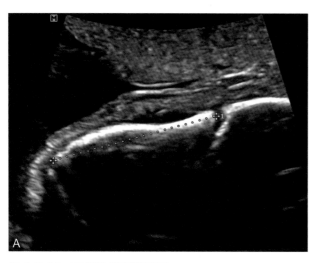
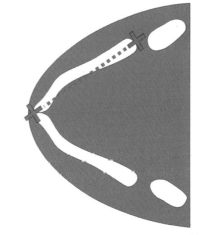

图 4-3-14 下颌骨长度测量图

A. 下颌骨最大长轴切面声像图，测量游标置于下颌骨联合到颞下颌关节之间的距离；B. 下颌骨长度测量

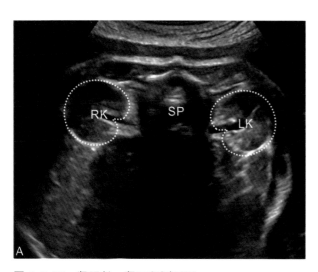
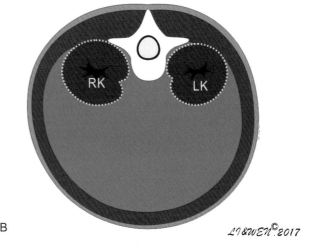

图 4-3-15 肾周长、肾面积测量图

A. 肾周长、肾面积测量声像图，肾周长及面积测量轨迹线沿着肾包膜边缘描绘；B. 肾周长、肾面积测量。RK. 右肾；LK. 左肾；SP. 脊柱

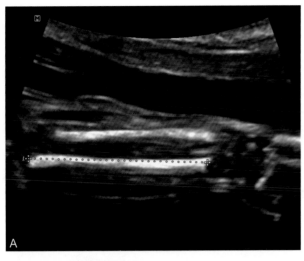
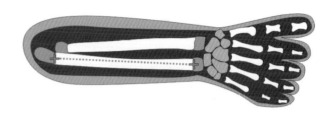

图 4-3-16　尺骨长测量图

　　A. 尺骨长轴切面声像图，测量游标置于尺骨两端的中点；B. 尺骨长测量

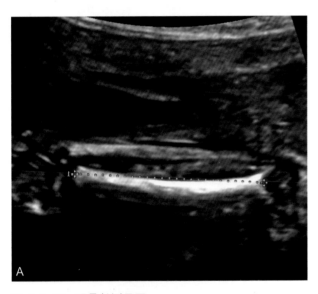
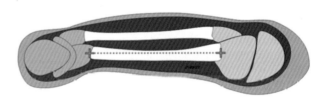

图 4-3-17　胫骨长测量图

　　A. 胫骨长轴切面声像图，测量游标置于胫骨两端的中点；B. 胫骨长测量

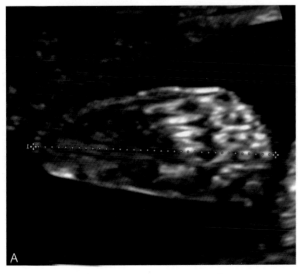
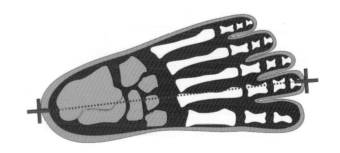

图 4-3-18　足长测量图

　　A. 足底平面声像图，测量游标置于足跟到第 2 趾趾尖；B. 足长测量

第四节　胎盘、羊水与脐带

胎盘、羊水和脐带的检查是产科超声检查的内容之一。

一、胎盘

胎盘形成于妊娠 6～7 周，妊娠 8 周时在超声图像上可表现出来。

（一）胎盘功能

1．气体交换（氧气和二氧化碳的交换）。

2．营养物质供应（葡萄糖、氨基酸、自由脂肪酸、电解质及维生素等）。

3．排出胎儿代谢产物（尿素、尿酸、肌酐、肌酸等）。

4．防御功能（即屏障作用）。

5．合成功能（激素和酶）。

（二）正常胎盘的超声图像

胎盘呈均质性回声，于妊娠 8 周开始可以辨认。胎盘的胎儿面有光滑的羊膜覆盖，母体面与子宫相接。

妊娠 10～12 周其边缘可清晰显示，随孕周增长而长大。

孕足月时，呈扁圆形盘状，重约 500 g。直径 16～20 cm，厚 1～3 cm，中间厚，边缘薄。

胎盘的超声声像分为三部分：

1．胎盘绒毛膜板　胎盘的胎儿面，于羊水与胎盘实质之间。

2．胎盘基底膜　胎盘的母体面，于胎盘实质与子宫肌层之间。

3．胎盘实质　胎盘绒毛膜板与基底膜之间的胎盘组织。

根据上述三部分的不同阶段的声像特点，将胎盘成熟度分为四级。

0 级

绒毛膜板：直而清晰，光滑平整。

胎盘实质：回声细密均匀，光点微。

基底膜：分辨不清。

I 级

绒毛膜板：出现轻微的波状起伏。

胎盘实质：出现散在的增强光点（直径 2～

4 mm）。基底膜：似无回声。

II 级

绒毛膜板：出现切迹并伸入胎盘实质内，未达到基底膜。

胎盘实质：出现逗点状增强光点。

基底膜：出现线状排列的增强小光点，其长轴与胎盘长轴平行。

III 级

绒毛膜板：深达基底膜（至少有 2 个切迹）。

胎盘实质：出现强回声环回声和不规则的强光点和光团，可伴声影。

基底膜：光点增大，可融合相连，能伴有声影。

胎盘分级的临床意义：胎盘分级与孕周有相关性，见图 4-4-1。

0 级胎盘：胎盘刚发育，尚未成熟，常于妊娠 29 周前。

I 级胎盘：胎盘趋成熟，常见于妊娠 29 周～足月。

II 级胎盘：胎盘接近成熟或基本成熟，常见于妊娠 36 周后。

III 级胎盘：胎盘已成熟并趋向老化，常见于妊娠 38 周以后。

（三）影响胎盘发育和成熟的因素

1．加速胎盘成熟的因素　高血压合并妊娠、肾病、妊娠高血压综合征及胎儿宫内发育迟缓。

2．延迟胎盘成熟的因素　妊娠期糖尿病，母子 Rh 因子不合等。

（四）胎盘的超声定位

胎盘可位于子宫内的任何位置，故要多角度、多切面扫查，后壁胎盘不易完全显示。必要时可经会阴部或经阴道扫查，能清楚显示宫颈内口与其附近的胎盘的关系。

（五）胎盘的几种正常表现

1．绒毛膜板下或胎盘实质内的无回声区（即胎盘囊肿），常由于栓塞及其后发生的纤维蛋白聚集所致。小范围存在不影响胎盘功能。

2．胎盘后静脉（也称胎盘静脉窦）于胎盘基底膜下的低回声管状结构沿子宫壁排列，为静脉滞流所致，应与胎盘后血肿相区别。

3．胎盘静脉池（也称血池 maternal pool）在胎盘绒毛中心部分无绒毛处，胎盘实质中的较大的近圆形低回声区，可见细密点状回声快速从侧壁

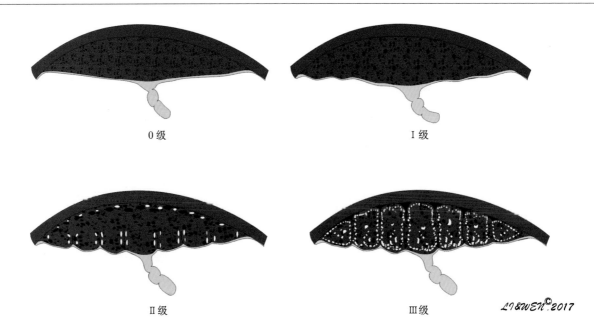

0级　　　　　　　　Ⅰ级

Ⅱ级　　　　　　　　Ⅲ级

图 4-4-1　胎盘分级

流入低回声区内。若范围大，将影响绒毛血液的交换。

二、羊水

（一）羊水产生

1. 妊娠早期，羊水（amniotic fluid）可能是通过母体血清经胎膜进入羊膜的透析液。胎儿循环建立后，胎儿体内的水分及小分子物质通过胎儿皮肤，也可形成一部分羊水。也有人认为妊娠早期的羊水主要由羊膜上皮细胞分泌产生。

2. 妊娠 18～20 周起羊水主要或完全来自胎儿尿液，故羊水明显减少或缺如时，要考虑是否有肾发育不良或无功能及双侧尿路梗阻。同时还要观察肺部情况，因为羊水少可以引起肺发育不良。

3. 正常足月胎儿每天产生的羊水量相当于吞咽的羊水量。

4. 羊水有 3 条吸收途径，即胎儿吞咽羊水、胎儿体表吸收、胎盘和脐带表面的羊膜上皮吸收。

（二）羊水量

羊水量的估计是评价胎儿肾功能的重要指标。羊水量正常表明尿道通畅且至少一侧肾功能正常，羊水过少表明可能存在胎儿泌尿道畸形。

羊水量随妊娠的增长而增多（表 4-4-1），妊娠 34～38 周可达到或超过 800ml。足月妊娠时，羊水量 < 300ml，称羊水过少；羊水量 > 2000ml，称羊水过多。

（三）羊水的作用

1. 保护胎儿

（1）防止肢体畸形及胎体粘连。

（2）保持温度的恒定。

（3）缓冲外界压力。

（4）利于胎儿体液平衡。

（5）保持宫缩压力均匀分布，利于产程进展，防止胎儿局部受压。

2. 保护母体

（1）减少胎动所致的不适。

（2）前羊水囊可扩张软产道。

（3）破膜后羊水冲洗阴道，减少感染。

（四）羊水的超声测量方法

应用超声评估羊水量是对胎儿评价的一项重要内容。

1. 羊水指数（amniotic fluid index, AFI）（单位：cm）　以母体脐部为中心，划分出左上、左下、右上、右下 4 个象限，分别测量 4 个象限内羊水池的最大深度，4 个测值之和为羊水指数。羊水指数对晚期妊娠羊水过多和正常羊水量的测定是相当可靠的，而对诊断羊水过少是不准确的。

正常范围：10～20cm。

在妊娠 37 周前 AFI ≤ 8cm，或妊娠 37 周后

表 4-4-1　正常妊娠的羊水指数标准值（mm）

孕周	2.5th	5th	50th	95th	97.5th	*n*
16	73	79	121	185	201	32
17	77	83	127	194	211	26
18	80	87	133	202	220	17
19	83	90	137	207	225	14
20	86	93	141	212	230	25
21	88	95	143	214	233	14
22	89	97	145	216	235	14
23	90	98	146	218	237	14
24	90	98	147	219	238	23
25	89	97	147	221	240	12
26	89	97	147	223	242	11
27	85	95	146	226	245	17
28	86	94	146	228	249	25
29	84	92	145	231	254	12
30	82	90	145	234	258	17
31	79	88	144	238	263	26
32	77	86	144	242	269	25
33	74	83	143	245	274	30
34	72	81	142	248	278	31
35	70	79	140	249	279	27
36	68	77	138	249	279	39
37	66	75	135	244	275	36
38	65	73	132	239	269	27
39	64	72	127	226	255	12
40	63	71	123	214	240	64
41	63	70	116	194	216	162
42	63	69	110	175	192	30

引自：Moore TR，Cayle JE：The amniotic fluid index in normal human pregnancy. Am J Obstet Gynecol 162：1168，1990

AFI ≤ 5 cm，为羊水过少。

在妊娠 37 周前 AFI ≥ 24 cm，或妊娠 37 周后 AFI ≥ 20 cm，为羊水过多。

2. **羊水最大深度（单位：cm）**　寻找宫腔内最大羊水池，羊水池内不能有肢体或脐带，测量此羊水池的垂直深度。最大深度 ≤ 2.0 cm 为羊水过少，≥ 8.0 cm 为羊水过多。

（五）测量时注意事项

1. 测量羊水深度，探头应垂直于水平面，而不是垂直于孕妇的腹壁。

2. 测量的羊水池内不能包括肢体或脐带。彩色多普勒超声因能显示脐带血流而较黑白超声测量更准确。

3. 全面观察羊水分布的宽度比单独测量羊水的最大深度更客观。

4. 当可疑羊水过多或过少时，应用 AFI 测量来估计羊水量更客观。

5. 在胎儿相对固定不活动时，羊水池深度也固定，测量值较准确，有胎动时测羊水深度，不可避免地会造成重复测量或少测量。

三、脐带

（一）脐带的形成

妊娠 12 周左右，胚外体腔消失，羊膜将尿囊、尿囊血管、卵黄囊及其周围的胚外中胚层、血管包裹形成脐带。左侧尿囊静脉变为脐静脉，右侧尿囊静脉退化。两条尿囊动脉则变成脐动脉，含水量丰富的华通胶（jelly of warton）包裹在脐带血管的周围，起保护作用。

（二）脐带的作用

连接胎盘和胎儿，胎儿通过脐带血循环与母体进行营养和代谢物的交换。1 条脐静脉将来自胎盘的含氧量高的血液输入胎体，与胎儿肝内的左门静脉相连。2 条脐动脉绕过膀胱两侧与胎儿的髂内动脉相连，将来自胎儿的含氧量低的混合血输注到胎盘内进行物质交换。

（三）脐带的超声表现

正常脐带有 3 条血管及包绕着血管的华通胶组成，足月儿脐带直径约 1.2 cm（一般不超过 2.0 cm），长 30～70 cm。但超声不能测量脐带的长度。

1. **二维声像图表现**　在妊娠 8 周时可显示，正常脐带纵切时呈螺旋状排列（因脐血管长于周围结缔组织），横切时，呈一大二小的 3 个环状结构。大圆环为脐静脉，两个小圆环为脐动脉，与胎盘相连处为蒂部，与胎儿相连处为根部，蒂部应附着在胎盘的中央或偏中央部位，根部应与胎儿腹部正中相连。

若蒂部附着在胎膜上，脐带血管通过羊膜与绒毛膜之间进入胎盘则为脐带帆状附着，这种胎盘也称为帆状胎盘，如果帆状胎盘的血管先露，即脐带帆状附着并血管前置（vasa previa），破膜时可导致血管破裂出血，对胎儿有相当大的潜在危害。在中孕期因胎儿小，羊水适中，容易发现（详见第18章）。

若蒂部附着在胎盘边缘，称为球拍状胎盘，无太大的临床意义。

2. **彩色多普勒表现** 最易观察脐带的异常及估计脐带的长度。依血流与探头方向不同，显示为红、蓝、蓝或蓝、红、红的三血管螺旋状排列。

3. **频谱多普勒表现** 孕早期只可测到脐动脉收缩期血流信号。孕中期可测到脐动脉与脐静脉的血流速度。

脐动脉血流频谱可以用来：①评估胎盘循环；②确定异常妊娠；③预测 IUGR、妊娠高血压综合征、羊水过少和胎儿宫内窘迫（详见第18章）。

（李胜利　刘菊玲　文华轩　官　勇
　　郭晓实　王琳琳　赵华魏）

第 5 章

正常胎儿超声心动图

早在 20 世纪 60 年代我国学者王新房等利用 A 超检查胎儿心脏，70 年代早期有学者用 M 型和 B 型超声观察胎儿心脏，70 年代后期由于实时超声仪的出现与图像分辨力的提高，胎儿心脏结构才得以清楚显示，80 年代初詹姆斯·休塔（James Huhta）等对胎儿正常二维超声心动图表现进行了详细地观察与研究。随着现代超声仪器的进展尤其是高分辨力彩色多普勒血流显像仪的发展，胎儿心脏解剖结构的显示以及胎儿心内血流动力学的信息越来越丰富，许多胎儿先天性心脏异常均能在产前得到正确诊断。

第一节　胎儿心脏胚胎发育、解剖特点与血流动力学特征

一、胎儿心脏胚胎发育

在胚胎发育过程中，循环系统是首先发育成熟和履行功能的系统，它对于保证胚胎发育所必需的氧气和营养物质的供应以及代谢物的排泄，起着决定性的作用。心脏是循环系统最重要的器官，它的生长发育在妊娠较早时期（约第 8 周）即已发育相当成熟。因此，了解心脏的胚胎发育过程及解剖结构特点对早期发现并诊断胎儿先天性心脏畸形，尤其是复杂先天性心脏畸形是非常重要的。

在胚胎发育的第 4 周末，形成 1 个胚内循环通道和 2 个胚外循环通道。胚内循环，血液由心脏泵至主动脉弓，经主动脉弓到背主动脉，自此，血液向头尾两端通过小动脉支到毛细血管。然后，前、后主静脉收集头区和尾区的血液，经总主静脉回流到心脏的尾端。2 个胚外循环是卵黄囊循环和胎盘（绒毛膜）循环。在卵黄囊循环，血液通过背主动脉到卵黄囊动脉，再到卵黄囊的血管丛，然后再由卵黄静脉收集血液回流到心脏的尾端。在胎盘（绒毛膜）循环，血液从背主动脉的尾段经脐动脉到胎盘的绒毛内毛细血管，含氧和营养的血液从绒毛膜通过脐静脉回流到心脏尾端（图 5-1-1）。

1. 原始心管的形成　受精后第 18 或第 19 天，心脏即开始发育，胚胎第 22 天，原始心管就开始蠕动收缩，血液在胚体内和胎盘、卵黄囊之间进行循环。由心脏原基内的中胚层间充质细胞聚集形成生心板和围心腔，生心板的细胞形成左右两条并列的管道即原始心管，两条原始心管逐渐靠拢最后融合为一条心管，其管壁内层形成心内膜，外层形成心肌和心外膜。随着胚胎的发育，心管发生两个缩窄环，将心管分成三个部分即动脉球、心室和心房，后来在心房的尾端又出现一个膨大即静脉窦。静脉窦的两侧为窦角，每侧的窦角有三组胚胎静脉汇入，分别为脐静脉、卵黄静脉和主静脉，脐静脉引流胎盘血液，卵黄静脉引流卵黄囊的血液，主静脉引流胚胎本身的血液。动脉干的头端有一膨大部，称为主动脉囊。各形态发生区的交界区依次为窦房交界部、房室管、球室孔和球干交界部。窦房交界部在静脉窦与原始心房之间。房室管在原始心房与原始心室之间，为房室瓣的发生部位。球室孔在原始心室与心球之间。球干交界部在心球与动脉干之间，为半月瓣的发生部位。

2. 球室襻的形成及成熟　心管已初步分区，仍然是一个单腔的直管。由于围心腔的生长速度比心管生长速度慢。在背侧心系膜消失后，心管除两极外均位于心包腔内。静脉入口和动脉出口是相对固定的，心脏管各部呈不对称性生长，发生一系列的

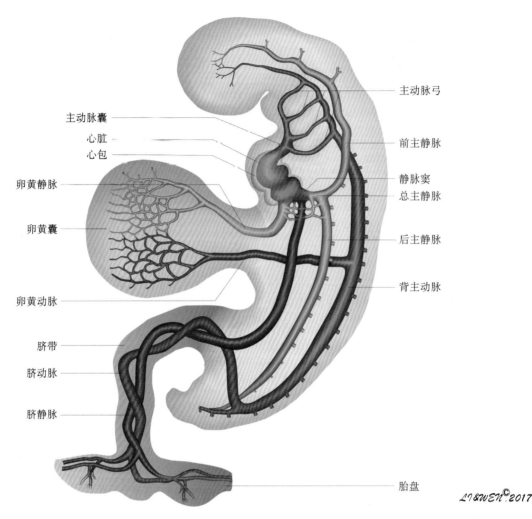

主动脉囊

心脏

心包

卵黄静脉

卵黄囊

卵黄动脉

脐带

脐动脉

脐静脉

主动脉弓

前主静脉

静脉窦

总主静脉

后主静脉

背主动脉

胎盘

LI&WEN ©2017

图 5-1-1　胚胎的主要血管及胚胎循环

变形、弯曲、移位，故使管状心脏呈 S 形。在胚胎发育阶段Ⅺ时，心管的中部向右扭转，凸面向右，凹面向左。向右突出的部分是心球的近端部分，以后形成右心室。此部继续向右前生长，使心球部位于右前，原始心室位于左后，以后形成左心室，这个过程称为右侧成襻（心室右襻）。

　　在成襻过程中，心管各段的位置也在不断变化。在成襻之前，原始心房在原始心室之下。在成襻过程中，原始心房和房室管向头侧后上方移。到发育阶段ⅩⅣ时，房室管和原始心室几乎在同一水平上，到发育阶段ⅩⅫ时，原始心房移到原始心室之上，房室管和球干交界部几乎处于同一水平（图 5-1-2）。

　　至胚胎第 5 周（胚长约 8.8 mm），心脏外观已基本具备成体心脏的外形，但此时期的心脏仍为一条管道，内部尚未分隔。

　　3. 心腔和大血管根部的分隔　心脏内部的分隔较复杂。心管、心房、心室、动脉球的分隔均从胚

胎发育的第 4 周末开始。

　　（1）圆锥动脉干的发育（图 5-1-3）：心球的远端部分形成圆锥和动脉干，圆锥的近端与原始右心室相接，远端与动脉干相接，由于圆锥和动脉干在胚胎发育后期可以看作一个整体，故总称为圆锥动脉干（表 5-1-1）。圆锥动脉干在胚胎早期为单管，胚胎第 4 周末，在整个圆锥干内膜下形成 2 个纵行的内嵴，称为圆锥动脉干嵴，位于圆锥的部分为圆锥嵴，位于动脉干部分为动脉干嵴（图 5-1-3A）。这两条嵴不断增高相互靠近融合形成一条纵行的间隔，称为圆锥动脉干间隔。这样，单腔的圆锥动脉干就被此间隔分成两个并行的管道。圆锥动脉干间隔被分作 4 段：主动脉囊间隔、近端动脉干间隔、远端圆锥间隔及近端圆锥间隔（图 5-1-3B）。

　　主动脉囊间隔：主动脉囊被分隔为升主动脉和主肺动脉两部分，两者之间分隔称为主动脉-肺动脉间隔。主动脉囊远端与第四至第六对主动脉弓相

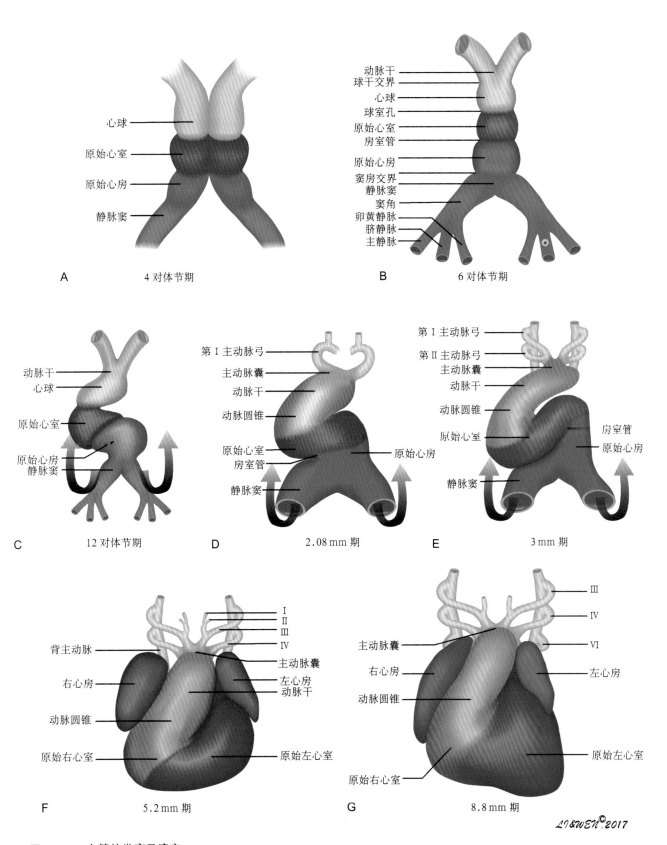

图 5-1-2　心管的发育及演变

　　A. 心管形成初期；B. 单腔的原始心管形成，出现心球、原始心室和原始心房；C、D、E、原始心管开始变形、弯曲、移位，心球心室段向右侧襻状弯曲，房室管、原始心房及静脉窦后移并向上弯曲（弯箭头所示）；F. 房室管移至原始心室后方；G. 心房和静脉窦上移至心室上方

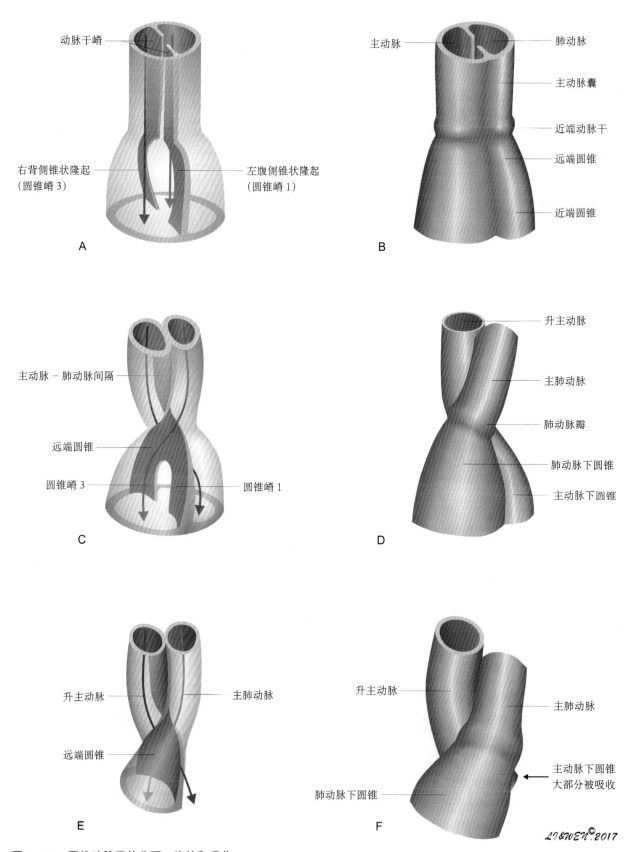

图 5-1-3　圆锥动脉干的分隔、旋转和吸收

A、B. 胚胎第 4 周末，圆锥动脉干内腔形成两条纵行的嵴；C、D. 主动脉－肺动脉间隔完成，圆锥部旋转完毕，主动脉瓣下圆锥与左心室沟通，肺动脉瓣下圆锥与右心室沟通；E、F. 近端圆锥吸收，肺动脉瓣下圆锥部分吸收缩短，但仍保留完整的圆锥结构，而主动脉瓣下圆锥大部分被吸收，不存在完整的圆锥

表 5-1-1　圆锥动脉干发育总结表

名　称	发育成为的结构
主动脉囊	升主动脉和主肺动脉
动脉干近端	主动脉瓣和肺动脉瓣
圆锥干远端	右心室流出道（右室漏斗部）和参与室间隔组成
圆锥干近端	大部分吸收缩短退化

连，升主动脉远端与第四对主动脉弓相连，近端起于主动脉瓣并与主动脉瓣下圆锥相通。主肺动脉远端与第六对主动脉弓相连，近端起自肺动脉瓣并与肺动脉瓣下圆锥相通。

　　近端动脉干间隔：此段很短，和远端主动脉囊间隔相延续。近端动脉干间隔形成的同时近端动脉干左、右壁的内膜也发生隆起（图 5-1-4C、D），近端动脉干间隔和左右侧壁的内膜隆起共同形成两组半月瓣，即主动脉瓣和肺动脉瓣（图 5-1-4E、F）。在圆锥动脉干尚未旋转时主动脉瓣口和升主动脉位于肺动脉瓣口和主肺动脉的左侧。圆锥动脉干旋转时，主动脉弓位置固定，动脉干近端顺钟向旋转 110°，结果主动脉瓣向左后方旋转，肺动脉瓣向右前方旋转。从而升主动脉和主肺动脉从原来左右并列关系变成了相互螺旋的关系。

　　圆锥间隔：其远端与近端动脉干间隔延续，由两条纵行圆锥嵴旋转汇合而成。它将单腔圆锥部分隔成主动脉瓣下圆锥和肺动脉瓣下圆锥。圆锥间隔的发育主要包括三部分：旋拧动作、吸收变短和与室间隔连接。

　　圆锥嵴为圆锥部内膜两条纵行隆起，在圆锥动脉干尚未旋转之前，一个在腹侧，称为左腹侧锥状隆起（圆锥嵴1），另一个在背侧，称为右背侧锥状隆起（圆锥嵴3）。两者对向发育生长，并呈螺旋形旋转 110°，在中线处融合，形成圆锥间隔。圆锥部被圆锥间隔分成两部分，其中右前方者为肺动脉瓣下圆锥，左后方者为主动脉瓣下圆锥。与此同时近端圆锥及其圆锥间隔吸收缩短，肺动脉瓣下圆锥吸收缩短较少，仍留有完整的肌性圆锥结构（右室漏斗部）。主动脉瓣下圆锥大部分吸收，主动脉瓣下没有完整的肌性圆锥结构。也正是由于主动脉瓣下圆锥的吸收，才导致主动脉瓣的下移与二尖瓣环产生纤维连接。

　　在圆锥间隔形成、旋转和吸收缩短的同时，心

球孔也左移到达室间隔的上方，使室间孔顶部失去了完整性。而此时左腹侧 - 右背侧平面的圆锥间隔正移动到室间孔上方，并构成了室间孔的上缘，随后圆锥间隔向下发育和肌部室间隔汇合。圆锥间隔向后发育，由右背侧圆锥嵴和前房室心内膜垫的右结节相连接，一方面发育成"室上嵴之壁束"，将主动脉瓣和右室流出道隔开，另一方面还由此发出膜样组织参与膜部间隔的形成。左腹侧圆锥衍生出室上嵴隔束并和圆锥部的游离壁共同构成一个肌性管道，即右室漏斗部，位于肺动脉瓣和三尖瓣之间。

　　（2）房室管的分隔：胚胎发育到第 4 周末，在心室小梁部发育的同时，房室管也逐渐发育成熟。在此以前，原始心房是通过单孔的房室管口与原始左心室相连接，而动脉干通过圆锥与原始右心室相连接。以后房室管逐渐发育变大，并向右后上移位至中线，房室管横跨在两心室之上，与两心室相通。同时，由心脏胶质形成的房室心内膜垫 4 个部分，分别为上心内膜垫、下心内膜垫、左外侧心内膜垫、右外侧心内膜垫。上、下心内膜垫向房室管内对向生长，逐渐靠拢，最后融合成中心房室心内膜垫，称为房室管隔，将单一房室管口分为二尖瓣口和三尖瓣口，上、下心内膜垫在对向侧生长过程中各自向左右两侧扩大呈翼状隆起，称为左右结节，左结节发育成二尖瓣的前叶，右结节发育成三尖瓣的隔叶。二尖瓣后叶发育来源于左外侧心内膜垫，三尖瓣前叶及后叶来源于右外侧心内膜垫（图 5-1-4）。

　　（3）心房的分隔：胚胎第 4 周末，在原始心房顶部背侧壁的中央出现一个薄的半月形矢状隔，称为原发隔，此隔与心内膜垫之间最初形成一孔，即原发孔，随着胚胎的发育，原发孔逐渐闭合。在闭合之前，原发隔上部的中央变薄而穿孔，导致原发隔的上部出现多个小孔，这些小孔逐渐合并为一个大孔即继发孔。原始心房被分为左、右两部分，但两者间仍有一大继发孔相通。胚胎第 5 周末，在原发隔的右侧从房顶腹侧壁再长出一个半月形的隔，称为继发隔，此隔较厚，并逐渐向心内膜垫方向生长，下缘呈弧形，当前、后缘与心内膜垫融合时，下缘出现一个孔即卵圆孔，卵圆孔的位置比原发隔上继发孔稍低，两孔交叠。原发隔很薄，上贴于左心房顶的部分逐渐消失，其余部分在继发隔的左侧盖于卵圆孔，因此，原发隔相当于卵圆孔的瓣膜即卵圆孔瓣。出生前，当心房舒张时，此瓣膜只允许右心房血液经卵圆孔流入左心房，而左心房血流受其阻挡不能流入右心房（图 5-1-5）。出生后，肺静脉血

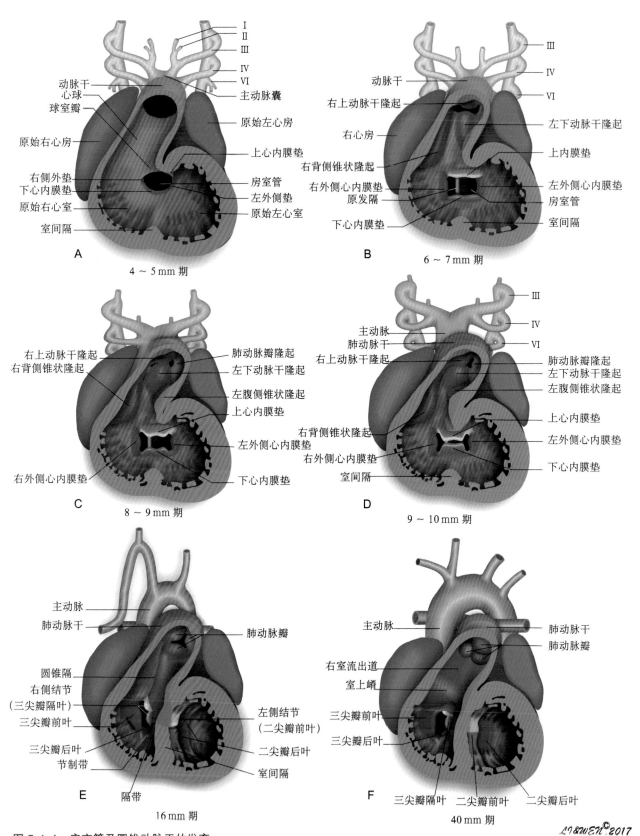

图 5-1-4　房室管及圆锥动脉干的发育

　　A. 房室管右移至中线，骑跨在室间隔的背侧，与左、右心室相通；B. 房室管的左、右外侧心内膜垫及上、下心内膜垫开始发育，圆锥部出现锥状隆起；C、D、E、F. 上、下心内膜垫向对侧发育，形成左、右房室管、三尖瓣隔叶及二尖瓣前叶，左外侧心内膜垫及右外侧心内膜垫分别发育成二尖瓣后瓣叶、三尖瓣前瓣叶及三尖瓣后瓣叶。圆锥部的左腹侧锥状隆起及右背侧锥状隆起继续发育并融合，形成圆锥隔。室间隔发育与圆锥隔融合

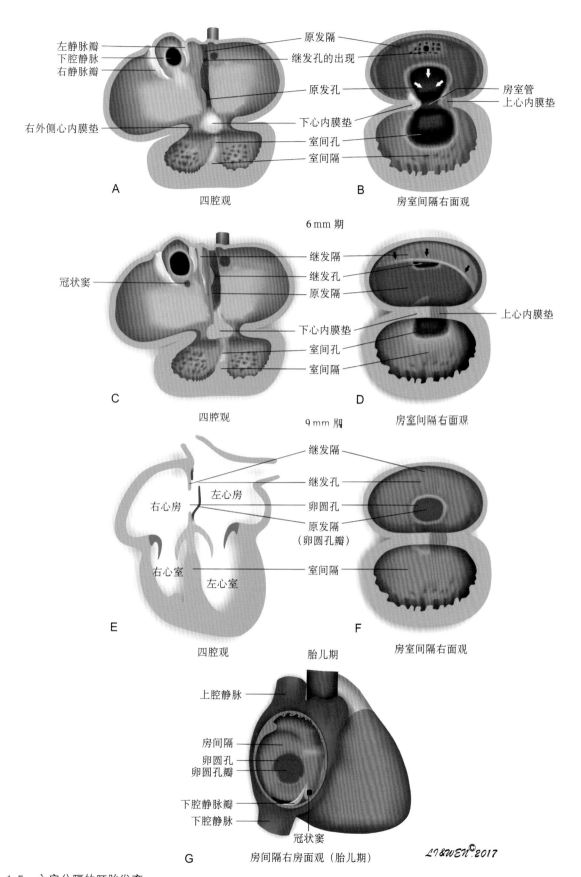

图 5-1-5　心房分隔的胚胎发育

　　A、B. 胚胎第 4 周末，原发隔及原发孔形成；C、D. 原发孔闭合，继发孔及继发隔出现；E、F. 继发隔向心内膜垫方向生长，其前、后缘与心内膜垫融合，下缘出现卵圆孔；G. 胎儿期房间隔右心房面显示房间隔（继发隔）、卵圆孔和卵圆瓣（原发隔）

流量增加,左心房压力增高,使卵圆孔瓣紧贴卵圆孔,关闭卵圆孔。

（4）心室的分隔：心室窦部即由原始心管中左右横卧的原始心室发育而成，原始心室右侧发育成右心室，左侧发育为左心室。原始心室的中段即连接于左、右原始心室的通道称为室间孔。在小梁部发育过程中，第4周末，室间孔下壁长出一个半月形较厚肌性隔膜，称为室间嵴。此嵴向心内膜垫方向生长生育延伸，形成肌部室间隔光滑部，称为窦部室间隔。随着小梁部的发育，室间嵴向下逐渐加深，形成肌部室间隔的小梁部。它与来自圆锥的圆锥隔（亦称漏斗部）对拢，残留的室间孔称为第一室间孔。在右侧成襻过程中，由于圆锥动脉干的左移和房室管的右移，破坏了室间孔的完整性，使其上后缘断裂成为"凵"，此时称为第二室间孔。其前、下缘是室间隔的顶，上缘对着圆锥隔，后缘对着前后房室垫融合部。到了第三阶段，室间孔的上缘与圆锥隔汇合，后缘与房室垫汇合，称为第三室间孔。第三室间孔的上缘为圆锥隔，前缘为圆锥隔与窦部室间隔的连续部，后缘为窦部室间隔与融合的房室垫右侧，下缘为小梁部室间隔。至第7周，由膜部室间隔将第三室间隔闭合，心室被分隔成左、右心室，膜部室间隔是由圆锥隔、心内膜垫及肌部室间隔的组织衍化而来（图5-1-4 至 图5-1-6）。

4．心房和静脉的发育

（1）体静脉的胚胎发育（图5-1-7）：在发育阶段时，胚盘的两侧各有一条脐静脉。脐静脉的尾端汇合部逐渐膨大，形成静脉窦。在胚长3～4mm期，自静脉窦的尾侧出现3对体静脉，左右对称，分别为脐静脉、卵黄静脉和总主静脉。最内侧一对静脉为卵黄静脉，收集卵黄囊血流入静脉窦，卵黄静脉系在肝内有许多吻合支，卵黄静脉和新生的肝静脉吻合，称为肝心静脉。右侧卵黄静脉发育为下腔静脉的近心段，它和右下主静脉的吻合部，又称心肝下静脉吻合，将来发育为下腔静脉的肝段。中间一对静脉为脐静脉，在胚长6mm期时整个右脐静脉及左脐静脉的近心段退化，左脐静脉远段与左卵黄静脉连接并发育成脐静脉和静脉导管，它们从胎盘的绒毛膜吸收母体的动脉血，这些动脉血由脐静脉经静脉导管进入下腔静脉，供应胚胎的发育。最外侧的一对为总主静脉，左右总主静脉迅速分为前主静脉和后主静脉。

前主静脉沿前肠的两旁头侧延伸，回收头部静脉血液，在胚长20mm期，左右前主静脉间产生一

条胸腺——甲状腺静脉吻合支，以后发育成左无名静脉（无名静脉规范用词为头臂静脉）。而随着心脏下降，前主静脉变长。引流上肢血液的节间静脉与后主静脉相连，以后发育成锁骨下静脉。前主静脉部分发育成颈内静脉，右前主静脉在锁骨下静脉和左无名静脉之间的部分发育成为右无名静脉，其尾端部分和右总主静脉发育成为上腔静脉。左前主静脉与左无名静脉融合，其尾端有部分发育成左肋间上静脉、部分退化成为Marshall纤维韧带。左总主静脉和其他的分支中断，其残余部分与静脉窦的左窦角发育成为冠状静脉窦。而颈外静脉的发育则来自面区的毛细血管丛。

后主静脉的起始部在胚长约4mm期先向胚胎腹侧发出下主静脉，在胚长14mm期再向胚胎背侧发出上主静脉。左、右下主静脉吻合支形成下腔静脉中段（肾前段和肾段）、肾静脉、肾上腺静脉和生殖腺静脉。右上主静脉发育成下腔静脉末段和奇静脉。左上主静脉发育成半奇静脉与副半奇静脉。右后主静脉的根部发育成奇静脉的一部分，左、右后主静脉的远段发育成髂总静脉和骶中静脉。

下腔静脉发育较为复杂，其各段由下列静脉发育而成：①肾后段，由右上主静脉的腰部构成；②肾段，由右上主静脉和右下主静脉之间的吻合支构成；③肾前段，由右下主静脉构成；④肝段，由右下主静脉和肝心静脉合并而成；⑤肝上段，由卵黄静脉及左脐静脉形成（图5-1-7）。

体静脉胚胎发育总结见表5-1-2。

（2）肺静脉的胚胎发育：肺的始基由前肠发育而来，正常胚胎发育早期，位于心房后面的肺静脉丛与体静脉系统有侧支相交通。在胚长8mm期，原始心房原发隔左侧后壁发生局限性突起，逐渐发育成原始的肺静脉共干，此静脉分出左、右属支，各支再分为2支，并向着发育中的肺生长。而肺芽内的静脉丛，与各对胚胎体静脉均有侧支相交通，此时这些静脉亦汇合发育成4支肺静脉主支，并与左心房发出肺静脉相连接并沟通。从而肺静脉血汇入左心房。当心房扩展时，共同肺静脉腔及左、右肺静脉逐渐吸收并入左心房，结果有4条肺静脉直接开口于左心房，此时肺静脉丛与体静脉之间的侧支闭合，从而完成肺静脉的发育（图5-1-8）。

5．主动脉及其分支的发育 在原始心管形成后，其远端部分形成主动脉囊，由主动脉囊发出第1对主动脉弓，围绕前肠的侧壁向背侧延伸，与背主动脉汇合。当胚长3mm时再发育出第2对主动

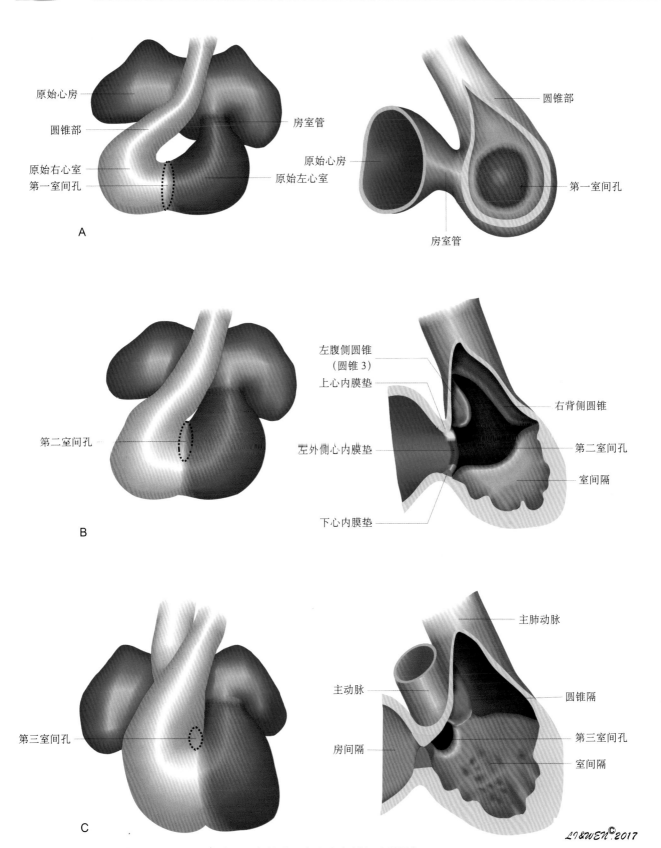

图 5-1-6　室间隔发育过程（左图为心脏正面心外观，右图为右侧心腔所见）

　　A. 表示第一室间孔，即肌部室间隔刚刚出现，心球孔和房室孔尚未靠拢，第一室间孔为一完整的环；B. 表示第二室间孔，由于心球孔和房室孔的靠拢与汇合，室间孔的周边失去了原来的完整性，不再是一个环，而是在头侧向圆锥部开口，在背侧向房室孔开口；C. 表示第三室间孔，为室间孔的最后阶段，它进一步缩小，再次成为四周完整的环，图为心内膜垫汇合后闭合了室间孔背侧的缺口，圆锥隔汇合又闭合了头侧的缺口，最后第三室间孔被膜样组织覆盖，成为膜部室间隔

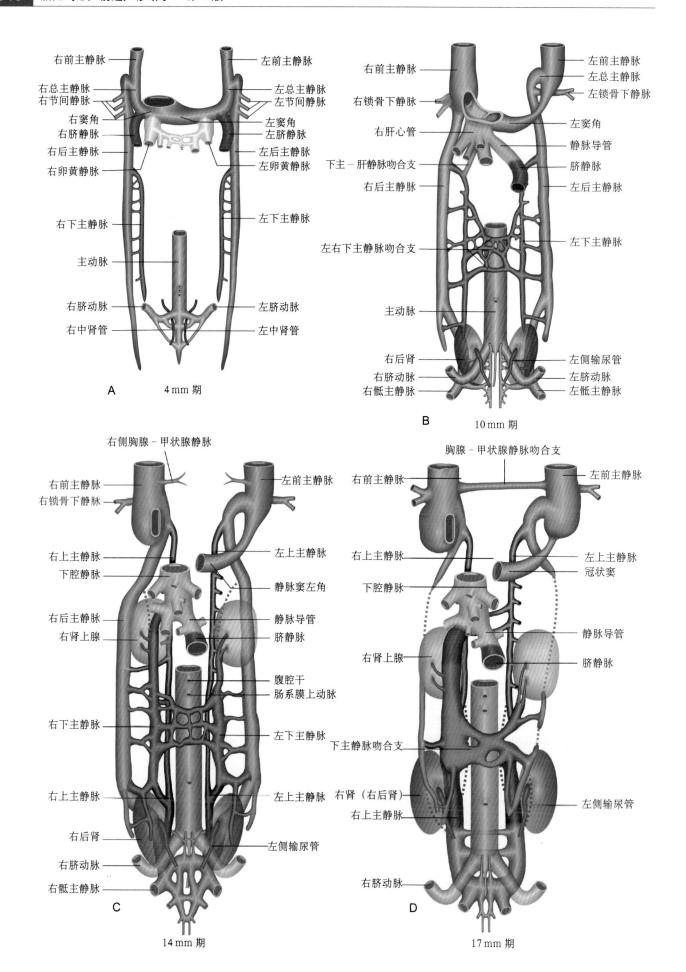

A 　4 mm 期

右前主静脉 — 左前主静脉
右总主静脉 — 左总主静脉
右节间静脉 — 左节间静脉
右窦角 — 左窦角
右脐静脉 — 左脐静脉
右后主静脉 — 左后主静脉
右卵黄静脉 — 左卵黄静脉
右下主静脉 — 左下主静脉
主动脉
右脐动脉 — 左脐动脉
右中肾管 — 左中肾管

B 　10 mm 期

右前主静脉 — 左前主静脉
— 左总主静脉
右锁骨下静脉 — 左锁骨下静脉
右肝心管 — 左窦角
静脉导管
下主－肝静脉吻合支 — 脐静脉
右后主静脉 — 左后主静脉
左右下主静脉吻合支 — 左下主静脉
主动脉
右后肾 — 左侧输尿管
右脐动脉 — 左脐动脉
右骶主静脉 — 左骶主静脉

C 　14 mm 期

右侧胸腺－甲状腺静脉
右前主静脉 — 左前主静脉
右锁骨下静脉
右上主静脉 — 左上主静脉
下腔静脉 — 静脉窦左角
右后主静脉 — 静脉导管
右肾上腺 — 脐静脉
腹腔干
肠系膜上动脉
右下主静脉 — 左下主静脉
右上主静脉 — 左上主静脉
右后肾 — 左侧输尿管
右脐动脉
右骶主静脉

D 　17 mm 期

胸腺－甲状腺静脉吻合支
右前主静脉 — 左前主静脉
右上主静脉 — 左上主静脉
下腔静脉 — 冠状窦
右肾上腺 — 静脉导管
脐静脉
下主静脉吻合支
右肾（右后肾） — 左侧输尿管
右上主静脉
右脐动脉

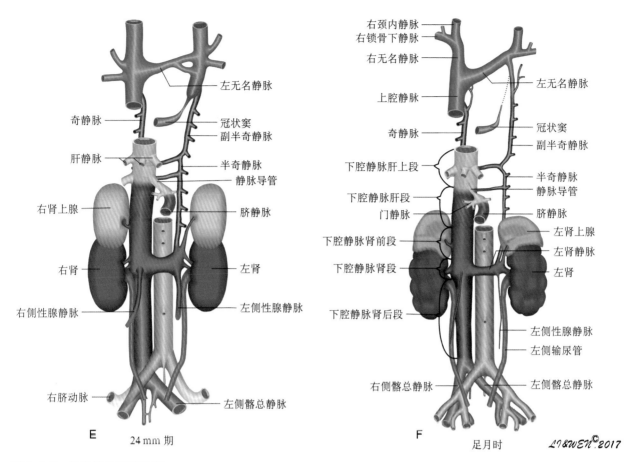

图 5-1-7 体静脉的胚胎发育

A．胚长 4 mm 期，静脉窦的尾侧出现 3 对静脉，分别为卵黄静脉、脐静脉和总主静脉，左右总主静脉迅速分为前主静脉和后主静脉，后主静脉的起始部向腹侧发出下主静脉；B．胚长 10 mm 期，双侧卵黄静脉、左侧脐静脉、双侧前主静脉、双侧后主静脉及双侧下主静脉继续发育，右侧脐静脉退化；C．胚长 14 mm 期，左右后主静脉向胎儿背侧发育出左右上主静脉；D．胚长 17 mm 期，双侧后主静脉大部分退化（蓝色虚线所示），双侧上主静脉中段退化（棕色虚线所示）；E．胚长 24 mm 期，伴随着各体静脉的发育与退化，胚胎的体静脉系统已具胎儿期的形态；F．足月时，胎儿体静脉系统

表 5-1-2 体静脉胚胎发育

原始的静脉	发育成为的静脉
右卵黄静脉	下腔静脉肝上段、肠系膜上静脉和肝静脉
左卵黄静脉	大部分门静脉和静脉导管
右总主静脉	上腔静脉近端
左总主静脉	冠状窦侧面部分和左房斜静脉
左、右前主静脉	颈内静脉
右前主静脉	部分上腔静脉和右无名静脉
左、右后主静脉	髂总静脉和骶正中静脉
右后主静脉	部分奇静脉和髂总静脉
左上主静脉	半奇静脉
右上主静脉	下腔静脉肾后段和奇静脉
左、右下主静脉	下腔静脉肾前段和肾段，肾静脉、肾上腺静脉和生殖腺静脉
胸腺 - 甲状腺静脉吻合支	左无名静脉

脉弓，随后，自头端至尾端依次发育出第 3、第 4、第 5、第 6 对主动脉弓。主动脉弓与主动脉囊相交之处称为弓根部。主动脉弓通向背侧成对背主动脉，背主动脉远端相互靠拢，融合成为联合背主动脉。从背主动脉发出 7 对分支，称为体节间动脉。这就构成"鳃弓型动脉系统"。

鳃弓型动脉系统的各段发育如下。

（1）主动脉囊：在胚长 8 mm 期时，主动脉囊被主肺动脉间隔分隔为两个平行的通道，右侧的管道通向第Ⅳ弓形成升动脉，左侧管道通向第Ⅵ弓形成主肺动脉。主动脉囊内的主肺动脉间隔与圆锥部及近端动脉干的间隔在同一平面，在圆锥动脉干旋转之前，右心室、主动脉下圆锥、主动脉瓣及升主

动脉均在右侧，而左心室、肺动脉下圆锥、肺动脉瓣及主肺动脉均在左侧。当圆锥干顺时钟向旋转后，由于主动脉囊（圆锥头侧）和心室（圆锥尾侧）固定不动，结果主动脉瓣及其瓣下圆锥移向左后，与左心室相连。肺动脉瓣及瓣下圆锥移向右前，与右心室相连，主肺动脉间隔则被拧成螺旋形。

（2）主动脉弓：6 对主动脉弓发育和退化时间各不同，第 1、第 2 对主动脉弓在第 6 对主动脉弓出现前发生退化。第 5 对主动脉弓出现后很快就退化。第 3、第 4 弓之间的背主动脉消失，第 3 弓及头端的背主动脉保留，成为两侧颈内动脉。供应第 3 主动脉弓根部及部分第 3 弓成为颈总动脉（表 5-1-3）。

双侧第 4 主动脉弓均保留，左侧第 4 主动脉弓

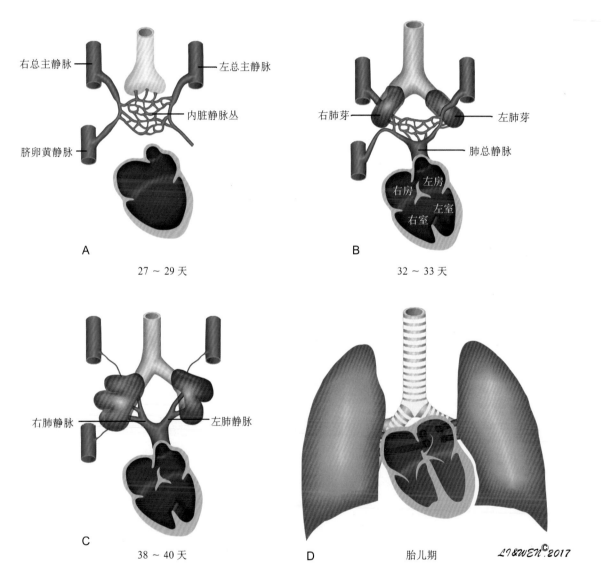

图 5-1-8　肺静脉的胚胎发育

A. 原始肺芽组织被内脏静脉丛包绕，但与心脏无连接，部分成为肺血管床；B. 共同肺静脉形成（来源于心房），连接肺静脉丛和心脏窦-房部；C. 肺血管床和内脏静脉丛的连接消失，肺血管床形成 4 支肺静脉，通过共同肺静脉与心房连接；D. 共同肺静脉是一个临时性结构，以后逐渐与左心房融合，4 支肺静脉直接与心房连接

发育成为成熟主动脉弓中间部分（左颈总动脉与左锁骨下动脉之间）。供应左第 4 主动脉弓的弓根部成为成熟主动脉弓近端部分（右无名动脉与左颈总动脉之间），此段的发育亦有主动脉囊的参与。而成熟主动脉弓的远端部分来自左背主动脉（左锁骨下动脉与动脉导管之间）。由于第 7 体节间动脉与联合背主动脉段右侧背主动脉退化，第 7 体节间动脉上移，右侧第 4 主动脉弓发育成为右锁骨下动脉近端部分，而右侧第 7 体节间动脉发育右锁骨下动脉远端部分。供应右第 4 主动脉弓的弓根部发育成为无名动脉。左第 7 体节间动脉上移发育成左锁骨下动脉。

随着肺芽的发育，两侧第 6 主动脉弓发出血管分支至肺芽。右第 6 主动脉弓的远端部分退化，和右侧背主动脉分离。近端部分和肺分支血管构成右肺动脉。左第 6 主动脉弓的远端部分发育成动脉导管，近端部分与和肺分支血管构成左肺动脉（图 5-1-9）。

为了读者更好地理解记忆主动脉弓的发育，Edwards 等提出双主动脉弓及双动脉导管的假说模式图（图 5-1-9D）。该图为主动脉弓相对较晚期发育模式图，主动脉囊已经被分成升主动脉和主肺动脉，联合背主动脉位于食管和气管后面居中。在气管和食管的左右两侧都有一条主动脉弓通过同侧背主动脉将升主动脉和降主动脉连接，都有一条动脉导管将同侧的肺动脉与降主动脉连接。左右主动脉弓分别发出同侧颈总动脉和锁骨下动脉。正常者，

左主动脉弓、左侧背主动脉和左动脉导管持续发育，右锁骨下动脉与降主动脉之间的右侧背主动脉退化，右动脉导管退化（蓝色线所示），右主动脉弓近段发育成无名动脉。

6. **肺动脉的发育**　肺动脉的发育主要有 3 个不同的来源：第一段是主肺动脉总干根部，来自主动脉囊内的主肺动脉间隔把主动脉囊分成升主动脉和主肺动脉总干。第二段是右肺动脉主干和主肺动脉远端，由第Ⅵ对主动脉弓形成，因右侧第Ⅵ主动脉弓的背侧退化，故右肺动脉与胸主动脉不发生相接，而左侧第Ⅵ主动脉弓的背侧没有退化，发育成主肺动脉远端和动脉导管，动脉导管连接于左肺动脉根部和背侧主动脉间。第三段为整个左、右肺动脉的远心端，在胚长 5mm 期由肺血管丛形成，这段肺动脉又称为鳃后肺动脉。

二、胎儿心脏的解剖特征

胚胎发育至第 8 周，心房和心室间隔已完全长成，其基本结构与正常成年人心脏已无本质差别。

1. 胎儿心脏结构与成年人心脏一样，有左、右心房，左、右心室，房、室间隔，主动脉与肺动脉，二尖瓣和三尖瓣，上、下腔静脉和肺静脉。它们的连接关系是肺静脉连于左心房，后者经二尖瓣与左心室相连，左心室再与主动脉连接；上、下腔静脉与右心房相连，右心房与右心室相连，两者之间有三尖瓣分隔，右心室与肺动脉相续。三尖瓣隔瓣附

表 5-1-3　主动脉弓各段形成总结表

原始的动脉	发育成为的动脉
主动脉囊	升主动脉和主肺动脉
第 1 对主动脉弓	基本退化
第 2 对主动脉弓	舌下动脉干
第 3 对主动脉弓	颈总动脉弓和颈内动脉近端
右侧第 4 主动脉弓	无名动脉和右锁骨下动脉近端
左侧第 4 主动脉弓	左颈总动脉和左锁骨下动脉之间的一段主动脉弓
第 5 对主动弓	出现后很快就退化
右侧第 6 主动脉弓	右肺动脉主干
左侧第 6 主动脉弓	左肺动脉主干及动脉导管
右侧背主动脉	右锁骨下动脉起始部和乳内动脉
左侧背主动脉	远端主动脉弓和胸降主动脉
双侧节间动脉	第 1~6 节间动脉退化，第 7 节间动脉发育成左、右锁骨下动脉

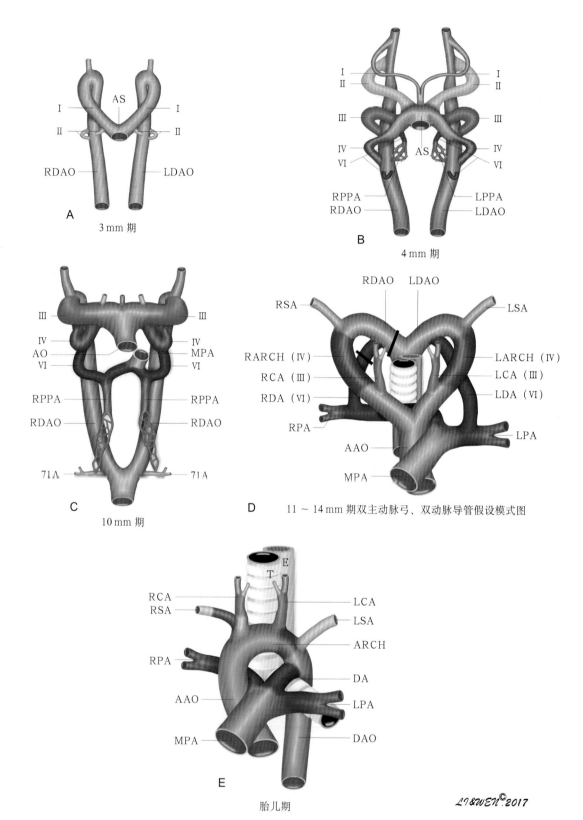

图 5-1-9 主动脉及其分支胚胎发育

A、B、C、D. 为动脉弓发育的不同阶段，图D为双主动脉弓及双动脉导管的假设模式图，图E为胎儿期动脉弓及肺动脉。AS. 主动脉囊；Ⅰ、Ⅱ、Ⅲ、Ⅳ、Ⅵ分别为1、2、3、4、6对主动脉弓；LDAO. 左背主动脉；RDAO. 右背主动脉；LPPA. 左原始肺动脉；RPPA. 右原始肺动脉；MPA. 主肺动脉；AO. 主动脉；AAO. 升主动脉；RARCH. 右位主动脉弓；LARCH. 左位主动脉弓；LCA. 左颈总动脉；RCA. 右总动脉；RSA. 右锁骨下动脉；LSA. 左锁骨下动脉；LPA. 左肺动脉；RPA. 右肺动脉；DA. 动脉导管；DAO. 降主动脉；ARCH. 主动脉弓；T. 气管；E. 食管

着点较二尖瓣前瓣附着点更靠近心尖。心尖主要由左心室组成，右心室心尖部有明显的调节束。

2. 胎儿心脏在胸腔内的位置：胎儿心脏呈横位，位于胸腔偏左侧而非正中央，膈肌的上方，左、右肺之间。心尖指向左前方，胎儿心脏间隔长轴（心脏轴）与胸腔前后轴线成 25°～65°。

3. 胎儿期独具的血管通道

（1）房间隔中央有卵圆孔及卵圆孔瓣，卵圆孔瓣向左心房开放，随心动周期在左心房内运动，它允许血液从右心房进入左心房而不允许倒流。

（2）动脉导管：将肺动脉的血导入降主动脉内。

（3）静脉导管：将脐静脉内的血导入下腔静脉，由于其内的血流速度较高，血流主要经右心房及卵圆孔达左心房。

（4）脐血管：一般为 2 条脐动脉，1 条脐静脉。胎儿代谢产物经脐动脉送到胎盘，与母体循环进行物质交换，经母体排出。从母体输送的营养物质经脐静脉输送给胎儿，供给胎儿营养。

三、胎儿血液循环特点

胎儿血液与母体血液之间并不直接交通。胎儿血液通过脐动脉进入胎盘，脐动脉进入胎盘后反复分支，最终分支为毛细血管网，与母体进行气体和物质交换，代谢产物及二氧化碳得以排出，营养物质和氧气得以进入脐血管毛细血管网，最后汇合成脐静脉供给胎儿营养。脐静脉内的血是胎儿血中含氧最高的血，到肝下缘分成 2 支，一支经静脉导管将 20%～30% 的脐静脉氧合血导入下腔静脉；另一支经左门静脉将其余 70%～80% 脐静脉氧合血灌注入肝，与肝内的门静脉血混合，经肝静脉回流入下腔静脉。因此，胎儿下腔静脉血流来自胎盘、下部躯干、下肢静脉及腹腔脏器的混合回流，构成胎儿全部静脉回流量的 65%～70%（图 5-1-10 至图 5-1-12）。

混合回流的下腔静脉血含氧量较高，由于下腔静脉在右心房开口处对着卵圆孔，因此，来自下腔静脉的高含氧血进入右心房后，大部分经卵圆孔流入左心房，含氧低的上腔静脉血仅少部分（1%～3%）经卵圆孔流入左心房，左心房再接受从肺静脉回流的血液（7%～8%）后，三者混合经二尖瓣进入左心室，然后由左心室射入到主动脉，大部分优先分布到冠状动脉、头颈部及上肢动脉，主要供应胎儿头部、上部躯干和上肢，仅少部分流入降主动脉。绝大部分含氧低的上腔静脉血（97%～99%）、冠状

窦血及少部分含氧高的下腔静脉血混合后经三尖瓣进入右心室，由右心室射入主肺动脉，由于胎儿期肺循环阻力较高，右心室射出的血大部分（90% 左右）经动脉导管进入降主动脉，仅少部分（不到 10%）血进入肺。降主动脉血则分布到下部躯干、腹腔脏器、下肢和胎盘。由于降主动脉血氧含量（氧分压为 18～19 mmHg）明显低于升主动脉（氧分压为 23～25 mmHg），因此，腹腔脏器、下部躯干、下肢和胎盘的灌注血液的氧含量明显低于头部、上部躯干、心脏及上肢灌注血液的氧含量（图 5-1-10 至图 5-1-12）。

降主动脉内大部分血液经左、右髂内动脉进入一对脐动脉，最后到达阻力极低的胎盘，在胎盘脐动脉内含氧低的血液与母体进行充分的物质交换后，经脐静脉回流到胎儿，进入下一循环。

在正常小儿和成年人，体循环的血只来自左心室，但胎儿体循环的血则来自左、右心室的射血，因此，胎儿的心排血量称为联合心排血量，其中右心排血量占 63%～66%，左心排血量占 34%～37%。胎儿-胎盘循环的血流量约占左、右心室联合心排血量的 40%。

第二节　正常胎儿二维超声心动图

胎儿二维超声心动图是胎儿心脏解剖结构检查最基本、也是最重要的方法，它能提供丰富的胎儿心脏解剖结构信息，是诊断胎儿先天性心脏结构异常的首选方法。对正常胎儿心脏结构的正确显示与辨认，能提高检查者对胎儿心脏异常的发现与检出。

一、胎儿二维超声心动图的检查方法

1. 确定胎儿在宫内的位置　根据胎头、面部、足、脊柱的所在位置，判断胎儿左、右方位、上、下方位及前、后方位。

2. 胎儿方位确定后，根据胎儿体位确定声束进路　声束可以从胎儿腹侧进入，也可以从胎儿肋间隙或胎儿背侧进入。声束从胎儿腹侧进入显示心脏各个切面最清楚，也最易显示。声束从胎儿背侧进入时，由于脊柱及肋骨的影响，图像质量较差，尤其在晚孕期，图像质量更差。此时应移动探头，将探头移至孕妇腹部的左侧或右侧，改变声束的投射方向，尽可能地使声束进入胎儿心脏时避开胎儿脊柱从胎儿两侧或近腹侧进入，以获得清晰的心脏各

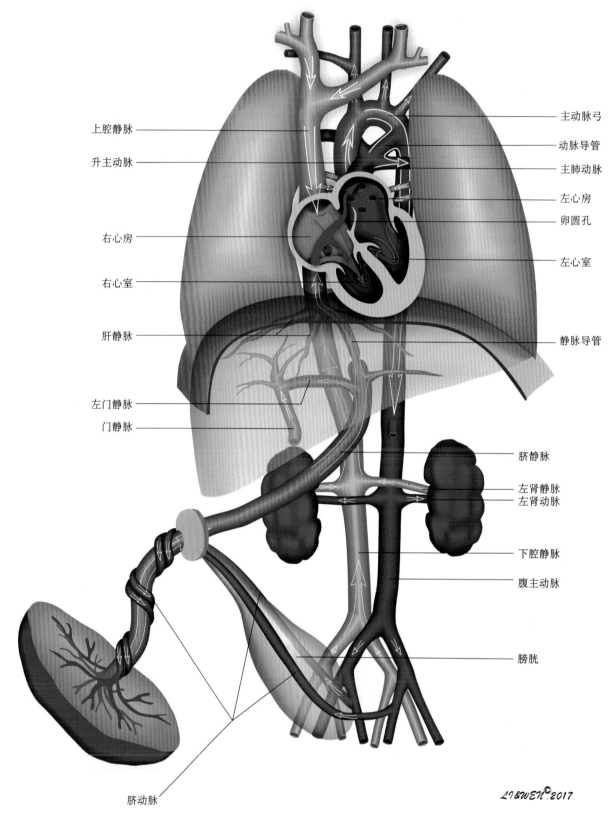

上腔静脉

升主动脉

右心房

右心室

肝静脉

左门静脉

门静脉

脐动脉

主动脉弓

动脉导管

主肺动脉

左心房

卵圆孔

左心室

静脉导管

脐静脉

左肾静脉

左肾动脉

下腔静脉

腹主动脉

膀胱

图 5-1-10　胎儿血液循环途径

箭头表示血流方向，红色表示高含氧血，蓝色表示低含氧血，紫色表示混合血

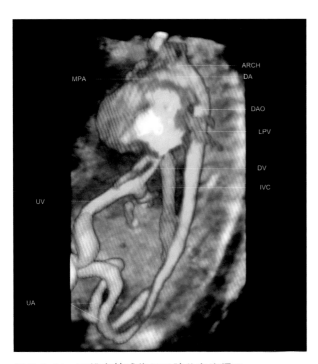

图 5-1-11　三维血管成像显示胎儿血液循环

　　MPA. 主肺动脉；ARCH. 主动脉弓；DAO. 降主动脉；LPV. 左肺静脉；DV. 静脉导管；IVC. 下腔静脉；UV. 脐静脉；UA. 脐动脉；DA. 动脉导管

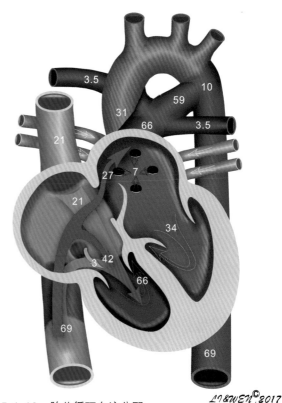

图 5-1-12　胎儿循环血流分配
图中数字表示百分数

切面图像。如果还不满意，可嘱孕妇抬高胸部或臀部，或排空膀胱后再检查，或嘱孕妇起床活动 30 min 后再检查，这些措施往往能出现满意的胎位而完成整个胎儿心脏的检查。另外，当羊水过多时，孕妇仰卧位，胎儿距探头较远而影响图像质量，此时可嘱患者膝胸卧位，使胎儿更靠近母亲前腹壁而缩短胎儿与探头之间的距离，提高图像质量。

　　3. 采用节段分析法对胎儿进行系统观察　在进行心脏各切面显示时，探头只需轻微移动或偏斜，不需要大范围、大角度移动与偏斜，因为胎儿心脏一般距探头较远，探头小幅移动或小角度偏斜可引起声束平面在远处较明显的变化或较大角度的偏斜。

　　（1）首先胎儿腹部横切，判断胎儿肝和胃、下腔静脉和腹主动脉的位置关系，从而了解胎儿有无内脏和腹部大血管位置异常，间接推断左、右心房位置关系。

　　（2）心脏各切面的显示与观察，依次判断心脏腔室、血管的大小，区分左心房、左心室、右心房、右心室，主动脉、肺动脉，分析房室连接关系、心室与大动脉连接关系、心房与静脉连接关系。一旦这些结构与连接关系被确定而不是假定，心脏结构正常与否及先天性心脏畸形诊断就变得相对容易。

　　（3）上纵隔大血管的显示与观察，判断肺动脉、动脉导管、主动脉弓、上腔静脉及气管位置排列关系、血管径线、血管数目及血流方向等。从而了解是否存主动脉弓及分支异常、主动脉闭锁、肺动脉闭锁、永存动脉干、上腔静脉异常、心上型肺静脉异位引流等异常。

　　4. 四腔心切面加声束平面头侧偏斜法快速筛查胎儿心脏畸形　笔者在多年的胎儿心脏检查实践中，根据节段分析法的理论及先天性心脏病的特征与分布，认为通过简单的四腔心切面加声束平面头侧偏斜法（图 5-2-1），可对绝大部分的先天性心脏畸形进行排除性诊断，且完成这一过程只需极短的时间，方法简单易学。具体方法如下：横切胎儿胸腔获取四腔心切面，观察心房、心室、房室间隔、左右房室瓣以及肺静脉与左房的连接关系，然后探头声束平面略向胎儿头侧偏斜，依次可显示左心室流出道切面（了解左心室与主动脉的连接关系）、右心室流出道切面（了解右心室与肺动脉的连接关系）和三血管气管切面（3VT）（了解上纵隔大血管位置、径线、数目及血流方向以及其与气管的位置关系），且实时动态扫查时可清楚观察到二、三尖瓣的活动，主、肺动脉瓣的活动及主、肺动脉起始部的交叉排

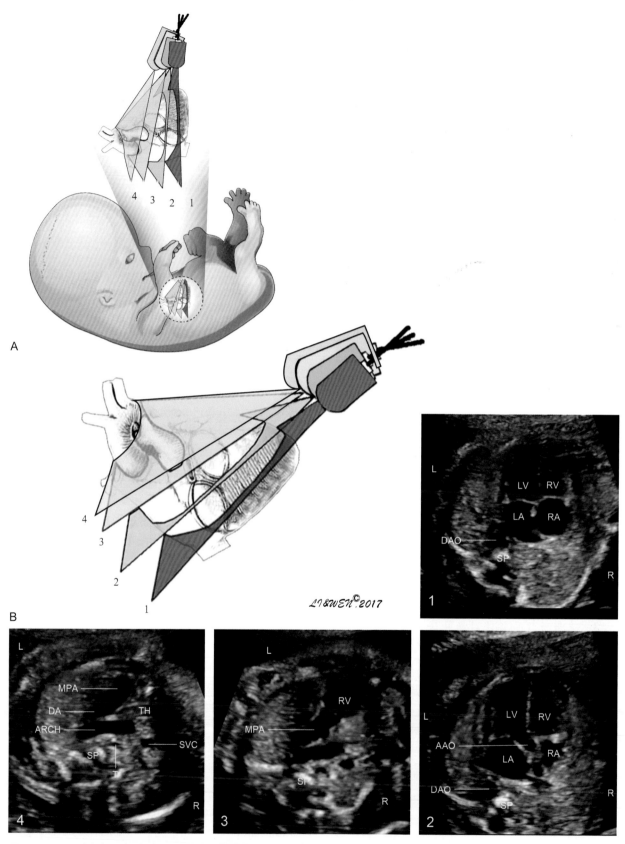

图 5-2-1   四腔心切面加声束平面头侧偏斜法扫查

A．扫查时探头偏斜手法及偏斜方向；B．声束平面从胎儿腹侧进入时，4 个平面对应的胎儿心脏切面图。1，2，3，4 代表 4 个扫查平面及其对应的胎儿心脏切面，分别为四腔心切面、左心室流出道切面（五腔心切面）、右心室流出道与肺动脉长轴切面、三血管气管切面。LA．左心房；RA．右心房；LV．左心室；RV．右心室；DAO．降主动脉；L．左侧；R．右侧；AAO．升主动脉；SP．脊柱；MPA．主肺动脉；DA．动脉导管；ARCH．主动脉弓；T．气管；SVC．上腔静脉；TH 胸腺

列关系，主、肺动脉相对大小及上纵隔大血管情况等，从而对心脏的主要结构及连接关系做出全面评价。如果这一方法所显示的切面无明显异常，那么，绝大部分先天性心脏畸形，尤其是复杂心脏畸形或严重心脏畸形可做出排除性诊断，如心脏位置异常，房室连接异常，心室与大动脉连接异常，心脏出口阻塞性疾病，主动脉弓及分支异常，完全型肺静脉异位引流等，均能通过这一简单方法得以检出，从而可避免绝大部分先天性心脏畸形的漏诊。

二、胎儿二维超声心动图检查的基本切面

1. 四腔心切面　在胎儿横膈之上横切胸腔即可获得胎儿四腔心切面。根据胎儿体位的不同，可为心尖四腔心切面、胸骨旁长轴四腔心切面和心底四腔心切面（图 5-2-2），此切面是最易显示的胎儿心脏切面。显示出一根完整的肋骨图像可协助操作者判断所显示的胸腔横切面有无偏斜。胎儿心脏在胸腔呈横位，心尖上翘，右心室位于左心室的右前方。

（1）心脏腔室的辨认：四腔心切面上，正确辨认左心房、左心室、右心房、右心室很重要，在正常情况下，笔者的经验是可以采用以下方法对胎儿心脏腔室进行快速辨认，即首先辨认脊柱，靠近脊柱的心腔为左心房，与左心房相连的心室为左心室，与左心房相对的为右心房，与右心房相连的心室为右心室。无论胎位怎样变化，在正常情况下，脊柱与左心房关系不会改变。

在某些疾病状态下，则不能完全用上述方法辨认心脏各腔室，应根据顺序节段法及心脏各腔室的解剖形态结构特征进行区分（见后文）。

（2）四腔心切面观察的内容：正常胎儿四腔心切面图像上，可显示以下重要内容（表 5-2-1）。

表 5-2-1　正常胎儿心脏腔室的认定与四腔心切面观察内容

1. 正常胎儿心脏腔室的认定
   - （1）胸骨与脊柱相对，胸骨在前，脊柱在后
   - （2）胸骨后方为右心室
   - （3）脊柱前方偏左的圆形结构为降主动脉
   - （4）降主动脉的前方为左心房，左心房内有卵圆孔瓣
   - （5）与左心房相连的心室为左心室，两者之间有二尖瓣
   - （6）左心房右侧为右心房
   - （7）与右心房相连的心室为右心室，两者之间有三尖瓣

2. 正常胎儿四腔心观察内容
   - （1）心脏约占胸腔 1/3
   - （2）心尖指向胸腔左前方
   - （3）心脏轴与胸腔前后轴之间夹角为 45°±20°
   - （4）左、右心房大小基本相等
   - （5）左、右心室大小基本相等，28 周后右心室略大于左心室
   - （6）左、右心室壁及室间隔的厚度基本相等
   - （7）右心室心尖部有粗大的调节束，心内膜面粗糙，而左心室光滑
   - （8）三尖瓣附着点较二尖瓣更靠近心尖
   - （9）房室瓣与房室间隔在心脏中央形成"十"字交叉
   - （10）左、右房室瓣启闭正常，运动不受限制
   - （11）左心房内有卵圆孔瓣运动
   - （12）两心室收缩舒张良好，不受限制

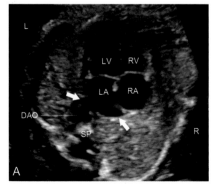 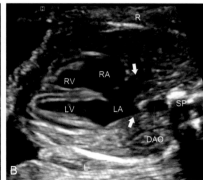 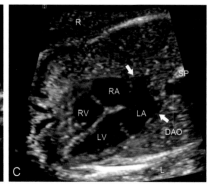

图 5-2-2　胎儿四腔心切面

A. 胎儿心尖四腔心切面，声束从胎儿腹侧进入，脊柱远离探头；B. 胎儿胸骨旁长轴四腔心切面，声束与胎儿心脏室间隔垂直；C. 胎儿心底四腔心切面，声束从胎儿背侧进入，脊柱靠近探头。LV. 左心室；RV. 右心室；LA. 左心房；RA. 右心房；DAO. 降主动脉；箭头所示为肺静脉角；SP. 脊柱；L. 左侧；R. 右侧

①心脏主要位于左胸腔内，约占胸腔的1/3，心尖指向左前方，在此切面上测量心/胸比值，心脏面积/胸腔面积比值正常值为0.25~0.33，心脏横径/胸腔横径0.38~0.53。

②心脏轴的测量：即沿房间隔与室间隔长轴方向的连线与胎儿胸腔前后轴线之间的夹角，正常值偏左约45°±20°（图5-2-3）。

③可清楚显示心脏4个腔室。左心房和右心房大小基本相等，左心房靠近脊柱，左心房与脊柱之间可见一圆形搏动性无回声结构即降主动脉横切面。左、右心房之间为房间隔，房间隔中部可见卵圆孔，超声在该处显示房间隔连续性中断。左心房内可见卵圆孔瓣随心动周期运动。

左、右心室大小亦基本相等，右心室靠前，位于胸骨后方，右心室腔略呈三角形，心内膜面较粗糙，右心室内可见回声稍强的调节束（moderator band），一端附着于室间隔的中下1/3，一端附着于右心室心尖部。左心室腔呈椭圆形，心内膜面较光滑，心尖主要由左心室心尖部组成。两心室之间有室间隔，室间隔连续、完整。左、右心室壁及室间隔的厚度基本相同，实时超声下可见心室的收缩与舒张运动。但应注意，妊娠28周以后，正常胎儿右心室较左心室略大（图5-2-4）。

④左房室之间为二尖瓣，右房室之间为三尖瓣，实时超声下两组房室瓣同时开放关闭，开放幅度基本相等。

⑤房、室间隔与二、三尖瓣在心脏中央形成"十"字交叉，二、三尖瓣关闭时"十"字更为清晰，但二、

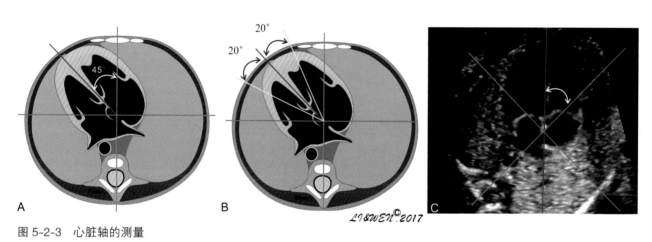

图5-2-3　心脏轴的测量
A．心脏轴测量；B．心脏轴测量正常变化范围；C．四腔心切面上测量心脏轴

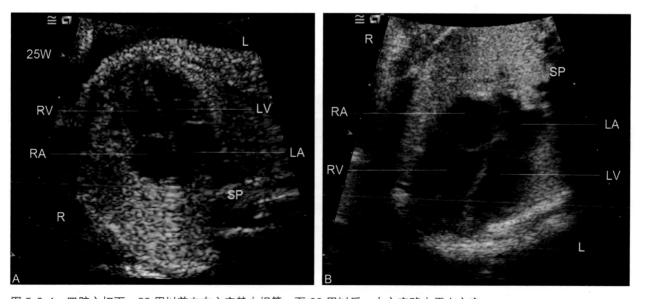

图5-2-4　四腔心切面，28周以前左右心室基本相等，而28周以后，右心室略大于左心室
A．25周胎儿，四腔心切面示左、右心室基本相等；B．35周胎儿，四腔心切面示右心室较左心室略大；LA．左心房；LV．左心室；RA．右心房；RV．右心室；L．左侧；R．右侧；SP．脊柱

三尖瓣在室间隔的附着位置不在同一水平，三尖瓣更近心尖，而二尖瓣更近心底。

⑥四腔心切面上可清楚显示左、右房室连接关系及左心房与肺静脉的连接关系。顺序节段分析法中的6大连接关系（另3大连接为左、右心室与大动脉连接及右心房与腔静脉的连接）在此切面上显示3种，并对其进行评价，也说明四腔心切面在胎儿心脏检查中的重要性。此切面的正确显示与辨认，对发现许多复杂心脏畸形很有帮助。

⑦四腔心切面正常，可排除许多先天性心脏病，如单心房、单心室、左或右心室发育不全，二尖瓣或三尖瓣闭锁，房室管畸形，三尖瓣下移畸形，大的房室间隔缺损，心脏肿瘤、先天性心肌肥厚等。

（3）四腔心切面的局限性：虽然四腔心切面可显示胎儿心脏的许多重要结构，并可观察房室连接关系及左心房与肺静脉的连接关系，但超声工作者应充分认识到它的局限性，不是所有的心脏结构都能通过此切面检测出来。

①由于不能显示主动脉和肺动脉，左、右心室与大动脉的连接关系及右心房与腔静脉的连接关系，因而不能诊断完全型大动脉转位、法洛四联症、永存动脉干、心室双出口、主动脉或肺动脉瓣狭窄、闭锁及体静脉异常等严重心脏畸形。

②不能显示流出道部室间隔，对该处室间隔缺损、主动脉骑跨难以发现。许多其他类型的室间隔缺损亦不能在此切面上很好显示。

③4条肺静脉在同一切面上同时显示较困难，

产前完整评价4条肺静脉非常困难，因此，部分型肺静脉异位引流产前诊断较困难。

2. 左心室流出道切面　显示心尖四腔心切面后，探头声束平面向胎儿头侧略倾斜，即可显示左心室流出道切面（心尖五腔切面）（图5-2-5）。或者获得四腔心切面后，探头声束平面向胎儿右肩部旋转30°略向心室前壁倾斜，也可获得左心室长轴切面（图5-2-6），此时可观察升主动脉前壁与室间隔相连续，后壁与二尖瓣前叶延续。

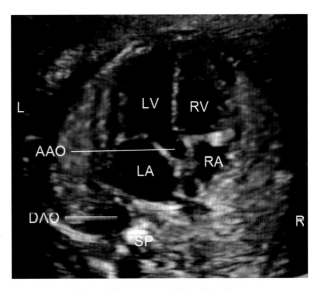

图 5-2-5　心尖五腔切面显示左心室流出道

26周胎儿，声束从胎儿腹侧进入，可清楚显示左心室与主动脉的连接关系。AAO. 升主动脉；LV. 左心室；LA. 左心房；RV. 右心室；RA. 右心房；DAO. 降主动脉；SP. 脊柱；L. 左侧；R. 右侧

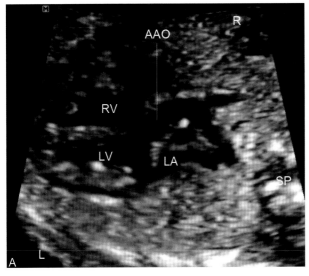

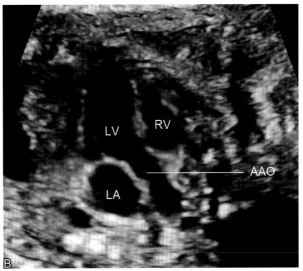

图 5-2-6　左心长轴切面显示左心室流出道

胸骨旁（图 A）及心尖（图 B）左心室流出道切面显示左心室与主动脉的连接关系，主动脉前壁与室间隔连续，主动脉后壁与二尖瓣前叶连续。AAO. 升主动脉；RV. 右心室；LV. 左心室；LA. 左心房；SP. 脊柱；L. 左侧；R. 右侧

3. **右心室流出道切面**　显示心尖五腔切面后，探头声束平面再向胎儿头侧稍倾斜，即可获得右心室流出道、肺动脉瓣及肺动脉长轴切面（图5-2-7）。在探头倾斜的过程中可动态观察到主动脉和肺动脉起始部的交叉排列关系以及左、右心室与主、肺动脉的连接关系。

4. **心底短轴切面**　以四腔心切面为基准，探头声束平面稍向胎儿头部倾斜并向胎儿左肩方向旋转45°～50°，可显示此切面（图5-2-8）。在此切面上，主动脉为横断面，位于图像的中央，呈圆形结构，内可见主动脉瓣。围绕着主动脉由右向左依次为右心房、三尖瓣、右心室、右心室流出道、主肺动脉、左右肺动脉及动脉导管。肺动脉内径大于主动脉内径为15%～20%。右肺动脉位于左心房的后方，左肺动脉向左后方伸展，两者之间夹角约90°。

5. **三血管（3VV）切面**　获得右心室流出道切面后，探头声束平面再向胎儿头侧稍倾斜，即可获得3VV切面（图5-2-9），此切面主要观察上纵隔血管的数目、排列关系及径线。该平面正常血管数目为3根，分别为主肺动脉、升主动脉及上腔静脉，三者正常排列关系从左至右依次为主肺动脉、升主动脉及上腔静脉。三者正常内径关系为主肺动脉＞升主动脉＞上腔静脉。主肺动脉借动脉导管与降主动脉相连，并分出右肺动脉走行于升主动脉和上腔静脉的后方。如果该平面出现血管数目增加或减少、排列关系异常及径线增大或缩小均为异常。

6. **三血管气管（3VT）切面**　获得3VV切面后，探头声束平面继续向胎儿头侧稍倾斜，即可获得3VT切面（图5-2-10）。此切面可显示主动脉弓、肺动脉和动脉导管延续并汇入降主动脉、上腔静脉及气管，主动脉弓与肺动脉和动脉导管延续并汇入降主动脉形成特征性的"V"形图像，气管和上腔

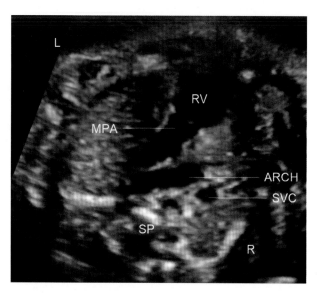

图5-2-7　右心室流出道切面

心尖五腔切面略向头侧倾斜探头，声束从胎儿腹侧左侧进入，显示右心室与肺动脉的连接关系。SVC. 上腔静脉；ARCH. 主动脉弓；SP. 脊柱；L. 左侧；R. 右侧；RV. 右心室；MPA. 主肺动脉

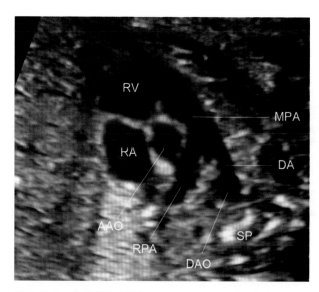

图5-2-8　心底短轴切面

可清楚显示右心房（RA）、右心室（RV）、主肺动脉（MPA）之间的连接关系，动脉导管（DA）和右肺动脉（RPA）。DAO. 降主动脉；SP. 脊柱；AAO. 升主动脉

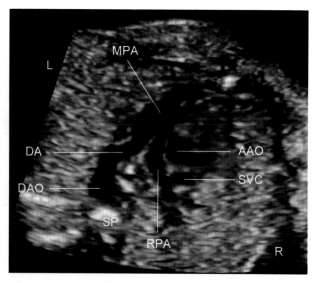

图5-2-9　3VV切面

主肺动脉（MPA）、升主动脉（AAO）及上腔静脉（SVC）；DA. 动脉导管；DAO. 降主动脉；R. 右侧；L. 左侧；RPA. 右肺动脉；SP. 脊柱

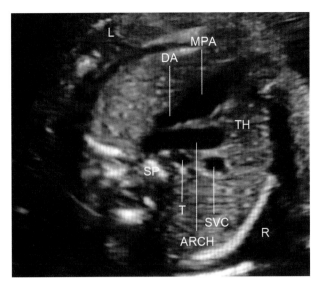

图 5-2-10　胎儿 3VT 切面

主肺动脉（MPA）、主动脉弓（ARCH）、气管（T）及上腔静脉（SVC），主动脉弓自右向左跨过气管的前方。主动脉弓和主肺动脉通过动脉导管在降主动脉汇合。两者排列呈"V"形图像。SP. 脊柱；DA. 动脉导管；TH. 胸腺；L. 左侧；R. 右侧

静脉为横断面图像。此切面主要观察内容如下。

（1）上纵隔血管的数目：正常上纵隔血管可显示 3 根，分别为主肺动脉和动脉导管延续并汇入降主动脉、主动脉弓横弓、上腔静脉，如果该切面出现血管数目增加或减少均为异常。

（2）上纵隔血管的排列关系：主要了解主动脉弓相对气管的位置排列关系及肺动脉、动脉导管、上腔静脉的位置，正常该切面从左至右依次为主肺动脉和动脉导管、主动脉弓、气管及上腔静脉，气管位于主动脉弓与上腔静脉之间的后方，且更靠近主动脉弓，主动脉弓自右向左跨过气管的前方。动态下主动脉弓和主肺动脉通过动脉导管在降主动脉汇合。

（3）上纵隔血管内径：正常心脏血管内径为主肺动脉＞主动脉弓＞上腔静脉。

（4）主动脉弓的连续性：正常升主动脉通过主动脉弓与降主动脉相延续，如果主动脉弓某一段出现中断，即为主动脉弓中断。

（5）彩色多普勒：正常主肺动脉与动脉导管、主动脉弓的血流方向一致，均为蓝色或红色，如果出现肺动脉严重狭窄或闭锁或主动脉严重狭窄或闭锁时，均表现为血流方向不一致，出现一红一蓝。气管的后方正常没有血管通过，如果在气管后方有血管通过时，要考虑是否存在血管的迷走。

7. 主动脉弓切面与动脉导管弓切面　探头声束平面与胎儿长轴平行，声束可从胎儿腹侧，也可从胎儿背侧进入，先显示出腹主动脉或降主动脉，然后追踪显示到心脏，调整探头方向，可显示出主动脉弓切面（主动脉弓显示为"拐杖把"状）（图5-2-11A）和动脉导管弓切面（动脉导管弓显示为"曲棍球杆"状，跨度较大）（图5-2-11B）。也可在3VT切面上，调整声束入射角度，使主动脉弓、降

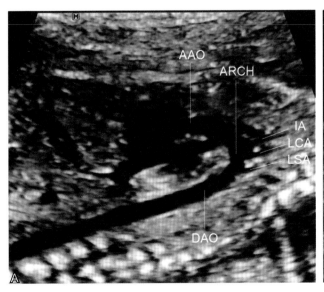

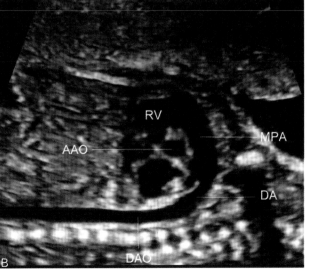

图 5-2-11　主动脉弓切面和动脉导管弓切面，声束从胎儿腹侧进入

A. 主动脉弓切面，呈"拐杖把"状；B. 动脉导管弓切面，呈"曲棍球杆"状。AAO. 升主动脉；ARCH. 主动脉弓；DAO. 降主动脉；RV. 右心室；MPA. 主肺动脉；DA. 动脉导管；IA. 无名动脉；LCA. 左颈总动脉；LSA. 左锁骨下动脉

主动脉、升主动脉显示在超声图像正中，三者在一条垂直线上，然后旋转探头90°，即可获得主动脉弓长轴切面，用同样的方法可获得动脉导管弓长轴切面。

正常胎儿心脏流出道与大动脉特征如下。

（1）两组半月瓣均显示，实时下可见其启闭运动，肺动脉瓣在主动脉瓣的前上方。

（2）两条大动脉根部显示，主动脉位于左后方，肺动脉位于右前方。

（3）左心室与主动脉相连。

（4）右心室与肺动脉相连。

（5）两条大动脉起始部呈交叉排列，偏斜探头动态观察更清楚。

（6）肺动脉内径较主动脉内径略大。

（7）肺动脉主干较短，近侧即分支成左、右肺动脉，分支后肺动脉主干与动脉导管相延续。

（8）主动脉在远侧才分支，分支后主干仍存在。

（9）动脉导管开放，与肺动脉和降主动脉相连。

（10）动脉导管内径与主动脉远侧段及降主动脉内径基本相等。

（11）动脉导管内血流和主动脉弓内血流均流向降主动脉。

8. 上、下腔静脉、右心房长轴切面　以主动脉弓切面为基准，探头声束平面平行向胎儿右侧移动，可显示上、下腔静脉的长轴切面、右心房及其汇入处、三尖瓣、右心室等结构（图5-2-12）。

9. 其他心脏切面

（1）心室短轴切面：显示心底短轴切面后，将探头声束平面平行向胎儿心尖方向移动，可获得胎儿心脏一系列短轴切面：大动脉瓣环水平短轴切面、二尖瓣水平短轴切面、腱索水平短轴切面和心尖水平短轴切面（图5-2-13）。

①大动脉瓣环水平短轴切面（图5-2-13A）：同时显示主动脉根部、肺动脉根部及左、右心房。该切面主要观察主动脉及肺动脉内径、位置关系，正常肺动脉位于主动脉左前方，肺动脉内径较主动脉内径稍宽。左、右心耳形态，左心耳呈手指状，右心耳呈三角形。

②二尖瓣水平短轴切面（图5-2-13B、C）：同时显示二、三尖瓣环口，二尖瓣舒期张呈"鱼嘴状"，三尖瓣舒期张呈"三角形"。主要观察左、右心室内径及室壁运动情况，二、三尖瓣瓣叶形态、大小、回声及启闭运动等情况。

③腱索水平短轴切面（图5-2-13D）：同时显示

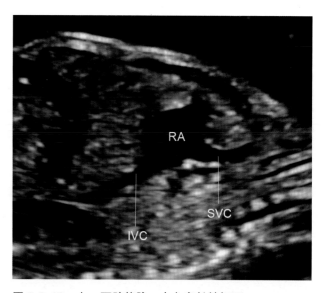

图 5-2-12　上、下腔静脉，右心房长轴切面

　　显示右心房与上、下腔静脉的连接关系。RA. 右心房；IVC. 下腔静脉；SVC. 上腔静脉

左、右心室横断两腔及左心室内前后两组乳头肌。主要观察心室壁厚度、运动及乳头肌功能等情况。

④心尖水平短轴切面（图5-2-13E）：同时显示心尖处左、右心室横断两腔。主要观察心室数目，用于鉴别是单心室还是巨大室间隔缺损。心尖室壁运动情况及心尖室壁厚度情况等。

（2）气管-左、右支气管冠状切面：声束平面通过气管及左、右支气管做胸腔冠状切面，即可获得此切面（图5-2-14）。此切面要求清楚显示气管、左、右气管分叉及主动脉弓、动脉导管或左肺动脉。主要了解气管内径，左、右气管的形态，主动脉弓及动脉导管相对气管的位置关系，正常情况下主动脉弓及动脉导管均位于气管左侧。

（3）主动脉弓峡部、动脉导管与降主动脉汇合处斜冠状切面：超声声束通过主动脉弓峡部、动脉导管及降主动脉汇合部做斜冠状切面，即可获得此切面（图5-2-15）。主动脉弓峡部、动脉导管与降主动脉汇合部形成"Y"字形结构，主动脉弓峡部内径与动脉导管内径相当。主要了解主动脉弓峡部是否存在，内径大小，正常主动脉峡部内径与动脉导管相当。

（4）右锁骨下动脉长轴切面：在3VT切面基础上，探头声束平面再向胎儿头侧稍倾斜，即获得右锁骨下动脉长轴切面图（图5-2-16）。右锁骨下动脉横向绕过气管前方，向右侧走行。主要了解右锁骨下动脉与气管位置关系。

（5）室间隔切面：在心房和心室两腔切面基础

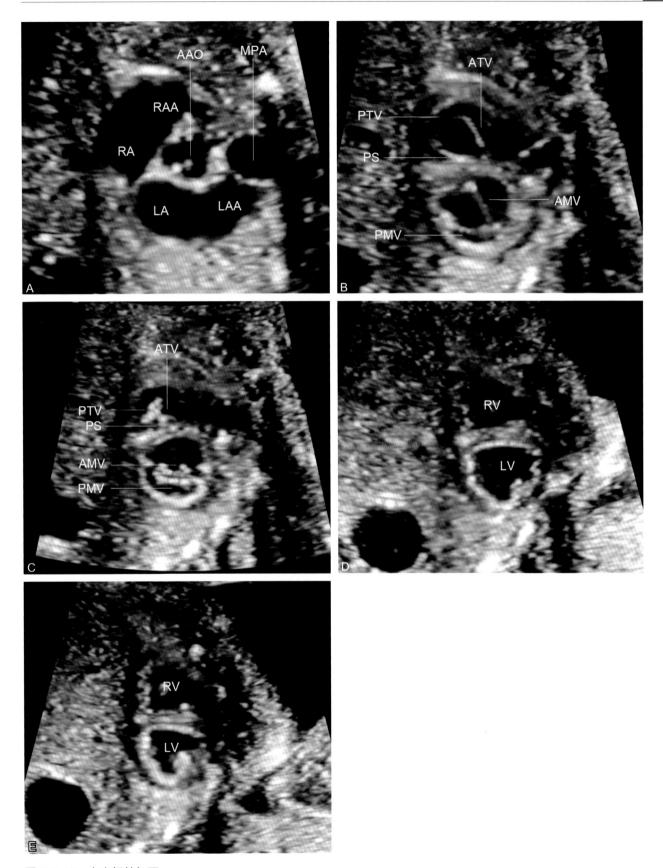

图 5-2-13　心室短轴切面

　　A．大动脉瓣环水平横切面；B、C．二尖瓣口水平短轴切面；D．腱索水平短轴切面；E．心尖水平短轴切面。MPA．主肺动脉；AAO．升主动脉；LA．左心房；LAA．左心耳；RA．右心房；RAA．右心耳；ATV．三尖瓣前瓣；AMV．二尖瓣前瓣；LV．左心室；RV．右心室；PMV．二尖瓣后瓣；PTV．三尖瓣后瓣；PS．三尖瓣隔瓣

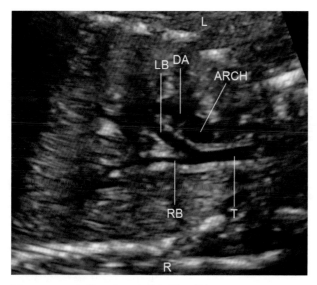

图 5-2-14　气管 - 左、右支气管冠状切面
　　主动脉弓（ARCH）及动脉导管（DA）均位于气管的左侧。L. 左侧；R. 右侧；T. 气管；LB. 左支气管；RB. 右支气管

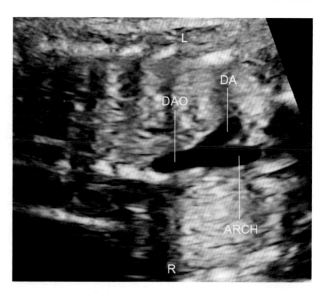

图 5-2-15　主动脉弓峡部、动脉导管与降主动脉斜冠状切面
　　主动脉弓（ARCH）峡部、动脉导管（DA）与降主动脉（DAO）形成"Y"字形结构，主动脉弓峡部内径与动脉导管内径相当。L. 左侧；R. 右侧

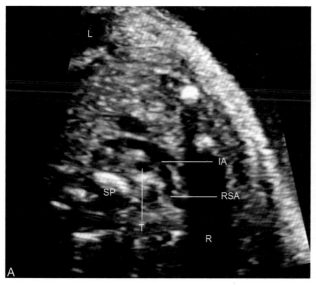

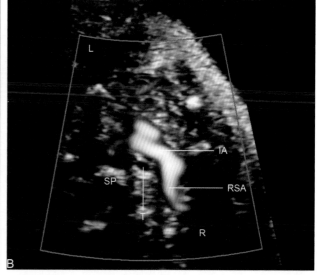

图 5-2-16　右锁骨下动脉长轴切面
　　二维（图 A）及彩色多普勒（图 B）显示无名动脉（IA）绕过气管（T）前方后发出右锁骨下动脉（RSA）。SP. 脊柱；R. 右侧；L. 左侧

上，探头声束平面再向另一侧房室平移，移到室间隔水平，即可获得室间隔切面。该切面可显示整个室间隔情况，如室间隔流入部、室间隔膜周部、室间隔流出部及室间隔小梁部（图 5-2-17）。当室间隔缺损时，可通过该切面测量室间隔缺损面积。

三、正常胎儿二维超声心动图的操作技巧与观察思维方法

　　二维超声心动图各切面不是孤立的，在检查时可获得大量的、连续变化的动态切面，每一切面既有联系，又有区别，因此，检查过程中遵循一定的顺序及观察思维方法，对重要切面逐一显示而不至于遗漏。笔者在临床工作中，采用以下方法可以较

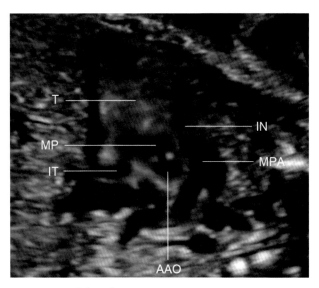

图 5-2-17　室间隔切面
MP. 室间隔膜周部；T. 室间隔小梁部；IN. 室间隔漏斗部；IT. 室间隔流入道部；MPA. 主肺动脉；AAO. 升主动脉

快速和准确地获得所需切面，且对各种连接关系逐一进行评价，从而使绝大部分胎儿先天性心脏病得以诊断。

在确定胎儿方位后，首先横切腹部，判断肝、胃、下腔静脉与腹主动脉的位置关系，间接判断心房的位置，如果正常，则确定心房为正位；反位，则心房反位；不定位，则心房异构。然后探头上移，在横膈略上方横切胸腔，可获得胎儿四腔心切面，此切面可观察到心脏位置，心尖指向，心脏 4 个腔室，房室间隔与房室瓣及其形成的"十"字交叉图像，确定左、右心房和左、右心室及房室连接关系、肺静脉与左心房的连接关系。此时探头声束平面向胎儿头侧略倾斜，可依次获得左心室流出道切面（五腔心切面）和右心室流出道切面，同时在实时动态下偏斜探头动态观察，可清楚显示左心室与主动脉的连接关系，右心室与肺动脉的连接关系以及主动脉与肺动脉起始部形成的交叉图像，由于此交叉不能在同一切面上显示，因而应在实时动态下观察（图 5-2-1）。然后探头声束平面继续向胎儿头侧稍倾斜即可获得 3VV 及 3VT 切面，通过此切面了解上纵隔大血管位置、径线、数目及血流方向等信息。因此，通过四腔心切面加上声束平面向头侧略偏斜动态观察，就可以评价心脏位置，心房、心室、主动脉、肺动脉的大小，房室连接关系、肺静脉与左心房连接关系及心室与大动脉的连接关系，6 大连接关系中有 5 大关系可通过此法得以观察与分析，仅有右心房与腔静脉的连接关系未能观察。另结合

3VT 切面可以排除是否存在主动脉弓及其分支异常、上腔静脉异常、心上型肺静脉异位引流及下腔静脉离断等异常。如果四腔心切面和探头向头侧偏斜所获得的这一系列切面均正常，那么绝大部分先天性心脏病包括心脏位置、房室连接异常、肺静脉与心房连接异常、心室与大动脉连接异常、心室出口部阻塞、上纵隔血管异常等多能做出排除性诊断。

在完成上述切面观察后，旋转并移动探头扫查其他切面，如心底短轴切面，右心室流出道肺动脉及其分支长轴切面，主动脉弓切面，动脉导管弓切面等，可对上述 5 大连接关系做进一步的观察与分析。在显示主动脉弓切面后，探头向胎儿右侧移动可显示下腔静脉、上腔静脉长轴切面及其与右心房的连接关系，至此心脏 6 大连接关系得以完全评价，从而对心脏解剖结构进行正确的判断。

第三节　正常胎儿 M 型超声心动图

目前仪器上 M 型超声心动图都是在实时二维超声心动图的引导下，将取样线置于要检查的部位进行 M 型检查，即可获得所需的 M 型曲线。但有时胎儿位置不固定，胎动频繁，或胎儿体位不好，难以获得满意的 M 型曲线。解剖 M 型超声心动图的问世，使 M 型取样线能在二维平面内任意方向取样，这样可提高取样的成功率，改善图像质量。

在胎儿心脏检查中 M 型超声心动图是实时二维超声心动图的有益的补充，它可用于探测和分析胎儿心律失常，测量心脏各腔室的大小、室壁的厚度、大血管内径，计算心脏缩短分数，估测心脏功能，观察心室壁的运动。理论上由于 M 型超声心动图时间分辨率较高，对各径线测量更精确，但由于常难以显示出标准测量平面或不能垂直于被测量结构，因此，其应用受到很大限制。我们认为，在现代高分辨力的二维超声图像上对心脏各结构进行直接测量是可行的，也是准确的。

M 型超声心动图在胎儿心律异常时有其独特价值，是目前主要应用领域。任何切面上 M 型取样线只要同时穿越心房和心室或房室瓣和半月瓣，同时显示出心房壁和心室壁的运动曲线或同时显示出房室瓣和半月瓣曲线，即可观察心房舒缩和心室舒缩之间的关系。正常情况下，一次心房收缩后即有一次心室收缩。在 M 型曲线上心房壁开始收缩或房室

瓣曲线上的F点代表心房收缩开始，心室壁开始收缩或房室瓣关闭（C点）或半月瓣开放则代表心室收缩开始（图5-3-1至图5-3-4）。

M型超声心动图还用于观察心包积液尤其少量心包积液，对区分胸腔积液和心包积液有帮助。

M型超声心动图用于测量心脏腔室和大血管的

内径时，应注意取样线与被测量结构垂直并显示标准测量平面，否则测量误差将明显增大。在心室测量时，一般取胸骨旁长轴四腔心切面或乳头肌水平双心室短轴切面，取样线垂直穿过双心室并与室间隔垂直，获得右心室壁、室间隔、左心室壁的活动曲线，停帧后在曲线图上可测量心室壁及室间隔的

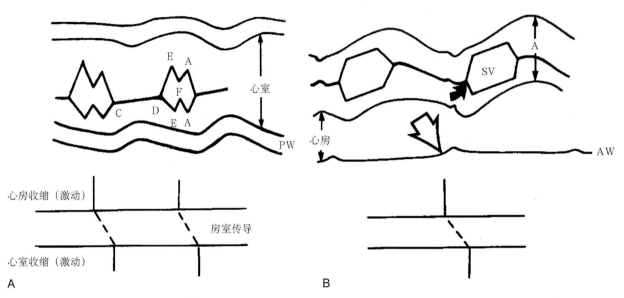

图 5-3-1　胎儿M型超声心动图观察分析

A. M型取样线通过房室瓣及心室壁，可获得房室瓣M型曲线图。心脏舒张早期，房室瓣开放(DE)，舒张中期房室瓣处于半关闭状态，形成EF段，舒张晚期心房收缩，房室瓣再次开放，形成A峰，房室瓣第二次开放的起始点（F点）即代表心房收缩的开始。房室瓣关闭点（C点）或心室后壁向前运动的开始代表心室收缩的开始。心房激动在前，心室激动在后，两者之间有一间期，即房室传导间期；B. M型取样线通过大动脉根部和半月瓣及其后方的心房壁。心房壁向前运动的起始点代表心房收缩的开始，半月瓣的开放点代表心室收缩的开始

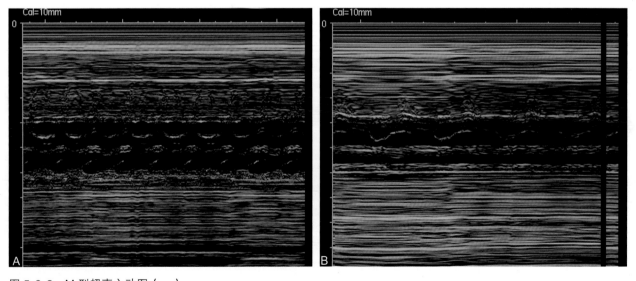

图 5-3-2　M型超声心动图（一）

A. M型取样线穿越右心房壁和肺动脉瓣；B. M型取样线穿越右心房壁和主动脉瓣。左侧竖线表示心房收缩开始，右侧竖线表示心室收缩开始

厚度，心室收缩期与舒张期内径，计算出心室缩短分数。

$$缩短分数 = \frac{舒张期内径 - 收缩期内径}{舒张期内径} \times 100\%$$

正常值为 0.28~0.38

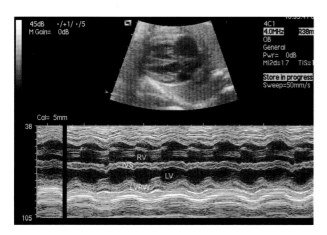

图 5-3-3　M 型超声心动图（二）
胸骨旁长轴四腔心腔切面，M 型取样线垂直穿过心室。RV. 右心室；IVS. 室间隔；LV. 左心室；LVPW. 左室后壁

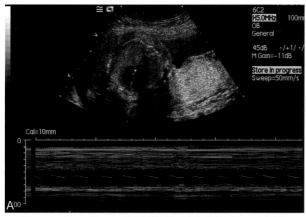

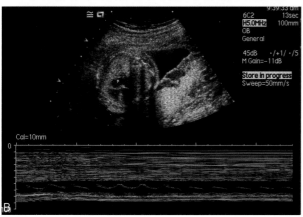

图 5-3-4　M 型超声心动图（三）
A. M 型取样线穿过心房与二尖瓣；B. M 型取样线穿过心房与心室壁

第四节　正常胎儿多普勒超声心动图

现代多普勒超声心动图亦是在实时二维超声引导下完成，常用的有脉冲多普勒、连续多普勒及彩色多普勒超声心动图。胎儿血流动力学参数主要由脉冲多普勒（PW）来测定，高速反流血流则需连续多普勒（CW）才能测量，二维平面的血流显示则由彩色多普勒（CDFI）完成，它可以充分显示二维平面内的血流信息，提高异常血流的检出率。此外，脉冲多普勒超声心动图还可用于胎儿心律失常的分析。

一、二尖瓣血流与三尖瓣血流

胎儿二尖瓣血流与三尖瓣血流主要在胎儿心尖四腔心切面上观察。在此切面上 CDFI 可显示心脏舒张期经左、右房室瓣的两束大小相等、亮度相当的红色（心尖朝向探头）或蓝色（心尖远离探头）血流，随心动周期而呈规律性的变化，收缩期左心房内无反流血流信号（图 5-4-1，图 5-4-2）。其他切面显示欠佳。PW 取样容积分别置于二尖瓣口和三尖瓣口，可获得二尖瓣和三尖瓣血流频谱（图 5-4-3，图 5-4-4），两者频谱形态基本类似，正常情况下，E 峰小于 A 峰，与成年人正好相反，E/A 比值随着妊娠周数的增大而增大，但始终小于 1。与二尖瓣血流相比，三尖瓣血流速度与流经三尖瓣的血流量均较大，有研究认为，三尖瓣 E 峰与二尖瓣 E 峰比值平均为 1.2∶1，血流速度积分平均比值为 1.1∶1，血流量平均比值为 1.3∶1。

二、肺静脉血流

由于肺静脉血流速度较低，肺静脉内最大血流速度较心室流入道血流速度明显为低，因此，CDFI 显示彩色血流信号较暗，在声束方向与室间隔平行或成一定角度时，肺静脉血流显示最好（图 5-4-5）。

PW 显示肺静脉血流频谱形态为双峰频谱，心室收缩期肺静脉血流快速进入左心房，形成第一峰（S 峰），心室舒张早期出现第二峰（D 峰），心房收缩期出现一个很深的切迹（a 峰），为心房收缩血流缓慢从肺静脉进入左心房内所致（图 5-4-6）。

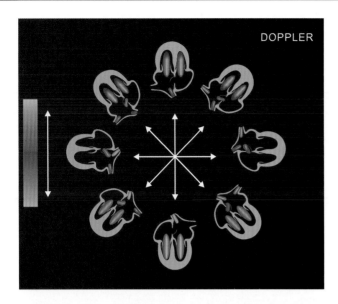

图 5-4-1　不同方位四腔心切面二、三尖瓣彩色血流显示

当室间隔与声束垂直时，四腔心切面上很难显示出二、三尖瓣血流，当室间隔与声束平行时，四腔心切面上显示出二、三尖瓣血流最清楚。当室间隔与声束成一定角度时，二、三尖瓣血流可以显示，但血流彩色不如平行时清晰，亮度亦较淡，血流朝向探头为红色，离开探头为蓝色

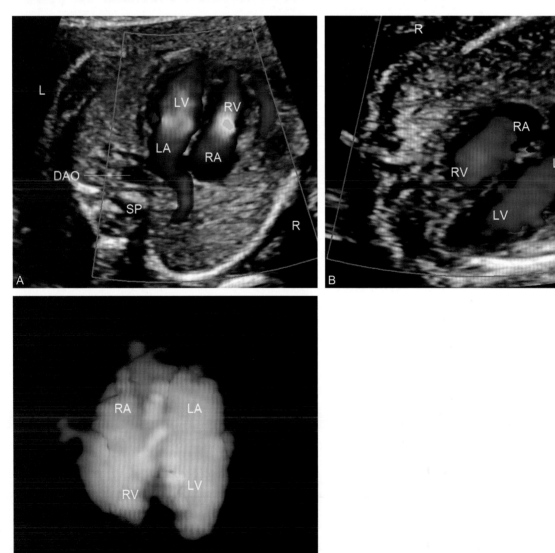

图 5-4-2　正常胎儿四腔心切面 CDFI 显示二、三尖瓣血流

A. 心尖四腔心切面，室间隔与声束基本平行，心尖近探头；B. 心底四腔心切面，室间隔与声束成一较小角度，心尖远离探头；C. 四腔心切面血管三维成像。LA. 左心房；RA. 右心房；LV. 左心室；RV. 右心室；DAO. 降主动脉；SP. 脊柱；L. 左侧；R. 右侧

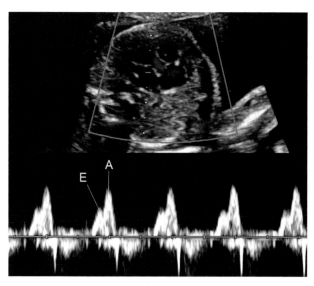

图 5-4-3　正常胎儿二尖瓣血流频谱，A 峰 > E 峰，E/A
比值 < 1

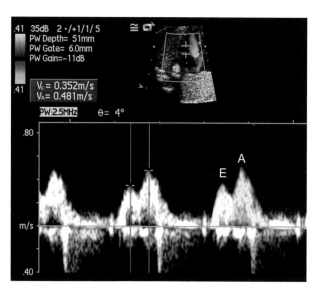

图 5-4-4　正常胎儿三尖瓣血流频谱，A 峰 > E 峰，E/A
比值 < 1

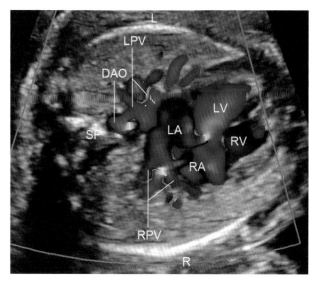

图 5-4-5　正常胎儿肺静脉（PV）血流
　　声束与室间隔平行，将仪器最大显示速度调低，可清楚显
示肺静脉血流进入左心房。RPV. 右肺静脉；LPV. 左肺静脉；
DAO. 降主动脉；LA. 左心房；RA. 右心房；LV. 左心室；
RV. 右心室

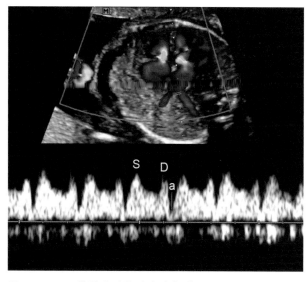

图 5-4-6　正常胎儿肺静脉血流频谱
　　S 峰：心室收缩期肺静脉血流快速进入左心房；D 峰：心室
舒张早期肺静脉血流缓慢进入左心房；a 峰：心房收缩期肺静脉
进入左心房的血流速度较缓慢，所以切迹很深

三、上、下腔静脉血流

　　在实时二维超声还不能显示出上、下腔静脉时，
CDFI 就能观察到上、下腔静脉血流进入右心房。
PW 在检测腔静脉血流频谱时，声束应尽可能与血
流方向平行，才能检测出清晰的频谱。下腔静脉血
流频谱形态为双向频谱，心室收缩期下腔静脉快速
进入右心房，出现第一峰（S 峰），心室舒张期出现

第二峰（D 峰），心房收缩期出现一小的负向峰（a 峰），
为心房收缩血流反流入下腔静脉所致（图 5-4-7）。
上腔静脉血流频谱与下腔静脉血流频谱相似，其形
成机制与意义与下腔静脉血流频谱相同。

四、卵圆孔血流

　　在胸骨旁长轴四腔心切面上，声束与房间隔垂
直，此时卵圆孔血流与声束平行，CDFI 显示清楚（图

5-4-8)，血流方向为单向，血液从右心房经卵圆孔至左心房，继而进入左心室，经卵圆孔血流因有卵圆孔瓣的阻挡不能从左心房反流入右心房。右心房远离探头时经卵圆孔血流显示为红色，而左心房远离探头时，显示为蓝色。

五、主动脉与肺动脉血流

主动脉血流在心尖五腔图上显示较清楚，也是主动脉血流频谱取样的切面。心尖靠近探头时主动脉血流显示为蓝色（图5-4-9A），远离探头时显示为红色（图5-4-9B）。肺动脉血流则应在右心室流出道长轴切面（图5-4-10A）、心底短轴切面（图5-4-10B）或动脉导管弓切面上显示，血流显示为红色或蓝色，视胎位而定。

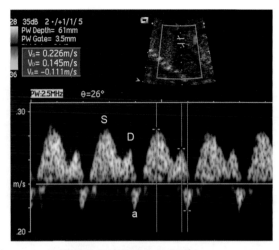

图 5-4-7　正常胎儿下腔静脉血流频谱

S 峰：心室收缩期下腔静脉血流快速进入右心房；D 峰：心室舒张期下腔静脉血流缓慢进入右心房；a 峰：心房收缩期右心房内血流反流入下腔静脉内

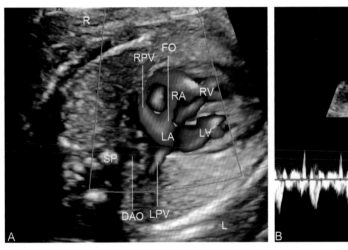

图 5-4-8　正常胎儿卵圆孔血流 CDFI

A. 左心房远离探头，卵圆孔血流显示为蓝色；B. 卵圆孔血流频谱。RPV. 右肺静脉；LPV. 左肺静脉；DAO. 降主动脉；LA. 左心房；RA. 右心房；LV. 左心室；RV. 右心室；FO. 卵圆孔；L. 左侧；R. 右侧；SP. 脊柱

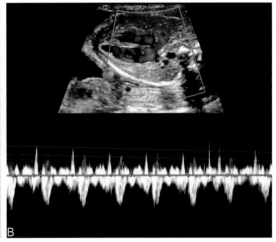

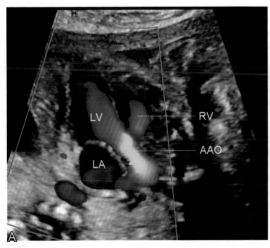

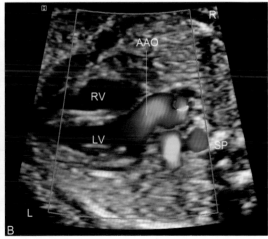

图 5-4-9　正常胎儿左心室流出道及主动脉血流 CDFI

心尖（图 A）及胸骨旁（图 B）左心室流出道切面彩色多普勒显示升主动脉内前向血流信号。AAO. 升主动脉；LA. 左心房；LV. 左心室；RV. 右心室；L. 左侧；R. 右侧；SP. 脊柱

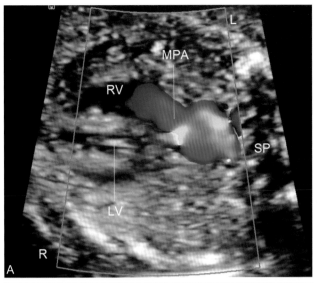

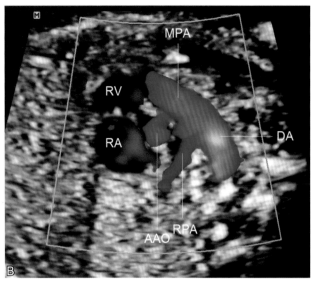

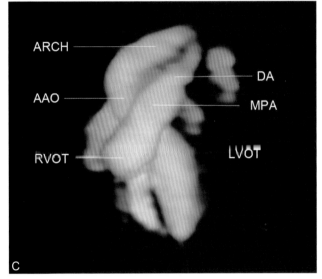

图 5-4-10　正常胎儿右心室流出道及肺动脉血流 CDFI

　　A. 右心室流出道长轴切面 CDFI；B. 心底短轴切面 CDFI；C. 左、右心室流出道三维成像。RVOT. 右心室流出道；LVOT. 左心室流出道；RV. 右心室；LV. 左心室；RA. 右心房；MPA. 主肺动脉；AAO. 升主动脉；DA. 动脉导管；ARCH. 主动脉弓；RPA. 右肺动脉

　　主动脉瓣口及肺动脉瓣口血流频谱均为收缩期窄带单峰频谱，舒张期无血流信号（图 5-4-11），与成年人主动脉及肺动脉血流频谱相似。主动脉及肺动脉最大收缩期血流速度随孕龄的增大而上升。主动脉血流速度较肺动脉血流速度高，频谱亦较窄，这可能与主动脉内径较肺动脉内径为小有关。

六、主动脉弓血流及动脉导管弓血流

　　主动脉弓及动脉导管弓的血流检测既可以通过主动脉弓与动脉导管弓长轴切面，亦可通过三血管气管（3VT）切面（图 5-4-12）。与二维图像相似，主动脉弓长轴切面 CDFI 显示的主动脉弓血流跨度小，呈"拐杖"状（图 5-4-13A），而动脉导管弓长轴切面血流则呈"曲棍球杆"状（图 5-4-13B），主动脉弓长轴切面的头侧有 3 个分支，分别为头臂干（又称无名动

脉）、左颈总动脉、左锁骨下动脉。动脉导管弓长轴切面的头侧无分支。3VT 切面彩色多普勒（图 5-4-12）显示主动脉横弓、主肺动脉及动脉导管三者血流信号及关系，正常三者血流方向相同，均为前向血流。

　　主动脉弓和动脉导管弓的血流频谱形态相似，收缩期与舒张期均有前进血流，只是收缩期血流速度高，舒张期血流速度低（图 5-4-14）。动脉导管内收缩期血流速度较主动脉弓高，舒张期血流呈波峰状，而主动脉弓内舒张期血流较平坦。动脉导管血流搏动指数（PI），正常大于 1.9，低于此值提示动脉导管收缩，用"吲哚美辛"治疗羊水过多时，PI 是一个很好的监测指标。

　　综上所述，一次完整、详细的胎儿超声心动图检查应包括二维超声检测心脏的解剖结构，M 型及多普勒超声检测胎儿心律，以及彩色和频谱多普勒超声检查心内血流情况，详见表 5-4-2。

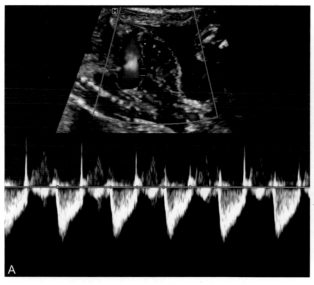

图 5-4-11　正常胎儿主动脉瓣口与肺动脉瓣口血流频谱

　　A. 主动脉血流频谱；B. 肺动脉血流频谱

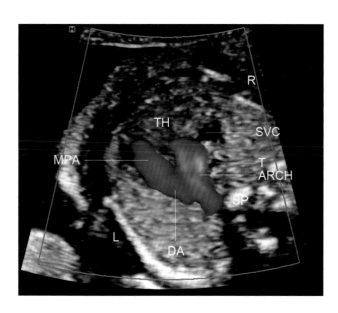

图 5-4-12　正常胎儿 3VT 切面 CDFI

　　MPA. 主肺动脉；DA. 动脉导管；ARCH. 主动脉弓；SVC. 上腔静脉；T. 气管；SP. 脊柱；TH. 胸腺；R. 右侧；L. 左侧

表 5-4-1　正常胎儿心脏各瓣口血流测量

部位	最大流速（cm/s）	平均流速（cm/s）	心排血量 [ml/(kg·min)]
三尖瓣	51±9.1	11.8±3.1	
二尖瓣	47±8.3	11.2±2.3	
肺动脉瓣	60±12.9	16±4.1	
主动脉瓣	70+12.2	18±3.3	
右心室☆			307±127
左心室☆			232±106

☆ 左、右心排血量根据二尖瓣和三尖瓣血流计算

（引自：周永昌，郭万学主编. 超声医学. 北京：科学技术文献出版社，1994.）

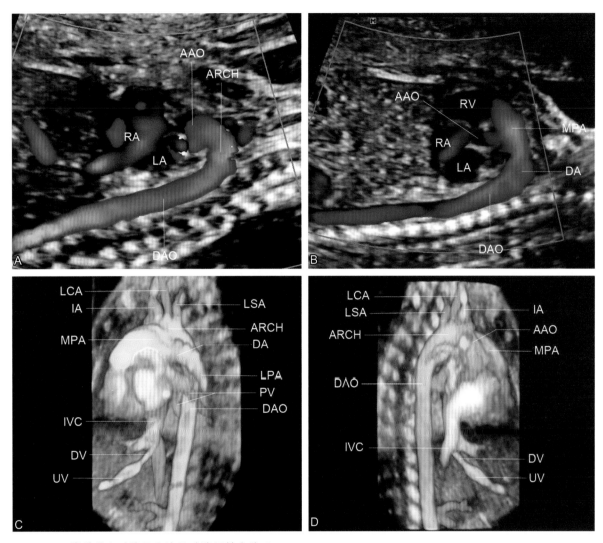

图 5-4-13   正常胎儿主动脉弓血流及动脉导管血流 CDFI

A．主动脉弓血流；B．动脉导管弓血流；C．主动脉弓及动脉导管弓三维成像左侧观；D．主动脉弓及动脉导管弓三维成像右侧观。MPA．主肺动脉；ARCH．主动脉弓；LA．左心房；RA．右心房；RV．右心室；AAO．升主动脉；DAO．降主动脉；LPA．左肺动脉；DV．静脉导管；IVC．下腔静脉；DA．动脉导管；IA．无名动脉；LCA．左颈总动脉；LSA．左锁骨下动脉；PV．肺静脉

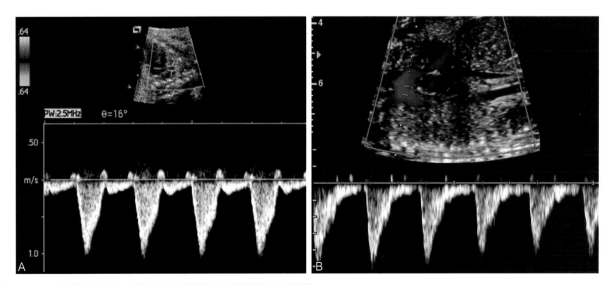

图 5-4-14   正常胎儿主动脉弓血流频谱及动脉导管血流频谱

A．动脉导管血流频谱，舒张期血流呈波峰状；B．主动脉弓血流频谱，舒张期血流平坦

表 5-4-2　一次完整的胎儿正常超声心动图应检查的内容

（1）心脏与胃在同一侧（左侧）
（2）腔静脉汇入右心房
（3）肺静脉汇入左心房
（4）四腔心切面正常
（5）左、右心室流出道、大动脉及其连接关系正常
（6）心脏各瓣口、卵圆孔、动脉导管、大动脉内血流方向与速度正常
（7）心率在正常范围，心律整齐
（8）无浆膜腔积液（心包积液、胸腔积液、腹腔积液）

第五节　胎儿心功能超声评估

胎儿超声心动图是目前评价胎儿心脏功能和血液循环的有效方法。胎儿心脏功能的超声评估技术主要包括：M 型超声心动图（缩短分数）、心排血量、房室瓣口舒张期多普勒血流频谱分析（舒张功能）、心脏做功指数（Tei 指数）、Z－评分（Z－Score）、房室瓣口舒张期彩色 M 型血流传播速度（Vp）、组织多普勒成像技术、实时三维超声心动图（RT-3DE）、时间空间相关成像技术（STIC）、单心动周期实时四维超声心动图（One-beat RT-4DE）、斑点追踪成像技术（STI）、速度向量成像技术（VVI）、应变（S）及应变率（SR）、胎儿静脉血流频谱分析等。下面主要对临床常用的胎儿心脏功能超声评估方法作简单的介绍。

一、缩短分数

缩短分数是利用 M 型超声对胎儿心脏功能进行定量评估最简单的方法。测量方法是获取横位四腔心或双心室短轴切面，在乳头肌水平将取样线垂直于室间隔，取得心室波群后，测量左、右心室收缩末期内径及舒张末期内径，可以简捷地计算胎儿心室缩短分数（shortening fraction，SF），SF ＝（心室舒张末期内径－心室收缩末期内径）／心室舒张末期内径，同时可采用立方体法或 Teichholz 法得到心室容积和射血分数（EF）。左、右心室的 SF 分别为 40% 和 28%。心室缩短分数的异常通常是心肌受损和心室负荷过大的标志。M 型超声心动图要求取样线与测量目标垂直，这在一些胎儿应用时受到限制。

二、心排血量

心排血量计算主要应用于对怀疑存在高心排血量或低心排血量的胎儿。胎儿高心排血量的主要常见疾病有胎盘绒毛膜血管瘤、胎儿本身血管瘤、胎儿骶尾部畸胎瘤、Galen 静脉瘤、双胎之一无心序列征、双胎输血综合征受血儿、静脉导管缺如等。胎儿低心排血量的主要常见疾病有 FGR、心室发育不良、双胎输血综合征供血儿等。胎儿心排血量 ＝速度时间积分（velocity time integral，VTI）×血流横截面积（A）× 心率（heart rate，HR）。血流横截面积，由于胎儿心脏结构（二尖瓣、主动脉、肺动脉）近似圆形，可利用所测得的血管直径，根据圆面积代算公式 $[(直径/2)^2 \times 3.14]$ 计算出面积。VTI 检测时，多普勒取样容积的角度尽可能与血流方向平行，两者夹角应 <30°。左心心排血量可以通过二尖瓣或主动脉瓣口来估计，而右心心排血量最好通过肺动脉瓣口来估计。正常胎儿总心排血量大约为 450ml/（min·kg），右心的心排血量比左心心排血量多 20% ～ 30%。

三、舒张期功能

胎儿舒张期功能可以通过二、三尖瓣瓣口频谱和体、肺静脉频谱进行间接性的估测。

1. *房室瓣口频谱评估心室舒张功能*　主要在心尖四腔心切面后，将脉冲多普勒取样容积置于舒张期房室瓣瓣尖处，便可获得舒张期房室瓣口血流频谱，正常该血流频谱有 E、A 两个峰。E 峰：出现在舒张早期，代表心室主动舒张，心室压力下降，心房压力超过心室，血液由心房快速充盈进入心室。A 峰：出现在心室舒张晚期，心房主动收缩，再次促使血液由心房充盈心室。胎儿期 E 峰小于 A 峰，E/A 比值小于 1，随着孕周增加，E 峰逐渐增加，A 峰随孕周变化不明显，因此，从孕 20 周至足月 E/A 比值逐渐增加，大约从 0.6 上升到 0.75 ~ 0.9。E 峰随孕周增加反映胎儿心室舒张功能的逐渐完善（图 5-5-1）。E/A 比值主要是能够反映心室舒张功能异常。E/A 比值在 FGR 和先天性囊性腺瘤样畸形导致胎儿心脏功能异常的研究中显示 E/A 比值增加。在双胎输血综合征的胎儿研究显示，受血胎儿二尖瓣口和三尖瓣口 E/A 比值均明显降低。如果显示房室瓣口特征性的双峰波形消失，代之为单峰波形，提示心排血量明显异常，见于主动脉狭窄、心室发育不良综合征、双胎输血综合征等。对于 FGR 的胎儿，房室瓣口单峰改变提示预后不良。但单峰改变也见于胎心率加快时，应注意鉴别。

2. 静脉系统评估心室舒张功能　通过对胎儿静脉导管、下腔静脉、肝静脉及肺静脉等主要静脉频谱的波动性进行定量分析，可以提供胎儿心动周期内不同时相心房及心室压力变化的信息。下腔静脉、肝静脉频谱可以提供右心室顺应性的线索。肺静脉心室收缩期可以提供左心室顺应性的线索。上述主要静脉在心动周期频谱的波动性，反映了心房内压力的变化规律；静脉血流速度高时，提示心房压力较低，促使静脉血回流进入心房。相反，静脉血流速度低时，提示心房压力较高，此时静脉血回流心房减少，甚至出现逆流。主要静脉血流的典型多普勒频谱包括 3 个波峰：S 峰，收缩期最大速度，出现在心室收缩期，提示房室瓣快速关闭后，心房压力低，大量静脉血回流进入心房；D 峰，出现在心室舒张早期，心室主动舒张，房室瓣开放，心房内血流快速经入心室，心房压力下降，静脉回流心房血流量增加；A 峰，出现在心房收缩期，反映心房主动收缩引起心房内压力突然升高，导致心房内血液逆流进入静脉内，形成反向 A 峰，静脉导管和肺静脉与下腔静脉和肝静脉不同，A 峰为正向，提示静脉导管和肺静脉内持续的向心性血流（图 5-5-2）。

心脏功能异常胎儿静脉导管频谱主要异常改变是 A 峰消失或反向，提示胎儿心脏泵功能明显异常，胎儿预后不良甚至出现宫内死亡等。对 11 ~ 14 孕周胎儿静脉导管的多普勒频谱研究显示，出现 A 峰的胎儿中 25% 存在先天性心脏病。而对 26 ~ 34 孕周的高危胎儿的研究证实，静脉导管频谱 A 峰消失反向，新生儿死亡率高达 63%。对双胎输血综合征胎儿的研究显示：Quintero 诊断分级标准Ⅲ的受血

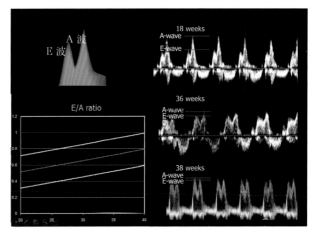

图 5-5-1　正常胎儿不同孕周房室瓣频谱图及曲线图

胎儿静脉导管频谱出现 A 峰反向，脐静脉频谱出现波动性。中晚孕期脐静脉频谱出现波动性提示胎儿心功能异常，也是进行性胎盘功能异常的标志，研究显示胎儿期静脉导管出现波动性的新生儿其肌钙蛋白 T 水平升高。

目前研究静脉波动性的常用参数还包括脉动指数（pulsatility index，PI），FGR 胎儿研究显示，静脉导管多普勒 PI 增加，胎儿预后不良。

另外，可以通过分析静脉多普勒频谱及静脉血管内径的变化间接定量静脉压曲线评估胎儿心脏功能。

四、心脏做功指数

心脏做功指数（myocardial performance index，MPI），也称为 Tei 指数（Tei index），1995 年日本学者 Tei 首先提出，是等容收缩时间（ICT）与等容舒张（IRT）之和与射血时间（ET）的比值，其测量方法简便，重复性强，不受心室几何形态及心率的影响。可以通过频谱多普勒、TDI 或 M 型超声心动图获得，取样点可以在左心室流出道与流入道交界处、右心室流出道或肺动脉瓣口、三尖瓣口及左、右房室瓣环等（图 5-5-3）。Tei 指数正常值等于或小于 0.45。心脏收缩功能障碍者导致等容收缩时间增加和射血时间减少；收缩及舒张功能均障碍者，心室舒张功能下降导致心室顺应性降低，从而增加等容舒张时间。

在动脉导管提前收缩、水肿、宫内发育迟缓（FGR）及糖尿病母亲胎儿的研究均显示 MPI 增加，IUGR 胎儿 MPI 增加，提示心室收缩和舒张功能同时受损。MPI 与胎儿死亡密切相关。双胎输血综合

征受血胎儿，其 IRT 延长，MPI 增加提示此类胎儿舒张功能异常。而在胎膜早破所致的胎儿炎症反应综合征时 MPI 的增加主要是由于 ET 缩短所致，ICT 及 IRT 并无明显变化，同样提示心功能异常。纯合子 α 地中海贫血胎儿的 MPI 在 20 孕周左右就出现异常增加，远远早于出现房室扩大的时间。因此，MPI 虽然是非特异性的，但敏感性较高，可以简便和综合性地评估心脏收缩和舒张功能改变。

MPI 评估胎儿心脏功能时存在一定的局限性。

首先是方法学方面，有研究显示需要完成 65 例胎儿的 MPI 测量方可掌握可靠的胎儿 MPI 测量数值方法学，这在一定程度限制了这一技术的广泛临床应用。由于 MPI 是时间间歇的比值，采用不同的测量方法也会对 MPI 产生明显影响，目前广泛接受的是所谓的"改良 MPI"（modified MPI）测量法，即采用频谱多普勒测量时，可以将房室瓣和半月瓣关闭的多普勒信号作为测量的参考以便标准化测量起始点。可以改善测量者之间和测量者本身的重复性。

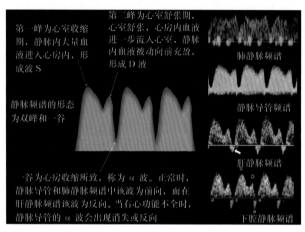

图 5-5-2　正常胎儿静脉系统频谱图

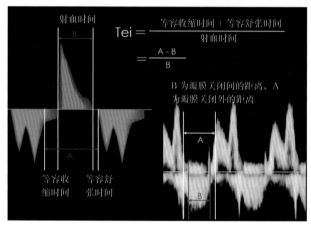

图 5-5-3　Tei 指数测量

（李胜利　文华轩　陈秀兰　安绍宇
　郭文佳　何冠南　付　倩　范金晓）

第 6 章

早孕期胎儿异常

随着超声诊断仪分辨率的不断改进提高，早孕期胎儿超声检查不断深入细致，胎儿解剖结构的观察、胎儿畸形的诊断时间均不断提前。这项技术的进步与应用让产科临床医师、孕妇等受益，对临床产科医师而言，提前诊断有更多的时间对胎儿进行严密的观察、预后判估与处理；对孕妇而言，提前严重畸形儿的引产能减少对孕妇心理及身体伤害，缩短孕妇忧虑的时间，近 10 年早孕期胎儿超声筛查得到了飞速的发展，已成为产科超声研究发展的主要方向。

2011 年 Nicolaides 发表在《Prenat Diagn》的《产检新金字塔模式——基于 11～13 周检查》一文指出在过去的 20 年里，科学的进步使得许多妊娠并发症可早至妊娠 12 周进行预测，这将改变产检的模式，新的产检模式是倒金字塔模式，高密度的产检将安排在 11～13^{+6} 周。这将意味着 11～13^{+6} 周的产前检查将是必然的趋势。11～13^{+6} 周的产前超声检查是这些众多产前检查中最重要的一项检查。早孕期筛查胎儿异常，可做到早发现、早诊断、早处理。目前，11～13^{+6} 周的产前超声检查已在一些级别较高的医院开展，并收到较好的临床效果，在不远的将来会得到更广泛的开展，普及至每一位孕妇。本章主要介绍 11～13^{+6} 周胎儿异常的产前超声表现。

11～13^{+6} 周诊断胎儿异常的价值已得到肯定，但并不是所有的胎儿畸形均可在该时期检出。英国皇家医学院附属医院胎儿医学研究中心的 Syngelaki 等研究 11～13^{+6} 周筛查胎儿结构畸形(除外染色体异常) 的挑战性与可行性，结果早孕期超声可检出该观察组的所有的无脑儿、无叶全前脑、脐膨出、腹裂、巨膀胱、体蒂异常，另检出 77% 无手／足畸形、50% 的膈疝、50% 的致死性骨发育不良、60% 的多指／趾、34% 严重心脏畸形、5% 的面裂、14% 的开放性脊柱裂，胎儿畸形总检出率为 43.6%(213/488)，不能诊断的畸形有：胼胝体缺失、小脑或蚓部发育不良、肺内占位、肠梗阻、肾脏异常、足内翻；他们根据胎儿严重畸形是否可在 11～13^{+6} 周检出将其分成三组：第一组严重畸形是常可在 11～13^{+6} 周检出的，如体蒂异常、无脑儿、前脑无裂畸形、脐膨出、腹裂、巨膀胱；第二组严重畸形是不可在 11～13^{+6} 周检出，如小头畸形、小脑或蚓部发育不全、脑积水、胼胝体缺失、软骨发育不良、肺内占位性病变、肾异常和肠梗阻；第三组严重畸形是可能会在 11～13^{+6} 周检出，超声检查者、超声诊断仪或检查时间长短等均可影响其产前检出率，如 NT 增厚、膈疝、开放性脊柱裂等。

一、非整倍体染色体异常筛查

早孕期超声筛查胎儿染色体异常的主要指标是颈部透明层（NT）增厚，其他指标包括鼻骨缺如或发育不全、静脉导管 a 波消失或反向、额上颌角增大等（详细内容见第 19 章　胎儿染色体异常）。

二、颈部囊性淋巴管瘤

囊性淋巴管瘤是指运输组织液至静脉系统的网状淋巴管先天畸形，表现为淋巴管扩张，呈单腔或多腔囊性改变，常发生在颈背部。病理上囊性淋巴管瘤可小至小囊袋样，也可是大量的组织液聚集形成大的囊性包块，范围可自头顶部至肩背部；囊性肿块表面可平滑或不规则，不规则者常是多腔的囊性肿块。

　　1989年，Bronshtein等通过经阴道超声检查囊性淋巴管瘤声像特点将囊性淋巴管瘤分成两型：有分隔型及无分隔型。随后不少研究报道有分隔型及无分隔型囊性淋巴管瘤的预后，认为有无分隔的颈部囊性淋巴管瘤预后不同，有分隔型颈部囊性淋巴管瘤胎儿非整倍体染色体异常及不良预后发生率较无分隔型颈部囊性淋巴管瘤高。到20世纪90年代，Nicolaides发展了利用测量颈项透明层筛查21三体的方法，因为无分隔型的颈部囊性淋巴管瘤与NT增厚难以区分，因此，也有学者认为颈部囊性淋巴管瘤专指有分隔型的，NT增厚是指无分隔型的皮下积液。颈部囊性淋巴管瘤产前超声表现为颈部囊性包块，包块范围可上至头顶部，下至胸部。有无分隔回声带常于颈部横切面判断。横切面示颈部明显增粗，颈部皮下可见囊性肿块，肿块内可见分隔回声带（图6-0-1）或无分隔回声带。颈部囊性淋巴管瘤常因压迫颈部血管导致头部静脉回流障碍使头颈皮肤水肿。其次还常合并胸腔积液、鼻骨缺如、静脉导管a波异常、心脏结构异常、三尖瓣反流等。

　　颈部囊性淋巴管瘤常合并其他异常，如染色体异常、心脏结构异常等。Gedikbasi等对64例颈部囊性淋巴管瘤的产前诊断、预后进行分析，发现无分隔型颈部囊性淋巴管瘤39例（60.9%，39/64）。有分隔型颈部囊性淋巴管瘤25例（39.1%，25/64），25例（39.1%，25/64）染色体异常；无分隔型囊性淋巴管瘤最常见染色体畸形是21三体（27.8%，10/39）；有分隔型染色体畸形最常见是45，X（23.8%，5/25）；染色体正常的39例中仅3例（7.7%，3/39）出生且没有发现并发症。Graesslin等报道早孕期超声发现颈部囊性淋巴管瘤染色体异常发生率较高，72例中38例（52.7%，38/72）染色体异常，其中14例（36.8%，14/38）是21三体；34例染色体正常胎儿中16例（47.1%，18/34）出生而无明显并发症。在一篇评价颈部透明层厚度及颈部囊性淋巴管瘤在筛查整倍体胎儿（12 910例）心脏结构异常的研究中，颈部囊性淋巴管瘤合并心脏畸形的发生率（4.28%，13/304）仅次于全身水肿（7.69%，1/13），而颈部透明层增厚合并心脏畸形的发生率较前两者低（1.23%，10/813）。

三、中枢神经系统异常

　　至早孕晚期，胎儿神经系统大体结构已形成，神经管完全闭合完成于妊娠6周末，端脑于妊娠10周时已分成左、右两侧半球，但颅内一些结构于早孕期未发育完全，如小脑蚓部在妊娠19周前尚未完全形成，胼胝体于妊娠20周才发育完全。早孕晚期正常颅脑声像图表现为椭圆形颅骨强回声环（妊娠12周后出现）、大脑半球间强回声脑中线、脑皮质为薄带状低回声，厚为1~2mm，侧脑室被强回声脉络丛充填，双侧脉络丛呈"蝴蝶形"，脑岛表现为大脑半球侧面略凹陷的部分，两侧小脑半球不断向

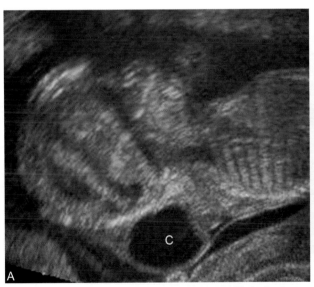
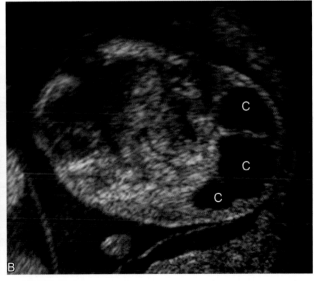

图6-0-1　13周4d胎儿颈部水囊瘤，染色体核型为45，X，经阴道超声正中矢状切面（图A）及颈部横切面（图B）显示胎儿颈后多房性囊性（C）包块

中线靠拢,小脑蚓部未发育完全。无脑儿、露脑畸形、严重脑膨出、严重开放性脊柱裂、无叶全前脑等严重中枢神经系统畸形有可能在早孕期 $11 \sim 13^{+6}$ 周超声检查时被检出。

1. 无脑畸形　中晚孕期无脑畸形的诊断要点是颅骨及大脑半球缺失。已有的研究表明在早孕期无脑畸形的声像表现没有中孕期明显。由于颅骨钙化于妊娠 10 周时候开始,$11 \sim 13^{+6}$ 周正常胎儿可以发现颅骨强回声环,因此,无脑儿早孕期超声诊断不应早于 10 周,建议在 11 周后才做诊断,主要表现颅骨强回声环缺失,脑组织可显示为规则或不规则的低回声或脑组织缺如(图 6-0-2)。虽然理论上无脑儿头臀长会低于正常胎儿,但据报道仅有 27% 的无脑儿头臀长低于正常预测值第 5 百分位数。据文献报道,无脑畸形最早诊断孕周是 9 周,该例合并联体双胎畸形。

2. 脑膜脑膨出　脑膜脑膨出胎儿在颅骨缺损水平横切面上可显示颅骨缺损,缺损处可见低回声或无回声包块向颅外膨出,75% 发生于枕部。常合并小头畸形、脑积水、脊柱裂、Mechel-Gruber 综合征等。

Bronshtein 等报道 1 例脑膨出,妊娠 13 周时表现为枕部无回声包块,大小约 8 mm × 9 mm,14 周复查时无回声包块内未见脑组织回声,15 周和 16 周颅骨缺损可明确显示,19 周时可恒定显示脑膨出声像,并经引产证实。

van Zalen-Sprock 等报道 1 例脑膨出,妊娠 11 周时表现为枕部无回声包块,妊娠 13 周时表现为颅骨缺损、脑组织膨出,并经引产证实。

Braithwaite 等报道产前经腹超声检出 1 例妊娠 12^{+2} 周胎儿枕骨缺损,缺损处可见一小无回声包块,5d 后复查同时发现双侧多发性囊性发育不良肾,该胎儿于 37 周分娩,分娩后证实产前超声诊断,但漏诊多指(趾)畸形,该患儿于产后 5h 死亡,诊断为 Meckel-Gruber 综合征。

笔者院于早孕期诊断 2 例脑膜脑膨出,一例诊断孕周是 12^{+6} 周(图 6-0-3),一例是 13^{+6} 周,均表现为颅骨缺损、脑组织膨出。

3. 全前脑　根据前脑分裂的程度全前脑分三型:无叶全前脑、半叶全前脑及叶状全前脑。目前报道的早孕期超声检出的全前脑大多为无叶全前脑。正常情况下,早孕期超声于侧脑室水平横切面可清楚显示脑中线大脑镰强回声线,无叶全前脑表现为该强回声线消失,单一原始脑室,内充满脑脊液无

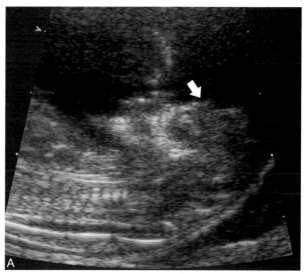

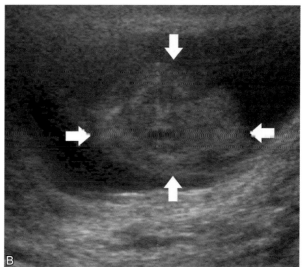

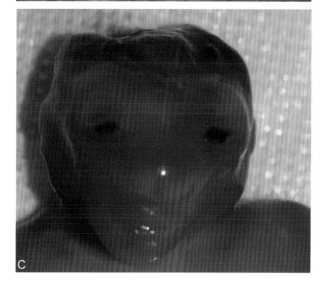

图 6-0-2　12 周 4d 胎儿无脑畸形

胎儿正中矢状切面(图 A)及颅脑横切面(图 B)显示胎儿无颅骨强回声环,额部以上颅骨及大脑缺如(箭头所示)。标本正面照片(图 C)

回声区，常被误诊为"脑积水"。无叶全前脑常合并颜面部畸形，如喙鼻、单鼻孔、独眼、中央唇腭裂等。此外于侧脑室水平横切面观察双侧脉络丛呈"蝴蝶征"对早孕期排除全前脑畸形非常有用。Sepulveda等于绒毛穿刺前利用这一超声征象筛查378例高危胎儿(妊娠11～14周)，其中3例未能显示正常的"蝴蝶征"脉络丛，并可观察到一个融合的巨大侧脑室和融合丘脑，染色体检查结果2例为13三体，1例为环状13三体。目前文献报道最早超声诊断无叶全前脑的月经龄是9周2d。笔者早孕期产前诊断全前

脑26例(图6-0-4，图6-0-5)，最早诊断孕期为10周3d，均获得产后证实。

4. 开放性脊柱裂 目前，对胎儿开放性脊柱裂的产前筛查与诊断主要在中孕期进行。在实验室检查方面，母体血清中甲胎蛋白(alpha-fetoprotein, AFP)是最早被用来筛查胎儿神经管缺陷(neural tube defects, NTD)的血清标志物。AFP是一种来源于胎儿的糖蛋白，存在于孕妇的血清中，在胚胎早期由卵黄囊产生，后期由胎儿的肝分泌。在开放性脊柱裂发生时，AFP从胎儿体内大量漏出，羊

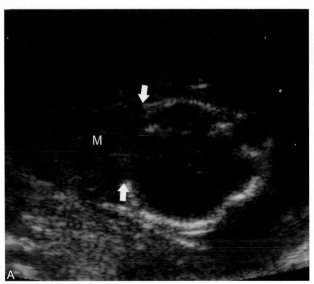
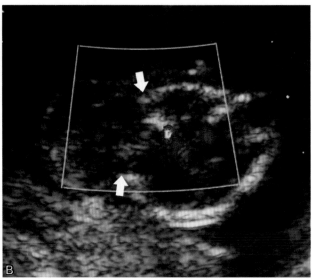

图6-0-3 12^{+6}周胎儿巨大枕部脑膨出

颅脑横切面二维(图A)及彩色多普勒血流显像(图B)显示枕骨连续回声中断(箭头所示)，脑组织从缺损处向外膨出。M. 膨出包块

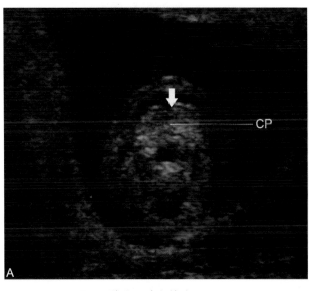
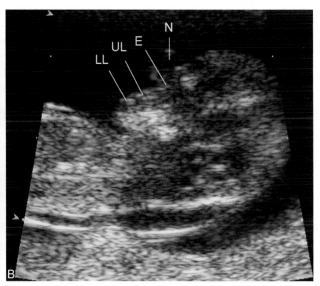

图6-0-4 12周3d胎儿无叶全前脑

颅脑横切面(图A)显示无脑中线回声，双侧脉络丛(CP)正常"蝴蝶征"消失，表现为在前端融合。颜面正中矢状切面(图B)显示胎儿颜面部轮廓明显异常，可显示独眼(E)和喙鼻(N)。UL. 上唇；LL. 下唇

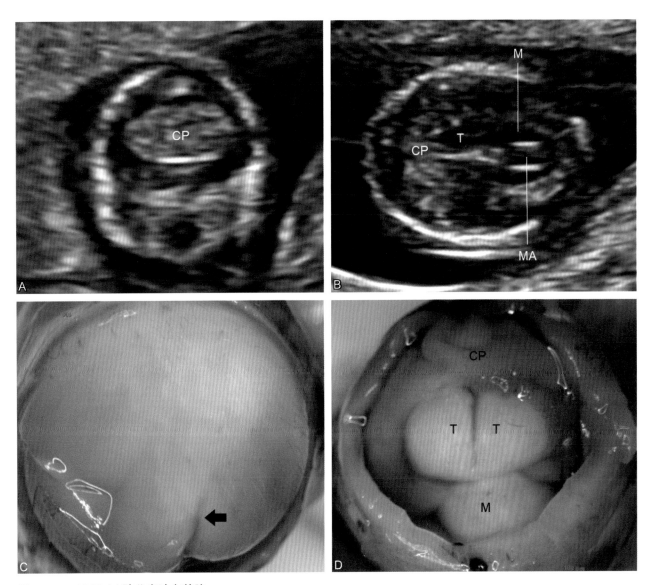

图 6-0-5　12 周 1d 胎儿半叶全前脑
　　颅脑横切面（图 A、B）显示强回声脑中线消失，双侧脉络丛（CP）正常"蝴蝶征"形态消失，表现为脉络丛在前端融合。标本颅脑显微解剖（图 C、D）显示两侧大脑半球枕叶部分分开（箭头所示），其余部分融合，脉络丛前端融合，丘脑（T）部分融合。M. 中脑；MA. 中脑导水管

水 AFP 含量显著增高，母体血清中 AFP 浓度也显著升高，因此，AFP 可以用来筛查开放性脊柱裂。但早孕期胎儿产生的 AFP 较少，Aitken 等报道了13 例开放性脊柱裂的胎儿在妊娠 8～13 周时均未出现 AFP 的升高。因此，在早孕期利用 AFP 筛查开放性脊柱裂的敏感性较低。迄今为止，诊断早孕期开放性脊柱裂的实验室检查方法尚未见报道，随着早孕期胎儿畸形的超声筛查研究进展，研究者开始探索早孕期超声筛查开放性脊柱裂的方法。

　　中孕期超声筛查开放性脊柱裂已日趋成熟。中孕期胎儿图像中"颅后窝池消失""香蕉形小脑""柠檬头"等颅脑特征性的超声表现已成为开放性脊柱

裂诊断的筛查标准。这些特征是否也适用于早孕期，如果早孕期没有这些特征，有没有其他的特征？研究表明，能在早孕期被超声筛查出来的开放性脊柱裂，通常较严重，且常会合并其他畸形；同时，利用超声技术诊断小的和（或）孤立的开放性脊柱裂难度较大，这些超声特征往往只能到中孕期通过识别其他形态学指标的变化来确诊。这使得利用超声技术进行早孕期开放性脊柱裂诊断的漏诊率较高，也对早孕期开放性脊柱裂超声筛查提出了更高的技术要求。早孕期直接评价胎儿脊柱发育状况有无畸形是困难的，即使在高分辨率超声仪器的辅助下检查结果也常常受到产妇腹壁厚度、胎盘位

置、胎儿大小和胎位等诸多因素的限制，且早孕期脊柱回声较低，易受相邻皮肤的影响，使整个脊柱颈椎至骶椎不能完全清楚显示。因此，研究探索早孕期开放性脊柱裂的超声筛查新指标具有重要的临床意义。随着 $11 \sim 13^{+6}$ 周胎儿颈部透明层（nuchal translucency，NT）检查的广泛开展，越来越多的研究集中于寻找早孕期开放性脊柱裂的超声筛查指标，且收到很好的效果。

目前对早孕期开放性脊柱裂超声筛查方法的研究主要有：颅脑正中矢状切面上研究颅内透明层（intracranial translucency，IT）、额上颌角（front maxillary facial angle，FMF 角）、脑干直径（brain stem，BS）与脑干到枕骨间距离（brain stem and the occipital bone，BSOB）和小脑延髓池（cisterna magna，CM）。颅脑横切面上研究颅脑形状、双顶径（biparietal diameter，BPD）、中脑水管后缘 - 枕骨前缘（AOS-O）的距离和小脑横切面上第四脑室前后径。

（1）颅内透明层（IT）：IT 是指第四脑室在胎儿颜面部正中矢状切面上显示为平行于 NT 的无回声区，前缘为脑干的背侧缘，后缘为第四脑室的脉络膜（图 6-0-6A）。多项研究相继建立了正常胎儿早孕期第四脑室的生物学测量参考值范围，研究者们均认为第四脑室前后径中值随孕周增长而呈线性增加。开放性脊柱裂胎儿颅脑结构向尾侧位移，第四脑室受压迫，认为颅内透明层减小或消失（图

6-0-6B，图 6-0-7A、B）是"香蕉征"的早期表现，颅内透明层较易观察且重复性良好。因此，对胎儿颅内透明层的评价，可能有助于提高早孕期开放性脊柱裂的检出率。

（2）额上颌角（FMF）：前面提到 21 三体胎儿额上颌角增大，Lachmann 等研究发现额上颌角在脊柱裂胎儿中可能会减小，在他们的一项包括 100 例正常胎儿和 20 例脊柱裂胎儿的回顾性研究表明，额上颌角的正常值范围随着孕周增加而减小，从头臀长（crown-rump length，CRL）45 mm 时的 84° 减小到头臀长 84 mm 时的 76.5°。而 90% 脊柱裂胎儿的额上颌角比同孕周正常预测值低约 9.9°，低于第 5 百分位数（图 6-0-7B）。该作者认为开放性脊柱裂 FMF 减小可能与胎儿脑结构的尾侧位移，导致额骨的发育受阻，额上颌角变小有关。这也可能是中孕期额骨塌陷，产生"柠檬征"的可能机制。

（3）脑干直径（brain stem，BS）与脑干到枕骨间距离（brain stem and the occipital bone，BSOB）：Lachmann 等在开放性脊柱裂胎儿颅后窝异常的研究中，利用胎儿脑干宽度增加和第四脑室及颅后窝池宽度减少筛查早孕期开放性脊柱裂。认为在蝶骨和枕骨之间可以做两条水平线，第一条线为脑干与第四脑室交界线，第二条线为第四脑室与颅后窝池交界线，两线将胎儿颅后窝分为脑干（BS）直径，脑干 - 枕骨（BSOB）间距离两部分，在 30 例开放性脊柱裂和 1000 例正常胎儿的测量中，作

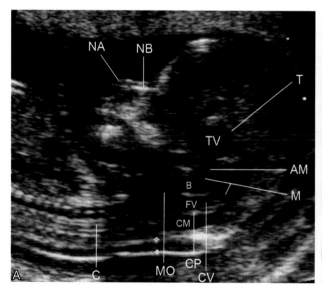
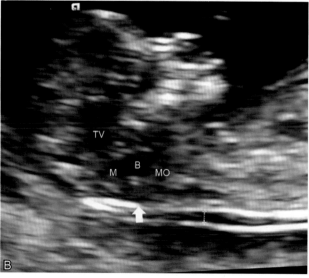

图 6-0-6　12 周 5d 正常胎儿及 12 周 3d 开放性脊椎裂胎儿的颅脑正中矢状切面

正常胎儿颅脑正中矢状切面（图 A）可清楚显示第四脑室（FV）、脑干（B）、小脑延髓池（CM）。开放性脊椎裂胎儿颅脑正中矢状切面（图 B）显示脑干（B）明显增宽，第四脑室及颅后窝池显示不清（箭头所示）。NA. 鼻尖；NB. 鼻骨；TV. 第三脑室；T. 丘脑；MO. 延髓；M. 中脑；AM. 中脑水管；CP. 脉络丛；FV. 第四脑室；C. 脊髓

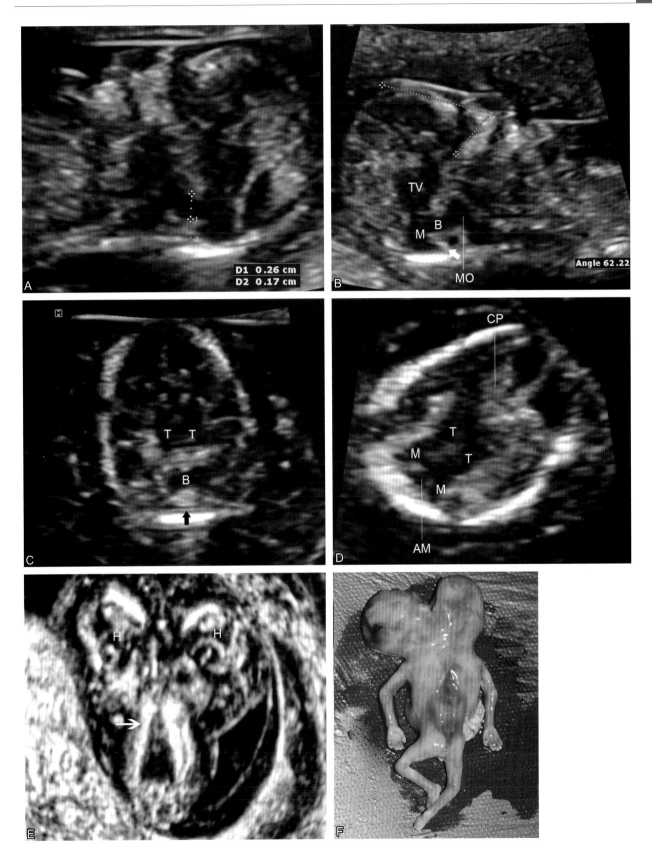

图 6-0-7   12 周 6d 双头联胎，开放性脊柱裂畸形

　　胎儿颅脑正中矢状切面（图 A）显示脑干明显增宽（++1），第四脑室及颅后窝池显示不清（++2），脑干直径与脑干到枕骨距离比值明显增大。胎儿颅脑正中矢状切面（图 B）显示脑干（B）明显增宽，第四脑室及颅后窝池显示不清（箭头所示），脑干直径与脑干到枕骨距离比值明显增大，额上颌角明显变小，仅约 62°。胎儿经前额小脑横切面（图 C），第四脑室及颅后窝池显示不清（箭头所示）。胎儿中脑水管水平横切面（图 D）显示中脑水管（AM）后缘到枕骨前缘的距离明显较正常小。胎儿冠状切面（图 E）显示双头（H）畸形和一个躯体，胸段以下脊柱椎弓裂开（箭头所示）。标本照片背面观（图 F）。CP．脉络丛；T．丘脑；M．中脑

者指出正常胎儿上述径线随孕周增加而增加，而两者比值则随孕周增加而下降。30例开放性脊柱裂胎儿中29例胎儿BS大于正常值第95百分位数，26例BSOB小于正常值的第5百分位数，30例BS与BSOB的比值均大于正常值的第95百分位数（图6-0-7A）。该报道提到的BSOB与颅内透明层类似，是关于开放性脊柱裂的正中矢状切面典型颅内声像改变的研究。由于BSOB包含了来自第四脑室和小脑延髓池的双重改变，理论上，BSOB的测量比单独颅内透明层测量对开放性脊柱裂的检出有更高的敏感性。我们的一项研究中4例开放性脊柱裂均存在BS与BSOB比值大于正常值的第95百分位数。

（4）小脑延髓池（CM）：CM为第四脑室和枕骨之间的很薄的透明层，Eixarch等对80例正常胎儿和5例开放性脊柱裂胎儿的超声图像进行分析，测量小脑延髓池宽度，发现正常胎儿小脑延髓池宽度随孕周增加而增加，而开放性脊柱裂胎儿的小脑延髓池宽度测值均低于正常值的第5百分位数。

（5）中脑导水管后缘-枕骨前缘的距离（AS-O）：早孕期中脑水管（aqueduct of Sylvius，AS）较易观察，在双顶径测量平面的尾部，AS表现为穿过中脑的无回声区。2011年，Finn等在颅脑横切面上测量AS-O发现457例妊娠11～13[+6]周正常胎儿AS-O与孕周呈正线性相关，AS-O的下限范围（M-2SD）从头臀长45mm时的1.7mm增至头臀长84mm时的3.7mm。研究中9例中脑位置异常的胎儿随后均确诊为神经管缺陷，其AS-O均低于正常参考值范围（图6-0-7D）。AS-O异常征象有可能成为早孕期诊断开放性脊柱裂的一个显著征象，就像中孕期诊断开放性脊柱裂的"香蕉小脑"征象一样成为超声重要征象。

（6）双顶径（BPD）：2012年Macones等的研究表明，BPD可以在早孕期预测50%的脊柱裂，开放性脊柱裂胎儿BPD低于第5百分位数，阳性似然比为10，即BPD低于第5百分位数出现在开放性脊柱裂胎儿中的可能性是正常胎儿的10倍。Buisson等报道2例妊娠12周脊柱裂胎儿BPD减小。BPD减小可能是早孕期胎儿开放性脊柱裂的重要表现之一。

（7）经前囟小脑横切面在早孕期开放性脊柱裂的诊断价值：关于早孕期开放性脊柱裂在小脑横切面的超声诊断指标的研究很少。笔者从2005年开始研究将声束由前囟进入胎儿头部，获得侧脑室水平横切面，探头随后向尾侧倾斜直到第四脑室、小脑

延髓池和小脑显示清楚。Egle等报道在1例脊柱裂的胎儿声像图表现中，小脑延髓池消失，第四脑室显示不清（图6-0-7C）。笔者认为横切面法减少了蝶骨对颅后窝的遮挡声影，颅后窝的结构显示较正中矢状切面更清晰，更有利于异常结构的发现。小脑横切面对筛查早孕期开放性脊柱裂具有重要价值，关于此切面上超声诊断指标的参考值范围的确立仍有待进一步研究。

2009年在科室全面实行规范化检查，已诊断4例开放性脊柱裂，均表现为小脑延髓池消失、第四脑室显示不清。我们认为与传统的中孕期筛查相比，妊娠11～13[+6]周应用超声诊断技术筛查胎儿开放性脊柱裂是可行的。早孕期超声筛查在检查胎儿颈后透明层的孕周进行，在不增加检查次数的基础上，将畸形筛查时间提前，有利于减少畸形儿出生。目前关于超声筛查胎儿开放性脊柱裂的研究还处于初级阶段，尚需大规模临床研究加以证实。

四、骨骼肢体异常

肢体胚胎发育的理论支持高分辨率超声可在11～13[+6]周显示胎儿四肢解剖结构。受精后第4周中期胚胎上下肢雏形尚未形成；第4周晚期，上下肢肢芽开始出现；第5周末，上肢芽发生两个收缩环，从而可区分出上臂、前臂和手；随后，下肢亦区分出大腿、小腿和足。第6周初，肢芽内的间充质细胞增殖分化，并逐渐呈现出肢骨的软骨雏形；第7周，手板辐射状沟纹组织发生生理性细胞死亡，形成分开的手指；第8周足板亦出现分开的足趾。到第8周末，远端肢体变平形成手和足雏形，肢体基本形成，但尚未骨化。8～9周胎儿肢体骨化中心可显示，但回声较低。9～10周肱骨、尺骨、桡骨、股骨、胫骨、腓骨骨化中心回声逐渐增强，较周围组织回声高。10～11周肱骨、尺骨、股骨、桡骨、胫骨、腓骨骨化中心回声增强且可在超声下测量。11周以后手指骨化中心出现。

理论上胎儿肢体骨化中心出现以后超声便可显示，但临床上并不是超声显示出来了指（趾）端即代表指（趾）骨的存在。笔者通过研究胎儿尸体标本超声表现发现，早孕期骨化中心回声与皮肤强回声线差异较小且指（趾）骨化中心并不能完全显示，11～13[+6]周胎儿肢体的显示仍然要依靠对肢体软组织结构的辨认。经腹部超声显示胎儿指（趾）的点状稍强回声可能并非以往所认为指（趾)的骨化中心，

而是指（趾）端皮肤或软组织的强回声反射。

有学者认为手指和足趾的显示不仅要求能放大图像并保持较高的分辨率，而且要耗费较多的时间，笔者研究证实如果用连续顺序追踪超声检测法检查，经过训练的超声医生可以较短时间完成一个正常胎儿的 4 个肢体检查，早孕期胎儿肢体检查切实可行。

目前对中孕期胎儿肢体的检查方法已日趋成熟，而早孕期胎儿肢体畸形的筛查还处于起步阶段，国内外均未对早孕期肢体畸形的筛查效率进行分析。笔者用连续顺序追踪超声检测法筛查了 8310 例早孕期胎儿肢体，肢体畸形检出率为 73.2%，敏感性、特异性、阳性预测值、阴性预测值分别为 73.2%、100%、100%、99.8%。早孕期可检出的肢体畸形包括严重肢体缺失、人体鱼序列征、致死性侏儒、成骨不全、严重的肢体姿势异常等；早孕期即发生的足内翻可能被检出；漏诊主要为屈曲指（趾）、裂手、多指（趾）、并指（趾）等。相对于中孕期而言，早孕期在诊断裂手和足内翻方面还存在不足之处。通过分析早孕期检出的肢体畸形种类，可以看出早孕期超声检查的主要目的应在于筛查胎儿肢体严重结构畸形。如果在早孕期筛查胎儿肢体畸形，可将以往认为在中孕期诊断的肢体畸形中的 85.7%（30/35）提前至早孕期检出。80.5%（33/41）肢体畸形合并其他严重结构畸形或染色体异常、综合征等。早孕期检出的患有肢体畸形的胎儿中 93% 伴随着较差的预后，因此，早孕期检出胎儿肢体畸形意义重大。值得注意的是早孕期胎儿肢体畸形最常见的合并畸形为肢体体壁综合征，其次为胎儿水肿、心脏畸形、脊柱裂和巨膀胱等，因此，当发现以上畸形时应注意检查胎儿肢体以免漏诊。

1. 肢体缺失 早孕期诊断的肢体畸形中，肢体缺失最常见。肢体缺失包括横行肢体缺失和纵行肢体缺失，横行肢体缺失表现为截断平面以远肢体完全缺失；纵行肢体缺失表现为缺失平面以远结构存在，包括海豹肢畸形、先天性桡骨不全或缺如等。

（1）横行肢体缺失：横行肢体缺失可分为①完全截肢（图 6-0-8，图 6-0-9）：上肢或下肢整条肢体完全缺失，产前超声只能显示一条完整肢体图像，截断平面以下的肢体不显示，断端可规则、整齐、也可不规则、不整齐。②部分截肢：截肢平面以上的肢体可显示，截肢平面以下的肢体不显示，断端可规则、整齐、也可不规则、不整齐。例如上臂中段截肢超声仅显示近段上臂及其内近段肱骨，肢体远侧不显示。③羊膜带综合征相关截肢：羊膜带综

合征引起的截肢断端常不整齐、不规则，骨回声可突出于软组织，同时可显示羊膜带及其他畸形，如脑膨出、裂腹等，早孕期超声较易显示与截断肢体相连的羊膜带回声而诊断。④单纯指/趾缺失：单纯指、（趾）缺如时，早孕期超声诊断难度较大，较易漏诊。

（2）纵行肢体缺失

①海豹肢畸形，较罕见，国内最新文献报道发生率约为 0.003%（9/257 578）。根据患肢近中段缺失的程度将其分为完全型海豹肢畸形、部分型海豹肢畸形（近端或远端海豹肢畸形）、未分类型海豹肢畸形。海豹肢畸形常表现为 1 个或多个肢体近端和（或）远端部分或全部缺失，手或足直接连于躯干。上肢完全型海豹肢畸形表现为上臂及其内肱骨、前臂及其内尺、桡骨均缺失，手直接连于躯干或通过不规则状骨连于躯干、手回声可异常，严重者仅可见一指状回声。上肢部分型海豹肢畸形则表现为上臂及其内肱骨或前臂及其内尺、桡骨缺如（图 6-0-10）；下肢完全型海豹肢畸形则表现为大腿及其内股骨、小腿及其胫腓骨均缺如，足直接连于躯干（图 6-0-11），足回声可明显异常。下肢部分型海豹肢畸形则表现为大腿及其内股骨或小腿及其胫腓骨缺如。

②先天性桡骨发育不全或缺如：又称轴旁性桡侧半肢畸形，由于桡骨先天发育不全或不发育所致。可单侧发病也可双侧。分为三型：Ⅰ型为桡骨完全缺如；Ⅱ型为桡骨部分缺如；Ⅲ型为桡骨发育不全。声像图上可表现为前臂纵切或横切面上只显示一根长骨回声或桡骨明显缩短。常伴有不同程度的钩状手和拇指缺如，手因缺少桡骨的支持而明显向桡侧偏斜、与前臂成角，呈钩状（图 6-0-12）。有研究发现桡骨发育不全或缺如是早孕期诊断的肢体畸形中最常见的一种畸形，约占 53%（8/15）。而我们的发现与其不同，41 例肢体畸形中桡骨缺失或发育不全共 3 例，约占 7.3%（3/41）。桡骨发育不全或缺如与染色体异常尤其与 18 三体相关。同时还存在于某些综合征中。

纵行肢体缺失的病例中，除桡骨发育不全或缺如外，胫骨或腓骨发育不全或缺如也可在早孕期检出。

2. 先天性马蹄内翻足 又称为足内翻，可单独存在，也可是其他畸形综合征的一种表现，在早孕期胎儿中合并其他结构畸形的比例高达 89%（8/9）。笔者资料中早孕期足内翻的检出率为 67%（6/9）。虽然早孕期检查胎儿足时羊水相对充足，但早孕期

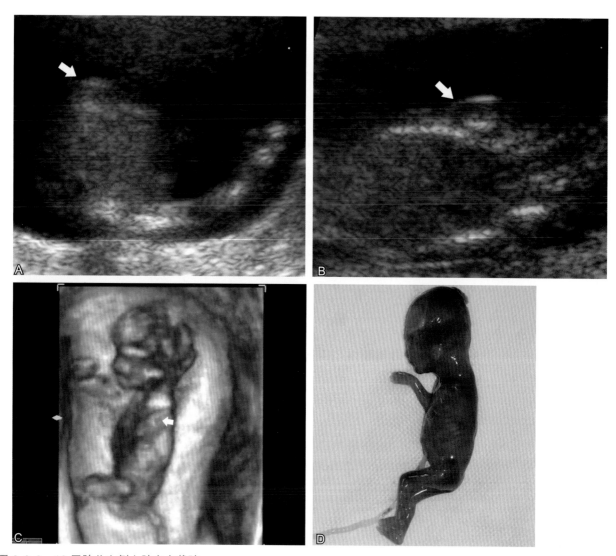

图 6-0-8　13 周胎儿左侧上肢完全截肢

　　左侧上肢横切面（图 A）、冠状切面（图 B）及表面三维成像（图 C）显示左侧上肢完全缺如（箭头所示）。标本照片（图 D），与产前所见一致

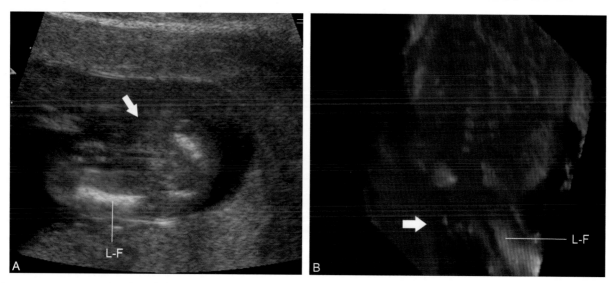

图 6-0-9　12 周 5d 胎儿右下肢缺如

　　双侧股骨长轴切面二维（图 A）及三维成像（图 B）显示右侧髂骨以远右下肢缺如（箭头所示）。L-F，左侧股骨

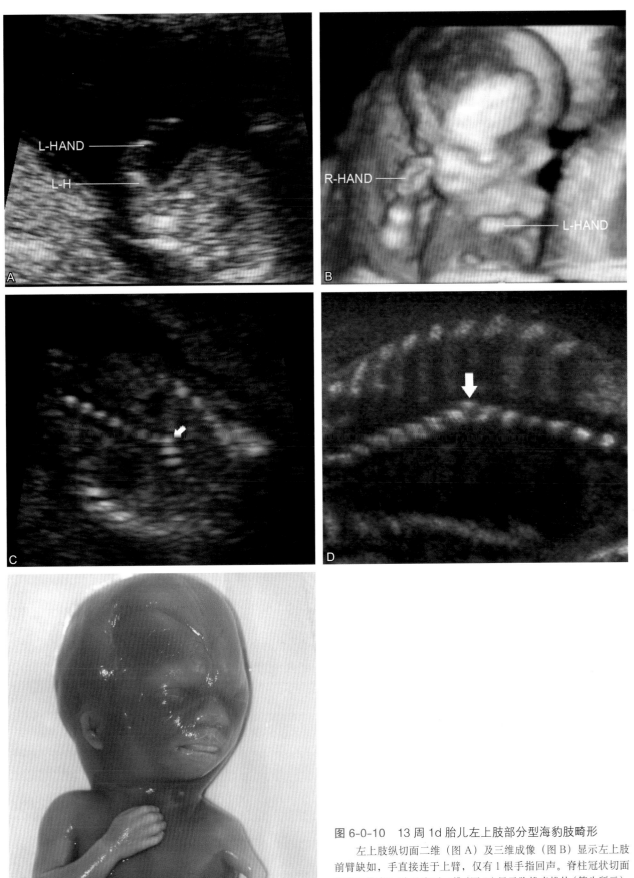

图 6-0-10　13 周 1d 胎儿左上肢部分型海豹肢畸形

左上肢纵切面二维（图 A）及三维成像（图 B）显示左上肢前臂缺如，手直接连于上臂，仅有 1 根手指回声。脊柱冠状切面产前二维（图 C）及产后二维（图 D）显示胸椎半椎体（箭头所示），脊柱侧凸。标本所见（图 E）证实产前诊断。R-HAND. 右手；L-HAND. 左手

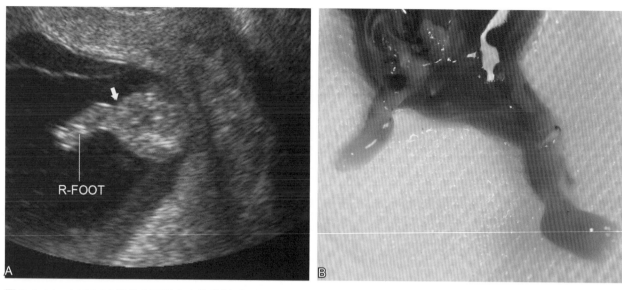

图 6-0-11　11 周 4d 胎儿右下肢完全海豹肢畸形
　　胎儿右下肢纵切面（图 A）显示右下肢大腿及小腿均缺如，右足（R-FOOT）直接与骨盆相连（箭头所示）。标本所见（图 B）与产前超声所见一致

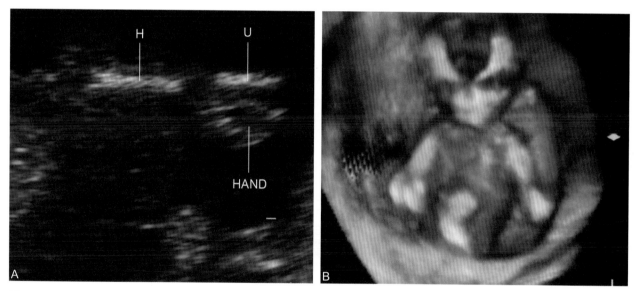

图 6-0-12　12 周 3d 胎儿双侧桡骨缺如，NT 增厚，心脏畸形等多发畸形
　　胎儿左上肢纵切面二维（图 A）及整体三维成像（图 B）显示前臂的桡骨缺如，仅可见一根尺骨（U）回声，手（HAND）向桡侧偏，呈钩状

　　足踝图像类似足内翻，需小心鉴别。尤其需要注意的是，诊断足内翻畸形要求在小腿长轴切面（需完全显示胫、腓骨长轴）显示足底平面（图 6-0-13）。

　　3. 先天性骨发育不良　中晚孕期产前超声区分致死性和非致死性骨骼发育不良的准确率可达 92%～100%，但早孕期致死性骨发育不良畸形的超声表现多不典型，且肢体缩短程度也较中孕期轻，一些用于鉴别诊断特征性表现尚未出现，从而使早孕期确诊骨发育不良较困难。

　　Khalil 等认为大部分骨骼发育不良性先天畸形在早孕期已有超声表现，但确诊多需有家族史支持，否则只能在分娩后或经介入手段获得特征性的分子或细胞遗传学的早期诊断后才能确诊。尽管早孕期超声在诊断骨发育不良上较困难，我们依然可以发现一些线索，如 NT 增厚；胸腔狭窄、头颅及腹围不成比例；颅骨或脊柱骨化不良；四肢长骨测量低于正常预测值的第 5 百分位数；头颅增大但骨化差，面骨骨化不良；几乎完全不骨化的脊柱或脊柱畸形

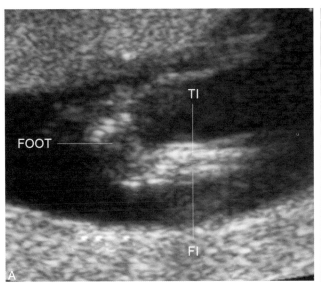

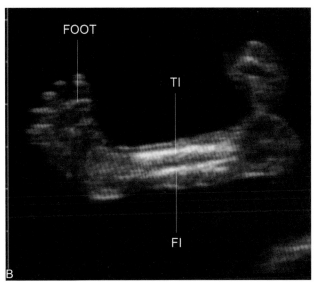

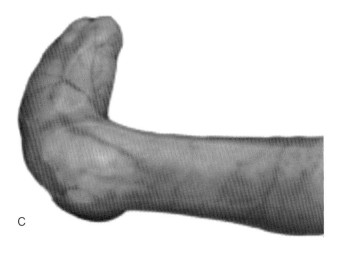

图 6-0-13　13周胎儿肢体体壁综合征合并足内翻

产前超声二维（图A）及产后超声二维（图B）显示足底（FOOT）平面与小腿胫腓骨（TI,FI）长轴切面在同一切面上显示；标本照片（图C）

如半椎体、椎体融合等；长骨变形或骨折；四肢近段肢体呈点状回声；合并多指、手内翻等先天性手畸形；静脉导管血流反向；胎儿全身水肿等，密切追踪观察有利于及早检出致死性骨发育不良。早孕期骨发育不良如成骨不全Ⅱ型（图6-0-14）、致死性侏儒Ⅰ型（图6-0-16）、软骨发育不全也可仅表现为NT增厚或颈部囊性淋巴管瘤。因此，当仅发现NT增厚而无其他异常表现者，并不能排除骨发育不良的可能。

NT增厚可能是早孕期诊断骨骼发育不良的重要线索。有学者总结文献报道的39例早孕期诊断的骨骼发育不良病例，77%为致死性骨发育不良，69%伴NT增厚；而在NT增厚的胎儿中85%为致死性骨发育不良。

4. 人体鱼序列征　人体鱼序列征即并腿畸胎序列征，该畸形的发生可能与血管盗血现象有关，人体鱼序列征主要超声表现为双下肢融合不分开，胎动时双下肢同步运动。人体鱼序列征胎儿多合并双

肾缺如或发育不良导致中晚孕期无羊水，中晚孕超声诊断该畸形较困难，而早孕期羊水主要是母体血清经胎膜进入羊膜腔的渗透液，羊水量不受泌尿系统畸形的影响，11～13^{+6}周可以清楚显示胎儿四肢的活动和姿势（图6-0-15），因此，早孕期是诊断人体鱼序列征胎儿的良好时期。

5. 指（趾）畸形　尽管国外有早孕期诊断手畸形如裂手、多指等的个案报道，但笔者认为，除非有严重的指（趾）缺失或合并其他畸形，早孕期诊断手畸形敏感性较低，早孕期筛查肢体畸形的主要目的还应放在严重肢体畸形上。早孕期超声对手畸形尤其是指（趾）畸形的敏感性，约为12.5%。早孕期检查易漏诊的手畸形包括屈曲指（趾）、多指（趾）、并指（趾）等。

早孕期对裂手畸形的诊断存在一定困难，若未显示手掌冠状切面时则更易漏诊。裂手、裂足畸形有两种类型，一种为手中心轴线的V形缺陷，手掌分成两部分，常有1个或多个指缺损，残留手指常

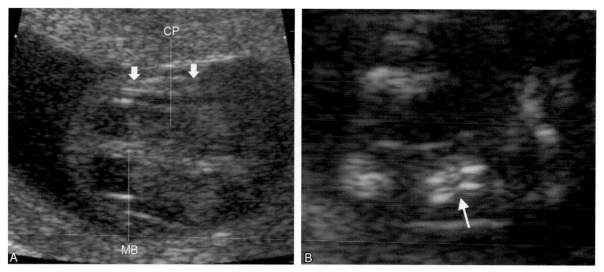

图 6-0-14　妊娠 13^{+3} 周胎儿成骨不全

　　侧脑室水平横切面（图 A）显示胎儿颅骨骨化差（粗箭头所示），与脑中线回声相当；肱骨长轴切面（图 B）显示肱骨明显缩短伴骨折（细箭头所示）。CP. 脉络丛

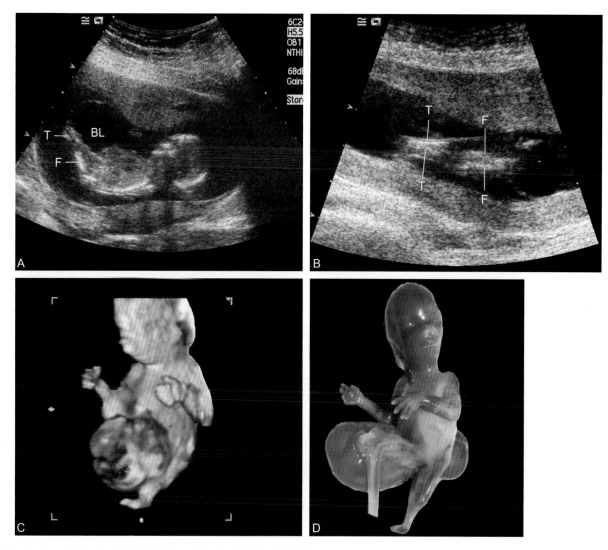

图 6-0-15　13 周 5d 人体鱼序列征、开放性脊柱裂、巨膀胱

　　胎儿矢状切面二维（图 A）、双侧下肢冠状切面（图 B）及整体三维（图 C）显示双下肢并在一起，小腿仅可见二根胫骨（T）回声，膀胱（BL）明显增大，向胎儿体表明显膨出。标本照片（图 D）。F. 股骨

倾向融合或长短不一。另一种为手中心轴线缺陷更宽、且明显偏向桡侧、仅在尺侧遗留一较小的手指。羊水良好时，声像图清晰，显示为V形手，V字顶点朝向腕部，手指数目减少。Haak等首次证明了早孕期超声诊断裂手裂足畸形的可行性，经阴道超声发现11周胎儿的双侧裂手伴有双侧拇指缺如，双侧"钳"样裂足。

6. 肢体畸形与NT增厚的关系 NT增厚可能与许多胎儿结构畸形有关，例如胎儿心脏畸形，但是胎儿肢体畸形与NT增厚的关系尚待进一步研究。笔者的资料中8例单纯肢体畸形NT均正常，而合并其他畸形的31例肢体畸形中，74.2%（23/31）合并NT增厚（图6-0-16）。明显

的NT增厚出现在所有的先天性骨发育不良、70%（7/10）的体蒂异常，67%（2/3）的人体鱼序列征中。因此，可以推论单纯的肢体畸形可能与NT增厚无关，但是当合并其他畸形时NT增厚的发生率明显增加。

五、心脏严重结构畸形

随着超声仪器的不断发展及超声诊断水平的不断提高，$11 \sim 13^{+6}$周诊断胎儿心脏畸形已逐步成为可能。心脏结构畸形是早孕期超声检查的难点。早孕期主要进行胎儿严重心脏畸形的筛查。

1. 心脏胚胎发育与早孕期胎儿心脏超声检查

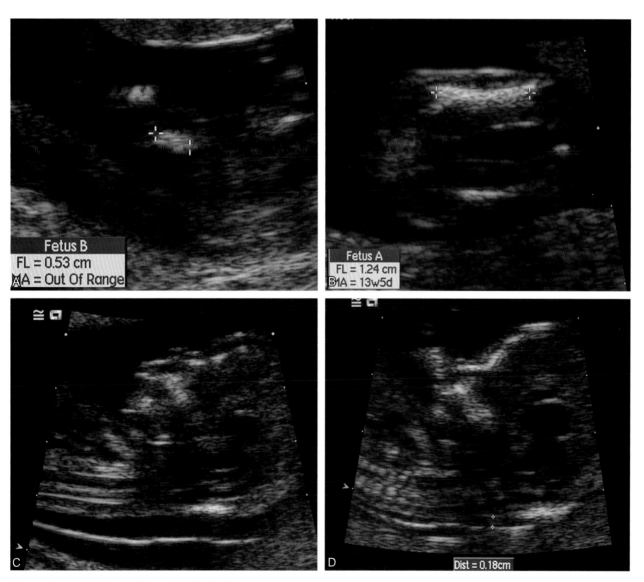

图 6-0-16 13周 6d 双胎之一严重短肢畸形

B胎儿股骨长轴切面（图A）显示股骨明显缩短，长仅约0.53cm，A胎儿股骨长轴切面（图B）显示股骨长约1.24cm，大小相当于13周5d；B胎儿正中矢状切面（图C）显示NT明显增厚。A胎儿正中矢状切面（图D）显示NT正常

在胚胎第 8 周（妊娠龄第 10 周）时，各器官发生已完成，并且此时各器官已达到一定大小，能通过超声检查观察到。心血管的发生开始于妊娠第 4 周，由胚内中胚层转化而来。在妊娠第 5 周时，原始心管形成，并出现原始心管搏动。到第 10 周时，随着室间隔的关闭和房室瓣的形成，四腔心形成。心脏的直径随着孕周的增加而增加，在妊娠 7 周时为 3 mm，妊娠 13 周时达 7 mm，心脏直径与头臀长（CRL）的比值在妊娠 7 周时为 0.22，在 13 周时为 0.13。Allan 等报道，在妊娠 11 周时，四腔心和心室流出道超声有可能显示。因此，妊娠 11 周以后经超声观察胎儿心脏结构从胚胎发育上来说是可行的。

2. 经阴道还是经腹部超声检查　早孕期诊断胎儿心脏畸形源于 20 世纪 90 年代，Grembruch 等 1990 年报道，在妊娠 11 周时经阴道超声诊断了 1 例完全性房室间隔缺损，终止妊娠后显微解剖证实为：完全型房室间隔缺损（Ⅱ 型），肺动脉瓣及主肺动脉发育不良，永存左上腔静脉，在当时的设备水平，他们认为早孕期经腹部超声观察胎儿心脏结构几乎是不可能的，在 11～12 周，经阴道高频探头观察还是有可行性，在他们的研究中心，10 例 12 周的胎儿全部能观察到四腔心，11 周的胎儿，10 例中有 8 例观察到四腔心。随后，更多学者们证实了早孕期经阴道超声检查胎儿心脏的可行性。1992 年 Johnson 等运用阴道超声探头在 8～14 周的胎儿行超声心动图检查，12 周时四腔心切面的显示率达到了 70%。2002 年，Haak 等在早孕期运用经阴道超声观察胎儿心脏，92% 的胎儿进行了完整的胎儿超声心动图检查。2006 年，Vimpelli 等的研究认为在 11～13^{+6} 周，标准的超声心动图切面可以通过经阴道超声检查获得，他们建立了早孕期胎儿心脏正常参考值范围。Yagel 等认为经阴道优于经腹部，因为阴道探头分辨率较高，有利于观察早孕期胎儿心脏结构。但是，经阴道超声检查因为探头活动范围局限，受胎儿宫内姿势影响较大。具有一定的局限性。

随着超声诊断仪器不断改进，20 世纪 90 年代末，Sharland 认为经腹部超声亦可评价胎儿心脏结构。1998 年，Carvalho 等运用 5 MHz 曲阵探头经腹部二维超声加彩色多普勒检查，正确判断了 10 例早孕期胎儿的心脏结构正常与否。近年来，学者们提倡早孕期高频经腹部超声探头行超声心动图检查，认为经阴道超声检查能够提高胎儿结构的显示率，却不能增加心脏畸形的检出率。也有学者认为观察胎儿心脏结构，妊娠 10～13 周经阴道超声优于经腹部

超声；妊娠 14 周两种方法成功率差别无统计学意义；妊娠 15 周经腹部能观察到全部结构，但对于肥胖的妇女，经阴道超声检查是很好的补充。

影响早孕期胎儿心脏超声检查成功与否的因素有：检查者的操作技巧，超声设备，孕妇体型，检查时胎儿的孕周及胎儿在宫内的姿势。心脏切面的显示率随着孕周的增加而增加，11 周的检出率为 20%，14 周时可达 95%。在 Volpe 等最近的一项研究中，经腹部超声完成心脏结构评估组和需要经阴道超声辅助检查组的头臀长（CRL）平均值分别为 69.5 mm、59.8 mm，对应的孕妇体重指数平均值分别为 22.9 kg/m²、26.1 kg/m²，两组比较均有统计学差异。

3. 早孕期胎儿心脏检查切面及最佳检查时机　运用腹部横切面、四腔心切面、左右心室流出道切面和三血管气管切面，在中晚孕期筛查胎儿心脏畸形已较为成熟。李胜利等运用四腔心头侧偏斜法在中晚孕期快速筛查胎儿心脏畸形，使胎儿心脏畸形的检出率达到了 92.86%。但是，由于 11～13^{+6} 周的胎儿心脏较小，完整、满意显示上述切面较中晚孕期困难。

国外不同学者报道的用于 11～13^{+6} 周筛查胎儿心脏畸形的切面各异。Lombardi 等在 2007 年通过用四腔心切面、"X" 征（交叉的大动脉形成）、"b" 征（动脉导管连接弯曲的主动脉弓和肺动脉形成）、"V" 征（主动脉弓峡部和动脉导管汇合处形成）切面观察四腔心、流出道、动脉导管和主动脉弓，得出运用高频经腹线阵探头在 NT 检查的同时行胎儿超声心动图检查是可行的。Persico 等报道，经过严格训练的产科医师在 11～13^{+6} 周运用腹围切面、四腔心切面、"X" 征、"V" 征可以观察心脏结构、诊断严重心脏畸形。

Haak 等 2002 年的一项研究中，运用四腔心切面、主动脉根部切面、主动脉长轴切面、三血管切面（3VV）、大动脉交叉切面对 85 例 11～13^{+6} 周的胎儿行超声心动图检查，13 周时有 92% 的胎儿完成了完整的超声心动图检查，认为 13～13^{+6} 周是早孕期行胎儿超声心动图检查的最佳时机。Smrcek 认为早孕期经阴道、经腹部或两者结合行胎儿超声心动图检查在 12 周以后是合理、可行的。Marques Carvalho 等对 46 例 11～14^{+6} 周 NT、静脉导管血流频谱正常胎儿经阴道超声行超声心动图检查，发现心脏结构的检出率随着孕周的增加而增加，13 周后，或头臀长达到了 64 mm，心脏切面显示率可达

到 100%，认为 13 周为早孕期胎儿心脏检查的最佳时机。

4. 早孕期能检出哪些心脏畸形 Haak 等报道 11~14 周在 NT 增厚的胎儿中经阴道超声检查诊断胎儿心脏畸形的敏感度为 88%，特异度为 97%。Carvalho 等认为早孕期可以检测出来的心脏畸形主要有：三尖瓣闭锁、肺动脉闭锁（伴或不伴室间隔缺损）；二尖瓣闭锁、左心发育不良综合征、主动脉闭锁、大动脉转位（完全型或矫正型）、心室双入口、房室间隔缺损、永存动脉干、法洛四联症、大的室间隔缺损、左右心不对称的复杂畸形。其中房室间隔缺损、法洛四联症、大的室间隔缺损、左右心不对称的复杂畸形等在早孕期亦可能忽略。不同作者报道的早孕期诊断的心脏畸形类型见表 6-0-1。房室间隔缺损为早孕期检出的最常见的心脏严重畸形。PERSICO 等的研究发现，早孕期检出的心脏异常中约 70% 有染色体核型异常，这就解释了早孕期诊断的心脏畸形为什么最常见的严重心脏畸形为房室间隔缺损，该畸形主要见于 21 三体。

我院早孕期胎儿心脏畸形诊断方法与结果，2008 年 10 月至 2011 年 12 月，经腹部超声对妊娠 11~13+6 周来我院行胎儿颈项透明层检查的高危和次高危孕妇进行胎儿心脏畸形筛查，测量胎儿颈项透明层厚度，观察胎儿鼻骨，获取胎儿静脉导管频谱并进行分析。运用四腔心切面和三血管气管切面二维和彩色多普勒血流显像观察胎儿心脏。结果共发现心脏严重畸形 32 例，其中早孕期首次发现心脏严重畸形 28 例，主要包括左旋心、房室间隔缺损、单心室、单心房、左心发育不良、右心发育不良、完全型大动脉转位、右室双出口、法洛四联症、主动脉及肺动脉瓣缺如、肺动脉瓣缺如、单一动脉干（主动脉闭锁、肺动脉闭锁或永存动脉干），下腔静脉中断等。漏诊的 4 例，主要包括法洛四联症 2 例，右位主动脉弓、左位动脉导管 1 例，室间隔缺损、主动脉弓缩窄 1 例。32 例中 16 例有心脏畸形结果证实。早孕期诊断胎儿心脏畸形主要依据如下。

（1）四腔心切面异常

①心脏位置异常

a. 心房反位，心尖指向左，为左旋心（图 6-0-17）。

b. 心房反位，心尖指向右，心室左襻者，为镜面右位心；心室右襻者，为孤立性心室反位镜像。

c. 心房正位，心尖指向右，为右旋心。

d. 心房正位，心尖指向左，心室左襻，孤立

表 6-0-1 不同作者报道的早孕期诊断的心脏畸形类型

作者	报道年份	诊断孕周	畸形种类
Gembruch	1990	11	房室间隔缺损
Bronshtein	1990	13~13+6	法洛四联症
Bronshtein	1991	12~16	右心室双出口，房室间隔缺损，室间隔缺损，法洛四联症，左心室发育不良，单心房单心室
Gembruch	1993	11~16	房室间隔缺损，肺动脉狭窄，单心室
Achiron	1994	12	房室间隔缺损
Areias	1998	12~14	房室间隔缺损
Baschat	1999	11~13+6	房室间隔缺损，右心室双出口，左心发育不良综合征
Haak	2002	11~13+6	室间隔缺损，房室间隔缺损，右心室双出口，左心发育不良综合征
Huggon	2002	10~13+6	房室间隔缺损，左心室发育不良，室间隔缺损，Epstein 畸形，肺动脉闭锁，主动脉闭锁
Mcauliffe	2006	11~13+6	左心发育不良综合征，房室间隔缺损，右心室双出口，右心发育不良，左心房异构，室间隔缺损
Bellotti	2010	11~13+6	房室间隔缺损，大动脉转位，右心室双出口，左心发育不良综合征，主动脉弓缩窄，肺动脉闭锁
Persico	2011	11~13+6	房室间隔缺损，大动脉转位，法洛四联症，左心发育不良，肺动脉闭锁，室间隔缺损

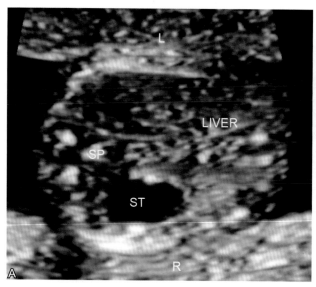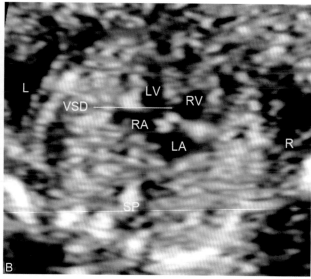

图 6-0-17　13 周胎儿内脏反位、左旋心、室间隔缺损、右室双出口等多发畸形

　　上腹部横切面（图 A）显示内脏反位，胃位（ST）于右侧，肝（LIVER）位于左侧。四腔心切面（图 B）显示心尖指向左侧，心房反位，心室右襻，房室连接不一致，室间隔上部连续性回声中断（VSD）。LA. 左心房；LV. 左心室；RV. 右心室；RA. 右心房；L. 左侧；R. 右侧

性心室反位。

　　e. 膈疝或胸腔占位等导致心脏移位，为左移心或右移心。

　　f. 心脏异位到腹腔或胸腔外，为心脏异位。

　　②左右心比例失常

　　a. 左心小：二尖瓣狭窄或闭锁，左心发育不良综合征（图 6-0-18）；主动脉狭窄或闭锁，主动脉弓中断等。

　　b. 右心小：三尖瓣狭窄或闭锁，右心发育不良综合征（图 6-0-19）；肺动脉狭窄或闭锁等。

　　c. 左心增大：主动脉瓣严重狭窄、主动脉瓣缺如等。

　　d. 右心增大：三尖瓣下移畸形、肺动脉瓣缺如、室间隔完整的肺动脉闭锁合并三尖瓣关闭不全、肺动脉瓣严重狭窄等。

　　e. 全心增大：主动脉瓣、肺动脉瓣缺如等。

　　③间隔缺损：房室间隔缺损（图 6-0-20），室间隔缺损。

　　④房室数目异常：单心室（图 6-0-21）、单心房（图 6-0-22）。

　　⑤房室瓣异常：二尖瓣狭窄或闭锁、三尖瓣狭窄或闭锁、三尖瓣下移畸形、共同房室瓣畸形等。

　　（2）三血管气管切面彩色多普勒异常诊断

　　①大动脉数目减少：大动脉转位（图 6-0-23）、永存动脉干、肺动脉闭锁、右心室双出口等。

　　②大动脉血流束比例失调：主动脉弓缩窄、主

动脉弓发育不良、法洛四联症、肺动脉闭锁、主动脉闭锁等。

　　③主动脉弓位置异常：右位主动脉弓等。

　　④血流方向的异常

　　a. 主动脉瓣及肺动脉瓣均缺如：彩色多普勒显示收缩期肺动脉及主动脉弓均为前向血流，舒张期肺动脉及主动脉弓均为全舒张期反向血流（图 6-0-24）。

　　b. 肺动脉瓣缺如时，收缩期肺动脉及主动脉弓均为前向血流，舒张期主动脉弓内为前向血流，肺动脉为全舒张期反向血流（图 6-0-25）。

　　c. 主动脉瓣缺如时，收缩期肺动脉及主动脉弓均为前向血流，主动脉弓为全舒张期反向血流，肺动脉为前向血流。

　　d. 肺动脉闭锁时，收缩期主动脉弓为前向血流，肺动脉未见明显血流信号，舒张期主动脉弓内为前向血流，肺动脉为反向血流。

　　e. 主动脉闭锁时，收缩期主动脉弓未见前向血流，肺动脉内为前向血流信号，舒张期主动脉弓为反向血流，肺动脉为前向血流（图 6-0-26）。

　　如果在上述切面发现异常，应加扫其他切面（如左心室流出道、右心室流出道等切面）进一步验证心脏是否存在异常，存在什么异常，如果还不能明确者，建议 2 周后再复查胎儿超声心动图。

　　5. 颈项透明层（NT）与胎儿心脏畸形　早孕期胎儿 NT 检查主要用于胎儿染色体异常的筛查，

但研究发现 NT 增厚与心脏畸形具有较好的相关性。在一项研究中，在非整倍体胎儿中以 NT 值第99 百分位数作为截点预测胎儿心脏畸形的检出率为 23%。一项筛查研究的 Meta 分析指出，在 NT 临界值于第 95 及第 99 百分位数时，检出率分别约为 37% 及 31% 。在染色体正常的胎儿中，严重心脏畸形的发生率随 NT 厚度增加而呈指数上升，从位于 NT 值第 95 百分位数以下的 1.6/1000，增加至 NT 为 2.5～3.4 mm 时的 1%、NT 3.5～4.4 mm 时 的 3%、NT 4.5～5.4 mm 时 的 7%、NT 5.5～6.4 mm 时的 20% 及 NT 6.5 mm 或以上时的 30%。Carvalho 等认为，NT 越厚，胎儿患心

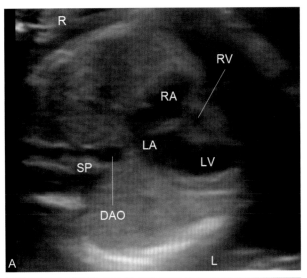

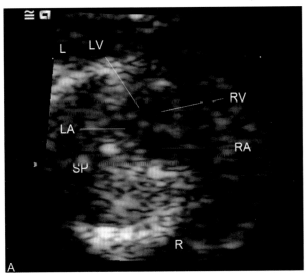

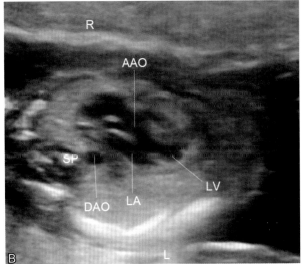

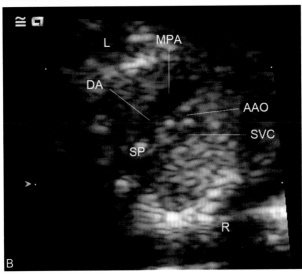

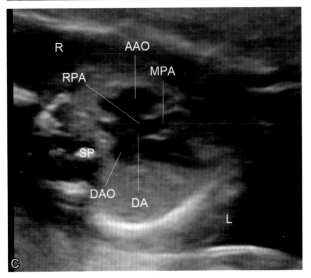

图 6-0-18 12 周 3d 胎儿左心发育不良综合征，NT 明显增厚

四腔心切面（图 A）显示左心明显较右心小。三血管切面（图 B）显示主动脉（AAO）内径明显较肺动脉（MPA）内径小。LV. 左心室；RV. 右心室；LA. 左心房；RA. 右心房；SP. 脊柱；L. 左侧；R. 右侧；DA. 动脉导管；SVC. 上腔静脉

图 6-0-19 13 周 4d 胎儿右心发育不良综合征

9 MHz 高频探头四腔心切面（图 A）显示右心室（RV）细小，右心室壁明显增厚，三尖瓣明显狭窄。左心室流出道（图 B）显示主动脉（AAO）增宽。右心室流出道切面（图 C）显示肺动脉（MPA）内径小，右室流出道闭锁。RPA. 右肺动脉；DAO. 降主动脉；DA. 动脉导管；LA. 左心房；RA. 右心房；LV. 左心室；L. 左侧；R. 右侧；SP. 脊柱

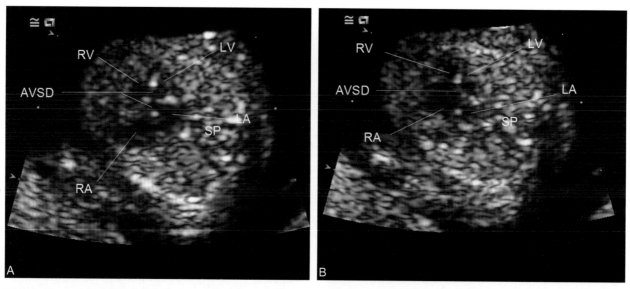

图 6-0-20　12 周 5d 胎儿完全性心内膜垫缺损、NT 增厚，鼻骨缺如，染色体核型为 21 三体
　　四腔心切面收缩期（图 A）及舒张期（图 B）显示房室间隔连续性回声中断（AVSD），仅有一组房室瓣回声。LA. 左心房；RA. 右心房；LV. 左心室；RV. 右心室；SP. 脊柱

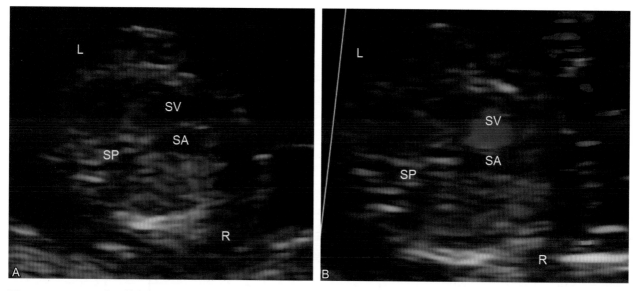

图 6-0-21　12 周胎儿单心室、单心房
　　四腔心切面二维（图 A）及彩色多普勒（图 B）仅显示单一心室（SV）、单一心房（SA）和一组房室瓣回声。L. 左侧；R. 右侧；SP. 脊柱

脏畸形的风险越高。英国胎儿医学基金会认为：严重心脏畸形的最佳筛查方法，是对 11～13^{+6} 周 NT 筛查发现 NT 增厚及中孕期常规筛查中发现四腔心切面异常的胎儿由心脏专家对胎儿进行超声心动图检查。NT 增厚与四腔心异常是互补的。严重畸形例如法洛四联症、大动脉转位及主动脉缩窄等，较少在常规四腔心切面中发现。然而，这些畸形大部分出现 NT 增厚。

　　6. 静脉导管血流频谱与胎儿心脏畸形　早孕期胎儿 NT 检查时筛查，常规检测静脉导管血流频谱能提高心脏畸形的检出率。在 Matias 等的研究中，11 例静脉导管异常的胎儿（a 波反向或消失）7 例为心脏严重畸形，其中 5 例 NT 值均 >5 mm。Chelemen 等最近的一项研究中，85 例心脏严重畸形中，a 波反向的有 24（28.2%）例，无心脏严重畸形的病例中，a 波反向的有 856（2.1%）例。不考虑 NT 值，仅用 a 波反向来预测心脏严重畸形，超声心动图专家对 NT 值位于第 99 百分位以上的病例行胎儿超声心动图检查，能检出 38.8% 的心脏畸形，假阳性率为 2.7%。他们的研究证实心脏严重畸

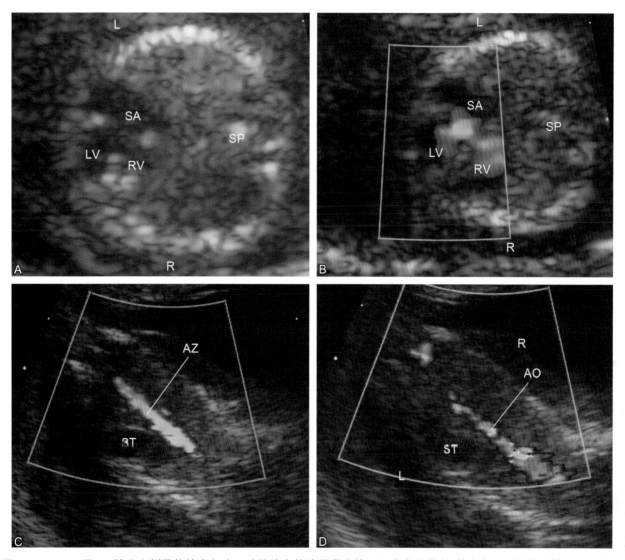

图 6-0-22　12 周 5d 胎儿左侧异构综合征（下腔静脉奇静脉异常连接、左心房异构）、单心房、双侧桡骨缺如、无叶全前脑

　　四腔心切面舒张期二维（图 A）及彩色多普勒血流显像（图 B）显示单心房（SA），一组房室瓣、室间隔上部缺损。胸腹冠状切面彩色多普勒（图 C、D）显示奇静脉（AZ）明显扩张，其血流方向与主动脉（AO）相反。LV. 左心室；RV. 右心房；SP. 脊柱；L. 左侧；R. 右侧；ST. 胃

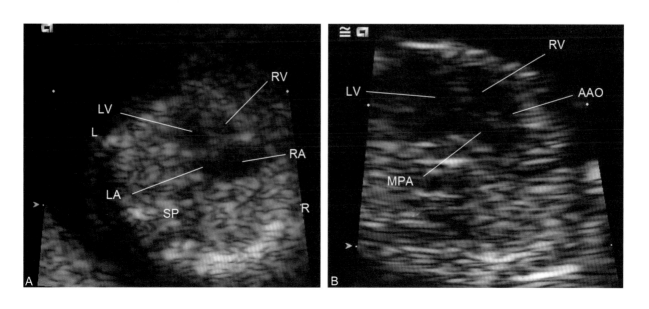

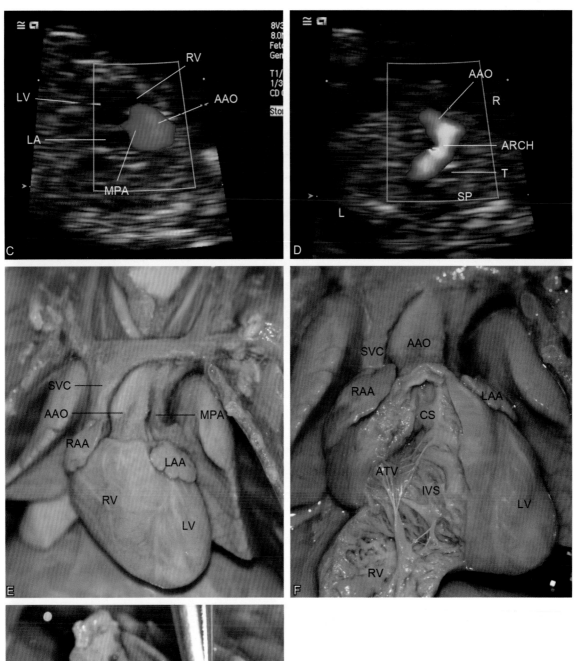

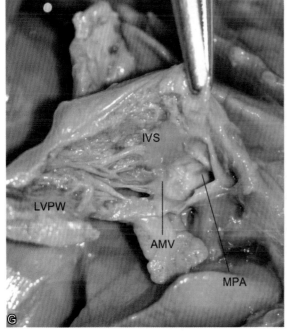

图 6-0-23　13 周胎儿完全性大动脉转位，16 周复查超声证实

　　四腔心切面（图 A）显示心房正位、心室右襻，房室连接一致。心室流出道切面二维（图 B）及彩色多普勒（图 C）显示主动脉（ΛΛO）发自右心室（RV），肺动脉（MPA）发自左心室（LV），主动脉位于肺动脉的右前方。3VT 切面彩色多普勒（图 D）仅显示仅主动脉回声，肺动脉未显示。心脏解剖（图 E、F、G）显示主动脉发自右心室，肺动脉发自左心室，主动脉起始部位于肺动脉右前方。LA. 左心房；RA. 右心房；L. 左侧；R. 右侧；ARCH. 主动脉弓；T. 气管；SVC. 上腔静脉；RAA. 右心耳；LAA. 左心耳；CS. 室上嵴；IVS. 室间隔；ATV. 三尖瓣前叶；LVPW. 左心室后壁；AMV. 二尖瓣前叶

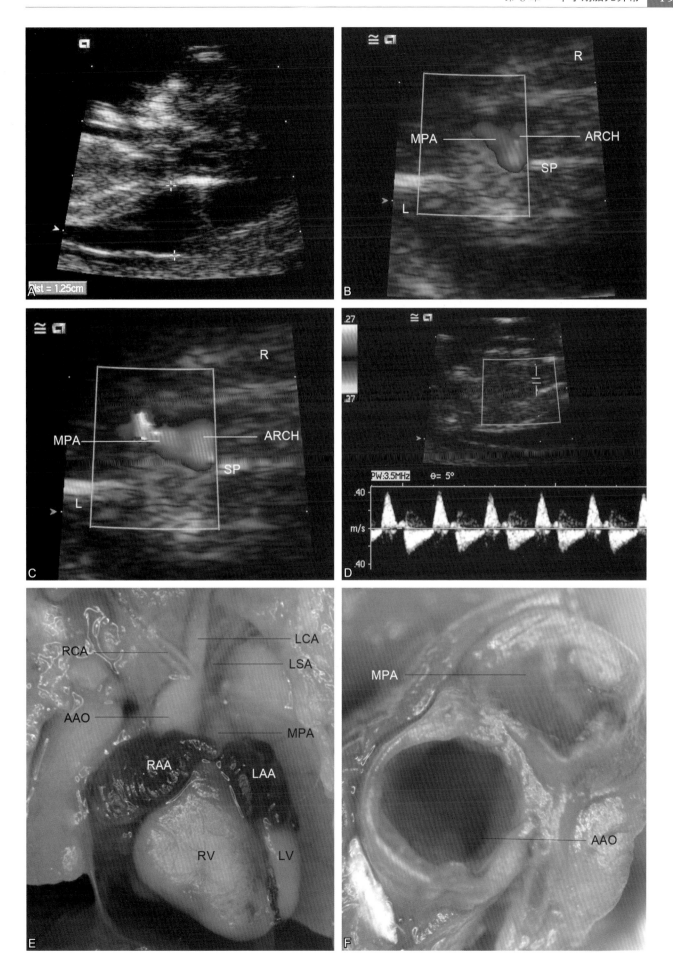

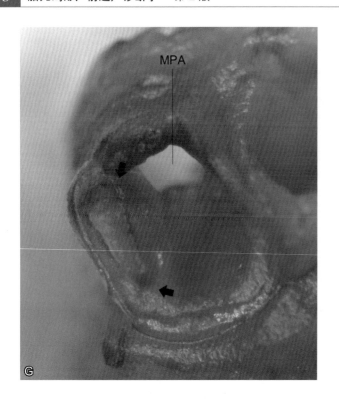

图 6 0-24　12 周 4d 胎儿主动脉瓣及肺动脉瓣均缺如，心脏增大，心功能不全，NT 明显增厚，14 周时复查，胎死宫内

胎儿正中矢状切面（图 A）显示 NT 明显增厚，达 1.25cm。3VT 彩色多普勒收缩期（图 B）及舒张期（图 C）显示收缩期，主动脉及肺动脉内的血流均为前向，主动脉及肺动脉内的血流均为全舒张期反向。主动脉弓内频谱多普勒检测（图 D）显示主动脉弓血流频谱，收缩期为前向，舒张期为反向。胎儿心脏显微解剖心脏腹侧观（图 E）显示全心增大，主肺动脉及主动脉明显增宽。主动脉根部鸟瞰图（图 F）显示主动脉瓣缺如，仅存在主动脉窦切迹。主肺动脉根部鸟瞰图（图 G）显示肺动脉瓣缺如，仅存在一个瓣切迹（黑箭头所示）。MPA．主肺动脉；ARCH．主动脉弓；SP．脊柱；L．左侧；R．右侧；RAA．右心耳；LAA．左心耳；RV．右心室；LV．左心室；RCA．右颈总动脉；LCA．左颈总动脉；LSA．左锁骨下动脉

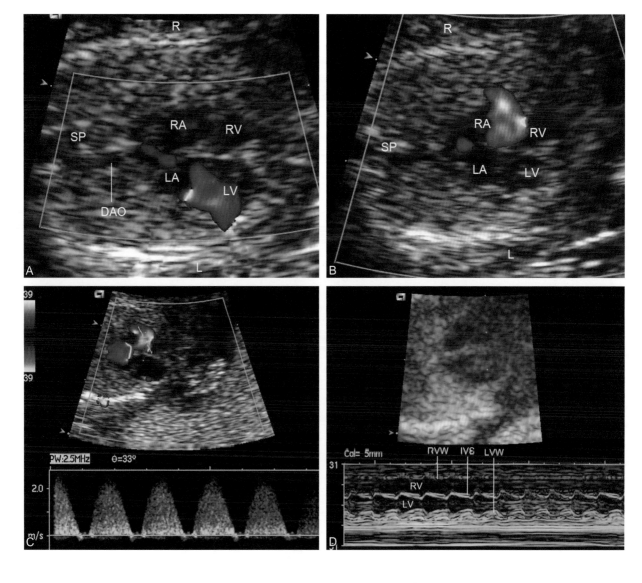

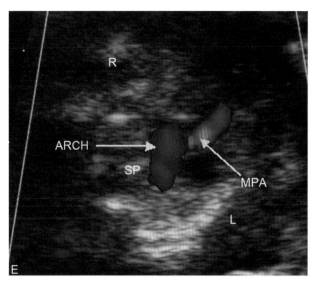

图 6-0-25　12 周 5d 肺动脉瓣缺如，三尖瓣严重狭窄并关闭不全，NT 明显增厚

　　四腔心切面舒张期（图 A）及收缩期（图 B）彩色多普勒血流显像显示舒张期右侧房室瓣未见明显前向血流，收缩期右侧房室瓣可见持续高速反流束。右侧房室瓣口频谱多普勒检测（图 C）显示右侧房室瓣反流频谱占据心动周期，舒张期亦未探及前向血流频谱。M 型超取样线通过右心室、室间隔及左心室（图 D）显示右心室室壁（RVW）舒缩曲线平直，室间隔（IVS）及左心室室壁（LVW）舒缩曲线正常。3VT 切面彩色多普勒血流显像（图 E）可见明显示肺动脉内有反向血流。LA. 左心房；RA. 右心房；LV. 左心室；RV. 右心室；L. 左侧；R. 右侧；ARCH. 主动脉弓；MPA. 肺动脉；SP. 脊柱

形发生的风险随着 NT 厚度的增加呈指数增加；对于 NT 增厚的胎儿，如果同时出现 a 波反向，则心脏严重畸形的风险会增加；如果静脉导管血流频谱无 a 波反向，则心脏严重畸形的风险会降低。

　　Papatheodorou 等最近对静脉导管与心脏畸形的相关性进行了 Meta 分析，用静脉导管血流频谱筛查胎儿心脏畸形：不考虑 NT 值，总的敏感性为 50%，特异性为 93%；在 NT 增厚的胎儿中，总的敏感性为 83%，特异性为 80%；在 NT 值正常的胎儿中，敏感性为 19%，特异性为 96%。Timmerman 等的研究证实，约 2/3NT 增厚、染色体正常的心脏畸形胎儿静脉导管搏动指数（ductus venosus pulsatility index for veins，DV-PIV）会增加，认为 DV-PIV 可作为一项连续性变量，结合 NT 值能提高筛查心脏畸形的特异性。

六、腹壁缺陷

（一）脐膨出

　　生理性中肠疝是由于消化道生长速度超过腹腔

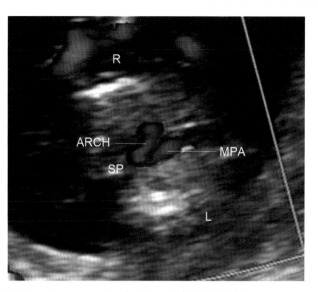

图 6-0-26　12 周 6d 胎儿左心发育不良综合征

　　3VT 切面彩色多普勒显示主动脉弓（ARCH）内血流为反向。MPA. 主肺动脉；SP. 脊柱；L. 左侧；R. 右侧

及腹壁的生长速度，此时中肠被挤到脐带根部，开向外膨出形成一个包块，常见于 12 周前，因此妊娠 12 周前诊断脐膨出需格外小心。1989 年 Timor-Tritsch 等对 61 例胚胎／胎儿（妊娠 7~12 周）行阴道超声检查观察胎儿中肠疝，妊娠 8 周时约 64% 可观察到，9~10 周时 100%，11 周时 25%，12 周时 0%，通过研究他们认为经阴道超声于妊娠 12 周时可很好地评价腹壁缺陷。有作者报道只要腹部膨出包块横径大于 0.7cm 时，应考虑脐膨出可能。超声主要表现为腹壁连续回声中断，腹腔脏器从缺损处向外膨出，膨出物表面有膜状包绕（图 6-0-27）。

（二）腹裂

　　腹裂表现为腹壁缺陷，腹腔内容物进入羊膜腔内。体蒂异常（图 6-0-28）常合并腹裂畸形。Daskalakis 等对 106 727 例妊娠 10~14 周胎儿进行超声筛查发现 14 例体蒂异常，声像图特征为腹裂，脊柱侧凸弯曲，脐带很短，71.4%（10/19 例）胎儿 NT 增厚，12 例核型检测正常，中孕期再次检查见胎体上半部位于羊膜腔内，胎体下半部位于胚外体腔内（coelomiccavity）。Ginsberg 等 1997 年应用 TVS 探测发现 1 例 10 周胎儿有严重畸形，胎体上半身位于羊膜囊内，下半身位于胚外体腔内，腹壁缺损，肝、肠等内脏从缺损处疝出，下肢畸形，脐带短而细，裸露于羊水中，超声提示为体蒂异常。18 周终止妊娠，病理解剖证实上述诊断正确。随后 Daskalakic 等又诊断 1 例早孕期单卵双胎，双胎显

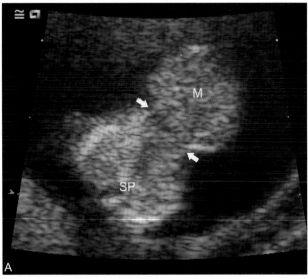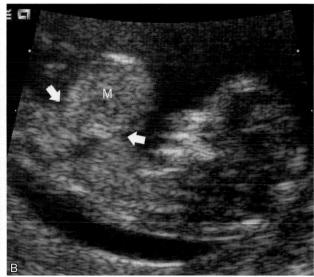

图 6-0-27　12 周 3d 胎儿脐膨出

上腹部横切面（图 A）及矢状切面（图 B）显示腹壁连续性中断，腹腔脏器从缺损处（箭头所示）向外膨出。M. 包块 ；SP. 脊柱

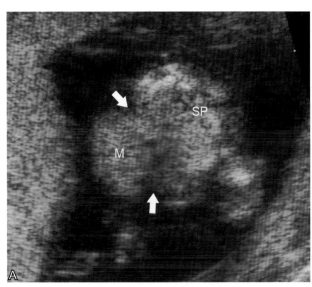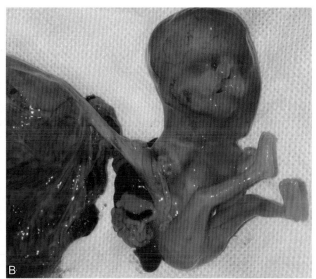

图 6-0-28　12 周 3d 胎儿肢体体壁综合征

上腹部横切面（图 A）显示腹壁连续性回声中断，腹腔脏器从缺损处（箭头所示）外翻到羊水。标本照片（图 B）显示腹裂、脊柱侧凸、脐带短，双侧唇腭裂等多发畸形。M. 包块 ；SP. 脊柱

示腹壁有巨大缺损，腹腔内容物大多裸露在外，占了大半个羊膜腔，脐带极短，合并严重脊柱侧凸，剖腹分娩，该畸形胎儿产后即死亡，证实超声诊断正确。

七、其他异常

1. 唇腭裂　胎儿唇腭裂的中晚孕期产前超声已成为常规检查，且有公认的检查方法，而早孕期颜面部结构畸形的筛查仍在探索中，为数不多的早

孕期诊断胎儿颜面部畸形的报道多为合并其他结构畸形和染色体异常。Markov 等于 2003 年报道 1 例 14 周诊断双侧唇腭裂合并颈部透明层增厚的胎儿。同年，法国 Picone 等报道早孕期诊断胎儿双侧唇腭裂 2 例，诊断孕周分别为 10 周、12.5 周。Bulbul 等报道了 1 例 14 周的双面畸胎，超声表现为小下颌、第四脑室囊状扩张、脊柱成角畸形，尸检发现该病例为双面畸胎，且双面均有面裂，染色体核型正常。Gullino 等通过阴道二维超声诊断了 1 例妊娠 11 周 5d 的双侧唇腭裂胎儿，诊断依据是颌骨前突与上唇

的连续性中断。Ghi 等报道 1 例 12 周二维超声怀疑双侧唇腭裂，通过三维超声证实，也体现了早孕期三维超声的价值。Borenstein 等报道了 13 例 13 三体胎儿，均伴有唇腭裂，但是这些胎儿在首次扫描中腭裂诊断并不明确，最终诊断在回顾性分析面部三维容积确立。Gabrielli 等报道了 14 例双侧唇腭裂胎儿，其中 2 例于妊娠 12 周诊断，伴有染色体异常，研究指出胎儿双侧唇腭裂伴非整倍体异常时常不表现为颌骨前突而表现为面部轮廓和鼻扁平，这种中面部发育不良易与严重全前脑的面部畸形相混淆，增加了早孕期诊断的难度。

Sepulveda 等探讨早孕期以胎儿鼻后三角作为声像学标志诊断腭裂的意义，并指出测量 NT 过程中显示鼻后三角的可行性。另外，通过回顾性分析 5 例确诊腭裂的早孕期三维图像，评价该指标的临床应用价值。鼻后三角指胎儿面部冠状切面上鼻后方显示出的内部低回声的三角形区域，由左右上颌骨额突和硬腭构成。每 100 例正常胎儿中，98 例显示鼻后三角区（98%），2 例未显示 [1 例孕周过小（11 周），1 例持续俯卧位]，后复查均能显示。对 5 例产后证实的腭裂胎儿声像图进行回顾性发现，唇腭裂胎儿的鼻后三角不完整，腭出现强回声连续性中断。研究还指出在鼻后三角平面向胎儿背侧、尾侧移动扫查，可显示胎儿继发腭和牙槽突。对于单纯唇裂，由于软组织较少，显示尚存在一定难度。Martinez-Ten 等探讨早孕期利用颜面部三维容积筛查胎儿原发腭裂和继发腭裂的价值，另外对早孕期诊断的 3 例唇腭裂胎儿的三维图像进行回顾性分析，该研究共包括 240 例胎儿，约 96% 的胎儿获得较满意的三维容积。利用多平面成像重建胎儿面部结构，观察原发腭和继发腭的完整性。通过重建，原发腭完整显示 229 例（95%），原发腭裂 9 例（4%），不确定 2 例（1%），其中 7 例（7/9）原发腭裂证实，假阳性率 22%；继发腭完整显示 217 例（90%），继发腭裂 6 例（3%），不确定 17 例（7%），其中漏诊 1 例为单纯左侧唇裂伴继发腭裂。该研究表明孕周和三维图像质量影响腭的观察，同时指出所有原发腭裂和约 86% 的继发腭裂能够通过早孕期三维图像重建诊断。

笔者采用经前囟声束平面偏转法检查胎儿颅面部获得较好结果，声束平面从胎儿前额进入，通过胎儿侧脑室对胎儿颅脑进行横切面扫查，首先获得侧脑室水平横切面，然后声束平面以前额为基点，向胎儿尾侧和腹侧扫查，依次可获得经小脑横切

面、经双眼球 - 双耳冠状切面、鼻后三角冠状切面和鼻唇冠状切面等 5 个切面，通过这 5 个切面来评价胎儿颅面部畸形，在一项 620 例正常胎儿的研究中，96.3% 获得满意的 5 个切面，其中 $11\sim11^{+6}$ 周显示率为 97.2%，$12\sim12^{+6}$ 周显示率为 97.1%，$13\sim13^{+6}$ 周显示率为 94.3%。2008 年 10 月至 2013 年 12 月间通过这一方法笔者共诊断 20 例 $11\sim13^{+6}$ 周唇腭裂胎儿，其中一侧唇腭裂 4 例，双侧唇腭裂 8 例，正中唇腭裂 8 例，漏诊 1 例 Ⅱ 度唇裂。超声主要表现如下。

双侧唇腭裂：颜面部正中矢状切面上可观察到特征性的强回声颌骨前突。鼻后三角冠状切面表现为双侧继发腭的连续性回声中断。上唇冠状切面表现上唇两侧皮肤连续性回声中断（图 6-0-29）。

一侧唇腭裂：鼻后三角冠状切面表现为一侧继发腭的连续性回声中断（图 6-0-30）。

正中唇腭裂：鼻后三角冠状切面表现为原发腭的连续性回声中断（图 6-0-31）。

2. 膈疝 早孕期诊断膈疝比较困难，小的膈缺损更困难。只有出现心脏移位、胸腔异常包块回声等表现时，膈疝才有可能被发现，因此，早孕期发现的膈疝一般都比较严重（图 6-0-32）。Sepulveda 等回顾性分析早孕期超声诊断膈疝的价值，该组 6 例膈疝胎儿，5 例（83%，5/6）在早孕期超声可发现异常。其中 3 例（50%，3/6）仅表现为 NT 增厚；1 例表现为 NT 增厚、胸内胃泡、右位心；1 例表现为 NT 正常，胸内异常包块回声。

3. 巨膀胱 正常情况下，胎儿膀胱随孕周的增长而增长，但在 $11\sim13^{+6}$ 周膀胱上下径很少超过 $6\sim7$ mm。巨膀胱是指膀胱异常增大，可发生于任何孕周。14 周前诊断巨膀胱的标准是膀胱上下径 >7 mm（图 6-0-33）。早孕期巨膀胱根据膀胱上下径的大小可分成三级，Ⅰ 级轻度增大，上下径范围 $8\sim11$ mm；Ⅱ 级中度增大，上下径范围 $12\sim15$ mm；Ⅲ 级重度增大，上下径 >15 mm。膀胱增大可以是正常变异，也可以合并染色体异常、结构异常（较常见的是后尿道瓣膜）。

Drugan 等报道产前超声发现一例妊娠 12 周胎儿膀胱 18 mm，14 周复查超声膀胱继续增大，双肾回声正常，但羊水过少，该例胎儿行膀胱羊膜腔分流术后平稳度过孕期，妊娠 35 周时分娩，为男婴，合并轻度的 prune-belly 综合征。

Zimmer 等报道产前超声发现一例妊娠 12 周胎儿膀胱 46 mm，合并双侧肾积水、NT 增厚、畸形足，

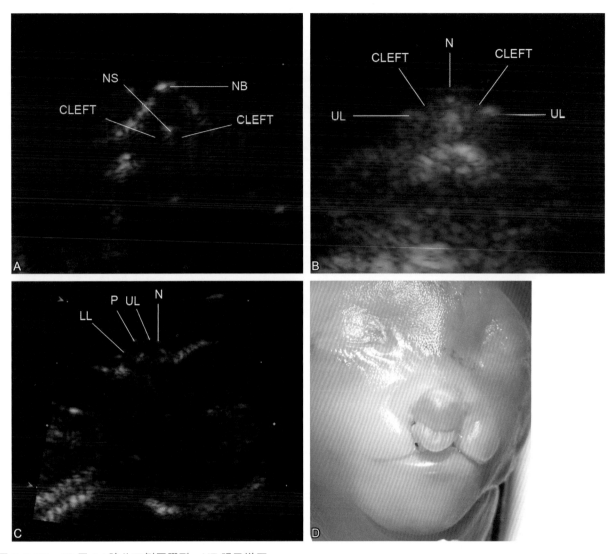

图 6-0-29　13 周 6d 胎儿双侧唇腭裂、NT 明显增厚

　　鼻后三角区冠状切面（图 A）显示双侧上腭连续性回声中断（CLEFT）。鼻唇冠状切面（图 B）显示两侧上唇皮肤连续性均回声中断。颜面正中矢状切面（图 C）显示颌骨前突（P）。标本照片（图 D）。NB. 鼻骨；NS. 鼻中隔；N. 鼻；UL. 上唇；LL. 下唇

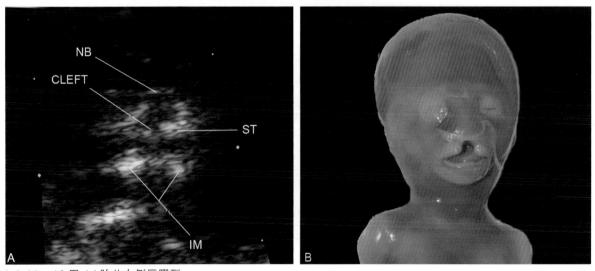

图 6-0-30　12 周 4d 胎儿右侧唇腭裂

　　鼻后三角区冠状切面（图 A）显示右侧上牙槽连续性回声中断（CLEFT）。标本面部正面照片（图 B）。ST. 上牙槽；NB. 鼻骨；IM. 下颌骨

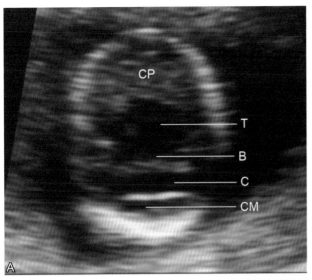

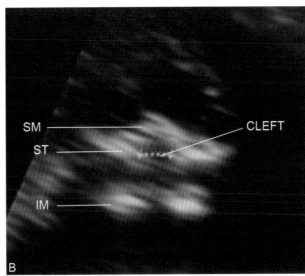

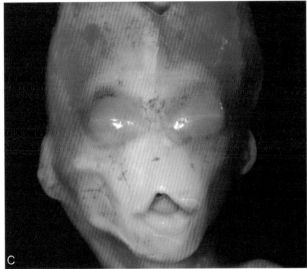

图 6-0-31   13 周胎儿全前脑合并正中唇腭裂

颅脑横切面（图 A）显示无脑中线回声，双侧脉络丛（CP）正常"蝴蝶征"消失，脉络丛在前端融合。鼻后三角区冠状切面（图 B）显示原发腭连续性回声中断（CLEFT）。标本照片（图 C）。T. 丘脑；B. 脑干；C. 小脑；CM. 颅后窝池；SM. 上颌骨；ST. 上牙槽；IM. 下颌骨

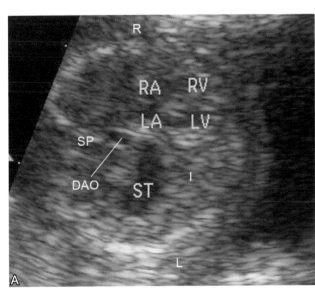

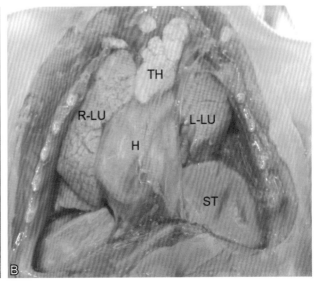

图 6-0-32   13 周 5d 左侧膈疝

四腔心切面（图 A）显示左侧胸腔内有胃（ST）、肠管（I）回声，心脏向右侧移位。标本解剖（图 B）显示胃（ST）等腹腔脏器疝入胸腔，心脏向右侧移位。LA. 左心房；RA. 右心房；LV. 左心室；RV. 右心室；DAO. 降主动脉；L-LU. 左肺；R-LU. 右肺；TH. 胸腺；H. 心脏

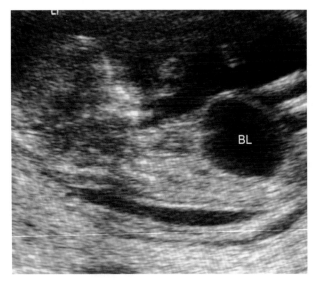

图 6-0-33　12 周胎儿巨膀胱
胎儿正中矢状切面显示膀胱（BL）巨大,上下径长约 1.6 cm

行绒毛穿刺胎儿染色体检查证实染色体异常为 45,
X 嵌合体。

Cazorla 等报道产前超声发现一例妊娠 13 周胎
儿膀胱 33 mm,羊水偏少,染色体检查结果为 46,
XY,妊娠 16 周复查超声时胎儿全身水肿,病理解
剖证实为后尿道瓣膜、巨膀胱、肾积水。

在一项前瞻性研究中,早孕期（11^{+}～13^{+6} 周）
超声检查 24 492 例单胎妊娠中,15 例巨膀胱,发
生率为 1/1633,其中 3 例（20%,3/15）染色体异
常,染色体正常的轻中度巨膀胱（膀胱上下径 8～
12 mm）大部分在随后的检查中膀胱恢复正常,而
无异常并发症;重度巨膀胱（膀胱上下径≥17 mm）
进展为梗阻性尿路病及肾发育不全。

4. 早孕期双胎妊娠与胎儿畸形　双胎除了可能
出现单胎畸形外,如心脏畸形、神经管畸形、面裂
畸形、胃肠道畸形、前腹壁缺陷等,还有双胎独有
的畸形,如联体双胎、无心畸胎序列征、双胎输血
综合征等。在双卵双胎中,每胎的畸形发生率与单
胎相同,但在单卵双胎中则高出 2～3 倍。双胎畸形
者不常见,出现在 10% 的双绒毛膜及 20% 的单绒毛
膜双胎妊娠中。双胎也可表现为一胎正常一胎畸形。
这里主要简单介绍双胎之一死亡、联体双胎、无心
畸胎序列征及双胎输血综合征的早孕期超声特征,
其余可参考第 17 章多胎妊娠与胎儿畸形。

（1）双胎之一死亡:单胎儿宫内死亡,孕
妇可能会出现弥散性血管内凝血（disseminated
intravascular coagulopathy DIC）。然而,在双胎
之一宫内死亡中,这个并发症较为罕见。但是活胎

临床预后与绒毛膜性密切相关。若是双绒毛膜妊娠,
活胎的风险主要是早产。早产的原因可能是由于胎
儿吸收了已死胎盘所释放的细胞激素及前列腺素所
致。活胎出现死亡或残障风险为 5%～10%。在单绒
毛膜双胎中,活胎除了有早产的风险外,因双胎间
存在血管沟通,死胎形成一个低压腔,活胎向死胎
和胎盘输血而出现急性低血压,最终导致活胎神经
障碍约 30% 发生胎死宫内。早孕期对双胎绒毛膜性
判断较中孕期敏感性及特异性更高。因此,早孕期
发现双胎之一死亡时,重点是判断其绒毛膜性。超
声主要表现为双胎之一胎儿无胎心搏动及脐带血管
内不能探及血流信号,无胎动,胎体变形（与死亡
时间有关）。此时重点观察双胎的胎盘数目,是否存
在双胎峰,双胎间是否存在分隔膜以及分隔膜厚度,
进一步判断双胎绒毛膜性。特别注意与双胎之一无
心畸胎序列征相鉴别,无心畸胎脐动脉血流为反向,
且全身皮肤水肿增厚。

（2）联体双胎:联体双胎只发生在单绒毛膜单羊
膜囊（即单卵）双胎妊娠中,在受精第 13 天后胚盘
不完全分离而形成联体双胎。发生率为 1/100 000～
1/50 000,存活率仅为 1/250 000。超声检查是诊
断联体双胎的重要工具,典型的联体双胎可通过早
孕期产前超声检查进行诊断,文献报道产前超声诊
断联体双胎最早是在妊娠 7 周（头臀径为 11 mm）,
该例是经阴道超声诊断。笔者产前超声诊断联体双
胎最早是妊娠 8 周 5d（头臀长为 20.8 mm）。妊娠
11 周前经腹部超声主要表现为 1 个妊娠囊内胚胎较
正常宽大、2 个胚胎不能分开、胚胎呈分叉状（图
6-0-34）或宽大胚胎存在 2 个心管搏动,经阴道超
声检查更清楚,如仍不能肯定是否有融合时诊断要
谨慎,应避免误诊,此时,最好的办法是在 2 周后
再复查,妊娠 11 周后即可确诊或排除联体双胎。有
文献指出,联体双胎的诊断最佳时间为早孕期的
$11～13^{+6}$ 周和中孕早期,如能在妊娠早期诊断出联
体双胎,对妊娠处理和妊娠结局的预测有重要意义。

（3）无心畸胎序列征:发生在 1% 的单卵双胎
妊娠中。其主要机制是双胎间出现动脉与动脉吻合,
受血胎的正常血管发育和灌注紊乱,血流灌注与正
常相反,故此又称为双胎反向动脉灌注序列（Van
Allen 等,1983）。至少 50% 的供血胎会由于充血性
心力衰竭或严重早产（后者因羊水过多导致）而死亡。
受血胎都会因相关的多种畸形而死亡。无心畸胎由
于畸形常非常严重,产前超声常能明确诊断,有报
道早在妊娠 11 周即可正确诊断。如果在单绒毛膜囊

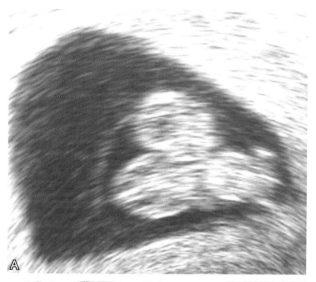

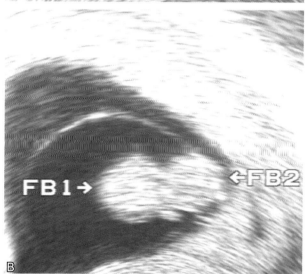

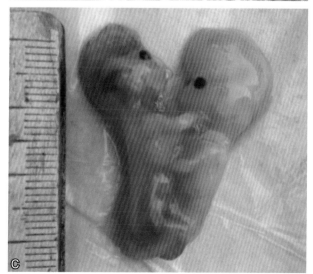

图 6-0-34　9 周 3d 胸腹联体双胎（福建省妇幼保健院超声科林晓文提供）

经阴道超声胚胎矢状切面（图 A）及横切面（图 B）妊娠囊内见形态异常的胚胎，有 2 个胎头，胸部及上腹部相连。标本照片（图 C）。FB1 指左侧胎儿的胎体；FB2 指右侧胎儿的胎体

双胎妊娠中发现一胎为严重畸形，则应高度怀疑无心畸胎的可能。超声主要表现为单绒毛膜囊内双胎妊娠，一胎 - 严重畸形，多为无头无心，且全身皮肤明显水肿，畸胎脐动脉血流为反向（图 6-0-35），有上述特征即可确诊为本病。产前治疗须透过利用超声引导透热法阻断无心畸胎的脐带血流，或在无心畸胎的腹部进行脐带血管激光结凝，治疗常在妊娠 16 周时进行。

（4）双胎输血综合征（TTTS）：由于共享胎盘区域和几乎普遍存在的双胎间血管吻合的存在，双胎输血综合征是一种常见的危及妊娠的并发症。越早诊断 TTTS 越有可能获得有效的治疗。如果早孕期能准确识别这些单绒毛膜双胎并发症的高风险性，将有助于产前咨询和处理。

已经有学者提出了几个筛选模型用于预测妊娠 18 周前发生的 TTTS，而这些预期的血流动力学失衡在早孕期即有表现，如双胎间 NT 或头臀长度（CRL）存在明显差异，受血儿较供血儿 NT 和（或）头臀长度（CRL）测值明显增加。然而，这些超声标记具有较高的假阳性率，还没有一种较高有意义的敏感性的方法可用于临床筛选早孕期 TTTS。

Matias 等对 99 例妊娠单绒毛膜双羊膜囊双胎妊娠 11~14 周时进行头臀长、颈部透明层和静脉导管血流的评估时发现，单绒毛膜双胎间头臀长（CRL）和（或）颈部透明层厚度（NT）的明显差异与双胎输血综合征（TTTS）的风险增加有关。引起 NT 增厚最合理的机制是胎儿血流动力学不平衡和心功能不全，间接表现为静脉导管（DV）血流的异常（a 波反向）。双胎 CRL 差异等不能预测是否会进展为 TTTS，双胎间 NT 差异 ≥ 0.6mm 预测 TTTS 的敏感性为 50.0%，特异性 92.0%。双胎中至少有一个胎儿存在静脉导管血流频谱异常，发生 TTTS 的相对危险性为 11.86（95% 可信区间，3.05~57.45），敏感性 75.0%，特异性 92.0%。静脉导管血流频谱异常结合 NT 差别 ≥ 0.6mm，发生 TTTS 的相对危险性升高到 21（95% 可信区间，5.47~98.33）。

单绒毛膜双胎儿间 NT 差异和静脉导管血流频谱异常是供血儿和受血儿血流动力学失衡的早期表现，对这些双胎妊娠，11~14 周常规 NT 筛查之外，静脉导管多普勒血流评估能明显提高 TTTS 高风险胎儿的检出。

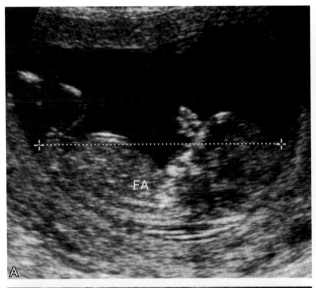

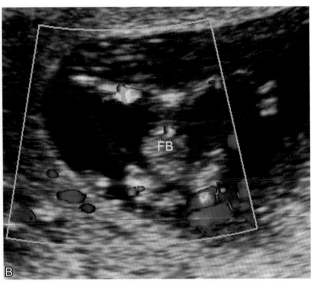

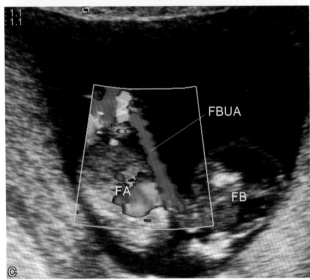

图 6-0-35　12 周 5d 双胎之一无心畸胎序列征

　　正常胎儿（FA）正中矢状切面（图 A）显示胎儿头臀长。无心畸形纵切面彩色多普勒（图 B）显示胎儿（FB）无头无心，全身水肿，躯干内有点线状血流信号。无心畸形脐带彩色多普勒（图 C）显示脐动脉（FBUA）为反向血流

（李胜利　文华轩　马　娅　罗国阳　田瑞霞

余　蓉　王　银　秦凤真　喻　锦）

第7章

胎儿神经系统先天畸形

胎儿神经系统先天畸形（congenital abnormalities of the fetal neural axis）发生率较高，据欧美国家的一项长期监测研究表明，出生儿中发生率高达 1%。自发性流产病例中此类畸形发生率更高。神经系统畸形是超声最早用于产前诊断的领域之一，随着现代高分辨率超声仪器及阴道超声的进展，超声可在神经系统发育早期对其进行观察。

第一节 神经系统的胚胎发育

了解和掌握神经系统的胚胎发育对产前超声诊断胎儿神经系统畸形很有帮助。神经系统的胚胎发育是一个极其复杂的过程，在其发生过程中超声图像有明显的阶段性变化，如果检查者不熟悉神经系统的胚胎发育，或对正常发育认识不足，误诊和漏诊在所难免。以下按受精龄计算的妊娠龄来叙述胎儿神经系统发育，胚胎受精龄 8 周以前部分内容采用由美国加利福尼亚大学医学院 R．O′Rahilly 教授提出的经典胚胎 Carnegie 系统（在胚胎发育过程中，受精龄前 8 周其组织器官发育复杂多变。Carnegie 系统将受精龄前 8 周的胚胎根据其外部形态及内部变化划分为 23 个阶段，每一阶段均有其特有变化）进行描述，以及按月经龄计算的妊娠龄来叙述各阶段的超声表现。

一、脑的发育

1．神经管的形成

第 2～3 周：原节及原条诱导下神经板开始形成。

第 3～4 周：即 Carnegie 第 8 阶段，原条退化后，脊索形成，诱导其背侧中线的外胚层增厚呈板状，称为神经板。神经板中央沿长轴凹陷形成神经沟，沟两侧边缘隆起称神经褶。

第 4～5 周：Carnegie 第 10 阶段两侧神经褶在背侧逐渐靠拢融合封闭神经沟形成神经管。其融合点先从神经板的中部开始，然后向头、尾两端的方向进行（图 7-1-1）。Carnegie 第 11 阶段位于头侧的前神经孔于受精后 29 d 闭合，Carnegie 第 12 阶段位于尾侧后神经孔于受精后 30 d 闭合。神经管中央存留的管腔将来发育形成脑室系统和中央管，而神经管管壁的增厚、折叠进而发育形成脑和脊髓，此时期胚胎的脑部已出现前、中、后 3 个脑泡。如果前神经孔闭合失败，则 3 个脑泡的分化与发育受损，但将来发育成视网膜和视神经的视泡在第 25～29 天发生，因此，不受此影响。

因此，在第 5 周之前胚胎因某种原因受到损害，可形成无脑畸形及脑膜脑膨出（前神经孔闭合失败）或脊髓裂（后神经孔闭合失败）。

第 5 周：胚胎的 3 个脑泡继续分化形成 5 个脑泡，每个脑泡内即是原始的脑室（图 7-1-2）。前脑泡将发育成端脑和间脑，端脑继续发育成两侧的大脑半球及其内的侧脑室、纹状体、嗅球等。间脑继续发育成丘脑上部、丘脑、丘脑下部、松果体、乳头体及第三脑室等。中脑泡改变较少，发育为未来的中脑，主要发育形成四叠体、红核与黑质及中脑水管等。后脑泡发育成后脑与末脑。后脑继续发育成脑桥、左右小脑半球及小脑蚓部，而末脑发育成延髓，两者共同形成第四脑室。

第 6～7 周：即 Carnegie 第 17～20 阶段，端脑向两侧发育较快，使得两侧大脑半球纵裂变深，前脑泡腔一分为二。两侧大脑半球基本分开。受精龄 49 d 侧脑室脉络丛形成。此阶段颅内结构发育迅速。

在此阶段杏仁核、下丘脑核团、红核、C形海马、纹状体及苍白球相继发生。受精龄41~46d小脑的内侧及外侧原基、小脑上脚、小脑下脚及内侧橄榄核形成。受精龄46d，第四脑室脉络丛形成。此阶段胚胎发育受到损害，可出现中线结构发育异常，主要有前脑无裂畸形及颅面畸形等。

第8周：即Carnegie第23阶段，此阶段内囊、外囊、尾状核、前联合等开始发生。

第8周末到分娩：第8周末开始，大脑各结构的原基已经形成，随着妊娠的进展，各原基继续生长、发育、移行等，完成脑部的复杂发育过程。

2．脑沟回形成　大脑皮质的形成从受精龄第2个月开始一直延续到成年期，有以下几个主要的步骤：神经元细胞增殖、神经元细胞移行、突触网的

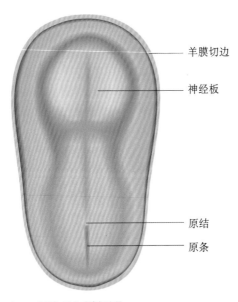

A　胚胎18d背侧面观

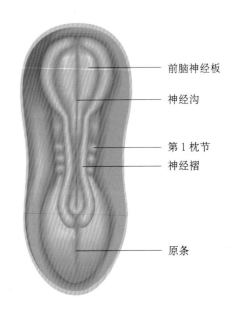

B　胚胎20d背侧面观

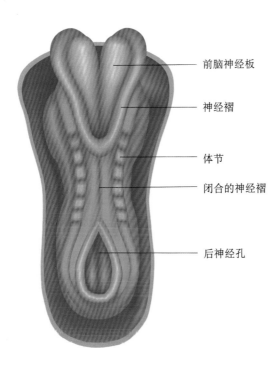

C　胚胎21d背侧面观

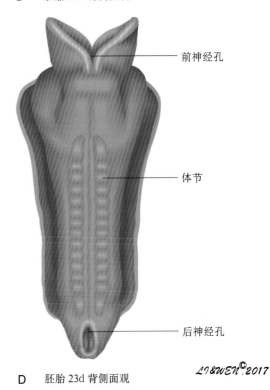

D　胚胎23d背侧面观

LI8WEN©.2017

图7-1-1　神经管的形成

A．神经板出现（受精后第18天）；B．神经褶与神经沟正在形成（受精后第20天）；C．神经褶中部闭合（受精后第21天）；D．神经管仍留有前、后神经孔（受精后第23天）

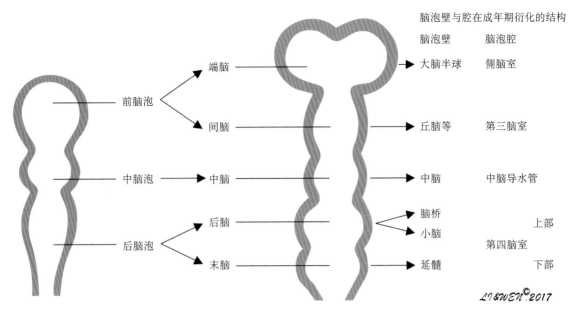

图 7-1-2　脑泡及其分化

形成、髓鞘化。

　　神经元的增殖：神经管在 6 周前是由单层假复层柱状神经上皮组成。所有的神经元和神经胶质都源于室和室下层，增殖发生在妊娠的第 2 ～ 4 个月，此时以神经元增殖和放射性神经胶质产生为主；从妊娠的第 5 个月到出生后 1 年以神经胶质增多为主。血管树的增殖亦在神经元增殖时被激活。这个阶段若发生异常则会导致脑小畸形及半侧巨脑畸形等。

　　神经元细胞移行：指神经元从它们起源地（脑室壁和脑室下层）迁移到中枢神经系统中终身"居住地"。第 7 ～ 11 周大脑皮质板初步形成。第 11 周，神经元细胞完成早期移行。第 11 ～ 15 周是神经元细胞移行的高峰期。神经元则沿着这些纤维移行并逐渐发育形成大脑皮质。然而，这是一个复杂的过程，一直延续到出生后的第 1 年。这一事件使端脑壁变成具有 6 层结构。辐射状移行和切线样移行提供了大脑皮质和其他大脑结构形成的潜在机制。神经元移行到皮质板有两个主要的高峰期，妊娠 7 ～ 10 周和妊娠 11 ～ 15 周。这个过程受损，可导致神经元移行障碍方面的疾病如灰质异位、脑裂畸形及部分多小脑回等，但这类疾病宫内很难发现。

　　第 16 周前，人大脑半球的外表面较光滑，脑沟、脑回尚不明显，16 周后，部分脑沟出现，大脑表面形状发生改变。23 ～ 25 周大脑继续发育，大脑半球外表一些沟、裂、回均已发展，至 27 周可清楚看出中央沟，大脑的额、顶、枕 3 个脑叶已可分辨，

大脑发育至 32 ～ 33 周，第二级和第三级沟出现，此时胎儿大脑表面的主要沟、回发育已基本完成（图 7-1-3）。如果这个过程发育受到损害，可引起脑沟回畸形、胎儿无脑回畸形、巨小脑回畸形等。

　　脑沟发育过程的超声图像具有一定的规律性：脑沟最早是以小点状或压迹样出现在其相应位置，随后形成一个"V"形，最后脑沟加深，在脑实质表面呈切口样改变，回声线深达脑实质而呈"Y"形，脑沟的深度随孕周的增加而增加。超声图像上观察的脑沟落后于组织学上脑沟出现时间。如顶枕沟、距状沟在组织学上 16 周即可显示，而超声图像上最早观察到的时间为 18.5 孕周。

　　超声观察脑沟发育对于判断有无严重脑沟发育异常、预测胎龄有重要意义。声束与脑沟定位平面垂直时，超声显像最清楚；远场的大脑半球脑沟显示比近场更清晰；大脑半球内侧面的脑沟，特别是顶枕沟、距状沟和扣带沟一般比外侧面的脑沟更早出现，更容易确定（图 7-1-4，图 7-1-5）。

　　顶枕沟：位于大脑半球内侧面后部，自前下向后上方走行，分隔顶叶和枕叶，大部分位于脑中线内侧面，小部分位于大脑外侧面。侧脑室水平横切面上位于侧脑室后角之间，以"V"形开口于脑中线，左右对称。正中矢状切面可见其位于胼胝体压部后方（图 7-1-6，图 7-1-7）。

　　距状沟：自顶枕沟前下向枕极延伸的弓形沟，其上方为楔叶，下方为舌回。经小脑水平的冠状切

面显示其位于小脑幕上方。

　　扣带沟：胼胝体上方与之平行的沟称扣带沟，其间是扣带回。扣带沟走向呈弧形，前部在颅脑横切面上易显示，中部则在冠状切面上易于显示。

　　脑表面脑沟：包括中央沟、中央前沟、中央后沟、颞上沟、颞下沟等。正常胎儿，妊娠 26～27 周 MRI 可见中央沟，随着中央沟的发育，其位置较高，易被颅骨声影遮挡而显示不清。因此，扫查时，常声束通过颅骨缝向上偏斜做斜横切面显示远场的脑沟。MRI 检查可避免颅骨干扰，较好显示上述结构（表 7-1-1）。

　　外侧裂和脑岛：其发育具有特征性，妊娠早期，外侧裂窝呈一平滑的浅压迹位于大脑外侧面，17 孕周后，随着岛环状沟的发育，外侧裂窝形态开始逐渐变化。此时，脑岛位于额叶、顶叶、颞叶之间，呈顶部较平、边缘成角（岛环状沟）状。由于脑岛

的生长速度较周围脑组织慢，岛盖逐渐覆盖脑岛。随孕周进展，裂 - 岛盖角逐渐由钝角变成锐角。颅脑横断面上，能很好地评价外侧裂与脑岛，24.5 周后，多数胎儿裂 - 岛盖角显示为锐角。

　　致畸物可以是化学性的，如某些药物，也可以是环境性的，如感染或辐射。致畸物对胎儿损害的程度与致畸物进入胚胎体内的时间及致畸物的致畸机制有关。一般来说，任何器官在胚胎发育过程中，细胞高分化时期即是最易受致畸物损害时期。对于人胚而言，5～11 周是最易受损的时期，但不同组织器官有其特定的易损期。如人胚脑部，虽然在整个妊娠期都对致畸物敏感，但最易受损的时间在 5～18 周，在 10 周前受致畸物损害可能出现主要结构畸形，而 10 周以后受损时主要出现功能上的异常或微小结构畸形。

　　环境方面的致畸物主要有感染和辐射。感染主

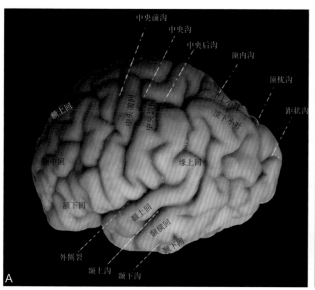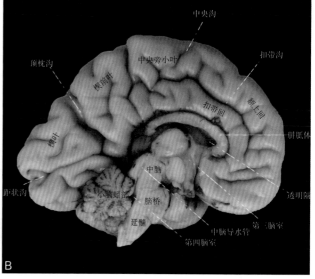

图 7-1-3　35 周胎儿正常颅脑解剖

表 7-1-1　正常脑沟在组织学、超声、MRI 检查中出现的时间（周）

脑沟	组织学	超声		MRI	
		25%～75% 胎儿显示	>75% 胎儿显示	25%～75% 胎儿显示	>75% 胎儿显示
外侧裂	14	-	18	24～25	29
顶枕沟	16	-	20	-	22～23
距状沟	16	20	24	22～23	24～25
扣带沟	18	20	24	22～23	24～25
中央沟	20	26	28	24～25	27

引自：Cohen-Sacher, B. et al. Sonographic developmental milestones of the fetal cerebral cortex：a longitudinal study. Ultrasound Obstet Gynecol, 2006, 27 (5)：494-502.

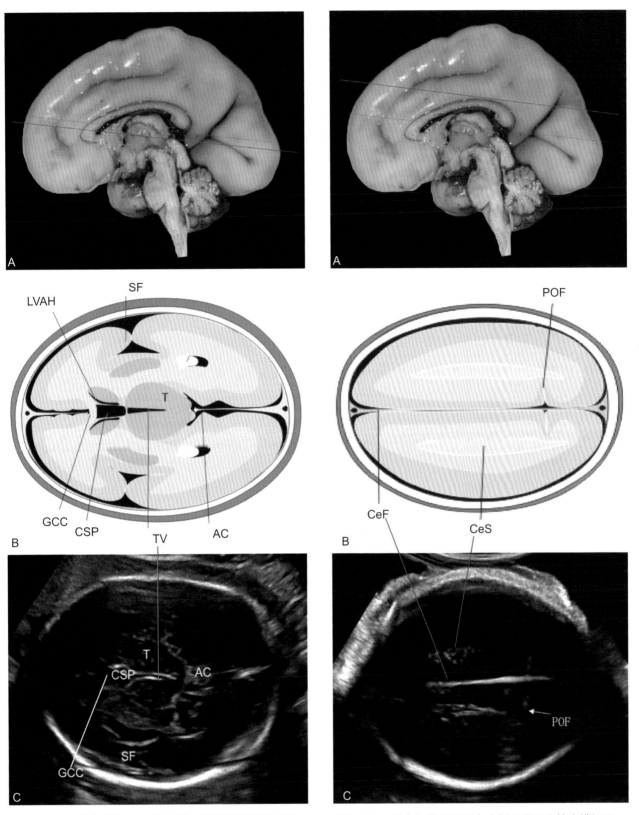

图 7-1-4　正中矢状切面标本内侧面观及外侧裂横切面

　　A 图为标本正中矢状切面内侧面观，浅红色线代表双顶切面，深红色线代表外侧裂切面；B 图为外侧裂横切面示意图；C 图为 29 周 2d 胎儿外侧裂产前超声图。LVAH. 侧脑室前角；CSP. 透明隔腔；T. 丘脑；TV. 第三脑室；AC. 环池；GCC. 胼胝体膝部

图 7-1-5　正中矢状切面标本内侧面观及顶枕沟横切面

　　A 图为标本正中矢状切面内侧面观，浅红色线代表双顶径切面，深红色线代表顶枕沟切面；B 图为顶枕沟横切面示意图；C 图为 32 周胎儿顶枕沟产前超声图。CeF. 大脑镰；CeS. 半卵圆中心；POF. 顶枕沟

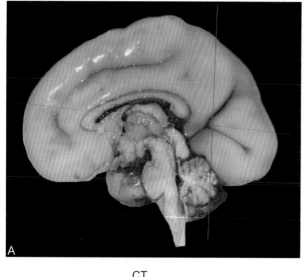

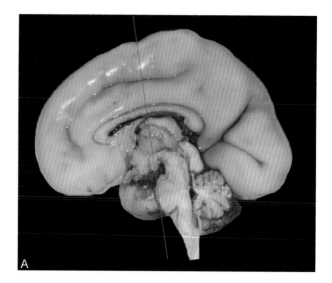

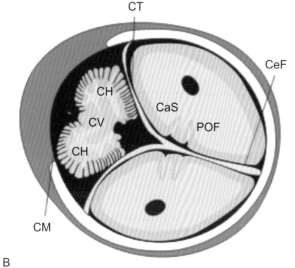

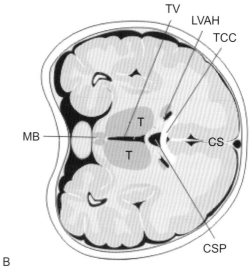

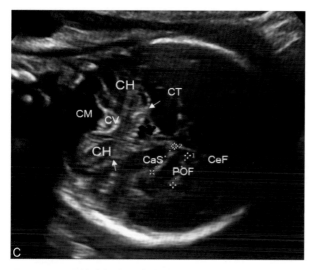

图 7-1-6　顶枕沟标本及声像图（一）

A 图为切面标本示意图浅红色线代表双顶切面，深红色线代表距状沟切面；B 图为距状沟冠状切面；C 图为 32 周胎儿距状沟产前超声图。CeF. 大脑镰；CT. 小脑幕；POF. 顶枕沟；CaS. 距状沟；CH. 小脑半球；CV. 小脑蚓部；CM. 颅后窝池

图 7-1-7　顶枕沟标本及声像图（二）

A 图为切面标本示意图浅红色线代表双顶切面，深红色线代表扣带沟切面；B 图为扣带沟冠状切面；C 图为 28 周胎儿扣带沟产前超声图。LVAH. 侧脑室前角；TCC. 胼胝体体部；CSP. 透明隔腔；T. 丘脑；TV. 第三脑室；MB. 乳头体；CS. 扣带沟

要是由于母体感染后经胎盘再感染胎儿，主要为病毒感染，可导致小头畸形、眼畸形（如小眼、视网膜发育不良、青光眼、白内障）、脑内钙化、脑发育迟缓等。大量辐射可引起小头畸形和脑发育迟缓等。

致畸药物可以导致脑发育异常和结构畸形。药物可为处方药，也可由于滥用药物或错用药物所致。如苯妥英钠可导致小头畸形、脑发育迟缓，而乙醇除可导致小头畸形、脑发育迟缓外，还可导致眼畸形。

二、脊髓及脊柱的发育

脊髓由神经管尾侧部分发育而来。神经管管腔演化为脊髓中央管，套层分化为脊髓的灰质，边缘层分化为白质。套层中成神经细胞和成胶质细胞的增生，中央管两侧出现基板和翼板，基板演化为前柱，翼板演化为背柱。神经管的后神经孔在受精后 30d 左右闭合，如果此孔闭合失败，则可出现脊柱裂畸形，神经管尾侧闭合失败越早，脊柱裂发生的部位越高也越严重，预后也越差。

另外，神经管的闭合可能在多处同时开始闭合，而不是一成不变地从中心点开始向两侧拉链式的闭合，每个闭合有其固有的性别倾向。这可以解释为什么有些神经管缺损男性多于女性（如腰部神经管缺陷和额部脑膨出），而有些则女多于男（如颈部和胸部神经管缺陷）。这也可解释同一病例的两处明显的神经管缺陷。

脊柱起源于间叶细胞的生骨节，这些生骨节主要分布于脊索旁、神经管旁及体壁旁。受精龄第 4 周脊索旁的间叶细胞压缩成为成对的生骨节。每个生骨节由头侧的疏松细胞及尾侧的致密细胞组成（图 7-1-8）。部分致密细胞向头侧移行，直到正对每个生肌节水平形成椎间盘原基。受精龄第 5 周两侧剩下的致密细胞与疏松细胞尾端融合即生骨节融合，至此椎体原基形成。因此，椎体是由两个相邻的生骨节融合而成。由生肌节发出的神经则与椎间盘关系密切，而节间动脉则位于椎体两侧，胸部的节间动脉则发育为肋间动脉。随着脊索的退化及消失，位于椎骨间的脊索则退化为胶冻状的髓核，其周围的致密细胞则演变为纤维环，两者共同形成椎间盘。位于神经管周围的间叶细胞则形成椎弓。在胸段位于体壁旁的间叶细胞形成肋骨。脊柱在受精后第 6 周开始形成脊柱软骨，2 周后出现初级骨化中心，每个脊椎内有 3 个骨化中心，1 个位于椎体，2 个位于椎弓（横突根部）。骨化中心最先在胸腰椎交界处

椎体内形成，然后逐渐向头侧和尾侧发展。

三、特殊结构的发育

1. 小脑的发育　菱脑泡是大脑的最尾端的区域，其向头侧形成脑桥曲，尾侧形成颈曲且后续脊髓。菱脑最后演变为脑桥、延髓及小脑。

第 4 周，随着脑桥曲形成，菱脑泡腹侧开始形成 6 个横向的凹槽，为菱脑原节。这些菱脑原节与第 5~10 对脑神经相对应。且菱脑泡腹侧形成近中线的基板及位于两侧的翼板，其两侧的翼板含有丰富的神经母细胞。与此同时菱脑泡背侧由位于腹侧薄层的室管膜细胞及其位于背侧的软脑膜融合形成脉络膜，脑桥曲的形成使得背侧脉络膜横向凹陷将菱脑泡背侧分为前膜及后膜，此横向的折叠则发育为脉络丛原基。

第 6 周，这些神经母细胞发育为菱唇及部分小脑原基。

第 9 周，首儿两侧的菱唇及小脑原基迅速向背外侧发育形成绒球，此为小脑的最原始部分。随后两侧翼板逐渐向中线靠拢并融合形成小结。故绒球、小结合成为古小脑。两侧翼板融合过程沿着脉络膜前膜自头侧向尾侧，逐渐形成小脑蚓部（图 7-1-9）。

第 10 周，原裂形成，将小脑蚓部分为山顶及山坡。

第 15 周，小脑蚓部外形几乎与成年人相似（图 7-1-10）。

2. 第四脑室发育及脑脊液的流通　由上文我们得知伴随着横行的脉络丛血管形成，这血管将菱脑顶部分为前膜、后膜两部分。横行的脉络丛垂直于神经管长轴走行，部分在第四脑室侧孔（Luschka 孔）水平侵入第四脑室，这是最先形成的脉络丛。脉络丛的形成由中胚层及外胚层合并而成。随着小脑原细胞的增殖，前膜进行性增厚，小脑蚓部的形成同时前膜消失且脉络丛紧贴小脑蚓部尾侧端。

我们知道脑脊液由各脑室内的脉络丛及部分室管膜产生，随着原始脑膜的中空化颅后窝的蛛网膜下隙开始形成。不久，室管膜及脉络丛分泌脑脊液使得后膜中部逐渐向背侧膨出（Blake 囊）。由于软脑膜较薄且室管膜层退化，此囊随着中孔的形成而消失。这就是第四脑室中孔（Magendie 孔）的原始形成（图 7-1-11）。病理学家认为，受精后 130d 若 Blake 囊尚存在即可认为是持续性 Blake 囊。关于 Blake 囊开

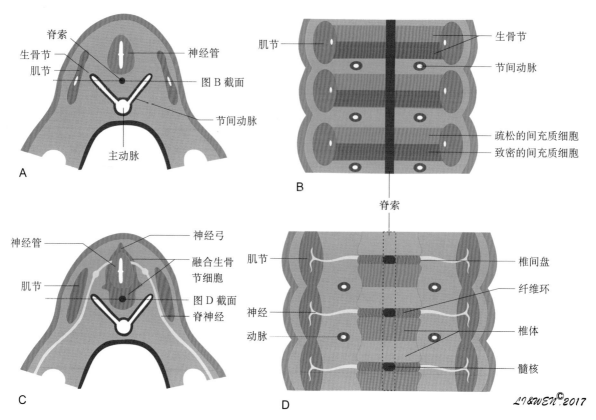

图 7-1-8　脊髓脊柱的发育

图 A 为受精龄第 4 周胚胎横切面，箭头所示神经管及部分体节的背侧生长，剩下部分成骨细胞停留原地；图 B 为图 A 所示的冠状平面，此图所示脊索周围的成骨细胞压缩为头侧的疏松细胞及尾侧的致密细胞；图 C 为受精龄第 5 周胚胎脊索及神经管横切面，此切面上椎体及椎弓原型已经形成；图 D 为图 C 所示冠状平面，此图所示两侧生骨节融合。节间动脉穿过椎体，且脊神经位于两椎体之间。除椎间盘内的脊索外，其余脊索退化。椎间盘内脊索发育为髓核

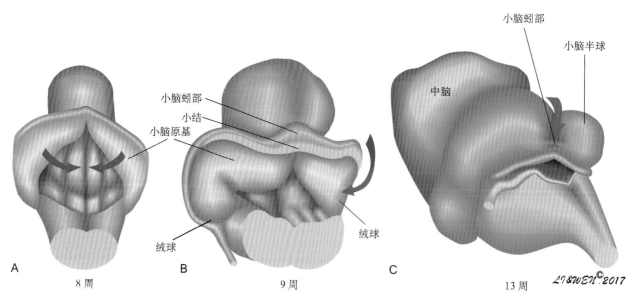

图 7-1-9　小脑发育过程

A. 第 8 周小脑半球进一步的增长导致它们的融合；B. 第 9 周第四脑室向外增长，导致小脑半球外翻和蚓部延长与两侧小脑半球形成"哑铃"状；C. 第 13 周小脑蚓部可见几个脑沟和叶

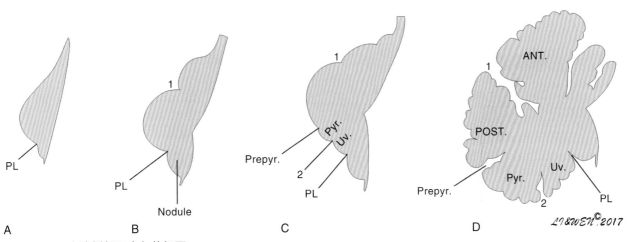

图 7-1-10 小脑蚓部正中矢状切面

A．第 9 周小结初步形成；B．第 10 周，原裂出现；C．D．第 11~15 周小脑沟回逐渐发育完全，至 15 周末小脑形态基本与成年人相似。1．原裂；2．次裂；ANT．前叶；PL．后外侧裂；POST．后叶；Prepyr．椎前裂；Pyr．蚓椎体；Uv．蚓垂；Nodule．小结

窗的时间尚存在争议，部分学者认为在 9~10 周开窗，而部分学者认为 11~16 周开窗。但是可以确定的是，前膜消失早于 Blake 囊开窗，这就推翻了部分学者的观点（图 7-1-12）。John 等认为 Dandy-Walker 畸形是由于 Blake 囊开窗异常中孔形成障碍引起的（Radiological Findings in Congenital and Acquired Occlusions of the Foramina of Magendie and Luschka）。故现根据其胚胎发育特点将颅后窝囊性占位鉴别要点列出（表 7-1-2）。关于侧孔的形成时间亦有分歧：部分学者认为侧孔的形成发生在胚胎第 4 个月，其他学者认为此事件发生较早。

3．胼胝体的发育　胼胝体作为一个分布广泛的板状密集有髓神经纤维，是人类脑神经系统最主要的连接通路，对大脑半球间信息的整合起重要作用。胼胝体由 4 个部分构成，从前至后依次为胼胝体喙部（头侧）、膝部、体部和压部。胼胝体的发育在脑发育中属较晚发育的结构，现有文献报道其最早发育的时间为妊娠 8 周。已有研究者证实胼胝体初始轴突起源于扣带回神经元，后穿过中线达对侧，参与胼胝体形成。人类胼胝体发育过程较复杂，直至 18~20 周形成普遍所见的形态。妊娠 20 周后胼胝体已形成基本形态，但其发育并未停止，而是继续变长、变宽、变厚，直至胎儿出生（图 7-1-13）。

胼胝体发育过程中有 3 个重要的结构，分别为胼胝体"悬带"、胶质细胞和胼胝体初始轴突。胼胝体"悬带"是 1982 年由 Silver 等首次发现，其位于两侧端脑中隔皮质边界，在胼胝体形成中起连接

作用。Ren 等通过对胼胝体"悬带"标记物的免疫组化分析发现，妊娠 13 周胼胝体"悬带"不明显，妊娠 15 周端脑中隔皮质边缘两侧已可见胼胝体"悬带"标记的细胞，至妊娠 17 周时已显现明显的胼胝体"悬带"结构，说明胼胝体"悬带"也会随着胼胝体的发育而生长，这可能与胼胝体纤维束增多有关。胶质细胞在胼胝体发育过程中起引导作用。孕早期人类大脑中隔结构会产生多种胶质细胞，胶质细胞分布广泛，对定位胼胝体发育部位、引导后续胼胝体神经轴突越过中线和修正纤维终止部位起着重要作用。正确的导向为胼胝体的发育及组织功能的构建提供了保障。扣带回皮质发出初始轴突也起着引导后续胼胝体轴突束正确走行的作用，其先穿过大脑中线到达指定靶向位置固定，为其到达的新皮质轴突提供通路。已有研究证实在大鼠中，这些初始轴突在胚胎期第 15.5 天即穿过大脑中隔头端。Rash 等认为这些横向内侧突出的扣带回轴突起桥梁作用并引导内侧方向的新皮质神经轴突向外生长、跨越大脑中线形成胼胝体，其还可引导后续胼胝体纤维穿过中线按照各自正常的生长方向发育。穿过大脑中线后，胼胝体神经轴等位放射状投射，发出神经纤维支配相应的大脑皮质区域。以上 3 个步骤相互依存、相互贯串，为胼胝体的正常发育提供重要基础，任何一部分发育不良都会导致胼胝体缺失、胼胝体发育不良等胼胝体异常。

现阶段对于胼胝体发育的方向存在两种学说，第一种学说是"单向发育"学说，1967 年 Bull 提出胼胝体发育首先形成胼胝体喙部，然后向后上方发育

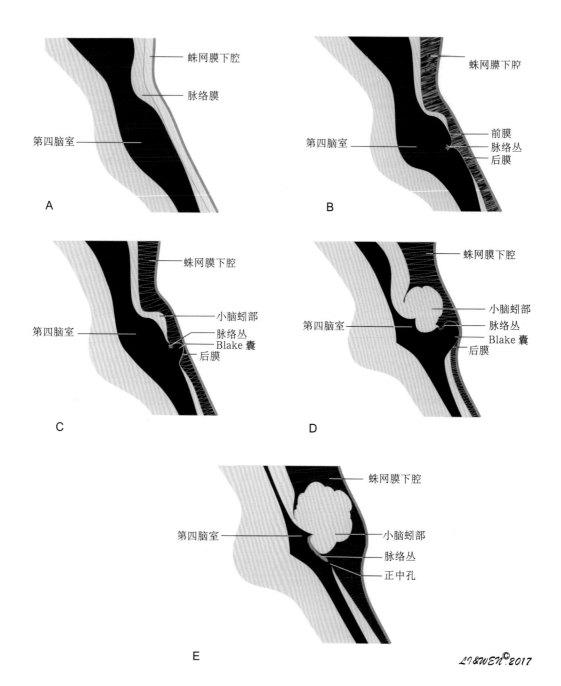

图 7-1-11　菱脑正中矢状切面图

　　A. 受精后 41d 菱脑翼板背侧部的菱唇，形成小脑始基。菱脑顶部菲薄，仅 1~2 层细胞厚度。软脑膜与膜状成骨原基之间形成硬脑膜。硬脑膜分出蛛网膜层。蛛网膜下腔开始形成。B. 受精后 46d 脑桥曲形成，菱脑顶部向第四脑室内凹陷，形成垂直于神经管长轴的脉络丛原基。此脉络丛原基将平整的菱脑顶部分为上方的前膜和下方的后膜两部分。此时，蛛网膜下腔开始"腔化"，软脑膜分泌液体，逐渐充满蛛网膜下腔。脑室室管膜也分泌脑脊液，但是两者因第四脑室顶相隔并不相通。C. 受精后 56d，因脑脊液的增多使得后膜向背侧膨出形成 Blake 囊。囊顶壁较薄几乎与蛛网膜融合。受精后 60d 小脑板的两外侧部膨大，形成小脑半球，两侧翼板中部融合凹陷，小脑蚓部开始形成。D. 受精后 9~10 周，内侧小脑半球融合沿着增厚的前膜自上而下形成小脑蚓部，前膜逐渐变短消失。小脑脉络丛直接连于小脑蚓部下方。若两侧小脑翼板在中线融合障碍，小脑蚓部形成异常，前膜持续存在则会形成 Dandy-Walker 畸形或者 Dandy-Walker 变异。E. 小脑蚓部形成，第四脑室正中孔及侧孔形成，此时脑脊液与蛛网膜下腔完全相通

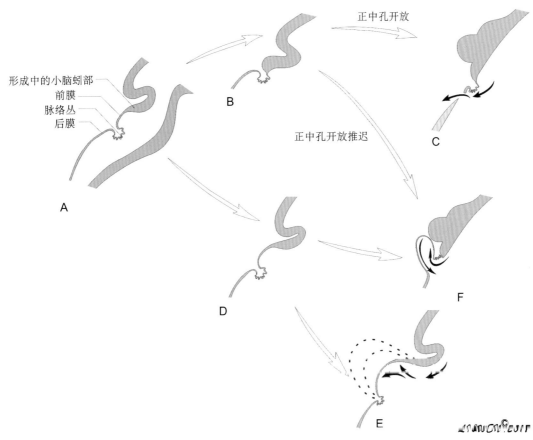

图 7-1-12　第四脑室的正常及不正常发育

A. 脉络丛将菱脑顶分为前膜及后膜两部分；B. 小脑蚓部由头侧向尾侧的发育使得前膜消失，脉络丛直接连于小脑蚓部尾端；
C. 第 8 周，后膜也消失，中孔形成；D、E. 由于小脑蚓部发育不全，前膜持续存在，使得第四脑室的气球样充盈。Dandy-Walker 囊肿形成；
F. 后膜未退化消失，随着脑脊液的增多，后膜受压向脑室外凸出，形成永久性 Blake 囊

表 7-1-2　颅后窝囊性占位鉴别要点

病　名	病　因	影像学特点	合并症	囊壁组织
Dandy-Walker 畸形	小脑蚓部形成障碍，前膜退化不全	小脑蚓部发育障碍，第四脑室囊样扩张，前膜向后膨出，小脑蚓部逆时针旋转，颅后窝池扩大，小脑幕上抬，窦汇下移障碍	约 70% 患者合并胼胝体缺失及灰质异位。部分合并持续性 Blake 囊	室管膜及软脑膜，无脉络丛
Dandy-Walker 变异	小脑下蚓部形成障碍，前膜退化不全	小脑下蚓部发育障碍，第四脑室扩张，颅后窝池正常		室管膜及软脑膜，无脉络丛
持续性 Blake 囊	后膜未开窗	小脑蚓部正常，后膜向后于枕大池内膨出。蛛网膜下腔与第四脑室不相通	合并脑积水	室管膜，软脑膜及脉络膜
颅后窝池增大	后膜开窗延迟	单纯性颅后窝池增大，部分学者认为合并小脑半球及小脑蚓部轻度受压。蛛网膜下腔与第四脑室相通	并发症较少	几乎无囊壁
蛛网膜囊肿	蛛网膜下腔腔化障碍，蛛网膜下腔感染，出血或软脑膜炎症	颅后窝囊性占位病变。大小、位置及其周围结构多变	正常或受压	蛛网膜

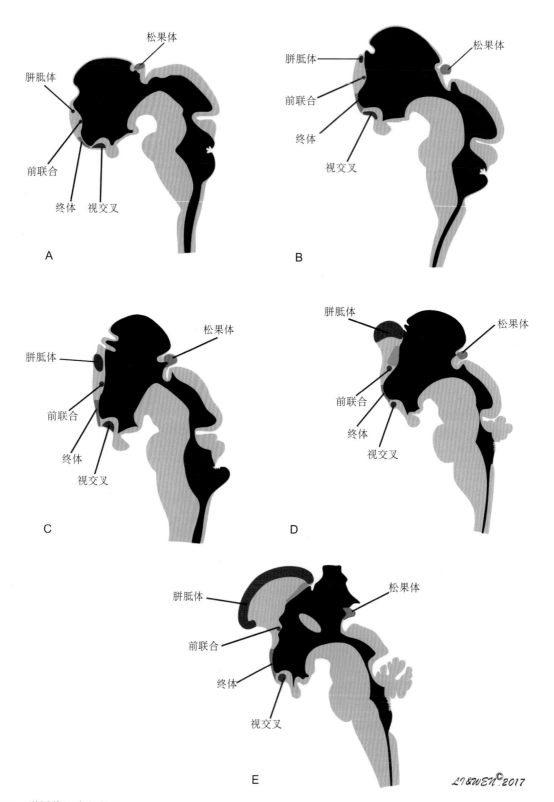

图 7-1-13　胼胝体正中矢状面

A．受精后 10 d；B．受精后 10 周，此时已可见胼胝体原基；C．受精后 12 周；D．受精后 13 周，当胼胝体向头侧伸展时，其与脑穹窿连合的局部区域被牵拉变薄形成透明隔；E．为受精后 15 周胼胝体形态形成胼胝体膝部、体部，最后形成胼胝体压部。随后又有学者提出胼胝体喙部并非最先形成的结构，而是胼胝体膝部先形成，然后向后上发育成胼胝体体部和压部，最后向前形成胼胝体喙部。这种"单向学说"基本呈现从前至后的发展趋势，是目前大部分学者最认同的观点。另一种学说是"双向发育"学说，认为胼胝体自体部前端开始分别向两端发育为胼胝体膝部、压部和喙部。Kier 等也支持这一观点，其对 113 例胼胝体异常胎儿的 MRI 检查图像进行回顾性分析发现并无胼胝体膝部单独存在的情况，因此，认为胼胝体体部是最先发育的结构，呈双向发育，正常胼胝体膝部不可能在无体部的情况下单独存在。对于胼胝体是单向还是双向发育，目前尚无统一定论。

第二节　胎儿神经系统超声观察内容与超声诊断方法

神经系统的胚胎发育本身是一个非常复杂的过程，在其生长发育过程中，其内部结构也在不断变化着，不同时期，脑内结构可以有不同表现，同时脑内结构复杂，产前超声对所有脑内结构都难认识，是非常困难的，但主要结构的显示与辨认，在脑部畸形诊断中极有帮助。

一、正常胎儿神经系统观察的内容

1．头颅形态与大小

（1）正常头颅呈椭圆形，两侧对称，枕部稍宽，到 11 周颅骨骨化已明显，可显示出完整的颅骨强回声环，从而可除外无脑畸形。

（2）颅骨外有皮肤覆盖，厚 1~2 mm，颈后部皮肤略厚，12 周最厚不超过 3 mm，19 周时不超过 5~6 mm。软组织回声均匀，无囊性改变。

（3）测量：主要有双顶径、枕额径、头围等生物学测量，用以评价其生长发育。测量侧脑室大小，评价脑室是否扩大。颈后透明层或颈后皮肤皱褶厚度的测量，是目前筛查胎儿染色体畸形的一个良好指标。

2．脑内结构的显示与观察　超声检查应从以下两方面来评价胎儿脑部发育情况。

（1）通过颅内结构的详细观察，确认脑的胚胎发育是否正常（假设脑内正常形态代表脑结构和发育正常）。

（2）熟悉在整个妊娠期脑发育过程及其变化，

以及这些变化在超声图像上的表现。

超声可观察到的脑内结构有：

（1）幕上结构：大脑半球，侧脑室及其内的脉络丛，第三脑室，中线结构如丘脑、丘脑下部、透明隔腔、胼胝体、大脑镰，脑沟如大脑外侧裂、顶枕沟、距状沟、扣带沟、中央沟等。

（2）幕下结构：主要有小脑半球、小脑蚓部、颅后窝池、第四脑室等。

3．脊柱的连续性与完整性　由于脊柱是由一个一个的椎体上下排列而成，且椎体形态不规则，超声通过切面显像来评价脊柱的连续性和完整性非常困难，尤其在脊柱出现一些小的缺损的时候，产前发现非常困难。产前主要通过以下几方面来对胎儿脊柱进行评价：

（1）脊柱后方皮肤的连续性与完整性。

（2）脊柱后方或椎管内有无包块或异常回声。

（3）脊柱的弯曲度变化。

（4）椎体的形态与特征。

（5）脑内结构的改变。

4．观察与显示脑内结构的主要平面　胎儿中枢神经系统的超声检查，脑内结构的一系列横切面较容易获得，而经前囟或后囟冠状切面与矢状切面由于胎儿位置关系常较难显示。脑内结构的重要横切面主要有 3 个，即丘脑水平横切面（A）、侧脑室水平横切面（B）和经小脑横切面（C），通过这 3 个切面的系统观察，约 95% 的中枢神经系统明显畸形可以检测出来（图 7-2-1）。

（1）丘脑水平横切面（切面 A）：可清楚显示透明隔腔，其后方中线的两侧可见左、右两个椭圆

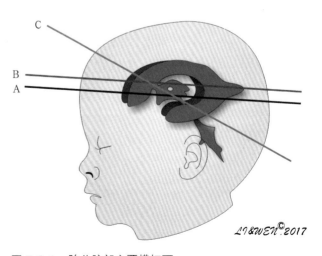

图 7-2-1　胎儿脑部主要横切面

A．丘脑水平横切面；B．侧脑室水平横切面；C．经小脑横切面

形低回声丘脑，两丘脑之间为裂隙样无回声的第三脑室，侧脑室内有强回声的脉络丛，而位于外侧的大脑半球呈低回声，大脑外侧裂则位于中部近前的皮质表面，形态从较平的弧形逐渐发育成边缘成锐角的方形（图 7-2-2）。中孕中期（18～20 周）大脑半球外侧裂可以辨认，大脑组织回声较前为多，脑组织和侧脑室分界明确，蛛网膜与脑组织之间形成强回声界面反射而易辨认。28 周后这种界面因脑沟、裂的增多而更多更明显。

（2）侧脑室水平横切面（切面 B）：在显示切面 A 后声束平面平行上移即可获得此切面（图 7-2-3）。在此切面上，侧脑室大小稳定，从 15 周到分娩，侧脑室平均大小为（7.6±0.6）mm，超过均值的 4 倍标准差，即 10 mm 时，可认为侧脑室扩大。早孕晚期和中孕早期（16 周之前），大脑半球的主要超声特征是侧脑室内的强回声脉络丛，而大脑实质部分较薄，呈低回声，表面光滑。

（3）经小脑横切面（切面 C）：在显示切面 A 后，以透明隔腔为中心点，声束平面向颅后窝方向旋转，即可获得此切面（图 7-2-4）。小脑半球左、右各一，

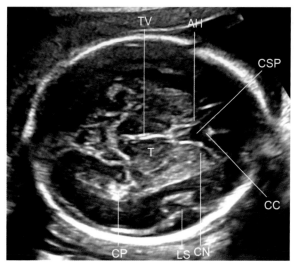

图 7-2-2　24 周胎儿丘脑水平横切面

此切面上可显示丘脑（T）、第三脑室（TV）、透明隔腔（CSP）、胼胝体（CC）、侧脑室及其内的脉络丛（CP）、大脑、大脑外侧裂（LS）及部分脑中线等。AH. 侧脑室前角；CN. 尾状核

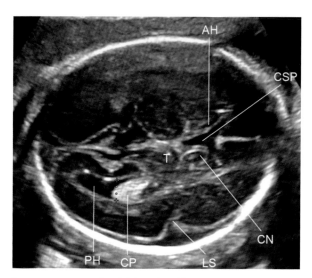

图 7-2-3　24 周胎儿侧脑室水平横切面

此切面上主要显示侧脑室及其内的脉络丛（CP），同时可显示的结构有大脑镰、透明隔腔（CSP）、丘脑（T）、大脑、外侧裂（LS）等，并在此切面上测量侧脑室大小，此例为 0.54cm。AH. 侧脑室前角；CN. 尾状核；PH. 侧脑室后角

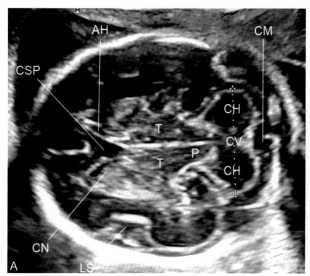

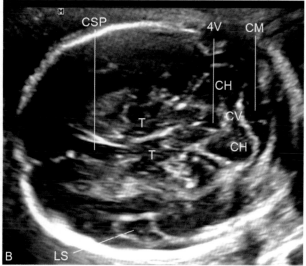

图 7-2-4　27 周胎儿经小脑横切面

A. 经小脑横切面；B. 经第四脑室小脑横切面。此两个切面相距较近，均是观察小脑的良好切面。可显示小脑半球（CH）、小脑蚓部（CV）、颅后窝池（CM）、第四脑室（4V）、小脑幕、透明隔腔（CSP）、外侧裂（LS）、大脑、丘脑（T）、大脑脚（P）等

呈圆形，两者之间有蚓部相连。颅后窝池位于蚓部后方，大小4~10mm。11~13周小脑半球即可显示，19周以后可显示小脑蚓部。小脑半球最初为圆形低回声，边界清楚，随着小脑的发育及小脑表面沟裂的形成，回声逐渐增强，到中孕晚期可出现特征性的条纹状图像，随着胎儿的生长，条纹更明显、更清楚、也更多。小脑蚓部在19周之前尚未发育完全，在超声图像上为高回声。第四脑室内充满脑脊液，呈三角形，位于小脑蚓部中央前方，而蚓部正好位于颅后窝池和第四脑室之间。

其他切面：胎儿脑的冠状切面和矢状切面在评价某些结构时很有帮助，如胼胝体最好的观察切面是经前囟扫查的矢状切面和冠状切面。因此，做胎儿颅脑检查时应尽可能多切面、多方位检查，以求更加准确判断其发育情况。

二、中枢神经系统畸形的超声诊断思维及分析方法

超声检查一旦发现脑内结构异常声像，则应确定哪个结构出现异常，有多少结构异常，解剖结构确定后，再进一步确定是哪种类型的畸形。脑内结构异常，常是多处结构异常而不是单一结构异常，应多切面、多角度显示才能发现各种畸形，做出准确的诊断。此外，检出脑内畸形后，应对脑外结构进行仔细检查，尽可能明确胎儿是否合并脑外其他器官或系统畸形。

1. **脑中线结构畸形** 主要有胼胝体发育不全、前脑无裂畸形、蛛网膜囊肿、Galen静脉瘤、Dandy-Walker畸形等。主要在丘脑水平横切面和经小脑横切面显示这些畸形。中线结构畸形多为对称性畸形。如果超声检查大脑镰与大脑纵裂、透明隔腔、第三和第四脑室、两侧丘脑和小脑及小脑蚓部等中线结构无异常发现，那么可以基本排除脑中线结构畸形。

如果不能显示透明隔腔，且双顶径测值异常，此时应仔细检查脑中线各结构，并详细检查大脑半球、大脑镰与脑纵裂、测量脑室大小，这对区别胼胝体发育不全和前脑无裂畸形很有帮助。中线囊性病变用彩色多普勒可进行很好的鉴别诊断，如有血流信号者多为Galen静脉瘤，而无血流显示者多为蛛网膜囊肿。

2. **小脑幕上脑室系统异常** 主要有单纯脑室扩大（对称或不对称）、前脑无裂畸形、胼胝体发育不全、神经管缺陷如无脑畸形、先天性感染、脑穿通畸形、脑裂畸形、脉络丛囊肿等。

在任何孕周，侧脑室＞11mm、第三脑室＞3mm均应考虑脑室扩张的可能，应定期追踪观察。出现胎儿脑室扩大时，应仔细观察并测量侧脑室大小、哪些脑室受累并扩大、脑室扩大是对称性还是非对称性、脑内结构尤其是脑中线结构是否正常等，特别注意颅后窝内结构的扫查与观察。脑沟、脑回的发育也已成为现代产前超声检查研究的热点内容之一。

3. **大脑皮质的异常** 主要有无脑畸形、露脑畸形、前脑无裂畸形、先天性感染、脑内出血、脑穿通畸形、无脑回畸形、巨脑回畸形、脑裂畸形、脑内肿瘤等。

如果大脑皮质出现异常声像，应判断异常声像是对称性还是非对称性、局部异常还是全脑异常。

4. **颅后窝结构异常** 主要包括阿诺德-基亚里畸形和神经管缺陷、颅后窝池增大、Dandy-Walker畸形、小脑发育不良等。颅后窝池的显示、观察与测量对检出这些畸形很有帮助。

（1）颅后窝池消失：颅后窝池消失常伴随小脑扭曲变形（"香蕉"小脑），是开放性脊柱裂的脑部特征之一，亦是阿诺德-基亚里畸形的超声特征，后者是一种脑部的先天畸形，表现为枕骨发育不良，小脑及延髓细长、扁平，经枕骨大孔突出于椎管中，常伴有开放性脊柱裂，在开放性脊柱裂患儿中，95%合并有此畸形。

（2）颅后窝池增大：颅后窝池＞10mm可考虑颅后窝池增大，但应仔细检查小脑蚓部及其与第四脑室的关系。注意与Dandy-Walker畸形区别。

（3）小脑发育不良：主要根据小脑的大小来判断，此时应特别注意其确切的孕周，否则易出现假阳性。小脑发育不良可以单独出现，亦可合并其他中枢神经系统畸形，如Dandy-Walker畸形、小头畸形等。

5. **头颅大小与形态异常** 主要包括小头、大头、短头、长头、三叶草形头颅、草莓形头颅、柠檬头、脑膨出等。

头围低于同孕周均值的3个标准差可考虑小头畸形。引起颅脑发育受阻的任何情况都可以导致小头畸形，因此，头颅小常是颅内感染、染色体畸形、颅内结构畸形、脑膨出等异常情况的标志。而头围大于同孕周均值的3个标准差可考虑大头畸形，胎儿的这种明显不成比例生长主要与染色体三倍体畸

形和某些侏儒如软骨发育不全有关。脑内组织异常发育亦可引起头颅增大，如脑积水、脑肿瘤等。

　　长头和短头这两种头颅形态异常，不一定都与畸形有关。长头常伴发于羊水过少，此时应更多地检查导致羊水过少的畸形如双肾发育不良或不发育。与头围相比，短头的双顶径异常增大，此种情况在正常胎儿亦可见到，但应注意仔细检查胎儿是否伴有潜在的结构畸形。

　　三叶草形头颅和草莓头颅可在染色体畸形中出现，如18三体，也是颅缝早闭或致死性侏儒的一个特征。

　　柠檬头是开放性脊柱裂在脑部的表现，24周以后可消失。

　　以上头颅异常者颅骨是完整的，脑或脑膜膨出和枕骨裂露脑畸形则有颅骨缺损。大部分脑或脑膜膨出位于头部中线，但一些小的脑或脑膜膨出位于额部或非中线的脑或脑膜膨出，产前超声诊断相当困难，不易确诊（图7-3-16）。

三、正常变异的识别与应注意的几个问题

　　熟悉胎儿脑的生长发育及各主要发育阶段的解剖特征，以及各发育阶段的超声表现，对正确认识胎儿脑内结构有无畸形极其重要。在检查过程中，以下几点应引起高度重视。

　　1. 脉络丛的变化　妊娠13周之前，正常状态下脉络丛几乎充满整个侧脑室，超声显示脑内大部分为强回声的脉络丛。13~15周侧脑室前角内开始无脉络丛充填而出现明显无回声，而其内的脉络丛则明显后移。

　　2. 胼胝体的变化　正常胎儿胼胝体从12周开始发育，18~20周才发育完全，此时超声检查可显示透明隔腔和胼胝体周围动脉，从而确认胼胝体的存在，如果在此时期之前检查，有可能误认为胼胝体发育不良。

　　3. 颅后窝内的结构变化　颅后窝内有小脑半球、小脑蚓部、第四脑室、颅后窝池等，在20~22周之前检查，这些结构之间的关系可能难以分辨。小脑蚓部在此时期之前尚未发育完全，第四脑室的卜部仅有一薄的室壁分隔，超声图像上，有可能显示出第四脑室与颅后窝池的相通，因此，出现这种表现时，应在20~22周之后再次检查。

　　4. 仪器质量的影响　使用的仪器分辨率及穿透力太差时，或仪器调节不适当时，由于侧脑室壁的辨认不准确，或误将低回声的大脑实质判断为侧脑室，可导致侧脑室扩大的假阳性诊断。另外，近探头侧颅内结构常因超声伪像的影响而显示不清，易漏诊某些病变。

　　5. 孕妇身体状况的影响　病人过于肥胖时影响图像质量，羊水过多时胎儿与探头间距离过大亦影响图像分辨率。

第三节　胎儿神经系统畸形的超声诊断

一、神经管缺陷

　　根据神经管发育受阻时间及部位的不同，此类畸形分为无脑畸形、露脑畸形、脊柱裂、脑或脑膜膨出等。其发生率有地域和人种差别，英国的威尔士和爱尔兰发生率高，而日本和黑种人发生率低，我国北方高于南方（表7-3-1）。神经管缺陷（neural tube defects）是临床最常见的先天畸形，约占全部畸形的1/4。男女发病为1∶40。胚胎发育的第24~28天，神经管关闭，此时期由于某些因素使神经管关闭受阻，可形成神经管缺陷畸形。约10%的病例与染色体畸形、基因突变、母亲糖尿病、摄入致畸药物如抗癫痫药有关，但大部分病例的确切病因尚不清楚。研究表明，95%的神经管缺陷为初发，仅5%为再发。在已生过一胎神经管缺陷者再发风险

表7-3-1　不同国家和地区神经管缺损发生率（1/1 000）比较

国家和地区	脊柱裂	无脑畸形
威尔士南部地区	4.1	3.5
英国伯明翰	2.8	2.0
埃及	2.0	3.6
日本	0.3	0.6
美国南卡罗来纳州查尔斯顿		
黑种人	0.6	0.2
白种人	1.5	1.2
中国山西	3.22	5.82
北京	1.44	1.23
广东	0.037	0.81
广西	0.16	0.59

　　注：国外为1977-1978年出生缺陷监测资料。国内为1987年出生缺陷监测资料

为 5%，生过两胎有缺陷者为 10%，三胎者为 15%~20%。

在最近的 20 年内，神经管缺陷畸形呈逐年下降趋势。这种畸形的减少，1/3 得益于产前早期诊断，并在较早时期就终止妊娠，其余 2/3 为自然减少，其减少原因目前尚不清楚。英国的一项研究表明，在英国和威尔士，发生率从 1974 年的 3.4‰下降到 1990 年的 0.8‰以下。

（一）无脑畸形

无脑畸形约占所有神经管缺陷的 1/2，发生率约 0.3/1000，男女发病为 1：3~1：4。

【畸形特征】

无脑畸形（anencephaly）系前神经孔闭合失败所致，是神经管缺陷的最严重类型，其主要特征是颅骨穹窿缺如（眶上嵴以上额骨、顶骨和枕骨的扁平部缺如），伴大脑、小脑及覆盖颅骨的皮肤缺如，但面骨、脑干、部分枕骨和中脑常存在。眼球突出呈"蛙样"面容（图 7-3-1C、图 7-3-3E）。50% 以上病例伴脊柱裂，部分病例可伴畸形足、肺发育不良、唇腭裂、脐膨出、腹裂等，常伴羊水过多。

无脑畸形分为三类：①完全性无脑畸形，颅骨缺损达枕骨大孔；②不完全性无脑畸形，颅骨缺损局限于枕骨大孔以上；③颅脊柱裂畸形，为完全性无脑畸形伴开放性脊柱裂畸形。

【超声特征】

超声不能显示胎儿完整颅骨和大脑回声时即可做出本病的诊断（图 7-3-1 至图 7-3-5）。随早孕期胎儿颈部透明层检查的开展，已有越来越多的关于常规腹部超声早孕期（11~13⁺⁶ 周）检出无脑畸形的报道。无脑畸形最早可在妊娠 11~12 周做出诊断（图 7-3-1）。但在 10~11 周或之前，由于颅骨没有完全骨化，诊断无脑畸形较困难。胎儿头部横切面和矢状切面是诊断无脑畸形的重要切面。

1. 颅骨强回声环缺失，仅在颅底部见骨化结构。胎儿头部横切时，不能显示椭圆形的颅骨强回声环；沿后颈部脊柱方向纵切时，脊柱头侧不能显示颅骨强回声环及大脑，仅显示颅底部强回声的骨化结构及脑干与中脑组织，有人称之为"瘤结"（图 7-3-1 至图 7-3-3，图 7-3-5）。从面部做正中矢状切面，可显示顶颌径明显缩短（图 7-3-2），在面部横切和冠状切面上，胎儿面部各结构回声可显示，即面部各骨结构及眼、鼻、唇、下颌等结构可显示。

顶颌径的测量：在胎儿颜面部正中矢状切面上，从颅顶部到颏部的距离。

2. 实时超声下，有时可显示胎手碰触搔抓暴露在羊水中的脑组织。

3. 常伴有羊水过多。

4. 脑组织破碎，脱落于羊水中，使羊水变"浑浊"，回声增强，大量点状、絮状回声在羊水中漂浮，即"牛奶样羊水"。尤其在孕妇侧动体位或胎动时更为明显。

5. 常合并脊柱裂（图 7-3-3）。同时应注意其他的合并畸形检查，如唇腭裂、腹裂、足畸形（图 7-3-4）等。

6. 双胎或三胎等多胎妊娠时，亦可合并一胎无脑畸形，另一胎可为发育正常的胎儿。但此时应注意与无心无脑畸胎相鉴别。

7. 三维超声可直观显示面部特征（图 7-3-3）。双眼向前突出，眼眶上方无颅盖骨。

【临床处理及预后】

无脑畸形预后极差，一般在出生后几小时内死亡。无脑畸形常伴羊水过多、早产、难产、产后出血、胎盘早剥的风险增加。如果是双胎之一为无脑畸形，则会增加正常胎儿早产的风险，若为双绒毛膜双胎，则最好在 16 周前行无脑儿减胎手术。

无脑畸形的发病与遗传和环境相关，也有报道在伊朗犹太人中，该病存在常染色体隐性遗传。既往有脊柱裂或无脑儿孕产史的孕妇再发风险明显增高。既往分娩 1 胎无脑畸形，下次妊娠的再发风险为 2%~5%，既往分娩 2 胎无脑畸形，下次妊娠的再发风险为 6%。

补充叶酸可预防神经管缺陷。目前认为，所有育龄妇女可在孕前至少 1 个月每天服用 0.4 mg 的叶酸以预防神经管缺陷，对于既往有神经管缺陷孕产史的妇女，应在孕前至少 1 个月每天服用 4 mg 叶酸。

（二）露脑畸形

【畸形特征】

露脑畸形（exencephaly）主要特征为颅骨缺失，脑组织直接暴露、浸泡于羊水中，脑的表面有脑膜覆盖，但无颅骨及皮肤，脑组织结构紊乱、变性、变硬，此类畸形较无脑畸形为少。露脑畸形亦是前神经孔闭合失败所致。有学者认为，露脑畸形由于脑的表面没有颅骨保护，脑组织在羊水中直接受化学因素的反复刺激，加上胎动的机械因素，如胎手反复碰触脑组织，脑组织破碎落于羊水中，久而久之，脑组织越来越少，只剩下颅底和面部结构，最终发

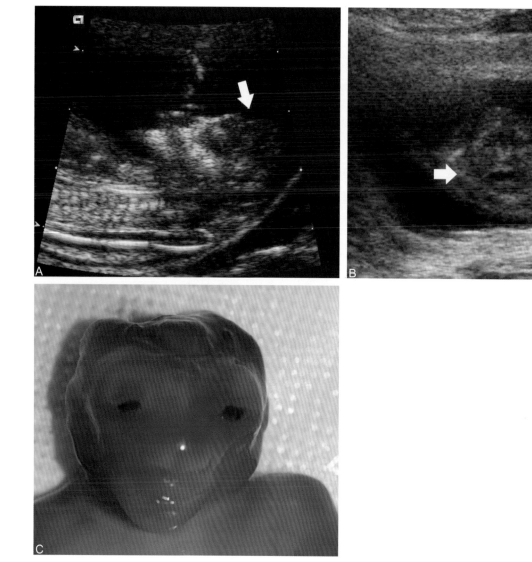

图 7-3-1　12 周 5d 不完全性无脑畸形

　　A．胎儿头胸部正中矢状切面显示眶上嵴以上颅骨及大脑组织缺如（箭头所示）；B．胎儿颅脑横切面显示无颅骨光环及大脑组织回声（箭头所示）；C．引产后标本颜面部腹侧观

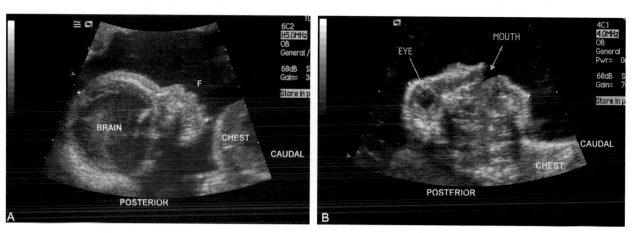

图 7-3-2　顶颌径测量

　　A．正常胎儿顶颌径（"＋　＋"间距）；B．无脑畸形顶颌径。F．面部；CAUDAL．尾侧；BRAIN．脑；CHEST．胸部；POSTERIOR．后侧；EYE．眼；MOUTH．口

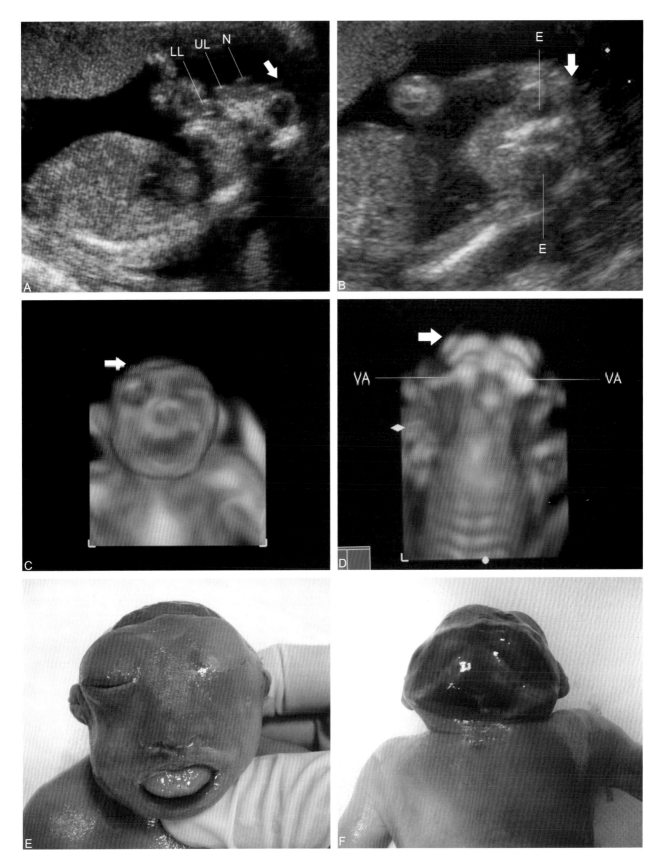

图 7-3-3　18 周胎儿完全性无脑儿畸形

　　胎儿颜面部矢状切面（图 A）及冠状切面（图 B）显示眶上嵴以上颅骨及大脑组织缺如（箭头所示）。胎儿颜面部三维成像前面观（图 C）及背面观（图 D）显示眶上嵴以上颅骨及大脑组织缺如（箭头所示），枕骨大孔及上部分颈椎椎弓（VA）裂开。标本照片前面观（图 E）及背面观（图 F）。UL. 上唇；LL. 下唇；N. 鼻；E. 眼

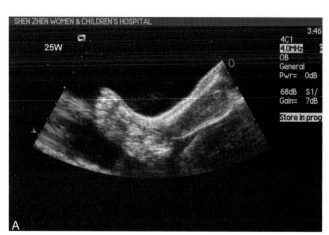

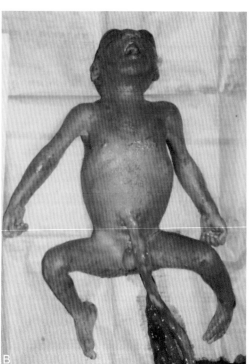

图 7-3-4　25 周无脑畸形（与图 7-3-2B 为同一胎儿）
　　A．合并足内翻畸形产后超声所见；B．引产后标本照片

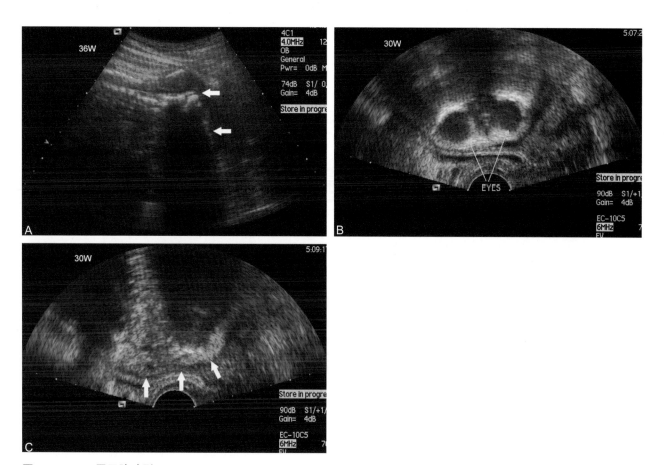

图 7-3-5　36 周无脑畸形
　　经腹部矢状切面（图 A）未显示颅骨回声，经阴道双眼水平横切面显示眼眶（图 B），经阴道头部矢状切面（图 C）未显示颅骨，仅显示颅底骨回声。EYES. 眼；箭头所示颅底及残存脑组织

展成为无脑畸形。但是，根据笔者的观察，无脑畸形在很早就没有脑组织发育，而露脑畸形则在晚期妊娠如妊娠 26 周亦还能发现，且脑组织表面仍然有脑膜覆盖（图 7-3-6）。

【超声特征】

超声图像特征与无脑畸形相似，亦可在早孕晚期做出准确诊断，目前有报道露脑畸形在 10～11 周可正确诊断（图 7-3-7）。但此时因颅骨骨化不完全，诊断应特别谨慎。如果 11 周后能够显示颅骨回声，那么可排除露脑畸形和无脑畸形。

1. 胎儿颅骨强回声环消失，脑组织浸泡于羊水中，且脑的表面不规则，脑内结构紊乱，正常脑内解剖结构分辨不清，脑组织回声增强，不均匀（图 7-3-7，图 7-3-8）。

2. 实时超声下，可显示胎手碰触暴露在羊水中的脑组织，大量点状、絮状回声漂浮于羊水中。

3. 有学者认为随着妊娠月份的增长，胎儿脑组织可越来越少，最终可显示不出大脑组织回声而成为无脑畸形。但亦有露脑畸形直至孕足月脑组织亦未减少，但脑内结构明显异常。

4. 常伴羊水过多。

5. 常合并脊柱裂及其他畸形。

6. 双胎或三胎等多胎妊娠时，亦可合并一胎露脑畸形，另一胎可为发育正常的胎儿或其他畸形胎儿（图 7-3-9）。

【临床处理及预后】

与无脑畸形一样，露脑畸形预后极差，一般在出生后几小时内死亡。

露脑畸形的再发风险取决于引起该畸形的病因，由于羊膜破裂引起的露脑畸形无再发风险。如果由于单基因异常引起，遗传方式为常染色体隐性遗传、常染色体显性遗传、X 连锁遗传，再发风险达 25%～50%。单纯的露脑畸形的再发风险为2%～5%。

补充叶酸参见无脑畸形。

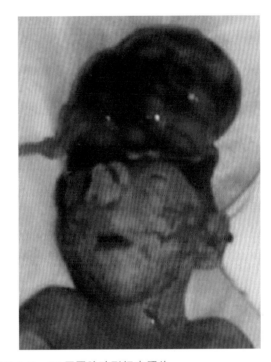

图 7-3-6　26 周露脑畸形标本照片
颅骨缺如，脑组织仍存在，脑表面仍有脑膜覆盖

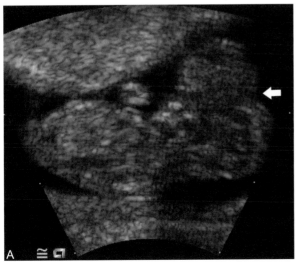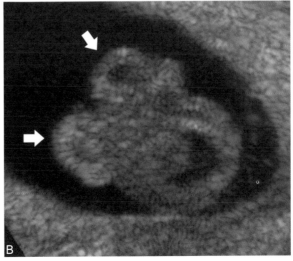

图 7-3-7　11 周 4d 胎儿露脑畸形
胎儿矢状切面（图 A）及颅脑横切面（图 B）显示胎儿无颅骨强回声环，脑组织回声紊乱，直接暴露在羊水中，额叶脑组织向外膨出（箭头所示），横切面上呈"米老鼠征"

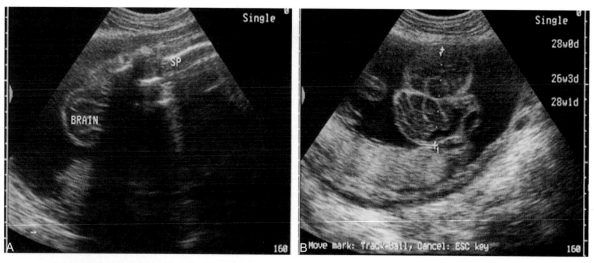

图 7-3-8　26 周露脑畸形（与图 7-3-6 为同一病人产前超声所见）

　　A.头颈部矢状切面显示颅骨强回声环缺失，有脑组织回声；B.颅脑横切面，显示颅管强回声环缺失，脑内结构紊乱

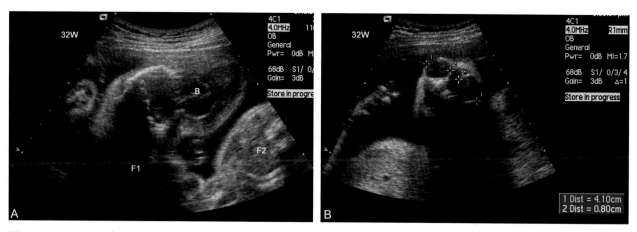

图 7-3-9　32 周双胎之一露脑畸形

　　A.显示露脑畸形的头部斜切面（F1），脑组织（B）浸泡于羊水中，以及正常胎儿腹部横切面（F2）；B.露脑畸形头部冠状切面可显示眼眶以上无颅骨回声

（三）脑膨出及脑膜膨出

　　脑膨出（encephalocele）是指颅骨缺损伴有脑膜和脑组织从缺损处膨出；脑膜膨出（meningoceles）则仅有脑膜而没有脑组织从颅骨缺损处膨出。从胎头额部起，沿颅顶中线至后枕部均可发生脑或脑膜膨出（约占 85%），其中约 75% 发生在枕部。少部分发生在偏中线的其他部位，如顶部偏中线区（约占 12%）。

【畸形特征】

　　颅骨有缺损，脑膜和（或）脑组织通过缺损处向外膨出形成一包块（图 7-3-10 至图 7-3-19），膨出的表面绝大多数有皮肤覆盖，少部分病例可无皮肤覆盖。包块可大可小，包块内容物为脑膜、脑脊液和（或）脑组织，无分隔带。常伴有小头畸形、脑积水、脊柱裂，可见于羊膜带综合征（图 7-3-12）、Meckel-Gruber 综合征、Walker-Warburg 综合征等。额部脑或脑膜膨出常伴有面部中线结构畸形，如眼距过远、鼻畸形（图 7-3-13）等。

【超声特征】

　　1.80% 缺损处颅骨强回声连续中断（图 7-3-14 至图 7-3-19）。这是诊断脑或脑膜膨出的特征性表现之一。但应警惕颅骨缺损较小时，缺损和包块均不易显示（图 7-3-14 至图 7-3-16），因而漏诊。也不应将颅缝或颅囟误认为颅骨缺损而误诊。

　　2.缺损部位可根据胎儿面部骨结构、脊柱位置及中线回声加以判断，以确定是枕部、顶部、还是额部等。75% 发生在枕部。

　　3.当颅骨缺损处有脑组织和脑膜膨出时，呈不

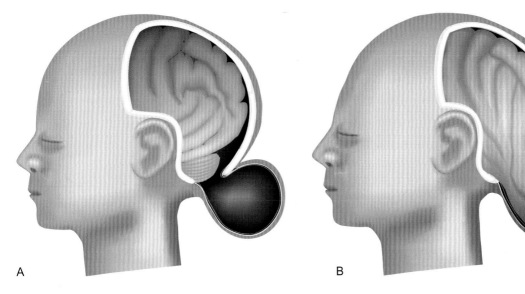

图 7-3-10　枕部脑膜膨出（图 A）及脑膨出（图 B）解剖

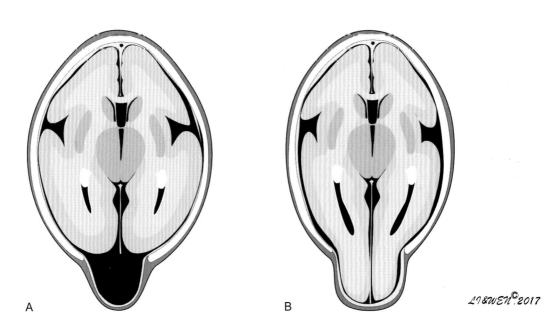

图 7-3-11　枕部脑膜膨出（图 A）及脑膨出（图 B）颅脑横切面

均质低回声，当有大量脑组织膨出时，可导致小头畸形（图 7-3-17）。当颅骨缺损处仅有脑膜膨出时，囊内仅含脑脊液而呈无回声区（图 7-3-14）。当膨出的脑组织较少时，超声很难分清是脑膨出还是脑膜膨出。

4. 连续追踪观察偶可见脑或脑膜膨出在一段时间内消失，过一段时期后又再出现。

5. 胎儿头部运动时，实时超声下显示膨出的囊内脑脊液的晃动，并与脑室内脑脊液相互通连。

6. 囊壁常较薄，一般小于 3 mm，内无分隔回声带。

7. 可伴有小头畸形、脑积水、脊柱裂和 Meckel-Gruber 综合征。

8. 颈部脑膜膨出时注意与颈部囊性淋巴管瘤鉴别，而位于额部者应注意与额、鼻部的畸胎瘤相区别。

9. 位于额部的脑或脑膜膨出，常有眼距过宽、面部畸形、胼胝体发育不良等（详见第 15 章）。

【临床处理及预后】

该病预后与膨出的部位及大小、膨出的脑组织多少、有无脑积水、有无小头畸形、染色体是否异常、有无合并其他畸形等有关。脑组织膨出越多，

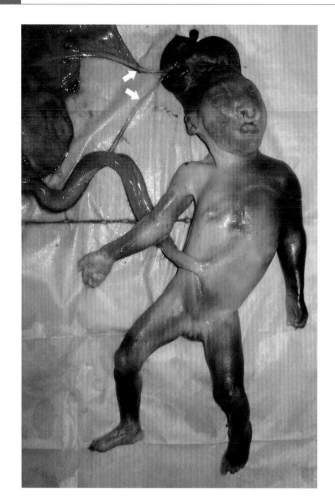

图 7-3-12　羊膜带综合征导致的脑膨出畸形标本

箭头示羊膜带，分别与胎盘、脐带、脑膜相连

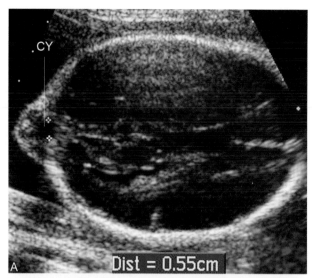

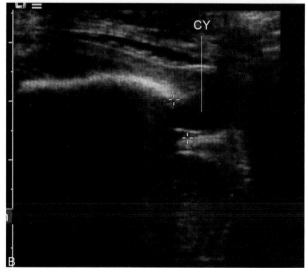

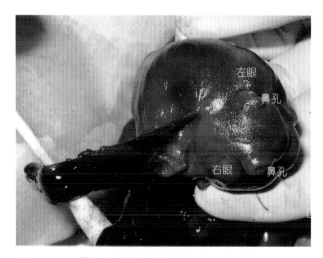

图 7-3-13　额部脑膜膨出标本

显示双侧鼻孔分离，眼距增宽，面部严重畸形

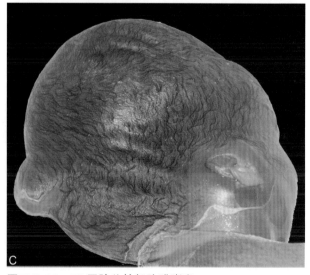

图 7-3-14　23 周胎儿枕部脑膜膨出

头部横切面 6 MHz 探头（图 A）显示枕部颅骨缺损（"＋＋"之间）及脑膜、脑积液从缺损处膨出。14 MHz 高频探头扫查更清楚显示上述改变（图 B）。标本照片（图 C）

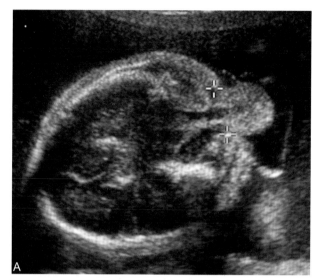

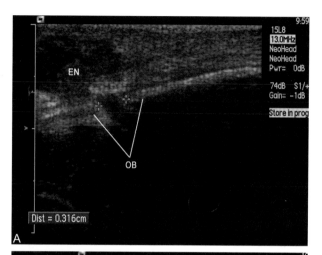

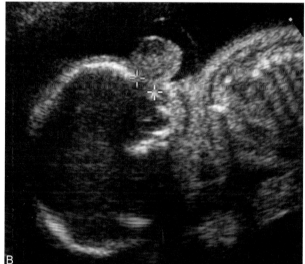

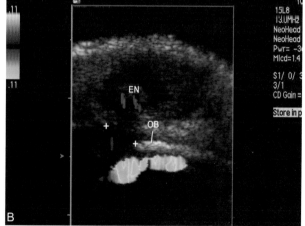

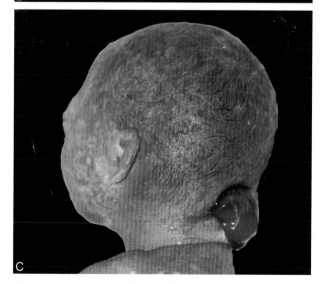

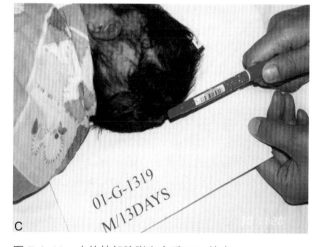

图 7-3-15　23 周胎儿枕部脑膨出

　　头部横切面（图 A）及矢状切面（图 B）显示颅骨缺损（"＋＋"之间）及脑膨出；标本照片（图 C）

图 7-3-16　小的枕部脑膨出产后 13d 检查

　　A．显示枕骨缺损 0.3 cm；B．彩色多普勒显示包块内血流与颅内血管相延续；C．小的脑膨出照片（红笔所指处）。EN．脑膨出；OB．枕骨；"＋＋"之间为枕骨缺损

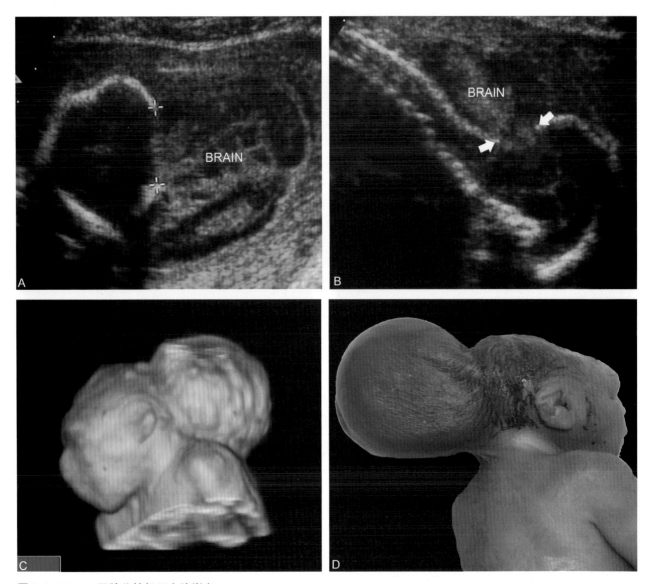

图 7-3-17　23 周胎儿枕部巨大脑膨出
　　颅脑横切面（图 A）及矢状切面（图 B）显示枕骨连续性回声中断（"++"之间，箭头所示），脑组织（BRAIN）从缺损处向外膨出，脑内容量明显变小，颅内结构显示不清。三维成像（图 C）显示胎儿枕部膨出一大包块。引产后标本照片（图 D）

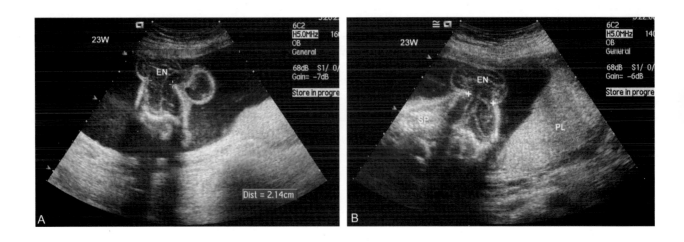

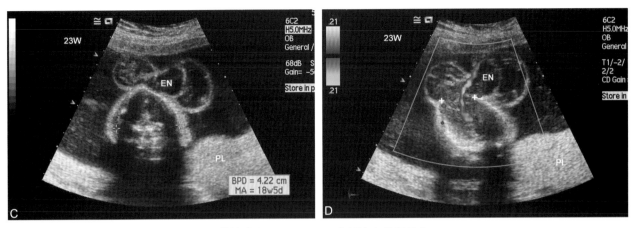

图 7-3-18　23 周胎儿枕部脑膨出（羊膜带综合征，图 7-3-12 病例的产前所见）

A. 头部横切显示枕骨缺损 2.14 cm，脑膨出；B. 头部矢状切面显示枕骨缺损及脑膨出；C. 横切面显示头小与膨出包块，双顶径相当于 18 周 5d，头围相当于 19 周大小；D. 彩色多普勒显示脑内血管与膨出的脑组织内血管相延续。EN. 脑膨出；"＋＋"之间为枕骨缺损；PL. 胎盘

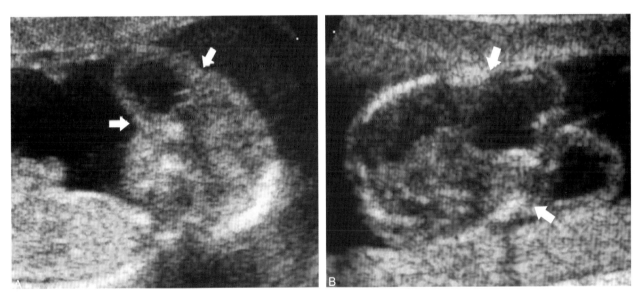

图 7-3-19　17 周胎儿羊膜带综合征合并额部脑膨出

颅脑矢状切面（图 A）及横切面（图 B）显示额部颅骨连续性回声中断（箭头所示），脑组织从缺损处向外膨出，颅脑结构回声紊乱

合并其他畸形越多或染色体异常者，预后越差。脑或脑膜膨出新生儿总病死率约 40%，存活者 80% 以上有智力和神经系统功能障碍。额部小的脑膨出，不伴有其他畸形时，其预后较位于其他部位的相同大小脑膨出好，这可能与少部分额叶皮质缺失引起较少神经功能缺损有关，但额部脑膨出可导致语言障碍。

单纯脑膜（脑）膨出不增加再发风险。也有报道该病有家族聚集性，属于常染色体显性遗传，复发风险 50%。脑膨出可能是遗传综合征（如 Meckel-Gruber 综合征等）的表现之一，这些综合征很多是常染色体隐性遗传，复发风险 25%。

补充叶酸参见无脑畸形。

（四）脊柱裂

胎儿脊柱裂是最常见的胎儿畸形之一，是后神经孔闭合失败所致，其主要特征是指背侧的两个椎弓未能融合在一起而引起的脊柱畸形，脊膜和（或）脊髓通过未完全闭合的脊柱疝出或向外露出。随着产前诊断技术的发展，产前主要应用超声、羊水甲胎蛋白（AFP）和母体血清 AFP 等筛查与诊断开放性脊柱裂，而这些方法却对闭合性脊柱裂缺乏敏感性，后者产前检出率则明显低于前者。由于脊柱裂的分类未统一，各有各的分类方法，因而在产前超声诊断上常引起这样或那样的纠纷。开放性与闭合性脊柱裂在胚胎发育上具有相关性，但是两者的临床病理生理明显不同，预后也明显不同，闭合性脊柱裂的预后明显好于开放性脊柱裂。随着宫内胎儿外科治疗技术的不断开展，产前鉴别两者相当重要。

　　大部分脊柱裂为单纯脊柱裂，合并其他器官、系统畸形者不多。引起脊柱裂的原因很多，主要与遗传倾向和环境因素的综合作用有关。其发生率有明显的地域、种族差别（表 7-3-1）。此外社会经济落后，可导致本病的发生率增加。少数病例尤其是合并其他畸形的脊柱裂，常与某些特殊原因有关，如伴有神经管缺陷的流产胎儿中发生三倍体畸形的比例极高，脊柱裂可发生于 13 三体和 18 三体及染色体部分缺失和重复畸形中。

　　【畸形特征】

　　脊柱裂是一组不同性质、具有多种表现的脊柱畸形，所有病变均为间充质、骨质和神经组织在纵向位置的不完全闭合。

　　临床上对于脊柱裂的分类众多，外科学把脊柱裂分为隐性脊柱裂和显性脊柱裂，或分为隐性脊柱裂和囊性脊柱裂。隐性脊柱裂指只有椎管的缺损而无椎管内容物的膨出，一般无须治疗；囊性脊柱裂指在椎板闭合不全的基础上，椎管内组织向外突出，使局部形成大小程度不等的囊状隆起。囊性脊柱裂分为三种：脊膜膨出（脊膜囊样膨出，含脑脊液，不含脊髓神经组织），脊髓脊膜膨出（膨出物含有脊髓神经组织），脊髓膨出（脊髓一段呈平板式暴露于外界），前两者背部皮肤可正常，可有毛发或色素沉着，也可有皮肤缺损，后者局部表面没有皮肤，椎管及脊膜敞开。部分影像学教科书上将脊柱裂分为显性和隐性脊柱裂、开放性和闭合性脊柱裂、开放

性神经管闭合不全和隐性神经管闭合不全等。这些分类方法中，开放性和闭合性脊柱裂分类法适用产前诊断，目前较普遍的观点是根据是否有神经组织（神经基板）暴露在外或病变部位是否有完整的皮肤覆盖分为开放性脊柱裂和闭合性脊柱裂。

　　1. **开放性脊柱裂**　开放性脊柱裂是指病变部位皮肤连续性中断，椎管内成分部分或全部经过脊柱缺损处向后膨出，常伴有背部肿块，脑脊液通过缺损处漏出，好发于腰段或骶尾段水平。常见类型如下（图 7-3-20，图 7-3-21）。

　　（1）脊膜膨出：病变部位背部皮肤缺损，皮肤缺损处有囊性包块，囊壁为脊膜，囊内容物为脑脊液（图 7-3-20B，图 7-3-21A）。

　　（2）脊髓脊膜膨出：病变部位背部皮肤缺损，皮肤缺损处有囊性包块，囊壁为脊膜，囊内容物为马尾或脊髓组织（图 7-3-20C，图 7-3-21B）。

　　（3）脊髓外露：病变部位背部皮肤缺损，一段脊髓呈平板式自缺损处暴露于外界（图 7-3-20D，图 7-3-21C）。

　　2. **闭合性脊柱裂**　闭合性脊柱裂是指病变部位皮肤无缺损、完整连续，椎管内成分部分或全部经过脊柱缺损处向后膨出或不膨出，可伴或不伴背部包块，脑脊液不能通过缺损处漏出椎管。根据有无背部包块，闭合性脊柱裂分为有包块型和无包块型。

　　（1）有包块型闭合性脊柱裂：典型特征是脊柱缺损处背部皮下出现包块，多位于腰段和腰骶段，包括以下 4 种类型。

　　①脊膜膨出：病变部位无皮肤缺损，脊膜从脊

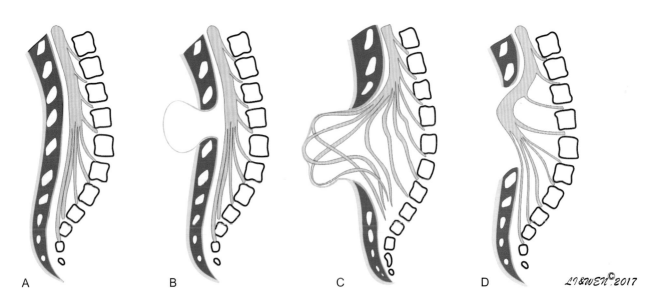

图 7-3-20　开放性脊柱裂分类

　　A. 正常脊柱；B. 脊膜膨出；C. 脊髓脊膜膨出；D. 脊髓外露

柱裂口部位膨出，形成囊性包块，囊内容物为脑脊液（图 7-3-22A）。

②脂肪脊髓脊膜膨出：病变部位无皮肤缺损，脂肪组织和脊髓组织通过脊柱裂口膨出，形成皮下包块，神经-脂肪界面在椎管外（图 7-3-22B）。

③脂肪脊髓裂：病变部位无皮肤缺损，脂肪组织通过脊柱裂口膨出，形成皮下包块，神经-脂肪界面在椎管内。

④末端脊髓囊状膨出：也称为空洞性脊髓突出，

病变部位无皮肤缺损，积水的脊髓和蛛网膜经脊柱裂口处膨出，囊内容物为脑脊液，囊性包块位于皮下（图 7-3-22C）。

（2）无包块型闭合性脊柱裂：典型特征是背部皮肤完整，无皮下包块，脊柱裂口一般较小，影像学表现不典型。包含以下类型。

①脊髓纵裂：病变部位无皮肤缺损，体表无明显包块，脊髓为骨性或纤维组织分隔成两个对称或不对称的半脊髓（图 7-3-23A）。

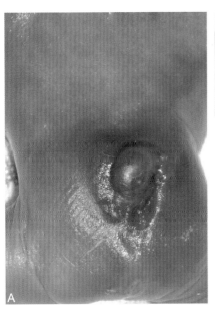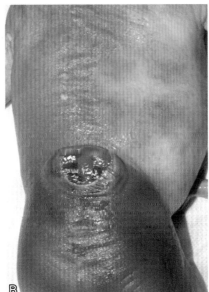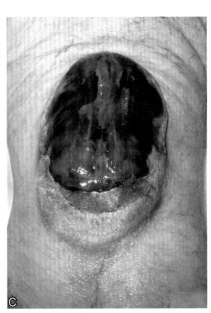

图 7-3-21　开放性脊柱裂病理标本
　　A. 脊膜膨出；B. 脊髓脊膜膨出；C. 脊髓外露

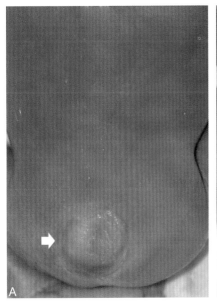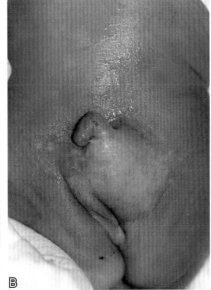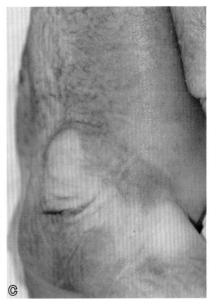

图 7-3-22　有包块型闭合性脊柱裂病理标本
　　A. 脊膜膨出；B. 脂肪脊髓脊膜膨出；C. 末端脊髓囊状膨出

②终丝脂肪瘤：病变部位无皮肤缺损，体表无明显包块，脂肪瘤位于终丝尾端，典型病例X线片检查可见微小脊柱裂，20%患儿表现为脊柱侧弯。

③终丝紧张：病变部位无皮肤缺损，体表无明显包块，脊髓圆锥下移，终丝变短变粗，直径在2mm以上，脊柱裂口较小且隐蔽。

④皮毛窦（图7-3-23B）：也称为背侧上皮窦，从皮肤表面向内延伸的长短不一的管道，内衬上皮组织，该窦道的深浅不一，可以局限在皮下或穿破硬膜囊直达椎管内，背部皮肤常伴有毛发、皮肤凹陷、血管瘤等，脊柱裂口较小且隐蔽。

⑤尾端退化综合征（图7-3-23C）：是由于尾端细胞团发育受到干扰所致，多表现为尾端椎体和脊髓缺如（腰骶未发育），也可伴有多种畸形，如并腿畸形（下肢融合）、肛门闭锁、外生殖器畸形、膀胱外翻、肾发育不良和异位肾等。

【超声特征】

胎儿脊柱的产前超声检查受孕周、胎位、羊水、母体等因素影响，也与检查者的经验密不可分。检查胎儿脊柱时，应尽可能从脊柱的横切面、矢状切面和冠状切面来观察，从而更准确地评价胎儿脊柱及皮下软组织的情况。当发现脊柱裂后，应仔细观察背部皮肤的连续性是否中断，有无"柠檬征""香蕉小脑"、脑积水等颅脑声像改变，以区分是开放性还是闭合性脊柱裂（图7-3-24）。脊柱后方有囊性包块时，仔细观察以下几方面：①囊壁厚度，是单纯的脊膜覆盖，还是由较厚皮肤覆盖；②囊内容物的回声强弱，是单纯的液性回声，还是包含神经组织；③病变所在部位：圆锥水平；④椎体有无异常；⑤有无脊柱侧弯畸形。利用高频探头，可以较好地观察脊髓拴系和神经基板。一旦发现胎儿脊柱裂后，应对胎儿做全身系统评价，观察有无伴发其他畸形。尾端细胞团与泄殖腔的发育在同一时期，因此，尾端脊柱异常时常伴下消化道和泌尿生殖道畸形，如脐膨出、泄殖腔外翻、肾畸形等。

由于超声受到椎弓板及骨性占位病变声影的影响，对于椎管内的脊髓结构显示欠清晰，MRI可以弥补超声这方面的不足，并可以从多层面观察脊髓及其他并发症，如脊髓圆锥低位、终丝增粗、脊髓脂肪瘤变、脊髓空洞、脊髓脊膜膨出、椎管内肿瘤等，对超声检查起到很好的补充作用。

1. 开放性脊柱裂　开放性脊柱裂背部皮肤缺损，神经组织与外界相通，脑脊液可以通过裂口进入羊膜腔，导致脑脊液的循环障碍，从而出现一系列颅脑声像和羊水化学成分改变。因此，产前可通过特征性脊柱、颅脑声像改变、母体血清学AFP、羊水AFP、羊水乙酰胆碱酯酶测定等手段诊断开放性脊柱裂。

开放性脊柱裂声像图表现包括以下几方面。

（1）脊柱声像改变

①矢状切面上，正常脊柱椎体和椎弓骨化中心形成的前后平行排列的两条串珠样强回声带在脊柱

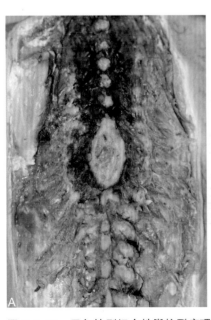
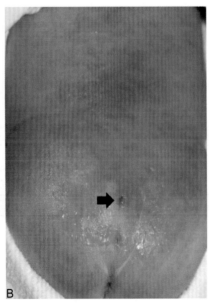
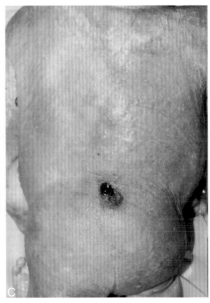

图7-3-23　无包块型闭合性脊柱裂病理标本

A. 脊髓纵裂；B. 皮毛窦；C. 尾端退化综合征

裂部位后方的强回声线连续性中断，同时该处皮肤高回声带和软组织回声缺损。合并脊膜或脊髓脊膜膨出时，裂口处可见一囊性包块（图 7-3-26A、C），包块内有马尾或脊髓组织，壁较薄。较大脊柱裂时，矢状切面可显示明显的脊柱后凸畸形（图 7-3-27C）。

②脊柱横切面时脊椎三角形骨化中心失去正常形态，位于后方的两个椎弓骨化中心向后开放，呈典型的"V"或"U"字形改变（图 7-3-25C、图 7-3-26B、D，图 7-3-27D）。

③脊柱冠状切面亦可显示后方的两个椎弓骨化中心距离增大。

④脊髓脊膜膨出和脊髓外露的区别在于神经基板相对于皮肤的位置，前者神经基板由椎裂部位向背部突出，后者则与背部皮肤平齐；脊髓脊膜膨出和脊膜膨出均表现为背部囊性包块，前者囊内容物为马尾和脊髓组织，后者为脑脊液。

（2）颅脑声像改变

①颅后窝池消失及小脑异常：开放性脊柱裂颅后窝池消失，小脑变小，弯曲向前似"香蕉"，称为"香蕉小脑"，即小脑扁桃体疝，又称为 Chiari Ⅱ畸形（图 7-3-24A、C、图 7-3-25A，图 7-3-27B）。有文献报道，香蕉小脑对于诊断 Chiari Ⅱ畸形的敏感性达 99%，几乎所有的开放性脊柱裂都表现为小脑异常，且小脑声像改变与孕周关系不密切。因此，颅后窝池消失与小脑异常强烈提示开放性脊柱裂的存在。

②"柠檬头征"：脊柱裂胎儿脑内结构移位，颅内压力降低，中孕期横切胎头可观察到前额隆起，两侧颞骨内陷，形似柠檬，称为柠檬征（图 7-3-24B、图 7-3-27A），这种征象最早可在 13 周观察到，24 周前，98% 的病例有此特征，随着孕周增加，双侧颞骨内陷所致"柠檬征"至晚孕期由于脑积水致颅内压力增高而缓解，24 周后仅 13% 可检出此征象。也有文献报道 1%～2% 的正常胎儿可出现此征象，但正常胎儿不伴脑内其他异常征象，如脑室扩大、香蕉小脑。

③脑室扩大（图 7-3-27A）：1/3 的脑积水胎儿有脊柱裂，而 3/4 的脊柱裂胎儿到 24 周均可出现脑积水，随着孕周的增大，几乎 100% 均有脑积水。

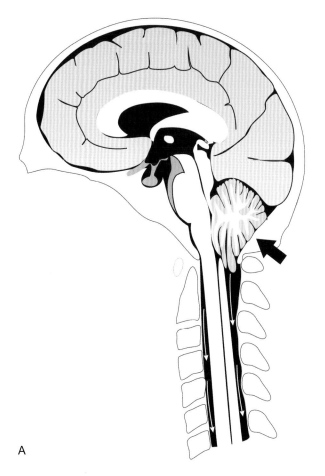

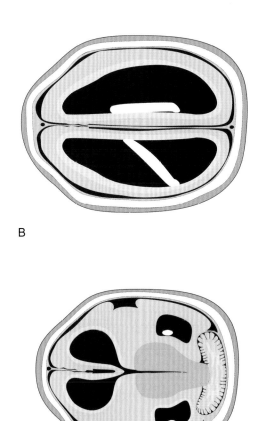

图 7-3-24　开放性脊柱裂 Chiari Ⅱ畸形、柠檬征及香蕉小脑征与颅后窝池消失

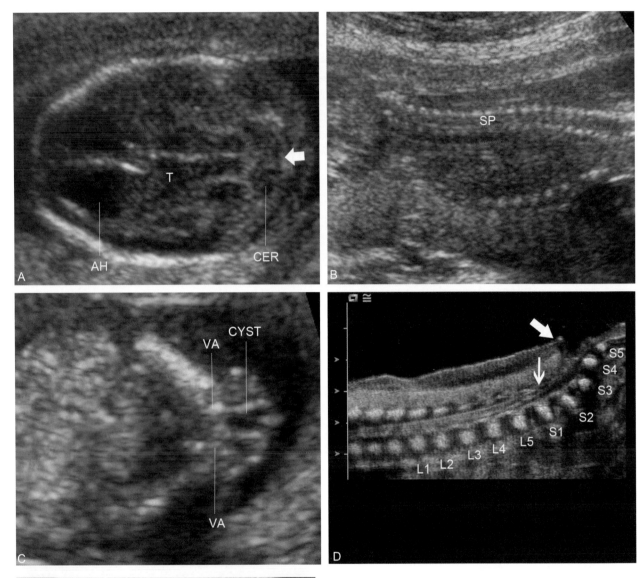

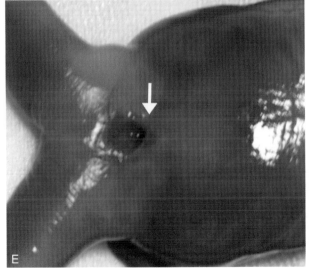

图 7-3-25　20 周胎儿开放性脊柱裂（脊髓脊膜膨出）

　　小脑水平横切面（图 A）显示颅后窝池消失（箭头所示），小脑（CER）变小，弯曲向前似"香蕉"。脊柱整体矢状切面（图 B）未发现脊柱（SP）存在明显异常。横切面放大脊柱图像，沿着脊柱颈段向尾段仔细连续追踪观察，发现骶尾部小囊性脊柱裂，该处脊柱横切面（图 C）表现为椎弓（VA）骨化中心裂开，呈外"八"字改变，裂开处膨出一囊性包块（CYST），包块大小约 0.8 cm×0.76 cm，囊内有多条强回声带。胎儿引产后病变处囊性包块破裂，脊柱产后超声矢状切面（图 D）显示骶 3 以远的椎弓骨化中心连续性回声中断，同时该处皮肤强回声带和软组织回声缺损，脊髓圆锥下缘位于骶 1 下缘。标本照片（图 E）。T. 丘脑；AH. 前角

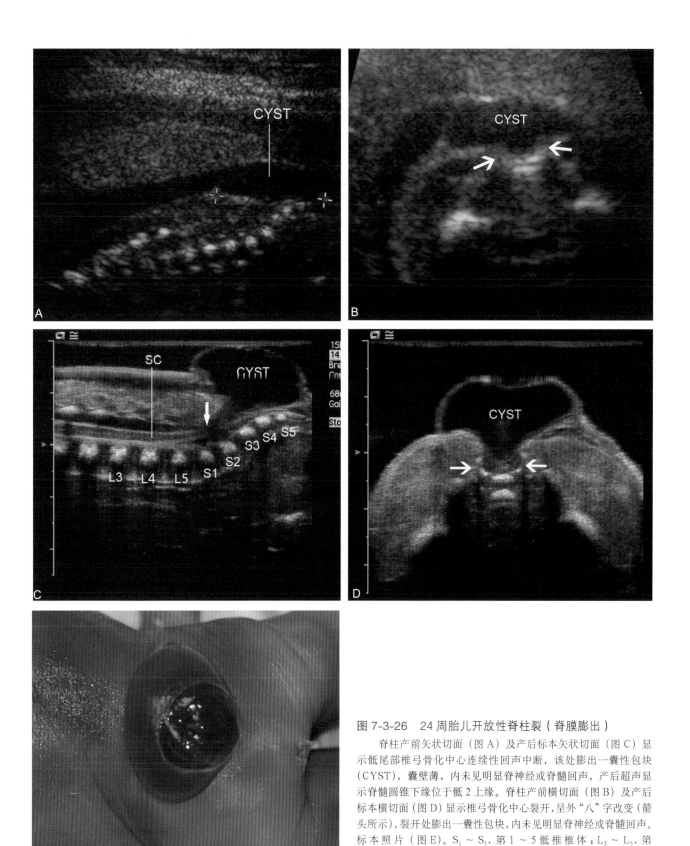

图 7-3-26　24 周胎儿开放性脊柱裂（脊膜膨出）

　　脊柱产前矢状切面（图 A）及产后标本矢状切面（图 C）显示骶尾部椎弓骨化中心连续性回声中断，该处膨出一囊性包块（CYST），囊壁薄，内未见明显脊神经或脊髓回声，产后超声显示脊髓圆锥下缘位于骶 2 上缘。脊柱产前横切面（图 B）及产后标本横切面（图 D）显示椎弓骨化中心裂开，呈外"八"字改变（箭头所示），裂开处膨出一囊性包块，内未见明显脊神经或脊髓回声。标本照片（图 E）。$S_1 \sim S_5$. 第 1 ～ 5 骶椎椎体；$L_3 \sim L_5$. 第 3 ～ 5 腰椎椎体；SC. 脊髓

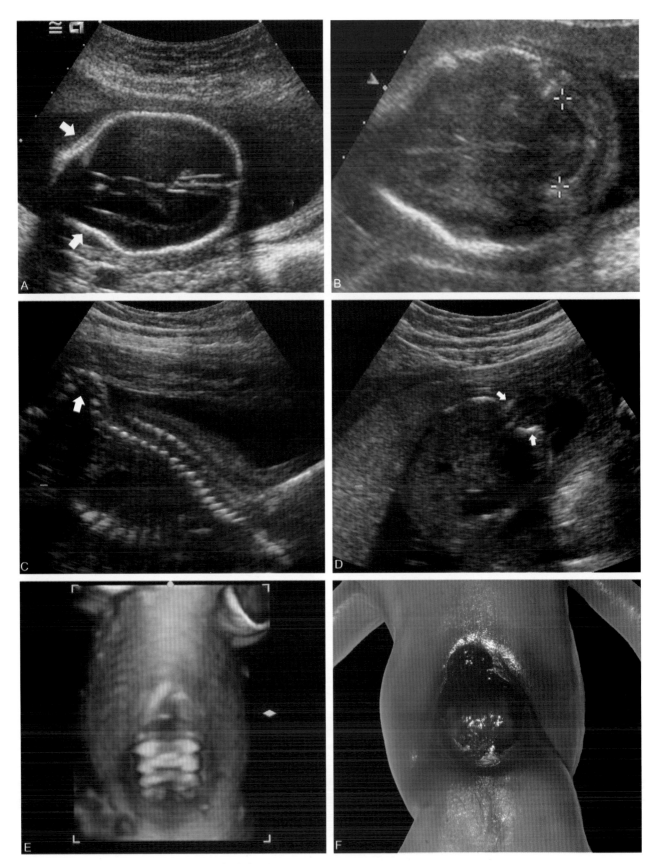

图 7-3-27　23 周胎儿开放性脊柱裂（脊髓外露）

　　胎儿侧脑室水平横切面（图 A）显示前额隆起，两侧颞骨内陷，形似柠檬，双侧侧脑室扩张。经小脑横切面（图 B）显示颅后窝池消失，"香蕉小脑"。胎儿脊柱矢状切面（图 C）显示胎儿胸腰段脊柱椎弓骨化中心连续性回声中断，同时该处皮肤强回声带和软组织回声缺损，该段脊柱明显后凸畸形。脊柱横切面（图 D）显示椎弓骨化中心裂开，呈外 "八" 字改变（箭头所示），裂开处脊髓暴露在羊水中。脊柱三维成像（图 E）显示胸腰段脊柱椎弓裂开，脊柱明显后凸。标本照片（图 F）

④双顶径小于孕周：据报道，61% 胎儿双顶径可低于正常胎儿 5 个百分位，而头围仅有 26% 低于正常。

（3）合并症：常合并羊水过多、脑积水及无脑畸形。最常见于足内翻畸形，也可有足外翻、膝反屈、先天性髋关节脱位。其他畸形有染色体畸形、肾畸形等。

2. 闭合性脊柱裂 闭合性脊柱裂背部皮肤完整，神经组织与外界不相通，没有脑脊液外渗入羊膜腔，因此，无典型的颅脑声像改变，母体血清学 AFP、羊水 AFP、羊水乙酰胆碱酯酶多正常（少数闭合性脊柱裂伴腹壁异常者，母血 AFP 升高）。有包块型闭合性脊柱裂产前有可能因为背部肿块而被

检出，但是新生儿表现出来的背部包块在胎儿期不一定表现出来，因此，有包块型闭合性脊柱裂产前漏诊也非常常见（图 7-3-29A），只有在胎儿期有明显背部包块者，才有可能在产前检出。无包块型闭合性脊柱裂产前检出率极低（图 7-3-29B）。由于闭合性脊柱裂种类繁多，有包块型闭合性脊柱裂和开放性脊柱裂合并脊膜膨出和（或）脊髓脊膜膨出均表现为受累段脊柱表面膨出一包块。前者包块表面有皮肤组织包绕，囊壁回声常常较厚（图 7-3-28、图 7-3-32），后者膨出包块表面常只有脊膜包绕，囊壁回声较薄。但目前囊壁厚度的判断没有标准，只能依靠个人经验，具有主观性，因此，囊壁厚度只能作为两者鉴别诊断辅助指标。两者的鉴别可根

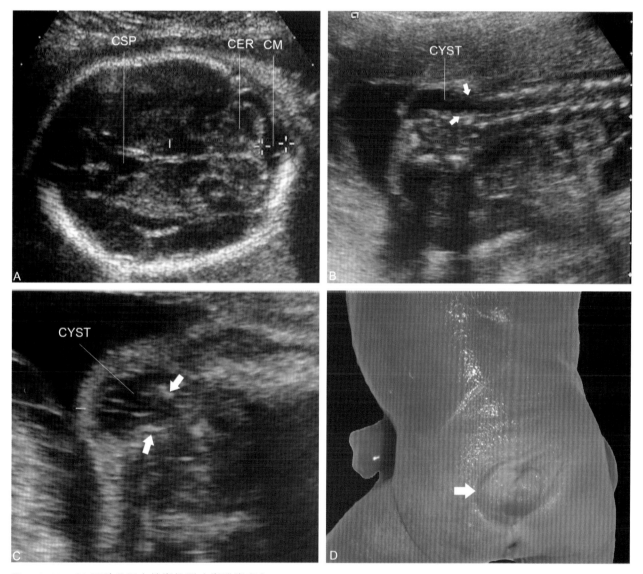

图 7-3-28 23 周胎儿闭合性脊柱裂（脊膜膨出）

小脑水平横切面（图 A）未见明显异常。脊柱矢状切面（图 B）显示骶尾部椎弓连续性回声中断，中断处膨出一囊性包块，囊壁较厚，其内可见多条强回声带。病变段脊柱横切面（图 C）显示椎弓骨化中心裂开（箭头所示），呈外“八”字改变，裂开处膨出一囊性包块（CYST），囊壁较厚，其内可见多条强回声带。标本照片（图 D）显示脊柱骶尾部膨出一包块，其表面皮肤完整

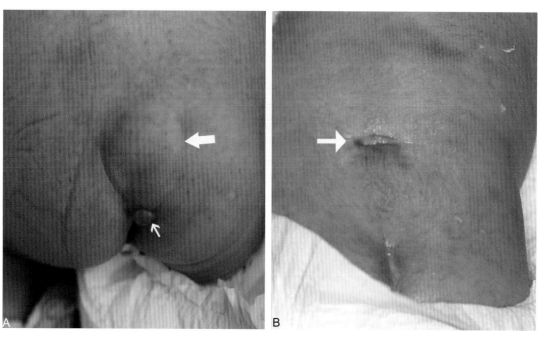

图 7-3-29　产前漏诊的闭合性脊柱裂

A. 有包块型闭合性脊柱裂新生儿照片；B. 无包块型闭合性脊柱裂新生儿照片

据后者有特征性的颅内声像改变和母血 AFP 升高来鉴别。

有包块型闭合性脊柱裂各类型之间的鉴别诊断可根据囊内容物的回声强度、脊髓位置、囊壁厚度来加以区别。脊膜膨出囊内容物为脑脊液，表现为无回声，无神经组织进入囊内，可伴有脊髓拴系综合征，好发于胸段和颈段。脂肪脊髓脊膜膨出和脂肪脊髓裂膨出与脊膜膨出的区别在于囊内高回声包块和脊髓圆锥低位是主要区别点。但当包块较小、且脊柱贴近子宫壁时，易漏诊，横切面检查对鉴别椎弓根裂开非常重要。根据基板 - 脂肪界面的位置可以区分两者。脂肪脊髓脊膜膨出蛛网膜下腔扩大，推挤神经基板向后移位，自脊柱裂的水平向外突出，基板 - 脂肪界面在椎管外。脂肪脊髓裂的脂肪通过脊柱裂口到达椎管内，附着在神经基板上，基板 - 脂肪界面在椎管内。磁共振可以帮助确定有无脊髓拴系和囊内有无脂肪组织。末端脊髓囊状膨出在闭合性脊柱裂中占 3.5%～7%，是一种少见的闭合性脊柱裂，好发于腰骶段，特征是脊髓中央管尾端的囊状扩张，且通过薄片状缺损向背部突出，背部皮肤连续完整，常伴脊髓拴系和脊膜膨出，当囊肿过大时，也可伴发 Chiari Ⅱ 畸形。作者发现过 1 例极为罕见的胸段椎体裂开合并脊膜脊髓膨出的闭合性脊柱裂（图 7-3-30）。

骶尾部脊柱裂应与骶尾部囊状畸胎瘤相鉴别，

开放性脊柱裂与囊状畸胎瘤较容易鉴别，前者有特征性颅内结构异常，后者颅内结构正常。闭合性脊柱裂与囊状畸胎瘤产前鉴别较困难，鉴别要点是观察脊柱的完整性和囊性包块是否与椎管交通。骶尾部囊状畸胎瘤的母血 AFP、羊水 AFP、羊水乙酰胆碱酯酶在中孕期一般正常，偶可在晚孕期升高，由于高心排血量随孕周进展，可表现为胎儿水肿。

无包块型闭合性脊柱裂由于背部无肿块，产前几乎全部漏诊（图 7-3-29B、图 7-3-33）。漏诊原因主要为病变不典型，无颅内声像改变，血清学正常，出生后偶尔被发现。闭合性脊柱裂预后较好，多不影响神经功能，因此，产前能区分开放性和闭合性脊柱裂对于指导优生优育和临床处理很重要。

终丝脂肪瘤是指脂肪瘤在终丝组织内（图 7-3-34），终丝紧张是指终丝增粗变短，皮毛窦是指管道样结构连接于椎管与表面皮肤之间，上述病变如单独发生时，产前很难诊断，预后一般较好，MRI 在晚孕期能较好的显示该类病变，但一般不作为常规检查项目。目前胎儿脊柱的评价一般在 18～22 周，多采用经腹部探头，频率 3～5 MHz。对于母血 AFP 升高、畸形足、怀疑有脊柱裂的胎儿，低频探头有可能发现脊髓圆锥位置低。但是低频探头在评价圆锥位置、脊髓中央管和神经根时，分辨率仍不满意。目前有学者研究用高频探头探讨其对晚孕期胎儿脊髓的显示，研究表明高频超声不仅能发现脊

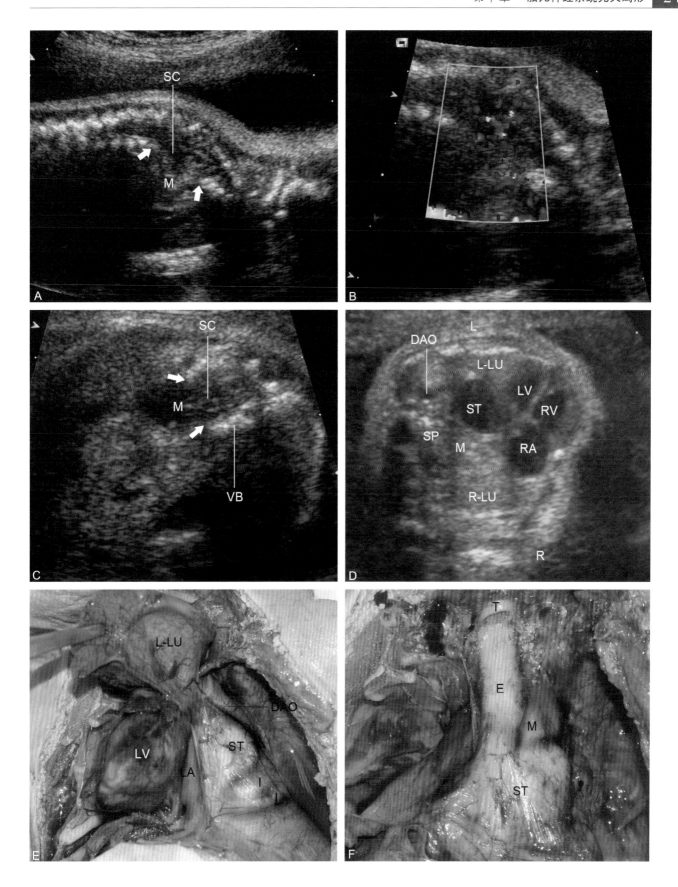

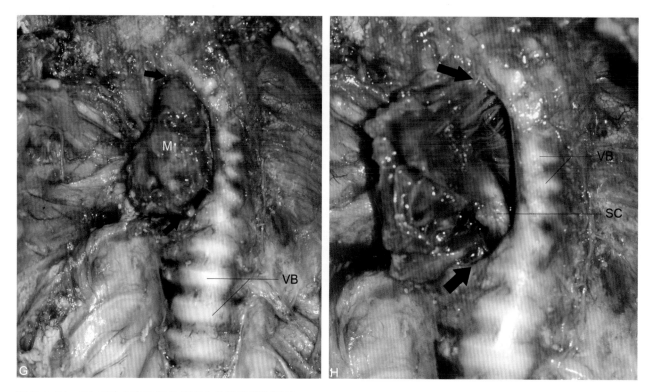

图 7-3-30   24 周胎儿胸段椎体裂开合并脊膜脊髓膨出

　　胎儿胸段脊柱矢状切面二维（图 A）及彩色多普勒（图 B）显示胎儿脊柱腹侧椎体裂开，脊髓及脊膜从缺损处向胸腔内膨出。病变段脊柱横切面（图 C）显示椎体（VB）骨化中心右侧裂开（箭头所示），裂开处膨出一混合性包块（M），该包块与周边组织分界欠清。四腔心切面（图 D）显示左心房后方可见胃泡（ST）回声，胃泡与膨出包块紧贴在一起。标本解剖翻开左肺（图 E），左房后方胸膜后可见胃及小肠（I）疝入其内。切除心肺胸腔腹侧观（图 F），胃后方可见一包块，解剖分离过程中，发现该包块与胃粘连在一起。把胸腹腔脏器切除胸腔腹侧观（图 G），胸椎椎体一侧裂开，裂口处膨出一包块。切开该包块（图 H），该包块的内容物为脊髓（SC）和脊神经。L-LU. 左肺；R-LU. 右肺；L. 左侧；R. 右侧；RA. 右心房；LV. 左心室；RV. 右心室；DAO. 降主动脉；E. 食管；T. 气管

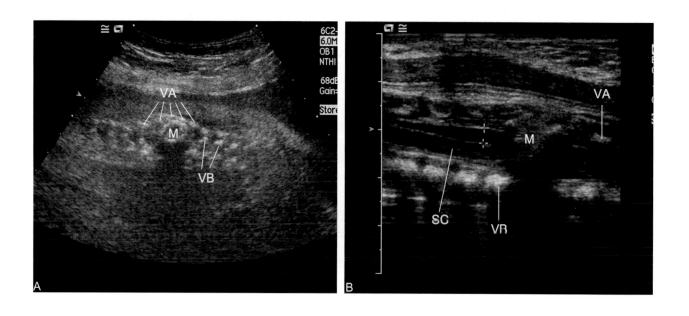

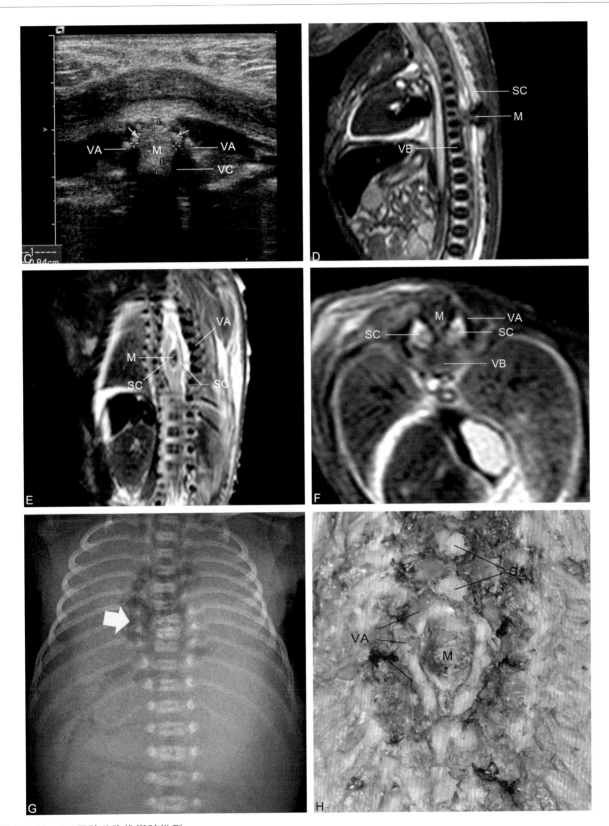

图 7-3-31　31 周胎儿胸椎脊髓纵裂

胎儿脊椎胸段冠状切面（图 A）显示椎管内可见一异常的圆形强回声占位病变（M），相应的椎弓（VA）骨化中心明显增宽。脊椎胸段矢状切面（图 B）显示椎管内可见一强回声占位病变，该处的脊髓（SC）明显受压。脊椎胸段横切面（图 C）显示椎管内可见一强回声占位病变，椎管及椎弓骨化中心明显增宽，该处的脊髓受压分为两部分。MRI T₂W 脊椎胸腰段椎弓矢状位（图 D）、椎管冠状位（图 E）及胸 7 椎横轴位（图 F），显示胸 6～9 椎管内占位，后缘骨性结构将脊髓分为两半，分裂两半脊髓于远端汇合。第 7 胸椎椎体小。胸腰段脊柱 X 线正位片（图 G），在胸 6～9 椎管可见一高密度影占位（箭头所示），相应的椎弓骨化中心明显增宽。标本脊椎的病理解剖（图 H），在胸 6～9 椎部位可见一实质性占位病变，向椎管内突，相应椎弓（VA）明显增宽，该占位病变的表层为脂肪组织，剥离其表层脂肪组织后，可见一圆盘状骨性结构（M）突入椎管。VA. 椎弓；M. 包块；VB. 椎体；S. 棘突；VC. 椎管

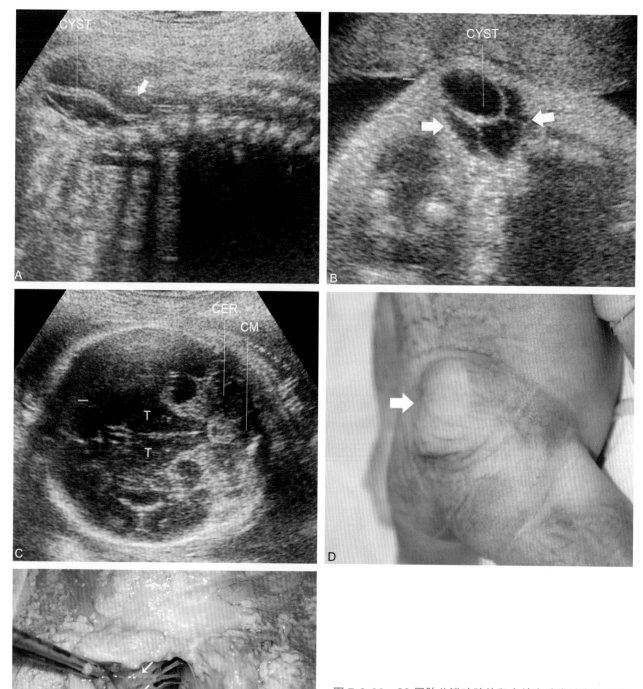

图 7-3-32　30 周胎儿泄殖腔外翻合并末端脊髓囊状膨出

　　脊柱矢状切面（图 A）显示骶尾部椎弓连续性回声中断（粗箭头所示），中断处膨出一囊性包块（CYST），囊壁较厚，其内可见多条强回声带，病变部位皮肤回声完整。病变段脊柱横切面（图 B）显示椎弓骨化中心裂开（箭头所示），呈外"八"字改变，裂开处膨出一囊性包块，囊壁较厚，其内可见多条强回声带，病变部位皮肤回声完整。小脑水平横切面（图 C）未见明显异常。标本照片（图 D）显示脊柱骶尾部偏左侧膨出一较大的包块，其表面皮肤完整。病理解剖（图 E）显示脊神经与周边组织粘连明显（细箭头所示），下段脊髓形成空洞

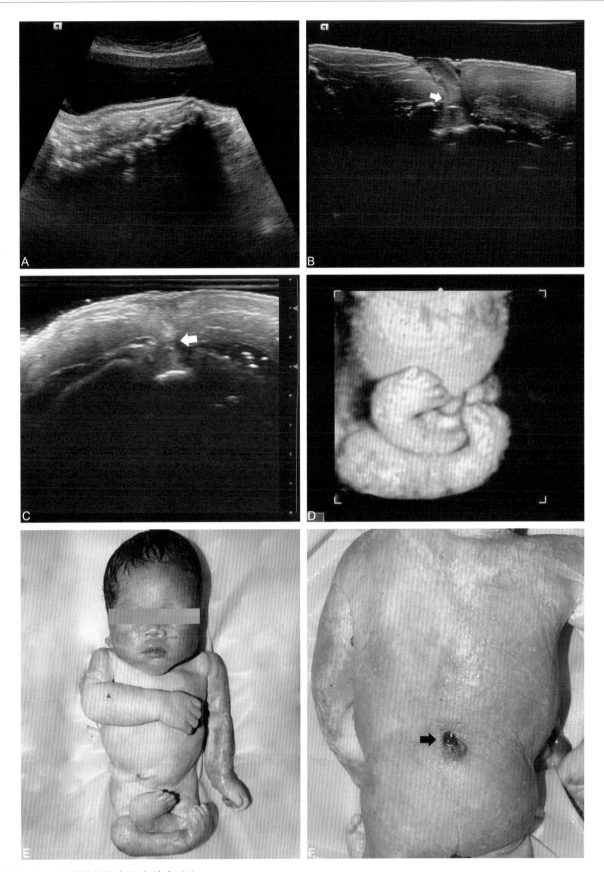

图 7-3-33 尾端退化综合征合并皮毛窦

产前超声（6 MHz 探头）脊柱矢状切面（图 A）显示胎儿腰骶尾段脊柱发育不全。产后超声（14 MHz 高频探头）脊柱矢状切面（图 B）及横切面（图 C）显示胸椎处低回声椎管连通脊髓及皮肤（箭头所示）。标本照片腹侧观（图 A）显示胎儿躯干短小，双下肢交叉盘坐，呈"佛坐姿"。标本照片背侧观（图 B）显示胸椎末端处皮肤窦口（箭头所示）

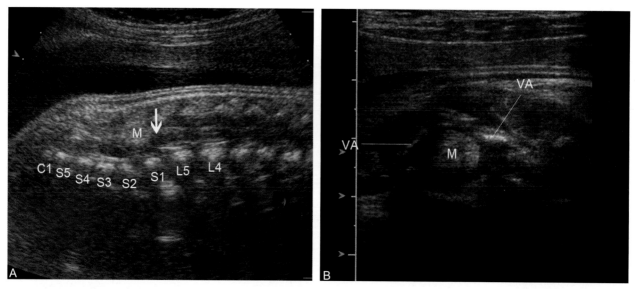

图 7-3-34   38 周胎儿终丝脂肪瘤

产前超声（6MHz 探头）脊柱矢状切面（图 A）骶段椎管内圆形强回声占位病变（M），位于骶 1（S1）~ 骶 2（S2）之间，脊髓圆锥上移受阻，位于骶 1 上缘（箭头所示）。产前超声（14 MHz 高频探头）横切病变部位脊柱（图 B）显示椎管内圆形的强回声占位，双侧椎弓（VA）间隙增宽

髓的正常变异和脊髓圆锥的位置，同时在显示脊髓病变上显示出优势，如显示终丝紧张、终丝脂肪瘤、皮毛窦、脊髓拴系综合征。而这些病变在不伴发其他畸形时，常被漏诊。但由于胎儿在子宫内位置的可变性及高频超声穿透力较差容易受到母体肥胖等因素的影响，目前尚无大规模的临床研究。

脊髓纵裂是指脊髓被骨性或纤维组织分隔，产前超声主要表现为脊柱横切面和冠状切面上病变部位椎管内可见高回声占位性病变，后方可有明显声影，占位病变使脊柱两侧后骨化中心明显增宽，部分可突出后骨化中心。由于脊髓受压被分为两部分（图 7-3-31），仔细探查可见双脊髓图像。病变区皮肤可略向后凸，但连续完整。

【临床处理及预后】

脊柱裂的临床预后和病变平面有关。脊柱裂病变平面越低，病变内仅含脑脊液而无神经组织，预后越好。约 25% 为死产胎儿。早期外科手术可以使许多脊柱裂新生儿存活，但成活者常有严重功能障碍，主要有双下肢瘫痪、大小便失禁等。如果不手术，17% 的患者可成活至 10 多岁。智力障碍与伴发脑积水有关。

开放性脊柱裂与闭合性脊柱裂临床预后明显不同，开放性脊柱裂有两方面神经损伤，一方面受累段脊髓神经的损伤，导致双下肢运动异常和大小便失禁，合并足内翻畸形时，提示脊神经严重损伤。另一方面阿诺德 - 基亚里 Ⅱ 型畸形导致

脑室扩张或脑积水，影响运动、脑神经、认知功能。闭合性脊柱裂受累段脊髓神经损伤常较轻，新生儿和婴幼儿期症状不明显，随着年龄增长椎管生长较脊髓快，而脊柱裂导致脊髓圆锥及马尾和椎管后壁的粘连，使脊髓圆锥位置不能随发育而向头侧移位，被粘连部位或者异常神经终丝牵拉缺血，导致脊髓拴系综合征，神经功能受损症状可能会越来越明显，但随着诊断水平提高、诊断时间提早及神经外科显微手术发展，闭合性脊柱裂的治疗已取得较好临床疗效。

脊髓脊膜膨出是最常见的脊柱裂类型，有开放性和闭合性之分，也是目前宫内手术开展的主要对象。对于开放性脊髓脊膜膨出的胎儿，尽管一出生就进行手术，但是脊髓和周围神经损伤在出生时已经相当明显，且不可避免，下肢运动功能损伤的程度与脊髓损伤的水平密切相关。几乎所有的开放性脊髓脊膜膨出的婴儿出生时都有阿诺德 - 基亚里 Ⅱ型畸形，有学者认为，脊髓脊膜膨出患儿的神经损伤并非完全由开放性神经管缺损引起，而是由于胚胎时期慢性机械损伤和羊水对胎儿裸露神经组织逐渐产生的化学损伤所致。在子宫内早期修复胎儿的脊柱裂可阻止脊髓损伤的发展，改善出生时的脊髓功能。

脊柱裂与遗传和环境相关，该病存在常染色体隐性遗传。既往有脊柱裂孕产史的孕妇再发风险明显增高。既往分娩 1 胎脊柱裂，下次妊娠的再发风

险为 2%～5%，既往分娩 2 胎脊柱裂，下次妊娠的再发风险为 6%。

补充叶酸参见无脑畸形。

二、脑积水和脑室扩张

胎儿脑积水（hydrocephalus）是指脑脊液过多地聚集于脑室系统内，致使脑室系统扩张（ventriculomegaly）和压力升高。其发生率在新生儿中约 2‰。侧脑室径＞ 10 mm，而＜ 15 mm 为轻度脑室扩张。侧脑室径＞ 15 mm 应考虑有脑积水或明显脑室扩张。

脑室包括两侧侧脑室、第三脑室和第四脑室。左右侧脑室借左、右室间孔与第三脑室相连，后者通过中脑导水管与第四脑室相通，第四脑室向下与

脊髓中央管相通，并通过第四脑室顶下角的正中孔和两侧角的外侧孔（左、右各一）与蛛网膜下隙相通。脑室系统内含脑脊液，由位于各脑室内的脉络丛产生，经侧脑室、第三脑室到第四脑室，最终经第四脑室的正中孔和左、右外侧孔进入蛛网膜下隙，经蛛网膜粒渗透到硬脑膜上矢状窦中，回流到血液循环。胎儿期脉络丛每天分泌的脑脊液量尚不清楚，据估计，新生儿每天分泌的脑脊液约 650 ml（成年人仅 140 ml/d）。脑脊液循环通路上任何环节出现问题，均可导致脑积水（图 7-3-35）。中脑导水管狭窄是脑积水最常见的原因（图 7-3-35B），可因胎儿宫内病毒感染、常染色体隐性基因及 X 连锁隐性基因引起。此外脉络丛乳头状瘤可导致脑脊液产生过多、Dandy-Walker 综合征可引起第四脑室正中孔和外侧孔闭锁，以及某些原因影响脑脊液吸收等

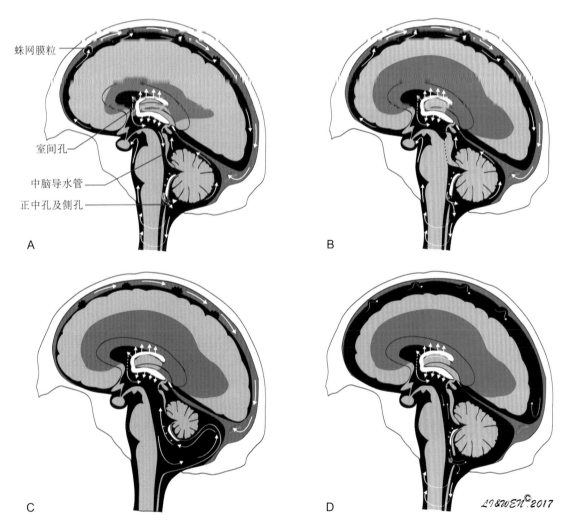

图 7-3-35　胎儿正常脑脊液循环及脑积水脑脊液循环

A．胎儿正常脑脊液循环模式图；B．中脑导水管狭窄导致脑积水模式图，第三脑室及双侧侧脑室系统均明显扩张，黑色虚线代表中脑导水管所在的位置；C．正中孔及侧孔梗阻导致脑积水模式图，第四脑室、中脑导水管、第三脑室及侧脑室系统均明显扩张；D．蛛网膜粒吸收障碍导致脑积水，蛛网膜下隙、第四脑室、中脑导水管、第三脑室及侧脑室系统均明显扩张

均可导致脑积水。

单纯轻度脑室扩张不伴有其他异常时，大部分不会发展成为脑积水，但少数病例可能为脑损伤或脑发育异常的早期表现。

【畸形特征】

头围明显增大，颅面比例失调，前囟扩大、张力大或隆起，颅骨骨缝变宽，颅骨变薄，前额突出，眼球多转向下方，呈"落日征"。中脑水管阻塞者，第三脑室和双侧侧脑室扩张。严重脑积水时，大脑皮质变薄。

【超声特征】

1. 脑室系统扩张（图7-3-36至图7-3-39），呈无回声区，其中的脉络丛似"悬挂"于脑室内。可为一侧侧脑室扩大，或两侧侧脑室扩大，也可表现为侧脑室、第三脑室、第四脑室均扩大。中脑导水管狭窄导致的脑积水，第四脑室不扩张（图7-3-37）。

2. 脑积水严重时，可有脑组织受压变薄（图

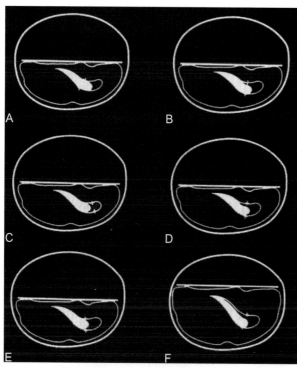

图7-3-36　侧脑室超声测量

A. 脉络丛充满侧脑室测量；B. 侧脑室测量标准位；C. 近枕角测量；A、B、C为侧脑室超声测量常用部位。所测结果相似，数值相差不大；D. 侧脑室外缘测量。E. 与侧脑室长轴成角测量；F. 非轴线测量，两侧大脑半球不对称；D、E、F为侧脑室超声测量错误部位。所测结果数值相差较大，正常胎儿6%～13%可超过正常值上限（10 mm）

7-3-37至图7-3-39）。

3. 侧脑室比率增大是诊断脑积水的一个很有价值的参数。早期侧脑室比率定义为脑中线距侧脑室外侧壁的距离与脑中线距颅骨内面的距离之比。目前由于仪器分辨率的提高，侧脑室可清楚显示，有许多参数可评价侧脑室的大小，主要有侧脑室宽度（前角、后角或三角区宽度）、侧脑室比率等。侧脑室比率的测量应在侧脑室水平横切面上测量，该平面应清楚显示出侧脑室前角、后角、透明隔腔、丘脑、脑中线等结构。侧脑室后角或三角区宽度（VpW）为侧脑室后角或三角区内、外侧壁间的距离，侧脑室前角宽度（VaW）为脑中线至侧脑室前角外侧壁的距离。脑球半径（HW）为同一平面上脑中线距颅骨内表面之间的距离，侧脑室比率VpW/HW表示侧脑室后角与脑球半径之比，VaW/HW表示侧脑室前角与脑球半径之比。VaW、VpW、VaW/HW、VpW/HW见表7-3-2。

4. 胎儿双顶径较同孕周为大，其增长率亦高于正常。16～32周胎儿双顶径每周增长3 mm时应认为增长过速，但双顶径测量不能作为本病诊断的唯一依据。头围与双顶径增大仅能作为间接征象，必须认真检测脑内结构如侧脑室增大。在脊柱裂合并脑积水时，头围和双顶径往往小于正常；胎儿脑发育较快时，胎儿呈不对称性生长，此时胎儿双顶径及头围亦大于正常。

5. 胎儿头围明显大于腹围。

6. 一侧脑积水时，脑中线向健侧偏移。

7. 第四脑室扩张或颅后窝池扩大，注意小脑蚓部探查，此时多为小脑蚓部缺失即Dandy-Walker畸形（图7-3-38）；注意颅后窝内是否有肿瘤压迫（图7-3-39）。

8. 积水型无脑畸形，表现为颅腔内充满液体，看不见脑中线回声，不能显示大脑镰及大脑半球，不规则的脑干组织突入囊腔内，呈所谓的"空头颅"声像（图7-3-40）。

注意事项如下。

（1）一次超声检查未发现脑室扩张，不能除外胎儿以后发育过程中不出现脑积水，对于高危孕妇，不同孕周的多次检测是必要的。

（2）侧脑室扩张或脑积水，有些病例要到晚孕期才出现，有些病例要到新生儿期或小儿期才出现，中孕期检查时侧脑室大小常常在正常范围内。

（3）确认侧脑室很重要。在中孕期，常可出现远侧大脑半球呈无回声，而近侧大脑半球由于多次

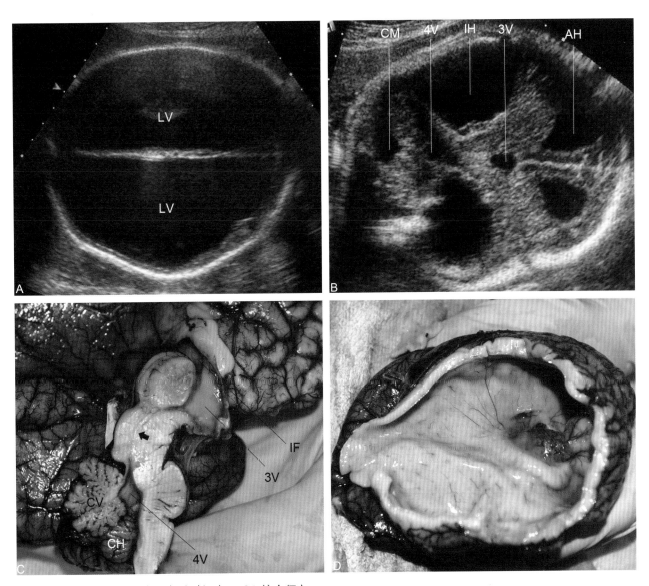

图 7-3-37　胎儿 X 连锁脑积水系列征（MASA 综合征）

　　孕妇第 1 胎是男婴，产前超声示脑积水，引后未行尸体解剖。本次妊娠亦为男胎和重度脑积水，引产后标本解剖发现中脑导水管狭窄导致脑积水和双手拇指屈曲内收。胎儿侧脑室水平横切面（图 A）显示双侧侧脑室（LV）明显扩张，大脑皮质明显变薄。小脑水平横切面（图 B）显示第三脑室（3V）及双侧侧脑室系统明显扩张，第四脑室（4V）及颅后窝池均无明显扩张。脑正中矢状切面（图 C）显示中脑导水管闭锁（箭头所示）、第三脑室（3V）明显扩张，室间孔（IF）明显扩张。切开侧脑室（图 D）显示侧脑室明显扩张，大脑皮质明显变薄。CM. 颅后窝池；4V. 第四脑室；IH. 侧脑室下角；AH. 侧脑室前角；CV. 小脑蚓部；CH. 小脑半球

反射而结构不清，此时若把无回声的大脑半球当作侧脑室，则很容易误诊为脑积水或侧脑室扩大。其实，此时真正的侧脑室为强回声而非无回声，因为侧脑室内有充满强回声的脉络丛。

　　（4）当检出脑积水或侧脑室扩大时，应注意胎儿其他部位畸形检测。据报道，83% 的病例合并有胎儿其他畸形。超声除详细检查胎儿形态结构外，还应进行详细的胎儿超声心动图检查和羊水或脐血穿刺染色体核型分析。

　　（5）应与前脑无裂畸形所致的单一巨大侧脑室相鉴别。

　　（6）产前超声检查一般只测远侧侧脑室大小，近侧侧脑室由于超声多次反射而显示不清，因此，对于近侧侧脑室扩张，而远侧侧脑室正常者，产前超声难以发现。

　　【临床处理及预后】

　　2.5%～4.5% 的病例会进行性加重，54%～84% 的病例可能合并其他畸形。无其他并发症的患者脑室－腹腔分流手术一般在产后 4d 内进行，手术本身风险较低，但导管感染和阻塞导致的并发症为 25%～50%。

　　一般来说，胎儿脑积水预后与其伴发畸形有密

表 7-3-2　侧脑室比率参数的正常值

孕 周	VpW (mm)			VpW/HW			VaW (mm)			VaW/HW		
	5th	50th	95th	5th	50th	95th	5th	50th	95th	5th	50th	95th
14+0～14+6	5.1	6.7	8.4	0.36	0.45	0.56	5.2	6.7	8.1	0.39	0.47	0.56
15+0～15+6	5.1	6.8	8.5	0.34	0.42	0.52	5.3	6.8	8.3	0.36	0.43	0.51
16+0～16+6	5.2	6.9	8.6	0.31	0.39	0.48	5.4	6.9	8.4	0.33	0.40	0.48
17+0～17+6	5.3	7.0	8.7	0.29	0.36	0.45	5.6	7.0	8.5	0.31	0.37	0.44
18+0～18+6	5.4	7.1	8.8	0.27	0.34	0.42	5.7	7.2	8.6	0.29	0.35	0.41
19+0～19+6	5.5	7.2	8.8	0.26	0.32	0.40	5.8	7.3	8.8	0.27	0.32	0.39
20+0～20+6	5.6	7.2	8.9	0.24	0.30	0.37	5.9	7.4	8.9	0.26	0.31	0.37
21+0～21+6	5.6	7.3	9.0	0.23	0.29	0.35	6.1	7.5	9.0	0.24	0.29	0.35
22+0～22+6	5.7	7.4	9.1	0.22	0.27	0.34	6.2	7.7	9.2	0.23	0.28	0.33
23+0～23+6	5.8	7.5	9.2	0.21	0.26	0.32	6.3	7.8	9.3	0.22	0.27	0.32
24+0～24+6	5.9	7.6	9.3	0.20	0.25	0.31	6.4	7.9	9.4	0.21	0.26	0.31
25+0～25+6	6.0	7.7	9.3	0.19	0.24	0.29	6.6	8.1	9.5	0.21	0.25	0.30
26+0～26+6	6.1	7.7	9.4	0.18	0.23	0.28	6.7	8.2	9.7	0.20	0.24	0.29
27+0～27+6	6.1	7.8	9.5	0.18	0.22	0.27	6.8	8.3	9.8	0.19	0.23	0.28
28+0～28+6	6.2	7.9	9.6	0.17	0.21	0.26	7.0	8.4	9.9	0.19	0.23	0.27
29+0～29+6	6.3	8.0	9.7	0.17	0.21	0.26	7.1	8.5	10.1	0.19	0.22	0.27
30+0～30+6	6.4	8.1	9.8	0.16	0.20	0.25	7.2	8.7	10.2	0.18	0.22	0.26
31+0～31+6	6.5	8.2	9.9	0.16	0.20	0.24	7.3	8.8	10.3	0.18	0.21	0.26
32+0～32+6	6.6	8.3	9.9	0.16	0.19	0.24	7.5	9.0	10.4	0.18	0.21	0.26
33+0～33+6	6.7	8.3	10.0	0.15	0.19	0.24	7.6	9.1	10.6	0.17	0.21	0.25
34+0～34+6	6.7	8.4	10.1	0.15	0.19	0.24	7.7	9.2	10.7	0.17	0.21	0.25
35+0～35+6	6.8	8.5	10.2	0.15	0.19	0.24	7.9	9.3	10.8	0.17	0.21	0.25
36+0～36+6	6.9	8.6	10.3	0.15	0.19	0.24	8.0	9.5	10.9	0.17	0.21	0.25
37+0～37+6	7.0	8.7	10.4	0.15	0.19	0.24	8.1	9.6	11.1	0.17	0.21	0.25
38+0～38+6	7.1	8.8	10.4	0.15	0.19	0.24	8.2	9.7	11.2	0.17	0.21	0.25
39+0～39+6	7.2	8.8	10.5	0.15	0.19	0.24	8.3	9.8	11.3	0.17	0.21	0.25

　　注：侧脑室前角宽度（VaW）、侧脑室后角宽度（VpW）、侧脑室前角宽度／脑球半径比值（VaW/HW）、侧脑室后角宽度／脑球半径比值（VpW/HW）。5th、50th、95th 分别表示第 5，第 50，第 95 百分位

切关系。而脑积水对大脑皮质的压迫程度并不能预示其智力的好坏。如果能尽早进行脑室－腹腔分流术，脑积水婴儿的智力将得到很大改善。据报道，其智商测定可 84±25，10% 的病例可有轻、中度的神经发育迟缓。

　　近年研究表明，脑积水胎儿围生期病死率较高，但这些新生儿中除脑积水外，59%～85% 病例伴发有其他结构畸形。

　　侧脑室轻度扩张（≤15 mm）的预后取决于是否合并颅内外结构畸形、感染或染色体异常等，如孤立性侧脑室轻度扩张，63%～85% 预后良好。一篇小样本包括孤立侧脑室轻度扩张 19 例（1 例失访）的报道，18 例中 13 例临床表现良好，3 例选择终止妊娠，1 例发生围生期死亡，仅 1 例发育迟缓。另有研究报道侧脑室轻度扩张不合并颅内结构畸形的预后有 3 种（这些病例部分追踪至 6 岁）：一种是侧

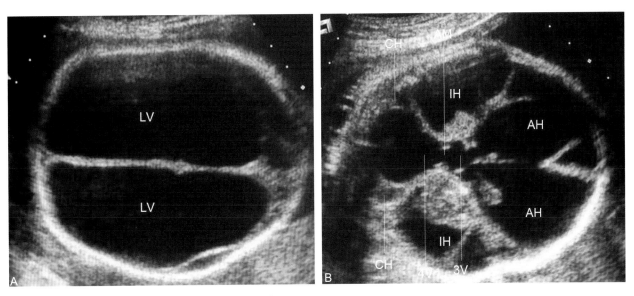

图 7-3-38　25 周胎儿正中孔及侧孔闭锁导致脑积水
　　胎儿侧脑室水平横切面（图 A）显示双侧侧脑室（LV）明显扩张，大脑皮质明显变薄。小脑水平横切面（图 B）显示小脑蚓部缺失，双侧小脑半球（CH）分开，第四脑室（4V）明显扩张，呈囊状向颅后窝池膨出，中脑导水管（AM）、第三脑室（3V）、室间孔及侧脑室均明显扩张。AH. 侧脑室前角；IH. 侧脑室下角

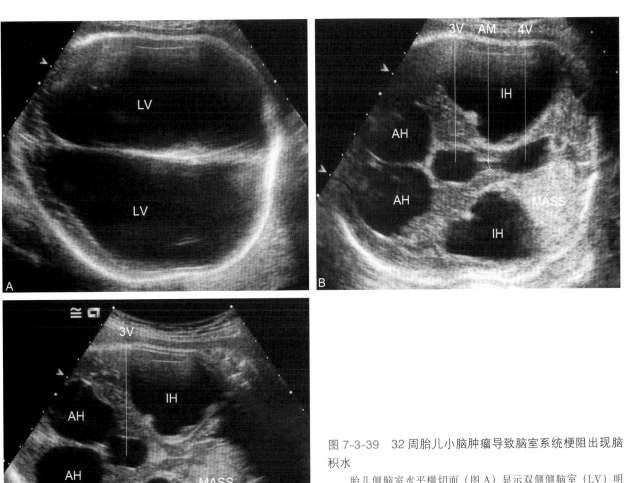

图 7-3-39　32 周胎儿小脑肿瘤导致脑室系统梗阻出现脑积水
　　胎儿侧脑室水平横切面（图 A）显示双侧侧脑室（LV）明显扩张，大脑皮质明显变薄。小脑水平横切面（图 B）显示小脑右侧半球强回声占位病变（MASS），小脑受压，颅后窝池消失，第四脑室（4V）、中脑导水管（AM）、第三脑室（3V）及侧脑室均明显扩张。在图 B 的基础上声束平面稍向胎儿尾侧偏移显示肿块占据整个颅后窝池。AH. 侧脑室前角；IH. 侧脑室下角

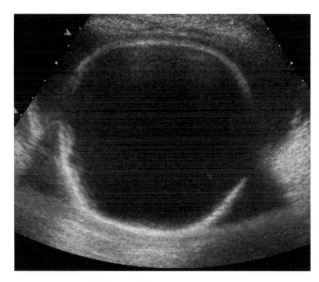

图 7-3-40　积水性无脑畸形
胎头横切显示颅内呈无回声区

脑室在追踪期间恢复至正常：这组存活率为 90%，78% 能正常发育；一种是侧脑室在追踪期间无变化，这组存活率亦为 90%，56% 能正常发育；一种是侧脑室在追踪期间进一步扩张，这组存活率为 77%，24% 能正常发育。亦有研究表明对称性脑室扩张比不对称性脑室扩张预后好，男性患儿预后较女性患儿好，发现脑室扩张越早预后越差。

有脑积水家族史的再发风险高，需警惕 X 伴性隐性遗传脑积水的发生，该病发生在男性胎儿，生男孩的再发风险为 50%；无脑积水家族史且 L1CAM 突变试验阴性者，脑积水复发风险约 4%。大多数的孤立性侧脑室扩张是散发性的，再发风险低，据报道，为 4%～4.69%。

三、胼胝体发育不全

胼胝体是指联合左、右大脑半球新皮质的一处很厚的纤维板，在正中矢状切面上，其形态为首端呈钩形的类似胰腺纵切面图形的弧形薄带状均质低回声结构。其下方则构成侧脑室和透明隔腔的顶部。在冠状切面上，可清楚显示胼胝体、侧脑室、透明隔腔及第三脑室的相互位置关系（图 7-3-41）。

胎儿胼胝体在 11～12 周起始于胼胝体原基，向前后方向变长，依次形成胼胝体膝部、胼胝体干、压部，最后形成膝部下方的嘴部，出生后继续发育至青春期。整个胼胝体完全形成在 18～20 周，因此，

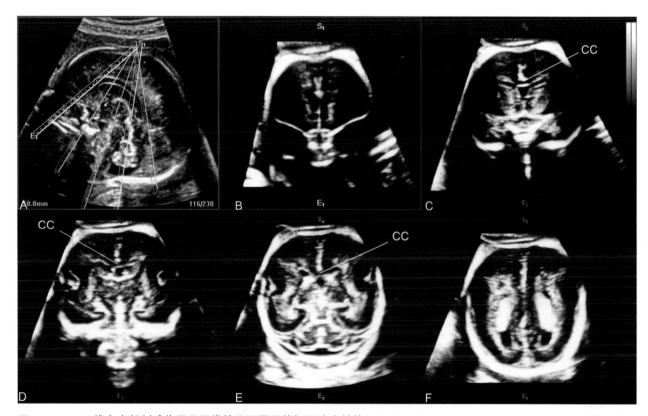

图 7-3-41　三维自由解剖成像显示正常胎儿不同冠状切面脑内结构
A. 通过矢状切面获得胎儿颅脑三维容积，并进行 5 个颅脑冠状切面自由解剖成像图；B. 额叶冠状切面；C. 侧脑室前角冠状切面；D. 侧脑室体部冠状切面；E. 小脑冠状切面；F. 侧脑室三角区冠状切面。CC. 胼胝体

18~20 周或之前不能诊断胼胝体发育不全(agenesis of the corpus callosum，ACC)。

国外文献报道 ACC 的发生率在新生儿约为 5‰，可能与胼胝体胚胎发育异常或坏死有关，常与染色体畸形（多为 18 三体、8 三体或 13 三体）和 100 种以上基因综合征有关。50% 病例伴有其他部位的结构畸形，主要为 Dandy-Walker 畸形和先天性心脏畸形。

【畸形特征】

根据胚胎胼胝体发育停滞的时期，胼胝体发育异常可分为完全型胼胝体缺如（complete agenesis of the corpus callosum，CACC），部分型胼胝体缺如（partical agenesis of the corpus callosum，PACC）和胼胝体发育不良（hypoplasia of the corpus callosum，HpCC）。完全型胼胝体缺如（CACC）以先天性胼胝体完全缺失为主要表现，第三脑室不同程度扩大并向头侧移位，侧脑室前角增人并向外侧移位，透明隔腔消失（图 7 3-42），可

伴或不伴胼胝体外发育异常，多为胚胎早期胼胝体发育停滞造成。部分型胼胝体缺如（PACC）以先天性胼胝体部分缺失为主要表现，可伴或不伴胼胝体外发育异常，多为胚胎稍晚期受外界影响使胼胝体发育停滞所致。胼胝体发育不良（HpCC）：胼胝体形态发育完全，但相对于同等性别及年龄的胼胝体而言，此类胼胝体长度正常但厚度相对较薄，多为胼胝体形成后受外界因素影响胼胝体所致。因产前诊断 HpCC 非常困难，鲜有产前病例报道，国际上仅有的报道均为出生后 MRI 发现。

另一种分类根据胼胝体有无合并其他畸形而分为单纯型胼胝体缺失和复杂型胼胝体缺失。单纯型胼胝体缺失（isolated ACC）：从神经解剖学角度包括完全型及部分型胼胝体缺失，但不伴有其他脑部异常，如灰质异位或精神分裂症等，即只有胼胝体本身的改变，但不伴有胼胝体外其他的结构或系统改变。复杂型胼胝体缺失（complex ACC）：从神经解剖学角度除了包括完全型及部分型胼胝体缺

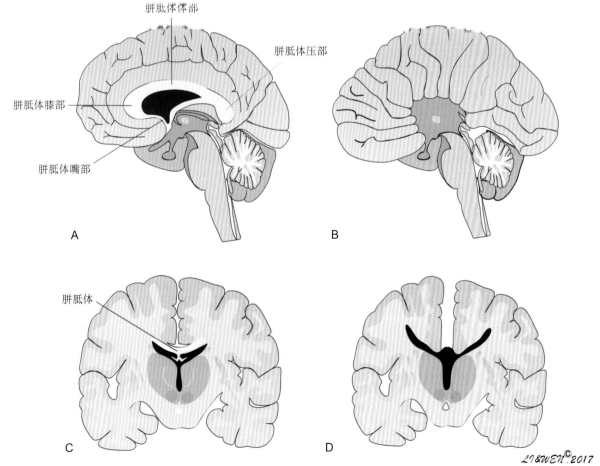

图 7-3-42　正常颅脑及胼胝体缺如颅脑的正中矢状切面及冠状切面

A、C 分别为正常颅脑的正中矢状切面及冠状切面示意；B、D 分别为胼胝体缺如颅脑的正中矢状切面及冠状切面示意，胼胝体完全缺如，透明隔腔、扣带回及扣带沟消失，第三脑室上抬，在正中矢状切面上，脑回脑沟沿着第三脑室呈放射状排列

失外，还合并有其他颅内异常，如前脑无裂畸形、Dandy-Walker 畸形等，或者合并存在于某些遗传综合征，如 Andermann 综合征、Aicardi 综合征等。

此两种方法都是产前超声诊断 ACC 常用的诊断分类，两者各有优点及局限性，在诊断中可相互补充。不同类型的 ACC 对预后有不同的影响，胼胝体是否完整的预后虽然尚未完全肯定，但是胎儿有无合并其他异常对其预后的影响是非常大的。因此，笔者认为产前诊断 ACC 时，应首选单纯型 ACC 和完全型 ACC 这组分类。发现胼胝体异常时，超声筛查最紧要的任务是排除有无合并其他异常，对评估预后具有重要指导意义，然后再评估胼胝体缺失的程度。

【超声特征】

超声可在冠状切面和矢状切面上清楚显示胼胝体结构。正常情况下，正中矢状切面，胼胝体超声图像呈弧形薄带状低回声（图 7-2-43），能最为完整评价胼胝体的最佳切面。在冠状切面上，胼胝体亦呈弧形薄带状低回声，但难以显示胼胝体全貌。在胼胝体系列冠状切面上，在胼胝体的下方，从前向后依次可显示无回声的透明隔腔、第三脑室，在透明隔腔和第三脑室的上外侧可显示两侧侧脑室，同时可清楚显示胼胝体是侧脑室、第三脑室及透明隔腔的顶部，而两侧侧脑室的底部为两侧丘脑的顶部，第三脑室的两侧壁为两侧丘脑的内侧面（图

7-3-41）。

胎儿超声检查时，超声最易获得的胎儿颅脑切面为横切面，胎儿冠状切面及矢状切面很难显示，只有当胎儿头顶部对着母体前腹壁时，胎儿脑部冠状及矢状切面才能较好显示；当头先露时，经阴道超声较易显示这些切面。近年随着三维超声技术的发展，能够利用横切面扫描获取三维容积，然后在二维容积数据中获取正中矢状切面，从而观察胼胝体和小脑蚓部，但通过三维重建获取正中矢状切面还受很多因素的影响，只有部分胎儿才获得相对满意的图像。由于胎儿颅脑横切面不能显示胼胝体的全貌，仅能观察到有限的胼胝体图像，因此胎儿 ACC 的直接征象很难获得，主要从胎儿颅脑横切面获得的间接征象进行筛查。因此，正确认识这些间接征象，对发现和诊断胎儿 ACC 非常重要。

1. ACC 的间接征象

（1）侧脑室增大呈"泪滴状"（teardrop appea-rance）。胎头横切面图上，侧脑室表现为前窄后宽，似"泪滴"，即侧脑室前角窄小，后角及三角区增大（图 7-3-44A）。此征象在 90% 的 ACC 胎儿可以见到，且极少在其他脑内畸形中出现。

（2）透明隔腔明显减小或消失（图 7-3-44 至图 7-3-48）。

（3）第三脑室不同程度增大，且向上移位（图 7-3-44 ~ 图 7-3-45），当第三脑室明显增大时，在

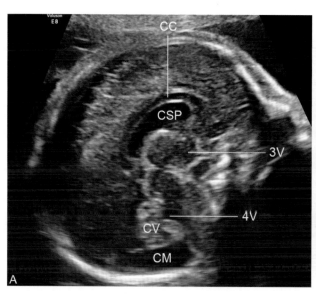
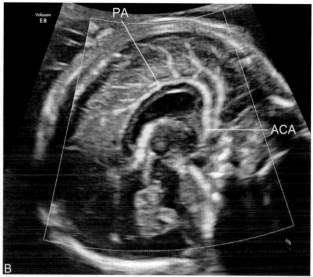

图 7-3-43　正常胎儿胼胝体及胼胝体周围动脉

颅脑正中矢状切面二维（图 A）及彩色多普勒血流显像（图 B）显示胼胝体（CC）呈弧形薄带状低回声，胼胝体周围动脉（PA）沿着胼胝体的上方走行。CSP. 透明隔腔；ACA. 大脑前动脉；3V. 第三脑室；4V. 第四脑室；CV. 小脑蚓部；CM. 颅后窝池

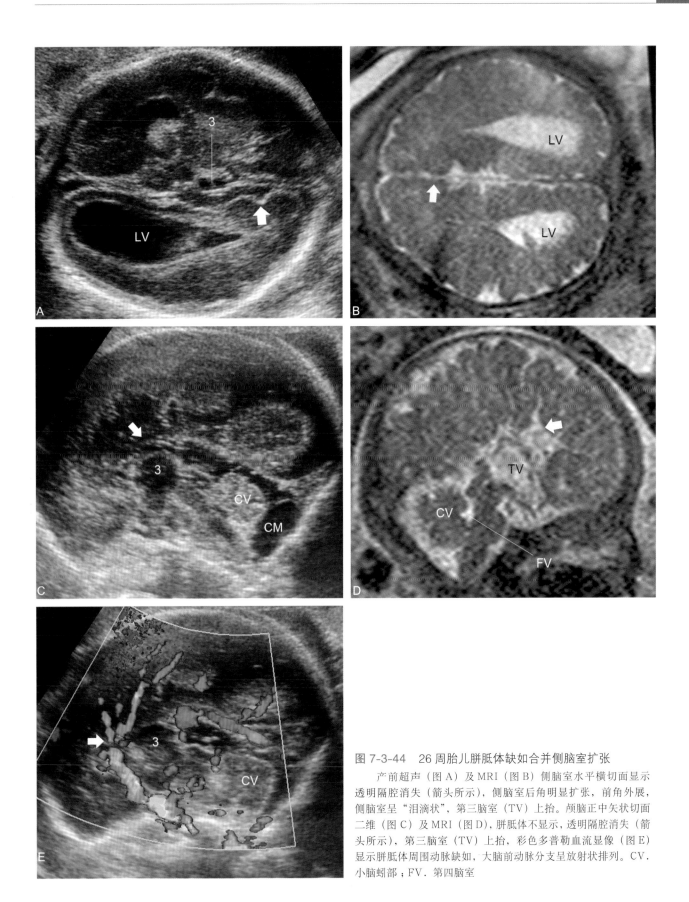

图 7-3-44　26 周胎儿胼胝体缺如合并侧脑室扩张

　　产前超声（图 A）及 MRI（图 B）侧脑室水平横切面显示透明隔腔消失（箭头所示），侧脑室后角明显扩张，前角外展，侧脑室呈"泪滴状"，第三脑室（TV）上抬。颅脑正中矢状切面二维（图 C）及 MRI（图 D），胼胝体不显示，透明隔腔消失（箭头所示），第三脑室（TV）上抬，彩色多普勒血流显像（图 E）显示胼胝体周围动脉缺如，大脑前动脉分支呈放射状排列。CV. 小脑蚓部；FV. 第四脑室

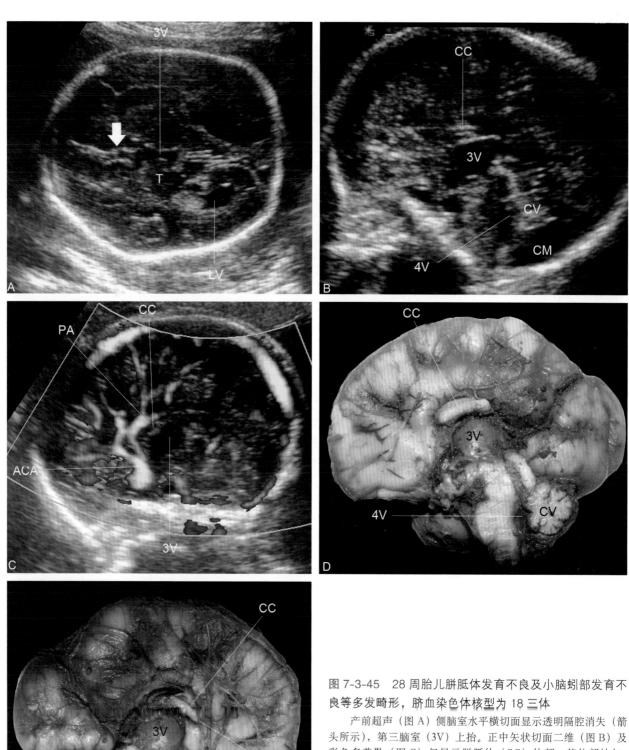

图7-3-45 28周胎儿胼胝体发育不良及小脑蚓部发育不良等多发畸形，脐血染色体核型为18三体

产前超声（图A）侧脑室水平横切面显示透明隔腔消失（箭头所示），第三脑室（3V）上抬。正中矢状切面二维（图B）及彩色多普勒（图C）仅显示胼胝体（CC）体部，其他部缺如，透明隔腔消失，第三脑室（3V）上抬，胼胝体周围动脉（PA）较短，小脑蚓部（CV）细小发育不良，第四脑室（4V）直接与颅后窝池（CM）相通。标本颅脑解剖正中矢状切面（图D、E）显示胼胝体体部存在，其余部缺如，胼胝体周围动脉较短，小脑蚓部细小发育不良。ACA．大脑前动脉；4V．第四脑室

中线区显示为一囊肿样图像，此时应与脑中线其他囊性病变相鉴别，如中线区蛛网膜囊肿、大脑大静脉畸形（Galen 静脉畸形）。

（4）三线征。

2. ACC 的直接征象　产前超声尽可能获得经胎儿前囟的颅脑冠状（图 7-3-46）及矢状切面（图 7-3-43）。颅脑冠状切面及正中矢状切面 ACC 表现为形态特殊的胼胝体结构不显示（图 7-3-44B）或仅能显示部分胼胝体（图 7-3-45B）回声（一般为后部不显示），应考虑有完全型或部分型 ACC 的可能。妊娠 30 周以上，胎儿脑回脑沟发育增多，胼胝体完全缺如时，颅脑正中矢状切面表现为透明隔腔、扣带回及扣带沟均消失，第三脑室上抬，脑回脑沟沿着第三脑室呈放射状排列。胼胝体部分缺如时，颅脑正中矢状切面表现为透明隔腔小或消失，胼胝体缺如区域对应上方脑沟回沿着第三脑室呈放射状

排列（图 7-3-46C）。

如果不能显示脑冠状和矢状切面，可嘱孕妇起床活动 30 min，待胎儿体位改变后再次检查，有可能获得这些切面。但很多时候，胎儿颅脑正中矢状切面和冠状切面始终不能清楚显示，因而难以获得 ACC 的直接征象。

3. 三维超声在诊断 ACC 的意义　现代三维超声能够在起始切面为颅脑横切面的三维容积数据中，用自由解剖成像方法获取颅脑正中矢状切面，在二维超声不能获取颅脑正中矢状切面的胎儿有重要的意义。但是通过这一方法获取颅脑正中矢状切面，仍然有部分胎儿不能获得有诊断意义的图像。

4. 彩色多普勒（CDFI）在诊断 ACC 的意义　正常情况下，CDFI 显示胼胝体周围动脉起始大脑前动脉，沿着胼胝体的上缘呈弧形向后走行（图 7-3-43B），胼胝体缘动脉从大脑前动脉分出后走行

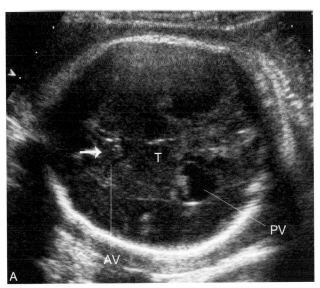

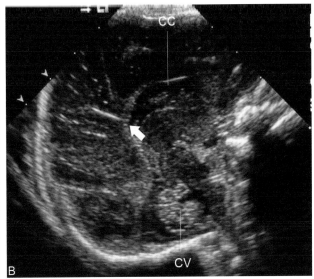

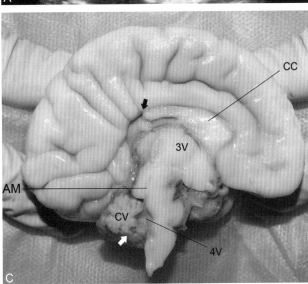

图 7-3-46　31 周胎儿胼胝体及小脑蚓部发育不良、心脏、脊柱及手指等多发畸形

产前超声丘脑水平横切面（图 A）显示透明隔腔消失（白细箭头所示），侧脑室后角（PV）扩张。产后标本超声正中矢状切面（图 B）显示透明隔腔消失，胼胝体压部缺如（粗白箭头所示），该处脑回脑沟呈放射状排列。标本颅脑解剖正中矢状切面（图 C）显示胼胝体压部缺如（黑箭头所示），该处脑回脑沟呈放射状排列，胼胝体（CC）其余部位存在，小脑蚓部（CV）发育不良。3V. 第三脑室；4V. 第四脑室；AM. 中脑水管；T. 丘脑；AV. 侧脑室前角

在扣带沟内，亦呈弧形向后走行。胼胝体完全缺如时，在胼胝体上缘呈弧形走行的胼胝体周围动脉消失，胼胝体缘动脉走行异常，大脑前动脉向上直线走行，其分支呈放射状分布到大脑各区域（图7-3-44E）；胼胝体发育不良时，胼胝体周围动脉短小（图7-3-45C），在胼胝体缺如处胼胝体周围动脉亦消失。

5. 常常合并脑中线结构异常　如脂肪瘤（图7-3-47）和半球间囊肿（图7-3-48）等。该种脂肪瘤主要超声表现为胼胝体区域均匀的强回声占位性病变。位于脑前部中线处的脂肪瘤50%合并ACC，但中孕期常不会出现脂肪瘤的表现，多数要到晚孕期才能被发现。ACC合并半球间囊肿起源于神经上皮，可能与第三脑室过度扩张有关。

【临床处理及预后】

胼胝体是人类大脑最大的连结纤维，其缺失可导致大脑间信息连接失调、神经精神病学失调等临床症状。"胼胝体离断综合征"是胼胝体损伤最经典的临床症状。对于胼胝体功能的研究主要有两种重要的"模型"：ACC和"裂脑人"。早在20世纪40年代，即有科学家对药物治疗无效的癫痫患者采用切断胼胝体的方法以控制癫痫发作，后来在外科领域也使用连合部切开术／胼胝体切开术来治疗难治性癫痫，此类手术后患者被称为"裂脑人"。1999年Brown等对手术切除胼胝体的裂脑患者和正常人的大脑间信息传递进行了研究，发现裂脑患者大脑半球间信息传递受到明显限制。作为人类脑内主

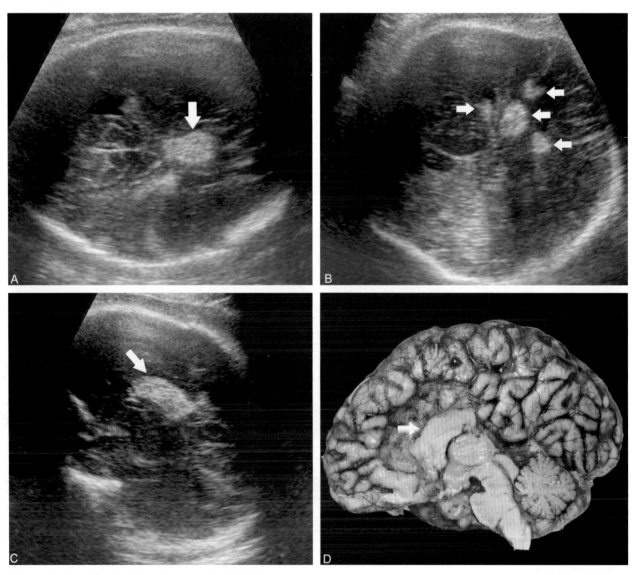

图7-3-47　32周胎儿胼胝体发育不良合并脂肪瘤

颅脑横切面（图A）显示透明隔腔消失，该部位存在一强回声占位病变（箭头所示）。颅脑冠状切面（图B）显示透明隔腔消失，胼胝体显示不清，中线及双侧侧脑室前角处均存在强回声占位病变。正中矢状切面（图C）显示透明隔腔消失，胼胝体显示不清，胼胝体处存在一强回声占位病变。标本颅脑正中矢状断层（图D）显示胼胝体缺如，胼胝体部位存在一脂肪样组织，病理结果为脂肪瘤

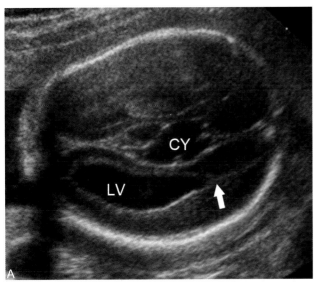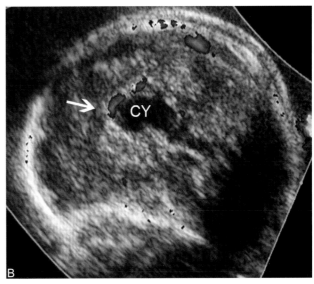

图 7-3-48　22 周胎儿胼胝体发育不良合并蛛网膜囊肿
　　侧脑室水平横切面（图 A）显示侧脑室（LV）明显扩张，前角外展（粗箭头所示），呈"泪滴状"改变，透明隔腔消失，在中线处可见囊性包块回声（CY）。颅脑正中矢状切面彩色多普勒（图 B），未显示明显胼胝体及透明隔腔回声（细箭头所示），在透明隔部位可见一囊性包块回声

要的连结纤维和大脑间信息传递的重要结构，胼胝体缺失后大脑半球间信息连接并非完全中断，虽然从脑间其他的纤维连合如前连合等仍可进行信息传递，但每个大脑半球独立进行各自的感觉和运动信息整合及对每天精细的行为等均产生显著影响。另外，也有研究提出精神分裂症可能与胼胝体异常有关。Innocenti 等通过弥散磁共振成像发现精神分裂症患者中也合并胼胝体形态学改变，包括胼胝体大小、形状及胼周区域的显微结构改变。随后也有完全型胼胝体缺失合并精神分裂症的个案报道。

　　ACC 的预后与引起 ACC 的病因有关。合并染色体异常或脑部其他畸形（复杂型胼胝体缺失胎儿）者，预后较差。Santo 等通过对 22 篇临床研究分析，发现 45.8%ACC 患者合并颅内异常，染色体异常率达 17.8%。Serur 等报道 35 例复杂型胼胝体发育异常胎儿的结局，其中 82% 的患儿合并不同程度的神经发育迟缓，43% 的患儿合并癫痫，29% 的患儿合并大脑性瘫痪，仅 3% 的患儿发育正常。Shevell 和 Ercole 也证明，凡合并多小脑回、巨脑回、灰质异位等畸形的 ACC 患者，均合并中 - 重度发育迟滞。中南大学湘雅医院杜娟等 2010 年报道 99 例原发性 ACC 的临床预后情况（单纯性 74 例、复杂性 25 例），单纯性患儿年龄平均（10.8±1.1）岁，复杂性患儿平均年龄（1.7±0.4）岁。单纯性 ACC 组 13 例（17.57%）无明显临床症状，61 例（82.43%）有不同程度临床症状，主要有生长发育迟缓 35 例

（47.31%）、智力低下 25 例（33.78%）、癫痫性发作 8 例（10.81%）、肌力减退 23 例（31.08%）、肌张力增高 22 例（29.73%）、共济失调 3 例，复杂性 ACC 组 25 例，所有病例均有不同程度临床症状，88.00%（22 例）生长发育迟缓，88%（22 例）智力低下，12.00%（3 例）癫痫性发作、44.00%（11 例）肌力减退、44.00%（11 例）肌张力增高、8.00%（2 例）共济失调。

　　虽然复杂型 ACC 预后较差，单纯 ACC 预后尚有争论。Gupta 和 Lilfor 等对 9 篇文献所报道的 31 例单纯型 ACC 患儿进行系统评价，发现单纯型 ACC 的结局良好。Mangione 等也得到同样的结论，认为约 70% 的产前诊断为单纯型胼胝体发育异常胎儿的远期预后良好。此外，该作者还对 26 例产前诊断的单纯性胼胝体发育异常胎儿进行前瞻性研究，得出的结论与系统评价的结论高度一致。然而 2003 年 Moutard 等对 17 名产前诊断单纯型 ACC 的患儿进行前瞻性研究，发现尽管患儿发热惊厥概率增加（3/17），智力随年龄增长呈下降趋势，但结果显示总体预后良好，运动发育正常者达 100%，智力发育正常者达 81%。10 年后此团队再对这 17 名患儿进行评估，发现至少 50% 患儿在学业方面存在问题，其中 3/4 智力水平在正常范围内的患儿也存在轻度的阅读障碍，这一研究表明即使被认为有良好预后的单纯型 ACC，仍然可引起行为及认知等社会能力的损害，且这些损害并非出生时即表现，而是随着

年龄增长而逐渐显现。Taylor 1998 年报道了 56 例成年人的 ACC，66% 的病例出现癫痫，50% 的病例有明显的智力缺陷，33% 的病例有精神异常症状。另外，多数人认为单纯型 ACC 中部分型 ACC 比完全型 ACC 预后好，智力及精神发育等方面均优于完全型 ACC。但另有作者报道单纯型 ACC 的预后与胼胝体缺失的类型并无明显差异。因此，胼胝体缺失的预后尚无统一结论，特别在单纯型 ACC 胎儿的预后报道不一，从完全无症状，至轻度的运动、语言、学习障碍及社交困难，乃至严重神经、智力发育迟缓均有报道。

由此可看出，评估胼胝体发育不良预后非常复杂，故产前咨询时明确告知父母胎儿的预后非常困难。评估胼胝体缺失预后不能单纯以胼胝体缺失的多少来决定，而应结合胼胝体大小、形态、结构、有无合并神经系统其他病变、有无合并神经系外畸形等综合考虑。单纯型 ACC 的诊断需要排除所有胼胝体外畸形，而许多研究显示，即使最广泛最详细的产前筛查，也很难完全确定此异常为单纯型 ACC。因此，在进行产前咨询时，告知父母这些因素所造成预后的不确定性同样很重要。ACC 常合并染色体异常、代谢性疾病或其他综合征。Fratelli 等 2007 年报道产前诊断 117 例 ACC，其中 70%（82 例）的病例合并有染色体异常（33 例）和其他结构异常（49 例），其中染色体异常的病例中，非整倍体有 29 例，其他染色体异常 4 例。对于孤立性 ACC 且染色体正常者，除合并严重脑积水外，建议正常经阴道分娩。

ACC 的再发风险取决于该病是否是孤立性病变、是否合并代谢性疾病、是否为基因综合征。如果 ACC 合并非整倍体异常，再发风险为 1%，且其风险随孕妇年龄增长而增高。如果为孤立性 ACC，再发风险为 2%~3%。多数 ACC 为散发病例，也有家族聚集性的报道。

四、Dandy-Walker 畸形

【畸形特征】

Dandy-Walker 畸形（Dandy-Walker malfromation，DWM）是一种伴有多种先天性异常的复合畸形。DWM 有以下几个特点：①小脑蚓部先天性发育不良或发育不全，伴小脑向前上方移位；②第四脑室极度扩张，或颅后窝巨大囊肿与第四脑室交通；③并发脑积水；④第四脑室出口即外侧孔和正中孔先天性闭锁。但是上述的第③、第④项特点并不一定都存在。

在胚胎发育的第 7 ~ 12 周，若受到物理、化学和生物等致畸因子的影响，使得小脑蚓部的产生和分化发生紊乱，即可形成小脑及其蚓部畸形。

目前 DWM 发生有两种假说。一种假说认为，致畸因子作用于胚胎发育早期的后（菱）脑，导致小脑蚓部不发育或完全缺如。小脑起源于后脑翼板背侧部的菱唇，左右两菱唇在中线融合，形成小脑板，这就是小脑的始基。胚胎第 12 周时，小脑板的两外侧部膨大，形成小脑半球，板的中部变细，形成小脑蚓部。之后，由一条横裂从小脑蚓部分出了小结，从小脑半球分出了绒球。因此，致畸因子影响小脑蚓部的发育所导致的小脑蚓部发育不全或不发育，其畸形表现较典型，常合并其他脑部畸形，产前超声诊断较易，也可较早做出诊断。这亦可解释为何有一部分 DWM 胎儿未发现第四脑室正中孔和侧孔闭锁。

还有一种假说认为，DWM 是第四脑室正中孔和侧孔闭锁所致。Blake（布莱克）陷窝的发生、发展与颅后窝畸形的发生、发展紧密相关。Blake 陷窝发育源于菱脑泡（即后脑）。正常胎儿菱脑泡发育的胚胎过程如图 7-3-49 所示。

Blake 陷窝发育开始于妊娠 8~9 周，至妊娠 20 周几乎发育成熟。约妊娠 17 周 Blake 陷窝开窗并与蛛网膜下腔相通，形成第四脑室正中孔。稍后，Luschka 孔（第四脑室侧孔）开孔形成，胎儿脑脊液循环畅通。在此之后，Blake 陷窝退化形成了 Blake 遗迹，即小脑延髓池间隔（cisterna magna septa，CMS）。Blake 陷窝的胚胎发育过程与超声观察到胎儿的 Blake 陷窝发育在妊娠 20~22 周达到高峰是一致的。但是，在健康胎儿中有 1%~2% 的胎儿其第四脑室正中孔缺如。在临床实践中或在文献报道中，有一部分胎儿在妊娠 14~24 周可出现可逆性脑室扩大、颅后窝池增宽（≥10mm）及 CMS 增大（通常发生于妊娠 14~16 周，消失于妊娠 22~24 周）。推测可能系 Blake 陷窝正中孔缺如，加上脑室内脉络丛分泌脑脊液增加，脑室内压力增高，使得侧脑室、第三和第四脑室及小脑延髓池短暂性增大（实际上是 Blake 陷窝增大）。然而，随着 Luschka 孔开孔形成，脑室扩大和小脑延髓池增大逐渐恢复正常。正是由于这种 Blake 陷窝正中孔的先天性缺如，才导致这些可逆性的变化。这同样也可解释为何超声检查此时期胎儿往往可见 CMS 向

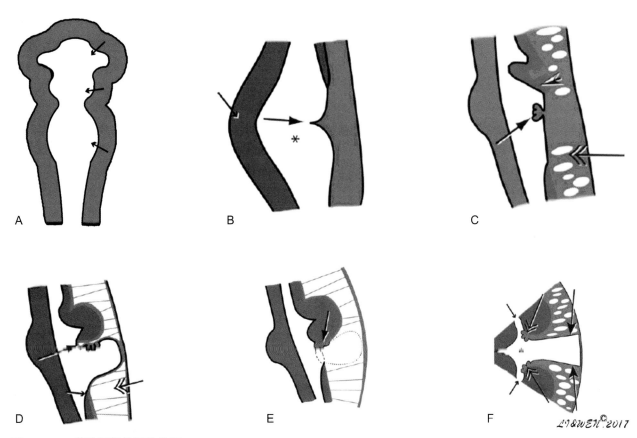

图 7-3-49 菱脑顶部的胚胎发育

A. 胚胎第 7 周形成前脑、中脑、菱脑；B. 妊娠 9~10 周为菱脑泡脑桥曲形成期（细箭头），在菱脑泡顶部形成皱褶（粗箭头）和原始脑膜，皱褶将第四脑室分成前（上）膜区和后（下）膜区；C. 妊娠 10~12 周，皱褶和原始脑膜发育成脉络丛（长箭头），而前膜区向下增生、增厚形成小脑蚓部，并覆盖过后膜区（短箭头），同时原始脑膜腔化形成蛛网膜下间隙（双箭头）；D. 妊娠 14~15 周由于覆盖物和周围结构增长，后膜区在下蚓部（长箭头）和薄囊核（短箭头）之间向后翻卷形成 Blake 陷窝，同时将脉络丛卷进其顶部，原始脑膜腔化，融合形成网格状的蛛网膜下间隙；E. 妊娠 16~17 周时，Blake 陷窝开窗。在 Blake 陷窝颈部遗留一个孔道（称为 Blake 中孔，即第四脑室正中孔），此时蛛网膜下间隙、第四脑室相通；F. Blake 陷窝的横断面观。星号为第四脑室，双箭头为脉络丛，短箭头为 Luschka 孔（卢施卡孔，即第四脑室侧孔），Blake 陷窝的壁的遗迹为超声图像上的颅后窝池间隔

外拱出，形成类似于永存 Blake 陷窝囊肿的原因（图 7-3-50）。若第四脑室正中孔和侧孔发生闭锁，可导致 Blake 陷窝持续增大，压迫小脑蚓部，引起小脑蚓部压迫性萎缩。若第四脑室正中孔和侧孔发生狭窄，就可导致永存 Blake 陷窝囊肿。当永存 Blake 陷窝囊肿内的脑脊液量增加、压力增大，脑脊液即可通过狭窄的正中孔或侧孔排出，以维持脑脊液通畅并使永存 Blake 陷窝囊肿不再继续增大。这有点类似于输尿管末端囊肿排出尿液的情况。因此，产前超声若要诊断永存 Blake 陷窝囊肿，必须随访至妊娠 24 周之后，甚至到妊娠 28 周。

DWM 极少见，其发生率为 1/25 000~1/35 000。多数 DWM 可合并神经系统的其他畸形，如中线结构的发育不全、小脑发育不全、大脑水管发育不全以及中线肿瘤（脑中线囊肿、脂肪瘤、畸胎瘤）和脑组织异位症等。其中以胼胝体发育不全

最常见。有 1/4 合并骨骼畸形，包括多指（趾）、并指（趾）、颅裂、Kippel-Feil 综合征等。50% 的患儿或胎儿颅后窝扩大、颅板变薄，窦汇、横窦和天幕向上移并超过人字缝。DWM 常伴发于 50 多种遗传综合征，15%~45% 合并染色体异常（常为 18 三体和 13 三体综合征）。但也可单独存在而不伴发其他畸形。

以往，DWM 分为①典型 DWM 畸形：以小脑蚓部完全缺失为特征；②变异型 DWM：以小脑下蚓部发育不全为特征，可伴有或不伴有颅后窝池增大；③单纯颅后窝池增大：小脑蚓部完整，第四脑室正常，小脑幕上结构亦无异常。但是，这种分类方法已经不能满足影像学诊断的需要。目前已有新的影像分类方法（表 7-3-3），将小脑蚓部畸形列入颅后窝积液的范畴。

值得一提的是，这种新的分类方法强调了正中

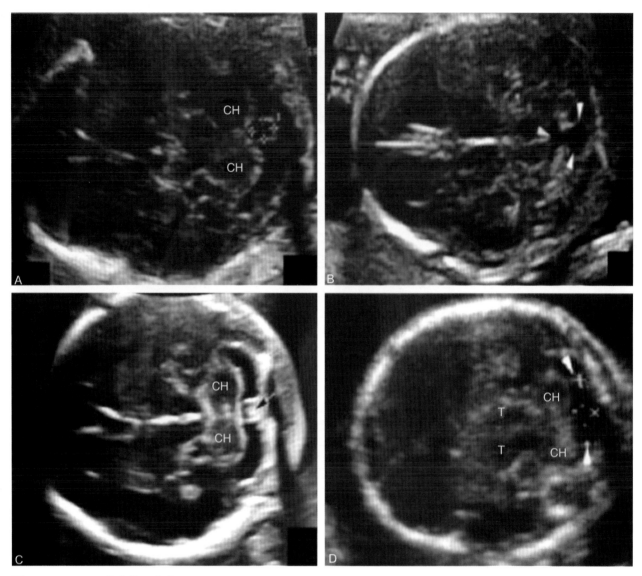

图 7-3-50　CMS 的声像图表现

A. CMS 的长径和宽径的测量；B. CMS 与第四脑室相通（箭头所示为第四脑室）；C. 因小脑镰存在而呈现 3 个分隔（箭头所示为小脑镰）；D. CMS 生理性增大，两间隔向两侧弓出（箭头所示）。CH. 小脑半球；T. 丘脑

表 7-3-3　颅后窝积液新的影像分类方法

疾病名称	病变特征
永存 Blake 陷窝囊肿	小脑蚓部完整，并轻度向上方旋转；窦汇位置正常
颅后窝池增大	小脑延髓池增大（＞ 10mm），小脑蚓部完整且无向上方旋转，窦汇位置正常
Dandy-Walker 畸形	蚓部明显向上方旋转，蚓部可发育不全或发育不良，窦汇位置上移
小脑蚓部发育不良	小脑蚓部发育不良，蚓部中度向上方旋转，窦汇位置正常
小脑发育不良	小脑延髓池增大，小脑体积小，蚓部较小
颅后窝蛛网膜囊肿	囊性占位，且压迫小脑引起变形

矢状断面图像和窦汇的位置在 DWM 诊断和鉴别诊断的重要作用（图 7-3-51），窦汇上移是 DWM 与巨枕大池、Blake 陷窝囊肿和小脑蚓部发育不良鉴别的一个重要指标。

【超声特征】

产前超声检查中，对胎儿颅脑的观察主要用经小脑横切面观察，由于胎位的原因，往往难以获得经前囟扫查的小脑正中矢状切面，而在Ⅲ级产前检查中也不常规显示这一切面，小脑蚓部在经前囟扫查的小脑正中矢状切面上显示最完整和直接，而经小脑横切面观察小脑蚓部有明显局限性。近年三维超声技术的发展，有助于小脑正中矢状切面的显示，但这些方法仍处在研究中，尚不能常规应用于临床工作。当小脑横切面检查怀疑有小脑蚓部异常时，才考虑扫查小脑正中矢状切面。

1. 不同孕周胎儿小脑蚓部的声像图特点和测值

胚胎学研究结果表明，胎儿小脑蚓部在 18 孕周已具备 9 个蚓叶的雏形，随着孕周的增大，蚓叶逐渐

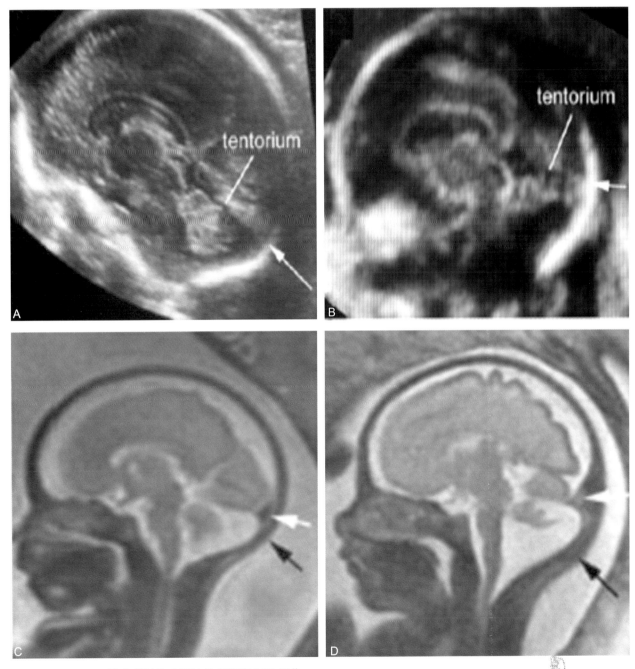

图 7-3-51　Blake 陷窝囊肿和 DWM 的超声和 MRI 图像

A、C. 永存 Blake 陷窝囊肿超声和 MRI 颅脑正中矢状断面图像。B、D. DWM 超声和 MRI 颅脑正中矢状断面图像。DWM 胎儿其窦汇位置明显上移。白箭头示窦汇位置；黑箭头示颈肌插入处。tentorium：小脑幕（引自 Colleono GG, A, et al. UOG, 2012）

发育成熟，各蚓叶内的分枝明显增多，至 28 孕周发育完全成熟（图 7-3-52），其可分为上蚓叶和下蚓叶，小脑蚓部发育不良多见于下蚓叶，尤其是小结和蚓垂。与蚓部胚胎发育相一致的是，采用三维超声容积扫查和 4D View 软件进行后处理，运用 VCI 模式，调节层厚至 1.9 mm，适当调整对比度以及伪彩，在蚓部正中矢状切面上，19 孕周即可显示胎儿第四

脑室顶部，22 孕周可以显示原裂、次裂及第四脑室顶部，25 孕周基本可以显示 9 个蚓叶，至 28 孕周 9 个蚓叶可以清晰地显示（图 7-3-52）。无论是经腹超声还是经阴道超声，也无论是二维超声还是三维超声，在蚓部正中矢状切面上，原裂、次裂和第四脑室顶部对于判断蚓部发育是否正常很重要（图 7-3-53），它们是蚓部正常发育的一个重要的解剖学

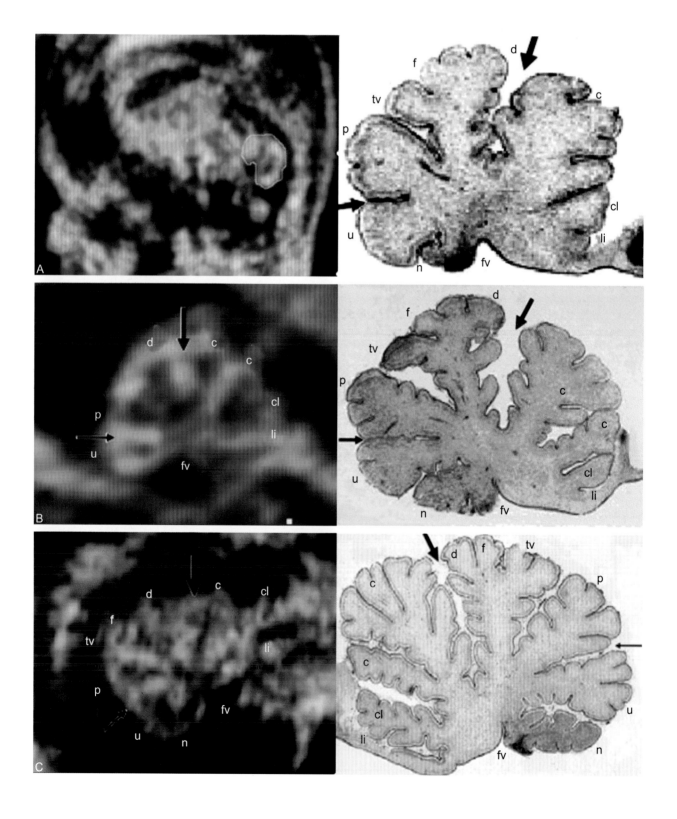

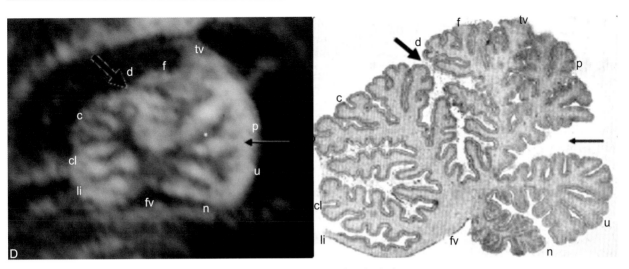

图 7-3-52　不同孕周正常胎儿小脑蚓部正中矢状切面 3D US 图像和相应病理图

A. 19 孕周胎儿；B. 22 孕周胎儿；C. 25 孕周胎儿；D. 28 孕周胎儿；粗箭头示原裂；细箭头示次裂；上蚓包括蚓叶（f）、山坡（d）、山顶（c）、中央小叶（cl）、舌叶（li）；下蚓包括小结（n）、蚓垂（u）、蚓锥体（P）、蚓结节（tv）（本部分蚓部病理图片经许可均引自 Kapur R P, et al. Birth Defects Research, 2009.）

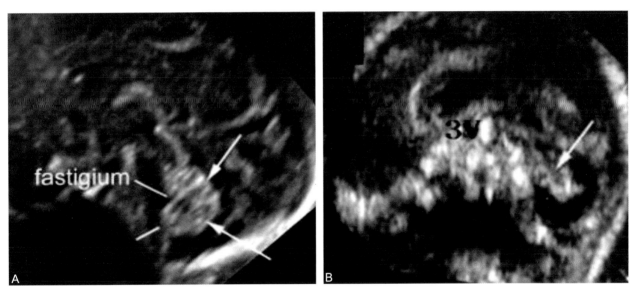

图 7-3-53　24 孕周正常胎儿和蚓部发育不全（DWM）胎儿的声像图

A. 24 孕周正常胎儿后颅窝三维声像图，可显示第四脑室顶部和原裂、次裂（箭头）及第四脑室顶部；B. 24 孕周小脑蚓部发育不全胎儿的三维声像图，原裂、次裂和第四脑室顶部显示不清。3V. 第三脑室；fastigium. 第四脑室顶部

和声像学特征。

评估不同孕周胎儿小脑蚓部发育有多种指标，包括正中矢状切面测量小脑蚓部的前后径、顶尾径、周长和面积（图 7-3-54）。438 例 16～41 孕周正常胎儿蚓部测值见表 7-3-4。研究结果提示，小脑蚓部正中矢状切面的面积、周长、前后径、顶尾径均随着孕周增加而增大。分析文献资料发现，前后径、顶尾径各家报道的测值差异较大，可能与测量时解剖学标志不明确、不一致有关。笔者的研究资料进一步表明，小脑蚓部正中矢状切面面积测量的重复

性和一致性较高，有理由推荐小脑蚓部正中矢状切面面积可作为评价小脑蚓部大小的重要指标。

2. 颅后窝畸形谱的声像图表现　结合文献资料和笔者的研究，提出了单纯性巨枕大池（mega cisterna magna，MCM）、永存 Blake 陷窝囊肿、DWM 和小脑蚓部发育不良（vermain hypoplasia，VH）的声像图诊断要点如下。

（1）DWM：①经小脑横切面上（即 C 平面），典型 DWM 超声表现为两侧小脑半球分开，中间无联系，蚓部完全缺如，颅后窝池明显增大，第四脑

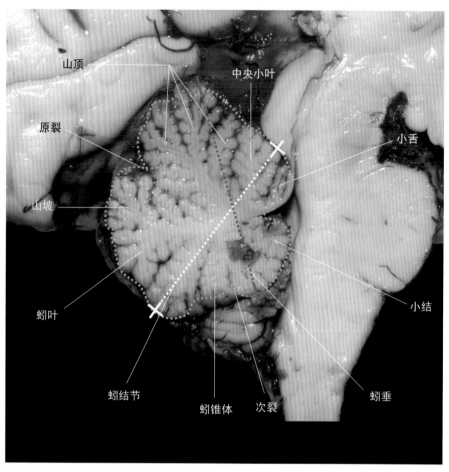

图 7-3-54　小脑蚓部前后径、顶尾径测量方法
　　前后径为中央小叶和蚓结节之间的距离（白色测量线），顶尾径为山顶和蚓垂之间的距离（红色测量线），小脑蚓部面积及周长（蓝色测量线）

室增大，两者相互连通（图 7-3-55A）。②小脑蚓部正中矢状切面上，小脑蚓部完全缺失或蚓部面积缩小，面积缩小一般超过 50%；24 孕周之后原裂、次裂及第四脑室顶部显示不清或不显示（图 7-3-55B）；9 个蚓部分叶的强回声较相同孕周正常胎儿变少或显示不清（图 7-3-56）；蚓部向上方旋转，窦汇明显上移（图 7-3-51B）。③小脑蚓部重度向上方旋转，即逆时针旋转。小脑蚓部正中矢状切面上，脑干 - 蚓部夹角（BV）及脑干 - 小脑幕夹角（BT）是判断蚓部向上方旋转的重要指标（图 7-3-57A）。有研究表明，BV 对于鉴别 Blake 陷窝囊肿、VH 和 DWM 有重要意义（表 7-3-5）。正常胎儿 BV ＜ 18°，Blake 陷窝囊肿胎儿 BV 为 19°～ 26°，VH 胎儿 BV 为 24°～ 40°，DWM 胎儿 BV ＞ 45°（图 7-3-57B、C、D）。

　　（2）VH：①经小脑斜横切面上，VH 超声表现为两侧小脑半球分离，但在颅后窝偏上方仍可见

小脑蚓部将两侧小脑半球联系起来（图 7-3-58A）。颅后窝池增大，可伴有第四脑室扩张，两者相互连通，连通处呈细管状。②在小脑蚓部正中矢状切面上，小脑蚓部部分缺失，尤其是下蚓部缺失和（或）发育不良更常见，表现为下蚓部变细、变小、变钝。蚓部面积缩小，但较 DWM 不明显。蚓部面积小于相同孕周正常胎儿蚓部面积的 3 个标准差以上，一般大于相同孕周正常胎儿蚓部面积的 50%。原裂、次裂显示欠清或部分不显示，第四脑室顶部变浅，9 个蚓部分叶的强回声较相同孕周胎儿少（图 7-3-58B，图 7-3-59）。③在正中矢状断面上，蚓部中度向上方旋转，但窦汇位置正常（图 7-3-57C）。

　　（3）永存 Blake 陷窝囊肿：①经小脑斜横切面上，两侧小脑半球分开，第四脑室与颅后窝池相通呈"锁匙孔征象"（图 7-3-60）。枕大池正常或增宽。②在正中矢状切面上，蚓部形态大小正常，第四脑室顶部存在，蚓部轻度向上方旋转，窦汇位置正常（图

表 7-3-4 438 例正常胎儿小脑蚓部测值

孕 周	前后径（mm）	顶尾径（mm）	周长（mm）	面积（cm²）
16 (n=5)	5.4±0.74	5.8±0.73	17.6±1.75	0.26±0.12
17 (n=9)	8.1±0.90	8.5±0.69	25.0±2.21	0.40±0.11
18 (n=15)	9.1±0.78	10.1±0.97	31.5±1.87	0.63±0.10
19 (n=12)	10.2±1.02	11.1±0.89	34.7±2.84	0.78±0.20
20 (n=19)	10.6±0.71	11.8±0.66	38.0±2.46	0.89±0.14
21 (n=25)	11.3±1.00	12.2±0.84	39.1±2.12	0.96±0.14
22 (n=27)	12.0±0.97	12.7±0.74	41.9±2.25	1.08±0.15
23 (n=32)	12.6±0.80	13.1±0.94	43.8±2.32	1.27±0.15
24 (n=35)	13.8±0.93	14.1±0.90	47.3±2.25	1.40±0.15
25 (n=35)	14.5±1.04	14.7±1.02	49.9±2.51	1.57±0.16
26 (n=31)	14.9±0.95	16.1±1.27	53.9±2.44	1.70±0.19
27 (n=20)	16.6±1.07	17.4±1.02	57.9±2.31	2.08±0.22
28 (n=25)	17.5±1.32	18.4±1.41	61.1±3.39	2.36±0.20
29 (n=18)	17.9±1.17	19.8±1.54	63.4±2.46	2.55±0.25
30 (n=15)	18.7±1.63	21.4+1.70	67.1±3.54	2.83±0.30
31 (n=14)	19.9±1.30	22.5±1.52	70.6±2.95	3.00±0.27
32 (n=16)	21.2±1.65	23.1±1.64	72.4±2.63	3.24±0.24
33 (n=13)	21.4±1.77	23.5±1.71	74.7±2.74	3.31±0.26
34 (n=10)	22.4±2.01	24.7±1.45	75.4±3.35	3.49±0.36
35 (n=11)	23.0±1.53	25.3±1.57	77.7±2.34	3.63±0.28
36 (n=14)	23.0±1.45	25.5±1.69	78.3±2.94	3.85±0.32
37 (n=9)	22.2±1.54	25.4±1.79	80.8±5.04	4.20±0.51
38 (n=10)	23.5±1.95	25.8±2.23	85.0±3.96	4.51±0.39
39 (n=8)	23.9±2.23	25.8±2.40	86.6±4.44	4.84±0.50
40 (n=7)	25.6±2.33	27.0±2.51	93.2±4.75	5.45±0.52
41 (n=3)	28.2±3.67	28.7±3.93	94.2±5.31	5.96±0.68

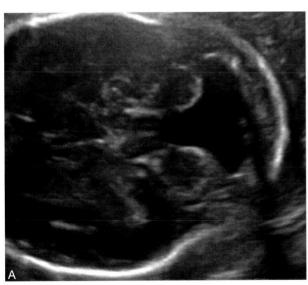 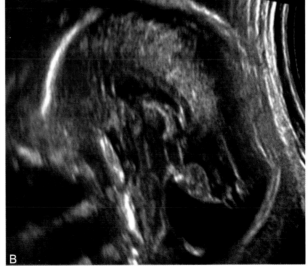

图 7-3-55 DWM 胎儿声像图

A. 经小脑斜横切面示两侧小脑半球分开，蚓部完全缺如，颅后窝池明显增大，与第四脑室相通；B. 小脑蚓部正中矢状切面示小脑蚓部面积缩小，原裂、次裂及第四脑室顶部显示不清

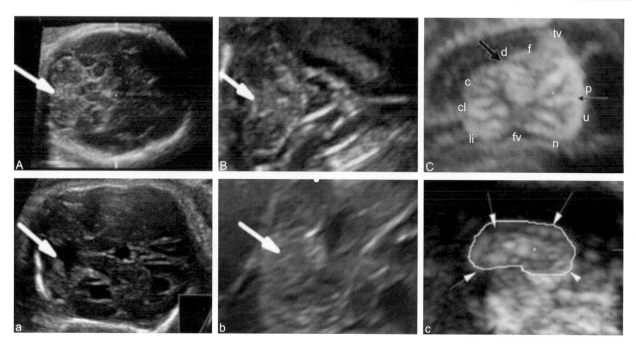

图 7-3-56　28 孕周正常与 DWM 胎儿小脑蚓部三正交声像图

A、B、C. 正常胎儿蚓部及其分叶显示清楚；a、b、c. 相同孕周 DWM 胎儿蚓部及其分叶显示不清。箭头示蚓部部位

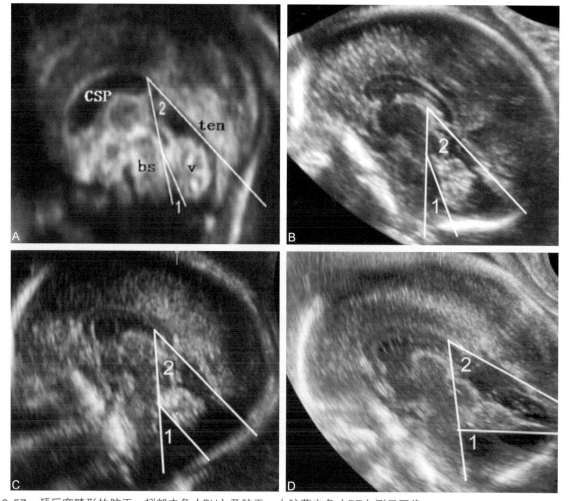

图 7-3-57　颅后窝畸形的脑干 - 蚓部夹角（BV）及脑干 - 小脑幕夹角（BT）测量图像

A. 正常胎儿；B. Blake 陷窝囊肿；C. 蚓部发育不良；D. DWM。1. 脑干 - 蚓部夹角（BV）；2. 脑干 - 小脑幕夹角（BT）；CSP. 透明隔腔；ten. 小脑幕；bs. 脑干；v. 蚓部

7-3-51A、C，图 7-3-57B）。值得引起重视的是，永存 Blake 陷窝囊肿其囊肿（或第四脑室）顶部是可见的。Blake 陷窝囊肿顶部是否可见是永存 Blake 陷窝囊肿与 DWM 最重要的鉴别点之一（图 7-3-61）。

（4）单纯性 MCM：①在经小脑斜横切面上，超声表现为小脑延髓池扩大，从小脑蚓部后方至枕骨内表面的距离超过 10 mm。②在正中矢状切面上，小脑蚓部形态大小正常，蚓部亦无逆时针旋转，窦汇位置正常（图 7-3-62），颅后窝间隔（CMS）存在（图 7-3-50）。值得注意的是，CMS 是 Blake 陷窝发育的遗迹，CMS 发育正常是菱脑（后脑）发育正常的标志之一。笔者对 416 例不同孕周胎儿 CMS 的长径和宽径进行测量（图 7-3-50A，表 7-3-6），结果表明，胎儿 CMS 的长径和宽径在 14～22 孕周随着孕周增加而增大，在 23～26 孕周变化不大，在 37 孕周之后有变小趋势。在中孕期 CMS 增大，有可能提示 Blake 陷窝增大（即小脑蚓部生理性延迟

关闭）或者永存 Blake 陷窝囊肿。鉴别 Blake 陷窝增大（小脑蚓部生理性延迟关闭）与永存 Blake 陷窝囊肿的关键是延长随访时间，即随访至 24 孕周甚至 28 孕周（图 7-3-63）。若 28 孕周之后 Blake 陷窝增大仍然存在，即有可能为永存 Blake 陷窝囊肿，或继续增大发展为 VH 或 DWM。③单纯性 MCM 是一种排除性诊断，必须排除无中枢神经及其他系统畸形后方可作出诊断。④孕后期或产后随访单纯性 MCM 增大往往可以消失。

3. 颅后窝畸形谱与伴发畸形和染色体异常　15%～45% 的 DWM 和 VH 与染色体核型异常相关，特别是与 13 三体、18 三体和 21 三体相关，因而对此类胎儿要进行染色体核型分析。伴有中枢神经系统其他畸形或其他系统异常也会增加染色体异常的风险。约有 1/3 的 DWM 病例伴脑室扩张，但完全型小脑蚓部发育不全伴脑室扩张则较少见，且其伴发脑室扩张还与染色体异常风险呈负相关（伴脑室

表 7-3-5　各种小脑蚓部畸形胎儿的脑干 - 蚓部夹角（BV）和脑干 - 小脑幕夹角（BT）测值

畸形种类	BV（°）			BT（°）		
	例数	$\bar{x}\pm s$	范围	$\bar{x}\pm s$	范围
正常	80	9.1±3.5	4～17	29.3±5.8	21～44
Blake 陷窝囊肿	12	23.0±2.8	19～26	42.2±7.1	32～52
小脑蚓部发育不良	7	34.9±5.4	24～40	52.1±7.0	45～66
DWM	12	63.5±17.6	45～112	67.2±15.1	51～112

（引自 Volpe P, et al. UOG 2012.）

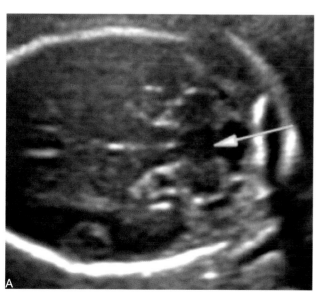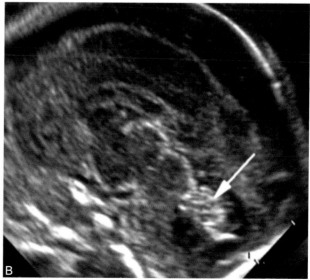

图 7-3-58　VH 胎儿声像图

A. 经小脑斜横断切面上，两侧小脑半球分离；B. 小脑蚓部正中矢状切面上，小脑蚓部部分缺失

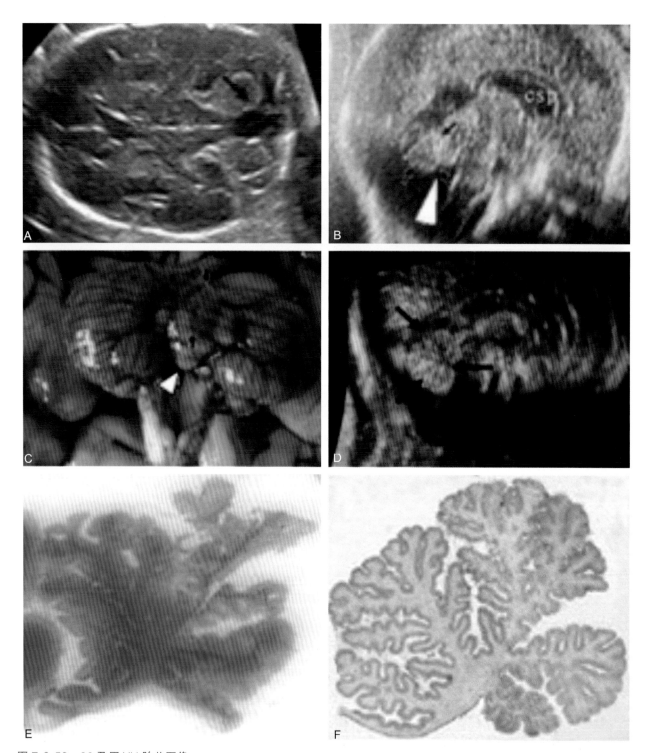

图 7-3-59　32 孕周 VH 胎儿图像

　　A．2D US 经小脑横切面图像,显示两侧小脑半球分离;B．小脑蚓部正中矢状切面 3D US 图像,与相同孕周正常胎儿蚓部相比(图 D),其蚓部面积明显较小,下蚓部变钝(白箭头所示);C．尸体解剖显示下蚓部变细、变钝(箭头所示);D．相同孕周正常胎儿的小脑蚓部正中矢状切面 3D US 图像;E．病理图片(HE 染色,×8),与相同孕周正常胎儿相比(图 F),其蚓部面积小,第四脑室顶部变浅;F．相同孕周正常胎儿蚓部正中矢状切面病理图片

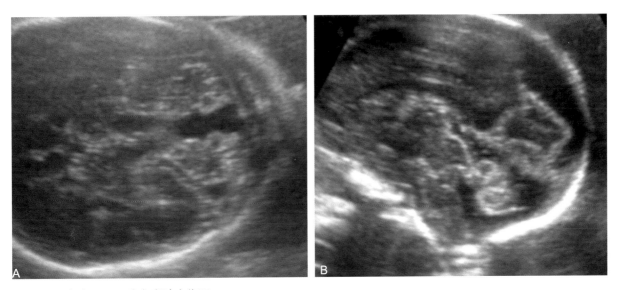

图 7-3-60　永存 Blake 陷窝囊肿声像图

A．经小脑斜横切面上，两侧小脑半球分开，第四脑室与颅后窝池相通呈"锁匙孔征象"；B．在小脑蚓部正中矢状切面上，蚓部形态大小正常，第四脑室顶部存在，蚓部轻度向上方旋转

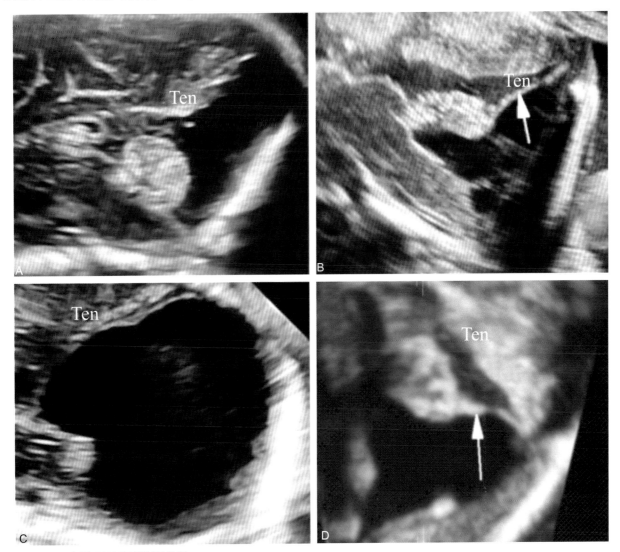

图 7-3-61　各种 DW 畸形的声像图

A、B、C、D 分别为单纯性 MCM、VH、DWM、永存 Blake 陷窝囊肿声像图；Ten．小脑幕。4 种疾病皆可见小脑幕上抬，但 VH 和永存 Blake 陷窝囊肿皆可见第四脑室顶部（箭头所示），VH 蚓部面积较相同孕周正常胎儿小，下蚓部变钝、缺失是两者最主要的区别；MCM 和 DWM 均未见第四脑室顶部，但蚓部大小和位置两者有显著的区别

扩张者风险为21%，而不伴脑室扩张者为54%）。根据文献资料，有些病例脑室扩张是在出生后6个月才出现，而产前检查并未发现，所以在给胎儿父母建议时应考虑到这一点。

文献资料记载，与Dandy-Walker畸形有关的常见的中枢神经系统异常包括叶状全前脑，胼胝体发育不全，Joubert综合征［脑脊膜膨出、多指（趾）、小脑蚓部发育异常］，Meckel-Gruber综合征，Ritscher-Schinzel综合征，3C综合征（颅脑和脸面、小脑和心脏异常），小脑半球融合症，13-q综合征（小脑症、肢体畸形、心脏缺陷、泌尿系统畸形、小脑蚓部异常），脆性X染色体综合征，口-面-指综合征，

鲁宾斯坦-泰比综合征，Meckel综合征，Marden-Walker综合征，Shah-Waurdenberg综合征，Fryn综合征等。约有45%的病例产前可见这些异常，且往往发生在脑中线，完全型小脑蚓部发育不全更常见伴中枢神经系统异常（57%：35%）。非中枢神经系统异常见于66%的DWM病例，但与前者相反，非中枢神经系统更常见于VH（81%：46%）。DWM合并非中枢神经系统畸形常见的包括心脏畸形、四肢骨骼畸形和泌尿系统畸形，约发生在1/4的病例中。因此，DWM和VH是一种复合畸形，仔细地进行胎儿的超声检查，通过充分扫查颅骨与颅脑以明确排除这些复合畸形很重要。值得注意的是，中

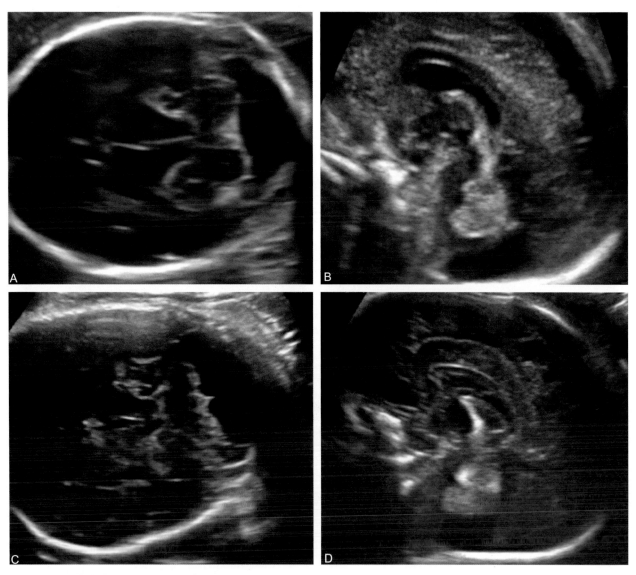

图7-3-62　单纯性MCM及小脑发育不良声像图

A、B. 单纯性MCM经小脑斜横切面和正中矢状切面声像图；C、D. 小脑发育不良经小脑斜横切面和正中矢状切面声像图。两者最主要的声像图鉴别点在于有无小脑半球和蚓部异常

表 7-3-6 416 例不同孕龄胎儿 CMS 的长径和宽径的正常测值（mm）

孕周（周）	例数	长径			宽径		
		X-2S	X	X+2S	X-2S	X	X+2S
14～16	28	1.65	2.15	2.65	1.24	20.6	2.88
17～18	32	2.05	2.93	3.81	2.25	3.19	4.13
19～20	39	3.05	4.37	5.69	3.12	4.30	5.48
21～22	46	3.82	5.48	7.14	4.20	5.66	7.12
23～24	43	3.83	5.54	7.25	4.69	5.89	7.09
25～26	44	3.65	5.63	7.61	4.97	6.43	7.89
27～28	33	3.84	5.86	7.88	5.00	6.78	8.56
29～30	29	4.13	6.19	8.25	4.84	6.92	9.00
31～32	24	4.10	6.28	8.46	5.07	7.03	8.99
33～34	26	4.15	6.25	8.35	4.37	6.65	8.93
35～36	25	3.82	6.02	8.22	3.82	6.24	8.66
37～38	23	3.71	5.67	7.63	2.95	4.97	6.99
39～40	24	2.62	4.76	6.90	1.56	3.80	6.04

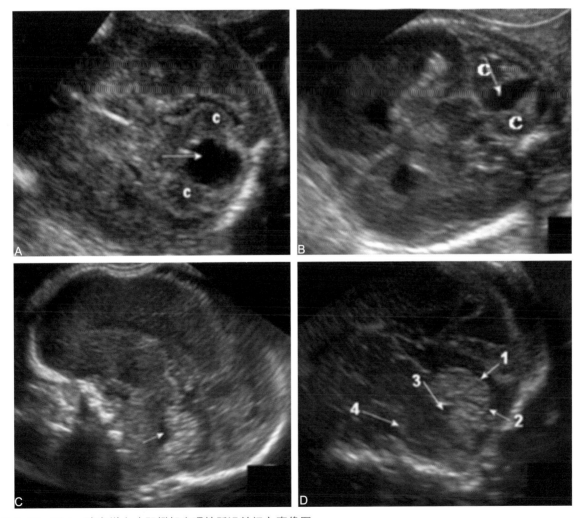

图 7-3-63 Blake 陷窝增大（即蚓部生理性延迟关闭）声像图

A、B. 19 孕周胎儿经小脑斜横切面，显示两侧小脑半球分离，酷似 DWM（箭头所示）；C. 24 孕周胎儿小脑蚓部正中矢状切面，显示小脑蚓部分离消失（箭头所示）；D. 28 孕周胎儿小脑蚓部矢状切面，显示蚓部发育良好（1、2、3 分别为原裂、次裂和第四脑室顶部）。
c. 小脑半球；v. 小脑蚓部

孕期超声扫查不能可靠地排除神经元移行异常或脑沟形成异常（产后发现语言障碍、无脑回畸形者为5%~10%），结合产前MRI检查实属必要。

DWM还有可能是遗传综合征或遗传性疾病如Meckel-Gruber、Aicardi、Walker-Warburg或Joubert综合征的一个特征。鉴定出具体的综合征很重要，因为这会影响到预后和复发风险。临床遗传学家的参与对于鉴别诊断和给胎儿父母建议都很有好处。

综合文献报道，Blake陷窝增大（即小脑蚓部生理性延迟关闭）、永存Blake陷窝囊肿的胎儿并发染色体异常的风险较一般胎儿要高得多，合并有其他畸形的胎儿更是如此。因而，对此类胎儿最好要行染色体核型分析。常见的染色体异常是21三体、18三体和13三体。

4. 关于过度诊断和高误诊率的问题　文献报道，小脑蚓部畸形的产前超声诊断误诊率高达60%，产前MRI诊断也不例外，误诊率高达32%。造成这种高误诊率的原因既有超声诊断的原因，也有病理学诊断的原因。超声诊断造成误诊的原因包括两个层面的问题。①对小脑蚓部畸形和发育认识不足。文献中使用小脑蚓部畸形的诊断术语不一致，导致分析结果不一致，同样也导致过度诊断。如以往使用的变异型DWM的产前超声诊断，不仅包括各种伴有或不伴有小脑蚓部向上旋转的小脑蚓部发育不良及不同程度的颅后窝积液，还包括单纯性小脑蚓部发育不全、下蚓部发育不全、下蚓部发育不良（IVH），甚至还包括用作磨牙相关综合征组成部分的小脑蚓部发育不全的诊断。因此，要规范地使用颅后窝畸形新的分类方法。对小脑蚓部生理性延迟关闭认识不足也是造成高误诊率和过度诊断的原因。以往人们普遍认为，18孕周前不能做出变异型DWM的诊断，但是18孕周之后出现蚓部开放是属于正常还是异常人们不甚清楚，现认为有部分胎儿属于蚓部生理性延迟关闭。因此，加强孕期超声随访，可防止过度诊断，尤其是对那些单纯性颅后窝积液的胎儿更是如此。②超声扫查技术的问题。由于胎儿的体位关系，产前超声检查主要获取胎儿颅脑横切面，要获取胎儿颅脑正中矢状切面相当困难。而小脑横切面只能显示小脑蚓部的　系列横切面，不能显示完整的小脑蚓部及其与第四脑室和颅后窝池的关系，使诊断有一定的假阳性。经小脑横切面（C平面）过度倾斜，形成半冠状切面或冠状切面，也可造成类似DWM的假象（图7-3-64）。无论是超

声检查还是病理检查，小脑蚓部的正中矢状切面都是正确判断小脑蚓部发育情况的最佳切面，是减少过度诊断并纠正误诊的重要切面。很遗憾的是临床上产前超声常规获取小脑蚓部的正中矢状切面比较困难，因此临床应用受到限制。

病理因素造成误诊的原因有：①小脑蚓部畸形没有相应的病理诊断标准，产前超声影像表现的严重程度与病理表现不协调（图7-3-65），缺少不同孕周胎儿小脑及其蚓部的尸体检查病理解剖的正常值，因此，病理鉴别DWM和VH很困难，许多学者建议，要判断胎儿小脑蚓部发育是否异常，应将相同孕周正常胎儿与异常胎儿的小脑蚓部正中矢状切面病理进行比较才能做出判断；②病理制作和取材技术很困难。小脑解剖复杂性、结构脆性等使病理制作困难。开颅时失去原有的形态，标本自溶、浸渍、产后损伤等原因导致难以制作病理切片。有报道称20%的DWM产后病理无法证实。因此，胎儿颅后窝畸形的病理诊断并不是金标准，病理检查和产后MRI及US共同配合才能作出完整的颅后窝畸形的产后诊断，包括尸检诊断。

【临床处理及预后】

由于小脑蚓部的基本形成（具备9个蚓叶）约在18孕周后，因此，18孕周前诊断DWM需慎重。DWM常合并颅内畸形和颅外畸形以及染色体异常，因此，一旦怀疑本病，应建议对胎儿进行详细超声检查，明确畸形类型，必要时行胎儿染色体核型检查及MRI检查。

胎儿娩出后，应进行详细的体格检查和脑部MRI检查，进一步明确诊断，并到新生儿神经科咨询。本病外科治疗包括合并脑积水时，可采用脑室-腹腔分流手术或颅后窝池囊肿开窗术。

诊断孕周是预测妊娠结局的一个重要指标，诊断孕周越早，预后越差。典型DWM产后病死率高（约20%），存活者常在1岁内出现脑积水或其他神经系统症状，40%~70%患者出现智力和神经系统功能发育障碍。DWM越典型，预后不良的可能性越大。影响该畸形预后的2个主要特征是染色体核型和胎儿有无合并其他异常。倘若发现染色体异常，其预后将比单纯性DWM更差。产前系列研究报道，伴染色体异常的DWM病例妊娠终止率达57%~68%，而未行引产的那部分胎儿在胎儿期或新生儿期死亡风险为40%。在那些活产的幸存者中，发育异常呈高风险，死亡率高达1/9，随访6例无1例发育正常。小脑蚓部发育不良不合并其他畸形或染色体异

常者，其预后相对较好，但有待进一步的研究和观察。永存 Blake 陷窝囊肿、单纯颅后窝池增大包括 Blake 陷窝增大（小脑蚓部生理性延迟关闭）在除外染色体异常和其他结构畸形后，可能是颅后窝池的一种正常变异。笔者对颅后窝深度 >10 mm 的 42 例胎儿进行随访观察，其中引产 2 例，单纯性小脑延髓池扩张 34 例，非单纯性小脑延髓池扩张（包括永存 Blake 陷窝囊肿、VH 和颅后窝蛛网膜囊肿各

2 例)6 例，根据婴幼儿发育量表从大运动、精细运动、适应能力、语言能力、社会行为 5 个方面对其进行评估，继而得出发育商。随访结果表明，患有单纯性 MCM 的胎儿，产后婴幼儿除了大运动发育迟缓外，其余 4 项能力和行为与正常新生儿和婴幼儿无差别，而非单纯性小脑延髓池扩张胎儿其产后婴幼儿各个测试部分均较正常婴幼儿及单纯性 MCM 胎儿差。

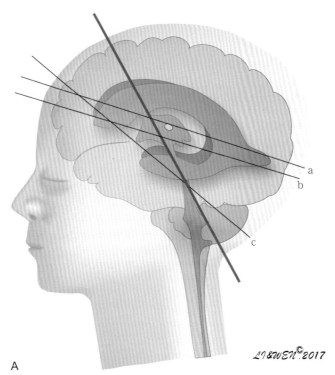

A

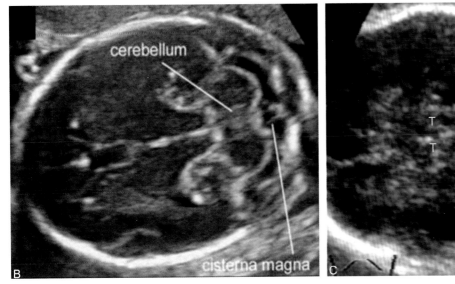

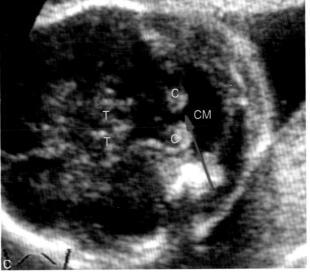

图 7-3-64　经小脑斜横切面过度倾斜造成 DWM 假象声像图

A．胎儿颅脑横切面示意（a．经侧脑室切面；b．经丘脑切面；c．经小脑切面；红线．经小脑斜横断面过度倾斜）；B．经小脑斜横断面（C 平面）示小脑蚓部正常；C．经小脑斜横断面过度倾斜，形成酷似 DWM 的声像图。cerebellum．小脑；cisterna magna．枕大池；C．小脑半球；T．丘脑；CM．枕大池

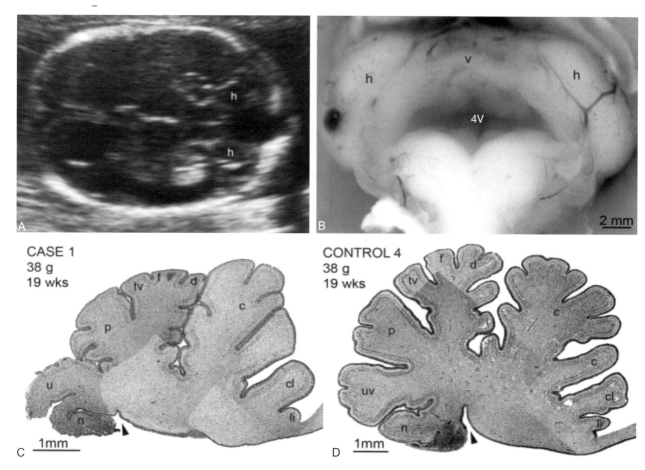

图 7-3-65　小脑蚓部声像图与病理对照研究

A．经小脑斜横切面上，超声检查示两侧小脑半球（h）分离，蚓部缺如，诊断为 DWM；B．尸检示两侧小脑半球（h）发育良好，蚓部（v）发育亦正常，仅第四脑室（4V）轻度扩张；C．病理切片。在正中矢状切面上，小脑蚓部 9 个分叶都存在。与相同孕周（孕 19 周）正常胎儿病理切片（图 D）相比无明显差别，仅表现为各蚓叶发育较幼稚，蚓叶内分枝减少，小结变细、变长，第四脑室顶部变浅（箭头所示），与产前超声存在较大差异；D．相同孕周正常胎儿小脑蚓部正中矢状切面病理切片。（引自 Siebert JR．Brith Research，2006 的资料，蚓叶的缩写参见图 7-3-4）

　　DWM 合并非特异性的中枢神经系统异常，可以发生在单基因病和染色体异常中，也可能由环境因素诱导形成，可以是单发畸形，也可以合并其他结构异常。再发风险有以下 4 种可能：① DWM 是遗传性疾病的一部分时，再发风险取决于该病的遗传方式。② DWM 合并染色体异常时，再发风险取决于孕妇年龄、家族史以及是否有不平衡染色体异常的家族性风险。③ DWM 合并其他多发畸形如唇腭裂、先天性心脏畸形等，这些畸形的再发风险增加 5%。④单纯 DWM 的再发风险为 1%～5%。

（吕国荣）

五、前脑无裂畸形（或全前脑）

　　前脑无裂畸形（holoprosencephaly）为前脑未完全分开成左右两叶，而导致一系列脑畸形和由此而引起的一系列面部畸形。其发生率约为 1/10 000。本病常与染色体畸形如 13 三体、18 三体、18 号染色体短臂缺失等有关，也与其他类型的染色体异常如不平衡移位或基因突变有关，但仍有许多病例发病原因不清楚。

【畸形特征】

　　根据大脑半球分开程度，前脑无裂畸形（全前脑）有以下三种类型（图 7-3-66）。

　　1．无叶全前脑　最严重，大脑半球完全融合未分开，大脑镰及半球裂隙缺失，仅单个原始脑室，丘脑融合成一个。

　　2．半叶全前脑　为一种中间类型，介于无叶全前脑和叶状全前脑之间。颞叶及枕叶有更多的大脑组织，大脑半球及侧脑室仅在后侧分开，前方仍相连，仍为单一侧脑室，丘脑常融合或不完全融合。

　　3．叶状全前脑　大脑半球及脑室均完全分开，

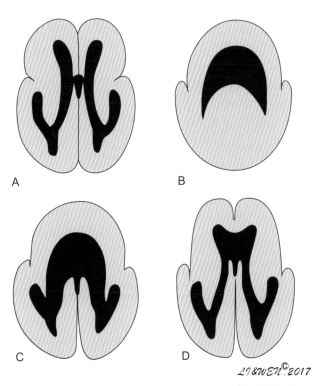

图 7-3-66　正常脑切面与前脑无裂畸形三种解剖类型

　　A．正常脑切面模式图；B．无叶全前脑无裂畸形解剖模式图；C．半叶全前脑无裂畸形解剖模式图；D．叶状全前脑无裂畸形解剖模式图

大脑半球的前后裂隙发育尚好，丘脑亦分为左、右各一，但仍有一定程度的结构融合，如透明隔消失。

　　由于前脑无裂畸形者大脑皮质发育差而常出现小头，但有脑积水时头可增大。由于大脑半球不分开，可形成一系列不同程度的面部中线结构畸形。眼畸形可表现为轻度眼距过近，严重者可形成独眼畸形，眼眶融合成一个，甚至眼球亦融合成一个。鼻畸形可表现为单鼻孔畸形、无鼻孔长鼻畸形或象鼻畸形，此种长鼻常位于独眼眶的上方。可伴有正中央唇腭裂、双侧唇腭裂、小口畸形等。

【超声特征】

　　无叶全前脑可根据单一侧脑室、丘脑融合、脑中线结构消失及长鼻、眼距过近或独眼等做出正确诊断。目前，有报道早孕期通过侧脑室水平横切面在早孕期 11～13^{+6} 周筛查全前脑，该切面上正常双侧脉络丛呈"蝴蝶形"。笔者采用经前额横切面法在妊娠期诊断 53 例无叶全前脑，其中 45 例在 14 周即正确诊断并经引产证实。半叶全前脑如能仔细检查、仔细辨认脑内结构及面部畸形，可于产前做出诊断。叶状全前脑由于脑内结构异常及面部结构异常不明显，胎儿期很难被检出。

　　1．无叶全前脑

　　(1) 脑内结构紊乱：正常结构如侧脑室、丘脑融合，不能显示两个侧脑室、两侧丘脑，仅可见一个较大的原始脑室，中央见单一丘脑低回声结构，呈融合状。脑中线结构消失，如脑中线回声消失，透明隔腔及第三脑室消失。胼胝体消失，脑组织变薄（图 7-3-67，图 7-3-68）。

　　(2) 面部结构严重异常：可出现长鼻畸形或象鼻畸形，单眼眶或眼眶缺失，单眼球，正中唇腭裂等（详见第 15 章）。

　　(3) 早孕期表现：早孕期不能显示大脑镰，蝴蝶形脉络丛图像消失，胎头呈"气球样"（图 7-3-71）。

　　2．半叶全前脑

　　(1) 前部为单一脑室腔且明显增大，后部可分开为两个脑室，丘脑融合、枕后叶部分形成（图 7-3-69）。

　　(2) 颅后窝内囊性肿物，多为增大的第四脑室或颅后窝池。

　　(3) 可合并 Dandy-Walker 畸形。

　　(4) 眼眶及眼距可正常，扁平鼻。也可合并有严重面部畸形，如猴头畸形、单鼻孔等。

　　3．叶状全前脑　胎儿期超声诊断困难，不易识别。透明隔腔消失时应想到本病可能，可伴有胼胝体发育不全，冠状切面上侧脑室前角可在中线处相互连通（图 7-3-70）。面部结构一般正常。

【临床处理及预后】

　　全前脑是严重的颅脑发育异常，30%～50% 全前脑伴有染色体异常，其中 13 三体约占所有染色体异常的 75%，如伴有其他结构异常，则染色体异常的风险进一步增加。如染色体核型分析正常，可进行羊水细胞 DNA 突变检测，如 SHH、TGIF、S1X3、ZIC2 等基因。

　　存活者可能有严重的智力障碍、癫痫、窒息、喂养困难、内分泌病如尿崩症等。无叶全前脑的儿童往往不能行走、伸手取物和说话。在一项包含 104 名存活全前脑的长期研究中，30 名半叶全前脑中仅有 4 名手臂运动正常，2 人可以成句表达，相反，约有 50% 的叶状全前脑能独立行走、上肢运动正常、能够成句表达。

　　全前脑是多因素引起的先天畸形。如果是常染色体隐性遗传，再发风险约 25%。对于散发病例，其再发风险约 6%。全前脑受累家族中，再发严重神经系统异常的风险约 12%。如果胎儿染色体异常，再发风险约 1%，如父母染色体平衡易位，则再发风险更高。母体患有糖尿病，再发风险约 1%。

六、小头畸形

故名思义，小头畸形（microcephaly）即头颅小，其诊断不是根据头颅的形态结构异常做出的，而是由生物统计学数据得出。一般来说，小头畸形是脑发育不良的结果，可以只是小头而不伴其他结构畸形，也可以是多发畸形或某些综合征中的一种畸形。

其发生率约为 1/1 000。其发病原理可能与染色体畸形或基因突变有关，也可能与胎儿宫内缺氧、先天感染、接触 X 线或致畸物等有关。常伴发于其他脑畸形如全前脑或脑膜脑膨出。

【畸形特征】头围明显缩小，比同龄组头围均值小 2～3 倍标准差或以上。头颅小而面部正常，因而颅面比例明显失调，前额向后倾斜，脑发育差，脑缩小，且大脑半球受累较间脑和菱脑更明显。常有脑回异常，如巨脑回、小脑回或无脑回畸形，还可伴有基底神经节萎缩。可有侧脑室扩大。伴有其他

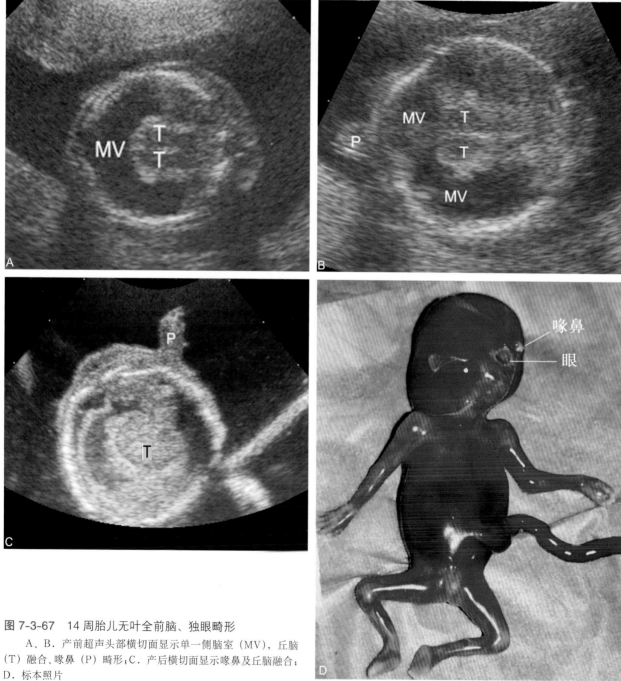

图 7-3-67　14 周胎儿无叶全前脑、独眼畸形
A、B. 产前超声头部横切面显示单一侧脑室（MV），丘脑（T）融合、喙鼻（P）畸形；C. 产后横切面显示喙鼻及丘脑融合；D. 标本照片

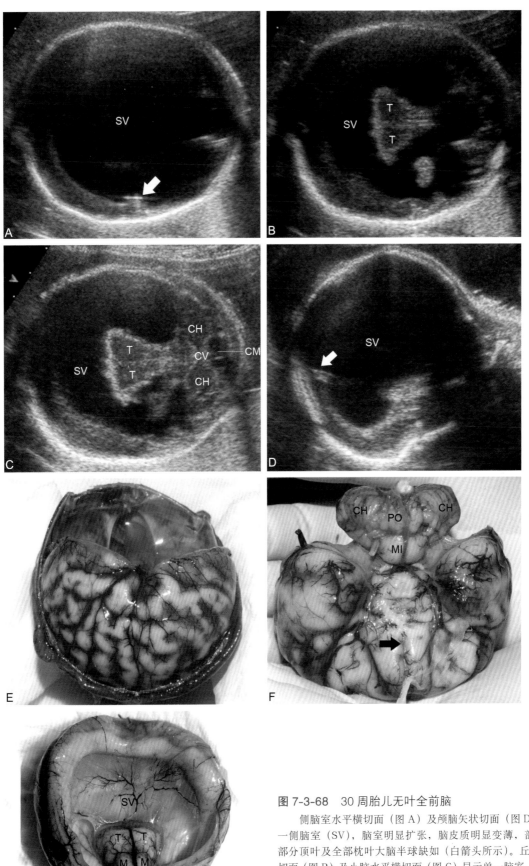

图 7-3-68　30 周胎儿无叶全前脑

　　侧脑室水平横切面（图 A）及颅脑矢状切面（图 D）显示单一侧脑室（SV），脑室明显扩张，脑皮质明显变薄，部分颞叶、部分顶叶及全部枕叶大脑半球缺如（白箭头所示）。丘脑水平横切面（图 B）及小脑水平横切面（图 C）显示单一脑室，丘脑（T）融合。标本颅脑解剖图片（图 E、F、G）显示大脑半球融合（黑箭头所示），部分颞叶、部分顶叶及全部枕叶大脑半球缺如，单一脑室，丘脑融合，嗅球及视神经缺如。CH. 小脑半球；CV. 小脑蚓部；M（MI）. 中脑；PO. 脑桥

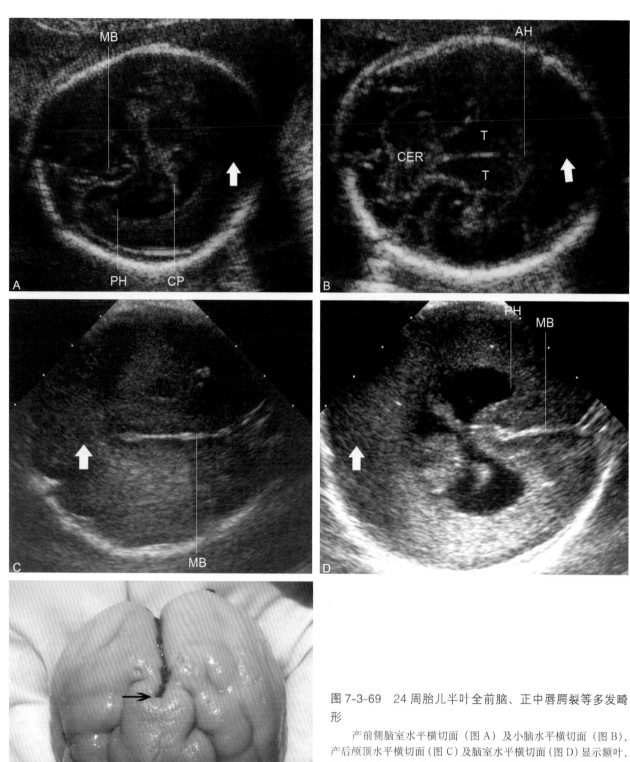

图 7-3-69 24 周胎儿半叶全前脑、正中唇腭裂等多发畸形

产前侧脑室水平横切面（图 A）及小脑水平横切面（图 B）、产后颅顶水平横切面（图 C）及脑室水平横切面（图 D）显示额叶、部分顶叶大脑半球未分开（粗箭头所示），而枕叶及部分顶叶已分开为左右半球，单一侧脑室，侧脑室体部及前角（AH）融合，后角（PH）分开，丘脑（T）分开。标本颅脑解剖图片（图 E）显示额叶、部分顶叶大脑半球未分开，而枕叶及部分顶叶已分开为左右半球，嗅球缺如，视神经发育不良。MB. 脑中线；黑箭头所示为分开与未分开大脑半球交界处；CP. 脉络丛

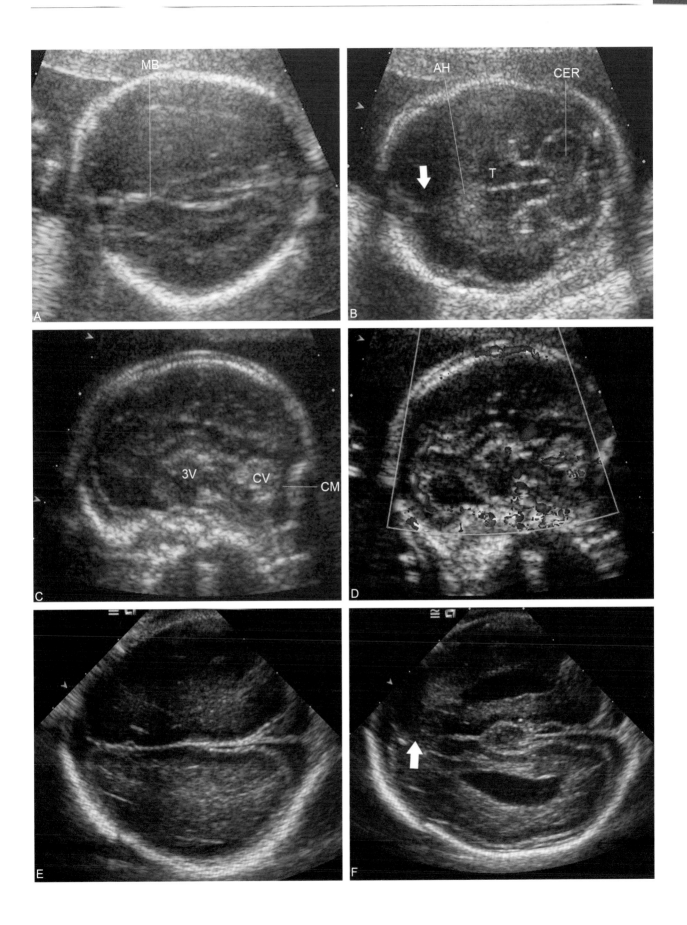

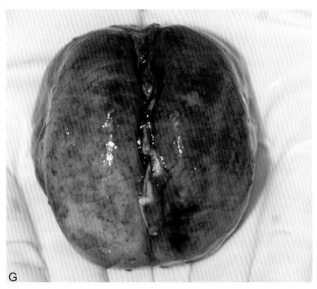
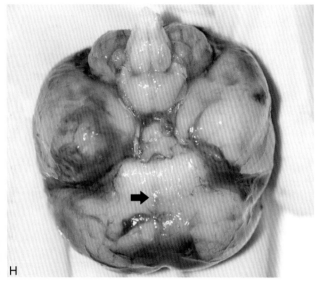

图 7-3-70　22周胎儿叶状全前脑，双侧唇腭裂

产前(图A)及产后(图E)颅顶部水平横切面显示枕叶、顶叶及额叶大脑半球已分开,大脑镰(MB)存在。产前小脑水平横切面(图B)显示部分额叶大脑半球未分开(白色箭头所示),前角(AH)融合,丘脑(T)分开。产前颅脑正中矢状切面二维(图C)及彩色多普勒(图D)显示透明隔腔消失,胼胝体体部和压部存在,膝部及嘴部缺如,大脑前动脉起始段走行于未分开额叶表面,然后再穿入分开的左、右大脑半球间。产后侧脑室水平横切面(图F)显示左、右侧脑室后角及体部已分开,部分额叶大脑半球未分开(白色箭头所示)。颅脑标本解剖图片(图G、H)显示枕叶、顶叶及颅顶部的额叶大脑半球已分开,颅底部额叶大脑半球未分开(黑色箭头所示),嗅球缺如。3V. 第三脑室；CV. 小脑蚓部；CM. 颅后窝池；CER. 小脑

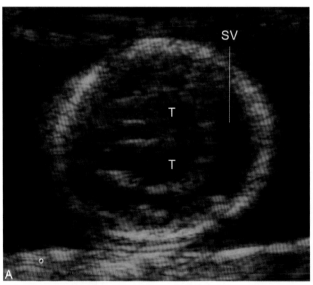
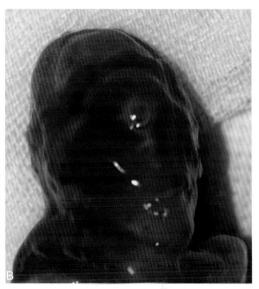

图 7-3-71　12周无叶全前脑，独眼畸形

丘脑水平横切面(图A)显示无大脑镰回声,单一侧单脑室(SV),丘脑(T)融合,胎头呈"气球样"。标本面部正面照片(图B)显示独眼、无鼻等畸形

脑畸形时,有相应畸形的特征,如脑穿通畸形、无脑回畸形、全前脑、脑膜膨出等。

【超声诊断】

超声诊断小头畸形主要根据生物学测量数据来判断,因此,在诊断小头畸形时应注意除外胎儿宫内发育迟缓,因此,腹围与头围的比值在区别两者时很重要。另外,小头畸形能否在24周以前做出正确诊断尚不得而知,因为许多小头畸形在此时期之前头颅未低于正常的第5百分位或3倍标准差以上,更有甚者,许多小头畸形常伴发胎儿宫内发育

迟缓，此时更难判断。因此，小头畸形超声诊断多在晚孕期才能被诊断。由于小头畸形常合并存在于各种原因所致的脑发育迟缓疾病，如先天感染、染色体畸形、全前脑、脑膨出等，因此，超声发现胎儿小头畸形后，应对胎儿各系统结构进行详细、系统地检查，寻找出可能存在的其他畸形（图 7-3-72，图 7-3-73）。

1. 胎儿头围测值低于同龄胎儿的 3 倍标准差以上（表 7-3-8），是诊断小头畸形最可靠的指标之一，有研究表明，头围测值与智力发育迟缓相关性较高。

2. 双顶径低于同龄胎儿的 3 倍标准差以上，但其假阳性率较高，可达 44%。许多假阳性病例是由于胎头入盆后头受压变长所致，出生后正常。而头围测量可不受此影响，较双顶径更准确。

3. 其他生长参数如胎儿腹围、股骨长、肱骨长等可在正常值范围内。

4. 头围／腹围比值，双顶径／腹围、双顶径／股骨长比值明显小于正常，这些参数在诊断小头畸形时有重要意义。

5. 额叶明显减小。额叶测量：侧脑室前角后壁与前额颅骨内侧面之间的距离（表 7-3-7）。

6. 面部正中矢状切面上，前额明显后缩（图 7-3-72B、图 7-3-73B）。

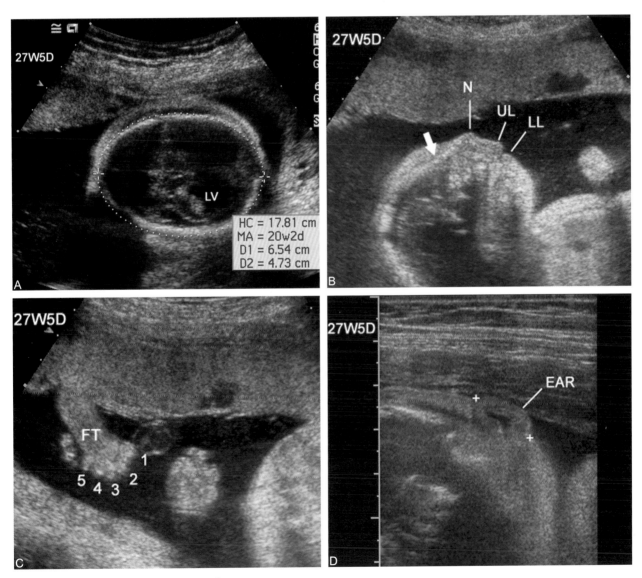

图 7-3-72　27 周 5d 胎儿小头畸形

患者为近亲婚配，1996 年生育一畸形儿，1999 年生育一智力正常的女儿。A. 头部横切显示脑内结构欠清晰，双顶径 4.41 cm，相当于 19 周 2d 大小。头围 17.81 cm，相当于 20 周 2d，低于正常孕周的 5 倍标准差。透明隔腔消失，小脑发育差。LV. 侧脑室；B. 头部矢状切面，显示前额明显后缩（箭头）。N. 鼻；UL. 上唇；LL. 下唇；C. 畸形足（FT），1，2，3，4，5 分别表示第 1~5 趾；D. 小耳畸形（EAR）

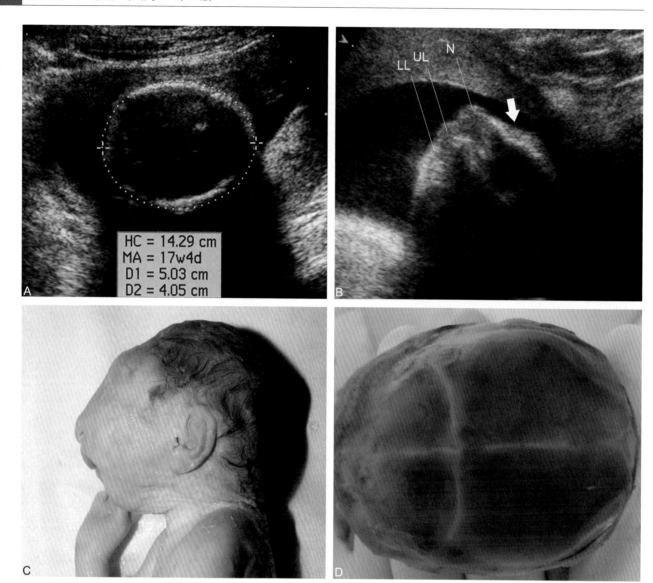

图 7-3-73　28 周胎儿小头畸形

　　A. 头部横切显示脑内结构欠清晰，头围 14.81cm，相当于 17 周 4d，低于正常孕周的 5 倍标准差。B. 面部正中矢状切面，显示前额明显后缩（箭头），小下颌畸形。C. 标本侧面照片显示胎儿头明显小，前额明显后缩，小下颌。D. 标本解剖显示所有颅缝均早闭。N. 鼻；UL. 上唇；LL. 下唇

表 7-3-7　16～24 周额叶正常测值（$\bar{x} \pm 2s$）

孕　周	额叶测值
16 周	1.4 cm±0.4
17～18 周	1.6 cm±0.2
19～20 周	1.7 cm±0.2
21、22、23 周	1.8 cm±0.2
24 周	1.9 cm±0.4

　　7. 可有伴发畸形表现。

　　8. 有小头畸形家族史者，从妊娠 16 周即应开始观察测量上述诸指标，如果多次测量胎儿头围均在正常第 50 百分位左右，而不达正常值的第 5 百分位，或不低于正常值 2 倍标准差，则可除外小头畸形。

　　【临床处理及预后】

　　小头畸形的预后取决于引起该畸形的病因。小头畸形合并其他畸形的预后较单纯小头畸形严重。小头畸形常伴有中、重度智力障碍。一般来说，头围越小，智力障碍越严重。Dolk 等的研究中，随访至 7 岁，IQ 低于 70 在头围低于 3 倍标准差的患儿中占 51%，头围低于 2 倍标准差的患儿中占 11%。95% 患儿有神经、内分泌紊乱症状，如肌张力失调、痉挛性大脑性瘫痪、生长迟缓或精神运动功能缺陷等。小头畸形也常合并先天性代谢性疾病，如苯丙酮尿症、高氨酸尿症、甲基丙二酸血症。

表 7-3-8 诊断小头畸形头围参考值（mm）

孕龄（周）	−2SD	−3SD	−4SD	−5SD
20	145	131	116	101
21	157	143	128	113
22	169	154	140	125
23	180	166	151	136
24	191	177	162	147
25	202	188	173	158
26	213	198	183	169
27	223	208	194	179
28	233	218	203	189
29	242	227	215	198
30	251	236	220	207
31	260	245	230	216
32	268	253	239	224
33	276	261	246	232
34	283	268	253	239
35	289	275	260	245
36	295	281	266	251
37	301	286	272	257
38	306	291	276	262
39	310	295	281	266
40	314	299	284	270

该病的再发风险取决于其病因。单纯小头畸形的遗传方式可以为常染色体显性与隐性遗传。如 18 三体导致的小头畸形，其再发风险约为除母体年龄风险外再加上 1%。如染色体重复或缺失导致的小头畸形，应检查父母染色体有无平衡异位，如果有，则增加再发风险。如为药物暴露和感染导致的小头畸形，则再发风险较小。在伴有智障的小头畸形中，其弟、妹的再发风险为 5.9%~20%。

七、脉络丛囊肿（choroid plexus cyst）

参见第 19 章。

八、Galen 静脉血管瘤

Galen 静脉（即大脑大静脉）很短，长约 1 cm，位于胼胝体和丘脑的后下方，由两侧大脑内静脉和基底静脉汇合而成，向后汇入直窦。Galen 静脉管壁薄弱，易受损伤。先天性 Galen 静脉血管瘤，为一种少见的散发性血管畸形。

【畸形特征】

先天性 Galen 静脉血管瘤（vein of Galen aneurysm）（图 7-3-74）由于动静脉畸形（arteriovenous malformation，AVM）导致 Galen 静脉呈瘤样扩张，其供血动脉可为一条或多条小动脉，这些小动脉起源于 Willis 环或椎基底动脉系统，直接注入 Galen 静脉内，形成动-静脉瘘或动-静脉畸形，由于这种畸形动脉与静脉之间没有正常的毛细血管网，因此交通处压差较大，血流阻力低，流速大，大量血液经此 AVM 流入静脉返回心脏，形成无效循环。因此，患儿可出现一系列并发症，包括中枢神经系统、心血管系统、呼吸系统并发症等。中枢神经系统由于大量血流经 AVM 流回心脏，其周围脑组织血流供应相对减少而引起局部区域梗死和脑室周围脑白

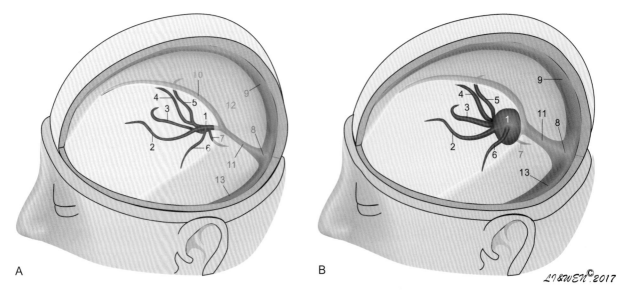

图 7-3-74　正常颅内静脉及 Galen 静脉血管瘤

A. 正常颅内静脉模式图；B. Galen 静脉血管瘤模式图。1.Galen 静脉（大脑大静脉）；2、3. 左、右基底静脉；4、5. 左、右大脑内静脉；6、7. 左、右内侧枕叶静脉；8. 窦汇；9. 上矢状窦；10. 下矢状窦；11. 直窦；12. 大脑镰；13. 横窦

质软化。此外，瘤体较大时可压迫中脑水管和引起颅内静脉压升高而导致脑积水。由于长期高心排血量导致胎儿充血性心力衰竭，心脏扩大，尤其是右心室扩大明显，上腔静脉及肺动脉亦扩张。近年的研究表明，本病常合并存在共同动脉干及大动脉转位等先天性心脏畸形。另外，充血性心力衰竭还可导致胎儿水肿，因此，当检出胎儿水肿时，应仔细检查脑内有无 AVM。

【超声诊断】

本病多在中孕晚期才被超声检出，其主要声像特点如下（图 7-3-75）。

1. 丘脑水平横切面上，第三脑室后方、丘脑后下方中线处探及一椭圆形无回声囊性结构，囊壁薄而光滑，形态规则。

2. 彩色多普勒血流显像显示囊性回声区内充满明亮彩色血流，脉冲多普勒出现高速低阻血流频谱（图 7-3-75）。与其他脑内中线或中线旁囊肿（如蛛网膜囊肿、脑穿通囊肿、第三脑室扩张等）的鉴别主要依靠彩色多普勒，单纯从二维超声特征有时很难将其区分。

3. 瘤体较大时可压迫中脑导水管而出现脑积水声像。

4. 伴有充血性心力衰竭时，可有心脏扩大、体静脉系明显扩张、胎儿水肿声像。

【临床处理及预后】

约 50% 患儿可出现新生儿心力衰竭，50% 患儿可无临床症状。随着病情的发展，可出现脑积水、颅内出血、脑梗死、脑室周围白质软化。多数出生时有症状的病人需要侵入性治疗如外科手术和介入治疗，出生时无症状的病人，应密切随访观察，如出现症状，则应在 6~9 个月进行治疗。早期行导管插管 AVM 栓塞术，有很好的疗效。有合并症或合并其他畸形时，预后不良。

关于本病的长期预后尚不清楚。Rodesch 的研究中，产前诊断的 18 例病例中 13 例存活，其中 12 例行瘤体栓塞术，67% 的存活病例智力正常。在另一项包含 22 例行栓塞治疗病例的研究中，死亡率约 50%，存活者中约 37% 的病人有严重的智力障碍。

多为散发病例，再发风险未见报道。

九、神经元移行异常

神经元移行异常是指在大脑皮质发育过程中，由于各种原因使成神经细胞从胚胎生发基质向大脑表面移行过程中受阻，导致脑组织不同程度的发育畸形，包括无脑回 - 巨脑回畸形、灰质异位、脑裂畸形、多小脑回畸形、半侧巨脑畸形和局部皮质发育不良。每一种类型有特定的病因、病理改变和影像学特征，其临床表现主要为智力低下和癫痫，虽然并不常见，但在癫痫和智力低下的病因中起重要作用。产前超声能够观察到脑的形态结构，但不能评价胎儿的智力发育。这里仅对以下几种能引起明显形态改变的神经元移行异常进行讨论。

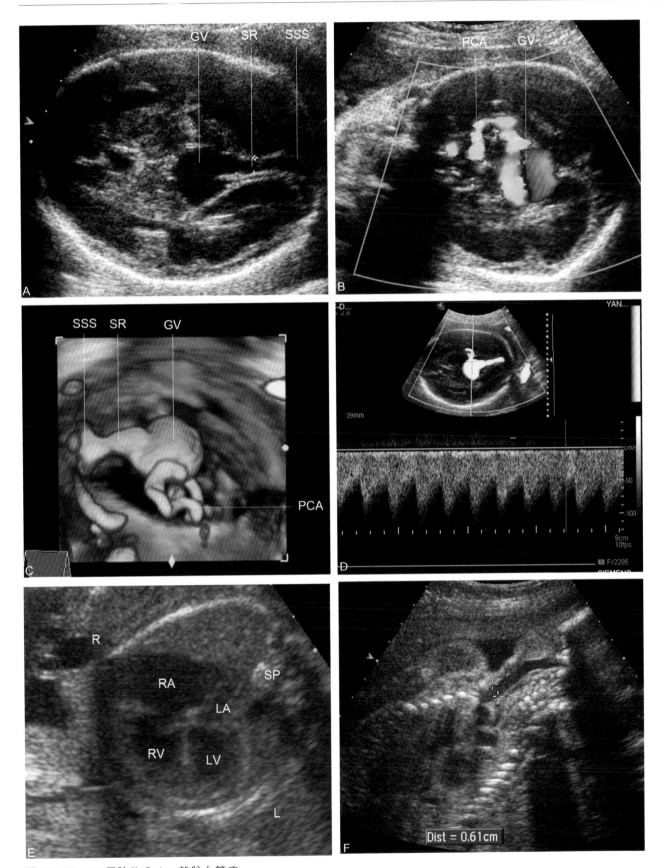

图 7-3-75　26 周胎儿 Galen 静脉血管瘤

　　丘脑水平横切面（图 A）显示近中线区、第三脑室的后方、丘脑的后下方一椭圆形无回声囊性结构，囊壁薄而光滑，形态规则。彩色多普勒血流显像（图 B）及血管三维成像（图 C）显示囊性无回声内充满彩色血流信号，旋转探头时，发现大脑后动脉与Galen 静脉形成动静脉瘘。谱频多普勒取样容积置于瘘口处（图 D）显示高速低阻的动静脉瘘频谱。四腔心切面（图 E）显示全心增大，以右心更为明显。胎儿全身静脉系统明显扩张，颈部矢状切面（图 F）显示颈内静脉明显扩张

（一）无脑回畸形

无脑回畸形（lissencephaly）属神经元移行异常，大体病理改变以无脑回或脑回宽大、脑沟变浅为其特点，其程度重者脑沟脑回完全消失，脑表面光滑，称为无脑回畸形（agyria），也称为光滑脑。临床上患者常有不同程度的精神、运动及智力障碍，病情重者常不能生存至成年。

【畸形特征】

传统上将无脑回畸形分为两型：Ⅰ型，经典型（图7-3-76），一般认为部分正常神经元在迁移过程中未达到正常区域，组织学上，正常的6层脑皮质被增厚、变形重组的4层脑皮质取代，大体解剖上脑病变的严重程度可以为弥漫性无脑回、无脑回与脑回肥厚并存、单纯脑回肥厚伴（或不伴）皮质下灰质异位。该型可以为孤立性无脑回畸形，也可出现在Miller-Dieker综合征或Norman-Roberts综合征等。Miller-Dieker综合征常表现为典型的完全的脑沟消失和面部异常，如高额、小颌、低耳、鼻桥、宽眼距、前额后倾。Ⅱ型，鹅卵石状平滑脑，多认为是由于部分神经元过度迁移至软膜下区，组织学上表现为紊乱的未分层的脑皮质，由于皮质发育不良常表现为先天性肌营养不良症，常伴发于Walker-Warburg综合征、肌肉-眼-脑病、Fukuyama型先天性肌营养不良症等。Walker-Warburg综合征也称为HARD+/- E综合征，即脑积水（H），无脑回（A），眼发育不良（RD），合并或不合并脑膨出（+/-E），常有肌营养不良。

Barkovich等建议根据神经元迁移异常导致的畸形将无脑回畸形分为三类：①指无脑回畸形及皮质下带状灰质异位，包括经典型无脑回畸形、伴（或不伴）胼胝体发育不良或小脑发育不良的无脑回畸形及未分类的无脑回畸形；②鹅卵石状平滑脑，包括传统的Ⅱ型无脑回畸形；③灰质异位（除皮质下带状灰质异位）。

【超声特征】

多数Miller-Dieker综合征和孤立性无脑回畸形为散发病例，产前诊断困难。

Miller-Dieker综合征的常见表现主要包括：无脑回伴（或不伴）巨脑回、轻度的脑室扩张和蛛网膜下腔增宽、胼胝体发育不良、小头畸形、宫内发育迟缓、羊水过多，其他不常见表现主要有小下颌畸形、先天性心脏畸形、泌尿生殖系统畸形、脐膨出。产前超声首次报道的2例Miller-Dieker综合征胎儿，诊断孕

周分别为31周和31.5周，均表现为脑表面平滑。目前多认为妊娠23周如顶枕沟和距状沟缺失、外侧裂和脑岛的异常（图7-3-76），应警惕本病的存在。外侧裂平滑且较浅可能是由于岛盖发育异常，皮质发育延迟所致扣带沟和脑表面沟回缺失，多在24周后才有表现。无脑回畸形伴Walker-Warburg综合征是Ⅱ型无脑回畸形中最常见的产前诊断类型，产前超声常见有广泛的无脑回、脑室扩张、小脑异常、枕部脑膜脑膨出、胼胝体异常、小眼畸形、白内障等，其他不常见表现主要有唇裂、生殖系统畸形等。

中孕早期，正常的脑表现为表面平滑，妊娠20周前诊断皮质发育异常是相当困难的。脑沟发育异常常合并其他颅内异常，如脑室扩张、全前脑、胼胝体发育不良、脑穿通、脑膨出、脑缺血、脑炎、肿瘤及严重的颅内出血等，这些合并畸形的存在常增加脑沟发育判断的难度。脑室扩张常是无脑回畸形的诊断线索之一，但严重的脑室扩张，大脑皮质变薄，此时也难以评价脑沟发育。

另外，无脑回畸形中脑的发育程度也影响产前检出率。产前检出的病例多为完全性无脑回，对于轻度的无脑回畸形或灰质异位，很难检出。MRI（图7-3-77）在评价灰质异位等优于超声，但MRI一般不作为常规检查项目，除非超声提示可能存在异常，如孕周较小，即使行MRI检查，也不能排除轻度的无脑回畸形。

目前，多数学者认为不建议在18~20周超声检查中评价脑沟发育，如果怀疑脑发育异常或家族史，建议20周以后评价脑沟发育。单纯轻度脑室扩张可能是脑发育异常的最初表现，应想到本病的可能，建议23周后随访观察各脑沟的发育，动态监测脑内结构的变化。

【临床处理及预后】

临床上患者常有癫痫以及精神、运动、智力发育迟滞表现。癫痫常于第1年反复发作，患儿大多于第2年死亡。巨脑回畸形生存期较无脑回畸形长，可达童年后期，但均有严重的癫痫和智力低下。

目前为止，发现6种基因与Ⅰ型无脑回畸形有关（表7-3-9），4种基因与Ⅱ型无脑回畸形有关（表7-3-10）。如果患儿是突变的缺失或易位，复发率很低。如果易位是从双亲的一方遗传而来，复发率可以高达25%。

（二）半侧巨脑畸形

半侧巨脑畸形是一种罕见的脑发育畸形，是大

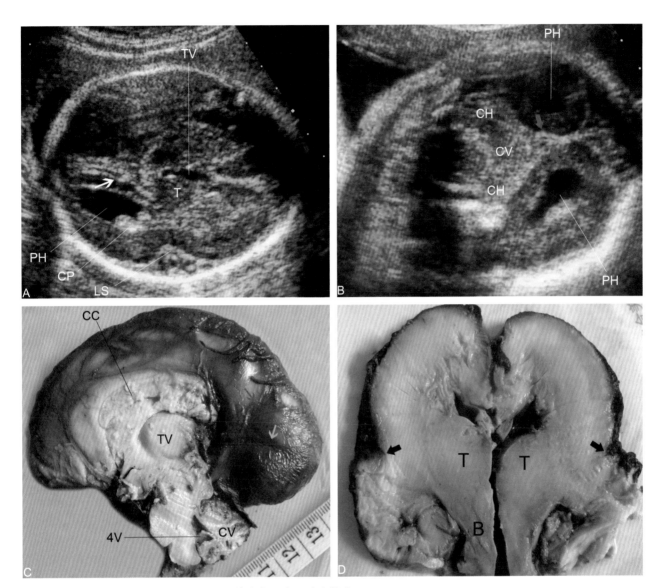

图 7-3-76 33 周胎儿无脑回畸形、胼胝体发育不良、脑室扩张

丘脑水平横切面（图 A）及侧脑室水平横切面（图 B）显示大脑表面平滑，大脑外侧裂（LS）及脑岛形态异常，呈切迹状，顶枕沟呈细小切迹（白细箭头所示），侧脑室扩张，约 1.1cm，透明隔腔未显示。枕叶与小脑斜冠状切面（图 B）显示距状沟形态异常，呈细小切迹（绿色粗箭头所示）。标本解剖正中矢状位观（图 C）显示大脑表面光滑，顶枕沟（蓝色小箭头）及距状沟（绿色小箭头）细浅，胼胝沟及中央沟等脑沟均未出现，透明隔腔缺如，胼胝体（CC）发育不良。外侧裂水平冠状切面（图 D）显示大脑表现光滑，外侧脑及脑岛形态异常，呈切迹状（黑粗箭头所示）。T. 丘脑；TV. 第三脑室；PH. 侧脑室后角；CP. 脉络丛；B. 脑干；CV. 小脑蚓部；4V. 第四脑室；CH. 小脑半球

脑半球一侧的全部或部分错构瘤样过度增生，以神经运动发育迟滞、偏瘫、偏盲及顽固性癫痫为特征。本病最早由 Sims 描述，1835 年该学者提出了本病的概念。

【畸形特征】

本病以受累大脑半球弥漫性肥大为特点，并伴有同侧侧脑室扩张和大脑中线向对侧偏移，小脑和脑干也可受累。病理显示病变侧皮质发育异常包括无脑回或多小脑回改变，皮质增厚且皮质层结构紊乱，缺乏正常分层现象，可见巨大神经元，与健侧

相比，患侧神经元数目下降，胶质细胞数目上升，"未受累"半球也能见到。

【超声特征】

目前，半侧巨脑畸形主要在新生儿和小儿期诊断，诊断方法主要靠 MRI 检查，超声诊断少，产前超声诊断者更少。对于出现明显左右大脑半球不对称，左右侧脑室不对称的病例有可能为产前超声所发现，但大多数缺乏这种明显不对称表现，因此，产前诊断相当困难。

1. 病变侧大脑半球明显增大、皮质增厚及同侧

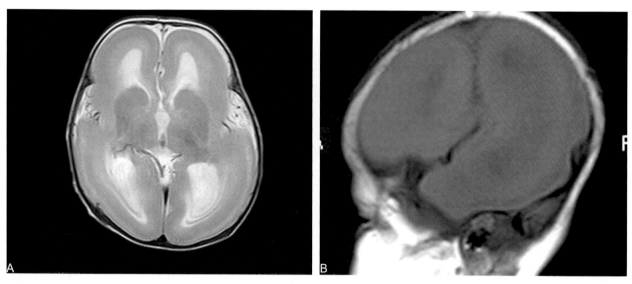

图 7-3-77　6个月婴儿无脑回畸形

　　MRI丘脑水平横面断层（图A）及大脑半球矢状位断层（图B），双侧大脑半球表面光滑，无顶枕沟、中央沟等沟回结构，外侧裂呈一细小切迹，大脑皮质分层异常

表 7-3-9　与Ⅰ型无脑回畸形有关的基因

畸形类型	基因	位置
孤立性无脑回畸形	LIS1 或 PAFAH1B1	17p13.3
Miller-Dieker 综合征	LIS1，YWHAE，CRK 和其他	17p13.3
X 连锁的无脑回畸形	DCX	Xq22.3-q23
无脑回畸形伴小脑发育异常	RELN	7q22
无脑回畸形伴性别不辨	ARX	Xp22.13

表 7-3-10　与Ⅱ型无脑回畸形有关的基因

畸形类型	基因	位置
Walker-Warburg 综合征	POMT1	9q34.1
肌肉 - 眼 - 脑病	POMGnT1	1p32
Fukuyama 型先天性肌营养不良症	Fukitin	9q31
MDC1C 先天性肌营养不良症	FKRP	19q13.3

脑室增大（图 7-3-78）。

　　2．大脑外侧裂增宽、平直。

　　3．脑沟回形态改变，包括多小脑回、巨脑回、无脑回。

　　4．脑中线向对侧移位。

　　5．白质区域回声增强。

【临床处理及预后】

　　患者病变侧大脑半球大多功能失常，且成为癫痫病因，由于本病对抗癫痫药物均有耐药性，癫痫难以控制，如果对侧半球正常，尽早手术是治疗此病的最佳方法，以延长生存期和控制癫痫发作。手术方式包括解剖性半球切除、功能性半球切除、半侧大脑皮质切除及脑皮质部分切除。手术成功率都很高，手术后运动和视觉功能仍能保持稳定或有所改善；认知功能在术后也可逐步改善，尽管50%患者术后有长期认知功能损害，但70%的患者智商提高，精神运动发育进步。

（三）脑裂畸形

　　脑裂畸形（schizencephaly）是一种罕见的

胎儿脑部裂开畸形，英国发生率约 1.48/100 000。
1964 年首先由 Yakovlev 和 Wadsworth 描述，其
发生原因可能与脑发育异常有关，也可能是由于双
侧大脑中动脉梗阻导致脑组织坏死所致（图 7-3-
79），也有报道与以下因素可能有关：应用华法林、
暴露于有机溶剂、巨细胞病毒感染、免疫性血小板
减少症、双胎之一死亡或继发于创伤或羊膜腔穿刺
术后，也有报道本病多发生于孕妇低年龄组。

【畸形特征】

本病的主要特征是胎儿大脑的裂畸形，典型的
脑裂畸形是左、右大脑半球在颞叶水平裂开成前后
两部分，裂开处与侧脑室相通，因而侧脑室与蛛网

膜下隙通过裂畸形直接相通。脑裂畸形可以是对称
的，也可以是非对称的，可以为双侧裂开，也可以
只有一侧大脑裂畸形（图 7-3-63，图 7-3-64）。裂
开的表面有灰质覆盖。根据严重程度，分为两型：
Ⅰ 型即闭唇型，裂唇彼此相连；Ⅱ 型即开唇型，指
裂唇开放，充满脑脊液的裂隙伸入到脑室水平。伴
发的脑畸形有脑室扩大或脑积水、多小脑回畸形、
语言错乱、胼胝体发育不全、透明隔腔消失等。

【超声特征】

闭唇型脑裂畸形特征性超声表现不明显，该类
脑裂很难被产前超声所发现，产前超声诊断的脑裂
多为开唇型，其主要超声表现为胎头横切时可显示

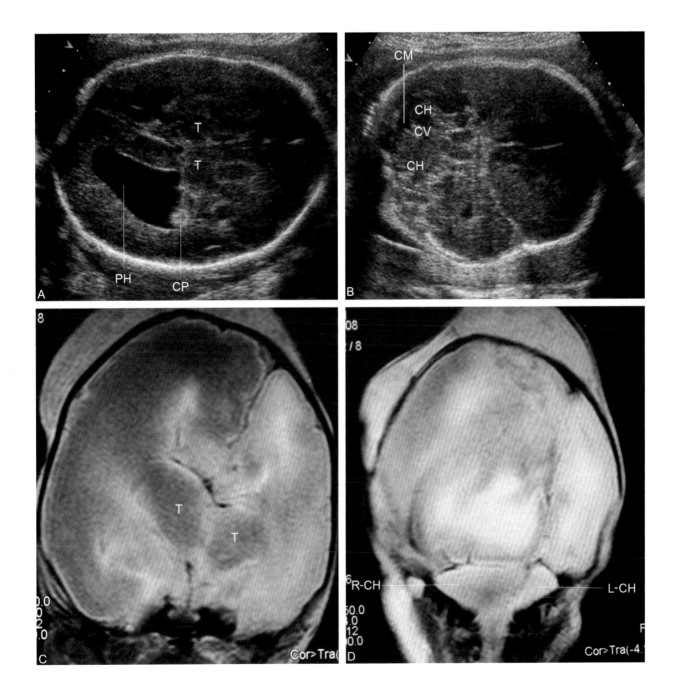

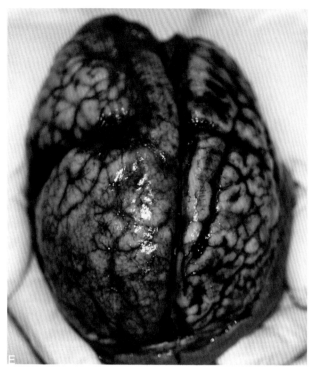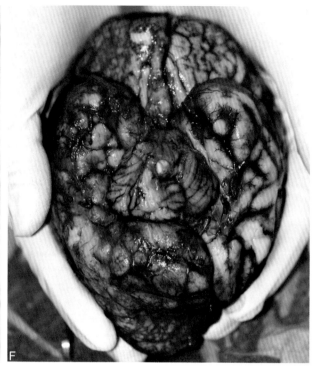

图 7-3-78　30 周半侧巨脑畸形

　　丘脑水平横切面（图 A）显示右侧大脑半球明显增大，皮质明显增厚，脑回肥厚，右侧侧室增宽，以三角区和后角明显，脑中线向左侧偏移。小脑水平横切面（图 B）显示右侧小脑半球（CH）均明显较左侧小脑半球增大。产后 MRI 冠状位（图 C、D）扫查显示右侧大脑半球、丘脑（T）及小脑半球均明显增大，脑中线明显向左侧移位，右侧大脑皮质明显增厚，脑沟少浅，脑回肥厚。颅脑标本解剖颅顶观（图 E）和颅底观（图 F）显示右侧大脑半球及小脑半球均明显增大，脑中线明显向左侧移位，右侧大脑半球表面脑沟明显较左侧大脑半球表面的脑沟少和浅。R-CH. 右侧小脑半球；L-CH. 左侧小脑半球；PH. 后角；CP. 脉络丛；CV. 小脑蚓部

胎儿大脑裂开成前后两部分，裂开处为无回声区且与侧脑室无回声区及蛛网膜下隙相通，无回声区直达两侧颅骨内面，大脑裂开处表面由于有大脑灰质的衬托，表面回声较强，与正常脑表面回声相似。脑裂畸形常不对称，也可以为完全对称性裂开。可为单侧（图 7-3-80）也可双侧。脑裂畸形最常发生于大脑顶叶，80%~90% 伴有透明隔腔消失。

　　本病多在妊娠 28 周后诊断，20 周前诊断者罕见。

【临床处理及预后】

　　本病预后不一，可以从癫痫或轻偏瘫（取决于大脑累及的部位，见于单侧单纯性脑裂者）到全面发育迟缓、癫痫发作和运动障碍（见于双侧脑裂者）。脑裂也常伴语言障碍。

十、其他颅脑畸形

（一）蛛网膜囊肿

　　蛛网膜囊肿（arachnoid cyst）少见，约占颅内占位性病变的 1%，男性胎儿较女性胎儿多见，左侧大脑较右侧多见。其发生原理尚不清楚，有学者认为小脑后方的蛛网膜囊肿可能来源于消失失败的第四脑室憩室（Blake pouch），也有学者认为其是蛛网膜下隙形成异常所致。

【畸形特征】

　　蛛网膜囊肿位于蛛网膜下隙内，为非血管性的囊性病变。胎儿蛛网膜囊肿常位于中线附近，约 2/3 见于小脑幕上、大脑半球间裂内、第三脑室后方，约 1/3 位于小脑幕下的颅后窝池内，小脑蚓部后方，约 5% 的幕上蛛网膜囊肿合并胼胝体发育不良。位于中线以外的大脑半球表面的蛛网膜下隙内者少见。这与小儿蛛网膜囊肿的分布不同，后者多位于非中线的蛛网膜下隙内，尤其在大脑外侧裂内常见。囊肿可压迫脑组织，压迫中脑水管可引起脑积水，囊肿破裂可形成蛛网膜下隙积液和可能发展成为硬膜下积液。蛛网膜囊肿较少合并颅外畸形，也有报道其可能是多发畸形的一部分，Holmes 曾报道蛛网膜囊肿合并胫骨缺失、多指（趾）、腭裂等，也有部分病例合并法洛四联症和多发性神经纤维瘤 I 型。

【超声特征】

　　1. 脑内出现囊性无回声区，圆形或不规则形，

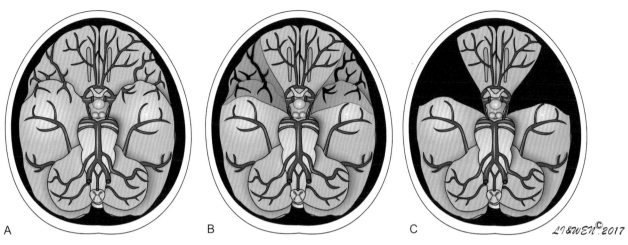

图 7-3-79　正常颅脑及脑裂畸形

　　A. 正常颅脑；B、C 为脑裂畸形模式图，脑裂常见原因是由于双侧或单侧大脑中动脉梗阻（图 B 黑色血管）导致脑组织坏死（图 B 灰色区域），双侧或一侧大脑半球在颞叶水平裂开成前后两部分（图 C），裂开处与侧脑室相通，因而侧脑室与蛛网膜下隙通过裂畸形直接相通

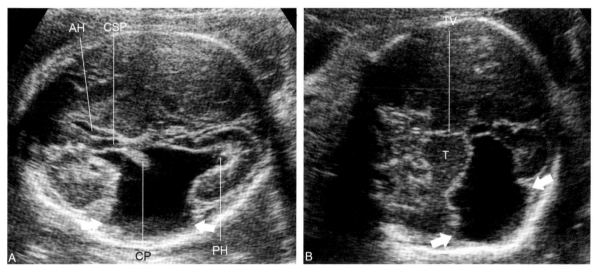

图 7-3-80　25 周胎儿左侧颞顶叶脑裂畸形

　　侧脑室水平横切面（图 A）及丘脑水平冠状切面（图 B）显示左侧大脑半球颞顶区裂开成两部分（箭头所示），裂开处为无回声区且与侧脑室及蛛网膜下隙相通，无回声区直达两侧颅骨内面。AH. 侧脑室前角；CSP. 透明隔腔；CP. 脉络丛；PH. 后角；T. 丘脑

囊壁薄而光滑（图 7-3-81）。

　　2. 位于颅后窝者应与颅后窝池扩大、Dandy-Walker 畸形等相鉴别。位于第三脑室后方者，应与其他中线囊性无回声区相鉴别，主要与第三脑室扩张、Galen 静脉血管瘤等鉴别。

　　3. 彩色多普勒不能检出囊内血流信号。这是区别 Galen 静脉血管瘤的特征性征象，后者囊内充满血流信号，脉冲多普勒可检出高速低阻血流频谱。

　　4. 囊肿与侧脑室不连通。

　　5. 中线囊肿较大时，可出现脑积水声像。

【临床处理及预后】

蛛网膜囊肿的产前自然病程尚不清楚，文献报

道一部分继续增大，可能导致梗阻性脑积水，另一部分则可能自然消失。产前与 Dandy-Walker 畸形、脑裂畸形等难以鉴别时，可行 MRI 检查。动态监测囊肿的变化和有无脑积水，根据病情选择分娩方式。

　　出生后新生儿是否出现临床症状则取决于蛛网膜囊肿的大小，文献报道有 30%～100% 的病例出现脑积水。病灶较小且无症状者，一般不需特殊处理。较大且有症状的病灶，需要手术治疗，包括囊肿切除术、开窗术、引流入邻近脑室、腹腔或心房。

　　蛛网膜囊肿的预后与是否合并有其他结构畸形（尤其是脑中线结构畸形如胼胝体发育不良等）、脑积水、囊肿大小的变化情况有关。出生后，较大的

蛛网膜囊肿可引起颅内压增高及脑积水，须行手术治疗。但有许多报道认为 80%～90% 患儿智力发育正常，亦有学者报道部分病例在出生前或出生后可自行缓解。有报道染色体畸形（主要为 18 三体）可合并蛛网膜囊肿。

　　本病多数为散发病例。极少数病例合并多发性神经纤维瘤 I 型或其他畸形是单基因突变所致，在 Homes 的研究中的，247 例成人型多囊肾的父母有无临床症状的蛛网膜囊肿。Handa 等报道两兄弟均有双侧蛛网膜囊肿，Arriola 报道了 2 个家庭亲代与子代均有本病，这也表明本病可能有家族聚集性。

（二）积水性无脑畸形

　　积水性无脑畸形（hydranencephaly）是一种散发的、致死性的脑畸形。其发生率为 1/4 000～1/10 000。半侧积水性无脑畸形罕见。

【畸形特征】

　　该畸形的主要特征是双侧大脑半球缺如，但小脑和中脑存在。头颅大小可正常、缩小或明显增大。其发病原因一般认为是颈内动脉主干或其分支的广大区域梗阻而导致颈内动脉供血区脑组织坏死所致（图 7-3-82）。也有学者认为大脑弥漫性感染导致大

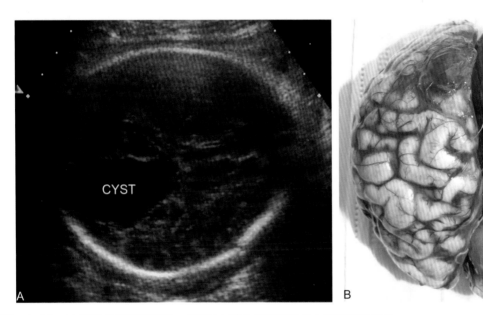

图 7-3-81　32 周胎儿蛛网膜囊肿，妊娠 20 周 Ⅲ 级超声检查未发现明显异常
　　颅脑横切面（图 A）显示颅脑中线偏右侧枕顶叶蛛网膜下处一较大囊性占位病变，右侧枕顶叶明显受压，该包块与侧脑室不相通，左侧大脑半球受压不明显。颅脑标本解剖颅顶观（图 B）显示颅脑中线偏右侧枕顶叶蛛网膜下处一较大囊性占位病变，右侧枕顶叶明显受压

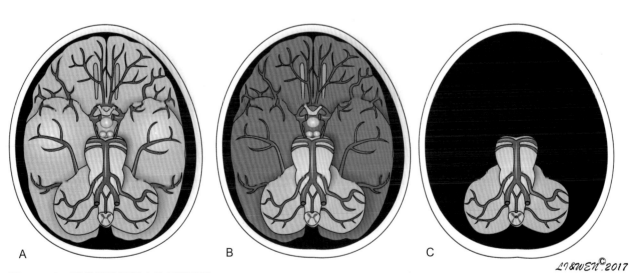

图 7-3-82　正常颅脑及积水性无脑畸形
　　A. 正常颅脑。B、C 为积水性无脑畸形，颈内动脉主干或其分支的广大区域梗阻而导致颈动脉供血区脑组织坏死（图 B），双侧大脑半球缺如，但小脑和中脑存在（图 C）

脑广泛坏死，严重脑积水后期大脑受压而萎缩，或大脑胚胎发生过程中的缺陷亦可导致这种畸形的发生。

【超声特征】

积水性无脑畸形的典型超声表现是颅腔内大范围的液性无回声区，几乎呈一囊性胎头，不能显示大脑半球和大脑镰，更不能显示任何大脑皮质回声（图 7-3-83）。在颅腔下部近枕部可见小脑、中脑组织，似小岛样的低回声结构突向囊腔内。这一小岛样低回声结构在声像图上很像无叶全前脑的发育不良的丘脑，两者极易混淆，但两者预后均很差。

本病应与重度脑积水和前脑无裂畸形相鉴别，重度脑积水在额部和颞部总能显示一些受压的脑皮质和大脑镰，前脑无裂畸形一般能在额部显示脑皮质，同时可检出相应的面部畸形。积水严重者单从颅内结构的超声表现很难将其区分。

【临床处理及预后】

积水性无脑畸形新生儿常合并眼畸形、视神经异常、斜视、"落日征"、巨头、持续加重的痉挛、精神运动障碍。

本病预后差，外科治疗与分流术均不能改善预后，一般不建议特殊处理和过多的干预，约 50% 婴儿在 1 个月内死亡，存活至 1 岁者少于 15%。

积水性无脑畸形多为散发病例，多无再发风险。也有报道本病合并 13 三体，再发风险取决于合并畸形。

（三）先天性脑穿通畸形

【畸形特征】

脑穿通畸形（congenital porencephaly）亦称脑穿通囊肿，由于脑血管阻塞导致脑软化，脑实质内脑血管破裂出血，软化坏死区或出血灶被吸收后形成的脑内囊状病变，与脑室系统或蛛网膜下隙或同时与两者相通。胎儿脑穿通畸形极其罕见，多继发于晚孕期胎儿宫内脑损伤，但亦有家族性脑穿通畸形的报道。由于早产儿颅内出血较多见，因此，脑穿通囊肿在早产儿比胎儿多见。

【超声诊断】

脑实质内见 1 个或多个形态不规则之囊性无回声区，囊肿多与侧脑室相通（图 7-3-84，图 7-3-85），与蛛网膜下隙相通时，超声诊断较困难，与其他脑内囊肿如蛛网膜囊肿等鉴别诊断有一定困难。可伴有脑积水声像。

【临床处理及预后】

脑穿通畸形的预后与囊肿的大小和部位及是否伴有脑积水有关。囊肿较小，不伴脑积水时，预后较好；囊肿较大，伴有脑积水时，预后较差，多伴有严重的智力和神经后遗症，包括四肢偏瘫、失明、言语障碍、癫痫等。部分合并脑积水且有明显临床症状的病例，脑室-腹腔分流能缓解脑室扩张对脑实质的进一步损伤，手术一般在 2 岁内进行。

多数病例病因不明。也有学者认为本病有家族聚集性，属常染色体显性遗传，突变基因为

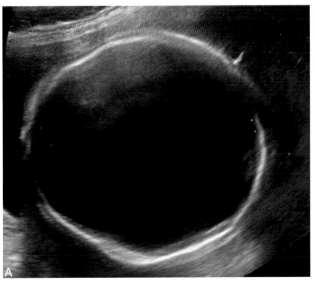
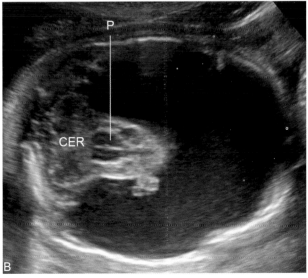

图 7-3-83　积水性无脑畸形

　　颅脑中部横切面（图 A）及经小脑横切面（图 B）显示颅腔内大范围的无回声区，呈一囊性胎头，没有大脑半球和大脑镰回声（图 A），在颅腔后下部可见小脑（CER）、脑干（P）组织回声（图 B）

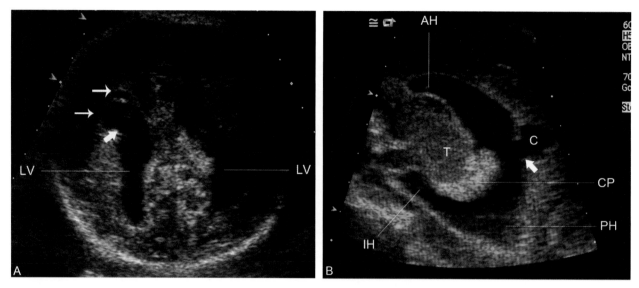

图 7-3-84　32 周胎儿脑白质软化并脑穿通畸形

　　侧脑室冠状切面（图 A）及左侧旁矢状切面（图 B）显示左侧侧脑室周围白质内多个囊性回声（细箭头所示），与侧脑室相通（粗箭头所示）。AH. 前角；T. 丘脑；CP. 脉络丛；PH. 后角；LV. 侧脑室；C. 囊肿

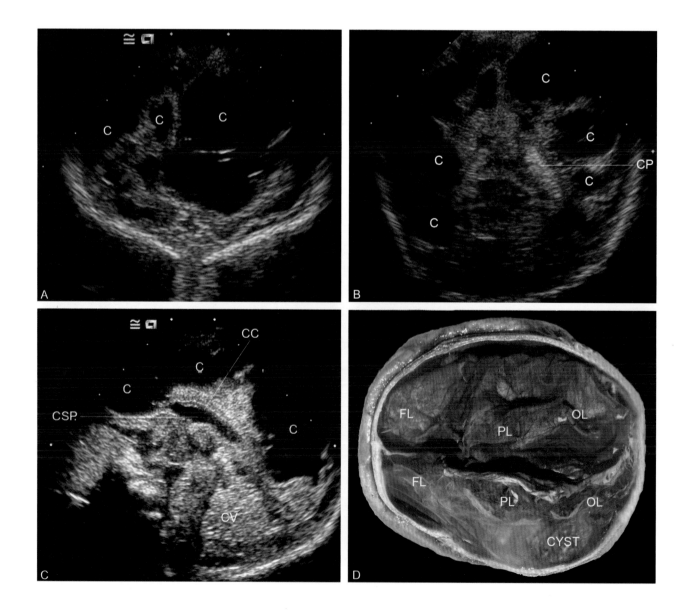

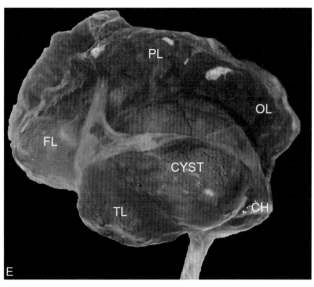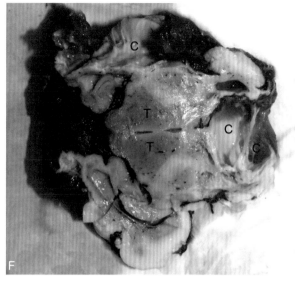

图 7-3-85 24 周单绒膜囊双羊膜囊双胎，一胎死亡、一胎成活，活胎儿脑广泛梗死并脑穿通畸形

活胎产后超声额叶冠状切面（图 A）及侧脑室冠状切面（图 B）显示大脑皮质内多个大小不等的无回声区（C），其中部分无回声区与侧脑室相通。颅脑正中矢状切面显示大脑额叶、顶叶及枕叶均有多个无回声区，未见正常大脑皮质回声。标本解剖颅顶部观（图 D）及左侧面观（图 E），双侧大脑半球明显塌陷萎缩，脑实质内可见多个大小不等囊性包块（CYST）。丘脑水平断层解剖（图 F），脑实质广泛梗死，脑皮质多个大小不等囊性结构。FL. 额叶；PL. 顶叶；OL. 枕叶；TL. 颞叶；CH. 小脑半球；T. 丘脑

COL4A1 和 G1691A，再发风险为 50%。COL4A1 突变也增加成年后卒中风险。

（四）宫内胎儿颅内出血

宫内胎儿颅内出血（intracranial hemorrhage in utero）较少见，发生率约 1/1000，文献报道不多。1982 年首次报道，出血多发生于室管膜下（图 7-3-86）、脑实质内（图 7-3-87）、硬脑膜下，与新生儿颅内出血相似，出血可导致颅内压突然升高及围生期胎儿窒息。出血可分为室管膜下出血、侧脑室出血、脑实质内出血及蛛网膜下隙或硬脑膜下出血。超声图像上出血灶为均匀性或非均匀性强回声，边界清楚，血肿吸收后可形成无回声囊肿，与脑室交通时即成为脑穿通畸形，脑室内出血者多伴有脑室扩张。

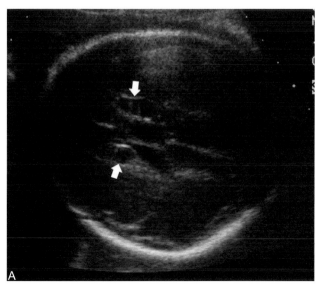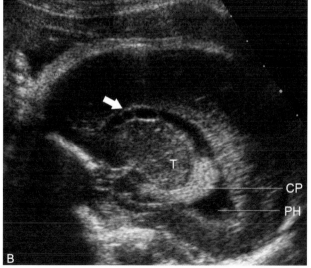

图 7-3-86 32 周胎儿室管膜下出血并囊性变

颅脑横切面（图 A）及旁矢状切面（图 B）显示双侧尾状核丘脑沟处多个细小无回声区（箭头所示），向前角内突出。CP. 脉络丛；PH. 后角

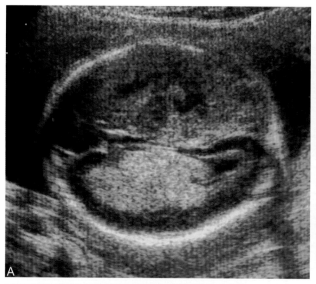

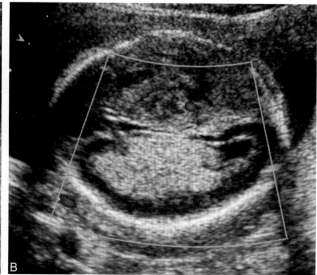

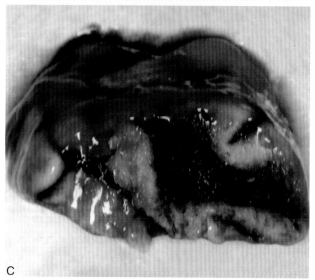

图 7-3-87　22 周胎儿左侧脑室及脑实质内出血

侧脑室水平横切面二维（图 A）及彩色多普勒（图 B）显示左侧大脑半球及脑室内大片强回声区，其内未见明显血流信号。标本解剖（图 C）显示左侧额顶叶脑实质及脑室内出血

国际上广泛采用的分级方法是将颅内出血分为 Ⅳ 级：Ⅰ 级，单侧或双侧室管膜下出血；Ⅱ 级，< 50% 的脑室内出血，脑室扩张 < 15 mm；Ⅲ 级，> 50% 的脑室内出血伴明显脑室扩张；Ⅳ 级，脑室内出血同时伴有脑实质出血。

宫内胎儿颅内出血预后根据出血的部位、大小不同而不同。文献报道 45% 脑室内出血、92% 脑实质内出血、88% 的蛛网膜下隙或硬脑膜下出血预后不良。室管膜下出血、囊性变者预后良好。

（五）胎儿颅内钙化

胎儿颅内钙化（fetal intracranial calcification）极其罕见，文献报道极少。钙化常发生在脑室壁附近，引起钙化的原因有两大类，一类由非感染性疾病引起，如颅内畸胎瘤、结节性硬化症、矢状窦或横窦血栓形成、某些综合征如斯德奇 - 韦伯综

合征或染色体异常如 21 三体、13 三体等。另一类由感染引起，如巨细胞病毒感染、弓形体病、风疹、梅毒和疱疹病毒等。母体病毒感染后，病毒通过胎盘进入胎儿循环，引起胎儿脑组织坏死，进而出现钙化。超声表现为脑实质内强回声点或强回声团伴或不伴声影（图 7-3-88）。

【临床处理及预后】

产前超声发现颅内钙化，排查有无巨细胞病毒、弓形虫等感染非常重要。建议行羊水、脐血检查染色体核型分析及 TOCH 检查。参见第 20 章。

（六）胎儿宫内感染

参见第 20 章。

（七）胎儿颅内肿瘤

胎儿颅内肿瘤（fetal intracranial tumors）见

第 16 章胎儿肿瘤。

（八）胎儿硬脑膜窦畸形

胎儿硬脑膜窦畸形（dural sinus malformation，DSM）指以一个或多个硬脑膜窦扩张伴动静脉分流为特征的先天血管畸形，可伴或不伴血栓形成。该畸形较罕见，发生率不详，有学者认为在男胎中发病率较高。Baily 在 1931 年首次报道了这种畸形。

DSM 的确切发生机制尚不清楚。一种假说认为 DSM 起源于正常的静脉窦球，静脉窦球在胚胎 4~6 个月发育，其持续存在可导致静脉高压，继发形成硬脑膜动静脉瘘，这些细小的低速分流血管在 DSM 形成和维持中起重要作用。有文献报道在产后解剖证实的 DSM 伴有多种类型的细小动静脉分流。静脉窦球的相对扩张引起了静脉高压，已经在动物模型中证实，可能与低氧诱导因子（hypoxia-inducible factor-1，HIF-1）和血管内皮生长因子（vascular endothelial growth factor，VEGF）相互协调有关。另一种假说认为该畸形起源于硬脑膜窦的反常过度发育，硬脑膜窦血栓继发于不成熟及畸形发育静脉窦的血流量失调、内皮内层的改变及静脉窦壁的低速分流。有学者认为胎儿 DSM 可能与羊膜腔穿刺有关，但尚未有大规模的病例报道证实该理论。

DSM 伴血栓形成常见于婴儿，目前认为，凡能引起静脉血流异常、静脉内壁炎性反应、静脉处于栓前状态者均可致脑静脉血栓形成。婴儿期诱发因素主要为窒息、败血症、急性淋巴细胞白血病、脱水、高胱氨酸尿、血管外伤、血管畸形、母体先兆子痫，生理性抗凝血遗传因子如抗凝血酶、蛋白酶 C、蛋白酶 S 的缺陷。但胎儿期 DSM 并血栓形成的确切病因不明，多数血栓继发于 DSM，也有学者认

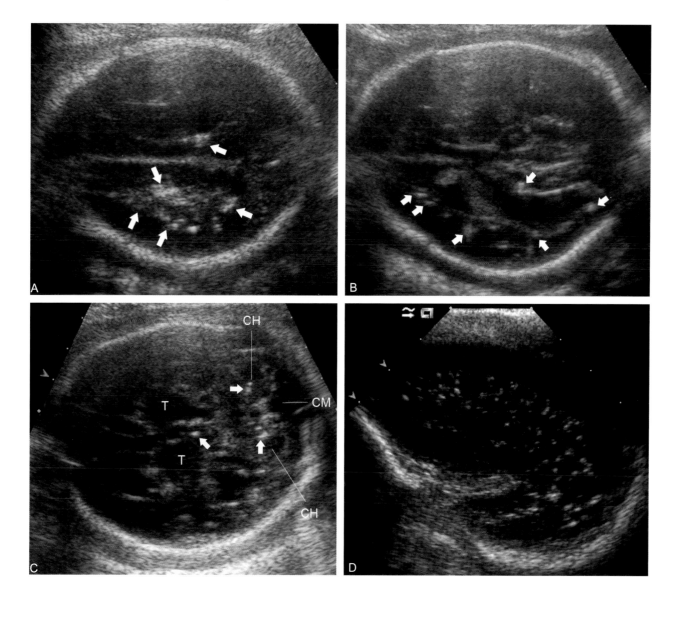

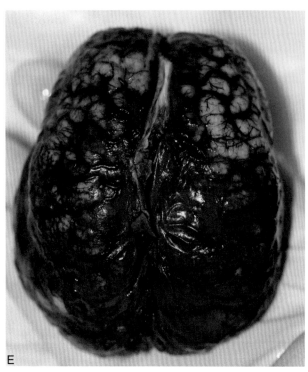
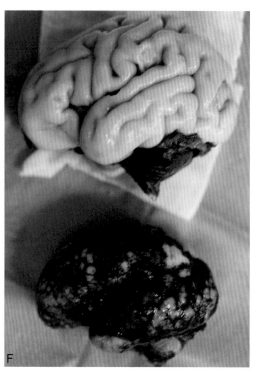

图 7-3-88　30 周胎儿颅脑多发钙化灶

　　颅顶水平横切面（图 A）、侧脑室水平横切面（图 B）、小脑水平横切面（图 C）及左侧大脑半球矢状切面（图 D）显示脑室壁、脑室周围白质、丘脑（T）及小脑实质内均存在多发性强回声灶（箭头所示），大脑表面未见明显脑沟回声。标本解剖颅顶观（图 E）显示大脑表面光滑，未见明显脑回及脑沟，剥离软脑膜时，发现软脑膜与脑实质紧紧粘连一起，很难剥离。30 周正常胎儿颅脑左侧面观（上图）及该病例颅脑左侧面观（下图）（图 F）显示该病例脑体积明显较正常胎儿小，大脑表面光滑，无明显脑沟及脑回。CH. 小脑半球；CM. 颅后窝池

　　为遗传性血栓形成倾向和凝血障碍与硬脑膜窦血栓形成有关，但是在新生儿和胎儿病例中，两者的关系尚不明确。绝大多数病例无凝血功能异常、无感染病史等。

　　文献报道超声最早发现孕周为 18 周，最晚发现孕周为 35 周。声像图上主要表现为：①颅脑横切面上，颅内近枕骨窦汇处出现囊性回声区，多呈三角形或不规则形，边界清晰，囊壁回声较强，其内常可见密集细小点状回声朝一定方向流动，伴血栓形成时，囊内可见圆形或类圆形高回声团，周边有低回声区环绕；颅脑矢状切面上表现颅后窝囊性无回声区，与上矢状窦相连。②由于流速极低，彩色多普勒不能检出囊内血流信号，部分病灶囊壁可见细小血流信号，并可见上矢状窦、横窦血流在囊性包块边缘中断。③囊性回声区与侧脑室不相通，小脑及脑干常受压向前、向下移位。④伴上矢状窦扩张时，颅脑横切面上近颅顶下方可见扩张的上矢状窦，内可见液性无回声区（图 7-3-89）。⑤部分病例伴脑室扩张等。

　　产前 MRI 直接征象为硬脑膜窦正常流空效应消失，代之以不同时期的血栓信号，血栓信号的改变与血栓内血红蛋白状态和血管再通情况有关。常表现为窦汇扩张呈类三角形，T_1WI 或 T_2WI 上均为高信号，伴血栓形成时，常可见偏中线的肿块，T_2WI 较脑灰质呈中低信号，伴或不伴局灶性偏心性稍高信号，常伴不同程度的上矢状窦扩张。

　　目前尚无明确证据证明该畸形与染色体异常和胎儿凝血功能异常相关，因此，不建议行脐血穿刺检查。有报道 DSM 合并脑裂、多小脑回、额叶坏死等畸形。MRI 检查在定位病变位置、明确诊断、判断有无脑损伤及脑沟回发育异常方面占有优势。

　　本病产前自然病程尚不清楚，随孕周进展，部分血栓自发消失，部分病例则进行性恶化，因此，建议产前超声严密观察监测肿块大小、头围大小、心脏功能等，如出现脑损伤及心力衰竭表现，则提示预后不良；对于监测时间间隔，目前尚无统一标准。对于较大的累及窦汇的 DSM 来说，产后及时行血管造影评价静脉解剖结构，每 2 个月随访 1 次 MRI，4~5 个月行脑血管造影检查，制定

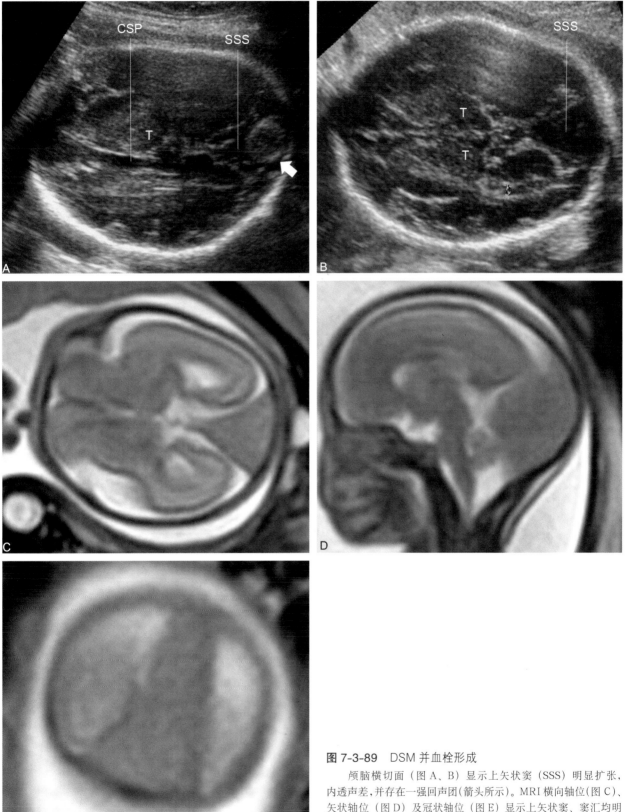

图 7-3-89　DSM 并血栓形成

　　颅脑横切面（图 A、B）显示上矢状窦（SSS）明显扩张，内透声差，并存在一强回声团(箭头所示)。MRI 横向轴位(图 C)、矢状轴位（图 D）及冠状轴位（图 E）显示上矢状窦、窦汇均明显扩张，呈类三角形。CSP. 透明隔腔；T. 丘脑

治疗方案。

DSM 在儿童期和胎儿期预后不同。儿童 DSM 预后差，文献报道有 26%～38% 死亡，3%～26% 有严重的神经发育障碍，30%～37% 的轻度神经发育障碍，7%～10% 的预后良好。产后诊断的中线处的 DSM 预后不良，累及窦汇的 DSM 侧支引流不畅，常发展为大的动静脉短路，引起充血性心力衰竭、巨头、脑积水等。其他影响预后的因素包括：脑损伤、颈静脉球发育不良、产后自发血栓形成等。从目前文献报道的 DSM 来看，胎儿 DSM 总体来说预后良好，其预后似乎与静脉湖大小、是否合并血栓形成及血栓数量与大小、是否累及上矢状窦等因素无明显关联。

（李胜利　吕国荣　文华轩　何冠南
顾莉莉　陈　曦　黄　怡　黎文雅
杨　辉　欧阳玉容　龚　博　任金河）

第 8 章

胎儿先天性心脏畸形

先天性心脏畸形是一种常见的先天畸形，其发病率在活产新生儿中为 5‰～26.6‰，在死胎中可高达 30‰。胎儿先天性心脏畸形的疾病谱与小儿先天性心脏畸形不同，许多先天性心脏畸形由于胎儿出生后即死亡或在宫内死亡，只有能存活下来的先天性心脏畸形患儿有可能进行超声检查，因此，胎儿期许多先天性复杂心脏畸形在新生儿或小儿的超声检查中是见不到的，成为胎儿时期特定的心脏畸形。其次，由于胎儿时期血流动力学与新生儿及小儿血流动力学明显不同，不能根据血流动力学原理做简单的推理，而应根据先天性心脏畸形的顺序节段诊断法有序地、逐一进行分析，并结合胎儿心脏生长发育特点才能准确地发现和诊断先天性心脏结构畸形。

第一节　根据心脏内部形态结构分析判断

我们知道正常心脏的左、右房室在体内不完全是左、右排列的，右心房、右心室位于右前方，而左心房、左心室位于左后方。在心脏病理情况下，左、右房室的位置关系常常不正常，因此，不能仅仅根据心脏房室的位置排列关系来确定哪是左、右心房，哪是左、右心室，而应根据它们所固有的形态特征来区分。然而，在先天性心脏病中，病理状态下的心脏各房室并不具有可供区分左、右房室的所有形态学特征，这就给我们超声医学工作者带来更大的困难。这里我们将绝大部分正常和病理心脏都会出现的、可供区分左、右房室的形态学上的主要特征及其区别方法介绍如下：

一、左、右心房的区别

1．左、右心耳的形态是区分左、右心房的重要结构之一。左心耳窄而长呈钩状或弯指状，耳尖部较尖，与左心房连接处的耳根部面积窄小；右心耳宽而圆，呈三角形，耳尖部较钝，与右心房连接处的耳根部面积较大。

2．左、右心房心内膜面形态不一。左心房内膜面光滑，肌小梁少且不延伸到左心房后壁，而右心房内面凹凸不平，内有大量的肌小梁呈梳状排列（也称梳状肌），这些梳状肌延伸到右房室连接并达右心房后壁。

3．房间隔的左、右心房面不同。房间隔的右心房面有明显的卵圆窝，卵圆窝的周围有增厚的肌肉组织向心房腔内凸起，而房间隔的左心房面光滑，卵圆窝处有卵圆孔瓣。胎儿期卵圆孔瓣开向左心房，在左心房内启闭运动。

4．与血管连接不同，左心房内有 4 条肺静脉开口，与肺静脉相连，而右心房内有上、下腔静脉及冠状静脉窦的开口，分别与上下腔静脉及冠状静脉相连，在下腔静脉开口处，常可见下腔静脉瓣，此瓣膜在左心房内是永远没有的。

二、左、右心室的区别

1．**心尖组成不同**　在先天性心脏病中，正确辨认心尖结构对区分左、右心室有重要意义。从解剖学的角度来看，仅凭心尖结构的不同就可以区分左、右心室，这也是超声心动图区分左、右心室的重要特征之一。形态学右心室心尖部肌小梁结构粗大，心内膜面凹凸不平，尤其在室间隔右心室面心尖部小梁更粗，而形态学左心室心尖部肌小梁结构较右心室明显为小，心内膜面光滑，室间隔左心室面亦光滑。另外，形态学右心室心尖部有恒定的节制索从心尖部室间隔走向右心室游离壁，而左心室心尖部无此结构。

2. **房室瓣**　除上述心尖组成不同外，房室瓣的辨认和心室腔的连接在区分左右心室时起重要作用，当室间隔完整连续，有完整的左、右心室时，两组房室瓣分别连于不同的心室，三尖瓣总是和形态学右心室相连，二尖瓣总是连于形态学左心室。因此，如能区分二尖瓣与三尖瓣，即可区分左心室与右心室。二、三尖瓣可根据瓣叶数目及其附属装置进行区分。三尖瓣呈圆形，有隔瓣、前瓣和后瓣 3 个瓣叶，分别与大小不同的乳头肌相连。二尖瓣呈椭圆形，有前瓣和后瓣，分别与相同大小的 2 个乳头肌相连。三尖瓣隔瓣的附着点低于二尖瓣前瓣附着点，三尖瓣更靠近心尖。然而更重要的特征是三尖瓣腱索连向肌部室间隔，肌部室间隔右心室面有乳头肌，而二尖瓣腱索连于两个相似大小的乳头肌，它们都不位于室间隔上，而位于左心室的游离壁上。

3. **左、右心室流出道明显不同**　形态学右心室常常有完整的肌性流出道，半月瓣（肺动脉瓣）与三尖瓣之间的纤维无直接连续关系，相反半月瓣（主动脉瓣）与二尖瓣之间无肌肉组织相隔，它们的纤维有直接延续关系。

绝大多数先天性心脏病人有 2 个心室，且可根据上述形态特征将它们区分为形态学左心室和形态学右心室。然而，在某些复杂先天性心脏病中，不总是有 2 个这样的心室，它们的流入道和流出道不是相等分配，根据心室内各组成成分的分配不同，所有有 2 个心室的心脏均可描述左、右心室，在某些情况下，流入道和流出道可以完全缺如。如三尖瓣闭锁，其形态学右心室流入道部分完全缺如。要全面描述这种类型的异常心室，必须从它们的形态学类型（形态学左心室、形态学右心室）、大小（正常、增大、发育不良）以及它们的组成（流入道、流出道、心尖）做全面评价，对于后者，常常将缺乏一个或更多组成成分者描述成"发育不全"。虽然心室大小在评价心室是否"发育不全"不是绝对的，但这种发育不全的心室常常较小、或至少比正常心室要小。

有些先天性心脏病只有一个心室，即单心室。单心室心内膜的肌小梁比正常右心室更粗大，且肥厚的肌束在心尖部交叉排列，杂乱无章。这种类型的单心室很难与左心室发育不全或极小甚至缺如而

心室以形态学右心室为主的情况相区分。单心室亦有形态学左心室与形态学右心室的单心室之分，这将在以后的章节中详细描述。

三、大动脉的区分（主动脉与肺动脉的区分）

主动脉与肺动脉的区分主要靠它们的分支不同来区分。肺动脉主干靠外，分支较早，在分出左右肺动脉后主干不再存在，其起始部无冠状动脉开口。主动脉起始部有左、右冠状动脉开口，向上走行至主动脉弓。分出右无名动脉、左颈总动脉及左锁骨下动脉后，其主干继续前行，更名为降主动脉。主动脉弓在肺动脉分支的上方跨过。在某些先天性心脏病中，有必要区分主动脉和肺动脉起源于共同动脉干还是起源于单一动脉干。共同动脉干（common arterial trunk）（起自心室）骑跨室间隔，与形态学左心室和形态学右心室共同连接，有一组共同半月瓣，然后立即分出主动脉、肺动脉、冠状动脉。单一动脉干（solitary arterial trunk）仅有一根动脉离开心脏，动脉干骑跨室间隔，与形态学左心室和形态学右心室共同连接，肺动脉干缺如，肺动脉血液供应来自于体－肺循环的侧支循环供应，如支气管动脉（图 8-1-1）。

第二节　根据心脏结构的连续性关系进行分析推理

心房、心室及由心室发出的动脉干一旦得到确认，心脏畸形的诊断就变得相对简单。绝大多数先天性心脏病的各腔室及与之相连的大动脉的位置、结构及连接关系均正常。这里"正常"不能假定，而应确认。在没有确认这些结构及它们之间的连接关系之前，不能轻率下结论，否则会做出错误的判断。心脏各腔室连接异常或位置关系异常的先天性心脏病虽然是少数，但诊断比较困难。通过系统分析心脏各结构的形态及其连接关系，有助于这类复杂先天性心脏病的诊断。这种系统分析法叫作心脏结构的连续节段分析法。即心脏结构的三节段分析法。具体地说，连续节段分析法是指通过系统分析心房的位置及其排列关系、心房与心室之间的连接关系、房室瓣的类型，以及心室与大动脉的连接关系，分析诊断心脏腔室连接异常或位置异常等复杂先天性心脏病的一种系统思维分析诊断方法。这一方法由 Van Praagh 等首先提出（1972），后经许多学者补

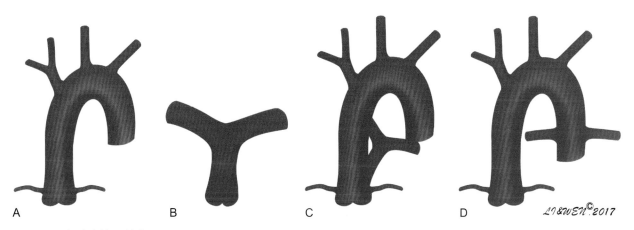

图 8-1-1　大动脉的 4 种类型
　　A. 主动脉；B. 肺动脉干；C. 共同动脉干；D. 单一动脉干

充和完善，现在发展成为各种影像学诊断先天性心脏病时必须遵循的方法。

一、心房的排列

　　从解剖形态上看，心脏有左、右两个心房，与之相连的心耳形态各不相同。形态学左心耳呈钩状或弯指状，耳尖部较尖，与左心房相连的耳根部较窄；而形态学右心耳呈短三角形，耳尖部较圆钝，与右心房相连的耳根部宽大。根据心耳形态即可区分哪是左心房、哪是右心房。因此，形态学左、右心房与形态学左、右心耳的排列关系有 4 种可能即心房正位、心房反位、左心房异构、右心房异构（图 8-2-1）。

　　1. 心房正位（atrial situs silitus）　最常见。形态学右心耳位于右侧，形态学左心耳位于左侧，即正常排列关系。

　　2. 心房反位（atrial situs inversus）　极少见。形态学右心耳位于左侧，形态学左心耳位于右侧，与心房正位呈镜像排列。

　　3. 心房不定位（atrial situs ambiguous）　左、右两心耳形态一致，都为形态学左心耳或形态学右心耳，10% 的先天性心脏病属此类型，称之为左心房异构或右心房异构。右心房异构常伴发腹部内脏异位、脾缺如、右支气管异构。左心房异构也常伴发腹部内脏异位、多脾症和左支气管异构。

　　如果不考虑其他器官的异常，对于复杂性先天性心脏病的诊断确定心房的排列关系是非常重要的。在实际工作中，这种排列关系有时很难确定，常常要结合其他表现进行综合考虑。如与静脉的连接关系、腹部大血管（腹主动脉、下腔静脉）的位置关系、支气管的形态学类型。

　　超声可确定心耳的形态学特征以及心房和静脉之间的连接关系，尤其是经食管超声心动图，可十分清晰地显示左、右心耳的全貌，较容易对它们进行区分。有些病例如果超声不能很好地区分左、右心耳及它们的排列关系，可结合 X 线片上的支气管形态学类型加以判断，心房的排列关系与形态学左右支气管的排列关系具有高度一致性。在 X 线片上，形态学左支气管较长，形态学右支气管较短，产前超声亦可通过气管及左、右支气管冠状切面来观察左、右支气管的形态，其排列关系亦有 4 种类型（图 8-2-2）：支气管正位（正常排列关系）、反位（镜像排列）、不定位（左支气管异构、右支气管异构）。根据两者的排列关系可推知心房的排列关系。

　　此外，通过超声检查腹部大血管与脊柱的相对

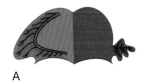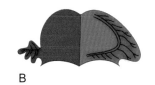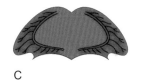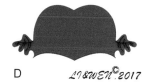

图 8-2-1　心房排列关系解剖类型
　　A. 心房正位；B. 心房反位；C. 右心房异构；D. 左心房异构

位置关系，可以推知心房的排列关系（图 8-2-3）。如果下腔静脉和腹主动脉位于脊柱前方正中线的两侧，那么心房一般为正位或反位（正常排列的镜像关系），形态学右心房总是和下腔静脉位于脊柱的同一侧。如果下腔静脉和腹主动脉位于脊柱的一侧，且下腔静脉位于腹主动脉的前方，那么心耳的形态特征总是为右心房异构型。大部分的左心房异构型患者下腔静脉缺如（中断），但有增大的奇静脉或半奇静脉，位于腹主动脉的右后方或左后方。有时还可出现左、右肝静脉分别直接进入两侧心房。

二、心室排列

心室有以下两种排列类型，即心室右襻（D-loop）和心室左襻（L-loop）。Baryeron 研究认为这两种类型可以将手掌置于室间隔形态学右心室面认定，也就是说右心室的结构可分别用右手定则

和左手定则加以描述。此时大拇指指向流入道，其余 4 指指向流出道，而手腕置于心尖部，心室右襻正好适合右手手掌置于室间隔的形态学右心室面的情况，不管心室的空间位置如何均如此，即形态学右心室流入道位于形态学左心室的右侧，流出道指向左上，形态学右心室从流入道到流出道围绕形态学左心室从右到左排列（走行），此时右室结构称为右手形态学，此种类型的心脏，其形态学左心室适合左手手掌以相似的方式置于左室面，此时室间隔正好位于两手掌掌心之间。心室左襻正好与上述心室右襻相反，其形态学右心室适合左手而形态学左心室适合于右手，即将左手手掌置于室间隔的右室面，大拇指指向流入道，其余 4 指指向流出道，也就是说形态学右心室流入道位于形态学左心室的左侧，流出道则指向右上，形态学右心室从流入道到流出道围绕形态学左心室从左到右排列（走行），此时右室结构称为左手形态学（图 8-2-4）。

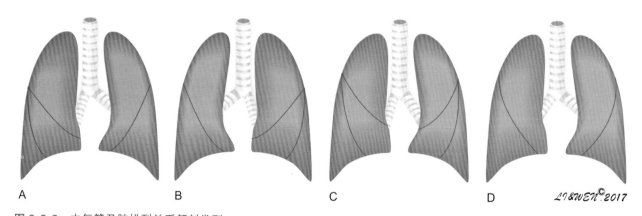

图 8-2-2　支气管及肺排列关系解剖类型

A. 支气管及肺正位；B. 支气管及肺反位；C. 支气管及肺右侧异构；D. 支气管及肺左侧异构

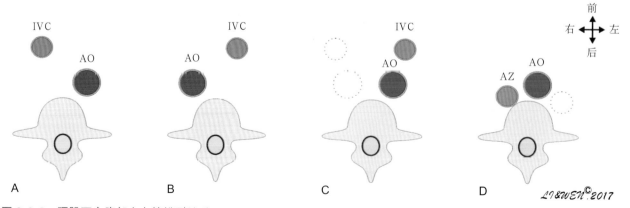

图 8-2-3　膈肌下方腹部大血管排列关系

这是胎儿超声心动图确定心房排列的重要线索,腹主动脉（AO）与下腔静脉（IVC）分别位于脊椎的两侧,腹主动脉位于脊柱左侧,下腔静脉位于脊柱右侧,可推知心房排列为正位（图 A）;腹主动脉位于右侧,而下腔静脉位于左侧,则为心房反位（图 B）;如果腹主动脉与下腔静脉位于脊柱同侧,下腔静脉位于腹主动脉的前方者为右心房异构（图 C）;下腔静脉缺如代之为奇静脉（AZ）或半奇静脉（虚线）且位于主动脉后方者为左心房异构（图 D）

三、房室连接的类型和方式

房室连接的类型（type of atrioventricular connection）是指与心房相连的心室的数目及房室连接关系（表 8-2-1）。

房室连接的方式（mode of atrioventricular connection）是指房室瓣的形态和功能。

1. 房室连接类型

（1）心房分别与两心室相连（双心室的房室连接）：心房及其排列关系一旦被确定，房室连接关系就变得相对容易。房室连接的类型取决于以下两方面：即心房排列关系（正位、反位或异构）和心房是否分别与两心室相连（双心室房室连接

biventricular atrioventricular connections）或仅与某一心室相连（单一心室房室连接 univentricular artrioventricular connection）根据心房的排列关系，双心室的房室连接可分为房室连接一致与不一致两种类型。

①房室连接一致：不管心室的解剖和位置关系怎样，形态学右心房与形态学右心室相连，形态学左心房和形态学左心室相连。这种类型可发生在心房正位或反位时，此时心房分别连于形态学上相应心室（图 8-2-5）。

②房室连接不一致：当心房分别连于形态学上不相应的心室时就称之为房室连接不一致，即形态学左心房与形态学右心室相连，形态学右心房与形态学左心室相连。这种类型的房室连接同样可发生

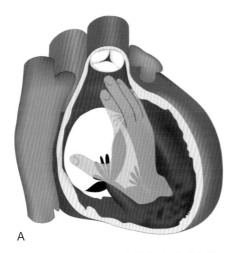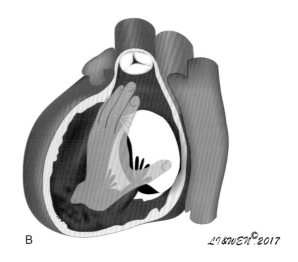

图 8-2-4 右心室结构的右手形态学和左手形态学

将手掌置于室间隔形态学右心室面，大拇指指向流入道，其余 4 指指向流出道，符合右手形态者称右手形态学，符合左手者称左手形态学。A. 右手形态学；B. 左手形态学

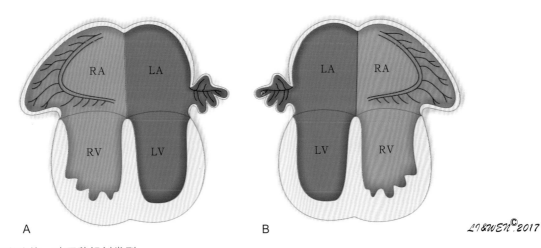

图 8-2-5 房室连接一致两种解剖类型

A. 心房正位，心室右襻，房室连接一致；B. 心房反位，心室左襻，房室连接一致。RA. 右心房；LA. 左心房；RV. 右心室；LV. 左心室

在心房正位或反位时（图 8-2-6）。

　　③房室连接关系不定：当心脏有心房异构时，两心房分别与两心室相连，此时已不能用心房连接的一致或不一致来描述，因为不管是右心房异构还

是左心房异构，也不管心室是右手形态学还是左手形态学，则均有一半的房室连接一致，另一半则不一致。这种有心房异构的房室连接就是房室连接关系不定（图 8-2-7）。要清楚描述这种类型的房室连

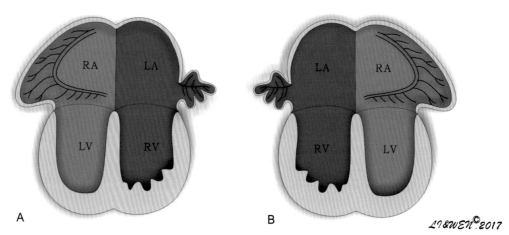

图 8-2-6　房室连接不一致两种解剖类型

　　A．心房正位，心室左襻，房室连接不一致；B．心房反位，心室右襻，房室连接不一致。RA．右心房；LA．左心房；RV．右心室；LV．左心室

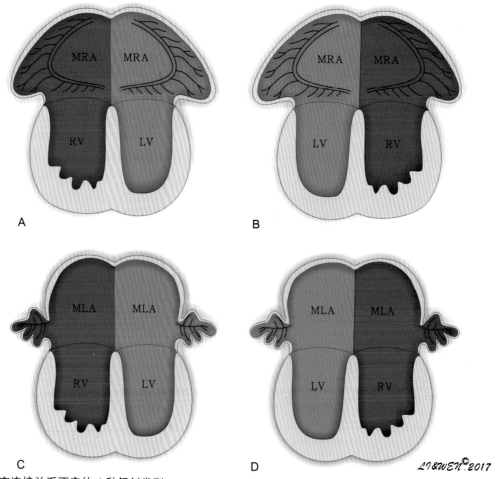

图 8-2-7　房室连接关系不定的 4 种解剖类型

　　A．右心房异构，心室右襻；B．右心房异构，心室左襻；C．左心房异构，心室右襻；D．左心房异构，心室左襻。MRA．形态学右心房；MLA．形态学左心房；RV．右心室；LV．左心室

接，首先就必须清楚心房异构类型和心室局部解剖类型。

（2）心房均连于某一心室——单一心室房室连接（univentricular atrioventricular connection）：上述双心室房室连接类型仅占房室连接类型的一半。另一半的房室连接类型为两侧心房均与单一心室相连，即单一心室房室连接。这一类房室连接包括双流入道房室连接、右侧房室连接缺如、左侧房室连接缺如3种类型，与心室相连的心房方位可为心房正位、心房反位、左心房异构、右心房异构，与每一种心房方位相连的心室可为主腔左心室型而右心室为附属腔、主腔右心室型而左心室为附属腔及中间型单心室，从而可产生36种不同的房室连接类型（图8-2-8）。对于主腔左心室型或主腔右心室型心室，其附属腔可能很小，临床难以发现。如果检出了附属腔，它与主腔的左右关系是可以变化

的。然而，毫无例外，右心室附属腔总是位于主腔的前上方，而左心室附属腔总是位于主腔的后下方。综上所述，确定单一心室房室连接，应从心房方位、房室连接类型、心室类型及心室的相互关系来确定。

①双流入道型单一心室房室连接：当两侧心房通过各自的二尖瓣和三尖瓣或通过共同房室瓣与单一心室相连时，称为双流入道型单一心室房室连接，又称为心室双入口（double inlet ventricle）。单一心室的类型有左心室优势型伴右心室发育不良，右心室优势型伴左心室发育不良，单心室或中间型心室。分别可与4种不同的心房方位（心房正位、心房反位、左心房异构、右心房异构）相连接，因此，共有12种房室连接的可能性。

②单流入道单一心室房室连接

右侧房室连接缺如：右侧房室连接缺如，左侧心房与心室相连，心室可为上述三种类型的任何一

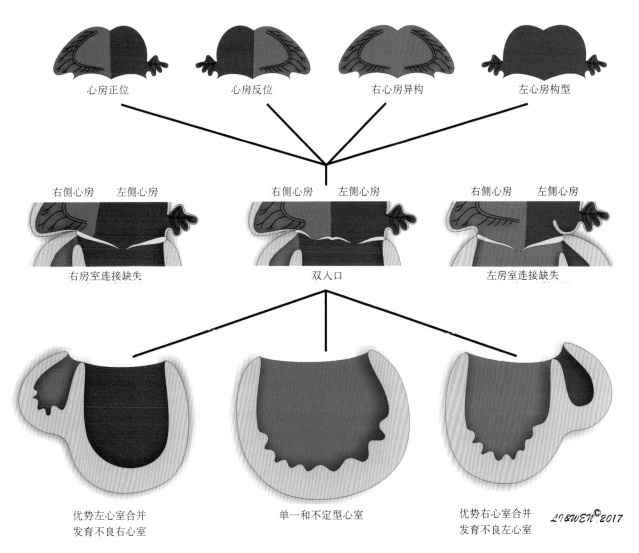

图 8-2-8　左侧或右侧房室连接缺如及双流入道单室连接解剖类型

4 种心房排列通过 3 种房室连接类型与 3 种单一心室相连，可产生 36 种不同的解剖类型

种。在心室右襻的患者，右侧房室连接缺如导致三尖瓣闭锁。在心室左襻的患者，二尖瓣闭锁。二尖瓣或三尖瓣闭锁可有4种类型，其一为无孔隔膜。心房与相应的心室之间的房室瓣瓣膜无孔，但仍有瓣环和瓣叶，这种类型虽然存在，但极少见。另一种较常见类型为三尖瓣缺如，心房与心室之间为嵌入的肌性组织，瓣环消失，心室无流入道成为附属腔。绝大多数三尖瓣闭锁患者左心房与主腔左心室相连，右心室附属腔位于主腔的前上方。绝大多数二尖瓣闭锁的患者，右心房与主腔右心室相连，左心室附属腔位于主腔的左后方。

左侧房室连接缺如：左侧房室连接缺如，左侧心房与心室相连，心室可为上述三种中的任何一种。在心室右襻的患者，左侧房室连接缺如导致二尖瓣闭锁，左室为附属腔；在心室左襻的患者，左侧房室连接缺如导致三尖瓣闭锁，右心室成为附属腔。

2. 房室连接的方式（mode of artrioventricular connection）　房室连接的方式是指房室瓣的形态和功能。基本连接方式有3种：即两组房室瓣、共同房室瓣和单组房室瓣（表8-2-1）。

（1）两组房室瓣（图8-2-9）：在这种连接方式中，心房与心室通过两组房室瓣分别相连。当出现两组房室瓣时，每组房室瓣常常均开放，但极少病人出现某一组房室瓣瓣膜无孔，这种无孔隔膜可在房室一致、不一致、不定以及双流入道单一心室房室连接类型中出现。两组房室瓣中任何一组房室瓣（极少两组同时出现）可出现骑坐或骑跨。当一侧房室瓣的腱索跨越室间隔与两个心室相连时，称为房

室瓣骑坐；当房间隔与室间隔对位不良，使一侧房室瓣环与两个心室相连时，称为房室瓣骑跨。骑跨的程度不同，房室连接的类型会发生变化。一般认为，当房室瓣骑跨程度不超过瓣直径的50%时为双心室房室连接，≥50%时为单一心室房室连接，此时与骑跨房室瓣同侧的心室成为附属腔。此外，当一组或两组房室瓣由于发育不良可形成瓣膜狭窄，一组或两组房室瓣可出现瓣叶裂缺或脱垂而形成反流。

（2）共同房室瓣（图8-2-10）：在这种房室连接方式中，房室瓣只有一组共同房室瓣，心房和心室通过这组共同房室瓣相连。共同房室瓣常常骑坐在房室间隔缺损上。在心室双入口时共同房室瓣可能完全只与主腔心室相连。共同房室瓣时，应区分是双流入道单一心室连接还是双心室房室连接。共同房室瓣还可出现狭窄、反流、骑跨与畸形。

（3）单组房室瓣（图8-2-11）：在这种连接方式中，房室瓣只有一组，另一组缺如，左侧或右侧房室连接缺如，心房和心室通过单组房室瓣相连。单组房室瓣可有骑坐、骑跨、反流等。

四、心室与大动脉的连接

分析心室与大动脉的连接关系与上述房室连接一样，应从心室-大动脉连接的类型和心室-大动脉连接的方式以及心室漏斗部形态学三方面来探讨。

1. 心室-大动脉连接的类型（types of ventriculoarterial conneetions）　心室-大动脉连接的类型是指与心室相连的大动脉数目、大动脉排

表8-2-1　房室连接

A. 心房分别与两心室相连（双心室的房室连接）	B. 心房均连于某一心室(可存在于任一心房排列关系时)（单一心室的房室连接）
心房排列正位（正常）或反位（镜像排列）的房室连接	双流入道型房室连接
房室连接一致（右心房与右心室相连，左心房与左心室相连）	左心室主腔伴右心室附属腔
房室连接不一致（右心房与左心室相连，左心房与右心室相连）	右心室主腔伴左心室附属腔
	单心室或不确定型心室
心房异构的房室连接	右侧房室连接缺如，左房室连接存在
房室连接不定（ambiguous AV connetions）	左心室主腔伴右心室附属腔
右手形态学心室（right-hand ventricular topology）	右心室主腔伴左心室附属腔
左手形态学心室（left-hand ventricular topology）	单心室或不确定型心室
	左侧房室连接缺如，右房室连接存在
	右心室主腔伴左心室附属腔
	左心室主腔伴右心室附属腔
	单心室或不确定型心室

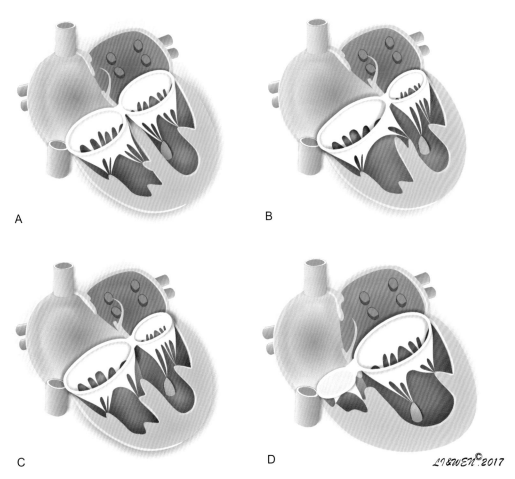

图 8-2-9　两组房室瓣连接方式

　　A. 正常房室瓣连接；B. 三尖瓣骑坐；C. 三尖瓣骑跨；D. 三尖瓣闭锁

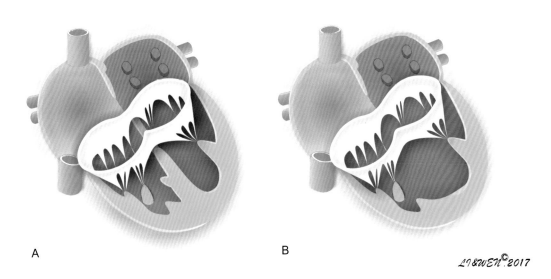

图 8-2-10　共同房室瓣连接方式

　　A. 完全型心内膜垫缺如，共同房室瓣常常骑坐在房室间隔缺损上；B. 单心室，共同房室瓣与单心室相连

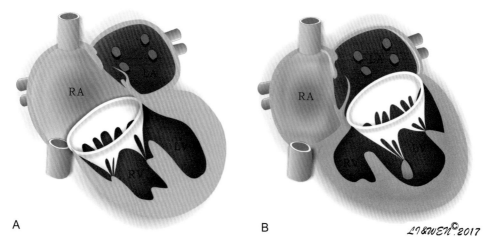

图 8-2-11　单组房室瓣连接方式

A．左侧房室瓣缺如，仅可见右侧房室瓣，右侧房室瓣骑跨；B．右侧房室瓣缺如，仅可见左侧房室瓣。RA．右心房；LA．左心房；RV．右心室；LV．左心室

列关系、心室的数目以及心室与大动脉的连接关系。其基本类型有4种：心室大动脉连接一致、心室大动脉连接不一致、心室双出口、心室单出口。

（1）心室－大动脉连接一致（图8-2-12A）：形态学左心室连接主动脉，形态学右心室连接肺动脉，有以下2种情况：大动脉正位和大动脉反位。大动脉正位时主动脉起源于肺动脉的右后方，肺动脉从左前环绕主动脉，走行至主动脉的左侧，然后分出左右肺动脉；大动脉反位时，主动脉起源于肺动脉的左后方，肺动脉从右前环绕主动脉，走行主动脉的右侧，分出左右肺动脉。

（2）心室－大动脉连接不一致（图8-2-12B）：形态学右心室连接主动脉，形态学左心室连接肺动脉。两条大动脉平行自心室发出，主动脉可起源于肺动脉的右前方、正前方、左前方、后方。结合房室连接一致或不一致，可分为完全型大动脉转位和矫正型大动脉转位。当房室连接一致，心室－大动脉连接不一致时可形成完全型大动脉转位，常合并房间隔缺损，室间隔缺损，肺动脉瓣狭窄等；当房室连接不一致，心室－大动脉连接不一致时则形成矫正型大动脉转位，此时血流途径得以纠正，含氧多的动脉血液进入体循环，而含氧少的静脉血液进入肺循环，亦常合并室间隔缺损、肺动脉瓣狭窄、埃勃斯坦畸形、房间隔缺损等。

（3）心室双出口（图8-2-13）：形态学左心室、形态学右心室、单心室的主腔或单心室的附属腔与主动脉和肺动脉两条大血管共同连接。可分为右心室双出口、左心室双出口和单心室双出口。

（4）心室单出口：仅有一条大动脉干起源于心室（形态学左心室与形态学右心室共同与一条大动脉相连）。可分为共同动脉干和单一动脉干两种（图8-2-14）。共同动脉干骑跨室间隔，与形态学左心室和形态学右心室共同连接，大动脉干在离开心脏后立即分出冠状动脉、主肺动脉及主动脉，主肺动脉又分为左右肺动脉。单一动脉干亦骑跨室间隔，与形态学左心室与形态学右心室共同连接，但动脉干无主肺动脉分支，左右肺动脉自动脉干的背部、两侧或降主动脉发出；或肺动脉干及其分支（左右肺动脉）完全缺如，肺循环血液完全从体－肺循环的交通动脉如支气管动脉供应。单一动脉合并主动脉闭锁或肺动脉闭锁应不属于此，因为总能找到闭锁的动脉起源于心室。

2．心室－大动脉连接的方式（mode of ventriculoarterial connection）　心室－大动脉连接的方式是指半月瓣的形态和功能。与房室连接的方式相比，虽然其连接的基本方式亦有两种：即两组动脉瓣和共同动脉瓣，但是，心室－大动脉连接的方式要简单得多，首先动脉瓣是半月瓣，没有腱索，因此，不可能出现类似房室瓣中出现的骑坐，其次，共同动脉瓣只有在有共同动脉干时才出现，有两条动脉干时，不可能存在一种共同动脉瓣的连接方式。

（1）两组动脉瓣：心室和两条大动脉的两组动脉瓣相连，两组动脉瓣可以均通畅，也可出现两组动脉瓣中的一组无孔，心室与该动脉之间有无孔隔膜，但仍有瓣环，无孔隔膜一侧的心室常常变小，流出道成为盲端，体循环和肺循环血流通过未闭的卵圆孔和动脉导管交通。动脉瓣无孔与动脉主干闭锁不同，前者仍有瓣环和瓣膜，其心室－大动脉连接类型可为一致、不一致或心室双出口；后者动脉瓣缺如，无瓣环，其心室－大动脉连接类型必定为心脏单出口。此

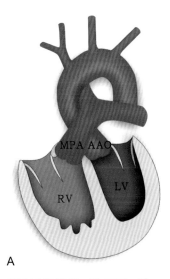
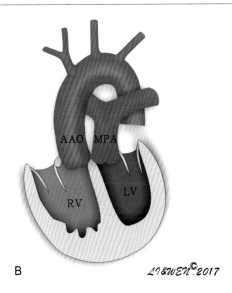

图 8-2-12　心室与两大动脉连接一致与不一致

A. 心室与两大动脉连接一致（正常大动脉与心室连接）；B. 心室与两大动脉连接不一致（大动脉转位）。MPA. 肺动脉；AAO. 升主动脉；RV. 右心室；LV. 左心室

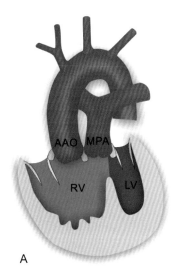
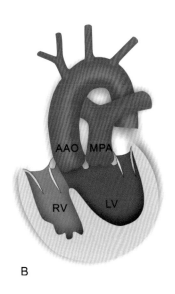
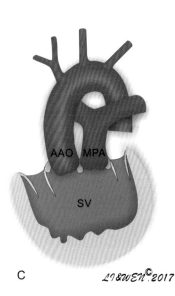

图 8-2-13　心室双出口 3 种解剖类型

A. 右心室双出口；B. 左心室双出口；C. 单心室双出口。MPA. 肺动脉；AAO. 升主动脉；RV. 右心室；LV. 左心室；SV. 单心室

外，一组或两组动脉瓣由于发育不良可形成瓣口狭窄，瓣叶数目可为单叶、二叶或三叶；由于动脉瓣脱垂、二叶或四叶畸形、狭窄合并关闭不全而导致瓣膜反流；由于膜部室间隔缺损和漏斗部室间隔相对于小梁部室间隔的前后移位，可出现动脉瓣的骑跨。大动脉骑跨应与心室双出口相区别。与房室瓣骑跨一样，可采用 50% 法则来判定：当动脉瓣骑跨程度 < 50% 时可以认为是大动脉骑跨；当动脉瓣骑跨程度 ≥ 50% 时，则可以认为是心室双出口。

（2）共同动脉瓣：心室与大动脉通过一共同动脉瓣连接，共同动脉瓣可以为三叶、四叶、五叶或六叶畸形，瓣膜可出现狭窄、反流、骑跨。

3. 大动脉的方位与心室漏斗部形态学　在分析心室 - 大动脉连接关系时，确定大动脉的方位与心室漏斗部形态学是非常重要的。例如当出现双侧漏斗部时是心室双出口的标志，而当大动脉的方位为主动脉位于肺动脉干的右前方时，是完全型大动脉转位（D型）的特征。二维超声心动图可以直接评价心室 - 大动脉的连接关系，大动脉的方位及漏斗部形态学，后两者在描述先天性心室异常时占有重要地位。

大动脉的方位受心脏在胸腔内旋转及先天性病变形成两方面因素的影响。在描述大动脉的方位时，通常以肺动脉为中心，来确定主动脉位于肺动脉的前、后、左、右（图 8-2-15）。

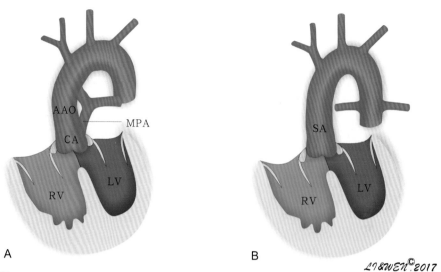

图 8-2-14　心室单出口

A. 共同动脉干与心室连接示意；B. 单一动脉干与心室连接示意。MPA. 肺动脉；AAO. 升主动脉；RV. 右心室；LV. 左心室；CA. 共同动脉干；SA. 单一动脉干

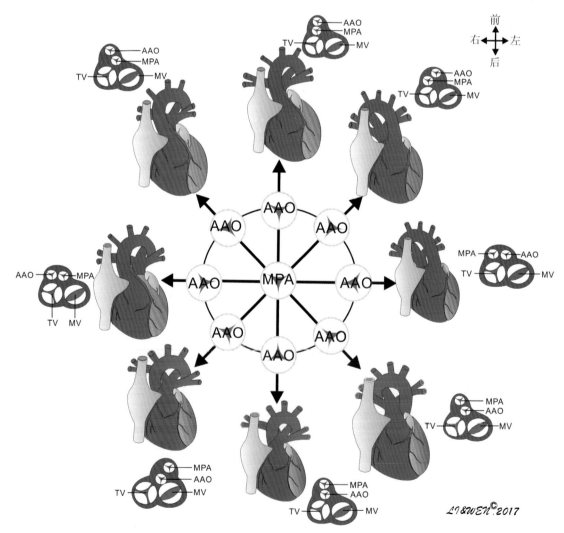

图 8-2-15　相对于肺动脉的主动脉方位

MPA. 主肺动脉；AAO. 升主动脉；MV. 二尖瓣；TV. 三尖瓣

心室漏斗部形态学表现类型不多，有以下 4 种情况。

（1）肺动脉瓣下漏斗部伴主动脉瓣与房室瓣纤维连续，正常情况属此类。

（2）主动脉瓣下漏斗部伴肺动脉瓣与房室瓣纤维连续，见于心室 - 大动脉连接关系不一致时。

（3）主动脉瓣下和肺动脉瓣下双侧漏斗部，大动脉瓣与房室瓣之间均无纤维连续，最常见于右心室双出口。

（4）主动脉瓣下和肺动脉瓣下双侧漏斗部缺如，最常见于左心室双出口。

五、确定心脏的方位

在对心房、心室、大动脉三节段的连接关系做出分析后，应对心脏本身的方位加以分析与判断。任何类型的心脏畸形和腔室连接均可出现在心脏方位异常时，反过来，心脏方位异常时，心内结构可正常。然而心脏方位异常时，给超声心动图显示心脏畸形增加了一定的困难，因此，在心脏超声检查时，根据心脏方位确定超声扫查方向与平面，尽可能显示出常规所能显示的切面，避免漏诊和误诊。

心脏方位是指心脏相对于胸廓中线的位置。由于心尖是心脏的一个主要和突出的部分，故心尖方位可代表心脏方位。将心底与心尖连线作为轴线，根据轴线指向不同，把心脏方位分为左位心、右位心和中位心，其中左位心多见，为正常心脏方位，右位心少见，中位心罕见。

当发现心脏方位异常时，检查者应立即想到是否存在内脏的异常排列（如镜像排列、右侧或左侧异构）。通过上腹部横切面判断腹腔脏器位置排列关系，间接判断心房位置关系。腹腔脏器正位，心房正位；腹腔脏器反位，心房反位；腹腔脏器不定位（左侧或右侧异构），心房不定位。左位心伴内脏反位为左旋心，右位心伴内脏正位为右旋心，右位心伴内脏反位为镜面右位心。

第三节 胎儿心脏畸形常见的超声征象

由于胎儿肺循环尚未建立，因此在卵圆孔、动脉导管水平存在直接交通，使得左、右心室的血流动力学呈平行关系，不会因为某一心脏畸形而影响心脏总的排血，许多严重的复杂心脏畸形，全心的

排血可以通过上述交通正常地分布到胎儿全身，而不致影响胎儿的血氧供应。另外，胎儿心脏处在一个生长发育的阶段，由于一侧心室流出道的阻塞，该心室及其上游心腔因血流减少而变小，发育因此受影响。与此同时，大部分血流重新分布到对侧心室，使对侧心室血流增加而致心室及其动脉增大。胎儿心脏先天畸形常见的超声征象有心脏位置异常、心脏腔室及血管大小不对称、心脏增大、心包积液、心脏结构及连接关系异常等。

一、胎儿心脏位置异常的判断

胎儿心脏位置的判断是诊断心脏异常的第一步，也是决定心脏畸形能否明确诊断的关键。首先判断心脏是位于胸腔外还是胸腔内，如果位于胸腔外则为胸腔外心脏异位，常伴有严重的心脏畸形及其他畸形，如羊膜带综合征、Cantrell 五联征等。如果位于胸腔内，则进一步判断心脏位置正常还是异常（判断方法评见本章第四节内容），如果心脏位置异常则为胸腔内心脏异位，而胸腔内心脏异位又分为原发性心脏位置异常和继发性心脏位置异常，前者根据心轴线指向不同，分为左位心、右位心、中位心；后者是其他异常导致心脏移位，主要包括左移心和右移心，如左侧膈疝常将心脏挤向右侧胸腔、心脏腔室受压变形为右移心，另外，胸腔积液、肺畸形、胸腔内肿瘤等均可导致心脏位置异常。因此，当发现胎儿心脏位置出现某种异常改变时，检查者应仔细寻找导致心脏位置异常的可能原因，要分清是心外压迫还是心脏本身结构异常，此时，一套完整的、详细的胎儿超声心动图检查不可避免，否则，可能会漏诊某些异常。

二、心脏腔室大小异常

心脏可以呈球形增大，但绝大多数情况下，心脏腔室增大往往不对称，多为某一侧心腔或一侧心腔的某个心腔增大。

1. 心脏不对称性增大

（1）右心增大：可表现为单纯右心房增大，右心房、右心室增大，右心增大的同时，可伴有左心缩小，也可伴左心腔室大小正常。

右心房可以不同程度增大，轻者仅比左心房大，重者右心房扩大可达右侧胸壁。右心房增大的主要原因是三尖瓣发育不良或下移，三尖瓣出现血液反

流所致。

右心室增大而左心室正常的可能原因有三尖瓣反流、肺动脉瓣异常、动脉导管收缩性关闭、心律失常、心室功能不良等。

右心室增大而左心室缩小的原因有：左半心梗阻性病变如二尖瓣狭窄、主动脉狭窄和缩窄等，某种类型的右心室双流出道、对位不良的房室共道等。

（2）左心增大：可表现为单纯左心房增大，左心房、左心室增大，左心增大的同时，可伴有右心缩小，也可伴右心腔室大小正常。

左心房增大少见，可由于二尖瓣或主动脉狭窄而房间隔又完整时，左心房可明显增大。

左心室扩大而右心室大小正常可见于极度的主动脉狭窄，原发性心内膜弹力纤维增生症、心肌炎等。

右心室过小，左心室代偿性增大可见于三尖瓣闭锁、肺动脉闭锁伴有完整室间隔、对位不良的房室共道伴左心室流入量增加、左心室双流入道等。

2. 全心增大　全心增大在胎儿期较少见，主要见于全心腔室扩大、心肌肥厚、心包积液等，同时应注意因胸腔狭窄心脏相对较大的情况，此时并不是心脏真正增大。

（1）全心腔室扩大：指心腔 4 个腔室的扩大。引起全心腔室扩大的原因，主要有心室流出道梗阻、心脏收缩功能不良、贫血、心肌炎、扩张型心肌病、瓣膜的严重反流等。

（2）心肌肥厚：心脏腔室无明显扩大，而心室壁及室间隔明显增厚，导致心脏体积增大。

心肌肥厚主要可见于原发性肥厚型心肌病，双胎输血综合征的受血儿，糖尿病母亲的胎儿、心肌炎等。

（3）心包积液：心脏腔室不扩大，心肌亦不肥厚，而心包腔内液体异常增多，导致心脏体积增大。

心包积液的主要原因有急性重度贫血、双胎输血综合征、胎儿宫内感染等。

三、心脏内部结构异常

1. 房室连接关系异常　正常情况下，心房正位，心室右襻，房室连接一致。房室连接关系异常，主要包括：矫正型大动脉转位、十字交叉心等。

2. 房室数目异常　正常情况下，存在左、右房室 4 个腔室。房室数目异常，主要包括：单心房、单心室等。

3. 房室瓣异常及心脏中央"十"字异常　正常情况下，存在左、右 2 组房室瓣，分别为二、三尖瓣，两者大小基本相等，二尖瓣与三尖瓣在室间隔上的插入部位不在同一水平，三尖瓣插入部位更低，二、三尖瓣瓣膜回声纤细，二、三尖瓣启闭运动正常。房室瓣异常，主要包括：二尖瓣狭窄或闭锁、三尖瓣狭窄或闭锁、三尖瓣下移、共同房室瓣等。

4. 房室间隔异常　正常情况下：房间隔存在卵圆孔及卵圆孔瓣回声，该瓣漂浮在左心房侧，其余房室间隔连续性完整。当房室间隔异常时，主要包括：室间隔缺损、房间隔缺损、房室间隔缺损、卵圆孔瓣早闭等。

5. 肺静脉与心房连接异常　正常情况下，左右肺静脉均汇入左心房内。肺静脉与心房连接异常，主要包括：部分型肺静脉异位引流、完全型肺静脉异位引流。

6. 血流方向和性质异常　正常情况下，舒张期为心房向心室前向血流，左右房室血流束宽基本相等，收缩期时心室内无血流反回心房内。血流方向和性质异常，主要包括：二尖瓣关闭不全或狭窄、三尖瓣关闭不全或狭窄等。

7. 心腔内回声异常　正常情况下，左心室内膜面回声较光滑，右心室内膜面较粗糙，有调节束，心内膜回声纤薄，心肌壁无明显增厚或占位。心腔内回声异常，主要包括：心脏肿瘤、心内膜弹性纤维增生症、心肌病、心肌致密化不全等。

四、大动脉与心室连接异常

左、右心室流出道切面是判断心室与大动脉连接关系的重要切面，也是诊断大动脉异常的关键切面，一旦清楚显示并确认主动脉或肺动脉以及各自与左、右心室的连接关系，大动脉异常就能被正确诊断。如完全型与矫正型大动脉转位、右心室双出口、左心室双出口、主动脉狭窄和缩窄、肺动脉狭窄等。

五、心脏大血管畸形

1. 血管内径大小异常　正常情况下，胎儿肺动脉内径较主动脉内径略宽，肺动脉内径较主动脉内径宽 10%～20%。肺动脉内径较主动脉窄，提示肺动脉异常的心脏畸形存在，主要包括法洛四联症、肺动脉狭窄、右心发育不良、肺动脉闭锁。主动脉内径较肺动脉内径明显窄或者较上腔静脉窄，提示以下心脏大血管畸形存在：左心室发育不良综合征、主动脉闭锁、主动脉狭窄、主动脉弓中断和主动脉弓缩窄等。

2．血管排列关系异常 正常情况下，动态显示左右心室流出道及主、肺动脉干起始部两条大动脉呈剪刀样交叉排列，不可能显示在同一平面。如果主、肺动脉干起始部平行排列显示在同一平面，则应提示大动脉畸形，进一步分析心室与大动脉的连接关系。大动脉起始部平行排列常见于右心室双出口、完全性或矫正型大动脉转位等大动脉畸形。

3．血管数目异常 常见于永存动脉干、单一动脉干、大动脉转位、永存左上腔静脉、下腔静脉-奇静脉异常连接。其主要表现为：血管数目异常表现为在四腔心切面将探头向胎儿头侧方向偏斜，在动态切面的情况下得不到剪刀样交叉排列的左、右心室流出道及主、肺动脉干起始部切面。在三血管或三血管气管平面显示为 2 条血管（上腔静脉和共同动脉干）或 4 条血管（永存左上腔静脉和奇静脉）。

4．相对气管位置关系异常 正常情况下，在三血管气管平面，气管位于主动脉弓和上腔静脉两者之间的后方，主动脉弓右侧。在三血管气管平面如果气管是位于主动脉弓左侧，肺动脉和主动脉弓之间，则可能为右位主动脉弓。

5．形成血管环 正常情况下，气管及食管后方无大动脉血管走行，如果气管及食管后方出现动脉血管包绕，则形成血管环，根据血管环的组成及对气管食管的包绕程度可分为"C"形、"O"形、"U"形血管环，如：左位主动脉弓左位动脉导管伴右锁骨下动脉迷走、右位主动脉弓右位动脉导管伴左锁骨下动脉迷走，绕食管后方主动脉弓形成"C"形血管环；右位主动脉弓左位动脉导管左锁骨下动脉迷走、左位主动脉弓右位动脉导管右锁骨下动脉迷走形成"U"形血管环；双主动脉弓形成"O"形血管环等。

6．大血管的血流方向和性质异常 正常情况下，胎儿心脏大动脉内血流为层流，且为离心血流。当存在严重主、肺动脉狭窄或闭锁，动脉导管存在时，则可根据血管内血流方向明显反向或典型的湍流可进一步明确诊断。血流方向及血流性质异常是诊断大动脉畸形的前面 4 个线索的补充线索和依据。

六、胎儿心外结构异常

很多胎儿心脏畸形都合并有心外解剖结构异常、染色体异常和综合征。如发现胎儿心内垫膜缺损和右心室双出口时，应注意观察与 21 三体有关指标，行羊水或脐血染色体核型分析。发现法洛四联症、主动脉弓中断等圆锥隔的异常时，应注意观察胎儿胸腺等结构，建议行羊水或脐血 PCR 检查，排除迪格奥尔格综合征。总之，发现胎儿心脏畸形时详细系统的心外结构检查非常必要，为产前诊断、咨询和预后提供重要依据。

第四节 胎儿先天性心脏畸形

本节根据顺序节段诊断的思维分析方法，对心脏畸形进行系统叙述，包括静脉与心房连接异常，房室连接异常，心室与大动脉连接异常，房室间隔缺损等其他先天性心脏异常亦在本节讲述。

一、心脏位置异常

心脏位置异常可分为胸腔外心脏异位和胸腔内心脏异位，胸腔外心脏异位是指心脏不在胸腔而位于胸腔之外，常伴有严重的心脏畸形。胸腔内心脏位置异常是指心轴方向异常、房室位置排列异常和房室连接异常。胸腔内心脏位置异常又分为原发性心脏位置异常和继发性心脏位置异常，前者根据心轴线指向不同，分为左位心、右位心、中位心和十字交叉心，后者是其他异常导致心脏移位，主要包括左移心和右移心。这里介绍的胸腔内心脏位置异常主要包括心房正位和心房反位合并心脏位置异常，不包括心房不定位合并心脏位置异常，这些将在左侧异构综合征和右侧异构综合征中详细叙述。

（一）胸腔外心脏异位

【畸形特征】

胸腔外心脏异位主要包括颈型心脏、胸腹联合型心脏、腹腔型心脏和心脏外翻。颈型心脏是指心脏下降过程受阻，心脏停留在颈部。胸腹联合型心脏是指由于心包缺损心脏部分位于胸腔内，部分位于腹腔内。腹腔型心脏是指心脏通过膈疝或牵拉等因素作用下移至腹腔内。心脏外翻是指胸骨和胸壁缺损，心脏从缺损口外翻至体外（图 8-4-1）。这里主要介绍心脏外翻。

【超声诊断】

（1）可显示胸壁缺损，心脏部分或全部经缺损处达胸腔外，合并有皮肤缺损时，心脏可浸泡于羊水中，可清楚显示心脏在羊水中收缩与舒张（图 8-4-2~图8-4-3）。

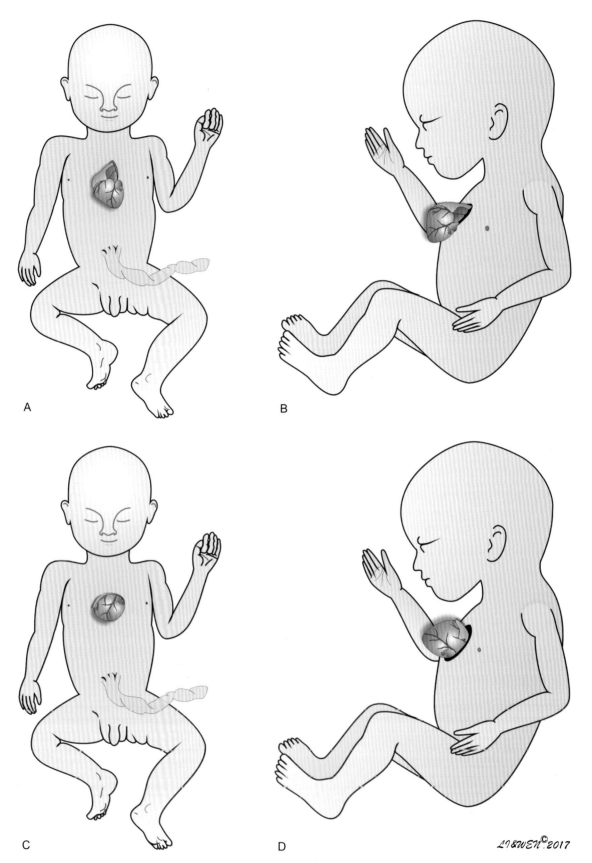

图 8-4-1　心脏外翻

　　A、B. 腹侧观和左侧面观，胸壁缺损，心脏完全位于胸腔外；C、D. 腹侧观和左侧面观示意，胸壁缺损，心脏部分位于胸腔外

（2）三维超声可直观显示心脏与胸壁的立体空间关系（图 8-4-2B）。

（3）合并心内畸形时，可有心内结构异常的相应超声表现（图 8-4-2～图 8-4-3）。

（4）应注意腹部检查，有无腹壁缺损等，如 Cantrell 五联征表现为高位脐膨出。

【临床处理及预后】

胸腔外心脏异位的预后取决于以下 3 个因素①胸腔外心脏异位的类型；②心脏异位的程度；③是否合并心内外结构畸形。普遍认为胸腔外心脏异位预后差，大多数患儿出生后不久死于感染、低氧、心力衰竭等。Humpl 等报道了 4 例异位心新生儿均

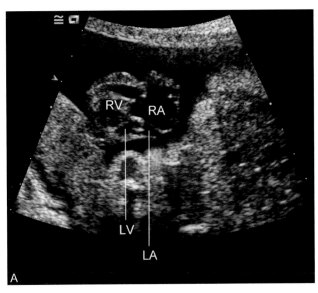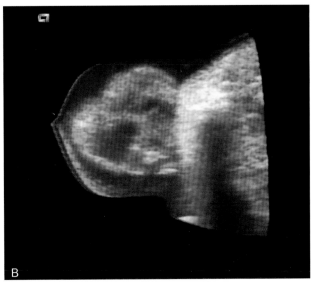

图 8-4-2 26 周胎儿心脏完全位于胸腔外

心脏位于胸腔外，实时超声可见其在羊水中跳动。心脏结构明显异常，四腔心切面显示左右心明显不对称，左心明显较右心小（图 A）；三维超声亦可清晰显示心脏完全位于胸腔外（图 B）。RV. 右心室；LV. 左心室；LA. 左心房；RA. 右心房

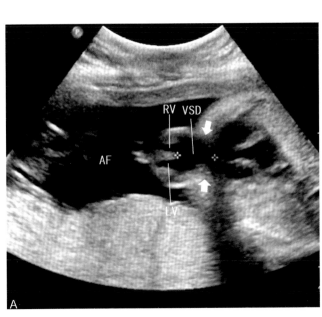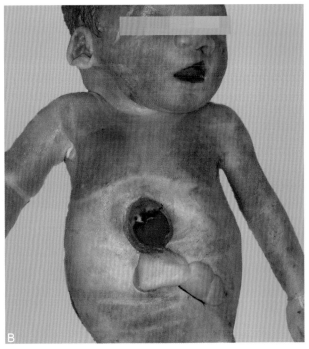

图 8-4-3 心脏部分位于胸腔外

30 周胎儿，胸腔水平横切面（图 A）显示胸壁回声连续性中断（箭头所示），心脏部分位于胸腔外，实时超声下心脏在羊水中跳动。室间隔中上部回声连续性中断（VSD）。RV. 右心室；LV. 左心室；AF. 羊水

于手术后不久死亡。Ley 等报道了利用异质成形材料修补异位心并能存活 10 年。

Cantrell 五联征是较严重的胸腔外心脏畸形，常合并心内严重结构畸形，手术后存活率极低，2012 年 Sakasai 等报道了分期手术治愈 1 例 Cantrell 五联征合并室间隔缺损患儿。

（二）左位心（levocardia）

【主要特征】

心轴指向左，心尖指向左，即心底和心尖的连线指向左。有 3 种，即正常心脏、孤立性心室反位和左旋心（图 8-4-4）。后两者属于心脏位置异常。

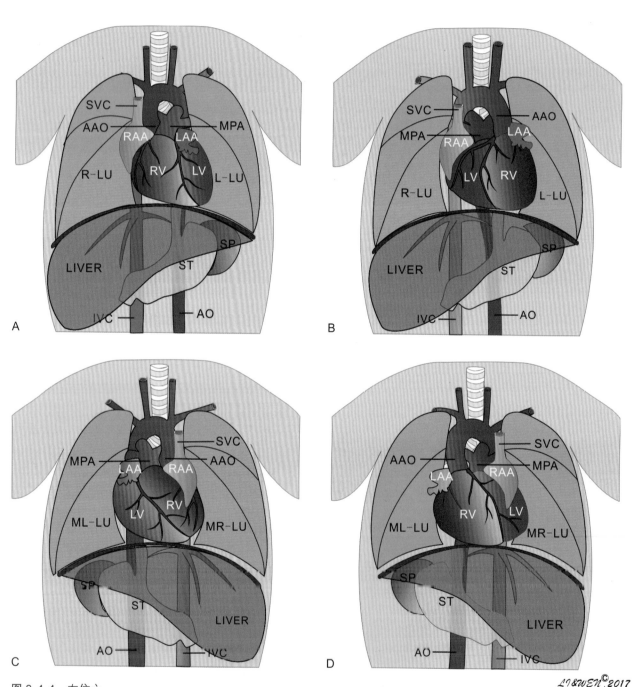

图 8-4-4　左位心

A. 正常心脏：心房正位，心室右襻，房室连接一致，心尖指向左侧；腹腔脏器正位，腹主动脉（AO）与下腔静脉（IVC）位置排列关系正常；B. 孤立性心室反位：心房正位，心室左襻，房室连接不一致，心尖指向左侧；腹腔脏器正位，腹主动脉与下腔静脉位置排列关系正常。常见于矫正型大动脉转位。C 及 D. 左旋心：腹腔器脏反位，一个脾；心尖指向左侧，心房反位，心室可为左襻，房室连接一致（图 C）；亦可为右襻，房室连接不一致（图 D）。AAO. 升主动脉；LAA. 左心耳；RAA. 右心耳；MPA. 主肺动脉；LV. 左心室；RV. 右心室；L-LU. 左肺；R-LU. 右肺；LIVER. 肝；SVC. 上腔静脉；ST. 胃泡；SP. 脾；ML-LU. 形态学左肺；MR-LU. 形态学右肺正常心脏表现为心轴指向左，心房正位，心室右襻，房室连接一致；孤立性心室反位表现为心轴指向左，心房正位，心室左襻，房室连接不一致。左旋心表现为心轴指向左，心房反位，心室可左襻（多数）或右襻（少数），房室连接一致或不一致。

【超声诊断】

1. 正常心脏　详见正常心脏。

2. 孤立性心室反位

（1）胎儿上腹部横切面表现为腹腔脏器正位：即胃、脾、腹主动脉在左侧，肝、下腔静脉在右侧，且下腔静脉在腹主动脉右前方，一个脾。由此间接推断心房正位。

（2）四腔心切面表现为心尖（心轴）指向左侧，心房正位，心室左襻（左侧心室面较粗糙，可见调节束，且左侧房室瓣低于右侧，为形态学右心室，右侧心室面较光滑，为形态学左心室），房室连接不一致（图 8-4-5）。

（3）均合并其他心内结构异常，较多见是右心室双出口和矫正型大动脉转位（图 8-4-5B）。

3. 左旋心

（1）胎儿上腹部横切面表现为腹腔脏器反位：即胃、脾、腹主动脉在右侧，肝、下腔静脉在左侧，且下腔静脉在腹主动脉左前方，1 个脾。由此间接推断心房反位（图 8-4-6A）。

（2）四腔心切面表现为心尖（心轴）指向左侧，心房反位，心室可左襻或右襻，心室左襻时，房室连接一致，心室右襻时，房室连接不一致（图 8-4-6B）。

（3）多数合并其他心内结构异常，较多见是右室双出口。

（三）右位心（dextrocardia）

【主要特征】

心轴指向右，心尖指向右，即心底和心尖的连线指向右侧。有 3 种，即镜像右位心、孤立性心室反位镜像、右旋心（图 8-4-7）。镜像右位心表现为心轴指向右，心房反位，心室左襻，房室连接一致，与正常心脏位置是镜像关系；孤立性心室反位镜像表现为心轴指向右，心房反位，心室右襻，房室连接不一致，与孤立性心室反位是镜面关系；右旋心表现为心轴指向右，心房正位，心室可右襻（多数）或左襻（少数），房室连接可一致或不一致，与左旋

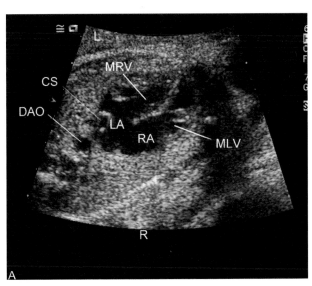
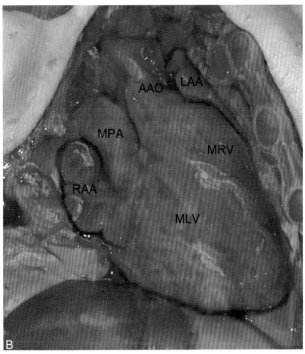

图 8-4-5　孤立性心室反位合并矫正型大动脉转位（SLL 型）

　　四腔心切面显示心尖指向左侧，心房正位，心室左襻，房室连接不一致（图 A）。产前超声还发现有室间隔缺损、肺动脉狭窄、大动脉在心底平行排列，主动脉与左侧心室即形态学右心室相连，肺动脉与右侧心室即形态学左心室相连（矫正型大动脉转位）。心脏解剖腹侧观（图 B），心房正位，心室左襻，房室连接不一致，主动脉（AAO）与肺动脉（MPA）平行排列，主动脉位于肺动脉左前方。LA. 左心房；RA. 右心房；DAO. 降主动脉；LAA. 左心耳；RAA. 右心耳；MLV. 形态学左心室；MRV. 形态学右心室；L. 左侧；R. 右侧；CS. 冠状静脉窦

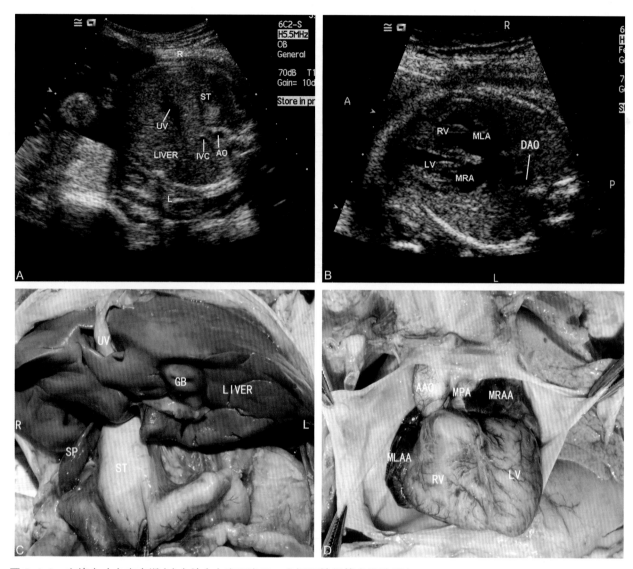

图8-4-6 左旋心（心室右襻）（合并右心室双出口，室间隔缺损等多发畸形）

31周胎儿，腹部横切面（图A）显示腹腔脏器反位；四腔心切面（图B）收缩期显示心尖指向左侧，心房反位，形态学左心房（MLA）位于右侧、形态学右心房（MRA）位于左侧，心室右襻，房室连接不一致。引产后尸体解剖，上腹部腹侧观（图C）显示腹腔脏器反位，肝（LIVER）大部分及胆囊（GB）位于左侧（L），胃（ST）及脾（SP）位于右侧（R），1个脾；心脏腹侧观（图D），心尖指向左侧，心房反位，心室右襻，房室连接不一致，左侧心耳，为形态学右心耳（MRAA），右侧心耳为形态学左心耳（MLAA）；肺动脉（MPA）与升主动脉（AAO）呈左、右平行关系，均发自右心室。UV. 脐静脉；AO. 腹主动脉；A. 前；P. 后；LV. 左心室；RV. 右心室；DAO. 降主动脉

心是镜面关系。

【超声诊断】

1. 镜面右位心

（1）胎儿上腹部横切面表现为腹腔脏器反位：即胃、腹主动脉在右侧，肝、下腔静脉在左侧，且下腔静脉在腹主动脉左前方，1个脾。由此间接推断心房反位（图8-4-8A）。

（2）四腔心切面表现为心尖（心轴）指向右侧，心房反位，心室左襻，房室连接一致（图8-4-8B）。

（3）出现其他先天性心脏结构畸形的概率与正常心脏相同。

2. 孤立性心室反位镜像

（1）胎儿上腹部横切面表现为腹腔脏器反位：即胃、腹主动脉在右侧，肝、下腔静脉在左侧，且下腔静脉在腹主动脉左前方，1个脾。由此间接推断心房反位（图8-4-9A）。

（2）四腔心切面表现为心尖（心轴）指向右侧，心房反位，心室右襻，房室连接不一致（图8-4-9B）。

（3）均合并其他心内结构异常，较多见是右心

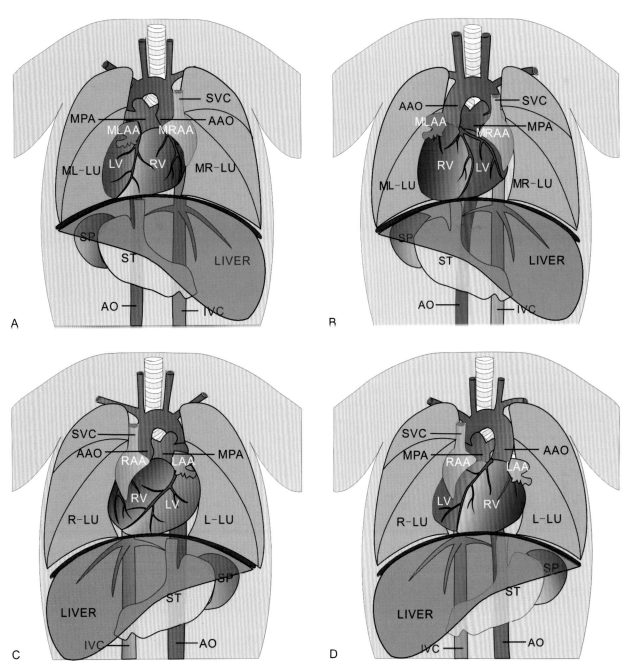

图 8-4-7 右位心

A. 镜面右位心：与正常心脏成镜像，腹腔脏器反位，心房反位，心尖指向右侧，心室左襻，房室连接一致；B. 孤立性心室反位镜像：与左位心的孤立性心室反位成镜像，腹腔脏器反位，心房反位，心尖指向右侧，心室右襻，房室连接不一致。常见于矫正型大动脉转位；C 及 D. 右旋心：腹腔脏器正位，心房正位，心尖指向右侧，心室右襻，房室连接一致（图 C）；左襻，房室连接不一致（图 D）。AAO. 升主动脉；LAA. 左心耳；RAA. 右心耳；MLAA. 形态学左心耳；MRAA. 形态学右心耳；MPA. 主肺动脉；ML-LU. 形态学左肺；MR-LU. 形态学右肺；LIVER. 肝；SVC. 上腔静脉；ST. 胃泡；SP. 脾；AO. 腹主动脉；IVC. 下腔静脉；L-LU. 左肺；R-LU. 右肺

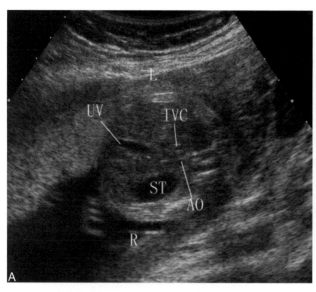
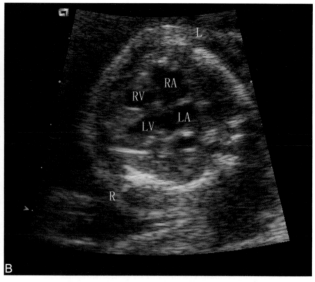

图 8-4-8 镜面右位心（合并致死性侏儒）

　　20 周胎儿，腹部横切面（图 A）显示腹腔脏器反位；四腔心切面（图 B），心尖指向右侧（R），心房反位，心室左襻，房室连接一致，同时可见胸腔狭窄，心胸比值增大，肋骨短等改变。LA. 左心房；LV. 左心室；RA. 右心房；RV. 右心室；IVC. 下腔静脉；AO. 腹主动脉；ST. 胃泡；UV. 脐静脉；R. 右侧；L. 左侧

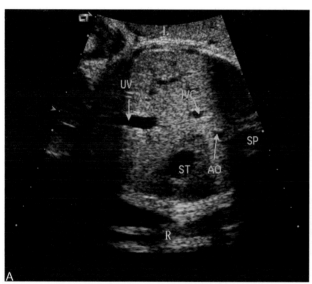
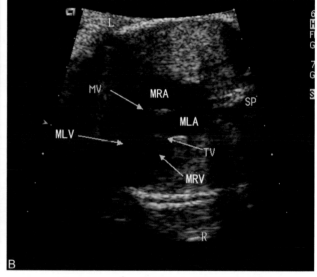

图 8-4-9 孤立性心室反位镜像 [合并矫正型大动脉转位（IDD）等多发畸形]

　　31 周胎儿，腹部横切面（图 A）显示腹主动脉（AO）位于脊柱的右前方，下腔静脉（IVC）位于脊柱的左前方，胃泡（ST）位于右侧（R）腹腔，肝位于左侧（L）腹腔，内脏反位；四腔心切面（图 B）显示心尖指向右侧，心房反位，房室连接不一致，位于右侧的心房为形态学左心房（MLA），内有卵圆瓣的活动，肺静脉汇入该心房，与形态学右心室（MRV）相连；位于左侧的心房为形态学右心房（MRA），与形态学左心室（MLV）相接。SP. 脊柱；DA. 动脉导管；RPA. 右肺动脉；TV. 三尖瓣；MV. 二尖瓣

室双出口和矫正型大动脉转位。

　　3. 右旋心

　　（1）胎儿上腹部横切面表现为腹腔脏器正位：即胃、腹主动脉在左侧，肝、下腔静脉在右侧，且下腔静脉在腹主动脉右前方，1 个脾。由此间接推断心房正位（图 8-4-10A）。

　　（2）四腔心切面表现为心尖（心轴）指向右侧，心房正位，心室可左襻或右襻，心室右襻时，房室连接一致（图 8-4-10B），心室左襻时，房室连接不一致。

　　（3）多数合并其他心内结构异常和（或）其他畸形，右心室双出口常见。

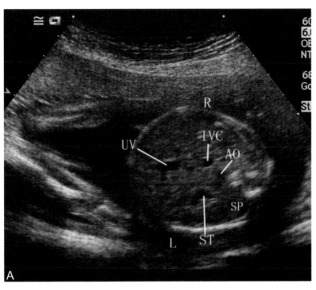 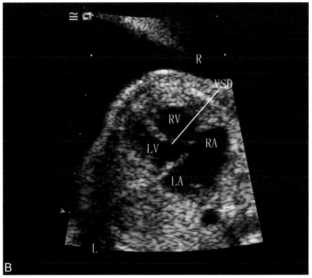

图 8-4-10　右旋心（心室右襻）（合并室间隔缺损，主动脉弓缩窄等多发畸形，染色体核型为 18 三体）

26 周胎儿，上腹部横切面（图 A），腹腔脏器正位。四腔心切面（图 B），心尖指向右侧（R），心房正位，心室右襻，房室连接一致；左、右心室不对称，左心室（LV）小于右心室（RV）；室间隔上部较大缺损（VSD）。UV. 脐静脉；ST. 胃泡；SP. 脾；AO. 腹主动脉；IVC. 下腔静脉；LA. 左心房；RA. 右心房；L. 左侧

（四）中位心（mesocardia）

【主要特征】

心底和心尖的连线指向正中线，心房可正位或反位，心室可右襻或左襻，房室连接可一致或不一致（图 8-4-11）。

【超声诊断】

（1）腹腔脏器可正位或反位：正位时，上腹部横切面表现为胃、腹主动脉在左侧，肝、下腔静脉在右侧，且下腔静脉在腹主动脉右前方，1 个脾，间接推断心房正位。反位时，上腹部横切面表现为胃、腹主动脉在右侧，肝、下腔静脉在左侧，且下腔静脉在腹主动脉左前方，1 个脾，间接推断心房反位。

（2）四腔心切面表现为心尖（心轴）指向正中，心房正位时，心室右襻，房室连接一致（图 8-4-12），心室左襻，房室连接不一致。心房反位时，心室右襻，房室连接不一致，心室左襻，房室连接一致。

（3）房室连接一致时，心脏其他结构可表现为正常。房室连接不一致时，均合并其他心内结构异常，较常见是右心室双出口和矫正型大动脉转位。

（五）十字交叉心（criss-cross heart, CCH）

是一类罕见的先天性心脏复杂畸形，在全部先天性心脏病中构成比低于 1/1000。主要为左、右心室流入道血流轴在房室瓣水平发生空间位置上的

上下十字交叉排列，常合并室间隔缺损、房室、大动脉连接异常等心脏结构畸形。1961 年，Lev 首先描述了这种畸形，但未提出交叉心这一名称。最先将它作为交叉心这一病理诊断名称是 Anderson 和 Audo，两人均在 1974 年提出。此后逐渐被人们认识，迄今有关 CCH 这类心脏畸形报道并不罕见，但产前超声报道较少。

【畸形特征】

十字交叉心目前普遍被认为是胚胎期心室异常旋转所致，这一过程发生在心室襻形成和室间隔完成之后。此时，心脏房室连接关系已确定，心室主要沿心脏长轴发生异常的顺时针方向或逆时针方向旋转，使左、右心室的相互空间位置改变构成交叉心。Anderson 认为，最常见的两种交叉心分别由完全型大动脉转位的心室沿长轴顺时针旋转、以及矫正型大动脉转位的心室沿长轴逆时针旋转演变而成（图 8-4-13）。室间隔的旋转使其走行方向成水平位，同时导致房室间隔对不拢而留下房室瓣下方的巨大室间隔缺损。

【超声诊断】

十字交叉心产前超声诊断较困难，了解该病的病理特征和特征性产前超声表现，对产前发现并正确诊断本病有重要意义。主要有以下超声特征（图 8-4-14）。

（1）左、右心室呈上下排列，并非左右排列，

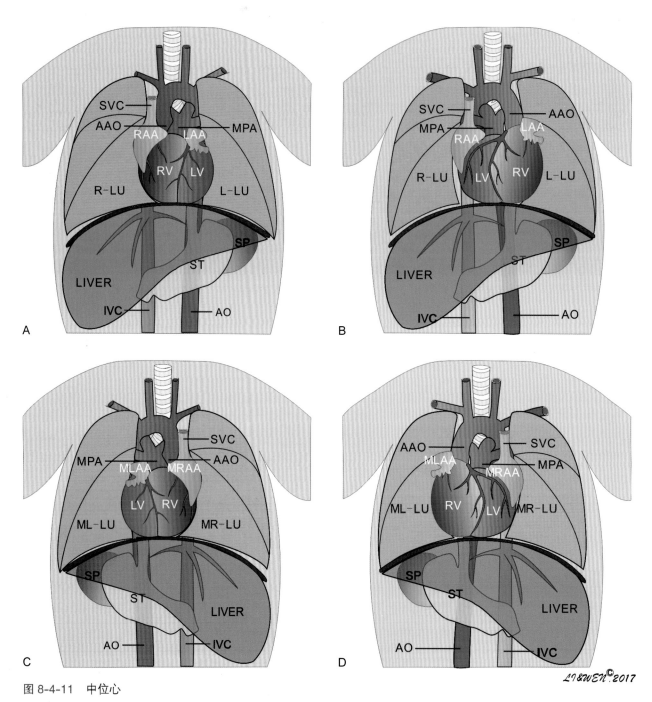

图 8-4-11　中位心

　　中位心,心尖指向正中线,腹腔器脏可正位(图 A、B)或反位(图 C、D),心房叫止位(图 A、B)或反位(图 C、D),心室可右襻(图 A、D)或左襻(图 B、C)。LAA. 左心耳;RAA. 右心耳;MPA. 主肺动脉;L-LU. 左肺;R-LU. 右肺;LIVER. 肝;SVC. 上腔静脉;ST. 胃泡;SP. 脾;MLAA. 形态学左心耳;MRAA. 形态学右心耳;ML-LU. 形态学左肺;MR-LU. 形态学右肺

室间隔呈水平位,胸腔横切面上不能显示清楚的四腔心切面,而在胸腔矢状切面上则可显示四腔心切面(图 8-4-14F),这是十字交叉心产前超声诊断的重要线索。

　　(2)探头声束平面在上腹部向胸腔方向连续进行横切面扫查过程中,在获得上腹部横切面后,可

依次显示左心室流入道切面、右心室流入道切面,两者呈上、下排列关系。左心室流入道方向多数从左后指向右前(图 8-4-14A、B),少数从右后指向左前,右心室流入道多数则从右后指向左前(图 8-4-14C、D),少数则从左后指向右前,左、右心室流入道在空间上呈上下十字交叉排列,此特征是诊断十字交

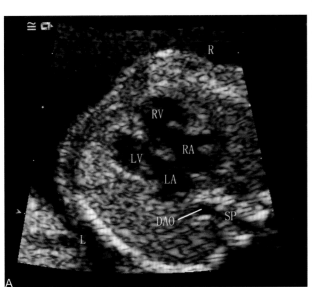 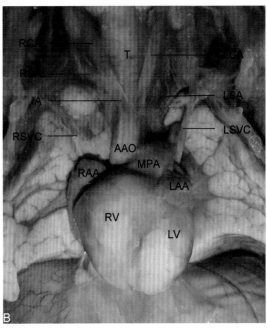

图 8-4-12　中位心（合并桡骨缺如等多发畸形，染色体核型为 18 三体）

　　24 周胎儿，四腔心切面（图 A），左、右心室不对称，左心室（LV）小于右心室（RV），心底与心尖的连线指向正中线，心房正位，心室右襻，房室连接一致；心脏解剖腹侧观（图 B），心尖指向正中线，心房正位，心室右襻，房室连接一致，升主动脉（AAO）较主肺动脉（MPA）明显细，在肺动脉左侧及升主动脉的右侧分别可见左、右上腔静脉（LSVC、RSVC），无名静脉缺如。LA. 左心房；RA. 右心房；R. 右侧；L. 左侧；DAO. 降主动脉；SP. 脊柱；LAA. 左心耳；RAA. 右心耳；IA. 无名动脉；LSA. 左锁骨下动脉；RSA. 右锁骨下动脉；RCA. 右颈总动脉；LCA. 左颈总动脉；T. 气管

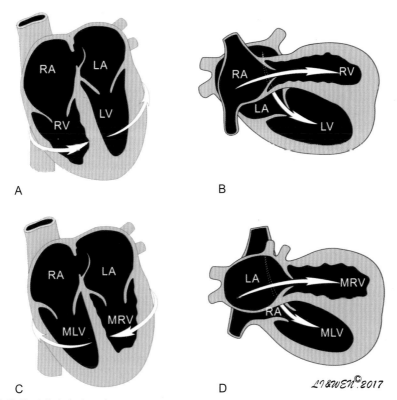

图 8-4-13　心室异常旋转形成十字交叉心

　　胚胎期在心室襻形成和间隔完成后，当正常位置心脏（图 A）的心室沿心脏长轴发生异常顺时针旋转（图 A 箭头所示）或孤立性心室反位（图 C）的心室沿心脏长轴发生异常的逆时针旋转（箭头所示），使左、右心室的相互空间位置改变构成交叉心，室间隔的旋转使其走行方向成水平位，形成最常见的两种类型十字交叉心（图 B、D）。LA. 左心房；RA. 右心房；LV. 左心室；RV. 右心室；MLV 形态学左心室；MRV. 形态学右心室

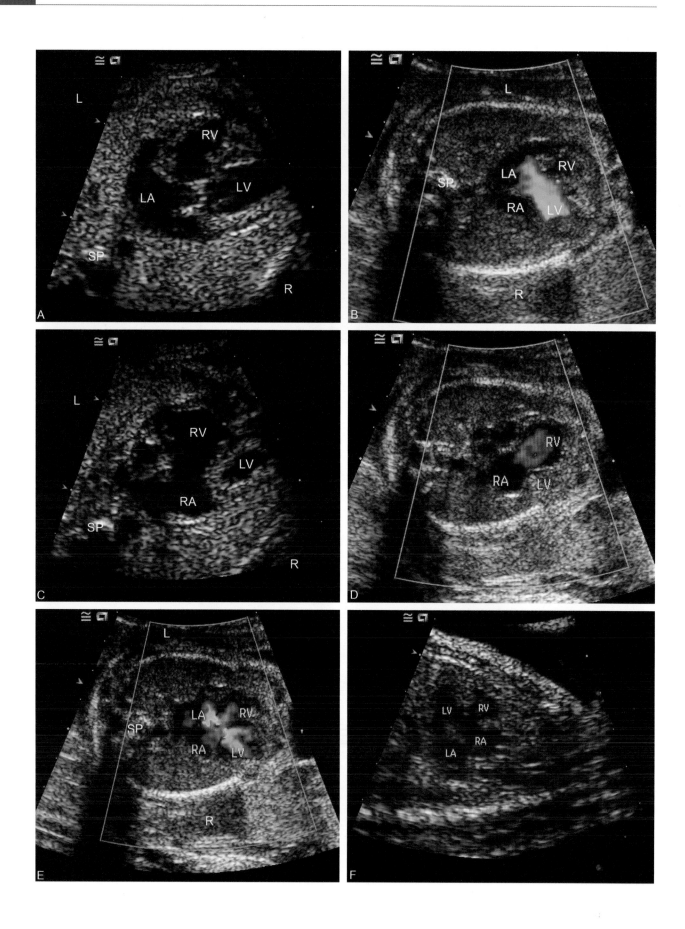

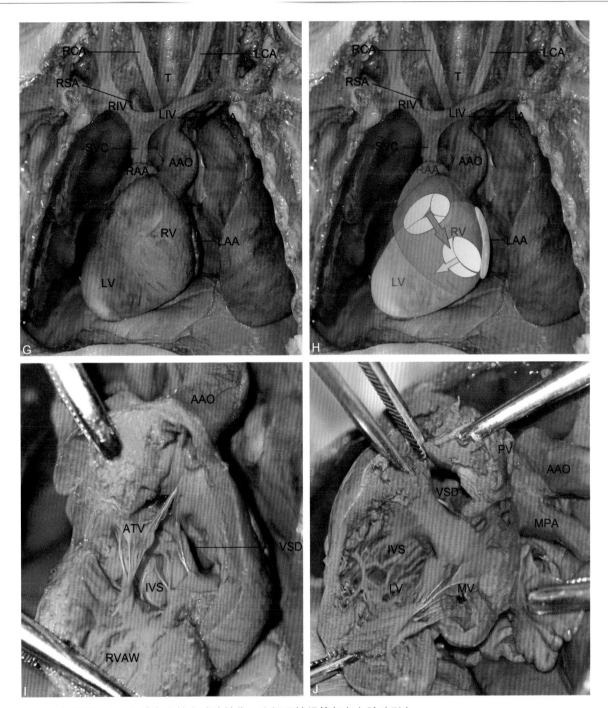

图 8-4-14 十字交叉心（合并完全性大动脉转位、室间隔缺损等复杂心脏畸形）

26 周胎儿，在胸腔横切面上不能显示出清楚的四腔心切面图像是产前发现本病的最初征象之一。声束平面自尾侧往头侧平行扫查，可依次显示左心室流入道切面（图 A、B）、右心室流入道切面（图 C、D），由于房室位置改变，左心房（LA）位于左后下方，左心室（LV）位于右前下方，右心房（RA）位于右后上方，右心室（RV）位于左前上方，二尖瓣位于后下方，三尖瓣位于前上方，因此，左心室流入道位于右心室流入道下方，方向从左后指向右前（图 A、B），右心室流入道则从右后指向左前（图 C、D），左、右心室流入道呈下、上排列，在空间上呈十字交叉，在靠近双流入道处胸腔横切面彩色多普勒，由于探头容积效应作用，可同时探及左、右流入道两股呈上、下交叉排列的血流信号（图 E）。由于左、右房室呈上下排列，室间隔呈水平位，胸腔矢状切面可获得四腔心切面（图 F）。心脏解剖腹侧观（图 G），心房正位，右心室位于左心室上方，右心室心尖指向左侧，左心室位于右心室下方，左心室心尖指向右侧。主动脉（AAO）位于肺动脉（MPA）前方。右位主动脉弓。图 H 为图 G 左、右心室流入道的投影图，黄色代表左心室流入道，蓝色代表右心室流入道，左心室流入道位于右心室流入道下方，两者呈上下十字交叉。沿着前室间沟右侧和右侧房室沟切开右心室，主动脉发自右心室，右心室流入道自右指向左，室间隔呈水平位，巨大室间隔缺损（VSD）（图 I）。沿着前室间沟左侧和左侧房室沟切开左心室，把室间隔往前上牵拉，肺动脉发自左心室，肺动脉瓣（PV）明显狭窄，左心室流入道自左指向右，巨大室间隔缺损（图 J）。SP. 脊柱；L. 左侧；R. 右侧；LAA. 左心耳；RAA. 右心耳；LIA. 左无名动脉；RCA. 右颈总动脉；T. 气管；LIV. 左无名静脉；RIV. 右无名静脉；RSA. 右锁骨下动脉；SVC. 上腔静脉；RVAW. 右心室前壁；IVS. 室间隔；MV. 二尖瓣；ATV. 三尖瓣前瓣；LCA. 左颈总动脉

又心重要依据。

（3）彩色多普勒血流显像，靠近双流入道处胸腔横切面，由于探头容积效应作用，可同时探及并显示左、右流入道两股呈上、下交叉排列血流信号（图8-4-14E），如果探及此声像特征，可进一步佐证十字交叉心的诊断。

【临床处理及预后】

CCH病例均合并有严重心内结构畸形，迄今为止，仅有个别CCH病例矫治成功的报道。CCH畸形复杂难以根治且死亡率高，目前临床上主要应用各类姑息手术，预后不理想。

（六）心脏移位（displacement of heart）

【畸形特征】

心脏移位是由于病变侧胸腔内或肺内占位性病变推移使纵隔及心脏向对侧移位，或病变侧胸腔内组织的缺失或牵拉使纵隔及心脏向同侧移位。分为左移心（dextroposition-situs solitus）和右移心（dextroposition-situs solitus）（图8-4-15）。胸腔内病变详细叙述主要见胸腔畸形相关章节。

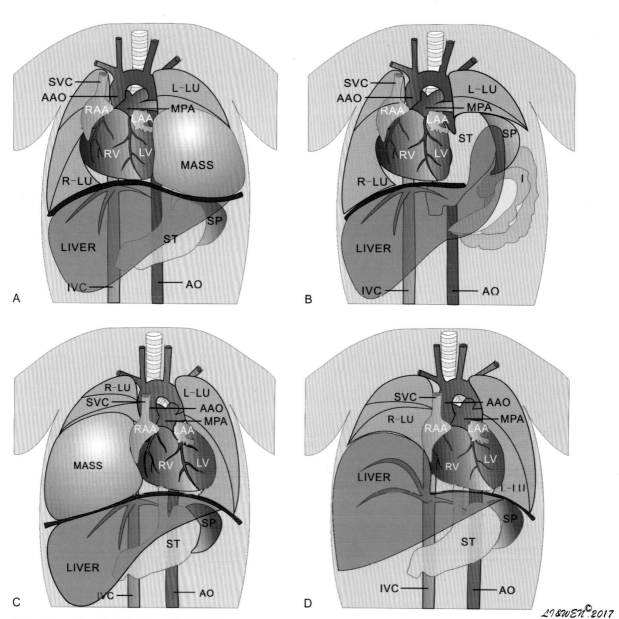

图 8-4-15 胸腔占位病变导致的心脏移位

左侧胸腔内实质性或囊性占位性病变（图A）或膈疝（图B）对心脏挤压，导致心脏及纵隔向右侧移位，但心尖仍指向左侧。右侧胸腔内实质性或囊性占位性病变（图C）或膈疝（图D）对心脏挤压，导致心脏及纵隔向左移位。LAA. 左心耳；RAA. 右心耳；MPA. 主肺动脉；AAO. 升主动脉；RV. 右心室；MASS. 占位病变；L-LU. 左肺；R-LU. 右肺；LIVER. 肝；SVC. 上腔静脉；ST. 胃泡；SP. 脾；IVC. 下腔静脉；AO. 腹主动脉

【超声诊断】

心脏移位主要在四腔心切面上判断心脏受压或受牵拉位置移动方向。

（1）左移心：四腔心切面上多数表现为右侧胸腔内占位病变、右侧胸腔积液或右侧膈疝等病变，导致心脏受压向左侧移位，以右肺囊腺腺瘤多见。少数表现为左侧胸腔肺发育不良或缺如，心脏向左侧移位。

（2）右移心：四腔心切面上多数表现为左侧胸腔内占位病变、左侧胸腔积液或左侧膈疝等病变，导致心脏受压向右侧移位，以左肺隔离肺多见。少数表现为右侧胸腔肺发育不良或缺如，心脏向右侧移位。

二、静脉－心房连接处异常导致的先天性心脏畸形

主要包括体静脉连接异常和肺静脉连接异常。

（一）体静脉连接异常（anomalous systemic venous connection）

是指先天性体静脉回流心脏的路径或终点的连接异常，包括上腔静脉异常连接、下腔静脉异常连接、肾后段左下腔静脉、双下腔静脉和全部体静脉异常连接。全部体静脉异常连接极罕见，这里不作叙述。

1. 上腔静脉异常连接　又可分为右上腔静脉连接到左心房及永存左上腔静脉两类。右上腔静脉连接到左心房非常罕见，本节主要介绍永存左上腔静脉。永存左上腔静脉（persistent left superior vena cava, PLSVC）：是胚胎发育过程中，左前主静脉近端退化不完全所致，在正常人群中发生率为 0.3%～0.5%，在先天性心脏病中发生率为 3%～10%。

【畸形特征】

永存左上腔静脉根据其连接的部位分为二型（图 8-4-16）：Ⅰ型永存左上腔静脉连接到冠状静脉窦；Ⅱ型永存左上腔静脉连接到左心房。根据无名静脉的类型及有无，每个类型又分为三个亚型。Ⅰ型较为常见，占永存左上腔静脉 80%～90%，占先天性心脏病的 2%～4%；Ⅱ型较为少见，其发生率仅占永存左上腔静脉 10%；永存左上腔静脉通常与右上腔静脉并存，在极少数情况下右上腔静脉可缺如。

【超声诊断】

（1）在三血管切面及三血管－气管切面上有恒定的超声表现，双上腔静脉时，主要表现为肺动脉左侧及升主动脉右侧分别显示左上腔静脉和右上腔静脉的横切面，两者管径大小相似（图 8-4-17B）。左上腔静脉伴有右上腔静脉缺如者，升主动脉右侧的右上腔静脉不显示，仅显示肺动脉左侧的左上腔静脉。发现左上腔静脉时，应以该血管横断面为中心旋转探头 90°，并追踪血管的走行方向及其上、下两端的连续关系（图 8-4-17C），可做出本病的诊断。

（2）永存左上腔静脉汇入冠状静脉窦者，在四腔心切面上可出现冠状静脉窦扩张（图 8-4-17A）；不汇入冠状静脉窦者，四腔心切面可无异常表现。

（3）永存左上腔静脉向上追踪可发现其与颈内静脉相延续，伴有左无名静脉缺如者，不能检出左无名静脉。

（4）当三血管切面或三血管－气管切面，肺动脉左侧多 1 条血管时，应判断该血管是左上腔静脉还是心上型肺静脉异位引流的垂直静脉。左上腔静脉，其管径与右侧上腔静脉管径相当，两者血流均为回心血流。心上型肺静脉异位引流的垂直静脉，其管径明显小于右侧上腔静脉管径，两者血流方向相反。

（5）左上腔静脉分类的超声判断，对左上腔静脉走行动态观察非常重要，通过对其汇入不同部位（冠状静脉窦、左心房及右心房）进行分类。而准确判断左上腔静脉类型和是否合并其他心内结构畸形对胎儿临床预后有重要意义。

【临床处理及预后】

单纯永存左上腔静脉回流到冠状静脉窦或右心房者，由于没有血流动力学改变，临床上多无症状，不必手术治疗，临床预后较好。永存左上腔静脉回流到左心房或合并冠状静脉窦无顶畸形者，会出现右向左分流，导致患儿出现不同程度的发绀和左心容量负荷增大，须行手术治疗，不合并其他心内结构畸形，临床预后好；当伴有其他心内结构畸形时，其临床预后主要取决于心内伴发畸形的类型和严重程度。

据报道，永存左上腔静脉可合并染色体异常，主要是 18 三体、45，XO、21 三体。Hyett 等报道了 19 例 18 三体，均合并心脏大血管异常，其中 6 例（32%）有左上腔静脉。特纳综合征患儿 17%～47% 合并心脏畸形。Korpal-Szczyrska 等报道了 55 例特纳综合征，18 例（32.7%，18/55）合并心脏畸形，其中 3 例为永存左上腔静脉。

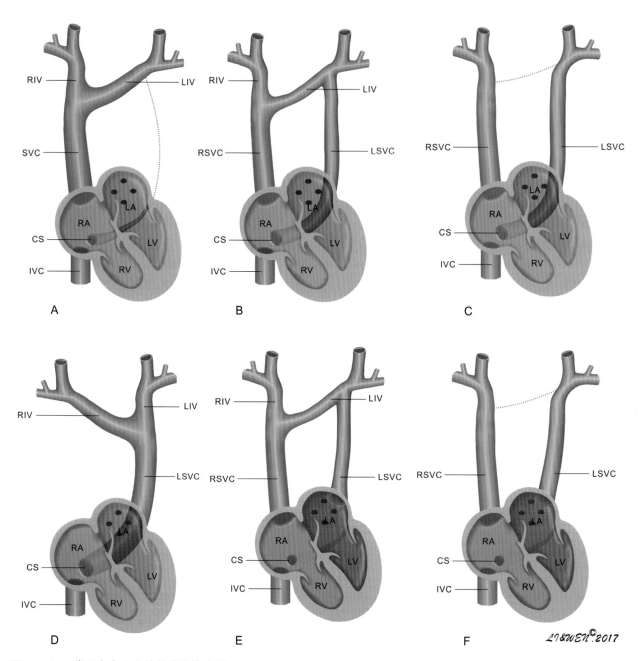

图 8-4-16　常见永存左上腔静脉连接类型

　　正常上腔静脉（图 A）。Ⅰ型（图 B、C、D）：永存左上腔静脉（LSVC）与冠状静脉窦（CS）相连，并通过扩张的冠状静脉窦汇入右心房（RA），占永存左上腔静脉 80%～90%。Ⅰa 型：双上腔静脉，左无名静脉（LIV）存在（图 B）。Ⅰb 型：双上腔静脉，左无名静脉缺如（图 C）。Ⅰc 型：右上腔静脉（RSVC）缺如（图 D）。Ⅱ型（图 E、F）：永存左上腔静脉直接汇入左心房（LA）内，约占永存左上腔静脉 10%，此类型在左上腔静脉多合并有冠状静脉窦无顶。Ⅱa 型：双上腔静脉，左无名静脉存在（图 E）。Ⅱb 型：双上腔静脉，左无名静脉缺如（图 F）

　　2. 下腔静脉异常连接　下腔静脉异常连接包括下腔静脉缺如并奇静脉或半奇静脉异位连接及下腔静脉异常连接至左心房两类。前者大多合并较复杂的先天性心脏病，发病率约占先天性心脏病的 0.6%，后者极为罕见。这里主要介绍下腔静脉缺如。

　　【畸形特征】

　　肝段下腔静脉缺如并下腔静脉与奇静脉或半奇静脉异常连接，主要表现为下腔静脉肝段缺如或下腔静脉肝段和肝上段均缺如，肾前段下腔静脉与奇静脉或半奇静脉异常连接。常伴有其他复杂心内畸形，如左心房异构、房室传导阻滞、房室间隔缺损、共同心房、完全性大动脉转位等，85% 的病例合并有左心房异构。常见类型如下（图 8-4-18）。

　　（1）右下腔静脉近心段（肝段或肝段和肝上段）

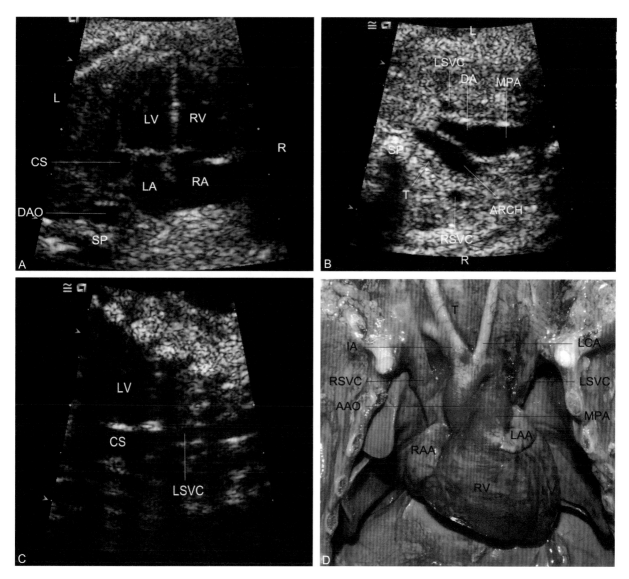

图 8-4-17 双上腔静脉（合并室间隔缺损，染色体核型为 21 三体）

24 周胎儿，四腔心切面（图 A）显示左心房左侧房室沟处冠状静脉窦（CS）明显扩张。三血管 - 气管切面（图 B），肺动脉（MPA）左侧（L）及主动脉弓（ARCH）右侧（R）分别显示左上腔静脉（LSVC）和右上腔静脉（RSVC）回声。探头声束沿看左上腔静脉中心旋转 90°，发现其汇入冠状静脉窦内（图 C）。IA. 无名动脉；LCA. 左颈总动脉；RV. 右心室；LA. 左心房；LAA. 左心耳；RA. 右心房；RAA. 右心耳；LV. 左心室；T. 气管；DA. 动脉导管；SP. 脊柱；DAO. 降主动脉

缺如，肾前段下腔静脉与奇静脉异常连接，下半身静脉经奇静脉入右上腔静脉，肝静脉血流经下腔静脉肝上段汇入右心房或直接汇入右心房。是下腔静脉缺如中最常见的类型。

（2）右下腔静脉近心段（肝段或肝段和肝上段）缺如，同时合并右下腔静脉远心段（肾后段以远）缺如，肾后段左位下腔静脉永存，下半身静脉血由左下腔静脉与奇静脉连接回流至右上腔静脉。肝静脉血经下腔静脉肝上段汇入右心房或直接汇入右心房。

（3）整个右下腔静脉缺如或肝上段以远右下腔静脉缺如，肾后段左位下腔静脉永存，下半身静脉血由左下腔静脉经半奇静脉至永存左上腔静脉，再经冠状窦入右心房。

【超声表现】

（1）腹部横切面显示腹主动脉右前方无肝段下腔静脉，而其右后方可显示扩张奇静脉（图 8-4-19A、图 8-4-20A）或左后方显示扩张的半奇静脉，多数病例合并有多脾，但由于脾小，产前超声很难对其数目进行判断。

（2）下腔静脉肝上段存在时，肝静脉通过下腔静脉汇入右心房内（图 8-4-19E）；下腔静脉肝上段缺如时，左、中、右肝静脉可以分别汇入左、右心房（图

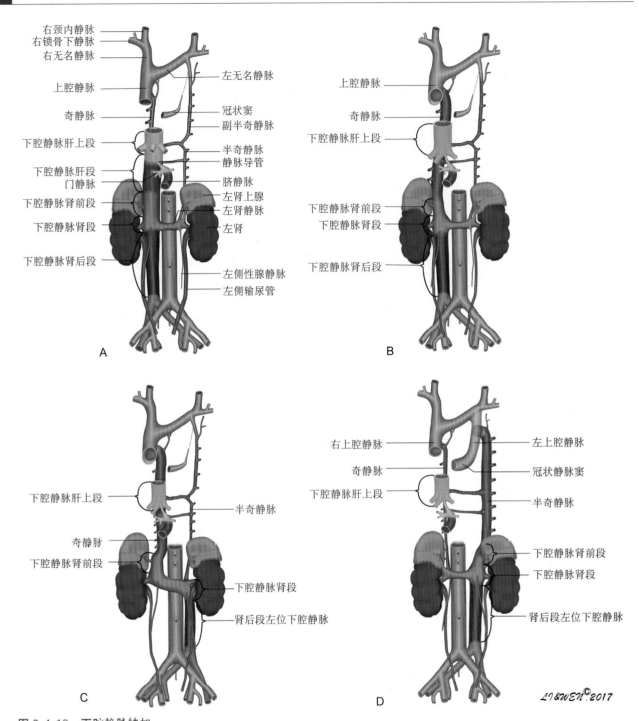

图 8-4-18　下腔静脉缺如

A. 正常体静脉模式图；B. 右下腔静脉近心段缺如；C. 右下腔静脉近心段缺如，同时合并右下腔静脉远心段（肾后段以远）缺如，肾后段左位下腔静脉永存；D. 整个右下腔静脉缺如或肝上段以远右下腔静脉缺如，肾后段左位下腔静脉永存

图 8-4-19　下腔静脉缺如（下腔静脉奇静脉异常连接）（合并单心房、二尖瓣闭锁、左心室发育不良、室间隔缺损、右心室双出口、永存左上腔静脉、多脾等畸形）

24 周胎儿，上腹部横切面（图 A）显示腹主动脉（AO）右前方无肝段下腔静脉，而其右（R）后方可显示扩张奇静脉（AZ）回声。胸腹腔冠状切面 CDFI（图 B）显示主动脉和扩张奇静脉伴行进入胸腔内，两者血流方向相反。三血管切面（图 C）显示扩张奇静脉汇入右上腔静脉（RSVC）。标本解剖大血管腹侧面观（图 D），主动脉（AO）的右侧可见扩张奇静脉（AZ），奇静脉在肾静脉水平与下腔静脉（IVC）相延续。剖开右侧心房（图 E），且沿着肝静脉汇入心房方向剪开肝静脉、静脉导管（DV）及脐静脉（UV），显示心房内无房间隔（为单一心房，SA），左、右、中肝静脉（LHV、RHV、MHV）汇入肝上段下腔静脉内后进入单心房内，静脉导管与左肝静脉相连。AAO. 升主动脉；SP. 脊柱；ST. 胃泡；LSVC. 左上腔静脉；L. 左侧；MPA. 肺动脉；LIVER. 肝；RAD. 右肾上腺；LAD. 左肾上腺；RKV. 右肾静脉；LKA. 左肾动脉；LK. 左肾；RK. 右肾；M-LU. 形态学左肺

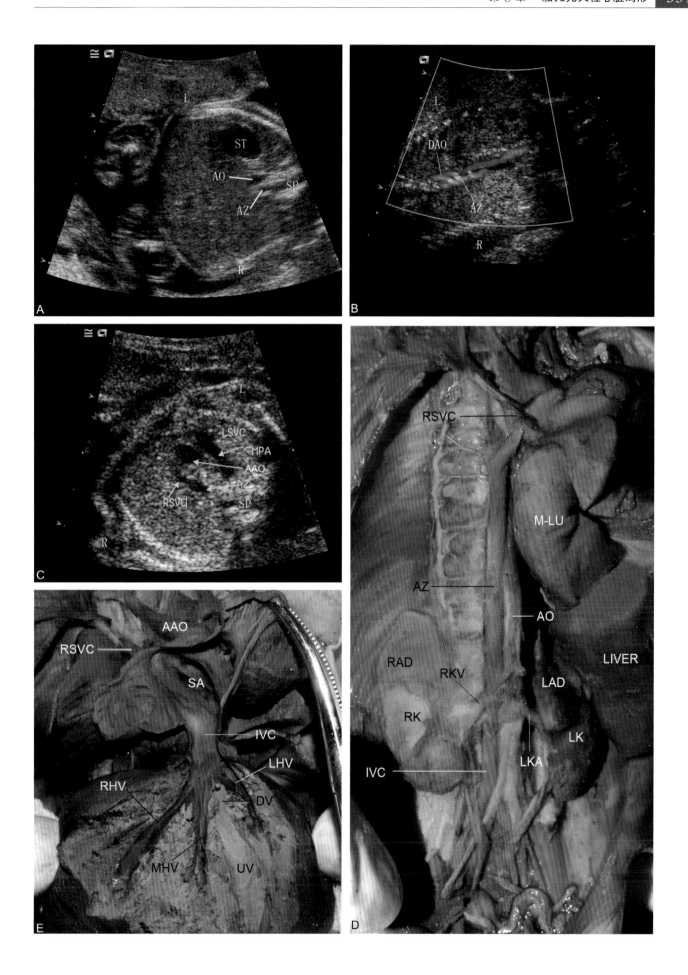

8-4-20B），也可以只汇入左心房或右心房。

（3）奇静脉（半奇静脉）长轴切面显示下腔静脉在肾静脉水平与奇静脉（半奇静脉）连接；胸腹腔冠状切面或斜矢状切面（图 8-4-20C）可显示主动脉和扩张奇静脉伴行进入胸腔内，CDFI 显示两者血流方向相反（图 8-4-19B）。

（4）合并左心房异构时，左、右心房均为形态学左心房，双侧心耳均呈管状。

（5）三血管切面显示扩张奇静脉（半奇静脉）汇入右上腔静脉或左上腔静脉内（图 8-4-19C、图 8-4-20E）。

（6）常伴发其他心脏畸形，如房室传导阻滞、永存左上腔静脉、完全性大动脉转位、右心室双出口等。

【临床处理及预后】

单纯下腔静脉缺如者，由于没有血流动力学改变，临床上多无症状，不必手术治疗，临床预后较好，但较容易发生深静脉血栓。Mehta 等报道了 1 例单纯下腔静脉离断的 50 岁老年妇女，一直无症状，体检查才发现。Bronshtein 等报道了 11 例下腔静脉离断病例，8 例预后正常，1 例脾功能异常、1 例合并多发畸形、1 例失访。

本病常伴发严重心脏结构畸形，临床预后主要取决于伴发畸形的类型与严重程度。

3. 肾后段左下腔静脉及双下腔静脉

【畸形特征】

下腔静脉发育较为复杂，正常下腔静脉的各段由下列静脉发育而成：①肾后段，由右上主静脉的腰部形成；②肾段，由右上主静脉和右下主静脉之间的吻合支形成；③肾前段，由右下主静脉形成；④肝段，由右下主静脉和肝心静脉发育而成；⑤肝上段，由卵黄静脉及左脐静脉形成。

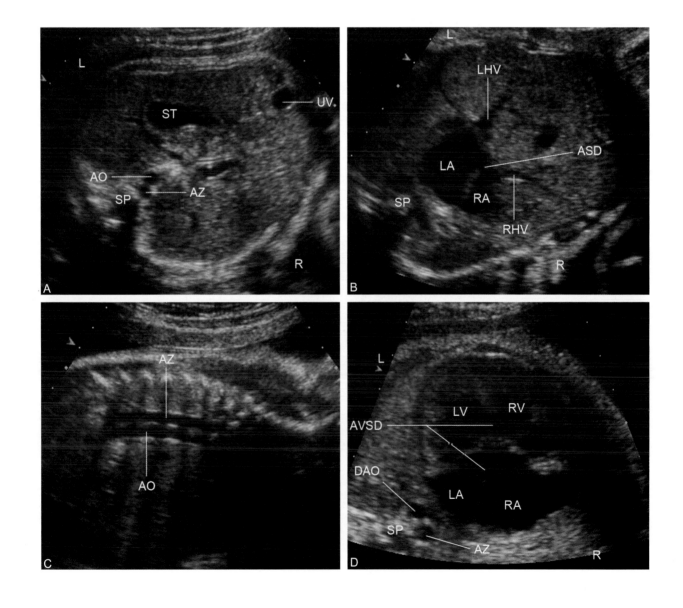

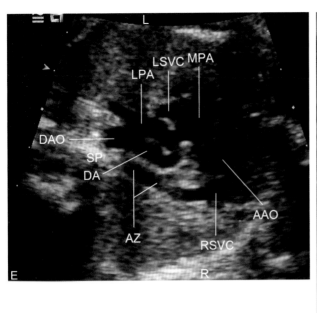

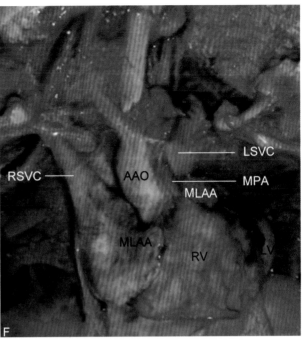

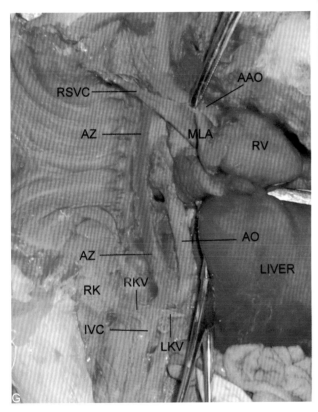

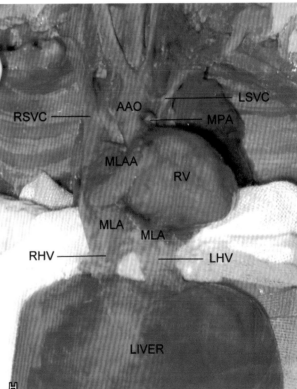

图 8-4-20　下腔静脉肝段和肝上段均缺如合并下腔静脉奇静脉异常连接，完全型房室间隔缺损、右心室双出口、永存左上腔静脉、左侧异构，引产后病理解剖证实

孕 33 周胎儿，上腹部横切面显示腹主动脉（AO）与其右后方扩张的奇静脉（AZ）回声，未见肝段下腔静脉，向下追踪可显示肾后段下腔静脉，胃泡（ST）位于腹腔的左侧（L），其后方可见脾回声，但不能分辨脾的数目（图 A）；第二肝门部斜横切面显示左、右肝静脉分别汇入左、右心房（LA、RA）内（图 B）；胎儿奇静脉与主动脉长轴切面显示主动脉和扩张奇静脉平行从腹腔向胸腔走行（图 C）；四腔心切面收缩期显示完全型房室间隔缺损（AVSD），在左心房后方可显示降主动脉（DAO）和扩张的奇静脉（图 D）；3VV 平面显示扩张奇静脉汇入右上腔静脉（RSVC），肺动脉（MPA）左侧可见永存左上腔静脉（LSVC）（图 E）。标本解剖心脏腹侧面观（图 F）显示左、右心耳均为形态学左心耳（MLAA），左、右上腔静脉（LSVC、RSVC），主肺动脉（MPA）内径明显较升主动脉（AAO）内径窄；胸腹腔右侧面观（图 G），分离扩张的奇静脉（AZ）及下腔静脉（IVC），可见下腔静脉肝段缺如，扩张奇静脉在肾静脉水平与下腔静脉相连接；游离左、右肝静脉（LHV、RHV）可见左、右肝静脉分别汇入左、右侧心房（MLA）内（图 H）。R. 右侧；LV. 左心室；RV. 右心室；DA. 动脉导管；RK. 右肾；RKV. 右肾静脉；LKV. 左肾静脉；LIVER. 肝；AO. 主动脉

肾后段左下腔静脉是指右侧肾后段下腔静脉（右上主静脉的腰部）退化，左侧肾后段下腔静脉（左上主静脉的腰部）保留并发育，形成肾段以下下腔静脉位于腹主动脉的左侧，肾段以上下腔静脉位于腹主动脉右侧（图 8-4-21A）。

双下腔静脉是指右侧肾后段下腔静脉及左侧肾后段下腔静脉均保留并发育，形成肾段以下的下腔静脉有左、右两条，肾段以上为右下静腔脉（图 8-4-21B）。

【超声诊断】

（1）上腹部横切面时肾后段左下腔静脉、双下腔静脉与正常下腔静脉超声表现相同，均位于腹主动脉右前方。肾门水平腹部横切面，正常下腔静脉表现为下腔静脉位于腹主动脉右侧，肾后段左下腔静脉表现为下腔静脉横跨过腹主动脉前方（图 8-4-22A），双下腔静脉表现为内径较正常宽的左肾静脉跨过腹主动脉前方。下腹部横切面，正常下腔静脉表现为下腔静脉位于腹主动脉右侧，肾后段左下腔

静脉表现为下腔静脉位于腹主动脉左侧，双下腔静脉表现为腹主动脉两侧分别存在左、右下腔静脉。

（2）下腔静脉冠状切面，实时超声下可以完整地显示下腔静脉走行方向和腹主动脉位置关系。正常下腔静脉位于腹主动脉右侧。肾后段左下腔静脉在肾段以上的下腔静脉位于腹主动脉右侧，肾段下腔静脉斜横跨腹主动脉的前方，肾段以下的下腔静脉位于腹主动脉的左侧，整个下腔静脉走行方向呈"S"形（图 8-4-22B、C）。双下腔静脉在肾段以上的下腔静脉位于腹主动脉右侧，肾段为内径较正常宽的左肾静脉斜横跨过腹主动脉前方，肾段以下的下腔静脉有左、右两条分别位于腹主动脉两侧，整个下腔静脉形态呈"h"形（图 8-4-23A、B）。

（3）血管三维成像可以更直观地、多角度地显示肾后段左下腔静脉（图 8-4-22D）及双下腔静脉（图 8-4-23C）上述声像特征。

【临床处理及预后】

单纯肾后段左下腔静脉及双下腔静脉预后良

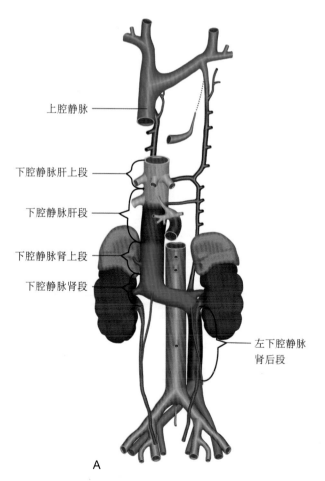

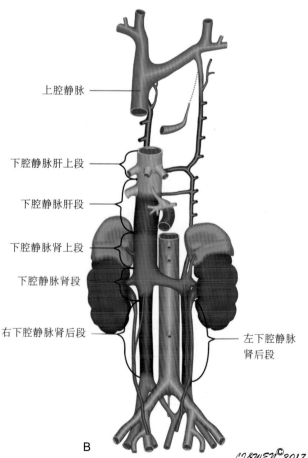

图 8-4-21　肾后段左下腔静脉及双下腔静脉

A. 肾后段左下腔静脉；B. 肾后段双下腔静脉

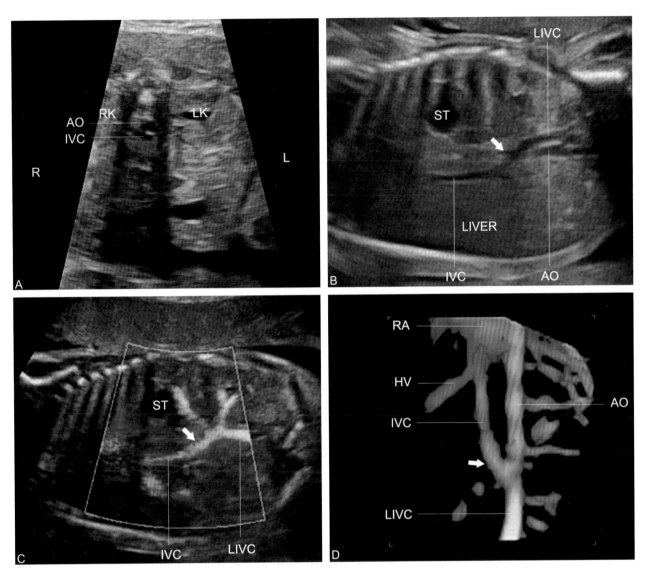

图 8-4-22 肾后段左下腔静脉

　　肾门水平腹部横切面（图 A），下腔静脉（IVC）横跨过腹主动脉（AO）前方。下腔静脉冠状切面二维（图 B）及彩色多普勒（图 C）显示肾段以上的下腔静脉位于腹主动脉右侧，肾段的下腔静脉斜横跨腹主动脉的前方（箭头所示），肾段以下的下腔静脉位于腹主动脉的左侧，整个下腔静脉走行方向呈"S"形。下腔静脉与腹主动脉血管三维成像（图 D）。LK. 左肾；RK. 右肾；LIVC. 左下腔静脉；HV. 肝静脉；ST. 胃泡

好，在下肢静脉及下腔静脉血栓形成病人的治疗有重要意义。合并其他畸形者，其预后取决于合并畸形的严重程度。

（二）肺静脉畸形引流（anomalous pulmonary venous drainage）

　　肺静脉畸形引流约占活产儿先天性心脏病的 5.8%，临床分为完全型肺静脉畸形引流和部分型肺静脉畸形引流。完全型肺静脉畸形引流是指全部肺静脉未能与左心房相连接，而是与右心房或其他回流静脉相连。部分型肺静脉畸形引流是指 4 支肺静脉中的 1～3 支肺静脉与左心房相连接，其余肺静脉

未能与左心房连接，而是与右心房或其他回流静脉相连。其中完全型肺静脉畸形引流约占 0.2%。完全型肺静脉畸形引流患儿出生后可出现严重发绀，而听诊可闻杂音。

【畸形特征】

　　完全型肺静脉畸形引流根据肺静脉异常引流的部位将本病分为心上型、心内型、心下型和混合型（图 8-4-24），分别占 45%、25%、25% 和 5%。①心上型：左右肺静脉先发生融合形成共同肺静脉干，多数通过左垂直静脉与左无名静脉相连，少数通过垂直静脉与上腔静脉直接相连，极少数与奇静脉相连。②心内型：左右肺静脉发生融合形成共同肺静脉干，

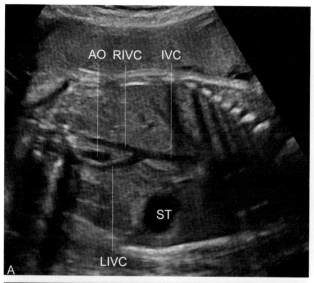

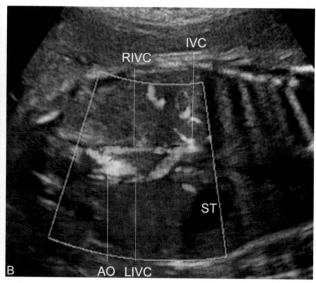

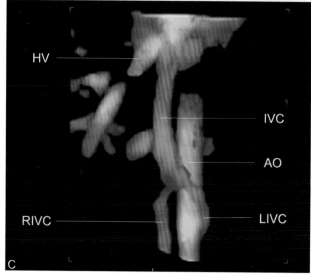

图 8-4-23 双下腔静脉

下腔静脉冠状切面二维（图A）及彩色多普勒（图B）显示肾段以上的下腔静脉（IVC）位于腹主动脉（AO）右侧，肾段以下的下腔静脉有左、右两条分别位于腹主动脉两侧，整个下腔静脉形态呈"h"形。下腔静脉与腹主动脉血管三维成像（图C）。LIVC. 左下腔静脉；RIVC. 右下腔静脉；HV. 肝静脉；ST. 胃泡

多数与冠状静脉窦相连，少数直接与右心房直接相连。③心下型：左右肺静脉斜形向下汇合为垂直静脉干，最常见的连接方式是与门静脉相连，少见的是与胃静脉、左或右肝静脉、下腔静脉相连。④混合型：肺静脉通过上述两种或以上方式引流，其中最常见的连接方式是左上肺静脉引流入左垂直静脉，其他肺静脉引流入冠状静脉窦。

部分型肺静脉畸形引流根据肺静脉异常引流的部位将本病分为心内型、心上型和心下型（图8-4-25），较常见连接方式有①右肺静脉与右上腔静脉或右上肺静脉与右心房连接：最常见，约占3/4。后者常伴静脉窦型房间隔缺损，偶尔上腔静脉骑跨在缺损上。②左肺静脉与左无名静脉连接：左上肺静脉或全部左肺静脉通过垂直静脉与左无名静脉相连。③右肺静脉与下腔静脉相连：右肺静脉汇入下腔静脉，此类型不多见。共干与下腔静脉的连接在胸片

上右下肺野呈特征性新月形阴影，故又可称为"弯刀综合征"（scimitar syndrome）。

本病常合并房间隔缺损，亦可伴有其他复杂的先天性心脏病。

【超声诊断】

产前超声诊断本病较困难，由于胎儿肺静脉较小，产前超声不一定能显示出所有4条肺静脉，异常时，其畸形血管的走行方向亦难以追踪显示，加上胎儿血流动力学的特殊性，部分病例并不引起房室的异常增大或明显缩小，缺乏明显的产前超声特征，因而产前超声检出率不高。对于完全型肺静脉畸形引流，有以下特征者应高度怀疑本病的可能。

（1）四腔心切面：可表现为右心增大，左心房、左心室较小，但左心的大小与是否合并房间隔缺损、室间隔缺损等有关。左心房后方显示扩张肺总静脉或左心房的左侧房室沟处显示扩张的冠状静脉窦等

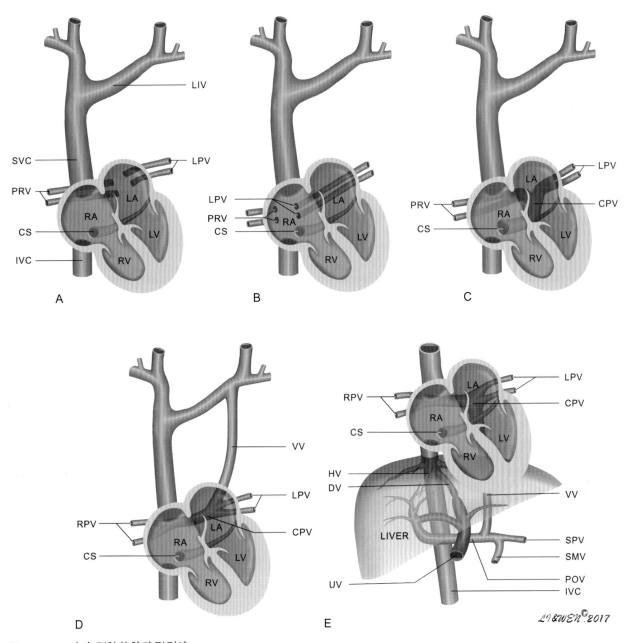

图 8-4-24 完全型肺静脉畸形引流

A. 正常肺静脉与心房连接关系模式图；B 及 C 心内型：左、右肺静脉直接汇入右心房内（图 B）或左、右肺静脉汇合成为肺总静脉，后者与冠状静脉窦（CS）相连汇入右心房（RA）内（图 C）；D. 心上型：左、右肺静脉（LPV、RPV）汇合成为肺总静脉通过垂直静脉（VV）上行汇入左无名静脉（LIV）或右上腔静脉内；E. 心下型：左、右肺静脉汇合成为肺总静脉，通过垂直静脉下行，汇入门静脉（POV）或其他静脉，如肠系膜上静脉、胃左静脉、下腔静脉等。LA. 左心房；LV. 左心室；RV. 右心室；DV. 静脉导管；UV. 脐静脉；SMV. 肠系膜上静脉；SPV. 脾静脉；HV. 肝静脉；SVC. 上腔静脉；IVC. 下腔静脉；CPV. 肺总静脉

特征时（图 8-4-26），均应想到肺静脉畸形引流的可能。左心房后壁光滑，不能显示肺静脉开口（完全型）（图 8-4-27A、图 8-4-28A）或仅显示部分肺静脉开口（部分型）。

（2）3VV 及 3VT 切面上，在肺动脉的左侧可显示垂直静脉，此时应与左上腔静脉相区别，区别的主要方法是追踪血管的走行与汇入部位，两者血流方向亦明显不同，正好相反（图 8-4-27B、C）。

（3）由于肺静脉细小，正常情况下要完全显示出 4 条肺静脉相当困难，因此，产前诊断肺静脉畸形引流，无论部分型或完全型，检出率均不高，只有在左心房后方形成了较粗的肺总静脉者，产前才较容易被发现。尤其在心上型或心下型时，垂直静脉的走行有时很难追踪清楚，因此，往往不能确定

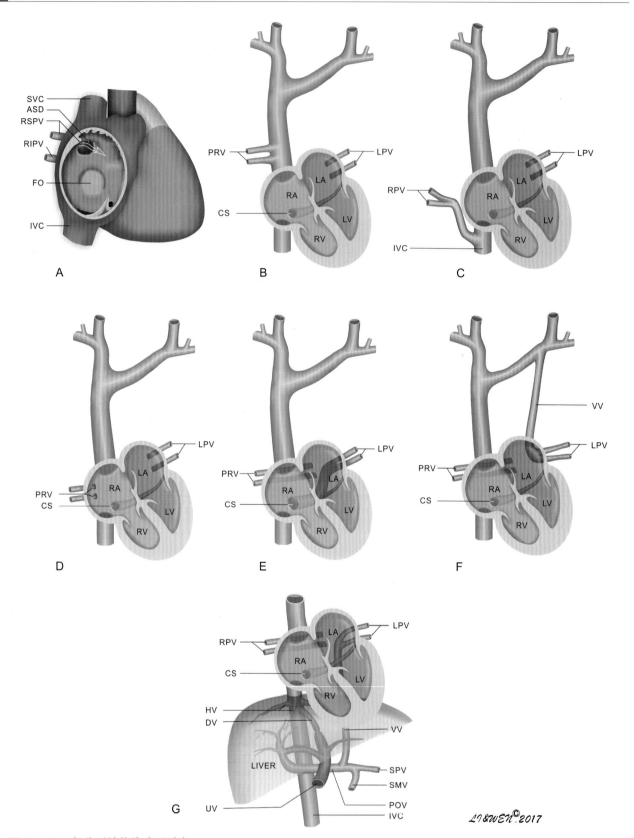

图 8-4-25　部分型肺静脉畸形引流

　　A．静脉窦型（上腔静脉型）房间隔缺损合并右上肺静脉畸形引流入右心房内；B．右肺静脉汇入上腔静脉（SVC），左肺静脉汇入左心房内；C．右肺静脉汇入下腔静脉（IVC）内，左肺静脉汇入左心房内；D．右肺静脉（RPV）直接汇入右心房（RA）内，左肺静脉（LPV）汇入左心房（LA）内；E．左肺静脉与冠状静脉窦（CS）相连汇入右心房内，右肺静脉汇入左心房内；F．左肺静脉通过垂直静脉（VV）汇入左无名静脉（LIV）或右上腔静脉内，右肺静脉汇入左心房内；G．左肺静脉通过垂直静脉下行，汇入门静脉（POV）内或其他静脉，右肺静脉汇入左心房内。LV．左心室；RV．右心室；DV．静脉导管；UV．脐静脉；SMV．肠系膜上腔静脉；SPV．脾静脉；HV．肝静脉；RSPV．右上肺静脉；RIPV．右下肺静脉；FO．卵圆孔

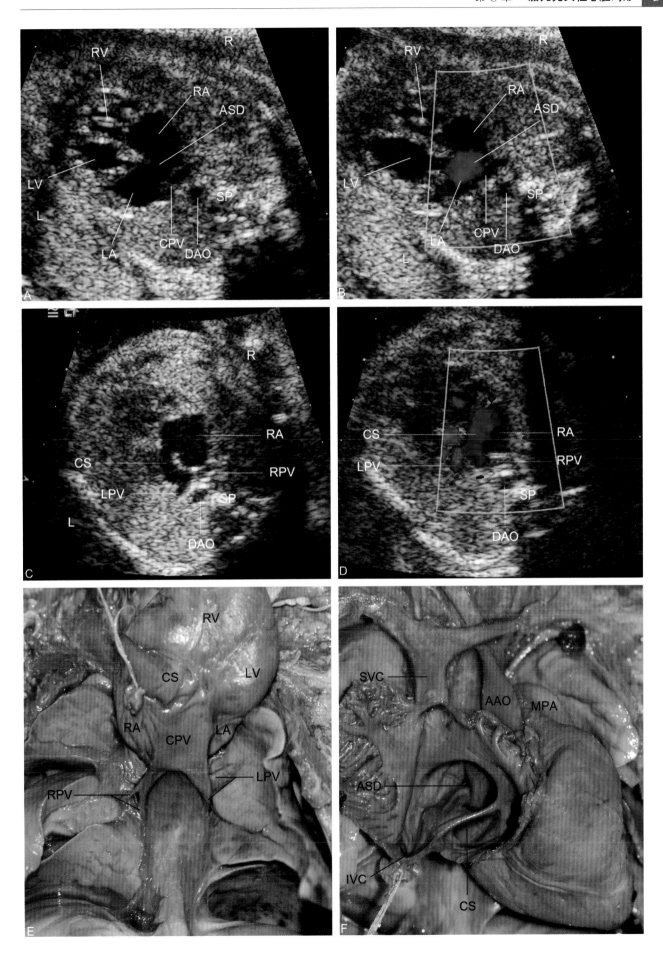

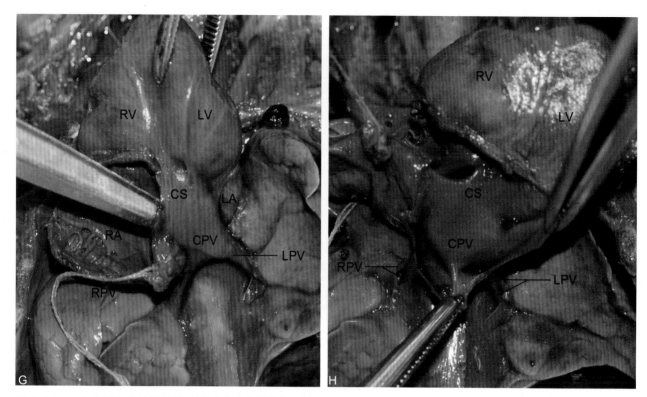

图 8-4-26 心内型完全性肺静脉畸形引流（合并室间隔缺损，房间隔缺损，一侧耳缺如等多发畸形）

　　四腔心切面二维（图 A）及彩色多普勒（图 B），左心房（LA）后壁光滑，无肺静脉汇入，左心房后方可见肺总静脉（CPV）回声，房间隔中部无卵圆孔瓣回声；四腔心切面声束略偏胎儿尾侧二维（图 C）和彩色多普勒血流显像（图 D）均显示左、右静脉（LPV、RPV）进入肺总静脉，继而进入冠状静脉窦内（CS），最后汇入右心房（RA）。心脏解剖结扎下腔静脉，把心脏向上翻开显示左心房后方的左、右静脉（LPV、RPV）汇成肺总静脉（CPV）（图 E）。房间隔右心房面观（图 F），卵圆孔瓣完全缺如，房间隔中部巨大缺损（ASD），冠状静脉窦（CS）明显扩张。血管钳通过扩张的冠状静脉窦进入左、右肺静脉内（图 G）。剪开冠状静脉窦显示左、右肺静脉均汇入肺总静脉，继而进入冠状静脉窦内（图 H）。LV. 左心室；RV. 右心室；IVC. 下腔静脉；SVC. 上腔静脉；AAO. 升主动脉；MPA. 主肺动脉；ASD. 房间隔缺损；DAO. 降主动脉；SP. 脊柱；R. 右侧；L. 左侧

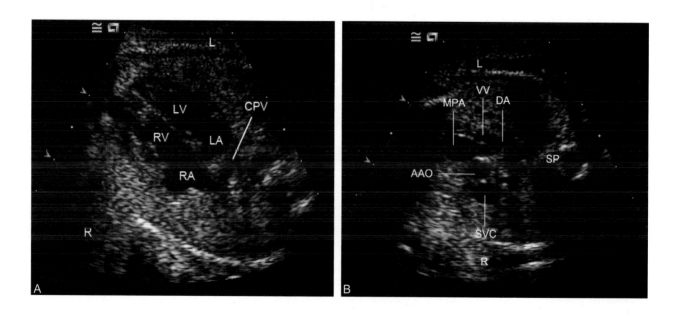

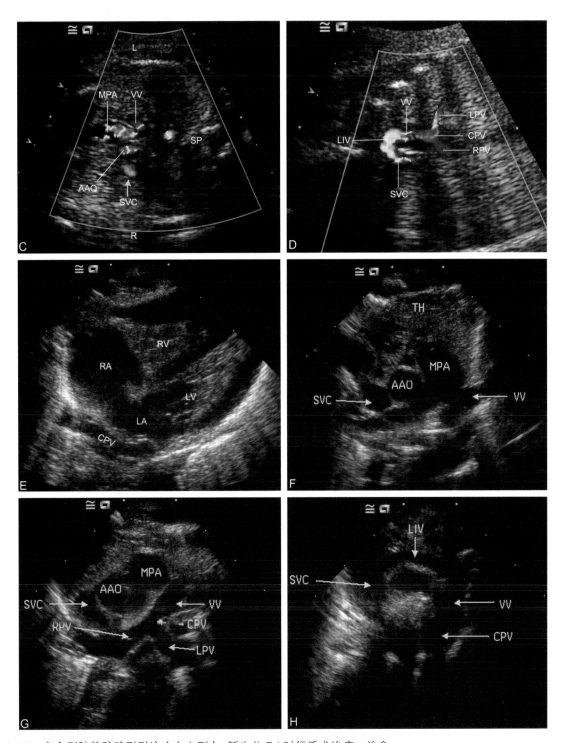

图 8-4-27　完全型肺静脉畸形引流（心上型）。新生儿 7d 时行手术治疗，治愈

妊娠 26 周胎儿，产前四腔心切面（图 A）显示心房正位，心室右襻，房室连接一致，左心较右心小，左心房（LA）后壁光滑，无肺静脉汇入，左心房后方可见肺总静脉（CPV）回声；产前 3VV 平面二维（图 B）及彩色多普勒（图 C）显示肺动脉（MPA）左侧（L）及主动脉（AAO）右侧（R）分别可见垂直静脉（VV）和上腔静脉（SVC），彩色多普勒显示两者血流方向相反。胸腔冠状切面彩色多普勒（图 D）显示左、右肺静脉（LPV、RPV）汇成肺总静脉，通过上行垂直静脉，汇入左无名静脉（LIV）内，回流到上腔静脉。产后四腔心切面（图 E）显示心房正位，心室右襻，房室连接一致，左心较右心小，左心房后壁光滑，无肺静脉汇入，左心房后方可见肺总静脉回声，卵圆孔瓣开放于左心房内；产后 3VV 平面二维（图 F）显示肺动脉左侧及主动脉右侧分别可见垂直静脉和上腔静脉，垂直静脉内径明显较上腔静脉内径小。胸骨上窝冠状切面（图 G）显示左、右肺静脉汇成肺总静脉，通过肺动脉左侧的上行垂直静脉向上行走。胸骨上窝冠状切面二维（图 H）显示左、右肺静脉汇成肺总静脉，通过上行垂直静脉，汇入左无名静脉内，回流到上腔静脉。LV. 左心室；RV. 右心室；RA. 右心房；DA. 动脉导管

诊断。

（4）合并畸形：可合并存在于无脾综合征、房间隔缺损、室间隔缺损、房室间隔缺损、左心发育不良等。

发现四腔心不对称，左心小，尤其左心房偏小，左心房后壁光滑，不能显示肺静脉汇入左心房时，应想到肺静脉畸形引流的可能。彩色多普勒对显示肺静脉有帮助，正常情况下，四腔心切面上彩色多普勒血流显像速度调低、降低彩色多普勒增益，一般都能清楚显示左、右肺静脉汇入左心房的特征，当全部或部分肺静脉血流不汇入左心房，应高度怀疑本病，此时四腔心切面上有可能发现左心房后方的无回声区（肺总静脉），追踪观察其走行方向，如果向上行走，汇入左无名静脉，可导致上腔静脉扩张（心上型）；如果向下行走汇入门静脉系统，可导致门静脉系统扩张（心下型）（图 8-4-28）。如果汇

入冠状静脉窦，可导致冠状静脉窦扩张（心内型）。混合型肺静脉畸形引流，产前超声诊断更困难。

【临床处理及预后】

完全型肺静脉畸形引流，出生后可手术纠正，预后较好。如果合并肺静脉狭窄，可发展为肺循环高压，尤其是弥漫性肺静脉发育不良和长管状肺静脉狭窄，其临床预后较差。如果合并其他心内外畸形，其临床预后与合并其他畸形类型及严重程度有关。部分型肺静脉畸形引流，病变的轻重程度主要取决于畸形引流的肺静脉支数，是否有心房水平分流存在及畸形引流的肺静脉是否存在梗阻。单支肺静脉的血流量约占肺静脉回心血量的 20%，左向右分流所导致血流动力学改变不大，如果不合并其他心内结构畸形，可以不行外科矫治。2 支以上肺静脉畸形引流相当于大分流量的房间隔缺损，对血流动力学影响较大，应该早期手术治疗。

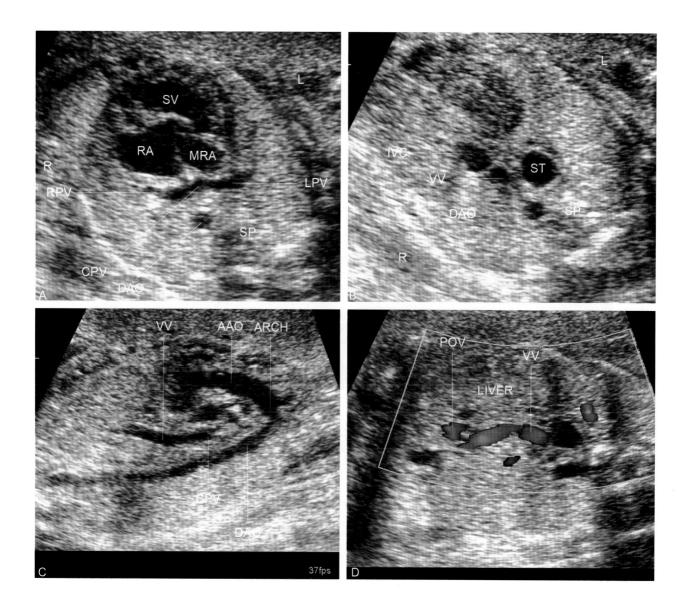

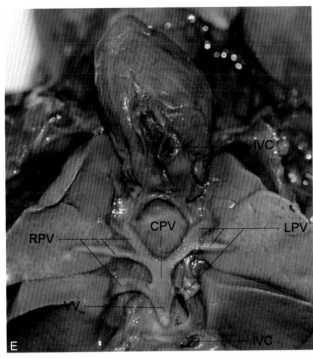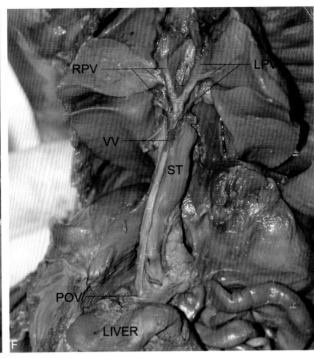

图 8-4-28 心下型完全性肺静脉畸形引流（合并单心室、右心房异构等多发畸形）

　　24 周胎儿，四腔心切面收缩期（图 A）显示单心室（SV），双侧心房均为形态学右心房（RA，MRA），左侧心房后壁光滑，无肺静脉汇入，其后方的左、右肺静脉（LPV、RPV）汇合成为肺总静脉（CPV）。上腹部横切面（图 B）实时超声下显示肺总静脉延续为垂直静脉（VV），垂直静脉向下走行通过膈肌，汇入门静脉系统。主动脉弓长轴切面（图 C）显示肺总静脉延续为垂直静脉，垂直静脉向下走行通过膈肌。垂直静脉长轴切面彩色多普勒（图 D）显示垂直静脉内为下行的血流信号。心脏解剖结扎下腔静脉，把心脏向上翻开显示左心房后方的左、右肺静脉汇成肺总静脉（图 E），肺总静脉延续为垂直静脉，垂直静脉向下走行通过膈肌，汇入第一肝门的门静脉系统（图 F）。ST. 胃；L. 左侧；R. 右侧；SP. 脊柱；DAO. 降主动脉；IVC. 下腔静脉；AAO. 升主动脉；ARCH. 主动脉弓；LIVER. 肝

三、房室连接处异常导致的先天性心脏畸形

（一）房室间隔缺损

　　房室间隔缺损（atrioventricular septal defects）又称为心内膜垫缺损（endocardial cushion defects）或房室共道畸形（common atrioventricular Canal defects），是一组累及房间隔、房室瓣和室间隔的复杂性先天性心脏畸形。本病约占先天性心脏畸形的 7%，出生婴儿中发生率约 1/3000。

【畸形特征】

　　在心内膜垫形成和发育过程中，心内膜垫向上发育与原发隔的下缘接合，封闭原发孔，向下发育与室间隔上缘接合，封闭室间孔，向左发育形成二尖瓣，向右发育形成三尖瓣。如果这一发育过程出现障碍，可导致房室间隔缺损的多种畸形。可分为以下两大类。

　　（1）部分型：主要特点是单纯原发孔型房间隔缺损，可合并二尖瓣前叶裂，二尖瓣和三尖瓣均附着于室间隔的上缘（图 8-4-29B）。

　　（2）完全型：主要特点是原发孔型房间隔缺损，共同房室瓣，室间隔缺损三大畸形同时存在。此型又可分为 A、B、C 三种亚型（图 8-4-29C、D、E）。

　　A 型：共同房室瓣的上桥瓣可辨别出二尖瓣和三尖瓣的组成部分，各自有腱索与室间隔顶端相连。

　　B 型：此型很少见。共同房室瓣的上桥瓣可辨别出二尖瓣和三尖瓣的组成部分，腱索均连于右心室壁，而不附着于室间隔顶端。

　　C 型：此型约占 25%。共同房室瓣的上桥瓣为一整体不分离，无腱索与室间隔相连，形成自由漂浮状态。

【超声诊断】

　　胎儿四腔心切面是发现本病的主要切面，大部分异常征象都能在此切面上显示。房室瓣水平短轴切面对观察共同房室瓣的形态和运动情况很有帮助。完全型房室间隔缺损由于有特征性的超声图像特征，产前超声诊断相对容易，而部分型房室间隔缺损诊断相对较困难。

　　（1）部分型房室间隔缺损

　　①四腔心切面上卵圆孔的下方房间隔下部连续

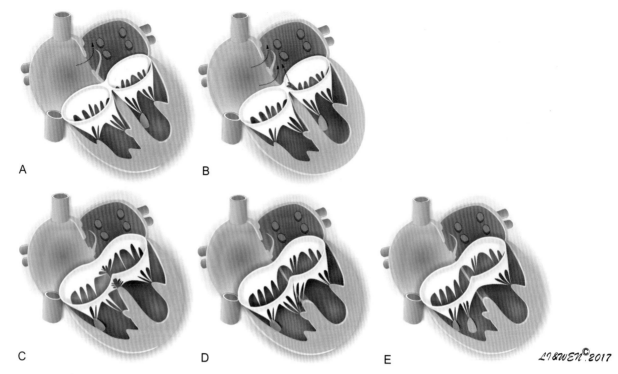

图 8-4-29　正常心脏与房室间隔缺损

A. 正常心脏；B. 部分型房室间隔缺损：房间隔下部缺损（原发孔型房间隔缺损）合并二尖瓣裂；C、D 及 E. 完全型房室间隔缺损。A 型：前桥瓣在室间隔上方分为 2 个相等瓣叶，左上瓣叶完全居于左心室之上，右上瓣叶完全居于右心室之上，在 2 瓣叶下形成室间隔缺损，左上瓣叶与右上瓣叶均在交界处有腱索附着在室间隔顶端，产生腱索间室间交通（图 C）。B 型：前桥瓣跨过室间隔至右心室上方，其腱索附着于右心室乳头肌（图 D）。C 型：前桥瓣完全漂浮在室间隔上，无腱索附着在室间隔，后桥瓣有腱索附着在室间隔上或漂浮在室间隔上（图 E）

性中断（即原发孔缺损）（图 8-4-30A、B）。

②二尖瓣和三尖瓣在室间隔的附着点在同一水平上，正常三尖瓣附着点较二尖瓣更近心尖的"错位"声像消失（图 8-4-30A、B）。

③伴有房间隔不发育时，可出现共同心房声像。

④原发孔型房间隔缺损易合并二尖瓣前叶裂，彩色多普勒和频谱多普勒显示二尖瓣瓣体处的反流（图 8-4-30C）。

（2）完全型房室间隔缺损

①胎儿四腔心切面上可显示房间隔下部、室间隔上部连续性中断，仅见一组共同房室瓣，共同房室瓣横穿房、室间隔缺损处，不能显示房室瓣在室间隔上的附着点，由房室间隔和房室瓣在心脏中央形成的"十"字交叉图像消失，4 个心腔相互交通（图 8-4-31～图 8-4-33）。

②心脏房室大小可正常，也可有心房增大，左、右心室大小一般在正常范围，基本对称。对位不良的完全型房室间隔缺损，可出现右心房扩大，左心房缩小。

③心室与大动脉连接关系正常，两大动脉无明显异常。

④彩色多普勒超声更直观地显示 4 个心腔血流交通，正常双流入道血流消失，代之为一粗大血流束进入两侧心室，收缩期可有明显的房室瓣反流（图 8-4-31C）。

【临床处理及预后】

相对其他先天性心脏畸形，胎儿房室间隔缺损伴染色体畸形的风险较高。50% 伴发于染色体三体，尤其是 21 三体（占 60%）和 18 三体（占 25%）。此病自然病程预后不佳。

部分型房室间隔缺损伴轻度二尖瓣关闭不全者，生后数年无症状，择期手术时间为 1～2 岁。出现二尖瓣关闭不全体征，无论有无症状，应做心内修复。手术死亡率为 1%～3%，再次手术率约 1%，10 年和 20 年长期生存率为 96%～98%。也有部分病人年轻时无症状，老年后常出现心房颤动和心力衰竭。

完全型房室间隔缺损病人多在婴儿时期出现充血性心力衰竭，应在出生后 2～3 个月手术。手术死亡率为 1.5%～5%，再次手术率为 3%～7%。10 年生

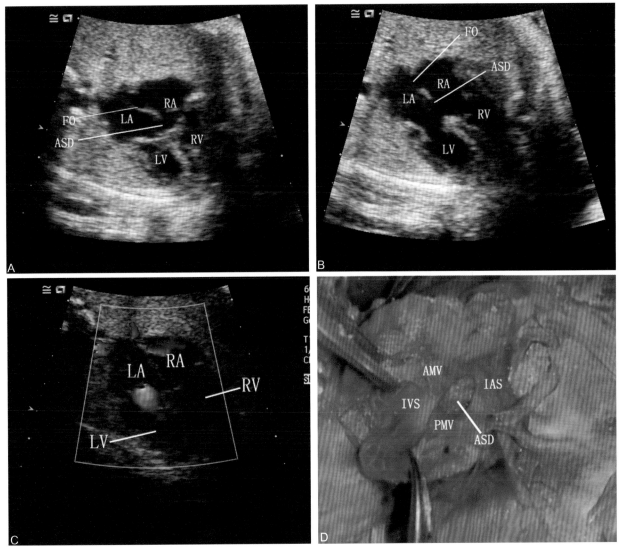

图 8-4-30　36 周胎儿部分型房室间隔缺损，脑积水等多发畸形

　　四腔心切面收缩期（图 A）及舒张期（图 B）显示房间隔下部缺损（ASD），正常三尖瓣附着点低于二尖瓣的特征消失，二、三尖瓣附着点在同一水平（室间隔的上缘）；四腔心切面收缩期彩色多普勒血流显像显示二尖瓣反流信号（图 C）。房室间隔左心房面观，可清楚显示房间隔下部缺损（ASD）（图 D）；检查二、三尖瓣，见二尖瓣前叶裂，二、三尖瓣均附着于室间隔的上缘。LA. 左心房；LV. 左心室；RA. 右心房；RV. 右心室；FO. 卵圆孔；IVS. 室间隔；IAS. 房间隔；AMV. 二尖瓣前瓣；PMV. 二尖瓣后瓣

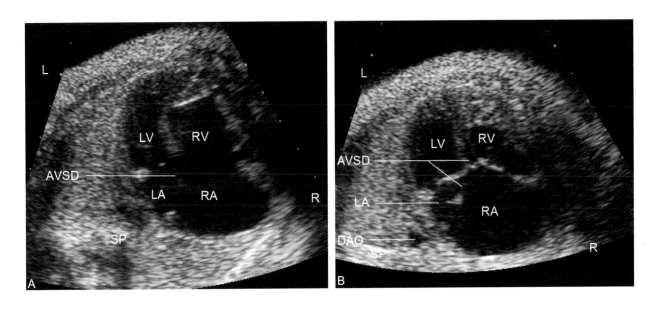

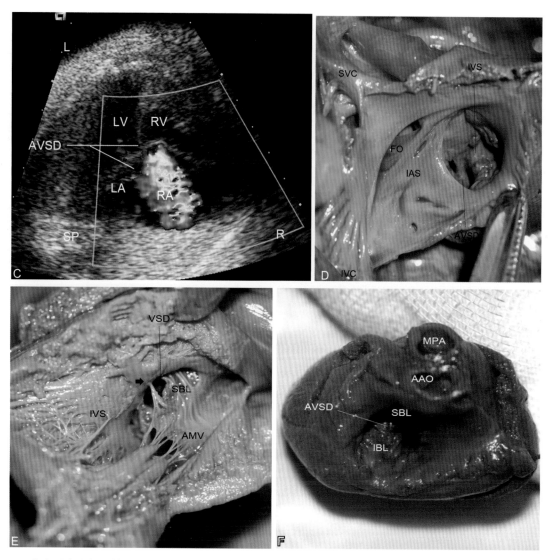

图 8-4-31 完全型房室间隔缺损（A 型，合并十二指肠闭锁等多发畸形，染色体核型为 21 三体）

27 周胎儿，四腔心切面舒张期（图 A）及收缩期（图 B）显示房间隔中下部及室间隔上部连续性中断（AVSD），实时超声下可见共同房室瓣腱索附着于室间隔上缘。四腔心切面收缩期（图 C）彩色多普勒血流显像显示共同房室瓣右侧瓣膜反流血流信号。房间隔右心房面观（图 D），房间隔（IAS）下部及室间隔（IVS）上部巨大缺损，往心室面观时，仅可见一组共同房室瓣。室间隔左心室面观（图 E）显示室间隔缺损（VSD），上桥瓣（SBL）腱索（箭头所示）附着于室间隔上缘。心底面观（图 F）仅显示一组共同房室瓣，肺动脉（MPA）与主动脉（AAO）的位置排列关系正常。SP. 脊柱；R. 右侧；L. 左侧；LA. 左心房；RA. 右心房；LV. 左心室；RV. 右心室；DAO. 降主动脉；SVC. 上腔静脉；IBL. 下桥瓣；AMV. 二尖瓣前叶

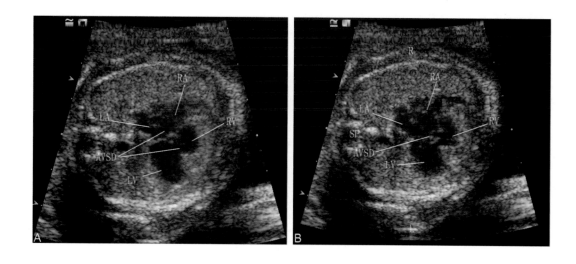

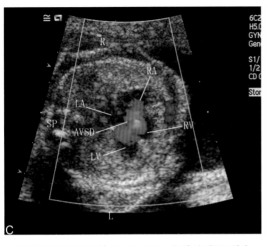
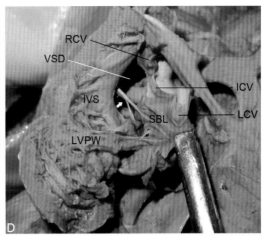

图 8-4-32 完全型房室间隔缺损（B 型，合并法洛四联症、迷走右锁骨下动脉、小下颌、重叠指等多发畸形，染色体核型分析为 18 三体）

23 周胎儿，四腔心切面收缩期（图 A）和舒张期（图 B）显示室间隔上部及房间隔下部连续性回声中断（AVSD），实时超声下可见共同房室瓣的腱索附着于室间隔右心室侧。四腔心切面舒张期（图 C）彩色多普勒显示一股血流束通过共同房室瓣口进入左、右心室（LV、RV）。沿着前室间沟的左侧切开左心室（LV）及升主动脉前壁可见腱索（箭头所示）跨过室间隔（IVS）附着于右心室面（图 D）。SP. 脊柱；R. 右侧；L. 左侧；LA. 左心房；RA. 右心房；SBL. 前桥瓣；LVPW. 左心室后壁；VSD. 室间隔缺损；LCV. 左冠瓣；RCV. 右冠瓣；ICV. 无冠瓣

存率为 90%～92%。

曾生育一胎房室间隔缺损患儿，后续妊娠胎儿患房室间隔缺损的再发风险为 1.5%～8.7%。如房室间隔缺损合并非整倍体染色体异常，再发风险取决于非整倍体染色体异常的类型。

（二）三尖瓣闭锁

【畸形特征】

三尖瓣闭锁（tricuspid atresia）的主要特征是右心房和右心室连接的中断。可分为三尖瓣缺如、三尖瓣无孔两种类型（图 8-4-34），前者多见，后者少见，可合并埃布斯坦畸形。三尖瓣缺如时，三尖瓣瓣环、瓣叶、腱索及乳头肌均缺如，三尖瓣所在部位由一肌性组织所代替。三尖瓣无孔时，三尖瓣瓣环、瓣叶和瓣下组织仍然保留，但瓣膜无孔。心房排列正常，形态学左心房与形态学左心室相连。右心室发育不良而明显缩小或仅为一残腔。可伴有室间隔缺损，心室与大动脉连接关系可一致或不一致。

【超声诊断】

（1）四腔心切面上明显异常，左、右心明显不对称，右心室明显小或不显示，仅见左房室瓣启闭运动，右房室瓣，无启闭运动（图 8-4-35），在相当于右房室瓣处超声可显示一强回声软组织带。

（2）常伴有室间隔缺损，缺损的大小将直接影响右心室的大小，一般来说，缺损越大，右心室越大（图 8-4-35）。不伴有室间隔缺损时，右心室仅为一残腔而几乎不能显示。

（3）大多数病例心室与大动脉连接关系一致，20% 病例可出现心室与大动脉连接关系不一致。

（4）彩色与脉冲多普勒不能检出右侧房室瓣血流，仅能检出左侧房室瓣血流。在心脏舒张期彩色多普勒只显示一条流入道彩色血流信号（图 8-4-35）。不伴有室间隔缺损的三尖瓣闭锁，动脉导管内血流可出现反向血流，即血流方向为降主动脉经动脉导管流向肺动脉。

【临床处理及预后】

三尖瓣闭锁胎儿中，22q 微缺失的发生率高达 7%～8%。Wald 等报道 88 例三尖瓣闭锁，58 例出生，产后 1 例死于合并多发心外结构畸形，2 例失访，3 例接受安慰治疗，其余 52 例接受手术治疗，7（14%，7/52）例术后死亡，术后 1 个月的存活率为 91%，6 个月的存活率为 87%，1 年的存活率为 83%，其后 13 年死亡率为 0。Berg 等报道产前超声诊断 54 例三尖瓣闭锁胎儿，17 例（31.5%）选择终止妊娠，2 例（3.7%）胎死宫内，2 例（3.7%）婴儿期死亡，33 例（61.1%）至随访仍存活，平均为 26 个月（12～120 个月）。

（三）二尖瓣闭锁

【畸形特征】

二尖瓣闭锁（mitral atresia）的主要特征是左心房与左心室连接中断，可分为二尖瓣缺如和二尖瓣无孔两种类型（图 8-4-36）。二尖瓣缺如，二尖瓣环、瓣叶、腱索和乳头肌均缺如，左心房底部

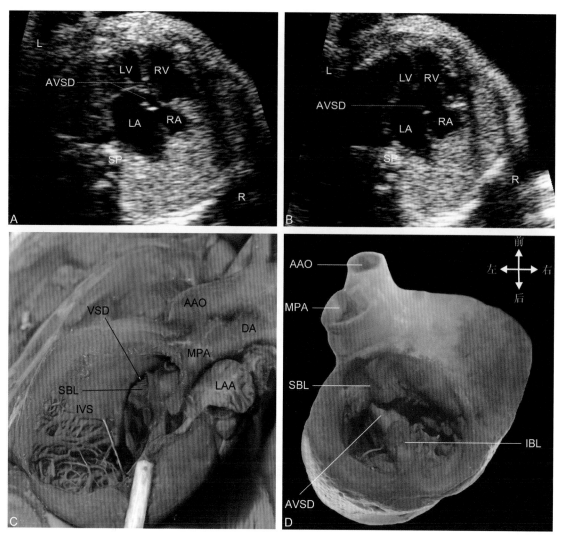

图 8-4-33　完全型房室间隔缺损（C 型，合并完全型大动脉转位、右锁骨下动脉迷走、胼胝体发育不良、小脑下蚓部缺失等多发畸形）

　　31 周胎儿，四腔心切面收缩期（图 A）及舒张期（图 B）显示房间隔下部及室间隔上部缺损（AVSD），实时动态下共同房室瓣未见明显腱索与室间隔相连，呈漂浮状。室间隔左心室面观（图 C），可清楚显示巨大室间隔缺损（VSD）（房间隔解剖见房间隔下部缺损），上桥瓣（SBL）骑跨在缺损的室间隔上，主动脉瓣与上桥瓣存在纤维连续。心底面观（图 D）可清楚显示主动脉（AAO）位于肺动脉（MPA）右前方，一组共同房室瓣，上桥瓣及下桥瓣（IBL）骑跨在缺损的室间隔上。LV. 左心室；LA. 左心房；RV. 右心室；RA. 右心房；L. 左侧；R. 右侧；SP. 脊柱；LAA. 左心耳；IVS. 室间隔；DA. 动脉导管

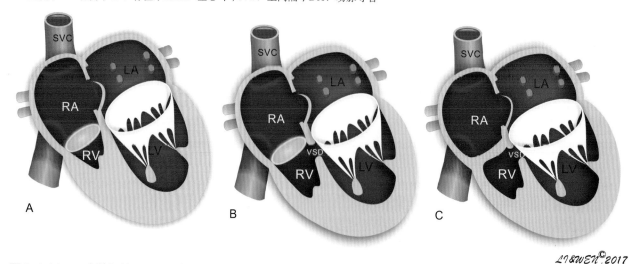

图 8-4-34　三尖瓣闭锁

　　A. 三尖瓣无孔，膜状闭锁，室间隔完整；B. 三尖瓣无孔，膜状闭锁，伴室间隔缺损；C. 三尖瓣缺如，右侧房室瓣处为肌性组织，伴室间隔缺损

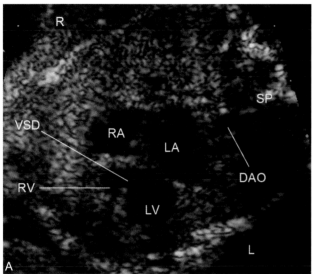

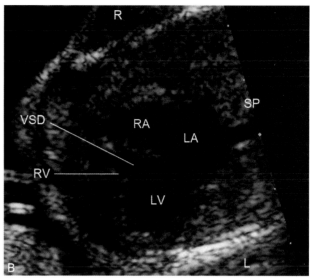

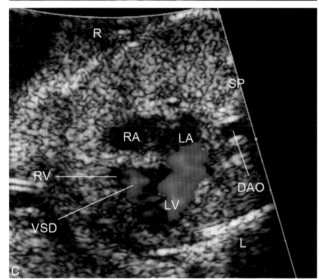

图 8-4-35　三尖瓣闭锁（合并右心室发育不良、室间隔缺损等多发畸形）

　　22 周胎儿,四腔心切面收缩期(图 A)及舒张期(图 B)显示左、右心室(LV、RV)明显不对称,右心室细小,三尖瓣呈肌性回声,无启闭运动,二尖瓣启闭运动正常,室间隔上部连续性回声中断(VSD)。四腔心切面舒张期彩色多普勒(图 C)显示三尖瓣瓣口无血流通过,室间隔水平左向右分流。室间隔右心室面观(图 D),右心室细小,三尖瓣瓣环、瓣叶、腱索及乳头肌均缺如,膜周部室间隔缺损。心底面观(图 E)显示三尖瓣缺如,右侧房室瓣处为肌性组织(箭头所示)。RA. 右心房;LA. 左心房;DAO. 降主动脉;L. 左侧;R. 右侧;SP. 脊柱;AAO. 升主动脉;MPA. 主肺动脉;IVS. 室间隔;RVAW. 右心室前壁;MV. 二尖瓣

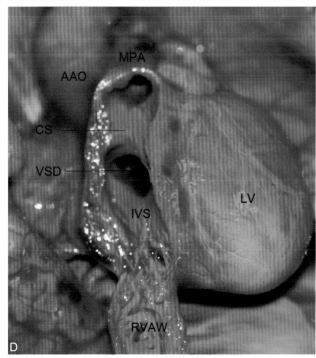

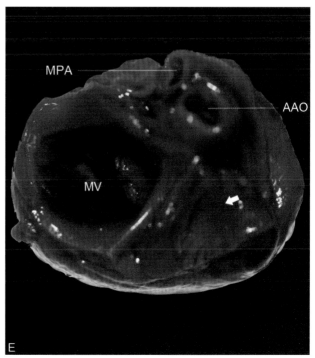

为一肌肉组织结构形成的房室沟，嵌入左心房和左心室之间。二尖瓣无孔时，二尖瓣环和瓣叶仍然保留，但瓣膜无孔，瓣下可有发育不全的腱索，此种类型较少见。心房排列正常，形态学右心房与形态学右心室连接。左心室发育不良而缩小或仅为一残腔，位于左后下方。本病可见于主动脉闭锁，左心发育不良综合征。可伴有室间隔缺损，当心室与大动脉连接一致伴有中等大小的室间隔缺损时，主动脉根部可正常，少部分病例主动脉可骑跨于室间隔之上，有时可出现右心室双出口。

【超声诊断】

（1）四腔心切面明显不对称，左心室明显缩小或不显示，仅见右侧房室瓣启闭运动，左侧房室瓣无启闭运动。在相当于左侧房室瓣处可见一强回声索带状结构（图8-4-37）。

（2）常伴室间隔缺损，此时左心室可正常或缩小（图8-4-37）。不伴室间隔缺损时，左心室仅为一残腔而几乎不能显示。

（3）主动脉可缩小，闭锁时主动脉显示不清，仅显示一条大血管即肺动脉。伴中等大小室间隔缺损时，可显示正常大小的主动脉。心室与大动脉连接关系可一致或不一致，常见有右心室双出口。

（4）彩色多普勒与脉冲多普勒只显示右侧房室瓣血流，而左侧房室瓣无血流信号。主动脉闭锁时，主动脉弓内可显示反向血流。即血流由降主动脉倒流入主动脉弓，供应胎儿头颈部及冠状动脉。

【临床处理及预后】

胎儿二尖瓣闭锁，约18%的患儿伴有染色体畸形，主要有18三体，13号与21号染色体异位与缺失综合征。

二尖瓣闭锁是严重心脏畸形，存活期超过1年者少见，患儿出生后需分期手术治疗。手术预后主要取决于房室连接关系、室间隔是否存在、左心室大小、心室大动脉连接关系。

（四）单心室

单心室（single ventricle）指心房（左、右心房或共同心房）仅与一个主要心室腔相连接的畸形，又称为单一心室房室连接畸形（univentricular atrioventricular connection）。单心室还有很多其他名称，如单心室心脏（univentricular heart）、心室双入口（double-inlet ventricle）等，目前均强调使用单心室这一名称。

【畸形特征】

STS先天性心脏病外科数据库委员会和欧洲心胸外科协会的代表对单心室（single ventricle heart）的命名最终取得多数同意，认为应包括：①双流入道房室连接（左心室双入口和右心室双入口）；②单侧房室连接缺如（二尖瓣闭锁或三尖瓣闭锁）；③共同房室瓣同时仅有一侧发育良好的心室（不均衡共同房室通道缺损）；④仅有一个发育完全的心室内脏异位综合征（单心室内脏异位综合征）；⑤其他单心室的罕见类型难以归入主要分型中。尽管左心室发育不良综合征被认为是单心室中主／单一心室是右心室结构的一种形式，但当前的命名法和数据库仍将"左心室发育不良综合征"作为一个完整的单列部分。此外，尽管还有许多其他心脏结构的畸形（比如室间隔完整的肺动脉闭锁、双心室结构的房室瓣骑跨、一些DORV的复杂形态等），其最

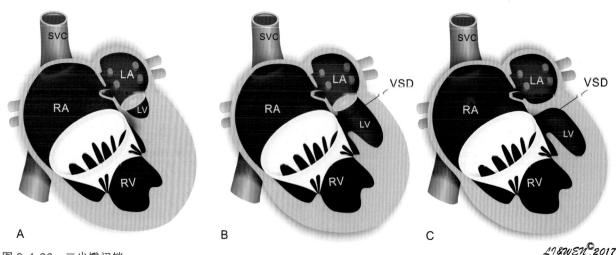

图8-4-36　二尖瓣闭锁

　A．二尖瓣无孔，膜状闭锁，室间隔完整；B．二尖瓣无孔，膜状闭锁，伴室间隔缺损；C．二尖瓣缺如，左侧房室瓣处为肌性组织，伴室间隔缺损

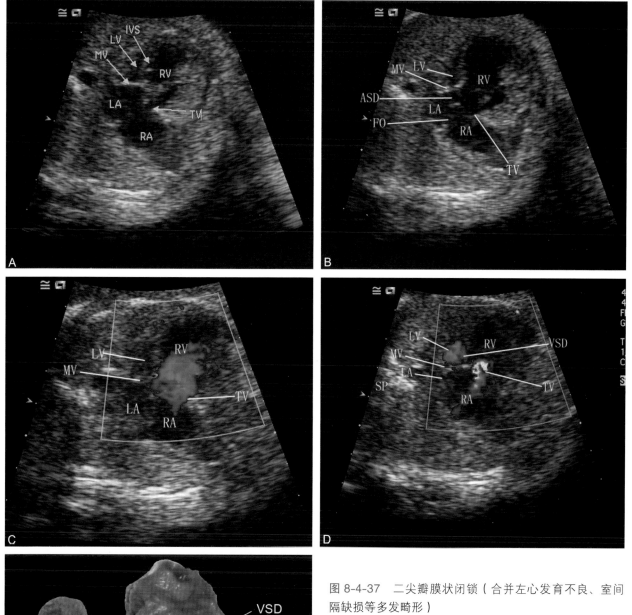

图 8-4-37 二尖瓣膜状闭锁（合并左心发育不良、室间隔缺损等多发畸形）

四腔心切面收缩期（图 A）及舒张期（图 B）显示左、右心房（LA、RA）及左、右心室（LV、RV）明显不对称，左心房、左心室明显小于右心房、右心室，左侧房室瓣（MV）呈一膜状强回声，未见明显启闭运动，室间隔上部缺损（VSD）及房间隔下部缺损（ASD）。实时动态下左心房内卵圆孔瓣活动不明显。四腔心切面舒张期彩色多普勒显示右侧房室瓣（TV）血流，左侧房室瓣（MV）未见明显血流通过，实时超声下房间隔缺损处可见左向右的血流信号，但卵圆孔水平未见过隔血流，提示卵圆孔瓣提前关闭（图 C）；四腔心切面收缩期彩色多普勒显示三尖瓣反流，室间隔上部右向左分流（图 D）；标本解剖室间隔左心室面观（图 E），二尖瓣结构，中央无孔，呈膜状闭锁，腱索缺如，但可见发育不良的乳头肌，室间隔膜部小缺损。SP. 脊柱；RVAW. 右心室前壁；IVS. 室间隔

佳手术方式可能和单心室的处理类似，但其命名法并不包含在这一章节中。

判断单心室的主心室是左心室型还是右心室型的特性，应以心室的形态学为基础而不是心室的位置。左心室有相对光滑的内壁且在发育不良的室间隔面上没有房室瓣腱索附着。右心室有更粗糙的小梁化部并且一般有房室瓣腱索附着于室间隔表面上。在这些能够辨别出主心室形态学是左还是右的单心室畸形之外，还有很少原始的或不能辨别心室形态的类型存在。单心室的主腔心室形态有3种类型（图8-4-38）。

（1）左心室型：主腔为形态学左心室，附属腔为形态学右心室，位于主腔的前方（可为正前、左前、右前方），占65%～78%。

（2）右心室型：主腔为形态学右心室，附属腔为形态学左心室，位于主腔的左后或右后方，占10%～15%。

（3）中间型：亦称为不定型，主腔形态介于左心室与右心室之间，无附属腔，占10%～20%。

单心室根据构成心室的结构以及房室瓣发育和连接心室的关系分型（图8-2-8）：

（1）单流入道心室，即只有一侧房室瓣连接到一个心室，对侧房室瓣闭锁或缺如。

（2）共同流入道心室，此型即心房由共同房室瓣连接至单心室腔。

（3）双流入道心室，又分为A～D型即双流入道左心室型（A型）；双流入道右心室型（B型）；双流入道混合形态心室（C型）及双流入不确定型心室形态（D型）。

心室与大动脉连接关系可一致或不一致，连接一致时称Holmes心脏，少见，约占10%大部心室与大动脉连接不一致，主要有大动脉转位、心室双出口、心室单出口（只有一条大动脉与主腔相连，另一条闭锁，常为肺动脉闭锁）。

【超声诊断】

单心室类型较多，各类型超声表现有较大的差别，主要通过四腔心切面判断单心室主腔形态和房室连接关系对单心室进行分型。其共同特征是四腔心切面上"十"字交叉失常，室间隔不显示，仅显示一个心室腔。

（1）单心室主腔形态的判断①主腔左心室型：单一心室腔为左心室结构，内膜面光滑、肌小梁回声细小。往往在主腔前方可见附属残余右心室腔；②主腔右心室型：单一心室腔为右心室结构，室壁内膜粗糙，肌小梁回声增多增粗，往往在主腔左后方可见附属残余左心室腔；③中间型：单一心室腔同具有左、右心室的结构特征。无脾综合征的胎儿常为主腔右心室型单心室，且常为共同房室瓣。

（2）单心室房室连接关系的判断①两组房室瓣，一般有双心房，心房可正位，反位或不定位，两心房通过两组房室瓣与单心室连接（图8-4-39）。两组房室瓣环中线有纤维性组织连接，三尖瓣隔瓣的部分腱索与二尖瓣前瓣的部分腱索可起于同一组乳头肌，该乳头肌常常粗大，位于心室中央，在四腔心切面上可类似正常四腔心的表现，因此，如果四腔心切面上把该乳头肌误为是室间隔时，易出现单心室的漏诊，应引起重视。四腔心切面向左、右流出道切面偏斜动态显示时粗大乳头肌和室间隔表现明显不同，转为心室短轴切面更易区别。由于二、三尖瓣腱索可起源同一乳头肌，加上无室间隔相隔离，舒张期三尖瓣隔瓣与二尖瓣前瓣几乎相撞。②共同房室瓣，共同房室瓣开口于心室主腔内，瓣膜活动幅度增大，房间隔可表现为下部回声中断，也可表现为房间隔完全缺失（图8-4-40）。③一侧房室瓣闭锁或缺如，闭锁侧房室瓣呈膜状或索状回声，该侧心房明显较对侧为小，心室的大小与有无室间

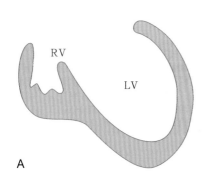
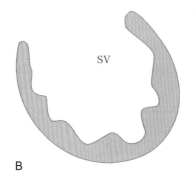
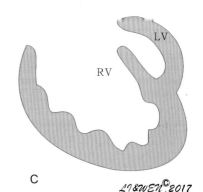

图8-4-38　单心室的解剖类型

A. 主腔左心室型单心室；B. 中间型单心室；C. 主腔右心室型单心室

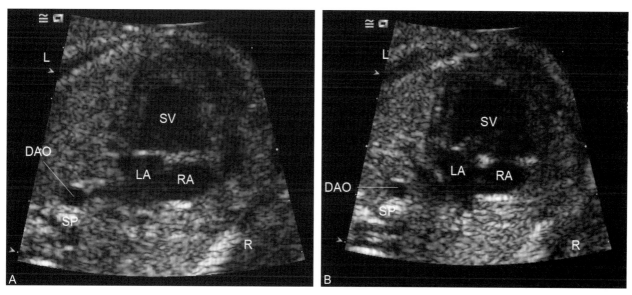

图 8-4-39　单心室双流入道

　　24 周胎儿，四腔心切面收缩期（图 A）及舒张期（图 B）只显示单一心室，心室内未见室间隔，左、右房室瓣可见，均与单一心室（SV）相连。LA. 左心房；RA. 右心房；DAO. 降主动脉；L. 左侧；R. 右侧；SP. 脊柱

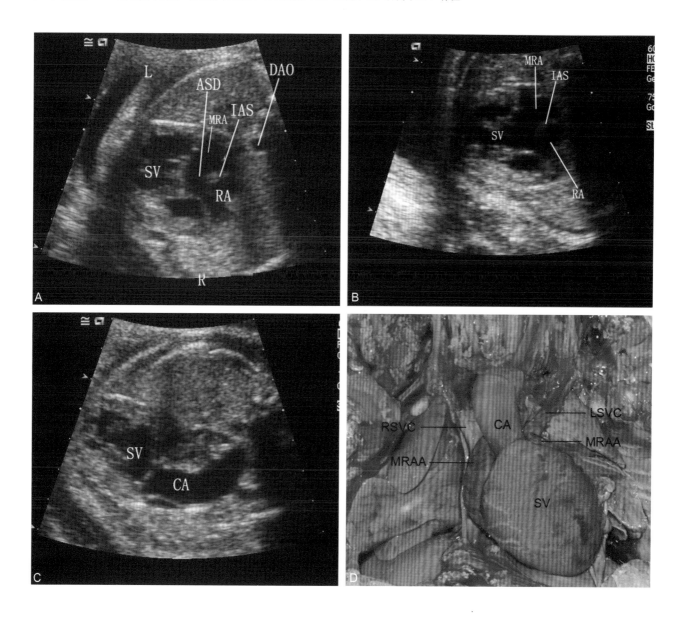

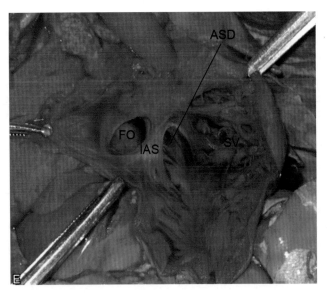

图 8-4-40 单心室共同入口（合并永存动脉干、房间隔下部缺损、右心房异构等多发畸形）

　　34周胎儿，四腔心切面收缩期（图A）及舒张期（图B）显示单心室（SV），一组房室瓣，房间隔下部缺损（ASD），左、右侧心房均为形态学右心房（MRA）；心室流出道切面仅显示1根大动脉（CA）和1组半月瓣（图C）。标本解剖心脏腹侧观（图D），心室表面未见前室间沟，双侧心耳均为三角形（形态学右心耳，MRAA），仅见一共同动脉干发自单心室，左、右分别可见左、右上腔静脉（LSVC、RSVC）。切开右心房（RA）及单心室显示心室面较粗糙，房间隔（IAS）下部缺损。FO. 卵圆孔（图E）

隔缺损有关，无室间隔缺损时心室仅为一潜在腔隙，超声仅表现为该处室壁较厚，一般不能显示腔（图8-4-41~图8-4-42），伴室间隔缺损时，心室大小与室间隔缺损大小成正比。

【临床处理及预后】

　　该病预后差，约47%死于1岁内，Franklin等报道了121例姑息手术病人，1年、5年、10年生存率分别为57%、43%、42%。Brunet等报道了64例行姑息性手术的单心室患儿，手术平均年龄为（4.41±5.8）岁，手术总死亡率达22%，其中年龄是最大的影响因素，<1岁手术死亡率明显高于>1岁手术死亡率，15年存活率为43%±23%。该病远期并发症有充血性心力衰竭、心律失常、猝死、血栓等。如合并其他心内外畸形，则预后更差。

（五）埃布斯坦畸形与三尖瓣发育不良

　　埃布斯坦畸形又称三尖瓣下移畸形，它与三尖瓣发育不良在病理解剖上表现相互重叠，难以将两者严格区分开来，在产前超声表现上亦较难区分，且两者的预后相似，因此，严格区分两者并不重要，故本节将两者一并讲述。

【畸形特征】

　　埃布斯坦畸形与三尖瓣发育不良都是因三尖瓣发育异常所致的先天性心脏畸形，都可表现为三尖瓣的冗长、增厚或短小，明显增大的右心房。都可合并心脏其他畸形如室间隔缺损、肺动脉狭窄等，

也可合并心外畸形或染色体畸形。埃布斯坦畸形的主要特点在于三尖瓣部分或全部下移至右心室，下移的瓣叶常发育不全，表现为瓣叶短小或缺如，隔叶与室间隔紧密粘连而使瓣叶游离部显著下移，或隔叶起始部虽近于瓣环，但体部与室间隔粘连而使瓣尖下移。房化右心室与原有右心房共同构成巨大的右心房，而三尖瓣叶远端的右心室腔则变小。常合并肺动脉瓣狭窄或闭锁。临床分为三型（图8-4-43）：Ⅰ型，三尖瓣的形态良好，仅有隔瓣和后瓣轻度下移，房化心室有舒缩活动，有轻度三尖瓣关闭不全。Ⅱ型，三尖瓣隔瓣发育不全或缺如，后瓣与前瓣融合在一起形成大的帆状瓣叶，多数病例在瓣叶上有大小不等的筛孔和裂隙，隔瓣和后瓣下移的最低点可达心尖，前瓣亦有下移。瓣下结构也存在畸形，无正常的乳头肌和腱索，部分瓣膜紧贴在右心室壁上，房化心室可达心尖处。Ⅲ型，三尖瓣及其瓣下结构缺如或发育不良，可形成二瓣叶，房化心室几乎占整个右心室体部，仅遗留小的漏斗部腔为功能右心室。

　　三尖瓣发育不良的主要特点是三尖瓣的明显增厚、结节状改变、三尖瓣附着点无明显下移，由于三尖瓣严重关闭不全而导致右心房右心室明显增大。

【超声诊断】

　　由于此两种先天性心脏畸形常可导致右心明显增大，产前超声常较易被发现。

　　（1）四腔心切面上显示心脏明显增大，尤以右

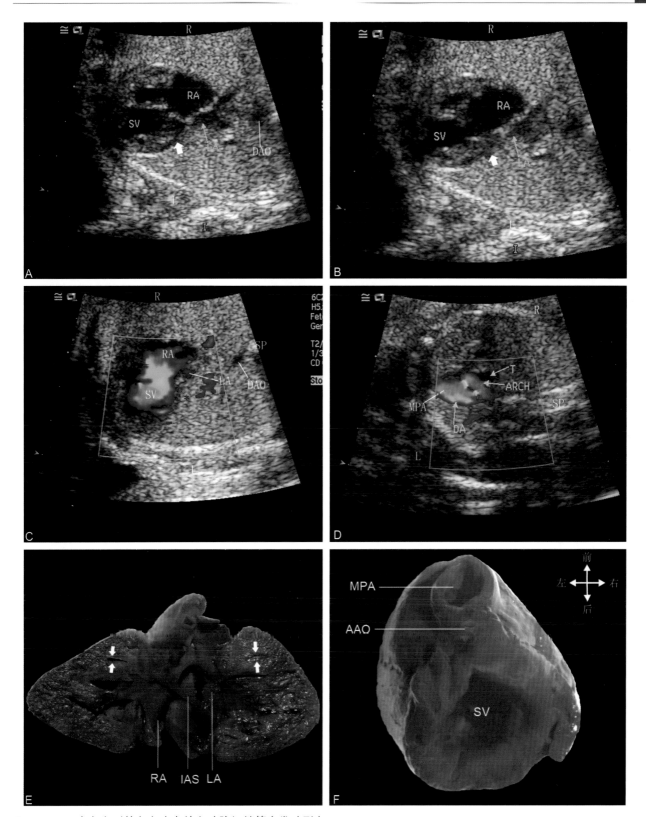

图 8-4-41　右心室型单心室（合并主动脉闭锁等多发畸形）

28 周胎儿，四腔心切面收缩期（图 A）及舒张期（图 B）仅显示单一心室（SV），呈右心室形态特征，右侧房室瓣可见启闭运动，左侧房室瓣缺如，代之为一较厚的肌性组织，左侧心室腔不显示，但该处肌组织较厚（白色粗箭头所示）。可见左心房、右心房（LA、RA）、房间隔、卵圆孔瓣，左心房明显缩小，动态下卵圆孔瓣向右心房开放。四腔心切面舒张期彩色多普勒（图 C）显示一股血流束由右心房进入单心室内。左心房内血流流经卵圆孔反流入右心房内。3VT 平面（图 D）显示主动脉弓（ARCH）细小，其血流方向与肺动脉（MPA）及动脉导管（DA）内血流方向相反，主动脉弓内为反向血流。心脏解剖四腔切面（图 E）仅显示为主腔右心室型，单一心室（SV），右侧房室瓣为三尖瓣，左侧房室瓣缺如，无腱索及乳头肌，左侧心室仅为一残腔（箭头所示）。心底面观（图 F）显示单心室、右侧房室瓣口，主动脉内径极细，明显小于肺动脉内径，起始部闭锁。L. 左侧；R. 右侧；DAO. 降主动脉；T. 气管

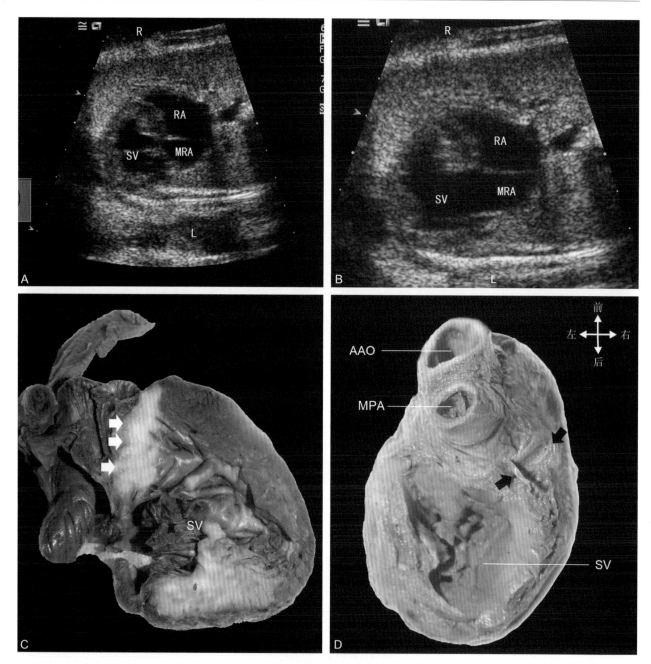

图 8-4-42　左心室型单心室（合并心室双出口，右心房异构等多发畸形）

35周胎儿，四腔心切面收缩期（图A）及舒张期（图B）显示单心室（SV），左侧房室瓣开放，右侧房室瓣缺如，代之为一厚的肌性组织回声，左、右侧心房均为形态学右心房（MRA），实时超声下在左、右侧心房间可见一条索状回声带漂浮（箭头所示），未显示卵圆孔瓣活动。心脏四腔心切面（图C）仅显示单一心室（SV），左侧房室瓣开放，右侧房室瓣缺如（白箭头所示）。心底鸟瞰（图D）显示单心室，左侧房室瓣口，而右侧房室瓣缺如（黑箭头所示），主动脉位于肺动脉的正前方

心房扩大为甚（图8-4-44~图8-4-46）。仅有三尖瓣发育不良时，右心室往往明显扩大。

（2）四腔心切面上三尖瓣明显异常，三尖瓣明显下移至右心室，三尖瓣下移的程度可各不相同（图8-4-44~图8-4-46），当下移的三尖瓣过小或缺如时，超声图像上很难检出。三尖瓣发育不良时，三尖瓣附着点无明显下移，仅表现为三尖瓣的明显增厚、结节状、回声增强。

（3）彩色多普勒与频谱多普勒常显示出三尖瓣

严重反流，反流血流束宽大、明亮，常达右心房底部（图8-4-44~图8-4-46）。

（4）心胸比例明显增大，因心脏增大可导致严重肺发育不良。

（5）常伴发肺动脉闭锁和右心室流出道梗阻而出现相应征象。

【临床处理及预后】

据报道，三尖瓣下移畸形胎儿极少数并发染色体异常。其预后取决于隔瓣下移和发育不良程度、是否

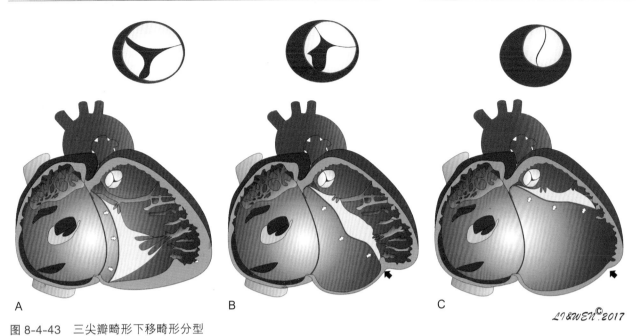

图 8-4-43 三尖瓣畸形下移畸形分型

A. Ⅰ型；B. Ⅱ型；C. Ⅲ型；蓝线为正常三尖瓣环，红线和白色箭头所示为三尖瓣下移处

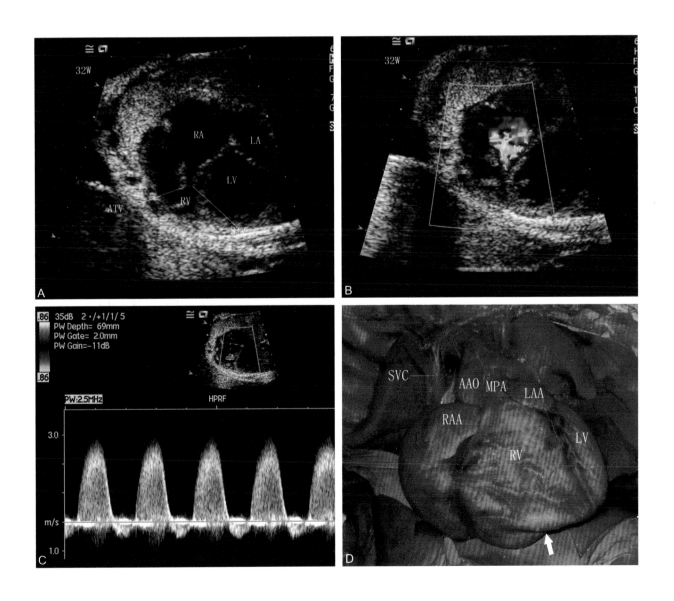

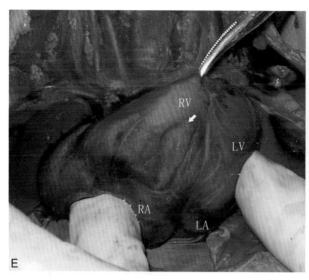
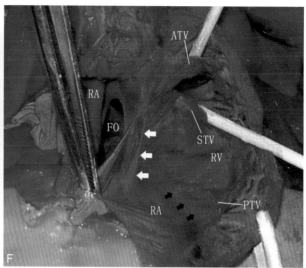

图 8-4-44　Ⅰ型三尖瓣下移畸形

　　32 周胎儿,四腔心切面收缩期显示右心房明显增大,三尖瓣隔瓣(STV)明显下移,瓣膜回声增强、增厚,且隔瓣瓣叶与室间隔粘连(图 A);四腔心切面收缩期彩色多普勒显示三尖瓣大量反流,且加速点位置接近心尖部(图 B);频谱多普勒显示三尖瓣反流速度达 3m/s(图 C)。心脏腹侧观(图 D)及膈面观(图 E)显示右心房(RA)明显增大,功能右心室(RV)明显变小,箭头所示的膜状透明部分为房化右心室。切开右心房及右心室(图 F)显示三尖瓣隔瓣(STV)及后瓣(PTV)异常附着于右心室壁(木棒所示),白色粗箭头所示为正常瓣环,两者之间的距离为三尖瓣下移距离,黑色细箭头所示为房化右心室边界。RAA. 右心耳;LAA. 左心耳;AAO. 升主动脉;MPA. 主肺动脉;LV. 左心室;LA. 左心房

存在其他合并畸形、该畸形诊断的时间和临床表现。产前和新生儿期诊断的病例一般预后较差,出生后基本上不能存活,约 50% 的病例在 1 岁内死亡,其中 20%～40% 的病例在 1 个月内死亡,死亡的主要原因是因心脏扩大导致肺发育不良。也有部分三尖瓣下移畸形病例病变程度较轻,可不出现任何症状,预后较好,这些人往往是成年后因为右侧心力衰竭、心律失常、心肌梗死就诊时发现,有些在体检时发现。这也说明产前检出的这种畸形比儿童期或成人期检出者严重得多。

四、心室与大动脉连接处异常导致的先天性心脏畸形

(一)室间隔完整肺动脉闭锁

　　室间隔完整肺动脉闭锁(pulmonary atresia with intact ventricular septum)是指肺动脉瓣和(或)近端主干的闭锁、室间隔完整,三尖瓣结构和功能异常,右心室有不同程度的发育不良,房室和心脏大血管连接关系正常的先天性心脏畸形。占先天性心脏畸形的 1%～3%,在新生儿发绀型先天性心脏病中约占 30%。

【畸形特征】

　　室间隔完整肺动脉闭锁的肺动脉瓣病理特征有两类,一类是肺动脉非膜状闭锁,肺动脉瓣叶融合的联合嵴线在中央,多伴有右心室漏斗部严重狭窄

或闭锁。另一类是肺动脉膜状闭锁,肺动脉瓣叶融合的联合嵴线仅在周围,而其中央为一个平滑的纤维膜,向肺动脉干内突出,这种类型右心室漏斗部无明显狭窄,右心室发育不良相对较轻。

　　三尖瓣的病变通常存在,三尖瓣环大小与右心室腔大小有关,三尖瓣严重狭窄,通过三尖瓣进入右心室的血液很少,右心室腔没有血液的扩张,表现为严重发育不良。当三尖瓣重度反流,三尖瓣发育不良或下移畸形,通过三尖瓣进入右心室的血液又通过三尖瓣反流回到右心房,右心房右心室明显扩大,尤其右心房巨大。

　　右心室存在不同程度的发育不良,Boston 儿童医院在尸检中发现仅有 18% 的病例右心室腔大小正常,其他均发育不全。右心室腔小,常伴有三尖瓣狭窄。右心室腔大,常伴有三尖瓣发育不良、严重关闭不全或下移畸形。Bull 等根据右心室腔的流入部、小梁部和漏斗部发育存在与否,将本病分为 3 型(图 8-4-47):Ⅰ 型为右室腔 3 部均存在,右心室腔或多或少存在发育不良。Ⅱ 型为右心室的小梁部缺如,右心室腔小。Ⅲ 型为右心室的小梁部和漏斗部均缺如。此分类法对外科手术处理有一定的临床指导意义。右心室内高压可导致心室内膜纤维化,舒张顺应性减低。

　　常合并冠状动脉供血异常,常发生在三尖瓣严重狭窄和右心室腔非常小的病例中,由于流出道及流入道均受阻,右心室盲腔产生高压,使胚胎期心

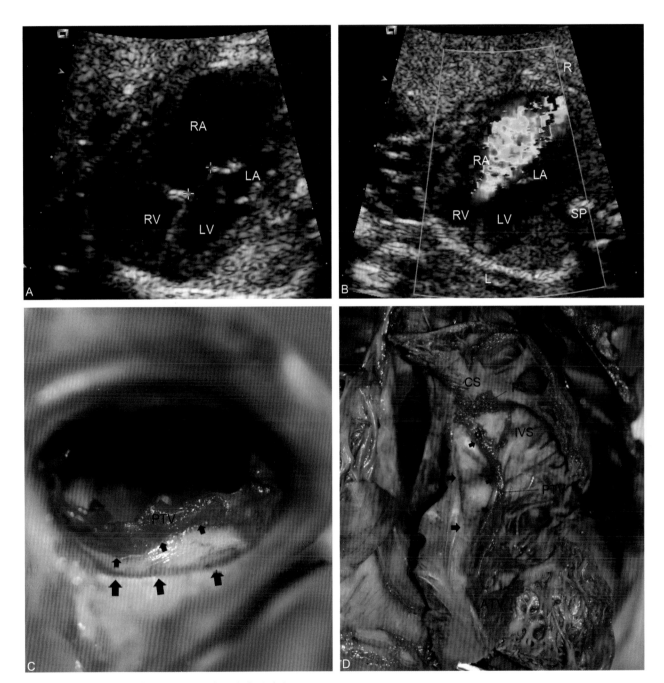

图 8-4-45　三尖瓣下移畸形 II 型合并肺动脉瓣狭窄

24 周胎儿，四腔心切面收缩期二维（图 A）及彩色多普勒（图 B），右心明显增大，以右心房（RA）更为明显，三尖瓣附着位置明显下移，回声增强增厚，彩色多普勒显示三尖瓣收缩期可见大量反流束达心房底部。心脏解剖三尖瓣心房面观（图 C），三尖瓣后瓣（PTV）明显下移，瓣叶短小。沿着三尖瓣前瓣与隔瓣交界处切开右侧房室（图 D），三尖瓣隔瓣（PS）与后瓣均明显下移，两者无正常的乳头肌和腱索，部分瓣膜紧贴在右心室壁上，三尖瓣前瓣（ATV）稍下移，其乳头肌及腱索未见明显异常。LA. 左心房；SP. 脊柱；LV. 左心室；RV. 右心室；CS. 室上嵴；IVS. 室间隔；粗黑箭头所示为正常瓣环所在位置；细黑箭头所示为下移瓣环所在位置

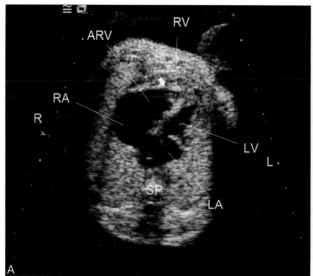

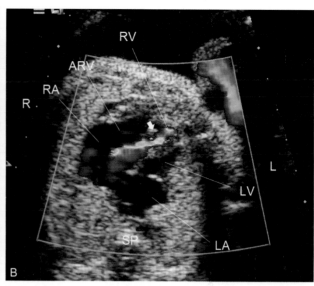

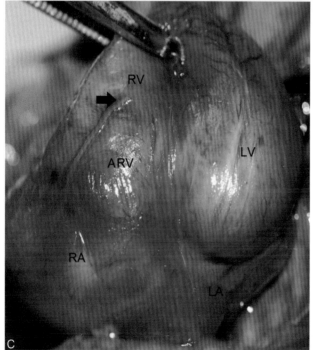

图 8-4-46　三尖瓣下移畸形 Ⅲ 型（合并肺动脉瓣狭窄）

　　29 周胎儿，四腔心切面收缩期二维（图 A）及彩色多普勒（图 B），右心增大，以右心房（RA）更为明显，三尖瓣附着位置明显下移，达心尖部，瓣叶短小回声增强增厚，彩色多普勒显示三尖瓣收缩期可见大量反流束达心房底部。标本解剖，心脏膈面观（图 C）显示功能右心室（RV）明显变小，箭头所示的膜状透明部分为房化右心室（ARV）。心底面观（图 D）显示三尖瓣瓣环处未见三尖瓣附着（粗白箭头所示），房化右心室几乎占整个右心室体部。沿着三尖瓣前瓣与隔瓣交界处切开右侧房室（图 E），三尖瓣整个瓣膜均明显下移，至右心室流出道处，三尖瓣及其瓣下结构缺如，三尖瓣叶短小增厚，房化心室几乎占整个右心室体部，仅遗留小的漏斗部腔为功能右心室。LV. 左心室；LA. 左心房；AAO. 升主动脉；MPA. 主肺动脉；RVOT. 右心室流出道；SP. 脊柱；L. 左侧；R. 右侧

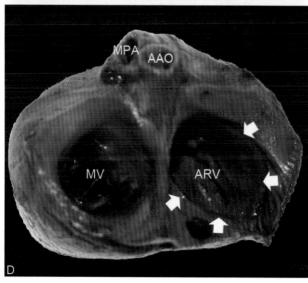

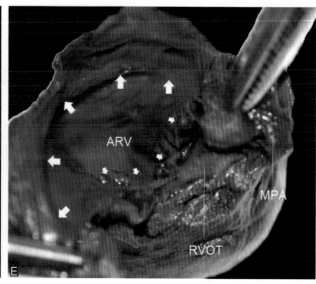

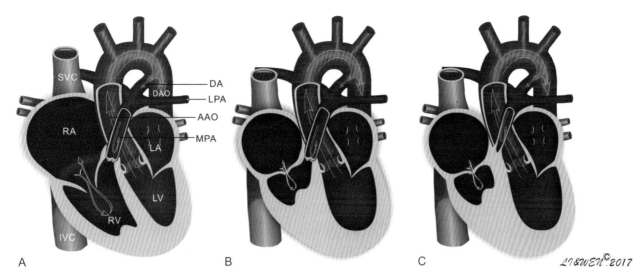

图 8-4-47 室间隔完整肺动脉闭锁病理解剖分型

A．Ⅰ型：右心室腔的流入部、小梁部和漏斗部发育存在；B．Ⅱ型：右心室的小梁部缺如，右心室腔小；C．Ⅲ型：右心室的小梁部和漏斗部均缺如。RA．右心房；LA．左心房；RV．右心室；LV．左心室；SVC．上腔静脉；IVC．下腔静脉；MPA．主肺动脉；AAO．升主动脉；DAO．降主动脉；DA．动脉导管；LPA．左肺动脉

肌供应的窦状间隙不能关闭，右心室腔和冠状动脉保持直接通道，多见于右心室与左前降支相连，也有全部冠状动脉供血由窦状隙而来。Cader 等尸检发现 60% 的病例存在右心室 - 冠状动脉瘘。约 10% 的病例存在 1 到多处主要冠状动脉狭窄或闭锁，远端心肌的供血来自右心室。由于出生后的血氧饱和度由右心室来供应心肌，可造成心肌缺血、缺氧，甚至梗死。

【超声诊断】

（1）四腔心切面：左、右心明显不对称，右心房右心室扩大或右心室小，三尖瓣畸形或中 - 重度反流。右心房右心室的大小与三尖瓣的发育直接相关，当三尖瓣严重狭窄，则通过三尖瓣进入右心室的血液很少，右心室腔没有血液的扩张，故右心室腔很小，右心室壁肥厚（图 8-4-48）。当三尖瓣瓣环大小正常、发育良好时，从右心房经三尖瓣进入右心室的血液，由于室间隔连续完整，血液不能从右心室腔射入肺动脉，唯一出路是再经三尖瓣反流入右心房，这样通过三尖瓣的血液往返于右心室和右心房，彩色多普勒显示三尖瓣重度反流，反流束达到心房底部，右心房极度增大，右心室亦明显增大（图 8-4-49，图 8-4-50）。

（2）右心室流出道切面：肺动脉闭锁的病理解剖提示肺动脉瓣有 2 种情况，一种是肺动脉瓣叶融合的联合嵴线在中央，多伴有右心室漏斗部严重狭窄或闭锁，这种病理情况超声不能显示肺动脉瓣，难以显示右心室流出道，主肺动脉起始段因闭锁难

以显示，有时可显示为一细小索状结构，因此，主动脉与主肺动脉起始部交叉关系很难判断。主肺动脉远段及左、右肺动脉可显示，但管径极小。另一种是肺动脉瓣叶融合的联合嵴线仅在周围，而其中央为一个平滑的纤维膜，向肺动脉干内突出，这种类型右心室漏斗部无明显狭窄，右心室发育不良较轻，超声显示在肺动脉瓣部位有膜状强回声带，肺动脉内径相对前一种情况略宽（图 8-4-48、图 8-4-50）。

（3）左心室流出道切面：主动脉增宽，主动脉内血流速度峰值增高。

（4）彩色多普勒血流显像：显示动脉导管内反向血流。只要有动脉导管存在，肺动脉的血流灌注均来自动脉导管的倒流。动脉导管内反向血流的显示可以通过动脉导管弓的长轴切面或三血管气管切面来显示，但在肺动脉闭锁时导管弓的长轴切面往往难以获得，而 3VT 相对容易获得，而且此切面可以非常直观地显示导管内血流与主动脉弓内血流方向相反，血流束大小不等，导管内血流束明显小于主动脉弓血流束，动脉导管内血流方向则是由降主动脉流向动脉导管及肺动脉内（图 8-4-48F）。右位主动脉弓时，动脉导管多连接左无名动脉与左肺动脉间，动脉导管也可与食管后方的迷走左锁骨下动脉相连接等。如果动脉导管缺如，侧支血管连接肺动脉与胸主动脉的中段时，3VT 切面上不能显示动脉导管反流特征，但可以通过主动脉弓长轴切面观察侧支血管反向血流。合并三尖瓣狭窄和右心室小时，应注意观察是否存在右心室冠状动脉瘘（图

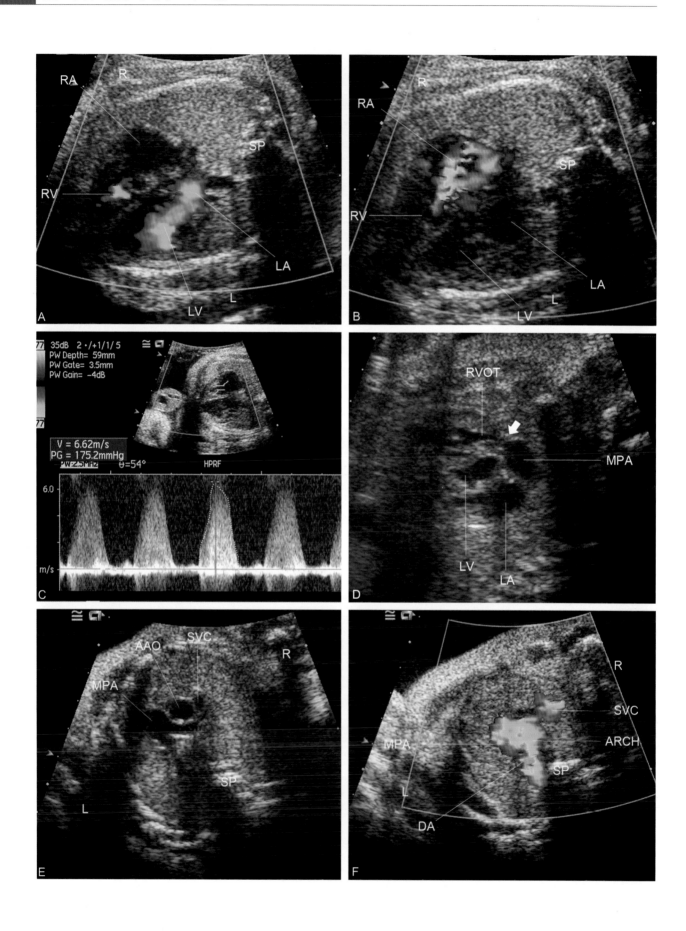

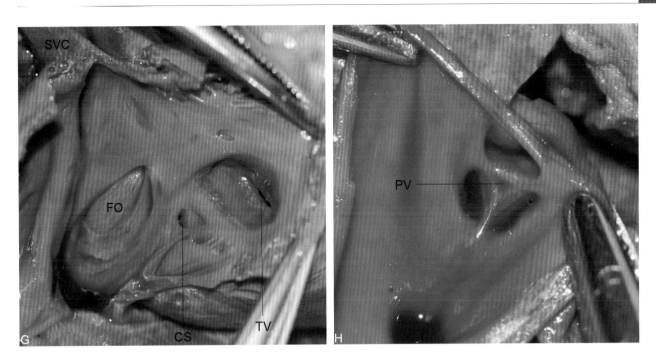

图 8-4-48 肺动脉闭锁伴室间隔完整（Ⅰ型）

24 周胎儿，四腔心切面舒张期彩色多普勒（图 A）显示右心室（RV）腔明显缩小、室壁回声增厚，室间隔连续完整，实时下三尖瓣开放明显受限，仅有少量血流信号通过。四腔心切面收缩期彩色多普勒（图 B）及三尖瓣瓣口处频谱多普勒（图 C）显示收缩期三尖瓣瓣口明显的反流束，反流束达心房底部，最大反流速度达 6.6m/s。右心室流出道切面（图 D）显示肺动脉瓣瓣环处明显狭窄（箭头所示），实时超声下肺动脉瓣无启闭运动，瓣上肺动脉（MPA）扩张。3VV 切面（图 E）显示大动脉排列关系及内径均正常。3VT 切面（图 F）彩色多普勒显示肺动脉及动脉导管（DA）内来自主动脉弓（ARCH）的反向血流。标本解剖右心房面观（图 G）显示三尖瓣（TV）瓣叶增厚，瓣口明显狭窄。肺动脉瓣鸟瞰图（图 H）显示肺动脉瓣（PV）三个瓣叶的瓣缘融合形成闭锁。LA. 左心房；RA. 右心房；LV. 左心室；R. 右侧；L. 左侧；SP. 脊柱；RVOT. 右心室流出道；AAO. 升主动脉；SVC. 上腔静脉；FO. 卵圆孔瓣；CS. 冠状静脉窦

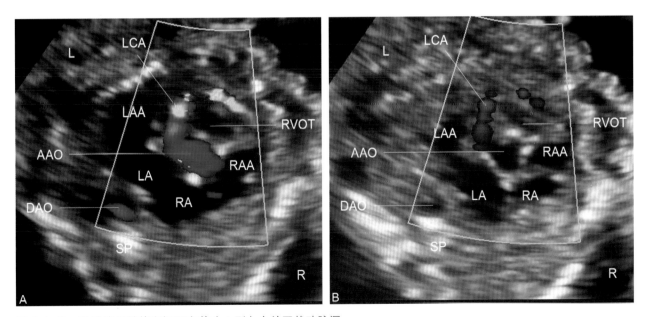

图 8-4-49 肺动脉闭锁伴室间隔完整（Ⅰ型）合并冠状动脉漏

24 周胎儿，大动脉根部收缩期（图 A）及舒张期（图 B）彩色多普勒显示左冠状动脉血流为双期双向，收缩期右心室血液通过左冠状动脉（LCA）瘘入主动脉，舒张期主动脉血流进入左冠状动脉内，收缩期右心室漏入主动脉更为明显。LA. 左心房；RA. 右心房；R. 右侧；L. 左侧；RAA. 右心耳；LAA. 左心耳；RVOT. 右心室流出道；DAO. 降主动脉；AAO. 升主动脉；SP. 脊柱

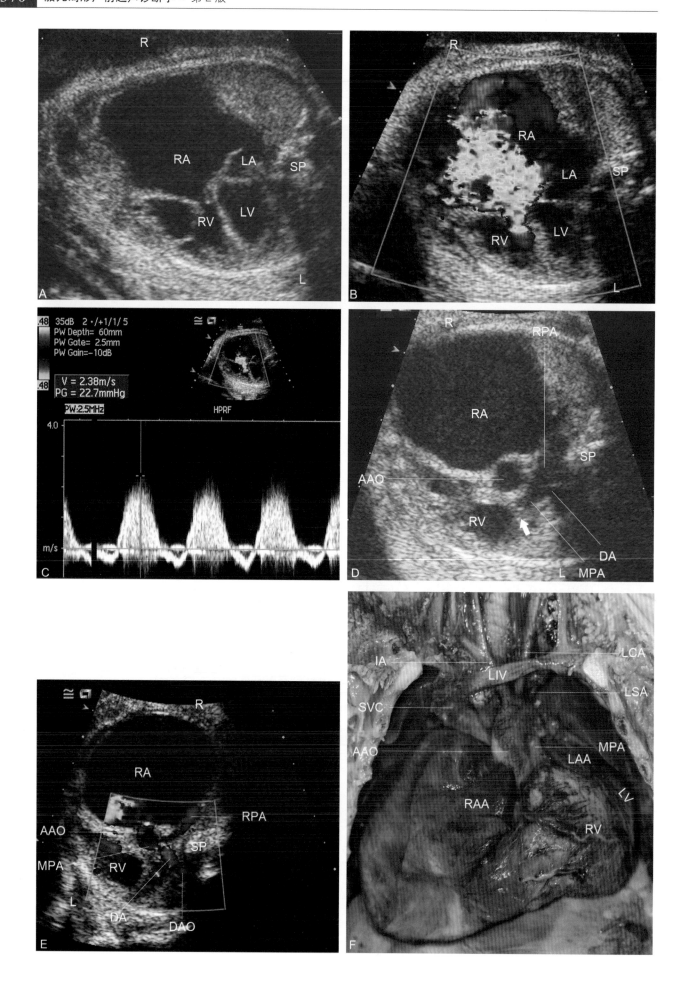

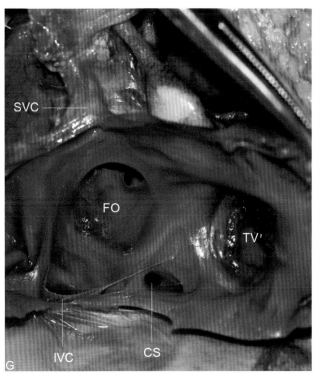
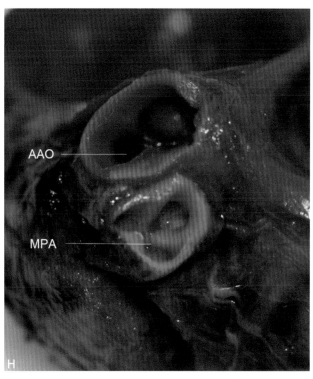

图 8-4-50 肺动脉闭锁伴室间隔完整

25 周胎儿，四腔心切面（图 A）显示右心明显增大，以右心房（RA）增大更为明显。四腔心切面收缩期彩色多普勒（图 B）及三尖瓣瓣口处频谱多普勒（图 C）显示三尖瓣重度反流，反流束宽大流速高呈五彩血流且达心房底部，最大反流速度达 2.38 m/s。心底短轴切面二维（图 D）及彩色多普勒（图 E）显示肺动脉（MPA）内径小，肺动脉瓣呈一膜状强回声（箭头所示），实时下膜状回声在收缩期、舒张期均位于肺动脉中央，瓣膜无启闭运动，肺动脉及动脉导管（DA）内反向血流。心脏腹侧面观（图 F），右心房、右心室（RV）明显增大，主动脉（MPA）内径明显较升主动脉（AAO）内径小。右心房面观（图 G），三尖瓣（TV）瓣叶明显增厚。心底面观（图 H），肺动脉瓣膜闭锁。LA. 左心房；LV. 左心室；SP. 脊柱；R. 右侧；L. 左侧；FO. 卵圆孔；CS. 冠状静脉窦；IVC. 下腔静脉；LAA. 左心耳；RAA. 右心耳；IA. 无名动脉；LCA. 左颈总动脉；LSA. 左锁骨下动脉；LIV. 左无名静脉

8-4-49）。

（5）肺动脉瓣闭锁可以表现为一逐渐发展过程，在中孕期妊娠 18～24 周系统超声检查时，肺动脉瓣仅轻度狭窄而超声无任何表现，但在以后的发育过程中，肺动脉瓣狭窄可逐渐加重，最终出现肺动脉瓣闭锁。这种情况产前诊断困难。

【临床处理及预后】

本病为导管依赖型心脏病，出生后需要前列腺素 E1 来维持动脉导管开放。早期文献报道病死率超过 40%，长期生存率低于 25%。随着医学技术的进步，目前该病的病死率已下降至 16%。对于该病的治疗一直是个难题，治疗方法及术式选择有一定争议。主要是根据患儿三尖瓣、右心室发育以及是否右心室依赖性冠状动脉来选择手术方法。也有报道根据三尖瓣 Z 值、右心室和左心室长度比以及二、三尖瓣瓣环比来选择单、双心室修补途径。近年来，肺动脉闭锁患儿的生存率有所上升，但手术治疗 5 年生存率仅有 60%。本病少部分合并三尖瓣严重发育不良或三尖瓣下移畸形的患者，右心大而壁薄，

压力低，目前尚无理想的治疗方法，预后极差。

（二）室间隔缺损肺动脉闭锁

室间隔缺损肺动脉闭锁（pulmonary atresia with ventricular septal defect）亦称为法洛四联症合并肺动脉闭锁，是一种复杂的发绀型先天性心脏病。占先天性心脏畸形 2.5%～3.4%。

【畸形特征】

本病的特征性改变是前向错位的室间隔缺损，主动脉前移并骑跨在室间隔上，右心室漏斗部闭锁。病情较轻者，肺动脉分支发育基本正常，并且由正常位置的未闭动脉导管供血，主肺动脉发育较好，并扩展到漏斗部。病情严重者，严重肺动脉发育不良，左、右肺动脉内径细小或融合，主肺动脉干闭锁，动脉导管可存在或闭锁，肺内供血完全或部分来自侧支循环。1999 年国际儿童心脏外科数据和命名会议上，根据有无原位肺动脉（NPA），有无肺动脉融合以及是否出现大的主-肺侧支血管，将该病分为 3 种类型（图 8-4-51）。

A 型：原位肺动脉存在,肺血流由动脉导管供应,没有体肺侧支血管。

B 型：原位肺动脉及体肺侧支存在。

C 型：没有真正的肺动脉,肺血均由大的体肺侧支供应。

【超声诊断】

(1) 四腔心切面：由于胎儿期血流循环的特点,4 个心腔大小基本相等,右心室壁不肥厚,又由于室间隔缺损多位于流出道,因此,本病在四腔心切面上可表现正常。

(2) 左心室流出道切面：可显示主动脉增宽、骑跨、流出道型室间隔缺损。如能显示胸骨旁左心长轴切面,则上述表现更为清楚 (图 8-4-52A、图 8-4-53A)。

(3) 右心室流出道切面：三种类型均存在漏斗部闭锁,右心室流出道表现为低回声肌性结构,彩色多普勒未见前向血流信号。A 型和 B 型均存在左、右肺动脉和动脉导管,主动脉可有或无,心底短轴切面时,可显示左、右肺动脉回声及动脉导管回声,A 型较 B 型上述血管内径更宽,彩色多普勒可显示左、右肺动脉来自动脉导管反向血流。C 型肺动脉系统完全闭锁,因此,不能显示主肺动脉,左、右肺动脉及动脉导管。

(4) 三血管及三血管气管切面：A 型和 B 型表现肺动脉内径明显较主动脉内径小 (图 8-4-52B、图 8-4-53B),彩色多普勒可显示动脉导管内反向血流 (图 8-4-52C)。C 型仅能显示一根大动脉回声,

这时很难与永存动脉干相区别。

(5) 在发现肺动脉闭锁及单一动脉干时,应寻找肺的供应血管是否来自侧支血管,而侧支血管多从胸主动脉两侧发出,因此,利用胸主动脉冠状切面加彩色多普勒更有利于侧支血管的显示 (图 8-4-53C)。

【临床处理及预后】

本病有 11%～34% 伴有染色体 22q11 微缺失。A 型和 B 型均为导管依赖型心脏病,出生后需要前列腺素 E1 来维持动脉导管开放。Kirklin 报道室间隔缺损肺动脉闭锁心内修复的近期和远期效果要比单纯四联症差。1 个月、1 年、5 年、10 年和 20 年的生存率分别为 85%、82%、76%、69% 和 58%。2002 年 Mayo Clinic 报道了 1977～1999 年 495 例的室间隔缺损肺动脉闭锁,10 年和 20 年的实际存活率为 86%、75%。

(三) 肺动脉狭窄

肺动脉狭窄 (pulmonary stenosis) 主要包括肺动脉瓣狭窄、肺动脉瓣下狭窄 (漏斗部狭窄) 和肺动脉瓣上狭窄 (图 8-4-54)。这里主要介绍肺动脉瓣狭窄,肺动脉瓣狭窄一般是指室间隔完整,肺动脉瓣口狭窄的先天性心脏畸形,占先天性心脏病的 8%～10%。

【畸形特征】

肺动脉瓣狭窄常见为 3 瓣叶 (70%),表现为瓣叶交界相互融合,瓣叶增厚、短缩和僵硬,瓣口狭窄。少部分为 2 瓣叶和单瓣叶畸形。肺动脉均有狭窄后

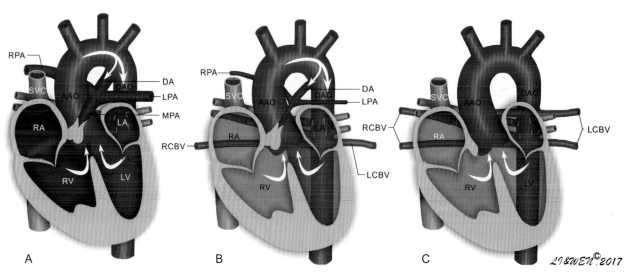

图 8-4-51　室间隔缺损肺动脉闭锁病理解剖分型

　　A. A 型：原位肺动脉存在,肺血流由动脉导管供应,没有体肺侧支血管；B. B 型：原位肺动脉及体肺侧支同时存在；C. C 型：没有真正的肺动脉,肺血均由大的体肺侧支供应。SVC. 上腔静脉；RA. 右心房；LA. 左心房；RV. 右心室；LV. 左心室；MPA. 主肺动脉；AAO. 升主动脉；DAO. 降主动脉；DA. 动脉导管；LCBV. 左侧侧支血管；RCBV. 右侧侧支血管；RPA. 右肺动脉；LPA. 左肺动脉

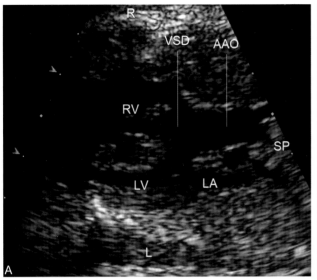

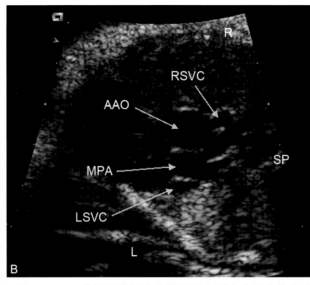

图 8-4-52　室间隔缺损肺动脉闭锁 A 型（合并右位主动脉弓、永存左上腔静脉等多发畸形）

24 周胎儿，左心室流出道切面（图 A）显示室间隔上部缺损（VSD），宽大的主动脉（AAO）骑跨在室间隔上，骑跨率达 60%。3VV 切面（图 B）显示肺动脉（MPA）内径明显较主动脉内径小，肺动脉左侧及主动脉右侧分别有左、右上腔静脉回声（LSVC、RSVC）。3VT 切面彩色多普勒（图 C）显示主动脉弓（ARCH）位于气管（T）的右侧（R），实时超声下可显示动脉导管连接于左锁骨下动脉和左肺动脉间，肺动脉和左肺动脉（LPA）来自动脉导管的反向血流。标本解剖心脏腹侧面观（图 D），主肺动脉明显较升主动脉小，右位主动脉弓，其发出第一分支为左无名动脉（LIA），左位动脉导管（DA），动脉导管连接于左锁骨下动脉（LSA）起始部与左肺动脉间。室间隔右心室面观（图 E）显示右心室流出道闭锁（箭头所示），膜周部室间隔缺损，主动脉骑跨。LA. 左心房；LV. 左心室；RV. 右心室；RAA. 右心耳；LAA. 左心耳；SP. 脊柱；L. 左侧；LCA. 左颈总动脉；RCA. 右颈总动脉；RSA. 右锁骨下动脉；TV. 三尖瓣；RVAW. 右心室前壁；IVS. 室间隔

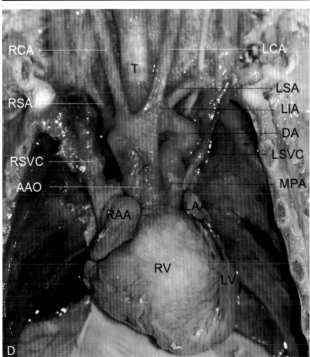

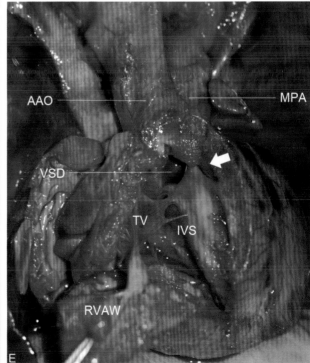

扩张的改变，内壁时常有"喷射损伤的病变"。扩张自瓣环以上开始，可延伸至左肺动脉。而肺动脉窄后扩张程度与瓣口狭窄的程度非一定成比例。

由于肺动脉瓣狭窄导致右心室压力增高，右心室可有不同程度的继发性肥厚，漏斗部肥厚明显，严重病例可致右心室流出道狭窄。三尖瓣可增厚，其闭合处可有纤维组织增生，甚至出现三尖瓣关闭不全，右心房继发性增大。

【超声诊断】

单纯轻度肺动脉瓣狭窄，产前超声很难检出。由于胎儿时期，肺循环阻力较高，肺动脉瓣轻度狭窄不会出现异常高速血流，因此，彩色多普勒亦没有明显异常改变。肺动脉狭窄到一定程度时，产前超声才能发现。严重肺动脉瓣狭窄的超声表现如下（图 8-4-55）。

（1）右心室肥厚与三尖瓣反流，右心室与三尖瓣出现不同程度的发育不良，部分病例也可出现右心室正常。

（2）肺动脉瓣环或主肺动脉内径小于正常，有时可见狭窄后局限性肺动脉扩张。

（3）肺动脉瓣增厚，开放受限。

（4）彩色多普勒与频谱多普勒可检出肺动脉内五彩血流及湍流频谱。

（5）部分病例在发育过程中可由狭窄发展为肺

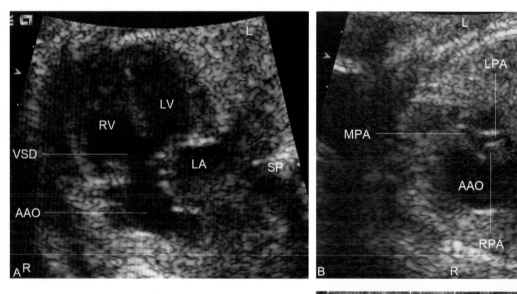

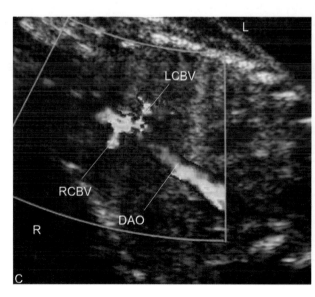

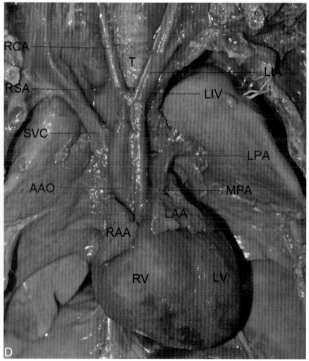

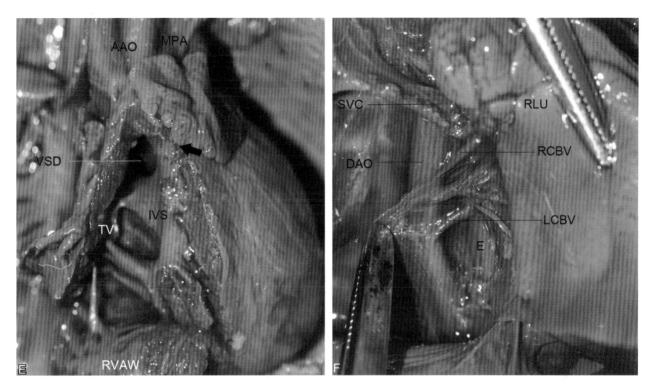

图 8-4-53 室间隔缺损肺动脉闭锁 B 型（合并右位主动脉弓、永存左上腔静脉等多发畸形）

　　24 周胎儿，左心室流出道切面（图 A）显示室间隔上部缺损（VSD），宽大的主动脉（AAO）骑跨在室间隔上，骑跨率达 60%。3VV 切面（图 B）显示肺动脉（MPA）内径明显较主动脉内径小，无动脉导管回声。胸主动脉冠状切面（图 C）显示左、右肺的血液供应来自胸主动脉发出的左、右侧支血管（LCBV、RCBV）。标本解剖心脏腹侧观（图 D），主肺动脉明显较升主动脉小，动脉导管缺如，右位主动脉弓。室间隔右心室面观（图 E）显示右心室流出道闭锁（箭头所示），膜周部室间隔缺损，主动脉骑跨。把右肺（RLU）向左侧牵拉可见胸主动脉中段发出 2 支侧支血管供应右肺（图 F）。LA. 左心房；LV. 左心室；RV. 右心室；RAA. 右心耳；LAA. 左心耳；SP. 脊柱；L. 左侧；R. 右侧；RSA. 右锁骨下动脉；TV. 三尖瓣；RVAW. 右心室前壁；IVS. 室间隔；T. 气管；E. 食管；LIV. 左无名静脉

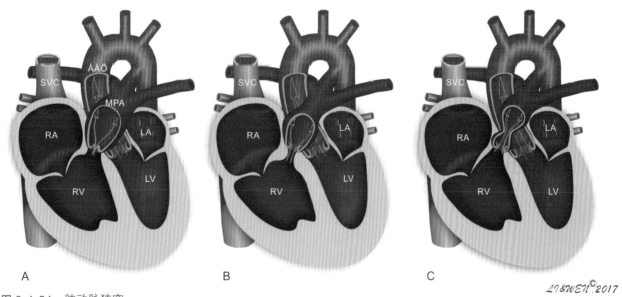

图 8-4-54 肺动脉狭窄

　　A. 肺动脉瓣狭窄；B. 肺动脉瓣下狭窄；C. 肺动脉瓣上狭窄。RA. 右心房；LA. 左心房；RV. 右心室；LV. 左心室；SVC. 上腔静脉；MPA. 主肺动脉；AAO. 升主动脉

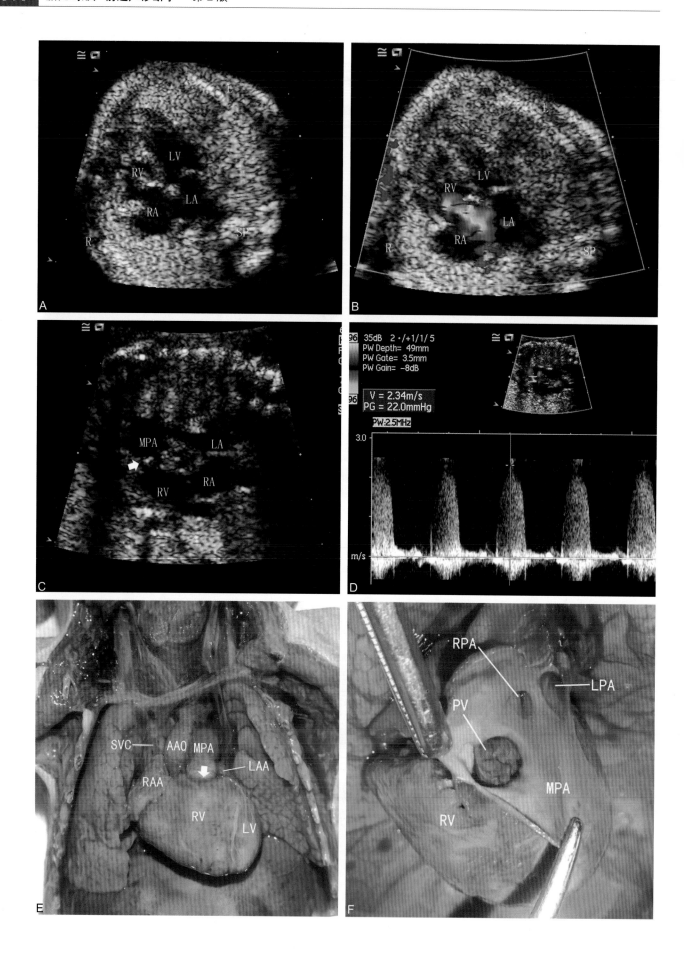

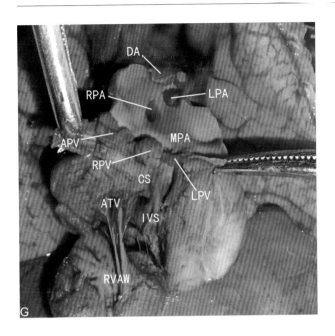

图 8-4-55　肺动脉瓣狭窄（合并一侧耳缺如，重叠指等多发畸形，染色体核型为 18 三体）

　　22 周胎儿，四腔心切面（图 A）显示右心室（RV）壁增厚，右心室腔较左心室腔小。四腔心切面收缩期彩色多普勒（图 B）显示三尖瓣反流达右心房底部。心底短轴切面收缩期（图 C），显示肺动脉瓣位于管腔中央，不贴壁，回声增强增厚（箭头所示），启闭运动明显受限，瓣上狭窄后扩张明显。多普勒取样容积置于肺动脉瓣口处，可检出高速湍流，峰值血流速度达 2.34m/s（图 D）。标本解剖心脏腹侧观（图 E），显示主肺动脉（MPA）明显扩张。肺动脉瓣俯瞰，肺动脉瓣（PV）瓣叶明显增厚、粘连、僵硬（图 F）。切开肺动脉瓣瓣环显示肺动脉 3 个瓣叶明显增厚、粘连，用手去触摸时，瓣叶僵硬，凹凸不平（图 G）。SVC. 上腔静脉；AAO. 升主动脉；RAA. 右心耳；LAA. 左心耳；LV. 左心室；LPA. 左肺动脉；RPA. 右肺动脉；DA. 动脉导管；APV. 前瓣；RPV. 右瓣；LPV. 左瓣；CS. 室上嵴；ATV. 三尖瓣；IVS. 室间隔；RVAW. 右室前壁；RA. 右心房；LA. 左心房；R. 右侧；L. 左侧

动脉闭锁。

【临床处理及预后】

　　轻度肺动脉瓣狭窄，其临床预后良好，不需要手术，病情进展缓慢，如右心室和肺动脉收缩期压力阶差在 40mmHg 以内者，4~8 年随访压差改变不大，或略有下降。中度以上的狭窄临床症状逐渐加重，心脏扩大，心电图示右心室肥厚劳损，右心室收缩压超过 70mmHg 或右心室 - 肺动脉收缩压差超过 50mmHg 则为手术适应证。对于没有右心室发育不良，右心室功能正常者，手术一般无死亡，但在重症肺动脉瓣狭窄伴右心室功能衰竭病人术后有一定的死亡率，死亡原因主要为低心排血量综合征、右侧心力衰竭。

（四）主动脉闭锁

　　主动脉闭锁（aortic atresia）常出现在左心发育不良综合征（见后文）。

（五）主动脉狭窄

　　主动脉狭窄（aortic stenosis）主要包括主动脉瓣上狭窄、主动脉瓣膜狭窄、主动脉瓣下狭窄。占先天性心脏病的 3%~5%。主动脉瓣上狭窄可以是主动脉窦上膜性狭窄、升主动脉局限性狭窄或包括主动脉弓及其分支在内的弥漫性狭窄。主动脉瓣膜狭窄的主要特征是主动脉瓣不同程度发育不良，瓣膜增厚、瓣叶融合或数目异常。瓣下狭窄可为纤维膜性狭窄或因室间隔局限性增厚导致左心室流出道梗阻。胎儿期最常见的类型为主动脉瓣狭窄。这里主要介绍主动脉瓣狭窄。

【畸形特征】

　　先天性主动脉瓣狭窄基本病理改变是瓣膜发育障碍和瓣叶游离缘不同程度融合引起，瓣膜平面横截面主动脉瓣开放面积减少。按瓣叶数目可分为（图 8-4-56）：单瓣、二瓣或三瓣畸形等，其中以二瓣化畸形最多见，约占 67%，左、右瓣叶增厚，前后交界粘连融合，瓣口呈裂缝形狭窄。但并非所有主动脉二瓣畸形均会产生主动脉瓣狭窄，据报道约 63% 的主

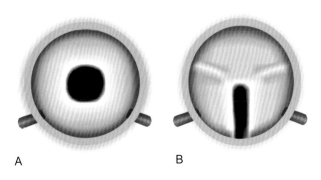
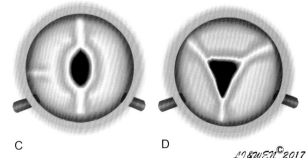

图 8-4-56　先天性主动脉瓣狭窄常见类型

　　A. 单瓣畸形，呈隔膜状；B. 单瓣畸形，瓣口偏离中心；C. 二瓣畸形，交界融合；D. 三瓣畸形，交界融合

动脉二瓣畸形其瓣膜的功能基本是正常的。三瓣化畸形约占30%，三个瓣叶大小常不相等，以右冠瓣发育不全者居多，因瓣叶增厚，外周有不同程度融合形成瓣口狭窄，狭窄口常位于中央，并呈圆顶状。单瓣畸形约占3%，瓣叶增厚，瓣膜呈拱顶状，呈隔膜性狭窄，一般开口于中心，无交界痕迹，或狭窄的瓣口偏离中心，于瓣口水平有一交界痕迹。

　　主动脉瓣狭窄的基本血流动力学改变为左心室排血受阻，其病理改变程度取决于狭窄程度。根据左心室-主动脉收缩压差大小可判断主动脉瓣狭窄程度：如压差 > 25mmHg，即可诊断狭窄；25～49mmHg 为轻度；50～79mmHg 为中度；80mmHg 以上为重度狭窄。中度以上主动脉瓣狭窄的患者可出现血流动力学改变：①左心室后负荷增加，心肌向心性肥厚，劳损，最后导致左心功能衰竭；②由于心肌肥厚，张力增加，出现心内膜下供血不足，从而产生心内膜弹性纤维增生改变；③由于左心室流出道梗阻，左心室收缩期延长，左心室舒张末期压力升高，导致左心房压升高，在胎儿期可导致卵圆孔瓣提前关闭；④受高速血流冲击影响，升主动脉管壁的弹性纤维、胶原纤维及相互间连接受到影响，局部管壁变薄扩张，形成狭窄后扩张。

【超声诊断】

　　目前产前超声诊断本病主要为主动脉瓣狭窄，其他类型的狭窄极少诊断。瓣下狭窄在糖尿病母亲的胎儿偶可发现。与肺动脉瓣狭窄相似，轻度主动脉瓣狭窄很难在产前做出诊断。中度以上主动脉瓣狭窄在产前则有明显的超声表现（图8-4-57）。

　　（1）四腔心切面：轻度主动脉瓣狭窄，左心室大小正常。中度以上主动脉瓣狭窄，可表现为左心室壁增厚，二尖瓣可出现反流。严重狭窄导致左侧心力衰竭时，表现为左心室扩张，收缩减弱，左心房压力增高，左心房明显增大，卵圆孔瓣早闭（图8-4-57E）。少部分胎儿左心室出现继发性心内膜弹力纤维增生症，表现左心室壁及其内的乳头肌回声增强增厚，收缩及舒张功能明显受限，二尖瓣开放幅度减少，心内膜回声增强。

　　（2）左心室流出道切面表现为主动脉瓣回声增强，增厚，开放受限（图8-4-57A、B），彩色多普勒与频谱多普勒可检出主动脉内五彩血流及湍流频谱。升主动脉可出现狭窄后扩张。

　　（3）胎儿孕周较大及胎位较好时，利用心底短轴切面可观察到胎儿主动脉瓣数目、形态及启闭运动等，为产前超声诊断主动脉瓣数目畸形提供直接征象（图8-4-57C、D）。由于胎儿孕周和胎位等因素影响，对于多数胎儿产前超声观察主动脉瓣膜数目尚存在一定困难。随着三维及四维超声技术发展，可通过三维或四维超声更直观地观察主动脉瓣，但目前还处于临床研究阶段。

　　（4）主动脉瓣严重狭窄时，为了保证头颈部供血，主动脉弓峡部收缩，继发性狭窄，3VT切面表现为主动脉弓远端狭窄，彩色多普勒可显示主动脉弓内舒张期来自动脉导管反向血流（图8-4-57F）。

【临床处理及预后】

　　本病预后与狭窄类型、狭窄程度、心脏缺血程度、左心功能好坏有关。瓣上、瓣下狭窄在新生儿期常无明显表现而瓣膜狭窄常是胎儿或新生儿充血性心力衰竭的重要原因。部分病例在胎儿较早期检出主动脉瓣狭窄后，随着孕周的增大，可发展为重度主动脉瓣狭窄，大部分病例狭窄严重程度不变。轻度主动脉瓣狭窄（跨瓣压差 < 50mmHg），临床上无任何症状者，可不必手术治疗，建议定期随访观察，如发现病情趋于严重，则应考虑手术。对于中度主动脉狭窄（跨瓣压差 > 50mmHg）即有手术指征，对于跨瓣压差 > 75mmHg，瓣口面积小于 $0.5\,cm^2/m^2$ 体表面积，则应尽早手术。如果新生儿期瓣膜发育及左心功能尚可，可行球囊扩张术，但50% 患者在10岁内须行换瓣手术。如果左心功能不适合行球囊扩张术，则可考虑 Norwood 修补术。

（六）左心发育不良综合征

　　左心发育不良综合征（hypoplastic left heart syndrome，HLHS）主要包括主动脉闭锁或严重狭窄，同时合并二尖瓣狭窄或闭锁，左心室、升主动脉及主动脉弓严重发育不全。活产儿中的发生率为 $1/10\,000～2/10\,000$。

【畸形特征】

　　左心发育不良综合征最具特征的改变为左心室很小，伴有二尖瓣和（或）主动脉闭锁或发育不良。HLHS 根据二尖瓣及主动脉病变的情况，分为4种类型（图8-4-58）：Ⅰ型为主动脉和二尖瓣均狭窄，Ⅱ型为主动脉和二尖瓣均闭锁，Ⅲ型为主动脉闭锁和二尖瓣狭窄，Ⅳ型为二尖瓣闭锁和主动脉狭窄。据统计最常见的是Ⅱ型，其次是Ⅰ、Ⅲ型，Ⅳ型较少见。Ⅲ型常合并继发性心内膜弹性纤维增生症。该病可伴有其他心内畸形，常见是室间隔缺损、完全性肺静脉异位引流等。值得指出的是从病理学上，右心室型单心室、左心发育不全、严重左心室流出道狭窄伴左心室小，三者之间有过渡形态，共同构成一个病变谱。

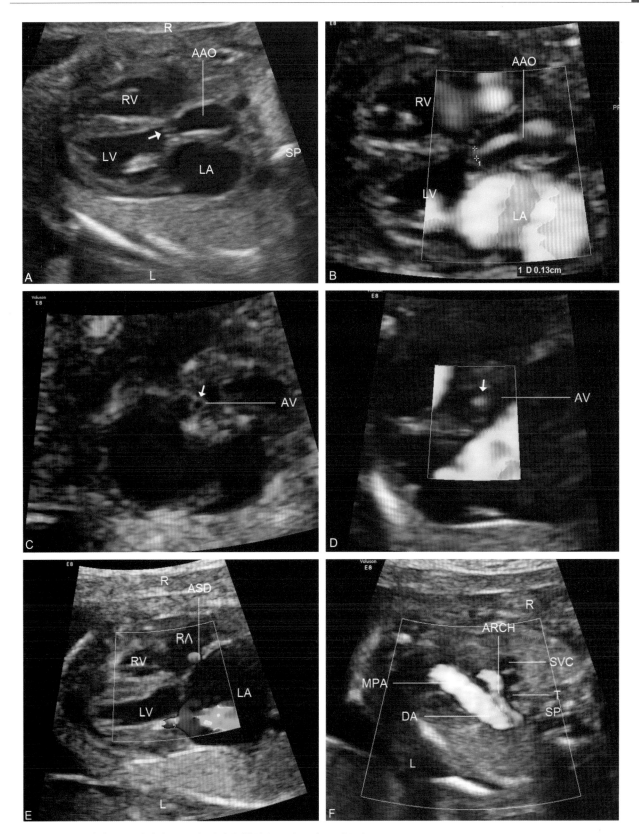

图 8-4-57 主动脉瓣严重狭窄，二尖瓣狭窄并关闭不全，卵圆孔早闭

24 周胎儿，左心室流出道切面收缩期二维（图 A）及彩色多普勒（图 B）显示主动脉瓣开放明显受限，CDFI 显示通过主动脉瓣口为宽约 0.13 cm 的细小高速血流束。主动脉瓣水平横切面收缩期二维（图 C）及彩色多普勒（图 D）显示主动脉瓣二叶瓣，瓣叶边缘粘连，开放明显受限，开放瓣口面积细小（箭头所示），CDFI 显示通过主动脉瓣口血流束细小。四腔心切面收缩期彩色多普勒（图 E）显示二尖瓣明显反流，卵圆孔瓣早闭，房间隔水平左向右分流。3VT 切面彩色多普勒（图 F）显示主动脉弓（ARCH）内径明显较主肺动脉（MPA）内径小，主动脉弓内舒张期来自动脉导管（DA）反向血流。LA. 左心房；LV. 左心室；AAO. 升主动脉；RV. 右心室；AV：主动脉瓣；L：左侧；R：右侧；ASD：房间隔缺损；RA：右心房；SVC：上腔静脉；T：气管；SP：脊柱

胎儿期血流动力学改变：由于左心系统发育不良，左心系统流出道和流入道均梗阻，导致左心房进入左心室血流明显减少或无血流进入左心室，左心房内压力明显增高，当左心房压力大于右心房时，出现卵圆孔瓣提前关闭。如果房间隔存在缺损，房水平出现左向右分流。如果房间隔完整，左心房压力不断增高，出现左心房增大，张力增高，肺静脉回流受限，导致慢性肺高压，并引起肺毛细血管床发育异常。右心系统血流量增多，导致右心系统较正常增大。由于主动脉起始部闭锁或狭窄，因此，胎儿头颈部与冠状动脉血液供应完全或部分来源于动脉导管血液反向灌注。

【超声诊断】

（1）四腔心切面：明显不对称，左心房、左心室明显小于正常，部分病例几乎显示不出左心室腔，

右心房明显大于正常。肺动脉轻度扩张，比正常胎儿易显示。二尖瓣狭窄时，表现为二尖瓣回声增强增厚，启闭运动明显受限，彩色多普勒舒张期显示通过左侧房室瓣血流束细小（图8-4-59C），右侧房室瓣血流增大。二尖瓣闭锁时，表现为一强回声带状结构，无启闭运动，彩色多普勒显示左侧房室瓣无前向血流信号。左心房大小与卵圆孔大小或房间隔缺损大小有关，如果不存在房间隔缺损，由于卵圆孔瓣先天构造原因，左心房内压力大于右心房时，卵圆孔瓣出现提前关闭状态，或因左心房压力较大，卵圆孔瓣可膨向右心房，而汇入左心房的肺静脉明显扩张。彩色多普勒可探及房水平左向右分流血流信号（图8-4-60B）。

（2）左心室流出道切面：主动脉狭窄表现为升主动脉明显小于正常，彩色多普勒可显示前向血流

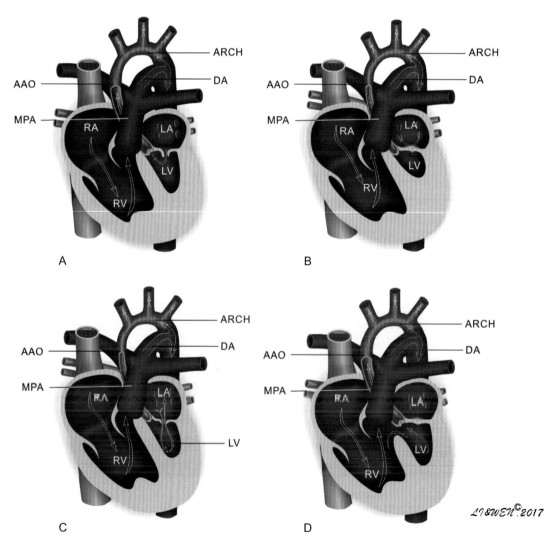

A

B

C

D

图 8-4-58　左心发育不良综合征分型模式图

A. I型：主动脉和二尖瓣均狭窄；B. II型：主动脉和二尖瓣均闭锁；C. III型：主动脉闭锁和二尖瓣狭窄；D. IV型：二尖瓣闭锁和主动脉狭窄。RA. 右心房；LA. 左心房；LV. 左心室；RV. 右心室；AAO. 升主动脉；MPA. 主肺动脉；ARCH. 主动脉弓；DA. 动脉导管

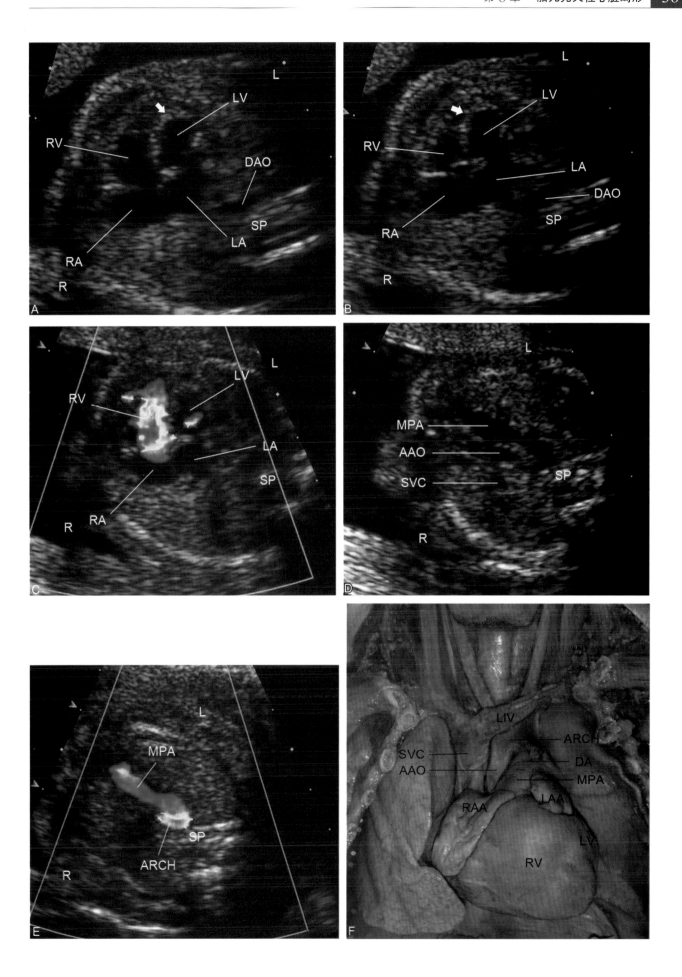

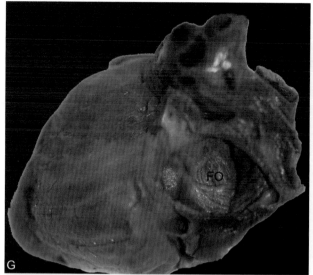

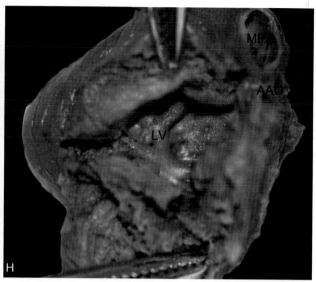

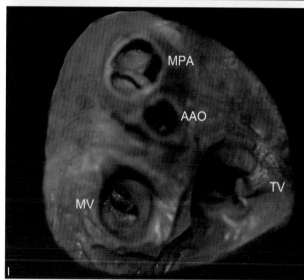

图 8-4-59　左心发育不良综合征 I 型

　　23 周胎儿，四腔心切面舒张期（图 A）和收缩期（图 B）显示左心室（LV）心内膜回声增强增厚（白色箭头所示），左心室舒张及收缩功能明显受限，二尖瓣回声增强增厚，启闭运动明显受限，卵圆孔瓣贴附在房间隔上，无开放运动。四腔心切面舒张期彩色多普勒（图 C）显示二尖瓣开放明显受限，仅可见细小血流束通过。3VV 切面（图 D）显示升主动脉（AAO）内径明显较肺动脉（MPA）内径小。3VT 切面彩色多普勒（图 E）显示主动脉弓（ARCH）内反向血流。标本解剖心脏腹侧观（图 F），左心室明显较右心室（RV）小，升主动脉明显较肺动脉（MPA）小。房间隔左心房面观（图 G），卵圆孔（FO）早闭，左心房内膜增厚，呈白色。室间隔左心室面观（图 H），左心室内膜明显增厚，呈白色，并覆盖腱索、乳头肌等瓣膜装置。心底面观（图 I），主动脉瓣环及二尖瓣（MV）环明显较肺动脉瓣环及三尖瓣（TV）环小，主动脉瓣严重狭窄，二尖瓣及瓣环的内膜明显增厚，呈白色。SVC. 上腔静脉；LIV. 左无名静脉；ARCH. 主动脉弓；RAA. 右心耳；LAA. 左心耳；DA. 动脉导管；RA. 右心房；R. 右侧；L. 左侧；SP. 脊柱；DAO. 降主动脉

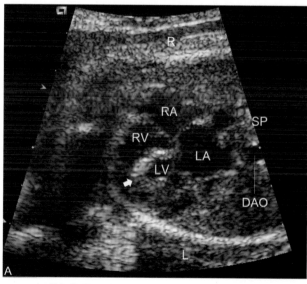

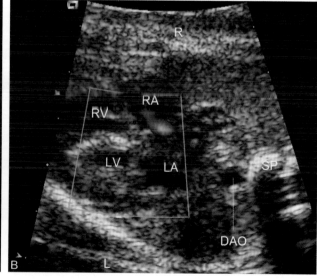

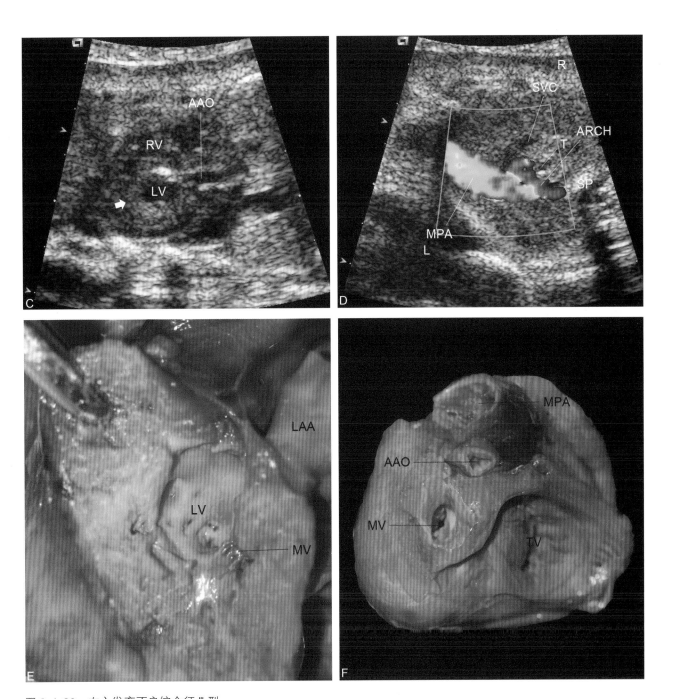

图 8-4-60　左心发育不良综合征 Ⅲ 型

　　23 周胎儿，四腔心切面二维（图 A）及彩色多普勒（图 B）显示左心室（LV）腔细小，心内膜回声明显增厚增强（箭头所示），室壁运动明显受限，二尖瓣启闭运动明显受限，左心房（LA）增大，肺静脉扩张，卵圆孔瓣紧贴在房间隔上，房间隔向右心房面突，彩色多普勒显示房间隔水平为左向右红色分流。左心室流出道切面（图 C）显示主动脉内径细小，实时超声下主动脉瓣无启闭运动。3VT 切面彩色多普勒（图 D）显示主动脉弓（ARCH）内反向血流。左心室面观（图 E）显示左心室腔小，心内膜增厚呈白色。心底面观（图 F）显示主动脉内径明显较肺动脉（MPA）内径小，主动脉瓣闭锁，二尖瓣（MV）瓣环明显较三尖瓣（TV）瓣环内径小，二尖瓣增厚呈白色。RA. 右心房；DAO. 降主动脉；SP. 脊柱；L. 左侧；R. 右侧；T. 气管；RV. 右心室；SVC. 上腔静脉；LAA. 左心耳；AAO. 升主动脉

　　信号。主动脉闭锁仅显示细小升主动脉或左心室流出道及升主动脉难以显示，彩色多普勒无前向血流信号，可显示经由主动脉弓反流血流信号。

　　（3）3VV 切面或 3VT 切面：升主动脉或主动

脉弓内径明显较主肺动脉小，有时内径小于上腔静脉，二维超声很难显示清楚时，彩色多普勒对诊断有价值，主要表现为主动脉弓来自动脉导管的反向血流。

（4）左心发育不良综合征Ⅲ型常合并心内膜弹性纤维增生症，表现为左心房、左心室腔内径正常或接近正常，但心脏收缩及舒张功能均明显下降，心内膜回声明显增厚增强（图8-4-59A、B）。

（5）对于左心系比例偏小的胎儿，尤其是左心室／右心室内径比例和主动脉／肺动脉内径比例均＞0.6，且没有左心室流入道及流出道梗阻者，不要轻易下左心发育不良综合征的诊断。应建议定期随访复查，如果不继续恶化，这些胎儿出生后心脏多数会恢复正常。

【临床处理及预后】

本病胎儿心脏在宫内能耐受，血液从动脉导管反向灌入胎儿颈部及冠状动脉而不致于上述部位缺血，宫内生长可以正常，但出生后常常出现明显症状，新生儿预后极差，25%新生儿在出生后1周内即死亡。如果不进行有效治疗，几乎所有受累新生儿在出生后6周内死亡。出生后给予前列腺素治疗以维持动脉导管开放，但仍然在24h内出现充血性心力衰竭。因此，新生儿期必须手术治疗，包括心脏移植及Norwood修补术。前者5年生存率约80%，后者2年生存率约50%，50%存活者常有神经系统发育迟缓。左心发育不良综合征增加胎儿染色体三体包括13三体、18三体或21三体的风险。

（七）大动脉转位

【畸形特征】

大动脉转位（transposition of the great arteries）分为完全型大动脉转位和矫正型大动脉转位两种。

（1）完全型大动脉转位：是一种心房与心室连接一致，但心室与大动脉连接不一致的圆锥动脉干畸形。主动脉完全或大部分起源于右心室，肺动脉则完全或大部分从左心室发出。心房可以正位或反位，但绝大多数病例为心房正位，主动脉位于肺动脉的右前方，故又称右位-完全型大动脉转位（D-transpotion of the great arteries）。

完全型大动脉转位根据有无室间隔缺损和肺动脉狭窄，又可分为以下3种类型（图8-4-61）。

①单纯完全型大动脉转位，不伴有室间隔缺损，可伴有或不伴有肺动脉狭窄。

②完全型大动脉转位伴有室间隔缺损而无肺动脉狭窄。

③完全型大动脉转位伴有室间隔缺损和肺动脉狭窄或闭锁。

50%大动脉转位伴有心内其他畸形，如室间隔缺损、肺动脉狭窄、二尖瓣畸形等，但伴发心外畸形少见。

（2）矫正型大动脉转位：是指心房与心室和心室与大动脉连接均不一致，此两个连接不一致导致血流动力学在生理上得到矫正，故此畸形又称为生理性矫正型大动脉转位。较少见。

矫正型大动脉转位临床上分为SLL型和IDD型（图8-4-62），前者占92%～95%，后者占5%～8%。①SLL型是指心房正位，心室左襻，房室连接

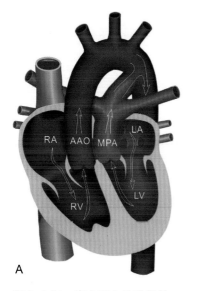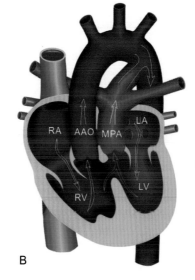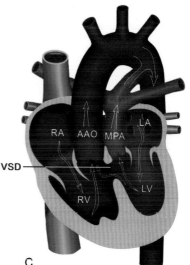

图8-4-61　完全型大动脉转位

A．完全型大动脉转位，不伴室间隔缺损和肺动脉狭窄；B．完全型大动脉转位伴有室间隔缺损而无肺动脉狭窄；C．完全型大动脉转位伴有室间隔缺损和肺动脉狭窄。AAO．升主动脉；MPA．主肺动脉；RA．右心房；LA．左心房；RV．右心室；LV．左心室

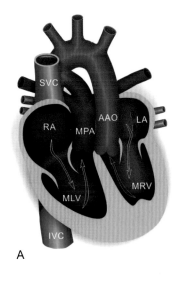
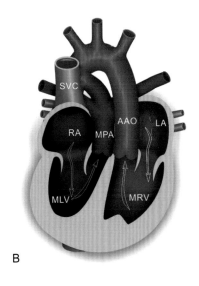
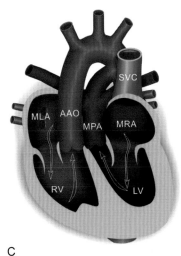
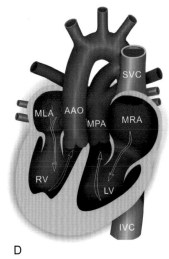

图 8-4-62　矫正型大动脉转位
　　上图为 SLL 型矫正型大动脉转位，A. 孤立性心室反位；B. 右旋心。下图为 IDD 型，C. 左旋心；D. 孤立性心室反位镜像。LA. 左心房；RA. 右心房；MLA. 形态学左心房；MRA. 形态学右心房；LV. 左心室；RV. 右心室；MLV. 形态学左心室；MRV. 形态学右心室；AAO. 升主动脉；MPA. 主肺动脉；SVC. 下腔静脉；IVC. 下腔静脉

不一致，大动脉与心室连接不一致（左侧大动脉转位）。② IDD 型是指心房反位，心室右襻，房室连接不一致，大动脉与心室连接不一致（右侧大动脉转位）。心脏位置大多数为左位心，但有 20%～25% 为右位心，极少数为十字交叉心。

　　约 90% 的矫正型大动脉转位病人合并室间隔缺损、肺动脉狭窄、完全性心脏传导阻滞等病变。

　　【超声诊断】

　　大动脉转位是宫内产前超声最难诊断的心脏畸形之一。多数病例四腔心切面正常，且心脏腔室大小正常、对称，大动脉内径亦可正常。最初出现的异常征象是大动脉根部的平行排列关系。因此，诊断本病应对房室连接、心室与大动脉连接关系进行

仔细分析后才能做出正确诊断。

　　（1）完全型大动脉转位

　　①多数病例四腔心切面表现正常，90% 为心房正位，心室右襻，房室连接一致（图 8-4-63A）。10% 为心房反位，心室左襻，房室连接一致。

　　②心室流出道的动态观察，大动脉根部形成的"十"字交叉消失，而代之以两大动脉平行排列。主动脉起自右心室，主动脉瓣与三尖瓣之间无纤维连接，代之为肌性圆锥；肺动脉起自左心室，肺动脉瓣与二尖瓣前叶相连续（图 8-4-63B、C，图 8-4-64B）。心室右襻时，主动脉位于肺动脉的右前方（图 8-4-63F）。心室左襻时，主动脉位于肺动脉的左前方。

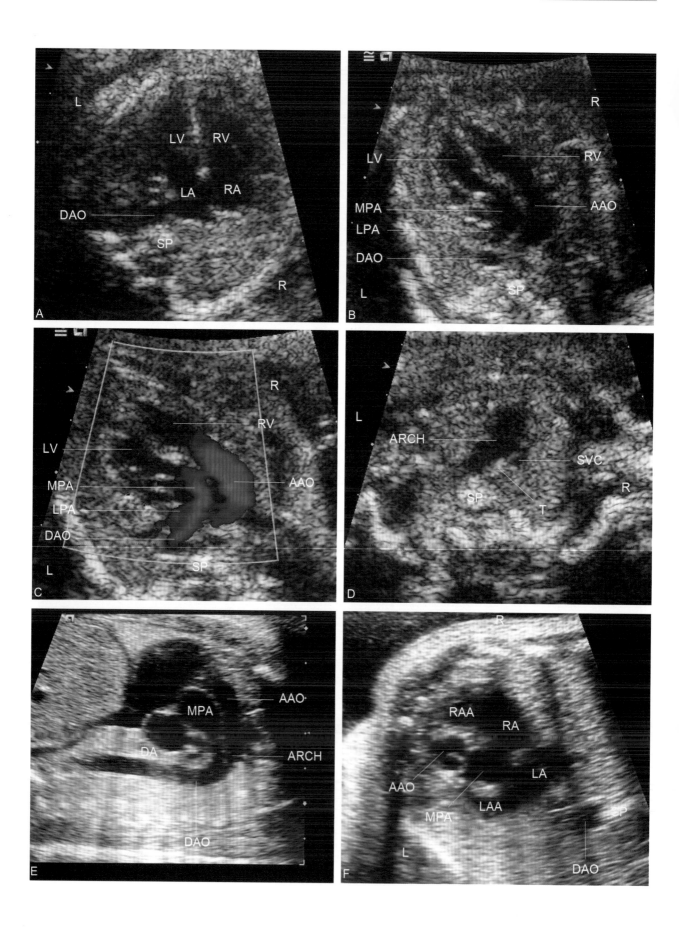

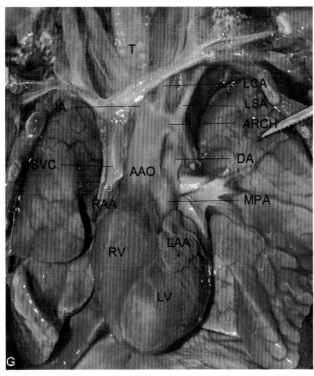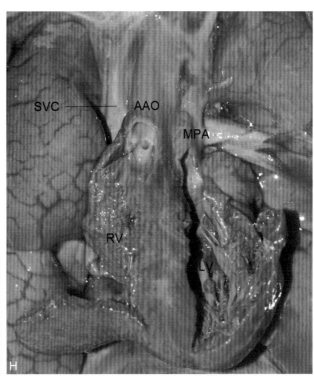

图 8-4-63 完全性大动脉转位

　　23 周胎儿，四腔心切面（图 A）显示心尖指向左侧（L），房室位置、大小及连接关系均正常，室间隔连续完整。双心室流出道切面二维（图 B）及彩色多普勒（图 C）显示肺动脉（MPA）发自左心室（LV），主动脉（AAO）发自右心室（RV），两者起始部呈平行排列，主动脉位于肺动脉的右前方。3VT 切面（图 D）仅能显示主动脉弓（ARCH）与上腔静脉（SVC），肺动脉与动脉导管不能显示。主动脉弓和动脉导管（DA）弓在同一切面上同时显示（图 E）。大动脉根部短轴切面（图 F）显示主动脉起始部位于肺动脉右前方。标本解剖心脏腹侧观（图 G），主动脉位于肺动脉右前方，两者起始部平行排列。切开右心室及左心室前壁腹侧观（图 H），主动脉发自右心室，肺动脉发自左心室，室间隔完整连续。LA. 左心房；RA. 右心房；DAO. 降主动脉；T. 气管；SP. 脊柱；LPA. 左肺动脉；LAA. 左心耳；RAA. 右心耳；IA. 无名动脉；LCA. 左颈总动脉；LSA. 左锁骨下动脉

　　③追踪观察两条大动脉，与右心室相连的主动脉行程长，分出无名动脉后主干仍存在；而与左心室相连的肺动脉行程短，分出左、右肺动脉后主干借动脉导管与降主动脉相连。

　　④由于主动脉位于肺动脉前方，主动脉弓位置明显较肺动脉高，因此，3VT 切面上仅能显示主动脉弓、上腔静脉和气管（图 8-4-63D）。

　　⑤主动脉弓较正常跨度大，动脉导管自左心室流出道自然延伸，导管弓较正常跨度小，主动脉弓和动脉导管弓可在同一切面上同时显示（图 8-4-63E）。

　　⑥单纯大动脉转位，室间隔完整连续。伴有室间隔缺损的大动脉转位，室间隔缺损常较大，位于后方的肺动脉常骑跨在室间隔上，因此，产前超声很难将其与右心室双出口（陶 - 宾综合征）区分开来。此外，此型转位可伴有肺动脉狭窄或主动脉缩窄。伴有肺动脉狭窄时，肺动脉瓣增厚、肺动脉较主动脉小，彩色多普勒可见肺动脉瓣区及肺动脉内

的异常血流。伴主动脉缩窄时，主动脉小于肺动脉，可有主动脉瓣下狭窄。

　　（2）矫正型大动脉转位

　　①四腔心切面：SLL 型表现为心房正位，心室左襻，房室连接不一致，左侧的心室为形态学右心室，心室内壁较粗，心尖部可见调节束，房室瓣附着点更靠近心尖，左心房与之相连。右侧的心室为形态学左心室，心室内壁较光滑，房室瓣附着点高于对侧，右心房与之相连（图 8-4-65A、图 8-4-67A）。IDD 型：心房反位，心室右襻，房室连接不一致，左侧形态学右心房与左心室相连接，右侧形态学左心房与右心室相连接（图 8-4-66A）。

　　②心室流出道切面：SLL 型：表现为主动脉与左侧心室即形态学右心室相连，肺动脉与右侧心室即形态学左心室相连。两大动脉平行排列，动脉起始部的交叉关系消失，主动脉位于肺动脉的左前方（图 8-4-65B、C，图 8-4-67B、C、D）。IDD 型：表现为主动脉与右心室相连，肺动脉与左心室相连。

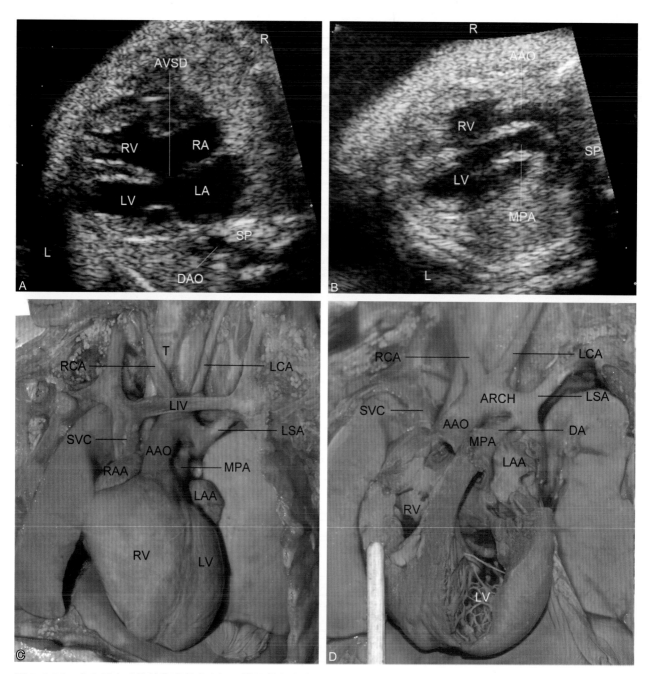

图 8-4-64   完全型大动脉转位合并房室间隔缺损等多发畸形

31周胎儿，四腔心切面舒张期（图A）显示房间隔下部及室间隔上部连续性回声中断（AVSD），仅见一组共同房室瓣回声。双心室流出道切面（图B）显示肺动脉（MPA）发自左心室（LV），主动脉（AAO）发自右心室（RV），两者起始部呈平行排列，主动脉位于肺动脉的右前方。标本解剖心脏腹侧观（图C），主动脉位于肺动脉右侧前方，两者起始部平行排列。切开右心室及左心室前壁腹侧观（图D），主动脉发自右心室，肺动脉发自左心室。RAA. 右心耳；LAA. 左心耳；LPA. 左肺动脉；IA. 无名动脉；LCA. 左颈总动脉；LSA. 左锁骨下动脉；DA. 动脉导管；SVC. 上腔静脉；RCA. 右颈总动脉；LIV. 左无名静脉；T. 气管；SP. 脊柱；R. 右侧；L. 左侧

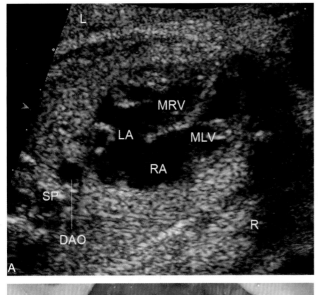

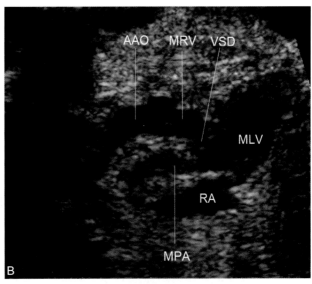

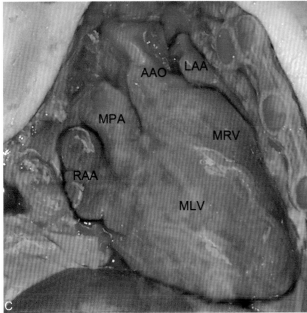

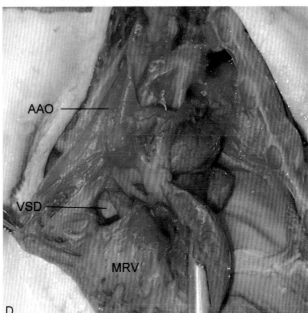

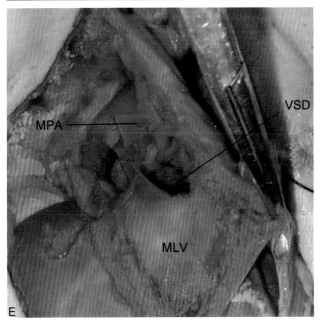

图 8-4-65 矫正型大动脉转位（SLL 型）

31 周胎儿，四腔心切面舒张期（图 A）显示心房正位，左侧心室面较粗糙，心尖部可见调节束，为形态学右心室（MRV），与左心房相连，肺静脉入左心房；右侧心室面较光滑，为形态学左心室（MLV），与右心房相连。流出道切面（图 B）显示肺动脉（MPA）发自于形态学左心室，主动脉（AAO）发自于形态学右心室，主动脉和肺动脉的起始部平行排列，主动脉位于肺动脉的左前方，且室间隔上部连续性回声中断（VSD）。血流动力学得以纠正。标本解剖心脏腹侧观（图 C），主动脉与肺动脉平行排列，主动脉位于肺动脉左前方。沿着前室间沟的左侧切开心室及主动脉前壁（图 D）显示心室内膜面较粗糙，心尖部可见调节束，为形态学右心室，主动脉发自该心室，可见室间隔上部缺损。沿着前室间沟的右侧切开心室及肺动脉前壁（图 E）显示心室内膜面较光滑，为形态学左心室（MLV），肺动脉（MPA）发自该心室。LA. 左心房；RA. 右心房；SP. 脊柱；L. 左侧；R. 右侧；DAO. 降主动脉

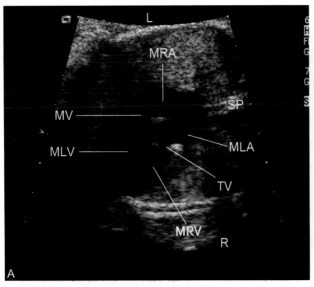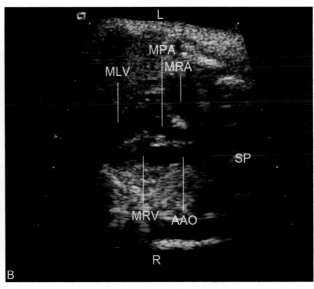

图 8-4-66　矫正型大动脉转位（IDD），内脏反位，右位心

　　31周胎儿，四腔心切面（图A）显示心尖指向右侧，心房反位，心室右襻，房室连接不一致，位于右侧的心房为形态学左心房（MLA），内有卵圆孔瓣的活动，肺静脉汇入该心房，与形态学右心室相连；位于左侧的心房为形态学右心房（MRA），与形态学左心室（MLV）相接。心室流出道切面（图B）显示主动脉（AAO）发自形态学右心室（MRV）、肺动脉（MPA）发自形态学左心室，两者起始部平行排列，主动脉位于肺动脉的右前方。SP. 脊柱；TV. 三尖瓣；MV. 二尖瓣

两大动脉平行排列，动脉起始部的交叉关系消失，主动脉位于肺动脉的右前方（图8-4-66B）。

　　③ 3VV切面：因不同类型矫正型大动脉转位的上纵隔大动脉排列关系不一样，SLL型：自左向右排列为：主动脉、肺动脉、上腔静脉，而主动脉位于肺动脉左前方；IDD型：自左向右排列为：上腔静脉、肺动脉、主动脉，而主动脉位于肺动脉的右前方。

　　④ 40%~50%合并右心室流出道梗阻、60%~70%合并室间隔缺损、90%合并三尖瓣结构异常（瓣膜发育不全、三尖瓣骑跨、埃布斯坦综合征等）、20%~30%合并完全性心脏传导阻滞等。

　　【临床处理及预后】

　　完全型大动脉转位的自然病程预后较差。有学者报道665例未治疗的此畸形病例研究，28.7%于出生后1周内死亡，51.6%于出生后1个月内死亡，70%于出生后6个月内死亡，89.3%于1岁内死亡，22岁以内全部死亡。合并室间隔缺损的病例早期生存率较不合并室间隔缺损者高。完全型大动脉转位手术死亡率为2%~5%，晚期死亡率为2%，再手术率为5%，5年生存率为82%~91%，长期随访左、右心室功能良好和心律失常少。

　　矫正型大动脉转位未合并其他畸形者，10%~15%预后较好，在婴儿和儿童时无症状，直到40岁时分别有40%出现左侧三尖瓣关闭不全和完全性心脏传导阻滞，部分病例可出现心力衰竭，也有少数

病人活到老年无症状。Negle报道了1例45岁矫正型大动脉转位未合并其他畸形，发生解剖右心室衰竭而死亡，可能由于此畸形的解剖右心室不能更长时间承受体循环的压力负荷所致。Wieberson报道了6例生存至40岁，其中寿命位最长者为73岁。手术主要采用双调转术，手术时机选在婴幼儿时期，手术死亡率为7.1%，右心室功能和三尖瓣关闭不全明显改善。

（八）法洛四联症

　　法洛四联症（tetralogy of Fallot）属于心室圆锥发育异常，包括4种病理变化的一组复杂心内畸形：对位异常的室间隔缺损、漏斗部在内的右心室流出道阻塞、主动脉骑跨及继发性右心室壁肥厚。分为单纯和复杂2类，前者为法洛四联症伴肺动脉瓣狭窄，后者则包括法洛四联症伴肺动脉闭锁、法洛四联症伴肺动脉瓣缺如和法洛四联症合并完全性房室间隔缺损。这里主要叙述法洛四联症伴肺动脉狭窄。法洛四联症伴肺动脉闭锁和法洛四联症伴肺动脉瓣缺如见相关章节。

　　【畸形特征】

　　法洛四联症的胚胎学基础是圆锥动脉干发育异常，第一，圆锥动脉干的正常扭转运动不充分，约在胚胎22d圆锥-心室连接部开始扭转运动，主动脉瓣向肺动脉瓣的左、后、下移动。如果这一发育进程不完全以至主动脉未能完全与左心室相沟通，

而是骑跨于室间隔之上和左、右心室均相通。第二，圆锥动脉干的分隔不均匀，肺动脉直径小于主动脉直径。第三，圆锥间隔未能与膜部室间隔及肌部室间隔共同闭合室间孔，形成一个对位异常的室间隔缺损。

本症主要特征有：肺动脉狭窄，主动脉根部增宽右移骑跨，对位不良的室间隔缺损，因肺动脉狭窄而导致右心室肥厚。肺动脉狭窄包括漏斗狭窄或同时合并肺动脉瓣狭窄，也可能合并肺动脉主干或分支的狭窄。由于漏斗部也同时狭窄，因此，临床上看不到肺动脉的狭窄后扩张。部分胎儿可合并动脉导管缺如。主动脉骑跨，圆锥隔向右前方偏移，

使主动脉骑跨于室间隔之上，与左、右心室相通。右移后的主动脉瓣环仍与二尖瓣保持不同程度的纤维连接。室间隔缺损，大部分位于主动脉瓣下，相当于正常心脏右心室漏斗部隔束的位置，即位于膜部间隔之前，肌部间隔之上，主动脉瓣之下和肺动脉瓣之后方。右心室肌厚，胎儿时期右心室肥厚可不明显，出生后右心室壁才逐渐增厚（图 8-4-68）。

【超声诊断】

（1）四腔心切面 70% 病例表现可正常（图 8-4-69A），右心室壁肥厚和心功能不全在胎儿期很少见，室间隔缺损较大时，在此切面上可显示。

（2）左心室流出道切面：膜周部室间隔缺损，

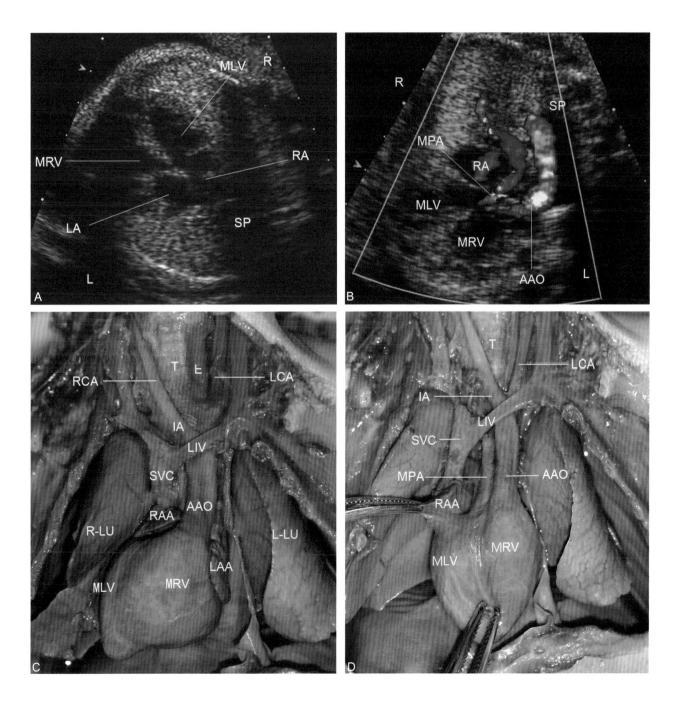

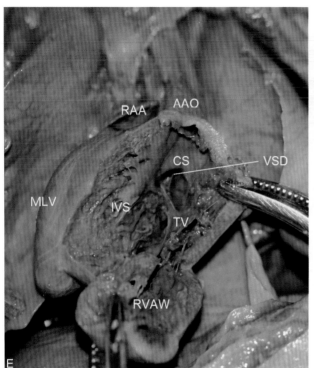
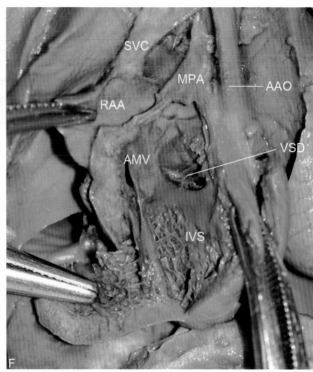

图 8-4-67　矫正型大动脉转位（SLL 型）（右旋心、室间隔缺损等多发畸形）

　　31 周胎儿，四腔心切面（图 A）显示心尖指向右侧，心房正位，心室左襻，房室连接不一致，位于右侧的心室为形态学左心室（MLV），与右心房（RA）相连；位于左侧的心室为形态学右心室（MRV），与左心房（LA）相接。心室流出道切面彩色多普勒（图 B）显示主动脉（AAO）发自形态学右心室、肺动脉（MPA）发自形态学左心室，两者起始部平行排列，主动脉位于肺动脉的左前方。标本解剖心脏腹侧观（图 C）显示心尖指向右侧，心房正位，心室左襻，房室连接不一致，主动脉位于前方。把心尖向左侧牵拉（图 D）显示主动脉位于肺动脉左前方。沿着前室间沟的左侧切开左侧心室（图 E）显示心室内膜面较粗糙，心尖部可见调节束，为形态学右心室，主动脉发自该心室，可见室间隔上部缺损。沿着前室间沟的右侧心室（图 F）显示心室内膜面较光滑，为形态学左心室，肺动脉发自该心室，二尖瓣前瓣（AMV）与肺动脉后壁为纤维连接。SP. 脊柱；TV. 三尖瓣；MV. 二尖瓣；LAA. 左心耳；RAA. 右心耳；L-LU. 左肺；R-LU. 右肺；IA. 无名动脉；RCA. 右颈总动脉；LCA. 左颈总动脉；SVC. 上腔静脉；RVAW. 右心室前壁；CS. 室上嵴；VSD. 室间隔缺损；IVS. 室间隔

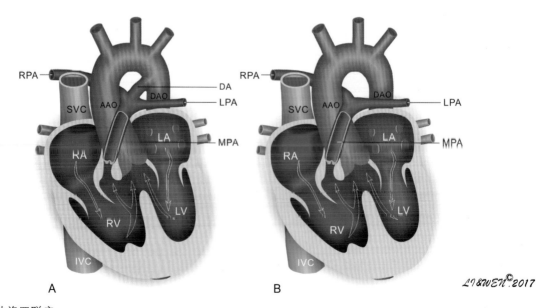

图 8-4-68　法洛四联症

　　A. 法洛四联症，动脉导管存在；B. 法洛四联症，动脉导管缺如。AAO. 升主动脉；MPA. 主肺动脉；RA. 右心房；LA. 左心房；RV. 右心室；LV. 左心室；DA. 动脉导管；SVC. 上腔静脉；LPA. 左肺动脉；RPA. 右肺动脉；IVC. 下腔静脉

主动脉前壁与室间隔连续性中断，主动脉增宽并骑跨在室间隔之上（图 8-4-69B），彩色多普勒显示左心室血液及右心室部分血液同时射入主动脉内，从而出现室水平右向左分流（图 8-4-69C）。

（3）右心室流出道切面及心底短轴切面

①漏斗部狭窄：狭窄呈局限型或弥漫型。局限型：右心室流出道内显示局限性环状隆起的异常肌束或隔膜，狭窄远端与肺动脉瓣之间易形成第三心室；频谱多普勒可检测到血流速度增高。弥漫型：右心室流出道内室壁肌肥厚、流出道变窄呈管状，血流速度无明显增高（图 8-4-69D、E）。

②肺动脉瓣膜狭窄：肺动脉瓣回声增强增厚，启闭运动受限，肺动脉瓣上扩张，频谱多普勒可检测到血流速度增高；同时合并漏斗部狭窄时，二维超声可无肺动脉干狭窄后扩张的特征。

③瓣环、肺动脉干及其分支均狭窄：频谱多普勒检测血流速度无明显增高。

（4）3VV 切面：在此切面上主要观察肺动脉与主动脉内径大小、比值（图 8-4-69F）。主动脉内径／主肺动脉内径比值为 1.7∶1 宜手术，比值愈小，表明主肺动脉发育愈好。

（5）用 McGoon 比值反映肺动脉分叉远端狭窄程度是比较实用的指标，即心包外左、右肺动脉直径之和除以膈肌平面降主动脉直径。McGoon 比值正常值＞ 2.0，法洛四联症患儿 McGoon 比值＞ 1.2 可考虑行一期根治术。

【临床处理及预后】

3%～6% 法洛四联症合并肺动脉瓣缺如，11%～34% 法洛四联症有染色体 22q11 微缺失。当存在右位主动脉弓和肺动脉瓣缺如或闭锁时，染色体 22q11 微缺失发生率更高。法洛四联症可合并 21 三体、Melnick-Needles 综合征、Adams-Oliver

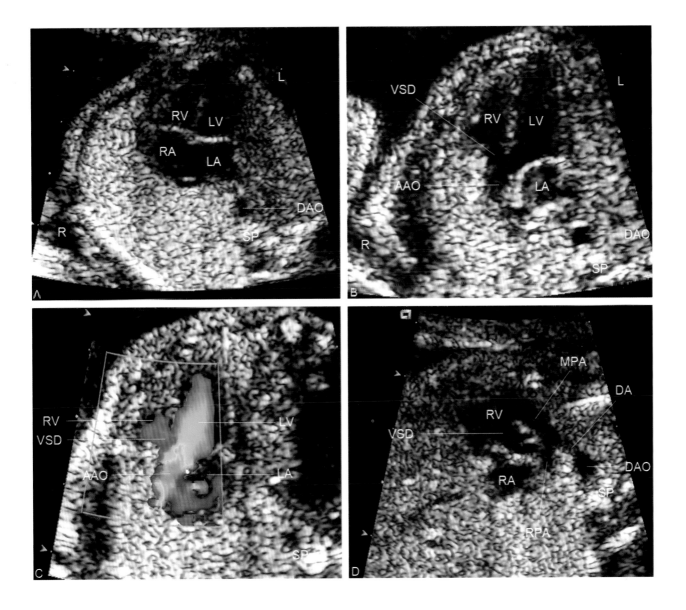

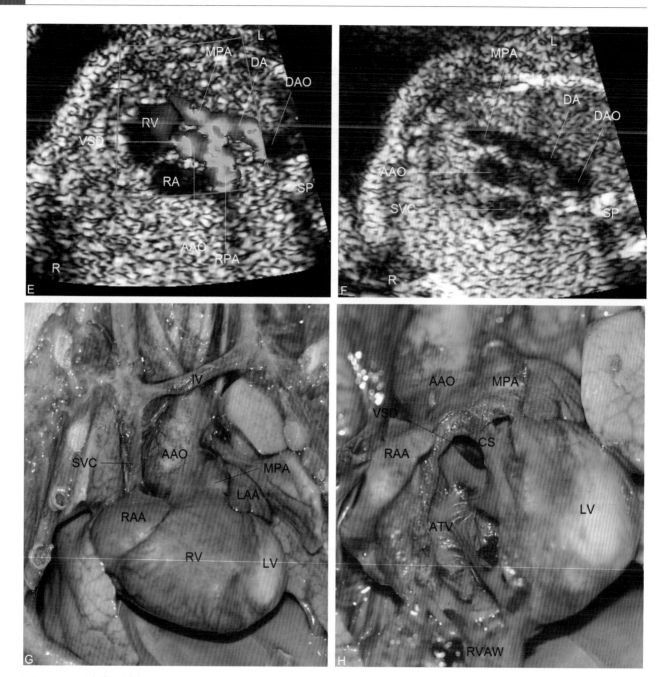

图 8-4-69　法洛四联症

　　23 周胎儿，四腔心切面（图 A）显示房室位置、大小、连接关系无明显异常。左心室流出道切面二维（图 B）及彩色多普勒（图 C）显示室间隔缺损（VSD），主动脉（AAO）增宽并骑跨在室间隔上，左、右心室（LV、RV）均有血液射入增宽的主动脉中。心底短轴切面二维（图 D）及彩色多普勒（图 E）显示膜周部室间隔缺损，右心室流出道（RVOT）和肺动脉（MPA）狭窄，肺动脉内可见前向血流信号，但血流速度无明显增高。3VV 切面（图 F）显示肺动脉内径明显小于主动脉内径。标本解剖心脏腹侧观（图 G），肺动脉明显较主动脉小。室间隔右心室面观（图 H），右心室流出道狭窄，肺动脉狭窄，嵴（CS）下型室间隔缺损（VSD）和主动脉骑跨。DA. 动脉导管；SP. 脊柱；RPA. 右肺动脉；DAO. 降主动脉；LA. 左心房；RA. 右心房；R. 右侧；L. 左侧；LAA. 左心耳；RAA. 右心耳；SVC. 上腔静脉；IV. 无名静脉；CS. 室上嵴；RVAW. 右室前壁；ATV. 三尖瓣前瓣

综合征、腹肌发育缺陷综合征、CHARGE 综合征等。

　　妊娠期产前超声监测胎儿是否出现心力衰竭、水肿。新生儿密切监护。出生后根据血氧饱和度及产后超声心动图情况，决定是否需要前列腺素 E1

来维持动脉导管开放。如果是肺动脉瓣闭锁或缺如者，则需要心导管进一步检查，明确肺动脉侧支及远端分支情况。手术时间通常选择在 1 岁以内。

　　本病在胎儿期和新生儿期均很少出现心力衰竭，若胎儿出现心力衰竭、水肿，则预后差。有研

究报道，本病手术后 30 年生存率约 90%，94% 的存活者心功能 Ⅰ～Ⅱ级。也有约 12% 的病人需再次手术。其他远期并发症有肺动脉瓣功能不全、心律失常、猝死等。法洛四联症可合并有心外畸形如脐膨出、膈疝，其预后与合并畸形有关，也可伴发于染色体畸形，如 21 三体、18 三体、13 三体等，预后差。

本病多为散发病例，是多基因遗传病。既往分娩 1 例法洛四联症患儿，下次妊娠的再发风险为 2.5%；既往分娩 2 例法洛四联症患儿，下次妊娠的再发风险为 8%；如果母体为法洛四联症患者，再发风险为 2.5%；如果胎儿父亲为法洛四联症者，则再发风险为 1.5%。也有个别报道认为本病为常染色体显性遗传。

（九）肺动脉瓣缺如综合征

肺动脉瓣缺如综合征（absent pulmonary valve syndrome，APVS）是指肺动脉瓣先天性瓣叶缺如或严重发育不良的一组疾病，是一种极为少见的先天性心脏畸形，占先天性心脏病 0.1%～0.2%。肺动脉瓣缺如很少单独存在（占 2.4%），约 3/4 病例伴法洛四联症，常合并动脉导管缺如，但不是绝对的特征。1846 年由 Chevers 首先描述以来，国际上仅有近 400 余例报道。

【畸形特征】

基本病理特点是肺动脉瓣先天性缺如或严重发育不良和肺动脉瓣环狭小，肺动脉瓣环远端主干及分支呈瘤样扩张，范围可延伸至单侧或双侧的肺动脉二级分支。其病因不甚明确。有学者认为其发育异常可能与胚胎期第 6 对主动脉弓发育异常有关，第 6 对主动脉弓远端不发育导致动脉导管缺如，而胚胎期肺循环阻力极高，右心室和肺动脉血不能通过动脉导管进入降主动脉进行减压，亦难通过肺小动脉进入肺静脉，从而导致肺动脉容量负荷增加和压力增高，血流只能通过肺动脉返回右心室，血液反复来回冲击肺动脉瓣口，导致肺动脉瓣无法发育和肺动脉及其分支明显扩张。上述改变亦导致右心室压力明显增高，大部分血流只能通过室间隔进入左心室，使室间隔亦不能正常发育融合而形成较大的室间隔缺损（图 8-4-70）。

肺动脉瓣缺如合并右心发育不良时，由于右心室内血流量明显减少，肺动脉及其分支不仅不扩张，反而狭窄，如果三尖瓣存在带孔的膜状闭锁时，其右心系统血流动力学与正常相反，表现为主动脉血液通过动脉导管进入肺动脉内，肺动脉部分血液进入右心室内，右心室血液部分通过膜状闭锁三

尖瓣的小孔进入右心房内，由于左心系统需要全身血流供应，导致左心系统增大（图 8-4-70E）。

【超声诊断】

肺动脉瓣缺如的多数病例表现为右心系统明显增大，主肺动脉及左、右肺动脉明显扩张等。主要超声表现如下。

（1）四腔心切面：心脏出现形态学的改变较早，先出现右心增大，三尖瓣重度反流，接着出现全心增大，心室壁增厚，如果存在室间隔缺损时，心脏形态改变表现为全心增大（图 8-4-71A）。

（2）右心室流出道：肺动脉瓣处可表现为一环状膜样强回声摆动，膜状回声位于肺动脉管腔周边，不能达肺动脉中央，舒张期膜样回声在管腔中央不能汇合，收缩期膜样回声亦不能贴壁；或表现为肺动脉瓣环处管腔内无任何瓣膜样结构回声，主肺动脉及左、右肺动脉均明显扩张，彩色多普勒显示大量血液随着心脏收缩、舒张在右心室和肺动脉间在来回运动，做无效循环（图 8-4-71C、D、E、F），表现为典型的"进出征"。

（3）左心室流出道切面：3/4 APVS 病例伴法洛四联症，左心室流出道切面表现主动脉骑跨在室间隔缺损上（图 8-4-71B），由于右心室无效循环，右向左分流增大，左心室负荷加重，左心室血流量也相应增大，主动脉速度较正常增高，常 > 1.2 m/s。

（4）3VV 切面：表现主肺动脉、左、右肺动脉均明显扩张，升主动脉亦可扩张。

（5）3VT 切面：动脉导管存在时，表现主肺动脉、动脉导管及主动脉弓均明显扩张，主肺动脉内出现舒张期来自动脉导管反向血流；动脉导管缺如时，不能显示动脉导管与降主动脉相连，此时升主动脉、主动脉弓可不扩张（图 8-4-71G）。

（6）APVS 常常合并动脉导管缺如，此时仅表现主肺动脉及左、右肺动脉扩张，主动脉扩张不明显（图 8-4-71）。动脉导管存在时，由于肺动脉内大量血液收缩期通过动脉导管进入主动脉内，舒张期主动脉大量血液通过动脉导管反流入肺动脉内，大量血液在右心室、肺动脉及主动脉三者间回来做无效循环，导致主肺动脉、左、右肺动脉及主动脉均明显扩张。

少数病例合并右心室发育不良和室间隔完整时（图 8-4-72），出现与上述情况完全不同的超声表现和血流动力学改变。四腔心切面表现为右心室明显缩小，三尖瓣呈膜状强回声，无启闭运动，彩色多普勒显示三尖瓣无前向血流，而瓣口中央处细小高

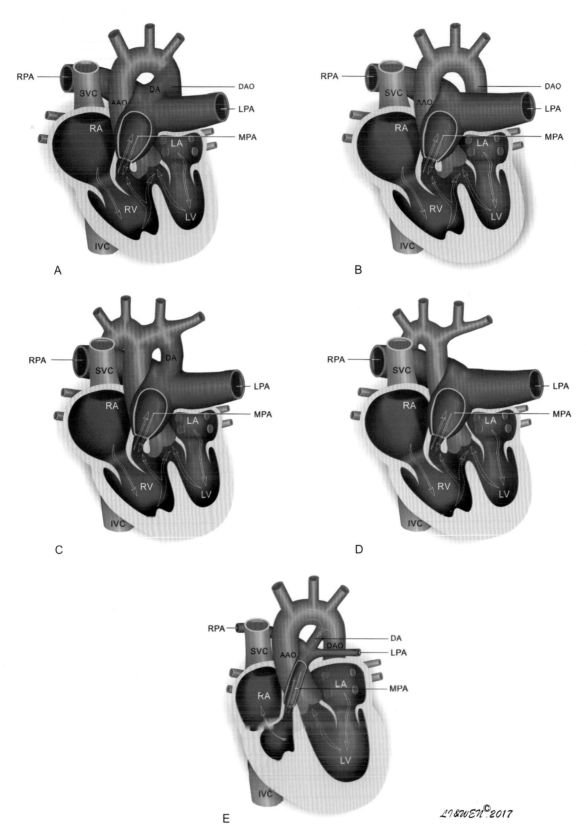

图 8-4-70 肺动脉瓣缺如综合征

A. 左位主动脉弓，左位动脉导管；B. 左位主动脉弓，动脉导管缺如；C. 右位主动脉弓，左位动脉导管，动脉导管与左无名动脉或左锁骨下动脉相连接；D. 右位主动脉弓，动脉导管缺如；E. 右心发育不良，三尖瓣带孔的膜状闭锁。SVC. 上腔静脉；IVC. 下腔静脉；RA. 右心房；LA. 左心房；RV. 右心室；LV. 左心室；MPA. 主肺动脉；AAO. 升主动脉；DAO. 降主动脉；LPA. 左肺动脉；RPA. 右肺动脉

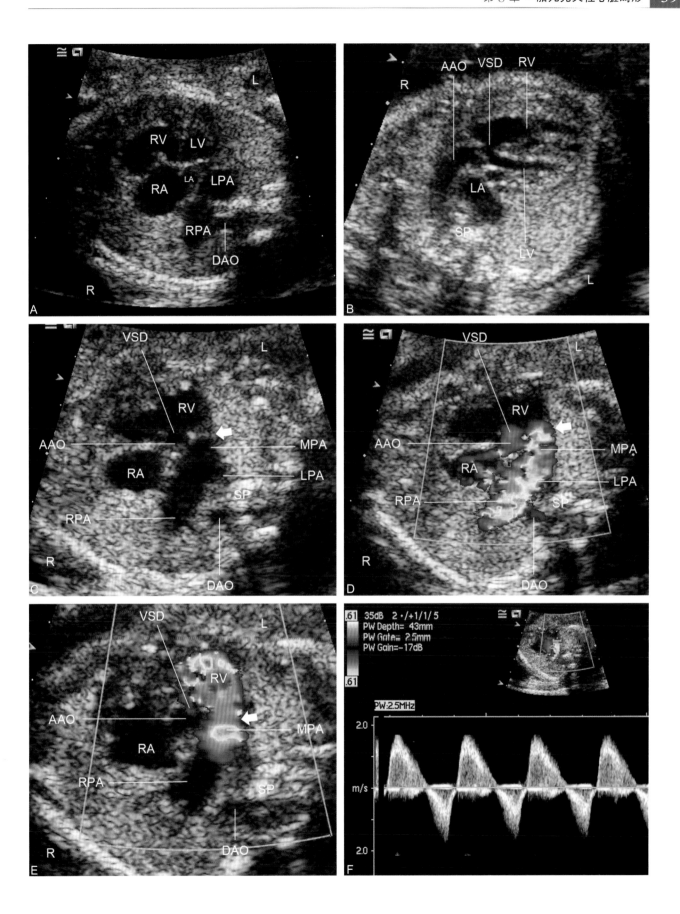

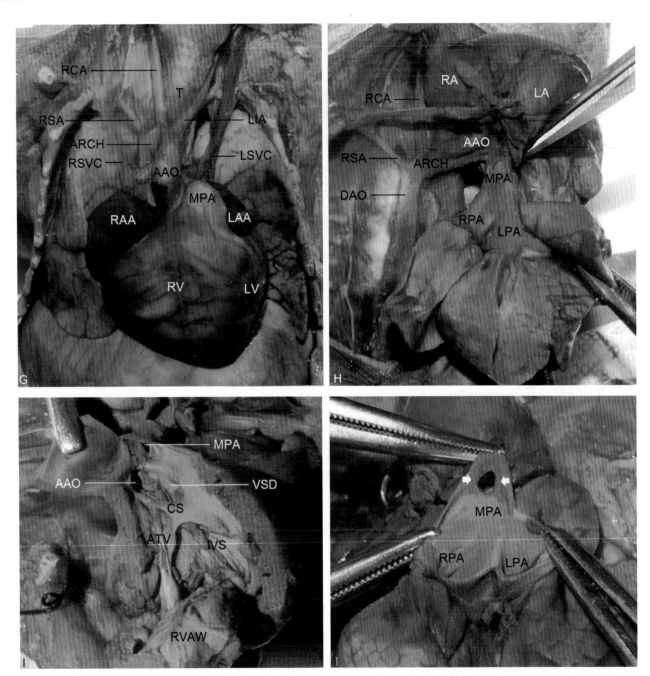

图 8-4-71　肺动脉瓣缺如综合征

　　24 周胎儿，四腔心切面（图 A）显示右心房（RA）及右心室（RV）均明显增大，心脏轴明显左偏，左心房（LA）明显受压变小后方可见明显扩张的左、右肺动脉（LPA、RPA）。左心室流出道切面（图 D）显示室间隔上部缺损（VOD），升主动脉（AAO）内径正常。心底短轴切面（图 C）显示室间隔缺损及明显扩张的主肺动脉（MPA），主肺动脉起始部内未见明显的肺动脉瓣回声。心底短轴切面彩色多普勒收缩期（图 D）和舒张期（图 E）显示肺动脉内收缩期血液从右心室内射向肺动脉（图 D），舒张期则几乎以相同的速度从肺动脉内反流入右心室内（图 E），使大量血液在右心室和肺动脉之间做无效循环，是典型"进出征"改变。肺动脉瓣环频谱多普勒（图 F）更清楚地说明了这一无效循环，血流在右心室与肺动脉内来回往返，呈典型双期双向血流频谱。标本解剖心脏腹侧面观（图 G），右心室流出道漏斗部及主肺动脉明显扩张，升主动脉及主动脉弓不扩张，主动脉弓自气管的右侧向右降（右位主动脉弓），发出第一分支为左无名动脉（LIA），动脉导管缺如，可见左、右上腔静脉（LSVC、RSVC）。将心脏向上翻起（图 H）显示主肺动脉，左、右肺动脉（LPA、RPA）明显扩张，右位主动脉弓，肺动脉与主动脉间未见动脉导管。室间隔（IVS）右心室面观（图 I），嵴（CS）内型室间隔缺损。肺动脉瓣环俯瞰图（图 J），肺动脉瓣环处无肺动脉瓣（箭头所示），但瓣环相对狭窄。RAA. 右心耳；LAA. 左心耳；LV. 左心室；ATV. 三尖瓣前瓣；RVAW. 右心室前壁；RCA. 右颈总动脉；RSA. 右锁骨下动脉；SP. 脊柱；L. 左侧；R. 右侧；T. 气管；ARCH. 主动脉弓；DAO. 降主动脉

速反流束，该反流持续整个心动周期。左心系统明显增大。右心室流出道切面表现为肺动脉内径狭窄，肺动脉瓣口处无肺动脉瓣回声，彩色多普勒及频谱多普勒显示肺动脉内为双期双向血流，舒张期的反向血流量明显大于收缩期的前向的血流量，多余的反向血流量导致右心室压力增高，导致三尖瓣启闭运动明显受限，三尖瓣出现严重反流，右心室持续高压状态可导致三尖瓣呈有孔状闭锁，同时出现（图8-4-72B、C）三尖瓣无前向血流，反流持续整个心动周期。笔者遇到过 1 例 12 周的病例，14 周时复查时出现上述声像改变。

【临床处理及预后】

APVS 预后较差，婴幼儿期手术处理较困难，20 世纪 70 年代肺动脉瓣缺如伴法洛四联症根治手术的死亡率高达 60% 以上。过去不少学者主张对伴心内缺损者先行姑息性手术以缓解呼吸道症状，但死亡率仍较高。随着先心纠治水平和术后监护水平

的提高，目前对肺动脉瓣缺如伴心内缺损患儿的治疗原则是早期手术根治，目前在各大心脏外科中心，APVS 手术成功率在 95% 以上。

（十）右心室双出口

右心室双出口（double outlet right ventricle）指两大动脉完全起源于右心室，或一大动脉完全起源于右心室、另一大动脉大部分起源于右心室，室间隔缺损是左心室唯一出口。

【畸形特征】

右心室双出口的种类堪称先天性心脏病之最，典型右心室双出口为两大动脉完全起源于右心室，室间隔缺损是左心室唯一出口，主动脉瓣与二尖瓣间无纤维连接。右心室双出口的主动脉与肺动脉排列关系和走行复杂多变，主动脉可围绕肺动脉呈360°方位排列，以下 4 种排列关系为常见：两大动脉并列、大动脉右转位、大动脉左转位、两大动脉

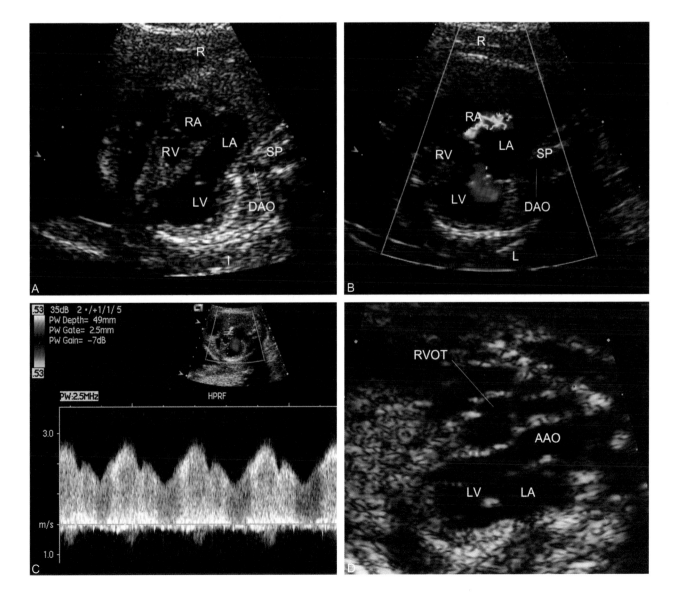

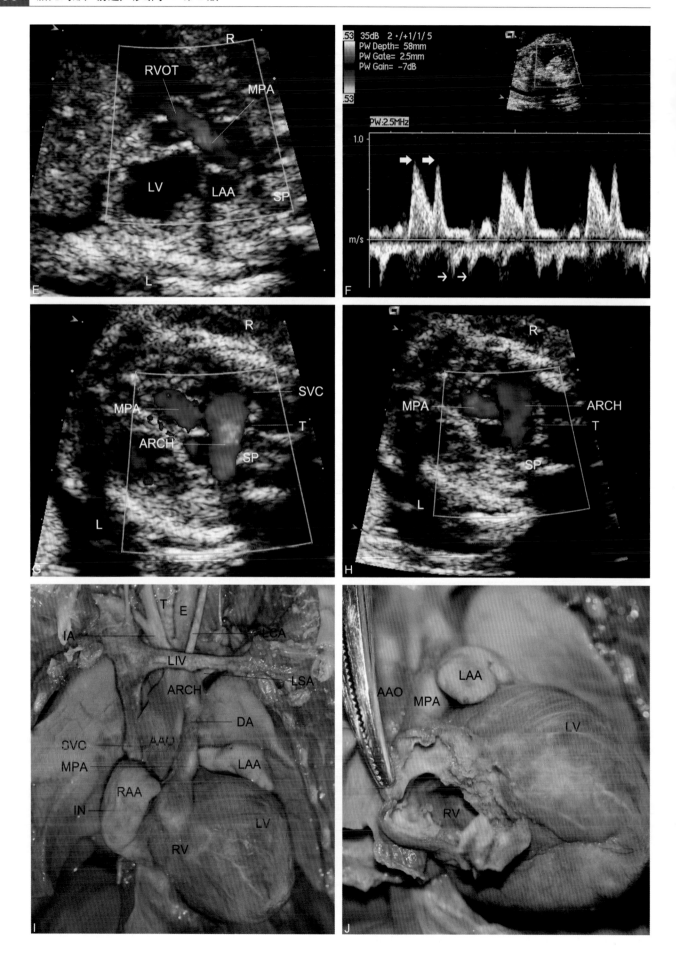

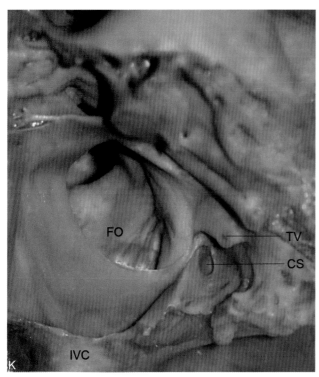
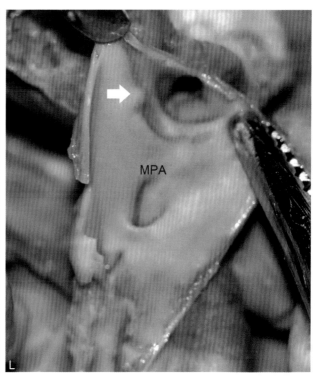

图 8-4-72　肺动脉瓣缺如合并右心室发育不良

　　四腔心切面二维（图 A）及彩色多普勒（图 B）舒张期显示左、右心室明显不对称，右心室（RV）明显较左心室（LV）小，三尖瓣呈膜状强回声，无启闭运动，彩色多普勒显示三尖瓣无前向血流，而瓣口中央处细小高速反流束，该反流持续整个心动周期。频谱多普勒（图 C）取样容积置于三尖瓣瓣口处，可探及连续性高速反流频谱，最大反流速度为 2.9 m/s。左心室流出道切面（图 D）显示主动脉（AAO）发自左心室，右心室细小，右心室流出道（RVOT）局部向外突起。右心室流出道切面舒张期（图 E）显示肺动脉（MPA）内径狭窄，肺动脉瓣口处无肺动脉瓣回声，肺动脉内反流束直接达右心室流出道，受反流束冲击右心室流出道向外突出，该处肌壁明显变薄。脉动脉频谱多普勒（图 F）显示肺动脉内收缩期为前向的双峰频谱（细箭头所示），舒张期为反向的双峰频谱（粗箭头所示），反向血流的速度和流量均大于前向血流。3VT 切面收缩期（图 G）及舒张期（图 H）彩色多普勒显示收缩期肺动脉内有前向血流，舒张期肺动脉内为反向血流。标本解剖心脏腹侧面观（图 I），右心室流出道漏斗部（IN）局部向外突起，肺动脉（MPA）明显狭窄。切开右心室漏斗部（图 J），该处心内膜明显增厚，颜色为灰白色。切开右心室前壁，右心室（RV）腔内细小。房间隔右房面观（图 K），三尖瓣（TV）膜状闭锁，中央有小孔结构，探针穿过该孔可通入右心室内。肺动脉至瓣环鸟瞰图（图 L），肺动脉瓣环处无瓣膜结构（箭头所示）。RAA. 右心耳；LAA. 左心耳；IA. 无名动脉；LCA. 左颈总动脉；LSA. 左锁骨下动脉；FO. 卵圆孔瓣；CS. 冠状静脉窦；IVC. 下腔静脉；SVC. 上腔静脉；T. 气管；E. 食管；DA. 动脉导管；ARCH. 主动脉弓；RA. 右心房；LA. 左心房；R. 右侧；L. 左侧；SP. 脊柱

关系接近正常（图 8-4-73）。室间隔缺损与大动脉的关系也有 4 种类型（图 8-4-74），即室间隔缺损位于主动脉瓣下、肺动脉瓣下、靠近两条大动脉、远离两条大动脉。陶-宾综合征是右心室双出口的一种特殊类型，其主动脉完全起源于右心室，肺动脉瓣下室间隔缺损，肺动脉完全或大部分起源于右心室，并有肺动脉瓣与二尖瓣纤维连接。

　　右心室双出口合并肺动脉狭窄较常见，如果合并有严重主动脉瓣或瓣下狭窄时，则易合并主动脉弓缩窄和主动脉弓中断。右心室双出口还易合并其他心内畸形，主要有：房室间隔缺损、二尖瓣闭锁、一侧心室发育不良、完全型肺静脉异位引流等。右心室双出口是最易发生心外畸形和染色体异常的严重心脏畸形之一，特别是迪格奥尔格综合征和 18 三体。

【超声诊断】

　　（1）四腔心切面：表现可正常（图 8-4-76A），也可为左、右心室不对称，常为左心室小于右心室。室间隔缺损较大时，表现为室间隔上部连续性回声中断（图 8-4-77A）。

　　（2）心室流出道切面：左心室与主动脉连接缺如，左心室流出道不能显示，左心室的唯一出口为室间隔缺损。主动脉及肺动脉完全或大部分起始于右心室，主动脉及肺动脉起始部多呈平行排列，而主动脉与肺动脉排列关系和走行复杂多变，主动脉可围绕肺动脉呈 360° 方位排列，以下 4 种排列关系为常见：①主动脉与肺动脉并列，主动脉多位于肺动脉的右侧，主动脉瓣下和肺动脉瓣下双圆锥，无主动脉后壁与二尖瓣纤维连接（图 8-4-75）；②主

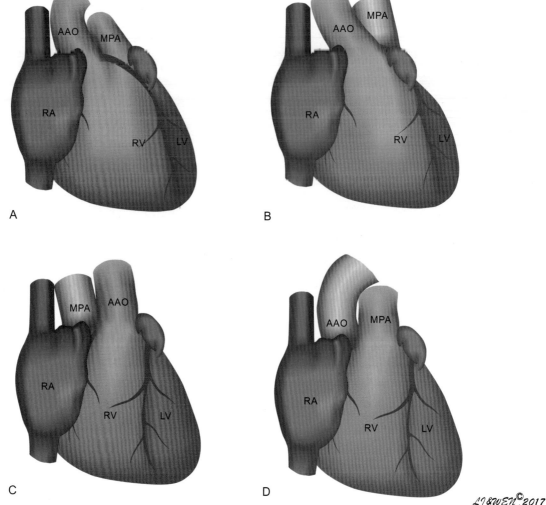

图 8-4-73　右心室双出口常见大动脉排列关系

A. 主动脉及肺动脉左右并列，主动脉位于肺动脉的右侧；B. 主动脉位于肺动脉右前方；C. 主动脉位于肺动脉左前方；D. 主动脉位于肺动脉右后方。RV. 右心室；LV. 左心室；RA. 右心房；MPA. 主肺动脉；AAO. 升主动脉

动脉位于肺动脉的右前方，主动脉瓣下和肺动脉瓣下双圆锥，无主动脉后壁与二尖瓣纤维连接；③主动脉位于肺动脉的左前方，主动脉瓣下圆锥或主动脉瓣下和肺动脉瓣下双圆锥，无主动脉后壁与二尖瓣纤维连接（图 8-4-77）；④主动脉位于肺动脉的右后方，肺动脉瓣下圆锥，如果主动脉完全发自右心室时，主动脉瓣下可有圆锥，如果主动脉是大部分骑跨在室间隔之上，主动脉的后壁与二尖瓣的前瓣可存在纤维连接；⑤陶-宾综合征心脏畸形：主动脉完全起源于右心室，有肺动脉瓣下室间隔缺损，肺动脉完全或大部分起源于心室（图 8-4-76）。

（3）彩色多普勒：室间隔缺损位于主动脉瓣下时，左心室射血经室间隔缺损直接射入主动脉内；室间隔缺损位于肺动脉瓣下时，左心室射血经室间隔缺损直接射入肺动脉内（图 8-4-76B、C）；室间隔缺损远离主动脉及肺动脉瓣时，左心室射血经室

间隔缺损分别进入主动脉和肺动脉内。

（4）大动脉短轴切面：可以直观地评价主动脉和肺动脉的位置关系。

（5）3VV 切面：主要了解上纵隔内大血管排列关系和内径相对大小，大血管的排列关系可表现为正常（自左向右排列依次为肺动脉、主动脉、上腔静脉）（图 8-4-77D），也可表现为异常（自左向右排列依次为主动脉、肺动脉、上腔静脉）。可有主动脉或肺动脉狭窄表现。

（6）3VT 切面：主要了解主脉弓、肺动脉、动脉导管、气管及上腔静脉位置关系、内径和数目，大血管的排列关系可表现为正常或异常（仅能显示主动脉弓、上腔静脉）。

（7）合并畸形：其他心脏血管畸形，如主动脉缩窄、房室间隔缺损、左心发育不良、右位主动脉弓、永存左上腔静脉等；染色体异常（21 三体、18 三体

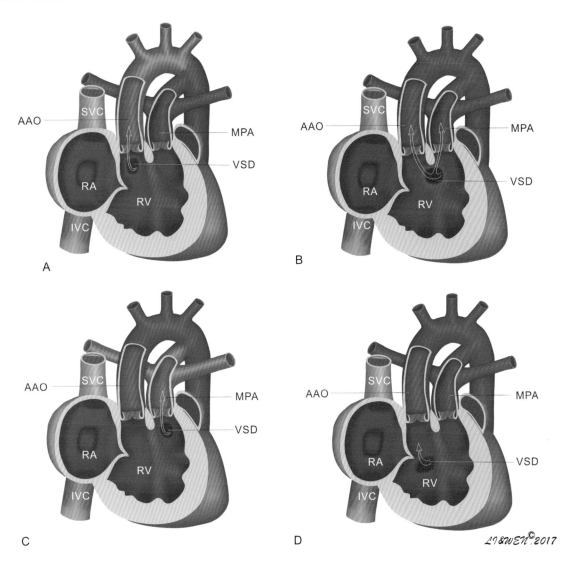

图 8-4-74 右心室双出口与室间隔缺损关系

A. 室间隔缺损位于嵴下，开口正对主动脉瓣下；B. 室间隔缺损位于嵴内，开口位于主动脉瓣下及肺动脉瓣下间；C. 室间隔缺损位于嵴上，开口正对肺动脉瓣下；D. 室间隔缺损距两大动脉距离较远。RV. 右心室；MPA. 主肺动脉；AAO. 升主动脉；IVC. 下腔静脉；SVC. 上腔静脉；VSD. 室间隔缺损；RA. 右心房；白色箭头示左心室血流经室间隔缺损处射入大动脉的主要血流方向

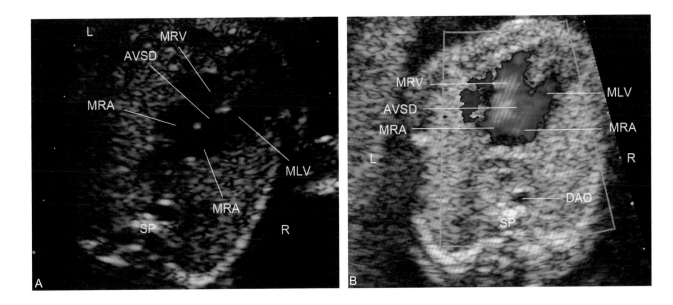

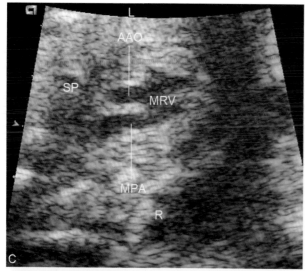

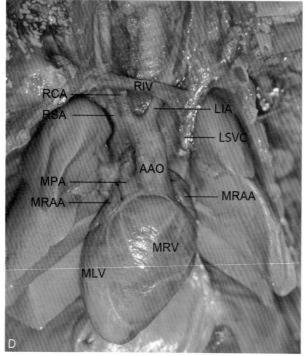

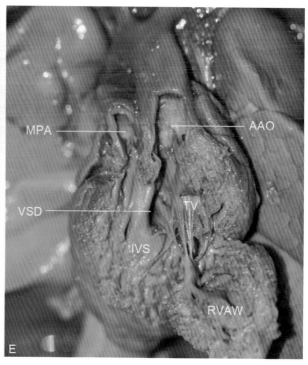

图 8-4-75　右心室双出口、房室间隔缺损、右心房异构

23 周胎儿，四腔心切面二维（图 A）及彩色多普勒（图 B），心尖指向右侧，双侧心房均为形态学右心房（MRA），心室左襻，房间隔下部及室间隔上部连续性回声中断（AVSD），仅可见一组房室瓣回声，一股血流束通过共同房室瓣进入左、右心室内。右心室流出道切面（图 C）显示肺动脉（MPA）及主动脉（AAO）均发自形态学右心室（MRV），两者呈左、右并列关系，主动脉位于肺动脉左侧。标本解剖心脏腹侧观（图 D）及室间隔形态学右心室面观（图 E），心尖指向右侧，双侧心房均为形态学右心房（MRA），心室左襻，肺动脉及主动脉均发自形态学右心室，主动脉位于肺动脉左侧，室间隔缺损靠近主动脉瓣下。DAO. 降主动脉；SP. 脊柱；MRAA. 形态学右心耳；TV. 三尖瓣；IVS. 室间隔；RVAW. 右心室前壁；RIV. 右无名静脉；LSVC. 左上腔静脉；LIA. 左无名动脉；RCA. 右颈总动脉；RSA. 右锁骨下动脉

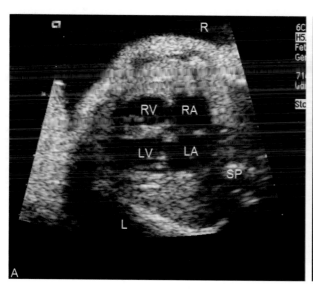

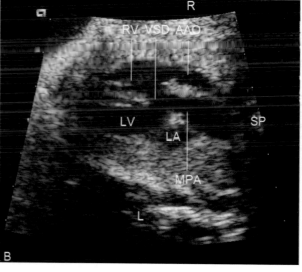

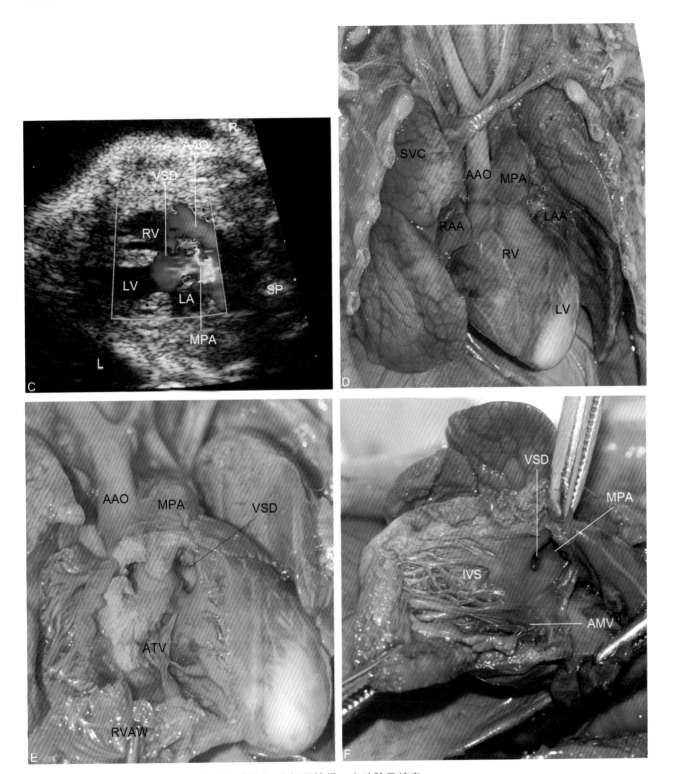

图 8-4-76　右心室双出口（陶 - 宾心脏畸形）、室间隔缺损、主动脉弓缩窄

23 周胎儿，四腔心切面（图 A）显示房室位置、大小、连接关系无明显异常。右心室流出道切面二维（图 B）及彩色多普勒（图 C）显示主动脉（AAO）及大部分的肺动脉（MPA）均发自右心室（RV），室间隔上部缺损（VSD），肺动脉骑跨在室间隔上，左心室血流通过室间隔缺损处进入肺动脉内。标本解剖心脏腹侧观（图 D）及室间隔右心室面观（图 E）显示主动脉及肺动脉均发自右心室，两者为左右并列关系，主动脉位于肺动脉右侧，主动脉稍小，室间隔缺损位于肺动脉瓣下。室间隔左心室面观（图 F）显示室间隔缺损，二尖瓣前叶（AMV）与肺动脉后壁为纤维连接延续。LA. 左心房；LV. 左心室；RA. 右心房；SP. 脊柱；LAA. 左心耳；RAA. 右心耳；ATV. 三尖瓣前瓣；IVS. 室间隔；RVAW. 右心室前壁

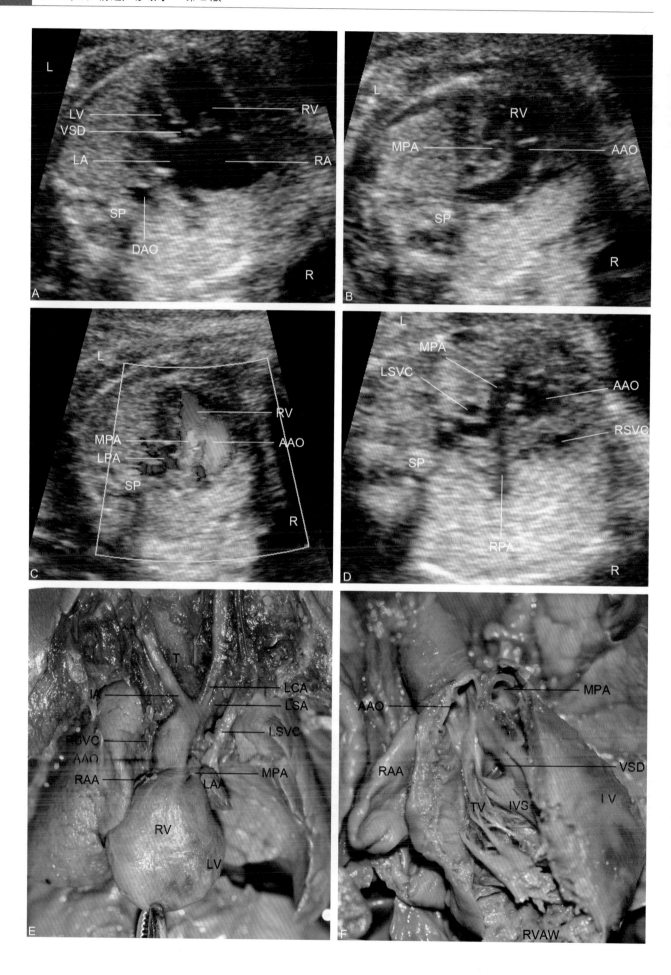

等）。

【临床处理及预后】

由于胎儿血循环的特殊性，胎儿宫内很少发生心力衰竭。早期手术死亡率约 10%。右心室双出口手术后 5~8 年生存率为 73%~88%，再次手术率为26%~42%。也有报道约 95% 的手术患者能够参加正常体力劳动且不需要药物治疗。

多数为散发病例。既往分娩 1 个右心室双出口患儿，下次妊娠的再发风险为 3%~4%。10%~15%的患儿伴有染色体异常。

（十一）永存动脉干

永存动脉干（common arterial trunk）为一种较罕见的先天性心血管畸形，占先天性心脏病 1%~2%，是原始动脉干的分隔发育过程中早期停顿，以致保存了胚胎期从心底部发出一大动脉，心室内血液经一组半月瓣直接供应体循环、肺循环和冠状循环，常合并动脉干下室间隔缺损。

【畸形特征】

在胚胎发育的第 3 及第 4 周，正常情况下动脉干间隔的发育将总动脉干分隔成升主动脉及主肺动脉，动脉干间隔由圆锥部向头端方向呈螺旋形生长，使升主动脉位于左后方，主肺动脉位于右前方，动脉干间隔与圆锥部的圆锥间隔相连，参与膜部室间隔的形成，关闭室间孔。如心球纵隔缺如或发育不全则形成室间隔的高位缺损，动脉干骑跨在室间隔缺损之上。动脉干的半月瓣常为 3 瓣，可有 2~6 个瓣叶畸形，动脉导管经常缺如，即使存在，功能上也不重要。肺动脉可从动脉干根部、主干部或弓部发出，甚至肺动脉不发育，肺循环的血液仅来自扩大的支气管动脉，故永存动脉干可有各种不同的类型，但不论何种类型，体循环、肺循环、冠状动脉的血液均来自动脉干。

永存动脉干的解剖分类，早期 Callett-Eedwards 将其分为 4 型（图 8-4-78）。

Ⅰ型：肺动脉总干起源于动脉干左侧。

Ⅱ型：左、右肺动脉分别起源于动脉干后方。

Ⅲ型：左、右肺动脉分别起源于动脉干的两侧。

Ⅳ型：左、右肺动脉分别起源于降主动脉。

Van Praugh 分类法也分为 4 型（图 8-4-79）。

A1 型相同于 Callett-Eedwards Ⅰ型。

A2 型是 Callett-Eedwards Ⅱ型和Ⅲ型的组合。

A3 型为单一起源动脉干的肺动脉，而动脉导管或侧支供应另一侧肺。

A4 型为永存动脉干合并主动脉弓中断。

Callett-Eedwards Ⅳ型很难与法洛四联症伴肺动脉闭锁，侧支供应肺循环的病例相鉴别，因此，目前更确切称为室间隔缺损、肺动脉闭锁伴侧支血管。

上述两种分类方法尚不能包括所有病例，作者在工作中还发现一些其他类型永存动脉干，如左肺动脉发自动脉干左侧壁，右肺动脉通过右动脉导管连于无名动脉，这种类型是 Van Praugh A3 型亚型。另一种类型是永存动脉干合并右位动脉弓时，出现双动脉导管连接左、右肺动脉，即左肺动脉通过左动脉导管连于左锁骨下动脉，右肺动脉通过右动脉导管连于主动脉弓远端下壁，此种类型很难归于上述两种分类方法中（图 8-4-80）。

【超声诊断】

（1）四腔心切面：由于永存动脉干的室间隔缺损多位于动脉干下，因此，四腔心切面可无明显异常表现；室间隔缺损表现为室间隔相应部位的回声连续性中断。如果合并其他心内结构异常时，出现相应声像改变。

（2）心室流出道切面：只能显示一组半月瓣，左、右心室只发出一条粗大的动脉干，一般伴室间隔缺损，动脉干骑跨（图 8-4-81A、图 8-4-83B、图 8-4-84B），可偏于一侧心室，也可由单心室发出（图 8-4-82B）。Ⅰ型（A1 型）和 A4 型易显示肺动脉，在半月瓣稍上方动脉干分出升主动脉和主肺动脉；前者一般在动脉干的后壁或侧壁发出，Ⅰ型（A1型）肺动脉常有狭窄，A4 型肺动脉粗大，而升主动脉狭小，其他类型的永存动脉干，在此切面上不能显示主肺动脉和左、右肺动脉。

图 8-4-77　右心室双出口（合并室间隔缺损、肺动脉狭窄、永存左上腔静脉等多发畸形）

23 周胎儿，四腔心切面（图 A）显示左、右心室明显不对称，左心明显较右心小，室间隔上部连续性回声中断（VSD）。右心室流出道二维（图 B）及彩色多普勒（图 C）显示主动脉（AAO）及肺动脉（MPA）均发自右心室（RV），主动脉位于肺动脉右侧，肺动脉内径明显狭窄。3VV 切面（图 D）显示肺动脉明显较主动脉小、左、右上腔静脉（LSVC、RSVC）。标本解剖心脏腹侧观（图 E）及室间隔右心室面观（图 F）显示主动脉及肺动脉均发右心室，两者呈左、右并列关系，主动脉位于肺动脉右侧，肺动脉明显狭窄，室间隔缺损（VSD）靠近主动脉瓣下。LA. 左心房；LV. 左心室；RA. 右心房；DAO. 降主动脉；SP. 脊柱；LAA. 左心耳；RAA. 右心耳；IA. 无名动脉；LCA. 左颈总动脉；LSA. 左锁骨下动脉；TV. 三尖瓣；IVS. 室间隔；RVAW. 右室前壁；L. 左侧；R. 右侧

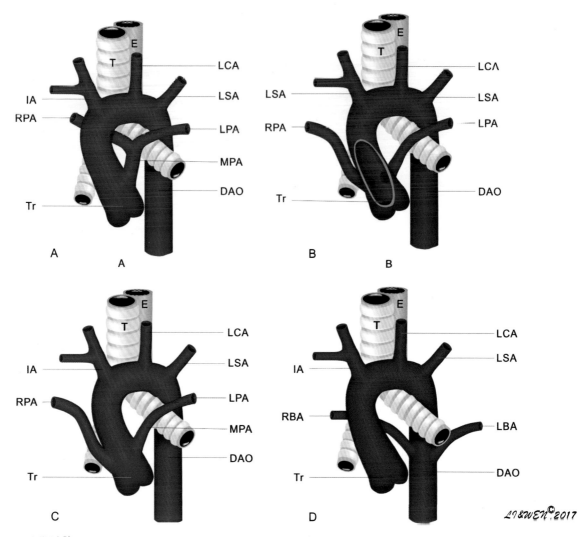

图 8-4-78 永存动脉干 Callett-Eedwards 分型

A．Ⅰ型：肺动脉总干起源于动脉干左侧；B．Ⅱ型：左、右肺动脉分别起源于动脉干后方；C．Ⅲ型：左、右肺动脉分别起源于动脉干的两侧；D．Ⅳ型：左、右肺动脉分别起源于降主动脉。Tr．动脉干；MPA．主肺动脉；LPA．左肺动脉；RPA．右肺动脉；IA．无名动脉；LCA．左颈总动脉；LSA．左锁骨下动脉；DAO．降主动脉；LBA．左支气管动脉；RBA．右支气管动脉；T．气管；E．食管

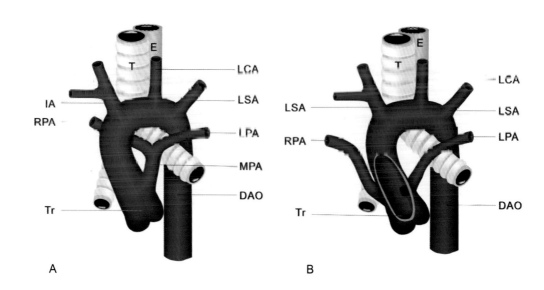

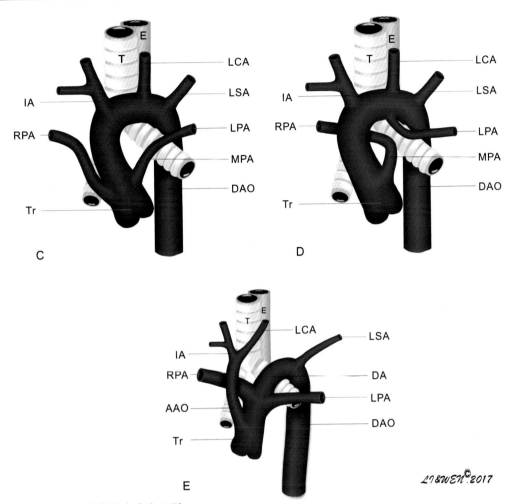

图 8-4-79　Van Praugh 分类法也分为 4 型

A．A1 型：相同于 Callett-Eedwards Ⅰ型；B．C．A2 型：是 Callett-Eedwards Ⅱ型和Ⅲ型的组合；D．A3 型：为单一起源动脉干的肺动脉，而动脉导管或侧支供应另一侧肺；E．A4 型：为永存动脉干合并主动脉弓中断。Tr．动脉干；MPA．主肺动脉；LPA．左肺动脉；RPA．右肺动脉；AAO．升主动脉；IA．无名动脉；LCA．左颈总动脉；LSA．左锁骨下动脉；DAO．降主动脉；T．气管；E．食管

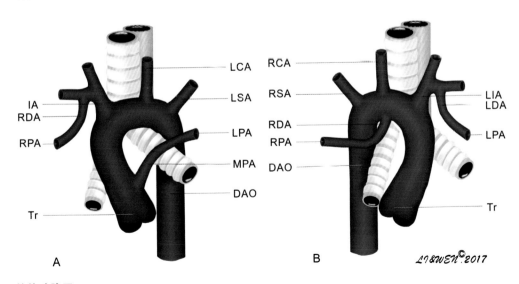

图 8-4-80　其他动脉干

A．永存动脉干，左位动脉弓，左肺动脉发自动脉干左侧壁，右肺动脉通过右动脉导管连于无名动脉；B．永存动脉干，右位动脉弓，左肺动脉通过左动脉导管连于左锁骨下动脉，右肺动脉通过右动脉导管连于主动脉弓远端下壁。Tr．动脉干；LPA．左肺动脉；RPA．右肺动脉；IA．无名动脉；LIA．左无名动脉；RSA．右锁骨下动脉；LSA．左锁骨下动脉；LDA．左动脉导管；RDA．右动脉导管；DAO．降主动脉

（3）3VV 切面：此切面上仅能显示单一动脉干和上腔静脉，可显示动脉干后壁或侧壁直接发出左、右肺动脉；或降主动脉起始部发出肺动脉。

（4）肺动脉的寻找：Ⅰ型（Λ1 型）和 A4 型有主肺动脉成分，在心室流出道切面上较易显示与确认，其他类型主肺动脉缺如，左、右肺动脉可发自动脉干、动脉弓、胸主动脉，甚至可发自动脉弓的

分支，如无名动脉。产前超声寻找和确认左、右肺动脉不容易，经胸骨上窝主动脉弓横切面、主动脉弓长轴切面、胸主动脉冠状切面、三血管切面、三血管气管切面等均可用于寻找和追踪确认肺动脉的起源。

（5）合并心内畸形：单心房、单心室、室间隔缺损、心脾综合征、肺静脉异位引流、永存左上腔

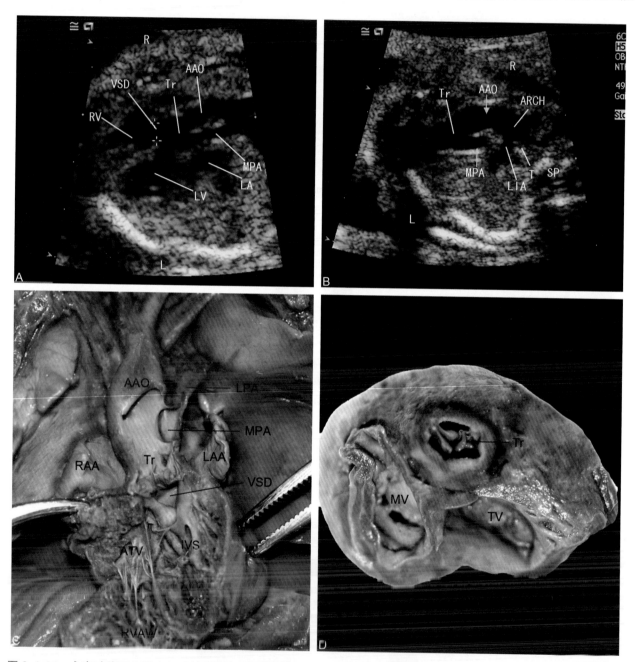

图 8-4-81　永存动脉干Ⅰ型（AⅠ型）（合并室间隔缺损）

　　27 周胎儿，心室流出道切面（图 A）显示室间隔上部回声连续性中断（VSD），仅见一组半月瓣，宽大动脉干（Tr）骑跨在室间隔上，骑跨率约 50%，动脉干在半月瓣稍上立方即分出升主动脉（AAO）和主肺动脉（MPA），两者之间仅一壁之隔，且肺动脉小于主动脉；在心室流出道基础上探头稍向头侧偏斜（图 B）更清楚地显示宽大动脉干分出升主动脉和主肺动脉，主动脉弓（ARCH）位于气管（T）的右侧（R），且主动脉弓在气管前方发出第一分支为左无名动脉（LIA）。沿着前室间沟、左侧房室沟切开左心室前壁及剪开动脉干前壁（图 C）清楚显示室间隔缺损，动脉干骑跨在室间隔缺损上，动脉干瓣上分为升主动脉和主肺动脉。心底面观（图 D）仅见一组动脉瓣，为三叶瓣。LV. 左心室；RV. 右心室；LAA. 左心耳；RAA. 右心耳；IVS. 室间隔；TV. 三尖瓣；MV. 二尖瓣；LA. 左心房；SP. 脊柱；LPA. 左肺动脉；L. 左侧

静脉等。

【临床处理及预后】

永存动脉干新生儿惟一有效治疗方法是手术，由于其早期产生肺动脉高压，因此，一经诊断，应及时手术治疗。出生后 2～6 周手术的效果最佳，手术存活率 1～3 年达 96%。部分患儿术前有慢性充血

性心力衰竭，可以给予强心、利尿和扩血管药物，改善心功能。

永存动脉干的手术疗效取决于手术年龄与病变类型等因素，永存动脉干 A1 型临床预后较 A2、A3 型好，A4 型由于早期出现肺动脉高压，且合并主动脉弓中断，手术死亡率较前 3 种类型高。Hcnaine

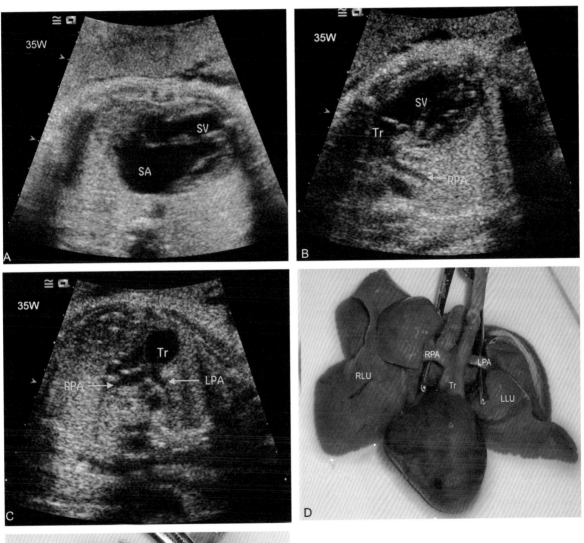

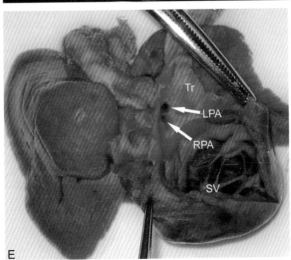

图 8-4-82　永存动脉干（Ⅱ型）（A2 型）（合并单心室等多发畸形）

35 周胎儿，四腔心切面（图 A）仅显示单一心房（SA）、单一心室（SV），一组房室瓣，心室流出道长轴切面（图 B）显示一条大的动脉干（Tr）发自单一心室。动脉干后壁发出右肺动脉，胸骨上窝大血管短轴切面（图 C）显示左、右肺动脉（LPA、RPA）起源于动脉干后壁。心肺标本腹侧观（图 D），左、右肺动脉从永存动脉干后壁发出，只有一条大动脉从心室发出。剖开心室与动脉干（图 E），显示为右心室型单心室，同时可见左、右肺动脉直接开口于永存动脉干后壁。RLU. 右肺；LLU. 左肺

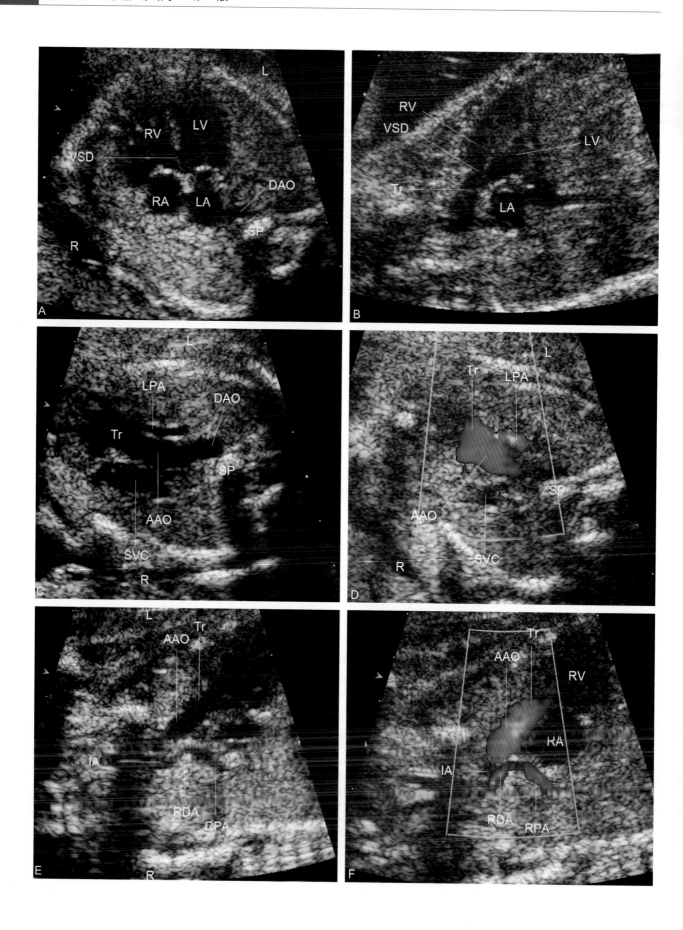

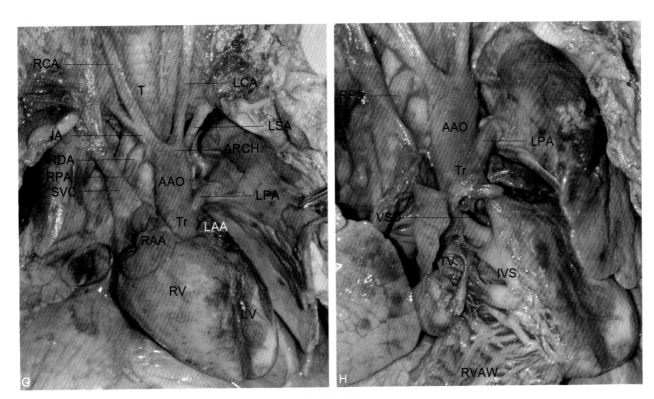

图 8-4-83　永存动脉干（Van Praugh A3 型）（合并室间隔缺损）

　　26 周胎儿四腔心切面显示室间隔上部连续性回声中断（VSD），房室大小及房室连接未见明显异常（图 A）。心室流出道切面（图 B）显示室间隔上部回声连续性中断，仅见一组半月瓣，宽大动脉干（Tr）骑跨在室间隔上，骑跨率约 50%；3VV 切面二维（图 C）及彩色多普勒（图 D）显示宽大动脉干分出升主动脉（AAO）和左肺动脉（LPA）。大动脉冠状切面二维（图 E）及彩色多普勒（图 F）显示主动脉弓分出第一分支为无名动脉，右位动脉导管连接无名动脉与右肺动脉（RPA）间，右肺动脉血液供应来自无名动脉。标本解剖切除左侧颈内静脉、左无名静脉，心脏腹侧观（图 G），仅可见单一动脉干，在动脉干稍上方立即分出升主动脉（AAO）和左肺动脉（LPA），主动脉弓发出第一分支为无名动脉（IA），右位动脉导管连接在无名动脉与右肺动脉（RPA）间。室间隔右室面观（图 H），清楚地显示室间隔缺损（VSD），动脉干骑跨在室间隔缺损上。LA. 左心房；RA. 右心房；SP. 脊柱；DAO. 降主动脉；R. 右侧；LAA. 左心耳；RAA. 右心耳；LV. 左心室；RV. 右心室；SVC. 上腔静脉；RCA. 右颈总动脉；LCA. 左颈总动脉；LSA. 左锁骨下动脉；IVS. 室间隔；RVAW. 右心室前壁；TV. 三尖瓣

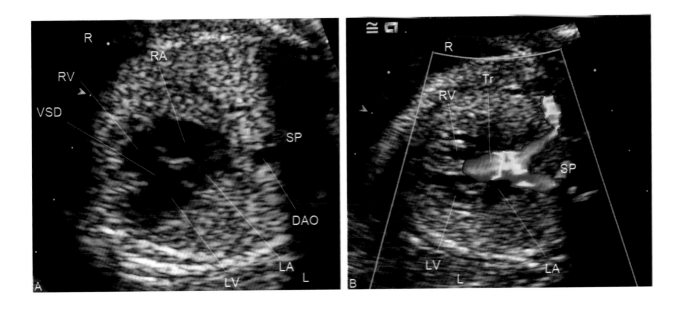

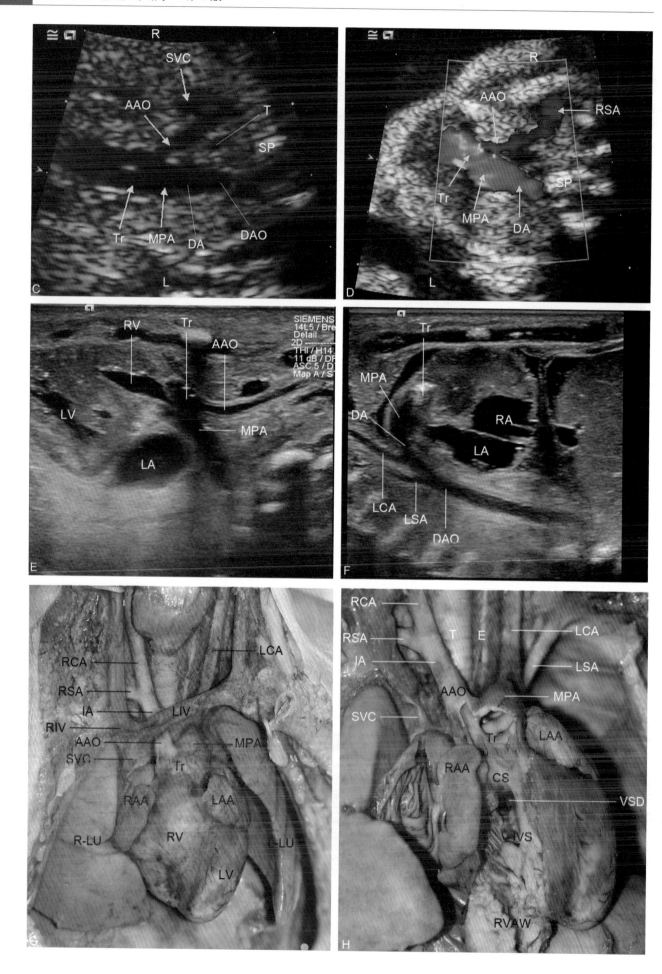

等的研究中，6 个月生存率约 82%，18 年生存率约
79%。长期存活者约 60%。需要进行右心室肺动脉
导管置换手术。再次手术的死亡率为 4%~7%。如
果合并 22q11 缺失者，预后更差。

永存动脉干病例中约 40% 合并迪格奥尔格综合
征，有些病例的染色体微缺失来源于父母，而父母
可能都未表现出心脏异常。

永存动脉干的家族聚集性罕见，既往分娩 1 例
永存动脉干患儿，下次妊娠的再发风险为 1%；既往
分娩 2 例永存动脉干形患儿，下次妊娠的再发风险
为 3%。

五、主动脉弓及其分支异常（anomalies of aortic arch and it's branches）

（一）主动脉弓缩窄

主动脉弓缩窄（coarctation of the aorta
arch）是指在降主动脉上段邻近动脉导管处或主动
脉弓等出现先天性狭窄，缩窄范围可以较为局限，
也可以是长段缩窄。该病发生率约占先天性心脏病
的 7%~14%。

【畸形特征】

主动脉弓缩窄的分型多沿用 1903 年 Bonnet 根
据主动脉弓缩窄部位与动脉导管关系，分为导管前
型主动脉弓缩窄和导管后型主动脉弓缩窄（图 8-4-
85）。胎儿主动脉弓缩窄的主要特征是导管前主动
脉弓缩窄，严重者可出现闭锁。最常发生于左锁骨下
动脉起始部和动脉导管之间的主动脉弓峡部。左心
房、左心室、主动脉相对发育不全，而右心房、右
心室、肺动脉相对增大，导管增粗。成年人主动脉
弓缩窄常常为导管后型，发生于动脉导管的远侧主
动脉局限性缩窄。90% 病例伴有心脏其他畸形，主
要有主动脉狭窄与关闭不全、左心发育不良、室间

隔缺损、右心室双出口、大动脉转位等，也可合并
心外畸形，如膈疝、特纳综合征等。

【超声诊断】

由于产前超声对主动脉弓缩窄处的显示与辨认
难度较大，动脉导管弓与主动脉弓相距较近，不仔
细辨认很难发现狭窄。主动脉弓缩窄病变过程和病
理生理的改变是渐进性的，当狭窄较轻时，胎儿超
声心动图可表现不明显或正常，但婴儿期或成年后
可发展为中度或重度主动脉弓缩窄。因此，许多病
例产前超声诊断受到限制。许多病例宫内只能疑诊
本病，产后新生儿检查才能确诊。

（1）四腔心切面左、右心室不对称，左心室小
于右心室（图 8-4-86A），右心室与左心室横径之比
> 1.3。出现这种不对称应想到本病的可能。

（2）3VV 切面可显示肺动脉较主动脉明显增大
（图 8-4-86B）。Slodki 等利用 PA：AO=1.6 为界值诊
断主动脉弓缩窄，敏感度为 83.0%，特异度为 85.0%，
阳性预测值为 62.5%，阴性预测值为 94.0%。

（3）3VT 切面可完整直观地显示主动脉弓与降
主动脉的连接关系，同时可以观察主动脉弓及峡部
的管径大小。在此切面上，主动脉弓缩窄表现为主
动脉弓内径小，尤其是降主动脉汇合处的主动脉弓
（峡部）细小（图 8-4-86C、图 8-4-88D）。

（4）主动脉弓长轴切面有利观察主动脉弓形态、
狭窄处部位和长度等。在此切面上主要表现为主动
脉弓形态失常，弯曲度变小并僵直（图 8-4-86E、F，
图 8-4-87A、B）。但主动脉弓长轴切面的超声显示
受胎位影响较明显，在正常胎儿中只有大部分胎儿
能显示清晰。

（5）主动脉弓峡部狭窄，清晰显示狭窄处常较
困难，如果在 3VT 切面和（或）主动脉弓长轴切面
上均显示不清晰时，可利用降主动脉上段、动脉导
管和主动脉峡部三者 "Y" 形连接冠状切面进行观

图 8-4-84　24 周胎儿永存动脉干（Van Praugh A4 型）合并 C 型主动脉弓中断，室间隔缺损

四腔心切面（图 A）显示室间隔上部连续性回声中断（VSD）；心室流出道切面彩色多普勒（图 B）仅显示单一动脉干（Tr）发自右心室（RV），左心室（LV）血液通过室间隔缺损直接进入单一动脉干内；3VT 切面二维（图 C）及彩色多普勒（图 D）显示动脉干在半月瓣稍上方立即分出升主动脉（AAO）和主肺动脉（MPA），升主动脉内径明显较肺动脉小，升主动脉与降主动脉间连续性中断，升主脉远端延续为右锁骨下动脉（RSA）。产后标本超声心室流出道（图 E）显示单一动脉干发自右心室，在动脉干半月瓣稍上方立即分出升主动脉和主肺动脉，升主动脉内径细小。动脉导管弓长轴切面（图 F）显示左颈总动脉（LCA）及左锁骨下动脉（LSA）均发自降主动脉起始部。标本解剖心脏腹侧观（图 G），单一动脉干发自右心室，在动脉干稍上方立即分出升主动脉和主肺动脉，升主动脉内径明显较肺动脉内径小，升主动脉发出无名动脉（IA）后中断。切除左侧颈内静脉、左头臂静脉（LIV）及左肺，室间隔右室面观（图 H），清楚地显示嵴下型室间隔缺损，动脉干发自右心室，动脉干在半月瓣稍上方立即分出升主动脉和主肺动脉。LA. 左心房；RA. 右心房；SP. 脊柱；R. 右侧；L. 左侧；SVC. 上腔静脉；DA. 动脉导管；DAO. 降主动脉；LAA. 左心耳；RAA. 右心耳；RCA. 右颈总动脉；IVS. 室间隔；RVAW. 右心室前壁；CS. 室上嵴；RIV. 右无名静脉；T. 气管；E. 食管；L-LU. 左肺；R-LU. 右肺

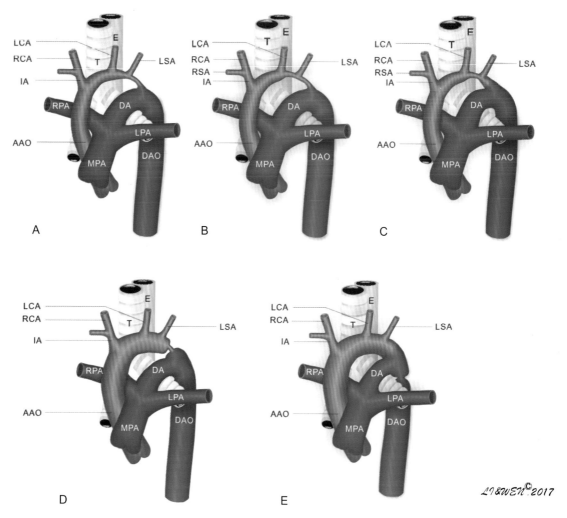

图 8-4-85　主动脉弓缩窄分类

　　A～D. 导管前型主动脉弓缩窄；A. 左锁骨下动脉与导管前间段缩窄；B. 左颈总动脉与导管前间段缩窄；C. 左颈总动脉与左锁骨下动脉间段缩窄；D. 导管前型主动脉弓局限性缩窄；E. 导管后型主动脉弓局限性缩窄。MPA. 主肺动脉；AAO. 升主动脉；RCA. 右颈总动脉；RSA. 右锁骨下动脉；DA. 动脉导管；LPA. 左肺动脉；RPA. 右肺动脉；DAO. 降主动脉；IA. 无名动脉；LCA. 左颈总动脉；LSA. 左锁骨下动脉；T. 气管；E. 食管

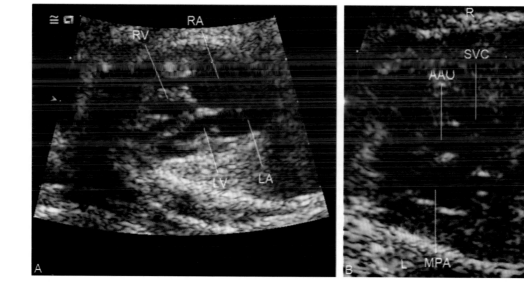

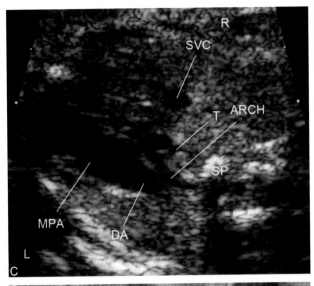

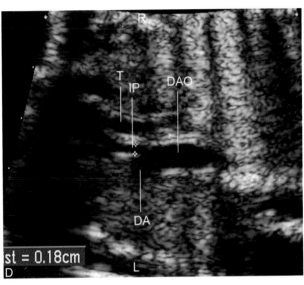

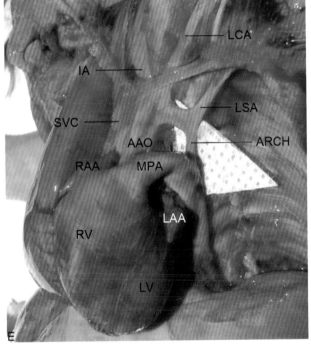

图 8-4-86　主动脉弓缩窄（合并室间隔缺损等多发畸形，染色体核型为 18 三体）

25 周胎儿，四腔心切面（图 A）明显不对称，左心明显小于右心、二尖瓣瓣环小。3VV 切面（图 B）显示主肺动脉（MPA）内径明显较升主动脉内径大，升主动脉内径仅和上腔静脉（SVC）内径大小相似。3VT 切面二维（图 C）显示主动脉弓（ARCH）内径明显变细。降主动脉上段冠状切面（图 D）显示主动脉峡部、动脉导管与降主动脉之间的 "Y" 形明显不对称，主动脉弓峡部（IP）内径明显较动脉导管（DA）内径小。标本解剖主动脉弓腹侧观（图 E），清楚显示主动脉弓明显缩窄，峡部缩窄更明显，其内径不到升主动脉内径的 1/3。LV. 左心室；LA. 左心房；RA. 右心房；RV. 右心室；DAO. 降主动脉；T. 气管；SP. 脊柱；RAA. 右心耳；LAA. 左心耳；IA. 左无名动脉；LCA. 左颈总动脉；LSA. 左锁骨下动脉；AAO. 升主动脉；L. 左侧；R. 右侧

察，主要表现为 "Y" 形连接明显不对称，位于外侧的动脉导管明显大于位于内侧的主动脉弓峡部（图 8-4-86D）。可利用此切面测量主动脉弓峡部内径，有助于本病的诊断。足月胎儿主动脉弓峡部内径应 > 0.3 cm，其他孕周可与左锁骨下动脉起始部内径相比较，如果峡部内径大于或等于左锁骨下动脉内径，主动脉弓缩窄的可能性很小。

（6）胎儿期主动脉弓缩窄处的血流动力学改变与婴儿期不同，主动脉弓缩窄处不会产生高速血流（图 8-4-87B），因此，频谱多普勒对诊断主动脉弓缩窄意义不大，但彩色多普勒有利于显示主动脉弓缩窄部位，尤其是主动脉弓缩窄段内径细小，二维

超声有时难以显示清晰时，此时彩色多普勒有助于主动脉弓是缩窄还是中断的鉴别诊断。部分严重主动脉弓缩窄的病例在狭窄处可出现舒张期反向血流信号。

（7）伴发心脏畸形改变：如左心发育不良、主动脉瓣二叶畸形、室间隔缺损、主动脉狭窄、大动脉转位等。

【临床处理及预后】

严重主动脉弓缩窄，出生后因动脉导管关闭，可导致新生儿死亡。新生儿及婴幼儿症状严重，伴呼吸困难、顽固性心力衰竭，经积极内科治疗无效者应尽早手术治疗。无症状单纯主动脉弓缩窄患儿

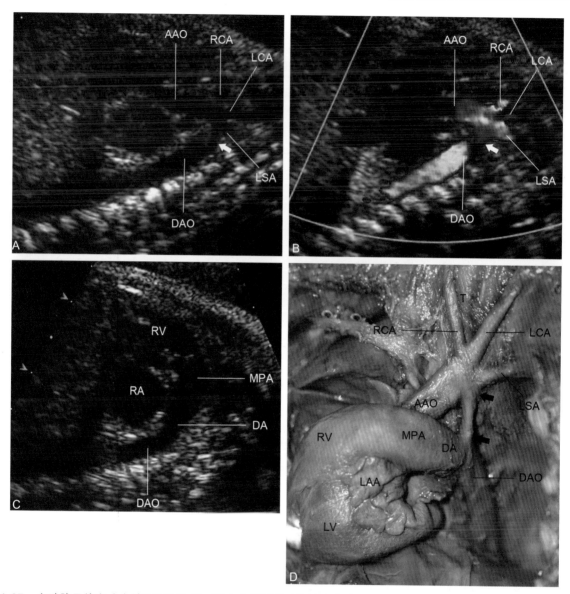

图 8-4-87　主动脉弓缩窄（合并室间隔缺损，迷走右锁骨下动脉等多发畸形）

24 周胎儿，主动脉弓长轴切面二维（图 A）及彩色多普勒（图 B）显示主动脉弓峡部明显狭窄（箭头所示）。动脉导管弓切面（图 C）显示动脉导管（DA）明显增粗。标本解剖主动脉弓左侧面观（图 D），主动脉弓峡部明显狭窄（箭头所示），动脉导管明显增粗。AAO. 升主动脉；RCA. 右颈总动脉；LCA. 左颈总动脉；LSA. 左锁骨下动脉；LAA. 左心耳；RV. 右心室；LV. 左心室；MPA. 主肺动脉；DAO. 降主动脉；T. 气管

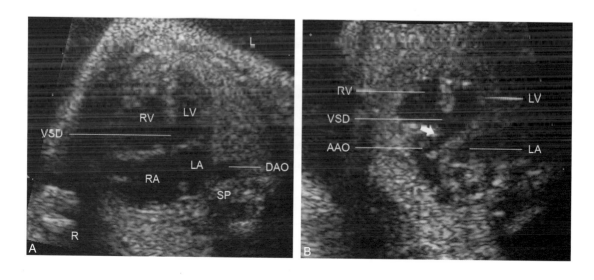

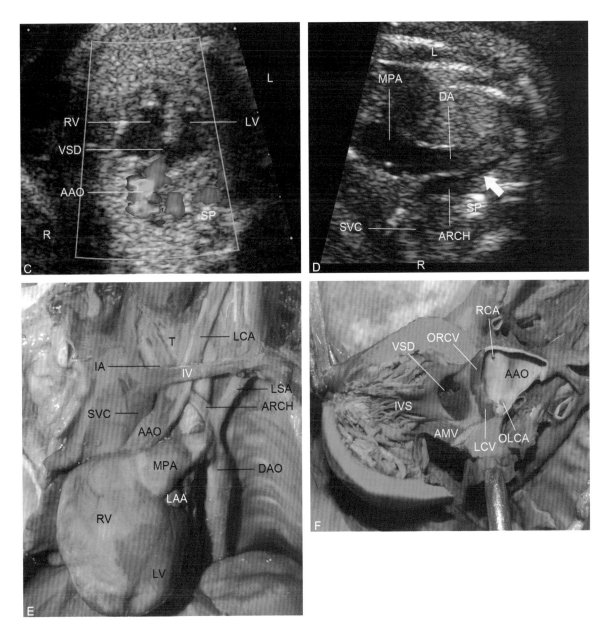

图 8-4-88 主动脉弓缩窄、主动脉瓣狭窄（合并室间隔缺损等多发畸形，脐血染色体核型为 18 三体）

32 周胎儿，四腔心切面（图 A）显示左、右心明显不对称，左心较右心小。左心室流出道切面二维（图 B）及彩色多普勒（图 C）显示室间隔缺损（VSD），实时下可显示主动脉瓣回声增强增厚，开放不贴壁，主动脉瓣上局限性扩张，彩色多普勒显示升主动脉（AAO）内五彩镶嵌湍流，加速点位于瓣口处。3VT 切面（图 D）显示主动脉弓（ARCH）远段缩窄。主动脉弓腹侧观（图 E），左颈总动脉（LCA）与导管（DA）之间主动脉弓明显缩窄。室间隔左心室面观（图 F），膜周部室间隔缺损，主动脉二叶瓣畸形，瓣膜增厚，僵硬。LA. 左心房；RA. 右心房；RV. 右心室；LV. 左心室；DAO. 降主动脉；T. 气管；SP. 脊柱；L. 左侧；R. 右侧；SVC. 上腔静脉；LSA. 左锁骨下动脉；IA. 无名动脉；IV. 无名静脉；AMV. 二尖瓣前瓣；LCV. 左冠状动脉瓣；OLCA. 左冠状动脉开口；ORCA. 右冠状动脉开口；MPA. 肺动脉；IVS. 室间隔；LAA. 左心耳

手术较适合年龄在 4～6 岁。先天性主动脉弓缩窄的外科治疗已取得了良好的疗效，术后大多数病例上、下肢无明显压差，症状迅速减轻或消失，婴幼儿可获得正常的生长发育。单纯主动脉弓缩窄手术死亡率已降至 0%～4%。存活者术后再狭窄发生率约为 15%。再缩窄二次手术死亡率为 5%～10%。新生儿、合并复杂心内畸形以及术前病情严重者手术死亡率仍较高。

（二）主动脉弓中断

主动脉弓中断（interrupted aortic arch）主动脉弓近侧弓、远侧弓和峡部任何两个节段之间完全失去解剖学上连续性，称为主动脉弓中断。占先天性心脏病尸检病例的 1%～4%，婴幼儿严重先天性心脏病的 1.3%。

【畸形特征】

本病主要特征是主动脉弓某部位完全缺如或纤维条索状闭锁。由于主动脉弓和降主动脉之间无直接交通，降主动脉只接受动脉导管来的血液，升主动脉常发育不良。Celoric 和 Patton 将本病分为3型（图8-4-89）。A型：中断位于主动脉弓峡部，在左锁骨下动脉与动脉导管之间，约占40%。B型：中断位于左颈总动脉与左锁骨下动脉之间，较为常见，占55%~69%。C型：中断位于右无名动脉与左颈总动脉之间，甚为少见，约占4%。3个基本类型中尚可有若干变异和亚型：如右锁骨下动脉迷走，较常见于B型中，亦可出现在A型中。

本病极少为单纯畸形，常见合并畸形是室间隔缺损，可为任何类型的缺损，但常为圆锥心室型缺损。少数病例室间隔完整但存在主-肺动脉间隔缺损。其他常见心内畸形，如二尖瓣异常、左心室发育不良、主动脉瓣环狭窄、主动脉瓣二瓣化或交界

融合、升主动脉发育不良、主动脉弓近侧或远侧弓发育不良等。另10%~50%B型主动脉弓中断合并迪格奥尔格综合征（胸腺不发育、小下颌、低血钙、免疫功能缺陷等）。

【超声诊断】

主动脉弓中断与主动脉弓严重缩窄在产前超声中有时很难鉴别，两者超声表现有很多相似之处，往往会把严重主动脉弓缩窄误诊为主动脉弓中断。产前超声发现主动脉弓显示不清时，不要急于诊断主动脉弓中断，应用彩色多普勒多角度多平面去观察主动脉弓情况。

（1）四腔心切面左、右心明显不对称，左心室较右心室小，右心室与左心室横径之比>1.3。合并室间隔缺损时，四腔心切面向左心室流出道稍偏斜即可显示室间隔上部连接性回声中断（图8-4-90A）。

（2）左心室流出道切面及3VV切面发现升主动脉内径明显较主肺动脉内径小（图8-4-90B）。

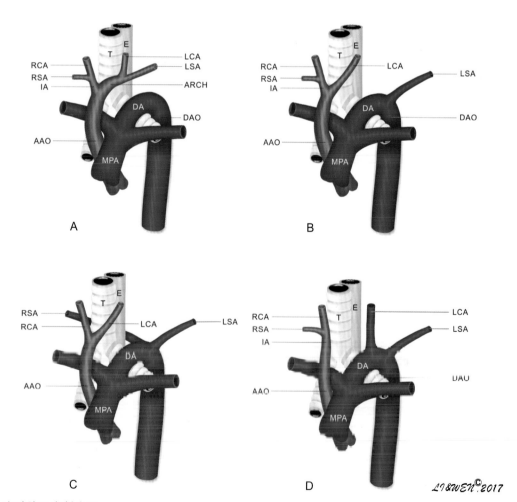

图8-4-89　主动脉弓中断分型

A.A型主动脉弓中断；B.B型主动脉弓中断；C.B型主动脉弓中断合并迷走右锁骨下动脉；D.C型主动脉弓中断。AAO.升主动脉；MPA.主肺动脉；IA.无名动脉；DA.动脉导管；LCA.左颈总动脉；RCA.右颈总动脉；LSA.左锁骨下动脉；RSA.右锁骨下动脉；T.气管；E.食管

（3）在3VT切面上表现为主动脉弓总呈横断面图像，其内径明显较肺动脉内径小，和降主动脉不连续，这是主动脉中断一特征性超声表现（图8-4-90C）。这一特征性表现有学者描述为"100"或"001"征。但要对主动脉弓中断进行分型则需要显示主动脉弓长轴切面，主动脉弓长轴切面亦表现为升主动脉与降主动脉间的主动脉弓中断，不同类型主动脉弓中断其主动脉弓中断部位不同：A型中断部位在主动弓峡部（图8-4-90E），B型中断部位在主动脉弓的左颈总动脉与左锁骨下动脉间（图8-4-91C），C型中断部位在主动脉弓的右无名动脉与左颈总动脉间（图8-4-92B）。上述两切面彩色多普勒，对鉴别主动脉中断和严重主动脉弓缩窄非常重要。

（4）动脉导管弓长轴切面显示动脉导管弓粗大。观察是否有头臂部的动脉发自降主动脉起始部及相应的头臂部动脉数目，对确定主动脉弓中断类型有一定帮助。A型中断时，无头臂部动脉发自降主动脉起始部（图8-4-90F）。B型中断时，左锁骨下动脉发自降主动脉起始部（图8-4-91D）。C型中断时，左锁骨下动脉和左颈总动脉发自降主动脉起始部。上述类型合并迷走右锁骨下动脉时，3VT切面彩色多普勒可显示右锁骨下动脉发自降主动脉起始部，并绕过食管及气管后方向右侧走行。

（5）怀疑主动脉中断时，尤其是B型主动脉弓中断，应观察胎儿胸腺情况，测量胸腺大小。

（6）合并心脏其他畸形时，可有相应表现。

（7）由于本病可合并多种心外畸形，故应对胎儿各结构进行系统详细检查，尽可能检出相应部位的畸形。

【临床处理及预后】

本病为动脉导管依赖性先天性心脏病，出生后

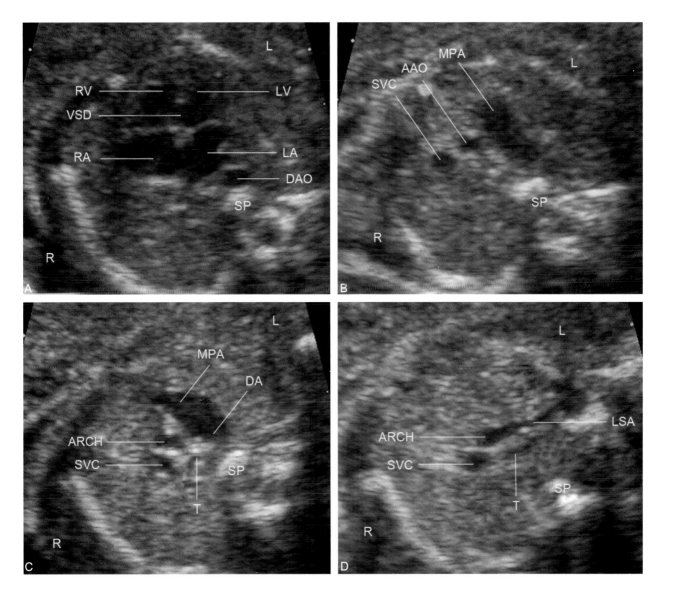

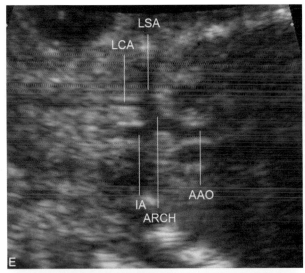

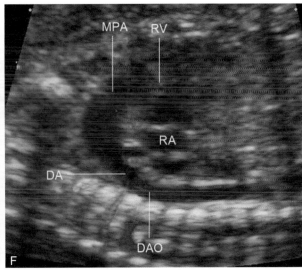

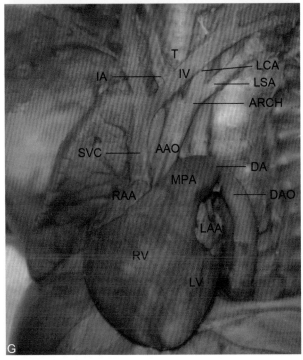

图 8-4-90　主动脉弓中断（A 型）

四腔心切面显示（图 A）左、右心室不对称，左心室（LV）较右心室（RV）小，左、右心房与左、右心室连接一致，室间隔上部连续性回声中断（VSD），约 0.53 cm，并可见断端回声增强。三血管切面（图 B）显示主肺动脉（MPA）内径明显较升主动脉（AAO）内径宽，升主动脉大小与上腔静脉（SVC）大小相似。升主动脉内径 0.2 cm，主肺动脉内径约 0.6 cm。三血管 - 气管切面（图 C）主动脉弓（ARCH）总是显示横断面图像，与降主动脉不连续，与动脉导管共同形成"V"形血管结构消失，表现为"001"征。在三血管 - 气管切面基础上声束稍向胎儿头侧偏，可显示左锁骨下动脉（LSA）与主动脉弓末端相延续（图 D）。主动脉弓长轴切面（图 E）不能显示完整主动脉弓，主动脉弓在左锁骨下动脉与降主动脉间连续性回声中断。动脉导管弓切面（图 F）显示粗大动脉导管（DA）弓与降主动脉相延续。标本解剖心脏腹侧观（图 G），大动脉与心室关系正常，但升主动脉内径明显较主肺动脉内径小，升主动脉发育不良，在发出头颈部 3 个分支后，左锁骨下动脉以远缺如，与降主动脉（DAO）无连续，主肺动脉通过粗大的动脉导管弓与降主动脉相延续，为主动脉弓中断 A 型。LCA. 左颈总动脉；L. 左侧；R. 右侧；LA. 左心房；RA. 右心房；IA. 无名动脉；IV. 无名静脉；LAA. 左心耳；RAA. 右心耳；T. 气管

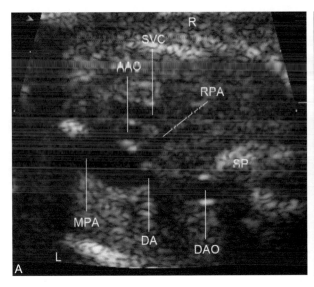

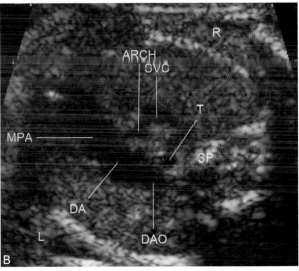

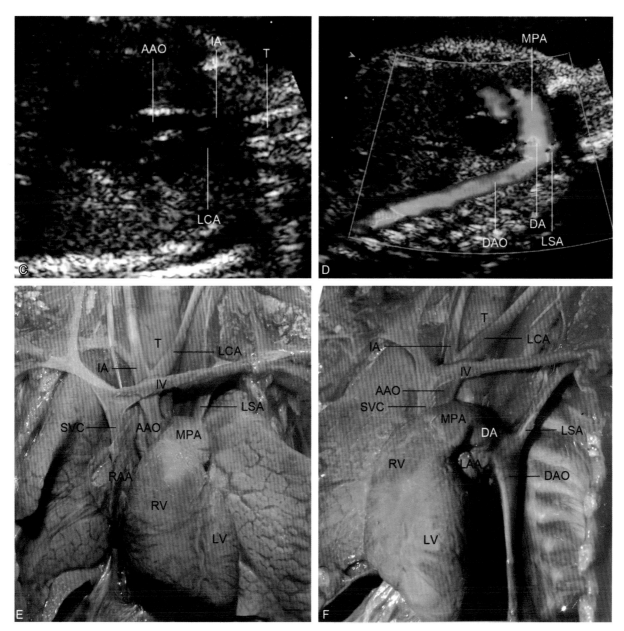

图 8-4-91　主动脉弓中断（B 型）（合并房室间隔缺损，胸腺缺如等多发畸形）

　　24 周 3 d 胎儿，3VV 切面（图 A）显示主动脉（AAO）及肺动脉（MPA）的排列关系正常，但肺动脉内径明显较主动脉内径宽，升主动脉内径与上腔静脉（SVC）内径大小相似。各血管结构靠近前胸壁，未显示胸腺回声。3VT 切面（图 B）显示主动脉弓（ARCH）与降主动脉（DAO）连续性回声中断，主动脉弓总为横断面，呈"100"征，前方未见胸腺回声。主动脉弓长轴切面（图 C）显示主动脉弓发出无名动脉（IA）和左颈总动脉（LCA）后与降主动脉连接中断。动脉导管弓切面（图 D）彩色多普勒显示肺动脉及动脉导管（DA）粗大，左锁骨下动脉发自降主动脉起始部。标本解剖心脏腹侧观（图 E）及主动脉弓左侧面观（图 F），升主动脉明显较主肺动脉（MPA）小，主动脉弓发出无名动脉和左颈总动脉后与降主动脉连接中断，动脉导管弓粗大，左锁骨下动脉（LSA）发自降主动脉起始部。LV. 左心室；RV. 右心室；T. 气管；SP. 脊柱；L. 左侧；R. 右侧；LAA. 左心耳；RAA. 右心耳；IV. 无名静脉

　　前列腺素 E 治疗维持动脉导管开放很重要。本病自然死亡率高，出生后均需行手术治疗，不手术者75% 在出生后 1 个月内死亡，新生儿平均生存期为4～10 d。手术死亡率各组文献报道差异较大，为20%～80%。早期采用分期修复手术的死亡率较高，合并室间隔缺损患儿的一期修复死亡率均较低，为5%～10%。影响手术死亡的主要因素有：①合并畸形的复杂性，如合并单心室、永存动脉干等手术死亡率很高；②术前状况，如严重心力衰竭和酸中毒等；③主动脉弓中断的类型，C 型主动脉弓中断手术死亡率最高，B 型略高于 A 型。Jonas 多中心研究报道主动脉弓中断合并室间隔缺损一期修复术后 4 年的生存率为 63%。近年 Serraf 等报道的 5 年生存率为 70%～75%。

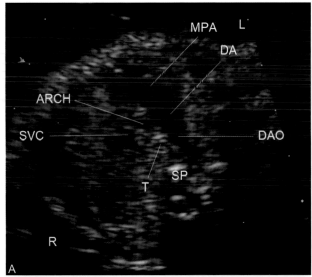

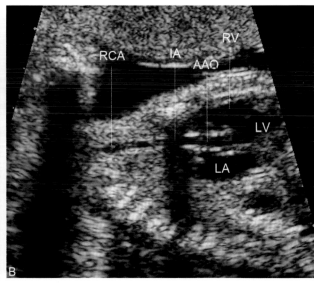

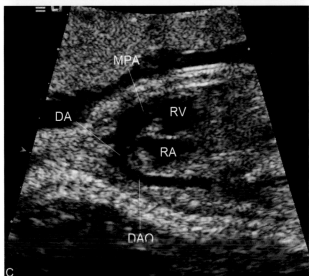

图 8-4-92　主动脉弓中断C型［升主动脉发育不良，主动脉弓中断（C型），室间隔膜部缺损，胸腺缺如］

24周5d胎儿，3VT切面（图A）显示主动脉弓（ARCH）总是横断面，呈"001"征，与降主动脉（DAO）连续性回声中断，且各血管结构明显前移，其前方未显示胸腺回声，气管（T）亦前移。主动脉弓长轴切面（图B）显示升主动脉（AAO）内径小，其顶端仅发出无名动脉（IA）。动脉导管弓切面（图C）显示粗大动脉导管（DA）与降主动脉相延续。标本解剖胸腔腹侧观（图D），心脏（H）前方未见胸腺。主动脉弓左侧面观（图E），主动脉顶端仅发出无名动脉，升主动脉与降主动脉间连续中断，左颈总动脉（LCA）及左锁骨下动脉（LSA）均发自降主动脉起始部。L-LU. 左肺；R-LU. 右肺；LAA. 左心耳；RAA. 右心耳；RV. 右心室；LV. 左心室；RCA. 右颈总动脉；RSA. 右锁骨下动脉；E. 食管；SP. 脊柱；SVC. 上腔静脉；R. 右侧；L. 左侧

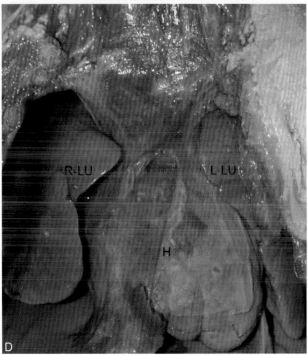

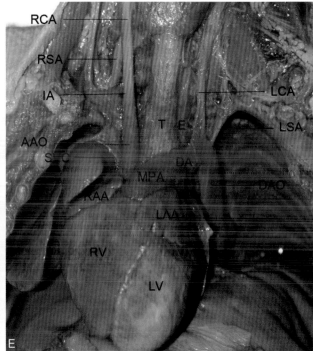

10%~50%B 型主动脉弓中断合并迪格奥尔格综合征（22q11 缺失）。

（三）主动脉弓位置、数目及其分支异常

主动脉弓位置、数目及其分支异常为主动脉弓及其胸内主要分支在起源、位置及路径上的先天发育异常。

有些主动脉弓及其分支异常仅仅是简单的位置异常，有些则围绕气管和食管形成完全或不完全的血管环导致这些结构受压。完全型血管环分为"U"形血管环和"O"形血管环两种，前者主要由右位主动脉弓、迷走左锁骨下动脉或无名动脉、左动脉导管或左位主动脉弓、迷走右锁骨下动脉或无名动脉、右动脉导管围绕气管和食管形成，"U"形血管环的开口由心底所封闭；后者由双主动脉弓形成，围绕气管和食管形成一个完整的"O"形血管环，动脉导管可以是右或左动脉导管。不完全型血管环主要形成"C"形血管环，主要由右位主动脉弓、迷走左锁骨下动脉或无名动脉、右位动脉导管，或左位主动脉弓、迷走右锁骨下动脉或无名动脉、左位动脉导管形成，或为旋食管后主动脉弓。

这些类型的主动脉弓及其分支异常并非少见，但是产前诊断的报道很少。目前产前超声诊断的类型主要如下。

（1）镜面右位主动脉弓、左动脉导管连于无名动脉，或右动脉导管连于主动脉，均不形成血管环。

（2）右位主动脉弓伴迷走左锁骨下动脉或无名动脉、左动脉导管连于迷走动脉，或右动脉导管连于主动脉，前者形成"U"形血管环，后者形成"C"形血管环。

（3）左位主动脉弓伴迷走右锁骨下动脉或无名动脉、左动脉导管连于主动脉，或右动脉导管连于迷走动脉，前者形成"C"形血管环，后者形成"U"形血管环。

（4）双主动脉弓，左动脉导管或右动脉导管，均形成"O"形血管环。

（5）旋食管后主动脉弓，形成"C"形血管环。

（6）颈位动脉弓，不形成血管环。

（7）永存第 5 主动脉弓，不形成血管环。

以下谈到的主动脉弓的胚胎发育是指第 4 对动脉弓的胚胎发育，动脉导管的胚胎发育是指第 6 对动脉弓的胚胎发育。

（1）镜面右位主动脉弓（right aortic arch with mirror-image branching）

【胚胎发育与畸形特征】

镜面右位主动脉弓是指主动脉弓跨过右支气管前方，位于气管右侧，其发出的分支由近到远依次是左无名动脉、右颈总动脉和右锁骨下动脉。根据动脉导管起源不同，分为镜面右位主动脉弓伴左动脉导管及镜面右位主动脉弓伴右动脉导管两种，均不形成血管环。

①镜面右位主动脉弓伴左位动脉导管（right aortic arch with mirror-image branching and left ductus arteriosus）：为最常见的主动脉弓异常，其发出分支由近到远依次是左无名动脉、右颈总动脉和右锁骨下动脉。通常认为胚胎发育时期右主动脉弓以及右背主动脉、左动脉导管持续发育，左锁骨下动脉与降主动脉间的左背主动脉退化，右动脉导管退化而形成（图 8-4-93）。这一类型主动脉弓异常不形成血管环或悬带，但经常伴有其他先天性心脏病，最常见的是法洛四联症伴或不伴肺动脉闭锁。

②镜面右位主动脉弓伴右位动脉导管（right aortic arch with mirror-image branching and right ductus arteriosus）：这种变异是左背主动脉和左动脉导管退化，右主动脉弓、右背主动脉、右动脉导管发育，左主动脉弓发育成为左无名动脉。其发出分支次序是左无名动脉、右颈总动脉和右锁骨下动脉。这一类型的主动脉弓异常亦不形成血管环或悬带（图 8-4-94）。临床上此种类型极少见。

【超声诊断】

镜面右位主动脉弓伴左位动脉导管或右位动脉导管者，其超声表现不同：前者常合并有严重的心内结构畸形，如肺动脉瓣严重狭窄或闭锁、室间隔缺损、房室间隔缺损等。

①镜面右位主动脉弓伴左位动脉导管：3VT 切面上主要表现为主动脉弓位于气管的右侧，主动脉发出第一分支为左无名动脉，并在气管前方向左行走（图 8-4-95A），左动脉导管连于左锁骨下动脉，左无名动脉增粗而容易显示。但由于左位动脉导管垂直连接于左锁骨下动脉与左肺动脉间，因此，在该切面上不能显示动脉导管，而导致产前较容易误诊为动脉导管缺如。笔者在研究该类型畸形中发现 95.67%（22/23）右位主动脉弓、左位动脉导管的病例合并肺动脉狭窄或闭锁，因此，发现右位主动脉弓和肺动脉狭窄时，应多切面多角度扫查并叠加彩色多普勒观察是否存在动脉导管。合并肺动脉严重狭窄或闭锁时，动脉导管及肺动脉内可检测到来自左锁骨下动脉反向血流（图 8-4-95B）。

气管及左、右支气管冠状切面，主动脉弓位于

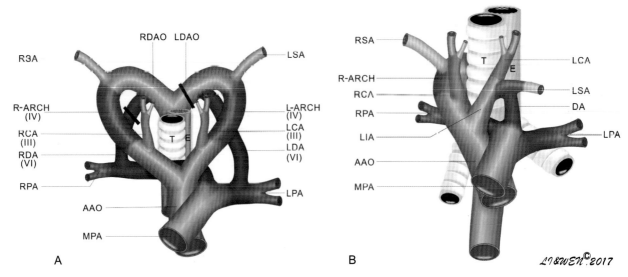

图 8-4-93   镜面右位主动脉弓伴左位动脉导管发育

　　A. 主动脉弓发育相对较晚期发育,右主动脉弓(R-ARCH)右背主动脉(RDAO)和左动脉导管(LDA)发育,左背主动脉(LDAO)及右动脉导管(RDA)退化(蓝色线所示),左主动脉弓(L-ARCH)发育成左无名动脉(LIA),通过左动脉导管与肺动脉相通;B. 胎儿时期镜面右位主动脉弓,左位动脉导管。RPA. 右肺动脉;LPA. 左肺动脉;AAO. 升主动脉;MPA. 主肺动脉;T. 气管;E. 食管;LCA. 左颈总动脉;RCA. 右颈总动脉;LSA. 左锁骨下动脉;RSA. 右锁骨下动脉;Ⅲ、Ⅳ、Ⅵ分别代表第 3、4、6 动脉弓

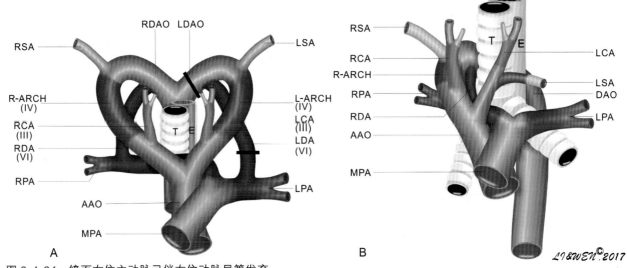

图 8-4-94   镜面右位主动脉弓伴右位动脉导管发育

　　A. 主动脉弓发育相对较晚期发育;B. 胎儿期右位主动脉弓和右位动脉导管。RPA. 右肺动脉;LPA. 左肺动脉;AAO. 升主动脉;MPA. 主肺动脉;R-ARCH. 右主动脉弓;L-ARCH. 左主动脉弓;RCA. 右颈总动脉;LCA. 左颈总动脉;RSA. 右锁骨下动脉;LSA. 左锁骨下动脉;LIA. 左无名动脉;T. 气管;E. 食管;RDA. 右动脉导管;RDAO. 右背主动脉;LDAO. 左背主动脉;Ⅲ、Ⅳ、Ⅵ分别代表第 3、4、6 动脉弓,蓝色细线代表退化部位

气管的右侧(图 8-4-95D)。

　　②镜面右位主动脉弓伴右位动脉导管:右位主动脉弓发出分支次序由近到远依次为左无名动脉、右颈总动脉和右锁骨下动脉,这也是正常左位主动脉弓分支的镜像,而右位动脉导管连接于降主动脉及右肺动脉间。由于右位动脉导管较主动脉弓平面更低,3VT 切面往往不能同时显示两者,3VT 切面

上仅显示主动脉弓及上腔静脉回声,主动脉弓位于气管右侧(图 8-4-96B、图 8-4-97D)。3VV 切面则可显示肺动脉发出左肺动脉和右肺动脉,右动脉导管发自右肺动脉,在气管前方跨过,在气管右侧与降主动脉相连(图 8-4-96A)。

　　气管及左、右支气管冠状切面,主动脉弓位于气管的右侧(图 8-4-96C、图 8-4-97D)。

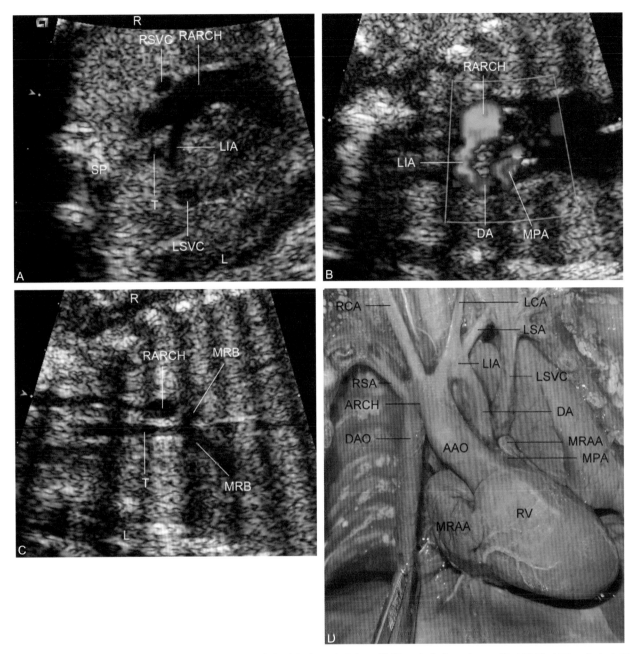

图 8-4-95 镜面右位主动脉弓伴左位动脉导管（合并完全型房室间隔缺损，右心室双出口，肺动脉瓣畸形，右心房异构综合征等）

　　22 周胎儿，3VT 平面二维（图 A）显示主动脉弓位于气管（T）右侧（R），主动脉弓（ARCH）在气管前方分出一粗大动脉，此即左无名动脉（LIA），为主动脉弓的第一分支，肺动脉及动脉导管在此切面未能显示，在主动脉弓的两侧分别可见左、右上腔静脉（LSVC、RSVC）。沿着上图彩色多普勒追踪动脉导管的走行，可见动脉导管（DA）连接于左无名动脉与肺动脉（MPA）间，且肺动脉舒张期部分血流来自左无名动脉通过动脉导管的反向血流（图 B）。气管、左、右支气管冠状切面（图 C）显示左、右支气管均为形态学右支气管（MRB），主动脉弓位于气管右侧，实时超声下可见主动脉弓跨过右支气管。标本解剖心脏腹侧观（图 D），左、右心耳均为形态学右心耳（MRAA），升主动脉（AAO）位于肺动脉右前方，肺动脉左侧及主动脉右侧分别可见左、右上腔静脉，主动脉弓发出的第一分支为较粗左无名动脉，第二分支为右颈总动脉（RCA），左动脉导管位于气管的左前方，连接于左锁骨下动脉（LSA）与肺动脉间。RSA. 右锁骨下动脉；DAO. 降主动脉；LCA. 左颈总动脉；RV. 右心室；T. 气管

　　（2）右位主动脉弓伴迷走左锁骨下动脉、左位动脉导管或右位动脉导管（right aortic arch with left aberrant left subclavian artery and left ductus arteriosus or right ductus arteriosus）

【胚胎发育与畸形特征】

　　右位主动脉弓伴迷走左锁骨下动脉、左位动脉导管是指右位主动脉弓、左锁骨下动脉异常起源于降主动脉起始部，行经食管及气管后，向左上斜行

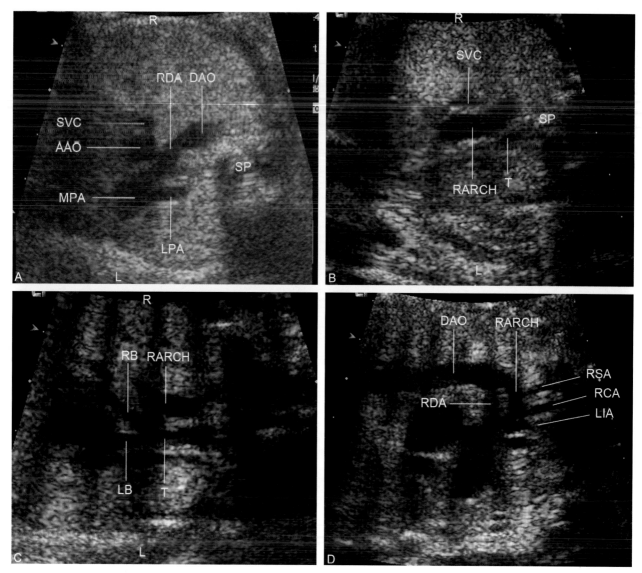

图 8-4-96　镜面右位主动脉弓伴右位动脉导管（羊水染色体核型正常，出生后无临床症状）

　　30 周胎儿，3VV 切面（图 A）显示自上纵隔大血管左向右排列关系依次为肺动脉、升主动脉（AAO）和上腔静脉（SVC），而肺动脉发出左肺动脉和右动脉导管（RDA），右动脉导管在脊柱前方跨过气管右侧与降主动脉相连。3VT 切面（图 B）仅显示右位主动脉弓（RARCH）和上腔静脉（SVC），主动脉弓位于气管（T）的右侧。气管冠状切面（图 C）显示气管及左、右支气管（LB、RB），主动脉弓位于气管的右侧，实时超声下可见主动脉弓跨过右支气管，动脉导管向右侧走行跨过气管前方，在气管右侧与降主动脉相连。主动脉弓和动脉导管弓在一切面上同时显示，主动脉弓位于动脉导管弓上方（图 D）。R. 右侧；L. 左侧；SP. 脊柱；DAO. 降主动脉；RSA. 右锁骨下动脉；LIA. 左无名动脉；RCA. 右颈总动脉

图 8-4-97　镜面右位主动脉弓伴右位动脉导管合并复杂心脏畸形、无脾综合征等

　　右心室流出道、肺动脉及动脉导管长轴切面（图 A）显示右心室流出道（RVOT）、肺动脉（MPA）、动脉导管（DA）、降主动脉（DAO）和左、右上腔静脉（LSVC、RSVC），肺动脉及动脉导管在气管（T）右侧（R）与降主动脉相连。3VT 切面（图 B）仅能显示升主动脉（AAO）、右位主动脉弓（RARCH）和左、右上腔静脉回声，肺动脉未显示，主动脉弓位于气管的右侧而内径狭窄，主动脉弓发出第一分支为左无名动脉（LIA）。胸腔斜切面二维（图 C）显示主动脉弓及动脉导管均位于气管右侧，主动脉弓位于肺动脉及动脉导管的左上方，主动脉弓缩窄。气管 - 左、右支气管冠状切面（图 D）显示主动脉弓及动脉导管均位于气管的右侧。标本解剖心脏腹侧观（图 E），双侧心耳均为形态学右心耳（MRAA），心室左襻，主动脉位于肺动脉前方，右位主动脉弓，主动脉弓发出分支依次为左无名动脉、右颈总动脉（RCA）和右锁骨下动脉（RSA）。双上腔静脉。心脏及大动脉右侧面观（图 F），肺动脉位于主动脉左后方，右位动脉导管（DA）、右位主动脉弓，主动脉弓狭窄。RV. 右心室；LV. 左心室；RPA. 右肺动脉；MR-LU. 形态学右肺；LB. 左支气管；RB. 右支气管；L. 左侧；SP. 脊柱

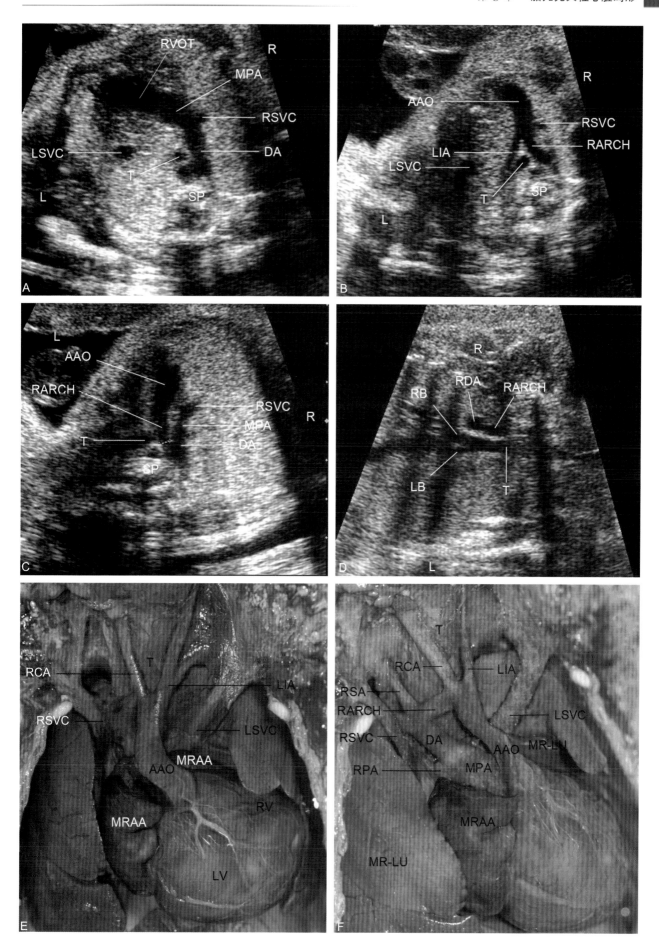

越过中线经胸膜顶点向左侧腋窝至左臂，故也称为迷走食管后左锁骨下动脉。左位动脉导管，动脉导管连接肺动脉与左锁骨下动脉。右位主动脉弓、迷走左锁骨下动脉、左位动脉导管及肺动脉围绕气管和食管形成"U"形血管环，"U"的开口为心底所封闭，是完全型血管环的常见类型。如果是右位动脉导管开放而左位动脉导管退化，则形成围绕气管和食管的"C"形血管环。

左颈总动脉和左锁骨下动脉之间的左主动脉弓段退化及右主动脉弓、双侧背主动脉、左位动脉导管发育，右位动脉导管退化或左位动脉导管退化而形成。因此，此种类型的右位主动脉弓第一支发出的是左颈总动脉、随后依次是右颈总动脉、右锁骨下动脉和左锁骨下动脉，左位动脉导管连接肺动脉与左锁骨下动脉（图8-4-98），或右动脉导管连接肺动脉与主动脉。

【超声诊断】

①在3VT切面表现为环绕气管周围的"U"形或"C"形血管环，彩色多普勒血流则更加清楚地显示"U"或"C"形彩环，此"U"形为右位主动脉弓、迷走左锁骨下动脉、左位动脉导管环绕气管形成，"U"形血管环的另一侧为心底结构，所以在气管周围形成了一个"三面环水一面依山"的封闭环形结构，此为完全血管环，这种情况还见于左位主动脉弓伴发右锁骨下动脉迷走、右位动脉导管（图

8-4-99A、B，图8-4-100A、B）。"C"形为右位主动脉弓，迷走左锁骨下动脉环绕气管形成，动脉导管为右位动脉导管。

②气管和左、右支气管冠状面，主动脉弓位于气管的右侧，动脉导管在左侧"U"形（图8-4-99C）或右侧（"C"形）。

③降主动脉和主动脉弓"Y"形连接的冠状切面上外侧行走者不是动脉导管，而是左锁骨下动脉，内侧走行者为主动脉弓（图8-4-99D）。降主动脉和主动脉弓的冠状切面彩色多普勒显示左锁骨下动脉近段血流为反向血流，远端血流为正向血流，出现同一血管内不同方向的血流信号U形（图8-4-99E）。

（3）左位主动脉弓伴迷走右锁骨下动脉、左位动脉导管（left aortic arch with left ductus arteriosus and aberrant right subclavian artery）

【胚胎发育与畸形特征】

左位主动脉弓并迷走右锁骨下动脉、左位动脉导管是指右锁骨下动脉异常起源于降主动脉起始部，行经食管及气管后，向右上斜行越过中线经胸膜顶点向右侧腋窝至右臂，故又称为食管后右锁骨下动脉。左位主动脉弓、迷走右锁骨下动脉环绕气管及食管形成一个不完全"C"形血管环。

本病是右位主动脉弓伴迷走左锁骨下动脉的

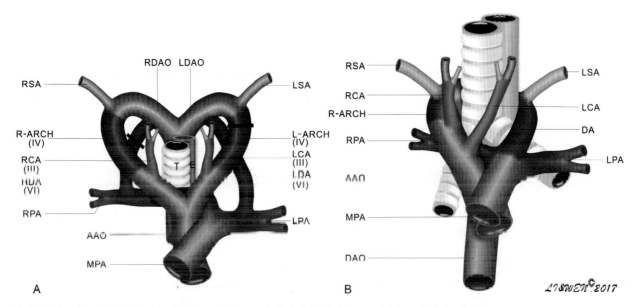

图8-4-98 右位主动脉弓伴迷走左锁骨下动脉、左位动脉导管（"U"形血管环）发育模式图

A. 主动脉弓发育相对较晚期发育模式图；B. 胎儿时期右位主动脉弓伴左锁骨下动脉迷走、左位动脉导管模式图。AAO. 升主动脉；R-ARCH. 右主动脉弓；L-ARCH. 左主动脉弓；LDA. 左位动脉导管；RDA. 右位动脉导管；LSA. 左锁骨下动脉；RSA. 右锁骨下动脉；MPA. 主肺动脉；RPA. 右肺动脉；LPA. 左肺动脉；LCA. 左颈总动脉；RCA. 右颈总动脉；DAO. 降主动脉；LDAO. 左背主动脉；RDAO. 右背主动脉

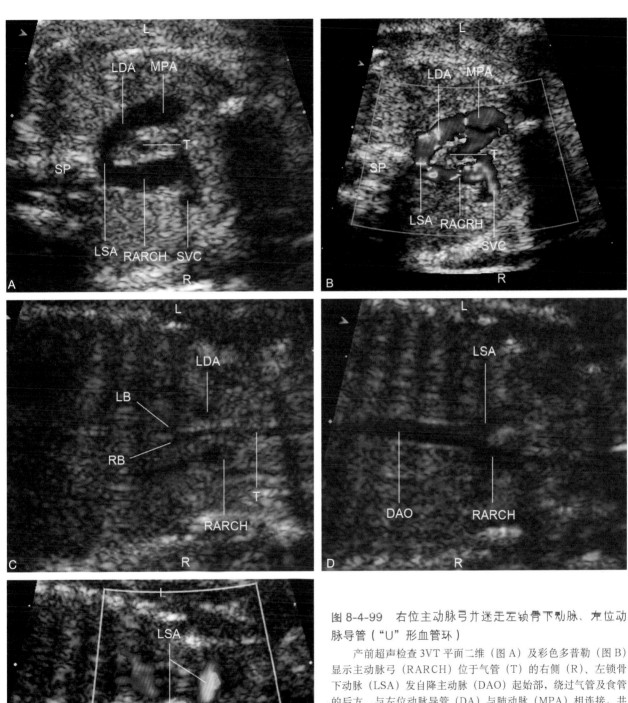

图 8-4-99　右位主动脉弓并迷走左锁骨下动脉、左位动脉导管（"U"形血管环）

　　产前超声检查 3VT 平面二维（图 A）及彩色多普勒（图 B）显示主动脉弓（RARCH）位于气管（T）的右侧（R）、左锁骨下动脉（LSA）发自降主动脉（DAO）起始部，绕过气管及食管的后方，与左位动脉导管（DA）与肺动脉（MPA）相连接，共同形成了一个围绕气管和食管的"U"形血管环。气管和支气管冠状切面（图 C）显示主动脉弓位于气管的右侧，动脉导管位于气管的左侧。降主动脉和主动脉弓"Y"形连接的冠状切面（图 D）上外侧行走者不是动脉导管，而是左锁骨下动脉，内侧走行者为主动脉弓。降主动脉和主动脉弓的冠状切面彩色多普勒（图 E）显示左锁骨下动脉近段血流为反向血流，远端血流为正向血流，出现同一血管内不同方向的血流信号。LB. 左支气管；RB. 右支气管；RSA. 右锁骨下动脉；SVC. 上腔静脉；RCA. 右颈总动脉

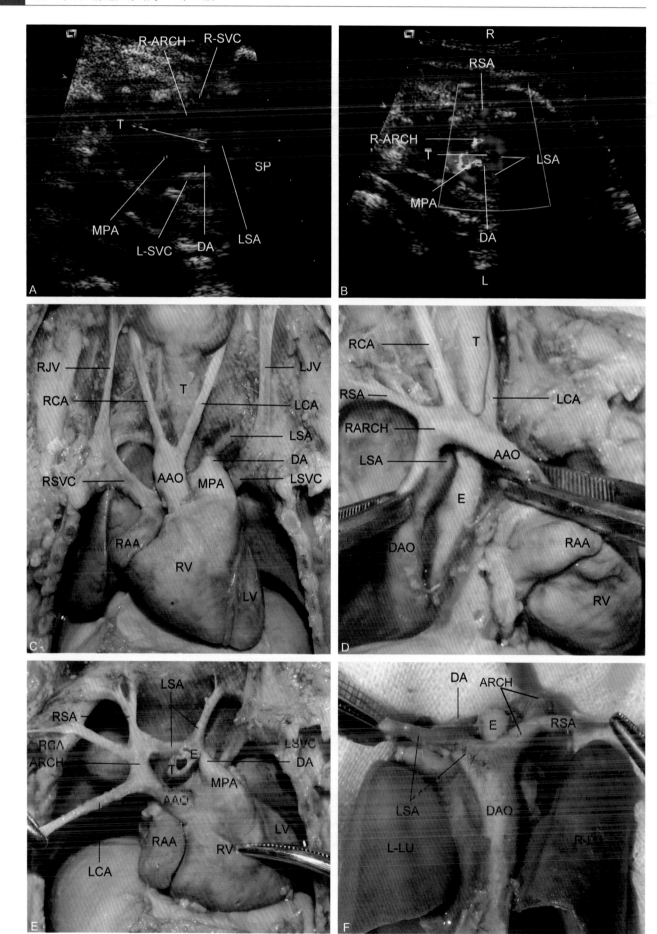

镜像,由右颈总动脉和右锁骨下动脉间的右主动脉弓段退化形成。结果是头颈分支的次序异常,即由近到远依次为右颈总动脉、左颈总动脉、左锁骨下动脉和迷走右锁骨下动脉。很少的情况下,右颈总动脉起点近段右主动脉弓退化,右侧背主动脉发育,形成迷走右无名动脉的左位主动脉弓(图 8-4-101)。

【超声表现】

①在 3VT 切面表现为环绕气管及食管"C"形血管环,彩色多普勒血流则更加清楚地显示该"C"形彩环,此"C"形为左位主动脉弓、迷走右锁骨下动脉环绕气管及食管形成,由于是左位动脉导管,因此,该血管环为不完全性血管环(图 8-4-

102A、B)。

②降主动脉和主动脉弓"Y"形连接的冠状切面,显示右锁骨下动脉发自降主动脉起始部,实时超声下可见其绕过食管及气管后方,向右臂方向走行(图 8-4-102C)。

(4)左位主动脉弓并迷走右锁下骨动脉、右位动脉导管(left aortic arch with right ductus arteriosus and aberrant right subclavian artery)。

【胚胎发育与畸形特征】

左位主动脉弓并迷走右锁骨下动脉、右位动脉导管是右位主动脉弓伴迷走左锁骨下动脉、左位动脉导管的镜像,即左位主动脉弓,右锁骨下动脉异

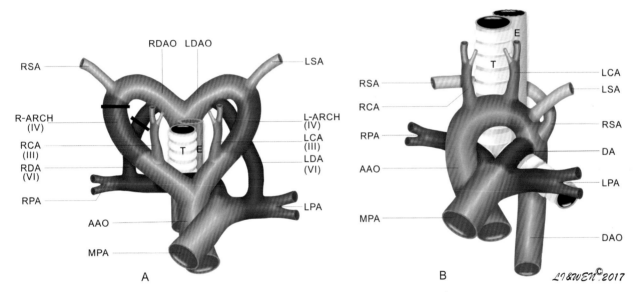

图 8-4-101 左位主动脉弓伴右锁骨下动脉迷走发育(仿 Dr. Jesse E. Edwards)

A. 主动脉弓发育相对较晚期发育模式图;B. 胎儿时期左位主动脉弓伴右锁骨下动脉迷走模式图。R-ARCH. 右主动脉弓;L-ARCH. 左主动脉弓;LDA. 左位动脉导管;RDA. 右位动脉导管;RPA. 右肺动脉;LPA. 左肺动脉;AAO. 升主动脉;MPA. 主肺动脉;RCA. 右颈总动脉;LCA. 左颈总动脉;RSA. 右锁骨下动脉;LSA. 左锁骨下动脉;DAO. 降主动脉;T. 气管;E. 食管

图 8-4-100 右位主动脉弓并迷走左锁骨下动脉、左位动脉导管("U"形血管环)合并多发畸形

30 周胎儿,3VT 切面二维(图 A)及彩色多普勒(图 B)显示右位主动脉弓(RARCH)位于气管(T)右侧(R)、左锁骨下动脉(LSA)发自降主动脉起始部,绕过气管及食管后方,与左位动脉导管(DA)及肺动脉(MPA),共同形成一个围绕气管的"U"形血管环,肺动脉血流通过动脉导管进入左锁骨下动脉内,大部分血流通过左锁骨下动脉近端进入降主动脉内,小部分血流进入左锁骨下动脉远端,供应左上肢,这样形成了同一血管内出现两股方向相反的血流奇观。标本解剖心脏腹侧观(图 C),心脏位置正常,房室连接及大动脉与心室连接均正常,双上腔静脉,右位主动脉弓,左位动脉导管与左锁骨下动脉相连。主动脉弓左侧观(图 D),主动脉弓发出的分支依次为左颈总动脉(LCA),右颈总动脉(RCA)、右锁骨下动脉(RSA)、左锁骨下动脉,后者发自降主动脉起始部,该动脉起始部内径较粗且绕过食管(E)和气管后方向左侧走行。血管环鸟瞰图(图 E),右位主动脉弓、左锁骨下动脉、动脉导管及主肺动脉环绕气管、食管形成"U"形血管环,血管环开口为心底所封闭,主动脉弓各分支更清楚显示。大动脉及双肺背面观(图 F),左锁骨下动脉发自降主动脉起始部,绕过食管后方,且近端内径明显较远端内径宽。L-LU. 左肺;R-LU. 右肺;AAO. 升主动脉;RAA. 右心耳;DAO. 降主动脉;LSVC. 左上腔静脉;RSVC. 右上腔静脉;RJV. 右颈内静脉;LJV. 左颈内静脉;LV. 左心室;RV. 右心室;SP. 脊柱;RSA. 右锁骨下动脉;L. 左侧

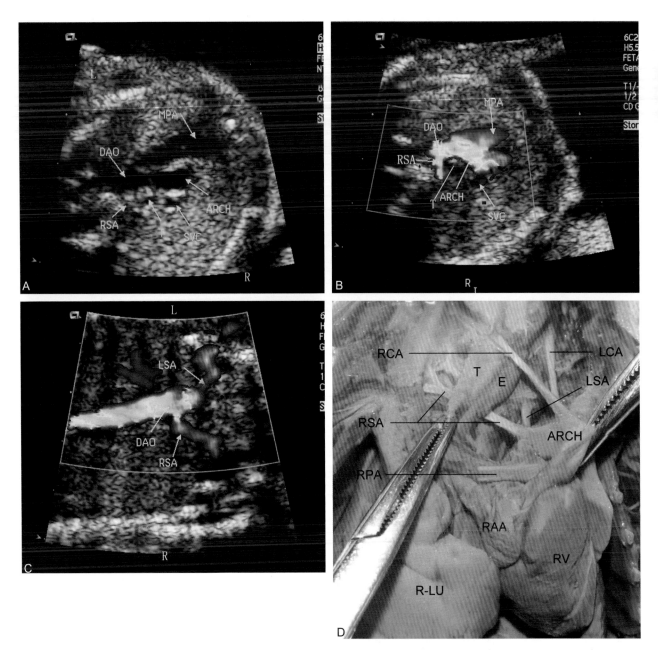

图 8-4-102　左位主动脉弓并迷走右锁骨下动脉、左位动脉导管，完全型房室间隔缺损，染色体核型为 21 三体

23 周胎儿，3VT 平面二维（图 A）及彩色多普勒（图 B）显示降主动脉（DAO）起始部发出右锁骨下动脉（RSA），后者绕过气管（T）及食管的后方向右侧走行。降主动脉冠状切面彩色多普勒（图 C）显示左锁骨下动脉（LSA）和右锁骨下动脉均发自降主动脉起始部，且降主动脉先发出左锁骨下动脉后，再发出右锁骨下动脉，实时超声下可见右锁骨下动脉绕过气管的后方。主动脉弓及其分支左侧观，可清楚显示主动脉弓（ARCH）的第一分支为右颈总动脉（RCA），第二分支为左颈总动脉（LCA），第三分支为左锁骨下动脉，第四分支为右锁骨下动脉，且右锁骨下动脉自降主动脉的起始部，绕过气管及食管（E）的后方向右侧走行。RV. 右心室；RAA. 右心房；RPA. 右肺动脉；MPA. 主肺动脉；SVC. 上腔静脉；L. 左侧；R. 右侧

常利胎丁降主动脉起始部，行经食管及气管后，向右上斜行越过中线经胸膜顶点向右侧腋窝至右臂，故也称为迷走食管后右锁骨下动脉。右位动脉导管，动脉导管连接肺动脉与右锁骨下动脉。左位主动脉弓、迷走右锁骨下动脉、右位动脉导管及肺动脉围绕气管和食管形成"U"形血管环，"U"的开口为心底所封闭，是完全性血管环的罕见类型。

本病是由于右颈总动脉和右锁骨下动脉之间的右主动脉弓段退化及左主动脉弓、双侧背主动脉、右位动脉导管发育形成，左位动脉导管退化。此种类型的左位主动脉弓第一支发出的是右颈总动脉，随后依次是左颈总动脉、左锁骨下动脉和右锁骨下动脉，右位动脉导管连接肺动脉与右锁骨下动脉（图 8-4-103）。

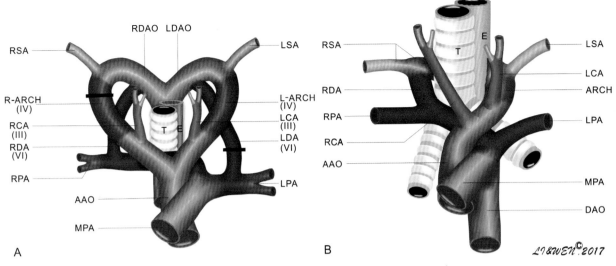

图 8-4-103 左位主动脉弓伴右锁骨下动脉迷走、右位动脉导管（"U"形血管环）发育
A. 主动脉弓发育相对较晚期发育模式图；B. 胎儿时期左位主动脉弓伴右锁骨下动脉迷走、右位动脉导管。AAO. 升主动脉；R-ARCH. 右主动脉弓；L-ARCH. 左主动脉弓；LDA. 左位动脉导管；RDA. 右位动脉导管；LSA. 左锁骨下动脉；RSA. 右锁骨下动脉；MPA. 主肺动脉；RPA. 右肺动脉；LPA. 左肺动脉；LCA. 左颈总动脉；RCA. 右颈总动脉；DAO. 降主动脉

【超声诊断】

① 3VT 切面表现与右位主动脉弓并迷走左锁骨下动脉、左位动脉导管相似，为环绕气管及食管周围的"U"形血管环，彩色多普勒血流则更加清楚地显示该"U"形彩环，此"U"形为左位主动脉弓、迷走右锁骨下动脉、右位动脉导管环绕气管形成，"U"形血管环的另一侧为心底结构，所以在气管周围形成了一个"三面环水一面依山"的封闭环形结构，此为完全血管环（图 8-4-104D）。

②气管和左、右支气管冠状面，主动脉弓位于气管的左侧，动脉导管在右侧。

③降主动脉和主动脉弓"Y"形连接的冠状切面上外侧行走者不是动脉导管，而是右锁骨下动脉，内侧走行者为主动脉弓。降主动脉和主动脉弓的冠状切面彩色多普勒显示右锁骨下动脉近段血流为反向血流，远端血流为正向血流，出现同一血管内不同方向的血流信号。

（唐　瑶　文华轩）

（5）绕食管后方主动脉弓（circumflex retr-osophageal aortic arch）

【畸形特征】

绕食管后方主动脉弓是指左位主动脉弓或右位主动脉弓在对侧与降主动脉相连，主动脉弓的远段在食管后面跨过中线。

当绕食管后方的主动脉弓是左位时，主动脉弓的头颈分支正常，绕食管后方的主动脉弓是右位时，主动脉弓的头颈分支成镜像排列（图 8-4-105）。也

可以合并右或左锁骨下动脉迷走。动脉导管可在任何一侧。当动脉导管在主动脉弓的对侧，位于降主动脉和肺动脉之间时，形成完整的血管环。可伴发其他先天性心脏畸形，如主动脉弓食管后段发育不良。主动脉弓食管后的成分经常导致食管和气管受压。不论是超声还是出生后其他影像检查，均很难将双主动脉弓伴一弓闭锁与绕食管后主动脉弓区分开来。

【超声表现】

① 3VT 切面显示左位主动脉弓或右位主动脉弓在对侧与降主动脉相连时，主动脉弓的远段在食管后面跨过中线（图 8-4-106B）。当动脉导管与主动脉弓位于同侧时，则形成"C"形血管环。当动脉导管在主动脉弓的对侧，位于降主动脉和肺动脉之间时，形成完整的血管环。

②降主动脉和主动脉弓连接处的冠状切面，实时超声下可观察到主动脉弓跨过食管及气管与对侧降主动脉相连，主动脉峡部与降主动脉形成类似"7"形结构。

③合并绕食管后方段主动脉弓发育不良时，表现为食管后方段主动脉弓内径明显细小。

绕食管后方主动脉弓产前超声很难与双主动脉弓之一弓严重狭窄或闭锁相鉴别。

（6）双主动脉弓（double aortic arch）

【畸形特征】

双主动脉弓是指升主动脉远端分为左、右 2 个主动脉弓，左弓从气管前方经气管、食管左侧达气管、食管后方，右弓从气管、食管前方经气管、食管右

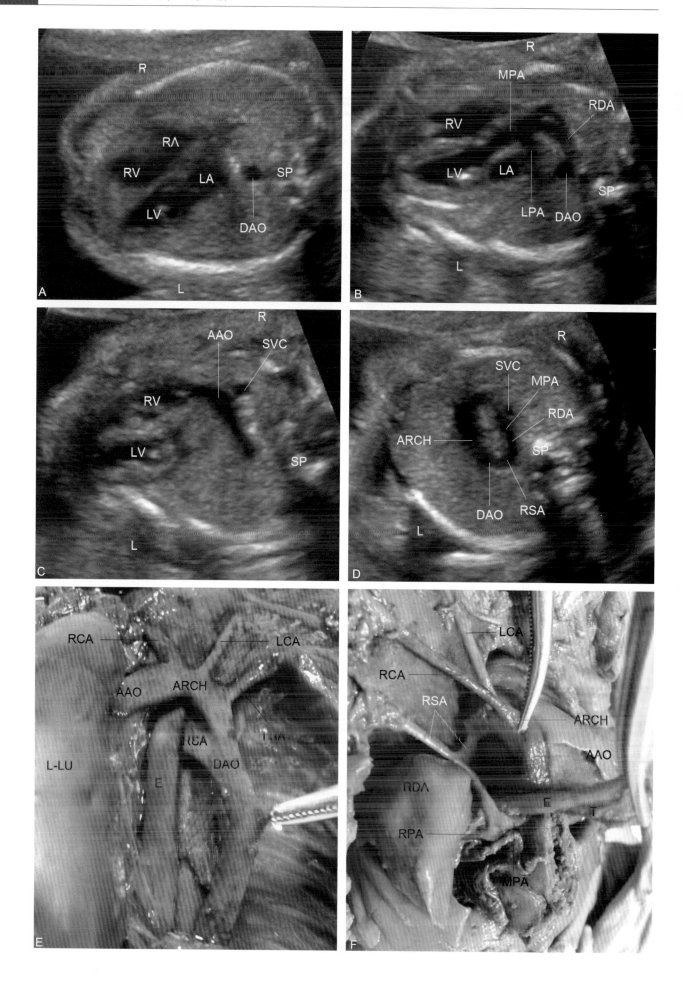

侧达气管及食管后，2 个弓在气管、食管后方汇入降主动脉。颈总动脉和锁骨下动脉分别从每个弓发出，通常对称排列。动脉导管多位于左侧。

右侧和左侧的第 4 主动脉弓永存，形成了双主动脉弓，两者环绕气管和食管形成完整 "O" 形血管环（图 8-4-107）。虽然双主动脉弓可以对称，但是一个弓通常比另一个弓大些和高些，75% 的病例中右弓较大，10% 双弓径线相等，很少的情况下，一个弓闭锁。绝大多数病例，仅有一个动脉导管开放，多为左动脉导管。降主动脉几乎总是偏向一侧，通常是在动脉导管开放的那一侧。20% 的双主动脉弓伴发其他先天性心脏病。

【超声表现】

①在 3VT 切面上表现为左、右主动脉弓形成环绕气管和食管的完整 "O" 形血管环（图 8-4-108B、C，

图 8-4-109B、C），动脉导管位于左主动脉弓的左侧，与血管环形成 "6" 或 "9" 形。当双主动脉弓之一弓发育不良时，表现为双弓内径明显不对称，一弓大一弓小。当双主动脉弓合并一弓严重狭窄或闭锁时，产前超声往往会误诊为绕食管后方主动脉弓或迷走左锁骨下动脉形成的 "U" 形血管环。

②气管和左、右支气管冠状面上，其超声表现与右位主动脉弓并迷走左锁骨下动脉、左位动脉导管类似，均表现为气管两侧分别存在一圆形的无回声结构。双主动脉弓时，位于气管的左侧为左主动脉弓，位于位于气管的右侧为右主动脉弓（图 8-4-108D）。

（7）永存第 5 主动脉弓（persistent fifth aortic arch）

【畸形特征】

永存第 5 主动脉弓是非常罕见的主动脉弓畸形，

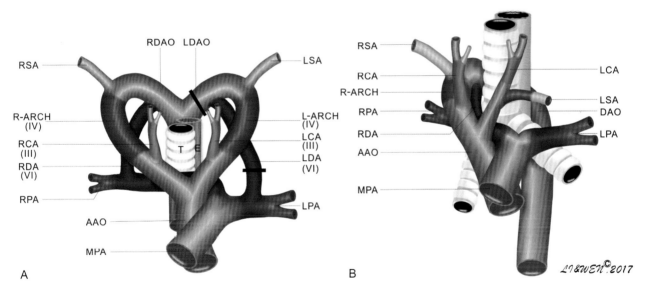

图 8-4-105　绕食管后右位主动脉弓伴右位动脉导管发育

A. 主动脉弓发育相对较晚期发育模式图；B. 胎儿时期的环绕食管后方的右位主动脉弓、右位动脉导管模式图。R-ARCH. 右主动脉弓；L-ARCH. 左主动脉弓；LDA. 左位动脉导管；RDA. 右位动脉导管；RPA. 右肺动脉；LPA. 左肺动脉；AAO. 升主动脉；MPA. 主肺动脉；RCA. 右颈总动脉；LCA. 左颈总动脉；RSA. 右锁骨下动脉；LSA. 左锁骨下动脉；DAO. 降主动脉；T. 气管；E. 食管

图 8-4-104　左位主动脉弓并迷走右锁骨下动脉、右位动脉导管，完全型大动脉转位，室间隔缺损等多发畸形

四腔心切面(图 A)显示心脏位置、大小、房室连接关系均无明显异常；左心室流出道切面(图 B)显示肺动脉(MPA)发自左心室(LV)；右心室流出道切面（图 C）显示主动脉（AAO）发自右心室（RV）；3VT 切面二维（图 D）显示左位主动脉弓（ARCH）位于气管左侧（L）、右锁骨下动脉（RSA）发自降主动脉起始部，绕过气管及食管后方，与右位动脉导管（RDA）及主肺动脉共同形成一个围绕气管及食管的 "U" 形血管环。主动脉弓左侧面观（图 E），主动脉弓发出的分支依次为右颈总动脉（RCA），左颈总动脉（LCA）、左锁骨下动脉（LSA）、右锁骨下动脉（RSA），后者发自降主动脉起始部，该动脉起始部内径较粗且绕过食管（E）和气管（T）后方向左侧走行。标本解剖血管环鸟瞰图（图 F），左位动脉弓、右锁骨下动脉、右位动脉导管及主肺动脉环绕气管、食管形成 "U" 形血管环。L-LU. 左肺；DAO. 降主动脉；SVC. 上腔静脉；RPA. 右肺动脉；LA. 左心房；RA. 右心房；SP. 脊柱；R. 左侧；LPA. 左肺动脉

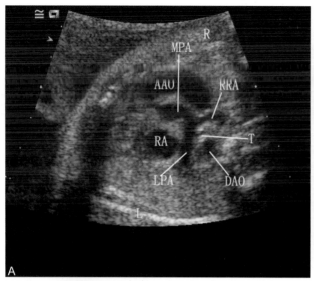

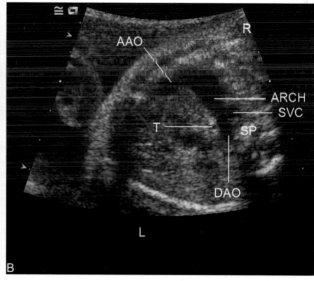

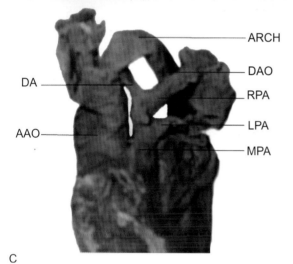

图 8-4-106　绕食管后右位主动脉弓、右位动脉导管、单心室等复杂心脏畸形

29 周胎儿，大动脉短轴切面（图 A）显示升主动脉（AAO）位于肺动脉（MPA）的右前方，肺动脉内径明显较主动脉内径小，降主动脉（DAO）位于气管（T）的左侧。3VT 平面（图 B）显示主动脉弓（ARCH）自右向左降，其远段绕过气管及食管后方与对侧的降主动脉相连。标本解剖心脏腹侧观（图 C），肺动脉和升主动脉起始部呈左、右排列，升主动脉位于肺动脉右侧，主动脉弓自右向左降，气管和食管（已切除）均位于主动脉弓前方。右位动脉导管（DA）。肺动脉狭窄，右肺动脉（RPA）已拉向左侧。L．左侧；R．右侧；LPA．左肺动脉；SVC．上腔静脉

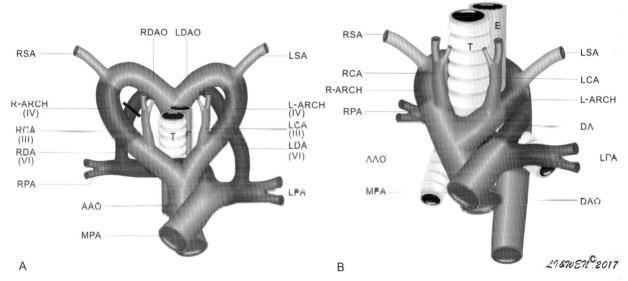

图 8-4-107　双主动脉弓伴左位动脉导管发育

A．主动脉弓发育相对比较晚期发育；B．胎儿时期双主动脉弓、左位动脉导管。R-ARCH．右主动脉弓；L-ARCH．左主动脉弓；LDA．左位动脉导管；RDA．右位动脉导管；RPA．右肺动脉；LPA．左肺动脉；AAO．升主动脉；MPA．主肺动脉；RCA．右颈总动脉；LCA．左颈总动脉；RSA．右锁骨下动脉；LSA．左锁骨下动脉；DAO．降主动脉；T．气管；E．食管

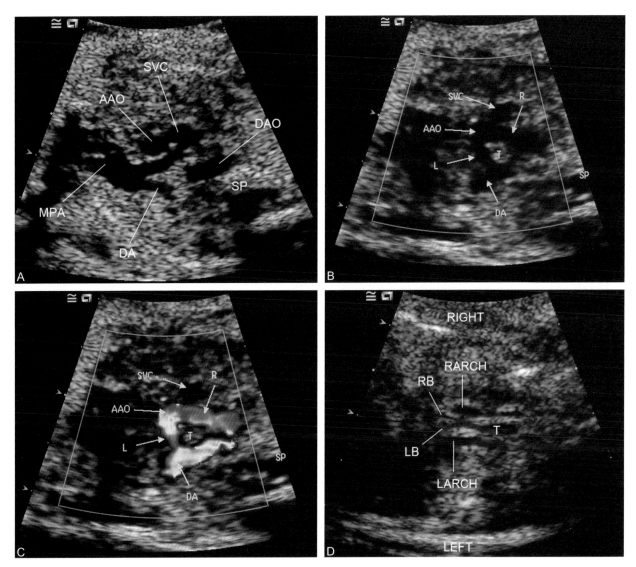

图 8-4-108   双主动脉弓、左位动脉导管

　　24 周胎儿，产前超声检查 3VV 切面（图 A）显示肺动脉（MPA）、升主动脉（AAO）及上腔静脉（SVC）的大小及排列关系正常；3VT 二维（图 B）及彩色多普勒（图 C）显示左侧和右侧主动脉弓永存（L，R），左弓内径较右弓内径小，两者环绕气管（T）和食管形成 "O" 形血管环，动脉导管（DA）位于左侧主动脉弓的左侧（LEFT），与血管环形成 "9" 字形，气管及左、右支气管冠状切面（图 D）显示左、右主动脉弓（LARCH、RARCH）分别位于气管的左、右侧。LB. 左支气管；RB. 右支气管；SP. 脊柱；RIGHT. 右侧

　　自从 Vap Praaghn 等 1969 年首次报道以来，国内外仅有 28 例报道。是胚胎期间第 5 弓未退化所致。

　　永存第 5 主动脉弓可以是左侧或右侧第 5 主动脉弓永存。Weinberg 将其分为 3 种类型：A 型：第 4、5 弓并存，常为左侧第 4、5 弓并存（图 8-4-110A）；B 型：第 4 弓中断或闭锁，永存第 5 弓，常为左侧第 4 弓中断或闭锁，左侧第 5 弓永存（图 8-4-110B）；C 型：体 - 肺动脉相连，即第 5 与第 6 弓相连，永存第 5 弓常起源于升主动脉无名动脉近端，通过胚胎同侧的第 6 弓与肺动脉相连，表现为永存左第 5 弓与主肺动脉连接（图 8-4-110C）和永存左第 5 弓与左肺动脉连接（图 8-4-110D），两者

的分型存在争议，有部分学者认为永存第 5 号与主肺动脉连接是一种远心型主肺动脉窗；也有部分学者认为永存左第 5 号与左肺动脉连接是肺动脉异常起源于升主动脉远端。作者从胚胎发育的角度考虑，把这两型归纳于永存第 5 主动脉弓更为合适。

【超声诊断】

　　本病产前超声诊断非常困难，往往在病理解剖或手术时做出诊断。第 4 号和第 5 号在产前超声图像上没有明显的区别，其部位亦难以认定，而且不同类型永存第 5 号的产前超声表现差别很大。

　　① A 型主要超声表现：左侧或右侧的第 5 动脉弓永存。当永存左（右）第 5 号，左（右）第 4 号

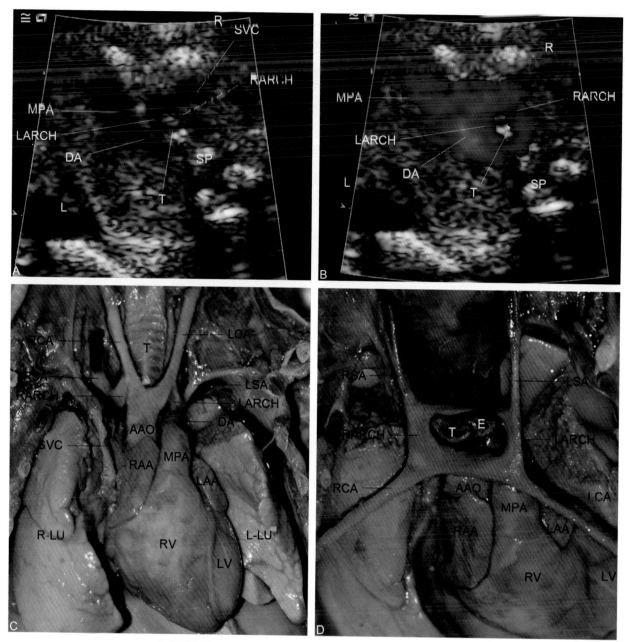

图 8-4-109 双主动脉弓、左位动脉导管

22 周胎儿，产前超声检查 3VT 一维（图 A）及彩色多普勒（图 B）显示左侧（LARCH）和右侧（RARCH）主动脉弓永存，两者环绕气管（T）和食管形成 "O" 形血管环，动脉导管（DA）位于左主动脉弓的左侧（L），与血管环形成 "6" 字形。心脏腹侧观（图 C），升主动脉（AAO）发出左、右主动脉弓（LARCH、RARCH），左、右颈总动脉（LCA、RCA）及左、右锁骨下动脉（LSA、RSA）分别发自左、右主动脉弓，左位动脉导管（DA）。血管环鸟瞰图（图 D），左、右主动脉弓，环绕气管、食管（E）形成 "O" 形血管环。SVC. 上腔静脉；LAA. 左心耳；RAA. 右心耳；RV. 右心室；LV. 左心室；L-LU. 左肺；R-LU. 右肺；SP. 脊柱；R. 右侧

正常时，主动脉弓长轴切面上可见第 4 弓和第 5 弓均发自升主动脉，第 4 弓的位置较第 5 弓高，无名动脉均发自第 4 弓。

②B 型主要超声表现：当左（右）第 4 弓中断，永存左（右）第 5 弓缩窄时，3VT 切面，主动脉弓位置较正常低，而第 5 弓内径明显狭窄（图 8-4-111A、B）。此类型永存第 5 弓在 3VT 切面

上很难与主动脉弓缩窄相鉴别，产前超声很难与主动脉弓缩窄相鉴别。主动脉弓长轴切面第 4 和第 5 弓均发自升主动脉，第 5 弓位置较第 4 弓低，第 4 弓发出无名动脉后中断，第 5 弓内径明显狭窄。

③C 型主要超声表现：当永存左（右）第 5 弓与左（右）第 6 弓相连，即体-肺动脉相连。一种

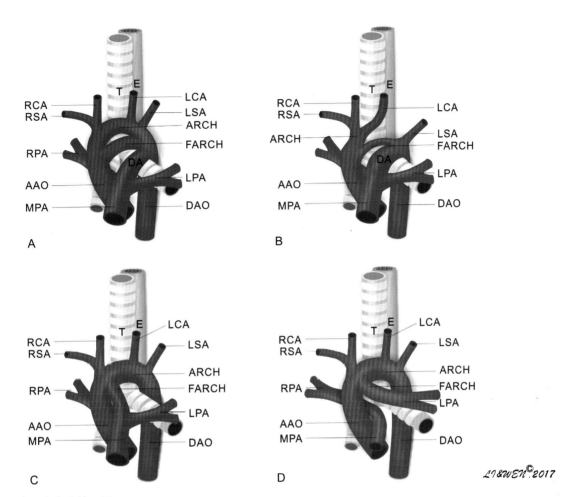

图 8-4-110 常见永存左第 5 弓

　　A．永存左第 5 弓，左第 4 弓正常；B．永存左第 5 弓并缩窄，第 4 弓中断；C．永存左第 5 弓与主肺动脉连接。D．永存左第 5 弓与左肺动脉连接（肺动脉异常起源于升主动脉远端）。RCA．右颈总动脉；LCA．左颈总动脉；RPA．右肺动脉；LPA．左肺动脉；FARCH．第 5 弓；ARCH．主动脉弓；DAO．降主动脉；T．气管；E．食管；AAO．升主动脉；MPA．主肺动脉；LSA．左锁骨下动脉；RSA．右锁骨下动脉；DA．动脉导管

　　类型是升主动脉远端与主肺动脉远端通过永存第 5 弓相连（图 8-4-112、图 8-4-113），此类型永存第 5 弓应与主肺动脉窗相鉴别，前者是升主动脉无名动脉近端与主肺动脉远端（发出左、右肺动脉后）通过管状结构（永存第 5 弓）相连通。后者是升主动脉近端与主肺动脉（发出左、右肺动脉前）相连通，相通处不形成管状结构。

　　另一种类型表现为一侧肺动脉异常起源于升主动脉远端，该肺动脉通过第 5 弓连接于无名动脉对侧，该弓位置较正常的动脉导管位置更高，但在产前超声图像上很难区分。

　　（8）颈位主动脉弓（cervical aortic arch）

　　【畸形特征】

　　颈位主动脉弓是一少见血管异常，动脉弓位置较正常动脉弓高，弓的顶端位于锁骨上窝、颈部。

　　本病一种可能的胚育发育机制是左或右侧第 3 弓不退化而第 4 弓退化，第 3 弓永久发育代替第 4 弓，另外一种可能机制是第四弓在发育过程中没有正常下移所致，因此，颈位主动脉弓通常位置较高，其弓的顶端在锁骨上窝。大多数不合并其他先天性心脏病。颈位主动脉弓可位于左侧或右侧，但以右侧为多见，约占 80%，80% 伴有主动脉分支变异。Haughton 等根据主动脉弓的形态，无名动脉发出的顺序及胚胎发育的异常，将颈位主动脉弓分为 5 型（图 8-4-114）：① A 型：主动脉弓直接发出独立的颈内、外动脉，降主动脉与主动脉弓位置相反，多合并迷走锁骨下动脉；② B 型：主动脉弓发出双侧颈总动脉，降主动脉与主动脉弓位置相反，多合并迷走锁骨下动脉；③ C 型：左颈位主动脉弓伴右降主动脉及双侧颈总动脉；④ D 型：左颈位主动脉弓伴左降主动脉及正常的弓上血管分支；⑤ E 型：右颈位主动脉弓伴右降主动脉及迷走左锁骨下动脉。

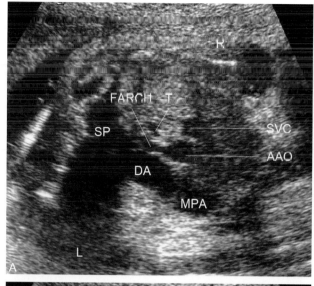

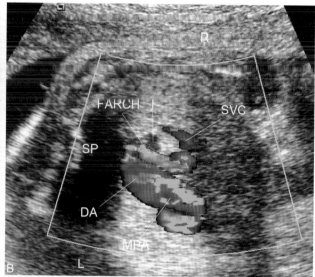

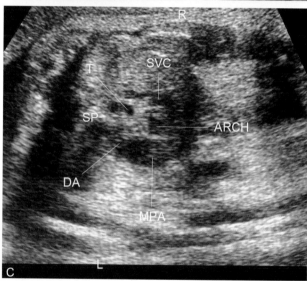

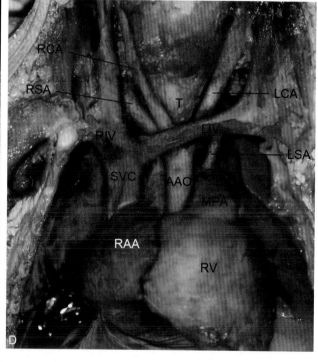

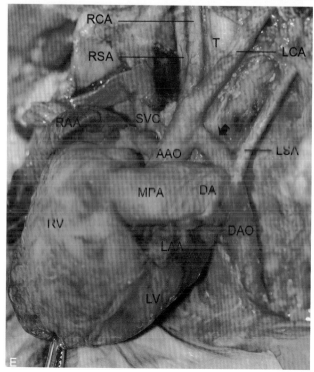

图 8-4-111 永存左第 5 弓并缩窄、第 4 弓中断（合并左心发育不良，二尖瓣闭锁，室间隔缺损等多发畸形。染色体核型 18 三体）

3VT 二维（图 A）及彩色多普勒（图 B）显示主动脉弓位置较低，主动脉弓的内径明显狭窄。在图 A 基础上探头声束继续向上稍偏斜（图 C），发现肺动脉与上腔静脉之间仍有一较粗的血管横切面回声，与降主动脉无连续关系，产前误认为是颈总动脉。产后对比心脏解剖，发现此为中断的主动脉弓（第 4 弓），而产前认为狭窄的主动脉弓是第 5 弓永存并缩窄。标本解剖心脏腹侧观（图 D），升主动脉（AAO）明显较肺动脉（MPA）小，右心系统增大。心脏及大动脉左侧面观（图 E），主动脉弓位置较正常低（箭头所示），为第 5 弓，且内径明显狭窄，第 4 弓发出无名动脉（IA）和左颈总动脉（LCA）后中断，左锁骨下动脉（LSA）发自降主动脉（DAO）起始部，肺动脉及动脉导管（DA）明显增粗。SVC. 上腔静脉；RAA. 右心耳；RV. 右心室；LV. 左心室；LIV. 左无名静脉；T. 气管；RCA. 右颈总动脉；RSA. 右锁骨下动脉；FARCH. 永存第 5 弓；R. 右侧；L. 左侧

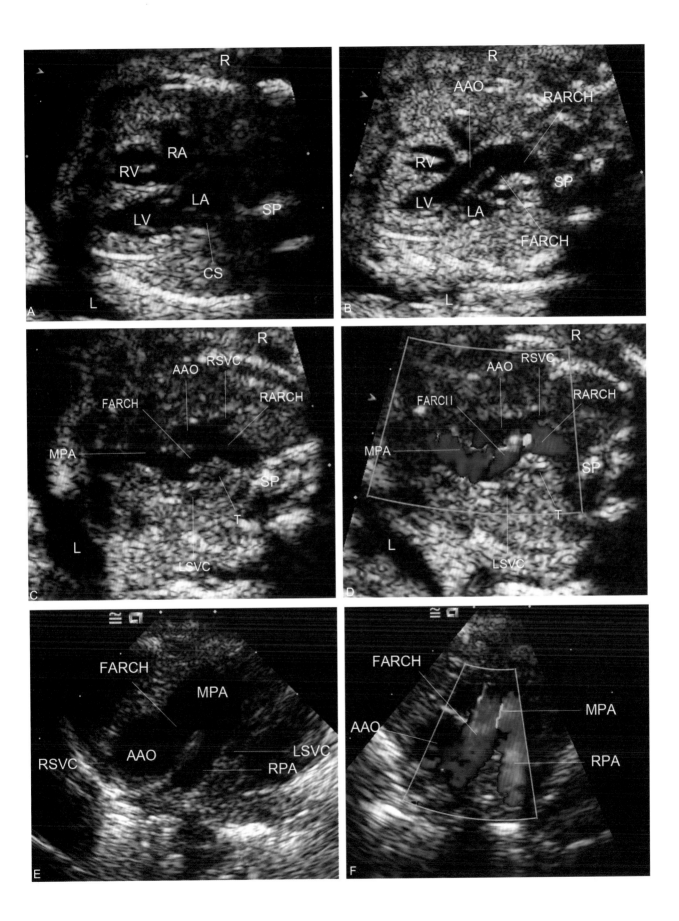

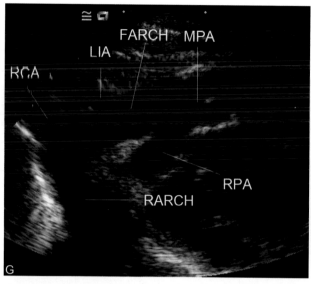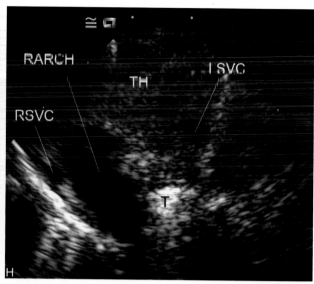

图 8-4-112　永存第 5 弓 C 型，右位主动脉弓（合并永存左上腔静脉。足月顺产一男婴，新生儿手术死亡）

　　孕 24 周胎儿，产前四腔心切面（图 A）显示房室沟处冠状静脉窦（CS）扩张；产前左心室流出切面（图 B）显示升主动脉（AAO）远端凹侧可见血管连接肺动脉，此血管与动脉导管不同，推测为永存第 5 弓（FARCH）；产前 3VT 切面二维（图 C）及彩色多普勒（图 D）显示主动脉弓位于气管（T）的右侧（R），双上腔静脉，升主动脉远端通过一短永存第 5 弓与主肺动脉远端连接，彩色多普勒显示肺动脉血流通过该血管向主动脉弓分流。产后 3VV 切面二维（图 E）及彩色多普勒（图 F）显示升主动脉远端通过永存第 5 弓与主肺动脉（MPA）远端连接，彩色多普勒显示主动脉血流通过永存第 5 弓向肺动脉分流，双上腔静脉。产后肺动脉长轴切面（图 G）显示肺动脉远端通过永存第 5 弓与升主动脉远端相连接，第 5 弓的对侧为左无名动脉（LIA）。产后 3VT 切面（图 H）显示主动脉弓（RARCH）位于气管（T）右侧，双上腔静脉。LA. 左心房；RA. 右心房；LV. 左心室；RV. 右心室；SP. 脊柱；L. 左侧；LSVC. 左上腔静脉；RSVC. 右上腔静脉

Hirao 等分析认为 D 型颈位主动脉弓合并动脉瘤最多见。

【超声表现】

　　颈位主动脉弓超声诊断报道极少，多数都是 X 线、CT 和 MRI 方面诊断报道。产前超声诊断颈位主动脉弓的报道亦很少，产前发现主动脉弓位置特别高，注意比较主动脉弓与锁骨之间位置关系，产前有可能发现颈位主动脉弓。

　　① 颈部主动弓类型较多，各类的产前超声表现不同，但各类型有一个共同的声像图特征：主动脉弓位置较正常主动脉弓高，弓的顶端超过锁骨水平，达锁骨上窝、颈根部，主动脉弓长轴切面最易显示此特征，实时超声上即动态观察主动弓分支情况（图 8-4-115C、D、E）。

　　② 3VT 切面主要观察主动脉弓及降主动脉相对于气管位置关系（图 8-4-115B），判断主动脉弓是左位还是右位，是否存在迷走锁骨下动脉等情况。

　　③ 产前超声主要通过动脉弓长轴切面及 3VT 切面的超声表现对颈位主动脉弓进行分型（图 8-4-115B、C、D）。

【临床处理及预后】

　　主动脉弓及其分支异常有些仅仅是简单的位置异常，有些则围绕气管和食管形成完全或不完全的血管环导致这些结构受压。先天性血管环可以导致新生儿呼吸窘迫或轻度症状，或在以后的生活中出现食管或气管受压症状，或保持临床静止状态。主动脉弓及其分支异常可以孤立存在，也可伴发其他先天性心脏畸形或染色体异常，例如染色体三体（21 三体），染色体微缺失（22 号染色体微缺失）。

　　单纯主动脉弓及其分支异常预后较好，无呼吸道梗阻症状者无须特别处理，伴其他心内结构畸形，其预后主要取决于合并畸形的严重程度。合并染色体畸形者，预后不良。笔者随访 81 例血管环，新生儿期绝大部分未出现气管和食管受压症状。

　　某大部血管环胎儿出生后即有呼吸道梗阻症状者，自然病程多在 6 个月到 1 岁以内死亡。出生 6 个月后才出现症状，且临床症状较轻，且很少呈进行性加重，常在儿童期症状缓解。目前先天性血管环的手术治疗取得了良好的疗效，手术死亡率为 3.9%～6%。

　　双主动脉弓胎儿出生后可无临床症状，也可有临床症状，临床症状主要表现为吞咽困难、呼吸道感染等。出生后的临床处理取决于其临床表现，有明显气管或食管压迫梗阻症状者需手术治疗解决压

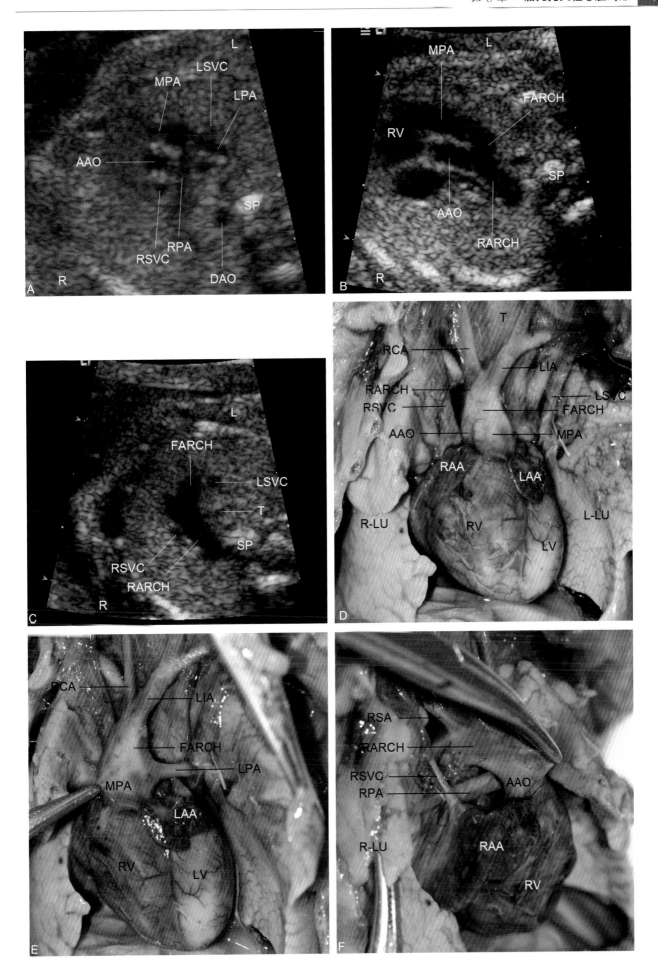

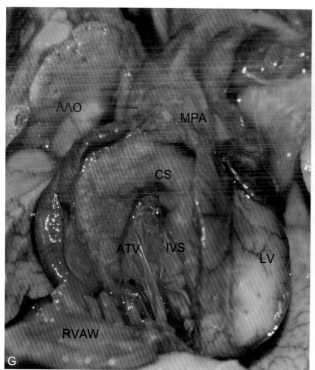

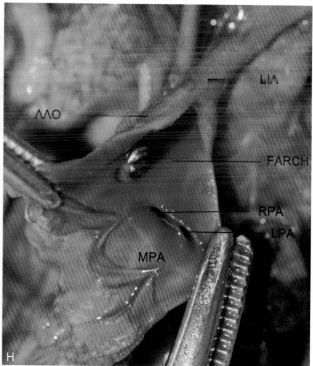

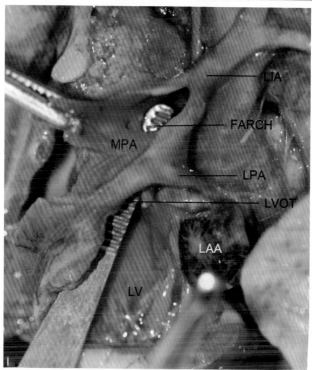

图 8-4-113　永存第5弓C型（合并永存左上腔静脉）

　　产前超声在3VV 切面（图 A），肺动脉左侧及主动脉右侧分别可见左、右上腔静脉（LSVC、RSVC），主肺动脉及左、右肺动脉均未见明显异常。非标准的右心室流出道切面（图 B）显示于肺动脉远端上方与升主动脉（AAO）远端可见血管连接，此血管与动脉导管不同，推测为永存第5弓（FARCH）；3VT 切面二维（图 C）显示主动脉弓（RARCH）位于气管（T）的右侧（R），双上腔静脉，一短小存第5弓与升主动脉远端连接。标本解剖心脏腹侧观（图 D），主肺动脉（MPA）远端通过第5弓与升主动脉远端相连接，右位主动脉弓，其发出第一分支左无名动脉（LIA），双上腔静脉。心脏左侧观（图 E），左肺动脉（LPA）发自主肺动脉左侧。心脏右侧观（图 F），右肺动脉（RPA）穿过主动脉弓下方进入右肺。室间隔右心室面观（图 G），肺动脉发自右心室（RV）。剪开肺动脉前壁，清楚显示主肺动脉发出左、右肺动脉（RPA）后通过第5弓与升主动脉相连（图 H）。钳子通过左心室流出道进入升主动脉内，清楚地显示两者之间相通的第5弓（图 I）。LV. 左心室；SP. 脊柱；L. 左侧；LAA. 左心耳；RAA. 右心耳；L-LU. 左肺；R-LU. 右肺；RCA. 右颈总动脉；CS. 室上嵴；ATV. 二尖瓣前瓣；RVAW. 右心室前壁

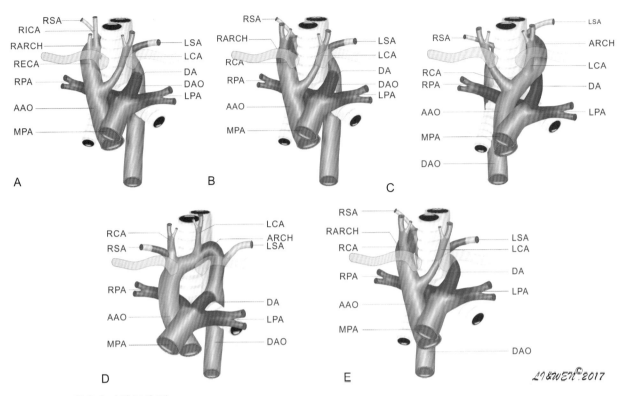

图 8-4-114　颈位主动脉弓分型

A 型（图 A）：右位主动脉弓（RARCH），弓顶部超过锁骨水平，主动脉弓绕过气管及食管后方与左侧降主动脉（DAO）相连，主动脉弓发出分支依次为左颈总动脉（LCA）、右颈外动脉（RECA）、右颈内动脉（RICA）、右锁骨下动脉（RSA）和左锁骨下动脉（LSA），左锁骨下动脉迷走，左位动脉导管。B 型（图 B）：右位主动脉弓，弓顶部超过锁骨水平，主动脉弓绕过气管及食管后方与左侧降主动脉相连，主动脉弓发出分支依次为左颈总动脉、右颈总动脉（RCA）、右锁骨下动脉和左锁骨下动脉，左锁骨下动脉迷走，左位动脉导管。C 型（图 C）：左位主动脉弓，弓顶部超过锁骨水平，主动脉弓绕过气管及食管后方与右侧降主动脉相连，主动脉弓发出分支依次为右颈总动脉（RCA）、左颈总动脉和左锁骨下动脉，迷走右锁骨下动脉，左位动脉导管。D 型（图 D）：左位主动脉弓，弓顶部超过锁骨水平，左侧降主动脉，主动脉弓发出分支依次为无名动脉（IA）、左颈总动脉、左锁骨下动脉、左位动脉导管。E 型（图 E）：右位主动脉弓，弓顶部超过锁骨水平，右侧降主动脉，主动脉弓发出分支依次为左颈总动脉、右颈总动脉（RCA）、右锁骨下动脉和左锁骨下动脉，左锁骨下动脉迷走，左位动脉导管。主动脉弓蓝色部分代表胚胎发育第 3 对主动脉弓，红色部分代表胚胎发育第 4 对主动脉弓

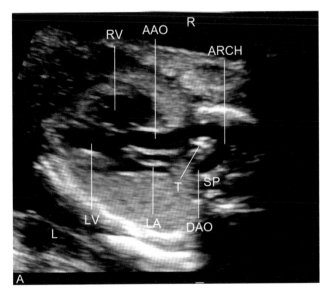

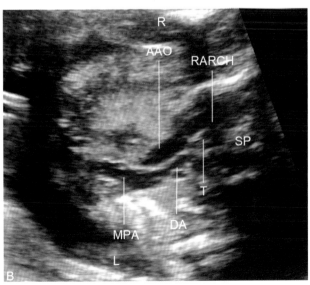

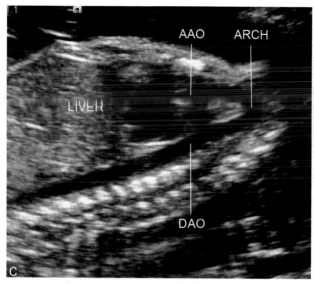
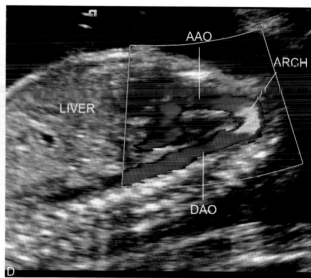

图 8-4-115　右位颈位主动脉弓伴迷走左锁骨下动脉，左位动脉导管

　　22 周胎儿，斜左心室流出道切面（图 A）显示主动脉发自左心室，升主动脉（AAO）很长，主动脉弓（ARCH）位置超过锁骨水平，位于气管（T）右侧，并绕过气管及食管后方与左侧降主动脉（DAO）相连。3VT 切面（图 B）显示主动脉弓顶部超过锁骨水平，主动脉弓位于气管右侧，并绕过气管及食管后方与左侧降主动脉相连。主动脉弓长轴切面二维（图 C）及彩色多普勒（图 D）显示主动脉弓顶部超过胸骨上窝水平，实时下可见主动脉弓发出 5 个分支。LA. 左心房；RV. 右心室；LV. 左心室；DA. 动脉导管；MPA. 主肺动脉；LIVER. 肝；SP. 脊柱；RARCH. 右位升主动脉弓

迫梗阻。Alsenaidi 等研究了 18 岁以内的 81 例双主动脉弓患者，79 例（97.5%，79/81）行手术治疗，91% 有呼吸道症状、40% 有消化道梗阻症状；手术治疗时平均年龄为 6 个月，2 例术后死亡；手术后发生乳糜胸的有 9%，仍有呼吸道症状的有 54%，有消化道症状的有 6%。

　　颈位主动脉弓不合并其他异常，一般没有临床症状，偶尔会出现产后气管或食管的压迫症状，如喘鸣、呼吸困难、吞咽困难和反复上呼吸道感染等。成年人颈位主动脉弓容易合并主动脉弓动脉瘤，以 D 型颈位主动脉弓合并动脉瘤最多见。

六、心脏其他畸形

（一）室间隔缺损

　　室间隔缺损（ventricular septal defects）是指室间隔胚胎发育不全，导致室间隔连续性中断，左、右心室形成异常交通。它是最常见的先天性心脏畸形之一，占先天性心脏病的 30%，发生率 2/1000。

　　室间隔缺损可为单发畸形（约占 50%），也可为心脏复杂畸形的一部分。

【畸形特征】

　　室间隔缺损可分为膜周部、流入道部、肌部、流出道部室间隔缺损（图 8-4-116）。膜周部室间隔缺损占 80%，位于主动脉瓣下方的膜周部室间隔缺损可不同程度延伸到邻近的室间隔。流入道部室间隔位于右心室流入道部，三尖瓣隔叶附着点可因此而受到影响。肌部室间隔缺损可发生于室间隔肌部的任何部分。流出道部室间隔缺损则位于右心室漏斗部，室上嵴上方和主、肺动脉瓣之下，少数病例合并主、肺动脉瓣关闭不全。

【超声诊断】

　　虽然室间隔缺损是最常见的先天性心脏病之一，但胎儿期产前超声检出率明显低于新生儿期，据报道，

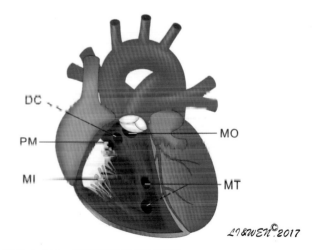

图 8-4-116　室间隔缺损解剖类型

　　PM. 膜周部室间隔缺损；DC. 双大动脉干下型（嵴内型）室间隔缺损；MO. 流出道肌部（干下型）室间隔缺损；MI. 流入道肌部室间隔缺损；MT. 小梁部肌部室间隔缺损

室间隔缺损的产前超声检出率为 0% ~ 66.0%。由于胎儿时期动脉导管的交通及肺循环阻力高，左、右心室内压力相近，室间隔缺损处可不产生分流，或分流速度较低，心房、心室大小多无异常，四腔心切面上房室大小对称，因此，单纯室间隔缺损不论在膜周部、流入道部、肌部或流出道部，产前超声检查均有可能漏诊，尤其是小的室间隔缺损，胎儿期更难检出。又因为在胎儿期多显示心尖四腔心切面，室间隔与声速平行，有时可出现室间隔回声失落的假象而导致假阳性的诊断。因此，室间隔缺损产前超声诊断，容易出现假阳性与假阴性诊断。

（1）室间隔缺损的特征超声表现是室间隔连续性中断（图 8-4-117A，图 8-4-118A，图 8-4-119）。

（2）左心室长轴切面上主动脉下方可显示膜周部或流出道部室间隔缺损。

（3）心底短轴切面对于判断室间隔缺损是膜周部、嵴内型及干下型有帮助。膜周部室间隔缺损位于主动脉短轴 9 ~ 12 点处（图 8-4-118A），嵴内型位于 12 点处，干下型位于 12 ~ 3 点处（图 8-4-117B）。

（4）四腔心切面上可显示流入道部室间隔缺损，在此切面上，还可显示三尖瓣附着点位置上移，与二尖瓣附着点齐平，正常情况下的三尖瓣附着点比二尖瓣低的特点消失。

（5）肌部室间隔缺损主要在四腔心切面上观察与显示（图 8-4-118A）。

（6）彩色多普勒：收缩期血流由左向右分流，舒张期则由右向左分流，分流速度均较低，分流血流色彩显示暗淡。在心尖四腔心切面上，由于分流血流方向与声束垂直，分流血流显示差或不显示，在胸骨旁长轴四腔心切面上，分流血流显示最佳。

【临床处理及预后】

单纯室间隔缺损不影响胎儿血流动力学改变，一些病例在胎儿期自然闭合。90% 以上的小缺损无

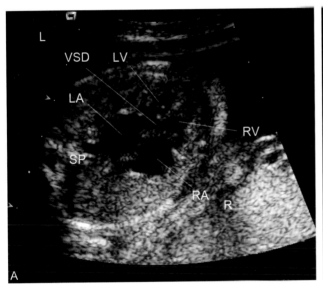

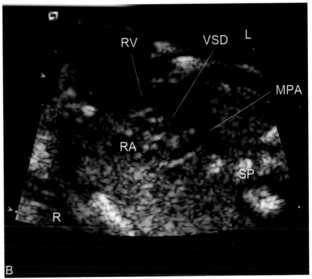

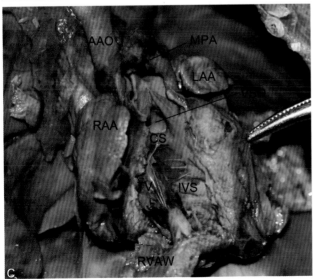

图 8-4-117 干下型室间隔缺损（合并主动脉弓缩窄，染色体核型分析正常）

25 周胎儿，四腔心切面（图 A）显示室间隔上部连续性回声中断（VSD）。心底短轴切面（图 B）显示室间隔连续性中断位于肺动脉（MPA）瓣下。室间隔右心室面观（图 C），室间隔缺损位于嵴上漏斗部肺动脉瓣下。RVAW. 右心室前壁；LAA. 左心耳；RAA. 右心耳；AAO. 升主动脉；TV. 三尖瓣；CS. 室上嵴；IVS. 室间隔；RV. 右心室；LV. 左心室；LA. 左心房；RA. 右心房；L. 左侧；R. 右侧

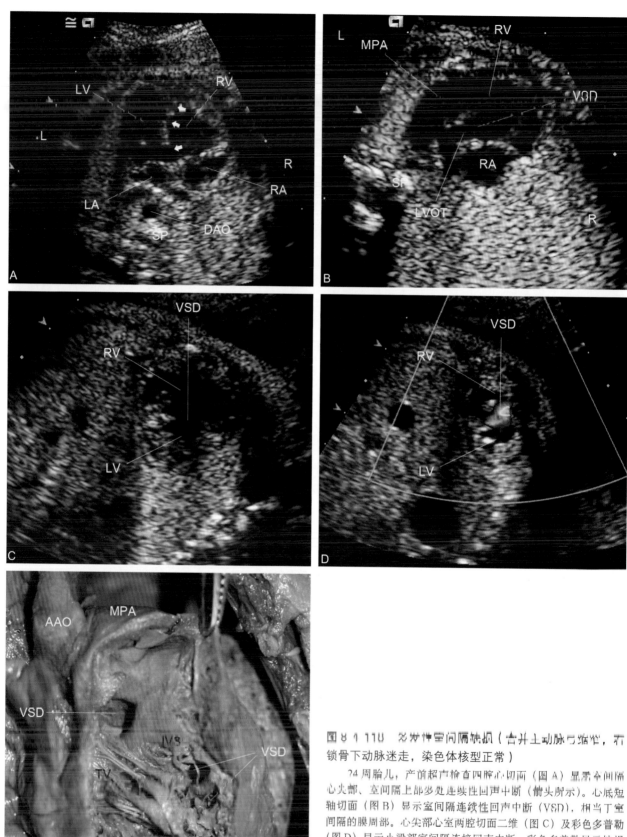

图8-1-118 多发性室间隔缺损（合并主动脉弓缩窄，右锁骨下动脉迷走，染色体核型正常）

24周胎儿，产前超声检查四腔心切面（图A）显示室间隔心尖部、室间隔上部多处连续性回声中断（箭头所示）。心底短轴切面（图B）显示室间隔连续性回声中断（VSD），相当于室间隔的膜周部。心尖部心室两腔切面二维（图C）及彩色多普勒（图D）显示小梁部室间隔连接回声中断，彩色多普勒显示缺损处为左向右分流。室间隔右心室面观（图E），室间隔缺损位于嵴上漏斗部肺动脉瓣下。RVAW. 右心室前壁；AAO. 升主动脉；MPA. 主肺动脉；TV. 三尖瓣；IVS. 室间隔；RV. 右心室；LV. 左心室；LA. 左心房；RA. 右心房；DAO. 降主动脉；LVOT. 左心室流出道；L. 左侧；R. 右侧

明显临床症状，在出生后 1 岁内逐渐自然闭合。部分大的缺损在出生后 2~8 周可出现心力衰竭而需治疗。少数特大室间隔缺损，出现巨大左向右分流，出生后即可出现心力衰竭。外科手术生存率在 90% 以上，存活者可正常生存，体力耐受亦正常。25 年手术生存率约 86%，远期并发症有细菌性心内膜炎和心肌梗死，约 3% 的病例可能需要装心脏起搏器。当室间隔缺损合并其他复杂心脏畸形时，如法洛四联症、大动脉转位、右心室双出口、主动脉弓中断等，则预后取决于合并畸形。多数室间隔缺损患儿为散发病例，部分合并染色体异常（如 18 三体、21 三体、

迪格奥尔格综合征）和单基因病，这部分病例的再发风险取决于基因异常的类型。

单纯室间隔缺损，既往分娩 1 例室间隔缺损患儿，下次妊娠室间隔缺损的再发风险为 3%；分娩 2 例室间隔缺损患儿，下次妊娠的再发风险为 10%；母亲为室间隔缺损患者，再发风险为 9.5%，父亲为室间隔缺损患者，再发风险为 2.5%。

（二）房间隔缺损

房间隔缺损（atrial septal defects）是先天性心脏病中最常见的类型之一，仅次于室间隔缺损，

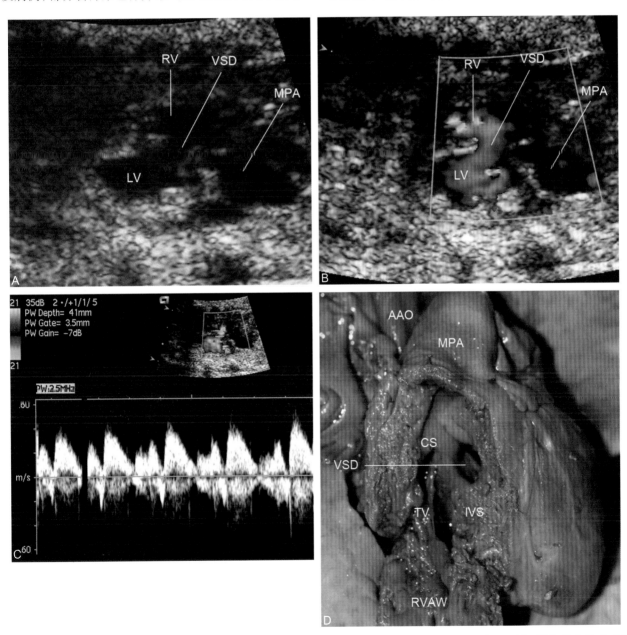

图 8-4-119　小梁部靠近漏斗处室间隔缺损（合并房间隔缺损，心内型完全性肺静脉异位引流，一侧耳缺如等多发畸形）

24 周胎儿，右心室流出道切面二维（图 A）、彩色多普勒（图 B）及频谱多普勒（图 C），小梁部靠近右心室漏斗处室间隔连续性回声中断（VSD），彩色多普勒及频谱多普勒显示室间隔缺损处红色左向右分流。心脏解剖右心室面观，右心室漏斗部室间隔缺损。RV. 右心室；LV. 左心室；MPA. 主肺动脉；AAO. 升主动脉；CS. 室上嵴；TV. 三尖瓣；RVAW. 右心室前壁；IVS. 室间隔

系胚胎发育期心房间隔上残留未闭的缺损而形成。房间隔缺损绝大多数为单孔型，少数为多孔型，还有极少数呈筛孔状。房间隔缺损占先天性心脏病的15%～20%。

【畸形特征】

根据房间隔缺损发生的部位，一般分为原发孔型房间隔缺损和继发孔型房间隔缺损，后者最为多见。继发孔型房间隔缺损根据其缺损的部位，分为4种类型：中央型、下腔型、上腔型及混合型房间隔缺损（图8-4-120）：

中央型（卵圆窝型）：房间隔缺损位于房间隔中部，可伴有右肺静脉回流异常，最常见，约占75%。

上腔静脉型（静脉窦型）：缺损位于上腔静脉与右心房连接处，常伴有部分性右上肺静脉回流异常（>90%）。约占3%。

下腔静脉型：缺损口下缘完全缺如或仅残留极少薄膜状组织，缺损与下腔静脉右心房入口相连，约占16%。

混合型：两种或两种以上房间隔缺损同时存在，约占6%。

另还有一种较为罕见的冠状静脉窦型间隔缺损，又称为无顶冠状静脉窦综合征，其病理特征为冠状静脉窦与左心房之间的共同壁缺损，从而导致房水平左向右分流和冠状静脉窦扩张，其血流动力学与房间隔缺损相同，有的学者把它归为一种特殊类型房间隔缺损。

【超声诊断】

虽然有宫内诊断继发孔型房间隔缺损的报道，但胎儿超声心动图不是发现这种缺损的可靠方法，一般不做出继发孔型房间隔缺损的诊断，对于原发孔型房间隔缺损及巨大房间隔缺损或房间隔缺失，可在产前做出诊断。据报道，房间隔缺损的产前超声检出率0%～5.0%。

胎儿期卵圆孔瓣处于开放状态及胎儿心内血流动力学特点，中央型房间隔缺损产前超声诊断很困难。对于原发孔型房间隔缺损及巨大房间隔缺损或房间隔缺失，可在产前做出诊断（图8-4-121）。前者表现为房间隔下部连续性中断，后者表现为一共

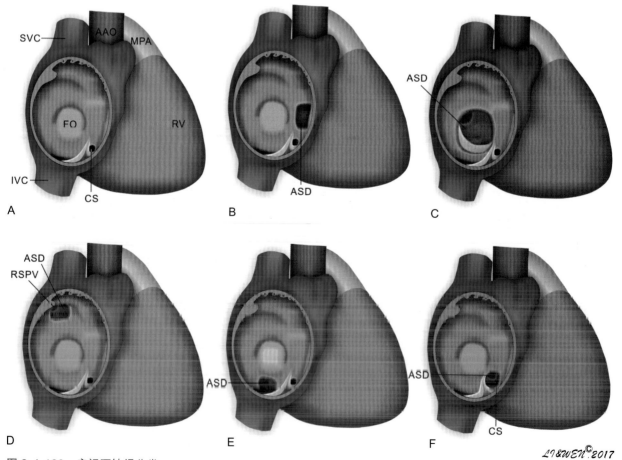

图 8-4-120　房间隔缺损分类

A. 正常房间隔右心房面观；B. 原发孔型房间隔缺损右心房面观；C. 中央型房间隔缺损右心房面观；D. 上腔型房间隔缺损右心房面观；E. 下腔型房间隔缺损右心房面观；F. 冠状静脉窦型房间隔缺损右心房面观。SVC. 上腔静脉；IVC. 下腔静脉；ASD. 房间隔缺损；RSPV. 右上肺静脉；CS. 冠状静脉窦；FO. 卵圆孔瓣

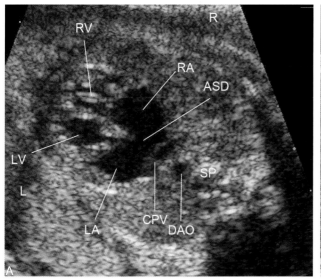

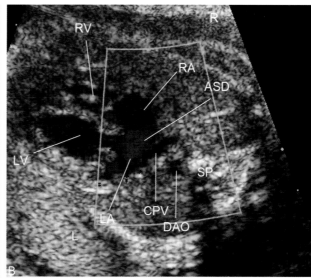

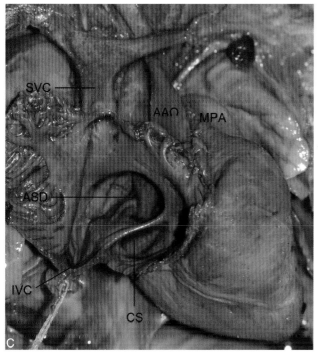

图 8-4-121 房间隔缺损、流出道型室间隔缺损，心内型完全性肺静脉异位引流，一侧耳缺如等多发畸形

24 周胎儿，四腔心切面收缩期二维（图 A）及彩色多普勒（图 B），房间隔中部巨大缺损（ASD），未见卵圆孔瓣回声，彩色多普勒显示房水平为左向右分流，左心房（LA）内无肺静脉汇入，其后方见肺总静脉（CPV）。心脏解剖房间隔右心房面观（图 C），卵圆孔瓣完全缺如，房间隔中部巨大缺损（ASD），冠状静脉窦（CS）明显扩张。SVC. 上腔静脉；IVC. 下腔静脉；AAO. 升主动脉；MPA. 主肺动脉；LV. 左心室；RV. 右心室；RA. 右心房；DAO. 降主动脉；L. 左侧；R. 右侧

同心房，无房间隔回声。有学者报道通过测量胎儿卵圆孔宽度来预测中央型房间隔缺损，但该方法存在很高的假阳性率，而这种不确切的诊断会给孕妇及其家属带来巨大的精神负担，目前大多数学者不建议用该方法来预测是否存在中央型房间隔缺损。

【临床处理及预后】

单纯房间隔缺损临床预后良好，一些病例在出生后会自然闭合（据报道，1 岁内自然闭合的占 22%，1~2 岁闭合的占 33%），1 岁以内患儿分流量小，无症状，一般不主张手术治疗。房间隔缺损理想的手术年龄为 3~5 岁。单纯继发孔型房间隔缺损的手术治疗效果良好，手术死亡率已渐接近 0。当房间隔缺损合并其他复杂心脏畸形或染色体畸形时，如主动脉

弓中断、21 三体等，其预后取决于合并畸形。

（三）迷走左肺动脉

迷走左肺动脉（left pulmonary artery sling）又称肺动脉悬带，是指左肺动脉异常起源于心包外的右肺动脉后壁，在右主支气管的近侧端前方，经气管与食管之间的间隙从左侧肺门入肺。由 Glaevecke 等 1897 年在尸检时发现并首先报道。

【胚胎发育与畸形特征】

在胚胎发育过程中，左、右肺动脉从肺芽两侧发出，然后与两侧的第 6 对主动脉弓相连。如果以右侧第 6 弓由尾侧毛细血管经中线到达肺芽而形成左肺丛的连接，那么左肺动脉的发育过程落后于气

管、支气管树的发育，因此，右肺动脉、左肺动脉环绕气管形成"C"形血管环，其左肺动脉通常较右肺动脉长，并且较细小（图 8-4-122）。50% 的迷走左肺动脉还合并有完整气管软骨环、气管远端及支气管发育不良，形成所谓的"环-吊带"复合体，是造成气管狭窄的主要原因，狭窄气管也较正常气管长，并且较细小。文献报道 50% 以上肺动脉悬带患儿合并其他先天性心血管畸形，如房间隔缺损、

永存左上腔静脉和室间隔缺损等，也有合并圆锥动脉干畸形（如法洛四联症）的报道。

【超声诊断】

左肺动脉迷走产前超声诊断相对较困难（图 8-4-124），部分病例在 3VV 及 3VT 切面上偶然发现。

（1）三血管切面上，注意气管与食管之间的间隙有无大血管存在以及肺动脉分支处的情况，有助于本病的发现。通常表现为左肺动脉从右肺动脉起始部或主肺动脉右侧发出，在右支气管的前方经气管右侧，绕到气管后方，向左行走入左肺门，形成环绕气管的"C"形血管环（图 8-4-123A、B，图 8-4-124）。

（2）常合并其他心内外畸形，如室间隔缺损、永存左上腔静脉、右肺缺如等。笔者产前发现 3 例迷走左肺动脉，其中 2 例合并右肺缺如，1 例合并左心发育不良综合征。

【临床处理及预后】

迷走左肺动脉的患儿如无气道梗阻或症状比较轻者可不需要手术治疗。对于有症状且症状严重者手术治疗是唯一方法，除了处理并发畸形外，主要是中断左肺动脉，从支气管后端拖出与主肺动脉做端-侧吻合。如有明显气管压迫常需同时进行气道成形，手术难度较大。气管狭窄的处理方法应根据具体情况决定，短段狭窄（狭窄长度 <8 个气管环或小于气管长度的 30%）切除后行端-端吻合，长段狭窄可采用自体气管移植修补术及自体心包片气管成形术或滑动气管成形术。

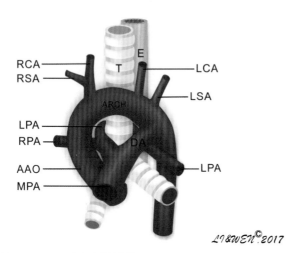

图 8-4-122　迷走左肺动脉

左肺动脉在右主支气管的近侧端前方发自右肺动脉，绕过气管与食管之间进入左侧肺门。MPA. 主肺动脉；AAO. 升主动脉；ARCH. 主动脉弓；DA. 动脉导管；T. 气管；E. 食管；LPA. 左肺动脉；RPA. 右肺动脉；RCA. 右颈总动脉；LCA. 左颈总动脉；LSA. 左锁骨下动脉；RSA. 右锁骨下动脉

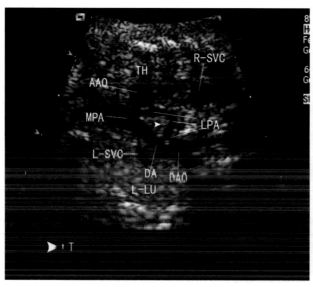

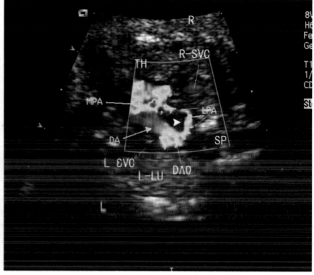

图 8-4-123　迷走左肺动脉、右肺及右肺动脉缺如（在外院足月顺产一男活婴，产后 20h，经抢救无效死亡，产后 X 线照片证实右肺缺如）

20 周胎儿，3VV 平面二维（图 A）及彩色多普勒（图 B）显示主肺动脉（MPA）内径明显较升主动脉（AAO）内径小，左肺动脉（LPA）起始部位于气管前方偏右侧，从主肺动脉发出后经从气管右侧，绕到气管后方向左行走进入左肺，右肺动脉不显示，动脉导管在气管左侧与降主动脉相连，双上腔静脉。DA. 动脉导管；TH. 胸腺；DAO. 降主动脉；L-LU. 左肺；SP. 脊柱

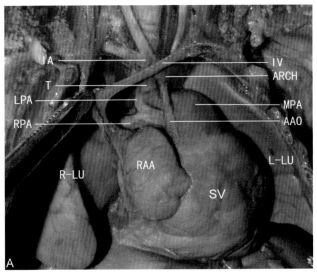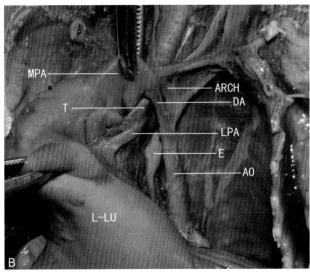

图 8-4-124　迷走左肺动脉并多发畸形的胎儿心脏，产前超声漏诊迷走左肺动脉

A. 分离左、右肺动脉，用钳子把上腔静脉向右侧牵拉显示左肺动脉（LPA）在右主支气管的近侧端前方起源于右肺动脉，从气管右侧穿过气管（T）与食管之间入左肺门；B. 分离主动脉弓、左肺动脉、气管及食管，用钳子把主肺动脉向上提起及左肺向右侧牵拉，左侧面观显示左肺动脉穿过气管与食管（E）之间在动脉导管（DA）弓的下方入左肺。L-LU. 左肺；AO. 主动脉；IV. 无名静脉；IA. 无名动脉；RAA. 右心耳；AAO. 升主动脉；SV. 单心室；ARCH. 主动脉弓

Yoshihiro 等报道 31 例手术患者仅 2 例合并长段气管狭窄的复杂先天性心脏病患儿术后早期死亡，7 例患者术后因气管软化及气管吻合口肉芽形成行二次手术，但预后良好。Loukanov 等报道手术效果良好，临床症状均得到很好的改善。随着对本病的逐渐认识，加上体外循环的应用及气管成形术式的改进，该病的手术成功率在不断提高。

（四）肺动脉异常起源于升主动脉

肺动脉异常起源于升主动脉（anomalous origin of pulmonary artery from ascending aorta）是指右肺动脉或左肺动脉中的一支异常起源升主动脉，而另一支仍与主肺动脉延续，是一种罕见的先天性心脏病，多合并其他心血管疾病。

【畸形特征】

病理上可分为右肺动脉异常起源于升主动脉及左肺动脉异常起源于升主动脉两种类型，以前者多见。根据其起源离主动脉瓣和无名动脉的距离不同，肺动脉异常起源于升主动脉又分为近端型和远端型（图 8-4-125）。近端型距主动脉瓣较近，远端型靠近无名动脉起始处。两者病理类型及其亚型在胚胎学上的解释目前认为完全不同。正常胚胎发育右肺动脉向左侧迁移，与左肺动脉近端融合。右肺动脉起源升主动脉近端型，是由于右肺动脉向左侧迁移延迟。主肺动脉间隔向内凹陷较正常偏向于左侧，使右肺动脉连于升主动脉，此类型多见，常合并主、肺动脉窗。右肺动脉起源升主动脉远端型，其发生

有多种解释：①正常情况下退化的右第 5 弓发育第 6 弓未发育，第 6 弓如有发育，则退化早；②第 5、6 弓均不发育，早期胚胎肺动脉离开原来近第 3、4 弓的位置，向上迁移至升主动脉；③第 5 弓发育，肺动脉近端及第 6 弓（背部）消失，此类型常合并肺动脉狭窄。左肺动脉异常起源升主动脉近端型有学者认为其病理机制与右肺动脉异常起源升主动脉远端型相似，左第 6 弓缺如并第 5 弓永存或仅第 6 弓缺如，左肺动脉无法与主肺动脉连接，而与主动脉囊相连。这解释了左肺动脉异常起源升主动脉的病理特点。

【超声表现】

产前超声诊断肺动脉异常起源（图 8-4-126~图 8-4-127）于升主动脉相对较因难，常规胎儿心脏超声检查，如不合并其他心内结构异常，左、右肺动脉的观察常被忽略。只有发现其他心内结构异常时，仔细寻找左、右肺动脉，本病才有可能被发现。

（1）由于一侧肺动脉异常起源于升主动脉，主肺动脉内径常常小于正常，右心室流出道切面（图 8-4-126A）或 3VV 切面发现主肺动脉狭窄。

（2）3VV 切面发现左（右）肺动脉异常发自升主动脉近端（图 8-4-126B）或远端，主肺动脉直接延续为右（左）肺动脉，主肺动脉内径常较升主动脉内径小，近端型距主动脉瓣较近，远端型靠近无名动脉起始处（图 8-4-127D）。

（3）本病常合并法洛四联症（图 8-4-126~图 8-4-127），因此，除了上述超声表现外，还有室间

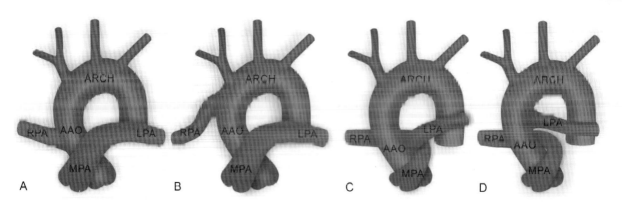

图 8-4-125 肺动脉异常起源于升主动脉分类

A. 右肺动脉异常起源于升主动脉近端型；B. 右肺动脉异常起源于升主动脉远端型；C. 左肺动脉异常起源于升主动脉近端型；D. 左肺动脉异常起源于升主动脉远端型。RPA. 右肺动脉；LPA. 左肺动脉；ARCH. 主动脉弓；MPA. 主肺动脉；AAO. 升主动脉

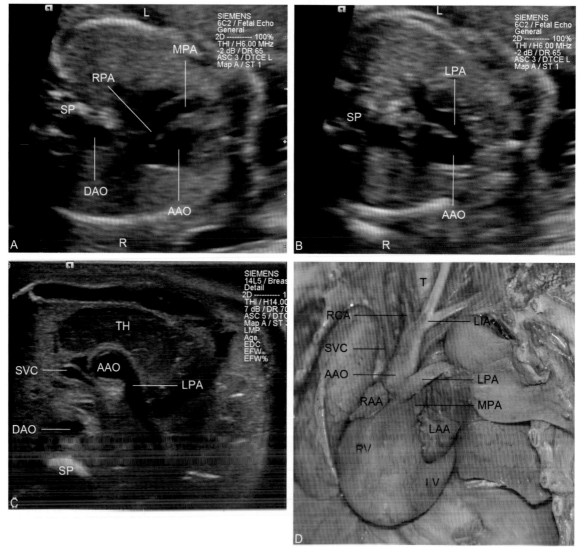

图 8-4-126 左肺动脉异常起源于升主动脉近端型［合并法洛四联症，右位主动脉弓。羊水染色体分析核型正常（46，XY）］

24 周胎儿，产前超声检查右心室流出道切面（图 A）显示肺动脉（MPA）狭窄，动脉导管及左肺动脉均未显示，主动脉直接延续为右肺动脉（RPA）。产前 3VV 切面（图 B）及产后 3VV 切面（图 C）显示肺动脉内径明显较主动脉内径小，左肺动脉（LPA）发自升主动脉近端。标本解剖心脏腹侧观（图 D），心脏位置正常，主动脉与肺动脉排列位置关系正常，但肺动脉内径明显较主动脉小，左肺动脉起源于距主动脉瓣环不远处的升主动脉左侧面，向上跨过左主支气管入左肺，左肺动脉起始部下壁与其下方主肺动脉上壁融合在一起，但彼此管腔不相通。LV. 左心室；RV. 右心室；L. 左侧；R. 右侧；DAO. 降主动脉；T. 气管；RCA. 右颈总动脉；LIA. 无名动脉；SVC. 上腔静脉；LAA. 左心耳；RAA. 右心耳；AAO. 升主动脉；TH. 胸腺；SP. 脊柱

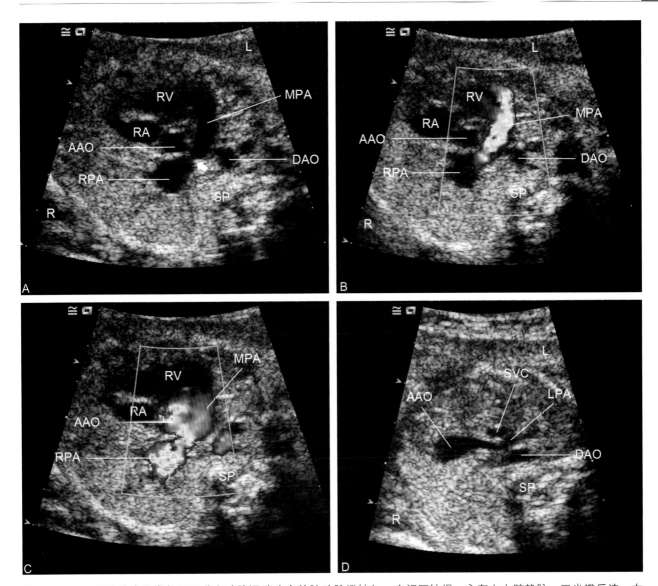

图 8-4-127　左肺动脉异常起源于升主动脉远端（合并肺动脉瓣缺如，室间隔缺损，永存左上腔静脉，三尖瓣反流，右心增大。在外院引产病理解剖结果与产前诊断相符）

　　23 岁孕妇，孕 1 产 0 孕 26 周，病史及实验室检查均无明显特殊。产前超声检查心底短轴切面二维（图 A）显示肺动脉瓣口处无肺动脉瓣回声，未见左肺动脉及动脉导管回声，主肺动脉直接延续为右肺动脉，在距离肺动脉瓣口较远处可见强回声膜状物突入管腔内，导致该处狭窄（白色箭头），狭窄后明显扩张。与图 A 相似切面彩色多普勒舒张期（图 B）和收缩期（图 C）显示肺动脉内收缩期血液从右心室内射向肺动脉（图 B），血液通过狭窄处，速度明显增加；舒张期则几乎以相同的速度从肺动脉内反流入右心室内（图 C），使大量血液在右心室和肺动脉之间做无效循环；探头在 3VV 切面基础上向胎儿头侧稍偏斜（图 D）可显示左肺动脉发自升主动脉远端左侧壁，主动脉左侧可见上腔静脉回声，右侧上腔静脉缺如。RV. 右心室；RA. 右心房；MPA. 主肺动脉；AAO. 升主动脉；L. 左侧；R. 右侧；RPA. 右肺动脉；LPA. 左肺动脉；DAO. 降主动脉；SP. 脊柱

隔缺损、主动脉骑跨等。

　　【临床处理及预后】

　　患儿出生后由于患侧肺动脉直接接受来自主动脉高压血流灌注，该侧肺血流量及压力明显增加，形成患侧肺动脉高压；健侧肺动脉不是由主动脉发出，回流入右心系统的静脉血经健侧肺动脉全部注入健侧肺血管床，该侧肺血流量明显增加，形成健侧肺动脉高压；因此，重度肺动脉高压是本病的显

著特征，所以患儿出生后不久常有重度肺动脉高压，左、右心压力负荷均增加，引起左、右侧心力衰竭。本病患儿肺动脉压、肺血管阻力随着年龄的增长而显著增加，早期施行根治性矫治术是根本的治疗方法。对右肺动脉异常起源于升主动脉近端型，手术以经升主动脉后方行右肺动脉与主肺动脉端－侧吻合为主，而右肺动脉异常起源于升主动脉远端型则行人工血管右肺动脉主肺动脉连接吻合术。对左肺

动脉异常起源于升主动脉则行左肺动脉与主肺动脉直接端 – 侧吻合术。对单纯肺动脉异常起源于升主动脉而言，如果能早期做出正确诊断，其手术预后较好，但如果未能及时行外科手术治疗，约 70% 于出生后 6 个月内死亡，80% 于 1 年内死亡，产前诊断本病有助于胎儿出生后的早期手术治疗。据报道，本病可合并迪格奥尔格综合征。

（五）冠状动脉瘘

冠状动脉瘘（coronary artery fistula）是指正常起源的左、右冠状动脉主支或分支与心脏或大血管之间交通。当冠状动脉瘘入心房或心室时，称为冠状动脉心腔瘘；当冠状动脉瘘入冠状静脉窦、腔静脉或肺静脉时，则称为冠状动脉静脉瘘；该病的发病率较低，占先天性心脏病为 0.25%～0.4%。

【畸形特征】

先天性冠状动脉与心腔间的异常交通是由于胚胎期心肌中血管窦状间隙的发育异常引起。胚胎期最原始的心脏血流是由心肌中许多内皮细胞组成的宽大含有血液的小梁窦状间隙所供应。这些窦状间隙与心腔相通，并与心外膜血管相连。随着心肌发育生长，这些宽大间隙被压缩成细小管道，发展成为正常冠状循环系统。若部分宽大窦状间隙继续存在，则可形成冠状动脉和心腔、肺静脉、冠状静脉窦等之间的异常交通。

冠状动脉瘘可起源于任何一支冠状动脉。起自右冠状动脉占 53%，左冠状动脉占 42%，左、右冠状动脉占 5%。右心系统是冠状动脉瘘最常见引流部分，约占 90%，其中以右心室者为常见，引流进入

部位顺序为：右心室（40%）、右心房（20%）、肺静脉（17%）、冠状静脉窦（7%）、左心房（5%）、左心室（3%）、下腔静脉（1%）。心脏可有不同程度的扩大、肥厚。通常，瘘表现为单一的、具有一个起点开口和一个终端瘘口的纤曲血管。受累的冠状动脉常表现为纤曲、扩张、薄壁，局部形成梭状或囊状动脉瘤，极少数病人可形成巨大的动脉瘤而累及整个冠状动脉。

Sakakibara 根据血管造影形态分为两型（图 8-4-128）。

A 型为近端或侧 – 侧型，受累冠状动脉近端瘤样扩张并发出瘘支，瘘支远端血管腔内径正常。

B 型为远端型或终末动脉型，受累冠状动脉从其起源处至瘘口处全程扩张，瘘支近端冠状动脉分支中断于心表和心肌壁内。

【超声诊断】

冠状动脉瘘起源、走行及引流部位复杂多变，因此，检查时必须仔细全面观察，除常规标准切面外，还需从一些非标准切面追踪显示其走行。二维超声主要判断扩张冠状动脉起源、走行和瘘口。彩色多普勒、脉冲多普勒及连续多普勒主要用于判断引流部位、血流速度、压差及分流量。

（1）冠状动脉瘘起源观察：冠状动脉瘘可发生于左、右冠状动脉及其分支，双侧冠状动脉瘘较少见。主要表现为病变冠状动脉近端内径明显扩张（图 8-4-129A、B，图 8-4-130B、C），超声较易显示病变冠状动脉，彩色多普勒超声显像有助于更进一步明确诊断（图 8-4-129C、D，图 8-4-130D）。

（2）冠状动脉瘘走行追踪观察（图 8-4-129～

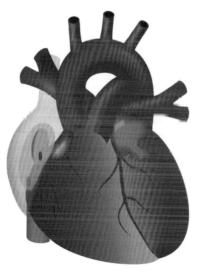

A 型

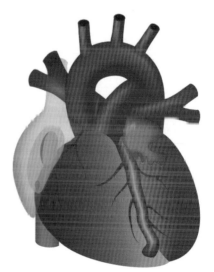

B 型

图 8-4-128　Sakakibara 冠状动脉瘘分型

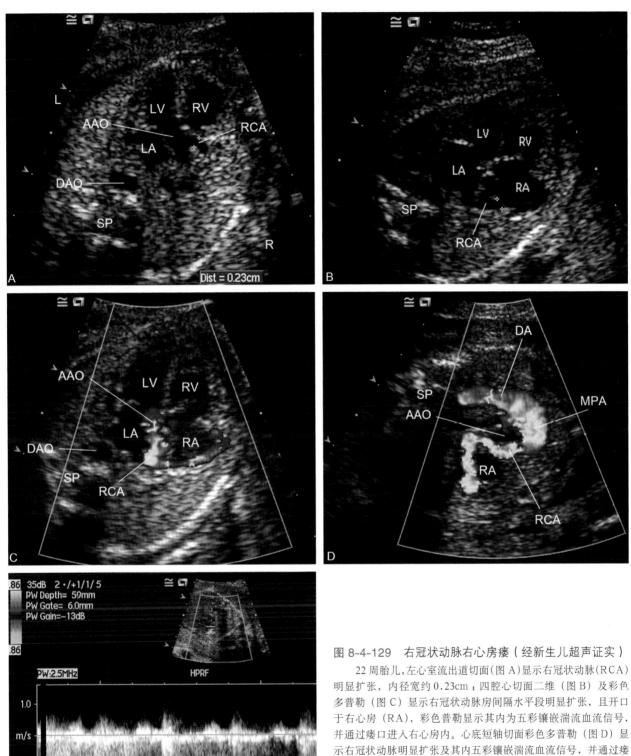

图 8-4-129　右冠状动脉右心房瘘（经新生儿超声证实）

22 周胎儿，左心室流出道切面（图 A）显示右冠状动脉（RCA）明显扩张，内径宽约 0.23cm；四腔心切面二维（图 B）及彩色多普勒（图 C）显示右冠状动脉房间隔水平段明显扩张，且开口于右心房（RA），彩色普勒显示其内为五彩镶嵌湍流血流信号，并通过瘘口进入右心房内。心底短轴切面彩色多普勒（图 D）显示右冠状动脉明显扩张及其内五彩镶嵌湍流血流信号，并通过瘘口进入右心房内。频谱多普勒取样容积置于扩张右冠动脉起始部，血流频谱为连续湍流，以舒张期为主，最高流速达 2m/s（图 E）。AAO. 升主动脉；MPA. 主肺动脉；DA. 动脉导管；DAO. 降主动脉；LV. 左心室；RV. 右心室；LA. 左心房；SP. 脊柱；L. 左侧；R. 右侧

图 8-4-130）：病变冠状动脉内径明显增宽、走行复杂多变，依病变类型的不同走行各异，超声检查时，难以从几个标准切面显示血管走行全程。应由起源处的冠状动脉开始观察，并不断改变探头的角度和方位，追踪扩张迂曲的冠状动脉直到瘘口部位。

（3）冠状动脉瘘引流部位：右心系统是冠状动脉瘘最常见引流部分，约占 90%，其中以右心室者为常见，引流进入部位顺序为：右心室（40%）（图 8-4-130）、右心房（20%）（图 8-4-129）、肺静脉（17%）、冠状静脉窦（7%）、左心房（5%）、左心室（3%）、下腔静脉（1%）。

（4）冠状动脉瘘血流动力学改变：冠状动脉瘘对血流动力学影响取决于瘘的口径、位置、异常冠状血管的阻力及其与心腔、血管之间的压力阶差等因素。冠状动脉瘘入右心系统或左心房，由于压差较大，频谱多普勒表现以舒张期为主连续性分流频谱（图 8-4-129E）；瘘入左心室，由于左心室收缩期压力较大，频谱多普勒表现以舒张期为主、收缩期血流缺失的分流频谱。瘘入心室壁时，收缩期心室壁收缩导致心室壁腔压力增高，频谱多普勒表现为以舒张期为主、收缩期反向的分流频谱（图 8-4-130E）。

【临床处理及预后】

先天性冠状动脉瘘的自然闭合极少见。可发生细菌性心内膜炎等并发症，Liberthson 等分析 173 例资料（平均年龄 24 岁），6% 由于冠状动脉瘘死亡，其中 20 岁以下患者病死率为 1%，而 20 岁以上成年人（平均年龄 43 岁）病死率为 14%。外科治疗已取得了良好的疗效，手术死亡率低于 2%，术后心肌梗死发生率约 3%，术后残余漏或复发率约 4%。中国医学科学院阜外医院 32 例冠状动脉瘘手术治疗，无手术死亡，无术后心肌梗死发生，术后残余漏 1 例，

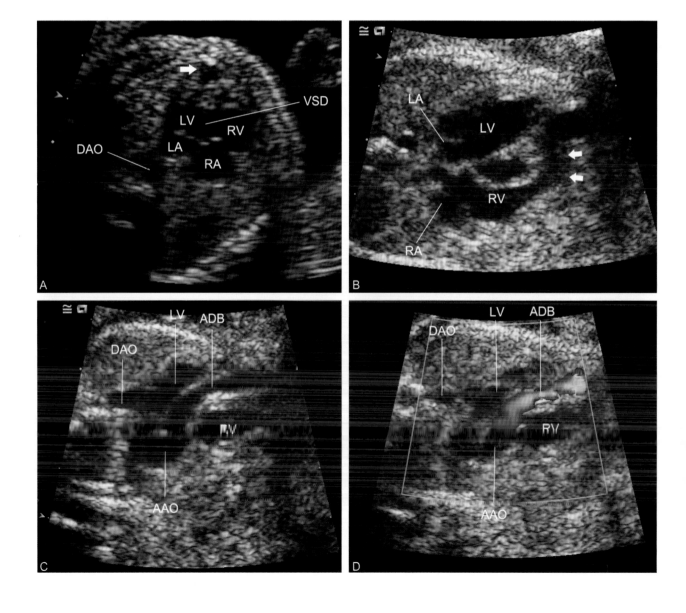

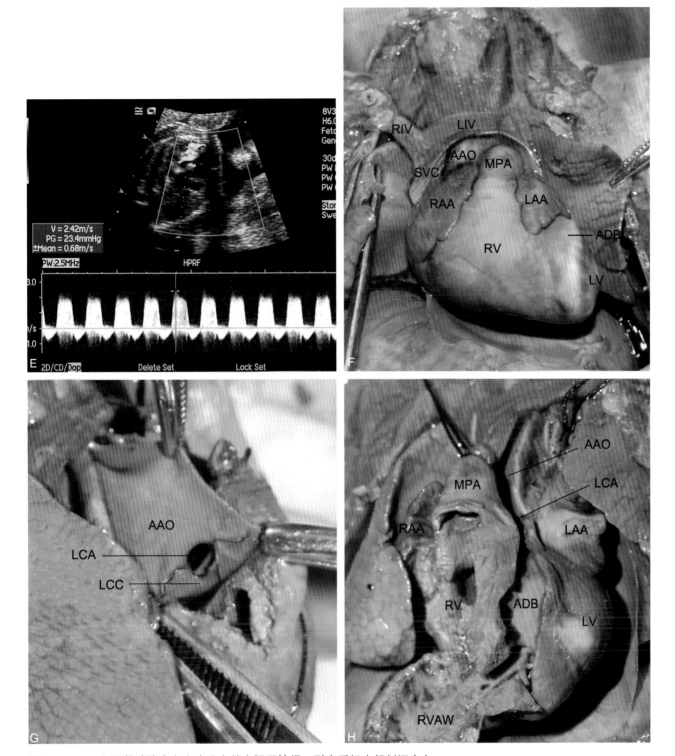

图 8-4-130 左冠状动脉右心室瘘（合并室间隔缺损，引产后标本解剖证实）

24 周胎儿，产前超声四腔心切面（图 A）显示右心室（RV）心尖部室壁内无回声区，轻微侧动探头时（图 B），发现该无回声区与右心室相通。左心室流出道切面向胎儿头侧稍偏斜，舒张期二维（图 C）及彩色多普勒（图 D）显示左冠状动脉的左前降支（ADB）明显扩张，舒张期为五彩镶嵌湍流进入右心室心尖部室壁内无回声区内。频谱多普勒取样容积置于扩张左冠状动脉起始部（图 E），血流频谱以舒张期湍流为主，峰值流速为 2.42m/s，收缩期为低速反向血流。标本解剖心脏腹侧观（图 F），走行于前室间沟左冠状动脉前降支明显扩张。切开主动脉前壁（图 G），清楚地显示左冠状动脉（LCA）起始部明显扩张。左冠状动脉腹侧观（图 H）显示左前降支明显扩张，右心室心尖部的室壁亦明显扩张，扩张的冠状动脉从心尖部漏入右心室内。AAO. 升主动脉；RAA. 右心耳；LAA. 左心耳；LV. 左心室；MPA. 主肺动脉；SVC. 上腔静脉；LIV. 左无名静脉；RIV. 右无名静脉；LCC. 左冠瓣；RVAW. 右心室前壁；DAO. 降主动脉；LA. 左心房；RA. 右心房

经2次手术治愈，其中25例随诊平均4.5年，手术优良率96%，无晚期死亡。

（六）胎儿动脉导管早闭或收缩

胎儿动脉导管早闭或收缩（closure of the fetal ductus arteriosus）是指动脉导管在胎儿期提前关闭或收缩的一种病理改变，会导致胎儿右心房、右心室压力升高，并引起右心室肥厚、三尖瓣反流及肺动脉瓣关闭不全，右心房的血液更多经卵圆孔进入左心房。若这种状态持续，将导致右心室功能不全，胎儿水肿、胸腹水的产生，甚至胎死宫内。

【畸形特征】

胎儿期动脉导管在循环中有着重要的作用，80%以上肺动脉血液通过动脉导管进入降主动脉。妊娠期间，循环中的前列腺素可保持胎儿动脉导管持续开放。随着妊娠进展，动脉导管对前列腺素的敏感性逐步降低，而对前列腺素合成酶抑制剂等促使其收缩的因子敏感性逐步增加。非甾体类抗炎药等可促进动脉导管关闭，孕妇服用该类药物可导致胎儿动脉导管提前收缩或关闭。有研究表明，在妊娠27周之前服用非甾体类抗炎药，胎儿动脉导管提前收缩或关闭发生率5%~10%，而在妊娠34周以后服用，发生率达100%。

【超声诊断】

动脉导管提前关闭或狭窄血流动力学改变：肺动脉血液通过动脉导管到降主动脉明显受阻，肺动脉内压力及右心室压力升高，出现三尖瓣关闭不全以及肺动脉瓣关闭不全，右心扩大，此时通过卵圆孔的血流量相应增加，左心系统血流量增加。当肺动脉和右心室压力升到一定程度时（>60mmHg），出现右心功能不全，胎儿全身水肿，严重者可出现胎死宫内。动脉导管提前关闭或狭窄主要超声表现如下。

（1）3VV或3VT切面：动脉导管关闭时，动脉导管内无血流通过；动脉导管狭窄时，动脉导管内为双期连续高速低阻血流信号（图8-4-131B、C），Trevett等研究发现动脉导管血流收缩期峰值速度>1.4m/s，同时舒张期流速>0.35m/s，则提示动脉导管狭窄（图8-4-131D）。Tulzer等研究发现动脉导管阻力指数<1.9也可提示动脉导管狭窄。

（2）心室流出道切面：由于肺动脉压力增高，右心室射入肺动脉血流明显减少，肺动脉瓣口血流速度较正常明显降低。左心室系统血流量相应增加，主动脉血流速度较正常明显增高。

（3）四腔心切面：表现为右心系统增大，三尖瓣反流，三尖瓣反流量与肺动脉高压的程度相关（图8-4-131A）。

（4）右心功能不全时，胎儿全身水肿，静脉导管a波切迹加深或出现反向（图8-4-131E）。

【临床处理及预后】

动脉导管在胎儿期收缩或闭锁，导致右心系统压力升高，并引起右心室肥厚、三尖瓣反流及肺动脉瓣关闭不全，右心房的血液更多经卵圆孔进入左心房。若这种状态持续，将导致右心室功能不全，胎儿水肿，严重者胎死腹中。

患儿的临床表现及预后取决于右心功能不全的严重程度及肺血管阻力的改变。如果胎儿在出现右侧心力衰竭前娩出，随着呼吸的建立，肺血管阻力明显下降，右心负荷减低，则新生儿临床表现良好，大部分无须治疗，或仅单纯吸氧。若发现时间较晚，右心后负荷加重直至出现失代偿表现，则出生后有可能需要机械辅助通气甚至体外膜肺氧合治疗，部分患儿因呼吸心脏功能衰竭死亡。

本病的早期诊断及适时终止妊娠对患儿尤其重要。目前对于如何选择终止妊娠的时机尚无统一标准，这主要取决于如何权衡早产和右心负荷加重带来的风险。如小胎龄早产儿各器官发育不成熟，并发症发生率及死亡率较高，且动脉导管收缩时流经卵圆孔的血液增多可以部分代偿减轻右心压力负荷，许多胎儿并不发生右心功能不全，因此，动脉导管收缩并非终止妊娠的绝对指征。但由于目前尚无药物能够使胎儿关闭的动脉导管重新开放，大部分学者认为，动脉导管收缩的病例应每周行胎儿超声心动图检查，一旦出现动脉导管完全闭锁并出现右心增大、明显三尖瓣反流等失代偿表现时，尤其是胎儿已接近足月的，应及时终止妊娠。

（七）卵圆孔早闭

卵圆孔早闭（premature closure of foramen ovale）是指胎儿期卵圆孔瓣提前关闭出现的一系列病理生理改变。胎儿左心发育不良时常常合并卵圆孔瓣早闭。本病发生率为0.2%~1%。

【畸形特征】

卵圆孔早闭血流动力学改变：卵圆孔早闭，右心房血流向前进入明显受阻，导致右心系统血流量增大，前负荷加重，右心系统代偿性肥大，左心系统血流量相应减少，左心系统缩小。有氧血进入左心受阻，左心室射到主动脉血流量不能满足胎儿头臂部需要，只能通过动脉导管舒张期血流反流回主动脉弓来补充，补充不足时可出现胎儿上半身血供障碍、缺氧。出现右侧心力衰竭时，可有三尖瓣反流，静脉导管血流a波消失或反向，严重时

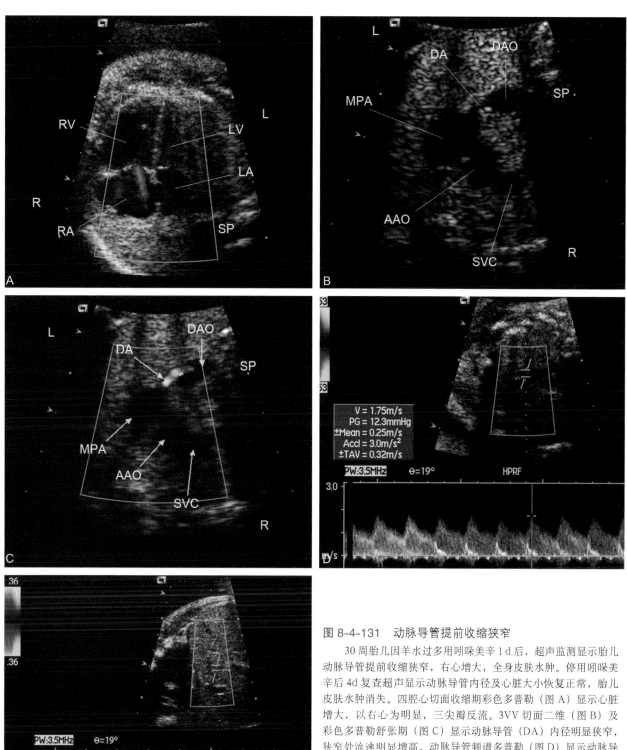

图 8-4-131 动脉导管提前收缩狭窄

30 周胎儿因羊水过多用吲哚美辛 1 d 后，超声监测显示胎儿动脉导管提前收缩狭窄，右心增大，全身皮肤水肿。停用吲哚美辛后 4 d 复查超声显示动脉导管内径及心脏大小恢复正常，胎儿皮肤水肿消失。四腔心切面收缩期彩色多普勒（图 A）显示心脏增大，以右心为明显，三尖瓣反流。3VV 切面二维（图 B）及彩色多普勒舒张期（图 C）显示动脉导管（DA）内径明显狭窄，狭窄处流速明显增高。动脉导管频谱多普勒（图 D）显示动脉导管为高速低阻的血流频谱，舒张期及收缩期血流速度均明显增高，收缩期峰值流速达 1.75 m/s。静脉导管多普勒频谱（图 E），a 波切迹明显加深。RV. 右心室；LV. 左心室；LA. 左心房；RA. 右心房；DAO. 降主动脉；MAP. 肺动脉；AAO. 升主动脉；SVC. 上腔静脉；SP. 脊柱；L. 左侧；R. 右侧

可出现胎儿水肿、羊水过多、胎死宫内或新生儿死亡。

【超声诊断】

卵圆孔早闭主要超声表现如下。

(1)四腔心切面：右心明显较左心增大，房间隔持续弯曲，且明显膨向左心房，为卵圆孔瓣脱垂表现且卵圆孔瓣在左心房内漂动（图8-4-132A、B），彩色多普勒不能显示卵圆孔右向左分流血流束，左侧房室瓣血流量明显较右侧房室瓣少（图8-4-132C、D）。

(2)心室流出道切面：由于右心系统血流量明显增多，右心室射入肺动脉血流量明显增多，肺动脉瓣口血流速度较正常明显增快。左心系统血流量相应减少，主动脉瓣口血流速度较正常明显降低。

(3)3VT切面：主动脉弓内舒张期来自动脉导管反向血流（图8-4-132E、F）。

(4)晚孕期发现右心较左心明显增大时，应注意卵圆孔瓣的情况，观察卵圆孔是否有血流通过。

(5)左心发育不良综合征常合并卵圆孔瓣早闭，是由于左心房血液通过二尖瓣受阻，导致左心房压力升高，当左心房压力大于右心房时，卵圆孔瓣提前关闭。

【临床处理及预后】

卵圆孔早闭发生在孕晚期，不合并其他畸形或心功能不全，出生后几乎没有症状，预后良好。因卵圆孔早闭会引起胎儿一系列病理生理改变，如右心扩大、三尖瓣反流、右心功能不全等，严重者可导致胎儿水肿，宫内窘迫，死亡。如果胎儿接近足月且肺已发育成熟，应尽早提前分娩。

卵圆孔早闭发生在左心发育不良胎儿，预后不良。

(八)主肺动脉窗

主肺动脉窗（aortopulmonary window）是指肺动脉主干与升主动脉间存在异常沟通。本病罕见，约占所有先天性心脏病的0.15%。

【胚胎发育与畸形特征】

胚胎发育早期，动脉干被一螺旋形分隔分开为主动脉及肺动脉。这一螺旋形分隔是通过以下2个隔融合而成的：从半月瓣向头侧生长的动脉隔及从尾侧向肺动脉分支生长的主肺动脉隔，这2个隔的不完全发育会导致主肺动脉窗的发生。

美国心胸外科协会根据主肺动脉窗的畸形特征将主肺动脉窗分为4型（图8-4-133）。Ⅰ型：近心型主肺动脉窗，主肺动脉窗位于主动脉窦上方，距半月瓣仅数毫米；Ⅱ型：远心型主肺动脉窗，主肺

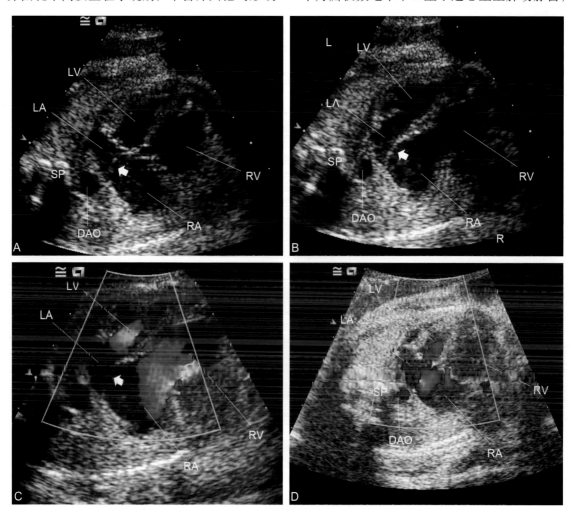

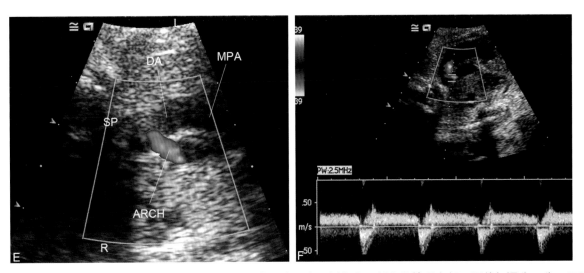

图 8-4-132　卵圆孔早闭，右心增大（该孕妇当天入院，并于次日剖宫产，新生儿情况良好，阿普加评分 8 分，无明显呼吸窘迫等症状）

39 周胎儿，四腔心切面舒张期（图 A）和收缩期（图 B）显示右心系统增大，房间隔连续完整，且明显膨向左心房，实时下观察未见卵圆孔瓣在左心房（LA）漂动（箭头所示）。四腔心切面彩色多普勒舒张期（图 C）和收缩期（图 D）显示卵圆孔区未见明显血流束通过，左侧房室瓣通过血流量明显较右侧房室瓣少，三尖瓣反流。3VT 彩色多普勒（图 E）显示主动脉弓（ARCH）舒张期反向血流。主动脉弓频谱多普勒（图 F），主动脉弓整个舒张期均出现反流频谱。RV. 右心室；LV. 左心室；RA. 右心房；DAO. 降主动脉；MPA. 主肺动脉；DA. 动脉导管；SP. 脊柱；L. 左侧；R. 右侧

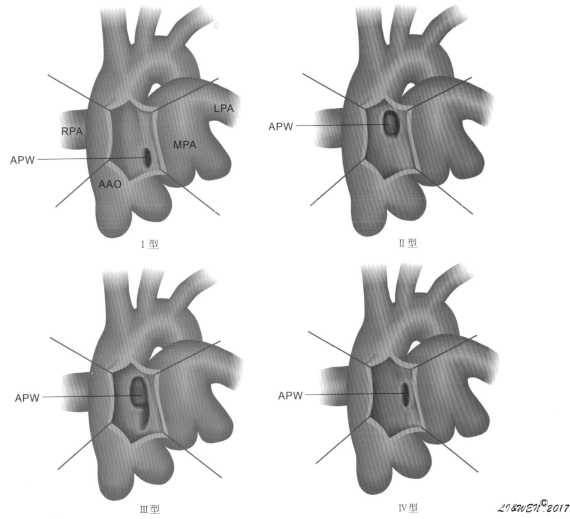

图 8-4-133　主肺动脉窗分型

动脉窗位于升主动脉的最高处；Ⅲ型：广泛型主肺动脉窗，缺损累及大部分升主动脉；Ⅳ型：中间型主肺动脉窗，缺损位于升主动脉的中间部。临床上以Ⅰ型为常见。

【超声诊断】

产前超声诊断主肺动脉窗较困难，常常在发现其他心脏异常时偶被发现，单纯主肺动脉窗产前常很难发现。

（1）主肺动脉窗的产前超声诊断报道比较少见。通过文献检索，2002年至今国外共有8例主肺动脉窗的个案报道，都是利用大动脉短轴切面诊断主肺动脉窗。大动脉短轴切面主要超声表现为升主动脉与主肺动脉间的动脉间隔连续性回声中断（图8-4-134A），缺损处的分流方向可为右向左、左向右（图8-4-134B）或双向分流，分流方向取决于主动脉和肺动脉之间压差。

（2）部分病例合并右肺动脉异常起源于升主动脉后壁，有相应超声表现。

（3）主肺动脉窗常合并其他心脏异常，上述8例及本文1例中，单纯性只有1例，4例合并室间隔缺损，1例合并主动脉弓中断，1例合并主动脉弓缩窄（图8-4-134），2例合并法洛四联症，1例合并房间隔缺损，1例合并部分型肺静脉异位引流。

【临床处理及预后】

主肺动脉窗患儿的预后取决于合并畸形的严重程度、主肺动脉窗的类型、手术时间。主肺动脉窗因肺动脉压力增高，右心后负荷增大，持续存在导致充血性心力衰竭，患儿应在产后尽早手术，有报道最早于产后1周进行手术。如不行手术治疗，婴幼儿病死率达40%。

（田晓先　杨水华　文华轩）

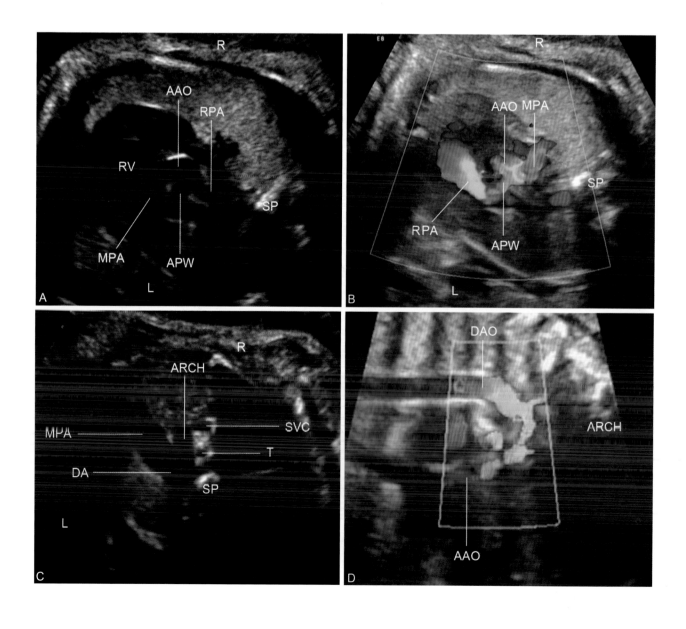

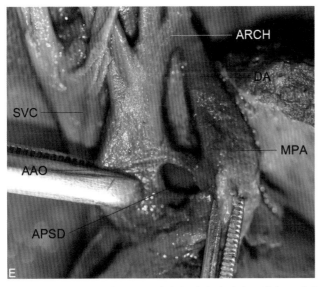
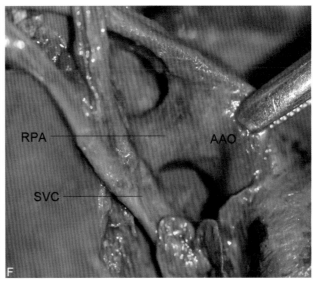

图 8-4-134　25 周胎儿主肺动脉窗并右肺动脉异常起源升主动脉，主动脉弓缩窄
　　心底短轴切面二维（图 A）及彩色多普勒（图 B）显示升主动脉（AAO）中段与主肺动脉（MPA）间的动脉间隔缺损，缺损处为主动脉向肺动脉的左向右分流，右肺动脉（RPA）异常起源于升主动脉后壁。3VT 切面（图 C）及主动脉弓长轴切面彩色多普勒（图 D）显示主动脉弓（ARCH）明显狭窄。标本心脏解剖（图 E、F）显示升主动脉中段与主肺动脉间的动脉间隔缺损（APSD），右肺动脉异常起源于升主动脉后壁。RV. 右心室；APW. 主动脉窗；R. 右侧；L. 左侧；SVC. 上腔静脉；DA. 动脉导管

（九）心室憩室或室壁瘤

【畸形特征】

　　心室憩室或室壁瘤（Diverticulum or Aneurysm of the Ventricle）极为罕见，发生率未知，因为许多病例无明显特征而未被发现。在文献中这两个术语经常相互转换，心室憩室和室壁瘤是同一种疾病的两个不同名称还是同一疾病发展的不同阶段，是具有不同组织学特点的同种疾病还是两种不同疾病目前仍存在争议。在 20 世纪，先天性左心室憩室和先天性左心室壁瘤曾被认为是两种疾病。Gueron 等运用当时的心血管造影等手段对二者的差异进行了研究，憩室与室壁相连处狭小且伴身体中轴线畸形（包括胸骨裂、膈疝等），先天性左心室壁瘤则无此表现。也有学者认为它们是同一种疾病。

　　两者的病因尚不确定，有学者认为室壁瘤是由于胎盘血管病变引起的冠状动脉栓塞、冠状动脉口狭窄或从肺动脉起源的左冠状动脉起始段狭窄引起；心尖部憩室可能由于胚胎时心管异常附着于卵黄囊，当卵黄囊成分退缩时，造成部分心室被牵出，此种原因是胚胎发育过程中合并其他心内外畸形的原因之一；纤维性憩室可能由于肌性心室壁与瓣环之间的缺损或发育薄弱所致。

　　一般认为心室憩室是心室腔局限膨出，多位于心尖部，体部较宽深，深度大于宽度，口小，憩室壁具有心室壁的全层结构，运动正常，有收缩功能。

室壁瘤较薄，由纤维组织构成，一般较大，口大，无主动收缩功能，较易破裂，多位于房室环部、瓣膜下或心尖区的单纯性心肌损害。

　　先天性心室憩室常伴发心脏本身畸形，也可合并其他心血管畸形或胸腹部心外畸形。最常伴发的心脏畸形主要为室间隔缺损、房间隔缺损、卵圆孔未闭、法洛四联症、右房室瓣闭锁、心脏转位等。心外畸形包括：胸骨发育不良、腹直肌分离、脐膨出、结肠转位、颅面畸形、Cantrell 五联症等。

【超声诊断】

　　心室憩室或室壁瘤可出现在心脏的任何位置，产前超声可见心脏憩室多位于心尖部（图 8-4-135、图 8-4-136），有一细窄的颈与心室相连，颈直径较小，憩室壁较厚，憩室具有一定心肌功能，与心室壁运动同步，CDFI 检测可见低速血流往返于憩室与心室之间。室壁瘤多位于心脏游离壁、心尖部（图 8-4-137）、房室环部、瓣膜下、基底较宽，与心室壁分界不明显，壁薄，室壁瘤壁无运动甚至为矛盾运动。

　　心室憩室常伴有心包腔积液。超声心动图能很好地显示心包积液及心室憩室或室壁瘤的形态，但是很小的心室憩室或室壁瘤却很难显示。如果产前检出了心包腔积液，注意寻找胎儿心室憩室或室壁瘤的可能。

　　心室憩室或室壁瘤可能会导致血流动力学的不稳定，其产生与憩室或室壁瘤的大小及心肌受损程

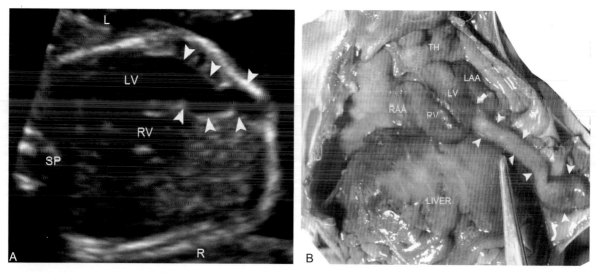

图 8-4-135　胎儿左心室心尖部憩室

　　心脏超声二维（图 A）显示左心室（LV）心尖部可见一囊袋样结构（箭头所示），深度大于宽度，颈小，动态追踪显示该囊袋状结构沿胸壁向下延续，达胎儿脐根部。心脏标本解剖（图 B）显示左心室心尖部突出一囊袋样结构（箭头所示），沿胸壁往下延续，达胎儿脐根部。L. 左侧；R. 右侧；RV. 右心室；SP. 脊柱；LIVER. 肝；LAA. 左心耳；RAA. 右心耳；TH. 胸腺

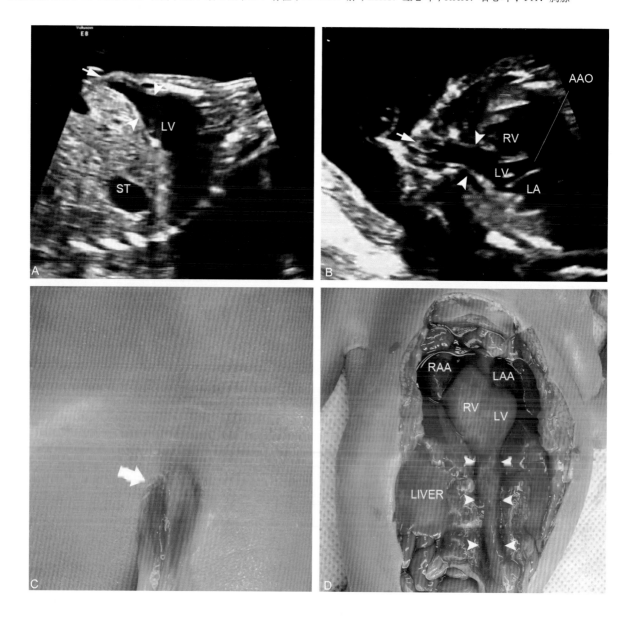

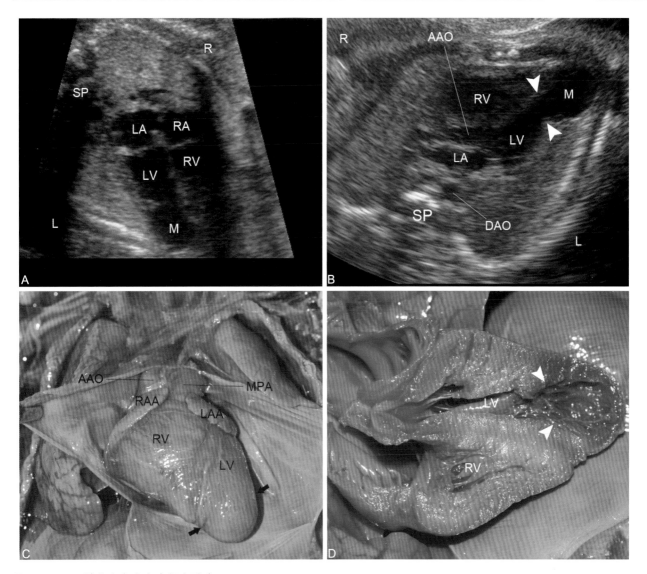

图 8-4-137　胎儿左心室心尖部室壁瘤

　　四腔心切面（图 A）及左心室流出道切面（图 B）显示左心室（LV）心尖部膨出一囊性包块（M），基底较宽，与心室壁分界不明显，壁薄，实时超声下观察瘤壁无舒缩运动。心脏标本解剖腹侧观（图 C）显示左心室心尖部明显向外膨隆（箭头所示）。剖开室壁瘤（图 D）显示左心室心尖部明显向外膨隆，室瘤壁的心肌颜色明显较正常心肌颜色深，存在心肌缺血坏死改变，室瘤壁壁薄。L. 左侧；R. 右侧；RV. 右心室；SP. 脊柱；LAA. 左心耳；RAA. 右心耳；AAO. 升主动脉；MPA. 主肺动脉

度有关，受损心肌部位附着的瓣膜功能也会被影响，进而出现明显的二尖瓣或三尖瓣反流。

【临床处理及预后】

　　先天性心室憩室或室壁瘤的胎儿预后与病变大小、进展速度以及有无心包积液有关。单纯较小心室憩室或室壁瘤不会导致血流动力学改变，随访至出生后心室憩室或室壁瘤消失或无明显变化，无明显临床症状。近年来有学者采用宫内心包穿刺术治疗心脏憩室合并心包积液。但也有学者认为心包积液可自行消退，心包穿刺术存在损伤胎儿和引发早产的风险。Perlitz 等证实胎儿心脏憩室轻者结局较好，有自愈可能，建议慎重考虑是否行产前心包穿刺术。综合分析既往文献，发现目前尚无足够证据表明胎儿可从产前心包穿刺术中获益。对于心室憩室或室壁瘤合并心包积液胎儿应加强胎儿超声心动图随访和监护，发现即将发生心力衰竭、胎儿水肿、

图 8-4-136　胎儿左心室心尖部憩室

　　左心室矢面（图 A）及左心室流出道切面（图 B）显示左心室（LV）心尖部可见一囊袋样结构（箭头所示），深度大于宽度，颈小，沿胸壁往下延续，达胎儿脐根部。标本脐部照片（图 C）显示脐部上方膨出一小包块（粗箭头所示）。切开标本的胸腹腔（图 D），发现脐部膨出包块呈长条形，并与左心室心尖部相连。ST. 胃；RV. 右心室；LIVER. 肝；LAA. 左心耳；RAA. 右心耳；AAO. 升主动脉

心律失常或可能引起肺发育不良时，应采取积极措施，进行产前心包穿刺，以挽救胎儿生命。

（何冠南　文华轩）

（十）胎儿心脏瓣膜黏液样变性

【畸形特征】

心脏瓣膜黏液样变性，是由于瓣膜胶原分解及其腱索与相连纤维组织部分黏液性退化而致瓣叶过长过大，瓣膜密度减少，腱索肿胀、破裂，多累及二尖瓣前叶、后叶，也可表现为联合瓣膜病变。

瓣膜黏液样变性多见于成年人，病因尚不清楚。可能与遗传因素及后天因素相关。在胎儿期及新生儿期瓣膜黏液样变性的发病率极低，国内外文献罕见报道。

【超声诊断】

（1）四腔心切面：可见心房饱满增大。根据二尖瓣和（或）三尖瓣受累情况，可表现为瓣叶增厚、松软、回声增强、瓣叶脱垂。彩色多普勒显示二、三尖瓣中－重度反流（图8-4-138A、B）。

（2）心室流出道切面：肺动脉瓣及主动脉瓣也可受累，瓣叶稍增厚，闭合时呈膨隆状，彩色多普勒可探及瓣膜反流。由于二尖瓣狭窄及关闭不全，心室充盈量减少，导致主动脉内径细小（图8-4-138C、D、E）。

（3）3VT切面：可见主动脉内径细小，彩色多普勒未见明显异常血流信号。

（4）胎儿期心脏瓣膜黏液样变性超声心动图的诊断较为困难，以下几个特征提示存在瓣膜黏液样变性：①联合瓣膜病变；②瓣叶松散冗长；③瓣膜反流。

【临床处理及预后】

单一瓣膜黏液样变性根据病变程度不同，出现症状的时间可不同。如果新生儿病变程度较轻，不引起明显血流动力学改变，可以随访观察；若胎儿期出现明显血流动力学改变即明显瓣膜反流，尤其

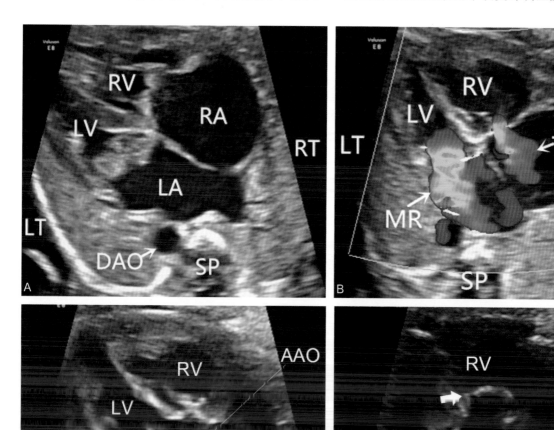

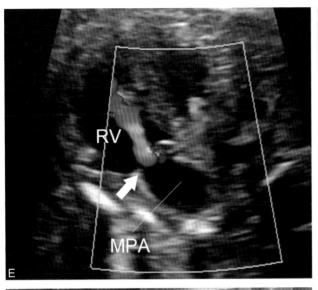

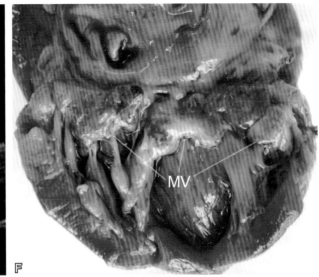

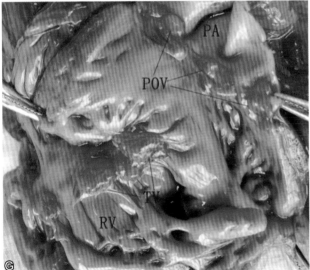

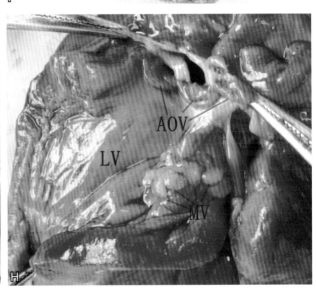

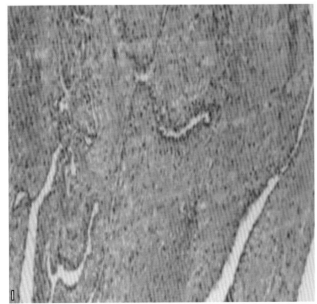

图 8-4-138　胎儿心脏多瓣膜黏液样变性

四腔心切面二维（图 A）显示心胸比增大，左心略小于右心，卵圆孔开放受限，二尖瓣、二尖瓣瓣叶回声增厚，呈不均匀增强，实时超声下心室收缩期二尖瓣脱垂；四腔心切面彩色多普勒（图 B）示二尖瓣、三尖瓣中重度反流。左心室流出道切面（图 C）显示主动脉瓣回声稍增强增厚。右心室流出道切面二维及彩色多普勒（图 D）显示肺动脉瓣回声增强增厚（箭头所示），启闭运动明显受限，舒张期可见反流信号。心脏标本解剖左心室及左心房面观（图 E）显示二尖瓣明显增厚，半透明水肿状，表面粗糙，失去正常的柔软弹性，部分瓣膜上可见散在小出血点。剖开右心室流入道和流出道（图 F）显示三尖瓣、肺动脉瓣明显增厚，表面粗糙，失去正常的柔软弹性。剖开左心室流出道切面（图 G）显示主动脉瓣稍增厚，水肿，二尖瓣呈团状黏液样变。镜下病理结果（图 I）为瓣膜黏液样变性（HE 染色，×10 倍）。LA. 左心房；RA. 右心房；LV. 左心室；RV. 右心室；LT. 左侧；RT. 右侧；DAO. 降主动脉；MR. 二尖瓣反流；TR. 三尖瓣反流；PA. 肺动脉；AAO. 升主动脉；SP. 脊柱；MPA. 主肺动脉；MV. 二尖瓣；TV. 三尖瓣；POV. 肺动脉瓣；AOV. 主动脉瓣

联合瓣膜黏液样变性，则提示预后不良。瓣膜置换术和瓣膜修复术是目前最有效的治疗手段，但面临多次换瓣的情况，以及术后的相关问题；多个瓣膜黏液样变性，目前无有效治疗方法。

（刘 新 林晓文 翁宗杰 文华轩）

（十一）肿瘤

肿瘤（tumours）见第 16 章胎儿肿瘤。

（十二）心内强回声灶

心内强回声灶（echogenic foci）见第 19 章胎儿染色体异常

（十三）心包积液

胎儿心包积液（pericardial effusions）是指胎儿心包腔内液体异常增多。心包积液可由感染引起，也可以是由各种原因（急性重度贫血、双胎输血综合征）导致的胎儿水肿的一个表现。

大量心包积液或合并于胎儿水肿的心包积液，产前超声诊断并不困难，但单纯少量心包积液时，应与正常心脏内少量液体所形成的暗带相区别。前者所形成的暗带可延伸至房室沟，测量深度常在 2mm 以上（图 8-4-139），而后者多局限于心室的周围，且不超过 2mm。

值得注意的是，单纯心包积液是胎儿染色体异常的线索，尤其是 21 三体。

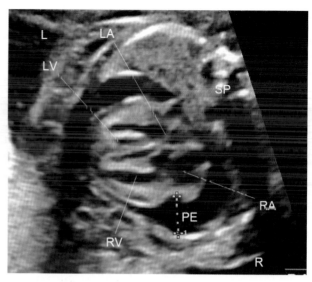

图 8-4-139　心包积液
心包腔可见积液暗区（PE），右侧房室沟处宽 6.9mm。LV. 左心室；RV. 右心室；LA. 左心房；RA. 右心房；SP. 脊柱；L. 左侧；R. 右侧

（李胜利　文华轩　何冠南　田晓先
刘　敏　林晓文　翁宗杰　邹　于
唐　瑶　杨水华　颜幸燕　王　岩）

第9章

胎儿胸腔畸形

胎儿胸腔内有行使呼吸和循环两大重要功能的脏器：肺和心脏。两者中任何一脏器的严重畸形均可能威胁胎儿生命，因此，胸腔有关畸形的产前超声诊断非常重要，心脏畸形详见第8章，本章主要叙述心脏畸形以外的胸腔内畸形，此类畸形相对少见，常与其他器官、系统畸形同时存在（如肺发育不良），单纯肺的畸形较少见。

第一节　肺的胚胎发育

胚胎发育第4周，咽的尾端形成喉、气管和肺的始基，即喉气管沟。胚长4mm时，喉气管沟逐渐发育成管，并与食管分离（图9-1-1）。管的头端发育为喉，中段发育为气管，末端分为左右两枝并膨大，称为肺芽，将来发育成为支气管和肺（图9-1-2）。肺芽反复分枝而形成支气管树，支气管树的终芽分化为许多小囊管和囊泡，再由这些小囊管和囊泡分化为呼吸性细支气管、肺泡管、肺泡囊和肺泡。到妊娠16～20周时，正常数目的支气管已形成，尽管支气管发育很重要，但其数目和发育对胎儿生存的影响小于用于气体交换的肺泡管和肺泡。在妊娠16～24周，肺内气道、大血管及毛细血管的数目和复杂性明显增加。24周后，除了进一步增加气道的数目和复杂性之外，另一个重要的变化就是排列在气道内的立方上皮细胞逐渐变为扁平状（Ⅰ型上皮细胞）（图9-1-3），这样可让毛细血管更好的接近充满液体的气腔，使潜在的血气屏障进一步发育，同时，在胎儿后期气道内分化出来的Ⅱ型细胞可分泌肺泡表面活性物质，为胎儿出生后能有效地进行血气交换做好充分准备。在儿童期肺泡数目继续增加。除上述肺发育外，以下4个因素对肺的正常发育亦极其重要。

1. 适当的胸廓空间。

2. 胎儿呼吸运动。

3. 气道内适量液体对气道起着"支架"作用，扩张发育中的气道。

4. 适当的羊水容量。

以上4个因素中任何一因素受到影响均将影响肺的正常发育。

在动物实验和人类自然畸形胎儿中均证实了适当的胸廓空间对肺的发育的影响，肺受压的程度与肺发育的好坏成反比关系。也就是说，肺受压轻，肺发育好；肺受压严重，则肺发育差。通过在胎羊的胸廓内放置一个可膨胀的"肿块"的实验可产生肺发育不良。肿块引起发育中的肺受压，使肺发育生长的有效胸廓容积减少，出现肺发育不良，除去肿块后，仍可让肺继续生长发育。这一实验提示在胎儿期去除威胁胎儿的胸部肿块的潜在作用。在人类胎儿中占据胸腔空间的肿块［如先天性膈疝（CDH）、人的肺肿块、胸腔积液］亦与同侧或对侧肺发育不良有关。严重骨骼发育不良伴有骨性小胸廓，致使胸腔容积明显减小，肺没有足够空间发育，从而导致严重的肺发育不良。许多严重骨骼发育不良之所以成为致死性畸形，主要是肺的严重发育不良造成。

胎儿呼吸运动的重要性在动物实验和自然畸形胎儿中亦得到阐明，在动物胚胎实验中切断膈神经和横断颈索（两者均抑制呼吸运动）均会引起肺发育不良。在人类一些自发的先天性畸形如神经肌肉或运动功能减退性疾病（Pena-Shokeir 综合征）均干扰胎儿呼吸运动，也常与胎儿肺发育不良有关。但是胎儿呼吸运动出现与否与胎儿肺是否充分发育

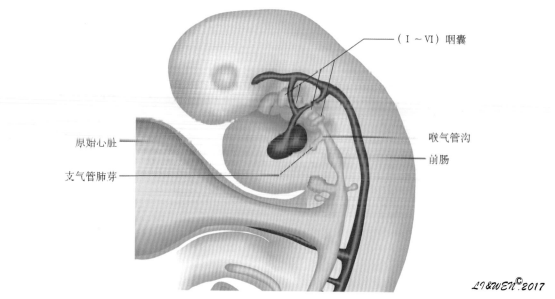

图 9-1-1　4 周胚胎侧面观，咽的尾端形成喉气管沟，喉气管沟逐渐发育成管，并与食管分离

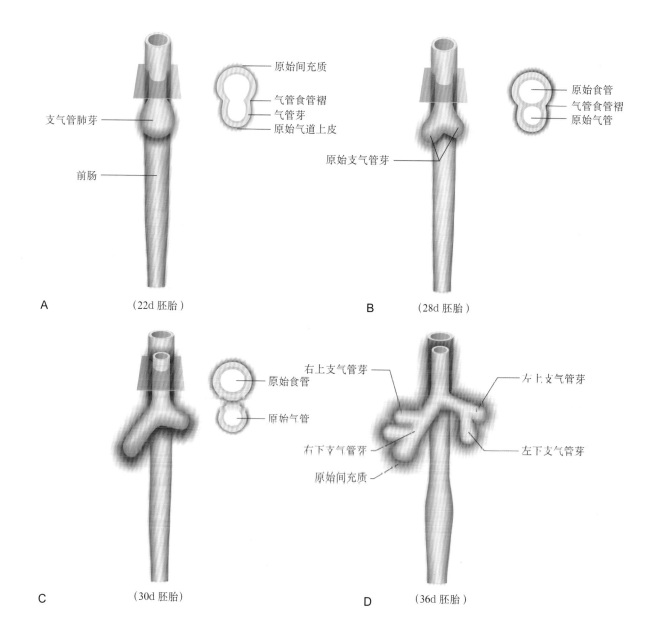

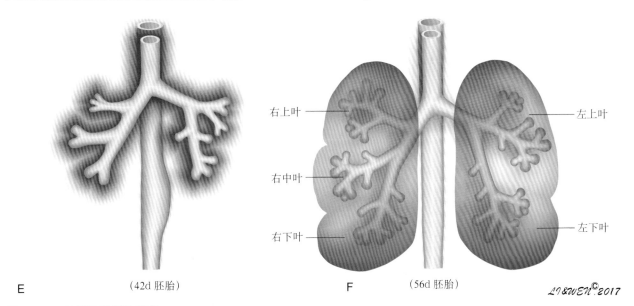

E　　　　　　　　　　　　(42d 胚胎)　　　　　　　　　　F　　　　　　　(56d 胚胎)　　　　LI&WEN©2017

图 9-1-2　气管及肺胚胎发育

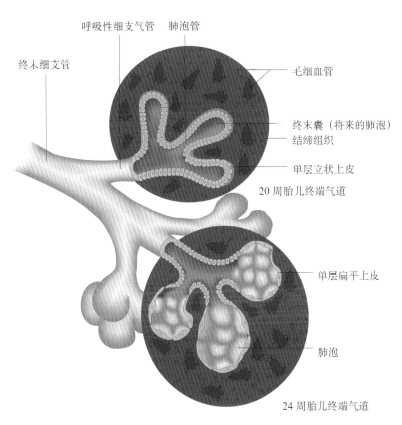

20 周胎儿终端气道

24 周胎儿终端气道

LI&WEN©2017

图 9-1-3　肺的发育

无很好的相关性，单独用呼吸运动这个指标不能准确地预测肺的发育。

处在发育阶段的细小气道内液体（"液体支架"），扩张气道，对胎儿肺发育有重要作用，它也可能是胸腔内肿块、小胸廓或羊水过少导致胎儿肺发育不良的间接因素。正常情况下肺内液体由原始气道分泌与吸收，虽然在胎儿呼吸运动时，气管内有液体排出，但是正常胎儿肺内总是维持一定量的液体。如果肺内液体在气道内的产生、排出、储存动态平衡受到干扰，肺的正常成熟也将受到影响。例如，在横膈正常的羊胎内进行气管造口术可以导致肺发育不良，这可能与肺内液体异常丢失有关，但是肺内液体如何促进肺的生长发育的确切机制尚不清楚。

动物实验和"自然"人体试验亦显示了羊水对肺发育的重要作用。慢性严重的羊水过少可导致肺发育迟缓和肺发育不良（胎儿常为致死性），这可见于胎膜早破引起持久的羊水外漏和无尿或极少尿液产生的无功能性肾胎儿。肺发育不良是胎儿双侧肾无功能或缺如（双侧肾不发育或多囊性发育不良肾）的普遍现象，但是某些罕见病例给无肾胎儿"自然"提供羊水，即使无肾胎儿不产生尿液，肺也可以正常地发育，这种情况可在单羊膜囊双胎妊娠中出现，即双胎中一胎为无功能性双肾（双肾不发育或多囊性发育不良肾），但由于其共存另一双肾发育正常胎儿的羊水，结果无肾功能的胎儿肺得到了正常发育，本来为致死性的肾异常而转为了非致死性。

虽然在羊水过少的肺发育不良中，胸廓的外在压迫可能起了重要作用，但 Nicolini 等提出了另一个发病机制，由于羊水过少引起低羊水压，胎儿呼吸运动时，胎儿气道内与羊膜腔的压力梯度增大，肺内液体过多地流向羊膜腔内，导致肺内液体的丢失增加，从而导致肺发育不良。相反，结扎羊胎气管或用气囊阻塞气管造成气管梗阻，可阻止肺内液体外流，可使肺发育不良"逆转"，即使羊水量较少时，亦可发生这种"逆转"。气管阻塞的这种有益作用是通过保留肺内液体使其扩张气道来实现的。

第二节　胎儿胸廓的超声观察分析方法

中晚期妊娠，胸腔、心包腔、腹腔在形态上是分界清楚的结构，超声可观察到这些腔内的内容物及其间的相互关系。

一、正常胸腔超声观察的主要内容及方法

1. 位于肺尖水平头侧的锁骨（图9-2-1）和尾侧的膈（图9-2-2）是区分胎儿胸腔上下界的一个超声辨认标志，胎儿膈在超声图像上显示为光滑的弧形低回声薄带，位于胎儿心脏、肺和肝、脾之间。

2. 胸部横切面可提供以下重要信息

（1）胸廓的形态大小，胸廓是否对称。

（2）肺的回声强度，正常肺呈对称均匀的中等回声，且随着孕周的发展逐渐增强，就容积而言，右肺略大于左肺。肺静脉和肺动脉在肺门部位显示，分别汇入左心房和发自主肺动脉。

（3）心脏结构大小、位置、心脏轴等。同时心脏也是胸部最突出的标志物。

（4）超声可显示胎儿胸腺为均质的低回声实性软组织，位于前上纵隔，上纵隔横切时位于主动脉和肺动脉的前方（图9-2-3）。

3. 胎儿四腔心水平的胸腔横切面（图9-2-4）在诊断胸腔疾病时很重要。因心脏位置异常是发现和诊断胸腔病变的一个非常重要的线索和依据。正常情况下在胸部横切面，胎儿心脏占据 1/4～1/3 胸腔容积，心脏大部分位于中线左侧，仅右心房和右心室小部分位于中线右侧胸腔右前 1/4 区域。心脏两侧为肺组织。

4. 胸腔的纵切面可观察到以下内容（图9-2-2）。

（1）膈肌低回声带。

（2）有无腹部异常膨隆或胸腔异常塌陷。

（3）比较肝和肺的回声强度，正常情况下，肺组织回声较肝略高。

二、胸腔异常的超声观察内容及方法

胸腔异常包括肺、心脏、大血管、胸膜腔、横膈、胸腺、纵隔等的异常。

1. 肺畸形　主要包括肺发育不良、肺囊腺瘤畸形、隔离肺、支气管囊肿、支气管闭锁等。由于肺发育不良极少是单独畸形，往往是骨性小胸廓、胸腔内肿块、羊水过少等的继发改变，因此，一旦发现肺发育不良，应有目的地仔细检查有无上述畸形病变存在；反之亦然。肺囊腺瘤畸形由于病变内部往往存在

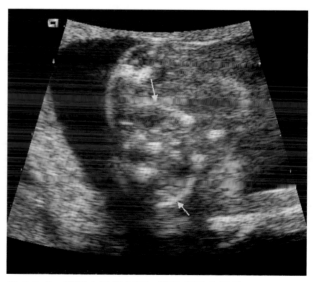

图9-2-1　锁骨水平横切面，箭头所示为锁骨

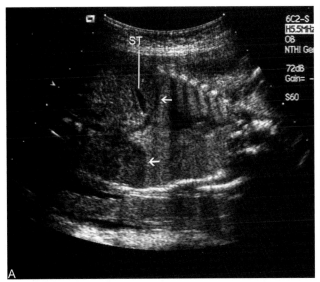

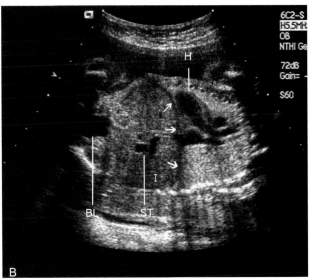

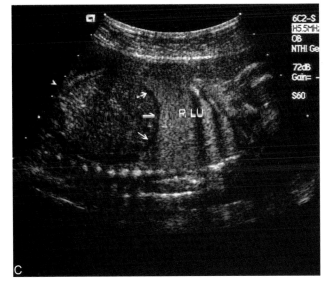

图 9-2-2　胎儿膈肌声像

　　A. 胸腹腔冠状切面示膈肌呈弧形低回声带（箭头所示），胃泡（ST）位于膈肌低回声带尾侧；B. 左侧胸腔矢状切面示弧形膈肌低回声带（箭头所示），心脏（H）位于膈肌低回声带的头侧，胃泡（ST）位于膈肌的尾侧；C. 右侧胸腔矢状切面示膈肌弧形低回声带（箭头所示），右肺（R-LU）位于膈肌头侧。BL. 膀胱

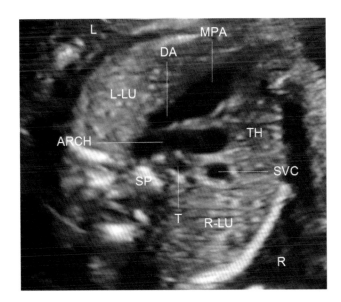

图 9-2-3　三血管气管切面

　　正常胸腺位于前上纵隔，在主动脉、肺动脉前方，一般在三血管气管切面上显示并观察。TH. 胸腺；SVC. 上腔静脉；ARCH. 主动脉弓；DA. 动脉导管；T. 气管；MPA. 主肺动脉；L-LU. 左肺；R-LU. 右肺；SP. 脊柱；L. 左侧；R. 右侧

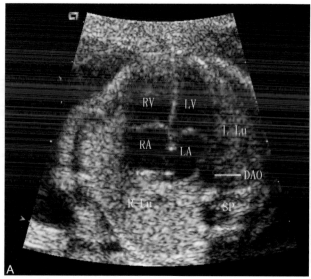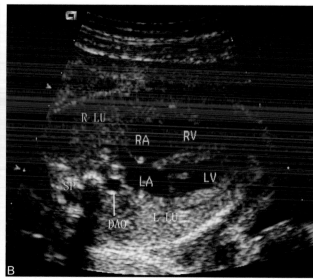

图 9-2-4　胎儿四腔心水平的胸腔横切面

A. 心尖四腔心切面；B. 胸骨旁四腔心切面。LA. 左心房；RA. 右心房；LV. 左心室；RV. 右心室；L-LU. 左肺；R-LU. 右肺；DAO. 降主动脉；SP. 脊柱

囊性无回声区，应注意与左侧 CDH 相鉴别。彩色多普勒超声对帮助诊断隔离肺很有用，因为它可显示包块的滋养血管来自胸主动脉这一特征性改变。

2. **心脏异常**　心脏异常包括心脏位置、大小、心脏轴和内部结构异常。内部结构异常详见第 8 章，而心脏位置、大小、心脏轴的异常又是诊断胸腔异常的一个非常重要标志，如肺内肿块、纵隔肿块、CDH、一侧胸膜腔积液、一侧肺发育不良或缺如均可导致心脏移位。如果心脏因受压向右移位，提示病变通常位于左侧胸腔，反之亦然。

3. **胸膜腔异常**　最主要的胸膜腔异常是胸膜腔积液，超声主要观察胸膜腔积液的部位，是原发性还是继发性，如果为原发性，注意有无合并水肿；如果为继发性，则应仔细检查原发病变，因这些改变都将关系到胎儿的预后。

4. **横膈异常**　先天性 CDH 是主要的横膈异常，产前超声诊断 CDH 主要根据疝入胸腔的充满液体的胃和心脏的移位来诊断，当肝疝入胸腔时，超声较难显示，可采用彩色多普勒血流显像显示门静脉位于膈肌水平上方，确认肝位于胸腔内，另伴随肝疝入胸腔的少量腹水和胆囊也是诊断右侧 CDH 肝疝入胸腔的一个依据。

5. **胸腺与纵隔的异常**　胸腺、纵隔的主要异常是肿瘤和胸腺发育不良或缺如，常见的肿瘤有胸腺腺瘤、畸胎瘤、神经源性肿瘤等。观察肿块对心脏及回心腔静脉的压迫情况以及是否出现胎儿水肿等非常重要。胸腺发育不良或缺如，常常是迪格奥尔格综合征的表现之一。

6. **主动脉异常**　详见第 8 章。

三、胎儿肺成熟度产前评估

产前评估胎肺成熟度越来越被产科临床所重视，美国妇产科学会建议对计划在 39 周前出生的胎儿评估肺成熟度，为产科临床处理及新生儿科监护提供指导信息。目前常用的评估胎肺成熟度的方法有以下几种。

1. **临床评估**　传统临床评估胎肺成熟度、预测呼吸窘迫综合征（respiratory distress syndrome, RDS）的方法包括孕周、胎儿体重等。通常孕周超过 39 周，胎肺发育成熟，RDS 的发病率几乎为 0。这些临床指标简单，无需其他辅助检查，对孕周确切的胎儿有一定参考价值。

2. **羊水检查**　羊水中含有胎儿尿液、胎儿代谢物和分泌物如肺泡表面活性物质（pulmonary surfactant, PS）。随着孕周增加，羊水中 PS 不断增加，从而降低肺泡表面张力，防止肺泡萎缩，维持肺泡的正常功能，促使胎肺逐渐成熟。PS 由肺泡 II 型细胞尤其是板层小体合成、分泌、储存，主要成分是磷脂，如卵磷脂（lethicin, L）和鞘磷脂（spingomyelin, S）。故对羊水成分中 PS 进行分析，对评估胎儿肺成熟度有重要意义。①卵磷脂／鞘磷脂（L／S）比值：一般以 L／S＞2 为胎肺成熟标准，预测胎肺成熟敏感度较高，可达 95% 以上，特异度为 33%～50%；

②磷脂酰甘油（phosphatidylglycerol，PG）：PG 是酸性磷脂，可增加整个表面活性物质系统形成，一般在妊娠 36 周出现，代表胎肺发育成熟，只要从羊水中检测出 PG 即代表胎肺成熟，假阳性率较高；③板层小体计数（lamellar body counts，LBC）：板层小体（lamellar body，LB）是肺泡Ⅱ型细胞质中特殊结构，是 PS 在细胞内储存的形式，随着妊娠的发展、胎儿的成熟，羊水中的 LB 逐渐增多，呈上升趋势，计数 LB 可对胎儿肺成熟度进行预测；④泡沫稳定试验或振荡试验：利用 PS 亲水也亲脂的特点，在羊水的试管内加入 95% 乙醇振荡后，接触空气的液体界面上形成环状泡沫，泡沫的多少与 PS 的含量成正比。有一定主观性，可重复性不高。

羊水生化检验是目前临床评估胎肺成熟度的金标准，但是有部分病例羊水生化检测显示肺已成熟，出生后新生儿仍会发生呼吸窘迫综合征。目前，不主张通过检测胎儿肺成熟度来决定孕妇分娩时机。此外，此项检查通常需要通过羊膜腔穿刺取羊水来检验，而羊膜腔穿刺是有创检查，孕妇接受度低，在一定程度上影响了其临床应用。目前在美国明确规定对在 39 周之前没有分娩指征的引产是不允许，然而对有临床指征的在 39 周之前需要分娩，则不需要采羊水来测胎儿肺成熟。因此，采用羊水来评估胎儿肺成熟已经没有很多临床价值了。

3. 二维超声检查 二维超声作为一种无创性的检测方法，易为孕妇所接受。从 20 世纪 80 年代以来，已有不少指标用于评估胎肺成熟度，如胎儿双顶径、长骨次级骨化中心、胎盘分级、肠管回声等。研究表明双顶径 >9.2cm、胎盘分级为Ⅱ级可认为肺发育成熟；股骨远端次级骨化中心 ≥ 3mm、胫骨近端次级骨化中心同时显示用于预测胎肺成熟，其敏感度为 100%，特异度 63%。这些指标均作为间接评估胎肺成熟，但受妊娠期合并症如糖尿病等影响。另有研究表明测量肺平均灰阶值（mean grey value），再与肝对比，可用以评估胎肺成熟情况；胎儿呼吸活动如胎儿呼吸样运动、多普勒测量胎儿鼻腔流速频谱等也用于评估胎肺发育情况。目前临床常用的二维超声指标有胎儿双顶径、长骨次级骨化中心、胎盘分级等。

4. 胎儿肺动脉多普勒频谱参数评估肺成熟度近十几年来，随着超声多普勒检测技术的发展，多普勒测量被广泛用于研究母体 - 胎盘 - 胎儿循环，并逐渐用于评估胎儿肺循环（主要为肺动脉血流）。胎儿肺循环基本特征是高阻力、高压力、低血流，

肺动脉血流频谱特征是收缩早期加速肢上升陡直，流速峰值前移，收缩中晚期血流再度加速，但峰值较低，呈典型收缩期双峰状频谱（图 9-2-5）。而在妊娠中晚期，随孕周增加，肺血管床数目增加，胎肺逐渐成熟，肺循环表现为肺血管阻力逐渐降低，肺血流量增加，超声多普勒频谱形态及参数如搏动指数（pulsatility index，PI），阻力指数（resistance index，RI），收缩期峰值流速（peak systolic velocity，PSV），血流加速时间（acceleration time，AT），加速时间 / 射血时间比值（acceleration time/ejection time，AT/ET）等有一定变化。因此测量胎儿肺动脉频谱参数，可以提供一个反映肺动脉压力和阻力的方法，进而预测胎肺成熟度。目前的研究认为①由主肺动脉至左（右）肺动脉，再至肺内动脉，肺血管阻力、肺动脉压力逐渐降低，肺血流速度逐渐减少；②左、右肺动脉测值无统计学差异；③随孕周增加，肺血管阻力、肺动脉压力降低，PSV 增加；④ AT、AT/ET 随孕周增加而增大。

胎儿肺动脉多普勒频谱常用检测点主要有主肺动脉、左（右）肺动脉、肺内动脉。肺动脉频谱测量常用的指标包括有血流加速时间（AT），即肺动脉从收缩开始至达到第一个收缩期峰值的时间；射血时间（ET），指收缩期由开始至结束的时间（图 9-2-5）；收缩期峰值流速（PSV），指收缩期肺动脉最大流速；平均血流速度（time average velocity，TAV）指整个收缩与舒张期最大流速的平均速度；舒张末期流速（end diastolic velocity，EDV），指舒张末期最低血流速度；搏动指数（PI）=PSV − EDV/TAV；阻力指数（RI）=PSV − EDV/PSV。

Azpurua 对 29 例足月胎儿测量肺动脉频谱，发现主肺动脉 AT、AT/ET 比值与羊水生化检查（L/S 比值）在评估胎肺成熟度时具有高度相关性，而其他多普勒参数如 PI、RI、PSV 与 L/S 比值无相关性。Fuke 应用肺动脉频谱产前预测致死性肺发育不良，对 163 例正常妊娠和 17 例因肺囊腺瘤、CDH 等造成的肺发育不良病例测量 AT/ET 比值，正常组左、右侧肺动脉 AT/ET 比值分别为 0.15±0.02、0.17±0.02，肺发育不良病例显著低于正常组，该作者发现只要有一侧肺动脉 AT/ET 比值在正常范围胎儿出生后可以存活。Laudy 发现羊水过少致肺发育不良病例的 PSV、PI、EDV 显著低于相同孕周肺发育正常胎儿。国内胎儿肺动脉频谱相关研究较少，唐萍对 112 例胎儿主肺动脉频谱进行测量，发现 PI、RI 随孕周增加数值有降低趋势，

在与羊水泡沫稳定试验比较后认为 PI < 2.11，RI < 0.86 可作为胎儿肺成熟的指标。

　　笔者对 252 例正常单胎主肺动脉流速曲线各参数进行了研究，249 例获得满意肺动脉流速曲线，成功率为 98.8%（249/252），建立了不同孕龄各流速参数的正常值（表 9-2-1）。与孕龄相关性的研究发现，AT、AT/ET、PSV、TAV 与孕龄呈显著线性正相关，AT、AT/ET（图 9-2-6）与孕龄相关性最高，EDV 与孕龄呈非线性正相关，PI 与孕龄呈显著线性负相关，ET、RI 与孕龄无相关性。课题组对 49 例早产单胎孕妇研究胎儿肺动脉 AT/ET，发现 RDS 组胎儿主肺动脉 AT/ET 比值明显低于非 RDS 组，胎儿主肺动脉 AT/ET 可能是一种非常有潜力的产前无创性预测 RDS 指标。但必须强调，上

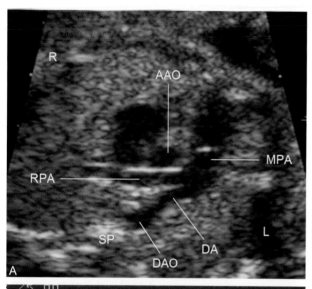

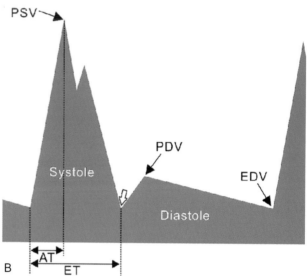

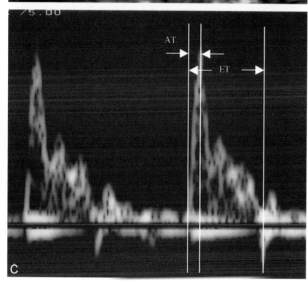

图 9-2-5　胎儿肺动脉多普勒流速曲线测量图

　　A. 心底短轴切面显示主肺动脉及肺动脉分叉；B. 肺动脉流速曲线，C. 胎儿肺动脉多普勒超声测量图。systole. 肺动脉收缩期；Diastole. 肺动脉舒张期；AT. 加速时间；ET. 射血时间；PSV. 收缩期峰值流速；PDV. 舒张期峰值流速；EDV. 舒张期末流速；空心小箭头示舒张早期切迹；L. 左侧；R. 右侧；AAO. 升主动脉；MPA. 主肺动脉；RPA. 右肺动脉；DA. 动脉导管；SP. 脊柱；DAO. 降主动脉

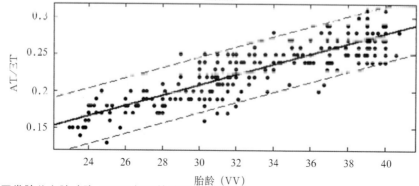

图 9-2-6　正常胎儿主肺动脉 AT/ET 与孕龄关系

表 9-2-1　不同孕龄正常胎儿肺动脉多普勒流速各参数测值（x̄±s）

孕龄（周）	胎数	AT (ms)	ET (ms)	AT/ET	PSV (cm/s)	EDV (cm/s)	PI	RI	TAV (cm/s)
23~	8	27.50±0.58	183.75±6.50	0.15±0.01	79.68±6.22	8.33±2.53	2.62±0.30	0.90±0.04	25.30±3.28
24~	16	30.50±3.34	179.38±5.80	0.17±0.02	71.08±10.19	5.44±1.02	2.83±0.38	0.93±0.02	23.19±4.50
26~	16	33.40±1.14	178.60±11.48	0.19±0.11	75.40±10.01	6.82±3.63	2.62±0.41	0.91±0.04	26.96±6.45
28~	22	35.73±3.03	178.93±6.97	0.20±0.02	79.41±10.68	6.79±2.01	2.64±0.18	0.91±0.02	27.56±3.32
30~	46	38.00±3.43	178.00±7.70	0.21±0.02	77.00±8.42	7.00±2.21	3.00±0.34	1.00±0.03	27.00±3.45
32~	27	42.00±2.69	179.00±7.96	0.23±0.02	81.00±11.04	7.00±2.71	3.00±0.28	1.00±0.03	28.00±4.07
34~	28	43.85±2.54	176.45±6.40	0.25±0.01	82.09±9.16	7.89±3.03	2.48±0.21	0.90±0.04	30.10±3.65
36~	32	45.22±3.08	177.40±10.13	0.26±0.02	84.61±12.57	7.79±2.47	2.53±0.21	0.91±0.02	30.85±4.93
38~	44	47.69±2.87	177.07±8.20	0.27±0.02	88.95±9.48	7.45±1.66	2.58±0.23	0.91±0.02	31.41±3.86
40	10	47.70±2.98	175.20±6.73	0.27±0.02	92.26±12.69	7.85±1.74	2.52±0.19	0.91±0.02	32.62±6.27

述这些超声评估胎儿肺成熟度的无创性检测方法，目前仍处于研究阶段。

第三节　胸部畸形的超声诊断

一、肺发育不良

肺的良好发育是胎儿出生后能够成活的决定因子。实际上，肺未发育成熟和肺发育不良（pulmonary hypoplasia）及其合并症是妊娠 24 周以前胎儿不能成活的主要原因。肺发育不良将导致产后新生儿呼吸功能不全，常威胁生命。产前超声主要通过测量肺的面积、胸围、心脏面积/胸廓面积比值等指标，预测肺发育不良，但是对于某一特定孕周，确定肺发育不良的程度较困难，也仍然是一个值得继续研究的问题。据报道肺发育不良活产儿中发病率为 1/2200。

【畸形特征】

胎儿肺发育不良是指胎儿肺重量和体积较相应孕周绝对减小，组织学上则显示肺组织内肺泡数目及支气管数目减少。

胎儿肺发育不良与肺发育不全（pulmonary aplasia）和肺不发育（pulmonary agenesis）不同。肺发育不良是指支气管发育不良并远端肺组织分化不良，导致肺泡、气道减少，肺容积、重量减少，50% 的病例合并心脏、胃肠道、泌尿生殖道、骨骼系统畸形。肺发育不全有支气管残端，远端呈一盲端，无肺血管及肺实质。肺不发育是指支气管、肺实质及肺血管均缺如（图 9-3-1）。

任何导致胸腔容积异常（骨性胸廓小、胸腔内肿瘤、心脏扩大）、胎儿呼吸运动异常（肌肉疾病、骨发育不良性疾病）、羊水量异常（羊水过少）等均可导致胎儿肺发育不良（表 9-3-1）。胸腔狭窄者常常表现为胸腔容积明显变小，而心脏相对较大。

【超声诊断】

目前用来预测肺发育不良的一些超声参数包括"硬度"，回声强度，肺的大小，胸廓大小等。肺的"柔软性"和逐渐增强的肺实质回声与肺的进一步发育有一定的相关性，但单个的这种指标尚不足以用来指导临床的产科处理。

1. 双肺发育不良主要根据胸围及其相关比值异常进行诊断　如胸围减小、胸廓面积减小、心/胸比值增大等。正常情况下心围/胸围约等于 0.40，心脏面积/胸腔面积为 0.25~0.33，心胸横径比为

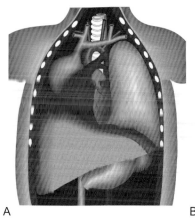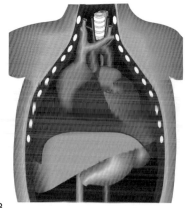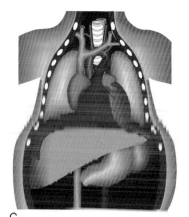

A　　　　　　　　　　B　　　　　　　　　　C

图 9-3-1　肺发育不良或肺不发育

　　A. 一侧原发性肺不发育，图中为右肺完全缺如，右支气管不发育，右肺动脉缺如，心脏右移，右侧膈肌及右肝上移；B. 双侧原发性肺不发育，心脏占据整个胸腔，左、右径线明显增大，胸腔内无任何肺组织，支气管不发育，主肺动脉、动脉导管及双侧肺动脉缺如；C. 双侧继发性肺发育不良模式图，图中为骨骼系统畸形导致的窄胸，胸腔容积明显变小，而心脏相对较大，继发双侧肺体积明显变小

表 9-3-1　双肺发育不良的原因

羊水过少
　　早期羊膜破裂
　　　　肾畸形
　　　　　　肾缺如
　　　　　　肾发育不良
　　　　　　膀胱出口梗阻
　　　　　　多囊肾
胸内病变
　　大量胸腔积液
　　先天性膈疝
　　肺囊腺瘤畸形
心脏病变
　　心脏扩大
　　心肌肥厚
神经肌肉及骨骼疾病
　　肌肉疾病
　　骨发育不良性疾病
染色体畸形
　　13、18、21 三体综合征
特发性疾病

实际上也就是与肺的发育相关，因此，通过超声测量上述各指标可较好地评价胎儿肺的发育。有研究指出，长期羊水过少者，上述各指标的测量与肺发育不良有较好的相关性。值得注意的是，虽然这些参数对预测肺发育不良很有用，但是这些参数均有一定的局限性，尤其胎儿宫内发育迟缓时更难判断。因此，产前超声仅能对严重肺发育不良者进行诊断，且这种诊断是通过生物学参数分析推断的；而轻中度肺发育不良者，产前超声仅能怀疑而不能诊断。

　　上述指标适用于胸廓窄小或心脏增大所致胸腔容积减少的评估。CDH 所致的肺发育不良不是由胸廓窄小、心脏增大引起的，因此，CDH 引起的肺发育不良不能由上述指标评估。左侧 CDH 引起的肺发育不良的评估指标有右肺面积 / 头围（fetal lung area to head circumference ratio，LHR）（图 9-3-2）、右肺面积、半胸廓面积等。LHR 是目前公认评估左侧 CDH 引起的肺发育不良预后的较好指标。LHR 在四腔心切面上测量右肺面积与头围的比值，LHR 与肺发育不良程度及其存活率的关系见表 9-3-2。也有在心脏四腔心切面上测量右肺面积、半胸廓面积评估肺发育不良程度的报道，Guibaud 报道左侧 CDH 胎儿右肺面积与半胸廓面积的 50% 时，生存率为 86%，如果 <50%，则生存率仅为 25%。

　　2. 肺的长度、面积与体积的测量　目前已有学者开始用磁共振成像技术和三维超声技术测量肺的体积，尤其当胸腔内有其他占位病变如胸腔积液、肺肿块、CDH 等时，测量这些参数可能更有意义。正常情况下，肺体积随孕周的增长而增大（图 9-3-

0.38～0.53。也有学者利用胸围 / 腹围比值减小、胸围 / 股骨长比值减小评估肺发育不良，如胸围 / 腹围 <0.6 或胸围 / 股骨 <0.16 提示预后不良，一般是致死性的。

　　绝大多数情况下，胎儿胸廓大小与肺大小相关，

表 9-3-2　LHR 与肺发育不良程度及存活率的关系

肺发育不良的程度	LHR	存活率
极严重	0.4 ~ 0.5	0
严重	< 1.0	15%
中度	< 1.3	30% ~ 60%
轻度	≥ 1.4	存活率高

摘自 Doné E, Gucciardo L, Van Mieghem T, Jani J, Cannie M, Van Schoubroeck D, Devlieger R, Catte LD, Klaritsch P, Mayer S, Beck V, Debeer A, Gratacos E, Nicolaides K, Deprest J. Prenatal diagnosis, prediction of outcome and in utero therapy of isolated congenital diaphragmatic hernia. Prenat Diagn, 2008, 28 (7)：581-591.

3）。肺发育不良肺体积减少,目前研究结果认为三维超声肺体积估测对诊断肺发育不良比二维超声有较好的特异度及灵敏度,而二维超声诊断肺发育不良特异度较高,但灵敏度低。

3. 根据心脏移位及异常旋转进行诊断　如右侧原发性肺发育不良或缺如,心脏明显向右侧移位,但心脏轴基本正常,心尖仍指向左前方,而左侧原发性肺发育不良或缺如,由于心脏位置改变轻微而诊断困难,心脏旋转,室间隔更近冠状平面（图 9-3-4）。如果肺完全缺如,心脏移位更明显。双肺均发育不良或缺如时,心脏移位可不明显（图 9-3-8）。

4. 胸腔矢状面或冠状面　有助于评价胸廓是否发育不良（图 9-3-5）。

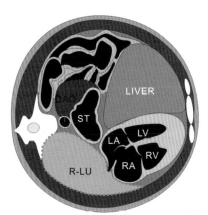
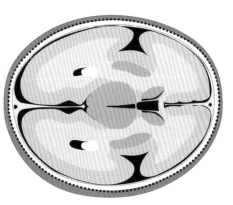

LHR= 右侧肺面积（mm²）/ 头围（mm）

图 9-3-2　LHR 测量

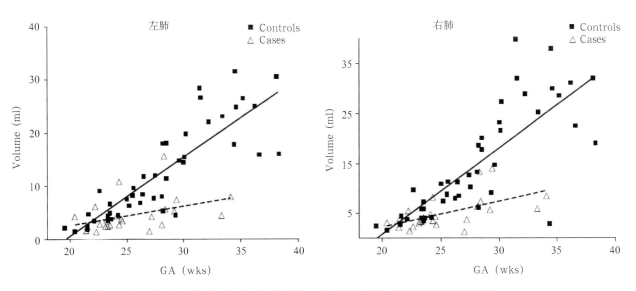

图 9-3-3　肺发育不良（△）和正常对照组（■）的左肺及右肺体积与孕周散点图及回归线图

摘自 Vergani P, Andreani M, Greco M, Farina G, Fedeli T, Cuttin S. Two-or three-dimensional ultrasonography：which is the best predictor of pulmonary hypoplasia?Prenat Diagn, 2010, 30(9)：834-838.

5. 合并症　由于原发性肺发育不良很少见，因此，肺发育不良常继发于肺肿块、先天性 CDH、骨骼畸形（图 9-3-5）、羊水过少、胸腔积液（图 9-3-6）、心脏增大等，并有相应畸形表现。

6. 肺发育不良的多普勒超声表现　正常情况下，周围肺动脉血流阻力随孕周的增大而减少，肺发育不良时周围肺动脉血流搏动指数（PI）及阻力指数(RI)较正常相应孕周者高。但是其特异性较差，因为 IUGR 胎儿也显示 PI、RI 较预测值高，后者由于生长迟缓和缺氧导致反射性血管收缩所致。笔者的研究结果显示，胎儿主肺动脉 AT/ET 比值可能是又一有临床价值的指标。

【临床处理及预后】

寻找肺发育不良的原因及合并畸形、预测肺发育不良二维及多普勒指标对临床处理很重要。肺发育不良预后取决于肺的体积及其病因。引起肺发育不良的原因不同，其预后也明显不同。对于羊水过少引起的肺发育不良，一般来说，开始出现羊水过少的孕周越早，羊水过少持续时间越长，羊水过少越严重，肺发育不良越严重，围生期死亡率越高。CDH 引起的一侧肺发育不良预后取决于 CDH 疝入胸腔内容物的大小、是否包括肝，对侧肺的发育程度等。严重双侧肺发育不良者，产后不能生存；一侧肺发育不良者，产后有可能生存，但新生儿期病

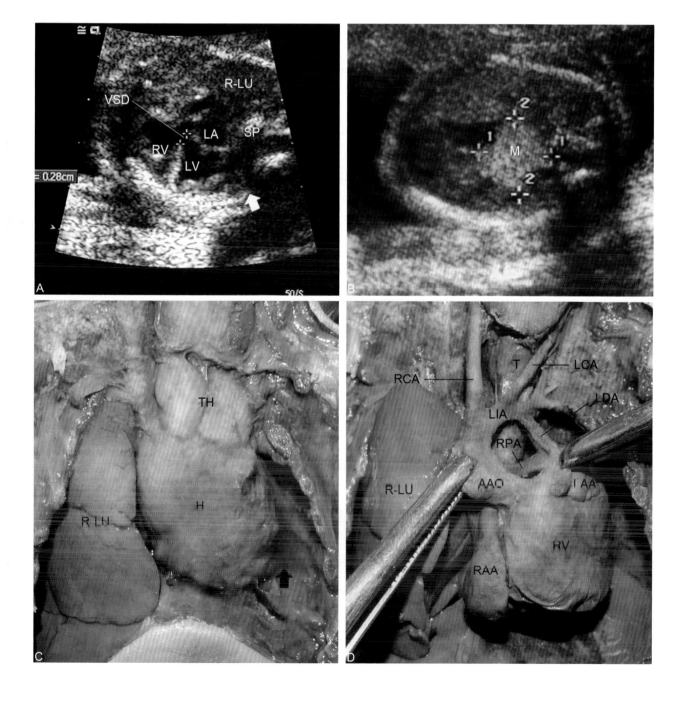

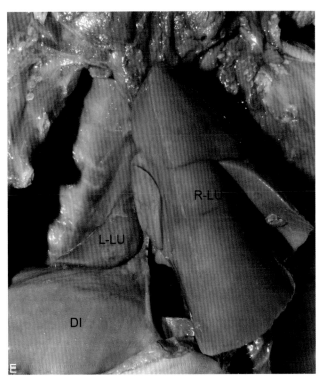
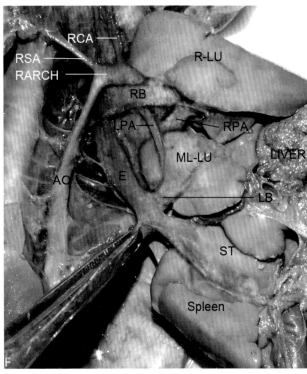

图 9-3-4　左肺原发性发育不良、异位及相应的支气管连接于食管

　　四腔心切面（图 A）显示左侧胸腔内无肺组织回声（箭头所示），心脏向左侧胸腔移位，室间隔上部连续性回声中断（VSD）。膈水平胸廓横切面（图 B）显示胸腔下部靠中线处稍强回声团（"++"之间）（M）。胸腔腹侧观（图 C）显示左侧胸腔内无肺组织（箭头所示），心脏向左侧移位。心脏腹侧观（图 D）显示肺动脉狭窄，右位主动脉弓，左位动脉导管（LDA），主肺动脉仅发出右肺动脉（RPA）。把右肺向左前牵拉（图 E）显示右侧胸腔下部靠中线处有一团肺组织（L-LU）。右侧胸腔面观（图 F）显示异位左肺的支气管（LB）与食管（E）相连接，左肺动脉（LPA）来源于主动脉弓（RARCH）凹侧。LIVER. 肝；LV. 左心室；RV. 右心室；LA. 左心房；RA. 右心房；DI. 膈肌；TH. 胸腔；R-LU. 右肺；RAA. 右心耳；LAA. 左心耳；ST. 胃；AO. 主动脉；RARCH. 右位主动脉弓；RCA. 右颈总动脉；LCA. 左颈总动脉；RSA. 右锁骨下动脉；RB. 右支气管；spleen. 脾

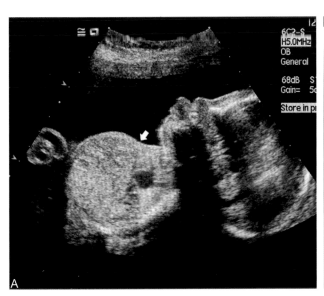
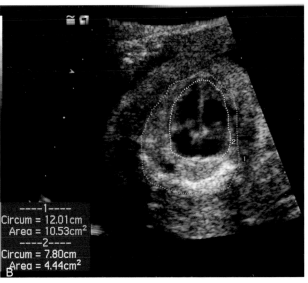

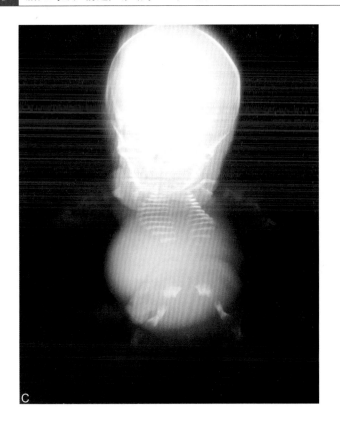

图 9-3-5 致死性骨发育不良导致胸廓窄小、肺发育不良

26 岁孕妇，孕 25 周，产前超声检查发现四肢严重短小，窄胸，胸腹矢状切面示胸腹切迹明显（图 A，箭头所示），胸廓横切面心围/胸围约为 0.65，心胸面积比约为 0.42，均增大（图 B）。引产后 X 线检查证实四肢严重短小，骨性胸廓窄小（图 C）

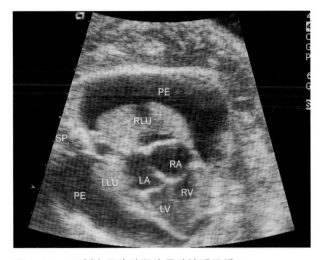

图 9-3-6 双侧大量胸腔积液导致肺明显受压

PE. 胸腔积液；RLU. 右肺；LLU. 左肺；SP. 脊柱；RA. 右心房；LA. 左心房；RV. 右心室；LV. 左心室

死率可达 50%，有人报道生存到 7 岁以上者是少数。

二、肺不发育

肺不发育（pulmonary agenesis）是指一侧或双侧肺完全缺如并同侧或双侧气管、肺血管缺如。本病罕见，据报道在活产儿中发病率为 34/10 000，双侧肺缺如更罕见，其发生率是单侧肺缺如的发生率的 1/25。1923 年，Muhamed 报道了首例肺不发育，该例有尸体解剖证实。

肺不发育病因不明，有学者认为是血管原因造成的，有些学者认为是基因突变所致。

【畸形特征】

一侧或双侧胸腔内找不到肺的证据，一侧肺缺如者，病变侧肺动脉缺如，但主肺动脉和健侧肺动脉存在；双侧肺缺如者，双侧支气管完全缺如，主肺动脉，左、右肺动脉，肺静脉均缺如（图 9-3-1A、B）。

约 50% 病例合并其他系统畸形，如心血管畸形（室间隔缺损、房间隔缺损、法洛四联症）、骨骼系统畸形（半椎体、肋骨缺如）、胃肠道畸形（食管闭锁、肛门闭锁）、泌尿生殖系统畸形（肾缺如、多囊性囊性发育不良肾）、眼畸形等。

体格检查可发现骨性胸廓窄小，如果一侧肺不发育可表现为双侧胸廓不对称，患侧明显小于健侧。双侧肺不发育表现为双侧胸廓窄小，胸腹切迹明显。

【超声特征】

1. 一侧肺不发育 四腔心切面上显示心脏向患侧移位，患侧系例胸部横切面不能显示肺实质回声，主肺动脉与左、右肺动脉分支切面不能显示患侧肺动脉及其分支；患侧胸廓矢状面及胸廓冠状切面显示膈肌上升（图 9-3-7）。

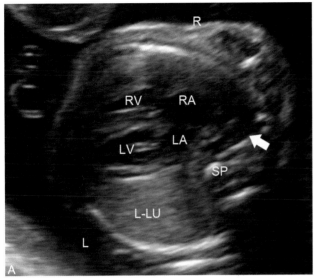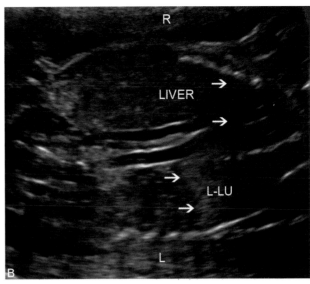

图 9-3-7 右肺不发育

四腔心切面（图 A）显示心脏明显右移，心脏右缘紧贴右侧胸壁内缘，右侧胸腔内无肺组织回声（粗箭头所示）。胸腔冠状切面（图 B）显示右侧胸腔内无肺组织回声，肝（LIVER）及膈肌（细箭头所示）明显上抬，左肺及左侧膈肌无异常表现。L. 左侧；R. 右侧；SP. 脊柱；LA. 左心房；RA. 右心房；RV. 右心室；LV. 左心室；L-LU. 左肺

2. 双侧肺不发育 四腔切面显示心脏明显增大，充满胸腔，心胸比例明显增大，双侧胸腔内不能显示肺实质回声，心脏两侧与胸壁内缘紧贴；胸腹矢状切面可显示膈肌明显上移，心脏大血管检查不能显示主肺动脉及左、右肺动脉（图 9-3-8）。

3. 合并畸形 肺不发育常合并其他系统畸形，产前超声发现肺不发育时需对胎儿结构进行系统详细的检查以排除合并畸形。

【临床处理及预后】

一侧或双侧肺不发育胎儿发生染色体异常的风险低。双侧肺不发育是致死性畸形，出生后不能存活。单纯一侧肺不发育者不合并其他系统畸形可存活，早期可无明显临床表现，在以后的胸部 X 线检查中偶然发现，也可以在新生儿期、婴儿期发生反复胸部感染，出现严重呼吸道症状，威胁患儿生命。合并其他畸形者，其预后取决于合并畸形的严重程度。

一侧肺不发育产后可行 X 线检查、支气管镜检、支气管造影、血管造影、胸部 CT 等进一步检查确诊。如果产后无明显临床症状可不进行干预处理，但出现感染等需要进行处理，严重者需手术治疗。

肺不发育没有发现有明显家族集聚趋势，但也有肺不发育患者其子代受累的个案报道。

三、先天性肺囊腺瘤畸形

【畸形特征】

先 天 性 肺 囊 腺 瘤 畸 形（congenital cystic adenomatoid malformation，CCAM）是一种肺组织错构畸形。组织学上以支气管样气道异常增生、缺乏正常肺泡为特征，提示正常肺泡发育受阻。有学者认为本病的原发病灶为支气管闭锁，闭锁远端的肺组织发育不良是一种继发改变。CCAM 典型者为单侧，可累及一侧肺或一叶肺，但是 95% 以上仅限于一叶或一段肺。偶尔，CCAM 累及双侧肺（不到 2%）或一叶以上的肺叶或整侧肺。有趣的是，有些产前探测的肿块组织学上是混合性的，即肿块内既有隔离肺改变又有 CCAM。CCAM 男性发病略高于女性，左右两肺的发生率基本相等。大多数 CCAM 与正常的支气管树相通，但也可能不相通而产生梗阻，可能由于病变内支气管缺乏软骨所致。

CCAM 的具体发生率尚不清楚，病理学研究提示 CCAM 占肺内病变的 25%，对胎儿而言可能低估，在产前诊断的肺肿块中 CCAM 占大部分，据报道，胎儿肺部肿块病变中，76%～80% 为 CCAM。

根据显微镜和大体解剖特征，CCAM 可分为以下 3 种类型（图 9-3-9）。

Ⅰ型：大囊型，病变以多个较大囊肿为主，囊肿大小不等，多为 2～10cm。

Ⅱ型：中囊型，病变内有多个囊肿，囊肿大小不超过 2cm。

Ⅲ型：小囊型，病变内有大量细小囊肿，囊肿大小不超过 0.5cm，呈实质性改变，有大量腺瘤样结构，其内有散在的、薄壁的、类似支气管的结构。

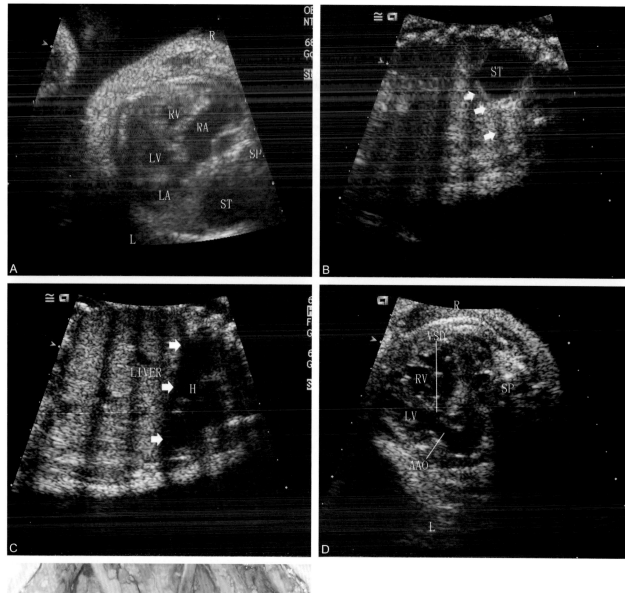

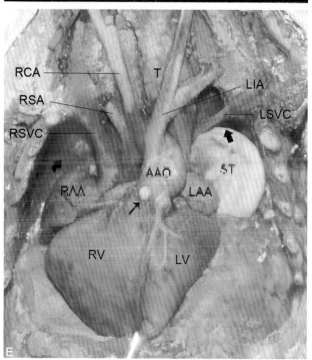

图 9-3-8　双肺不发育

　　20 岁孕妇，妊娠 30 周，产前超声检查四腔心切面显示心脏明显增大，占据整个胸腔，心尖指向右侧（R），左、右侧胸腔内均未见明显肺组织回声，降主动脉（DAO）位于右心房（RA）后方，左心房（LA）后方可见胃泡（ST）回声（图 A）。左侧胸腔矢状切面显示胸腔内未见明显的肺组织回声，左侧膈肌部分存在（箭头所示），后部分连续性回声中断，胃泡（ST）从缺损处疝入左侧胸腔（图 B）。右侧胸腔矢状切面显示其内未见明显的肺组织回声，增大心脏（H）占据整个胸腔（图 C）。左心室流出道切面显示主动脉（AAO）发自左心室（LV），室间隔上部连续性回声中断（VSD）（图 D），不能显示主肺动脉及其分支。病理解剖（图 E）显示左、右肺（粗箭头所示），左、右支气管，主肺动脉及其左、右肺动脉均缺如，胃泡（ST）疝入左侧胸腔内，心脏占据整个胸腔。RV. 右心室；LV. 左心室；SP. 脊柱；L. 左侧，LAA. 左心耳；RAA. 右心耳；LSVC. 左上腔静脉；RSVC. 右上腔静脉；细箭头所示为肺动脉遗迹；LIA. 左无名动脉；RCA. 右颈总动脉；RSA. 右锁骨下动脉

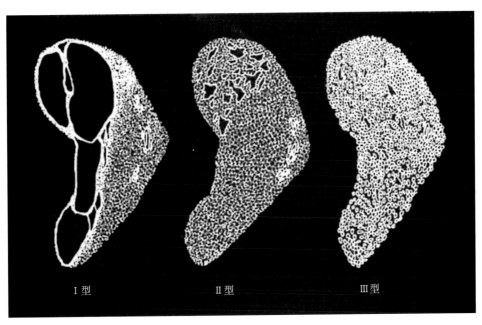

图 9-3-9　先天性肺囊腺瘤畸形的三种解剖类型

Ⅰ型　　　　Ⅱ型　　　　Ⅲ型

【超声诊断】

CCAM 超声声像也可简单地分为大囊型和微囊型（以实性改变为主）。有作者分析 122 例产后确诊的先天性肺囊腺瘤畸形，发现 60% 为大囊型，40% 为微囊型。妊娠 16～22 周超声即可发现先天性肺囊腺瘤畸形。病变较大、病变内出现较大囊肿者，超声可更早发现。

1．CCAM 表现为胸腔内实性强回声或囊实混合回声肿块（图 9-3-10～图 9-3-12）。囊肿直径大小不等，微囊型者往往呈实性强回声，但在大多数先天性肺囊腺瘤畸形病灶的强回声内至少可检出一个囊肿，尽管这个囊肿很小。尤其使用现代高分辨率超声仪器的高频探头和回声差异功能技术，在强回声实性肿块内部可显示出弥漫分布的筛孔状小囊肿。大囊型者以囊性病变为主，也可显示实质性强回声。

2．CCAM 肿块可以很大，内部含有很多大囊，占据大部分胸腔，与其他胸内占位性病变一样，可对同侧和对侧肺产生明显压迫，使正常肺组织回声极少，从而引起肺发育不良和胎儿水肿。

3．心脏及纵隔可受压移位，偏向对侧。肿块越大，心脏及纵隔移位越明显。

4．肿块明显压迫心脏及胸内血管时，可引起胎儿腹水及全身水肿。

5．可有羊水过多。导致羊水过多的可能原因是由于肿块压迫食管，胎儿吞咽羊水减少，或肿块产生的液体过多所致。

6．肿块可随孕周增大而缩小。据报道，53%～69%CCAM 追踪观察可有不同程度缩小。

7．应注意与 CDH、隔离肺、神经源性肿块、食管重复畸形等形成的肿块相鉴别，通常如果肿块类似实性时，则应考虑微囊型 CCAM 和隔离肺，而神经源性肿块、食管重复畸形的肿块主要位于后纵隔。与支气管闭锁鉴别相当困难。

8．CCAM 预后评估参数：肺囊腺瘤体积 ＝ 长 × 高 × 宽 ×0.52。肺囊腺瘤体积比（CCAM volume ratio，CVR）＝ 肺囊腺瘤体积 / 头围，当 CRV>1.6 时，80% 的病例会发生水肿。

【临床处理及预后】

在 CCAM 三种类型中，Ⅰ型及Ⅱ型若不合并其他异常，预后相对较好；Ⅲ型容易引起胎儿水肿，预后相对较差。随着对本病认识的加深，以及超声仪器的改善，目前认为肿块大小、纵隔移位程度、是否出现胎儿水肿和羊水过多、肺面积 / 头围比值、肺囊腺瘤体积 / 头围比值均与预后有关，都是判断预后的重要指标。出现胎儿水肿者，预后最差，有学者报道其病死率高达 100%。

根据肿块大小、心脏纵隔移位的程度以及是否伴发其他畸形，胎儿预后可大致分为良好、较差、差。凡单侧肿块较小、无心脏及纵隔移位、未合并其他畸形者，预后最好，成活率可达 100%。Bromley 等报道，80% 生存者中，90% 患者属于此种情况。Adzick 等报道，除外引产病例，总生存率可达 75%。

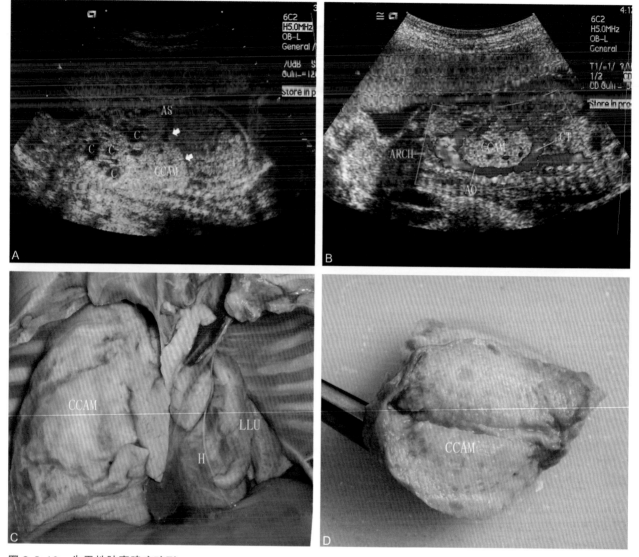

图 9-3-10　先天性肺囊腺瘤畸形

　　26岁孕妇，妊娠21周，妊娠14周感冒发热7d服药5d，产前超声检查经右肺矢状切面显示右肺呈一囊实混合性肿块回声（图A），膈肌明显受压下移（图A箭头所示），腹腔可见少量腹水，彩色多普勒血流显像检查未见胸主动脉分支进入该肿块（图B）。引产后标本解剖所见：右肺较左肺明显肿大，呈灰白色改变（图C），表面及其内均可见大量水泡样组织（图C、D），病理检查结果为肺囊腺瘤。C. 囊肿；AS. 腹水；CCAM. 肺囊腺瘤畸形；ARCH. 主动脉弓；AO. 主动脉；CT. 腹腔干；H. 心脏；LLU. 左肺

　　如果CCAM随着妊娠进展逐渐缩小，则预后良好，有报道其生存率可高达100%。但遗憾的是这种萎缩常在晚孕期才出现。

　　据报道，约70%的CCAM病例，肿块大小较稳定；约20%产前明显萎缩或消失；仅10%是进行性增大。在有症状新生儿中，手术后生存率达90%，而无症状新生儿是否需要手术治疗尚不肯定。

　　CCAM染色体异常风险尚不清楚，美国费城儿童医院研究认为CCAM并不增加胎儿染色体异常风险。

四、隔离肺

　　隔离肺（pulmonary sequestration）又称肺隔离症，是肺的先天畸形之一，是以血管发育异常为基础的胚胎发育缺陷。其发生率占肺畸形的0.15%～6.4%，多见于男性，男女比例为4∶1。胎儿隔离肺至少占胎儿胸腔内肿块的12%～16%，产前常误诊为CCAM。

【畸形特征】

　　隔离肺是由胚胎的前原肠、额外发育的气管和支气管肺芽接受体循环的血液供应而形成的无功能肺组织团块，可分为叶内型和叶外型两大类（图

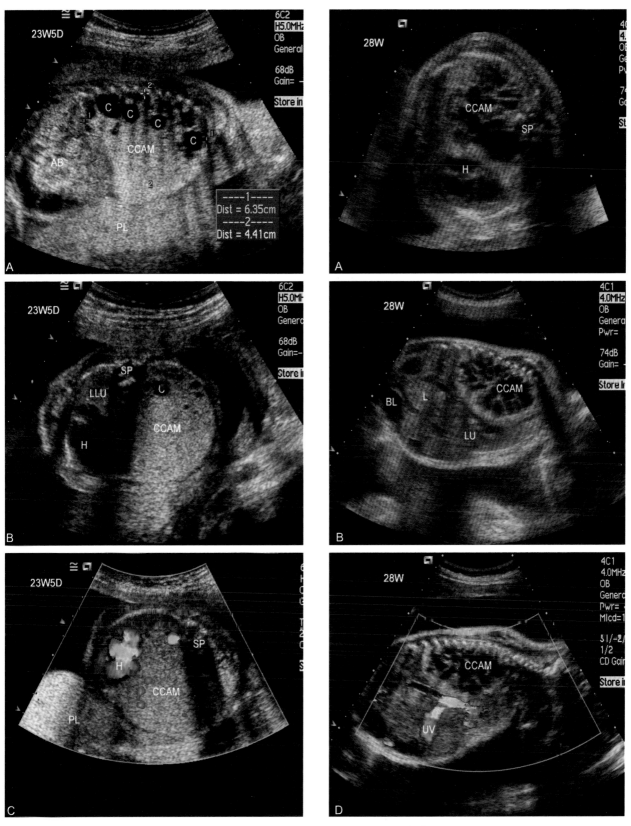

图 9-3-11　肺囊腺瘤畸形

20 岁孕妇，23 周 5 d 胎儿，经胎儿右侧胸腔矢状切面（图 A）及横切面（图 B），显示右侧胸腔内囊实混合性病变（CCAM），心脏（H）明显左移，近背侧可见多个囊肿（C），近腹侧显示均匀回声增强区，较左肺（LLU）回声明显增强，彩色多普勒血流显像（图 C）显示强回声区内有血流信号。AB. 腹腔；SP. 脊柱；PL. 胎盘

图 9-3-12　肺囊腺瘤畸形

32 岁孕妇，28 周胎儿。胸部横切（图 A），及经胎儿右侧胸腔矢状切面（图 B），显示右侧胸腔内巨大多房囊性肿块（CCAM），以囊肿为主，最大囊肿约 1.5 cm。心脏（H）明显受压左移。彩色多普勒血流显像（图 C）显示肿块内部血流稀少，可在分隔上显示少量血流。SP. 脊柱；LU. 肺；BL. 膀胱；UV. 脐静脉

9-3-13)。胎儿叶内型隔离肺罕见，大多数为叶外型。一般认为，大多数叶内型病变在出生后才形成，组织学上有慢性炎症和纤维化，这可解释为什么成人叶内型占75%～85%，而在胎儿和新生儿叶内型极少见的现象。

叶外型隔离肺（extralobar sequestrations, ELS），常称为副肺叶或副肺段，与正常肺组织分离，有自己的胸膜包绕。几乎所有ELS的动脉供血均来自体循环动脉，约80%ELS供血动脉为单一血管，来自胸主动脉或腹主动脉。ELS的静脉回流通常引流到奇静脉、半奇静脉、腔静脉。约25%ELS的静脉部分回流到肺静脉，80%～90%的ELS发生于左肺基底部，位于左肺与膈之间，也可发生在纵隔、膈肌、膈下或心包内。

显微镜下，ELS与正常肺类似，但有支气管、肺泡管、肺泡、淋巴管的弥漫性扩张。在85%以上病例中可见到胸膜下淋巴管扩张，这可能是导致同侧胸腔积液的原因，据报道6%～10%的ELS胎儿伴有同侧胸腔积液。

ELS最常见合并畸形是CDH、膈膨升、膈麻痹，被认为是在膈发育过程中与前肠连接失败有关，其他合并畸形有食管胃畸形、支气管囊肿、心包缺陷、CCAM、异位胰腺、脊柱异常等。

【超声诊断】

胎儿隔离肺有典型超声表现者，产前诊断不难，图像不典型者，位于少见部位及不能清楚显示其供血动脉时，明确诊断则较困难。

1. 胎儿隔离肺典型超声表现为边界清楚的强回声包块，呈叶状或三角形，多位于左胸腔底部（图

9-3-14）。

2. 包块大小不一，较大者可引起纵隔移位和胎儿水肿。产前发现的隔离肺常较小或中等大小（一般不到一侧胸腔的1/3～2/3），大的肿块也不罕见，绝大多数内部回声均匀，少数内部偶然可以观察到囊肿（图9-3-15），即扩张的支气管或与CCAM共存病理。约50%肿块有发育良好的支气管，但产前超声却很少显示。

3. 动态观察ELS，大部分（50%～70%）随孕周的增加而部分或完全萎缩。包块滋养血管多数来自胸主动脉或腹主动脉，也有来自如肝动脉等，彩色多普勒血流显像检出此种声像特征可以帮助区分ELS与其他肺肿块（如CCAM、肺泡性肺气肿、支气管闭锁等）。后者的滋养血管均来自肺动脉。虽然，大部分ELS的静脉回流到体静脉（图9-3-14），但产前超声很难观察到引流静脉。

4. 同侧胸腔内可出现胸腔积液，少数可出现胎儿水肿。

5. 10%～15%ELS位于膈内或膈下（通常在左侧，图9-3-14），虽然这些部位的ELS没有特别的临床意义，但这种ELS包块与神经母细胞瘤或肾上腺出血相似，给鉴别诊断带来困难。ELS肿块尚应仔细认真地与肾上腺肿块相鉴别，特别是如果肿块位于左腹部，更应该加以鉴别。如果检出胎儿肾上方实质性肿块有可能是ELS，与神经母细胞瘤鉴别要点见表9-3-3。

6. 极罕见的情况下，ELS包块可在纵隔或心包内。

【临床处理及预后】

隔离肺预后很好，据报道，存活率达95%。尤

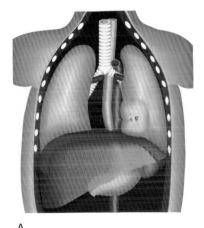
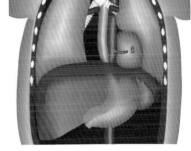
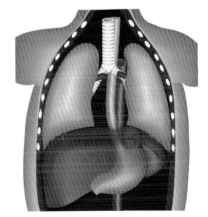

图 9-3-13　隔离肺分型

A. 叶内型隔离肺；B. 叶外型隔离肺（胸腔内）；C. 叶外型隔离肺（膈下）

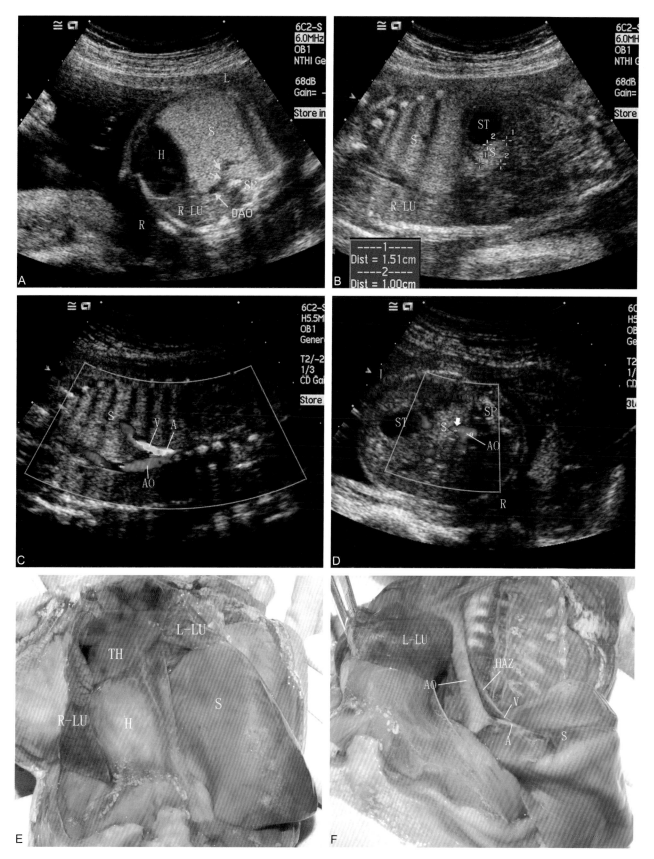

图 9-3-14 叶外型隔离肺

27 岁孕妇,妊娠 26 周,产前超声检查发现右移心(H),左侧胸腔为均质高回声包块(S)所充填(图 A),该包块回声高于右肺(R-LU),胸腹冠状切面示胃旁亦可见一类似高回声小包块(图 B),CDFI 检查可见主动脉分别发出分支营养包块(图 C 及 D)。引产后标本解剖(图 E、F)见左侧胸腔大部分为肿块(S)充填,正常左肺(L-LU)明显受压缩小并上移,分离主动脉(AO)可见其发出分支(A)进入肿块,肿块静脉(V)回流至半奇静脉(HAZ)。SP. 脊柱;DAO. 降主动脉;R. 右侧;L. 左侧;ST. 胃泡;TH. 胸腺

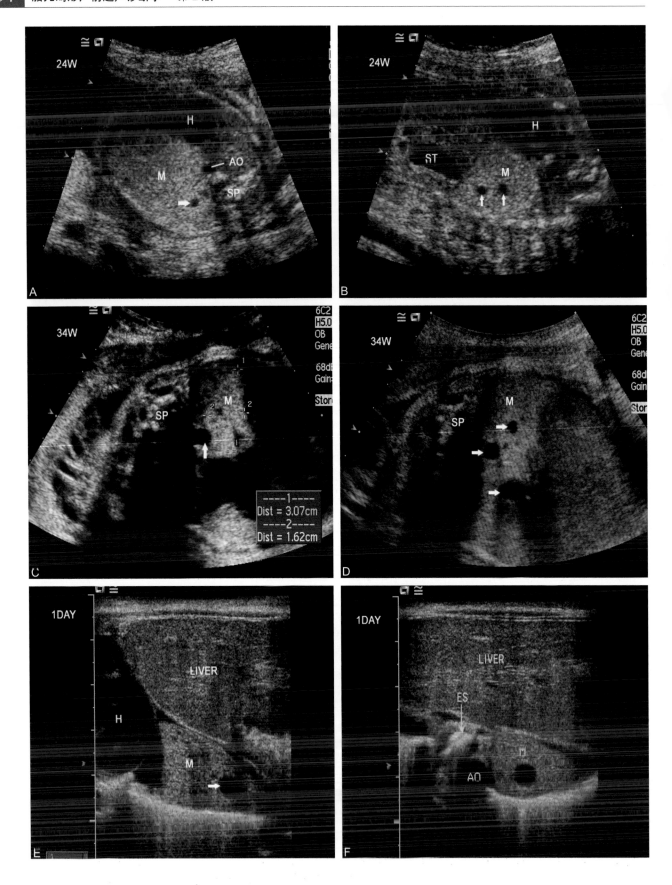

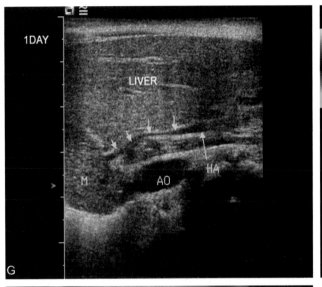

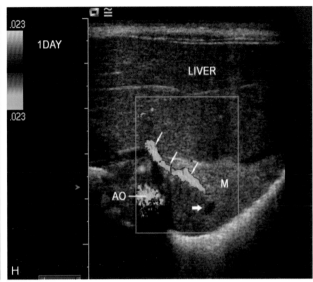

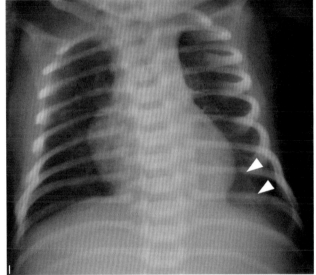

图 9-3-15　叶外型隔离肺

　　34 岁孕妇，24 周胎儿，胸腔横切面（图 A）及矢状切面（图 B）显示左下肺巨大实质性强回声区（M），大小约 4.26 cm×2.03 cm，内有少量囊性回声（粗箭头），心脏（H）明显受压左移，34 周复查（图 C，图 D），包块缩小，大小约 3.07 cm×1.62 cm。两次检查均未显示其异常的供血动脉，且有明显囊性回声，故产前与肺囊腺瘤难以区别。产后第 1 天用 14MHz 高频探头经剑突下检查，显示左胸腔内一以实质回声为主的混合性回声区，呈三角形，内有多个小囊（粗箭头所示）（图 E 为矢状切面，图 F 为横切面），同时二维（图 G）及彩色多普勒血流显像（图 H）显示其供血动脉（细箭头）来源于肝动脉（HA），新生儿 X 线片（图 I）显示左下肺高密度影（三角形所示）。AO. 主动脉；LIVER. 肝；ES. 食管

表 9-3-3　ELS 与神经母细胞瘤的区别

内容	ELS	神经母细胞瘤
回声特征	强回声、实性	囊性
部位	左侧	右侧
诊断时间	中孕期	晚孕期

　　其在逐渐缩小的隔离肺胎儿（据报道约 75% 的隔离肺病灶会随孕周进展逐渐缩小），预后更佳，出生后可不出现任何呼吸道症状。合并胸腔积液、羊水过多、胎儿水肿预后较差，据报道，合并胸腔积液存活率为 22%，合并羊水过多存活率为 30%。

　　产前超声随访（如每 2 周检查 1 次），及早了解是否发生并发症，如胸腔积液、水肿等。合并水肿、纵隔移位、胸腔积液者，如果 > 32 周应考虑提前分娩，产后切除病灶；如果孕周 >24 周但小于 32

周，应考虑宫内治疗或随访观察，如有大量胸腔积液者，可行胎儿胸腔积液羊膜腔分流术改善预后。

　　隔离肺胎儿染色体异常发生率低，美国费城儿童医院研究认为隔离肺不增加胎儿染色体异常风险。隔离肺散发病，无家族集聚性，再发风险低。

五、支气管囊肿

　　支气管囊肿（bronchogenic cyst）是不常见的先天性畸形。支气管囊肿是由于支气管树分支或芽的异常而引起，发生在胚胎第 26～40 天，这个时期是支气管发育最活跃的时期。呼吸道和食管均来于原始前肠，食管来自后部，支气管树来自前肠前部。前肠腹侧憩室芽的异常发育形成支气管囊肿，大多数发生于纵隔，少数发生在肺实质内。

　　支气管囊肿通常不合并其他先天畸形。在婴儿

期可增大，引起呼吸窘迫。

产前超声很少检出本病。但是，如果能探测到，通常表现为胸腔内单房或多房性囊性包块，或在梗阻的支气管远侧形成肿块样强回声，可引起心脏及纵隔的移位。

六、支气管闭锁

先天性支气管闭锁（bronchial atresia）是另一种不常见的肺畸形。支气管闭锁以一段支气管的局部闭锁为特征，发生在右上叶者最常见，病灶很少发生在下叶，这点可以与叶外型隔离肺相区别。

产前超声主要表现为受累肺叶回声明显增强，增大（图9-3-16），心脏及纵隔向对侧移位，与微囊型CCAM及隔离肺鉴别困难。如果闭锁远端强回声的肺内出现囊性包块，则更难与CCAM相区别。

与隔离肺的鉴别诊断要点是隔离肺由体循环供血，可探及受压的肺组织回声，而支气管闭锁由肺循环供血，不能探及正常肺组织回声。如果为段或叶支气管闭锁，与隔离肺、CCAM的鉴别更困难。

七、先天性高位呼吸道梗阻或喉/气管闭锁

喉和气管闭锁是罕见的先天性畸形，如果未及时发现和治疗，几乎所有胎儿在生后几分钟因呼气道梗阻而死亡。

【畸形特征】

本病大多数病例为喉或近段气管闭锁或狭窄，或因膈膜引起气道梗阻。病变发生在气管远段者极为少见。引起本病的确切原因尚不清楚，可能与第6鳃弓异常融合有关。由于气管或喉梗阻，肺发育过程中产生的液体不能在胎儿呼气时正常通过气管排出，而积聚在肺内，导致肺肿大和支气管及气道扩张。Floyd

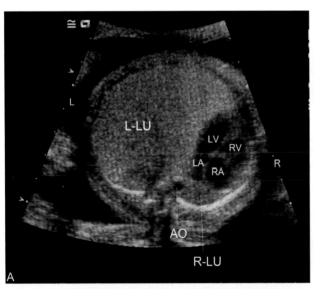

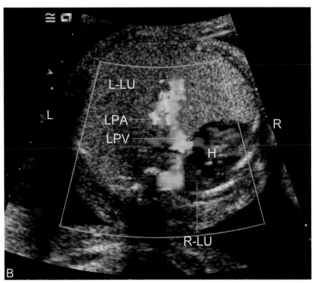

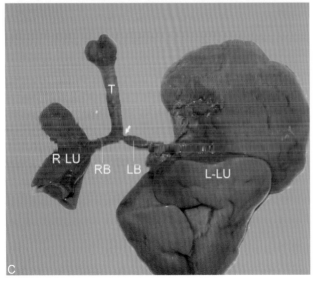

图9-3-16 支气管闭锁

23岁孕妇，妊娠25周，右移心，左侧胸腔为均匀高回声所充填（图A），CDFI检查可见供血动脉为肺动脉（LPA）及回流静脉为肺静脉（LPV），后者进入左心房（图B）。尸体解剖显示左支气管（LB）起始段闭锁，该处并见缩窄环（箭头所示），左肺（L-LU）明显增大。LV. 左心室；LA. 左心房；RV. 右心室；RA. 右心房；AO. 主动脉；R-LU. 右肺；L. 左侧；R. 右侧；RB. 右支气管；T. 气管；H. 心脏

等将气管闭锁分成 3 型：Ⅰ型，近端气管缺失，残存远端小段气管连于食管；Ⅱ型，残存连于食管的气管非常短小；Ⅲ型，气管缺失，双侧支气管分别直接连于食管。Faro 将气管闭锁分成 7 型（图 9-3-17）：A型：气管及其分支、肺完全缺失；B 型：气管完全缺失，双侧支气管分别开口于食管形成气管食管瘘；C型：气管完全缺失，双侧支气管在中线处融合形成气管食管瘘；D 型：喉与远端气管通过一纤维条索相连，并远端气管食管瘘；E 型：近端气管缺失，残存远端气管连于食管形成气管食管瘘；F 型：近端气管缺失，远端气管存在，不合并气管食管瘘；G 型：气管中段部分缺失，不合并气管食管瘘。喉闭锁分为三型：Ⅰ

型，声门上及声门下均闭锁；Ⅱ型，声门下闭锁；Ⅲ型，声门闭锁。

超过 50% 以上的喉或气管梗阻病例合并有其他畸形，最常见的有肾畸形、中枢神经系统畸形及气管食管闭锁。喉闭锁也可以是 Fraser 综合征的一个表现［气管或喉闭锁、肾缺如、小眼畸形、隐眼畸形、并指（趾）畸形或多指（趾）畸形］，该综合征是一种常染色体隐性遗传病。

【超声诊断】

本病虽然少见，但由于有特殊超声表现，产前诊断较容易。文献报道早在 18 周即已正确诊断。

1. 双肺对称性明显扩大，肺实质回声增强，均

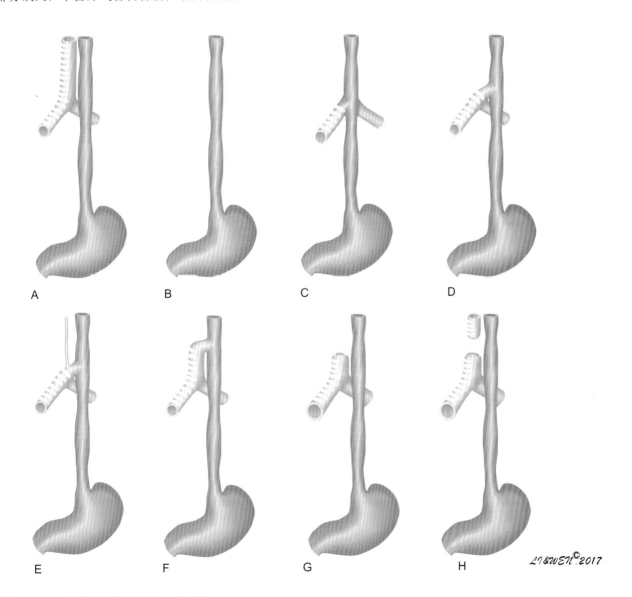

图 9-3-17　气管闭锁分型（Faro 分型）

A. 正常气管、左右支气管及食管胃模式图；B. Faro A 型：气管及其分支、肺完全缺失；C. Faro B 型：气管完全缺失，双侧支气管分别开口于食管；D. Faro C 型：气管完全缺失，双侧支气管在中线处融合并形成气管食管瘘；E. Faro D 型：喉与远端气管通过一纤维条索相连，并远端气管食管瘘；F. Faro E 型：近端气管缺失，残存远端气管连于食管形成气管食管瘘；G. Faro F 型：近端气管缺失，远端气管存在，不合并气管食管瘘；H. Faro G 型：气管中段部分缺失，不合并气管食管瘘

匀一致（图 9-3-18，图 9-3-19A、B）。回声增强与大量小气腔扩张使超声界面反射增多有关（类似于常染色体隐性遗传性多囊肾改变）。

2. 由于肺呈对称性扩大，因此心脏无左右方向移位，但可略向前移，心脏明显受压，与肿大的肺相比，心脏明显缩小（图 9-3-18，图 9-3-19A）。

3. 由于双肺明显增大，膈肌受压，正常膈肌呈圆顶状突向胸腔的征象消失，而变为扁平甚至反突向腹腔（图 9-3-18，图 9-3-19B）。

4. 多数病例两条主支气管扩张，内充满液体而呈无回声结构（图 9-3-18，图 9-3-19B）。超声追踪显示，可见肺内两无回声结构在纵隔逐渐汇合，最后合并成一个无回声结构，即闭锁以远扩张的气管。胸腔横切面和冠状切面均能清楚显示此种特征（图 9-3-19A、B）。彩色多普勒可以很容易将其与大血管区分开来。

5. 可出现羊水过多或过少。压迫食管时可产生羊水过多。

6. 可有腹水。

7. 合并畸形：可有相应表现，据已有的文献报道，50% 病例合并其他畸形。

8. 气管、支气管及肺均缺如者，产前超声不能显示上述结构见图 9-3-8。

【临床处理及预后】

先天性高位呼吸道梗阻或喉／气管闭锁患儿如未在产后得到及时处理会发生呼吸道梗阻、发绀而死亡；但如在断脐带前建立有效气道解除呼吸道梗阻，患儿有可能存活，外科手术治疗是唯一可选方案。产前准确诊断及在生产断脐带前建立有效气道有可能抢救患儿生命。

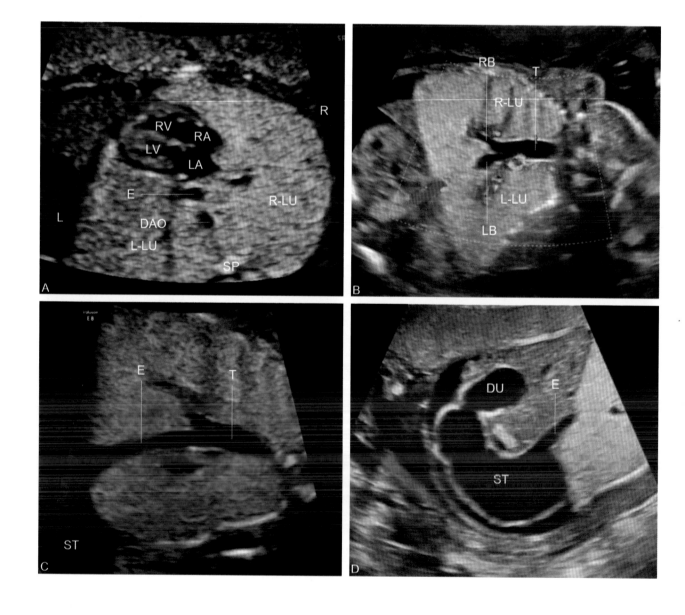

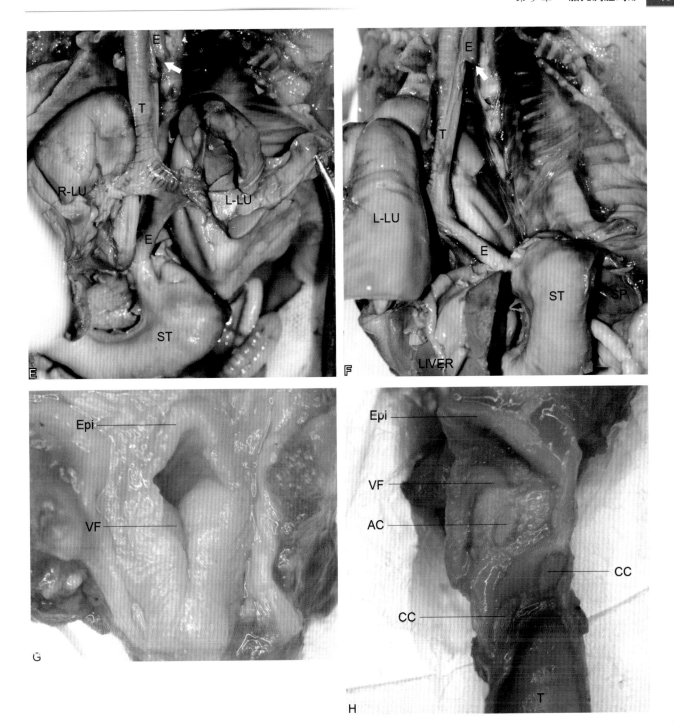

图 9-3-18　喉 - 气管闭锁合并食管闭锁，食管气管瘘，十二指肠闭锁，心脏复杂畸形等多发畸形

　　26 岁孕妇，孕 1 产 0 妊娠 20 周，四腔心切面（图 A）显示双肺明显增大，回声增强，心脏受压变小，明显向前移位，降主动脉与脊柱之间的距离增大，降主动脉明显前移，两者之间可见强回声肺组织。气管及左、右支气管冠状切面（图 B）显示双肺明显增大、回声增强，气管（T）及左、右支气管（LB、RB）均明显扩张，向上追踪不能显示喉。气管及食管冠状切面（图 C）显示气管及下段食管（E）均明显扩张，下段食管在气管分叉处与气管连接。上腹部斜冠状切面（图 D）显示食管、胃（ST）及十二指肠球部（DU）均明显均扩张。标本解剖腹侧观（图 E）及左侧面观（图 F）显示双肺明显增大，气管及左、右支气管均明显扩张，食管上段闭锁（白色箭头），下段食管在气管分叉处与气管连接形成气管食管瘘。标本喉在解剖显微镜下（图 G）显示喉闭锁，双侧前庭襞（VF）在中线融合，未见声襞及声门裂。标本喉及上段气管正中状面在解剖显微镜下（图 H）显示声门上及声门下均闭锁。Epi. 会厌；AC. 杓状软骨；CC. 环状软骨；L-LU. 左肺；R-LU. 右肺；LIVER. 肝；SP. 脾；LA. 左心房；LV. 左心室；RA. 右心房；RV. 右心室；L. 左侧；R. 右侧

（林小影　张彦华　文华轩）

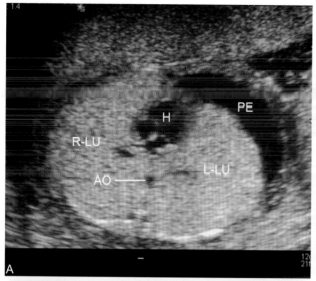

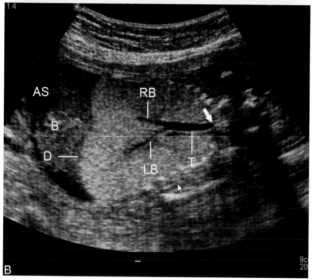

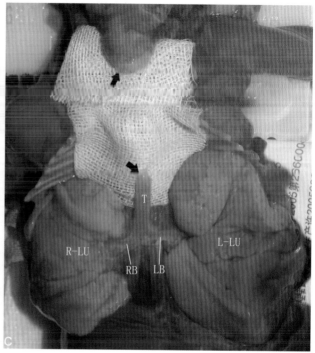

图 9-3-19　气管闭锁

　　31岁孕妇，妊娠20周，产前超声检查胸腔横切面（图A）示双肺明显增大，回声增强，心胸比缩小。气管（T）、支气管冠状切面（图B）示气管及双侧支气管（RB、LB）明显扩张，气管内径约0.4cm，气管上段不能显示与喉相连接（白色箭头所示），腹水（AS），肠管（B）漂浮其中。病理解剖（图C）示近段气管缺失，喉尾端及气管下段闭锁，呈一盲端（黑色箭头所示），双肺明显增大，膈肌（D）受压下移。H. 心脏；R-LU. 右肺；L-LU. 左肺；AO. 主动脉

八、胸腔积液

　　胸腔积液（pleural effusion）指胸膜腔内液体异常积聚。胎儿胸腔积液的发生率不清，但据一些三级治疗中心估计约1/15 000。男性较女性稍多。胸腔积液可以是单侧或双侧。如是单侧，左右侧发生率基本相等。

【畸形特征】

　　胎儿胸腔积液可以是原发性的（原发性乳糜胸），也可以是其他原因所致胎儿水肿的一个表现。如果是胎儿水肿，通常为双侧。胸腔积液被认为是胎儿水肿最早的征象之一。胎儿水肿的胸腔积液，其可能原因有免疫性和非免疫性水肿，如贫血、感染、心血管畸形、骨骼系统畸形、隔离肺、CDH、原发性乳糜胸。25%～40%的非免疫性水肿胎儿可出现

其他先天性畸形。

　　原发性胸腔积液常为乳糜胸，在已进食了母乳或牛奶的新生儿，抽出的胸腔积液呈典型"牛奶样"，这是由于从淋巴吸收的乳糜微粒进入胸腔所致，因而称为乳糜胸。在胎儿，由于胎儿"未进食"，胎儿乳糜胸不含有乳糜微粒，因此，抽出的胸腔积液不呈"牛奶样"，而是草黄色清亮液体，细胞成分分析发现乳糜胸典型改变为大量淋巴细胞。有学者认为如果胎儿胸腔积液内淋巴细胞含量＞80%即可诊断为乳糜胸。

　　乳糜胸是单侧胸腔积液最常见的原因。新生儿原发乳糜胸是淋巴管形成障碍或其完整性受损而引起，但引起乳糜胸的确切原因尚不完全清楚。解剖上的原因仅在少数胎儿中得到证实。主要有胸导管闭锁、瘘管、缺如等。此外，乳糜胸可伴发于特纳综合征和21三体综合征，先天性肺淋巴管扩张等。

严重单侧胸腔积液也可在叶外型隔离肺中出现（<10%）。

正常胸导管在第5胸椎水平后纵隔内从右侧越过中线进入左侧胸腔，因此，胸导管此水平以上或以下出现异常时可引起左侧或右侧乳糜胸。在胎儿期，左、右侧乳糜胸发生率基本相似。

单侧胸腔积液可多可少，有文献报道可自发生消失。在17~24周即出现明显肺受压者，可导致肺发育不良而引起产后呼吸困难。

单侧胸腔积液者，可压迫同侧肺，使纵隔及心脏移向对侧，继而压迫对侧肺。双侧胸腔积液者，纵隔可无移位，严重者明显压迫两侧肺。

【超声诊断】

超声发现胎儿胸腔积液较容易，但是区分胸腔积液是原发性还是继发性，有时较困难，但由于两者预后不同，应尽可能区分。

1. 胎儿胸腔积液的主要超声表现是胎儿胸腔内探及片状无回声区，其外形轮廓正好与胸腔、纵隔及肺表面轮廓相吻合。实时超声可显示肺"浸泡"于胸腔积液中。大量胸腔积液，肺相对较小，呈较高回声与纵隔相连，其周围为无回声胸腔积液所包绕。

2. 单侧大量胸腔积液，可产生占位效应，出现心脏及纵隔移位，移向对侧，使圆弧形膈顶变为扁平甚至反向，肺明显受压变小（图9-3-20）。

3. 继发于胎儿水肿的胸腔积液，多为双侧，胸腔积液量两侧大体相等，很少纵隔移位。此时应注意观察皮肤水肿及腹水情况（图9-3-21）。

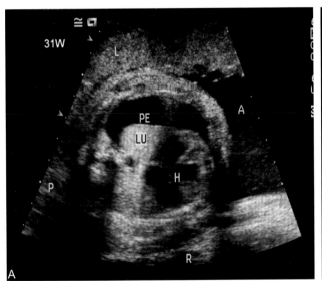
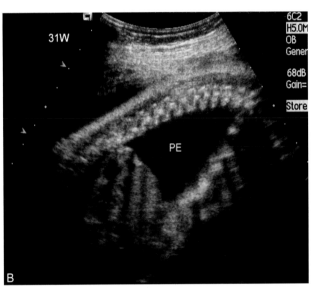
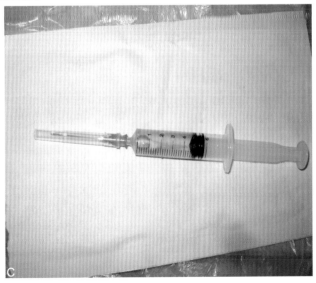

图 9-3-20　左侧胸腔积液

30岁孕妇，妊娠31周，产前超声检查胸部横切面（图A）及经左胸矢状切面（图B）示左侧大量胸腔积液（PE），心脏及纵隔右移，脐静脉穿刺染色体核型分析为21三体。引产后胸腔穿刺抽出液体为淡黄色（图C），镜检可见大量淋巴细胞。L. 左侧；R. 右侧；A. 前；P. 后；LU. 肺；H. 心脏

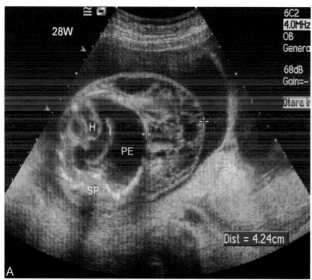 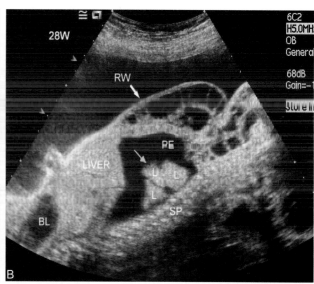

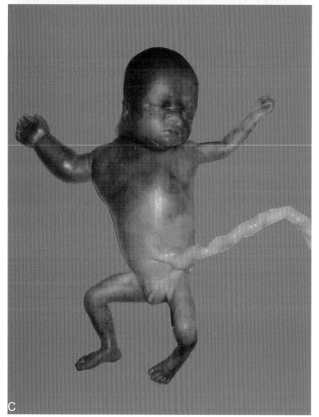

图 9-3-21　右侧胸腔积液

30 岁孕妇，妊娠 28 周，产前超声检查胸部横切面（图 A）和右胸部矢状切面（图 B）显示大量胸腔积液（PE），心脏（H）明显受压向左前移位，肺明显受压，矢状切面上可见 3 个肺叶（L），胸壁皮下呈多房囊性回声（"++"之间，RW）并累及右手右前臂。标本正面观可见头、颈、胸部（以右侧为主）及右上肢肿胀淤血，淋巴管显著扩张，胸腔积液镜检可见大量红细胞。SP. 脊柱；LIVER. 肝；BL. 膀胱

4. 单侧积液增加 21 三体风险（图 9-3-20），双侧胸腔积液常伴有其他畸形，因此，只要超声探测胸腔积液就要行全面的、详细的胎儿畸形检查，排除伴发畸形。单侧胸腔积液常是进行染色体核型分析的指征。

5. 原发性与继发性胸腔积液的鉴别特点见表 9-3-4。

【临床处理及预后】

胎儿胸腔积液预后与发生时间、发生量、是否合并胎儿水肿或其他解剖结构异常有关。若胸腔积液不合并胎儿水肿或晚期发生，不合并染色体或结构异常，则预后相对较好。大量胸腔积液可并发肺发育不良，越早发生预后越差。单侧胸腔积液无其他明显合并畸形者预后最好。双侧胸腔积液、不自然消失、并发水肿、早产者预后差，水肿是预后最差的指标。胸腔积液发生早，且呈进行性增多者，预后差。当胸腔积液合并其他畸形如染色体畸形、严重心脏畸形者，预后差。引起长期慢性肺压迫可导致肺发育不良，从而导致新生儿呼吸困难。

表 9-3-4　原发性与继发性胸腔积液超声鉴别要点

观察内容	原发性胸腔积液	继发性胸腔积液
发生部位	单侧为主，若为双侧，则呈不对称改变	双侧，对称
合并畸形	单独发生，不伴其他畸形	常合并其他畸形
胎儿水肿	无	常有
其他浆膜腔积液	少，如果有，积液量很少，胸腔积液较之严重得多	常同时合并存在，且积液量的严重程度相似

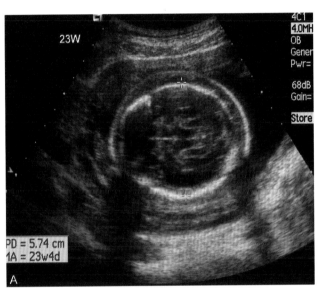 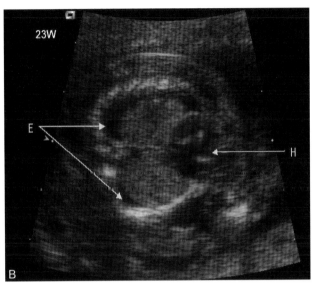

图 9-3-22　珠蛋白生成障碍性贫血（地中海贫血）

头皮水肿（图 A）及双侧少量胸腔积液（E）（图 B）。H. 心脏

有些乳糜胸可自然消失，预后好，9%～22% 原发性胎儿胸腔积液可自然消失，其生存率几乎 100%，然而不能预测哪些积液可自然消失，哪些会继续进展。但自然消失的患者倾向于在妊娠早期能明确诊断的胎儿，较多见于单侧胸腔积液不合并羊水过多和水肿者。

胎儿胸腔积液合并羊水过多、早产风险增高，建议间隔 2 周超声检查一次。对于 32 周前发生的大量胸腔积液者，可考虑穿刺抽吸术，此治疗方法不仅可以抽出胎儿胸腔积液帮助肺扩张，并可帮助评估胎儿肺发育状况，了解预后。如未在产前得到治疗的大量胸腔积液，产后呼吸窘迫发生率高，该类患儿最好在新生儿科条件较好的三甲医院或专科医院分娩。

九、先天性膈疝

先天性膈疝（congenital diaphragmatic hernia,

CDH）是膈的发育缺陷导致腹腔内容物疝入胸腔，据国外资料报道，CDH 的发生率为 1/10 000～4.5/10 000，胎儿期发生率可能会更高，主要由于本病胎儿可死于宫内或出生后很快死亡而未经病理证实者，未统计在内。男女比例基本相等，CDH 大多数发生于左侧，占 85%～90%，发生在右侧者占 10%～15%，发生在双侧者 <5%。

【胚胎发育与畸形特征】

横膈的发育包括以下 4 部分，由这 4 部分相互融合后最终形成完整的膈肌。①胚胎原始横膈发育形成膈肌的腹侧中央部分，将来形成膈肌的中心腱；②胸腹腔膜发育形成膈肌的左、右背外侧部分；③食管背系膜形成膈肌的背侧中央部分，将来发育形成膈肌脚；④胸壁皱褶形成膈肌左、右外侧部分。最初的横膈主要为间充质组织，颈部第 3、4 对生肌节伸入其中后形成膈肌的肌肉部分。在第 6～14 周逐渐形成。由胸壁形成膈的后外侧部分最后关闭，左侧关闭较右侧为晚。

上述发育过程中，各结构之间融合失败均可导致横膈缺损，使腹腔内脏器从缺损处突入胸腔而形成CDH。临床上根据缺损部位不同将CDH分为三种类型：胸腹裂孔疝、胸骨后疝及食管裂孔疝。胎儿CDH最严重者可表现为双侧或一侧膈肌完全缺如。

疝入胸腔的脏器常为胃、小肠、肝、脾等（图9-3-23）。位于左侧者进入胸腔内容物常为胃和小肠，其次为结肠和脾，右侧者多为右肝，其次为结肠和小肠。

胸骨后疝又称Morgagni孔疝，较少见，常无疝囊，疝内容物靠前，位于胸骨后，多为肝或大肠，可伴有腹水、胸腔积液及心包积液。伴发畸形主要为心血管畸形和染色体畸形。腹腔内脏疝入胸腔可以是交通性的，根据腹腔内压力的不同，疝内容物可回复到腹腔。

腹腔内容物通过膈肌缺损处疝入胸腔，压迫肺，引起肺发育不良，同时肺血管分支内径亦缩小，肺小动脉肌层持续为胎儿型，故产后新生儿常出现肺动脉高压。CDH常合并其他畸形或综合征（15%~45%），较常见的合并畸形为心脑畸形。染色体异常者也较多见，为5%~15%，其中最多见的为18三体。合并综合征中最常见的为Fryns综合征（本病为常染色体隐性遗传，包括颜面畸形、囊性淋巴管瘤、多囊肾、指（趾）异常、Dandy-Walker畸形、胼胝体发育不良）、致死性翼状胬肉、Beckwith-Wiedemann综合征、Simpson Golabi-Behmel综合征等。

【超声诊断】

超声可以显示胎儿膈肌，正常膈肌表现为圆顶突向胸腔的薄带状低回声结构，分隔胸腔与腹腔，紧贴肺与心脏的下面，肝的上面。在胎儿矢状及冠状切面显示最清楚，但是超声评价整个膈肌的完整性较困难，一方面，产前检出膈肌缺损部位有时非常困难，即使较大的膈肌缺损，使用目前最好的超声仪器，如果没有腹腔脏器疝入胸腔，也难以被发现。另一方面，即使超声显示出完整的膈肌图像，也不能除外CDH可能。因此，只有当腹腔内容物疝入胸腔时，CDH才有可能产前为超声所发现。当腹腔内容物未疝入胸腔时，超声则很难发现CDH的存在。这也就是为什么有些CDH要到孕中期或孕中晚期，有些要到孕晚期，有些甚至要到产时因子宫收缩腹压明显增高时才能做出诊断的原因。部分CDH可能要出生后才能最后诊断。

1. 胸腔内显示腹腔脏器回声，形成胸腔内包块。腹腔脏器包括胃、小肠、肝、脾、肾等均有可能疝入胸腔内（图9-3-24）。如为左侧CDH，胃疝入胸腔较常见，表现为心脏左侧出现胃泡回声与左心房相邻，而腹腔内胃泡回声消失，这种CDH产前诊断相对较容易。如果为右侧CDH，则疝入胸腔的器官主要为肝右叶，由于肝为实质性器官，回声与肺实质回声相近，给诊断带来困难，用彩色多普勒血流显像追踪显示肝门静脉，如果门静脉超过膈肌水平，可确定胸内实质性回声为肝，从而确立诊断（图9-3-25）。

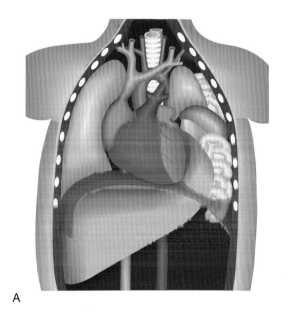
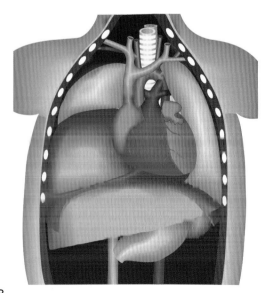

A　　　　　　　　　　　　　B　　　　　　　　　　　LI&WEN© 2017

图9-3-23　先天性膈疝
　A.左侧；B.右侧

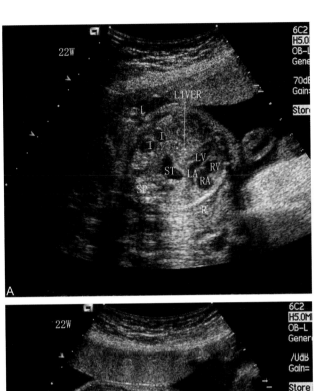

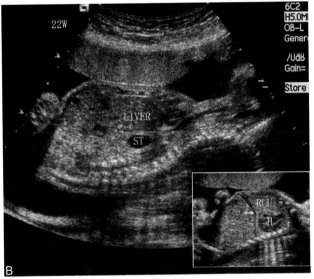

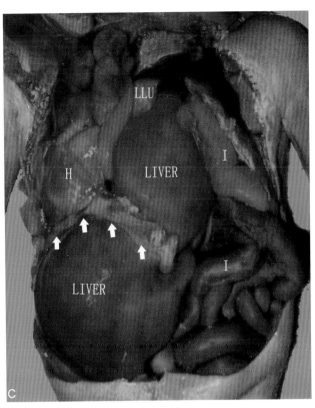

图 9-3-24　左侧先天性膈疝

　　37 岁孕妇，妊娠 25 周，妊娠 12 周时感冒 5d 未服药。产前超声检查胸腔横切面示右移心，左侧胸腔可见胃泡（ST）及肠管（I）回声（图 A），经左胸矢状切面示胸腹间线状低回声膈肌消失，胃泡及左肝（LIVER）位于胸腔内（图 B 大图），而经右侧胸腔矢状切面示右侧膈肌存在，呈线状低回声（图 B 小图箭头所示）。病理解剖证实左侧膈肌完全缺失，胃泡、部分大肠、小肠、左肝、脾等腹腔脏器疝入左侧胸腔内，左肺及心脏明显受压移位，白色粗箭头示右侧膈肌（图 C）。RLU. 右肺；LLU. 左肺；LA. 左心房；RA. 右心房；LV. 左心室；RV. 右心室；L. 左侧；R. 右侧；H. 心脏

　　当疝入胸腔的脏器只有小肠或大肠时，诊断 CDH 较困难，在孕中期，疝入胸腔的肠管多无内容物而塌陷干瘪，这种肠襻在胸腔内很难确认，仅简单地表现为胸腔内包块，如果偶尔能见到肠蠕动，则可较容易诊断为 CDH。笔者检出 1 例 CDH 表现为全部小肠及部分大肠、肝均疝入胸腔，腹腔内不能检出小肠声像，肝形态扭曲变形，胸腔内表现为较大的混合性包块。

　　2. 胸腔内肺、心脏及纵隔等脏器受压并移位。此种征象常常是发现 CDH 最初最明显的征象。左

侧 CDH 者心脏受压移位更明显，肺也受压。在 20 周左右，受压的肺组织很难与疝入的肠管回声相区分，因为此期后者多无内容物而塌陷干瘪，也呈实质性回声。

　　3. 左侧膈肌缺损多见，腹内容物疝入左侧胸腔者多。

　　4. 由于内脏疝入胸腔，故腹围缩小。

　　5. 胸腹腔矢状及冠状切面显示正常膈肌弧形低回声带中断或消失，理论上此种征象最具有诊断价值，是诊断 CDH 的直接征象，但实际上大部分病

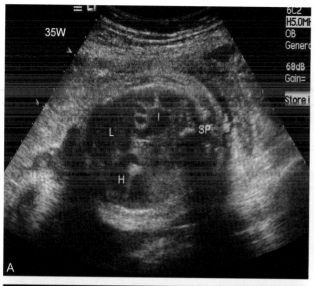

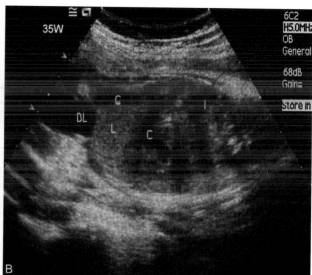

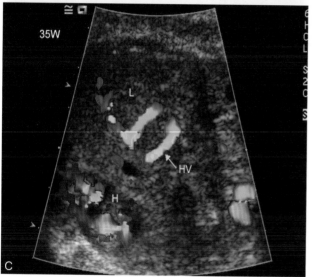

图 9-3-25　胎儿右侧 CDH

25 岁孕妇，35 周胎儿。图 A．胸腔横切面，显示心脏（H）右侧大片不均质回声及液性回声，实时超声下有蠕动，提示为肠道（I），其前方为均匀实质性肝回声（L）。SP，脊柱；图 B．经右侧胸腔矢状切面，显示胸腔内大片不规则回声。I．肠道；C．结肠；图 C．彩色多普勒血流显像显示右侧胸腔内检出肝静脉（HV），证实肝（L）疝入胸腔。H．心脏

例超声很难确认。

6．胎儿呼吸运动时，观察腹内容物与胸内容物的运动，有助于 CDH 的诊断。在胎儿吸气时，受累侧腹内容物向上（向胸腔方向）运动，而正常侧腹内容物则向下运动。

7．双侧 CDH 很罕见，此时心脏纵隔很少或不移位而诊断困难，但是心脏显得更靠前。

8．CDH 可合并羊水过多，部分胎儿可有胸腔积液、腹水、胎儿水肿及颈部透明层明显增厚。

9．如为交通性 CDH，疝入胸腔的腹内容物可随腹内压力的变化而改变，当腹内压力增高时，腹内容物疝入胸腔；当腹内压力降低时，疝入胸腔内容物可回复到腹腔。超声图像上可表现为胸腔内肿块时大时小，此次检查发现疝出物的内容物和大小与前一次可能不同，这些现象可解释为什么产前很难诊断小 CDH，或者尽管膈肌缺陷很早期即存在但

要到妊娠晚期才能发现。

10．应注意与肺囊腺瘤畸形相鉴别，因该畸形有时可表现为胸腔内的囊性病灶和心脏纵隔的移位，易与 CDH 相混淆。但其囊性灶通常大小不等，壁不如胃壁厚，囊腔大小短时间内不会有变化，而疝入胸腔的胃在短时间内可扩大或缩小，实时超声还可显示疝入胸腔内的胃及肠管蠕动，可进一步明确诊断。

11．合并其他畸形时，有相应表现。

12．胸部横切面上同时显示心脏和胃的图像，不能确诊为 CDH，少数病例可能为膈膨升，CDH 与膈膨升的鉴别诊断要点是膈膨升于矢状切面上仍能观察到膈肌呈弧形低回声分隔胸腹腔，但膈肌水平明显高于肋弓水平（图 9-3-26～图 9-3-27）。

13．CDH 引起的肺发育不良的预后评估，见肺发育不良。

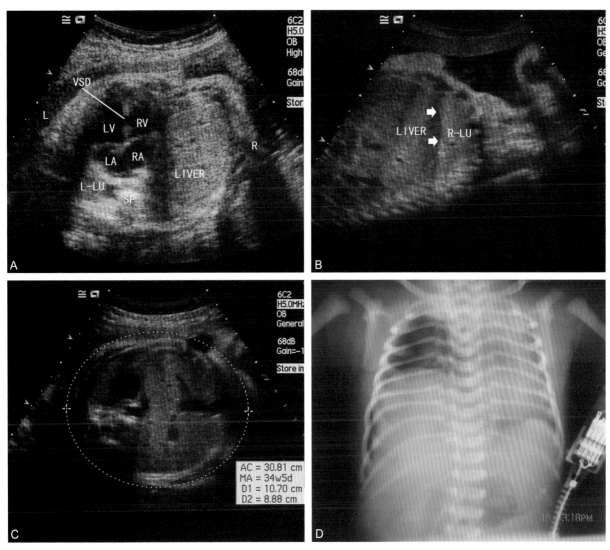

图 9-3-26　右侧膈膨升

32 岁孕妇，妊娠 36 周，产前超声检查四腔心水平横切面（图 A）显示右侧可见肝回声（LIVER），心脏及纵隔均受压向左侧移位，室间隔肌部缺损（VSD）。右侧胸腔矢状切面（图 B）显示肝位置明显上移高于肋弓水平，右肺（R-LU）受压变小，肝与肺分界清晰，接触面光滑、锐利。胸围水平横切面（图 C）显示胎儿腹围小于孕周。产后胸部 X 线照片显示右侧膈膨升（图 D）。LV. 左心室；RV. 右心室；LA. 左心房；RA. 右心房；R. 右侧；L. 左侧

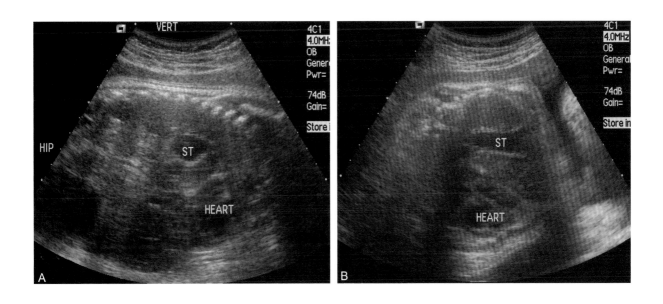

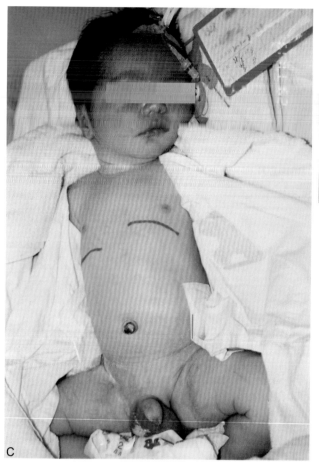

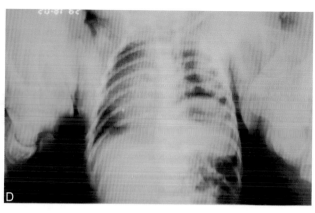

图9-3-27　胎儿左侧膈膨升

　　29岁孕妇，29周胎儿，矢状切面（图A）及胸腔横切面（图B）显示胃位置较高，达心脏中部，在心脏水平横切面上可同时显示胃泡（ST），且亦有心脏受压右移改变，与CDH图像相似。出生后X线检查为左侧膈膨升，心脏右移。图C为新生儿照片，红线代表两侧肺下界体表投影。图D为胸部X线片

【超声诊断技巧及注意点】

　　1. 胸腔内发现腹腔内容物和心脏移位是诊断CDH的主要超声特征。

　　2. 右侧CDH的超声诊断线索主要是心脏和纵隔向左侧移位，且在四腔心切面最明显。左侧CDH产前超声发现相对容易，主要是因为充满液体的胃疝入胸腔并邻近左心房，容易被发现。对左侧CDH而言鉴别疝入胸腔的大肠或小肠和肝作用不大，确认肝是否在胸腔对诊断意义不大，但对评价预后很重要，超声对胸内的肝显示有一定难度，需要高度警惕，应有意识、有目的地寻找，胃的位置后移是肝疝入胸腔内的一个很好标志。CDH 显示门静脉经过膈位于膈水平以上对确认肝位于胸腔很有帮助，因其可显示左肝门静脉在膈以上水平。MRI也可以很好地显示肝是否疝入胸腔。另外，胆囊和伴随肝疝入胸腔的少量腹水也是诊断右侧CDH肝疝入胸腔的一个线索。

【临床处理及预后】

　　产前诊断的CDH大多数是比较大的，围生儿死亡率可能高达80%，如此差的预后主要与肺的发育不良有关和并发CDH的肺高张力所致，与肺肿块同等效应。CDH可导致肺小动脉中层肌壁肥厚，从肺小动脉延续至周围的肺泡前的小动脉。这种肺小动脉壁肥厚是新生儿肺高压和持续胎儿循环的原因。产后虽然CDH可以修复，但是肺发育不良和肺高压难以解决。

　　CDH围生儿死亡与下列因素有关：

　　1. 诊断CDH时孕周大小。

　　2. CDH疝入胸腔包块的大小。

　　3. 胸内胃和肝的存在。

　　4. 对侧肺的大小。

　　5. 有关合并畸形的存在。

　　6. 心室的不对称。

　　有些学者认为右侧CDH预后更差，双侧CDH几乎均是致死性的。

　　如果CDH无并发畸形，总的生存率为50%～60%。

　　对于CDH，胸腔内肝存在与否与预后关系密切（表9-3-5）。

　　因此，产前超声检出的CHD，如果孕周<25周且合并大CDH（纵隔移位，疝入物包含肝，LHR<1.0，合并羊水过多），胎儿严重肺发育不良

表 9-3-5　CDH 肝的位置与预后

观察指标	肝位于胸腔	肝位于腹腔
生存率	43%	93%
ECMO	53%	19%

ECMO：Extracorporeal Membrane Oxygenation 体外循环膜氧合

风险高，预后差。

CDH 宫内治疗的方法有胎儿镜支气管堵塞或夹扎，或修补缺陷，手术适应证是合并肝左叶疝入胸腔的大 CDH。对于不合并肝左叶疝入胸腔的 CDH，这种介入治疗术的应用对存活率无明显改善。目前这种手术仍在实验研究之中。

CDH 常合并染色体异常（最常见的是 18 三体），据报道发生率高达 16%～37%。

（李胜利　陈　明　陈琮瑛　田瑞霞　官　勇

姚　远　林小影　张彦华　王春莲）

第10章

胎儿泌尿生殖系统畸形

胎儿泌尿生殖系统是产前超声检查的重要组成部分。产前超声成像技术对胎儿泌尿生殖系统的解剖结构较易显示，目前已成为筛查各种泌尿生殖系统先天畸形的最有效检查方法。由于超声对含液性结构显示敏感，大多数泌尿系统梗阻性病变及其他含液性疾病容易为产前超声所发现，但产前超声对非含液性病变的检出要困难得多。此外，超声可通过评估羊水量及仔细观察膀胱寻找尿液生成的证据来评估胎儿肾功能状态。

虽然胎儿大多数泌尿生殖系统先天畸形对生命并不能造成很大威胁，但仍有约10%的双侧严重肾畸形是致死性畸形。

第一节　胎儿泌尿生殖系统的胎胚发育

一、肾的胚胎发育

哺乳动物胚胎期先后形成3肾。按照它们出现顺序，分别命名为前肾、中肾及后肾。前两者在胚胎期会退化，而后肾将发育成真正的肾。胚胎学上，3肾均起源于间介中胚层。

前肾是一过性无功能肾。前肾首次出现在妊娠第3周末，且在妊娠第5周初期就完全退化。在将来发育成颈胸部的区域，5~7节段发育成前肾（图10-1-1）。前肾小管的发育始丁生肾素的头端继而向尾部生长，一旦每个前肾小管成熟，它们立即开始沿着自附着的午非管（中肾管）（nephric duct）节段退化。

中肾也是一过性器官，但哺乳类动物在后肾开始发育时它作为胚胎的排泄器官。中肾管发育先于中肾小管的发育。约在妊娠第24天，中肾管为双实性纵行组织团块，平行于胚胎的生肾嵴发育。它的远侧盲端朝向原始泄殖腔方向生长，妊娠第28天时与泄殖腔相融合。融合的区域以后将发育成为膀胱三角及膀胱后壁的一部分。此时，其尾侧开始形成囊腔，并向头侧逐步进行成管化过程，发育成为具有排泄功能的中肾管。在妊娠第4周中肾管出现后不久后，中肾小囊开始形成。最初可以在胚胎头端生肾嵴的内侧发现圆形细胞团块，它们向层侧分化成40~42对中肾小管，但约在妊娠5周时因头侧中肾小管退化的原因，只能同时看到约30对中肾小管。中肾在第6~10周可产生少量尿液（图10-1-1，图10-1-2），类似于成年人肾单位的简化版体。直到妊娠第4个月时除了少许中肾组织参与组成生殖管道外，其余中肾组织均完全退化。在男性，一部分头侧的中肾小管将发育成睾丸的输出小管；附睾和输精管来自中肾管。女性中，头侧和尾侧的中肾小管残存部分会形成小而无功能的输卵管系膜结构，称为卵巢冠和卵巢旁体。

后肾是在骶部区域形成的一对输尿管芽，它由中肾管的远端生出并在妊娠第28天与后肾间叶细胞的致密芽基接触。输尿管芽穿入后肾间叶组织并开始分支，分支的输尿管芽尖端称为壶腹，它与后肾间通过间叶细胞与上皮细胞之间的相互诱导原始肾单位的形成。随着输尿管芽开始分支并分级，每个新的壶腹与后肾间叶组织杯状连接，因此，导致后肾表现出分叶状外观（图10-1-3）。

输尿管芽和后肾间叶组织之间存在相互的诱导效应，这些结构胚胎的正常分化依赖于彼此的诱导信号。后肾间叶诱导输尿管芽分支及分级，同时，输尿管芽也介导后肾间叶细胞聚集和进行间叶-上

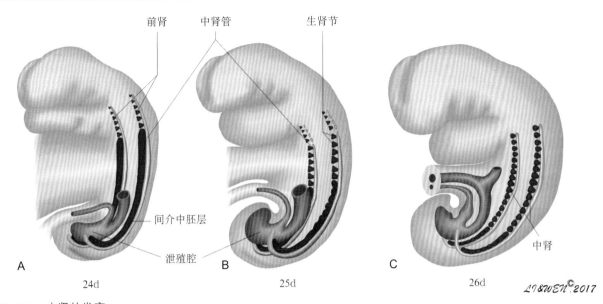

图 10-1-1　中肾的发育
　　A．颈部生肾节的形成，第 3 周逐渐退化；B．头端中肾逐渐形成与退化；C．约第 6 周，中肾完全形成

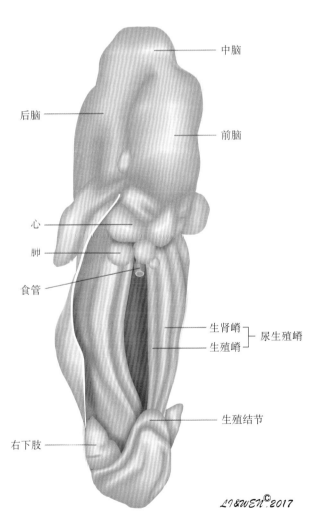

图 10-1-2　尿生殖嵴发生的位置
第 6 周人胚（9 mm）腹侧观

皮细胞转化。肾单位由肾小体、肾小管（近端小管、Henle 襻和远端小管）构成，认为其胚胎发育源于后肾间叶组织；而集合管、肾盏、肾盂、输尿管组成的集合系统则由输尿管芽发育而成。

　　如果上述肾发育过程紊乱或受阻，可出现多种肾先天畸形，如：

　　1. **多囊肾**（cystic renal discase）　肾单位和集合管未相通，尿液不能排出，肾单位则因尿液积聚胀大呈囊状。

　　2. **单侧肾**　因一侧输尿管芽未形成，该侧生肾索尾端失去输尿管芽的诱导作用，而导致该侧无肾。

　　3. **双输尿管和双肾盂**　由于同侧发育两个输尿管芽，形成两条输尿管和两个肾盂，但它们的肾多半相连。

二、肾的上升

　　在妊娠第 6～9 周，肾上升至腰部，恰好位于肾上腺之下。这一上升过程的作用机制仍然不清楚，但推测与腰骶区域的生长分化有很大关系。随着肾的移动，在肾周边逐渐形成非永久性的动脉供应。这些动脉不会伴随肾上升而逐渐伸长，而是退化并被新的动脉所取代。最终出现的一对肾动脉是位于上腰部，由腹主动脉两侧发出。但有少数个体可存在进入肾下极的肾附属动脉。当这一升过程出现异常时，则称为异位肾。如果完全不能上升时，则形成盆腔异位肾；如果上升过快时，则形成胸腔异位肾；

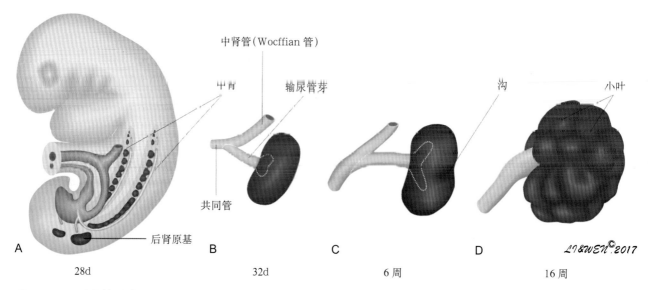

图 10-1-3　后肾的形成

A. 第5周初，后肾原基发育；B. 输尿管芽长入后肾原基内并诱导分化生后肾组织；C. 输尿管芽在后肾内以二分的方式生长，后肾分成上、下两叶；D. 随着输尿管芽的进一步分支，形成很多小叶

如果肾在上升时因受阻于肠系膜下动脉而不能到达正常位置导致双肾的下极融合则形成马蹄肾，融合部分的肾下极横跨于腹主动脉腹侧。如果一侧肾与对侧肾融合并斜上升至对侧，则称为交叉异位肾（图10-1-4）。

三、输尿管、膀胱、尿道的胚胎发育

泄殖腔是后肠尾端的扩大部分，其腹侧份与尿囊相通，两侧有中肾管通入。在妊娠5~6周尿直肠隔完全下降，将泄殖腔分为腹背两部分，背侧份为直肠，腹侧份为尿生殖窦。膀胱和尿道均由尿生殖窦发育而来。尿生殖窦分为三段①上段：较大，发育为膀胱，其顶端与尿囊相连，位于膀胱与脐之间的尿囊部分缩窄，称脐尿管，以后退化闭锁为脐中韧带。随着膀胱逐渐扩大，左、右共同排泄管与中肾管融合形成一个三角区域，即原始的膀胱三角。输尿管口在妊娠第37天外翻并入膀胱，在膀胱底向头端和侧方移位，在这一过程中，由于膀胱各部分发育速度的差异，中肾管口偏离输尿管口，下移到尿道起始部。在泌尿生殖窦水平两对中肾旁管（苗勒管）向尾侧移行。②中段：保持管状，在女性形成尿道的大部分，在男性形成尿道前列腺部和尿道膜部。③下段：在女性形成尿道下段和阴道前庭，在男性则形成尿道海绵体部（图10-1-5）。

输尿管开始是以被疏松间叶细胞包绕的单一立方体状上皮小管的形式出现的，在妊娠28d才完全获得其管腔结构。有学者研究提示输尿管在妊娠37~40d时经历了暂时的阻塞，随后才重新交通。输尿管重新交通的过程是从输尿管中点开始并向上下两个方向进行。另在妊娠第37~39天时还可在输尿管口存在 Chwalla 膜（一种双层细胞结构）造成输尿管的器质性梗阻。

四、生殖系统的胚胎发育

1. **生殖腺的发生**　生殖腺是由生殖嵴表面的体腔上皮、上皮下方的间充质及迁入的原始生殖细胞共同发育形成的（图10-1-1）。

（1）未分化期：生殖脊内的原始生殖细胞在妊娠第4周由卵黄囊胚质的一些细胞以变形运动的方式迁移，男女两性生殖细胞均由这些原始生殖嵴细胞进行分裂分化而来。在妊娠第6周，生殖嵴细胞进入将来发育成性腺的间叶组织内形成支持细胞的聚集，称为原始性素（初级性索）。此时的生殖腺尚未性别分化，称未分化性腺（图10-1-6A）。

（2）睾丸的发育：Y染色体的短臂上有性别决定基因，称Y染色体性别决定区（sex determining region of the Y，SRY），而SRY基因的产物为睾丸决定因子（testis determining factor，TDF）。人胚第7周时，在TDF影响下，初级性索进一步向生殖腺嵴深部增殖，并与表面上皮分离，发育为

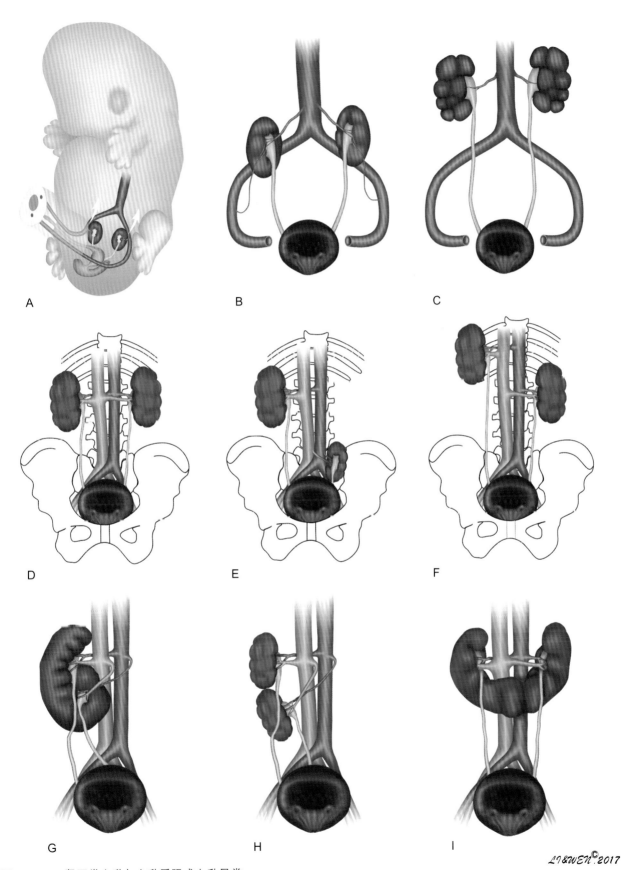

图 10-1-4　肾正常上升与上升受阻或上升异常

　　A、B、C. 在第 6~9 周，后肾从盆腔上升到正常的腰部；D. 正常上升；E. 上升受阻形成盆腔异位肾；F. 异常上升形成胸腔异位肾；G. 异常上升形成交叉异位肾并左右肾融合；H. 异常上升形成交叉异位肾（不融合）；I. 肾下极相互连接融合而形成马蹄肾

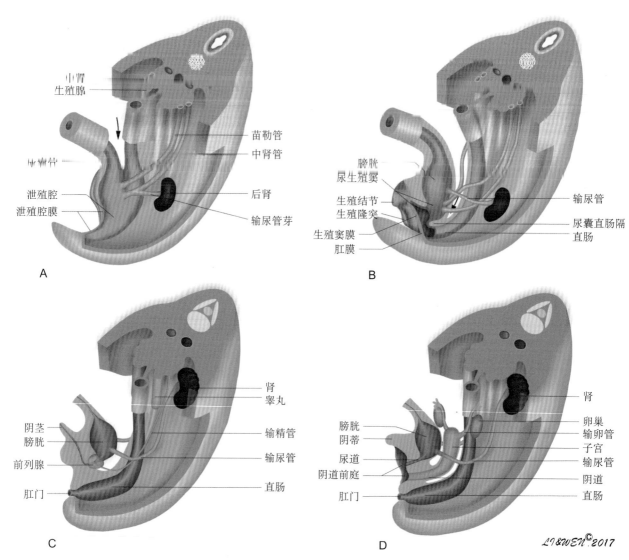

图 10-1-5　泄殖腔的演变和膀胱尿道的形成

A. 妊娠第4周表示泄殖腔分隔前的位置关系；B. 妊娠第6周表示泄殖腔分隔后的位置关系；C. 妊娠第9周分化为男性尿生殖系统；D. 妊娠第9周分化为女性尿生殖系统

睾丸索，并继续分化为细长、弯曲的襻状生精小管。此时生精小管为实心细胞索，内含两种细胞，精原细胞和初级性索分裂的支持细胞。远离精曲小管的睾丸索也发育成腔状并分化成一套管壁薄的管道称为睾丸网。第8周时，表面上皮下方的间充质分化为一层较厚的致密结缔组织，称为白膜。生精小管之间的间充质分化为睾丸的间质和间质细胞，后者分泌雄激素（图 10-1-6B、C）。

（3）卵巢的发育：女性胚胎中不包括Y染色体的原始性索，不产生SRY蛋白，因此，也不形成支持细胞。未分化性腺自然发育成卵巢。人胚第10周后，深入未分化性腺的初级性索退化，被基质和血管代替，成为卵巢髓质。此后，未分化性腺的表

面上皮又一次向深层增殖形成新的细胞索，称次级性索（皮质索），次级性索继续增殖扩大并与上皮分离，构成卵巢白质。表面上皮下方的间充质形成白膜。人胚第16周时，次级性索开始断裂，形成许多孤立细胞团，其中央是一个由原始生殖细胞分化而来的卵原细胞，周围是一层由皮质索细胞分化而来的小而扁平的卵泡细胞，两者构成原始卵泡（图 10-1-6D、E）。

2. 生殖管道的发生与分化

（1）未分化期：人胚第6周时，男、女两性胚胎具有两套生殖管道，一对中肾管和一对中肾旁管。中肾旁管又称苗勒管，由体腔上皮先凹陷形成纵沟，然后沟缘闭合成管。其头端呈漏斗形，开口腹腔；上段纵行于中肾管外侧；中段变曲变内，越过中肾

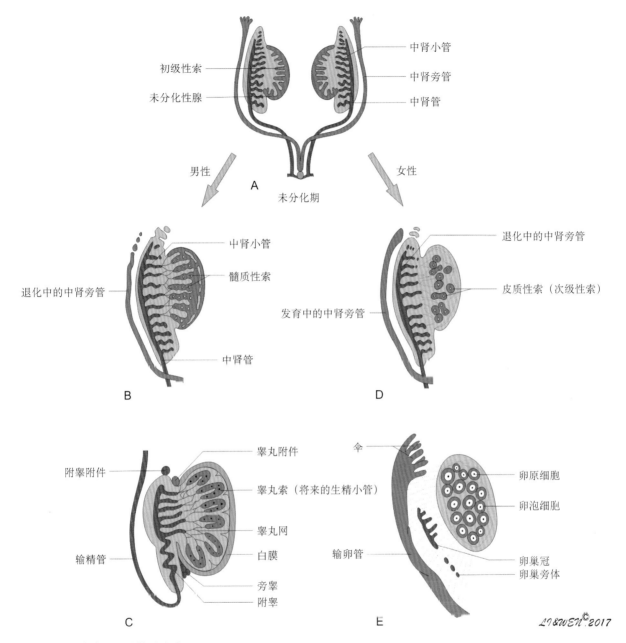

图 10-1-6　生殖腺及生殖管道发育

管的腹侧；下段与对侧中肾旁管在中线合并；尾端为盲端，突入尿生殖窦的背侧壁，在窦腔内形成一小隆起，称窦结节。

（2）男性生殖管道的发育：如果生殖腺分化为睾丸，支持细胞产生中肾旁管抑制物质，又称抗中肾旁管激素，抑制中肾旁管的发育，使其退化。同时睾丸间质细胞分泌雄激素，促进中肾管发育，其头端增长弯曲成为附睾管，中段形成输精管，尾段形成射精管和精囊。中肾小管大多退化，与睾丸相邻的中肾小管与睾丸网小管交通，发育成为附睾的输出小管（图 10-1-6B、C）。

（3）女性生殖管道的发育：如果生殖腺分化为卵巢，由于缺乏雄激素，中肾管退化。由于没有抗中肾旁管激素的抑制作用，中肾旁管则发育，其上段和中段发育成为输卵管（图 10-1-6C、E）左、右中肾旁管的下段在中线融合形成子宫及阴道穹窿部。在妊娠第 3 个月子宫阴道管形成的时候，位于生殖窦后面的窦结节内胚层组织增厚，形成一对隆突称窦阴道球。窦阴道球继续发育形成阴道板，阴道板起初为实心结构，在妊娠第 5 周时，演变成管状，形成阴道。内端与子宫相通，外端与尿生殖窦之间有处女膜相隔（图 10-1-7）。

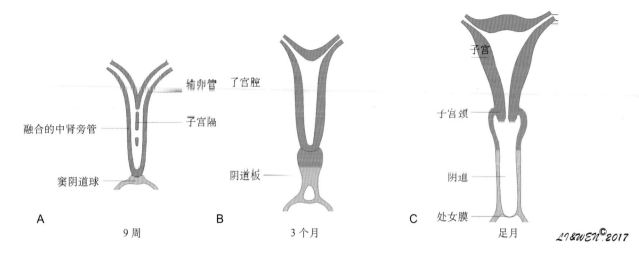

图 10-1-7　子宫及阴道的发育

3．外生殖器的发育　未分化期：外生殖器的发育在胚早期男、女相似。在胚胎第 4 周初，在尿生殖窦膜头侧间充质增生形成生殖结节，生殖结节分为头区和左右外侧结节。在尿生殖窦膜两侧间充质增生，又形成两对隆起，内侧较小，为尿生殖褶；外侧较大，为阴唇阴囊隆起。尿生殖褶之间凹陷，为尿道沟。但此时期不能区分性别，处于性未分化期，到第 7～8 周后才开始向男性或女性方向发育（图 10-1-8A）。

（1）男性外生殖器的发育：在睾丸产生的雄激素作用下，生殖结节伸长形成阴茎；两侧尿生殖褶随生殖结节伸长，向前生长，并在中线融合，形成尿道海绵体部。两侧阴唇阴囊隆起相互靠拢并在中线融合形成阴囊（图 10-1-8B、D）。

（2）女性外生殖器的发育：因无雄激素的作用，外生殖器分化为女性。生殖结节略增大，形成阴蒂。两侧尿生殖褶不融合，形成小阴唇。两侧阴唇阴囊隆起形成大阴唇，并在阴蒂上方融合，形成阴阜，后下方融合形成阴唇后联合；尿道沟扩展，尿道沟与尿殖窦共同形成阴道前庭（图 10-1-8C、E）。

第二节　胎儿泌尿生殖系统的超声评价方法

一、胎儿泌尿生殖系统超声表现

1．胎儿肾　用高分辨率探头经阴道检查，胎儿正常肾可早在 9 周即有可能显示，12 周时可观察到肾内部分结构，双肾表现为邻近胎儿脊柱的一对低回声结构，中央高回声为肾窦。用高分辨率超声探头经腹部探查，最早可于妊娠 11 周显示胎肾，有研究报道妊娠 14 周胎肾显示率可高达 95.54%。18 周以后能恒定显示（图 10-2-1）。

随着胎儿继续发育，胎儿肾周围脂肪增加，胎儿肾更易辨认。18～20 周，肾边缘及肾窦反射增强，在胎儿冠状和矢状切面上，胎儿肾表现为椭圆形，周边实质为低回声，中央肾窦为高回声，位于脊柱前方两侧，其上方为三角形低回声肾上腺，在上腹部横切面上呈条状低回声（图 10-2-1）。妊娠 30 周以后，胎儿肾内部结构包括肾皮质、肾锥体、集合系统等均可准确分辨并确认。

胎儿肾在整个妊娠期不断生长、发育，其长径、宽径、厚径、周长、体积均随孕周的增大而增加，这些参数与孕龄呈线性增长关系。有学者指出，肾长度的毫米值粗略地相当于胎儿月经龄的周数。在整个妊娠期，胎肾周长与腹围之比值相对恒定，为 0.27～0.30。在除外导致腹围增大的原因如腹水后，这一比值的增大，常提示胎儿肾增大；比值减少，提示小肾可能。但在肾发育不良、肾缩小时，由于超声对肾的边缘显示较模糊，而且由于胎儿孕龄常不确切，胎肾大小测值的标准差又较大，在判断胎儿肾缩小或诊断小肾时要特别谨慎。这也是孕中期诊断胎儿肾发育不良相当困难的原因之一。部分病例在孕中期肾只是略小或大小正常，到孕晚期或出生后肾却明显缩小甚至消失，这也增加了胎儿肾发育不良产前诊断的难度。

2．胎儿输尿管　胎儿正常输尿管产前超声不能显示，如果产前超声明确显示出胎儿输尿管图像，

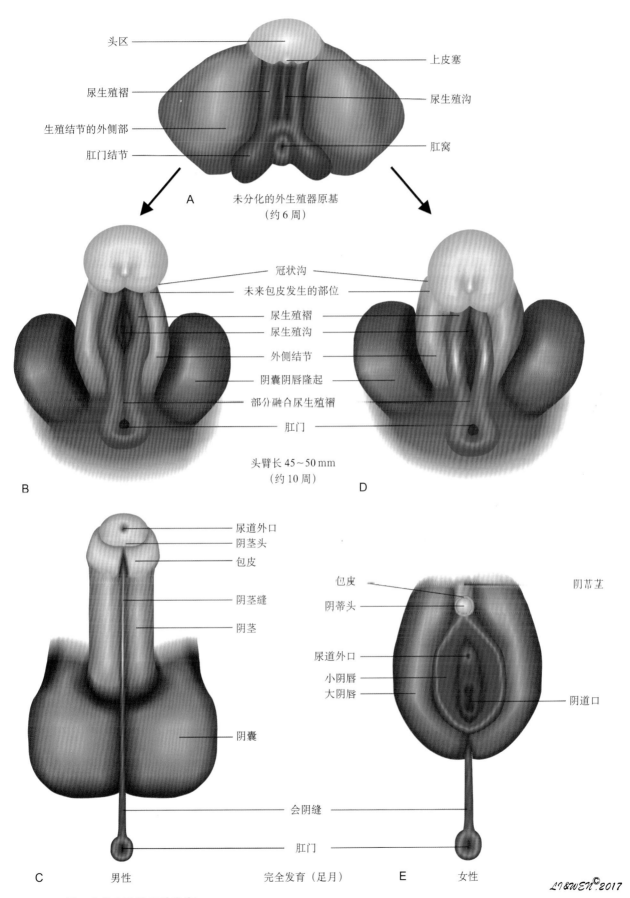

头区

上皮塞

尿生殖褶

尿生殖沟

生殖结节的外侧部

肛门结节

肛窝

A   未分化的外生殖器原基
（约 6 周）

冠状沟

未来包皮发生的部位

尿生殖褶

尿生殖沟

外侧结节

阴囊阴唇隆起

部分融合尿生殖褶

肛门

头臀长 45~50 mm
（约 10 周）

B   D

尿道外口

阴茎头

包皮

阴茎缝

阴茎

阴囊

包皮

阴蒂头

阴蒂茎

尿道外口

小阴唇

大阴唇

阴道口

会阴缝

肛门

C   男性   完全发育（足月）   E   女性

图 10-1-8   男、女外生殖器胚胎发育

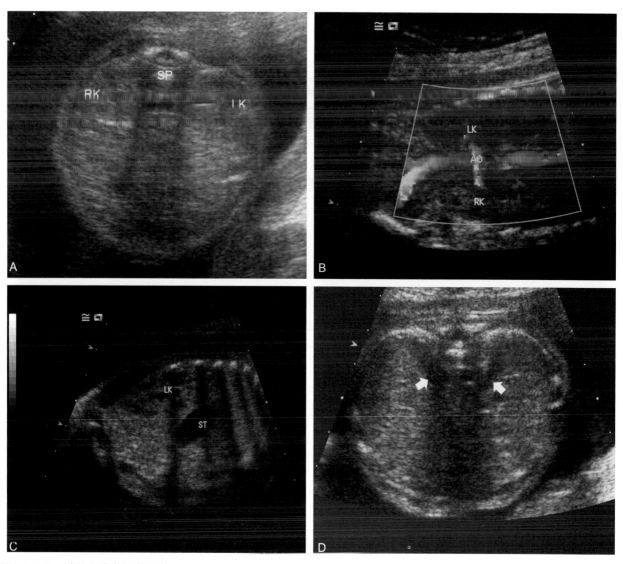

图 10-2-1　胎儿正常肾及肾上腺

A. 胎儿双肾（RK、LK）横面；B.CDFI 检查双肾冠状面，显示双侧肾动脉；C. 左肾矢状面；D. 双侧肾上腺横切面（粗箭头所示）。ST. 胃泡；AO. 腹主动脉；SP. 脊柱

则常提示输尿管的病理性扩张（如梗阻性病变、膀胱输尿管反流）。

3. 胎儿膀胱　膀胱充盈时，呈无回声，位于盆腔内，直肠的前方（图 10-2-3～图 10-2-4）。膀胱壁可清楚显示，在脐动脉紧贴膀胱壁处测量，其最大厚度不超过 2 mm（图 10-2-4）。

经腹超声，在妊娠 11 周，胎儿膀胱即可显示（经阴道超声可早在 9 周时辨认膀胱），为数毫米大的无回声区（图 10-2-2）。妊娠 14 周，胎儿膀胱的显示率可达 100%。胎儿膀胱每隔 30～45 min 充盈与排空 1 次，因此，超声检查时常可发现其增大（充盈）或缩小（排空）。32 周时，胎儿膀胱容量最大可达 10 ml，足月时可达 40 ml。根据膀胱容量的估算推测，胎儿尿量的产生在 30 周约为 9.6 ml/h，到 40 周时可增加到 27.3 ml/h。

二、泌尿系统超声诊断的思维方法

1. 羊水量　妊娠 16 周以后，羊水主要来源于胎儿尿液。在胎儿超声检查时，给医生最初的主观印象常常是胎儿羊水量，而胎儿羊水量的多少又常是胎儿是否存在严重泌尿系统畸形的线索。如果羊水极少或没有羊水，则强烈提示胎儿无尿液生成能力，如双肾不发育或发育不全、双侧多囊肾。如果羊水量正常，则意味着胎儿尿量产生正常，至少有一侧肾功能正常，且泌尿道与羊膜腔之间通畅。

羊水量的评估方法较多，多数学者主张首先采用主观目测法评估羊水量是多是少，然后再结合

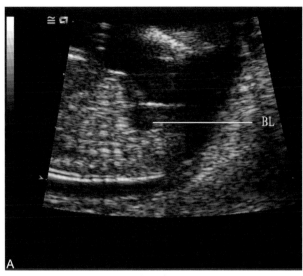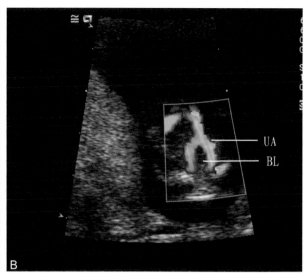

图 10-2-2 经腹超声 13 周胎儿膀胱

A. 下腹部正中矢状切面显示膀胱（BL）长轴切面；B. 膀胱横切面 CDFI 检查显示膀胱（BL）无回声区两侧红色血流信号为脐动脉（UA）

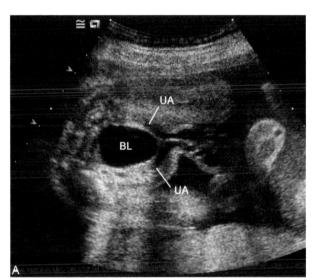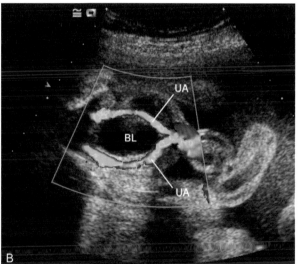

图 10-2-3 27 周胎儿正常膀胱

二维（图 A）及彩色多普勒（图 B）显示 27 周胎儿膀胱（BL）及脐动脉（UA）

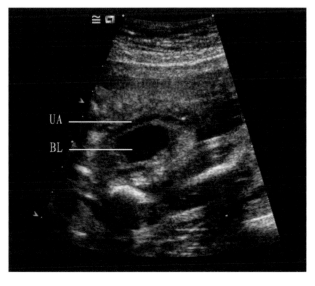

图 10-2-4 胎儿膀胱与脐动脉的关系

在此切面上可测量胎儿膀胱壁的厚度，正常不超过 2 mm。UA. 脐动脉；BL. 膀胱

测量数据进行判断。后者多使用羊水指数来评价。Goldstein 及 Filly 等认为主观目测估计羊水量是一种简便准确的方法。

2. **胎儿膀胱** 膀胱内有尿液，呈无回声，常提示胎儿至少有一侧肾功能正常（图 10-2-3、图 10-2-4）。膀胱显著增大时，如果伴有肾积水及输尿管扩张，或显示后尿道扩张，则强烈提示尿道梗阻。如果仅见较大的膀胱，在晚孕期应考虑膀胱充盈而非尿道梗阻。膀胱较小，多提示胎儿膀胱处于排空状态，如果不能显示膀胱，则应在半小时以后再次观察，仍不显示，则结合是否羊水过少，提示肾不发育或发育不全可能；如羊水量正常，应警惕膀胱外翻。

3. **胎儿肾**

（1）肾的有无：产前超声检查时应观察胎儿双侧肾是否存在。如果在一侧常规部位未能显示肾图像，应在胎儿其他部位（如胎儿盆腔）寻找，以确定有无肾异位；如果仔细寻找均不能显示该侧肾，应考虑单侧肾不发育的可能。如果双侧肾均不能显示，且亦无异位的证据，同时又有严重羊水过少及膀胱不显示，尤其在 17 周以后出现这些征象，应考虑双肾不发育或发育不全，且预后差。

（2）肾大小与回声强度：产前超声应注意胎儿肾的大小与回声强度，仅有肾回声增强时，肾可以正常，但如果同时伴有肾缩小，应警惕肾发育不良的可能，如果伴有肾增大，则应警惕多囊肾的可能。当肾内出现多个较大的囊性无回声区时，常提示多囊性发育不良肾，此时应特别注意囊与囊之间是否相通，尤其表现为中央较大的囊肿，而周边囊肿较小时，更应注意与肾盂积水相区别。单一的肾囊肿极少，尤其在检出肾上极囊性包块时，特别应注意与重复肾发育不良并积水的区别。

（3）肾集合系统：检查肾集合系统时，除应注意是否有分离及分离的大小外，还应注意集合系统的数量，也就是说，如果集合系统之间有明确的肾实质将其一分为二，则应考虑重复肾的可能，重复肾与重复肾盂的鉴别是重复肾一般合并重复输尿管，而重复肾盂只有一根输尿管，如果集合系统有分离（常为头侧者分离），则应仔细检查膀胱，注意膀胱内有无输尿管囊状膨出，同时应注意膀胱后方无有扩张的输尿管。

肾集合系统明显扩张时，明显增加泌尿道梗阻的可能性。根据肾盂、输尿管及膀胱是否增大或扩张以及扩张的程度可以推断梗阻的发生平面。此时结合肾实质的回声强度及是否合并肾囊性病变，判断是否合并存在胎肾继发性发育不良。

第三节　胎儿泌尿生殖系统畸形的超声诊断

泌尿生殖系统畸形相对常见，约占所有胎儿畸形的 20%。泌尿生殖系统畸形产前发生率各家报道不一，早期报道相对较低，在活产儿中约 1/1000，但 20 世纪 90 年代早期开始，泌尿系统畸形产前发生率增加到 1/（200～300），部分原因是由于超声仪器的显著进步与分辨率的提高，以及 18～20 周进行常规超声检查，明显增加胎儿泌尿系统畸形的检出。孕晚期检查，泌尿系统畸形发生率则更高，据报道达 1/70。

虽然超声仪器的发展使泌尿系统畸形诊断更准确，但其假阳性率却较高，据报道可高达 39%～52%。这种假阳性率高的主要原因是轻度肾盂扩张，而许多轻度肾盂扩张在产后都正常。这一问题至今尚未解决，而且到目前为止，产前超声对肾盂扩张程度的界定以及扩张到什么程度时产后必须进一步检查亦没有统一，在临床工作中应特别注意。

一、肾不发育

肾不发育（renal agenesis）又称肾缺如。单侧肾缺如在活产儿中发生率约为 1/1000，双侧肾缺如约为 1/4000，双侧肾缺如男女发病比例为 2.5:1，且双胎较单胎多见。肾缺如为散发性，但亦可为常染色体隐性、显性及 X 连锁遗传。文献报道母亲高龄和母体疾病并不增加胎儿肾缺如的发生率。

【胚胎发育与畸形特征】

由于一侧或双侧输尿管芽不发育，不能诱导后肾原基使其分化为后肾，从而导致一侧或双侧肾缺如。

双侧肾缺如是泌尿系统最严重的畸形，双肾完全缺如，常导致严重羊水过少。由于羊水过少，胎儿受压及活动受限，进一步导致典型的 Potter 综合征，如耳低位、眼距过远、小下颌畸形、扁平鼻、内眦赘皮、皮肤皱褶、四肢挛缩、足内翻畸形、短头畸形、肺发育不良等。此外，双肾缺如常合并其他畸形（表 10-3-1）。双肾缺如或单肾缺如，在女性胎儿常合并双角子宫或单角子宫和阴道闭锁（Rokitansky-Kuster-Hanser 综合征），男性胎儿

表 10-3-1　双肾缺如常见合并畸形

合并畸形	
心血管畸形：室间隔缺损、法洛四联症、	15%
左心发育不良综合征、大动脉转位、	
主动脉缩窄	
非心血管畸形：	40%
人体鱼序列征	
桡骨缺如	
尾部发育不全	
膈疝	
脑积水、神经管缺陷、小头畸形、	
前脑无裂畸形	
脊髓脊膜膨出	
气管食管瘘	
十二指肠闭锁、肛门闭锁、脐膨出	
食管闭锁、面部裂畸形	

常合并精囊和输精管缺如。单肾缺如中，12% 的男性患者、40% 的女性患者合并生殖器畸形。

单侧肾缺如者，该侧肾血管亦缺如，而对侧肾代偿性增大。单侧肾缺如可以是 VACTERL 联合征的一个表现，但大部分单侧肾缺如单独存在，不影响其他器官系统的发育。

【超声诊断】

产前超声对胎儿一侧或双侧肾缺如的诊断，以下两方面的问题都是值得认真考虑的，一方面产前超声在胎儿腰部未显示一侧或两侧肾图像时，不能盲目下一侧或两侧肾缺如的诊断，应考虑有无肾异

位存在？胎位是否适合胎儿肾检查？有无其他技术上的问题？是肾缺如还是严重肾发育不全？在这些情况中，只有双侧肾缺如或双侧严重肾发育不全时才有严重羊水过少。但不幸的是，严重羊水过少明显影响超声图像质量，从而影响对胎儿各解剖结构的观察，降低检查者的诊断信心。另一方面，产前超声显示了两侧肾图像时，并不代表在今后生长发育过程中，双肾都会得到同等发育，尤其在一侧肾偏小时，虽然肾图像上可能表现为正常，但随着孕周的增大，该侧肾可表现为发育不良或缺如。

1. 双侧肾缺如

(1) 严重羊水过少：此种征象常在 17 周之后出现。由于 16 周之前肾产生的尿液不是羊水的唯一来源，因此在 16 周之前，双侧肾缺如可不伴有羊水过少，也就是说，16 周之前羊水量正常不能除外肾缺如，亦不代表双肾发育正常。

(2) 胎儿膀胱不显示：胎儿膀胱长时间不充盈，超声不能显示无尿液的充盈膀胱，60～90 min 以后再次检查，亦无膀胱充盈证据，说明胎儿无尿液产生（图 10-3-1）。既往有学者使用呋塞米（速尿）刺激胎儿尿液的产生以观察膀胱是否充盈，或用羊膜腔内注水或胎儿腹膜腔内注水的方法观察胎儿肾，协助诊断胎儿双肾不发育，但这些方法目前已很少使用。

(3) 双侧肾不显示：双侧肾床区、盆腔、胎儿腹腔其他部位及胸腔内均不能显示胎儿肾图像。有时产前超声诊断胎儿双侧肾缺如，但引产后尸检却有严重发育不良的小肾，对于这种错误，应该理性地去对待，因为既无羊水，又不能显示膀胱的胎儿，无论尸检有无肾，由于没有尿液的产生及长期羊水过少影响肺的发育，即使胎儿正常分娩，亦不可能

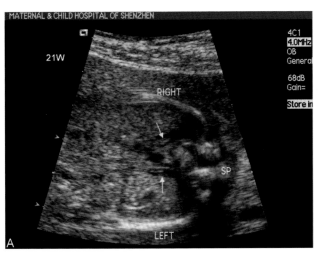

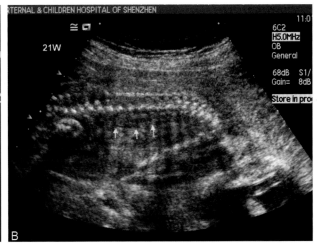

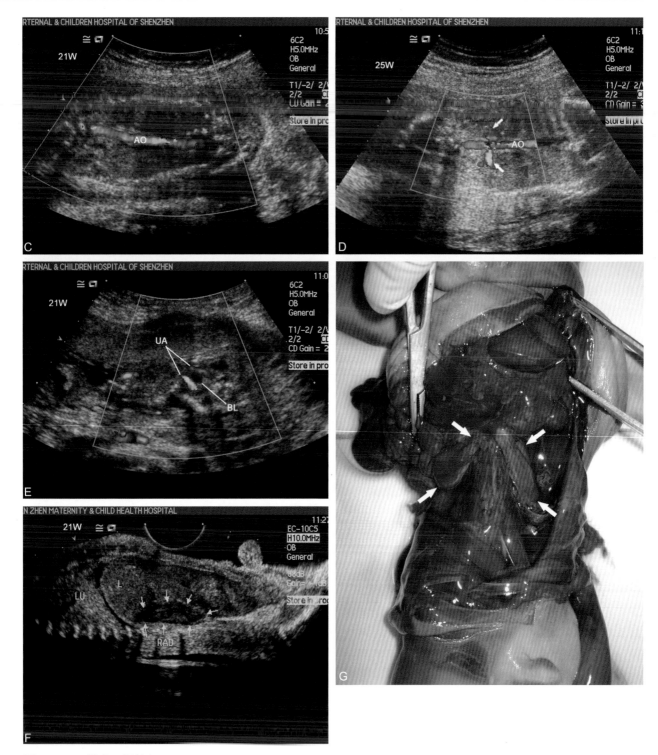

图 10-3-1　胎儿双肾缺如

25 岁孕妇，妊娠 21 周检查发现无羊水，双肾床区无肾。A. 腹部横切图，示双侧肾床区未见肾图像，仅见双侧肾上腺，在较低水平横切面上仍只见双肾上腺（箭头）横切图；B. 通过肾床区失状切面显示肾缺如，肾上腺（细箭头）"平卧"于腰大肌前方；C. 肾动脉水平冠状切面，彩色多普勒显示双肾动脉缺如，腹主动脉（AO）无肾动脉分支；D. 25 周正常胎儿对照，与图 C 相似切面，彩色多普勒显示双肾动脉（粗箭头）发自腹主动脉（AO）；E. 膀胱不充盈；F. 引产后标本超声检查，右肾床区矢状切面显示肾上腺"平卧"征（细箭头）；G. 引产后标本，未见双肾，仅见双侧增大的肾上腺（粗箭头所指）。SP. 脊柱；BL. 膀胱；RAD. 右肾上腺；AO. 主动脉；UA. 脐动脉；LU. 肺；RIGHT. 右侧；LEFT. 左侧

成活。

(4) 肾上腺"平卧"征 ("lying down" adrenal sign)：由于肾不发育，肾上腺相对增大，肾上腺缺乏肾的压迫与支撑而变得长而扁平，呈长条状结构似"平卧"在腰部肾床区腰大肌的前方。超声图像上肾上腺表现为两条平行低回声带，中央呈线状高回声(肾上腺髓质)。检出此种征象时，应特别注意不要将其误认为发育不良的肾 (图 10-3-1)。

(5) 彩色多普勒血流显像不能显示双侧肾动脉，在盆腔两条脐动脉之间不能显示充盈的膀胱 (图 10-3-1)。

(6) 有合并畸形时，可出现合并畸形的声像特征：双肾缺如常合并于人体鱼序列征中，双下肢并腿等应注意观察。当双肾缺如合并有十二指肠闭锁或食管闭锁时，不会出现羊水过多。因为此类畸形导致羊水过多是由于胎儿吞咽的羊水不被胃肠道正常吸收而形成，当双肾缺如时，羊水严重过少，胎儿没有羊水吞咽，缺乏形成羊水过多的条件，因此，不会形成羊水过多。

2. 单侧肾缺如 单侧肾缺如由于有对侧发育正常的肾而不出现羊水过少，胎儿膀胱亦可显示良好，发育正常的肾呈代偿性增大。肾缺如的一侧不能显示肾图像，但可显示肾上腺"平卧"征，彩色多普勒可显示该侧肾动脉缺如，而健侧肾动脉存在 (图 10-3-2)。

诊断单侧肾缺如时，应特别仔细检查腹内尤其是盆腔内有无异位肾存在，在除外异位肾的情况下才能诊断单侧肾缺如。单侧肾缺如可以是 VACTERL 联合征的一个表现，因此，检出单侧肾缺如时，应该检查胎儿其他结构是否正常。新生儿期或小儿期诊断单侧肾缺如，在胎儿期该侧肾不一定完全缺如或严重发育不良，可能只比对侧肾略小，这一类的单侧肾缺如产前不能诊断，要出生后才能做出诊断。

【临床处理及预后】

双肾缺如是致死性的，出生后不能存活，新生儿主要死于严重肺发育不良。有小样本的文献报道双肾发育不良的活产儿出生存活的最长时间为 39d，尚无手术治疗的先例。单侧肾缺如不合并其他畸形者预后好，可正常生存，预期寿命亦不受影响。单侧肾缺如的孩子，出生后应行泌尿系及生殖系超声检查，无合并畸形不需要进一步干预治疗。但单侧肾发育不良者在成年后出现蛋白尿、高血压和肾功能不全的风险会增加。30% 的单侧肾发育不良会出

现膀胱输尿管反流。

双侧肾缺如常是一些综合征的表现形式，如 Fraser 综合征(隐眼畸形综合征)、尖头 – 尖下巴综合征、尾退化综合征、人体鱼序列征等。如果严重羊水过少诊断困难时，可往羊膜腔内注射生理盐水以改善声像图效果，更好显示胎儿各器官，从而帮助本病确诊。

既往生育过一胎孤立性双侧肾缺如且无家族史的孕妇，生下一胎的再发风险为 3%～4%。单侧肾缺如为多发畸形之一者，生下一胎的再发风险为 8%。有家族史者，再发风险高得多，有报道一对夫妇连续 4 胎均为双侧肾缺如。

二、异位肾

在后肾发育成熟后未达到正常的位置称异位肾 (ectopic kidney)。异位肾是一种相对常见的先天畸形，发生率约 1/1200，但此种畸形产前准确诊断者不多。

【畸形特征】

异位肾分盆腔异位肾、交叉异位肾、胸腔异位肾 (图 10-1-4)。

1. 盆腔异位肾 (pelvic kidney) 此型约占所有异位肾的 55%，多数比正常肾小，且往往有旋转不良。肾血管可来源于腹主动脉，亦可来源于髂总或髂外动脉，少数可合并 1 根或多根迷走动脉。输尿管较短，在同侧进入膀胱。异位肾可有肾盂积水、肾发育不良、多囊性发育不良肾等。

2. 交叉异位肾 (crossed ectopic kidney) 此型约占 44%。本病是指一侧肾越过脊柱到对侧，也就是一侧有 2 个肾，而对侧肾床区空虚。两根输尿管开始在同侧下行，快到盆腔时异位肾的输尿管仍回到对侧入膀胱。交叉异位肾可出现肾下极融合，也可无融合，少数可合并肾积水。左侧肾异位到右侧明显多于右侧肾异位到左侧者。

3. 胸腔异位肾 (intrathoracic kidney) 此型极少见，是指肾的全部或部分通过横膈进入胸腔纵隔内。胸腔异位肾的肾蒂和输尿管往往是正常的。因肾和肾蒂血管均进入胸腔，故输尿管往往被拉长，但多能正常地进入膀胱。

【超声诊断】

1. 盆腔异位肾 (图 10-3-3)

(1) 在一侧腰部肾床区不能显示肾。

(2) 同侧肾上腺呈"平卧"征。

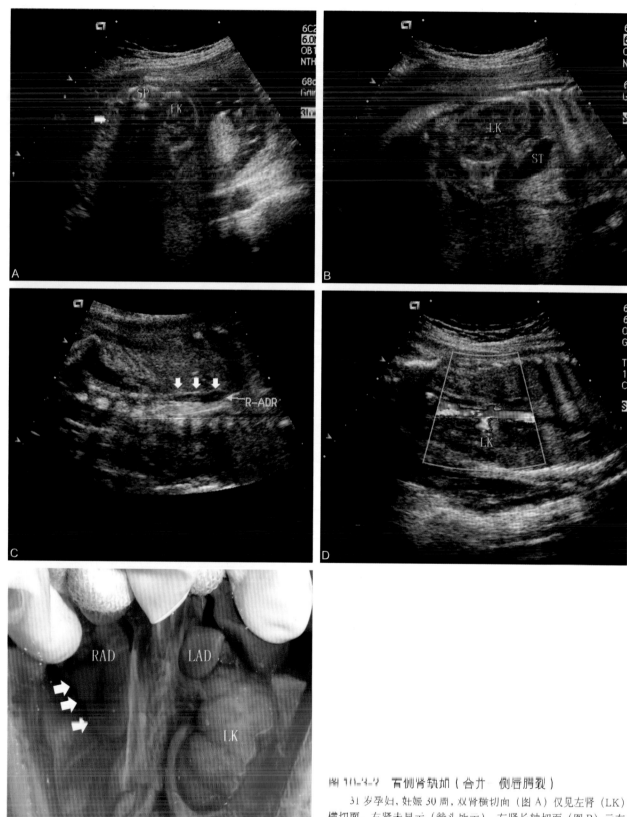

图 10-3-2 右侧肾缺如（合并 侧唇腭裂）

31 岁孕妇，妊娠 30 周，双肾横切面（图 A）仅见左肾（LK）横切面，右肾未显示（箭头所示）。左肾长轴切面（图 B）示左肾形态、结构正常。右肾长轴切面（图 C）未见右肾，仅见右肾上腺（R-ADR）呈"平卧征"（箭头所示）。双肾冠状切面 CDFI 检查（图 D），仅见腹主动脉发出左肾动脉，未见右肾动脉。标本解剖（图 E）结果证实右肾缺如，右肾上腺增大（箭头所示）。SP. 脊柱；ST. 胃；RAD：右肾上腺；LAD. 左肾上腺；LU. 左输尿管

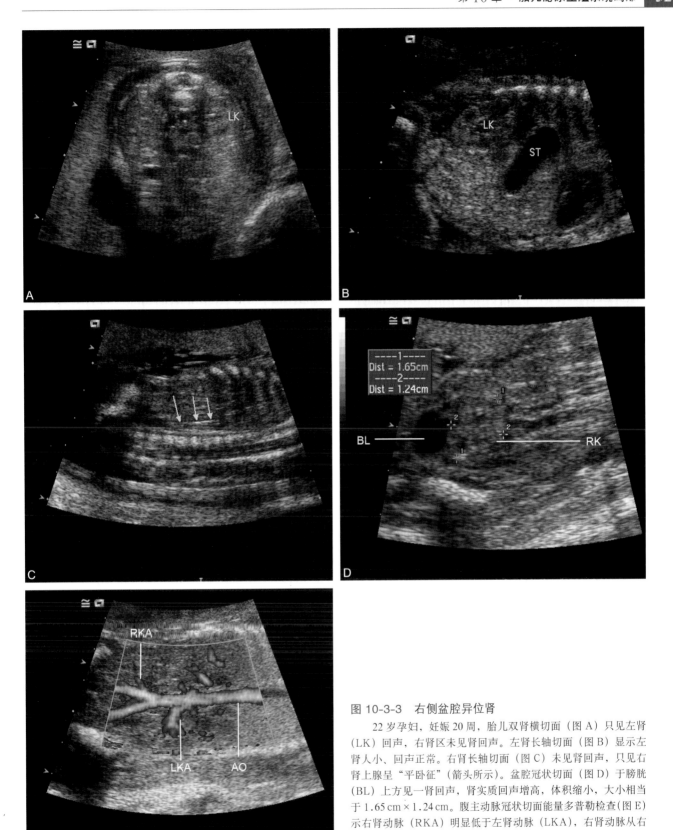

图 10-3-3　右侧盆腔异位肾

　　22 岁孕妇，妊娠 20 周，胎儿双肾横切面（图 A）只见左肾（LK）回声，右肾区未见肾回声。左肾长轴切面（图 B）显示左肾人小、回声正常。右肾长轴切面（图 C）未见肾回声，只见右肾上腺呈"平卧征"（箭头所示）。盆腔冠状切面（图 D）于膀胱（BL）上方见一肾回声，肾实质回声增高，体积缩小，大小相当于 1.65 cm×1.24 cm。腹主动脉冠状切面能量多普勒检查（图 E）示右肾动脉（RKA）明显低于左肾动脉（LKA），右肾动脉从右髂动脉发出。ST. 胃泡；AO. 腹主动脉；RK. 右肾

（3）对侧肾较大。

（4）盆腔内显示异位肾图像或盆腔内一实质性包块。盆腔异位肾发育不良时则超声图像上表现为各径线均小的肾图像或低回声包块，有肾积水或多囊性发育不良肾时，有相应表现。

（5）可合并其他畸形，如VACTERL联合征。

2. 交叉异位肾

（1）与盆腔异位肾相似，在一侧肾床区不能显示肾且同侧肾上腺表现为"平卧"征。此种征象多在左侧出现。

（2）对侧肾明显增大，常呈分叶状，多为下极融合（图10-3-5），也可表现为完全独立的2个肾

图像。多位于右侧，可显示两组集合系统图像（图10-3-4）。

3. 胸腔异位肾　极少见，在胸腔纵隔内检出肾图像而正常腰部肾床区又无肾时，应考虑本病的可能。

【临床处理及预后】

单纯异位肾预后较好，多数无症状。合并其他畸形，预后取决于合并畸形的严重程度。但盆腔异位肾和交叉异位肾在出生后泌尿系统感染发生概率明显增高，伴有VACTERL联合征者，预后不良。出生后行泌尿系及生殖系检查，进一步排除合并畸形。定期复查泌尿系超声至成年。

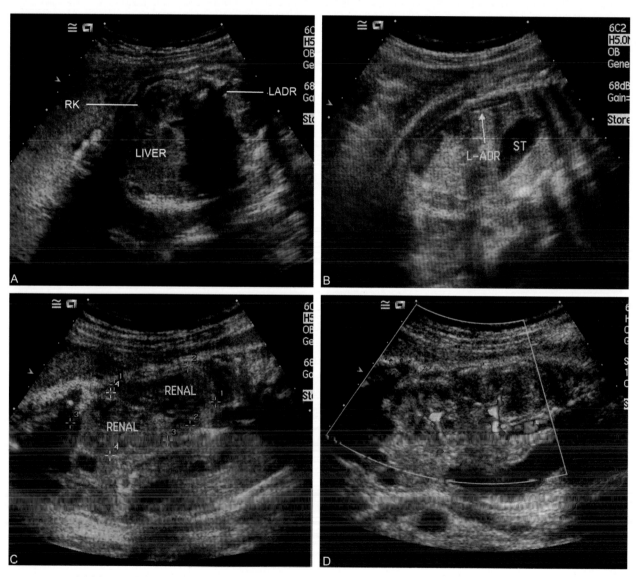

图10-3-4　右侧交叉异位肾（该例患儿出生后情况良好）

　　28岁孕妇，妊娠33周，胎儿双肾横切面（图A）只见右肾（RK）回声，左侧见肾上腺（LADR），未见肾回声。左肾长轴切面（图B）显示左侧肾上腺呈"平卧征"，肾床区未见肾组织回声。右肾床区矢状切面（图C）显示右肾床区内可见2个肾（RENAL）回声，两者呈上、下排列关系，两者之间有清晰的强回声肾包膜分隔。右肾冠状切面彩色多普勒（图D），右侧可见个肾回声，CDFI检查可见两根肾动脉发自腹主动脉。LIVER. 肝；ST. 胃泡

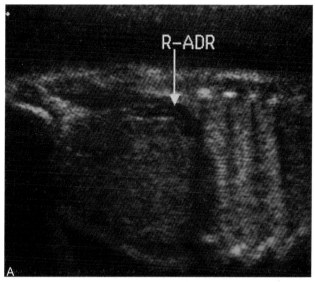

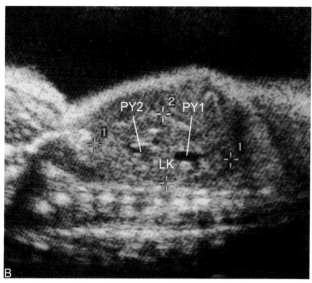

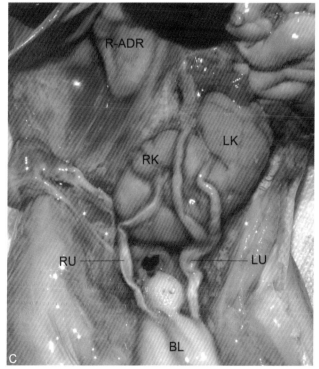

图 10-3-5　交叉异位融合肾（该例合并其他系统多发畸形，染色体检查证实为 18 三体）

　　28 岁孕妇，妊娠 24 周。右肾矢状切面（图 A）显示肾床区未见肾组织回声，肾上腺呈平卧征。左侧肾床区矢状切面（图 B）显示较大的肾回声，内部可见 2 个肾盂（PY1、PY2），2 个肾门。腹部解剖（图 C）显示左侧肾床区内可见一较大的左肾（LK）与较小的右肾（RK），两肾门面面相对，两者肾门以上分离，肾门以下融合，整体形状呈"钩状"，左肾有 2 根输尿管，两者在中下段融合成一根，右肾存在独立的输尿管（RU），异位的右肾较小，其输尿管出肾门后跨过融合部前方向右下斜行，到盆腔膀胱（BL）右侧，最终从右侧进入膀胱

三、马蹄肾

　　两侧肾的上极或下极相融合，形成马蹄肾，发病率为 1/（500～1000），男女比例为 4∶1。马蹄肾发生在胚胎早期，是两侧肾胚胎在脐动脉之间被紧挤而融合的结果。

　　在胚胎发育 4～6 周，后肾组织相互靠近，此时许多影响因素均可导致其下极相融合。脐动脉或髂动脉的轻微变化可引起正在移行的肾方向改变，从而发生两肾的融合（图 10-1-4I）。不管其形成机制如何，肾的融合总发生在旋转之前，因此，肾和输尿管常朝向前。

【超声特征】

　　1．双肾横切面，肾盂角变小。在双肾横切面上，经过双侧肾盂长轴的直线交角为肾盂角。Cho 等的研究发现马蹄肾，肾盂角在孕中期平均为 116°，孕晚期为 110°；正常胎儿孕中期为 172°，孕晚期为 161°；他们的研究认为肾盂角 < 140°强烈提示马蹄肾畸形的可能（图 10-3-6）。

　　2．肾下极横面显示并确认双肾下极在腹中线有诊断价值（图 10-3-7）。

　　3．冠状切面显示双肾下极相连，表现为双肾与

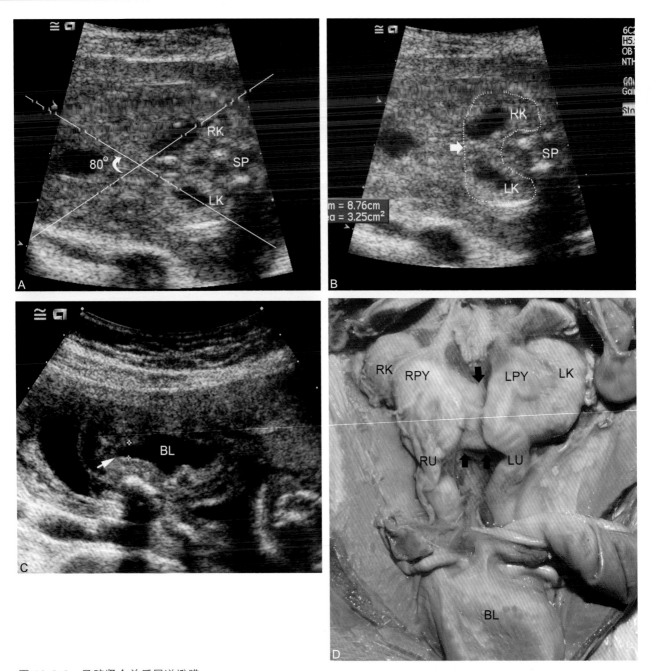

图 10-3-6　马蹄肾合并后尿道瓣膜

28 岁孕妇，妊娠 19 周，双肾肾门水平横切面（图 A）显示双侧肾盂均分离，双肾门夹角明显变小，约 80°。双肾下极横切面（图 B）显示双肾下极在腹中线处融合（白粗箭头所示）。膀胱斜冠状切面（图 C）显示膀胱（BL）及后尿道扩张（白细箭头所示），呈"钥匙孔"征。标本解剖（图 D）显示左（LK）、右肾（RK）下极融合（黑箭头所示），呈"马蹄铁状"，双侧肾盂及双侧输尿管均显著扩张。RPY. 右肾盂；LPY. 左肾盂；RU. 右输尿管；LU. 左输尿管；SP. 脊柱

融合部肾组织共同形成"H"字形。

【临床处理及预后】

单纯马蹄肾可无临床症状，大部分于成年体检时才发现，但马蹄肾发生肾积水、肾结石、感染的概率增大。当合并其他畸形时，染色体异常的风险增高，预后取决于合并畸形的严重程度和染色体是否异常。

18 三体常合并马蹄肾畸形，也有特纳综合征、

9 三体合并马蹄肾畸形的报道。

四、肾囊性疾病

肾囊性疾病（renal cystic disease）种类较多，产前表现各不相同，遗传方式亦明显不同，不能简单地将肾多囊性疾病归为"多囊肾"，有许多病理原因，形成囊肿最基本的原因有两大类，即梗阻和遗传。

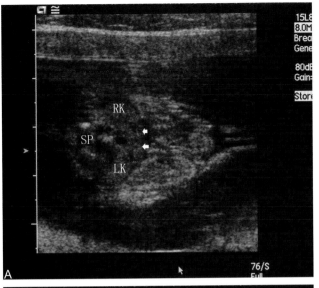

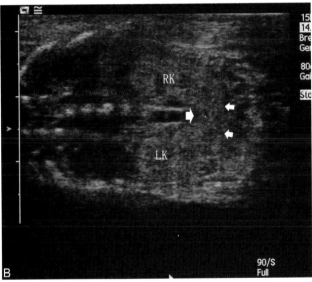

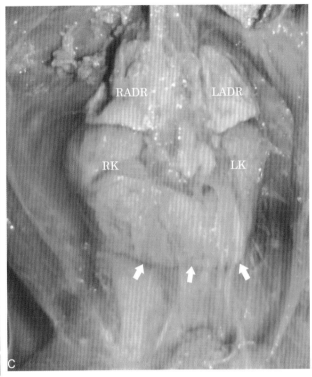

图 10-3-7　马蹄肾

　　27 岁孕妇，妊娠 16 周，该例合并颈部囊性淋巴管瘤、主动脉弓离断畸形。产前超声检查双肾下极水平横切面（图 A）示双肾下极在中线相融合（箭头所示）。双肾冠状切面（图 B）示双肾下极相连（箭头所示），双肾与相融合的双肾下极共同形成 "U" 字形。标本解剖（图 C）证实马蹄肾畸形。RK. 右肾；LK. 左肾；SP. 脊柱；LADR. 左肾上腺；RADR. 右肾上腺；SP. 脊柱；白色箭头表示肾下极融合部

　　肾多囊性疾病的分类，目前多数学者采用 Potter 分类法。虽然这一分类法不够完善，但它包括了绝大多数肾囊性疾病。Potter 分类法将肾囊性疾病分为以下 4 大类型。

　　Ⅰ 型：常染色体隐性遗传性多囊肾（婴儿型）。

　　Ⅱ 型：多囊性发育不良肾。

　　Ⅲ 型：常染色体显性遗传性多囊肾（成人型）。

　　Ⅳ 型：梗阻性囊性发育不良肾。

（一）多囊肾

　　1. 常染色体隐性遗传性（婴儿型）多囊肾 [autosomal recessive (infantile) polycystic kidney disease, ARPKD]（potter Ⅰ 型）　常染色体隐性遗传性多囊肾（ARPKD），又称婴儿型多囊肾，是一种常染色体隐性遗传病。该病少见，国外

资料估计其发生率为 1/（40 000～50 000）。

【畸形特征】

　　双侧肾呈一致性增大，包膜光滑完整（图 10-3-8）。切面上，在肾实质内集合管囊状扩张呈放射状排列，类似海绵断面。本病除肾受累外，常累及肝，表现为不同程度的门静脉周围纤维化和胆管发育不良，且肾与肝受累程度呈典型反比关系。临床上根据症状和病理表现不同又可分为 4 个亚型（表 10-3-2）。总的来说，肾囊性病变越严重，肝纤维化病变就越轻，但预后越差；肾囊性病变越轻，肝纤维化病变越严重，预后相对较好。实际上，产前被检出者是本病最严重的一种类型。

　　本病发病基因定位于 6p21.1-p12。

【超声诊断】

　　以往产前超声将肾增大伴有回声增强、囊肿、羊

表 10-3-2　ARPKD 的临床类型

临床类型	肾集合小管扩张比例（%）	门静脉周围纤维化程度	平均寿命
胎儿型	90	最轻	几小时
新生儿型	60	轻度	几个月
婴儿型	20	中度	10 岁
少年型	＜10	显著	30 岁

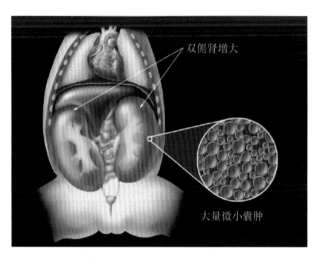

图 10-3-8　常染色体隐性遗传性多囊肾

水过少者均认为是婴儿型多囊肾。但现在认为，许多其他疾病亦可表现为肾增大，回声增强，可伴有或不伴有明显囊肿及羊水过少。有这些表现的肾畸形，许多最后确诊不是 ARPKD，实际上 ARPKD 是极其罕见的，最终确诊可通过基因来诊断。

　　ARPKD 产前超声的主要表现如下（图 10-3-9，图 10-3-10）。

　　（1）双侧肾对称性、均匀性增大。孕晚期胎儿双侧肾常显著增大，可达正常肾的 3～10 倍，充满整个腹腔。

　　（2）双侧肾回声增强。由于本病肾内囊肿极小，普通超声成像条件下不能分辨出这些囊性结构，但正是由于有大量小囊，其囊壁提供了大量的超声反射界面，使肾回声明显增强。如果使用高分辨率超声探头（如 7～10 MHz），则可将这些小囊显示出来，表现为肾实质内均匀分布的、大小 1～2 mm 的大量小囊，偶可有 8～10 mm 的小囊出现。

　　（3）肾回声增强主要在肾髓质部分，而周围皮质部分则表现为低回声。实际上，由于肾髓质内集合管扩张、肾髓质增大导致肾明显增大和回声增强，因此，仔细探测此种特征，对鉴别诊断较有帮助。

　　（4）羊水过少：由于 ARPKD 早期肾大小在正常范围，后期肾才明显增大，早期羊水量亦在正常范围，因此，上述超声征象多在 24 周以后才出现，在 24 周以前超声可表现正常，许多病例在 16～19 周可无异常发现。因此，本病早期诊断较困难。有学者认为，在 12 周经阴道超声检查，由于肾回声增

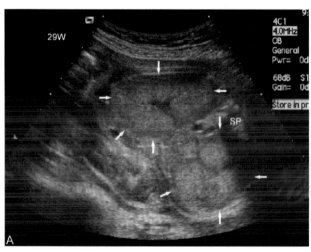

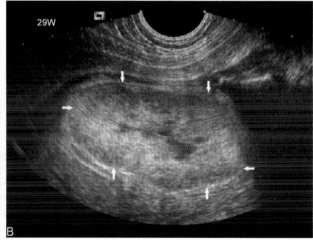

图 10-3-9　常染色体隐性遗传性多囊肾

　　30 岁孕妇，29 周检查无羊水，膀胱不显示，胎儿腹部横切面（图 A）及矢状切面（图 B）可见双侧肾明显增大，回声增强（箭头所示），出生后外观无异常，3 d 后死亡。SP. 脊柱

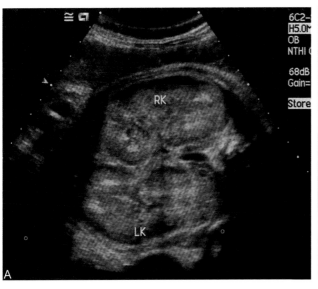 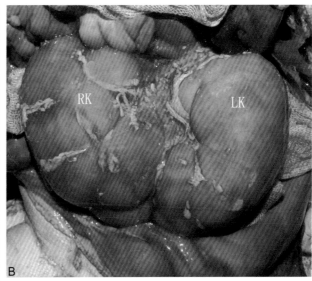

图 10-3-10 常染色体隐性遗传性多囊肾

26 岁孕妇，妊娠 34 周，胎儿双肾横切面（图 A）显示双肾体积对称性明显增大，皮质回声正常，呈低回声，髓质回声明显增强。双侧集合系统回声不明显。标本解剖（图 B）显示双侧肾（LK，RK）体积明显增大，下极互相靠近

强而使肾很好地显示与分辨，应想到有 ARPKD 可能，此时应密切追踪检查，观察肾的大小及回声变化情况，一般每 2~4 周应观察测量 1 次。

【临床处理及预后】

本病产前可行胎儿基因检查，发现 PKHD1 基因突变可确诊。本病预后与肾病变的发生年龄有关（表 10-3-2）。围生期即表现有严重肾病变者，预后最差，多数患儿在新生儿期死亡。出生后是否给予新生儿复苏尚存争议。现在越来越多的研究报道，婴儿型多囊肾的患儿出生后如及时给予机械通气、营养支持、腹膜透析，可提高存活率。新生儿期存活者，预后相对较好，女性 1 年存活率约 82%，男性约 94%。Roy 等进一步研究显示 15 年存活率为 67%。远期合并症有高血压、尿路感染和门静脉高压，最终需肾移植。本病再发风险为 25%。

2. 常染色体显性遗传性（成人型）多囊肾 [autosomal dominant (adult) polycystic kidney diseasc，ADPKD]（potter Ⅲ 型）常染色体显性遗传性多囊肾（ADPKD）又称成人型多囊肾，是一种常染色体显性遗传病，本病发生率约 1/1000。

【畸形特征】

本病的主要病理特征是肾单位的囊状扩张及肾增大。但临床上多在成年期才表现出临床症状，开始出现症状的平均年龄约为 40 岁，主要表现为高血压和肾衰竭。但本病亦可在小儿甚至胎儿期表现出来，此时仅有轻度肾疾病表现（明显与 ARPKD 小儿不同）。ADPKD 患者父母有一方常有此病，因此，

当怀疑 ADKPD 时，应对父母双方均进行检查，如果父母一方患有此病，则对本病的诊断很有帮助；如果父母双方均无此病，则 ADPKD 可能性不大。

目前的研究认为，本病的发病基因有 3 个，90% 与位于 16 号染色体短臂上的 PKD1 基因有关，1%~4% 与位于 4 号染色体的 PKD2 基因有关，此外，PKD3 基因的确切部位尚不清楚。因此，产前有可能通过基因检测诊断本病。

【超声诊断】

本病超声表现与 ARPKD 相似，亦表现肾增大，回声增强。但与 ARPKD 相反的是，ADPKD 可较好地显示低回声的肾髓质，且肾髓质无明显增大（图 10-3 11）；同时 ADPKD 的肾增大远没有 ARPKD 肾增大明显。由于 ADPKD 不引起胎儿肾功能不全，因此，羊水量在正常范围，而 ARPKD 则常在 24 周后出现羊水中度或严重过少。此外，父母一方有多囊肾超声表现是诊断胎儿 ADPKD 的有力证据。

【临床处理及预后】

产前超声尤法明确诊断。此病有家族史，属于遗传性多囊肾，为双侧肾受损，需与单侧病变的多囊性发育不良肾鉴别。因此，需进一步检查孕父母的肾，如其父母中一方也是 ADPKD，能进一步证明其患 ADPKD 的可能，但不能确诊，基因检测可确诊。此病产前无典型声像图表现，只表现肾回声增强者，超声随访。

对于胎儿期出现羊水过少，或者是肝脾大的患儿，出生后需进行新生儿复苏和支持治疗。

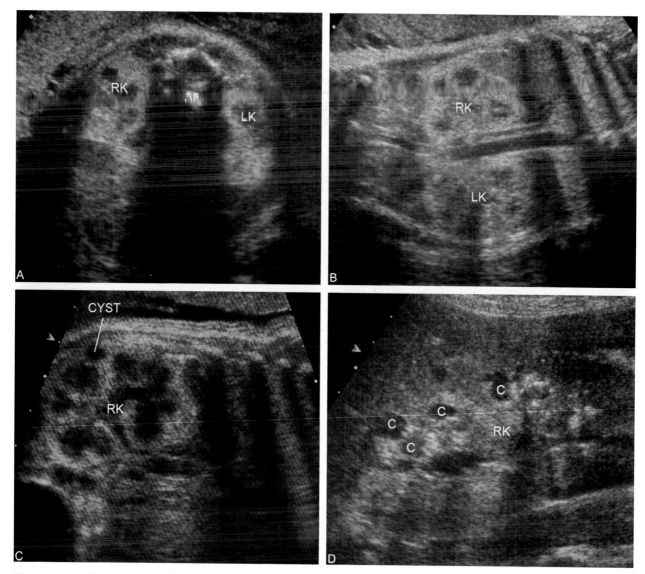

图 10-3-11　成人型多囊肾（该例出生后新生儿期无明显症状）

　　28 岁孕妇，妊娠 34 周，双肾横切面（图 A）及冠状切面（图 B）显示双侧肾稍增大，肾皮质回声明显增强增厚，而髓质呈低回声；右肾（RK）冠状切面（图 C）显示强回声的肾皮质内可见一小的囊肿回声（CYST）。孕妇双肾及肝均呈典型多囊肾、多囊肝超声特征，图 D 为该孕妇右肾矢状切面，显示肾增大，回声不均匀，肾皮质内可见多个大小不等囊肿回声（C），囊肿周边实质回声增强

　　本病的多数成年患者在 40 岁之前可无任何临床症状，50 岁后可出现高血压和肾功能不全。本病再发风险为 50%。通常后代发病年龄较上代发病年龄会提前。

（二）多囊性发育不良肾

　　多囊性发育不良肾（multicystic dysplastic kidney，MCDK）（Potter Ⅱ 型），多囊性发育不良肾（MCDK）是较常见的一种肾囊性疾病，在活产儿中的发生率约为 1/3000。本病无遗传，以男性多见，常为单侧发病，对侧肾多发育正常。但双侧发病者亦可高达 23%。MCDK 常单独发病，也可合并

其他系统异常，如 Meckel-Gruber 综合征。本病是新生儿期腹部肿物的常见原因，但临床上仅 37% 的婴儿可触及包块。

【畸形特征】

　　受累肾形态明显异常，无肾盂个形态，由大小不等数量不一的囊腔构成，多像一串葡萄粒（图 10-3-12）。肾蒂血管发育不良，多数变细。输尿管发育不良、闭锁、缺如等，亦可有输尿管盲端、扩张、中段闭锁等异常。肾盂亦有发育不良、闭锁等改变。

　　肾梗阻性病变对胎儿肾发育有深刻影响。如前所述，正常肾发育依赖于输尿管芽与后肾原基之间的相互作用。由于早期宫内梗阻干扰了这一过

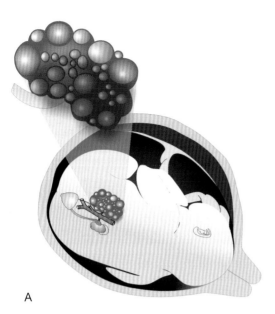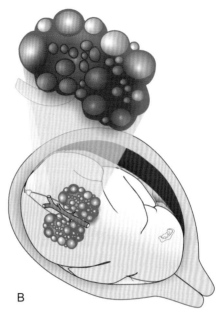

LI&WEN©2017

图 10-3-12 胎儿多囊性发育不良肾

A. 单侧（左侧）多囊性发育不良；B. 双侧囊性发育不良肾

程，即导致肾发育异常，这种异常的严重程度取决于梗阻终止的时间与完全性。一般来说，梗阻发生时间越早、越完全，对肾发育的影响越大。典型MCDK，由于早期输尿管完全闭锁，同时肾盂亦常呈漏斗状闭锁，肾单位诱导停止，集合小管分化受损，因而导致几乎无正常肾单位发育，无尿液生成。结果，集合小管增大，小管末端部分随意发育成异常的囊腔。肾动脉常较细小或缺如。其他梗阻，如输尿管肾盂连接处梗阻、输尿管膀胱连接处梗阻等，也可导致肾囊性病变的形成。如果这些梗阻发生早且严重，也可形成前述典型的 MCDK。

【超声诊断】

有特征性超声表现者，产前诊断较容易（图10-3-13，图 10-3-14），但有肾萎缩、囊肿较小或破裂者，产前超声诊断相对较困难。

1. 病变侧无正常形态的肾图像，代之以多房性囊性包块，包块可大可小，位于脊柱前方，其内囊肿大小不等，形态各异，囊与囊之间互不相通，随机分布。周边较大的囊可使肾轮廓扭曲变形为葡萄串样。

2. 肾中央或囊与囊之间常可见团状或小岛样实质性组织，但肾周围无正常的肾皮质，亦不能显示正常的集合系统回声。

3. 如为双侧 MCDK，则常有羊水过少及膀胱不显示等特征。

4. 彩色多普勒显示肾内肾动脉分支紊乱，主肾动脉难显示，动脉频谱为高阻型频谱（图 10-3-13）。

5. 由于肾小球的残余过滤功能，肾超声图像及其大小可在各次检查中出现明显不同。如果肾单位仍有残存功能，囊内液体可逐渐增加而囊肿增大；如果这些有残余功能的肾单位被破坏或消失，囊内液体不但不增加，反而会被再吸收。因此，大多数病例在肾单位完全消失之前随孕周的增大而增大，在肾单位完全消失之后，肾逐渐缩小甚至完全消失，即使尸检也可能检不出肾、输尿管及肾动脉。

6. 若梗阻发生于妊娠较晚时期（10 周之后，38 周之前），MCDK 表现为非典型的肾盂积水形态。虽然病理学上的改变与上述典型者极相似，但肾盂及漏斗部不闭锁，肾盂扩张，并与周围囊相通，肾形态扭曲较少，超声较难与肾盂积水区分。当梗阻或中断过程局限于某一部分时，则可发生罕见的局部或部分 MCDK，尤其在重复肾畸形的上极部分和交叉融合肾中形成部分 MCDK。

本病主要应与肾盂积水相区别，尤其在 MCDK表现为中央较大囊肿而周边囊肿较小时，有时声像图上酷似肾盂积水。但肾盂积水周边的小囊为扩张的肾盏，均与肾盂相通，且肾的形态正常，周边有正常的肾皮质可资区别，而 MCDK 则无正常肾的形态，囊与囊不相通，周边无正常的肾实质，而中央或囊之间都见小岛样实质回声组织。

【临床处理及预后】

双侧 MCDK 预后不良，因常伴羊水过少，引

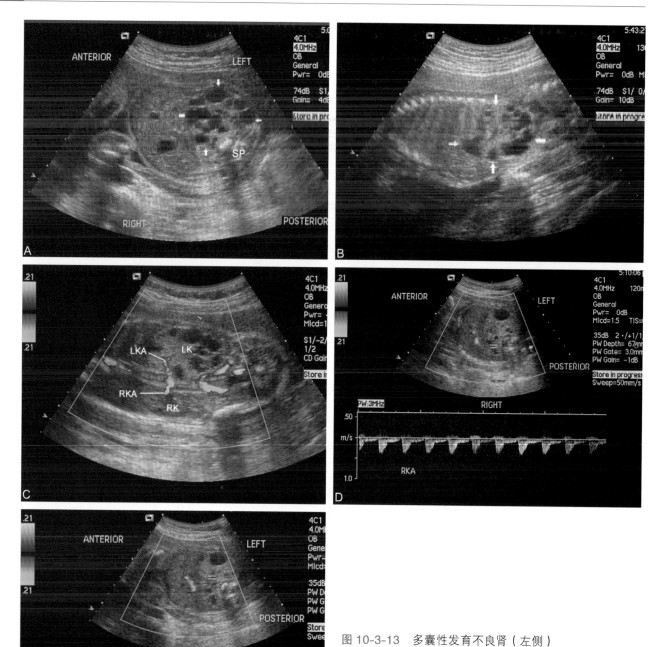

图 10-3-13　多囊性发育不良肾（左侧）

　　25 周胎儿，腹部横切面（图 A）及左肾区矢状切面（图 B）显示左肾明显增大，内可见多个大小不等的囊肿（箭头所示），囊肿之间可见部分实质回声；C. 胎儿期冠状切面显示腹主动脉及左、右肾动脉（LKA，RKA）频谱多普勒显示右肾动脉血流频谱正常（图 D），左肾动脉血流频谱阻力增高，舒张期血流消失（图 E）

　　起肿严重发育不良而导致新生儿死亡。

　　单侧 MCDK 患者，如果对侧肾发育正常，预后好，如果对侧肾异常，则预后取决于这个肾畸形的严重程度，如合并对侧肾发育不全，预后差；如果伴有肾外畸形，则预后与伴发畸形的严重程度有关。

　　单侧 MCDK 患儿出生后应行泌尿系超声检查进一步确诊，逆行肾盂造影术排除健侧有无膀胱输尿管反流，出生后 36～48 h 应检测血肌酐和尿素氮

评价肾功能。超声复查一般认为 1 岁内每 3 个月 1 次，然后每半年 1 次，随访至 3 岁，以后应每年 1 次超声检查随访。单侧病变者长期随访结果发现 18% 患者在 1 岁内病变消失，13% 在随访后 2 年内，23% 在 5 岁内消失，44% 在 5 岁后维持不变，估计 20 年后均会消失。

　　单纯 MCDK 呈散发性发病，无再发风险。

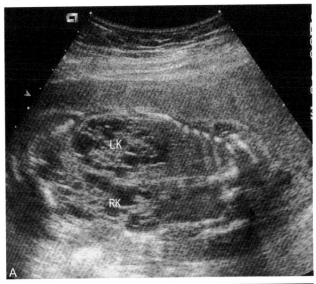

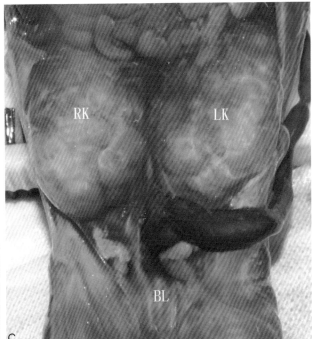

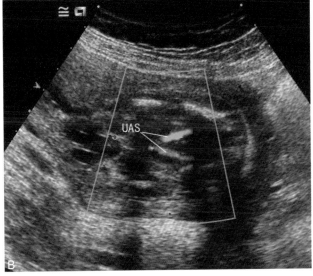

图 10-3-14　双侧多发性囊性发育不良肾

31 岁孕妇，妊娠 21 周，双肾冠状切面（图 A）示双肾（RK、LK）体积增大，肾实质内布满大量小囊肿。膀胱横切面彩色多普勒检查（图 B）示双侧脐动脉（UAS）内侧细小无回声区膀胱。尸体解剖（图 C）示双肾体积明显增大，表面凹凸不平，布满大小不等的小囊，似葡萄串

（二）其他囊性肾疾病

胎儿肾回声增强是指肾实质回声强于肝回声，产前超声检查统计的发生率为 1.6/1000。除前述肾囊性疾病外，尚有许多其他肾疾病可表现为肾增大和肾回声增强。这些疾病包括：肾小球囊性疾病（glomerulocystic disease），Meckel-Gruber 综合征（也有研究认为该综合征的肾表现为 MCDK，Potter Ⅱ 型），13 三体综合征，先天感染如巨细胞病毒感染，其他综合征如 Beckwith-Wiedeman 综合征、窒息性胸廓发育不全（asphyxiating thoracic dysplasia）等。

当检出一种综合征的某些特征性征象时，可做出这种综合征的具体诊断。例如，当同时检出脑膜膨出及六指（趾）畸形时，肾增大与回声增强应是 Meckel-Gruber 综合征（图 10-3-15）中的一种表现。当检出正中唇腭裂、前脑无裂畸形、心脏畸形、

六指（趾）及肾增大时，则应考虑 13 三体综合征的可能。在此两种综合征中，前者更常出现羊水过少，为常染色体隐性遗传病；后者则可通过胎儿染色体检查确诊。Beckwith-Wiedeman 综合征发生于男性胎儿者，以巨体、肝大、巨舌、肾增大、脐膨出、隐睾为特征，羊水可正常或增多。而肾增大伴短肢畸形、长骨无弯曲者则提示窒息性胸廓发育不全。

巨细胞病毒感染是肾回声增强的一个常见原因，如果检出脑积水、脑室周围钙化灶、小头畸形时，则明显提示此种感染的可能性。

当检出肾增大、回声增强，又不能明确其具体原因时，可以根据羊水和胎儿其他结构特征进行排除性诊断，以缩小肾疾病诊断的范围。例如，如果肾增大回声增强但羊水量正常时，ARPKD、Meckel-Gruber 综合征的可能性较小。如果胎儿其他结构无异常表现，13 三体、Meckel-Gruber 综合

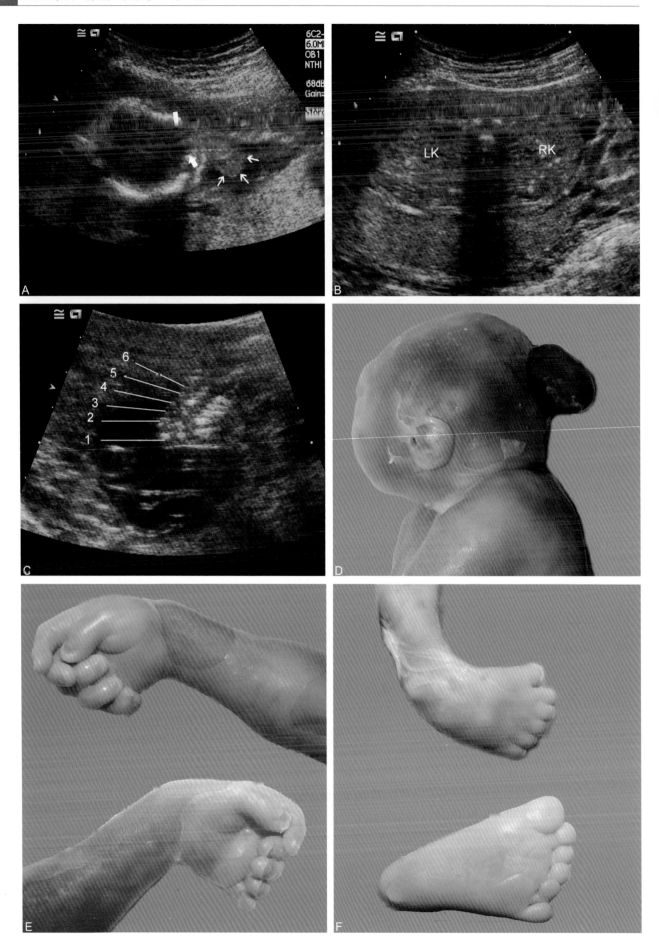

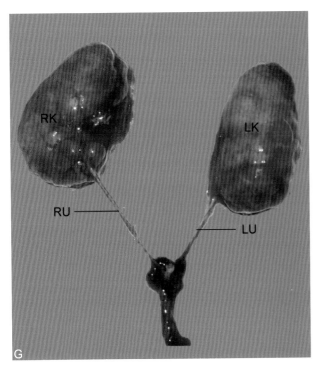

图 10-3-15　Meckel Gruber 综合征

　　25 岁孕妇，妊娠 23 周，第 1 胎亦为 Meckel Gruber 综合征。近颅顶部横切面（图 A）可见颅骨缺损（粗箭头所示），由颅骨缺损处可见脑组织向外膨出（细箭头所示）。双肾横切面（图 B）示双肾体积增大，双肾实质回声增强，可见弥漫分布的细小无回声区。足底平面（图 C）示六趾畸形。引产后标本（D、E、F 及 G）示颅顶部脑膨出，双手、足六指／趾畸形，多囊肾。LK. 左肾；RK. 右肾；LU. 左输尿管；RU. 右输尿管；BL. 膀胱

征、窒息性胸廓发育不全的可能性不大。如果羊水正常，胎儿父母肾无异常时，则 ADPKD 的可能性极小。

　　应指出的是，有些胎儿肾表现为强回声，其结果可能完全正常，尤其是当肾大小在正常范围时，其最终结果常无异常，因此，当肾表现为回声增强时，不加分析地诊断为 ARPKD 是不可取的，应进行严密的追踪检查，才做最后诊断。对于上述情况新生儿期及儿童期进行密切随访观察是必要的。

五、梗阻性尿路疾病

（一）肾积水

　　胎儿肾积水（hydrorephrosis）可由泌尿道梗阻性病变和非梗阻性病变（如膀胱输尿管反流）引起（表 10-3-3）。最常见的原因是肾盂输尿管连接处梗阻、膀胱输尿管反流、膀胱输尿管连接处梗阻、后尿道瓣膜、尿道闭锁以及重复肾梗阻（表 10-3-4）。

　　胎儿肾积水的准确发病率尚无定论，据估计胎儿泌尿道扩张发生率超过 1%，但随访研究认为导致明显的肾病理改变者仅为 1/500。出现这种差异的主要原因是一过性的、轻度或中度肾积水，它们常在出生后消失。

　　超声诊断胎儿肾盂积水的标准与小儿及成年人不同，因为肾盂扩张在许多正常胎儿中亦相当常见。Hoddick 等发现 18% 的正常胎儿 24 周后肾盂前后径扩张可达 3~11 mm。许多学者提出了用不同的截断值来诊断不同孕周胎儿肾积水（表 10-3-5）。但即使使用不同的截断值来诊断，似乎也不能明显改善其敏感性和假阳性率，超声诊断肾积水的敏感性

表 10-3-3　肾积水的原因

双侧肾积水
　双侧肾盂输尿管连接处梗阻
　双侧膀胱输尿管连接处梗阻
　双侧膀胱输尿管反流
　巨膀胱巨输尿管综合征
　后尿道瓣膜梗阻
　尿道闭锁
　输尿管囊肿梗阻
　巨膀胱巨结肠综合征
　先天性巨输尿管
　泄殖腔畸形
　子宫阴道积水

单侧肾积水
　单侧肾盂输尿管连接处梗阻
　单侧膀胱输尿管连接处梗阻
　重复肾畸形伴输尿管囊肿或输尿管异位开口并梗阻
　正常肾伴输尿管囊肿梗阻
　巨输尿管

表 10-3-4　产前超声有明显肾盂扩张者新生儿期最终确诊的原因及百分率

最终确诊原因	百分率（%）
肾盂输尿管连接处梗阻	35
膀胱输尿管反流	20
多囊性发育不良肾	15
膀胱输尿管连接处梗阻	10
后尿道瓣膜梗阻	9
重复肾畸形	8
肾发育不全	3

为 69%~100%，假阳性率可高达 37%~81%。

美国胎儿泌尿学会建议将胎儿上尿路扩张分为 5 级（图 10-3-16）

0 级：无肾盂扩张。

Ⅰ级：肾盂轻度扩张。

Ⅱ级：肾盂伴肾大盏扩张。

Ⅲ级：肾盂肾盏明显扩张。

Ⅳ级：除有Ⅲ级表现外，扩张更严重，伴有肾皮质变薄。

显然，上述分级中 0 级为正常，Ⅲ级和Ⅳ级为异常。对于Ⅱ级及Ⅱ级以上肾盂扩张，应在胎儿期及新生儿期监测其进展情况。对于Ⅰ级肾盂扩张，

多长时间随访、随访频率等目前尚有争论。

多数学者认为，肾盂扩张前后径 > 15 mm，高度提示梗阻性病变可能，产后手术率较高。肾盂扩张前后径 < 15 mm 的产后手术率极低，据 Babu 等报道的 55 例肾盂扩张前后径 < 15 mm 胎儿，无一例需产后手术治疗，预后良好。肾盂扩张前后径在 10~14 mm 者，发生肾病理情况者较正常胎儿高，多数学者建议产后新生儿期随访检查（图 10-3-17 至图 10-3-20）。

肾盂扩张前后径在 4~10 mm 时，许多情况不是病理性的，而是一过性肾盂扩张，可能为正常或生理性的，但亦有严重泌尿系梗阻仅表现为轻度肾

表 10-3-5　不同作者诊断胎儿肾积水的标准

作　者	诊断标准
Arger 等（1985）	肾盂扩张前后径 ≥ 10 mm
	肾盂扩张前后径 / 肾前后径比值 > 0.5
Corteville 等（1991）	肾盂扩张前后径 ≥ 7 mm，< 33 周者肾盂扩张前后径 ≥ 4 mm
	肾盂扩张前后径 / 肾前后径比值 > 0.28
Mandell 等（1991）	< 20 周，肾盂扩张前后径 ≥ 5 mm
	20~30 周，肾盂扩张前后径 ≥ 8 mm
	30 周以上，肾盂扩张 ≥ 10 mm
Anderson 等（1995）	16~23 周 > 4 mm
	23~30 周 > 6 mm
	30 周以上 > 8 mm
James 等（1998）	16~28 周 > 5 mm
	28 周以上 > 7 mm

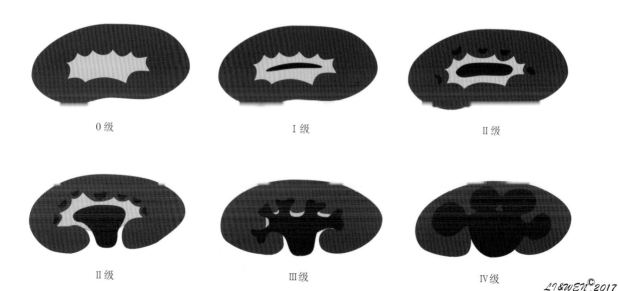

0 级　　　　　　　　Ⅰ级　　　　　　　　Ⅱ级

Ⅱ级　　　　　　　　Ⅲ级　　　　　　　　Ⅳ级

图 10-3-16　美国胎儿泌尿学会肾盂扩张分级

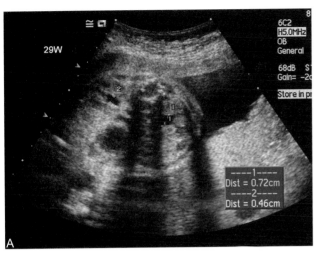
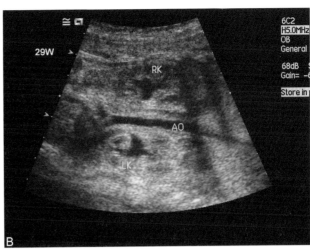

图 10-3-17　轻度肾盂扩张

　　29 周胎儿,产前超声检查发现左肾盂分离约 0.46 cm,右侧 0.72 cm。横切面(图 A)及冠状切面(图 B)显示双侧肾盂轻度扩张。AO. 腹主动脉;LK. 左肾;RK. 右肾

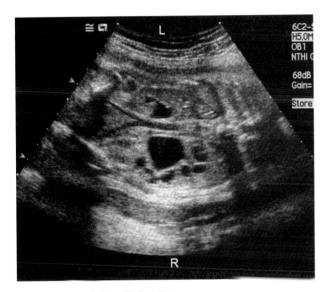
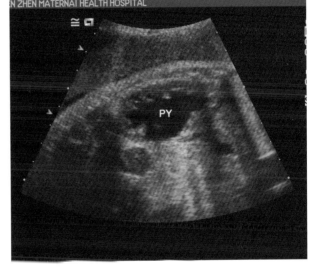

图 10-3-18　右肾盂扩张 Ⅱ 级

　　25 岁孕妇,妊娠 30 周,产前超声检查发现左肾盂扩张 Ⅰ 级,右肾盂扩张 Ⅱ 级。该例患儿出生后一般情况良好。L. 左侧;R. 右侧

图 10-3-19　肾盂扩张 Ⅲ 级

　　26 周胎儿,产前超声检查发现旁矢状切面上显示肾盂(PY)肾盏扩张,为肾盂扩张 Ⅲ 级

盂扩张者,例如后尿道瓣膜梗阻,可以引起明显膀胱扩张和输尿管扩张,而肾盂扩张则轻微。因此,对于轻度肾盂扩张时,不能简单作为正常或异常来对待。

　　引起正常胎儿肾盂轻度扩张的可能原因,其一为孕妇大量饮水导致胎儿肾盂扩张;其二是胎儿膀胱过度充盈时压迫输尿管引起肾盂轻度扩张。有研究表明,70% 的胎儿在 2 h 内经多次重复观察,胎儿肾盂测值可小可大,从而出现"正常"及"异常"改变。

　　孕妇肾积水是妊娠过程中的最常见表现,其可

能的原因是由于黄体酮类激素使泌尿系统平滑肌松弛所引起。胎儿也暴露于这种高激素状态下,也可能出现轻度肾盂扩张。

　　导致轻度肾盂扩张的主要病理情况可能与膀胱输尿管反流有关。研究表明,新生儿期有明显膀胱输尿管反流者,于胎儿期 18～20 周常出现 4～10 mm 肾盂扩张。进一步随访研究认为 4% 轻度肾盂扩张者在宫内可逐渐加重,最后引起明显的肾病理改变。

　　肾盂扩张前后径 < 15 mm 虽然泌尿系预后良好,几乎不需手术治疗,但这类肾盂扩张可增加染

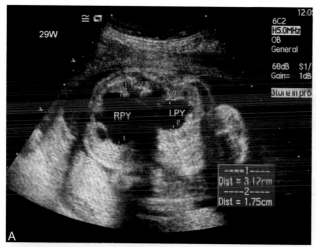

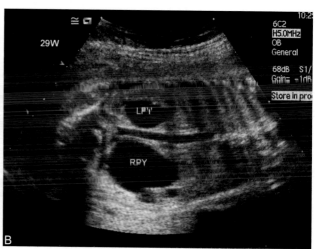

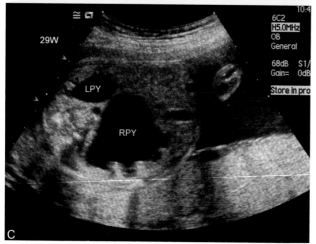

图 10-3-20　双侧肾盂扩张Ⅳ级

　　29 周胎儿,产前超声检查发现双侧肾盂均明显扩张,右侧较左侧严重,但无羊水过少,膀胱可显示。经胎儿背部横切面(图 A)、双肾冠状切面(图 B)及经胎儿腹侧横切面(图 C)均示双侧肾盂扩张,肾皮质变薄,左侧肾盏可见但不扩张,前后径为 1.7 cm,右侧肾盏扩张,肾盂前后径 3.1 cm。LPY.左肾盂;RPY.右肾盂

色体畸形风险。许多学者研究了肾盂积水与染色体畸形关系,当有多发畸形存在时,其患染色体畸形危险性约 30%,当仅有单纯肾积水时,其患染色体畸形危险性约 3%。轻度肾盂积水与 21 三体的关系,尚无定论(见第 19 章)。

　　总之,目前肾积水的诊断标准尚有争论,一般认为,下述诊断标准(即符合下述任何一条者考虑肾盂积水)敏感性高,但特异性低。

　　(1) <33 周,肾盂前后径 >4 mm,33 周以后,肾盂前后径 >7 mm。

　　(2) 肾盂扩张前后径 / 肾前后径 >0.28。

　　(3) 肾盏扩张。

　　尽管在诊断标准上存在争论,但对一些原则仍趋向一致,这些原则如下。

　　(1) 肾盂扩张 <4 mm,大多数胎儿为正常胎儿。

　　(2) 肾盂扩张为 5~10 mm,或者有膀胱扩张、输尿管扩张、肾盏扩张或仅可显示肾盏的肾盂扩张(Ⅱ度肾盂扩张),应在以后妊娠过程中随访观察监测。

　　(3) 如果肾盂扩张在 10 mm 以内,肾盂 / 肾前

后径之比 < 0.5,且胎儿无其他异常发现,那么产后出现临床相关疾病的可能性较低。

　　(4) 肾盂扩张 >10 mm,出现肾病理情况的可能性明显增加。产后应行肾功能检查及排泄性膀胱尿路造影以除外梗阻和膀胱输尿管反流。

　　(5) 产后随访原则:最好于产后 5~7 d 进行,因为此时期新生儿已不再受母体黄体酮类激素影响而致平滑肌松弛,其轻度肾盂扩张可以消失,然而在出生后的头 48 h 内,由于新生儿有轻度脱水,如果出生后立即行肾超声检查,可出现假阴性结果。

(二) 先天性肾盂输尿管连接处梗阻

　　先天性肾盂输尿管连接处梗阻(congenital ureteropelvic junction obstruction)是胎儿和新生儿肾积水最常见原因(表 10-3-4),其发生率约为 1/2000。本病男性多于女性,左侧多于右侧,双侧者占 10% 左右。

　　【畸形特征】

　　本病主要特征是尿液从肾盂流入输尿管处出现

先天性梗阻。这种梗阻的病理机制尚不清楚。最常见原因是肾盂输尿管连接处狭窄（图 10-3-21），占 85%~90%。狭窄段多为 0.5~2mm，少数可达 5~10mm，个别病例有多段间断狭窄。狭窄处平滑肌增厚、肌纤维排列紊乱、纤维组织增生。电镜研究认为狭窄段平滑肌细胞属于非收缩型平滑肌细胞，因而提出了肾积水的发生是输尿管狭窄段失去蠕动功能所致的功能性狭窄理论。少见原因有迷走血管或束带压迫（约占 3%）、肾盂输尿管连接处瓣膜梗阻（<1%）、输尿管高位、输尿管起始部扭曲、折叠等。

本病的梗阻是不完全性梗阻。不完全性梗阻发生在妊娠较晚时期者，引起肾盂肾盏不同程度的扩张，而无肾发育不良的组织学证据，不完全梗阻发生在妊娠较早期者，除肾盂肾盏扩张外，还可出现肾发育不良，可伴有或不伴有囊性病变的形成。如果在妊娠 8~10 周肾盂输尿管连接处完全梗阻，则认为是 MCDK 的原因。

【超声诊断】

超声诊断本病主要根据肾盂肾盏扩张但输尿管、膀胱不扩张，但超声不能直接显示输尿管狭窄。

1. 肾积水：主要表现为肾盂、肾盏均扩张，扩张程度多为轻至中度，且在宫内积水程度相对稳定，多数不呈进行性加重，即使有进行性加重，目前认为也没有加重到要提前分娩的程度。少数梗阻严重者，肾盂肾盏重度扩张，肾皮质变薄，甚至表现为肾床区的巨大单房囊肿（图 10-3-22，图 10-3-23）。

本病肾盂扩张的形态与其他原因所致的肾盂扩张不同。如果在冠状切面上肾盂尾端表现圆钝或呈"子弹头"状改变，则以肾盂输尿管连接处梗阻可能性大；相反，如果肾盂尾端呈"尖嘴状"指向输尿管，则肾盂输尿管连接处梗阻的可能性小。此种形态的肾盂更应考虑其他原因所致的梗阻，如膀胱输尿管反流或肾盂输尿管连接处以远梗阻。

2. 同侧输尿管不扩张，膀胱不扩张。

3. 羊水量多正常，但部分病例表现为羊水过多。即使为双侧梗阻，也可有羊水正常或过多。导致羊水过多的原因尚不清楚，一种假说认为梗阻损害了肾的浓缩功能，导致尿液形成明显增加。

4. 严重梗阻可导致肾盏破裂，在肾周围形成尿性囊肿，而此时肾表现为回声增强。此种肾已多无肾功能。随访中应更注意对侧肾情况。

5. 肾实质回声增强或肾实质内囊肿的检出，是某种程度肾发育不良的表现。

6. 约 25% 病例可合并有其他肾畸形，包括多囊性发育不良肾、肾发育不良或肾缺如、膀胱输尿管反流。约 12% 可伴有肾外畸形。

【临床处理及预后】

肾盂输尿管连接处狭窄，若肾大小基本正常，肾实质回声正常，预后较好。极少数病例肾盂肾盏

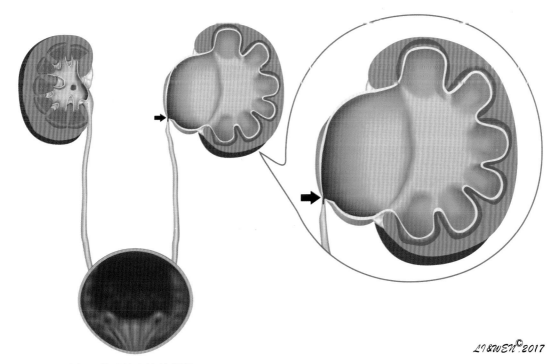

图 10-3-21 先天性肾盂输尿管连接处梗阻

箭头所示为左肾盂输尿管连接处梗阻，梗阻以上肾盂、肾盏扩张

极度扩张，导致肾皮质变薄，若对侧肾正常，仍能正常生存。

对于双侧肾盂输尿管连接处梗阻，建议每隔 2～3 周超声复查 1 次，同时特别注意羊水量的变化。

本病手术治疗效果较好。有肾功能受损者，手术后肾功能及肾实质厚度可有一定程度的恢复，术后 6 个月内恢复较快。本病预后取决于梗阻发生的时间，梗阻的严重程度，是单侧梗阻还是双侧梗阻，

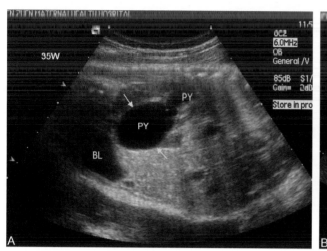
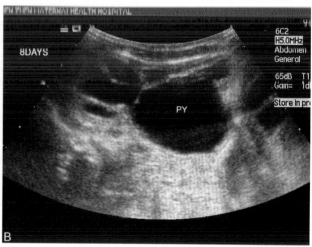

图 10-3-22　胎儿重度肾盂肾盏扩张

肾盂尾端圆钝，是肾盂输尿管连接处梗阻的典型形态。产前（图 A）及产后 8 d（图 B）冠状切面，手术证实为肾盂输尿管连接处狭窄。PY. 肾盂 ；BL. 膀胱

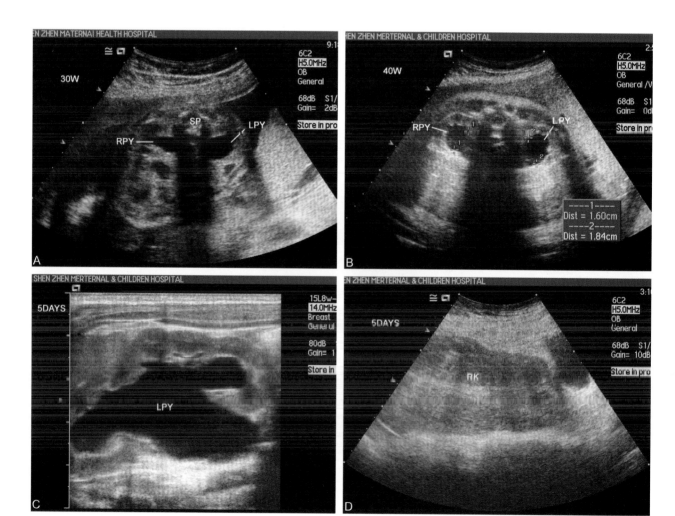

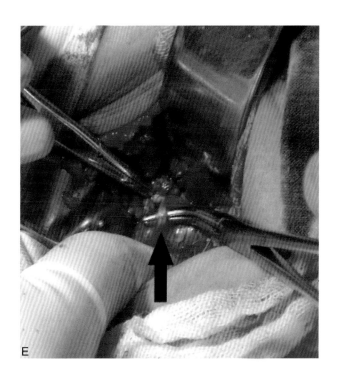

图 10-3-23 肾盂输尿管连接处狭窄

女，32 岁，妊娠 24 周来院检查双肾盂无分离扩张，但妊娠 30 周（图 A）检查时，发现双侧肾盂分离，左侧重度、右侧轻度，妊娠 38 周、妊娠 40 周（图 B）复查肾盂分离进一步加重，出生后第 5 天（图 C、图 D）复查，右侧肾盂分离消失（图 D），但左侧呈进行性扩张（图 C），42d 复查出现肾皮质变薄，2 个月时手术见左肾盂输尿管连接处狭窄（箭头所示），狭窄段长约 3cm（图 E）。LPY. 左肾盂；RPY. 右肾盂；SP. 脊柱；RK. 右肾

是否合并其他畸形。

（三）膀胱输尿管连接处梗阻（非反流性输尿管扩张）

膀胱输尿管连接处梗阻（vesico-ureteric junction obstruction）约占胎儿肾积水的 10%，发生率在活产儿中约为 1/6500。男女之比为 2∶1。

【畸形特征】

本病的主要病理改变是膀胱输尿管连接处狭窄或远段输尿管功能受损，导致狭窄以上输尿管扩张及肾积水（图 10-3-24）。远端输尿管闭锁者少见。本病多为单侧梗阻，双侧梗阻者约占 25%，常可合并其他异常，如膀胱输尿管反流、肾盂输尿管连接处梗阻、多囊性发育不良肾等。

【超声诊断】

本病的超声表现主要有输尿管呈蛇形弯曲状扩张和肾积水，扩张的输尿管与肾盂相通（图 10-3-25），而膀胱和羊水量正常。扩张的输尿管应与邻近的肠管相区别，前者管腔内呈无回声，后者常有胎粪，追踪其走向也明显不同。

本病产前超声检查不能与膀胱输尿管反流引起的输尿管扩张和肾积水相区别。少数情况下，膀胱出口梗阻可表现为一侧输尿管明显扩张及明显肾积水，而对侧扩张相对较轻。输尿管囊肿也是输尿管扩张的主要原因之一，在膀胱内检出输尿管囊肿可资鉴别。

【临床处理及预后】

本病预后良好。40% 以上病例无须治疗可自行缓解或消失。产前超声检测输尿管内径＜6mm 者，产后多不须手术治疗。但是输尿管内径＞10mm 者，预后相对较差，多须手术治疗。本病再发风险未见报道。

（四）输尿管囊肿与输尿管异位开口

输尿管囊肿（ureteroeles）与输尿管异位开口（ectopic ureter）发生率尚不清，据估计约为 1/9000。多发生在重复肾、重复输尿管畸形中。重复输尿管囊肿与输尿管异位开口女性多于男性 3~4 倍。10%~15% 发生在双侧。在男性输尿管囊肿中，40% 仅有单一的集合系统而非重复肾。

【畸形特征】

1. 输尿管囊肿 因输尿管开口狭窄，输尿管入膀胱段肌层薄弱，尿液排出不畅，致使输尿管黏膜下段逐渐膨大，突入膀胱内形成囊肿。囊肿远端有一狭窄的小孔，尿液先流入囊肿内，囊肿增大，然后再从小孔排出，囊肿变小。囊壁外层为膀胱黏膜所覆盖，内层为输尿管黏膜，其间为结缔组织，缺乏肌肉结构。绝大部分（80% 以上）囊肿来自重复输尿管。囊肿一般较大，其上端与重复输尿管相通，重复输尿管与重复肾的上部分肾盂相通。仅 10%~20% 的输尿管囊肿来自一条输尿管，其囊肿开口处在正常输尿管开口处，囊肿一般较小，其上方仅有

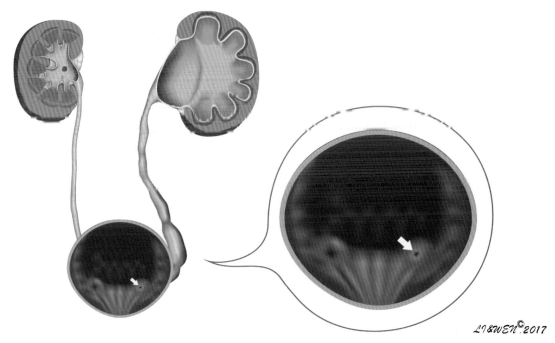

图 10-3-24　膀胱输尿管连接处梗阻
　　左侧肾盂、肾盏扩张，左输尿管扩张扭曲，梗阻发生在膀胱输尿管连接处（左）（箭头所示），右侧肾盂、肾盏、输尿管正常

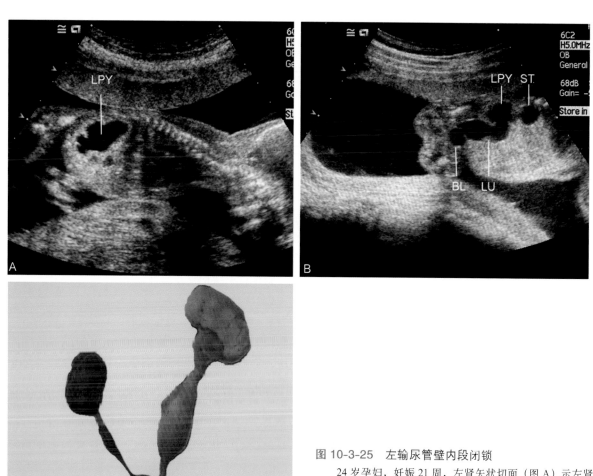

图 10-3-25　左输尿管壁内段闭锁
　　24 岁孕妇，妊娠 21 周，左肾矢状切面（图 A）示左肾积水 IV 级，肾实质明显变薄且回声增强。左输尿管长轴切面（图 B）显示左输尿管（LU）全程纡曲扩张，左输尿管与左肾盂（LPY）相通、与膀胱（BL）不相通。标本解剖（图 C）显示左肾体积明显比右肾大，左肾外肾盂、左输尿管全程扩张，壁内段闭锁。ST. 胃泡

一个肾（图 10-3-26B）。

2．输尿管异位开口 输尿管没有进入膀胱三角区，开口在膀胱三角区以外。开口位置男性与女性不同，男性开口可在后尿道、输精管、精囊、射精管、膀胱颈部、直肠等部位，末端有括约肌，无尿淋漓。女性开口可在尿道、阴道、子宫、直肠等部位，末端无括约肌，常出现尿淋漓（图 10-3-26C）。

【超声诊断】

由于输尿管囊肿与异位开口常与重复肾或重复输尿管畸形有关，因此，超声产前诊断本病时仔细分析受累侧肾的形态、积水发生的部位、有无双集合系统对诊断很有帮助。虽然不合并有肾积水的重复畸形者产前超声诊断困难，但当发现一侧肾轻度增大时，仔细辨认其内的集合系统有帮助，重复肾畸形可显示 2 个强回声集合系统。合并有肾积水时，诊断相对容易。

1．病变侧肾常增大，集合系统一分为二（图 10-3-27），位于上部者常积水；下部呈正常强回声而无分离，部分病例下部集合系统亦可轻度分离。上部肾盂积水严重者，肾皮质可明显变薄而表现为较大囊肿声像，下部肾及集合系统则明显下移且显示困难，此时，应根据输尿管是否扩张，有无输尿管囊肿或异位开口进行分析。

2．输尿管下段梗阻严重者，可出现上部肾囊状发育不良，常表现为 Potter Ⅱ 型和Ⅳ型发育不良。当上部肾出现典型 Potter Ⅱ 型发育不良时，肾上部表现为较大的多囊性改变，而下部正常肾下移且相对较小。当上部囊性发育不良逐渐吸收消失后，下部正常肾上移到正常部位，且可表现为正常形态和正常大小，就好像多囊性发育不良肾又变了正常形态的肾一样。

3．输尿管可表现为不同程度的扩张。超声可沿输尿管走行方向从扩张的肾盂开始向下追踪到膀胱或膀胱后方，扩张的输尿管常表现为蛇形弯曲状（图 10-3-28），上方与肾上部扩张的肾盂相通，下方则可突出于膀胱内形成输尿管囊肿，或走行于膀胱后方达尿道水平，形成异位开口（图 10-3-29）或盲端。

4．输尿管囊肿表现为膀胱内囊性结构（图 10-3-27），偶尔可见其有规律地增大和缩小交替变化。当输尿管囊肿特大时，可引起双侧肾积水，或囊肿疝入尿道引起膀胱出口梗阻，导致双侧肾积水。输尿管囊肿也可双侧发生，膀胱内出现 2 个囊肿声像。有时，膀胱排空后可将输尿管囊肿误认为膀胱，而当膀胱过度充盈时，输尿管囊肿可被压迫而消失，因此，输尿管囊肿显示率不高，仅 39%。

5．本病产前与先天性巨输尿管、膀胱输尿管连接处狭窄及膀胱输尿管反流的区别有时较困难，常到产后才能区分。后者在产前超声检查时均无双肾盂、膀胱增大、膀胱壁增厚、后尿道扩张、输尿管囊肿或异位开口等声像特征。

【临床处理及预后】

大多数情况下，输尿管囊肿对分娩时间、分娩方式及分娩医院无特殊要求，但是当输尿管囊肿较大或者脱垂到后尿道引起膀胱流出道梗阻时，超声

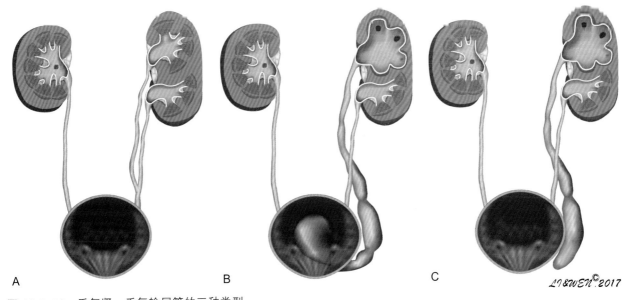

图 10-3-26 重复肾、重复输尿管的三种类型

A．重复肾、重复输尿管不合并肾盂积水和输尿管扩张；B．重复输尿管末端囊肿，重复输尿管及集合系统扩张、积水；C．重复输尿管异位开口，重复输尿管及集合系统扩张、积水

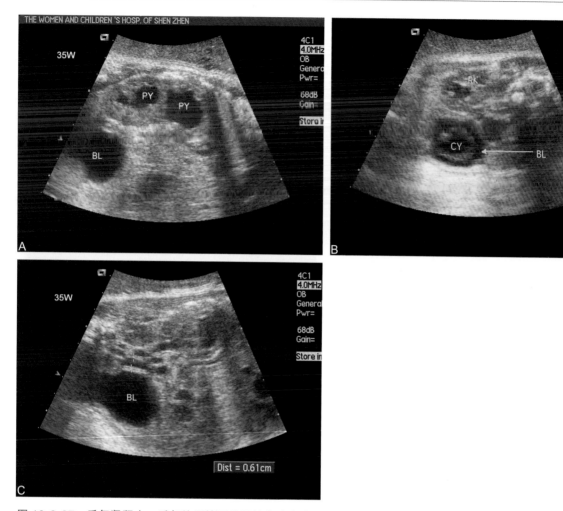

图 10-3-27　重复肾积水、重复输尿管及输尿管末端囊肿（产后 4 个月手术证实）

　　35 周胎儿，右肾矢面（图 A）显示 2 个肾盂（PY），中央有肾实质分隔，2 个肾盂均扩张；膀胱（BL）横切面（图 B）显示膀胱内输尿管囊肿（CY），呈"双环"征象。C. 右输尿管扩张，弯曲，切面上呈输尿管多个断面像。RK，右肾

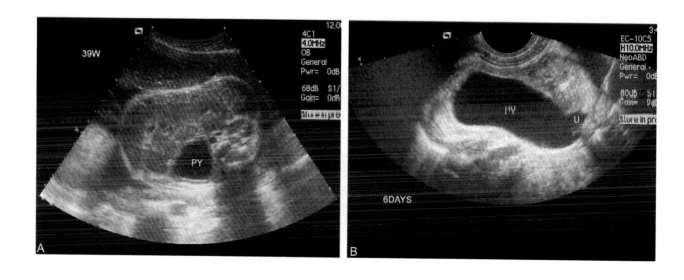

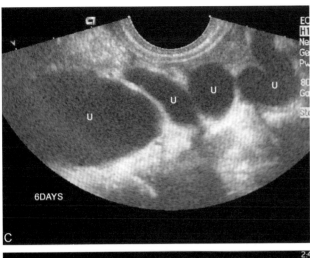

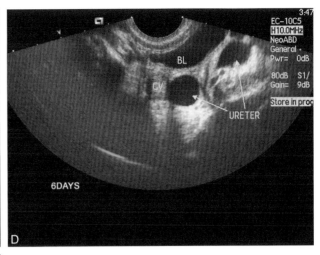

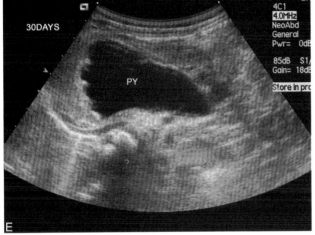

图 10-3-28　重复肾积水、重复输尿管及输尿管异位开口

　　32 岁孕妇，妊娠 39 周女胎，胎儿腹腔囊性包块会诊。超声见左肾上极囊性包块（PY），约 40 mm×35 mm，向下逐渐变细成管状，在盆腔内扭曲，内径 6 mm，诊断为左侧重复肾并重复输尿管异位开口（图 A）。产后第 6 天高频超声（图 B、C、D）及第 30 天常规腹部超声（图 E）复查，图像更清楚，后经手术证实。BL. 膀胱；U. 输尿管；URETER. 输尿管；CV. 子宫颈

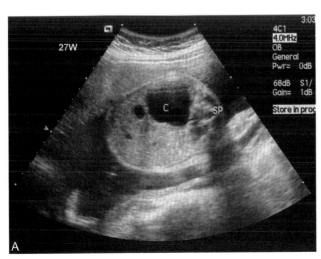

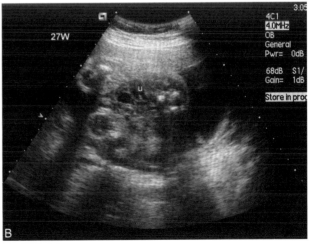

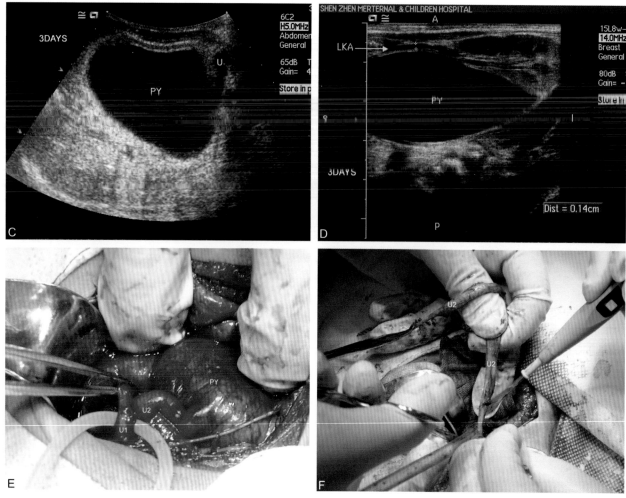

图 10-3-29　重复肾积水、重复输尿管及输尿管异位开口

　　25 岁孕妇,妊娠 27 周男胎,检查发现左肾上极囊性包块,左输尿管弯曲、扩张。产后 3 d、第 42 天检查,积水呈进行性增大,手术证实。A. 27 周胎儿腹部横切显示左肾上极囊性暗区 (C),SP 为脊柱;B. 27 周胎儿盆腔显示扩张纡曲的输尿管;C. 产后 3 d,显示肾盂显著扩张 (PY) 及与扩张的输尿管 (U) 相连;D. 产后 3 d,高频探头 (14MHz) 显示左肾下极及其上方的肾盂扩张 (PY)、左肾动脉 (LKA) 从肾盂的前下方跨越;E. 术中可见 2 条大小不一的输尿管 (U1、U2),较粗者 (U2) 与上极扩张的肾盂 (PY) 相通;F. 重复输尿管 (U2) 切除,扩张肾盂与正常输尿管吻合

监测羊水量很重要。如果 32 周前出现羊水过少或无羊水,应用药物促进胎肺成熟,提早分娩。

　　部分病例产前超声仅发现肾积水,但是找不出积水的原因,很多出生后超声检查发现输尿管囊肿或异位输尿管开口。如果诊断不够明确时,应进行排泄性尿路造影 (VCUG)。

　　产前诊断本病者预后良好,产后仅 35% 婴儿出现输尿管囊肿或异位开口的临床症状或体征。手术治疗效果良好,如果肾上部功能良好,输尿管囊肿可经尿道进行穿刺治疗,但此法可增加尿液反流的危险。

(五) 先天性巨输尿管

　　先天性巨输尿管 (congenital megaloureter) 又称原发性巨输尿管症,是输尿管功能性梗阻,输尿管、肾盂扩张,而病变部位 (输尿管远端) 没有

发现任何器质性梗阻,无膀胱输尿管反流,也无神经源性膀胱所致的输尿管病理改变。典型者表现为输尿管下段、中下段或全程梭形扩张。

　　本病以男孩发病为主,多为单侧,最常见于左侧。

　　本病产前超声无特征性表现,主要为肾盂积水和输尿管明显扩张,输尿管常呈弯曲状,切面图像上表现为多个囊样图像,侧动探头相互连通,追踪观察无明确器质性病变,也无膀胱输尿管反流的证据。膀胱正常。

【预后】

　　本病预后较好。部分病例可自行缓解。可并发感染及脓肿。手术治疗效果较佳。

(六) 膀胱输尿管反流

　　膀胱输尿管反流 (vesicoureteric reflux) 在

欧洲及非洲多见，在小儿人群中发病率为 0.1%～1%，女性明显多于男性，女男之比为 4∶1，临床上常在患者出现多次泌尿道感染后得以诊断，占尿路感染患儿的 12%～50%。本病胎儿期的发病情况不详，据报道，约占胎儿肾积水的 20%，且在胎儿期 80% 为男性，其原因尚不清楚，可能与男性胎儿膀胱内高排空压力使膀胱输尿管连接处变形导致反流有关。另一可能的原因是与男性胎儿在出生时自行消失的一过性的尿道瓣膜样梗阻有关。婴儿期反流患儿中双侧反流者可高达 66%，而在患儿出现泌尿道感染症状之前即有 40% 有肾瘢痕形成，这说明肾结痂和肾损害可能在宫内即已出现。

本病产前超声无特异性表现，仅表现为不同程度的肾积水及输尿管扩张。膀胱输尿管反流常在产后进行逆行造影、核素检查时才能确诊。

产前诊断的本病 35% 以上的病例反流在 2 岁内可自行消失，但这些儿童需要预防性应用抗生素。如果儿童期反流未能得到有效控制，到成年可出现反流性肾病，导致肾衰竭。

如果孕妇本身有膀胱输尿管反流，那么胎儿发生反流的风险为 66%，胎儿同胞发生反流的风险为 34%。

(七) 膀胱流出道梗阻

膀胱流出道梗阻 (bladder outlet obstruction) 在胎儿期及新生儿期可继发于各种不同的病理过程。

绝大多数病例为男性，女性也可出现尿道梗阻。女性尿道梗阻的主要原因是尾部发育畸形或尿道闭锁；男孩后尿道瓣膜是最常见的原因。值得一提的是，

某些非梗阻性病变也可导致膀胱流出道梗阻而表现为膀胱增大，如巨膀胱 - 小结肠 - 肠蠕动过缓综合征及梅干腹综合征。

1. 后尿道瓣膜 (posterior urethral valves) 后尿道瓣膜仅发生于男性，是先天性下尿路梗阻的最常见原因，约占胎儿尿路梗阻的 9%。其发病率为 1/5000～1/8000。很不幸的是，这一相对容易矫正的畸形却都在行外科手术之前已对胎儿多系统产生严重影响。

【畸形特征】

后尿道瓣膜是后尿道内一软组织瓣膜导致尿道梗阻，瓣膜可呈双叶状、隔状或仅为黏膜皱襞。本病病因不清，可能是多基因遗传，其发生可能是尿生殖膈分化不全所致。Young 等将此病分三型 (图 10-3-30)：Ⅰ型，最多见，呈双叶状瓣膜，位于尿道后壁，即起于精阜，远端至前外侧膀部尿道的近侧缘，于中线汇合，中央有一孔隙。Ⅱ型，极少见，是黏膜皱襞从精阜走向后外侧膀胱颈，多不造成梗阻。Ⅲ型，为隔状，即瓣膜呈环形，中间有孔隙。

后尿道瓣膜在胚胎早期就已形成，因此，它不仅可引起泌尿系统发育异常及功能障碍，而且会影响胎儿多个系统。

由于后尿道瓣膜的阻挡，胎儿尿液不能排入羊膜腔而导致羊水过少，从而导致胎儿的一系列严重改变，包括肺发育不良（新生儿期死亡的常见原因）、Potter 面容、四肢挛缩等。由于后尿道瓣膜的梗阻，导致膀胱极度扩张及膀胱壁增厚、纤维化、膀胱输尿管反流、输尿管扩张、壁增厚及纤维化，最终导致肾积水。由于肾内压力的增高，集合系统受损，肾小管浓缩功能障碍，肾尿液生成增加，又加剧了

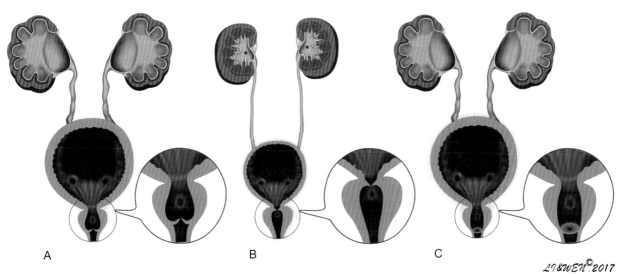

图 10-3-30 后尿道瓣膜

A. 后尿道瓣膜Ⅰ型；B. 后尿道瓣膜Ⅱ型；C. 后尿道瓣膜Ⅲ型

输尿管及膀胱的扩张，形成恶性循环。最终可导致瘢痕肾及肾衰竭。

本病 43% 的胎儿合并有其他畸形，包括心脏畸形、肠旋转不良、肛门闭锁和膀胱直肠瘘，8% 以上的胎儿可有染色体畸形。

【超声诊断】

（1）膀胱明显扩张及膀胱壁明显增厚（图 10-3-31，图 10-3-32）。这是最常见、也是最恒定的超声征象。无此特征的轻型病例，产前及儿童期均难以检出。

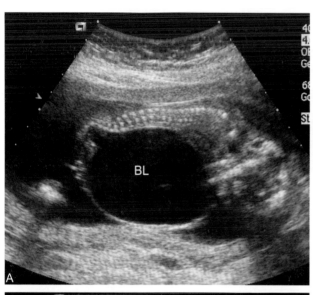

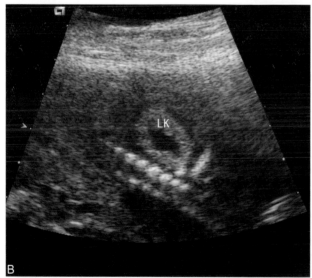

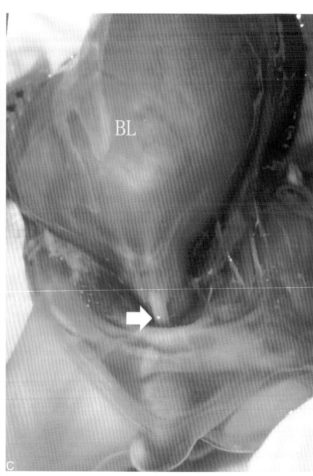

图 10-3-31　后尿道瓣膜

34 岁孕妇，妊娠 16 周，下腹部正中矢状切面（图 A）示膀胱（BL）明显增大，后尿道扩张呈"钥匙孔"征。左肾长轴切面（图 B）示左肾盂扩张 I 级，肾实质回声增强。标本解剖（图 C）示后尿道瓣膜梗阻（箭头所示）；LK. 左肾

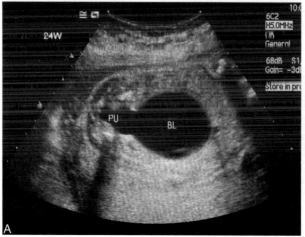

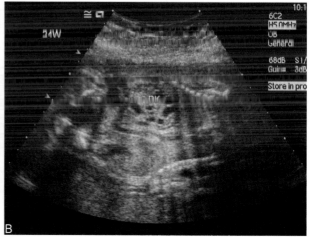

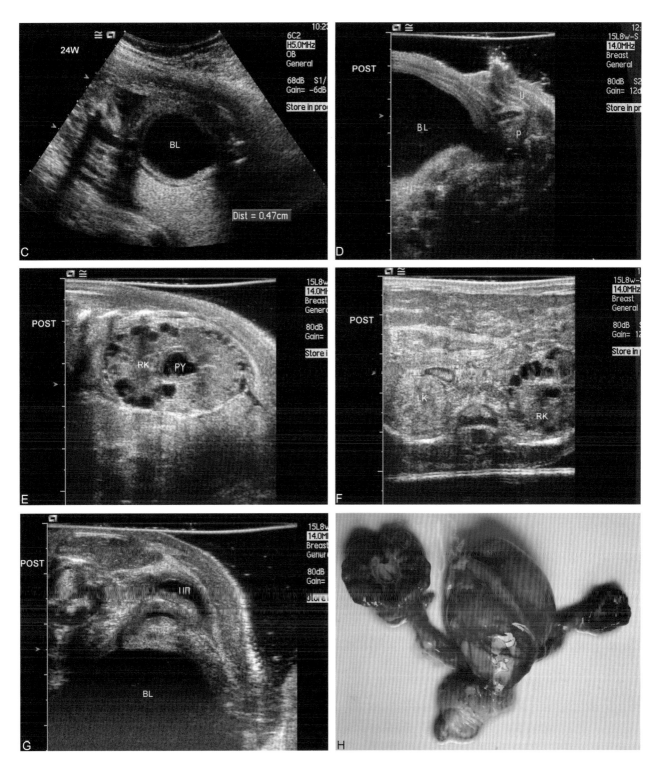

图 10-3-32　胎儿后尿道瓣膜

女, 26 岁, 妊娠 24 周, 17 周时外院发现肾盂分离, 膀胱增大。胎儿下腹部正中矢状切面 (图 A) 显示膀胱 (BL) 扩张, 后尿道 (PU) 扩张呈"钥匙孔"征; 右肾 (RK) 冠状切面 (图 B) 显示多发性皮质囊肿, 实质回声明显增强, 表明不可逆肾实质损害; 膀胱横切面 (图 C) 示膀胱壁增厚达 0.47cm; 产后超声检查下腹部正中矢状切面 (图 D) 示后尿道及膀胱扩张, 呈"钥匙孔"征, 膀胱壁增厚; 产后右肾冠状切面 (图 E) 显示右肾大量皮质囊肿, 肾实质回声明显增强, 且回声不均匀 (14MHz 探头); 产后双肾横切面 (图 F) 显示左肾实质回声明显增强且不均匀, 右肾多囊性改变与实质回声增强; 产后超声检查显示膀胱与纤曲扩张的输尿管相连 (图 G), 输尿管壁增厚; 肾、膀胱与外生殖器标本图 (图 H)。RK. 右肾; LK. 左肾; PY. 肾盂; U. 前尿道; P. 前列腺

(2) 后尿道明显扩张。典型表现为后尿道似"钥匙孔"样与膀胱相通（图 10-3-32），此种征象常因显示平面不满意而不能显示。

(3) 双侧输尿管扩张及双肾积水（图 10-3-32）。出现此特征者，对诊断有帮助，但未检出此特征者不能除外本病。肾积水偶可表现为非对称，一侧明显积水而另一侧积水较轻。这可能与尿液通过反流严重的一侧输尿管流入重度积水的肾有关，有严重输尿管反流的一侧肾功能受损严重，压力降低，通过输尿管反流，对侧肾突然减压而得到某种程度的保护。

(4) 50% 以上病例羊水过少。

(5) 由于本病只发生在男性，因此，怀疑本病者检出男性生殖器有助于诊断。

(6) 超声提示肾发育不良的典型表现为肾皮质囊肿及肾实质回声增强（图 10-3-32）。在有梗阻性尿路病变存在时，如果超声检出肾内囊性病变，即意味着肾发育不良（阳性预告值为 100%），且这一特征可早在 20 周就可为超声所检出，而当检出双侧肾囊肿时，其结果将是致命的。但是，如果超声未检出肾内囊性病变，并不能说明没有肾发育不良。Mahony 等的研究认为仅有 44% 的发育不良肾可检出肾囊肿，在未检出肾囊肿的胎儿中仅有 44% 的胎儿没有肾发育不良。这表明胎儿肾发育不良者产前超声可不显示肾囊肿，或囊肿极小，超声不能分辨。

肾纤维化可引起肾实质回声增强，常表现为中、重度回声增强。有梗阻性尿路病变者出现肾实质回声增强，亦可提示肾发育不良（图 10-3-31），但不如检出肾囊肿时准确（诊断的特异性为 80%，阳性预告值为 89%）。但不是所有肾实质回声增强均为肾发育不良，仪器各参数的调节很重要。

(7) 当梗阻严重，膀胱内压力较高时，可导致膀胱破裂而引起尿性腹水及腹腔内钙化性强回声灶，与胃肠道穿孔形成的腹水和腹内钙化灶不同的是，当本病出现这些表现时，超声还可显示膀胱壁增厚或扩张、输尿管及肾盂扩张。当出现膀胱破裂时，由于肾内压力减低，对肾的发育似乎是一种好的征兆。

(8) 肾积水到一定程度后可引起肾盏破裂而形成肾周尿性囊肿。尿性囊肿的形成预示着肾严重发育不良。

【临床处理及预后】

本病总的病死率可高达 63%，在幸存者中，30% 在 4 岁内即可出现终末期肾衰竭。与预后有关的一个重要因素是诊断时孕周大小。超声在 24 周以前即能明确诊断者，预后差，围生期死亡的危险性可达 53%。24 周以后才为超声诊断者，预后较好，出现不良结局的危险性仅 7%。如果孕中期即出现严重羊水过少、肾积水及肾实质回声增强，预后极差，围生期死亡率几乎为 100%。相反，如果在整个妊娠期羊水正常，肾积水稳定，则预后良好。当胎儿肾积水进行性加重和（或）羊水进行性减少时，其预后可不相同。国外近年的研究资料表明，为了提高生存率及防止肾发育不良的发生，胎儿介入治疗是一种很好的选择。动物实验已证明在适当的时候解除胎儿泌尿道梗阻，可以防止胎儿肾发育不良，这一实验研究给人类胎儿泌尿系统减压提供了实验依据。取胎儿膀胱内尿液进行电解质分析对胎儿预后评价最佳。应同时进行胎儿染色体检查，以除外染色体畸形。如果胎儿尿液分析提示预后不良者，进行胎儿介入治疗将不会有显著效果；如果提示预后良好者，32 周以下可进行胎儿膀胱 - 羊膜腔支架置入手术，以减轻泌尿系统压力，32 周以上者可考虑提前分娩，产后立即减压。

大多数后尿道瓣膜发病呈散发性，无再发风险，但合并染色体异常者再发风险视具体的染色体异常而定。

2. 尿道闭锁（uerthral atersia） 尿道闭锁引起尿道完全梗阻，可发生于女性，也可发生于男性。其表现与严重后尿道瓣膜梗阻相似，膀胱极度扩张，可充满整个腹腔。羊水过少在 16 周后即可发生，由于严重羊水过少或无羊水，胎儿在宫内严重受压。当发生在男性胎儿时，本病很难与后尿道瓣膜区分。

本病预后极差，常为致死性，幸存者多合并有脐尿管瘘或膀胱直肠瘘。

3. 巨膀胱 - 小结肠 - 肠蠕动过缓综合征(megacystis-microcolon-intestinal hypoperistalsis syndrome) 本病是一种常染色体隐性遗传病，女性多于男性，女男比例为 4∶1。其特征性改变是小肠梗阻、小结肠和巨大膀胱。由于本病平滑肌功能异常，肠道梗阻及泌尿道梗阻均为功能性梗阻而非器质性梗阻。

产前超声特征性表现是膀胱明显扩张，双肾积水，胃扩张，小肠不同程度扩张，蠕动少，羊水量可正常或增加。

本病预后差，为致死性。

4. 梅干腹综合征 见第 13 章。

5. 尾退化序列征及人体鱼序列征 见第 12 章。

六、膀胱外翻

膀胱外翻（bladder exstrophy）是以膀胱黏膜裸露为主要特征的综合畸形。本病极罕见，发病率为 1/40 000～1/25 000，男女比例约 2∶1。其胚胎发生复杂，影响因素较多。一般认为，泄殖腔膜过大使将要发育成为腹部肌及膀胱前壁肌层及浆膜层的间充质细胞移行障碍，骨盆发育异常、耻骨分离等与本病发生有关（图 10-3-33）。

【畸形特征】

膀胱外翻是一种综合性的复杂畸形，由泌尿系统畸形、骨骼肌肉畸形、肛门畸形等构成。其主要特征是下腹壁大面积缺损为膀胱后壁所代替，膀胱前壁缺损，后壁膨出，其边缘与腹壁皮肤融合，膀胱黏膜长期暴露而肥厚、水肿。耻骨分离，耻骨联合增宽，脐明显下移，低于两髂嵴连线。生殖系统在男性尿道背侧裂开，阴茎海绵体过度分裂，阴茎变短（图 10-3-33）。在女性可见尿道背裂、阴蒂分离。

【超声诊断】

如果产前超声检出羊水正常，且显示出正常形态的肾回声，但不能显示正常充盈的膀胱时，应高度怀疑本病的可能（图 10-3-34）。仔细探查有时可发现脐下移及下腹壁缺损征象，表现为低位脐膨出，脐带插入部常位于膨出包块的上部。此种脐膨出形态不规则，表面覆盖有膀胱壁回声，而表现为薄带状的低回声包绕在包块的前下部。但由于膀胱后壁膨出与腹壁皮肤融合，超声有时难以分辨，膨出不明显时难以检出腹壁缺损。

【临床处理及预后】

产前超声怀疑膀胱外翻时，应仔细观察腹部膨出包块表面回声、包块形态及其与脐带插入口的位置关系、胎儿外生殖器，如果外生殖器辨认不清，应建议孕妇行胎儿染色体检查确定胎儿性别。胎儿膀胱外翻对孕妇分娩方式无特殊要求，但应选择在有泌尿外科的医院分娩，以利产后处理。

出生后手术治疗，新生儿手术的目的在于关闭膀胱，保护上尿路，并为稍后的功能重建做准备。男性的二期手术选择在 1 岁左右，目的在于优化生殖器结构和功能，增加膀胱输出口的阻力来刺激膀胱的生长。4 岁时行三期功能重建手术，使患儿能够控制排尿。

本病长期随访结果良好，呈散发性，再发危险性极低。

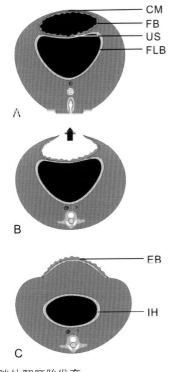

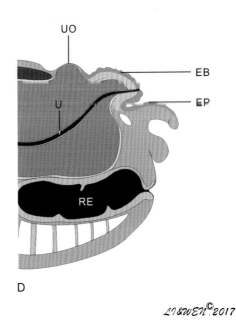

图 10-3-33　膀胱外翻胚胎发育

泄殖腔膜（CM）过大使发育成为腹部肌及膀胱前壁肌层及浆膜层的间充质细胞移行障碍（图 A），而导致前腹壁及膀胱前壁缺损，但尿直肠隔（US）完整（图 B），膀胱后壁暴露在外，并向前膨起，形成下腹部的前腹壁，但后肠（IH）完整（图 C）。图 D 为典型男性膀胱外翻的模式图。UO. 脐膨出；EB. 外翻的膀胱壁；EP. 尿道上裂；U. 输尿管；RE. 直肠；FB. 未来发育为膀胱；FLB. 未来发育为大肠

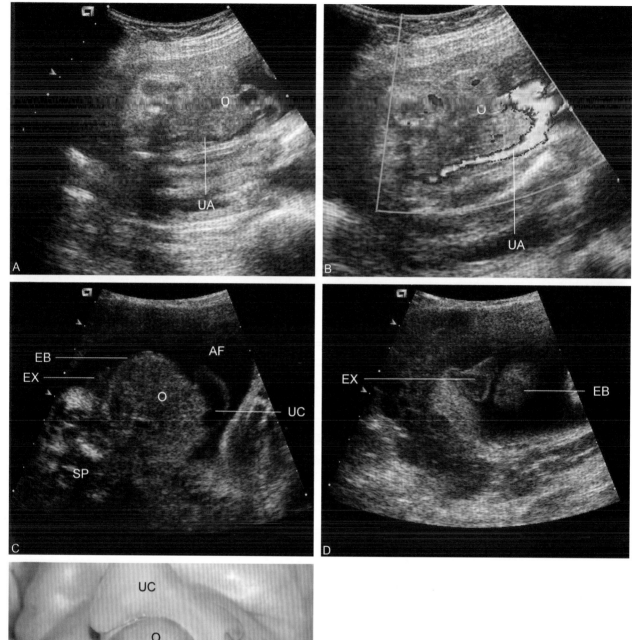

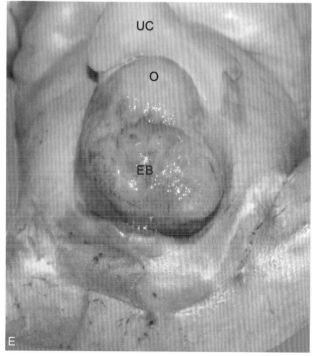

图 10-3-34 膀胱外翻

35 岁孕妇，妊娠 24 周，膀胱水平盆腔横切面二维（图 A）及彩色多普勒（图 B）检查盆腔内未见膀胱回声，盆腔的左侧似可见 1 根脐动脉（UA）。下腹部皮肤不连续，并可见一句块向外膨出（O），其内容物为肠管样回声。盆腔正中矢状切面（图 C）显示盆腔内未见膀胱回声，腹壁脐带入口尾侧可见一句块向外膨出（O）。外生殖器斜横切面（图 D）显示外生殖器（EX）性别难辨和外翻的膀胱后壁（EB）。下腹部局部照片腹侧观（图 E），显示膀胱外翻（BL），脐带（UC）腹壁插入口位于膨出包块上部的表面，外生殖器发育异常，性别分辨不清。AF. 羊水；SP. 脊柱

七、胎儿生殖器畸形

胎儿生殖器在 20 周后 94%～100% 可正确辨认。男性可显示阴茎和阴囊，晚孕期睾丸下降后，在阴囊内可显示双侧睾丸回声，矢状切面上呈"茶壶"样声像。女性可显示双侧大阴唇、小阴唇、阴蒂。

正常女性外生殖器声像表现：①孕中晚期：盆腔下部横切面上，可显示无回声膀胱和直肠间实性回声且略呈椭圆形结构为子宫横切面，膀胱位于其前方，直肠位于后方。外生殖器冠状切面可显示平行排列的 4 条强回声带（小阴唇线及其两侧的大阴唇线），呈"四线征"（图 10-3-35A）。②孕早期，会阴部正中矢状切面上，生殖结节与经骶尾部皮肤的水平线呈平行或成角 < 30°（图 10-3-36A）。

正常男性外生殖器声像表现：①孕中晚期：外生殖器冠状切面可显示阴囊回声对称及阴囊前方的阴茎回声，阴茎平直，阴茎头稍尖。妊娠 25 周后部分胎儿可显示阴囊内部低回声圆形结构为睾丸，妊娠 32 周后几乎 100% 能显示睾丸回声。正中矢状切面可显示阴茎及阴茎头回声（图 10-3-35B）。②孕

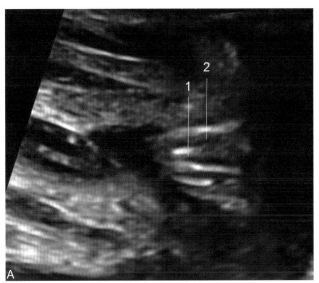
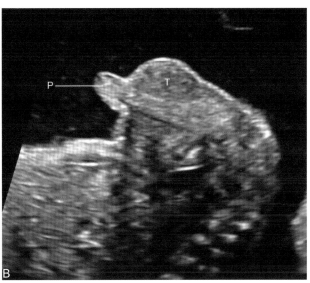

图 10-3-35　正常外生殖器
A．29 周女性胎儿，会阴斜横切面呈"四线征"；B．23 周男性胎儿，矢状切面示正常阴茎（P）平直，阴茎头稍尖。1．小阴唇；2．大阴唇

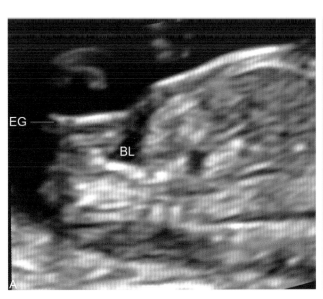
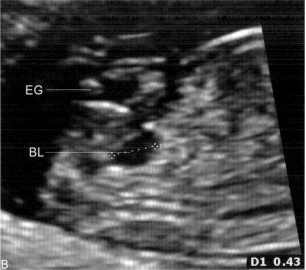

图 10-3-36　孕早期胎儿外生殖器
A．女性胎儿外生殖器，正中矢状切面上，外生殖器（EG）与经骶尾部皮肤的水平线几乎平行；B．男性胎儿外生殖器，正中矢状切面上，外生殖器与经骶尾部皮肤的水平线成角 > 30°。BL．膀胱

早期，正中矢状切面上，生殖结节与经骶尾部皮肤的水平线成角＞ 30°（图 10-3-36B）。

胎儿外生殖器畸形（abnormalites of the fetal genitalia）是产前超声诊断最困难的畸形之一，即使是最有经验的超声医师，对某些异常征象的解释也非常棘手。

胎儿外生殖器畸形的种类很多，最常见的有尿道下裂，其他还有隐睾、阴茎缺如、隐匿阴茎、蹼状阴茎、短阴茎、阴茎下弯、双阴茎、阴茎阴囊转位（即阴茎前阴囊）、两性畸形等。

（一）尿道下裂

阴茎弯曲，尿道开口不在正常位置而在阴茎腹侧或会阴为尿道下裂（hypospadias）。尿道下裂是男性外生殖常见畸形，活产儿中发生率为 0.2/1000～4.1/1000。染色体异常患儿中发病率更高，达 9.46%。

【畸形特征】

根据尿道口的部位，将尿道下裂分为阴茎头型、阴茎型、阴囊型及会阴型（图 10-3-37）。其中阴茎头型及阴茎型占大多数。也有学者根据阴茎矫直后尿道口位置分为轻度型（冠状沟型、阴茎前段型）、中度型（阴茎中段型）、重度型（阴茎后段型、阴茎阴囊型、阴囊型及会阴型）。

尿道下裂的病因不明，有研究认为环境污染、遗传因素、染色体异常等与尿道下裂有关。

【超声诊断】

由于胎儿尿道外口产前超声很难显示，产前超声不能确定胎儿尿道开口的具体部位，因此，产前超声对胎儿尿道下裂很难确诊，主要发现阴茎、阴囊形态异常而做出推断性诊断（图 10-3-38 至图 10-3-40）。

（1）阴茎图像失常，正常情况下，阴茎呈平直的实性条状回声，阴茎头略为小而尖向前；尿道下裂时，阴茎头变钝，略呈圆球状，阴茎不同程度弯曲。

（2）正常情况下，会阴正中矢状切面时，可显示下尿道呈细线状低回声达阴茎头。尿道下裂时，下尿道显示不连续，未达阴茎头。此种声像特征要求切面准确，胎位适当，仪器分辨力高，否则很难显示此种特征，因此，尿道下裂的直接征象很难获得。

（3）阴茎短小，这虽不是尿道下裂的诊断征象，但有这表现时应高度怀疑尿道下裂的可能。

（4）排尿线异常，正常情况下，胎儿排尿时，二维及彩色多普勒可显示线状尿线，尿道下裂胎儿排尿时，不呈线状而呈扇形且开口不在阴茎头端，而在阴茎腹侧或会阴部。

（5）严重的尿道下裂，如阴囊型尿道下裂，表现为典型的"郁金香"征，钝而曲的阴茎位于两侧阴囊皱褶间（图 10-3-39）。

【临床处理及预后】

胎儿尿道下裂可通过手术矫正，预后较好。外科治疗提倡早诊断早治疗，常见并发症有出血／血肿、尿道口狭窄、尿道皮肤瘘、尿道狭窄、尿道憩室、切口感染、愈合受损以及修复失败。

（二）阴茎阴囊转位

阴茎阴囊转位（penoscrotal transposition）又称阴茎前阴囊或阴囊后阴茎，是指阴囊两侧翼皱襞上方高于阴茎根部，是一种罕见的男性外生殖器畸形。

【畸形特征】

阴茎阴囊转位分为完全性和部分性两类。完全性表现为阴茎完全移位于阴囊后方或阴囊肛门之间，部分性表现为阴茎位于阴囊中间，常伴阴囊分裂。

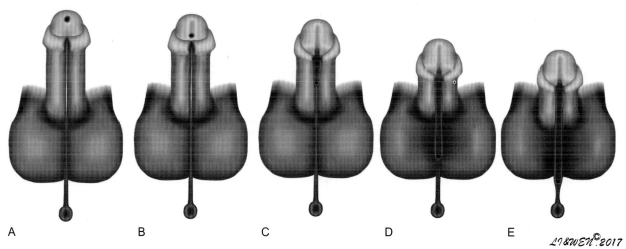

图 10-3-37　尿道下裂分类

A. 正常；B. 阴茎头型；C. 阴茎型；D. 阴囊型；E. 会阴型

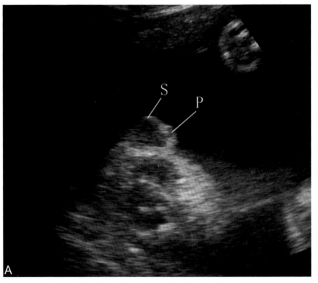

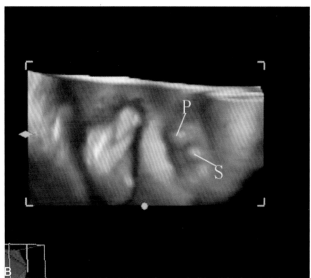

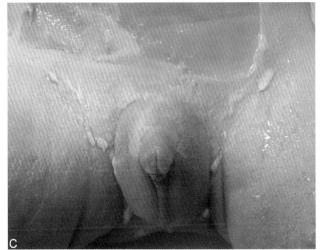

图 10-3-38 尿道下裂（该例合并完全型大动脉转位、室间隔缺损、小脑下蚓部缺失、小下颌等多发畸形。脐血染色体核型为 18 三体）

26 岁孕妇，妊娠 31 周，阴茎矢状切面（图 A）显示阴茎（P）短小，双侧阴囊（S）内未见睾丸回声。三维超声（图 B）显示阴茎短小。引产后标本（图 C）示阴茎短小，尿道开口位于阴茎体部

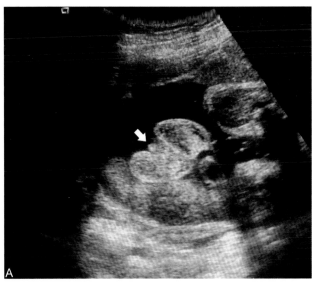

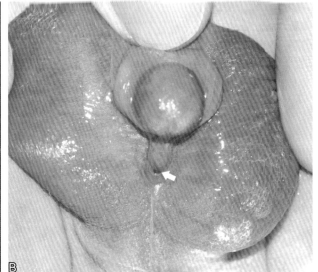

图 10-3-39 尿道下裂（阴囊型）并部分性阴茎阴囊转位

37 岁孕妇，妊娠 38 周，产前超声检查外生殖器冠状切面（图 A）示双侧阴囊分开，双侧阴囊间可见阴茎回声，呈"郁金香"征，阴茎短小（箭头所示）。正常分娩，产后照片（图 B）示阴囊型尿道下裂（箭头所示）

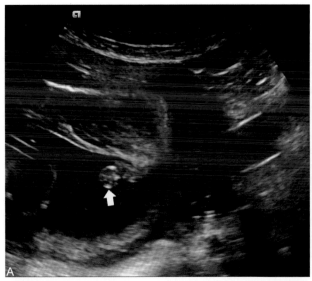

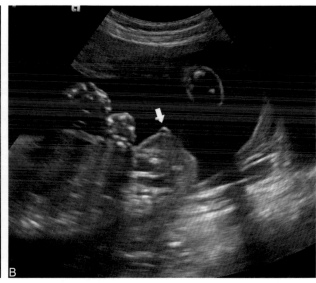

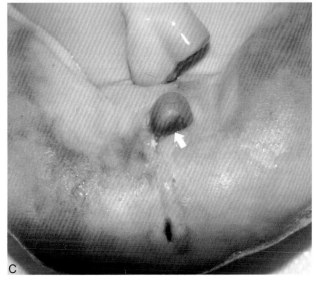

图 10-3-40　尿道下裂（阴茎型）

　　28 岁孕妇，妊娠 25 周。胎儿外生殖器冠状切面（图 A）示阴茎短小，阴茎头圆钝。会阴部正中矢状切面（图 B）示阴茎明显短小。引产标本（图 C）证实尿道下裂（阴茎型）

部分性较完全性多见。单纯的阴茎阴囊转位畸形很少见，常伴其他生殖器畸形，常见的有尿道下裂和阴茎短小及下弯畸形；也可合并其他系统畸形，包括肛门闭锁、中枢神经系统畸形和脊柱缺陷。

　　人胚胎在第 9 周前，外生殖器不能分辨性别。在雄激素的影响下，12 周时，生殖结节伸长形成阴茎，尿生殖褶沿阴茎的腹侧面，从后向前合并成管，形成尿道海绵体部。左右阴唇阴囊隆起移向尾侧，并相互靠拢，在中线处愈合成阴囊。对于阴茎阴囊转位的发生，有以下学说：阴唇阴囊隆起没有或推迟移向阴茎的尾侧；生殖结节和阴唇阴囊隆起位置关系缺陷；阴唇阴囊隆起迁移异常或靶组织对雄激素反应性差。但目前还没有直接的胚胎学证据来解释。

　　阴茎阴囊转位可能与染色体畸形有关，文献报道与该病相伴的染色体畸形有：13 号染色体异常包

括 13 号环状染色体、13 号染色体长臂末端残缺、染色体异位 t（X，5）（q13；p15），4 号染色体倒位，嵌合体（45，X0/46，XY），Klinefelter 综合征（47，XXY）。这些染色体异常均导致雄激素受体基因或者某些常染色体基因的突变，或者导致生殖器发育过程中阻断一系列反应造成的。阴茎阴囊转位的明确病因尚不清楚，还需要进一步研究。

　　【超声诊断】

　　产前超声通过外生殖器冠状切面及会阴部正中矢状切面可较好地观察外生殖器的形态。阴茎阴囊转位依据其畸形特征在上述两切面声像图上有特征性表现。完全型表现为阴茎完全位于阴囊后方。部分型：阴囊可见分裂，阴茎部分位于分裂阴囊中间，阴茎短小并指向尾侧（图 10-3-39，图 10-3-41）。

　　阴茎阴囊转位可合并尿道下裂及阴茎短小畸形，合并尿道下裂典型的超声表现为"郁金香"征，

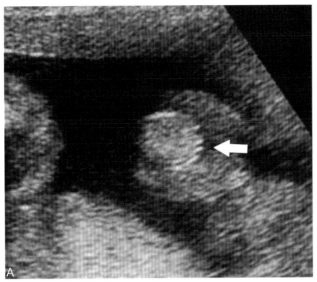

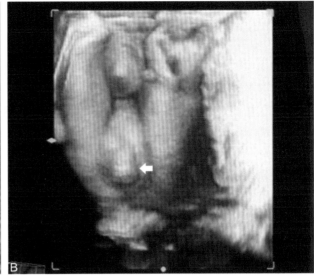

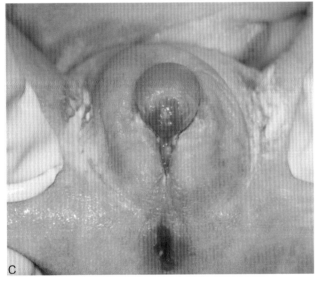

图 10-3-41 部分性阴囊阴茎转位

34 岁孕妇，妊娠 29 周，胎儿外生殖器冠状切面二维（图 A）及外生殖器三维（图 B）显示阴囊部分位于阴茎上方，阴茎位于两侧阴囊中间且短小并指向尾侧（箭头）。外生殖器外型照片（图 C）显示阴囊分裂，阴茎位于阴囊正中间，阴茎向腹侧屈曲，尿道口开口于阴茎腹侧根部，阴茎背侧包皮正常而阴茎腹侧包皮缺乏，从阴茎系带部到异常尿道开口处，形成一条粗的纤维带

胎儿排尿时用彩色多普勒检测偶尔可通过"射尿"现象显示尿道开口部位，从而确定尿道下裂的分型，但此种声像特征的获取可遇而不可求。因此，产前确定尿道口的位置非常困难。产前诊断该畸形应注意与先天性肾上腺皮质增生症、阴蒂肥大相鉴别，胎儿染色体核型分析有利于鉴别诊断。

【临床处理及预后】

阴茎阴囊转位可通过手术治疗，可使阴茎阴囊位置外观、形状、尿道下裂均得到满意矫正。患儿须在学龄前施行矫正手术，手术除了消除阴茎根部两侧的阴囊皱襞、使外观达到正常的效果外，还须同时治疗尿道下裂。手术方式有多种，根据部分性或完全性、阴囊发育情况、有无尿道下裂、阴茎弯曲程度以及皮肤松紧度选择不同的矫正方法。

（三）先天性肾上腺皮质增生症

先天性肾上腺皮质增生症（congenital adrenal cortical hyperplasia，CAH）主要是由于肾上腺皮质激素生物合成过程中所必需的酶存在缺陷，致使皮质激素合成不足的一种遗传缺陷病。根据缺乏的酶种类不同，其临床表现不同，可表现为皮质醇合成分泌不足、雄激素合成过多，或皮质醇、性激素均不足。由于皮质醇水平降低，负反馈抑制垂体释放促肾上腺皮质激素（ACTH）的作用减弱，致ACTH 分泌过多，引起肾上腺皮质增生（肾上腺增生）。其临床表现和生化改变取决于缺陷酶的种类和程度。90%～95% 病例表现为肾上腺分泌皮质激素不足而雄性激素过多，女孩表现为男性化，而男孩则表现性早熟，此外尚可有低血钠或高血压等多种症候群。典型的 CAH 发病率约为 10/10 万，而非典型的发病率约为典型的 10 倍。常为常染色体隐性遗传。

【超声诊断】

对曾经生育过 CAH 患儿的孕妇，超声发现胎儿外生殖异常时，应考虑本病的可能，应重点观察胎儿外生殖器的形态及双侧肾上腺大小。

（1）外生殖器冠状切面或矢状切面上，发现外生殖器形态异常，阴蒂明显增大类似阴茎样回声（图 10-3-42A）。

（2）肾上腺横切面或矢状切面上，双侧肾上腺明显增大，以皮质更为明显（图 10-3-42B、C、D）。

（3）产前诊断该畸形应注意与尿道下裂、阴蒂肥大相鉴别，观察胎儿肾上腺大小有助于鉴别诊断。

【临床处理与预后】

对于曾经生育过 CAH 患儿的孕妇，应建议进行产前诊断。最初通过在妊娠 16～17 周测定羊水中 17- 羟基酮来诊断。目前，CAH 可在妊娠 3 个月内进行绒毛活检取得绒毛细胞的 HLA 复合体进行 DNA 分析来诊断。

有学者尝试产前治疗，对孕妇应用地塞米松治疗，药物可通过胎盘抑制胎儿 ACTH 的分泌，从而阻止外生殖器男性化，一系列研究证实了用该方法有效（Migeon，1990；Pang et al 1990）。但是治疗需在妊娠 5～6 周胎儿外生殖器发育之前开始，而且开始治疗之前不可能明确诊断。因为男性化与真男性胎儿不相关，而 3/4 的女性胎儿又不患有此病，由于是常染色体隐性遗传，很可能对 7/8 的胎儿进行不必要的治疗。目前已有很多研究通过母血对胎儿游离 DNA 进行分析，对单基因及部分染色体异常进行产前诊断。Hughes（2000）等强调 CAH 基因型与表现型的密切关系，突变严重的基因型将需要产前治疗，突变不太严重的基因型可能不需要产前治疗。

没有产前诊断和进行治疗的大多数患儿在出生后 3～6 个月可实行女性生殖器成形术。效果好的情况下，女性患者会有女性化、月经和生育能力。

（四）其他外生殖器畸形

两性畸形（hermaphro-ditism）分为假两性畸形和真两性畸形。假两性畸形是遗传性别、性腺性别和表型性别的不均一性。假两性畸形又可再分为女性假两性畸形和男性假两性畸形。真两性畸形是在机体内同时存在卵巢和睾丸组织，染色体核型可为正常男性型、女性型或嵌合型，生殖导管和外生殖器表现为两性畸形。

男性假两性畸形（male pseudohermaphro-ditism）染色体为 46，XY，性腺为睾丸，但生殖导管和（或）外生殖器男性化不全，主要有发育程度不等的女性内、外生殖器官。男性假两性畸形的病因复杂，包括睾酮合成缺陷、雄激素不敏感、苗勒管抑制因子缺乏及睾丸退化等。

女性假两性畸形（female pseudohermaphr-cxtitism）染色体核型为 46，XX，有正常的卵巢发育和中肾旁管（Mtiller 管）衍化器官（子宫和输卵管），外生殖器两性畸形。由于缺乏睾丸，外生殖器分化的遗传特性表现为女性型，但受雄激素的影响，患者有不同程度的男性体征。男性化的程度与胎儿接触雄激素时所处的发育阶段有关，如在胚胎 12 周后，宫内雄激素水平增高，这时膀胱阴道隔的生长已将阴道口与尿道口分开，只表现为阴蒂肥大；如发生在 12 周以前，除了阴蒂肥大外，可有尿生殖窦存留。阴道口与尿道口有共同的开口。阴唇、阴囊皱褶有部分融合。

胎儿性别不定（ambiguous genitalia）是指从外生殖器上很难确定性别是男性还是女性。胎儿性别不定在活产儿中的发生率为 1/5000，最常见的原因为先天性肾上腺皮质增生症，导致女性假两性畸形，还可以是尿道下裂合并阴茎短小下弯、阴茎阴囊转位等。此类畸形的罕见性及产前超声对这类异常无明显特征性变化，产前诊断较困难。 阴茎不发育（penile agenesis）十分罕见，发生率约为 1/30 000 000，是由于胚胎时期基因突变或致畸物作用导致生殖结节未发育或缺如所致，也可能由于睾丸不发育所致。阴茎不发育时，尿道口可位于会阴中线的任何地方，Skoog 和 Bellman 根据尿道口与肛门位置关系将阴茎不发育分为括约肌前型、括约肌后型、尿道闭锁。可单独发生，超过 50% 合并其他畸形，如尾中胚层发育异常可合并阴囊发育不良、肛门发育异常等。阴茎不发育可合并睾丸缺如，也可以睾丸正常。

【超声诊断】

产前超声对于两性畸形，性别不定及阴茎不发育等外生殖器异常的诊断非常困难，超声图像上缺乏特征性改变，任何怀疑外生殖器异常，均需胎儿染色体检查才能确定性别，进而对胎儿外生殖器异常进行更深入的分析，尤其在假两性畸形的诊断中更是如此。

（1）男性假两性畸形：孕中晚期外生殖器冠状切面与矢状切面不显示阴囊及其内部的睾丸回声，阴茎回声短小类似阴蒂。

（2）女性假两性畸形：孕中晚期外生殖器冠状切面显示阴唇回声肥大并融合，阴蒂肥大前突像阴茎回声。

（3）胎儿性别不定：孕中晚期胎儿外生殖器冠

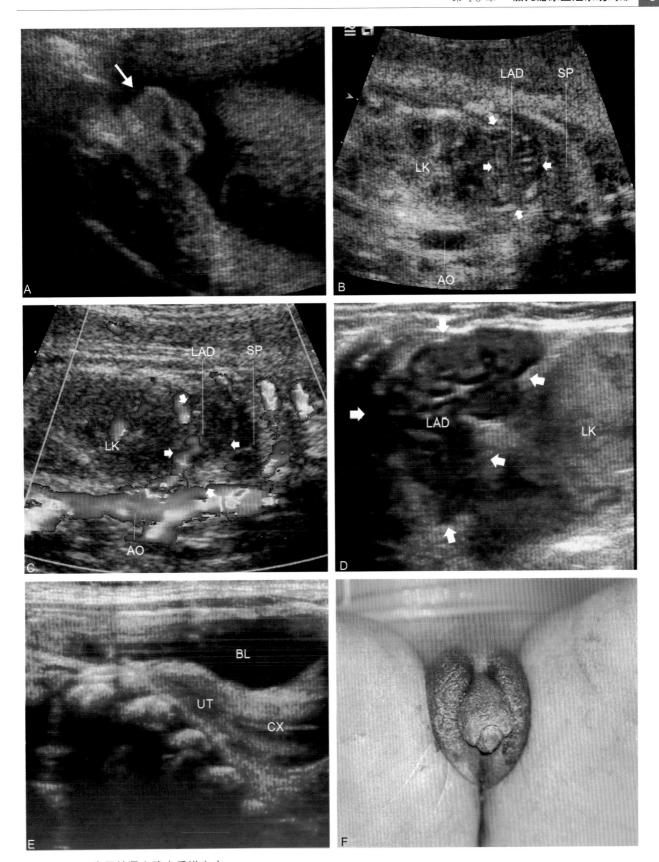

图 10-3-42　先天性肾上腺皮质增生症

　　25 岁孕妇，妊娠 32 周，胎儿外生殖器冠面（图 A）显示外生殖器形态异常，阴蒂（细箭头所示）明显增大。左肾上腺二维（图 B）及彩色多普勒（图 C）显示左侧肾上腺（LAD）明显增大（粗箭头所示），以皮质更为明显。产后超声检查示左肾上腺矢面（图 D）显示左侧肾上腺（LAD）明显增大（箭头所示），以皮质更为明显。产后高频超声检查盆腔矢面（图 E）显示盆腔内子宫（UT）声像。出生外观证实外生殖器男性化（图 F），阴蒂类似阴茎样明显增大，大阴唇类似阴囊，但其内无睾丸。LK. 左肾；SP. 脾；AO. 膜主动脉；BL. 膀胱；CX. 宫颈

状切面及矢状切面上，不能显示睾丸，且难以辨别是阴囊还是肥大阴唇回声，阴茎短小或阴蒂肥大在声像图上难以区分。

（4）阴茎不发育：外生殖器冠状切面仅显示阴囊回声或发育不良的阴囊回声，不显示阴茎，正中矢状切面也不显示阴茎（图 10-3-43）。

【临床处理及预后】

对两性畸形患儿的评估及最初处理应该被认为是医学上及社会心理上的重大紧急事件，对家庭来说也视为高度敏感的问题。理想化的治疗医疗团队应包括儿科泌尿专家、内分泌学专家、精神病学家或心理学家，同时应与其家庭密切合作。这个团队的目标应是对这些患者做一个精确的诊断，并根据诊断、小儿解剖学构造、生殖器和生殖道的潜在功能，征得父母认可，为患者指定一个合适的性别。对两性畸形的治疗仍存在挑战，且有争论。

八、泌尿系统肿瘤

见第 16 章胎儿肿瘤。

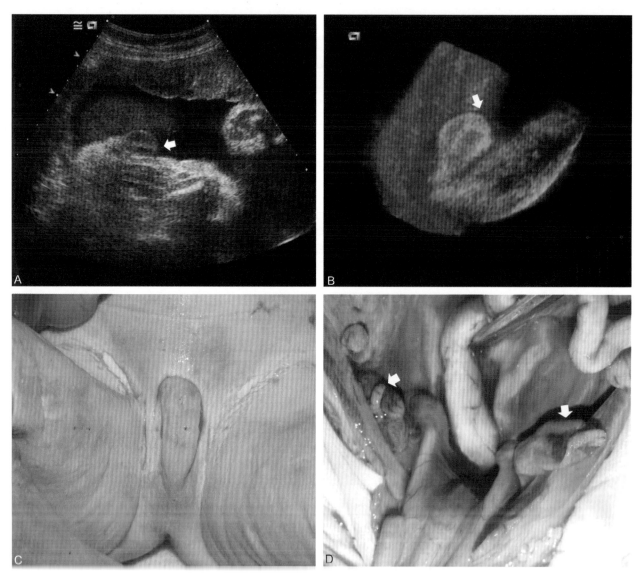

图 10-3-43　阴茎不发育（合并全前脑、中央唇腭裂、鼻缺如、小眼畸形、室间隔缺损、主动脉弓缩窄、双手 6 指畸形，染色体结果为 47，XY，+13）

25 岁孕妇，妊娠 33 周，外生殖器冠状切面二维（图 A）及三维超声（图 B）显示阴囊的前端无阴茎回声（箭头所示），阴囊内未见明显的睾丸回声。外生殖器照片（图 C）显示阴茎缺如，阴囊内未见睾丸；腹腔解剖（图 D）显示膀胱双侧均可见睾丸（箭头所示）

（李胜利　文华轩　袁　鹰　余　蓉

田晓先　郑小雪　王文韬）

第 11 章

胎儿消化系统畸形

胎儿胃肠道畸形是常见的先天畸形，高分辨率实时超声仪对胎儿腹内许多先天畸形能做出产前诊断。产前检出胎儿胃肠道畸形，其远期预后取决于胎儿是否伴有染色体畸形或是否合并其他结构畸形，伴发畸形越多，预后越差。同时胎儿腹内解剖结构较多，变异大，因此，正确区分正常解剖变异与结构畸形以及细致全面的胎儿检查极其重要。

第一节　消化系统胚胎发育

胚胎发育第 4 周，内胚层被卷入筒状的胚体内，形成一盲管即原始消化管，其头端部分为前肠，尾端部分为后肠，与卵黄囊相连的部分为中肠（图 11-1-1）。随后盲管头端的口咽膜和尾端的泄殖腔膜破裂与外界相通。

第 5 周前肠衍化为食管、胃、十二指肠的前 2/3。胃的背侧与腹侧生长快慢不同而形成胃大弯与胃小弯。至中孕后期胃开始排空。肝、胆囊、胰腺则从肝憩室（前肠与卵黄蒂交界处的肠管内胚层增生突出形成的囊）发育而来（图 11-1-1）。

中肠衍化为十二指肠的后 1/3、空肠、回肠、盲肠、阑尾、升结肠和横结肠的前 2/3。由中肠衍化而来的肠管，其血液供应来源于肠系膜上动脉。胚胎发育第 6 周，由于肠的迅速增长和肝、中肾的迅速发育，肠襻突入脐带近段的脐腔内，形成生理性中肠疝。第 10 周时，腹腔增大，肠退回腹腔，小肠在先，大肠在后。肠襻以肠系膜上动脉为中轴作逆时钟方向旋转，突入脐腔内后肠襻旋转 90°，在肠襻退回腹腔时，肠襻总的旋转度数为逆时钟方向 270°（图 11-1-2）。孕中期，肠襻开始出现双向蠕动，至孕晚期蠕动呈单向蠕动，即从食管到直肠的蠕动。

后肠衍化为横结肠的后 1/3、降结肠、乙状结肠、直肠和肛管的上段。结肠袋在 20~25 周可被超声检出。

受精后的第 6 周，十二指肠腔内充满了增生上皮，管腔暂时性闭塞。随后，用超过 3 周的时间进行肠管再通。其余消化管偶可出现上述相似的上皮增生与再通过程，在管径较细处更易形成暂时性闭塞。如果再通不完全导致管腔不畅可形成管腔狭窄；如果未能再通，则形成闭锁；如果不正常再通，可形成重复肠管。

胎粪在孕中期即可出现，胎儿吞入的羊水、坏死脱落的上皮、腺体分泌物及胆汁是胎粪的组成成分。20 周后，肛门括约肌的成熟使胎粪积聚在大肠内。胎粪最初为低回声，随着妊娠的进展，胎粪回声逐渐增强。

小肠及大肠管腔的检出率及正常肠管直径见表 11-1-1。

第二节　胎儿消化系统畸形超声诊断

一、食管闭锁

食管闭锁（esophageal atresia）是新生儿严重的先天畸形之一，其发生率在活产儿中约为 1/（2000~3000），单纯性食管闭锁发生率在活产儿中为 1/5000，双胎中本病发生率比单胎高 3 倍。我国发生率较低，约为 1/4000。男女比例为 1.4∶1。

【胚胎发育】

先天性食管闭锁在胚胎期第 3~6 周发生。前肠两侧外面各出现一条纵沟，前肠腔内相应处则形成两条纵嵴，两者逐渐汇合后，将前肠分为两个管道，

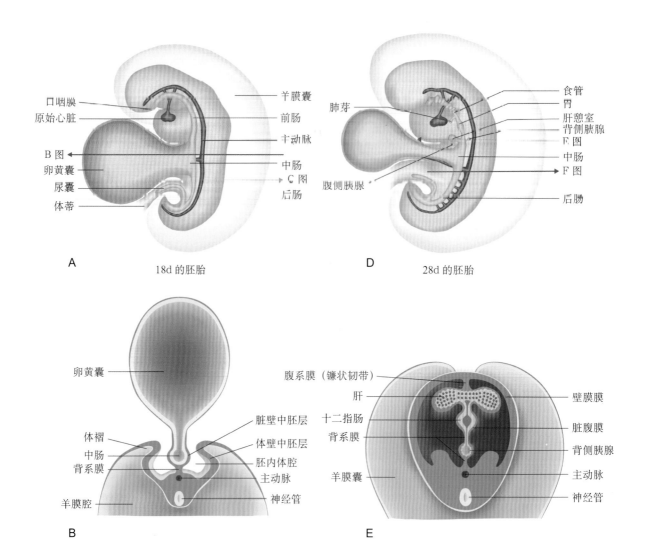

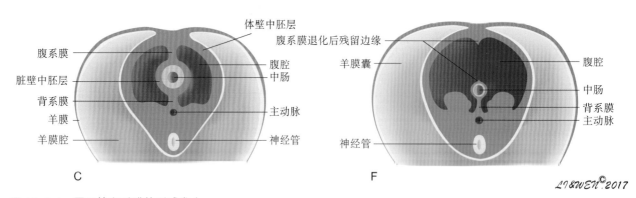

图 11-1-1　原肠管和系膜的形成发生

　　A．第 18 天的胚胎侧面观，前肠延伸呈胚头区，中肠以宽大的中肠门与卵黄囊相通，后肠延伸至胚胎尾部；B．横断面（图 A 红色线）显示中肠以宽大的中肠门与卵黄囊相通；C．横断面（图 A 蓝色线）显示中肠管由背系膜和腹系膜悬吊于体腔中，将腹腔分隔为左右两半；D．第 28 天的胚胎侧面观，前肠发育出咽、肺芽、食管，以及与其连接的胃，尿管及体蒂发自后肠，中肠与卵黄囊相通；E．横断面（图 D 粉色线）显示肝憩室起自前肠腹侧，背侧胰腺起自前肠背侧；F．横断面（图 D 棕色线）显示腹侧系膜开始退化，导致左、右侧腹腔相通

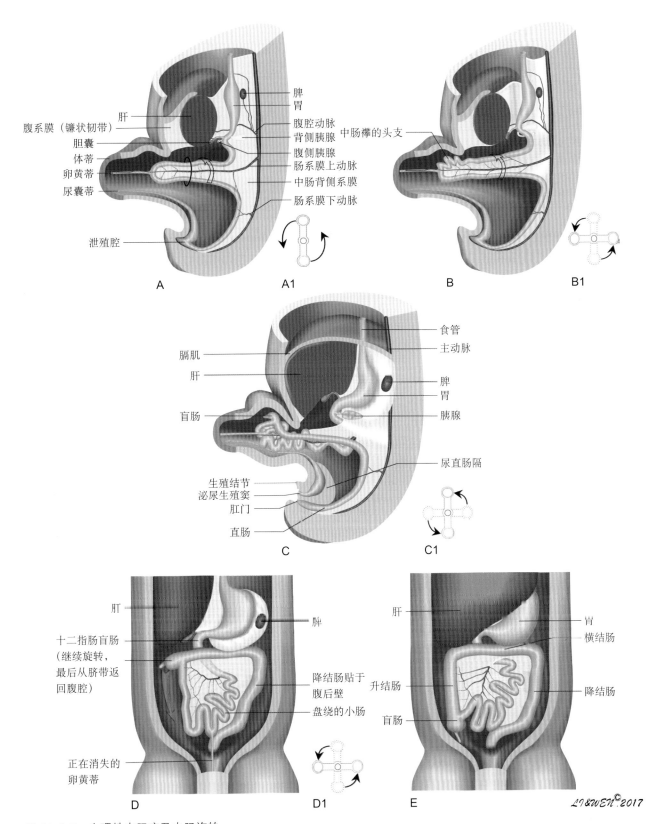

图 11-1-2　生理性中肠疝及中肠旋转

　　A. 第 6 周初，中肠襻部分进入脐带根部，肠襻之间的肠系膜内为肠系膜上动脉。A1. 中肠襻短轴图，显示中肠襻最初相对于肠系膜上动脉的位置关系；B. 肠襻继续发育，疝入脐腔内的中肠则以肠系膜上动脉为中心沿逆时针方向旋转。B1. 肠襻逆时针方向旋转 90°，此时，肠襻头支位于右侧，尾支位于左侧；C. 约第 10 周肠襻开始退回腹腔，C1. 肠襻再旋转 90°；D. 约第 11 周肠襻完全退回腹腔。D1. 肠襻进一步旋转 90°。至此，肠襻在这一发育过程中共旋转 270°；E. 胎儿在以后的发育过程中，盲肠旋转至右下腹的正常位置

表 11-1-1 　各孕周肠管管腔显示率与正常肠管直径

孕周	可见肠管管腔胎儿百分比		小肠平均直径（mm）	大肠平均直径（mm）
	小肠	大肠		
＞40	100	100	4.4	18.7
35～40	100	100	3.7	16.8
30～35	100	100	2.9	11.4
25～30	100	100	1.8	8.0
20～25	100	89	1.4	4.4
15～20	88	24	1.2	3.6
10～15	44	6	1.0	1.5

引自：Paralekar S. Sonography of normal fetal bowel. J Ultrasound Med, 1991, 10：211

腹侧发育成喉、气管及肺，背侧发育成为食管。如果这一分隔过程发生紊乱，两条纵沟某处不汇合或斜向汇合，或分隔延迟而气管过快地伸长，则都将形成食管与气管之间不同形态的瘘管。原始食管在胚胎第5～6周时管内充满了增殖内胚层上皮而暂时闭塞，以后再通的过程出现障碍则可形成食管闭锁。

【畸形特征】

先天性食管闭锁常与气管食管瘘同时存在，根据胚胎解剖发育特点，一般分为5种类型（图 11-2-1）。

Ⅰ型：单纯食管闭锁。食管上、下两段互不相通，各成盲端而闭锁。两段之间的距离不等，不伴气管食管瘘。胃不充盈。此型占6%～7%。

Ⅱ型：食管闭锁伴上段气管食管瘘。上段食管与气管之间有瘘管相通，下段食管为盲端，两段食管距离较远，胃不充盈。此型占1%～2%。

Ⅲ型：食管闭锁伴下段气管食管瘘。上段食管为盲管，下段食管与气管之间有瘘管相通，两段食管相距1～3cm，胃充盈良好。此型最多，约占86%。

Ⅳ型：食管闭锁伴上、下段气管食管瘘。上、下段食管与气管之间均有瘘管相通，胃充盈良好。此型占1%～5%。

Ⅴ型：单纯气管食管瘘不伴食管闭锁。胃充盈良好，无食管闭锁，但有不同形态的气管食管瘘形成。此型占4%～6%。

30%～70%先天性食管闭锁伴有其他先天性畸形（表 11-2-1）。最常见的伴发畸形为心脏畸形（27.8%），其次为其他胃肠道畸形（22.6%）、泌尿生殖系统畸形（18.6%）、骨骼畸形（17.7%）。若先天性食管闭锁伴脊柱、四肢畸形、先天性肛门直肠畸形及泌尿系统畸形时称 VATER 联合征。染色体

畸形主要有18三体及21三体。最近的研究表明，N-MYC、CHD7和SOX2基因突变导致的综合征，食管闭锁为其表现之一。N-MYC基因突变导致的Freingold综合征，属于常染色体显性遗传，其中40%的患者合并胃肠道闭锁，以食管闭锁最为常见。CHD7基因突变导致的 CHARGE 综合征［耳裂，心脏畸形，后鼻孔闭锁，生长受限和（或）智力迟钝，生殖器畸形，耳畸形和（或）耳聋］，约10%表现为食管闭锁。

食管闭锁胎儿40%宫内发育迟缓。据估计胎儿每天从吞入的羊水中可吸收1.5～2.0g蛋白质，食管闭锁胎儿不能获取这部分营养，从而导致宫内发育迟缓。出现伴发畸形者，更易发生宫内发育迟缓。

表 11-2-1 　食管闭锁常见伴发畸形

心血管畸形

　室间隔缺损

　右位心

　单脐动脉

胃肠道畸形

　小肠闭锁

　直肠肛管畸形

泌尿系统畸形

　肾盂积水

　多发性囊性肾发育不良

　肾发育不全

骨骼系统畸形

　桡骨缺失或发育不良

　脊柱畸形如半椎畸形

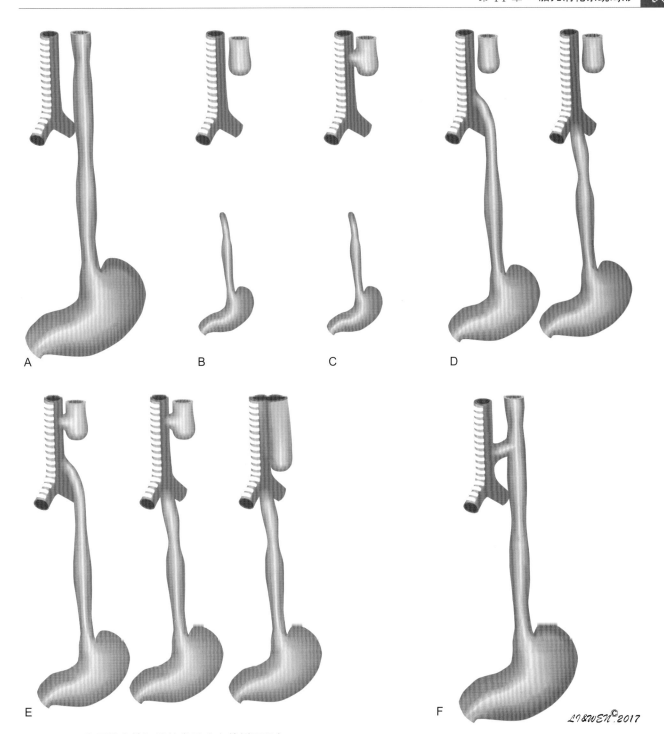

图 11-2-1　先天性食管闭锁的类型（右前侧面观）

A. 正常气管（T）、食管（E）与胃（ST）关系模式图；B. 食管闭锁Ⅰ型：单纯食管闭锁；C. 食管闭锁Ⅱ型：食管闭锁伴上段气管食管瘘；D. 食管闭锁Ⅲ型：食管闭锁伴下段气管食管瘘；E. 食管闭锁Ⅳ型：食管闭锁伴上、下段气管食管瘘；F. 食管闭锁Ⅴ型：单纯气管食管瘘不伴食管闭锁

【超声诊断】

1. **正常食管超声显像**　使用高分辨率超声仪，可以显示出正常食管图像。胎儿正常食管超声表现为管状强回声结构，管腔很小，管壁呈两条或多条平行强回声带（图 11-2-2，图 11-2-3）。食管分为三段：即颈段、胸段和腹段。胎儿食管以胸段最易

显示与辨认，颈段和腹段则不易显示与辨认。Avni等认为胎儿胸段食管在 28 周之前和 28 周之后显示率分别为 92% 和 87%。

正常食管管腔的大小与胎儿是否吞咽羊水有关，胎儿吞咽羊水时管径较大，吞咽过后管径变细。胎儿吞咽运动是一种间断性的运动，超声可以

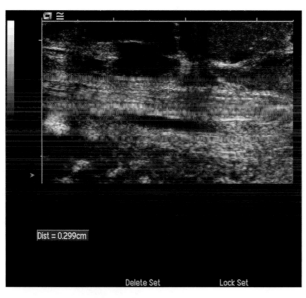

图 11-2-2 产后高频超声食管矢面

产后 14.0 MHz 高频超声检查，食管矢面显示食管呈多条平行回声线，前后径 0.299 cm

观察到。羊水过多时，胎儿吞咽运动频率加快。

2. 食管闭锁超声特征 由于超声不能直接显示闭锁段食管，因此，食管闭锁的产前超声诊断是推断性的，而非直接征象，伴有或不伴有气管食管瘘的主要超声表现是胃泡小或胃泡不显示以及羊水过多。但胃泡小和羊水过多不是食管闭锁的特异征象，许多中枢神经系统畸形（如无脑畸形、脑积水、脑室内出血）及神经肌肉综合征亦表现为胃泡小和羊水过多。而且，食管闭锁（尤其是伴有气管食管瘘）

的胎儿，胃泡不一定都缩小，因此，胃泡不小，可常规显示，不能绝对排除食管闭锁的可能。笔者曾遇到 1 例食管闭锁伴有气管食管瘘的胎儿，25 周检查时羊水正常，胎儿未发现明显结构异常，胃显示良好，但在 35 周时突然出现羊水增多，超声检查胃清楚显示，胎儿颈部见扩张之食管所形成的无回声区，仅有羊水过多的表现，羊水指数为 24 cm，产后新生儿不能进食，有明显呛咳，检查发现为食管闭锁伴气管食管瘘，出生后 12 h 手术证实。

（1）胃泡小或胃不显示（图 11-2-4）：导致胃泡小或不显示的主要原因有腭裂、鼻咽后肿瘤、食管闭锁、膈疝、腹裂、神经肌肉综合征、无脑儿、小脑畸形、脑积水、18 三体、21 三体等，产前超声检出胃泡小或不显示不是食管闭锁特异性征象，但这种征象是发现食管闭锁的重要线索之一。食管闭锁伴气管食管瘘者，由于有足够的羊水经过瘘管到胃，胃可正常充盈，因此，此类胎儿有可能显示正常大小的胃泡，也可能胃不显示或胃泡小。有学者报道 22 例食管闭锁伴气管食管瘘的胎儿，41% 有胃不显示的超声特征。对于不伴有气管食管瘘的胎儿，绝大部分不能显示胃泡，但由于胃的分泌作用，约 10% 可显示小胃泡。

（2）羊水过多：导致羊水过多的原因很多，如中枢神经系统、消化系统、母体糖尿病、胎儿感染、胎儿肿瘤、多胎妊娠等，50%～60% 为原发性，因此，羊水过多不是食管闭锁的特异性征象。如果羊水过多发生在 30 周以后，则气管食管瘘的可能性明显增

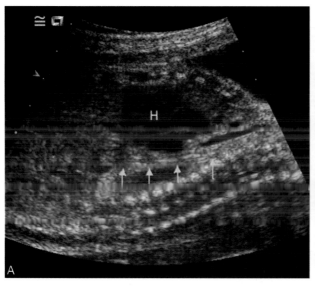
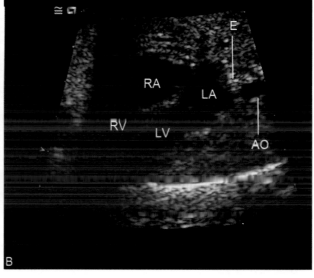

图 11-2-3 正常胸段食管产前二维超声

A. 食管矢面图，呈多条平行强回声线（箭头所示）；B. 四腔心切面显示食管（E）位于左心房后方，胸主动脉（AO）右前方。H. 心脏；RA. 右心房；LA. 左心房；RV. 右心室；LV. 左心室

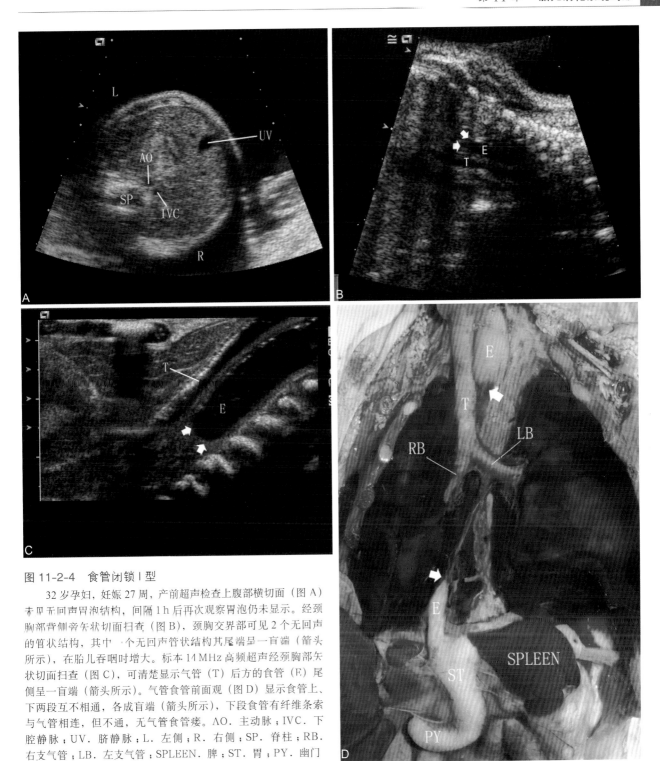

图 11-2-4 食管闭锁 I 型

32 岁孕妇，妊娠 27 周，产前超声检查上腹部横切面（图 A）未见无回声胃泡结构，间隔 1 h 后再次观察胃泡仍未显示。经颈胸部背侧旁矢状切面扫查（图 B），颈胸交界部可见 2 个无回声的管状结构，其中一个无回声管状结构其尾端呈一盲端（箭头所示），在胎儿吞咽时增大。标本 14 MHz 高频超声经颈胸部矢状切面扫查（图 C），可清楚显示气管（T）后方的食管（E）尾侧呈一盲端（箭头所示）。气管食管前面观（图 D）显示食管上、下两段互不相通，各成盲端（箭头所示），下段食管有纤维条索与气管相连，但不通，无气管食管瘘。AO. 主动脉；IVC. 下腔静脉；UV. 脐静脉；L. 左侧；R. 右侧；SP. 脊柱；RB. 右支气管；LB. 左支气管；SPLEEN. 脾；ST. 胃；PY. 幽门

高，80% 食管闭锁（伴有或不伴有气管食管瘘）胎儿在晚孕期均有羊水过多的表现。

Stringer 等回顾性分析了产前超声发现胃泡小或不显示的 87 例胎儿，合并羊水过少的 21 例（24%），均不合并食管闭锁，羊水量正常的 28 例（32%）中有 2 例食管闭锁，羊水过多的 38 例（44%）中有 13 例食管闭锁，羊水过多及胃泡小或不显示对食管闭

锁的阳性预测值为 56%，灵敏度为 42%。

（3）闭锁以上食管囊袋征（图 11-2-4，图 11-2-5）：晚中期偶可显示此种声像特征。在胎儿吞咽时羊水吞入闭锁以上食管内，食管扩张而呈囊状无回声区，胎儿不吞咽时，这一囊性结构逐渐变小直至消失。胎儿颈部的此种囊性结构，持续时间 3~60s，在颈部矢状或冠状切面上可较好显示，食管囊状无回声

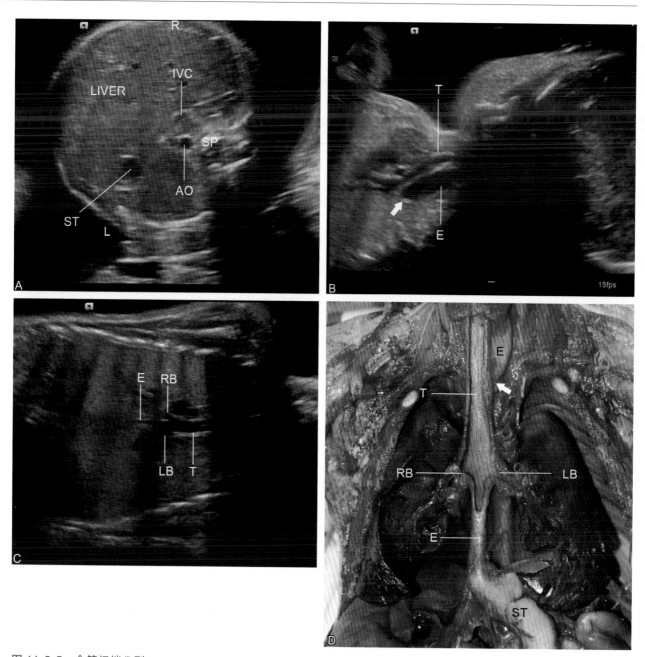

图 11-2-5　食管闭锁Ⅲ型

　　28 岁孕妇，妊娠 32 周，产前超声显示羊水过多。上腹部横面（图 A）显示胃泡（ST）小；颈部冠状切面（图 B）在胎儿吞咽时显示颈段食管（E）扩张，远端呈一盲端（箭头所示）；气管冠状切面（图 C）显示气管（T）分出左、右支气管（LB、RB）后，分叉处下方与一细管状结构相连，追踪其行程可发现其与胃相通，此征象对诊断气管食管瘘有帮助。食管盲端与气管分叉间的这一段食管中断。气管及食管前面观（图 D）显示食管上、下两段互不相通，上段形成盲端（箭头所示），下段食管与气管相连接，形成气管食管瘘。IVC. 下腔静脉；AO. 腹主动脉；LIVER. 肝；SP. 脊柱；L. 左侧；R. 右侧

　　区位于咽部无回声区下方，气管后方，下端为盲端，上端可与咽部无回声区相通。

　　（4）食管中断征：食管中断征在食管长轴切面上超声图像表现为食管壁多层高回声线连续中断，Quarello 等于 2010 年报道了这种直接征象（食管高回声层中断）及间接征象（气管后壁移位）诊断食管闭锁并评估食管闭锁的长度，7 例中有 4 例（57.1%，4/7）可在产前声像图上发现食管中断征象。

　　（5）气管食管瘘：在气管分支的冠状切面上，偶尔可以观察到下段食管与气管分叉处的连接关系，从而显示气管食管瘘。正常在这个切面气管分出左右支气管，在有气管食管瘘时，气管分出左右支气管外，在分叉处的下方或上方与食管相通，并可通过追踪显示下段食管进入胃。

　　【临床处理及预后】

　　先天性食管闭锁的预后取决于合并畸形的严重程

度。足月分娩不伴其他畸形者预后较好，新生儿病死率 < 10%，多发畸形者病死率可高达 85.7%。Spitz 等报道不合并心脏畸形和染色体异常、出生体重 > 2.5 kg 的新生儿，食管闭锁合并食管气管瘘修复术后，存活率大于 95%。术后 5 年内并发症发生率较高。

单纯食管闭锁伴或不伴食管气管瘘，无家族史，第二胎再发风险约为 1%。如果胎儿合并染色体异常，再发风险依赖于父母亲年龄和染色体异常类型。

二、胎儿胃

胎儿胃（the fetal stomach）在妊娠 6 周左右由前肠梭形膨大而形成。经阴道超声检查早在 9 周即可发现胎儿左侧腹部无回声的胃泡图像。胃的大小随孕周的增大而增大（表 11-2-2），但变化范围较大，其大小明显受胎儿吞咽羊水及胃排空的影响。因此，不同孕妇胎儿胃的大小可不同，同一孕妇在不同时刻检查亦可不同。

（一）胎儿胃不显示

14 周后，约 0.4% 的胎儿超声检查不能显示胃泡，其中部分病例 1 周后再检查可发现正常胃泡。羊水过少时，由于没有羊水吞咽或吞咽羊水较少，约 17% 的胎儿胃不显示（nonvisualization of the fetal stomach）。

如果胎儿胃多次重复检查均不显示，提示可能有胎儿胃或食管畸形。表 11-2-3 列出了胎儿胃不显示的各种畸形。一般来说，胎儿食管受压、影响胎儿中枢神经系统及胎儿肌肉系统的先天畸形等，因可能影响胎儿的吞咽，导致胎儿胃不充盈而不能显示出无回声的胃泡图像。

19 周以后，如果胎儿胃持续不显示，应首先考虑食管闭锁可能。但如果仅在孕晚期不显示胎儿胃或胃特别小但羊水正常时，胎儿食管闭锁的推断性诊断可能是不正确的，不能除外检查时胃刚好排空及先天性小胃畸形，应嘱患者 1~2 h 后再重复检查，而先天性小胃畸形极其罕见，此种畸形是由于胃未旋转且胃大、小弯均未发育而形成一小胃。

从表 11-2-3 可以看出，胎儿胃不显示持续存在时，应行胎儿染色体核型分析。

超声图像上，胎儿胃不显示或胃泡小主要在胎儿上腹部横面上表现为胎儿左上腹部胃泡塌陷（图 11-2-4A），胃内无液体充盈或仅见极少量液体（图 11-2-5A），此时胃显示为线状无回声，胃壁则显示为两条强回声线。胎儿左上腹纵切图上亦可显示胃腔为线状无回声，胃壁为强回声线（图 11-2-6）。

据文献报道，超声检查胎儿胃不显示者，胎儿先天畸形的发生率为 45%~66%。

（二）先天性胃出口梗阻

先天性胃出口梗阻（congenital gastric outlet obstruction）是消化道畸形中极少见的一种畸形，是由于幽门狭窄或闭锁所致。其发病率在活产儿中约为 1/100 万。发病原因与前肠发育过程中的腔化障碍有关，也有学者认为可能由于血管发育畸形、梗死致胃坏死形成闭锁与狭窄。近年有学者报道部分先天性胃出口梗阻胎儿患有大疱性表皮松解症（Carmi 综合征），可使幽门部黏膜受累，形成瘢痕而导致幽门闭锁。大疱性表皮松解症为常染色体隐性遗传，与 ITGB4（80%）、ITGA6（5%）、PLEC1（15%）基因突变有关。有家族性幽门闭锁的报道，认为与常染色体隐性遗传有关。本病不增加非整倍

表 11-2-2　正常胎儿不同孕周胃大小测值（$\bar{x} \pm 2s$）

妊娠龄（周）	例数	前后径（cm）	横径（cm）	长径（cm）
13~15	15	0.4±0.1	0.6±0.2	0.9±0.3
16~18	29	0.6±0.2	0.8±0.2	1.3±0.4
19~21	17	0.8±0.2	0.9±0.2	1.6±0.5
22~24	11	0.9±0.3	1.8±0.3	1.9±0.6
25~27	14	1.0±0.5	1.9±0.5	2.3±1.0
28~30	17	1.2±0.3	1.6±0.4	2.3±0.5
31~33	18	1.4±0.3	1.6±0.4	2.8±0.9
34~36	15	1.4±0.4	1.6±0.4	2.8±0.9
37~39	16	1.6±0.4	2.0±0.4	3.2±0.9

引自：Goldstrin I, Reece EA, Yakoni S, et al. Growth of the fetal stomach in normal pregnancies. Obster Gynecol, 1987, 70：641

表 11-2-3　胎儿胃不显示时常见先天畸形

腭裂

膈疝

食管闭锁

小下颌畸形

先天性肌发育不全

Pena-Shokeir 综合征

颈部肿块

胎儿水肿

VACTERL 联合征

多发性囊性肾发育不良

肾发育不全

双胎输血综合征

无脑畸形

露脑畸形

肌强直性营养不良

18 三体

三倍体

体染色体畸形的危险性。

【畸形特征】

胃出口梗阻可发生于幽门部和幽门窦部，主要有以下两型。

1. 膈膜型　此型较常见，膈膜可为完全性，也可为不完全性。

2. 盲端型　远近两端完全离断呈盲端，个别为两断端之间有发育不全的纤维条索状相连。

由于胃出口梗阻，胃常较大，蠕动增强及逆蠕动，患儿出生后即出现进行性喷射性呕吐。

胃出口梗阻可伴发其他畸形，幽门窦部梗阻和幽门部梗阻伴发其他畸形的发生率分别为 28% 和 5%，伴发畸形主要有胃肠道畸形（十二指肠闭锁）和心血管畸形（主动脉缩窄）等。

【超声诊断】

本病产前超声主要表现为无回声的胃泡增大，同时伴有羊水过多。胃蠕动增强，可见逆蠕动。22

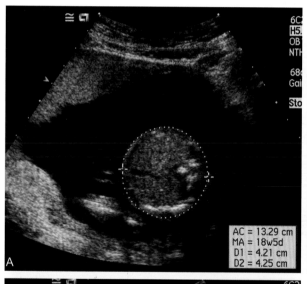

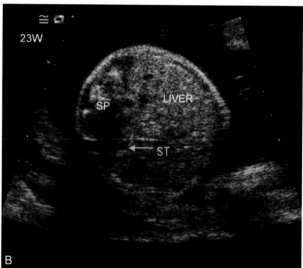

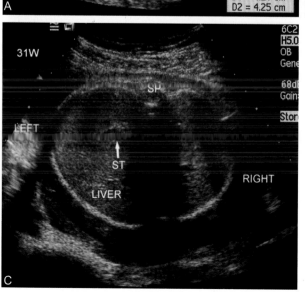

图 11-2-6　胃不显示与小胃声像图

A. 18 周无脑儿，胃不显示；B. 23 周露脑畸形胎儿，胃极小，不充盈；C. 31 周胎儿食管闭锁，胃小，不充盈。SP. 脊柱；LIVER. 肝；RIGHT. 右侧；LEFT. 左侧；ST. 胃

周以后即可检出上述超声特征。但这些特征均为继发性改变，因此，产前超声对本病尚不能确诊，其诊断是推断性的。应注意与十二指肠狭窄或闭锁、中肠扭转异常导致的肠扭转不良、重复十二指肠、重复胃鉴别。

巨膀胱－小结肠－小肠蠕动迟缓综合征（megacystis-microcolon-intestinal hypoperistalsis syndrome，MMIHS）也表现为明显胃扩张，是一种极罕见的先天畸形，为常染色体隐性遗传病。其主要特征除胃明显扩大外，还表现为膀胱明显扩张、双侧肾盂肾盏扩张。MMIHS 的胃扩张是由于食管的蠕动功能正常，胎儿可正常吞咽羊水，而胃与肠的收缩蠕动功能因神经或肌肉方面的病变而受损，从而形成功能性肠梗阻。产前超声检出膀胱扩张和双侧肾盂肾盏扩张对区分 MMIHS 导致的胃扩张和其他原因引起的胃扩张很有帮助。

【临床处理及预后】

先天性胃出口梗阻的预后与其是否有伴发畸形有关。单纯胃出口梗阻预后较好，手术治愈率较高，患儿长期生存率达 95.2%，手术后生长发育和智力发育良好，伴有其他畸形者预后不良。MMIHS 预后不良，患儿在新生儿期即死亡。

单纯胃出口梗阻，其再发风险未见报道。伴发大疱性表皮松解症者，复发风险为 25%。

（三）胃内团块回声

胃内团块回声（gastric pseudomass）（图 11-2-7）在孕中期超声检查时并非少见，据报道，每 287 次孕中期超声检查就可发现 1 次胎儿胃内回声团块。

胃内团块回声的超声特征为胎儿胃内低回声团块，可移动，形态不规则，时隐时现。

胃内这种一过性团块回声表现可能与胎儿吞入血性羊水有关。据报道，行羊膜腔穿刺的胎儿 1.5% 可有胃内回声团块，发生率较未行羊膜腔穿刺的胎儿（0.2%）明显为高。

三、十二指肠闭锁与狭窄

十二指肠闭锁与狭窄（duodenal atresia and stenosis）是围生儿最常见的肠梗阻，占小肠闭锁的 37%～49%，其发生率在活产儿中为 1/2710～1/10 000。病因尚不完全清楚，多数学者认为胚胎发育过程中十二指肠腔化过程障碍是导致本病的主要原因。有报道，十二指肠闭锁可见于 Feingold 综合征（包括十二指肠闭锁、食管闭锁、气管食管瘘、小头畸形、手足畸形、面部畸形和发育迟缓）。

【畸形特征】

十二指肠闭锁与狭窄可发生在十二指肠的任何部位，以十二指肠第二段多见，尤以壶腹附近最多见。病理分型尚未统一，一般分为以下 7 型（图 11-2-8）。

闭锁 I 型：十二指肠膈膜型闭锁，肠管连续性不中断。本型约占 41%。

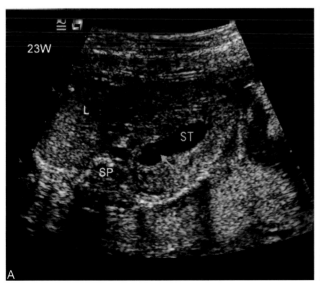
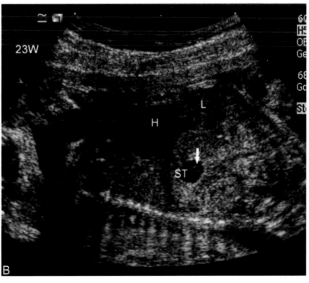

图 11-2-7　胃内团块回声

23 周胎儿腹部横切（A）与纵切（B）示胃腔内低回声团块（箭头所示），可移动，1 周后复查消失。ST. 胃；L. 肝；SP. 脊柱；H. 心脏

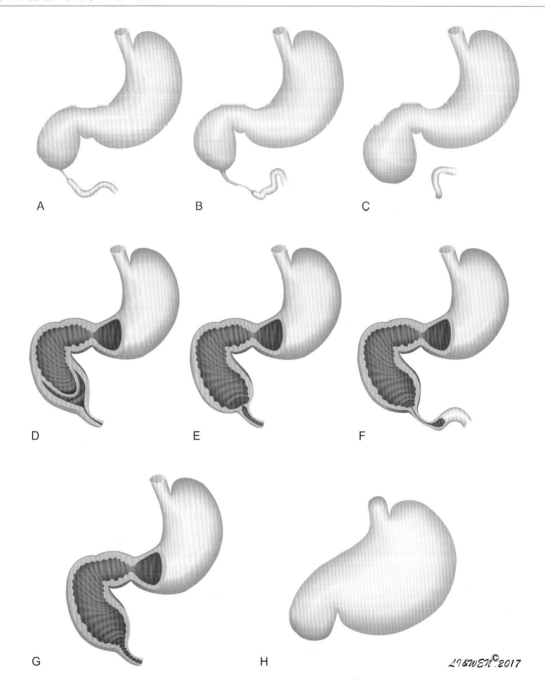

图 11-2-8   十二指肠闭锁与狭窄病理分型

　　A.闭锁Ⅰ型；B.闭锁Ⅱ型；C.闭锁Ⅲ型；D.闭锁Ⅳ型；E.狭窄Ⅰ型；F.狭窄Ⅱ型；G.狭窄Ⅲ型；H.十二指肠闭锁合并食管闭锁

　　闭锁Ⅱ型：十二指肠闭锁两端由纤维索带连接。本型约占38%。

　　闭锁Ⅲ型：十二指肠闭锁两端完全分离。本型约占11%。

　　闭锁Ⅳ型：十二指肠隔膜型闭锁，膈膜脱垂到远端肠腔内形成"风袋形"或多发膜性闭锁。本型约占10%。

　　狭窄Ⅰ型：十二指肠膈膜型狭窄，中央有开口。

　　狭窄Ⅱ型：十二指肠风袋形膈膜，中央有极

小孔。

　　狭窄Ⅲ型：十二指肠某段肠管狭窄。

　　十二指肠闭锁常伴发其他畸形。7%的十二指肠闭锁可伴有食管闭锁，40%可伴有小肠旋转不良。由于十二指肠闭锁发生在壶腹附近最多见，因此，1%胎儿可伴有肝胆管及胰管畸形。胆囊不发育是产前超声能检出的一种特殊合并畸形。20%～36%胎儿可合并心脏畸形（主要为室间隔缺损和心内膜垫缺损）。33%可合并脊柱畸形。总之，约65%的十二指肠闭锁胎儿可合并染色体畸形（尤其是 21 三体）或其他结构畸形，或两者均合并存在。

【超声诊断】

1. 十二指肠闭锁的典型超声表现为胃及十二指肠近段明显扩张，胎儿上腹横切时可见典型的"双泡征"，位于左侧者为胃，右侧者为扩张的十二指肠近段，侧动探头时两泡在幽门管处相通，由于幽门

部肌肉肥厚，该处狭小而其两侧膨大（图 11-2-9 至图 11-2-11）。一般，"双泡征"在中孕晚期或晚孕早期才会出现典型征象，此时期以前很难对本病做出诊断。但有学者用阴道超声在 12 周时成功诊断十二指肠闭锁。

应特别注意的是，正常情况下，当对胎儿腹部略为斜切时，可在同一切面内显示胃与膀胱图像，

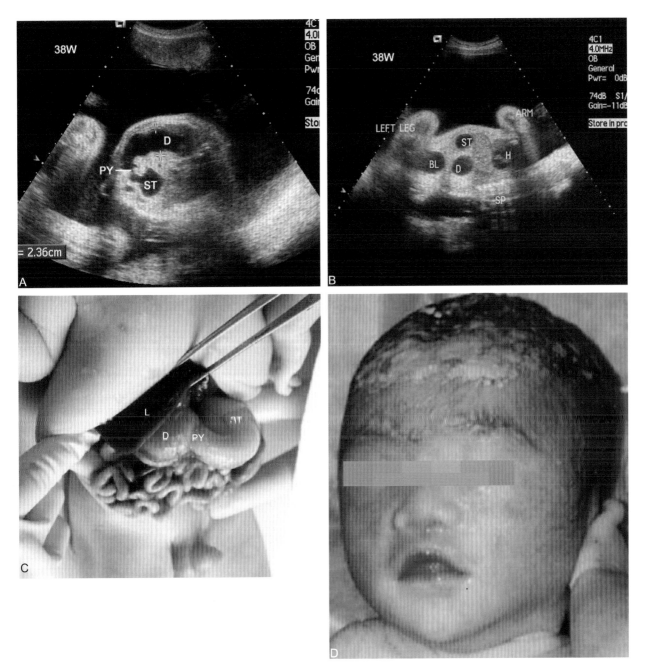

图 11-2-9 十二指肠闭锁

24 岁孕妇，38 周胎儿，染色体检查为 21 三体综合征。A. 胎儿上腹部横切表现为典型的"双泡征"，位于胎儿左侧腹部的无回声区为胃，右侧无回声区为近段扩张的十二指肠（D），两个无回声区在胃幽门部相通，幽门部（PY）狭小；B. 胎儿腹部矢状切面显示胃（ST）、十二指肠及膀胱（BL）；C. 胃、十二指肠腹侧观显示胃与十二指肠近段明显扩张；D. 面部正面照片，显示先天愚型面容（眼距宽、伸舌、低鼻梁）。H. 心脏；ARM. 上肢；LEFT LEG. 左下肢；SP. 脊柱

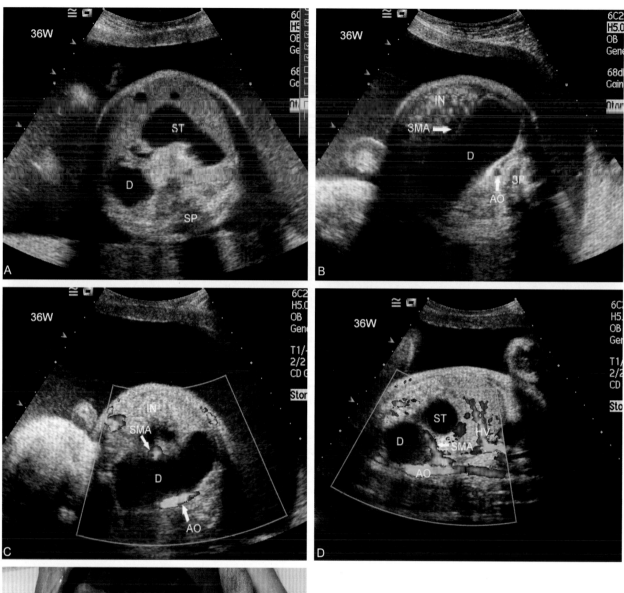

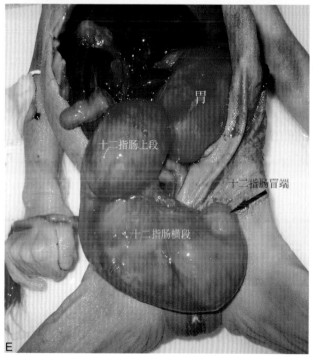

图 11-2-10 十二指肠远端闭锁[伴有法洛四联症（与图 8-4-38 为同一胎儿）]

36 周胎儿 A. 胎儿上腹部横切呈"双泡征"；B. 声束平面较图 A 略下移，显示扩张的十二指肠横段，位于腹主动脉与肠系膜上动脉之间；C、D. 彩色多普勒血流显像在胎儿上腹部横切（图 C）及纵切（图 D）面上，在肠系膜上动脉与腹主动脉之间出现扩张的十二指肠横段，纵切面上尚可显示扩张的胃泡；E. 检查后第 2 天早产，产后新生儿死亡，尸解显示十二指肠末段完全为一盲端（黑色箭头所示），与空肠之间完全分离。D. 十二指肠；ST. 胃；SMA. 肠系膜上动脉；AO. 腹主动脉；SP. 脊柱；IN. 小肠；HV. 肝静脉

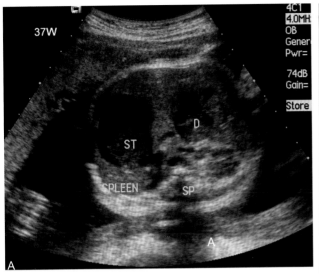

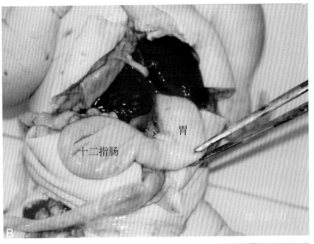

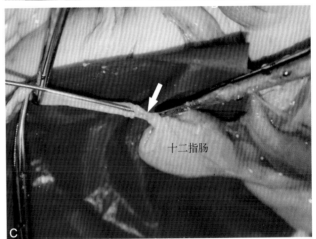

图 11-2-11 十二指肠闭锁（伴多发性骨关节畸形）

37 周胎儿。A. 胎儿上腹部横切面显示"双泡征"，胃（ST）及十二指肠（D）内可见大量云雾状回声随胃的蠕动翻滚，胃蠕动明显增强；B. 胃十二指肠腹侧观，显示扩张的十二指肠与胃；C. 十二指肠狭窄处腹侧观，显示十二指肠降段狭窄处（箭头所示），探针不能通过，剪开肠管及胃，为一膜状梗阻。SPLEEN. 脾；SP. 脊柱

类似上述"双泡征"。区别的方法是侧动探头追踪显示两者的连续性，如果两个无回声区不相通，则不应认为是十二指肠闭锁形成的"双泡征"，而应为胃和膀胱的声像（图 11-2-12）。另外，胎儿腹部横切时，尤其在孕晚期，结肠内液体较多时，如果其与胃在同一平面显示，也可有"双泡征"假象（图 11-2-13）。此外，胎儿腹部囊性包块与胃同时显示时也出现"双泡征"（图 11-2-14），应注意区别。

2. 十二指肠闭锁合并有食管闭锁（不伴有气管食管瘘）时，由于近段十二指肠与胃相通，胃及十二指肠的分泌物大量积聚于胃与近段十二指肠，使其极度扩张，同时，幽门部亦显著扩张，形成"C"字形。因此，本病扩张的程度远较单纯十二指肠闭锁为明显（图 11-2-15）。

3. 由于胎儿在宫内呕吐，胃内容物可通过食管反吐到羊水中，从而使胃暂时表现为正常大小。因此，如果检出胃部声像正常但有羊水过多时，不能完全除外十二指肠闭锁。Osler 等报道 1 例首次产前诊断为十二指肠闭锁，在以后随访的产前超声检查

中，胃的大小均正常，也说明胎儿宫内呕吐可使胃内容物暂时减少而表现正常。为提高对本病的警惕性，应多次重复检查，尤其在第二次检查胃不扩张时，更应小心谨慎。

4. 羊水过多。十二指肠闭锁胎儿羊水过多可早在 19 周出现。羊水过多开始出现时间的早晚以及羊水过多的严重程度，取决于十二指肠梗阻的严重程度以及是否伴有其他影响羊水吸收的胃肠道畸形。约 50% 的十二指肠闭锁最终出现羊水过多。

5. 伴发其他畸形时，有相应畸形的超声表现，如十二指肠闭锁可以是 VATER 联合征中的一个表现，30% 的十二指肠闭锁胎儿患有 21 三体综合征。

【临床处理及预后】

十二指肠闭锁明显增加胎儿患染色体畸形风险，尤其是唐氏综合征，约 30% 十二指肠闭锁胎儿有唐氏综合征，而 15% 的唐氏综合征胎儿可发生十二指肠闭锁。胎儿约 43% 因羊水过多导致早产，产前定期超声监测羊水量非常重要。出生后立即胃肠减压，防止胃内容物误吸或胃穿孔。补充血容量

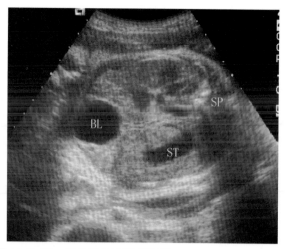

图 11-2-12　正常胎儿腹部斜切面

　　胃和膀胱在同一切面显示时,亦可表现为"双泡"征假象,但侧动探头时两者不相通,且两者相距较远。ST. 胃;BL. 膀胱;SP. 脊柱

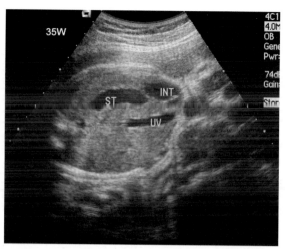

图 11-2-13　35 周胎儿,胃与结肠在同一切面显示,类似"双泡"图像。ST. 胃;INT. 肠;UV. 脐静脉

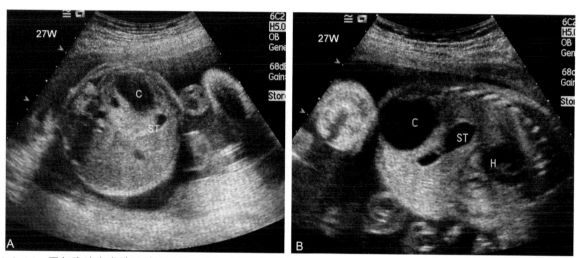

图 11-2-14　胃与腹腔内囊肿同时显示时,类似"双泡"图像

　　A. 横切面,左肾囊肿(C)与胃(ST)同时显示;B. 斜切面,左肾囊肿(C)与胃(ST)及心脏(H)同时显示

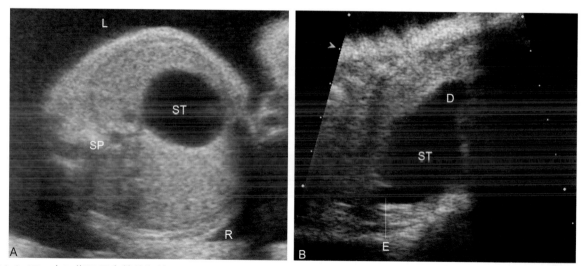

图 11-2-15　十二指肠及食管均闭锁

　　上腹部横切面(图 A)显示胃泡(ST)明显增大,张力明显增高,呈圆形。左侧腹部矢状切面(图 B)显示食管(E)及十二指肠(D)闭锁盲端。L. 左侧;R. 右侧;SP. 脊柱

和电解质紊乱，纠正后手术治疗。

单纯十二指肠闭锁与狭窄预后较好。伴有严重畸形者，常导致新生儿死亡。伴有多发性小肠狭窄者，预后不良。伴有染色体畸形（如 21 三体）者，预后不良。

大多数单纯性十二指肠闭锁或狭窄为散发性，无再发风险。但也有报道在家族中呈常染色体显性遗传。Feingold 综合征为常染色体显性遗传病。伴发 21 三体者，再发风险参考 21 三体再发风险。

四、空肠与回肠闭锁

先天性空肠与回肠闭锁（jejunal and ileal atresia）或狭窄是一种比较少见的先天畸形，发病率在活产儿中为 1/5000~1/2700。有小肠闭锁发生于同一家庭的报道，也有发生于孪生子女的报道。

小肠闭锁与狭窄的病因，近年的动物实验证实，肠管局部血循环中断可导致小肠闭锁。胚胎在受精后 6~11 周时，肠道血液供应暂时性中断（如在肠道旋转过程中发生动脉扭结时）亦可导致小肠闭锁。肠道局部血循环障碍不仅造成肠闭锁或狭窄，而且使胎儿受累的一段肠管消失，出现不同程度的小肠短缩。

另外，有学者认为，肠道腔化过程发生障碍，是遗传性多发性肠闭锁及某些非遗传性肠闭锁的根本原因。

【畸形特征】

小肠闭锁或狭窄可发生在小肠的任何部位，发生在空肠者约占 50%，回肠约占 43%，两者均闭锁或狭窄者约占 7%。

小肠闭锁或狭窄可分为以下 5 种类型（图 11-2-16）。

1. **肠狭窄**　小肠肠腔有一段狭窄，有时狭窄段较僵硬，内腔极细，有时呈瓣膜样狭窄。

2. **闭锁Ⅰ型**　肠腔内有一个或多个膈膜使肠腔完全闭锁，肠管外形连续性未中断，相应的肠系膜完整无损，小肠无短缩。此型约占小肠闭锁的 32%。

3. **闭锁Ⅱ型**　闭锁两侧肠管均呈盲端，其间有一条纤维束带连续，其毗邻肠系膜完整或在相当于闭锁区域的肠系膜有一"V"形缺损。小肠有短缩，约占 25%。

4. **闭锁Ⅲ型**　远、近侧肠管盲端完全分离，无纤维束带相连。此型又分为 A、B 两型。ⅢA 型：

闭锁两端呈盲袋状，完全分离，肠系膜呈"V"形缺损。此型约占 15%。ⅢB 型："苹果皮"或"圣诞树"样闭锁（"Apple peel" or "Christmasterr" atresia）：闭锁两盲端分离，大部分空肠及其相应的肠系膜缺如，小肠环绕血管支似削下的苹果皮串或螺旋样畸形。整个小肠明显短缩，此型约占 11%。

5. **闭锁Ⅳ型**　多发性闭锁，闭锁间系膜可呈"V"形缺损，或由索带相连，酷似一串香肠。小肠长度正常或短缩。此型约占 17%。

空肠与回肠闭锁的区别如下。

1. 空肠闭锁常为多发性，回肠多为单发性。

2. 回肠闭锁常并发胎儿肠穿孔。

3. 空肠可以明显扩张而不穿孔，而回肠在中度扩张时即可发生肠穿孔。

4. 空肠闭锁新生儿体重较回肠闭锁儿为轻，易早产。

空肠与回肠闭锁伴发畸形少（7%），一般局限在与肠道有关的畸形（如脐膨出、胎粪性腹膜炎、肠扭转等）。

【超声诊断】

虽然胎儿空肠与回肠产前超声很难区分，但是高分辨率超声仪却能将胎儿肠道与腹内其他结构清楚地区分开来。如果产前超声发现胎儿中腹部多个无回声的肠管切面且持续存在，应怀疑有小肠闭锁的可能（图 11-2-17）。但是闭锁的确切部位、闭锁类型与导致闭锁的原因产前超声不总是能清楚显示与确定。一般显示扩张肠管越多且扩张越严重，闭锁部位越低。空肠近段闭锁（图 11-2-18）能追踪梗阻平面以上的十二指肠和胃，从而确定梗阻平面距十二指肠的距离。小肠闭锁一般在晚孕期才能检出，此时期超声检出小肠闭锁的敏感度为 100%，阳性预告值约为 72.7%。

1. 小肠内径＞7mm 时，提示可能有小肠梗阻。

2. 扩张肠管位于胎儿中腹部，呈多个无回声区。

3. 多次超声检查，小肠直径进行性增大。

4. 实时超声下肠蠕动明显增强，可清楚显示肠蠕动与逆蠕动。

5. 可有胎儿腹腔内钙化征象。

6. 可伴有胎儿腹水。

7. 羊水过多。

8. 注意与大肠扩张、输尿管扩张、腹内囊肿相区别。

9. MMIHS（见"胎儿胃"）是一种非梗阻性小肠扩张，实时超声下无肠蠕动及胃蠕动。

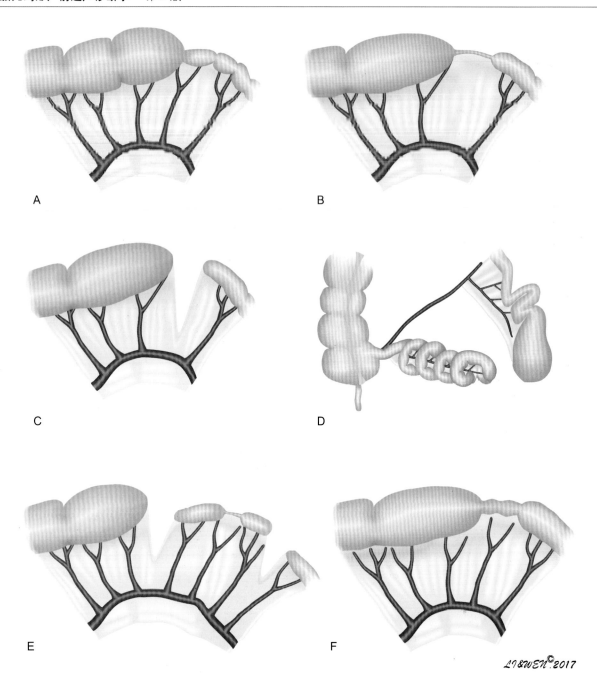

图 11-2-16 小肠闭锁分型

A. 闭锁Ⅰ型；B. 闭锁Ⅱ型；C. 闭锁ⅢA型；D 闭锁ⅢB型；E. 闭锁Ⅳ型；F. 肠狭窄

【临床处理及预后】

单纯性空回肠闭锁预后良好，外科手术治愈率较高，总病死率低于10%。但是，部分病例会出现短肠综合征，回肠末段缺如会导致巨幼细胞贫血。文献报道，长期随访患儿生长发育和智力发育未见障碍，能正常生活、学习和工作。ⅢB型闭锁呈常染色体隐性遗传，复发风险为18%，同胞兄妹中可出现其他类型的闭锁和合并畸形。其他类型的闭锁呈家族性复发。

五、结肠闭锁与狭窄

在消化道闭锁与狭窄畸形中结肠闭锁与狭窄（colonic atresia and stenosis）较为少见，占5%～10%，儿外科统计的发病率为1/20 000，男女比例为1：1。其发病原因与小肠闭锁相似，与血供障碍有关，也可由腹裂、脐膨出、膀胱直肠瘘引起，肠道形态发生异常、胎儿水痘感染及家族遗传可导致肠

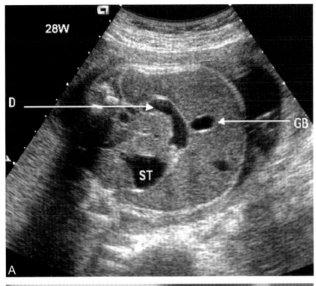

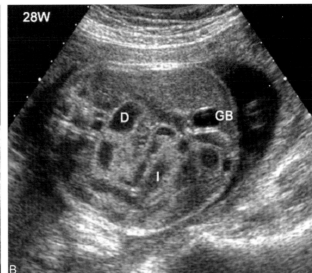

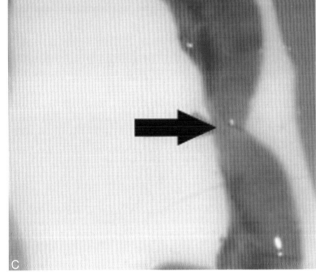

图 11-2-17 28 周胎儿回肠狭窄

　　胎儿腹部横切面，显示胃、十二指肠及小肠多处扩张（图 A、B）。标本解剖（图 C）显示回肠末段明显狭窄（箭头所示）。D. 十二指肠；ST. 胃；GB. 胆囊；I. 小肠

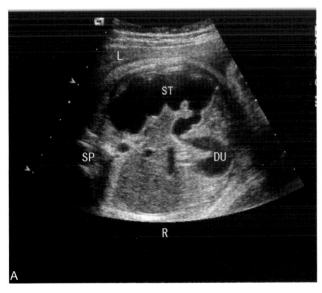

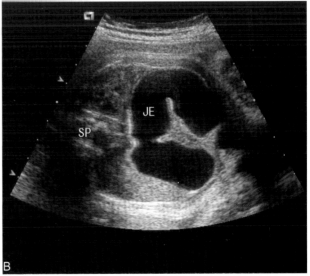

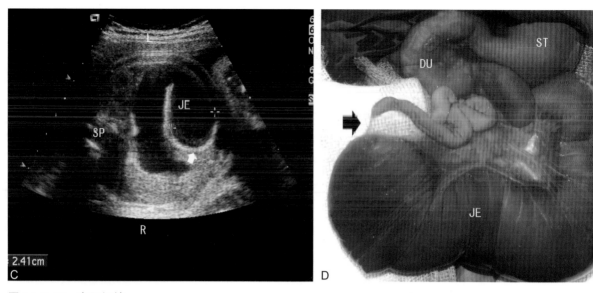

图 11-2-18　空肠闭锁

28 岁孕妇，妊娠 28 周，产前超声检查上腹部横切面（图 A）显示胃泡（ST）及十二指肠（DU）全程均明显扩张。继续向下追踪（图 B 及图 C），与十二指肠相连的空肠肠管显著扩张，扩张的肠管占据着中下腹腔，最低点达盆底部，追踪到扩张肠管的最末端为一囊袋状盲端（箭头所示），肠的内壁可见肠皱襞回声。胃、十二指肠、空肠腹侧观（图 D）显示空肠（JE）闭锁（箭头所示），两侧肠管均呈盲端，其间有一条纤维束带连续，闭锁端以上空肠、十二指肠及胃泡均明显扩张。SP. 脊柱；L. 左侧；R. 右侧

道的多发闭锁。约 1/2 的结肠闭锁发生于结肠脾曲近端，另一半远离结肠脾曲，前者易合并近段结肠缺如。多发结肠闭锁少见。闭锁近端肠管明显扩张、肥厚，远端肠管萎陷、缩小、变细。

合并畸形：结肠闭锁常伴发并指、多指及马蹄内翻足等骨骼畸形，眼畸形，心血管畸形，腹裂，脐膨出，先天性巨结肠，十二指肠闭锁或小肠闭锁等。

【畸形特征】

结肠闭锁一般分为三型：Ⅰ型闭锁：肠腔膈膜闭锁（或膈膜中央有一小孔相通，形成结肠狭窄）。Ⅱ型闭锁：肠系膜完整，肠管远、近端为盲端由纤维索带相连，可为一处闭锁，亦可为多发性闭锁。Ⅲ型闭锁：肠系膜缺损，肠管远、近端为分离之盲端（图 11-2-19）。发生在升、横结肠的肠闭锁与狭窄以Ⅲ型多于Ⅰ、Ⅱ型，发生在脾曲以远的肠闭锁与狭窄以Ⅰ、Ⅱ型多于Ⅲ型。

【超声诊断】

产前超声很难明确诊断结肠闭锁，结肠闭锁与其他低位肠闭锁超声表现相似，可见结肠扩张，或不扩张，有结肠扩张时，有时很难与小肠扩张相鉴别，但扩张的结肠内可见结肠袋，且扩张的肠管多位于腹腔周边（图 11-2-20）是区别的要点之一。可出现羊水过多。近段结肠出现穿孔时，可出现腹水及胎粪性腹膜炎的表现。

约 2/3 的结肠闭锁为孤立性，1/3 合并其他畸形，常见合并畸形包括并指（趾）、多指（趾）、桡

骨缺失、马蹄内翻足、眼畸形及心脏畸形。也有 Hirschsprung 病合并结肠闭锁的报道。

【临床处理及预后】

结肠闭锁一般不合并染色体异常，但合并脐膨出会增加染色体异常的风险。结肠闭锁一般不引起胎儿早产，对分娩时机和分娩方式无特殊要求。出生后须及时手术。

新生儿术后生存率达 90% 以上，死亡原因为合并畸形或诊断不明确。术后末端结肠功能恢复较晚，需要静脉营养支持。结肠闭锁复发罕见。

六、尿直肠隔畸形

尿直肠隔畸形是指由于尿直肠隔移行、融合异常以及泄殖腔膜发育异常所致的一系列畸形，包括尿直肠隔发育异常和（或）泌尿生殖器异常。

【胚胎发育与畸形特征】

在妊娠 6～7 周尿囊与后肠之间的间充质增生，由头侧向尾侧，由两侧向中线生长，形成突入泄殖腔的镰状膈膜，称尿直肠隔。后肠尾段膨大称为泄殖腔，其末端内胚层与表面外胚层紧密相贴形成泄殖腔膜，尿囊从泄殖腔延伸至脐带。当尿直肠隔与泄殖腔膜接触后即被分为腹、背两部分。腹侧份称为尿生殖窦，主要发育为膀胱和尿道。尿生殖窦上部分形成膀胱，尿生殖窦下部分的骨盆部和阴茎部形成两性尿道相关的腺体及结构。后肾管（将来的

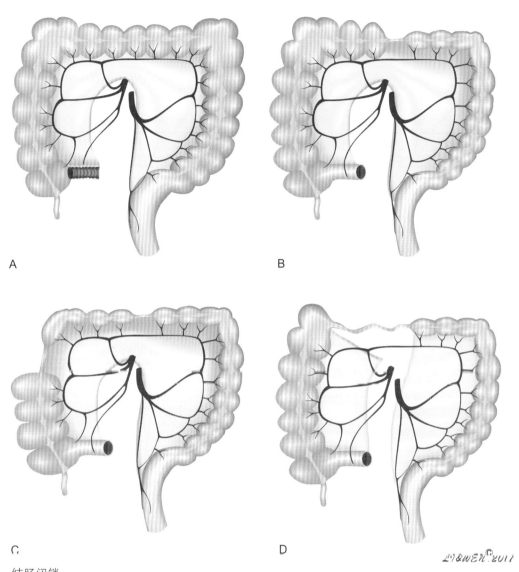

图 11-2-19 结肠闭锁

A. Ⅰ型闭锁；B. Ⅱ型闭锁；C. Ⅱ型闭锁（多发闭锁）；D. Ⅲ型闭锁

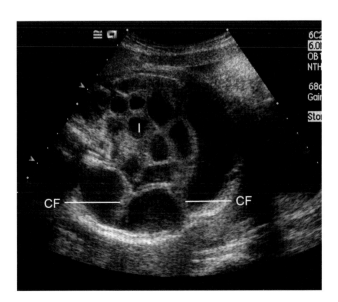

图 11-2-20 30 岁孕妇，妊娠 35 周，下消化道梗阻

胎儿腹部肠管明显扩张，位于腹部中央的扩张肠管为小肠（I），位于腹部周边的扩张肠管为结肠，内壁可见结肠皱襞回声（CF），两结肠皱襞间为结肠袋

输尿管）开口于正在形成中的膀胱，男性中肾管和女性中肾旁管的开口移至尿生殖窦的更尾端。背侧份称为肛直肠管，发育为直肠、肛管上段。泄殖腔膜被分为腹侧的尿生殖膜和背侧的肛膜。尿直肠隔的尾侧端则形成会阴体，肛膜的外方为一浅凹，称肛凹或原肛。肛膜在胚胎期第 8 周破裂，肛凹加深并演变为肛管下段。肛管上段的上皮来自内胚层，下段的上皮来自外胚层，两者分界线为齿状线。肛门闭锁因肛膜未破或肛凹未形成所致，如果尿直肠隔不能完全分隔泄殖腔，直肠将与前面的泌尿系或生殖系结构相通，泄殖腔不完全分隔导致瘘管，各种瘘都伴有肛门闭锁。男性与女性形成的瘘各不相同，女性形成直肠会阴瘘，直肠（阴道）前庭瘘，直肠阴道瘘。男性形成直肠会阴瘘、直肠尿道瘘、直肠膀胱瘘。

尿直肠隔将泄殖腔分隔成前方的泌尿生殖窦和后方的直肠，并与泄殖腔膜融合，在尿直肠隔与泄殖腔膜融合的同时，泄殖腔膜裂开，形成开放的泌尿生殖窦和直肠。尿直肠隔分离泄殖腔失败或其与泄殖腔膜融合失败，可导致一系列尿直肠隔畸形。泌尿道、阴道及直肠共腔并开口于会阴，直肠、阴道和尿道汇合成一个管腔，该管腔的长度可为 1～10 cm。并根据该管腔会阴开口位置不同可分成两型：尿道型及阴道型，尿道型泄殖腔会阴开口与尿道相连续，而阴道型与阴道相连续。其他合并畸形包括无肛门、外生殖器性别不明、泌尿生殖器异常、结肠异常、腰骶椎异常。

【畸形特征】

（一）肛门闭锁

肛门闭锁多单独发生，也可以作为某些综合征的一部分，较常见的综合征有：泄殖腔外翻（cloacal exstrophy）、VATER/VACTERL 联合征、脾生殖腺融合综合征（splenogonadal fusion SGF）、人体鱼序列征（sirenomelia seguence）、尾发育不良序列征（caudal dysplasia sequence）等。另外，肛门闭锁与染色体异常有关，如：21 三体（2.1%），18 三体（1.08%）和 13 三体（0.65%）等。

（二）尿直肠隔序列征（urorectal septum malformation sequence，URSMS）

1970 年提出的肛门直肠畸形国际分类，以直肠末端与肛提肌，特别是与耻骨直肠肌的关系为标准，将肛门直肠畸形分为高位（图 11-2-21）、中间位（图 11-2-22）和低位（图 11-2-23）3 型，直肠盲端终止于耻骨直肠肌环以上者为高位畸形，位于该肌之

中并被其包绕者为中间位畸形，穿过该肌以下者为低位畸形。

Escobar 于 1987 年首次提出 URSMS 这一名称，Wheeler 和 Weaver 于 2001 年又根据有无会阴　肛门开口分为完全型 URSMS 与部分型 URSMS（图 11-2-24），前者表现为没有会阴区，未见尿道及肛门开口，外生殖器不能辨认性别。后者表现为共同泄殖腔在会阴部仅有一个开口，肛门闭锁。部分型 URSMS 常见畸形特征如下（图 11-2-25，图 11-2-26）。

1. 外生殖器异常：女性最常见表现为女性男性化，有增大的阴蒂和（或）融合的阴唇。男性外生殖器异常可以表现为尿道下裂，阴囊分裂、阴茎发育不良、阴茎阴囊转位等。

2. 内生殖器异常：女性多为阴道纵隔或双阴道、双角子宫或双子宫或单子宫，部分患者卵巢可以正常。Hendren（1998）报道了 154 例 URSMS 患者中，66 例有 1 个阴道，68 例有 2 个阴道，20 例阴道缺失。男性内生殖器异常较少见，主要是睾丸盆腔异位。

3. 肾异常有单侧肾发育不良、多囊性肾发育不良、肾积水；发育不全的膀胱、直肠、尿道、子宫，形成尿道 - 直肠 - 阴道交通，缺乏尿道和阴道各自开口。

4. 消化系统异常主要有食管闭锁、肛门闭锁、梅克尔憩室等。其他合并畸形有脊柱骶骨异常、脊髓异常等。

Patricia 报道 25 例 URSMS 患者，10 例肾发育不良、7 例肾不发育、10 例肾积水，7 例男性患者中 6 例肛门闭锁、1 例睾丸盆腔异位，18 例女性均有肛门闭锁，25 例中 4 例食管闭锁、4 例梅克尔憩室、4 例脊髓拴系。Pena 报道 54 例 URSMS 患者中，骶骨异常有 65%，Hendren（1998）报道，他的病人中 1/3 有脊髓拴系。

【超声诊断】

（一）肛门闭锁

肛门直肠畸形的产前超声检出率较低，据 Brantberg 等报道该类畸形的产前超声检出率仅为 15.9%。肛门直肠畸形类型较多，不同直肠畸形声像表现差异较大，产前可以无明显声像表现，部分可有明显声像表现，主要表现是结肠扩张与肠石症。大肠直径随着孕周的增大而增大，因此，判断结肠是否扩张，应根据检查时的孕周来判断。正常胎儿结肠直径在 25 周时不超过 7 mm，足月时不超过 18 mm。未检出肠管扩张，不能除外肛门闭锁的

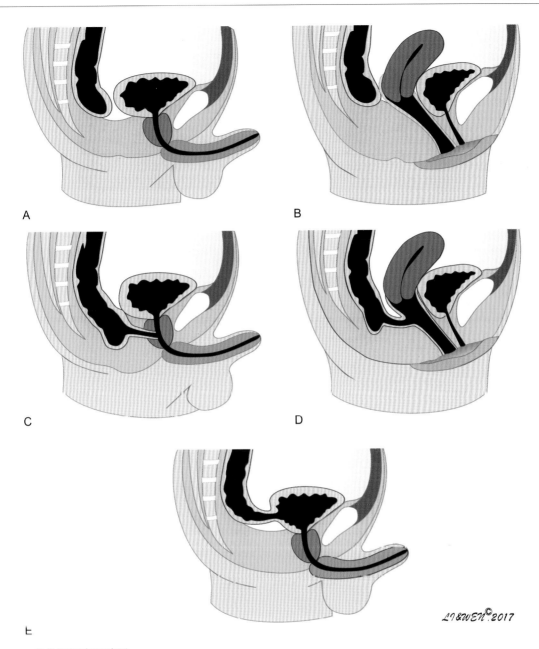

图 11-2-21　高位肛门直肠畸形

A．男性肛门直肠闭锁不合并瘘道形成；B．女性肛门直肠闭锁不合并瘘道形成；C．男性肛门直肠闭锁，合并直肠前列腺尿道瘘；D．女性肛门直肠闭锁，合并直肠阴道上段瘘；E．男性直肠闭锁，合并直肠膀胱瘘

可能。很多情况下产前超声未见异常，产后却发现新生儿肛门闭锁。因此，产前超声诊断本病缺乏特异性。

　　肛门直肠畸形有肛门狭窄、低位肛门闭锁（肛门膜状闭锁）、高位闭锁、肛管正常直肠下端闭锁。这些类型产前超声极难发现。由于胎儿吞咽羊水并由肠道吸收这一循环没有障碍，肠道内没有过多的液体积聚，因而不会导致肠管扩张，产前超声也没有肠道扩张的表现，亦没有明显羊水过多。笔者尝试用肛门低回声靶环征消失来发现肛门闭锁，

有一定价值，但对低回声靶环征存在的肛门直肠闭锁无能为力。很多病例是在怀疑有 VACTERL 综合征时对肛门靶环征检查而得以偶然发现（图11-2-27）。

（二）尿直肠隔序列征（URSMS）

　　产前超声诊断尿直肠隔序列征较困难，据报道产前超声检出率仅有 0% ～54.0%。主要与该畸形声像表现复杂、多变有关。已报道的产前诊断病例均为孕中晚期超声检查发现，Suzumori 报道 4 例产前超声诊断永存泄殖腔畸形均是孕晚期（妊娠 32～33

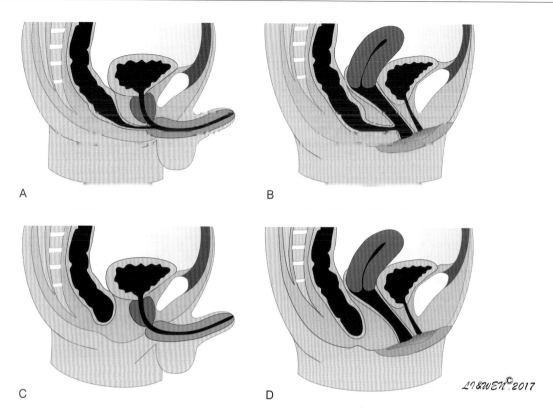

图 12-1-22 中间位肛门直肠畸形

A．男性肛门直肠闭锁，合并直肠尿道球部瘘；B．女性肛门直肠闭锁，合并直肠阴道下段瘘；C．男性肛门直肠闭锁不合并瘘道形成；D．女性肛门直肠闭锁不合并瘘道形成

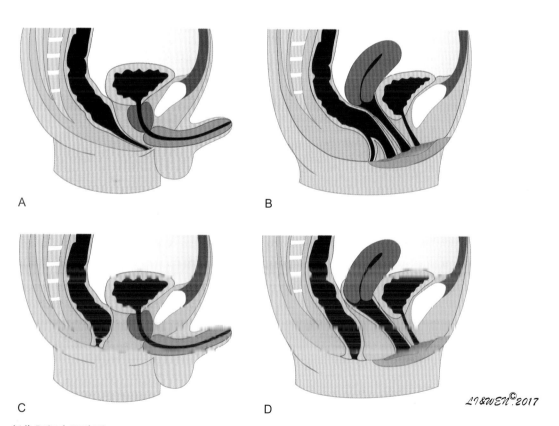

图 11-2-23 低位肛门直肠畸形

A．男性肛门闭锁合并直肠皮肤瘘；B．女性肛门闭锁合并直肠前庭瘘；C．男性肛门膜状闭锁；D．女性肛门膜状闭锁

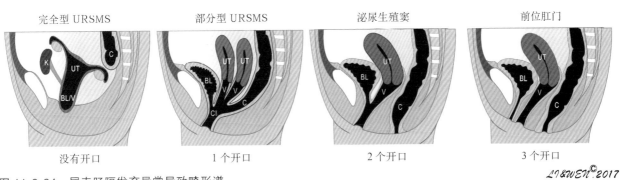

图 11-2-24　尿直肠隔发育异常导致畸形谱
UT. 子宫；BL. 膀胱；K. 肾；CI. 泄殖腔；C. 直肠；V. 阴道。(仿 Wheeler PG, Weaver DD, Partial Urorectal Septum Malformation Sequence : A Report of 25 Cases, Am J Med Genet, 2001, 103 (2) : 99-105.)

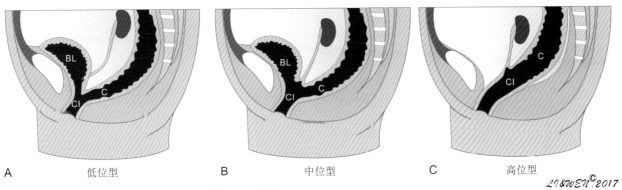

图 11-2-25　男性部分型尿直肠隔序列病例的内生殖器
A. 低位型：尿直肠隔下降至膀胱三角下方，形成膀胱和直肠开口于泄殖腔；B. 中位型：尿直肠隔下降至中肾管汇入泄殖腔水平，形成膀胱、双侧输尿管及直肠开口于泄殖腔；C. 高位型：尿直肠隔未发育，膀胱未形成，双侧输尿管及肠道开口于泄殖腔

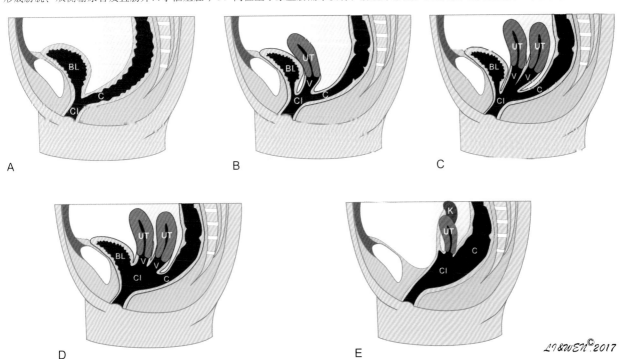

图 11-2-26　女性部分型尿直肠隔序列病例的内生殖器
A. 尿直肠隔下降至膀胱三角下方，苗勒管未发育（子宫及阴道缺如），形成膀胱和直肠开口于泄殖腔；B. 尿直肠隔下降至膀胱三角下方，双侧苗勒管融合，并发育单子宫及单阴道，形成膀胱、阴道、直肠开口于泄殖腔；C. 尿直肠隔下降至膀胱三角下方，双侧苗勒管下部融合，发育双阴道（阴道纵隔）、双子宫，形成膀胱、阴道、直肠开口于泄殖腔；D. 尿直肠隔下降至膀胱三角上方，双侧苗勒管及中肾管均直接开口泄殖腔，形成膀胱、双侧阴道、双侧输尿管及直肠开口于泄殖腔；E. 尿直肠隔未发育，膀胱缺如，双侧苗勒管及中肾管均直接开口泄殖腔，形成双侧阴道、双侧输尿管及直肠开口于泄殖腔

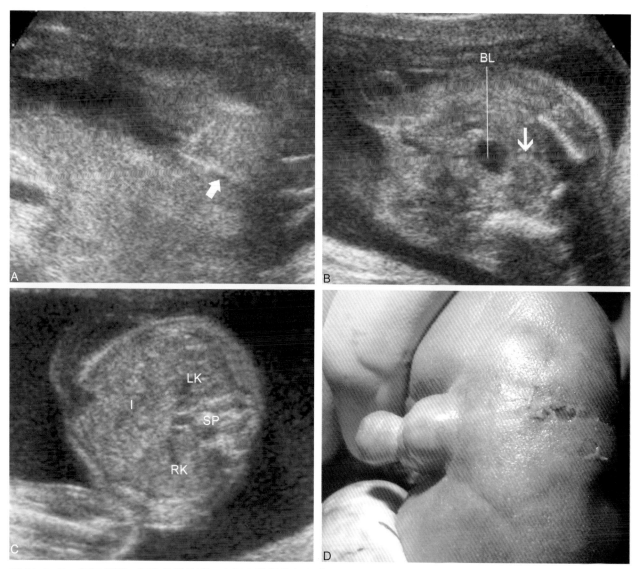

图 11-2-27　肛门闭锁、开放性脊柱裂、室间隔缺损等多发畸形，染色体核型为 18 三体

　　胎儿臀部横切面（图 A）显示臀部呈线状回声而无明显靶环征声像（粗箭头所示）。膀胱水平横切面（图 B）显示膀胱（BL）后方直肠无明显扩张（细箭头所示）。脐带腹部入口水平横切面（图 C）显示腹腔内肠管无明显扩张。标本外观显示无肛门（图 D）。LK. 左肾；RK. 右肾；SP. 脊柱

周）超声检查发现。

　　1. 膀胱、直肠（女性有阴道）开口于共同泄殖腔（图 11-2-31C、L、K）　①女胎多数病例表现为盆腔巨大双叶状或二叶状囊性包块，二叶状囊性包块位于前方者是膀胱，通常较小，位于后方者为双阴道并积水，呈左、右排列，三者开口于下端共同泄殖腔（图 11-2-31A、B、C）。少数病例表现为盆腔内不规则囊性包块及肠道扩张，不规则形包块内透声差。②男胎表现为腹腔肠管明显扩张，透声差（图 11-2-28，图 11-2-30），可见点状或团块状强回声。

　　2. 肾异常　单侧肾发育不良、多囊性肾发育不良、肾（输尿管）积水（图 11-2-30C、图 11-2-31D），肾积水最为常见，肾积水往往与阴道积水有

关系，随着阴道扩张压迫膀胱颈并造成不同程度的膀胱出口梗阻而发生。完全性 URRMS 由于膀胱出口梗阻，而导致梗阻以上扩张、积水。

　　3. 内生殖器异常　阴道纵隔或双阴道（图 11-2-31）、双角子宫、双子宫或单子宫，可伴阴道闭锁或无孔外女瓣，可有子宫阴道积水。

　　4. 外生殖器形态异常　女胎多表现为女性男性化，有增大的阴蒂和（或）融合的阴唇（图 11-2-31E）。男胎多表现为尿道下裂、阴囊分裂、阴茎发育不良或不发育（图 11-2-30F、G、H）、阴茎阴囊转位等。超声图像上性别难辨。

　　5. 肛门闭锁　臀部无明显靶环征声像，两侧臀部之间呈线状回声（图 11-2-30E、图 11-2-31F）。

如肛门闭锁合并瘘道形成,尿液持续从膀胱或尿道经瘘道进入直肠,当进入直肠的液体量超过大肠的重吸收功能时,可出现液体在肠腔内积聚,从而出现明显的直肠及结肠扩张;又由于胎粪与尿液混合,则在肠腔内形成钙化灶或肠内结石,或胎粪进入膀胱在膀胱内形成钙化灶或结石。这些类型产前超声可有明显特征而得以产前发现,主要表现有肠管明显扩张,肠管内和(或)膀胱内多个强回声团或强回声点(图 11-2-28),随体位改变而移动。有学者报道,7 例有肠内强回声结石者都有大肠梗阻,其中 5 例产后检出直肠尿道瘘。如肛门直肠闭锁合并会阴瘘(图 11-2-29),这种类型由于很少出现肠管扩张,产前超声诊断与无瘘管的单纯肛门直肠闭锁相似,诊断困难。

6. 腹水 可有一过性腹水,Adams 等认为形成腹水的原因是阴道扩张、出口梗阻造成尿液逆入子宫,后经输卵管进入腹腔。

7. 其他 可有骶尾部发育不良、脊髓拴系(图 11-2-31G)等特征。

产前超声怀疑 URSMS 者可行 MRI 检查进行辅助诊断,现在的研究报道认为 MRI 可提供有价值的诊断信息。

【临床处理及预后】

肛门直肠闭锁会增加胎儿染色体异常风险,常见的有 18 三体,21 三体,其次是 cat eye 综合征(眼缺损,耳、心脏、肾畸形,智力迟钝),也常是 VACTERL 联合征的表现之一。肛门闭锁胎儿对分娩方式没有特殊要求。

单纯性肛门闭锁手术治疗效果较好,总病死率低于 10%,死亡原因主要与合并心脏畸形或肾畸形有关。复发风险与是否合并其他畸形有关。大部分单纯性肛门闭锁为散发性。肛门闭锁亦可为多发畸

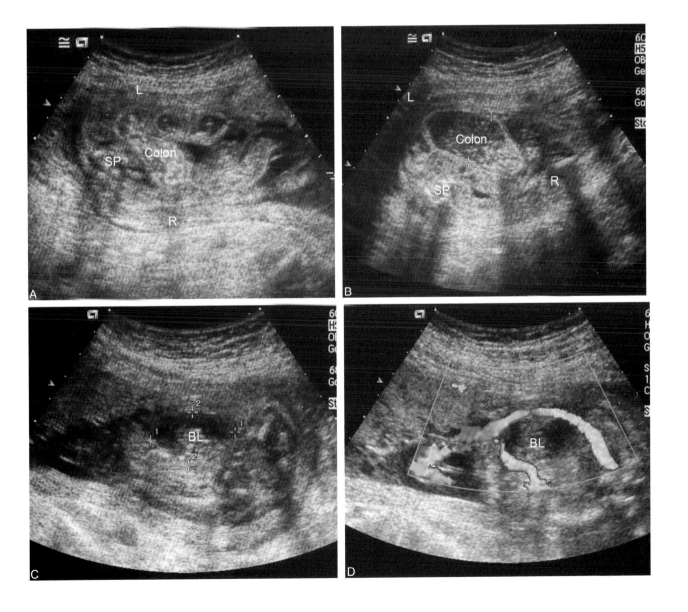

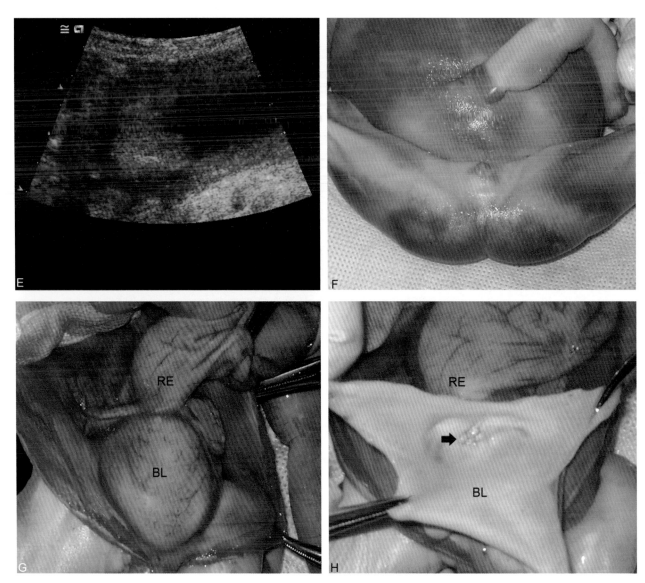

图 11-2-28 肛门闭锁合并直肠膀胱漏产前超声所见（男胎部分型 URSMS）

A. 下腹部横切面显示腹腔内结肠全程扩张，实时超声下扩张结肠内（Colon）可见较多的絮状物强回声点流动；B. 结肠最宽处腹部横切面测量扩张结肠的内径,宽约 2.52 cm；C 及 D. 盆腔水平膀胱横切面二维及彩色多普勒显示膀胱（BL）内可见较多絮状强回声；E. 胎儿臀部横切面显示臀部呈线状回声而无明显靶环征声像；F. 臀部观显示无肛门；G. 提起直肠显示直肠（RE）与膀胱（BL）相连接；H. 剪开膀胱，直肠开口（箭头所示）在膀胱内，直肠内容物通过漏口进入膀胱内。L. 左侧；R. 右侧

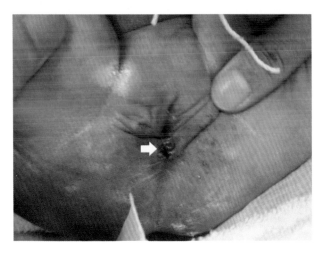

图 11-2-29 肛门直肠闭锁合并会阴瘘新生儿照片

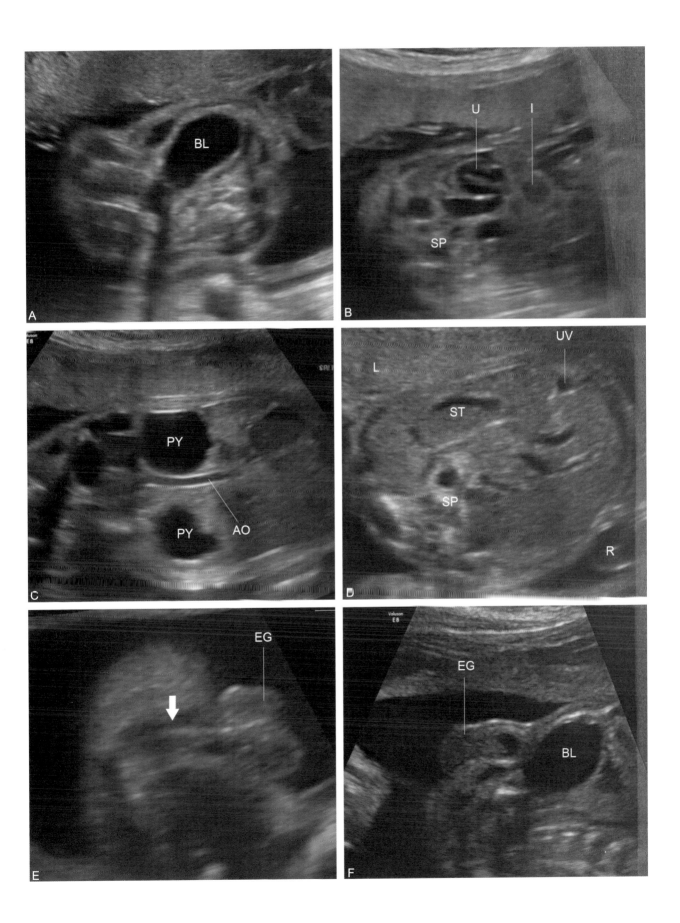

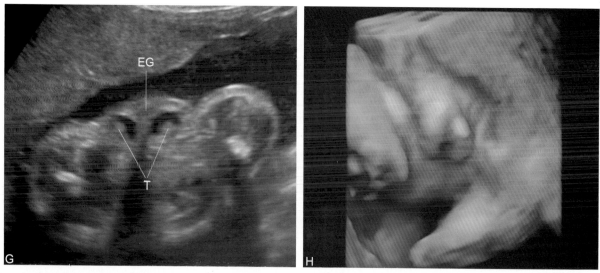

图 11-2-30　男胎完全型 URSMS

下腹部横面（图 A）显示膀胱（BL）明显增大膀胱壁明显增厚。腹中部横切面（图 B）显示肠管（I）及输尿管（U）全程均明显扩张，透声好者为输尿管，透声差者为肠管。双肾冠状切面（图 C）显示双肾盂（PY）、肾盏均明显扩张。上腹部横切面（图 D）显示胃内可见较多内容物回声。臀部横切面（图 E）显示臀部无明显靶环征声像，两侧臀部之间呈线状回声（箭头所示）。外生殖器矢状切面（图 F）、横切面（图 G）及三维成像（图 H）显示外生殖器（EG）异常，阴茎缺如，未见明显尿道开口，双侧阴囊积液，内有睾丸回声。SP. 脊柱；UV. 脐静脉；T. 睾丸；L. 左侧；R. 右侧

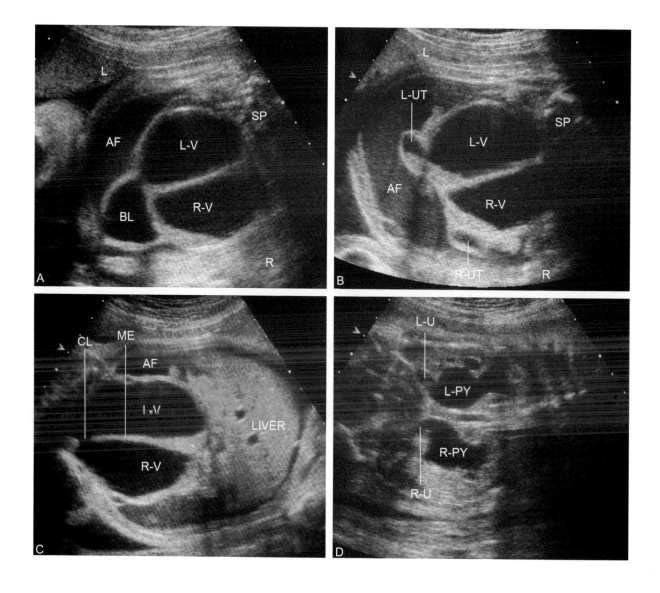

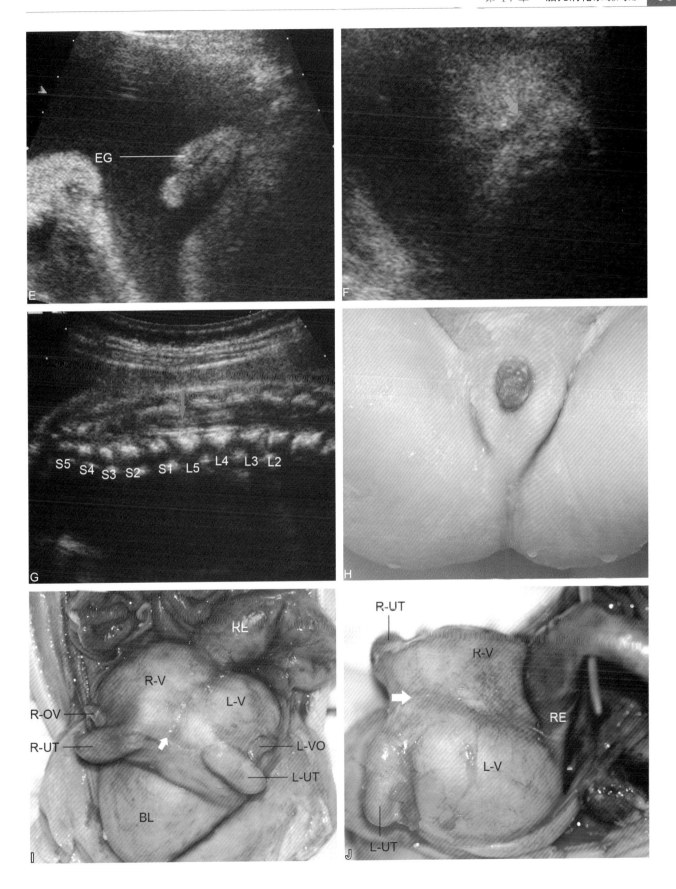

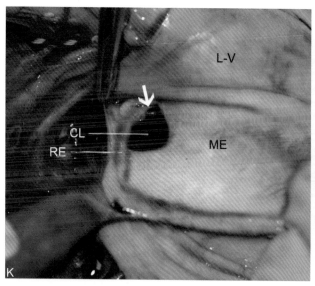 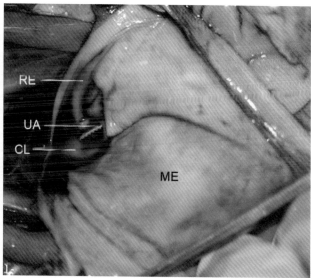

图 11-2-31 女胎部分型 URSMS

膀胱水平横切面（图 A）显示膀胱（BL）后方有双叶形无回声区，为阴道积水和阴道纵隔，共同形成三叶状囊性包块，腹水（AF）。在图 A 基础上声束平面向胎儿头侧稍偏斜（图 B）显示双子宫，双宫腔积水且分别与积水的阴道相通，腹水。胎儿腹部斜冠状切面（图 C）显示阴道纵隔（ME）和阴道积水，阴道下部的相通部分为残存泄殖腔（CL）。双肾冠状切面（图 D）显示双肾盂（PY）积水及双侧输尿管（U）扩张。外生殖器冠状切面（图 E）显示外生殖器（EG）形态异常，大阴唇下端融合，阴蒂肥大而呈现性别不明。臀部横切面（图 F）显示臀部无明显靶环征声像（蓝色箭头所示），两侧臀部之间呈线状回声。胎儿脊柱骶尾部矢状切面（图 G）显示脊髓圆锥下缘位置较正常低，位于腰 5 水平（红色箭头所示）。外生殖器照片（图 H）显示肛门及阴道外口闭锁，仅在尿道口处有一开口。下腹部解剖腹侧观（图 I）及左侧面观（图 J）显示阴道纵隔（白粗箭头所示）、阴道积水明显扩张，双子宫，直肠紧贴阴道下段。 剖开左侧阴道（图 K）显示阴道纵隔，双侧阴道开口于下部残余泄殖腔（CL），直肠末端明显变细，亦开口于残余泄殖腔（细箭头所示）。用血管钳从膀胱穿向尿道口（图 L）显示尿道（UA）亦开口于残余泄殖腔

形之一，呈常染色体显性遗传。

URSMS 常与多发异常同时存在，泌尿系统、生殖系统、脊柱（尤其是骶尾）、脊髓圆锥末端位置、肛门等常出现异常。据报道，40%URSMS 合并脊髓拴系综合征，脊柱 MRI 检查对排除脊髓拴系综合征有重要价值。

URSMS 是一种较严重畸形，完全型预后差，部分型预后较好，无生命危险，可通过结肠造口术、膀胱造口术、阴道造口术等手术重建进行治疗。部分型 URSMS 的手术预后与共管长度有关，共管长度 < 3 cm 者，括约肌较好，骶骨发育也较好。共管长度 > 3 cm，手术较复杂，Cho 等追踪了 9 例（4 例共管长度 < 3 cm，5 例共管长度 ≥ 3 cm）URSMS 手术预后情况，见表 11-2-4。

URSMS 合并双肾发育不良时预后差，有文献报道其最长生存时间为 10 d。死亡原因是肾发育不良导致肺发育不良。部分型 URSMS 没有再发风险报道，所有存活病例新生儿期需要多次进行泌尿生殖器与肠道重建手术。

表 11-2-4 Cho 等报道 9 例永存泄殖腔的手术预后情况总结表

	共管长度	
	< 3 cm	≥ 3 cm
手术次数超过 3 次	2	5
需经腹式手术	1	2
膀胱输尿管反流	0	3
DMSA 所致肾功能下降	1	4
便秘须间断灌肠	3	5
手术后并发症	1	2

摘自：Cho MJ, Kim TH, Kim DY, Kim SC, Kim IK. Clinical experience with persistent cloaca. J Korean Surg Soc, 2011, 80 (6): 431-6, Epub 2011 Jun 9.

七、肠重复畸形

消化道重复畸形（intestinal duplication）是一种少见先天畸形，从口腔至直肠任何部位都可发生，小肠重复畸形最多见，其发病率为 0.025%~1%。

发病原因可能是多源性的，包括原肠腔化障碍、憩室样外袋增生膨出、脊索 - 原肠分离障碍、原肠缺血坏死等。

【畸形特征】

肠重复畸形多数与主肠管关系密切，贴附在其系膜侧，有共同的血液供应，相同的组织结构，相同的浆膜、平滑肌及黏膜。肠重复畸形根据其外观形态可分为以下两种类型（图 11-2-32）。

1. 囊肿型　约占 82%，囊肿呈椭圆形，位于小肠系膜侧，大小不等，多与肠腔不相通，少数可有交通孔。囊肿位于肠壁肌层外者，称肠外囊肿型，位于肠壁肌间及黏膜下层者，称肠内囊肿型。

2. 管状型　约占 18%，重复肠管呈管状，位于主肠管侧缘，与主肠管平行走行，外观呈平行管状，短者数厘米长，长者可超过 100 cm。管状重复畸形与主肠管有共壁，多在其远端有共同开口，但也有在近端开口者或两端均有开口者。近端有开口而远端无开口者，其远端重复肠腔内的潴留液过多，肠

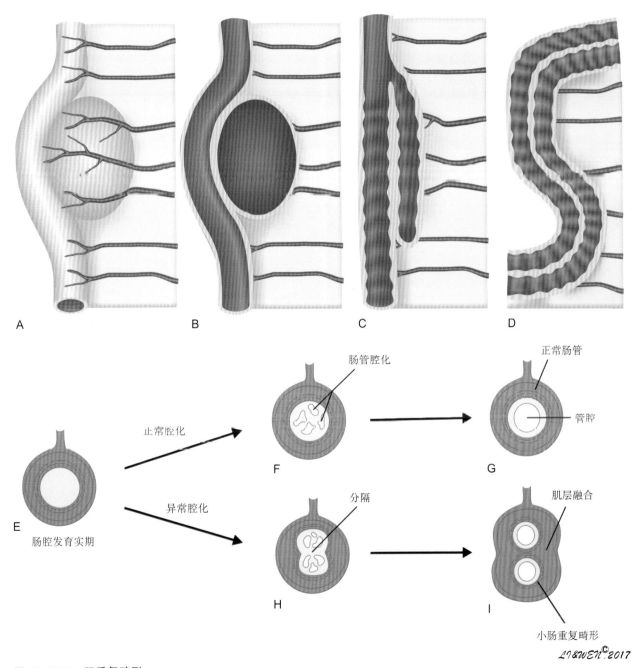

图 11-2-32　肠重复畸形

A. 小肠囊状重复畸形，注意重复肠管位于主肠管的系膜侧，其血液供应来源相同；B. 图 A 的长轴切面图；C. 较短的小肠管状重复畸形；D. 较长的小肠管状重复畸形，注意其与主肠管共壁；E. 发育过程中的暂时性闭塞期肠管横切面图；F. 正常发育时肠腔内空泡形成；G. 空泡融合肠管再通形成正常肠管；H. 肠管内形成 2 组空泡；I. 2 组空泡分别融合并再通形成重复肠管

腔扩张而形成包块。

【超声诊断】

1. 囊肿型肠重复畸形主要表现为圆形或椭圆形囊性无回声区，位于胎儿腹腔内，根据其发生的部位不同表现也不同（图11-2-33）。此型很难与腹腔囊肿鉴别。放大图像或采用高频探头探查，可显示囊壁较厚，与肠壁或胃壁回声相似，有时可见囊肿壁有蠕动改变，更支持肠重复畸形的诊断。

2. 管状肠重复畸形多与主肠管相通，超声难以发现。有潴留物积聚者，超声可显示为椭圆形或长条状无回声区，其壁偶可见蠕动波。

3. 食管重复畸形亦为囊性包块，位于后纵隔内，向前压迫气管，食管被推向一侧，重复食管可伸展到颈部或腹部，可与主食管、气管、胃及小肠相通，相通者超声难以检出。

4. 胃重复畸形多表现为胃腔内囊性包块或胃近端的囊性包块（图11-2-34）。

【临床处理与预后】

出生后无临床症状，不需要急诊手术治疗。但是即使没有症状，所有肠重复囊肿都建议在幼儿期切除。

肠重复畸形预后良好，手术切除成功率高，新

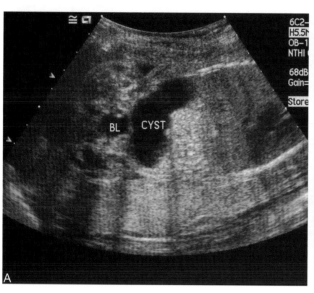
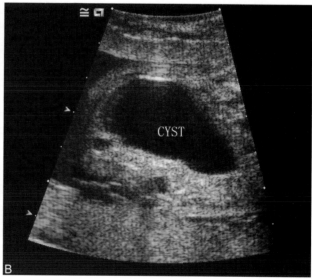

图11-2-33　24岁孕妇，妊娠23周，小肠重复畸形，病理显示囊壁结构与肠壁一致

A. 腹部冠状切面显示膀胱（BL）上方可见一肠形囊性包块（CYST）；B. 放大该包块时显示该包块壁较厚，与肠壁结构相似

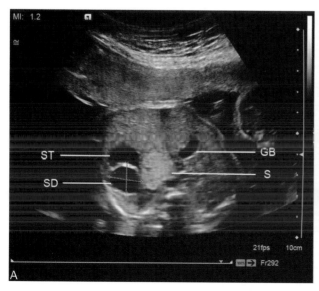
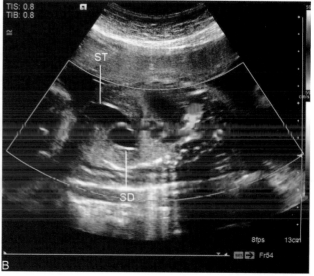

图11-2-34　22岁孕妇，妊娠27周，胎儿重复胃、隔离肺畸形

A. 腹部横切面示胃泡（ST）后方可见一个囊性肿块，该囊性肿块与胃泡仅隔一强回声带，为胃后壁。囊性肿块与胃泡不相通。胃泡内侧可见一个高回声肿块，为膈下隔离肺（S）；B. 胃泡矢状切面 CDFI 检查显示胃泡（ST）与囊性肿块不相通，未见血流信号

生儿病死率低于 4%。新生儿常见并发症为肠梗阻、出血及腹膜炎。多数肠重复畸形为散发病例。

八、胎粪性肠梗阻

胎粪性肠梗阻 (meconium ileus) 又称为胎粪栓综合征 (meconium plug syndrome)，是由于胎粪极其黏稠而坚实，在回肠下段与肠壁紧密贴附，不易排出而形成肠梗阻。本病是胎儿与新生儿胰腺囊性纤维化的早期常见表现，是一种常染色体隐性遗传病。本病多发生在白色人种，东方人种极为少见，我国极罕见。在亚洲地区有学者发现有不伴囊性纤维化的胎粪性肠梗阻。

胎粪性肠梗阻产前超声表现为孕中期以后肠道回声明显增强，回声强度可与骨回声相似，梗阻以上肠管扩张、肠内容物增多，腹腔内钙化灶或胎粪性假囊肿偶可检出。

如果发现父母双方都有囊性纤维化基因 (最常见于 DeltaF508)，出现胎粪性肠梗阻，应高度怀疑本病。约 80% 表现为胎粪性肠梗阻的囊性纤维化可通过检测父母基因来诊断。

本病预后较好，但远期疗效取决于囊性纤维性病变的严重程度及有无严重伴发畸形。不伴囊性纤维化病变者远期疗效较好。本病为常染色体隐性遗传，再发风险为 25%。

九、胎粪性腹膜炎

胎粪性腹膜炎 (meconium peritonitis) 是在胎儿期肠道穿孔，胎粪进入腹腔后引起的无菌性化学性腹膜炎。导致胎粪性腹膜炎的主要原因有肠扭转、闭锁、供血不足及胎粪性肠梗阻，此外，也可能与母体吸毒、巨细胞病毒感染有关。13.5% 的胎粪性腹膜炎由先天性囊性纤维化引起。

【畸形特征】

胎粪性腹膜炎是一种发生在子宫内的病理过程，含有各种消化酶的无菌胎粪，通过肠道的穿孔溢入腹腔内，引起严重的化学性和异物性腹膜炎反应。腹腔内病理改变以大量纤维素渗出和纤维母细胞增生为主，造成腹腔内广泛粘连，黏稠的胎粪堆积在穿孔的周围与腹腔炎性渗出液混合，受胰液的影响钙质沉淀而形成钙化块，将穿孔完全堵塞。如果肠穿孔并未封住或在长期溢漏后才封住，则可有膜状组织包裹部分肠襻，形成假性囊肿；如果肠穿

孔发生于分娩前几天之内，出生后穿孔仍然开放，则腹腔内充满染有胎粪的腹水，形成弥漫性腹膜炎，并迅速演变为化脓性腹膜炎或气腹；如果在腹膜鞘状突闭合前发生肠穿孔，胎粪不仅进入腹腔，亦可进入阴囊，出生后阴囊内可见钙化强回声，隐睾。

有学者将胎粪性腹膜炎分为 2 型，不合并肠道异常者为单纯性胎粪性腹膜炎，伴有肠道异常者为复杂性胎粪性腹膜炎。

【超声诊断】

产前超声的主要特征有腹腔内钙化强回声、肠管扩张、胎儿腹水、胎粪性假囊肿、羊水过多，如果有隔疝者，可出现胸腔内钙化强回声及胸腔积液等。Staebler 等将胎粪性腹膜炎分为单纯型和复杂型，前者仅出现腹腔内的钙化灶伴声影，后者除钙化灶外还伴其他超声异常表现。

腹内钙化性强回声可在 86% 的胎粪性腹膜炎中出现 (图 11-2-35)，动物实验表明胎粪进入腹腔后至少要 8d 超声才能检出钙化灶回声。钙化灶较大者强回声后方可伴声影，钙化灶较小者后方可无声影。

本病的腹腔内钙化应与先天性感染、肝坏死及肿瘤导致的肝、脾内钙化灶相区别。前者分布于腹膜腔的广大区域内，而后者仅局限在肝、脾等部位。

【临床处理及预后】

本病预后取决于引起胎粪性腹膜炎的原因。没有囊性纤维灶者，预后一般较好，单纯型胎粪性腹膜炎病变较轻，预后较好，不须手术治疗；复杂型胎粪性腹膜炎病变较严重，预后较差，合并囊性纤维化者，预后差。不合并囊性纤维化时无再发风险，合并囊性纤维化时再发风险为 25%。

十、先天性巨结肠

先天性巨结肠 (congenital megacolon) 是肠神经系统在胚胎期的发育障碍而引起远端肠管黏膜下及肌层无神经节支配。1886 年丹麦医生 Harald Hirschsprung 首次报道了该病，故又称为赫什朋病 (Hirschsprung disease)。其发生率为 1/5000～1/2000，我国约为 1/4000。

【畸形特征】

先天性巨结肠按病变累及的部位分为超短段型 (病变局限于直肠远端)、短段型 (直肠近、中段)、常见型 (直肠近端及直肠乙状结肠交界处)、长段型 (乙状结肠及降结肠)、全结肠型及全肠型。可伴发其他畸形，如 21 三体综合征、先天性心脏病等。

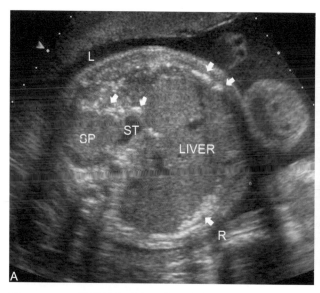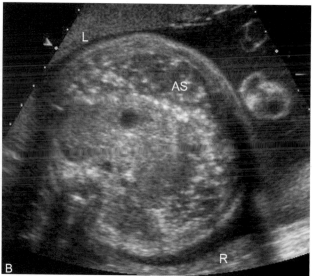

图 11-2-35　胎粪性腹膜炎，病理确诊
　　A. 上腹部横切面显示肝（LIVER）、胃（ST）、脾（SP）周边散在分布的片状、点状强回声（箭头所示）；B. 腹部横切面示腹腔积液（AS），积液透声差，可见大量强回声点及强回声斑

【超声诊断】

　　先天性巨结肠产前超声不能做出诊断，全结肠型在孕晚期可能有表现，但也仅表现为肠管扩张，羊水过多。部分病例肠管扩张呈进行性发展并不断蔓延。大多数病变仅涉及直肠乙状结肠，一般不引起肠管扩张，也不会出现羊水过多。当没有明显肠管扩张时，超声更无法诊断。超声不能显示病变段肠管，也很难区分先天性巨结肠导致的肠管扩张与其他原因所致的肠管扩张。

【临床处理及预后】

　　约 50% 的先天性巨结肠在新生儿期得到诊断，其中 75% 在出生后 3 个月内，80% 在 1 岁以内。直肠黏膜抽吸活检 AChE 染色为术前诊断先天性巨结肠的金标准，诊断明确后需手术治疗。前一胎为女性患儿，其再发风险为 7.2%；如为男性患儿，再发风险为 2.6%。

十一、永久性右脐静脉

　　永久性右脐静脉（persistent right umbilical vein, PRUV）是指本应该退化消失的右脐静脉没有退化，而不应该退化消失的左脐静脉却退化了，故又称持续性右脐静脉。国外文献报道其发生率为 1/526~1/219，国内文献报道为 1/528 ~ 1/360。

【胚胎发育与畸形特征】

　　胚胎早期，脐静脉有左、右两条，由绒毛膜发生，起于胎盘，经脐带入胚体，沿腹壁经肝的两侧，穿过原始横膈，入静脉窦。随着胚体的发育，整个右脐静脉和左脐静脉的近心段逐渐萎缩消失，只有左脐静脉的远心段保留并增粗，入肝与左门静脉相连形成正常的脐静脉。穿行于肝内的微血管逐渐合并扩大而成一条静脉导管，汇入下腔静脉（图 11-2-36）。

　　如果某种原因导致左脐静脉阻塞并萎缩而保留右脐静脉，则形成永久性右脐静脉，虽然静脉导管不受影响，但右脐静脉与右门静脉相连，因此，脐静脉血管入肝后在肝内的血流途径发生变化，脐静脉血流从右门静脉经左门静脉进入静脉导管（图 11-2-37）。这一形成过程的原因尚不明确，可能与以下因素有关：①妊娠早期微小血管血栓栓塞、外部压迫或闭塞导致早期左脐静脉闭塞，保留了右脐静脉供血；②特效致畸药的作用；③妊娠早期叶酸补充不足。

【超声诊断】

　　超声诊断永久性右脐静脉主要根据脐静脉、胆囊、门脉关系及脐静脉汇入门静脉的部位来确定（图 11-2-38，图 11-2-39），主要超声特征如下。

　　1. 永久性右脐静脉与右门静脉相连，正常左门静脉无脐静脉相连。

　　2. 胎儿腹部横面门静脉窦呈管状弧形弯曲指向无回声的胃。

　　3. 胎儿胆囊位于脐静脉与胃之间（图 11-2-39）；而正常左脐静脉的胎儿胆囊位于脐静脉右侧，

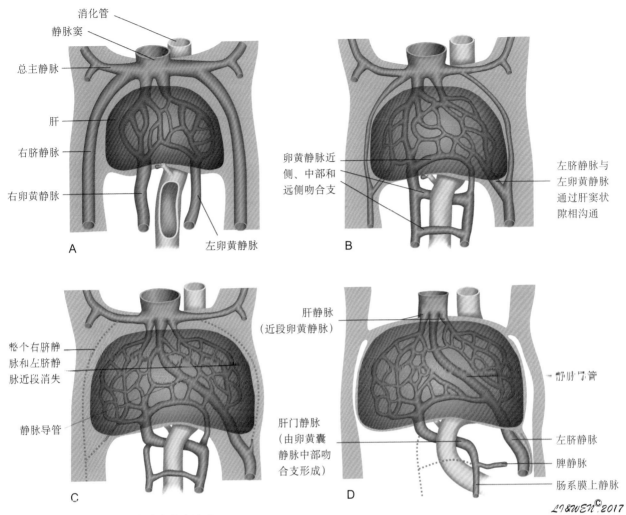

图 11-2-36　人胚胎脐静脉的发生和演变
　　双侧总主静脉、卵黄静脉、肝静脉均汇入静脉窦（A），分别将胚体、卵黄囊及胎盘血液引流入心脏。此时肝发育并逐渐增大，左、右卵黄静脉与肝相邻的一段被包入肝内，并在肝内分支与肝窦相连，发育成肝内门静脉，其远段位于肝外，自卵黄囊到肝，最终发育成肝外门静脉（B、C、D）。同时双侧脐静脉与肝内门静脉之间形成血管交通（B），在胚胎发育过程中整个右脐静脉及左脐静脉的近心段逐渐萎缩消失（C），只有左脐静脉的远心段保留并增粗，血液经肝回流入心，形成正常的脐静脉（D）

脐静脉在胆囊与胃之间（图 11-2-38）。

　　4．伴发畸形主要有心血管畸形、肾畸形、骨骼畸形、神经系统畸形（表 11-2-5）。

【临床处理及预后】

　　单纯性永久右脐静脉不伴其他结构畸形者预后较好，出生后不需特殊处理，伴有其他结构畸形者，其预后取决于伴发畸形的严重程度。永久性右脐静脉其再发风险未见报道。

十二、静脉导管缺如

　　静脉导管缺如（ductus venosus agenesis）是一种罕见的先天畸形，据一篇孕早期（11～13^{+6} 周）研究报道，发生率为 1/2532。

表 11-2-5　永久性右脐静脉常见伴发畸形

肾发育不良
肾异位（盆腔）
尾部退化综合征
半椎畸形
无脾综合征
无脑畸形
永存动脉干
主动脉狭窄
室间隔缺损
单脐动脉

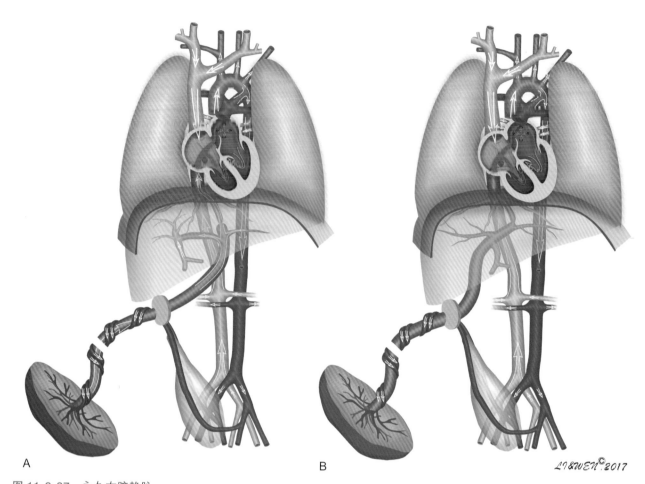

图 11-2-37 永久右脐静脉

A. 正常左脐静脉；B. 永久右脐静脉

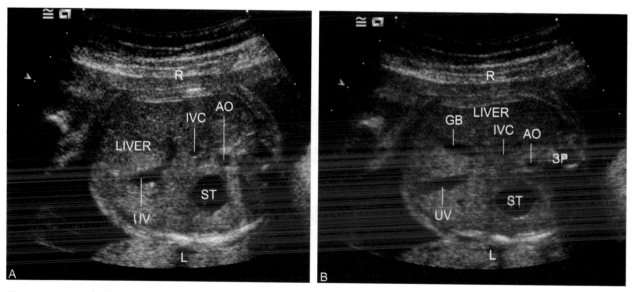

图 11-2-38 正常脐静脉、胆囊及胃泡关系

A. 脐静脉（UV）入肝（LIVER）后与门静脉所组成的弧形血管，凸面向胃泡（ST）；B. 脐静脉位于胆囊（GB）与胃泡之间。IVC. 下腔静脉；AO. 腹主动脉；SP. 脊柱；R. 右侧；L. 左侧

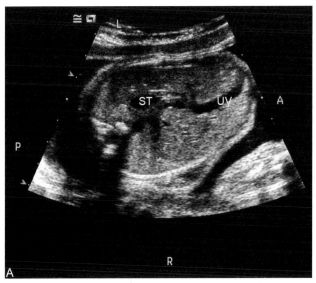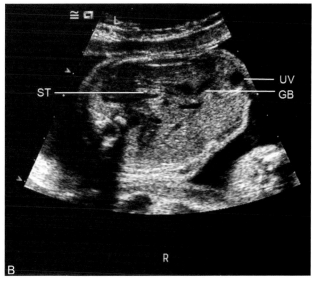

图 11-2-39 26 岁孕妇，妊娠 26 周，胎儿永久右脐静脉

A．脐静脉（UV）入肝后与门静脉所组成的弧形血管，凹面向胃泡（ST）；B．脐静脉位于胆囊（GB）与胃泡的右侧。R．右侧；L．左侧

【胚胎发育与畸形特征】

正常情况下，脐静脉输送含氧量高的血液部分通过静脉导管经下腔静脉、右心房、卵圆孔射入左心房。部分脐静脉血通过与左门脉相连营养肝，经肝静脉、下腔静脉入右心房。静脉导管至产后 1～2 d 保持开放状态，产后 6～7 d，32% 的静脉导管闭合，产后 17～18 d，89% 闭合。

在胚胎时期，存在着左、右脐静脉及左、右卵黄静脉，右脐静脉和左脐静脉近心段在胚胎发育过程中退化。卵黄静脉形成肝窦网，残存部分形成胃区肝门静脉系统的大部分。左脐静脉远心端与肝窦沟通，形成静脉导管。原始静脉的退化异常和新生血管未发育或未吻合可导致静脉导管缺失。静脉导管缺失胎儿，脐静脉主要通过以下方式连接：肝内分流（脐静脉与门静脉相连接）、肝外分流（脐静脉直接与体循环相连：脐静脉在肝上方直接连于下腔静脉、脐静脉在肝下方直接连于下腔静脉、通过脐周静脉引流、脐静脉直接连于髂静脉、脐静脉直接连于右心房）（图 11-2-40）。

部分病例可因某种原因在胎儿生长发育过程中的某一阶段出现静脉导管闭锁，脐静脉血流经门静脉循环回流入右心房。

静脉导管常合并心脏扩大、水肿和门静脉发育不良或缺如，回顾 2006 年前国外多篇文献报道 86 例静脉导管缺如病例，肝内分流 28 例，肝外分流 57 例，肝内、外分流合并心脏扩大者分别为 3 例和 46 例，水肿者分别为 10 例和 14 例，门静脉发育不

良或缺如 1 例和 14 例。

静脉导管缺失合并其他异常：非整倍体染色体异常、局灶性肝坏死／钙化、膈疝、输尿管梗阻、颜面部畸形、Noonan 综合征、心脏畸形等。

【超声特征】

1．上腹部横切面二维和彩色多普勒检查均不能显示静脉导管，脉冲多普勒检查不能检测到静脉导管血流频谱。

2．脐静脉走行异常

（1）脐静脉进入胎儿腹腔后，进入肝与门静脉相连，由于静脉导管缺如，所有脐静脉血均经门静脉循环，最后回流入右心房，肝内门静脉较正常增粗（图 11-2-41）。

（2）脐静脉进入胎儿腹腔后，在肝表面或穿入肝表面行走，然后进入肝上段下腔静脉或直接进入右心房（图 11-2-42）。

（3）脐静脉进入胎儿腹腔后，脐静脉与胎儿腹壁静脉相连，腹壁静脉扩张，呈蜘蛛足状。

（4）脐静脉进入胎儿腹腔后，脐静脉不向上行走，而是向下行走，汇入下腔静脉或髂静脉，使下腔静脉（图 11-2-43）、髂静脉扩张（图 11-2-44）。

3．静脉导管闭锁者，二维可显示强回声的静脉导管，但彩色多普勒血流显像不能检出血流信号，亦不能检出静脉导管血流频谱。

4．静脉导管缺如合并肝外分流者，应注意重点观察门静脉系统情况，部分病例会合并门静脉系统缺如或发育不良（图 11-2-43）。

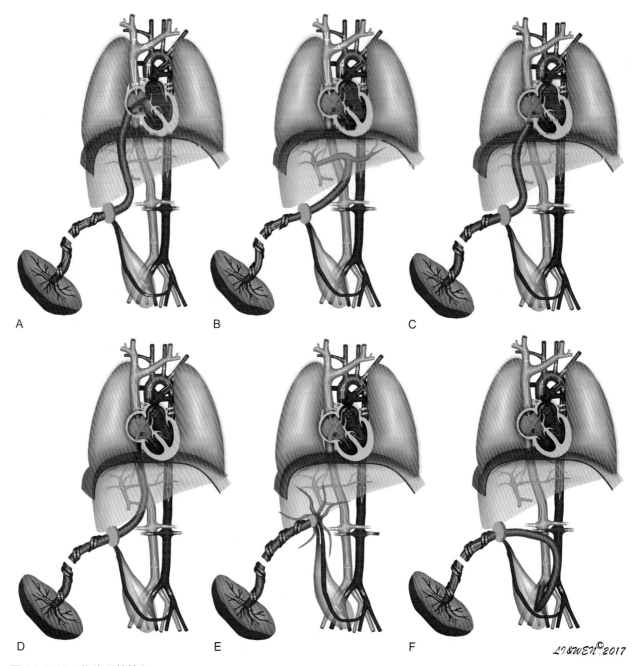

图 11-2-40　静脉导管缺如

A. 脐静脉直接连于右心房；B. 脐静脉与门静脉相连接；C. 脐静脉在肝上方直接连于下腔静脉；D. 脐静脉在肝下方直接连于下腔静脉；E. 通过脐周静脉引流；F. 脐静脉直接连于髂总静脉

【临床处理及预后】

肝内分流者，脐静脉血直接灌注肝，造成肝高灌注及门静脉高压，这将导致肝细胞损害、血浆蛋白合成及分泌功能受损。肝外分流者，出现心力衰竭、胎儿水肿、产后肝功能异常等发生的概率增高。静脉导管缺失的预后与是否合并其他畸形、染色体异常、脐静脉分流的方式有关。据多篇文献报道共110例静脉导管缺失胎儿，40%合并其他严重结构畸形或染色体异常，预后不良；单发静脉导管缺失的64例（58.2%，64/110），存活并预后良好的43例（67.2%，43/64）。

十三、胎儿肝

胎儿肝（fetal liver）先天性畸形较少见，常见异常有胎儿先天性肝血管畸形肝内钙化病灶、肝囊肿、肝肿瘤等。

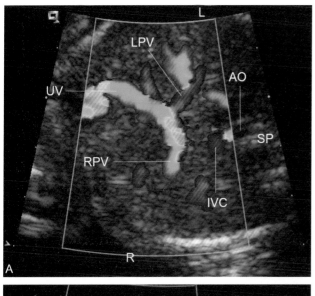

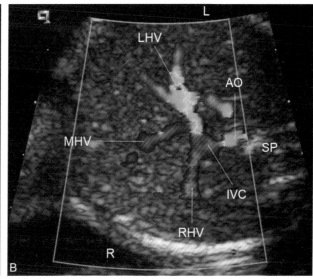

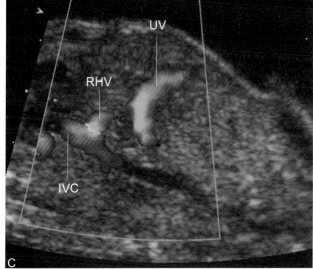

图 11-2-41　静脉导管缺如，脐静脉汇入门静脉

25 岁孕妇，孕 1 产 0 妊娠 23 周，足月顺产一男婴，无临床症状。上腹部横切面彩色多普勒（图 A）显示脐静脉（UV）进入肝内与左门静脉（LPV）相连，静脉导管缺如。肝静脉水平腹部横切面彩色多普勒（图 B）显示肝静脉稍扩张，血流速度增快。脐静脉矢状切面彩色多普勒（图 C），脐静脉与下腔静脉（IVC）间无静脉导管。RPV. 右门静脉；LHV. 左肝静脉；RHV. 右肝静脉；MIIV. 中肝静脉；AO. 主动脉；L. 左侧；R. 右侧

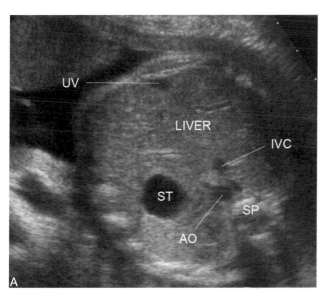

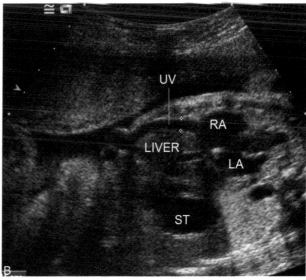

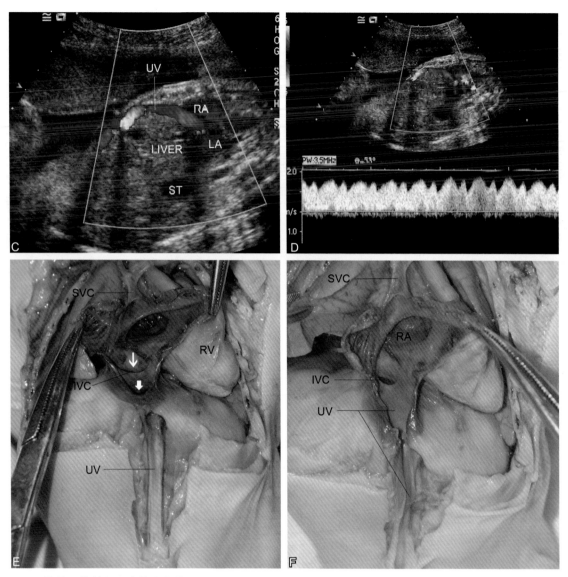

图 11-2-42 静脉导管缺如，脐静脉直接汇入右心房合并胎儿多发畸形

　　上腹部横切面（图 A），脐静脉呈一横断面，实时超声下未显示其在肝内走行。脐静脉矢状切面二维（图 B）及彩色多普勒（图 C）显示脐静脉（UV）经肝前方直接汇入右心房（RA）内（箭头所示）。频谱多普勒取样容积置于肝前脐静脉内（图 D）可探及静脉导管样血流频谱。标本解剖脐静脉腹侧观（图 E、F），脐静脉在肝前方直接汇入右心房内，脐静脉右房汇入口（粗箭头所示）位于下腔静脉（IVC）右心房汇入口（细箭头所示）的前方，未见静脉导管，图 E 为完整的脐静脉，图 F 为脐静脉前壁切开。LA. 左心房；RV. 右心室；LIVER. 肝；ST. 胃；SVC. 上腔静脉；SP. 脊柱

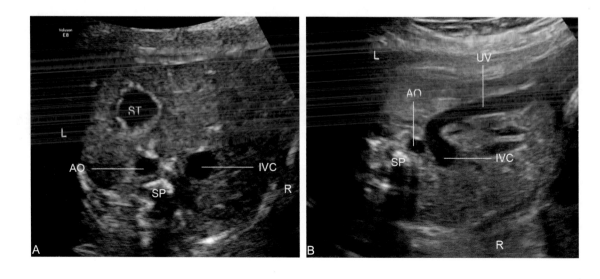

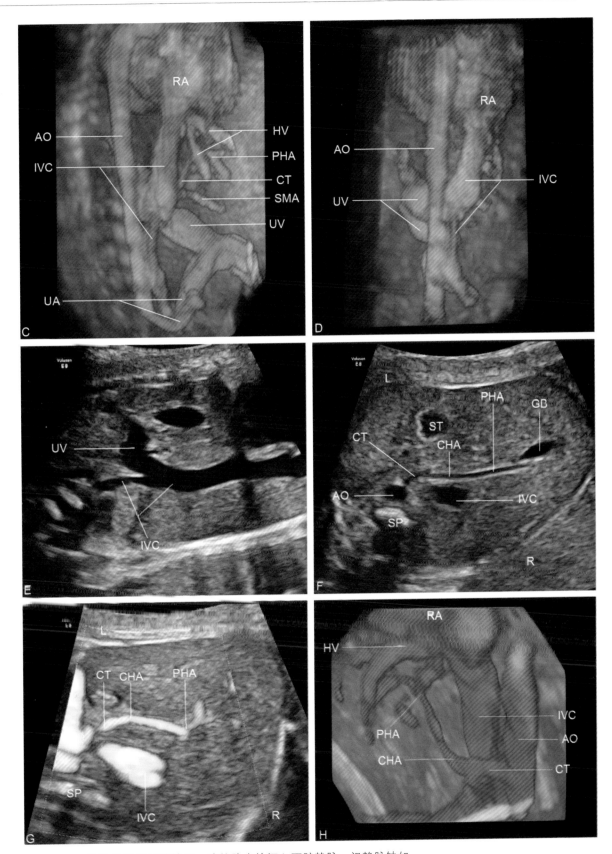

图 11-2-43　27 周胎儿静脉导管缺如，脐静脉直接汇入下腔静脉，门静脉缺如

上腹部横切面（图 A）显示下腔静脉（IVC）明显扩张。腹中部横切面（图 B）显示静脉导管缺如，脐静脉（UV）直接汇入下腔静脉内。血管三维玻璃体成像右侧面观（图 C）、后面观（图 D）及下腔静脉冠状切面二维（图 E）显示静脉导管缺如，脐静脉明显扩张，直接汇入下腔静脉内，汇入处以上、下腔静脉明显扩张。第一肝门区横切面二维（图 F）、彩色多普勒（图 G）及血管三维玻璃体成像（图 H）显示第一肝门区仅显示肝固有动脉（PHA）回声，门静脉缺如。ST. 胃泡；AO. 主动脉；L. 左侧；R. 右侧；SP. 脊柱；HV. 肝静脉；CT. 腹腔干；UA. 脐动脉；CHA. 肝总动脉；GB. 胆囊；RA. 右心房

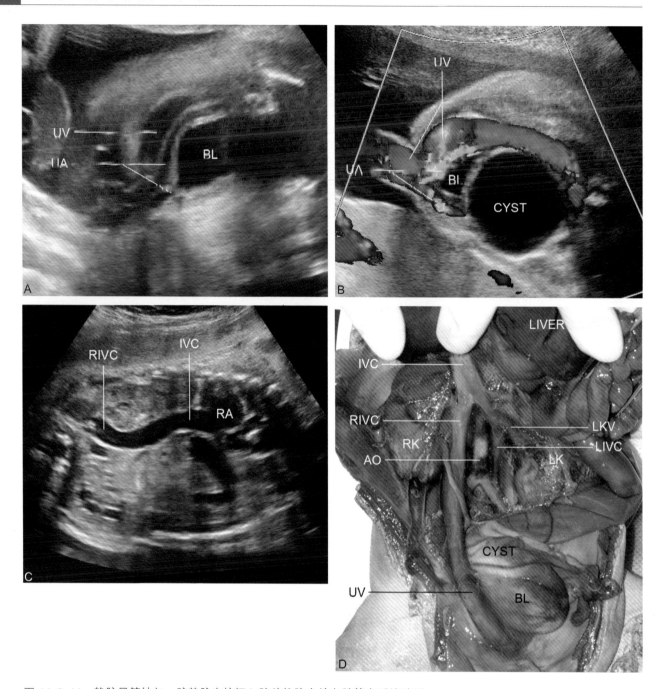

图 11-2-44　静脉导管缺如，脐静脉直接汇入髂总静脉合并心脏等多系统畸形

膀胱水平横切面二维（图 A）及彩色多普勒（图 B）显示膀胱右侧有 1 根脐动脉及 1 根脐静脉回声，脐静脉内径明显较脐动脉内径宽，两者血流方向相反，实时超声下可显示脐静脉汇入右侧髂静脉。下腔静脉长轴切面二维（图 C）显示下腔静脉明显增粗（IVC）。标本解剖显示肾段段双下腔静脉，脐静脉直接汇入右侧髂静脉，右侧下腔静脉（RIVC）明显较左侧下腔静脉（LIVC）增粗。RA，右心房；IVC，下腔静脉；BL，膀胱；CYST，囊肿；LK，左肾；RK，右肾

（一）先天性肝血管畸形

先天性肝血管畸形临床少见且种类繁多，国内外关于这方面产前超声诊断报道很少，先天性肝血管畸形主要包括：门静脉 - 肝静脉瘘、肝动脉 - 门静脉瘘、肝动脉 - 肝静脉瘘、门静脉 - 下腔静脉瘘、门静脉缺如、门静脉狭窄或闭塞等。近年来随着彩色多普勒超声诊断仪及产前超声检查技术的飞速发展，才逐渐被发现。门静脉缺如和门静脉狭窄常合并肝外分流型的静脉导管缺如。

【超声特征】

1. 肝内血管扩张，扩张的血管可以是门静脉、肝静脉（图 11-2-45A）、也可以是肝动脉；扩张的血管可以表现某一条血管的扩张，也可以表现一个肝段或肝叶内的多条血管扩张（图 11-2-46）；扩张的血管形态可以表现圆形或椭圆形，也可以表现为管状。

2．彩色多普勒，血管腔内充满彩色血流信号，其中瘘口处血流信号最明亮，脉冲多普勒检查瘘口血流信号最明亮处可探及湍流频谱。肝动脉－门静脉或肝静脉瘘时血流速度较高，可以检出典型高速低阻型动静脉瘘血流频谱（图11-2-46D）。门静脉－肝静脉瘘，产前分流血流速度不高，这与两者间压力差不大有关（图11-2-45B、C），产后分流速度会较产前明显增高（图11-2-45E、F）。受累的肝静脉血流频谱门静脉化也是其特点之一，同时受累的门静脉其血流频谱出现类似静脉导管频谱样搏动性改变。

【临床处理及预后】

先天性门静脉肝静脉瘘多无临床症状，一般于成年体检时发现。分流量大者可出现精神症状、低血糖表现。国内报道1例于出生后23d并发肺部感染死亡。笔者产前发现2例门静脉－肝静脉瘘，随访到出生后6个月时无明显的临床症状。先天性肝

动脉－门静脉或肝静脉瘘虽然少见，但是并发症严重，愈后差，治疗困难。笔者产前发现1例肝动静脉瘘，新生儿期因心力衰竭和肝衰竭死亡。

（二）胎儿肝内钙化灶

胎儿肝内钙化灶（fetal liver calcifications）产前超声表现为肝内点状或团状强回声（图11-2-47），较大者伴声影，较小者可无声影。发生率约为1/1750。引起钙化的原因不同，钙化灶的大小亦不同。约1/3胎儿肝内钙化灶为单纯性，2/3的胎儿合并其他结构异常。胎儿期检出肝内钙化灶，出生后可在新生儿期自行消失。钙化灶可位于肝表面、肝实质内或肝内血管内。位于肝表面的钙化灶常与胎粪性腹膜炎有关。肝实质内钙化灶常与缺血坏死、出血等有关，而肝血管内钙化与肝内静脉或脐静脉内血栓形成有关。肝实质内点状钙化灶则与先天性巨细胞病毒感染、弓形体感染及单纯疱疹病毒感染

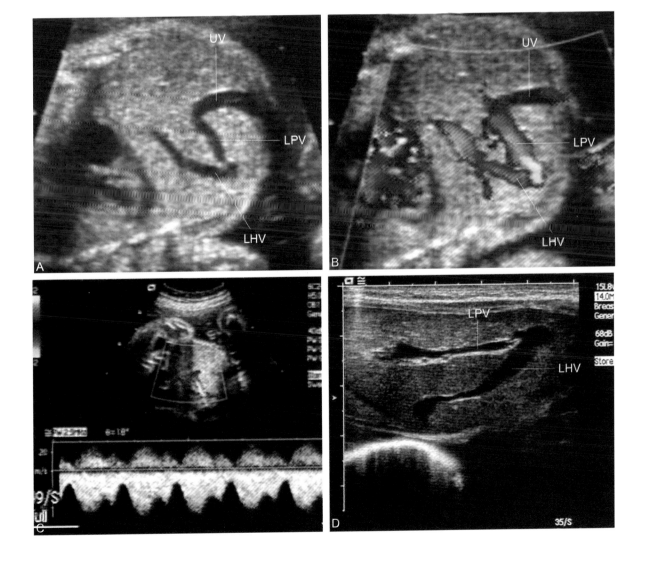

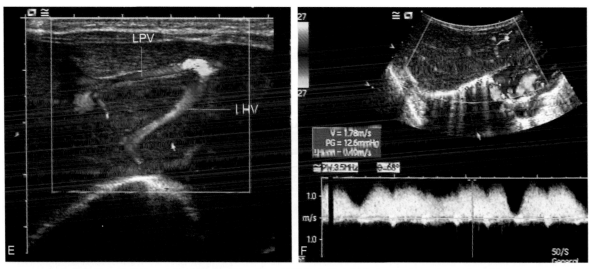

图 11-2-45 28 周胎儿左门静脉 – 左肝静脉瘘畸形，新生儿期超声复查仍存在，6 个月时患儿复查超声时，瘘口已闭合

　　上腹部斜冠状切面二维（图 A）及彩色多普勒（图 B）显示左门静脉及左肝静脉均明显扩张，且两者远端相通，彩色多普勒显示左门静脉内血液通过瘘口进入左肝静脉内，瘘口处血流信号最明亮。脉冲多普勒（图 C）取样容积置于左门静脉瘘口处，频谱为类似静脉导管的双峰双谷静脉频谱。新生儿期上腹部左肝斜冠状切面二维（图 D）及彩色多普勒（图 E）与产前所见相似，无明显变化。脉冲多普勒（图 F）取样容积置于左门静脉瘘口处，其流速较产前更高，达 1.78m/s。LPV. 左门静脉；LHV. 左肝静脉

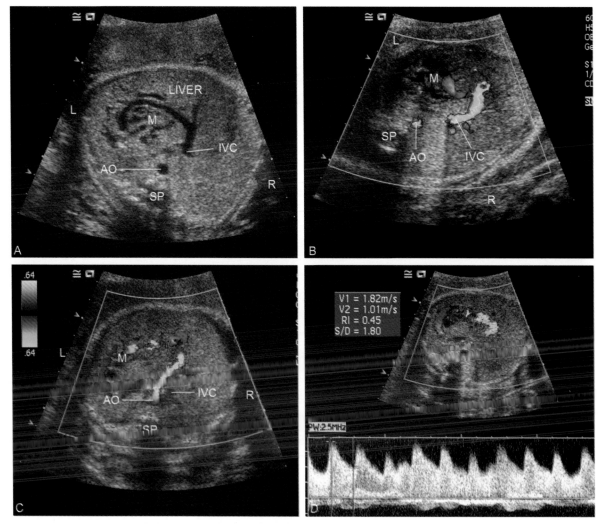

图 11-2-46 左肝动静脉瘘畸形，新生儿期因心力衰竭和肝衰竭死亡

　　上腹部横切面（图 A）显示左肝增大，回声稍增强，其内血管明显扩张，以左肝静脉扩张更为明显。上腹部横切面彩色多普勒（图 B）显示左肝静脉内血流速度增快。在图 B 的基础上探头声束稍向腹侧偏斜彩色多普勒（图 C）显示肝动脉明显增粗，血流速度明显增快。频谱多普勒取样容积置于瘤体内动脉端，可探及典型高速低阻血流频谱。M. 包块；LIVER. 肝；IVC. 下腔静脉；AO. 腹主动脉；L. 左侧；R. 右侧；SP. 脊柱

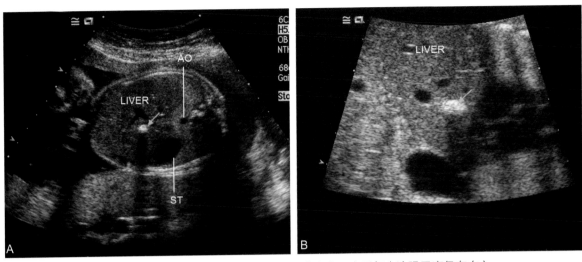

图 11-2-47　27 岁孕妇，妊娠 29 周，胎儿肝内强回声灶（正常生产，产后复查该强回声仍存在）

A. 腹部横切面显示肝（LIVER）内可见一个强回声灶（箭头所示），后方伴明显声影；B. 冠状切面显示强回声灶（箭头所示）位于肝实质内，其周边为肝组织回声。AO. 腹主动脉；ST. 胃泡

有关，脐静脉穿刺术后可出现肝内钙化灶。

肝肿瘤（如肝母细胞瘤、肝畸胎瘤、转移性神经母细胞瘤等）内可有不规则钙化灶，但钙化灶位于肿瘤内，超声可显示肿瘤回声。

【临床处理及预后】

出生后腹部超声检查肝内钙化灶是否仍然存在，如果产前未做羊水穿刺进行 CMV 培养，出生后应培养尿液中的 CMV，以排除感染引起的钙化灶。

如果染色体正常，TORCH 阴性，羊水 CMV 培养阴性，则预后良好。单纯肝内钙化灶预后较好。单纯性胎儿肝内钙化灶的复发风险未见报道。有伴发畸形或染色体异常时依伴发疾病而定。

（三）胎儿肝肿瘤

见第 16 章胎儿肿瘤。

十四、胎儿胆囊

约于受精后第 5 周,胆囊从肝憩室发育而来（图 11-2-48），最初肝外胆道系统上皮增生，管腔暂时闭塞，直到受精后 12 周，胆囊才腔化。因此，理论上在 12 周以前不能检出胎儿胆囊。

超声最早显示胎儿胆囊在 12~14 周，15 周能测量大小，16 周时能分辨出胆囊底、体、颈部。胎儿胆囊大小的测量方法为：在胆囊的最大长轴切面

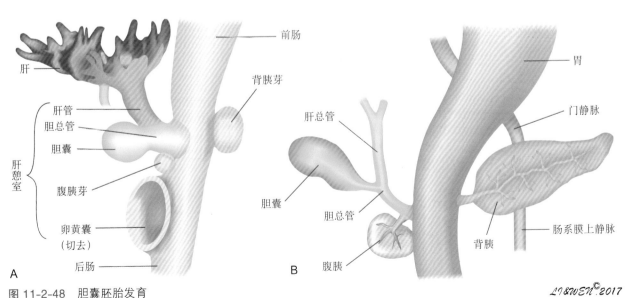

图 11-2-48　胆囊胚胎发育

A. 胚胎第 5 周，胆囊从肝憩室发育而来；B. 胚胎第 6 周，胆囊及胆管系统已初具模形

上测量胆囊的长和宽，转动探头 90°，显示胆囊的横切面后测量胆囊的厚径。妊娠 15~40 周，胎儿胆囊的长径、横径、周长、面积与孕龄呈正相关关系。胎儿胆囊有明显收缩功能，母亲进餐不会影响胎儿胆囊收缩，引起胎儿胆囊收缩的生理机制尚待进一步研究。不同孕周胆囊大小如表 11-2-6 所示。

（一）胎儿胆囊不显示

胎儿胆囊具有较高的显示率，16~34 周保持稳定，约 90% 以上，35 周以后显示率下降到 90% 以下。大多数胎儿中，孕中早期能观察到胎儿胆囊。妊娠 26~34 周胆囊不显示率为 6.8%，35 周以后，胆囊的显示率开始下降，这可能与孕周较大扫查较困难

表 11-2-6　正常胎儿不同孕周胆囊大小（cm）

妊娠龄（周）	长径	横径
15~19	1.0	0.3
20~22	1.5	0.4
23~24	1.9	0.6
25~26	2.1	0.6
27~30	2.1	0.7
31~34	2.6	0.7
35~40	2.7	0.65

（引自：Goldstein I, Namir A, Weisman A, et al. Growth of the fetal gallbladder in normal pregnancies. Ultrasound Obster Gynecol, 1994, 4：289）

或胆囊收缩有关。

孕中期超声检查为孤立性胆囊不显示的胎儿，大多数在孕晚期或产后超声检查中能显示，出生后为正常儿；少部分病例可在产前或直到产后一直不显示，这部分病例可能为胆囊发育不良或缺如（图 11-2-49），或先天性囊性纤维化，或胆道闭锁，前者预后良好，后两者预后差。有学者认为对于孤立性胆囊不显示的病例，应进行囊性纤维化基因分析，并检测羊水中的消化酶（γ-谷氨酰基转移，γ-GGT），以排除先天性囊性纤维化和胆道闭锁。但临床上产前诊断胆道闭锁仍然非常困难。

（二）胎儿胆囊增大

胆囊增大是最常见的胎儿胆囊异常，诊断标准为在胎儿腹部横切面获得胆囊最大长轴切面后测量的长和宽或面积大于相同孕周的 2 倍标准差（图 11-2-50）。胆囊增大可在某些染色体畸形儿中检出，也可以是胆总管闭锁或胆囊管闭锁所致。多数单纯胆囊增大是正常变异。

（三）双胆囊

双胆囊是很少见的胆囊异常，发生率为 1/4000。双胆囊分型模式图见图 11-2-51。

双胆囊畸形表现为胆囊内分隔强回声带将无回声的胆囊分隔成 2 个无回声区（图 11-2-52）或检出独立的两个胆囊图像。产前超声诊断出双胆囊，应与腹部其他囊性包块相鉴别，包括胆总管囊

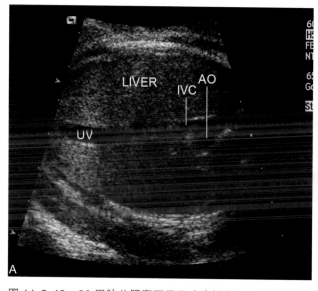
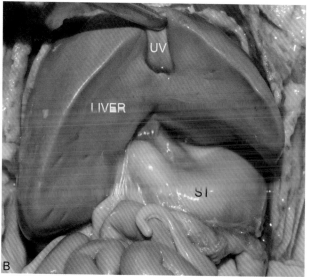

图 11-2-49　26 周胎儿胆囊不显示（该例合并其他严重结构畸形引产）
　　A. 腹部系列横切面扫查，未显示胆囊，孕妇休息 1h 后再次超声检查，胎儿胆囊仍未显示；B. 尸体解剖证实为胆囊缺如，未见胆囊窝及胆囊。LIVER. 肝；UV. 脐静脉；AO. 腹主动脉；IVC. 下腔静脉；ST. 胃

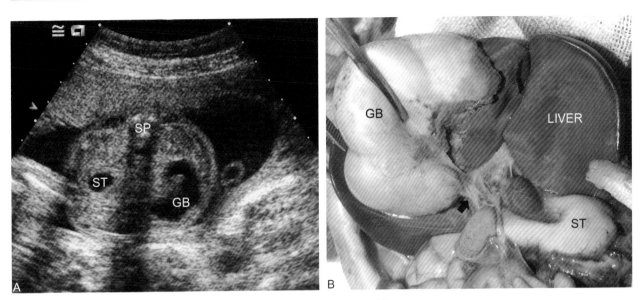

图 11-2-50　24 岁孕妇，妊娠 23 周，胎儿胆囊增大，合并多发畸形引产

　　A. 胎儿腹部超声扫查，胆囊（GB）明显增大，比胃泡（ST）大；B. 胆囊腹侧观显示胆囊明显增大呈白色，胆囊管、肝总管、胆总管均闭锁（黑色箭头）。LIVER. 肝；SP. 脾

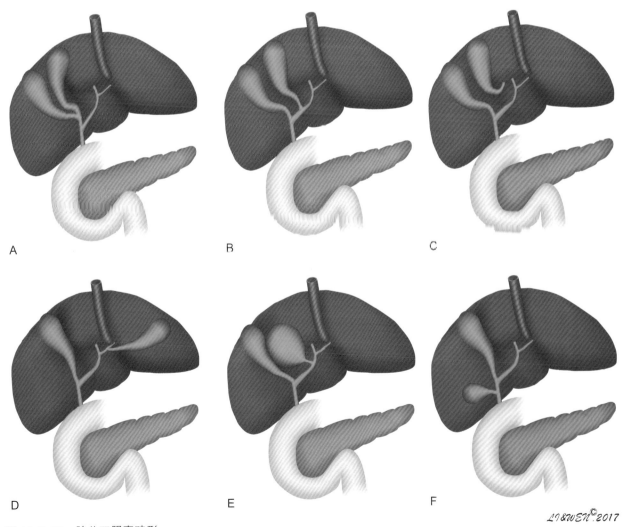

图 11-2-51　胎儿双胆囊畸形

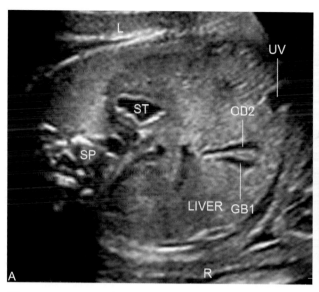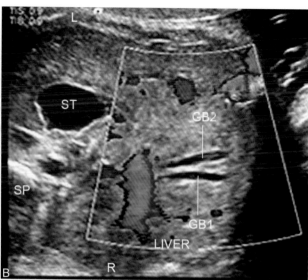

图 11-2-52　26周胎儿双胆囊、复杂先天性心脏畸形

上腹部横切面二维(图A)及彩色多普勒(图B)显示脐静脉右侧2个胆囊回声,其内未见明显血流信号。GB1. 胆囊1;GB2. 胆囊2;LIVER. 肝;UV. 脐静脉;R. 右侧;L. 左侧;ST. 胃;SP. 脊柱

肿、十二直肠重复畸形,这两种畸形发生位置与之相近,其鉴别要点是囊性包块是否与胆囊长轴平行。Sifakis等认为还应与胆囊折叠、胆囊憩室、肝囊肿、肠系膜囊肿、永久性右脐静脉鉴别。双胆囊是一种很罕见畸形,除了合并肝脏血管和肠系膜血管异常外,很少合并其他结构畸形,但应注意与其他畸形相鉴别。

(四) 胆囊内强回声

胎儿胆囊内强回声多为胆囊结石或胆泥或胆固醇结晶,如果强回声后方伴有声影,则以胆囊结石可能性大。胎儿胆囊结石或胆泥比较罕见,其发生率尚未见报道,但有报道儿科病例中的发生率为1.5%,且多见于男性小儿。胎儿胆囊内强回声的形成有以下几种观点:① Brown等认为母体雌激素水平是影响因素。② Devonald等认为麻醉药会导致胎儿胆囊结石的形成。③胎盘血栓中的血红蛋白降解,胆红素升高,可导致胎儿胆囊结石的形成。④溶血性贫血、Rh血型不合、胆总管囊肿等均为胆囊结石的高危因素。但尚未任何一种观点有很强的说服力。Munjuluri等报道2例胎儿胆囊结石,均无上述任何一种因素影响。

胎儿胆囊内的强回声团因其成分不同而有不同表现,胆囊内的等回声团一般为胆泥,强回声团后伴或不伴声影被认为是胆囊结石。胆囊内强回声团的鉴别诊断包括感染形成的肝包膜或肝内钙化灶、

胎粪性腹膜炎形成的强回声团等,它们也可以在胆囊窝处形成点状或团块状强回声。

部分胆囊内强回声团在妊娠期可以自行消失,呈一过性改变,消失的原因尚不清楚(图11-2-53)。产后超声检查确认有无胆囊结石或胆泥,进一步排除有无合并胆管异常。

(五) 左位胆囊

有学者把胆囊位于脐静脉腹腔段左侧者称之为左位胆囊,按此定义永久性右脐静脉的胆囊,表现亦属于左位胆囊的表现。真正的左位胆囊有以下特征:胆囊位于脐静脉腹腔段的左侧,并且位于肝左叶的脏面,肝中静脉在胆囊右侧走行,脐静脉仍然为左脐静脉。腹部横切面显示胆囊位于脐静脉腹腔段与胃泡之间,但与永久性右脐静脉不同,后者胆囊位置与正常胎儿比较没有改变,而脐静脉腹腔段位于胆囊右侧是因为脐静脉汇入了门静脉右支。

(六) 先天性胆管扩张症

先天性胆管扩张症(congenital bile duct dilatation, CBD)是临床上最常见的一种先天性胆道畸形。曾经被称为先天性胆总管囊肿,多以胆总管扩张为其特点。本病胆管扩张可发生于肝内、外胆管的任何部位,常见的是胆总管囊状或梭状扩张。其发病率为1/5000~1/4000。

本病的病因仍未完全明了,尽管自20世纪30

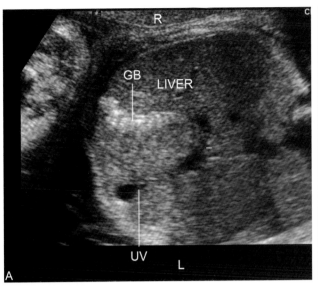
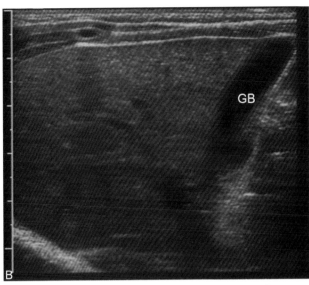

图 11-2-53　26 岁孕妇，妊娠 28 周，胎儿胆囊内异常回声

A. 产前超声检查胎儿胆囊（GB）内充满型异常强回声，后方无声影；B. 出生后腹部超声复查，胆囊内透声好，未见异常回声。LIVER. 肝；UV. 脐静脉；R. 右侧；L. 左侧

年代以来，国际上许多学者对先天性胆管扩张症的病因进行过各种研究和探讨。在对该症认识发展的过程中曾有胚胎期胆管空化异常学说、病毒感染学说、胆总管远端神经、肌肉发育不良学说等。至 20 世纪 60 年代末 Babbitt 提出先天性胆管扩张症与胰胆合流异常存在密切联系，特别是 20 世纪 70 年代后日本学者古味信彦教授创立胰胆合流异常研究会，将关于胰胆合流异常的研究推向深入后，胰胆合流异常在先天性胆管扩张症的发病过程中所起的作用越来越引起了大家的关注。并证实先天性胆管扩张症的病例内多存在胰胆管合流异常。患者的胰胆管远端主要存在两种病理改变。①胰胆管共同通道过长，即主胰管与胆总管合流处距 Vater 壶腹距离过长，甚至达 2～3 cm。而正常成年人不超过 0.5 cm。②主胰管与胆总管合流的角度异常，多接近甚至超过 90°。而正常此角度为锐角，并应该被包绕在 Oddi 括约肌之中。③由于胰胆管的异常交汇，胰腺的胰液分泌压明显高于胆汁的分泌压，胰液会大量反流入胆道，特别是胆汁内的胰蛋白酶被激活，引致胆管壁破坏而最终导致胆管扩张。

在对先天性胆管扩张症的认识和诊治的发展历史过程中，出现过几种临床、病理的分类。但影响较大，且被广泛参考应用的有 Alonso-lej 分类及 Todani 分类方法（图 11-2-54）。Alonso-lej 1959 年提出根据本病形态特点分为 3 型。I 型：胆总管囊性扩张型；II 型：胆总管憩室型；III 型：胆总管末端囊性脱垂型。1975 年日本学者户谷 Todani 在

Alonso-lej 分类的基础上增加了 IV 型和 V 型。IV 型，指多发性肝内或肝外胆管扩张，分两个亚型，IV a 型：肝外胆总管扩张同时合并肝内胆管扩张。IV b 型：肝外胆管多发性扩张。V 型：肝内胆管扩张。近年各国学者相继对胰胆合流异常与先天性胆管扩张症的关系进行了深入研究。基于临床常见病理形态、临床表现特点的不同，结合胰胆合流异常的类型，目前临床常用一种新的、简便明了、有利于临床诊疗的分类方法：囊状扩张型与梭状扩张型。①囊状扩张型。病程较短，发病较早，在胎儿或新生儿期胆总管壁尚未发育成熟，当管内压力增高时，则显囊状扩张，临床局限，分界清楚，多见于胎儿及婴幼儿。胆总管远端与胰管的合流呈胆管 - 胰管型。②梭状扩张型。病程较长，发展缓慢，呈梭形或称为纺锤状扩张病变，分界不甚清楚。此型多见于年长儿或成年人。胆总管远端与胰管的合流为胰管 - 胆管型。两型肝内胆管都可有不同程度的扩张。

【超声特征】

本病的囊状扩张型可在孕中期及孕晚期被超声检出，有国外学者报道本病最早的诊断孕周为 15 周，其特征性声像图表现为肝门区一囊性包块，形状呈圆形，位于门静脉的右前方，常对门静脉产生压迫而使门静脉走行弯曲，如果显示囊性包块与胆囊相通，则有助于确立诊断（图 11-2-55，图 11-2-56）。彩色多普勒更清楚地显示该包块位于门静脉、肝动脉及脐静脉之间，其内部无血流信号。

产前诊断本病时应注意与十二指肠闭锁、重复

胃、重复肠、肾上腺囊肿、肠系膜囊肿等鉴别。

【临床处理及预后】

对于先天性胆管扩张症的治疗，鉴于其频繁的症状发作，有可能出现胆道穿孔、胆道癌变等严重并发症，原则上诊断明确后应及时进行手术治疗。先天性胆总管囊肿手术死亡率在我国 20 世纪 60 年代可达 30% 左右，近年来已明显下降，约为 4%。

十五、胎儿脾

脾的发生起始于胚胎第 5 周，由胚胎胃背侧的间充质细胞逐渐分化发育而来。发育到 24 周时，脾重约 1.7g，至足月时，约 10g。在 12 ~ 24 周，脾的主要功能是造血，是胎儿重要造血器官。在 24 周以后，主要有单核细胞和淋巴细胞生成，且持续至成年。

由于脾发生于胚胎早期，脾畸形常伴发其他系

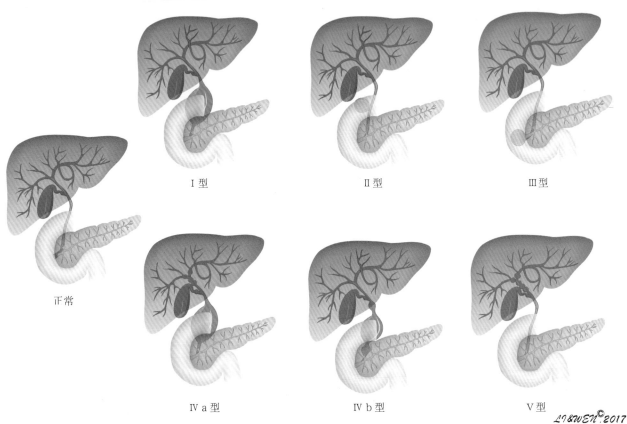

图 11-2-54　先天性胆管扩张分型

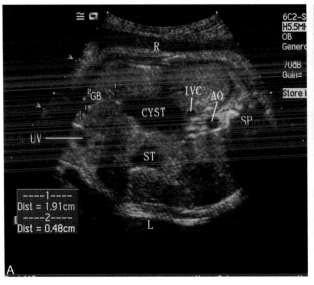

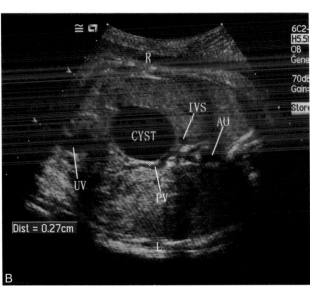

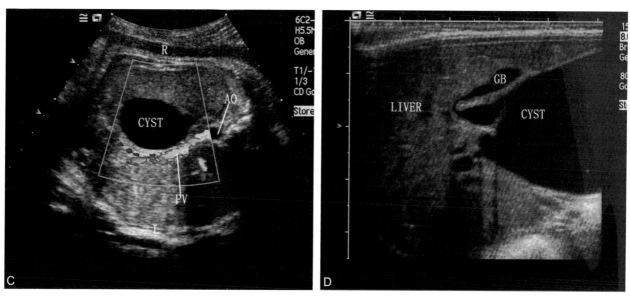

图 11-2-55　先天性胆管扩张

31 岁孕妇,妊娠 39 周,患乙肝 4 年。患儿在 2 岁时手术治疗痊愈。上腹部横切面(图 A)显示腹中线偏右侧一囊性包块(CYST),呈圆形,囊内透声好,该包块位于胆囊(GB)的后方,实时超声下,稍侧动探头时该包块与胆囊相通。门静脉长轴切面二维(图 B)及彩色多普勒(图 C)显示门静脉位于囊性包块的正后方,因受压而走行弯曲。出生后患儿用 14MHz 高频探头检查,胆囊长轴切面(图 D)显示胆囊位于囊性包块的前上方,包块与胆囊交通。PV. 门静脉;IVC. 下腔静脉;AO. 腹主动脉;SP. 脊柱;R. 右侧;L. 左侧;UV. 脐静脉

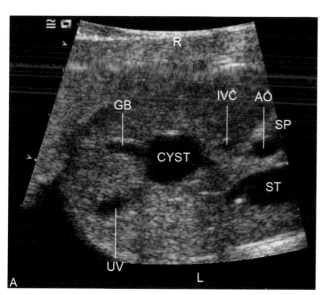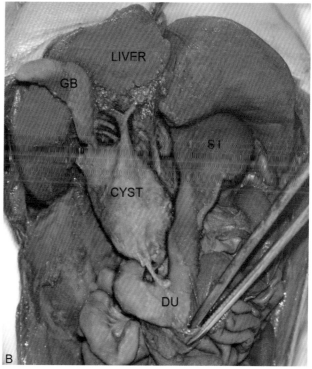

图 11-2-56　先天性胆管扩张合并胎儿宫内发育迟缓

30 岁孕妇,孕 2 产 1 妊娠 24 周。上腹部横切面(图 A)显示腹中线偏右侧一囊性包块(CYST),囊内透声好,该包块位于胆囊(GB)的后下方,实时超声下,稍侧动探头时该包块与胆囊相通。标本解剖腹侧观(图 B),清楚地显示胆总管的十二指肠上段及十二指肠后段呈囊状扩张(CYST),而胰腺段的胆总管内径正常。IVC. 下腔静脉;AO. 腹主动脉;SP. 脊柱;R. 右侧;L. 左侧;UV. 脐静脉;ST. 胃

统畸形，而单纯脾先天畸形则较少见。

1. **脾大（splenomegaly）** 正常胎儿脾的长度随孕周的增大而增大（表 11-2-7），可根据脾的长度来判断胎儿脾是否增大。胎儿脾大的原因主要有严重同种免疫反应，慢性感染如弓形体、巨细胞病毒、梅毒螺旋体（图 11-2-57A）、风疹病毒等感染，先天性代谢障碍性疾病如戈谢病（一种葡糖脑苷酯代谢的遗传病），肿瘤如白血病、淋巴瘤等。如果胎儿仅发生轻度或中度同种免疫反应，胎儿脾大小可正常，而发生严重免疫反应时则导致脾明显肿大（图

11-2-57B）。

2. **无脾（asplenia）和多脾（polysplenia）** 详见第 8 章。

3. **先天性脾囊肿（congenital splenic cyst）** 先天性脾囊肿表现为脾内无回声结构，较大者可占据左上腹，其来源难以作出准确判断。

六、胎儿腹部肿瘤

见第 16 章胎儿肿瘤。

表 11-2-7　胎儿各孕周脾的长度测值（mm）

妊娠龄（周）	第 5 百分位	均数	第 95 百分位
18	0.7	1.4	2.1
20	1.1	1.8	2.6
22	1.5	2.2	2.9
24	1.9	2.5	3.2
26	2.0	2.7	3.4
28	2.4	3.1	3.8
30	2.7	3.4	4.1
32	3.1	3.8	4.5
34	3.5	4.3	5.0
36	4.1	4.8	5.5
38	4.7	5.4	6.2
40	5.5	6.2	7.0

（引自：Schmidt W, Yarkoni S, Jeanty P, et al. Sonographic measurement of the fetal spleen: Clinical Implications. J Ultrasound Med, 1985, 4: 667）

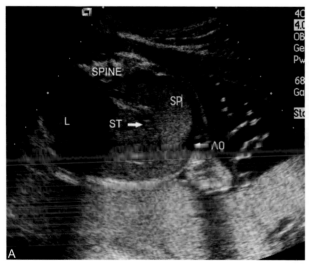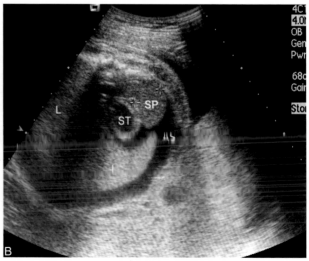

图 11-2-57　A. 30 周胎儿梅毒感染，肝、脾明显增大及少量腹水，出生后不久即死亡；B. 34 周胎儿重度 α-珠蛋白生成障碍性贫血，肝、脾均明显增大，且有腹水及胎儿水肿。SP. 脾；SPINE. 脊柱；ST. 胃；L. 肝；AS. 腹水

（李胜利　文华轩　田瑞霞　肖志连　王琳琳

钟晓红　部淑英　梁柏松　王宇容）

第 12 章

胎儿肌肉骨骼系统畸形及肢体畸形

胎儿肌肉骨骼系统畸形及肢体畸形并不少见，发生率约为 1/500，且畸形种类繁多，受累部位亦多，形成原因复杂。骨发育不良或骨软骨发育不良常表现为全身性骨骼及软骨发育异常，而非全身性或局限性骨骼畸形，也常有多个畸形同时存在。因此，肌肉骨骼系统及肢体畸形常表现为全身性或多发性畸形，单一畸形较少见。

由于超声检查要求常规测量股骨长度，因此，对于严重短肢畸形产前诊断不易遗漏，但对于其他畸形尤其是膝关节以下及肘关节以下的畸形，产前遗漏较常见。据报道，肌肉骨骼系统畸形产前超声总的检出率为 20%～64%。为提高肢体畸形的检出率，笔者采用连续顺序追踪超声检测法检测胎儿四肢，畸形检出率明显提高，达 87.18%。因此，常规胎儿超声检查时按一定方法及顺序检查是提高产前诊断骨骼及肢体畸形的有效途径。

第一节　肌肉骨骼系统及四肢的胚胎发育

一、骨骼的胚胎发生

骨骼及骨骼肌发生于中胚层及其所产生的体节，第一对体节在受精后的第 16 天形成，到第 4 周末，有 30 对左右体节形成。每一体节可分为 3 个部分，即生肌节、生骨节和生皮节。椎体和肋骨在胚胎第 4 周开始于生骨节，先形成致密的间充质，然后分化成软骨组织，最后骨化形成骨。颅骨在胚胎第 5 周开始而胸骨在胚胎第 6 周开始形成，两者都是由原地的间充质细胞分化而形成的。受精后第 5

周人胚示意图见图 12-1-1。

两侧上、下肢带与上、下肢骨起源于胚胎两侧的中胚层。上肢肢芽在受精后 26 d 出现，下肢肢芽较上肢晚 1～2 d 出现。上、下肢芽按照从肢体近端到远端的特定顺序生长和分化，因此，肢体近端分化较远端分化早。到受精后 32～34 d，双手雏形已基本形成。四肢骨在受精后第 5 周先由原地的间充质密集形成软骨，然后骨化而形成。到第 8 周末，肢体基本形成，但其中的骨骼尚没有骨化，而完全为软骨。因此，受精后第 4～8 周是四肢形成的关键时期，极易受损坏而引起肢体畸形。

二、骨的形成方式

骨的形成有两种方式，即膜内成骨和软骨内成骨，后者是最常见的一种成骨方式，大多数骨的形成，包括四肢骨骼、椎体骨、肋骨等均为软骨内成骨。仅少部分骨如颅骨、面骨、部分锁骨和下颌骨为膜内成骨。

软骨内成骨在软骨达到一定体积后，软骨中心部分形成初级骨化中心，并以此为中心向骨两端生长，骺软骨内出现的骨化中心为次级骨化中心，多数在出生后才逐渐出现。但正常胎儿在 32 周后在股骨远端骺软骨内可出现次级骨化中心，依此可评价晚孕期胎儿成熟程度。随后胫骨近端骨骺内也出现次级骨化中心，妊娠 36 周以后肱骨头内可出现次级骨化中心。各骨初级和次级骨化中心出现的时间分别见表 12-1-1 和表 12-1-2。长骨结构见图 12-1-2。

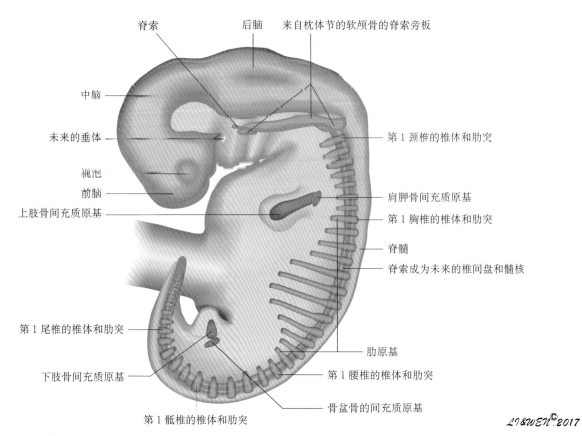

图 12-1-1　受精后第 5 周（妊娠龄第 7 周）人胚躯干骨和肢体骨间充质胚胎软骨原基部位

表 12-1-1　胎儿主要骨骼初级骨化中心出现的时间

骨名	胎龄（周）	骨名	胎龄（周）
颅骨		四肢骨	
额骨	9	上肢	
顶骨	12	锁骨	7
枕骨	9	肩胛骨	8
颞骨	9	肱骨	8
筛骨	12	桡骨	8
蝶骨	12	尺骨	8
面骨		掌骨	9
鼻骨	9	指骨	8 ~ 11
泪骨	12	下肢	
上颌骨	9	髂骨	8
下颌骨	9	坐骨	16
腭骨	9	耻骨	16
舌骨	36	股骨	7
颧骨	9	胫骨	8
躯干骨		腓骨	8
椎骨	8	距骨	24
肋骨	8 ~ 9	跟骨	12
胸骨	8 ~ 9	骰骨	9 ~ 10

表 12-1-2　次级骨化中心出现时间

骨名	胎龄（周）
肱骨头	36 ~ 40
股骨远端骨骺	32 ~ 33
胫骨近端骨骺	33 ~ 35
股骨头	出生后 2 ~ 6 个月
椎骨	青春期

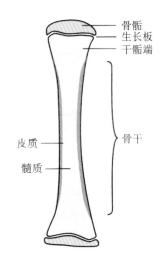

图 12-1-2　正常长骨结构

三、初级与次级骨化中心的超声评价与意义

超声不仅可以评价胎儿软组织，而且对胎儿已骨化的结构也能做出很好评价。在早孕后期，超声就可以清楚分辨出骨骼的初级骨化中心，在超声图像上表现为强回声而其周边软骨组织表现为低回声，随着骨骼的生长发育，骨化中心也随之生长增大，强回声区相应增长增粗，其后方也随之出现声影（图 12-1-3）。

熟悉胎儿正常骨化类型与骨化过程及超声表现，对辨认某些骨骼很有帮助。例如，尺、桡骨初级骨化中心远端在同一平面上，由于尺骨初级骨化中心较桡骨长，其近端也较长，且更靠近肱骨，超声可据此区别尺骨和桡骨（图 12-1-4）。了解这一特点对鉴别前臂尺、桡两骨是否正常很有帮助。当然尺、桡两骨的位置排列关系也是区分它们的特征之一。对于胫骨和腓骨，两者初级骨化中心在远、近端平齐，长度无明显差别，但胫骨骨化中心较粗大，胫、腓两骨的相对位置关系可以较好地区别它们（图 12-1-5）。此外，有些骨骼因骨化较晚使超声对这些骨骼评价受到某种程度限制。如骶尾部脊柱在 17 周前常未骨化，因此，骶尾部脊柱裂在 17 周前很难为产前超声发现并诊断。

某些骨骼次级骨化中心出现的时间与大小对评价胎儿肺成熟度很有帮助，尤其在宫内发育迟缓（IUGR）的胎儿更为重要。表 12-1-2 列出了一些骨的次级骨化中心出现时间。一般说来，女胎次级骨化中心出现的时间比男胎早。超声可以较好地显

示这些骨化中心（图 12-1-6，图 12-1-7）。晚孕后期，超声检测双顶径（BPD）、腹围（AC）、股骨长度（FL）等估测孕龄误差增大，当超声检测出的孕龄（根据 BPD、FL、AC 等）和末次月经计算的孕龄有明显差异时，利用股骨远端和胫骨近端骺软骨以及肱骨头的次级骨化中心的有无及其大小来推断胎儿的孕龄和成熟度，以协助晚孕后期的临床处理。但应注意，有些情况不能用次级骨化中心来判断胎儿肺成熟度，如糖尿病孕妇胎儿肺成熟度及胎龄与次级骨中心的出现可能无关。

第二节　胎儿骨骼系统的超声评价与胎儿肢体超声检查方法

一、胎儿骨骼系统超声评价方法

胎儿全身骨骼数量较多，初级与次级骨化中心出现的时间不一，形态各异，产前超声很难对胎儿每块骨骼逐一进行评价。目前常规检查胎儿骨骼有颅骨、股骨、肱骨等，其中股骨长度、形态、结构的观察较容易也最普遍，许多骨骼系统异常都在股骨上有所表现，因此，股骨的测量与观察常常是诊断胎儿骨骼系统畸形的最初线索。当出现股骨长度或形态结构异常或其他异常线索时，则应尽可能多地对胎儿骨骼系统中各骨进行观察与测量，如下颌骨、尺桡骨、胫腓骨、手、足、肋骨、椎骨等（表 12-2-1）。同时，应对胎儿全身解剖结构进行详细的、

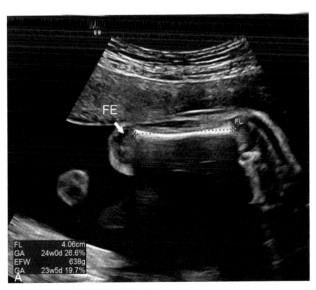
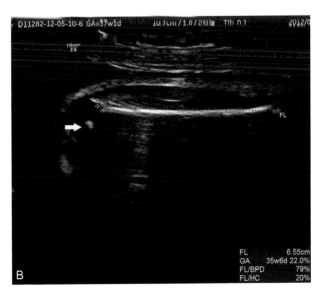

图 12-1-3　胎儿股骨纵切图

股骨干中央为初级骨化中心，呈强回声，后方伴声影，随着骨的进一步生长，后方声影越来越明显。强回声的周围为低回声的软骨及软组织。A. 24 周胎儿股骨（FL）纵切图，股骨头（FE）呈低回声；B. 40 周胎儿股骨纵切图，股骨下端骨骺出现次级骨化中心（箭头所示）

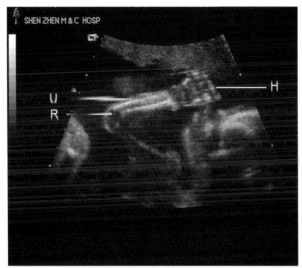

图 12-1-4　24 周胎儿前臂冠状切面

尺骨（U）位于尺侧，桡骨（R）位于桡侧，且尺骨长于桡骨，两骨远端在同一水平齐平，但近端尺骨较桡骨长，据此特点可区分两者

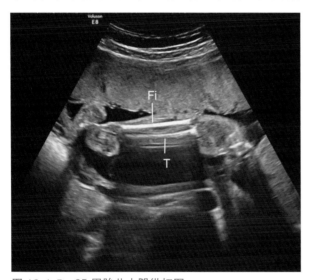

图 12-1-5　25 周胎儿小腿纵切图

胫骨（T）初级骨化中心较腓骨（Fi）粗大，胫骨位于内侧，腓骨位于外侧

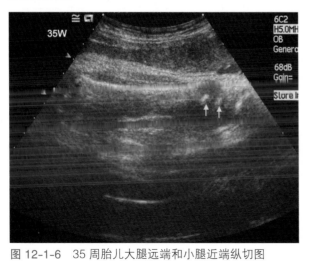

图 12-1-6　35 周胎儿大腿远端和小腿近端纵切图

显示股骨远端及胫骨近端骺软骨内的次级骨化中心，骺软骨呈低回声，其中央的次级骨化中心呈强回声（箭头所示）

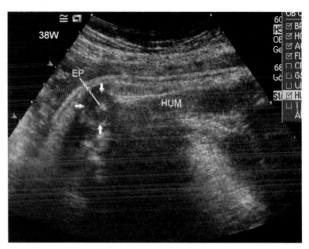

图 12-1-7　38 周胎儿肩关节外侧纵切图

低回声的肱骨头（箭头所示）内可见点状强回声的次级骨化中心（EP）。HUM. 肱骨初级骨化中心

表 12-2-1　疑有骨骼系统畸形时建议检查的胎儿骨骼与内容

骨骼名称	检查与观察内容
四肢长骨	测量长骨的长度
	观察长骨的结构与形态
	骨化中心骨化程度，回声强度，后方声影
	有无骨折、成角增粗、变弯、骨痂形成等改变
颅骨	骨化程度、回声强度、头颅是否易变形
	有无颅骨缺失
面部骨	骨化程度
	下颌骨长度及其与双顶径之比
	额骨、面部正中矢状切面曲线的完整性
	下颌 S 形曲线
肋骨	长度、胸围、心胸比例
	形态
	骨折
椎骨	脊柱完整性
	骨化程度
	脊柱弯曲有无异常
手、足	指、趾数目
	并指、缺指、多指、屈曲指
	小指中节指骨
	姿势异常
伴发畸形	心脏畸形
	唇腭裂
	肾脏畸形、其他畸形

全面的、系统的扫查，寻找可能存在的合并畸形。

1．骨化程度的判定

（1）对于躯干骨和四肢长骨，骨化中心回声强且致密，其后方伴有明显声影，随着胎儿骨骼的生长发育，声影越来越明显。

（2）对于颅骨，可将颅骨回声强度与脑中线回声强度比较，骨化正常的颅骨回声强度较脑中线回声明显为强，且近探头侧颅内结构显示欠清。当颅骨骨化不全时，上述关系消失甚至相反，颅骨回声强度可低于脑中线回声强度，且探头侧颅内结构显示清楚。

2．骨的长度 对于孕周较确切的胎儿，长骨测量值低于预测值 2 倍标准差以上或低于第 5 百分位时应考虑异常（表 12-2-2，表 12-2-3）。在测量四肢长骨时，一般肱骨比尺桡骨略长，股骨比胫腓骨

表 12-2-2 13~42 周胎儿四肢长骨与双顶径正常测值（cm）

孕周（周）	双顶径	肢体长骨				
		股 骨	胫 骨	腓 骨	肱 骨	桡 骨
13	2.3 (0.3)	1.1 (0.2)	0.9 (0.2)	0.8 (0.2)	1.0 (0.2)	0.6 (0.2)
14	2.7 (0.3)	1.3 (0.2)	1.0 (0.2)	0.9 (0.3)	1.2 (0.2)	0.8 (0.2)
15	3.0 (0.1)	1.5 (0.2)	1.3 (0.2)	1.2 (0.2)	1.4 (0.2)	1.1 (0.1)
16	3.3 (0.2)	1.9 (0.3)	1.6 (0.3)	1.5 (0.3)	1.7 (0.2)	1.4 (0.2)
17	3.7 (0.3)	2.2 (0.3)	1.8 (0.3)	1.7 (0.2)	2.0 (0.4)	1.5 (0.3)
18	4.2 (0.5)	2.5 (0.4)	2.0 (0.3)	2.1 (0.3)	2.3 (0.4)	1.9 (0.2)
19	4.4 (0.4)	2.8 (0.4)	2.5 (0.3)	2.3 (0.3)	2.6 (0.3)	2.1 (0.3)
20	4.7 (0.4)	3.1 (0.3)	2.7 (0.2)	2.6 (0.2)	2.9 (0.3)	2.4 (0.4)
21	5.0 (0.5)	3.5 (0.4)	3.0 (0.4)	2.9 (0.4)	3.2 (0.4)	2.7 (0.4)
22	5.5 (0.5)	3.6 (0.3)	3.2 (0.3)	3.1 (0.3)	3.3 (0.3)	2.8 (0.5)
23	5.8 (0.5)	4.0 (0.4)	3.6 (0.3)	3.4 (0.3)	3.8 (0.4)	3.1 (0.4)
24	6.1 (0.5)	4.2 (0.3)	3.7 (0.3)	3.6 (0.3)	3.8 (0.4)	3.3 (0.4)
25	6.4 (0.5)	4.6 (0.3)	4.0 (0.3)	3.9 (0.4)	4.2 (0.4)	3.5 (0.5)
26	6.8 (0.5)	4.8 (0.3)	4.2 (0.3)	4.0 (0.3)	4.3 (0.3)	3.6 (0.4)
27	7.0 (0.3)	4.9 (0.3)	4.4 (0.3)	4.2 (0.3)	4.4 (0.3)	3.7 (0.5)
28	7.3 (0.5)	5.3 (0.5)	4.5 (0.3)	4.4 (0.3)	4.7 (0.4)	3.9 (0.4)
29	7.6 (0.5)	5.3 (0.5)	4.6 (0.3)	4.5 (0.3)	4.8 (0.4)	4.0 (0.5)
30	7.7 (0.6)	5.6 (0.5)	4.8 (0.3)	4.7 (0.3)	5.0 (0.5)	4.1 (0.6)
31	8.2 (0.7)	6.0 (0.6)	5.1 (0.3)	4.9 (0.5)	5.3 (0.4)	4.2 (0.3)
32	8.5 (0.6)	6.1 (0.6)	5.2 (0.4)	5.1 (0.4)	5.4 (0.4)	4.4 (0.5)
33	8.6 (0.4)	6.4 (0.5)	5.4 (0.5)	5.3 (0.3)	5.6 (0.5)	4.5 (0.5)
34	8.9 (0.5)	6.6 (0.6)	5.7 (0.5)	5.5 (0.5)	5.8 (0.5)	4.7 (0.5)
35	8.9 (0.7)	6.7 (0.6)	5.8 (0.4)	5.6 (0.5)	5.9 (0.6)	4.8 (0.6)
36	9.1 (0.7)	7.0 (0.7)	6.0 (0.6)	5.6 (0.5)	6.0 (0.5)	4.9 (0.5)
37	9.3 (0.9)	7.2 (0.4)	6.1 (0.5)	6.0 (0.4)	6.1 (0.4)	5.1 (0.3)
38	9.5 (0.6)	7.4 (0.6)	6.2 (0.3)	6.0 (0.4)	6.4 (0.3)	5.1 (0.5)
39	9.5 (0.6)	7.6 (0.8)	6.4 (0.7)	6.1 (0.4)	6.5 (0.6)	5.3 (0.5)
40	9.9 (0.8)	7.7 (0.4)	6.5 (0.3)	6.2 (0.1)	6.6 (0.4)	5.3 (0.3)
41	9.7 (0.6)	7.7 (0.4)	6.6 (0.4)	6.3 (0.5)	6.6 (0.4)	5.6 (0.4)
42	10.0 (0.5)	7.8 (0.7)	6.8 (0.5)	6.7 (0.7)	6.8 (0.7)	5.7 (0.5)

注：括号内数值为 2 倍标准差值（引自：Merz E, Misook KK, Pehl S. Ultrasonic mensuration of fetal limb bones in the second and third Trimesters. J Clin Ultrasound, 1987, 15: 175）

表 12-2-3　12～40 周胎儿四肢长骨第 5、第 50、第 95 百分位测值（mm）

孕周（周）	胫骨			腓骨			股骨			肱骨			尺骨			桡骨		
	5th	50th	95th	5th	50th	95th	5th	50th	95th	5th	50th	95th	5th	50th	95th	5th	50th	95th
12	–	7	–	–	6	–	4	8	13	–	9	–	–	7			7	–
13		10	–		9	–	6	11	16	6	11	16	5	10	15	6	10	14
14	7	12	17	6	12	19	9	14	18	9	14	19	8	13	18	8	13	17
15	9	15	20	9	15	21	12	17	21	12	17	22	11	16	21	11	15	20
16	12	17	22	13	18	23	15	20	24	15	20	25	13	18	23	13	18	22
17	13	20	25	13	21	28	18	23	27	18	22	27	16	21	26	14	20	26
18	17	22	27	15	23	31	21	25	30	20	25	29	19	24	29	15	22	29
19	20	25	30	19	26	33	24	28	33	23	28	33	21	26	31	20	24	29
20	22	27	33	21	28	36	26	31	36	25	30	35	24	29	34	22	27	32
21	25	30	35	24	31	37	29	34	38	28	33	38	26	31	36	24	29	33
22	27	32	38	27	33	39	32	36	41	30	35	40	28	33	38	27	31	34
23	30	35	40	28	35	42	35	39	44	33	38	42	31	36	41	26	32	39
24	32	37	42	29	37	45	37	42	46	35	40	45	33	38	43	26	34	42
25	34	40	45	34	40	45	40	44	49	37	42	47	35	40	45	31	36	41
26	37	42	47	36	42	47	42	47	51	39	44	49	37	42	47	32	37	43
27	39	44	49	37	44	50	45	49	54	41	46	51	39	44	49	33	39	45
28	41	46	51	38	45	53	47	52	56	43	48	53	41	46	51	33	40	48
29	43	48	53	41	47	54	50	54	59	45	50	55	43	48	53	36	42	47
30	45	50	55	43	49	56	52	56	61	47	51	56	44	49	54	36	42	47
31	47	52	57	42	51	59	54	59	63	48	53	58	46	51	56	38	44	50
32	48	54	59	42	52	63	56	61	65	50	55	60	48	53	58	37	45	53
33	50	55	60	46	54	62	58	63	67	51	56	61	49	54	59	41	46	51
34	52	57	62	46	55	65	60	65	69	53	58	63	51	56	61	40	47	53
35	53	58	64	51	57	62	62	67	71	54	59	64	52	57	62	41	48	54
36	55	60	65	54	58	63	64	68	73	56	61	65	53	58	63	39	48	57
37	56	61	67	54	59	65	65	70	74	57	62	67	55	60	65	45	49	53
38	58	61	65	56	61	65	67	71	76	59	63	68	56	61	66	45	49	54
39	59	64	69	56	62	67	68	73	77	60	65	70	57	62	67	45	50	54
40	61	66	71	59	63	67	70	74	79	61	66	71	58	63	68	45	50	55

注：5th，第 5 百分位；50th．第 50 百分位；95th．第 95 百分位。（引自：Romero R, Athanassiadis AP, Jeanty P. Fetal skeletal anomalies. Radiol Clin North Am, 1989, 28: 75–99）

略长。

　　如果骨的长度明显短于正常预测值，那么应对长骨短小的类型（图 12-2-1）进行区分。肢体矩小畸形主要有 4 大类，即四肢短肢畸形（micromelia）、肢体心段短肢畸形（rhizomelia）、肢体中段短肢畸形（mesomelia）、肢体远段短肢畸形（acromelia）。

　　（1）四肢短肢畸形（micromelia）：指四肢近段与中段长骨，即上肢肱骨与尺桡骨，下肢股骨与胫腓骨均呈相同程度短小，根据四肢短小的严重程度，又有轻度和重度之分。

　　（2）肢体近段短肢畸形（rhizomelia）：指股骨和肱骨缩短较前臂尺、桡骨和小腿胫、腓骨缩短更明显，受累骨主要为肱骨和股骨，而尺桡骨和胫腓骨可无明显缩短。

　　（3）肢体中段短肢畸形（mesomelia）：指四肢中段（前臂和小腿）骨骼缩短为主，主要累及前臂尺、桡骨及小腿胫、腓骨，而肱骨与股骨受累轻微（图 12-2-2）。

　　（4）肢体远段短肢畸形（acromelia）：指手与足的骨骼缩短，而四肢其他各骨受累不明显。

　　当孕周不确定时，诊断胎儿短肢畸形应小心谨慎。

　　（1）足长的判定：由于足部骨骼较少受骨骼发

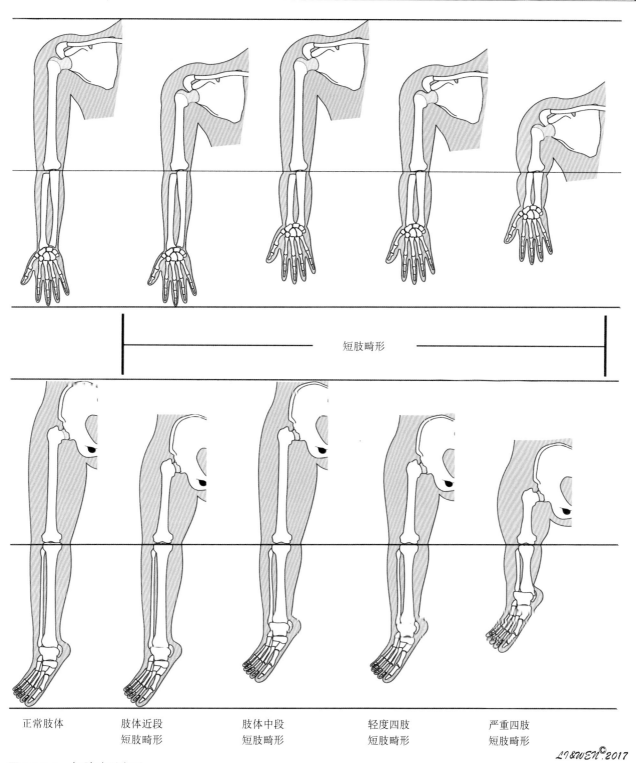

短肢畸形

| 正常肢体 | 肢体近段
短肢畸形 | 肢体中段
短肢畸形 | 轻度四肢
短肢畸形 | 严重四肢
短肢畸形 |

LI&WEN©2017

图 12-2-1　短肢畸形类型

育不全的影响（除肢体远段短肢畸形、足姿势异常及并指畸形外），正常情况下足的长度在整个妊娠期与股骨长基本相等，股骨与足长之比为 1 : 1，因此，足的长度在检测胎儿短肢畸形时可能很有意义。如果股骨长与足长之比 < 0.9，可能存在骨骼发育不良，如果股骨长与足长之比为 0.9~1.0，可能为小胎儿或发育匀称的 IUGR 儿。

（2）骨的生长速度判定：如果疑有骨发育不良，相隔一定时间（至少 2 周）再次观察骨的生长发育，对判断是否有发育不良很有帮助，骨发育不良时骨的生长速度明显慢于正常。

3. 骨的形态

（1）四肢长骨：正常长骨呈平直强回声伴后方声影。长骨异常的超声表现有：长骨骨干均匀

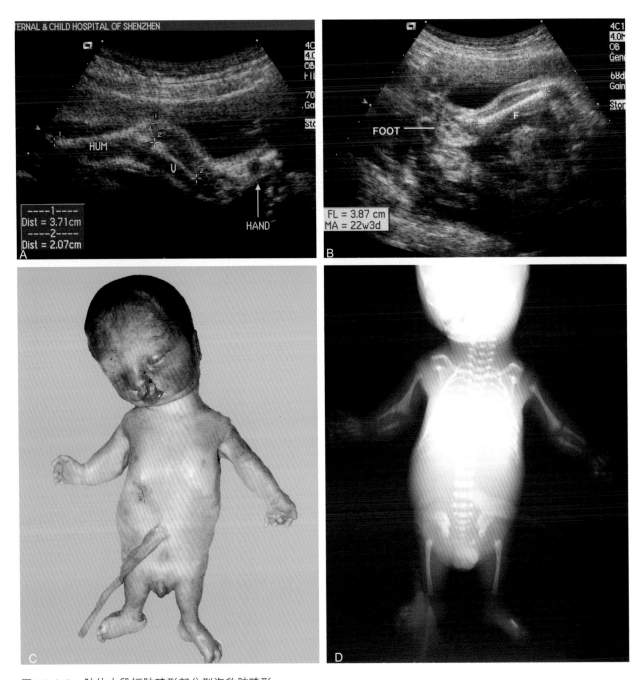

图12-2-2　肢体中段短肢畸形部分型海豹肢畸形

28周胎儿，双侧尺、桡骨较肱骨缩短更明显（图A），双侧小腿及其内的胫腓骨缺如，双足直接性于大腿远端（图B）。图C为标本正面照片，图D为X线照片。HUM. 肱骨；U. 尺骨；HAND. 手；FOOT. 足；F. 股骨

增粗增大、或局部增粗增大、骨干弯曲变形、骨折成角，骨干初级骨化中心不出现而呈软骨低回声。

（2）肋骨：超声主要显示肋骨有无缩短、骨折，有无胸腔狭窄。

（3）颅骨：超声主要评价颅骨骨化是否正常（可由回声强度与脑中线相比来判断），面部正中矢状切面轮廓线是否完整，额骨和下颌骨是否正常，有无小下颌畸形及额骨后缩等。

4．胎儿姿势与胎动　胎儿某种异常姿势或异常胎动可能是胎儿局部或全身骨骼系统畸形的重要线索。手、足姿势异常较常见，如足内翻、手内翻、手指重叠等。

5．合并畸形的超声检测　骨骼系统畸形主要合并畸形有心脏畸形、泌尿系统畸形、颜面部畸形等，也可合并有其他畸形，因此，应详细检查胎儿各系统结构。

二、胎儿肢体超声检查方法

对于胎儿肢体的观察，遵循一定的检查顺序是非常重要的。笔者采用连续顺序追踪超声检测法观察胎儿肢体，使胎儿肢体显示及肢体畸形检出率有明显改善。即首先对某肢体沿其长轴从肢体近端开始扫查，连续追踪至该肢体最末端，并分别进行肢体长轴与短轴切面追踪扫查，然后再分别进行其余肢体的连续顺序追踪扫查，判断肢体的有无、姿势、位置关系、活动等及长骨（肱骨、尺骨、桡骨、股骨、胫骨、腓骨）的有无、长短、数目、形态等。该法要求检查者对胎儿每一肢体从肢体近 端逐一追踪至肢体末端，避免漏检某一个肢体。

笔者将各肢体以大的关节为界分为近段、中段、远段三个节段，即上肢近段为上臂（含肱骨）、中段为前臂（含尺、桡骨）、远段为手；下肢近段为大腿（含股骨）、中段为小腿（含胫、腓骨）、远段为足。超声扫描时对每一肢体的每个节段从近端起始地，按顺序连接追踪检查（图 12-2-3）。

1. 上肢检测　首先在肩胛骨水平横切沿着一侧肩峰方向寻找并显示胎儿肱骨短轴切面，探头旋转 90°后显示肱骨长轴切面并测量其长度，然后沿着上肢自然伸展方向追踪显示出尺、桡骨纵切面，最好能显示前臂冠状切面，在同一切面上显示尺、桡两骨长轴，如果不能显示前臂冠状切面或在同一切面上不能显示尺、桡两骨，则在前臂将探头再旋转 90°横切前臂，进一步确认前臂有尺、桡两骨，探头此时继续向前臂末端扫查，显示出手的冠状切面，并观察手的姿势及其与前臂的位置关系。

2. 下肢检测　与上肢检测相似，首先显示盆腔横切面，继而获取胎儿股骨长轴切面并测量其长度，然后沿着下肢自然伸展方向追踪显示小腿胫、腓骨长轴切面，最好能显示小腿冠状切面，在同一切面上显示胫、腓两骨长轴，如果不能显示小腿冠状切面或不能在同一切面上显示胫、腓两骨，此时注意探头旋转 90°横切小腿以确认小腿有胫、腓两骨的横断面，再将探头转为小腿纵向扫查，并移向足底方向，显示足底平面观察足的形态、足与小腿的位置关系。

如果怀疑手、足姿势异常，则应仔细探查手或足的周围有无子宫壁和胎盘或肢体阻挡，且应至少观察手、足运动 2 次以上，如果异常姿势不随胎儿肢体（包括手、足）的运动而改变，且多次扫查均显示同样声像特征，此时才能对胎儿手、足姿势异常做出诊断。

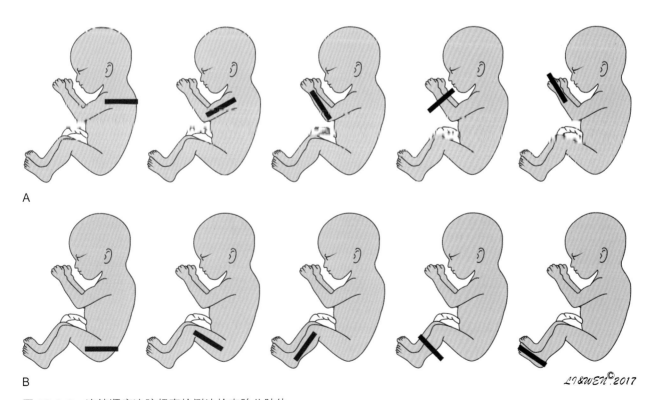

图 12-2-3　连续顺序追踪超声检测法检查胎儿肢体
　　A. 连续顺序追踪超声检测法检查胎儿上肢示意；B. 连续顺序追踪超声检测法检查胎儿下肢示意。粗黑短线代表探头扫查平面移动顺序

如果因胎儿体位关系部分肢体显示不清时，可嘱孕妇起床活动15~30min后再检查，有可能显示清楚。

作者采用上述方法对4932例产前胎儿肢体进行超声检查，获得满意的结果。96.31%的胎儿4个肢体切面图像均满意，妊娠14~35周四肢显示率达99.07%（4 490/4532），36周以后，胎儿肢体显示与观察的难度加大，四肢完整显示率为77%（308/400），两者差异有统计学意义（P<0.05）。134例胎儿，只能显示部分肢体，不能将4个肢体全部清楚显示，这些病例主要在36周后胎儿过大，部分肢体受胎体或胎头压迫，或羊水过少等影响。肢体畸形检出率为87.18%，产前超声诊断胎儿肢体畸形的敏感度、特异度、准确性、阳性预测值、阴性预测值分别为 87.18%、99.83%、99.18%、80.95%、99.89%。胎儿肢体畸形，尤其是手、足畸形，由于受影响因素很多，致使超声图像显示不完整或不全面，因而超声检出的敏感度受影响。

第三节　骨骼系统及肢体畸形

一、骨骼系统畸形分类

根据骨骼系统畸形形成的原因不同，可将其分为以下3大类。

1. 染色体异常或畸形综合征　由染色体异常引起或原因不明。

2. 单纯骨骼畸形　骨骼发育过程中，因某种因素影响如羊膜带压迫等导致骨骼发育异常或不良。

3. 骨骼发育不良　对于骨骼发育不良(ske-letal dysplasia)，国际上将其大致分为5类。

（1）骨发育不全（dysostosis）：单一骨或成组骨骼发育不全。

（2）骨软骨发育不全(osteochondrodystrophies)：软骨和成骨发育异常，如成骨发育不全，软骨不发育等。

（3）骨质溶解症（osteolysis）：多处骨质溶解。

（4）与遗传综合征有关：由染色体异常或基因突变等引起的骨骼畸形。

（5）与代谢疾病有关：如低磷酸酯酶症。

肢体畸形种类繁多，表12-3-1列出了目前大多数肢体畸形名称。

由于大多数骨骼系统先天畸形常有肢体受累，有学者提出了下述先天性肢体畸形分类法，此法在临床上很有实用价值，它根据肢体畸形的胚胎发生

将骨骼系统畸形分为7大部分。

1. 部分形成失败（failure of formation of parts）　以肢芽形成失败为特征，又分横向与纵向两类，横向类涉及所有的先天性截肢（指、趾），纵向类又分为桡侧、尺侧、中央与中段形成失败，包括桡、尺骨部分或全部缺如，手桡侧列、尺侧列的缺如与发育不良。

2. 部分分化失败 [failure of differentiation (separation) of parts]　有发育形成基本单位，但未分化形成正常的组织结构，如骨性联合、并指、屈曲指等。

3. 重复（duplication）　部分肢芽或外胚层帽在早期受损，原始胚基形成裂隙，导致重复畸形，如多指、多趾畸形。

4. 过度生长（overgrowth，gigantism）　所有肢体过度生长或局部肢体过度生长伴有神经脂肪血管浸润，如半侧肥大、巨指畸形。

5. 发育不全（undergrowth，hypoplasia）指某一组织结构发育不完善、不完全。如短掌骨、短指、短指并指畸形等。

6. 先天性绞窄环综合征（congenital constriction band syndrome）　与羊膜带综合征有关。羊膜带可引起各种浅表软组织或深部骨骼发生坏死，严重者可表现为宫内截肢或截指，轻者只呈现软组织绞窄环挛缩带。

7. 全身骨骼异常（generalized skeletal abnormalities）　指全身骨骼发育异常，包括染色体畸形、各类综合征、骨软骨发育异常等。

对于肌肉骨骼系统畸形，目前还有根据基因异常来分类。总之，骨骼系统及肢体畸形种类繁多，分类方法也越来越细，越来越多，了解并熟悉这些，对产前超声诊断、产前咨询十分有益。

二、骨骼发育不良性先天畸形

此类畸形可由多种原因引起，种类繁多，其表现形式也多种多样，预后也不相同。其发生率在围生儿中为1/4300~1/2100。宫内胎儿产前超声诊断资料表明，其发生率相对较高，为1/1350~1/1300。

产前超声不能对所有特定类型的骨发育不全都能做出鉴别诊断，据报道，超声仅能对31%~39%的某些特定类型病例做出准确诊断，而40%~49%的病例超声不能区分为何种类型骨发育不全，

表 12-3-1　肢体畸形名称

畸形名称	主要特征
无手畸形（achiria）	腕以下手缺如
无手足畸形（acheiropodia）	手、足均缺如
肢体远端短肢畸形（acromelia）	肢体远端缩短（手、足）
无指（趾）畸形（adactyly, ectrodactyly）	手指（脚趾）缺如
缺肢畸形（amelia, ectromelia）	肢体缺如
无足畸形（apodia）	足缺如
并指（趾）畸形（syndactyly）	
并指（趾）缺指（趾）畸形（ectrosyndacty）	
指（趾）过短畸形（brachydactyly）	手指（或趾）异常短小
肢体屈曲畸形（campthomelia）	肢体弯曲
屈曲指畸形（campttodactyly）	手指弯曲
分裂手畸形（cleft hand）	
分裂足畸形（cleft foot, lobster foot）	
小腿内翻足畸形（club foot）	
半肢畸形（hemimelia）	肘关节或膝关节以远部分或完全缺如
肢体中部短肢畸形（mesomelia）	肢体中部即前臂或小腿短肢
四肢短肢畸形（micromelia）	四肢长骨短
少指（趾）畸形（oligodactyly）	部分指（趾）缺如
海豹肢畸形（phocomelia）	臂腿缺如，手足直接与躯干相连
多指（趾）畸形（polydactyly）	指（趾）数目增加
肢体近端短肢畸形（phizomelia）	肢体近端（股骨、肱骨）缩短

17%～21% 的病例产前诊断错误，3%～7% 产前诊断异常但最终骨骼系统并无异常。这些数据表明，产前超声并不能对所有骨骼系统畸形做出具体类型的判断，其他许多情况可酷似骨发育不全，如IUGR。越是常见的骨骼发育不良，产前超声越能做出正确诊断；而少见的病种超声诊断非常困难。因此，产前超声不应把注意力集中在某一具体骨骼发育不良的诊断上，而应集中精力区分每一具体病例是致死性还是非致死性，超声区分致死性或非致死性骨骼发育不良，准确性可高达 92%～96%。

（一）致死性骨骼发育不良

致死性骨骼发育不良（lethal skeletal dysplasia）的发生率为 1/11 000～1/5000，产前诊断并不困难，各种类型的致死性骨骼发育不良的主要超声特征、发生率及遗传方式见表 12-3-2。

饺常见的致死型骨骼发育不良有致死性侏儒（thanatophoric dysplasia，TD）、软骨不发育（achondrogenesis）、成骨不全Ⅱ型（osteogenesis imperfecta typeⅡ，OIⅡ）等。少见的致死性骨骼发育不良有先天性低磷酸酯酶症（congenital hypophosphatasia）、肢体屈曲症 [camptomelic (bent-limb) dysplasia]、骨骺点状发育不良 [chondrodysplasia punctata (syippled epiphysis)]、短肋多指综合征（short ribpolydactyly syndrome）等。

区分致死性与非致死性骨骼发育不良畸形的主要超声特征如下。

（1）严重四肢均匀短小畸形，四肢所有长骨长度均低于正常胎儿预测值的 4 倍标准差。FL/AC 比值 < 0.16，对诊断严重短肢畸形有帮助。

（2）严重胸部发育不良：严重胸部发育不良常

表 12-3-2　各种类型致死性骨骼发育不良的发病率、遗传方式和主要超声特征

骨发育不良性疾病	发病率（出生儿）	遗传方式	超声特征
致死性侏儒	1/17 000 ～ 1/6000	AD	严重短肢、狭胸 Ⅰ型：椎骨严重扁平，长骨明显弯曲 Ⅱ型：椎骨扁较Ⅰ型轻，长骨弯曲较Ⅰ型轻，三叶草形
软骨发育不全	1/43 000	ⅠA、B 型：AR Ⅱ型：AD	严重短肢，钙化差 椎体不骨化或骨化极差而呈低回声 Ⅰ型颅骨骨化差回声低、狭胸 肋骨骨折，ⅠA 型表现为串珠状肋骨
成骨不全Ⅱ型	1/54 000	AD、AR 均可	严重短肢，长骨骨折，可增粗 狭胸 Ⅱ型骨化差
先天性低磷酸酶征（围生期致死）	1/100 000	AR，可有不同外显率（成人型 AD）	明显骨化差，严重短肢，骨干细小，骨回声低，后方无声影，颅骨骨化差，可压缩，或呈膜改变椎弓骨化中心缺如，或椎体、椎弓骨化中心均缺如
肢体屈曲症	1/222 222 ～ 1/113 000	AD 家族性极少：AR、AD（外常显率各不相同或嵌合体）	肢体长骨明显弯曲，尤其为股骨近侧和胫骨远侧弯曲，肩胛骨及腓骨缺如或发育不良骨化正常，铃状胸，低于第 5 百分位 足内翻 面部：小下颌、腭裂、鼻梁扁平、眼距过近
骨骺点状发育不良肢体近段短肢	1/350 000 ～ 1/110 000	AR	严重的、对称性肢体短小，干骺端宽 不规则关节挛缩 足内翻 脊柱侧弯 扁椎骨 面部畸形
骨骺点状发育不良非肢体近段短肢	1/350 000 ～ 1/110 000	XLD 可能有 AD 及 XLR	骨骺及关节周围软组织斑点状钙化（孕晚期才可能出现） 不对称性肢体短小 长骨可有弯曲 脊柱后侧凸 前额凸起，鼻梁低矮 腹水
纯合于软骨发育不良	罕见	AD	严重短肢 头大、鞍鼻、前额凸起 狭胸 脊柱侧弯
短肋多指综合征	罕见	AR	严重窄胸 短肋 严重短肢 长骨变曲 多指

注：AD. 常染色体显性遗传；AR. 常染色体隐性遗传；XLD. X 染色体显性遗传；XLR. X 染色体隐性遗传

导致肺发育不良和胎儿死亡。主要指标有：胸围、心胸比值、胸围／腹围。胸围（TC）低于正常胎儿预测值的第 5 百分位（测量时应取心尖四腔心平面肋骨外缘测量，不包括皮肤）、心胸比值＞ 60%（除外心脏畸形时）、胸围／腹围（TC/AC）比值＜ 0.89，均提示胸腔狭窄。

（3）某些特殊征象：这些特征常与某些特定类型的致死性骨骼发育不良畸形有关。如三叶草形头颅为致死性侏儒（TD）Ⅱ型特征表现，多发性骨折为成骨不全（OI）Ⅱ型的特征。

致死性骨骼发育不良由于有严重短肢，产前超声检查不难发现，但是当超声发现胎儿股骨、肱骨测值明显小于预测值时，加测小脑横径、足长对孕周进行重新评估、计算股骨长／足长比值等有重要意义。

1. 致死性侏儒（thanatophoric dysplasia，TD）　TD 是最常见的骨骼发育障碍性疾病，发生率为 1/17 000～1/6000，为常染色体显性遗传

【畸形特征】

严重短肢、长骨弯曲、窄胸、肋骨短、腹膨隆、头大、前额突出等，70% 伴羊水过多。根据头颅形态可将其分为 2 型。

Ⅰ型：长骨短而弯曲，椎骨严重扁平，不伴有三叶草形头（clover-leaf skull），约占 85%（图 12-3-1）。

Ⅱ型：具有典型三叶草形头颅，长骨短、弯曲及椎骨扁平较Ⅰ型为轻（图 12-3-4），约占 15%，此型 25% 病例伴有胼胝体发育不全。

【超声特征】

（1）长骨明显缩短。Ⅰ型骨干明显弯曲，股骨干骺端粗大呈“电话听筒”状（图 12-3-2A）。Ⅱ型骨干弯曲较Ⅰ型为轻，无典型之“听筒”状股骨。

（2）胸腔狭窄，胸围明显缩小，心胸比值＞60%，矢状切面上胸腔呈“铃状”，肋骨明显缩短，预示肺发育不良。

（3）腹部明显膨隆，胎儿躯干部正中矢状切面图上显示最明显。胸部与腹部移行处有明显分界，胸部向腹部移行时，移行处在腹侧突然增大（图12-3-2B）。引起这一特征的原因，主要为胸部狭窄而腹部相对膨隆。

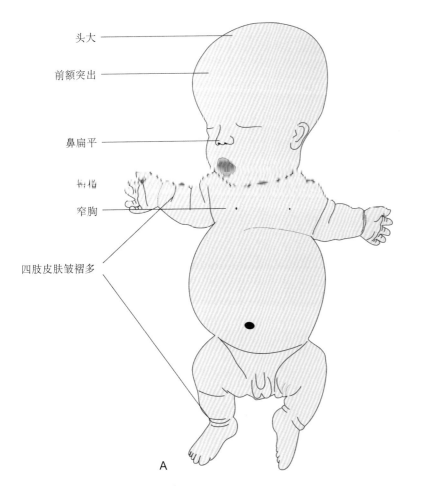
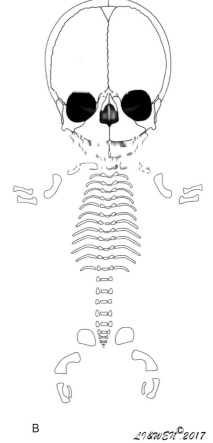

图 12-3-1　致死性侏儒Ⅰ型特征

A. 致死性侏儒患儿正面观；B. 致死性侏儒患儿全身骨骼系统变化

头大
前额突出
鼻扁平
窄胸
四肢皮肤皱褶多

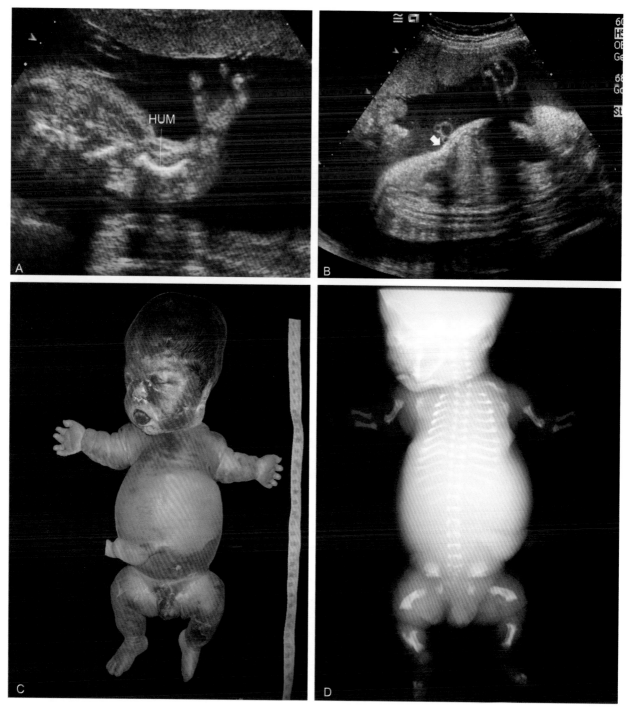

图 12-3-2　致死性侏儒 I 型

妊娠 30 周胎儿，产前超声检查肱骨长轴切面（图 A）示肱骨（HUM）明显短小，干骺端粗大呈"电话听筒"状。胸腹矢状切面（图 B），胸腔狭窄，腹部明显膨隆，胸腹移行处形成一明显切迹（箭头所示）。标本正面观（图 C）及 X 线照片（图 D）

（4）头颅大、前额向前突出。Ⅱ型常有典型的"三叶草"形头颅（图 12-3-3），即胎儿颞骨处横切面显示三角形头颅，两侧颞部明显突出，而前额部变窄向前突出。在显示侧脑室前角和两侧颞部的冠状切面上，头颅也呈三角形，两侧颞部也明显突出。Ⅰ型此种征象不明显，两侧颞部不向外突出。

（5）其他特征有：皮肤增厚、水肿、浆膜腔积液、

胎儿在宫内的姿势和运动异常、羊水过多等。

（6）可伴发脑室扩大、胼胝体发育不全、先天性心脏畸形、肾畸形如马蹄肾、肾积水、先天性桡尺骨骨性连接（radioulnar synostosis）等畸形。

2．软骨不发育（achondrogenesis）　软骨不发育是一种较常见的致死性骨骼发育障碍性畸形，其发生率约为 1/40 000。属常染色体隐性或显性遗传，

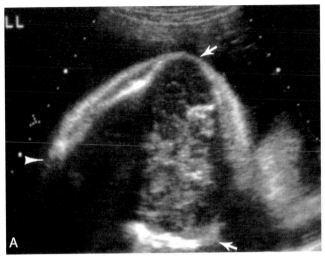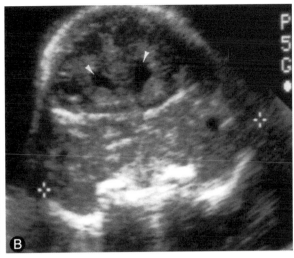

图 12-3-3 致死性侏儒 II 型"三叶草"形头颅
A．经颞部横切胎儿头部，颅骨呈三角形，两侧颞部向外突出，前额较窄且向前突出；B．冠状切面也呈"三角形"，两侧颞部明显向外突出，侧脑室前角增大（箭头所示）

80% 父母为正常发育，这说明本病是特定基因突变的结果。

【畸形特征】

以严重短肢畸形、窄胸、头大为特征，由于软骨不发育，生长板较薄，缺乏支架，所以骨化差，但骨膜下骨沉积正常，使骨骼能够达到正常粗度。

软骨不发育可分为 2 型（图 12-3-5）。

（1）软骨不发育 I 型：为常染色体隐性遗传，是最严重的一种类型，占所有软骨不发育的 20%。主要特征有：四肢严重短肢畸形、躯干短，腹部膨隆，窄胸，颅骨和椎骨骨化极差或几乎完全不骨化，骨盆小，骨化差，肋骨细小，可有多处肋骨骨折。

（2）软骨不发育 II 型：为常染色体显性遗传，80% 为此种类型。与 I 型比较，此型四肢与躯干稍长，严重程度减轻，颅骨、椎骨骨化相对正常，肋骨较粗而无骨折。

此外，软骨不发育可伴发脑积水、面部裂畸形、心脏畸形及肾畸形。

【超声特征】

（1）四肢严重短小，四肢长骨极度短小，因骨化差而回声强度减弱，骨后方声影不明显（图 12-3-6）。

（2）胸腔狭窄。

（3）腹部明显膨隆，可有腹水。

（4）椎体骨化极差而呈低回声，腰骶部更明显。横切时不能显示椎体及两侧椎弓内的三角形骨化中心（图 12-3-7）。

（5）头颅增大，双顶径、头围与孕周不符，不

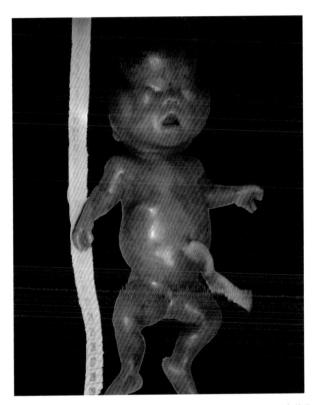

图 12-3-4 致死性侏儒畸形 II 型产后标本照片，"三叶草"形头颅（北京海淀区妇幼保健院提供）

呈比例。

（6）I 型常有肋骨细小，回声减弱，可有多处肋骨骨折。II 型肋骨较 I 型为粗，无肋骨骨折。

（7）30% 胎儿可有全身水肿，浆膜腔积液，颈部囊性淋巴管瘤等表现。

（8）50% 病例有羊水过多。

（9）可合并脑积水、唇腭裂、心脏及肾脏等畸形。

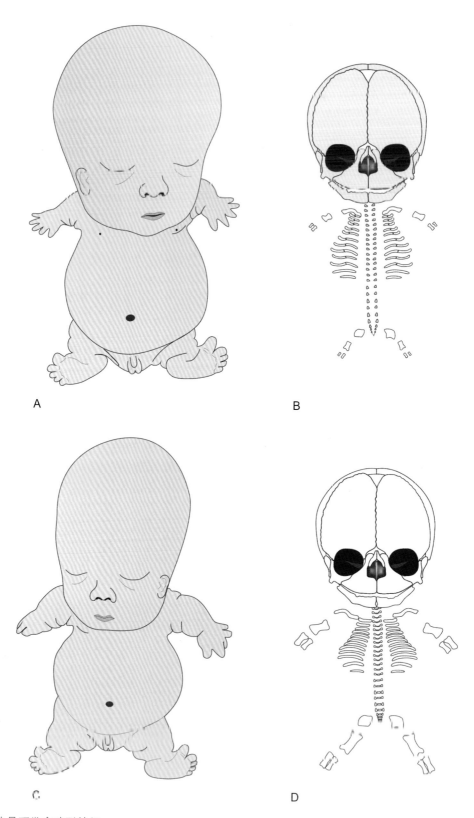

A

B

C

D

LI&WEN©2017

图 12-3-5 软骨不发育畸形特征

A、B. 软骨不发育 I 型，图 A 为正面观；图 B 为骨骼改变示意；C、D. 软骨不发育 II 型，图 C 为正面观，图 D 为骨骼改变示意

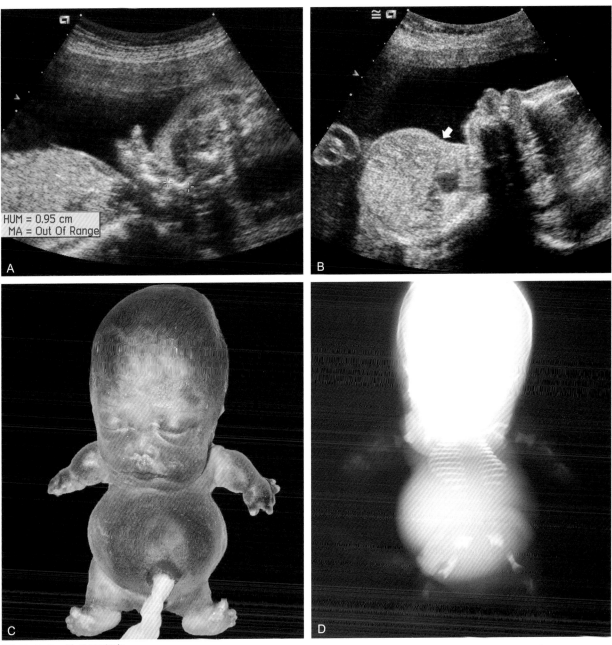

图 12-3-6　软骨不发育

妊娠 25 周胎儿，上肢长轴切面（图 A），肱骨极短，仅 0.95cm。胸腹部矢状切面（图 B），因上腹部明显膨隆、胸腔狭小而表现为胸部与腹部移行处有明显切迹（箭头所示）。标本正面观（图 C）及 X 线照片（图 D）

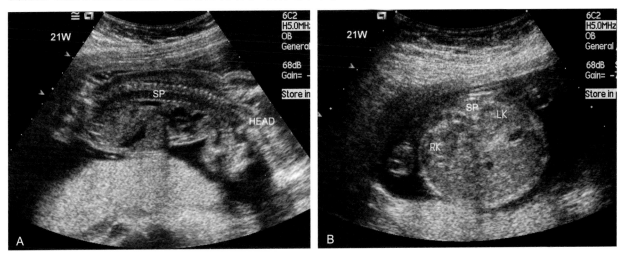

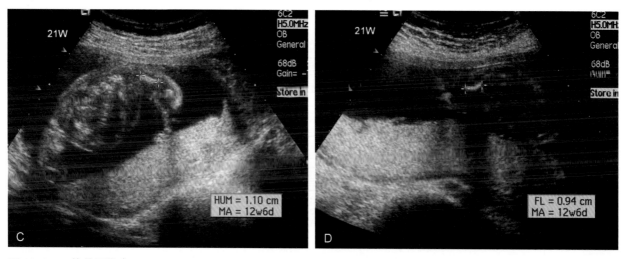

图 12-3-7　软骨不发育

　　妊娠 21 周胎儿,脊柱矢状切面(图 A)及横切面(图 B)显示脊柱椎体强回声骨化中心细小、回声降低,横切面上,很难清楚显示出三角形排列的骨化中心。肱骨(图 C)和股骨(图 D)严重缩短,长度仅相当于 12⁺⁶ 周。SP. 脊柱;HEAD. 头侧;RK. 右肾;LK. 左肾;HUM. 肱骨;FL. 股骨

　　3. 成骨不全(osteogenesis Imperfecta,OI)

　　成骨不全又称脆骨病或脆骨 - 蓝巩膜 - 耳聋综合征,总发生率约为 1/25 000。本病病因尚不完全清楚,多为常染色体显性遗传,部分病例为常染色体隐性遗传,是由遗传性中胚层发育障碍造成的结缔组织异常而累及巩膜、骨骼、韧带等。非致死性成骨不全常有进行性耳聋、牙改变、关节松弛和皮肤异常。

　　【畸形特征】

　　成骨不全的主要特征是骨质减少、多发性骨折。其基本病理改变是在网织纤维形成后,胶原不成熟,成骨不全的胶原似网状纤维。干骺端骨小梁变薄、变细,充塞细胞性结缔组织或纤维性骨髓。正常的密质骨被纤维样不成熟的骨组织所代替。软骨内成骨和膜内成骨都将受到影响。但骨骺软骨和骺板软骨正常,骨的钙化仍正常。

　　成骨不全有多种分类法。Sillence 将其分为 4 大类型。

　　Ⅰ型:为常染色体显性遗传,发生率约为 1/29 000,为非致死性成骨不全。其主要表现为轻度短肢或无明显短肢,胎儿期较少骨折,5% 的病例在出生时骨折,多数在出生以后发生骨折。可有长骨弯曲、增粗。骨质脆弱,蓝巩膜。

　　Ⅱ型:常染色体显性(新突变)或隐性遗传,发生率约为 1/62 000。此型为致死型成骨不全。表现为严重短肢畸形、骨化差,胎儿期即可出现多发性骨折,长骨不规则弯曲变形,胸腔狭窄,肋骨骨折,蓝巩膜(图 12-3-8)。根据肋骨形态及是否骨折,Ⅱ型又可分为 A、B、C 3 个亚型。

　　Ⅲ型:常染色体显性(新突变)或隐性遗传,发生率约为 1/69 000。为非致死性成骨不全。中度到严重短肢畸形、下肢受累较上肢更多,长骨增粗、弯曲变形,不规则,骨化差。可有多发性骨折。出生后可因多次骨折导致骨骼畸形进行性加重,可出现蓝巩膜但听力正常。儿童期即生活在轮椅上。

　　Ⅳ型:常染色体显性遗传,发生率不详。为非致死性成骨不全。中度短肢畸形,晚孕期短肢更严重,偶尔有骨折,钙化正常,巩膜和听力正常,但骨质脆弱。

　　【超声特征】

　　成骨不全Ⅱ型在产前超声检查时是最易发现的类型,此型超声表现典型,有报道妊娠 15 周即可诊断此型,17 周时超声尚未发现异常者可排除此型畸形。其他 3 型产前诊断有不同程度的困难。成骨不全Ⅲ型在妊娠 24 周以后短肢才明显,成骨不全Ⅰ型在 24 周前超声检查可正常,成骨不全Ⅳ型与Ⅰ型相似,24 周以前超声可表现正常。典型成骨不全Ⅱ型的超声特征如下。

　　(1) 四肢严重短小,长骨短而粗,弯曲,且有多处骨折声像,骨折后成角、弯曲变形,骨折愈合后局部变粗,钙化差(图 12-3-9)。

　　(2) 胸部变形,横切胸腔时因肋骨骨折而导致胸部变形,肋骨可有多处骨折表现。

　　(3) 因骨化差或不骨化,胎儿颅骨薄,回声明显低于正常,颅骨回声强度较脑中线回声为低,近探头侧脑组织及侧脑室等结构可显示清晰。实时超

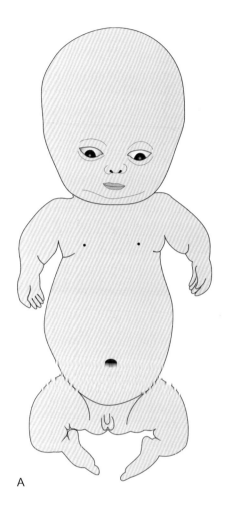
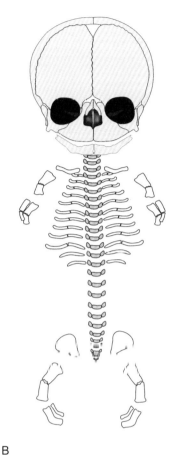

LI&WEN©2017

图 12-3-8　成骨不全 II 型

　　图 A 为正面观；图 B 为骨骼改变

声下探头对胎儿头部略加压，即可见到胎头变形，并可恢复。眼眶及面部其他各骨骨化也差，眼眶可呈低回声，在冠状切面上可清楚显示出对侧眼眶及眼球回声（图 12-3-9 至图 12-3-10）。

　　（4）可伴有羊水过多。其他类型的成骨不全相对较晚才有超声改变，骨折可出现，也可不出现，部分病例产前超声可正常。主要超声表现为不同程度的短肢、长骨弯曲、增粗、骨折，对有家族史的胎儿应多次追踪观察。

　　4. 肢体屈曲症（camplomelic dysplasia，CD，bent-limb）　肢体屈曲症（CD）是一种少见的骨骼发育障碍性畸形，因长骨异常弯曲而得名。其发生率在围生儿中为 1/222 222～1/113 000。本病与在胎儿睾丸和骨骼中表达的 SOX9 基因突变有关。该基因突变除可引起本病外，还可导致常染色体的性反转（仍有睾丸存在），即 46，XY 的男性核型，其表现型为女性（约 75%）。

【畸形特征】

　　肢体屈曲症的主要特征是下肢长骨明显弯曲变形，此种弯曲与骨折无关，不是因骨折成角所致。长骨变弯以股骨和胫骨受累较明显，上肢长骨受累较少，肢体长度或长骨长度可轻度或严重缩短，也可在正常范围（图 12-3-11）。胸腔和肩胛骨发育不良，胸腔狭窄（胸腔狭窄上部较下部明显，呈铃状胸廓），多有喉、气管软化，胸椎的椎弓根钙化差，髂骨比正常直而窄，常有先天性髋关节脱位。可大致分为以下 2 种类型。

　　I 型：轻度短肢，股骨和胫骨向前弯曲，骨横径正常，上肢受累。

　　II 型：明显短肢畸形，长骨弯曲明显，且长骨明显变宽增粗，可伴颅狭小畸形。

　　本病可合并存在其他器官畸形，且每一病例合并畸形明显不同，如心脏畸形、肾畸形、面裂畸形、足畸形、小下颌畸形等。

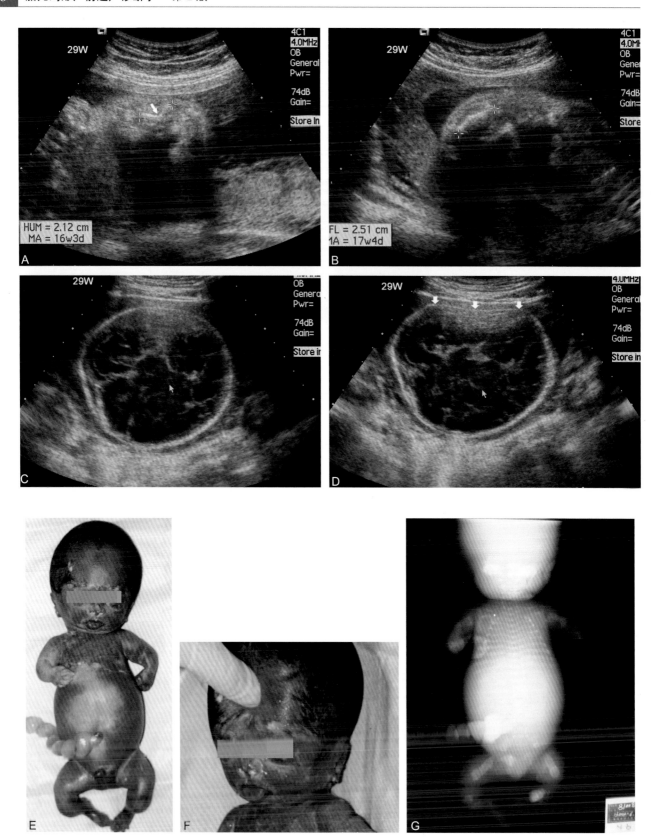

图 12-3-9　29 周胎儿成骨不全 Ⅱ 型

A．肱骨骨折、成角（箭头所示）、不规则；B．股骨增粗、弯曲、不规则、骨痂形成；C．颅骨钙化差，颅骨回声与脑中线回声几乎相等；D．探头加压颅骨变形；E．标本照片，四肢严重短小、变形、窄胸、蓝巩膜，小下颌，舌伸出口外；F．手指轻压头部显示颅骨软，易受压变形；G．正面 X 线片显示四肢长骨增粗、缩短、骨折、窄胸

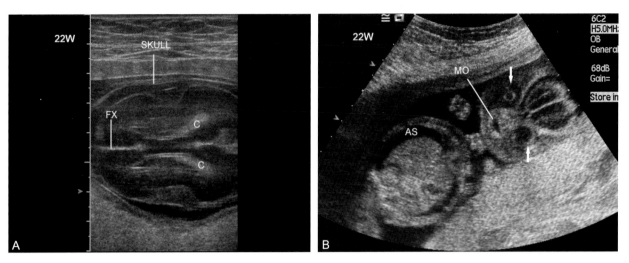

图 12-3-10　22 周胎儿成骨不全 Ⅱ 型

　　A. 颅骨（SKULL）不骨化呈低回声带，脑中线（FX）回声较强，14MHz 高频探头亦能清楚显示颅骨及脑内结构，探头侧脑内结构如脉络丛（C）也能清楚显示；B. 胎儿面部及腹部冠状切面，显示胎儿眼眶不骨化呈低回声，双侧眼球及眼眶（箭头所示）均清楚显示，上颌骨骨化差，回声低，同时显示腹水（AS）及胎儿水肿改变。MO. 口

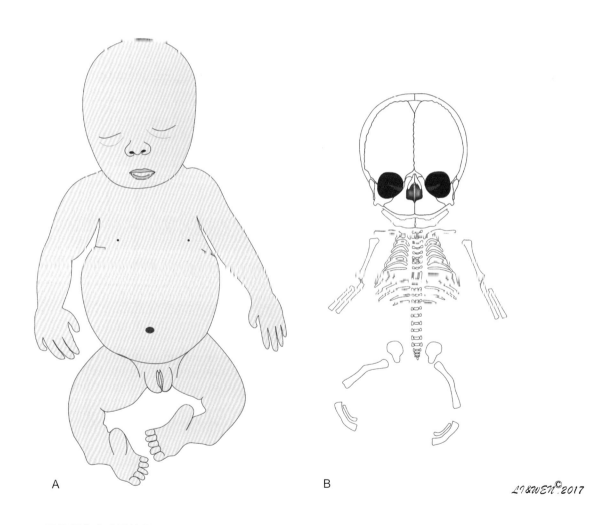

图 12-3-11　肢体屈曲症畸形特征

　　图 A 为正面观；图 B 为骨骼改变

【超声特征】

（1）长骨弯曲是本病的特征性声像表现（图12-3-12）。下肢长骨弯曲较多见，部分病例也可在上肢长骨中检出。下肢长骨以股骨和胫骨明显，股骨弯曲常出现在股骨近段，而胫骨弯曲常出现在胫骨远段。弯曲的凸面向前，凹曲向后，因此，超声在显示股骨弯曲时，应在股骨矢面上才显示最清楚，在股骨冠状切面上显示可出现假阴性结果。

（2）腓骨可发育不良或缺如，此时腓骨较胫骨明显短小，与胫骨长度不等，缺如时无论纵切或横切小腿均只能显示一根骨（胫骨）而不能显示双骨图像。

（3）肢体短小，轻者可以无明显缩短或轻度缩短，重者可为严重短肢畸形，长骨明显缩短。

（4）胸腔狭窄，以胸腔上部狭窄更明显。纵切时可有"铃状胸"的特征。

（5）肩胛骨发育不良或缺如，有报道肩胛骨的长度与孕周相关性好，测量肩胛骨的长度可对此做出评价，但产前二维超声对此评价较困难。

（6）合并畸形：足内翻畸形是本病常见的合并畸形。其他合并畸形有心脏畸形如室间隔缺损、法洛四联症、主动脉狭窄等，泌尿系统畸形如肾盂积水、面裂畸形、中枢神经系统畸形如脑积水。

喉、气管软化、胸椎椎弓根发育不良、钙化差、骨盆骨尤其是髂骨发育异常等，虽然是本病的特征，但产前超声很难对此做出评价。

（二）非致死性骨骼发育不良

非致死性骨骼发育不良（non-lethal skeletal dysplasia）极其少见，表现为轻－中度短肢，主要有杂合子软骨发育不良，成骨不全Ⅰ、Ⅲ、Ⅳ型，软骨外胚层发育不良等。发生率低于1/20 000，部分类型极其罕见。其发生原因主要为常染色体显性或隐性遗传、基因突变等。

【畸形特征】

主要表现为短肢（轻－中度），骨化可正常，成骨不全Ⅰ、Ⅲ、Ⅳ型可偶见骨折，部分类型可见长骨弯曲（如窒息性胸廓发育不良），窄胸（轻－中度）或胸廓狭长。可合并其他系统畸形，如多指／趾、先天性心脏病、足内翻、脊柱后侧凸、小下颌、腭裂等。

【超声特征】

主要超声表现有：轻－中度短肢（图12-3-13），部分短肢在孕中晚期或孕晚期才出现；可有前额隆起、水平肋、窄胸等骨骼异常表现，但窄胸一般为轻－中度，且不是渐进性的。常伴羊水多。但产前超声很难对非致死性骨发育不良的具体类型——做出鉴别。且部分短肢在妊娠中晚期或妊娠晚期才出现，需要定期追踪复查，否则易漏诊。各种类型的非致死性骨发育不良的主要超声特征、发生率及遗传方式见表12-3-3。

【致死性与非致死性骨发育不良临床处理与预后】

产前超声是评价胎儿骨骼系统发育的主要影像学方法。近年胎儿磁共振（MRI）亦用于评价胎儿骨骼系统发育。骨发育不良性先天畸形，产前超声最容易发现的异常是肢体骨骼缩短，如股骨缩短、肱骨缩短等。超声发现股骨或肱骨缩短，不一定表示胎儿患有骨骼发育不良性先天畸形，也不一定患儿出生后会患侏儒症或其他严重骨发育不良，因此，不能把产前超声发现胎儿股骨或肱骨长度低于正常预测值，都归于短肢畸形或骨发育不良畸形。另外，由于胎儿骨发育不良的种类繁多，特异性超声特征缺乏，因此，大部分骨发育不良先天畸形产前超声尚不能区分是何种具体类型的骨发育不良，产前超

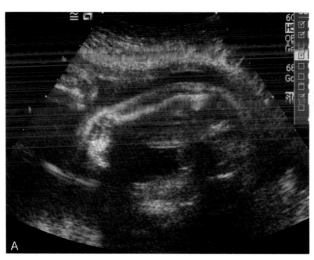

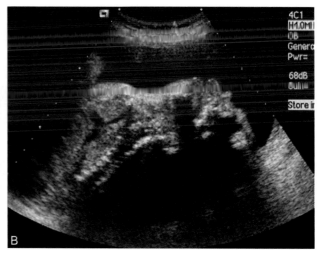

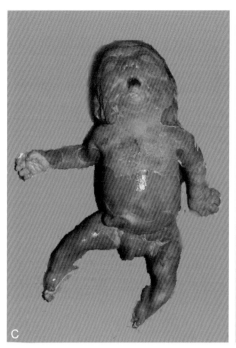 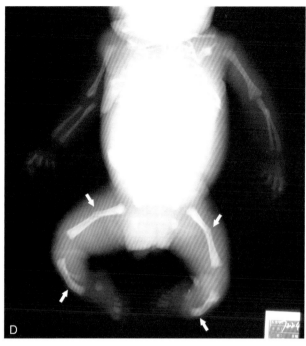

图 12-3-12 肢体屈曲症

A. 股骨长轴切面显示股骨明显弯曲，表现为股骨近 1/3 与远 2/3 交界处向前弯曲，超声图像上酷似骨折后成角改变，注意区别；B. 胎儿矢状切面显示头部过度后伸；C. 标本正面照片；D. 标本 X 线片，箭头所示为股骨近段及胫骨远段弯曲，且胸廓缩窄

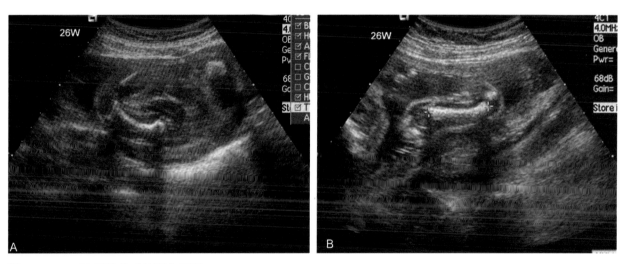

图 12-3-13 26 周胎儿成骨不全Ⅳ型

股骨（图 A）肱骨（图 B）中度缩短，相当于 22 周大小，有弯曲、增粗改变，胫腓骨也有弯曲改变，但骨化正常

声的重要作用是区分致死性和非致死性骨发育不良。产前超声可以根据长骨缩短的严重程度、心胸比值、特殊声像改变等，较好地区分致死性与非致死性骨发育不良，部分常见的致死性骨发育不良还可根据其特征性表现做出推断性诊断，如致死性侏儒、成骨不全Ⅱ型、肢体屈曲症等。

产前超声发现肢体骨骼缩短后，首先应对骨骼系统进行全面观察与评价，尤其要对骨骼的形态、骨化情况、长度、粗度以及胎动、胎儿姿势等进行

评估。由于小脑横径、足长等受骨发育不良影响较小，因此，可以据此评估胎儿孕周大小，来确定肢体骨骼缩短的程度。当然，胎儿月经龄也是很好的参考指标，股骨长／足长比值在评价胎儿股骨缩短严重程度时很有参考价值。

1. **致死性骨发育不良** 产前超声有特征性表现的致死性骨发育不良（致死性短肢）畸形，常见有致死性侏儒、软骨不发育、成骨不全Ⅱ型、肢体屈曲症等，其他致死性骨发育不良少见，产前诊断也

表 12-3-3　非致死性骨发育不良的发生率、遗传方式和主要超声特征

骨发育不良性疾病	发病率（出生儿）	遗传方式	超声特征
杂合子软骨发育不良（非致死性）	1/30 000 ~ 1/2000	AD，常为新突变	轻度肢体近段短肢，可能在 27 周之前不出现短肢，骨回声强度正常，无骨弯曲表现，头颅大，鞍鼻、前凸额起，三叉手畸形 胸围正常
成骨不全Ⅰ、Ⅲ、Ⅳ型（非致死性）	Ⅰ：1/29 000 Ⅲ：1/69 000 Ⅳ：罕见	Ⅰ：AD Ⅲ：AD 和 AR Ⅳ：AD	轻 - 中度短肢畸形 可有骨弯曲，偶可有骨折征象 Ⅲ型：骨化差 轻 - 中度肢体近段短肢畸形
窒息性胸廓发育不良（不同程度致死性）	1/72 000	AR，不同类型	长骨弯曲 胸廓狭长，铃状 水平肋 胎儿呼吸运动缺乏
椎骨骺发育不良（非致死性）	1/72 000	先天型：AD 迟发型：AD, AR XLR 以及嵌合体	先天型 孕中期：轻度短肢 孕晚期：明显短肢 骨回声强度无异常 骨无弯曲
软骨外胚层发育不全（又称 Ellis-Van Creveld 综合征不同程度致死性）	1/222 000	AR	轻 - 中度中段及远段短肢 窄胸、肋骨针、水平肋 轴后多指，手 > 足 50% CHD，常为 ASD
Diastrophic dysplasia（不同程度致死性）	1/350 000	AR，不同类型	严重短肢（近段肢体及远段肢体缩短） 骨化正常 肘关节及髋关节呈固定的屈曲状 手指呈固定伸展状态，hitchhiker 拇指 足内翻 脊柱后侧凸 面部：小下颌，腭裂
Metatrophic dysplasia（不同程度致死性）	罕见	致死性：AR 非致死性：AR 和 AD	严重短肢畸形，骨回声强度正常 胸廓窄长 手、足肥大
Kniest dysplasia（非致死性）	罕见	AD	孕晚期 短肢 面部扁平 胸围正常

注：AD. 常染色体显性遗传；AR. 常染色体隐性遗传；XLR. X 染色体隐性遗传；CHD. 先天性心脏病；ASD. 房间隔缺损（引自：Callen PW: Ultrasonography in Obstetrics and Gynecology, 4th ed. Philadelphia, WB Saunders, 2000）

相对困难得多。

致死性侏儒：已经证实 FGFR3 基因突变是致死性侏儒的潜在病因，羊水穿刺获取胎儿细胞行 DNA 分析 FGFR3 基因可明确诊断。胎儿羊水或脐血培养染色体检查正常。由于窄胸导致明显肺发育不良，胎儿出生后不能成活。本病为散发性发病，再发风险极低。

软骨不发育：确认本病需寻找本病的致病基因，目前发现 COL2A1 基因突变是本病的原因之一，胎儿羊水或脐血染色体检查正常。由于窄胸导致明显

肺发育不良，出生后不能成活。常染色体隐性遗传再发风险为 25%，常染色体显性遗传再发风险为 50%。COL2A1 基因突变为散发性，再发风险低。

成骨不全：该病 90% 是基因突变所致，主要发生在基因 COL1A1 或 COL1A2 上。绒毛或羊水穿刺获取胎儿细胞行 DNA 分析检出基因 COL1A1 和 COL1A2 突变可进一步确诊。胎儿染色体检查正常。已有研究证明剖宫产并不能减少成骨不全胎儿骨折的机会，剖宫产只在有胎位不正、呼吸窘迫的情况时才应用。成骨不全 II 型为致死性骨骼发育障碍性疾病，出生后不能成活，预后差。成骨不全 I 型、III 型及 IV 型产前超声检查难以诊断，畸形轻者预后较好，可以正常上学，畸形重者预后差，须长期在轮椅上生活，智力可不受影响。有成骨不全 II 型胎儿妊娠史 1 次的孕妇，再发风险为 2%；有成骨不全 II 型胎儿妊娠史 2 次的孕妇，再发风险为 28%。父母一方为成骨不全 I 型者其子代患该病的风险高达 68%。父母一方为成骨不全 III 型或 IV 型者其子代发病风险为 50%。

肢体屈曲症：绝大多数因肺发育不良而死亡，极少数病例可存活至儿童期，据报道存活最长者为 17 岁。笔者曾遇到 1 例试管婴儿，24 周检查发现股骨近段轻度弯曲，32 周弯曲更明显，此时有手畸形表现，足趾畸形，35 周检查上述改变更明显，出现窄胸（心胸比值为 0.46），患儿足月出生后 3d 死亡。怀疑肢体曲屈症者，可建议行胎儿染色体检查，了解是否存在染色体的性畸形和排除 17 号染色体畸形，检出 SOX9 基因突变对诊断有帮助。该病可为常染色体显性遗传病，如过去父母一方患肢体曲屈症，其子代发病风险为 50%。父母亲正常，曾有肢体曲屈症胎儿妊娠史的，多是由于 SOX9 基因突变所致，再次妊娠胎儿患肢体曲屈症的风险十分低。

2. **非致死性骨发育不良** 产前超声生物测值发现股骨低于预测值第 10 百分位数或低于均数的 2 个标准差，不要急于诊断骨发育不良，需与正常生理变异、IUGR、SGA 进行鉴别诊断。正常生理变异者父母亲身材一般不高，且 HC/AC 比值正常（32~34 周 ≈ 1，34 周后 < 1），无窄胸，脐动脉及孕妇子宫动脉频谱无异常改变。IUGR 者 AC 常小于孕周，HC/AC 值增高，可伴多普勒异常或羊水异常。SGA 各生物学测值均小于孕周，但生长发育速度是正常。小脑横径和足长的测定有助于临床判断。非致死性骨发育不良除了轻 - 中度短肢外，还可发现其他异常征象，如前额隆起、窄胸、羊水过

多等。非致死性骨发育不良可出现胎儿宫内死亡、先兆子痫、呼吸窘迫等，因此，需加强产科监护。

该类患儿出生后无须特别处理，对其进行常规检查及护理就可以了，出生后多能存活，患儿身材矮小，智力可正常。

常染色体显性及隐性遗传的非致死性骨发育不良其子代发病风险分别为 50%、25%。如果父母是正常，主要因基因突变所致的，再发风险低，仅为 0.02%。

（三）半椎体

半椎体（hemivertebrae）是一种先天骨骼发育异常，是指一侧椎体（可以是左侧、右侧、腹侧、背侧）发育障碍而形成的椎体畸形，表现为半个椎体发育，另半个不发育、缺失。正常情况下，胚胎第 6 周时，各个脊椎间叶细胞形成软骨化中心，此时出现 4 个软骨化中心包括椎体 2 个（位于脊索两侧），左右椎弓各 1 个。胚胎第 7~8 周时，椎体软骨化中心逐渐增大融合形成 1 个软骨性椎体。胚胎第 9 周时，软骨性椎体由于骨膜血管的进入而产生前后切迹。血管进入软骨后，在腹侧和背侧形成血池，使软骨性椎体出现前后 2 个骨化中心，很快又融合成 1 个骨化中心。此时左右软骨性椎弓各出现 1 个骨化中心（图 12-3-14A）。这 3 个骨化中心被称为初级骨化中心，这最早可于妊娠 11~12 周在超声图像上分辨出来。上述胚胎发育过程异常或障碍时可导致半椎体、椎体分节不全、蝴蝶椎等（图 12-3-14）异常的发生。

活产儿中，半椎体的发生率为 1/1000~0.5/1000。女性中发病率较男性高，男 : 女的为 0.31 : 0.68。

【畸形特征】

半椎体畸形可表现为单个或多个椎体畸形，常发生在胸椎或腰椎，临床上可表现为脊柱侧弯、后凸。

对于先天性脊柱后凸及侧弯的半椎体分为：楔形椎（后方半椎体）、侧方半椎体、后外侧 1/4 半椎体、蝴蝶椎。

也有根据半椎体上下椎间盘是否存在将半椎体分为完全分节型（上下椎间盘均存在）、部分分节型（上或下椎间盘存在，一端与相邻椎体融合）、不分节型（上下椎间盘均缺失，两端均与相邻椎体融合）。

【超声特征】

产前超声对半椎体的检出率不高，在宫内就引起明显胎儿脊柱侧弯畸形的半椎体才可能被产前超声发现，侧弯不明显者产前发现困难。近年三维超

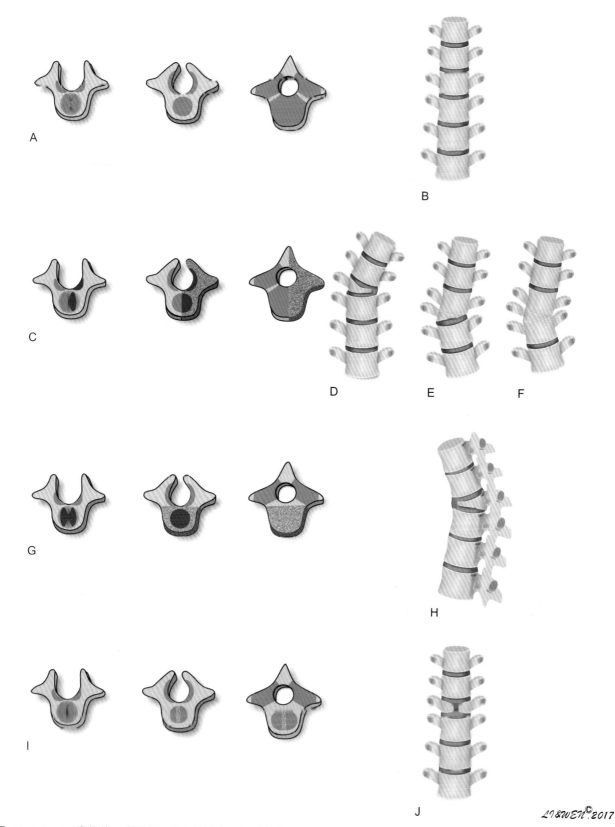

图 12-3-14　正常椎体、半椎体、椎体不分节型及蝴蝶椎

　　A．正常椎体及椎弓发育；B．正常脊柱；C．一侧半椎体发育，左侧椎体及椎弓的软骨化中心均不发育（红色区域），右侧椎体及椎弓的软骨化中心发育正常（绿色区域）；D．右侧半椎体完全分节型脊柱；E．右侧半椎体部分分节型脊柱；F．右侧半椎体合并不分节型；G．后半椎体发育示意，椎体软骨化中心不发育（红色区域），椎弓软骨化中心发育正常；H．后半椎体脊柱；I．蝴蝶椎胚胎发育，椎体的软骨化中心未融合；J．蝴蝶椎脊柱

声的发展，对显示半椎体有一定值价。

1．二维超声　主要通过以下 3 个切面诊断半椎体畸形矢状切面（图 12-3-16A）、冠状切面（图 12-3-15A,）及横切面（图 12-3-15B）。大多数半椎体在矢状切面上难以直观显示（图 12-3-17A），但是矢状切面可以发现脊柱椎体排列紊乱，不能显示出椎体排列整齐的脊柱图像，从而进一步检查脊柱的冠状切面及横面而得以发现半椎体。冠状切面是直观显示半椎体的良好切面，可以直观地显示半椎体的形态、数目及是否有分节不全或蝴蝶椎存在，同时还可显示脊柱在半椎体处呈侧凸畸形。半椎体在冠状切面上表现为一三角形或楔形强回声，比正

常椎体小，对侧椎体缺如，经半椎体脊柱横切面显示强回声椎体骨化中心细小，偏于一侧，另一侧骨化中心缺如，相邻椎间隙可变窄。

2．三维超声　胎儿脊柱三维成像能提供脊柱丰富的信息，不仅能直观地显示脊柱各个椎体的大小、形态，还能观察脊柱是否有侧弯畸形。正常脊柱三维超声表现为强回声椎体呈圆盘状、左右对称、排列整齐，当出现半椎体时，该椎体呈三角形或楔形，左右不对称，一侧厚实而另一侧逐渐变薄直致消失，且脊柱在该椎体处向健侧凸出，形成脊柱侧弯畸形(图 12-3-15C、D，图 12-3-16C、D，图 12-3-17B、C）。

3．合并畸形　据报道，>50% 的半椎体患儿合

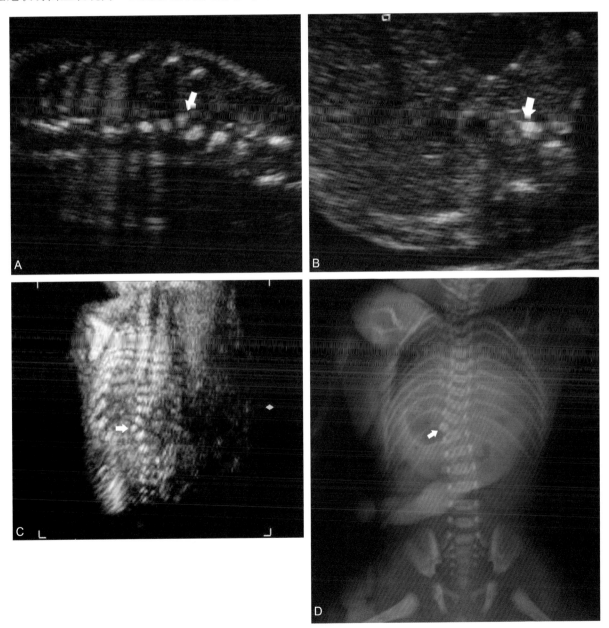

图 12-3-15　半椎体畸形（合并 Cantrell 五联征）

30 岁孕妇，妊娠 30 周，胸腰段脊柱冠状切面（图 A）示脊柱侧弯畸形，侧弯处椎体仅显示左侧部分（箭头所示），右侧部分未显示。脊柱侧弯处横切面（图 B）示椎体不完整，仅显示左侧部分（箭头所示）。脊柱三维超声成像（图 C）示脊柱病变处椎体不完整，仅存一侧。X 线检查（图 D）证实半椎体畸形

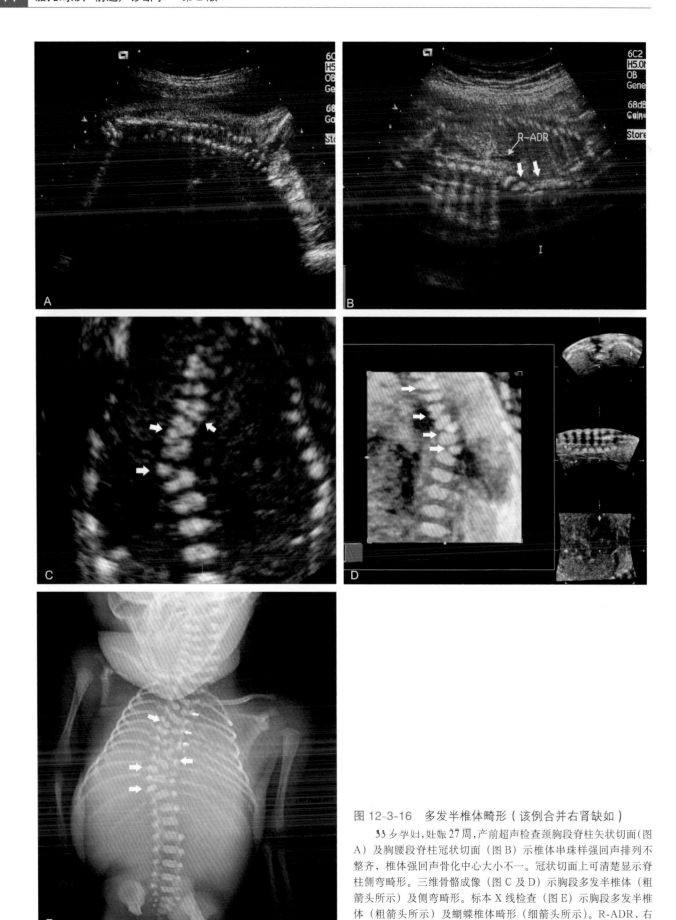

图 12-3-16　多发半椎体畸形（该例合并右肾缺如）

33 岁孕妇，妊娠 27 周，产前超声检查颈胸段脊柱矢状切面（图 A）及胸腰段脊柱冠状切面（图 B）示椎体串珠样强回声排列不整齐，椎体强回声骨化中心大小不一。冠状切面上可清楚显示脊柱侧弯畸形。三维骨骼成像（图 C 及 D）示胸段多发半椎体（粗箭头所示）及侧弯畸形。标本 X 线检查（图 E）示胸段多发半椎体（粗箭头所示）及蝴蝶椎体畸形（细箭头所示）。R-ADR. 右肾上腺

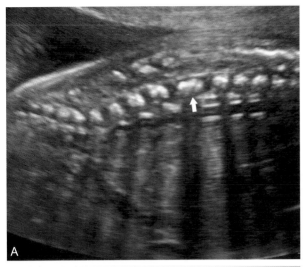

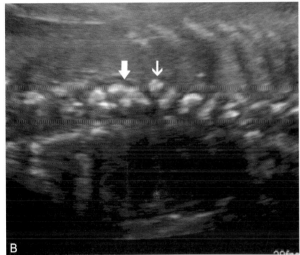

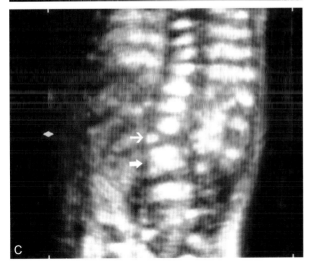

图 12-3-17　第 12 胸椎半椎体、第 1、2 腰椎分节不全

30 岁孕妇，妊娠 23 周，脊柱矢状切面（图 A）显示腰段一椎体骨化中心回声明显较其他椎体骨中心长（粗箭头所示）。脊柱冠状切面（图 B）及脊柱三维超声（图 C）显示胸腰段脊柱侧弯畸形，第 12 胸椎椎体左侧部分存在，右侧部分缺如（细箭头所示），第 1、2 腰椎椎体融合在一起，两者之间没有椎间盘（粗箭头所示）

并其他系统畸形，较常见的有心血管畸形和泌尿生殖道畸形，28.6% 合并宫内发育迟缓。

【临床处理及预后】

半椎体畸形儿出生后需行详细体格检查，并行脊柱 X 线或 MRI 检查进一步确诊。一般情况下该类患儿无须进行手术治疗，但当出现脊柱失代偿、侧弯进行性加重、疼痛、呼吸困难等改变时，应考虑手术治疗。虽然侧弯不严重，亦没有进行性加重或呼吸困难，但患者有改善外观的要求时，亦可考虑手术矫正。如果出生后侧凸已明显，据报道，1/4 病例会发生进行性侧弯加剧，1/2 侧弯会缓慢进展，1/4 病例病情不会进展，因此，对出生后脊柱侧弯已明显者需进行更严密的临床随访观察，必要时采取相应的治疗措施。

据报道，单发半椎体畸形的再发风险为 2%~3%。

三、肢体缺陷

肢体缺陷种类繁多，如上文表 12-3-1。如何进行诊断，以便统计总结分析，各观察组之间有可比性，这需要对胎儿肢体畸形的诊断进行规范。本章主要参考国际义肢和支具学会由 Kay 等起草的一个命名草案、EUROCAT（欧盟先天异常登记系统）的肢体畸形分类法及美国 Frantz 和 O'Rahilly 关于肢体缺陷的分类命名法。

肢体缺陷有横形肢体缺陷、纵形肢体缺陷、并腿畸形、裂手 / 足畸形、多指 / 趾、并指 / 趾等。

横形肢体缺陷表现为截断平面以远肢体完全缺失，按截断部位不同可分为上肢缺失、上臂水平截肢、肘关节水平截肢、前臂水平截肢、腕水平截肢、掌水平截肢、指水平截肢、下肢缺失、大腿水平截肢、膝关节水平截肢、小腿水平截肢、跗骨水平截肢、跖骨水平截肢、趾水平截肢等。

纵形肢体缺陷表现为缺失平面以远结构（正常 / 不正常）存在。可分为以下类型。

（1）肱骨或股骨纵形缺陷：肱骨或股骨部分或完全缺失，前臂和手存在，小腿与足存在。

（2）尺骨、桡骨、胫骨或腓骨纵形缺陷：尺骨、桡骨、胫骨或腓骨部分或完全缺失，手或足正常或不正常。

（3）手 / 足骨骼纵形肢体缺陷：腕骨、跗骨、掌骨或跖骨部分缺失，指或趾可正常或异常。

（4）混合型纵形肢体缺陷：如海豹肢畸形。

（一）横形肢体缺陷

横形肢体缺陷（transverse limb defect）表现为截断平面以远肢体完全缺失，按截断部位的不同可分为（图 12-3-18）上肢缺失、上臂水平截肢、肘关节水平截肢、前臂水平截肢、腕水平截肢、掌水平截肢、指水平截肢、下肢缺失、大腿水平截肢、膝关节水平截肢、小腿水平截肢、跗骨水平截肢、跖骨水平截肢、趾水平截肢。

胎儿单纯先天性截肢（横形缺陷）的原因主要有：羊膜带、血管损伤、孕妇服用镇静药等，妊娠 66d 之前行绒毛取样术导致胎儿肢体缺陷亦有报道。也可以是一些综合征的表现形式之一，如无舌无指（趾）畸形、口下颌肢体发育不全综合征。

【畸形特征】

完全截肢：上肢或下肢整条肢体完全缺失，上肢缺失时上臂、前臂、手及其内的骨骼完全缺失；

下肢缺失表现为大腿、小腿、足及其内的骨骼均缺失。部分截肢：在截断平面以上的肢体存在，截断平面以下的肢体缺失，断端可规整，也可不规整。

【超声特征】

由于影响胎儿四肢观察的因素较多，产前超声对胎儿肢体缺陷和截肢，漏诊较常见。欧照先天异常登记系统（EUROCAT）提供 1996 年 7 月至 1998 年 12 月数据统计，横形肢体缺陷的产前超声检出率仅为 22.1%，其中以完全截肢的检出率最高。为了减少这类畸形漏诊，笔者对胎儿 4 个肢体逐一采用连续顺序追踪扫查法检查，取得较好结果（详见本章第二节），检出系列肢体畸形。

横形肢体缺陷的超声特征如下。

①完全截肢：上肢或下肢整条肢体完全缺失，在肩关节以远的上臂、前臂、手及其内的骨骼或髋关节以远的大腿、小腿、足及其内的骨骼均缺失，产前超声不能显示 4 条完整肢体图像。在缺失侧的

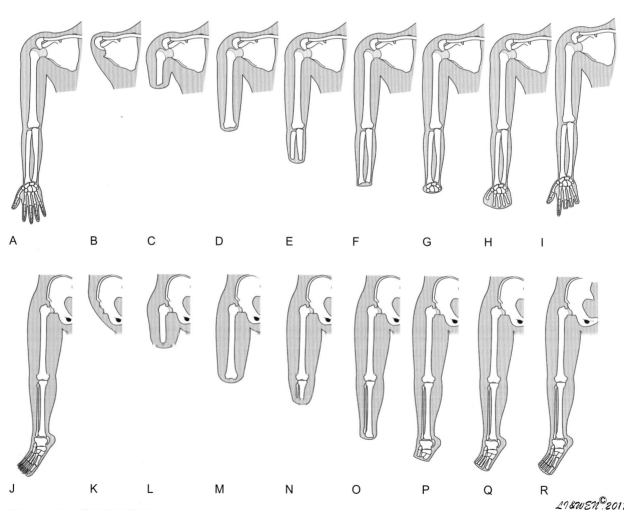

图 12-3-18　横形肢体缺陷

A ～ I. 上肢不同程度横形肢体缺陷；J ～ R. 下肢不同程度横形肢体缺陷

肩关节或髋关节，不能显示肱骨头或股骨头参与这些关节的形成，断端一般较平整。缺失侧的肩胛骨或髋骨等缺失或畸形

②部分截肢：在截肢平面以上的肢体可显示，截断平面以下的肢体不显示（图 12-3-19 至图 12-3-20），断端可规则、整齐、也可不规则、不整齐。上臂水平截肢，超声仅显示近段上臂及其内残存肱骨，该肢体远侧缺如。肘关节水平截肢，超声可显示完整的肱骨，前臂及手缺失。前臂水平截肢，则可显示完整的上臂，前臂及其内的骨性结构部分残存，手缺失而不能显示。手腕水平截肢，超声可显示上臂、前臂及其内骨骼，而手腕、手及其内的骨骼均缺失而不显示。掌水平截肢，超声可显示上臂、前臂及其内骨骼，腕关节存在，其远端缺失或可见少许残存的掌骨强回声，指均缺失。指水平截肢，超声显示指明显短缩，仅显示一节或两节指骨强回声。下肢部分截肢的表现与上肢一样，在截肢平面以下

的肢体缺失而不显示。

羊膜带综合征引起的截肢，断端常不整齐、不规则，骨回声可突出于软组织，同时可显示羊膜带及其他畸形，如脑膨出、裂腹等。但羊水过少时给诊断增加难度。

单纯指缺如时，产前超声诊断难度增大，尤其在羊膜带综合征中，指部分缺如，未缺如部分粘连在一起，与正常胎儿握拳难以区分。单纯趾缺如亦诊断困难。此种情况要在显示包括足趾在内的足底平面才有可能诊断，但这一平面的显示，由于胎位、足的位置等影响，显示困难时不能发现这一类异常。因此，产前诊断手指、足趾缺如较困难。

【临床处理及预后】

据报道约 29.5% 的横形肢体缺失合并其他结构畸形，其预后取决于合并畸形的严重程度。单纯横形肢体缺陷预后好，出生后无须特别处理，可选择安装假肢改善生命质量。

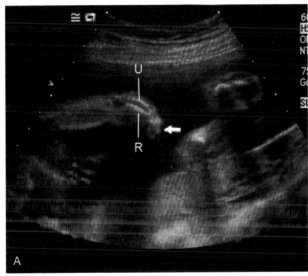

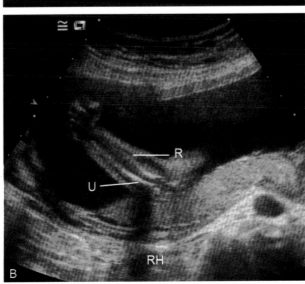

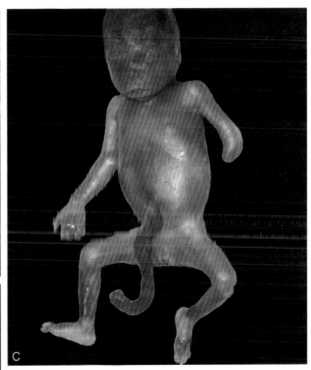

图 12-3-19　前臂水平截肢

43 岁孕妇，妊娠 25 周。产前超声检查，左臂冠状切面（图 A）示左前臂水平截肢，残存的前臂明显短于上臂，残存前臂内可见部分尺骨（U）及桡骨（R），截断水平（箭头所示）以远的结构缺如。右前臂及手正常，其内可见正常长度的尺骨及桡骨（图 B）。标本正面观（图 C）示左前臂远段及手缺如

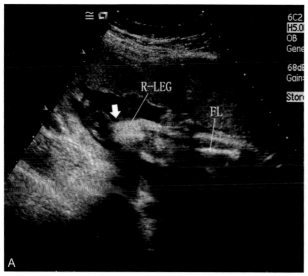

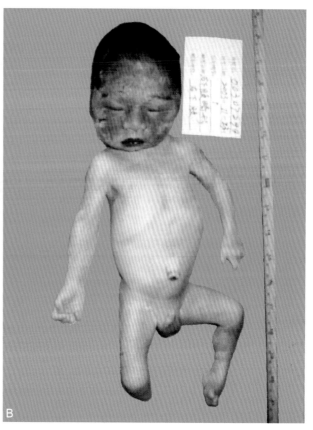

图 12-3-20　小腿水平截肢

　　32 岁孕妇，妊娠 30 周，产前超声检查右下肢冠面（图 A）仅可见大腿及其内股骨（FL）、小腿近段（R-LEG）及残存的胫腓骨，截断水平（箭头所示）的小腿远段及足缺如。标本照片（图 B）

（二）纵形肢体缺陷

　　纵形肢体缺陷（longitudinal limb reduction defect）表现为缺失平面以远结构（正常／不正常）存在。

　　欧盟先天异常登记系统（EUROCAT）提供 1996 年 7 月至 1998 年 12 月数据统计，欧洲纵形肢体缺陷的发生率约为 2.8/100 000。

　　纵形肢体缺陷的高危因素有：孕妇在怀孕初期服用药物如沙利度胺（反应停）、可卡因、丙戊酸及维生素 A 过量等，或孕期接触药物、X 线辐射、装修污染、化学品如染发剂、苯、汞、铅等重金属、遗传因素等。

　　纵形肢体缺陷的种类繁多，主要有以下几类（图 12-3-21）。

　　（1）肱骨或股骨纵形缺陷：肱骨或股骨部分或完全缺失，前臂及手存在，前臂连于躯干。

　　（2）尺骨、桡骨或胫骨、腓骨纵形缺陷：尺骨、桡骨或胫骨、腓骨部分或完全缺失，手或足存在，可正常或不正常。桡骨发育不全或缺如，腕部桡偏畸形，可伴拇指缺失。尺骨发育不全或缺如，前臂细小、短缩并向尺侧倾斜，桡骨头脱位，前臂旋转功能受限，可同时有腕骨缺如。也可见有单纯第一

指列或第五指列缺失者。胫骨缺如，小腿短缩及弯曲畸形伴有膝关节异常、股骨远端发育不良。胫骨远端发育不良，小腿短缩、足内翻、外踝突出。腓骨缺如，小腿短缩，可伴有胫骨弓形弯曲、足下垂、足外翻、第五跖骨缺如、第五趾缺如。也可见有第一趾列或第五趾列缺失者。

　　（3）手／足骨骼纵形缺陷：腕骨、跗骨、掌骨或跖骨部分缺失，指或趾可正常或异常。

　　（4）混合型纵形缺陷：如海豹肢畸形。完全型海豹肢畸形患儿没有臂和（或）腿，手和足直接连在躯干上。部分性海豹肢畸形：可表现为上臂或大腿缺失，前臂及手或小腿及足直接连于躯干；也可表现为前臂或小腿缺失，手或足直接连于上臂或大腿。未分类型海豹肢畸形肱骨近段缺失、桡骨缺失；肱骨近段缺失、尺桡骨融合；肱骨部分缺失并与尺桡骨融合。

　　纵形肢体缺陷的产前超声检出率不高，欧盟先天异常登记系统（EUROCAT）提供 1996 年 7 月至 1998 年 12 月数据统计，欧洲纵形肢体缺陷的产前超声检出率仅约为 25%。笔者认为连续顺序追踪法检查胎儿四肢可提高本病的检出率。纵形肢体缺陷产前超声表现为肢体长骨强回声部分或完全缺失，缺失以远肢体回声存在，可伴肢体姿势异常。各类型的具体超声特征见下文。

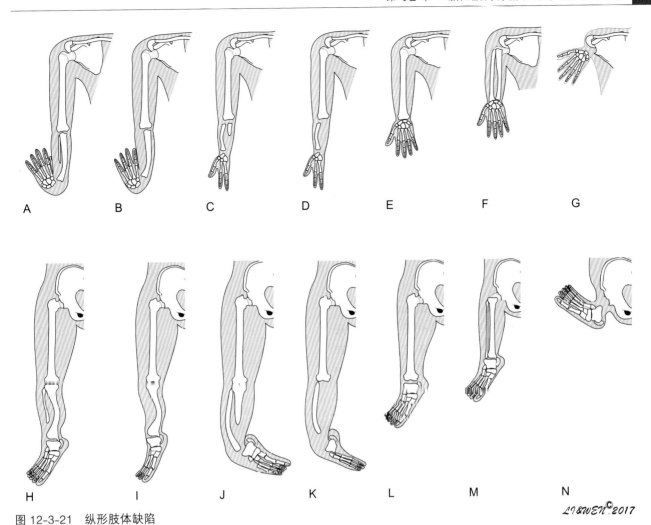

图 12-3-21 纵形肢体缺陷

A. 桡骨发育不全；B. 桡骨缺失；C. 尺骨发育不全；D. 尺骨缺失；E. 上肢部分性海豹肢畸形（前臂缺如）；F. 上肢部分性海豹肢畸形（上臂缺如）；G. 上肢完全海豹肢畸形；H. 腓骨发育不良；I. 腓骨缺失；J. 胫骨发育不全；K. 胫骨缺失；L. 下肢部分性海豹肢畸形（小腿缺如）；M. 下肢部分性海豹肢畸形（大腿缺如）；N. 下肢完全海豹肢畸形

1. 先天性桡骨发育不全或缺如　先天性桡骨发育不全或缺如（congenital hypo- plasia or aplasia of the radius）又称轴旁性桡侧半肢畸形（paraxial radial hemimelia），由于桡骨先天发育不全或不发育所致。围生儿发生率约 1/30 000，可单侧或双侧发病。本病常出现在许多综合征中，如心手综合征、血小板减少 - 桡骨缺失综合征（thrombocytopenia-absent radius syndrome，TAR）、VATER 联合征、18 三体综合征、Roberts-SC 海豹肢畸形（roberts-SC phocomelia）等。

【畸形特征】

先天性桡骨发育不全或缺如可分为 3 型（图 12-3-22）。

Ⅰ型：桡骨完全缺如，此型最常见，占 50% 以上，桡骨完全未发育，腕部由于缺乏桡骨的支持而导致严重桡偏畸形，手可成直角或接近前臂桡侧表面。同时手舟骨、大多角骨、第 1 掌骨、拇指指骨均缺如而导致严重手畸形及拇指缺如，如果拇指存在，多发育不全而呈悬浮状。

Ⅱ型：桡骨部分缺如，常是桡骨远侧部分未发育而缺如，近侧部分发育不全，并与尺骨融合，成为桡尺骨骨性连接。尺骨缩短、增粗、弯曲，其凹侧指向桡侧。桡侧的腕骨、第 1 掌骨、拇指指骨也常缺如，严重手畸形及拇指缺如，如果拇指存在，多发育不良。

Ⅲ型：桡骨发育不全，轻者仅桡骨轻度缩短，腕关节向桡侧轻度偏斜，手舟骨发育不良，拇指有时发育不良或缺如。重者桡骨中度缩短，尺骨变粗弯曲，凹面向桡侧，腕关节向桡侧偏斜明显。拇指发育不全，呈悬浮状或缺如。

伴桡骨发育不全主要畸形综合征特征如下。

（1）心手综合征（Holt-Oram syndrome）：心

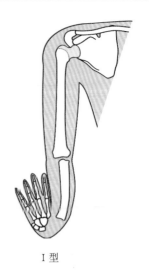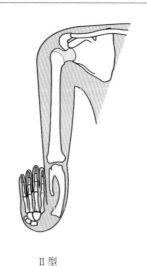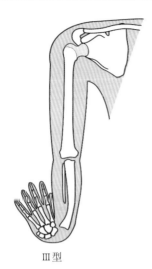

I型　　　　　　　　　II型　　　　　　　　　III型

图12-3-22　先天性桡骨发育不全或缺如分型

手综合征是一种常染色体显性遗传病，表现为骨骼系统及心血管系统畸形，主要包括桡骨缺失或发育不全、各种先天性心脏畸形如继发孔型房间隔缺损、室间隔缺损。其他骨骼畸形可有上臂及肩胛骨发育不良、拇指和示指并指畸形、海豹肢畸形等。肢体畸形与心脏畸形的严重程度无明显关系。

（2）血小板减少 - 桡骨缺失综合征（thrombocytopenia-absent radius syndrome，TAR）：TAR是一种常染色体隐性遗传病，其特征是桡骨缺失而拇指正常。可累及肱骨、肩胛骨、腓骨等，1/3病例可合并先天性心脏畸形。脐血实验室检查可发现胎儿血小板减少和低血红蛋白。

（3）roberts-SC海豹肢畸形（roberts-SC phocomelia）：roberts-SC海豹肢畸形又称假反应停综合征（pseudothalidomide syndrome），是一种常染色体隐性遗传病，其特征是肢体畸形和颜面部畸形同时存在，可合并小头畸形及宫内发育迟缓。肢体畸形为海豹肢样（臂腿缺如，手足直接与躯干相连）或较海豹肢畸形为轻，上肢较下肢更严重。颜面部畸形主要有唇腭裂、切牙骨前凸、眼距增宽、突眼、角膜浑浊、小下颌畸形、颜面部毛细血管瘤等。

（4）VATER联合征（VATER association）：VATER联合征是一组合畸形，常有以下畸形联合出现。

- 椎体和血管畸形（vertebral ard vascular anomalies）70%。
- 肛门直肠闭锁（anal-rectal atresia）80%。
- 气管食管闭锁（tracheo-esophageal atresia）65%。
- 肢体桡侧畸形（radial limb anomalies）53%。

VATER即为上述畸形首字母连写。此外VATER联合征还可出现以下畸形。

- 先天性心脏畸形（congenital cardiac abnormalities）50%。
- 肾畸形（renal abnormalities）53%。
- 单脐动脉（single umbilical artery）35%。
- 肢体其他畸形（limb abnormalities）。

因此，也有学者将VATER联合征称为VACTERL联合征。

【超声特征】

桡骨完全缺如产前超声诊断并不困难，但部分缺如者产前诊断较困难。笔者采用连续顺序追踪扫查法检查每一肢体从近端直至肢体最末端，可明显提高该畸形检出率。轻度桡骨发育不全不伴其他畸形时产前超声诊断更困难。当发现前臂骨回声（包括尺骨和桡骨）或手姿势异常时，应仔细测量双侧尺、桡骨长度并对比尺桡骨在腕关节水平是否处于同一水平，同时对胎儿全身骨骼及胎儿其他器官进行详细观察，确定有无合并其他结构畸形，这对鉴别诊断也很重要。

（1）桡骨缺如，前臂冠状切面和横切面上仅只能显示一根骨回声，而不能显示双骨回声（图12-3-23、图12-3-24、图12-3-25）。显示出的骨回声是尺骨还是桡骨，要进行鉴别与辨认，与小鱼际在同一侧者为尺骨，且手明显向桡侧偏斜，不能显示拇指或拇指发育不良也可帮助判断前臂内的骨为尺骨而非桡骨。

（2）桡骨发育不全或部分缺如，可显示桡骨明显缩短，以远端缩短明显，超声图像上正常尺桡骨远端基本齐平的两骨声像特征消失，而显示桡骨在远端明显短于尺骨，两者在远端不再齐平。

（3）可显示不同程度的手畸形，多只显示 4 指，拇指缺如而不能显示。手因缺少桡骨的支持而明显向桡侧偏斜、与前臂成角，呈钩状（图 12-3-23、图 12-3-24、图 12-3-25），可合并部分腕骨缺如、第 1 掌骨缺如等。如能显示拇指，拇指多不正常，发育不良，细小且形态结构不正常（图 12-3-25）。

（4）可有尺骨缩短、凹面向桡侧弯曲。

（5）可有胫骨、肱骨缩短，可有足内翻畸形。

（6）表面三维声像对诊断此种畸形有一定价值，能更直观地显示手与前臂的位置关系及手畸形（图 12-3-23C、D，图 12-3-24B，图 12-3-25D）。

（7）某些伴有桡骨缺如或发育不全的综合征，除上述超声改变外，可有其他相应畸形征象，超声可以根据这些征象做出推断。

心手综合征除桡骨缺失或发育不全外，还同时有先天性心脏畸形，常为室间隔缺损或房间隔缺损，也可有其他心脏畸形，但少见。可有其他骨骼异常改变。

TAR 综合征最具诊断价值的超声图像特征是桡骨缺如不伴有拇指发育异常。而其他综合征常伴有拇指异常或缺如。穿刺抽取胎儿脐血血小板减少可诊断此综合征。

Roberts-SC 海豹肢畸形的特征改变是桡骨缺如伴严重短肢畸形，上肢更明显，同时伴有颜面部畸形如面部裂畸形、小下颌畸形等。

VATER 联合征则除有桡骨缺如或发育不良外，常可出现肛门闭锁、食管闭锁、心脏及肾畸形等相应表现。

【临床处理及预后】

桡骨发育不全或缺如常合并其他结构畸形或染色体异常，或是某些综合征的一个表现，产前除常规结构检查外，对胎儿肛门、食管、心脏、脊柱、肾、颜面部等进行针对性检查，寻找相关异常，了解家族史、近亲婚配、母体接触致畸原、胎儿染色体核型分析、胎儿血常规、血小板计数等均有助于某些综合征或联合征、染色体畸形的诊断。

桡骨缺如或发育不全可引起严重手畸形及手功能障碍，出生后须进行多次手术。严重程度不同，预后不一。各种综合征随着伴发畸形的严重程度不同，预后也不同。如 TAR 综合征因血小板减少可导致严重出血，婴儿期即有 40% 死亡，Roberts-SC 海豹肢畸形大部分出生后死亡，死亡者除有严重肢体畸形外，尚有严重智力低下。

该畸形再发风险依赖于合并畸形，如合并 18 三体再发风险为 1%。如果诊断为单基因病，如心手综合征、Nager 综合征、范科尼贫血等，再发风险为 25% 或 50% 取决于是常染色体显性或隐性遗传。VATER 联合征一般认为是散发性的，再发风险为零。

2. 尺骨发育不全或缺如 尺骨发育不全或缺如（hypoplasia or absence of ulna）是少见的先天畸形，发生率远低于桡骨发育不全或缺如，只有桡骨发育不全或缺如的 1/3～1/10。男性患者多于女性。可单发病，也可见于一些综合征，如股骨-腓骨-尺骨综合征。发病原因是由于胚胎肢芽中的主干之外，第二、三、四线生长抑制引起。常为散发病例，也有常染色体隐性遗传的报道，如双侧尺骨发育不良-足内翻-智力迟缓综合征。

【畸形特征】

本病多为单侧发病，以右侧居多。和桡骨发育不全相反，尺骨部分缺如比完全缺如更常见，患侧

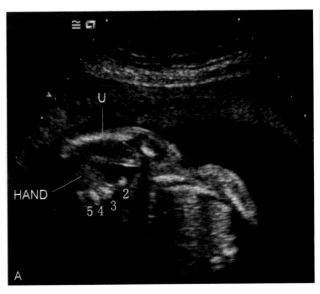

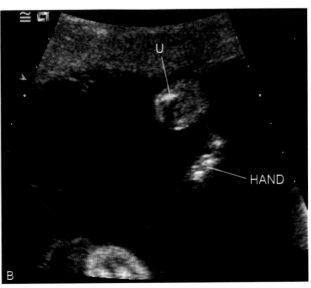

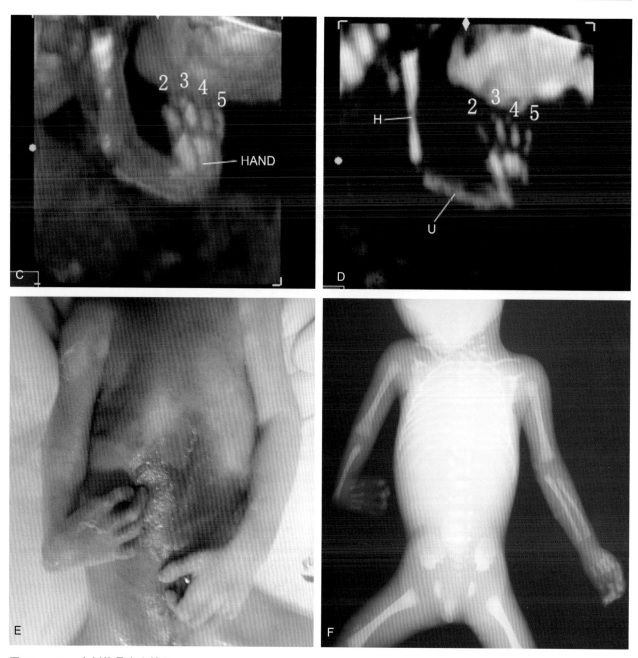

图 12-3-23　右侧桡骨完全缺如

　　35 岁孕妇，妊娠 25 周，产前超声检查，右前臂及右手冠状切面（图 A）示右前臂仅见一根骨回声（位于外侧），手姿势异常，明显桡侧偏斜。右前臂横切面（图 B）仅见一骨性强回声横断面。右臂三维表面成像（图 C）示右手姿势异常，仅见 4 个手指回声。右臂三维透明成像（图 D）示右前臂仅见一根骨性回声，左手姿势异常。标本正面照片（图 E）及 X 线检查（图 F）证实右侧桡骨缺如，右手姿势异常，右拇指缺如。HAND. 手；U. 尺骨；H. 肱骨；2、3、4、5 表示等 2、3、4、5 手指

前臂细小、短缩并向尺侧倾斜，伴桡骨头脱位时前臂旋转功能受限。患者可同时有腕骨缺如，常见是豌豆骨、钩状骨、大多角骨和头状骨，有时第 4 及第 5 掌骨、指骨缺如。桡骨向桡侧弓状凸出。尺骨发育不全或缺如合并畸形几乎仅限于肌肉骨骼系统，如畸形足、腓骨缺如、脊柱裂、股骨发育不全、下颌骨缺如和髌骨缺如。对于尺骨发育不全或缺如的分类法较多，有根据肘关节的情况进行分类，有根

据尺骨缺陷的程度进行分类。Bayne 的分类法较全面，根据前臂及肘关节畸形的程度将尺骨发育不全或缺如分成 4 型，见表 12-3-4。

【超声特征】

　　前臂较健侧细小，缩短。尺骨缺如，前臂冠状切面及横面仅可见位于桡侧的桡骨强回声（图 12-3-26），桡骨可弯曲，尺侧空虚，尺骨强回声缺失，手向尺侧偏斜，常伴第 4 及第 5 掌骨、指缺如。尺

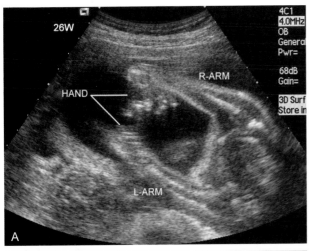

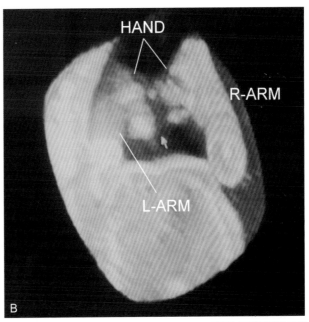

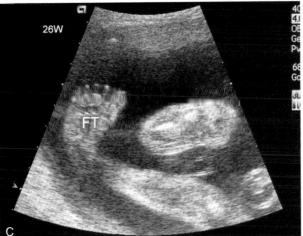

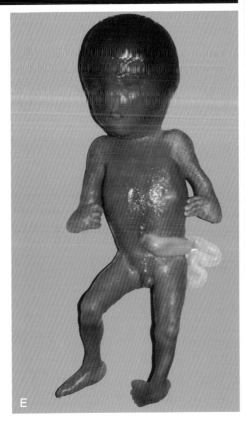

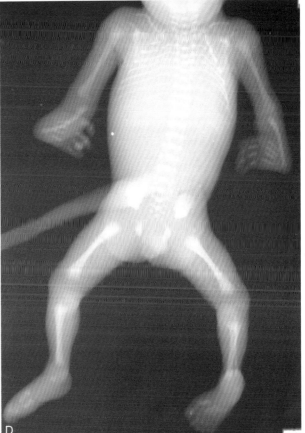

图 12-3-24　双侧桡骨缺如（合并拇指缺如，伴有小耳畸形、小下颌畸形、膈肌不发育、足内翻等多发畸形）

　　26 周胎儿，双侧上臂、前臂及手纵切图（图 A），手呈钩状弯向前臂桡侧；前臂及手三维表面成像（图 B）；左足及小腿在同一切面上显示（图 C），提示足内翻畸形；标本 X 线片（图 D）及正面照片（图 E）。HAND. 手；R-ARM. 右前臂；L-ARM. 左前臂；FT. 足

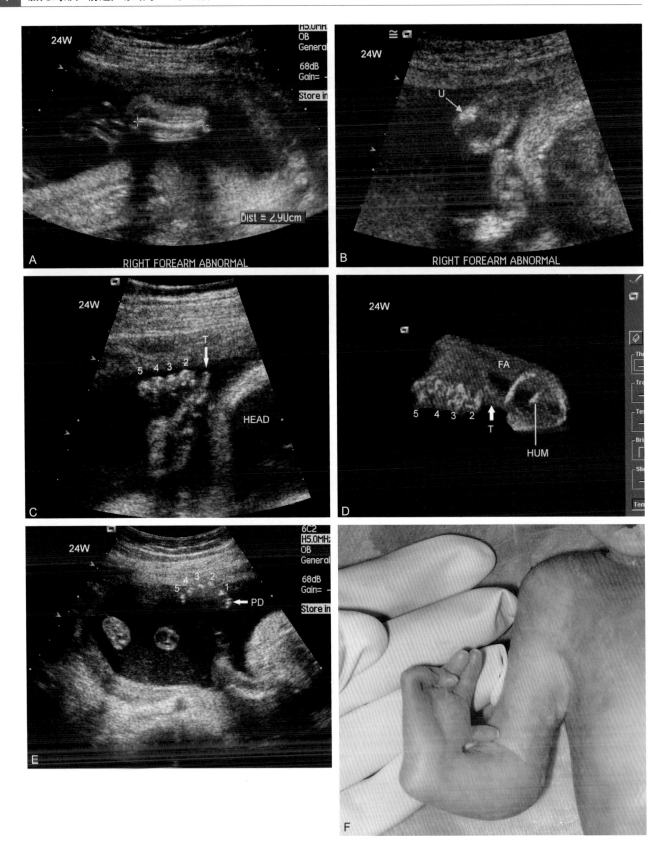

图 12-3-25　右侧桡骨缺如（并拇指发育不良，左手六指畸形）

　　24 周胎儿，右前臂冠状切面（图 A），仅显示尺骨回声（"++"），桡侧空虚；右前臂横切面（图 B）可见尺骨（U）横断面，桡骨不显示；右手可显示 5 指（图 C），但拇指（T）较小，其内骨骼小；手、前臂（FA）与上臂三维超声（图 D）显示手呈钩状；左手横切面（图 E）显示 6 指，拇指侧显示多余指（PD）；右上肢标本照片（图 F）

表 12-3-4　尺骨发育不全或缺如的 Bayne 分型

分型	尺 骨	桡 骨	肘关节	腕／手
Ⅰ型	发育不全，远端及近端骨骺存在	轻度弯曲	稳定	轻度尺侧偏斜，尺侧指发育不全或缺如
Ⅱ型	部分缺如，近端尺骨存在	弯曲	稳定性可变，桡骨头向后侧移位伴脱位	尺侧偏斜
Ⅲ型	完全缺如，尺骨原基缺如	平直	不稳定，桡骨头后外侧脱位，可能合并肘关节屈曲畸形	尺侧偏斜，腕骨及指缺如
Ⅳ型	完全缺如，尺骨原基存在	严重弯曲	桡骨肱骨骨性连接稳定／伸展　肱骨内旋　前臂内转	尺侧偏斜

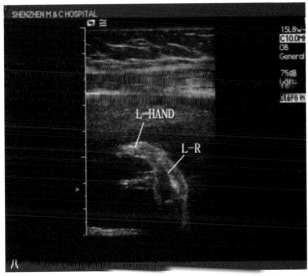

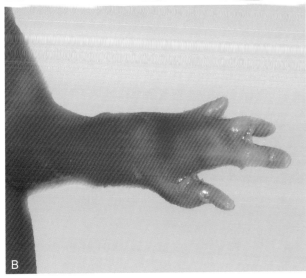

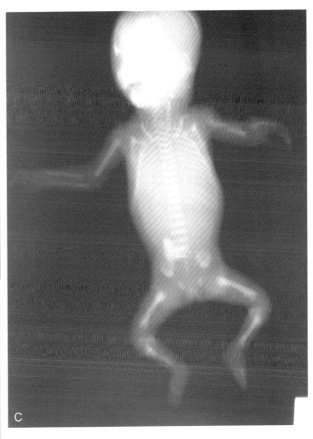

图 12-3-26　左侧尺骨缺如，小下颌等多发畸形

　　23 岁孕妇，妊娠 19 周，产前超声检查左前臂冠状切面（图A）示左前臂难见一骨性强回声为桡骨（L-R），拇指存在，尺侧手指异常。左上肢照片（图B）示左前臂短小，左手尺侧缺指畸形，拇指发育标本 X 线检查（图C）证实产前超声检查结果。L-HAND. 左手

骨发育不全者于前臂冠状切面可见尺、桡骨强回声，但尺骨强回声明显短于桡骨，桡骨弯曲，手向尺侧偏斜。

　　尺骨发育不全或缺如可合并其他骨骼畸形，如畸形足、腓骨缺如、脊柱裂、股骨发育不全、下颌骨缺如等，产前超声出现相应特征。

【临床处理及预后】

　　出生后需行详细体格检查及患肢 X 线检查，进

一步排除合并畸形及了解尺骨发育不全的程度以指导进一步治疗。如果前臂稳定并有旋前、旋后功能，可不行手术治疗，否侧需行手术治疗。

3. 腓骨发育不全或缺如　腓骨发育不全或缺如（hypoplasia or absence of fibula），也称腓侧半肢畸形，是常见先天性长骨发育不良或缺如，表现为腓骨部分缺失或完全缺失，小腿短缩，距小腿关节不稳，可伴有胫骨弓形弯曲，足下垂，足外翻，第4、5趾列缺如等。发生率为5.7/1 000 000～20/1 000 000。病因不明。可能与妊娠4～8周肢体原基发育时期暴露与致畸物有关。

【畸形特征】

约2/3的病例为单侧发病，其中又以右侧多发，无明显性别差异。单侧腓骨发育不良，小腿可中度短缩，一般无足部异常。腓骨完全缺失者肢体极短，胫骨在中1/3和下1/3处弓形弯曲畸形。可伴足下

垂和外翻；约50%患儿同时合并同侧股骨近端缺如。合并骨骼系统以外的其他系统畸形少见，仅约0.8%。Covetry和Johnson将腓骨发育不全或缺如进行以下分型（图12-3-27）：Ⅰ型：单侧部分缺失，小腿可中度短缩，很少有胫骨前弓或足畸形，一般无功能障碍；Ⅱ型：腓骨几乎完全缺失、肢体极短，胫骨在中、下1/3处呈弓形弯曲畸形，局部皮肤出现皮皱，但皮下无粘连、足下垂和外翻，有足畸形，同侧股骨也短缩。即使治疗，功能也较差；Ⅲ型：双侧Ⅰ型或Ⅱ型，或者Ⅰ或Ⅱ型合并其他严重畸形，预后最差。

【超声特征】

小腿仅见一根骨性强回声，该骨性强回声通过膝关节与股骨相连接为胫骨，腓骨缺失或明显缩短（图12-3-28、图12-3-29）。胫骨也可缩短（最好双侧对照检查）或弓形弯曲，第5跖骨及第5趾缺

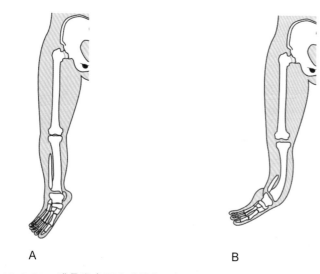
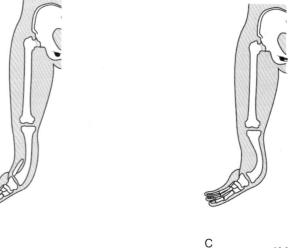

A　　　　　　　　　　　B　　　　　　　　　　　C

图12-3-27　腓骨发育不全或缺如

A. 腓骨部分缺失；B. 腓骨极短；C. 腓骨完全缺失

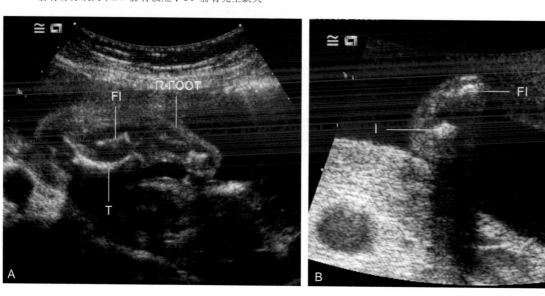

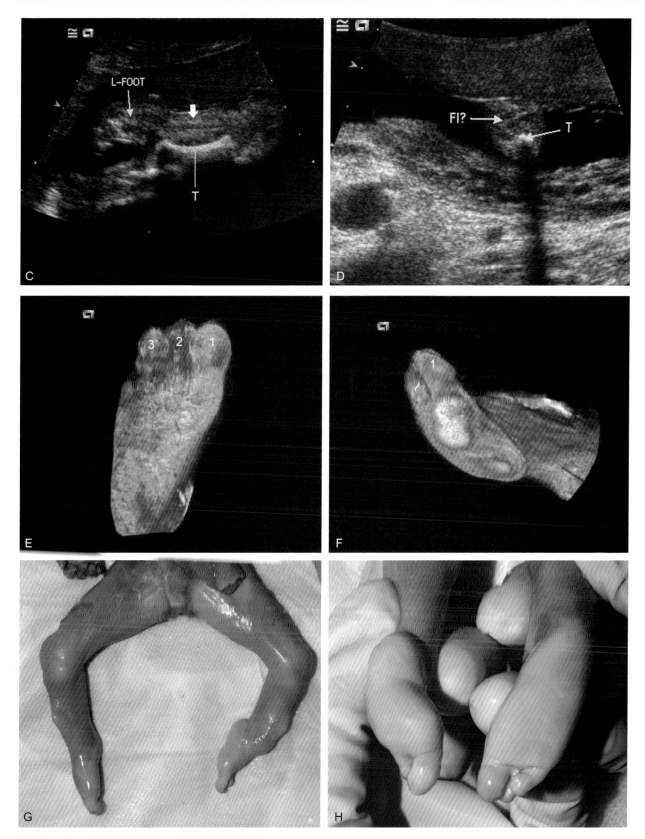

图 12-3-28　左侧腓骨缺如，右侧腓骨发育不全

　　右小腿冠状切面（图 A）显示腓骨（FI）明显短小，胫骨（T）弯曲。右小腿中段横切面（图 B）进一步确认小腿内 2 根骨回声。左小腿冠状切面（图 C）只显示胫骨，位于外侧腓骨缺如（箭头所示）。左小腿横切面（图 D）进一步确认小腿仅见胫骨横切面。右足三维成像（图 E）显示右足畸形，仅有 3 个足趾；左足三维成像（图 F）显示左足畸形，仅有 2 个足趾。标本双下肢正面观（图 G）和双足足底观（图 H）显示双小腿较短，弯曲，双足足背下垂，左足第 3 至第 5 趾列缺如，右足第 4 至第 5 趾列缺如。R-FOOT. 右足；L-FOOT. 左足

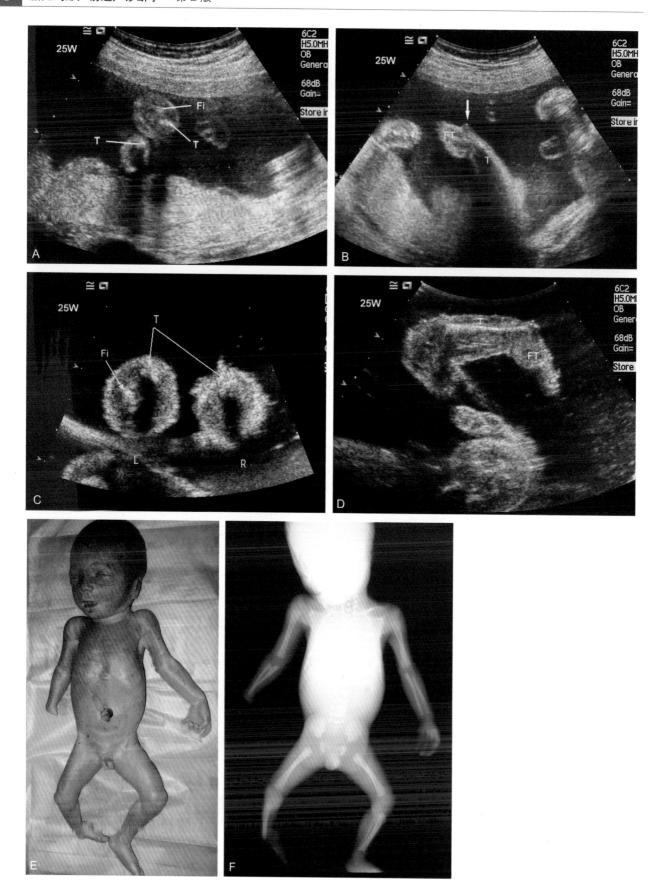

图 12-3-29　右腓骨缺如及右足畸形，右手缺如

25 周胎儿，双小腿横切面（图 A），右侧仅见胫骨（T）横断面回声，左侧有胫骨（T）、腓骨（Fi）两骨回声；左小腿与左足（FT）冠状切面（图 B）显示足畸形，仅有胫骨、足背部向前突出（箭头）；产后双小腿横切面图（图 C），与产前所见一致；产后左小腿与左足冠状切面图（图 D），与产前所见一致，图像更清晰；标本正面照片（图 E），左手缺如，左足畸形；X 线检查（图 F）左尺、桡骨缩短，左手缺如，左腓骨缺如，左足畸形

如（图 12-3-28），可有足外翻（图 12-3-29）。

【临床处理及预后】

出生后需行 X 线检查进一步了解畸形的严重程度，专科随访治疗。腓骨发育不全或缺如的预后取决于畸形严重程度及所选择的治疗方案（胫骨延长法、截肢术、胫腓骨干固定术、安装假体术等）。腓骨发育不全或缺如多为散发病例，再发风险未见报道。

4. 胫骨发育不全或缺如　胫骨发育不全或缺如（hypoplasia or absence of tibia, tibia deficience），也称为胫侧半肢畸形，是一种罕见的畸形，发生率约为 1/1 000 000，往往伴有同侧股骨远端发育不良、股骨重复畸形和足跗骨骨桥等多种畸形，也可以见于一些综合征，如胫骨发育不全 - 缺指（趾）综合征（表 12-3-5）。

【畸形特征】

胫骨发育不全或缺如者患侧小腿缩短、弯曲变形，常伴足内翻。胫骨发育不全的残存胫骨明显

短于腓骨，可以近端残存或远端残存。胫骨缺如时整条胫骨缺失，小腿仅存一条腓骨。对于胫骨发育不全或缺如的分类法较多，我国外科学多采用 Kalamchi 分型法。Kalamchi 等将其分成 3 种类型。Ⅰ 型为胫骨完全缺如；Ⅱ 型为胫骨远端 1/2 缺如，胫骨近端和股骨远端发育较好。Ⅲ 型只有胫骨远端发育不良，胫腓关节分离、足内翻和外踝突出为特征。Jones 等将胫骨发育不全或缺如分为 4 型（图 12-3-30），Ⅰa 型胫骨缺如伴股骨远端骨骺发育不良；Ⅰb 型胫骨缺如不伴股骨远端骨骺发育不良；Ⅱ 型胫骨远端缺如；Ⅲ 型胫骨近端缺如；Ⅳ 型远端胫腓骨分离。

【超声特征】

产前超声表现为小腿弯曲，难以在一个平面上显示。胫骨缺如者小腿内仅见一条腓骨强回声，且该强回声位于外侧（图 12-3-32），不与股骨构成关节。胫骨发育不全者胫骨强回声明显短于外侧的腓骨（图 12-3-31），Ⅱ 型者股骨下端可见胫骨强回声

表 12-3-5　包括胫骨发育不全或缺如的相关畸形遗传方式

常染色体隐性遗传	常染色体显性遗传
部分单发胫骨缺如	部分单发胫骨缺如
胫侧半肢畸形 - 叉状分裂股骨 - 裂手 / 足畸形	胫骨发育不全和轴前多指或拇指缺如
胫侧半肢畸形和耳聋	胫侧半肢畸形和裂手 / 足畸形
胫侧半肢畸形和唇 / 腭裂	胫侧半肢畸形和双尺骨、双腓骨
	胫侧半肢畸形、短肢畸形和三角形巨头畸形
	胫骨和桡骨缺如
	Syndrome 综合征
	胫骨发育不全和轴后多指

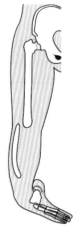 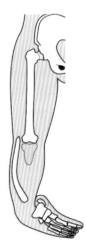 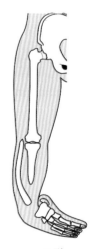 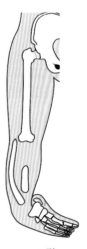 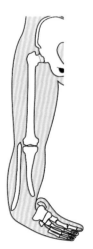

　　Ⅰa 型　　　　　Ⅰb 型　　　　　Ⅱ 型　　　　　Ⅲ 型　　　　　Ⅳ 型

图 12-3-30　胫骨发育不全或缺如分型

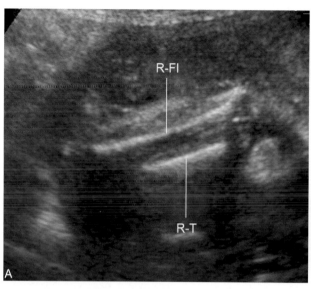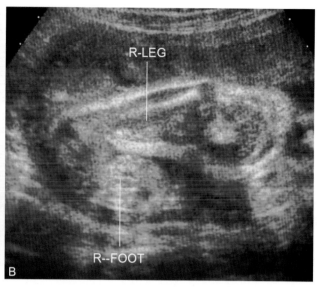

图 12-3-31　右胫骨发育不全

　　32 岁孕妇，妊娠 34 周，右小腿冠状切面（图 A）显示小腿内有 2 根骨性强回声，分别为胫骨（R-T）及腓骨（R-FI），胫骨明显较腓骨短。右小腿矢状切面（图 B）仅见腓骨条状强回声，与股骨构成关节的胫骨条状强回声未显示，右足（R-FOOT）姿势异常，呈内翻姿势。R-LEG. 右小腿

与之构成关节，Ⅲ型未见胫骨强回声与股骨构成关节，可显示残存胫骨远端，Ⅳ型胫骨与股骨构成关节，但胫骨与腓骨远端明显分离，距离增大。合并其他畸形时可有相应超声表现。

　　胫骨缺如合并重复腓骨，需进行鉴别诊断。重复腓骨，小腿两根骨性强回声均位于外侧，粗细相当，长短可不一，常合并重复距骨和多趾畸形。

　　【临床处理及预后】

　　胫骨发育不全或缺如类型不同，其临床处理方法不同，Ⅰ型胫骨缺如患儿常需截肢处理，拒绝截肢者可采取非手术治疗方法，如采用 Ilizarov 固定器。Ⅱ型常采取非手术治疗，采取胫骨、腓骨近端融合，腓骨和距骨融合，并同时矫正足畸形。Ⅲ型病变宜行跟腓融合，以稳定后足，改善足的功能。

　　散发病例再发风险低，家族性常染色体显性或隐性遗传再发风险为 50% 或 25%。

　　5. 海豹肢畸形　海豹肢畸形（phocomelia）是先天性的肢体局部畸形，指患儿肢体呈鳍状，表现为一个或多个肢体近中段部分或完全缺失，手或足直接连于躯干或通过不规则状骨连于躯干，较罕见，发生率为 1/5 000 000。已证明孕妇在妊娠初期服用沙利度胺（反应停）可导致胎儿海豹肢畸形；此外，孕期接触药物、X 线辐射、装修污染、化学用品如染发剂、苯、汞、铅等重金属也可导致畸形发生，也可以是常染色体隐性遗传。

　　【畸形特征】

　　海豹肢畸形主要表现为受累肢体畸形，当然也

可合并其他结构畸形，如唇腭裂、眼距增宽、小下颌、耳畸形、膈疝、心脏结构异常等。完全型海豹肢畸形臂和（或）腿缺如，手／足直接连于躯干。近侧海豹肢畸形表现为近段肢体（上臂或大腿）缺如，前臂及手或小腿及足直接连于躯干；远侧海豹肢畸形表现为中段肢体（前臂或小腿）缺如，手或足直接连于上臂或大腿。手或足常可伴有畸形。上述是比较典型的海豹肢畸形，可以利用 Frantz 和 O'Rahilly 的命名分类法（1961 年）进行诊断。但海豹肢畸形还有其他的表现形式。Tytherleigh-Strong 等利用 Frantz 和 O'Rahilly 的命名分类法（1961 年）对 22 例患者 44 个上肢海豹肢畸形进行分类，发现该分类法只适用于其中 11 个上肢海豹肢畸形，另 33 个利用这个方法无法归类（为未分类型），该 33 个上臂前臂存在，但均缩短，其中 16 例肱骨近段缺失，桡骨缺失；4 例肱骨近段缺失，尺桡骨融合；13 例肱骨部分缺失并与尺桡骨融合。Goldfarb 等的研究结果与 Tytherleigh Strong 等相仿，利用 Frantz 和 O'Rahilly 的命名分类法（1961 年）无法对一些病例进行分类命名，他们甚至认为海豹肢畸形的命名已经过时，应该使用纵形肢体缺陷命名，这与 1975 年国际先天肢体缺陷分类命名将海豹肢畸形并入纵形肢体缺陷的分类法一致。

　　【超声特征】

　　海豹肢畸形受累肢体数可以为 1 个，也可以为 2 个或以上。合并其他畸形时可出现相应的超声表现，如唇腭裂、膈疝、颈部囊性淋巴管瘤、先天性

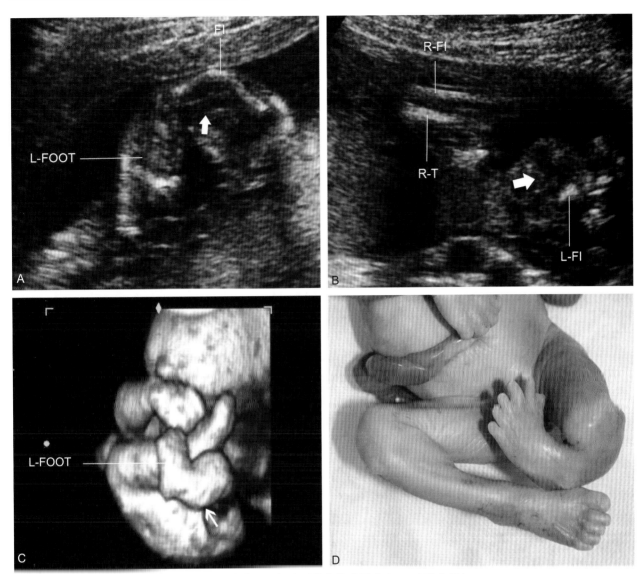

图 12-3-32　左胫骨缺如、脊椎畸形、心脏畸形、肾畸形等多发畸形（Vacterl 联合征）

31 岁，妊娠 22 周，左侧小腿冠状切面（图 A）显示小腿仅有 1 根腓骨（FI）回声，胫骨缺如（粗箭头所示），且腓骨中段明显向前外侧弯曲。右侧小腿（图 B）横切面仅显示腓骨回声，胫骨不显示。一帧（图 C）三维成像显示左侧小腿仅数根回声短缩，左侧小腿向前外侧弯曲，左足内翻（L-FOOT）。标本双下肢照片（图 D）显示左侧小腿短，弯曲变形，足内翻，右足 6 趾

心脏病等。

完全型海豹肢畸形：上肢完全型海豹肢畸形表现为肱骨、尺骨、桡骨回声均缺失（图 12-3-33～图 12-3-34），手直接连于躯干，手回声可异常，异常程度不一，可严重至只剩下一指状回声连于躯干。下肢完全型海豹肢畸形表现为股骨、胫骨、腓骨回声均缺失，足直接连于躯干，足回声可异常（图 12-3-34）。

部分型海豹肢畸形：上肢部分型海豹肢畸形表现为肱骨或尺桡骨回声缺失。下肢部分型海豹肢畸形表现为股骨或胫腓骨回声缺失（图 12-2-2）。

未分类型海豹肢畸形：主要表现为近段肢体骨强回声严重短缩并伴有中段肢体骨回声异常。如上

臂缺失，前臂仅存一根骨性强回声（尺骨或桡骨），前臂和手直接连于躯干；上臂缺失，前臂尺桡骨融合，前臂和手直接连于躯干等。

【临床处理及预后】

海豹肢常是系列综合征的表现形式这一，据报道至少有 25 种综合征，如 Roberts-SC 海豹肢综合征、Schinzel 海豹肢综合征等。美国罕见病组织（national organization for rare disorders, NORD）报道，伴发于综合征的海豹肢畸形患儿常表现为生长发育迟缓、智力低下。也有报道不伴发于综合征的海豹肢畸形儿亦可有智力低下。此外，海豹肢畸形儿存活率低，据报道约为 50%，沙利度胺（反应停）所致的存活率约 40%。不合并其他异

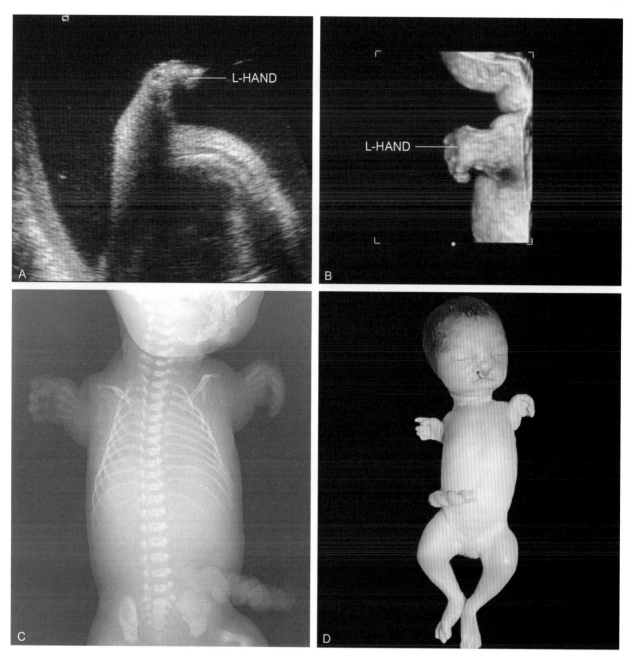

图 12-3-33 双上肢完全性海豹肢畸形
　　27岁孕妇，妊娠32周，右上肢长轴切面（图A）显示上肢上臂及前臂均缺失，手直接连于躯干。三维超声（图B）直观地显示手直接连于躯干。X线照片（图C）及标本正面照片（图D）显示双侧唇腭裂，双上肢完全型海豹肢畸形

常的海豹肢患儿可安装假肢改善生命质量。散发病例再发风险极低，常染色体隐性遗传（父母均携带有致病基因），再发风险为25%。

（三）人体鱼序列征

　　人体鱼序列征（sirenomelia seguence）又称并腿畸胎序列征、美人鱼综合征，因其形体与神话中的美人鱼相似而得名。此种畸形少见，发生率为1/67 000～1/24 000。此种畸形的形成可能与血管盗血现象有关。即一条由卵黄动脉衍化而来的粗大

畸形血管起自高位腹主动脉，行使脐动脉的功能，将血液从脐带输送到胎盘，而腹主动脉常较小且无分支，粗大畸形的血管将腹主动脉内大量血液"盗走"并带入胎盘，致使其起始部以远腹主动脉血液明显减少，胎儿各结构出现严重血液供应不足，而导致脊柱、下肢、肾、下消化道、泌尿生殖道、生殖器官等严重畸形。

【畸形特征】

　　人体鱼序列征的主要畸形特征是双下肢融合，足缺如或发育不良，形似鱼尾，双下肢可完全融合、

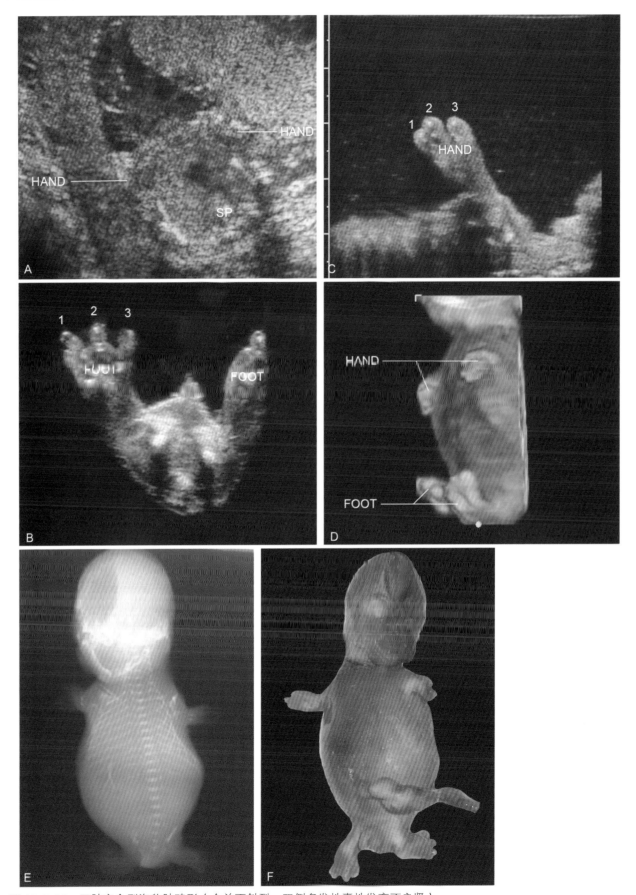

图 12-3-34 四肢完全型海豹肢畸形（合并面斜裂、双侧多发性囊性发育不良肾）

27 岁孕妇，妊娠 16 周，无羊水，双肩水平横切面（图 A）显示双手（HAND）连于躯干，采用连续顺序追踪法在动态下观察更有信心。产后高频超声检查（图 B、C、D）显示双手及双足直接连于躯干。拍摄 X 线片检查（图 E）及标本正面照片（图 F）显示手足直接连于躯干，面斜裂。HAND. 手；FOOT. 足；1、2、3. 第 1、2、3 指（趾）

部分融合、仅有软组织融合，也可有下肢骨性融合，骨盆骨发育不全。腰骶 - 尾椎骨发育不全或缺如。其他畸形有：单脐动脉、肛门闭锁，直肠不发育，双肾不发育或双肾多囊性发育不良，膀胱、输尿管、子宫缺如，内外生殖器官异常等。偶可伴有先天性心脏病、肺发育不全、桡骨和拇指缺如等。

　　Stocker 和 Heifetz 在 Forster 的基础上，根据融合下肢残存的骨性结构将人体鱼序列征分成 7 型（图 12-3-35）：Ⅰ型大腿及小腿的骨性结构均存在；Ⅱ型较Ⅰ型不同之处在于双侧胫骨之间仅有一根腓骨，双足借皮肤并在一起；Ⅲ型较Ⅱ型不同之处在于两腓骨均缺如；Ⅳ型股骨上段融合，下段一分为二，有发育不良的单足，有跗骨、跖骨；Ⅴ型较Ⅳ型不同之处在于发育不良的单足没有跗骨，只有跖骨；Ⅵ型只有一根股骨和一根小腿骨，无足；Ⅶ型只有一根股骨，无小腿骨和足。Ⅰ、Ⅱ、Ⅲ型均有 2 根股骨和双足，小腿骨可为 4 根、3 根或 2 根，称之为双足并腿畸形；Ⅳ型和Ⅴ型股骨上段均融合，均为单足，小腿骨均为 2 根，称之为单足并腿畸形；Ⅵ型和Ⅶ型均只有 1 根股骨，且无足，小腿骨可有 1 根或无，称之为无足并腿畸形。

　　7 种人体鱼序列征腹部血管示意（图 12-3-36），显示由卵黄动脉衍化而来的粗大畸形血管起自高位腹主动脉，行使脐动脉功能，将血液从脐带输送到胎盘，导致脊柱、肾、下消化道、泌尿生殖道及生殖器严重畸形。

【超声特征】

　　孕早期羊水量主要来源于羊膜分泌，羊水量不受胎儿肾功能的影响，即使有双肾缺如，羊水量也可正常，因此，孕早期（11～13^{+6} 周）诊断并腿畸形相对于孕中晚期有优势。

　　孕中晚期由于肾发育不全或缺如，羊水极度减少或没有羊水，给产前超声对双下肢畸形的检出与辨认增加难度，尤其在双下肢仅有软组织融合时，双下肢内的骨骼均存在，当可显示 2 条股骨及 4 条小腿骨时，易误认为是 2 条分离的下肢因羊水过少

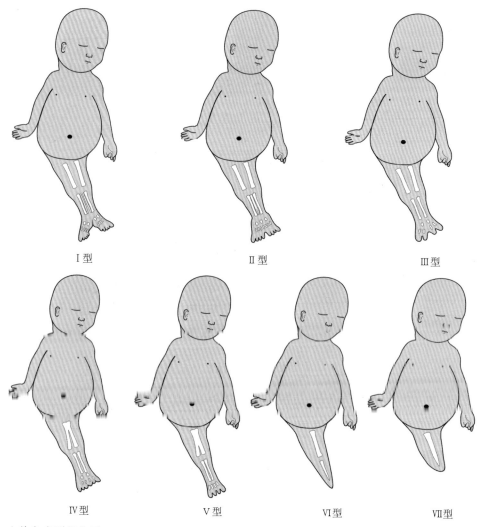

図 12-3-35　人体鱼序列征分型

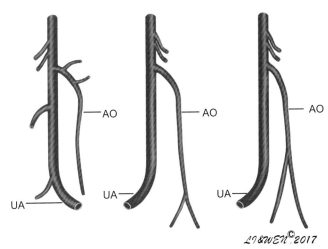

图 12-3-36　人体鱼序列征血管 "盗血"

AO. 腹主动脉；UA. 脐动脉

而挤压在一起，难以和并腿相区别，此时足畸形亦不易被发现。

（1）羊水极度过少或几乎测不出羊水。

（2）双肾畸形：双肾缺如、双侧多发性囊性发育不良肾。

（3）膀胱缺如而不显像，但超声不能区分因双肾缺如或发育不全导致膀胱不充盈还是真正的膀胱缺如。

（4）双下肢融合不分开，胎动时双下肢同步运动。如果仅有双下肢软组织融合时可显示双下肢骨骼仍存在，但双下肢且略相距很近，两骨之间软组织融合而无分界，两下肢总是处于一种相对的、固定不变的开侧姿势（图 12-3-37，图 12-3-40），如果双下肢骨骼融合，超声诊断较为容易，仅能检出

一个下肢结构，即只检出 1 根股骨（图 12-3-40），1 根小腿骨或 2～3 根小腿骨（图 12-3-38～图 12-3-39）。融合的股骨可增粗增大。

（5）双足畸形。可表现为足缺如，或双足结构虽存在，但呈侧 - 侧融合状，或仅有单一足结构而形态结构不正常（图 12-3-37～图 12-3-38）。

（6）脊柱异常。尾椎缺如、腰椎下部不同程度缺如及脊柱远端节段异常（图 12-3-38C、图 12-3-39C、图 12-3-40B）。

（7）腹部及下肢血管异常。腹部可检出畸形粗大的 "盗" 血血管，起自高位腹主动脉，经脐带达胎盘，而腹主动脉明显变细（图 12-3-38E）。腹主动脉分支少或无分支。双肾动脉可不显示。检出畸形粗大的盗血血管和细小腹主动脉是区分本病和其他原因所致的羊水过少的重要特征之一。

（8）由于畸形血管多为 1 根，故脐带内多为单脐动脉，仅能显示 1 条脐动脉，1 条脐静脉的两血管结构。

（9）由于羊水过少常可导致肺发育不良。

（10）本病需与尾退化不全进行鉴别，并腿畸形与尾退化不全都有不同程度的脊柱下段缺失，但尾退化不全病例有双脐动脉、发育不全的双下肢而非并腿畸形、非致死性的先天性肾脏异常以及闭锁或正常的肛门，且尾退化不全与孕妇患糖尿病有关。

【临床处理及预后】

孕中期产前超声发现羊水严重过少或无羊水，应警惕人体鱼序列征的发生。如产前超声诊断困难可结合 MRI 检查，MRI 对于孕中期人体鱼序列征的产前诊断具有较高的价值。人体鱼序列征因严重

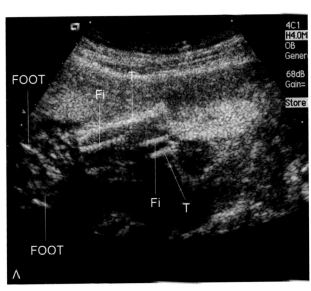

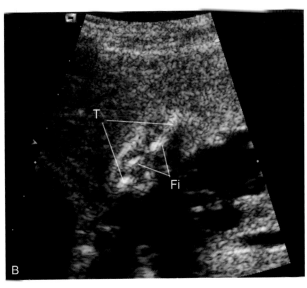

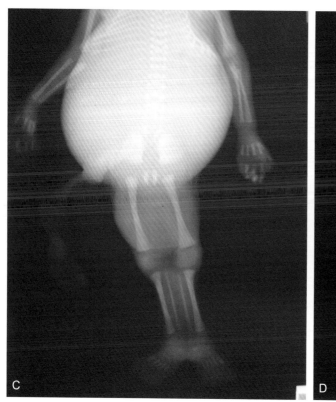
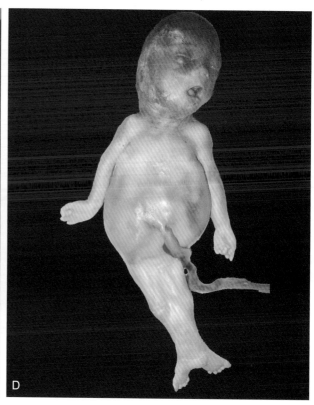

图 12-3-37　人体鱼序列征 I 型

　　31 岁孕妇，妊娠 25 周，产前超声检查无羊水，小腿冠状切面（图 A）及横面（图 B）显示小腿双侧胫骨（T）及腓骨（Fi）包裹在一个皮肤线内，腓骨位于两胫骨的内侧。标本 X 线检查（图 C）及标本正面照片（图 D）证实为 I 型人体鱼序列征。FOOT. 足

双肾发育不全或缺如，导致严重的羊水过少，肺发育不良，常是致死性的，出生后不久即死亡。本病呈散发性。

（四）先天性手足畸形

　　类型多种多样，畸形可只局限在 1 个手指或足趾，也可累及全手（足）或仅是全身畸形综合征的局部表现，如染色体异常、神经肌肉疾病、神经管畸形、肢体缺如及与肢体畸形有关的畸形综合征、骨骼发育不良性疾病等。可以单侧，也可以双侧，可以对称，也可以不对称出现。发生率尚无精确统计数。

　　1. 无手足畸形（acheiropodia，ACHP）　无手足畸形又称为 Horn Kolb 综合征，是一种常染色体隐性遗传性疾病，表现为双侧上、下肢体远端先天性横形缺失和手、足不发育。无手足畸形发病率约为 1/250 000。

　　该病原因不明，多发生于近亲结婚的后代。近年有研究发现人类染色体 7q36 区域异常与肢端发育异常密切相关。定位于此区域的肢端畸形常表现无手足畸形、轴前性多指及三节指节拇指畸形。然而 7q36 区

域内的 C7 或 f2/Lmbr1 基因对肢端发育起决定性作用。已有研究证实 Lmbr1 与无手足畸形相关。

　　【畸形特征】

　　典型表现为双侧手、足均缺如。臂、腿可表现为双侧臂、腿完整存在，也可表现上臂存在，残存前臂[尺骨发育不全和（或）桡骨发育不全]，或大腿存在，残存小腿[胫骨发育不全和（或）腓骨发育不全]。也可表现为肱骨远端骨骺及前臂及手缺如。

　　【超声特征】

　　文献在妊娠 16 周有经阴道超声诊断的报道。由于本病例罕见，文献中仅有个案报道，超声诊断敏感性不详。

　　无手足畸形上肢超声可显示完整的上臂与前臂及其内的骨性回声，但手缺失，也可表现为上臂完整，但肱骨以远的前臂、手及其内骨骼不同程度发育不全。下肢超声可显示完整的大腿与小腿及其内的骨性回声，但足缺失，也可表现为大腿完整，但股骨以下不同程度发育不全[胫骨发育不全和（或）腓骨发育不全]，足缺如。

　　【临床处理及预后】

　　出生后需对新生儿行详细体格检查进一步了解

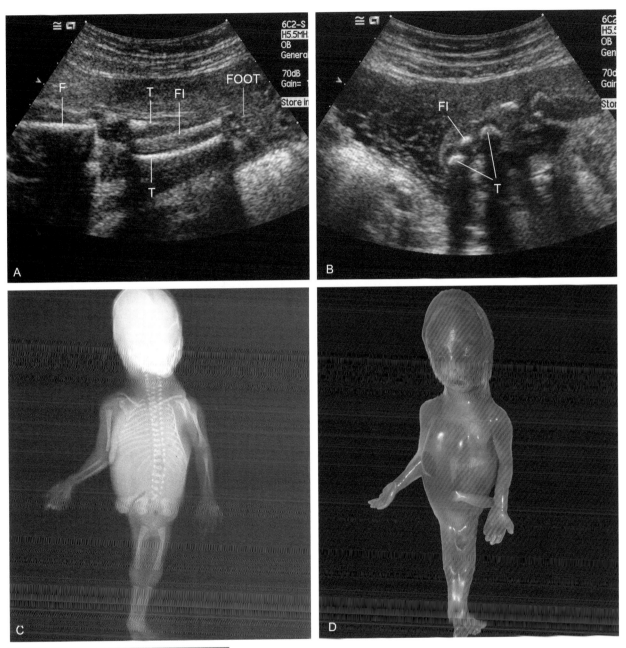

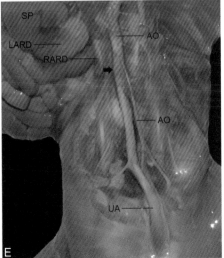

图 12-3-38　人体鱼序列征 Ⅱ 型

　　31 岁孕妇，妊娠 26 周，产前超声检查示羊水过少，小腿冠状切面（图 A）横面（图 B）显示双侧胫骨（T）之间可见一根腓骨（Fi），三者距离较近。胫腓骨包裹在一个皮肤线内。X 线照片（图 C）及标本正面照片（图 D）证实人体鱼序列征 Ⅱ 型。尸体解剖（图 E）显示粗大的盗血血管（黑色箭头所示）。F. 股骨；FOOT. 足；AO. 腹主动脉；RARD. 右肾上腺；UA. 脐动脉；LARD. 左肾上腺；SP. 脾

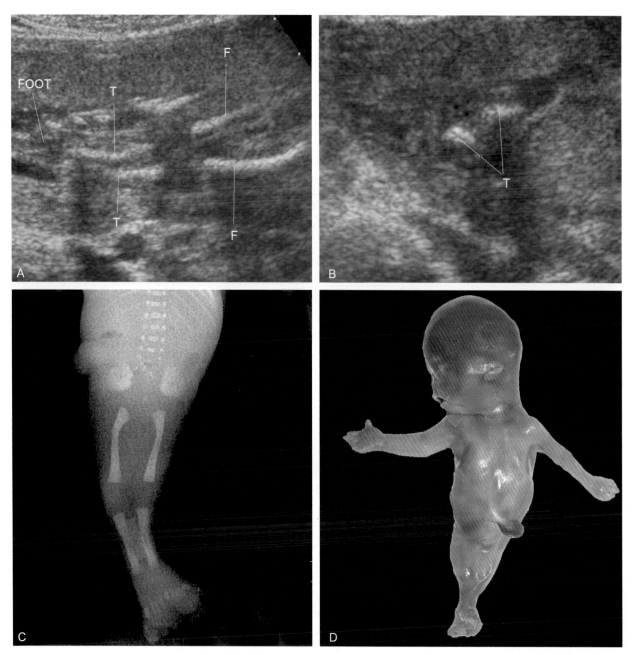

图 12-3-39　人体鱼序列征Ⅲ型
　　31 岁孕妇，妊娠 20 周，双腿冠状切面（图 A）显示大腿内有两股骨（F）及小腿内两胫骨（T），不能显示腓骨回声，两胫骨之间距离较近。小腿水平横切面（图 B）示两胫骨（T），未见腓骨回声。标本 X 线（图 C）及标本正面照片（图 D）证实人体鱼序列征Ⅲ型

是否合并其他异常，行 X 线检了解残存肢体内骨骼发育情况。国外文献报道先天性无手足畸形常不伴其他系统或器官畸形。出生后生存能力及生育能力有所下降，但生物学适用性不受影响。

　　2. 裂手／足畸形　裂手／足（split hand/split foot malformation，SHFM）也称龙虾爪畸形、缺指／趾畸形，主要是妊娠 7 周时手／足发育异常所致，多数为常染色体显性遗传。有两种类型，一种为中心轴线的 V 形缺陷，出生儿发生率 1/90 000。另一种为

手中心轴线缺陷更宽且明显偏向桡侧，仅在尺侧遗留有一枚小手指，更罕见，出生儿发生率 1/150 000。裂手／足畸形可以单独发生，但主要作为综合征的一部分出现。例如：EEC 综合征（缺指／趾 - 外胚层发育不良 - 唇腭裂综合征）、胫骨发育不全 - 缺指／趾综合征、缺舌 - 缺指／趾综合征、Goltz 综合征等。

　　2010 年我国出生缺陷监测中心统计裂手／足的总发生率为 1.64/10 000，其中单发的发生率低于综合征的发生率，分别为 0.6/10 000、1.0/10 000。

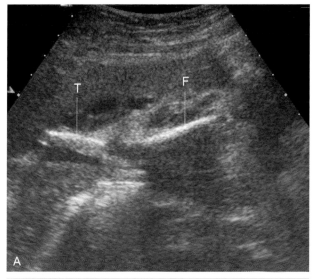

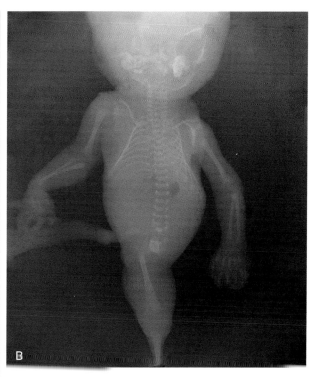

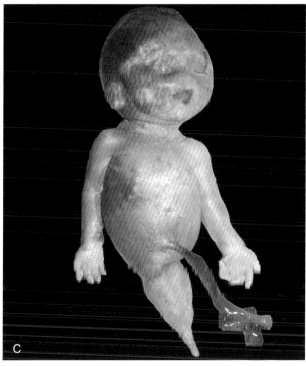

图 12-3-40 人体鱼序列征Ⅵ型

27 岁孕妇，妊娠 26 周，下肢冠状切面（图 A）显示双腿融合，大腿及小腿分别仅见 1 根骨性强回声。标本 X 线检查（图 B）及标本正面照片（图 C）证实为人体鱼序列征Ⅵ型

裂手／足畸形主要受遗传因素影响，染色体畸变以及基因突变均可导致畸形发生，目前研究已经定位了 6 个裂手／足遗传基因，即 SHFM1（7q21），SHFM2（Xq26），SHFM3（10q24），SHFM4（3q27），SHFM5（2q31）和 SHFM6（12q13）。

【畸形特征】

典型的裂手／足畸形表现为中央 1 个或以上指／趾缺失，在手或足中央形成中心性 V 形缺陷，手掌／足分成两部分，残留指／趾常倾向融合或长短不一，也可为并指／趾。另一种类型更严重，尺侧仅遗留有一较小手指。

【超声特征】

手掌冠状切面及足底平面对诊断裂手／足畸形很重要。超声图像上可显示手／足呈 "V" 形，"V" 字的顶点朝向腕部／踝部（图 12-3-41），手指／足趾数目减少，主要是中央指／趾列缺失，也可同时合并并指／趾畸形。三维超声图上更直观，似 "钳" 样改变。

【临床处理及预后】

常染色体显性遗传非症状型裂手／足畸形，手／足功能受损，可以通过手术缝合裂及分开并指／趾，预后较好。但 EEC 综合征患儿因系列并发症，如视力、听力受损，缺齿，泌尿道异常，甚至免疫系统

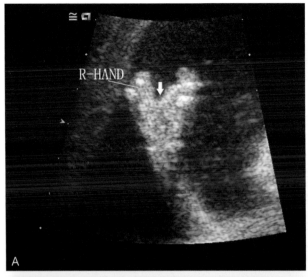

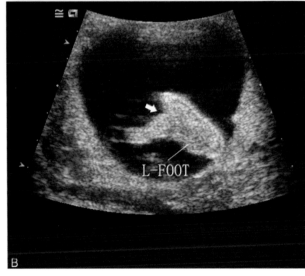

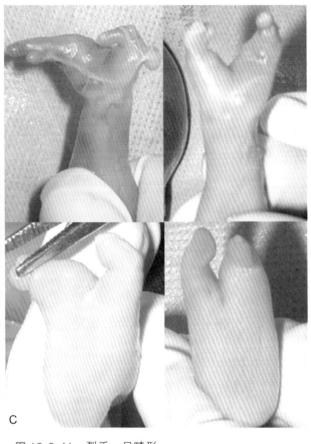

图 12-3-41 裂手、足畸形

　　30岁孕妇，孕3产0妊娠22周，右手（R-HAND）冠状切面（图 A）显示右手掌裂开，呈"V"形，"V"字顶点朝向腕部，裂开处手指距离明显增大，缺指。左足（L-FOOT）底平面（图 B）示左前足底裂开，呈"V"形，"V"形顶点朝向腕部，裂开处脚趾距离明显增大，缺趾。手足外观（图 C）证实产前诊断

异常等，预后欠佳。

　　常染色体显性遗传非症状型裂手／足畸形再发风险为50%。

　　3. 先天性马蹄内翻足　先天性马蹄内翻足（congenital clubfoot deformity）是最常见的出生缺陷之一，发病率有种族差异，白种人约1.12‰，夏威夷人约6.8‰，我国发病率约1‰，男女发病比例为2.5：1，约55%为双侧。可单独存在，也可是其他畸形综合征的一种表现，如肌肉骨骼系统疾病、关节弯曲综合征、遗传综合征、中枢神经系统畸形、染色体畸形等。本病在已出生的新生儿中，10%～14%伴有其他结构畸形；在胎儿中，伴发其他结构畸形的比例可高达83%，本病病因不明。

　　【畸形特征】

　　先天性马蹄内翻足主要畸形在于跟骨和其他跗骨之间关系异常，主要受累的跗骨有距骨、跟骨、舟骨及骰骨，从而导致前足内收、跟骨内翻，足底

和踝跖屈。随着时间的推移，畸形逐渐加重，在距、内侧挛缩逐渐加剧，由于足总处于内翻姿势，距跗关节和距下关节的关节囊、韧带、肌腱挛缩，处于僵硬状态，严重者可有距骨头与舟骨脱位。

　　【超声特征】

　　产前超声准确显示跟骨与其他跗骨的相互关系并判断它们之间有无异常是非常困难的，但可以根据本病的特殊前足内收内翻姿势与小腿骨骼的相互关系做出诊断。随着超声对本病认识的提高和仪器进展，产前超声对本病的检出率逐渐提高，但仍有许多病例产前未能检出，国外报道，产时有足内翻畸形者仅有25.5%的病例产前超声做出了诊断。笔者采用连续顺序追踪扫查法检测胎儿肢体及肢体畸形，使肢体畸形检出率明显提高，足内翻检出率达82.35%。本病产前超声诊断有一定的假阳性率，据报道达11.2%或更高。导致产前出现足内翻的假阳性及假阴性诊断的主要原因是孕晚期孕周过大，羊

水相对较少，影响足的观察是重要原因之一；不能清楚显示足与小腿的关系也是非常重要的原因之一。当胎足受子宫的限制与压迫时，使足处于内翻姿势而不能与足内翻畸形鉴别，此时应等待胎儿足运动后或离开子宫壁的压迫后再观察，可减少假阳性的出现。

（1）正常足与小腿骨骼的关系是小腿骨长轴切面与足底平面垂直，即在显示小腿骨骼长轴切面时，只能显示足跟部或足背足底矢状切面，不能显示足底平面。足内翻畸形，超声在显示小腿骨骼长轴切面的同时，可显示出足底尤其是前足足底平面，即足底平面和小腿骨骼长轴切面可在同一切面内显示（图 12-3-42），且这种关系持续存在，不随胎动而改变。

（2）足内翻严重程度不同，超声表现亦有差异。足内翻严重者有上述典型声像，而轻者前足内收内翻轻，前足足底平面不会完全与小腿骨骼长轴切面

平行。

（3）足内翻姿势固定，在胎足运动时此种内翻姿势始终保持不变。据此，可以减少许多假阳性诊断。

（4）检出足内翻畸形后，应对胎儿全身骨骼及器官进行详细观察，检出可能的合并畸形。笔者的资料表明，10% 足内翻畸形合并有其他部位或器官畸形。

（5）18~28 周检查较清楚，有报道 13 周即可诊断足内翻畸形，但早孕晚期或中孕早期足踝图像类似足内翻应注意区别；孕晚期子宫压迫及羊水相对较少，出现假阳性诊断增多。

（6）三维超声可较好地显示小腿、足跟与前足的空间位置关系，对理解足内翻有意义。

【临床处理及预后】

足内翻患儿的治疗从出生后即开始，愈早治疗，效果愈好。治疗方法根据年龄和畸形程度而不同，有手法矫正法、石膏管型外固定矫正等。单纯足内

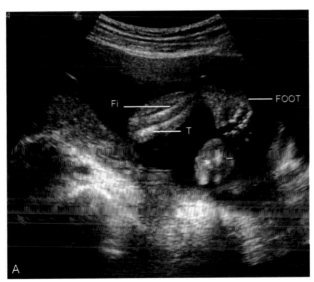

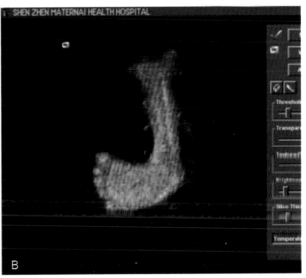

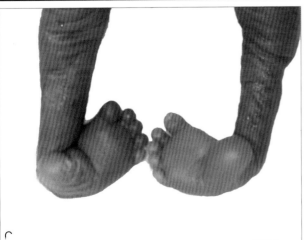

图 12-3-42　足内翻畸形（该例合并羊膜带综合征）

A. 足底平面与小腿长轴切面在同一平面上显示；B. 三维成像显示足呈内翻姿势；C. 双足背面观显示双足内翻畸形。T. 胫骨，Fi. 腓骨，FOOT. 足

翻畸形预后较好，50% 可通过石膏固定治愈。效果不佳者，外科手术亦可取得较好效果，伴有其他部位或器官的严重畸形，预后与伴发畸形的严重程度有关。生育第二胎再发风险为 2%～8%。

4．先天性手（指）足（趾）畸形

【畸形特征】

（1）多指（polydacty）：是最常见的一种手畸形，可以伴有并指、短指和其他畸形，多余指可以在桡侧，也可以在尺侧，可以从手掌长出，也可以直接长在桡侧或尺侧手指上(图 12-3-43)。多余指可以是无关节、无肌腱的软组织皮赘，可以有部分指骨和肌腱，也可以是具有完整指骨、掌骨且功能完整的一个额外手指。

（2）并指（趾）：也是一种常见的手（足）畸形，并指（趾）种类多，程度差别很大，轻者仅为不完全蹼指（趾），也可以为皮肤并指（趾），严重者为骨分化不全、指（趾）骨融合的完全并指（趾）（如

尖头并指畸形）（图 12-3-44）。

（3）缺指（趾）为极少见的指（趾）畸形。分两型（图 12-3-45）：中央型缺指为示指、中指和环指缺如，边缘型缺指为拇指或小指缺如。主要发生在肢芽形成期，肢芽形成发育中遭受抑制，以致手指形成失败。纵裂缺如常见于拇指和第 1 掌骨，常合并有桡骨缺如或发育不全，中央型的纵裂缺如可以是中间几个手指的指掌骨缺如而成为裂手。

（4）截指（趾）指：水平的横形肢体缺陷（transverse deficiency at Phalangeal）主要是由于羊膜带引起的指（趾）横形缺陷，表现为缺陷水平以远的指（趾）缺失。

（5）其他少见指（趾）畸形：有巨指（趾）、短指（趾）、手指弯斜等（图 12-3-46）。

【超声特征】

产前超声对手（指）足（趾）畸形的检出与辨

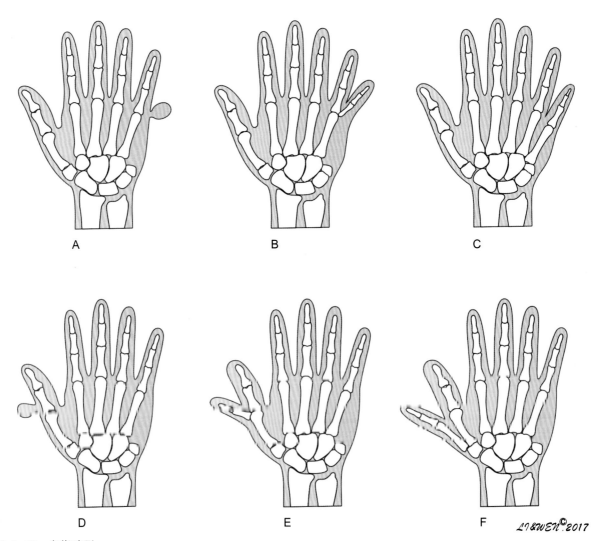

图 12-3-43　多指畸形

A．轴后肉赘样多指；B．轴后多指并与掌骨构成关节；C．轴后多指并有完整指骨和掌骨；D．轴前肉赘样多指；E．轴前多指并与掌骨构成关节；F．轴前多指并有完整指骨和掌骨

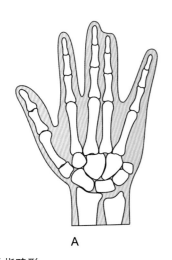

图 12-3-44　并指畸形
　　A．软组织性并指；B．骨性并指

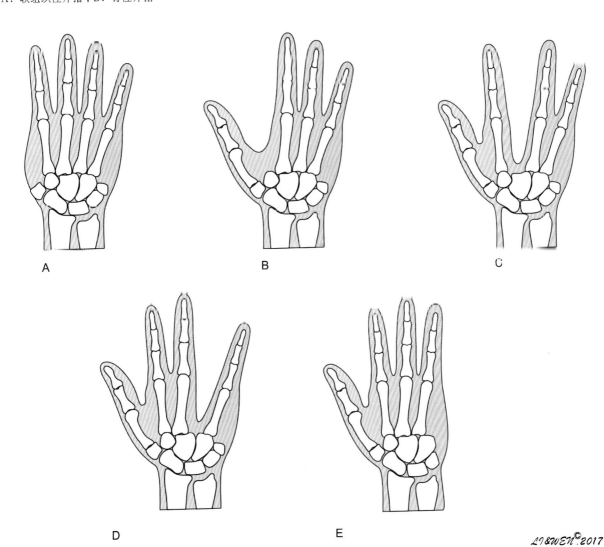

图 12-3-45　缺指畸形
　　A．缺拇指；B．缺示指；C．缺中指；D．缺坏指；E．缺小指

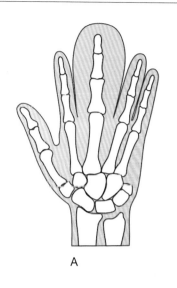
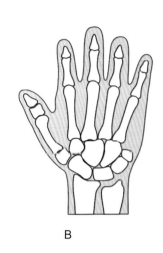
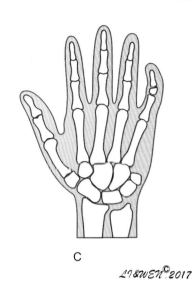

图 12-3-46　其他少见手畸形
　　A. 巨指；B. 短指；C. 手指弯斜

认相对较困难，影响超声对手（指）足（趾）畸形的观察与辨认的主要原因有胎儿体位、胎手（足）运动、胎儿握拳或半握拳、羊水过少、晚期妊娠胎儿过大等。胎手最常见的姿势为握拳或半握拳姿势。

　　超声对胎儿手（指）足（趾）的观察宜在手指伸展开后进行和足位于较合适显示位置，主要观察内容包括胎儿手指和足趾的数目和形态、结构、拇指的有无、形态、结构、与其余 4 指的相互关系以及其与手掌、手腕的关系、手的姿势、足的姿势等。观察手指、手掌与指骨、掌骨时应尽可能观察到冠状切面、才能清楚完整地显示出手指及指骨、手掌及掌骨回声。但正常胎手常处于一种静息状态下的半握拳或握拳状态，检查时多显示胎手握拳状图像，因而产前超声很难对胎儿手进行完整而全面评价，因此，超声检查对手畸形易遗漏，常常检出其他合并畸形而在引产或出生时发现。文献报道 83% 手畸形者可合并其他畸形。

　　产前超声检查显示一只手正常时，不能除外另一只手异常。

　　三维超声在显示正常或异常的手腕、手掌、手指及手的姿势时很有帮助，对手指等的空间关系更直观、更易理解，但获得清楚的三维图像较二维更困难。

　　（1）多指（趾）：胎儿手在伸手状态下冠状切面观察最清楚，而足在足底平面观最清楚。指（趾）数目增多，多为 6 个（图 12-3-47）。也可为 7 指（趾）或更多。常在小指（趾）侧或拇指（姆趾）侧检出额外指（趾），额外指（趾）可只表现为一指状软组织回声影，可随胎手（足）运动而有漂浮感，也可表现

为一根完整的指（趾）回声，其内有完整的各节指（趾）骨。产前超声有时诊断较困难。在有良好羊水衬托时，三维超声可更直观地显示多余指（趾）图像。

　　（2）并指（趾）：胎儿手在伸手状态下冠状切面观察最清楚，足在足底平面观察最清楚，表现为各个指（趾）不分开（图 12-3-48～图 12-3-49），指（趾）与指（趾）之间有软组织相连，严重者可出现指（趾）间骨性强回声相连，相连的指（趾）只能同步运动。4 指或 5 指并指在冠状切面上表现为"手套征"。产前超声诊断非常困难。

　　（3）手指弯斜及手姿势异常：手指明显弯斜时常伴有手指的异常姿势，常为示指、小指向中指方向弯斜并压于中指或环指背侧，形成典型的重叠指声像，这在握拳状态下的冠状切面更易观察。常与18 三体综合征有关（图 12-3-50）。

　　（4）指（趾）水平的横形肢体缺陷：患指（趾）明显短于其他指（趾）（图 12-3-51），但如果手（足）的所有指（趾）头均受累，表现为手或足长度明显缩短。

　　（5）其他手足畸形：少见，产前超声诊断相当困难，常检出其他合并畸形而在引产后尸检或出生后新生儿检查时被发现。

　　【临床处理及预后】

　　产前超声检出手足畸形较困难，常常在发现其他畸形后，等待较长时间出现胎手伸张后才偶尔发现手的异常，尤其在怀疑胎儿患有 13 三体综合征、Meckel-Gruber 综合征等严重畸形偶尔检出手畸形。产前发现手（指）足（趾）畸形，特别应注意合并畸

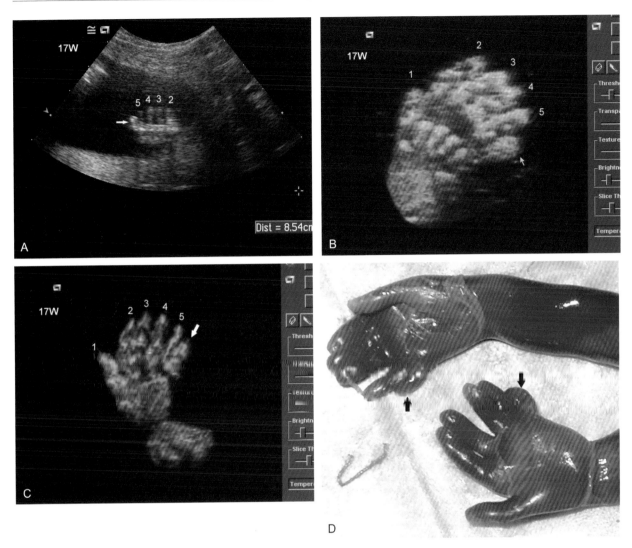

图 12-3-47　六指（合并双侧唇腭裂、先天性心脏病、脉络丛囊肿等多发畸形）

17 周胎儿，二维超声右手冠状切面（图 A）显示第 5 指（小指）外侧额外指（箭头所示）；二维超声右手背侧观（图 B）及左手掌侧观（图 C）显示小指侧额外指，1、2、3、4、5 分别表示第 1～5 手指，箭头所指为额外指；产后双手照片（图 D）与严前所见一致

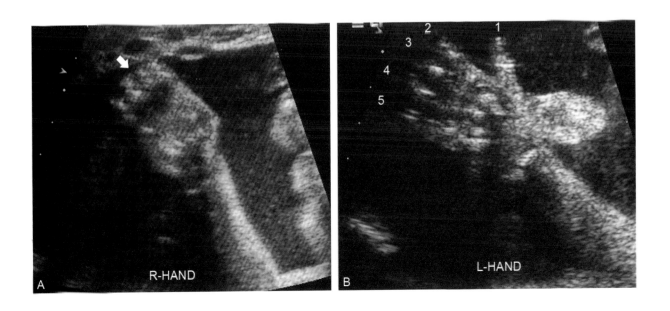

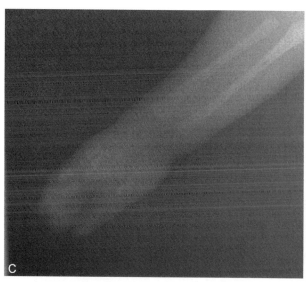

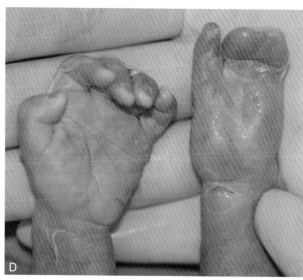

图 12-3-48　右手拇指缺如，3、4、5 指并指畸形

　　右手（R-HAND）冠状切面（图 A）显示拇指缺如，3、4、5 指并一起呈"手套征"（箭头所示）。左手（L-HAND）冠状切面（图 B）显示左手呈张手状，5 指分开。右手 X 线照片（图 C）。双手标本照片（图 D）

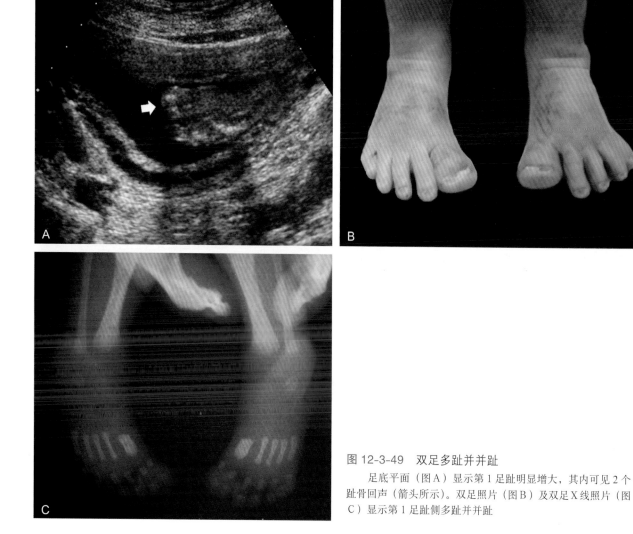

图 12-3-49　双足多趾并并趾

　　足底平面（图 A）显示第 1 足趾明显增大，其内可见 2 个趾骨回声（箭头所示）。双足照片（图 B）及双足 X 线照片（图 C）显示第 1 足趾侧多趾并并趾

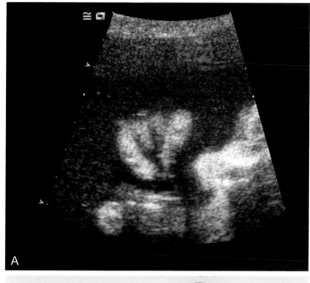
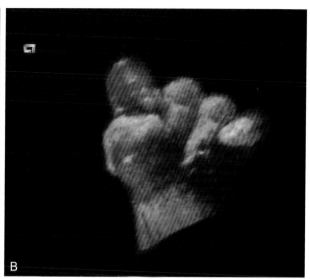
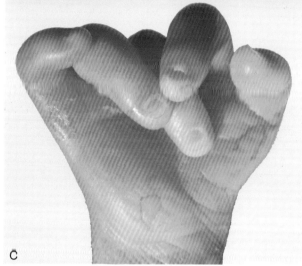

图 12-3-50　重叠指（该例为 18 三体儿）

　　手指冠状切面（图 A）显示示指、小指弯斜、分别压于中指和环指上，呈重叠指姿势。手三维成像（图 B）直观显示胎儿重叠指。左手掌侧观（图 C）证实产前超声检查

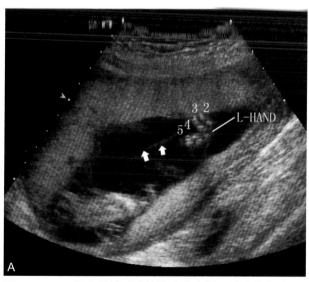
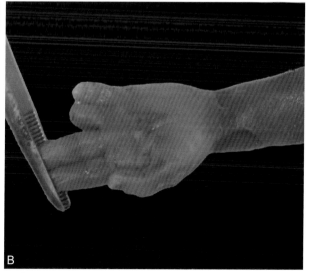

图 12-3-51　指水平横形肢体缺陷（该例为羊膜带综合征，合并脑膨出）

　　手指冠状切面（图 A）在羊水内发现羊膜带（箭头所指），连于左手手指，左手（L-HAND）尺侧两指（4、5）明显短于其他指（2、3）。左手掌侧观（图 B）显示左手环指中远节缺如，小指远节缺如

形的检测，如合并其他畸形，建议行胎儿染色体检查，如果为单纯多指（趾）畸形，详细的病史对诊断有意义。

　　单纯多指（趾）预后良好，不影响智力。伴有其他畸形时，视伴发畸形的严重程度而定，伴发畸形严重者，预后不良。有报道 54 例上肢畸形，100% 有手畸形，其中 85% 不能成活，仅 15% 成活，83% 伴有其他畸形，59% 为染色体畸形，其中 88% 为 18 三体综合征。

　　如果父母也是单发性多指（趾）畸形，常为常染色体显性遗传。家族性多指畸形，再发风险为 50%。13 三体的再发风险为 1%。

（李胜利　文华轩　陈秀兰　廖伊梅　毕静茹
　　田瑞霞　林　毅　王薇薇　陈　琼　曹洪瑞）

第 13 章

胎儿前腹壁畸形

胎儿前腹壁畸形是指前腹壁皮肤肌层的异常发育所导致的各种畸形。前腹壁畸形的发生率不到 1/3 000，脐膨出和内脏外翻是最常见的前腹壁畸形，其他前腹壁畸形，如 Beckwith Wiedemam 综合征、泄殖腔外翻、羊膜带综合征、肢体 - 体壁综合征，Cantrell 五联征则相对少见。腹肌发育缺陷综合征也是一种较罕见的下腹壁畸形。

第一节 胚胎发育

腹壁在胚胎早期由 4 个中胚层皱襞形成，即头襞、尾襞及两侧襞。4 个皱襞同时发展，最后在中央汇合形成脐环，胚胎早期原始消化道（原肠）由卵黄囊发育而成，原肠中段与卵黄囊之间有卵黄管相连，卵黄管对中肠起牵拉作用，逐渐变细，最基呈条索状或消失（图 13 1 1）。胚胎第 6～10 周时，消化道生长速度超过腹腔及腹壁的生长速度，此时中肠被挤到脐带底部，形成生理性中肠疝。胚胎 10 周以后，腹腔生长速度增快，腹腔容积扩大，腹前壁的头襞、尾襞及侧襞皮肤及肌肉迅速从背侧向中线靠拢、接近、折叠，原突出体腔外的中肠此时逐渐向腹腔内回复，并开始中肠的旋转，在胚胎 12 周时，完成正常肠管的旋转，同时腹壁在中央汇合形成脐环。

如果在上述发育过程中，胚胎受到某些因素影响，将发生各种腹壁畸形。有许多理论用来推断这些畸形缺陷的原因，其中有两个基本的机制：血管闭塞和胚胎折叠异常，两者可单独或共同引起前腹壁畸形。在腹裂和羊膜带综合征，可能是由血管闭塞退变单个因素引起，其他大多数腹壁缺陷可能是由两个因素共同引起。头襞发育缺陷

可产生 Cantrell 五联征，Cantrell 五联征包括脐以上腹中线缺陷引起的脐膨出、异位心、胸骨缺陷、心包和前隔缺陷，其合并的常见先心病有心内膜垫缺损、法洛四联症。侧襞发育缺陷，可发生脐膨出、腹裂。尾襞发育缺陷，可发生脐膨出、膀胱外翻、小肠膀胱裂、肛门直肠闭锁。如果头、尾襞同时发育缺陷，将产生广泛的胸、腹联合裂畸形。如果腹壁肌肉发育缺陷则发生腹肌发育缺陷综合征，腹肌发育缺陷综合征主要表现为膀胱过度扩张、输尿管扩大、下腹壁肌层缺乏导致腹部异常膨隆。

头、尾襞的缺陷较其他类型的缺陷预后更差，在妊娠中期，有 30% 内脏外翻属于此两种类型缺陷，仅 15% 继续妊娠至妊娠晚期，该种类型的缺陷病死率较高。

第二节 前腹壁畸形的超声观察内容及诊断方法

由于胎儿发育是不断生长变化的过程，无论是正常生长还是畸形发展，都可能随胎儿的生长发育过程而不同，而且前腹壁畸形种类较多，较易混淆，因此，要对这些缺陷进行正确诊断，必须先掌握各种缺陷的超声声像特点和诊断方法。

一、正常腹部、腹壁的超声观察内容

1. 采取从头侧到尾侧的连续横切面扫查，辅以矢状切面扫查，观察腹壁是否连续、平整。

2. 脐带腹壁入口的观察：在腹部脐孔水平的横切面上观察，该切面基本呈圆形，正常脐带腹壁入

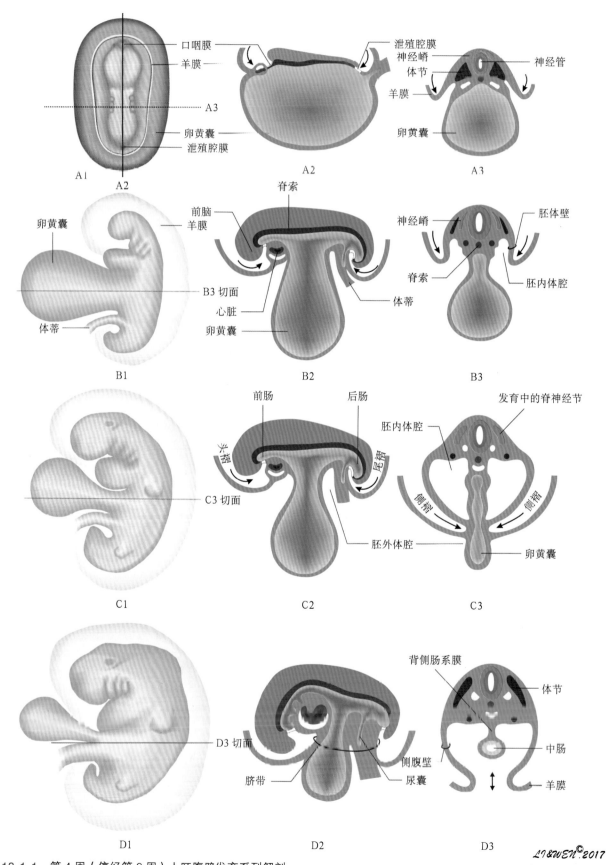

图 13-1-1 第 4 周（停经第 6 周）人胚腹壁发育系列解剖

A1～A3 为第 4 周的开始，B1～B3 为第 22 天，C1～C3 为第 26 天，D1～D3 为第 28 天的腹壁胚胎发育示意。B1、C1 及 D1 为 A1 平面的侧面观，A2～D2 为矢面观，A3～D3 为 A1～D1 的横面观

口位于前腹壁中央，与后腹壁脊柱回声中点连成一直线构成此平面的前后轴线，脐带内脐静脉与肝内段相延续（图13-2-1）。

3. 在上述各平面内可观察到肝、胆、胃、肾、膀胱及肠管切面图像。

4. 在上腹部横切面测量腹围，了解其大小与孕周是否相吻合。

5. 在膀胱水平横切面观察膀胱很重要，膀胱是否显示在某些畸形诊断中很有价值，膀胱的观察对诊断前腹壁畸形非常重要。

二、腹壁缺陷的超声观察内容及方法

超声检查者一旦发现腹部有异常膨出或包块，应充分发挥仪器的优势功能，如利用高频探头、彩色多普勒等功能，多方位、多切面仔细观察包块内部结构、包块表面覆盖状况、包块与脐带入口关系以及有无其他部位畸形和羊水过多或过少等情况。以下几点有助于正确诊断各种前腹壁畸形。

1. 包块表面有无皮肤及膜状结构包裹 如脐带本身包块和胎儿皮肤包块，其表面的腹壁皮肤回声线完整连续，脐带腹壁入口位置正常；而脐膨出包块由于腹壁皮肤及肌层缺损，包块表面无皮肤层强回声覆盖，因而表现为包块表面与正常腹壁皮肤回声连续性中断，但其表面仍有一层由腹膜和羊膜构

成的膜状回声覆盖，其包块内容物并非漂浮在羊水内，而是由一膜状回声将其与羊水分隔开来，若合并有腹水，而羊水也不少时，则包块表面的覆盖膜易显示（图13-2-2），但在极少见的情况下，脐膨出包块的表面覆盖的膜状物在宫内或分娩过程中破裂，可能将脐膨出误诊为腹裂。

腹裂是全层腹壁的缺陷，不仅包块表面无皮肤强回声线显示，而且其表面无腹膜和羊膜构成的膜状强回声覆盖，突出的包块内容物在羊水里自由漂浮（图13-2-3）。

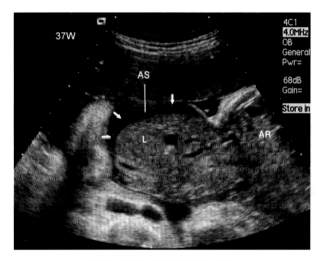

图 13-2-2 37 周胎儿巨大脐膨出并少量腹水

在少量腹水和羊水衬托下，能清楚显示覆盖在脐膨出包块表面的薄的膜状回声线（箭头所示）。AS. 腹水，L. 肝，AB. 腹部

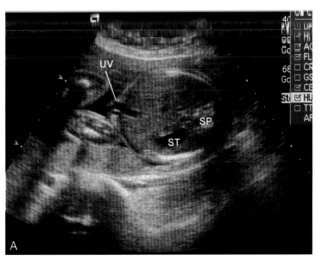

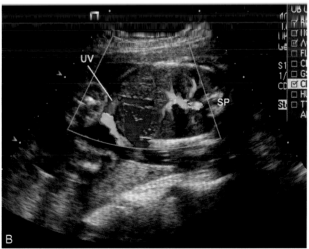

图 13-2-1 经脐孔水平正常腹部横切面

二维（图 A）及 CDFI（图 B）显示腹壁皮肤完整连续及脐带腹壁入口，其内脐静脉与肝内段相延续。UV. 脐带入口；ST. 胃；SP. 脊柱

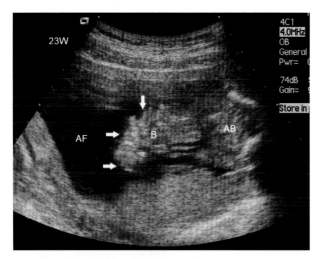

图 13-2-3　23 周胎儿腹裂畸形
　　声像图显示疝出肠管在羊水内自由漂浮，表面无腹膜覆盖（箭头所示）。B. 肠管；AB. 腹部；AF. 羊水

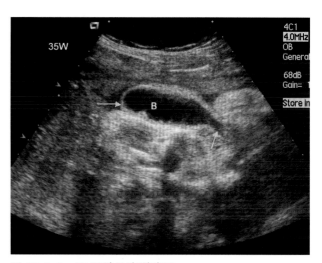

图 13-2-4　35 周胎儿腹裂畸形
　　外翻肠管并局部狭窄和扩张（箭头所示）。B. 肠管

　　脐疝和脐膨出的区别在于前者有完整的皮肤覆盖，后者无皮肤覆盖。如果在羊水内见到膜状物自由漂浮，则可能合并复杂的腹壁缺损，如羊膜带综合征、肢体 - 体壁综合征等。

　　2. 包块内容物的观察　包块内部回声也有助于鉴别诊断。脐膨出包块内可能含有小肠或肝，相反，肝一般不通过腹壁的缺陷外翻至羊水内。但腹裂可能存在粘连、狭窄、梗阻、闭锁、旋转不良等肠道问题（图 13-2-4）。如存在肠道梗阻，还可能合并羊水过多。当显示有心脏外翻时，则常考虑 Cantrell 五联征。当包块为含有较多脏器时，应考虑其他较复杂的畸形，如 Cantrell 五联征、羊膜带综合征、肢体 - 体壁综合征、泄殖腔外翻。另外，脐膨出内容物与染色体的异常有关，有肝的脐膨出合并染色体异常的发生率较仅含有肠管的脐膨出低。

　　3. 脐带入口与缺陷的关系　脐膨出时，脐带入口总是位于膨出包块的表面，常位于包块的中央（图 13-2-5A），也可见脐带入口偏向于包块的头侧部分或尾侧部分（图 13-2-5B），如果发现脐带入口正常，在脐带入口右侧腹壁存在缺陷，应考虑腹裂畸形（图 13-2-5A，C）。如果包块偏向脐带入口上方，应考虑 Cantrell 五联征，相反，包块偏向脐带入口下方者，则可能与泄殖腔外翻有关。

　　4. 腹水及膜状回声的鉴别　当巨大脐膨出合并腹水以及存在羊水过少的情况下，有时难以和腹裂相鉴别。当有大量腹水存在时，包块紧贴子宫壁，易将腹水误认为羊水，包块表面的膜状回声此时可误认为羊膜，从而将脐膨出误诊为腹裂，此时可采

用高频探头探查和观察胎动时膜的运动情况等加以鉴别（图 13-2-6）。包绕在内脏表面的膜超声很难区分，或者当膜紧贴宫腔内表面时超声亦难显示，在后种情况下，可采用高频探头扫查或通过观察胎动时膜的运动或寻找转角处羊水与腹水之间的膜状强回声带来推断出膜的存在。

　　5. 下腹包块的鉴别　下腹部异常膨隆形成的腹部包块多为腹肌发育缺陷综合征，主要表现为膀胱过度扩张，输尿管扩大，下腹部膨隆是由于下腹壁肌肉发育不良所致，故腹壁强回声皮肤线完整连续（图 13-2-7）。

　　6. 合并畸形的观察　脐膨出合并其他畸形的发生率高，而腹裂很少合并其他畸形。脊柱侧弯是肢体 - 体壁综合征的特征性表现（图 13-2-8）。如果盆腔内无充满尿液的无回声膀胱显示，则应疑膀胱或泄殖腔外翻；如腹裂合并唇裂、脑膨出等畸形，则多为羊膜带综合征。

　　7. 三维超声的使用　三维超声对前腹壁畸形外翻突出的包块及体积和整体轮廓的观察有帮助，可提供较为直观的信息。

　　总之，超声检查者在进行胎儿检查疑腹壁缺陷时，清晰的诊断思路能帮助检查者做出明确诊断，这对产前咨询和预后估计均很有用，现将腹壁缺陷诊断思路归纳如图 13-2-9。

三、正常腹壁变异的辨认和注意点

　　1. 假性脐膨出　胎儿腹部斜切面或因羊水过少

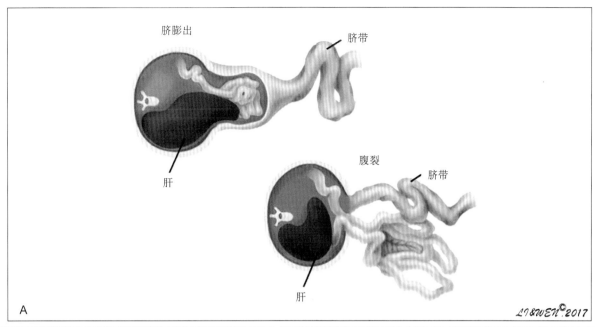

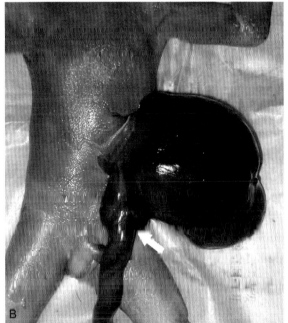

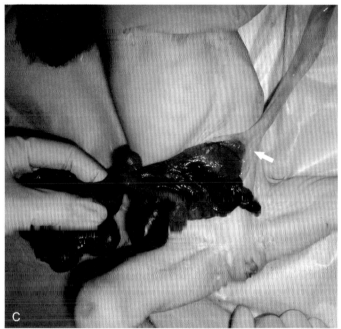

图 13-2-5　脐膨出与腹裂解剖模式图与标本照片

　　A. 脐膨出和腹裂解剖模式图；B. 脐膨出标本照片；C. 腹裂标本照片

使腹部受压变形产生脐膨出的假象（图 13-2-10），可采取以下方法予以鉴别：①变换角度扫查，尽量获得通过脐部的垂直横切面；②改变体位后再次检查；③采用高频探头扫查，仔细观察腹壁完整连续的层次结构；④彩色多普勒血流显像显示脐带腹壁入口及脐静脉肝内段的延续情况。

　　2. 生理性中肠疝　生理性中肠疝是由于消化道生长速度超过腹腔及腹壁的生长速度，此时中肠被挤到脐带底部，并向外膨出形成一个包块，常见于第6~10周，因此，在第12周以前诊断脐膨出应慎

别小心，不要将正常的生理性中肠疝误认为脐膨出。但正常胚胎的中肠疝的最大直径很少超过 7mm（图 13-2-11），如果包块直径比胎儿腹部横径还大，包块直径＞7mm，且回声不均匀，边界不规则时，则应高度警惕脐膨出。

　　3. 腹裂　早中期腹裂的发生率没有脐膨出高，可能由于缺口较小，无内容物外翻到羊水内，难被超声发现。随着妊娠的发展，腹内压增加，腹腔内容物外翻易被超声发现。因此，孕早期腹裂可无内脏外翻，至孕晚期再出现。

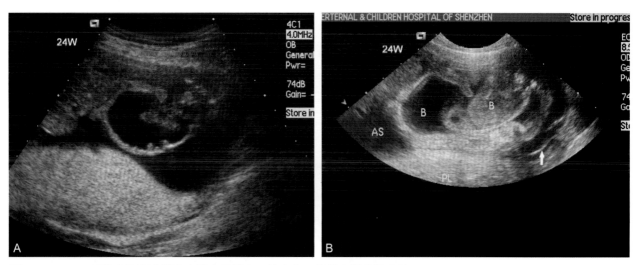

图 13-2-6 24 周胎儿巨大脐膨出合并大量腹水，羊水少，脐膨出紧贴子宫壁

A. 低频探头扫查难以显示腹膜，不能区分羊水和腹水；B. 高频探头扫查可显示腹膜（箭头所示），区分腹水、羊水和扩张的肠管，从而区分裂腹和脐膨出。AS. 腹水；B. 肠管；PL. 胎盘

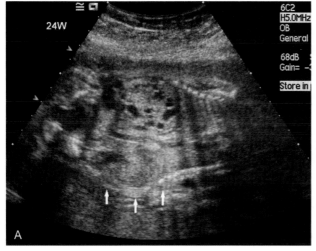

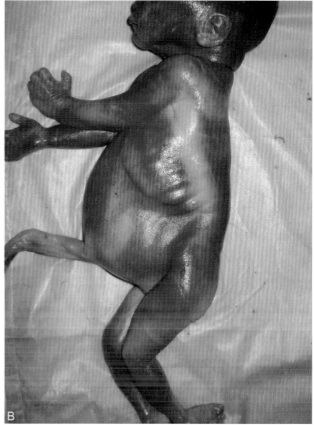

图 13-2-7 24 周胎儿腹壁发育缺陷综合征

A. 纵切面示，下腹部异常膨隆（箭头所示），但腹壁皮肤完整；B. 产后标本照片

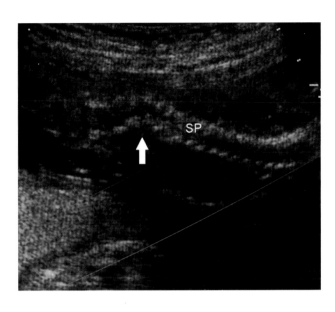

图 13-2-8 17 周胎儿肢体 - 体壁综合征
显示脊柱侧弯畸形。箭头所示为脊柱侧弯

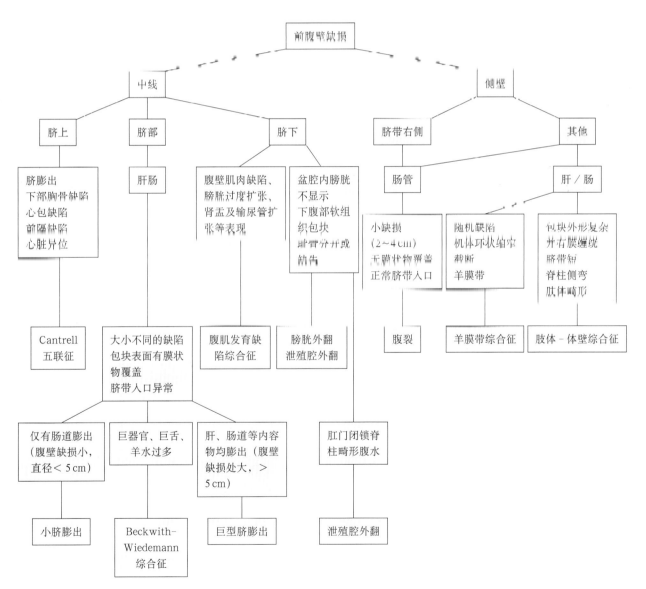

图 13-2-9 前腹壁缺陷超声诊断思路分析图

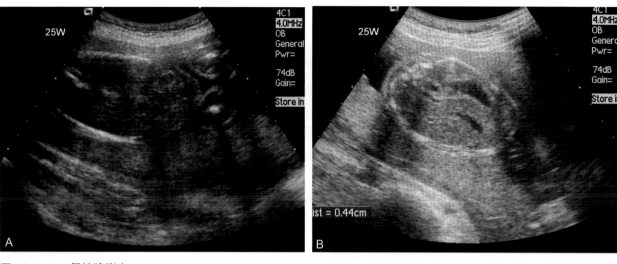

图 13-2-10　假性脐膨出
　　在胎儿腹部紧靠子宫前后壁及周围羊水较少的情况下，斜切胎儿腹部产生类似脐膨出的假象（图 A），但通过脐水平垂直横切面则可见腹壁皮肤完整（图 B）

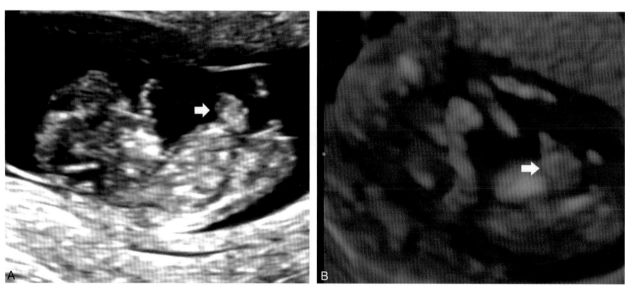

图 13-2-11　10 周胎儿生理性中肠疝
　　胎儿正中矢状切面二维（图 A）及三维表面成像（图 B）显示胎儿生理性中肠疝（箭头所示）

第三节　前腹壁缺陷

一、脐膨出

　　脐膨出（omphalocele）是先天性前腹壁发育不全，在正中线处脐带周围肌肉、皮肤缺损，致使腹膜及腹腔内器官一起膨出体外，疝出内容物的表面覆盖一层很薄的膜，为部分羊膜和腹膜，在两层膜之间有华腾胶。脐膨出的发生率为 1/5000～1/4000。男性较女性略多，约为 3∶2。

【畸形特征】

　　如果外胚层和中胚层褶在胚胎第 4 周时沿中线

融合失败，即可能产生脐膨出。如果融合失败发生在偏尾侧，即可能引起下腹部的脐膨出，可能伴有膀胱外翻。也有研究认为含肝的脐膨出的病理机制不同于仅含肠管的脐膨出，后者是指继发于妊娠 12 周以后的初始体带的持续存在，由于中肠疝回纳腹腔内失败所致。相反，含有肝的脐膨出系由于在胚胎形成期一侧体褶的发育受阻而引起。大的脐膨出很可能由于胚胎形成时的较早期缺陷，小的脐膨出可能发生在稍晚期。

　　病理上根据脐膨出及腹壁缺损大小，将脐膨出分为巨型和小型两种。

　　1. 巨型脐膨出　此种脐膨出是腹侧中胚层 4 个襞在胚胎 10 周前出现体层发育停顿所致。本型腹壁缺损宽,直径多 > 5cm,腹腔容积极小,中肠全部膨出,肝、脾、胰腺、小肠、胃均可膨出。

2. 小型脐膨出 本型脐膨出是腹壁体层在 10 周后发育停顿,故腹壁缺损小,直径 < 5cm,体腔发育已有一定容积,部分中肠已回纳入腹腔,并开始肠管的旋转,仅有肠管等内容物膨出。

脐膨出合并其他畸形很常见,高达 50% 的病例可能存在心脏、肾、胃肠道、面部、神经管、肢体缺陷。

另外,膨出的内容物与染色体的异常有关,含有肝的脐膨出较仅有肠管的脐膨出染色体异常的发生率低,然而在两种情况下,遗传危险性均较正常妊娠大。小型脐膨出主要与 18 三体、13 三体、三倍体、Rlineey 综合征有关。脐膨出是预测非整倍体和其他结构缺陷的一个可靠指标之一。

【超声特征】

(1) 前腹壁中线处皮肤强回声中断、缺损,并可见一个向外膨出的包块(图 13-3-1)。

(2) 包块内容物依缺损大小而不同,缺损小者包块内仅含肠管等器官(图 13-3-2),缺损大时,除了含有肠管外,还有肝、脾等内容物(图 13-3-1、图 13-3-3、图 13-3-4)。

(3) 包块表面有一层线状强回声膜覆盖,即腹膜或羊膜和腹膜,且在两层膜之间为华腾胶形成的网条状无回声(图 13-3-4),这是与腹裂畸形的主要鉴别点。当合并有大量腹水,肠管漂浮在腹水内时,易将此膜当作羊膜,腹水误为羊水,误认为肠管漂浮在羊水内,以致误诊为腹裂畸形,应注意仔细辨认。

(4) 脐带入口往往位于包块的表面,可以是中央顶端,也可以偏于一侧,彩色多普勒血流显像有助于显示脐带血管是位于膨出包块中央顶端,还是位于包块一侧(图 13-3-3,图 13-3-5)。

(5) 脐膨出常合并其他结构异常,如心脏、肾、胃肠道、面部、神经管、肢体等缺陷以及单脐动脉(图 13-3-6),故应注意仔细检查胎儿其他部位有无结构畸形。由于脐膨出常合并 18 三体、13 三体、三倍体等染色体异常,故超声发现脐膨出者,有必要行染色体检查。

(6) 应注意与脐带本身的包块、腹壁皮肤包块、

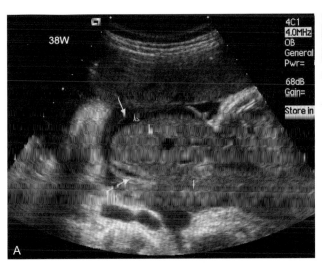

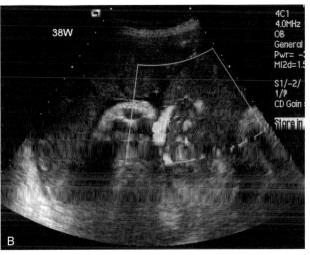

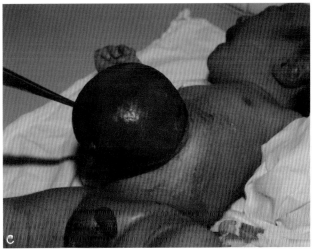

图 13-3-1 38 周胎儿巨大脐膨出并少量腹水

A. 腹部横切面显示腹壁皮肤回声连续性中断,肝向外膨出形成一巨大包块,肿块周围有少量腹水无回声区和一层膜状强回声包绕;B. 彩色多普勒血流显像显示脐带内脐静脉从包块顶部与肝内静脉相延续(提示脐带腹壁入口位于包块表面);C. 产后新生儿照片亦显示脐带腹壁入口位于包块表面。L. 肝;I. 肠管;GB. 胆囊;上方箭头所示为腹膜;AS. 腹水

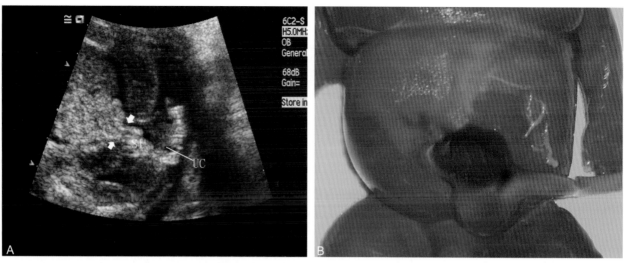

图 13-3-2　20 周胎儿小型脐膨出合并颈部囊性淋巴管瘤、全身水肿等多发畸形

　　腹壁脐带入口处横切面（图 A）显示腹壁回声连续性中断（白色箭头所示），强回声的小肠（SI）从缺损处膨出，在脐根部肠回声与腹腔内肠管回声相延续，形成一小型包块，包块内膨出物表面可见膜状物包绕。腹部照片显示小型脐膨出（图 B）。UC. 脐带

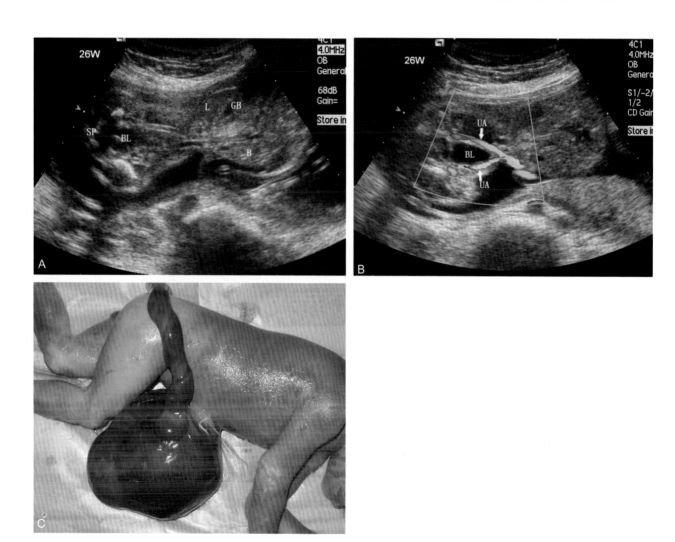

图 13-3-3　26 周胎儿巨大脐膨出并腹水，腹腔内肝、胃、肠管均膨出

　　A. 腹部横切面显示肝、胃和部分肠管向外膨出；B. 彩色多普勒血流显像显示两条脐动脉进入包块偏右；C. 产后标本照片。GB. 胆囊；L. 肝；B. 肠管；SP. 脊柱；BL. 膀胱；UA. 脐动脉

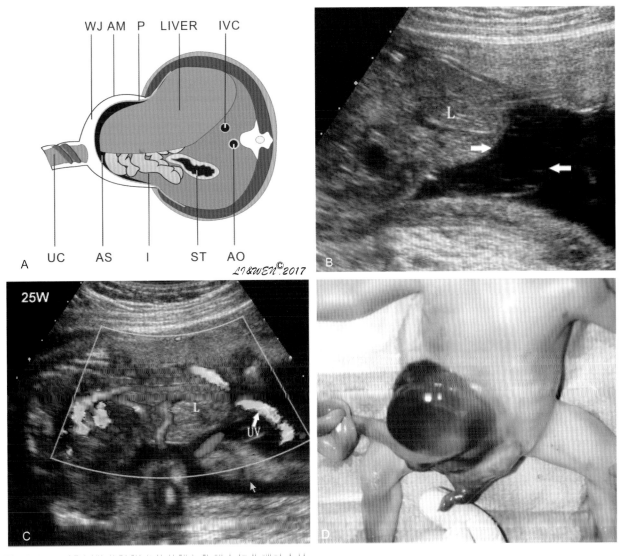

图 13-3-4　25 周胎儿脐膨出（羊膜与腹膜之间华通胶充填）

A. 脐膨出横切面示意；B. 腹部横切面示腹壁皮肤缺损及肝向腹腔外膨出，表面有半月形峰窝状无回声区包绕（箭头所示）；C. 彩色多普勒血流显像示脐带腹壁入口位于包块两侧回声区偏右侧；D. 产后标本照片示向膨出面近脐带根部有一层透明胶质包绕。L，肝；UV，脐静脉；UC，脐带；AM，羊膜；WJ，脐带胶质；P，腹膜；I，肠管；LIVER，肝；ST，胃泡；IVC，下腔静脉；AO，腹主动脉

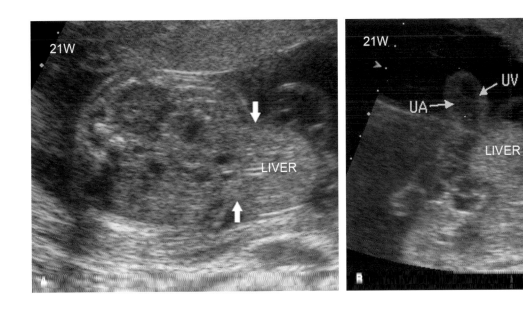

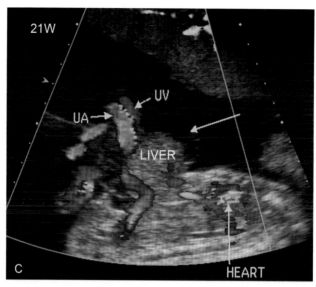

图 13-3-5　21 周胎儿脐膨出，脐带入口位于包块偏右下部

　　横切面（图 A）显示腹壁皮肤回声中断（箭头所示），肝向外膨出；矢面二维（图 B）、彩色多普勒血流显像（图 C）显示脐带入口位于包块偏右下部。HEART. 心脏；LIVER. 肝；UV. 脐静脉；UA. 脐动脉

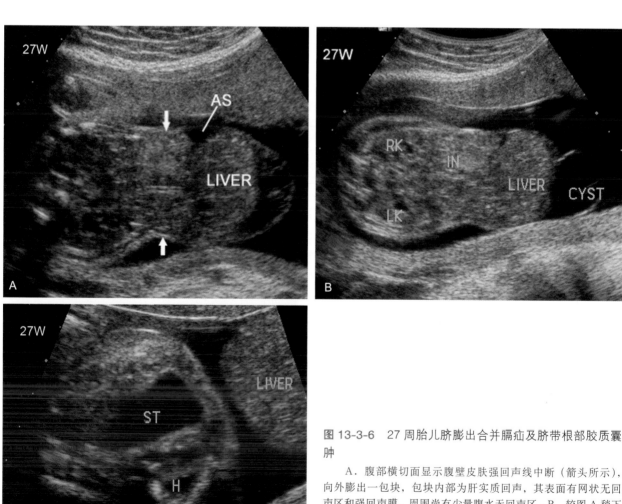

图 13-3-6　27 周胎儿脐膨出合并膈疝及脐带根部胶质囊肿

　　A. 腹部横切面显示腹壁皮肤强回声线中断（箭头所示），向外膨出一包块，包块内部为肝实质回声，其表面有网状无回声区和强回声膜，周围尚有少量腹水无回声区；B. 较图 A 稍下方横切面显示双侧肾，肝向外膨出及脐带根部的无回声，即脐带根部胶质囊肿；C. 胸部横切面显示心脏和胃在同一水平，心脏明显受压右移，提示膈疝。ST. 胃；H. 心脏；LIVER. 肝；RK. 右肾；LK. 左肾；CYST. 囊肿；IN. 肠管；AS. 腹水

腹裂畸形等鉴别。

【临床处理及预后】

脐膨出常合并染色体异常和其他结构畸形，50%~70% 合并内脏畸形，30%~69% 合并染色体异常，26%~65% 的脐膨出胎儿面临早产，6%~35% 的病例可能发生宫内发育迟缓，约 50% 的病例可能有肺发育不良或肺动脉高压。

脐膨出的预后很大程度上取决于合并畸形的类型及其严重程度，如果存在较严重的合并畸形或染色体异常或两者均存在，则围生儿病死率高达 80%~100%，因此，尽可能发现合并畸形，对胎儿的预后评估很有用。单纯脐膨出患儿早期手术极为重要，小型脐膨出一期手术预后良好；巨型脐膨出手术治疗的预后也得到了大大改善。

对于脐膨出胎儿的分娩方式，文献报道存在争议，普遍认为剖宫产并不能提高新生儿的存活率，但对于巨型脐膨出，为避免难产，建议剖宫产。

胎儿娩出后，立即行新生儿复苏，同时对新生儿进行详细体格检查，明确诊断并排除其他结构畸形。

脐膨出的再发风险取决于引起该畸形的病因，如合并染色体畸形如 18 三体，再发风险约 1%。如脐膨出为某些综合征的表现形式之一，再发风险取决于该综合征，如 Beckwith-Wiedemann 综合征的再发风险高达 50%。大多数脐膨出为散发病例，也可为多基因遗传；如果既往分娩一单纯脐膨出病例，其发病风险可达到某某某某某某某某某某，某某某某某某某某。

一、腹裂

腹裂（gastroschisis）也称内脏外翻，是与腹腔脏器（如肠管）外翻有关的一侧前腹壁全层缺陷的先天性畸形。1953 年前，由于腹裂与脐膨出的界定不明确，其确切发生率未知。随二者的定义明确，腹裂发生率约为 1/3000。据报道，加利福尼亚州的发生率约 0.089/1000，欧洲的发生率约为 0.07/1000。研究表明，腹裂的发生与孕妇年龄小、吸烟（＞ 15 支/d）、酗酒、季节性、服用药物（中枢神经系统兴奋药、水杨酸盐、对乙酰氨基酚等）有关。

【畸形特征】

腹裂是胚胎在腹壁形成过程中，由于某种因素的影响，头、尾两襞已于中央汇合，而两侧襞了一发育不全，致使腹壁在该侧脐旁发生缺损，形成腹裂畸形。

也有学者认为腹裂的发生可能是由于 1~2 支肠系膜动脉过早退变，导致腹壁缺血造成腹壁缺损。腹裂也可为常染色体隐性遗传。

腹裂是腹壁全层完全性缺陷，在晚期妊娠缺陷直径常为 2~2.5 cm。在大多数情况下，缺陷位于脐带的右侧（在远离胎儿胃的脐带的一侧），少数可位于左侧，有文献报道，164 例腹裂畸形中有 7 例（4.4%）位于脐带左侧。腹裂的脏器外翻主要是肠外翻，其他可能外翻的器官包括膀胱、子宫、卵巢、胃、胆囊等，肠动脉闭锁或狭窄约占 25%，肠缺血可能导致肠穿孔引起胎粪性腹膜炎。腹裂常伴有母血 AFP、羊水 AFP、羊水 AChE 的升高。

【超声特征】

随着超声检查者对该畸形认识的提高和仪器性能的改善，产前超声诊断腹裂畸形的敏感性达 78% 以上，影响产前超声诊断腹裂的主要因素有：胎儿位置、母体肥胖、羊水多少、腹壁缺陷的大小、外翻至腹壁外脏器成分的多少。如果检查时腹腔脏器未外翻到羊水内，产前检出腹壁缺损困难。

1. 脐带入口右侧的腹壁皮肤强回声线连续性中断（图 13-3-7），因腹腔脏器通过缺损外翻到腹腔外，此时可测量回声中断的直径大小，一般为 2~3 cm，少数腹壁缺损位于脐旁左侧腹壁。在腹腔脏器没有外翻到羊水中时，腹壁皮肤强回声线连续性中断的特征因不明显而难以检出。

2. 可见肠腔腹腔内脏器外翻至胎儿腹腔外，并可见在羊水内，在羊水内自由漂浮。

3. 由于胃肠等腹腔内容物外翻至腹腔外的羊水内，故腹腔内容物少，腹腔空虚，腹围小于相应孕周大小。

4. 脐带腹壁入口位置正常，通常位于突出内容物的左侧前腹壁。

5. 外翻的肠管有时可见局限性节段性扩张，管壁增厚，蠕动差，肠腔内容物多含致密低回声点，这与继发的肠畸形有关，如肠闭锁、肠扭转、肠梗阻（图 13-3-8）。

6. 羊水过多，羊水内有较多低回声点翻动。

7. 用彩色多普勒超声可鉴别突出的肠管和脐带。

8. 当外翻内容物仅为少量肠管、且胎儿为正枕前位时，有时易将肠管误认为胎儿男性外生殖器，应特别注意鉴别（图 13-3-9）。

9. 相对于脐膨出而言，腹裂合并其他结构畸形不常见，其他畸形如房间隔缺损、室间隔缺损、肾

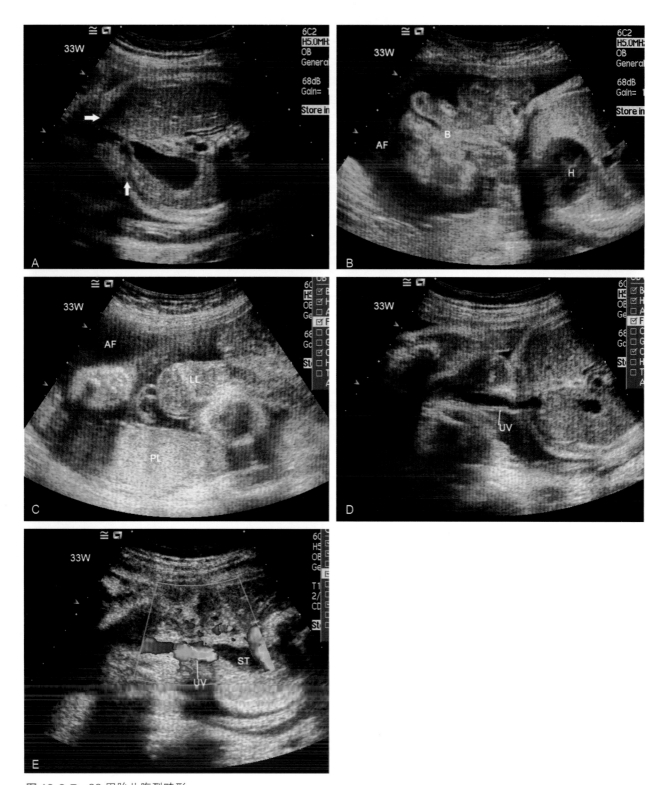

图 13-3-7 33 周胎儿腹裂畸形

A．腹部横切面显示腹壁回声中断（两箭头之间）；B．肠管漂浮在羊水内；C．肝漂浮在羊水内；D、E．脐带腹壁入口正常，位于腹裂的左侧；图 D 为二维图像，图 E 为彩色多普勒图像。AF．羊水；B．肠管；H．心脏；UV．脐静脉；ST．胃泡；LL．肝；PL．胎盘

发育不全等可偶然与腹裂合并存在。

【临床处理及预后】

腹裂胎儿宫内病死率为 10.6%~12.5%，有学者建议妊娠 30 周后，行胎儿生物物理评分及每周超声检查，评价胎儿肠管壁厚度、有无肠管扩张、有无胎胃扩张、观察胎儿肠管蠕动情况。如果超声提示肠管损伤，建议选择终止妊娠。关于分娩方式，多主张无明显妊娠合并症者建议选择阴道分娩。

关于腹裂胎儿的宫内干预措施，目前尚无统一意见。有学者尝试利用羊水置换来减轻肠管损伤，基本原理是减轻胎儿腹壁对肠管的压迫和羊水的化学刺激引起的炎症反应。1995 年，Aktug 报道了第 1 例接受羊水置换的腹裂胎儿，取得良好效果。随后有动物模型证实了该方法的有效性。Thebaud 等进行了一项包含 30 例患儿的初步研究，平均分娩孕周约（36.9+1.3）周，均无羊水粪染和胎膜早破。尽管如此，羊水置换并不能改善腹壁对肠管的压迫和内脏周围炎。大多数患儿不伴内脏周围炎，出生后常规处理即可，只有 10%~15% 的患儿伴严重的炎症反应，羊水置换对该部分患儿有效，而产前超

声区分这部分病例是相当困难的。

目前普遍认为，促使先天性腹裂患儿外露脏器尽快复位是治疗的最终目的。患儿出生后立即将肠管提离腹壁，用湿润生理盐水纱布覆盖脱出的肠管，外面置干纱布包裹，注意防止肠管发生扭转和绞窄。加强保温，胃肠减压，纠正水、电解质失衡。延迟手术将增加腹腔脏器的污染机会，可能导致肠坏死或肠穿孔等并发症。腹裂修补术宜尽早实施。

腹裂的预后总体来说是好的，有 85%~95% 的新生儿生存，且新生儿结局与进入羊膜腔内的小肠数量无关。据文献报道，腹裂胎儿宫内病死率为 10.6%，胎儿窘迫发生率为 43%，早产发生率为 40%~67%，IUGR 的发生率为 25%~48%。与腹裂有关的不良神经系统结局也有报道。腹裂的围生期发病率和死亡率不受分娩方式影响。

腹腔外肠管扩张和肠壁增厚可能与新生儿肠管损坏有关，但仍有争议，有研究认为，产前超声预测小肠并发症不可靠，小肠直径未超过临界值，新生儿死亡也常发生。

腹裂是多因素引起的畸形，多为散发，也有家

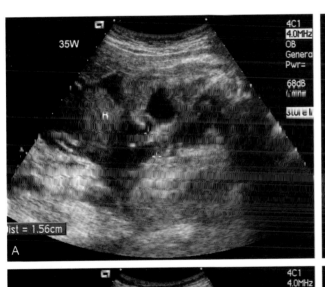

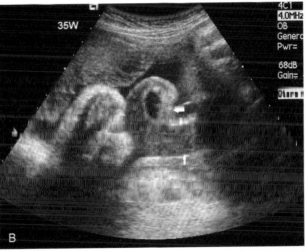

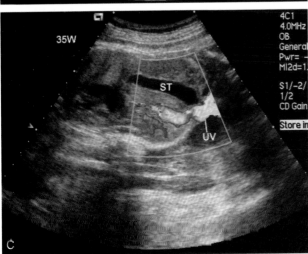

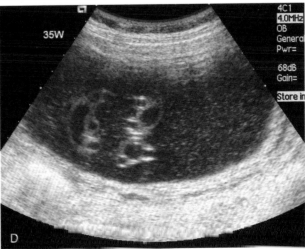

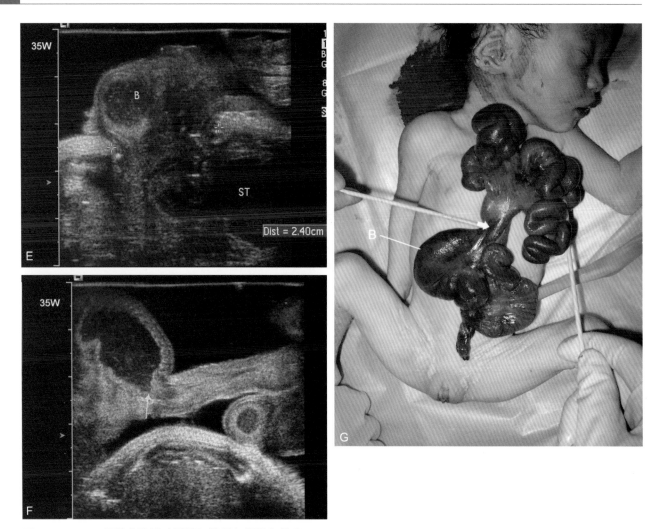

图 13-3-8 35周胎儿腹裂畸形并肠管局部梗阻和扩张

A．显示腹壁裂口大小及肠管通过裂口处（"＋＋"之间）；B．显示肠管局部狭窄（粗箭头所示）和扩张（细箭头所示），肠腔内容物多，充满致密点状低回声；C．彩色多普勒血流显像显示腹壁脐带入口正常；D．羊水内含有大量点状低回声翻动；E．产后高频超声显示腹壁缺损口大小（"＋＋"之间）；F．产后高频超声显示肠管局部狭窄与扩张（箭头所示）；G．标本照片，箭头所示为肠管狭窄处，缺陷位于脐带腹壁入口右侧。B．肠管；ST．胃；UV．脐静脉

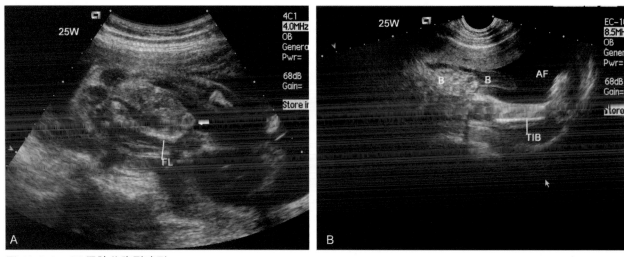

图 13-3-9 25周胎儿腹裂畸形

A．两大腿之间的外翻肠管（箭头所示）易误认为男性外生殖器；B．通过胎动后和高频探头扫查可明确显示为外翻小肠而非男性外生殖器。FL．股骨；AF．羊水；TIB．胫骨；B．肠管

族聚集性报道。腹裂较少伴染色体异常。Torfs 报道的在同胞中的再发风险约 4%，可能是对环境因素的遗传易感性所致。

三、肢体-体壁综合征

肢体-体壁综合征 (limb body wall complex, LBWC) 是复杂性的畸形组合，又称体蒂异常 (body stalk anomaly)，是由于前腹壁关闭失败所引起。肢体-体壁综合征是一种少见的严重腹壁缺陷，Forrester 报道的夏威夷 1986~1997 年发生率约 0.32/10 000。近年来，随着 NT 检查的开展，该畸形孕早期的发生率也随之增加，在孕早期检查人群中的发生率为 1/7 500~1/3 000。

【畸形特征】

该综合征具有广泛前侧腹壁裂、明显的脊柱侧弯、肢体畸形、颜面颅脑畸形、脐带极短等多种畸形，这些畸形可单独存在或合并存在，其特征性表现是羊膜绒毛膜不融合。因此，羊膜未覆盖脐带，但从脐带边缘呈片状伸出，与胎儿体壁及胎盘是连续的。

LBWC 形成的原因不完全清楚，但普遍认为是在胚胎发育 4~6 周时，由于出血、坏死、缺氧，导致胚胎组织发育不全或受损，从而导致腹壁闭合失败。也有学者认为在胚外体腔消失前即存在早期的羊膜破裂，LBWC 可能是另一种形式的羊膜带综合征，羊膜破裂发生在尾端，胚胎下半身从破口伸入胚外体腔，由于部分胚体位置固定，从脐动脉起源，形成脐带极短，腹壁缺损，脊柱畸形，肢体畸形。还有一种可能原因是胚胎三个轴向包卷过程发生异常，伴胚外体腔的消失障碍和羊膜腔的形成障碍。

肢体-体壁综合征常伴其他结构畸形，如结肠闭锁和狭窄、小肠闭锁、泄殖腔外翻、阴道闭锁、泌尿生殖系统闭锁、外生殖器缺如、肾发育不良、膈肌缺如、脊柱裂、胸腔发育不良等。该综合征染色体正常，但可有母体血清 AFP 升高。

【超声特征】

1. 超声检查者首先的印象就是于胎儿腹部区域探测到一个外形怪异、回声复杂的包块，有时包块可达胸前区，由于常伴羊水过少，包块与子宫壁紧贴，腹壁皮肤不易显示。

2. 由于脐带极短或无脐带，彩色多普勒显示很短一段脐带或不能显示，腹壁缺损处包块直接与胎盘相连。笔者遇到 5 例本病者，脐带均很短，最短一例仅 5 cm，且脐带血管无螺旋，单脐动脉，该例肝位于胎儿胸前，脐带直接进入肝（图 13-3-10）。

3. 脊柱侧弯是该综合征的一个特征性改变，见于 77% 的病例，腹壁缺陷合并脊柱侧弯时高度提示为 LBWC 可能（图 13-3-11）。

4. 95% 病例存在肢体畸形，包括足内翻、少指（趾）、骨关节弯曲、肢体缺失、单个前臂、裂手、裂足、桡骨和尺骨发育不良等。

5. 颜面、颅脑畸形主要有唇裂、脑膨出。40% 病例有颅脑畸形。

6. 其他合并畸形包括膈肌缺如 (74%)、肠道闭锁 (22%)、肾畸形 (65%)。

7. 40% 的病例可见羊膜带，提示有些畸形如缩窄、截肢等，可能由羊膜带引起。

8. 11~13^{+6} 周超声检查，可出现上述异常表现，对 LBWC 的孕早期产前诊断有重要意义。

【临床处理及预后】

肢体-体壁综合征是一种累及部位广泛的严重畸形，通常是致死性畸形，宫内自然流产率高。本病较少合并染色体异常。无复发风险。

四、泄殖腔外翻

泄殖腔外翻 (cloacal exstrophy) 是罕见的畸形组合，1978 年 Carey 等最先命名该畸形，主要包括脐膨出 (omphalocele)、内脏外翻 (exstrophy)、肛门闭锁 (imperforate anus)、脊柱畸形 (spina bifida)，故也称 OEIS 综合征。该类畸形胎儿自然流产和死产率高，活产儿中发生率为 1/200 000~1/400 000。孕期吸烟会增加胎儿发生该畸形的风险。

【畸形特征】

泄殖腔是由直肠泌尿生殖窦发育而来的原始结构，在胚胎发育的第 4~7 周时，泄殖腔被尿直肠隔分隔为背侧的直肠和腹侧的尿生殖窦。同时泄殖腔膜向会阴部退缩，被分割为背侧的肛膜和腹侧的尿生殖窦膜，尿直肠隔形成过程中，任何异常及尿生殖窦与直肠分离失败将形成永久的泄殖腔。当泄殖腔持续发育时，导致中胚层增生发育，脐下腹壁和生殖结节形成失败。如果泄殖腔膜不向会阴部退缩，双侧的中胚层只能在其下方融合，泄殖腔膜就成了膀胱的前壁。在胚胎第 9 周时泄殖腔膜消失，膀胱后壁暴露，最后膀胱外翻，且膀胱被分成两半，并由肠黏膜分开，均有各自的输尿管开口。这种异常发育同样也将引起腹壁和盆腔缺陷、肛门闭锁及脊柱畸形。泄殖腔膜在泄殖腔被尿直肠隔分隔为直肠和尿生殖窦之前消失，膀胱和直肠均暴露在外，造成泄殖腔外翻（图 13-3-12）。

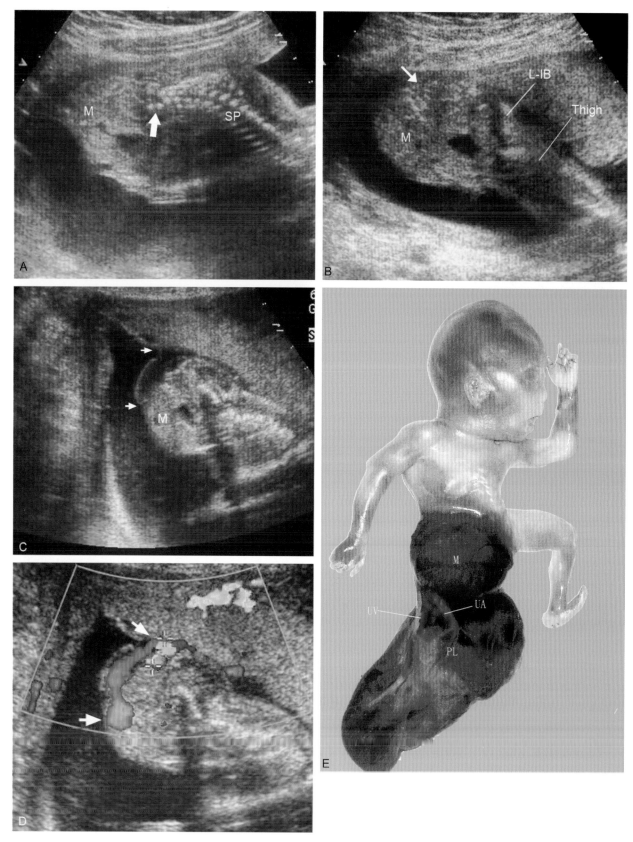

图 13-3-10　21 周胎儿肢体 - 体壁综合征

　　脊柱冠状切面显示脊柱（SP）腰段侧凸（粗箭头所示），下腹部腹壁连续性回声中断，腹腔内脏器从缺损处膨出，包块表面有包膜（图 A）；髂骨水平横切面显示右侧髂骨及下肢缺如（细箭头所示），左侧髂骨及左下肢存在，同时显示右侧下腹壁回声连续性中断，腹腔内脏器从缺损处膨出（图 B）；胎盘脐带入口处二维（图 C）及彩色多普勒（图 D）显示胎儿臀部及会阴、下腹壁与胎盘紧贴在一起，两者间仅可见较短脐静脉和脐动脉（短箭头所示）。标本正面照片（图 E）。M. 外翻包块；L-IB. 左侧髂骨；Thigh. 左侧大腿

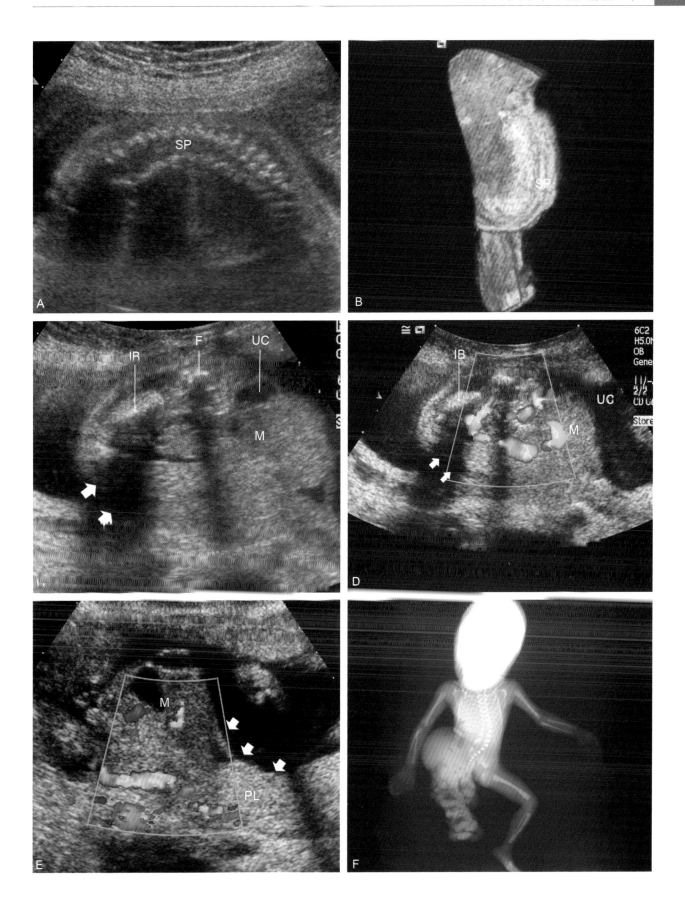

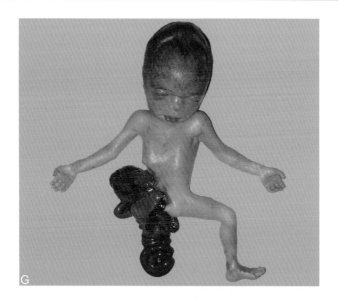

图 13-3-11　24 周胎儿肢体体壁综合征

　　脊柱冠状切面二维（图 A）及三维成像（图 B）显示脊柱（SP）胸腰段侧凸。髂骨水平横切面二维（图 C）及彩色多普勒（图 D）显示右侧髂骨及右下肢缺如（粗箭头所示），左侧髂骨（IB）及左下肢存在，同时显示右侧下腹壁回声连续性中断，腹腔内脏器从缺损处膨出，脐带（UC）短；在上图基础上侧动探头发现腹部外翻的脏器与胎盘粘连在一起（细箭头所示）（图 E）。标本 X 线片（图 F）及标本照片（图 G）显示脊柱侧弯、腹裂及右侧下肢缺如。M. 外翻包块；IB. 髂骨；F. 股骨

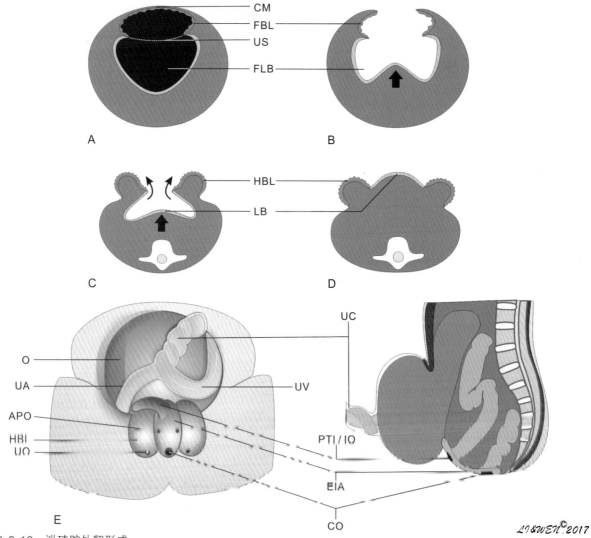

E

图 13-3-12　泄殖腔外翻形成

　　A、B. 泄殖腔膜（CM）发育成为腹部肌膀胱前壁肌层及浆膜层的间充质细胞移行障碍，而导致前腹壁及膀胱前壁缺损，且尿直肠隔（US）亦发育障碍，从而导致尿直肠隔缺损；C、D. 膀胱后壁及大肠后壁均暴露在外，并向外膨起，向外膨起的大肠壁（LB）把膀胱分为两半；E、F. 泄殖腔外翻腹侧观（图 E）及正中矢状切面观（图 F）：下腹部低位脐膨出，膀胱后壁暴露，膀胱外翻，膀胱被分成两半，并由外翻的回盲部肠黏膜（EIA）分开，左、右半膀胱均有各自的输尿管开口（UO），回肠的末端开口（IO）或脱出（PTI）于外翻的回盲部肠黏膜上端，而结肠开口于外翻的回盲部肠黏膜下端。FBL. 原始膀胱；FLB. 原始后肠；UA. 脐动脉；UV. 脐静脉；HBL. 半膀胱；O. 脐膨出；APO. 阑尾开口；CO. 直肠开口

泄殖腔外翻的合并畸形除涉及泄殖腔外翻的广泛畸形外，还可合并其他泌尿生殖道畸形，如多囊性发育不良肾、肾积水、隐睾，其他畸形如足内翻、胸廓发育不良、膈疝、脑积水、脊膜膨出、单脐动脉、腹水、脊柱畸形、髋关节脱位等，可与21三体合并存在。在男性胎儿，如果生殖结节发育失败尚可引起阴囊和阴茎裂及阴茎短小。

母体血清AFP升高，高达10倍于中位数，乙酰胆碱酯酶也升高，但未达到神经管缺陷水平。

【超声特征】

本病产前超声诊断较困难，尤其是下腹部膨出包块不明显时，产前超声诊断更困难。产前超声发现本病的重要线索是不能检出充盈的膀胱但羊水量却正常，如果同时又检出下腹部膨出包块时，出现此畸形的可能性会明显增加。

1. 低位脐膨出：脐以下腹壁回声缺损，并于缺损外可见实性低回声包块，包块形态怪异，脐带抽入处常位于包块的上部（图13-3-13B，图13-3-14B）。

2. 由于膀胱外翻并被外翻的肠壁分隔为半膀胱，双侧输尿管均开口于半膀胱，尿液直接排入羊膜囊内，因此，产前超声不能显示无回声的膀胱，但无羊水过少改变。

3. 由于盆腔腹中线融合失败，耻骨分离或缺如。

4. 可能存在骶尾部脊髓脊膜膨出（图13-3-13C，图13-3-14C、E），脊柱变形。

5. 膀胱后壁前移与缺损的腹壁边缘相融合时，产前超声区分腹壁和膀胱壁非常困难。

【临床处理及预后】

泄殖腔外翻需与其他腹壁缺陷如膀胱外翻、腹裂、肢体-体壁综合征等相混淆，胎儿MRI检查可供选择。该畸形常伴羊水过多和胎死宫内，应警惕早产和死胎。

患儿出生后用湿润生理盐水纱布覆盖脱出的肠管、膀胱等，加强保温，胃肠减压，纠正水、电解质失衡。进一步确定有无肾缺如、肾发育不良、肾盂输尿管积水、脊髓拴系、脊髓发育不良、椎体畸形、耻骨分离、先天性髋关节脱位等。染色体检查确定胎儿性别，如染色体核型为男性（46，XY），常出现阴茎发育不完全，可考虑尽早女性性别再造手术。

1960年前，该综合征常是致死性畸形，患者常死于肠梗阻和尿路感染。随外科手术的进步，生存率为90%～100%，少数病例死于早产和其他伴发畸形，但需要多次手术，行肠造口术和关闭外翻膀胱

以及使分离的耻骨联合合拢。通过一系列的膀胱和尿道重建手术，可达到排尿自控。

多数病例散发，也有家族和同胞发病的报道，家族中有泄殖腔外翻病例，其子代再发风险较正常人群高，提示了其中有遗传的原因，文献报道2例为胎儿染色体异常，分别为染色体缺失和不平衡易位。

五、羊膜带综合征

羊膜带综合征（amniotic band syndrome，ABS）也称羊膜破裂并发症，是由于羊膜带缠绕或粘连胎体某一部分，引起胎儿变形畸形或肢体截断的一组复合畸形。现代畸形学家也将其命名为ADAM复合畸形，即羊膜变形、粘连、肢体残缺复合畸形（amniotic deformation，adhesion，mutilation complex，ADAM complex），据估计活产儿发生率为1/15 000～1/1200，但实际发生率要高得多，其原因一方面羊膜带可能引起胎儿自然流产，另一方面临床上对此类畸形认识不足和羊膜带未引起胎儿畸形而漏诊。

【畸形特征】

羊膜自发性或医源性破裂后，羊水外流至羊膜囊外，羊膜部分或全部回缩，形成羊膜带，胚胎或胎儿进入胚外体腔，与羊膜带粘连，由于其束缚、压迫导致胎儿粘连、破坏，形成各种畸形，可以是轻微畸形，也可以是产后不能存活的严重畸形。胎儿被束缚缠住的部位是随机的，所形成的缺陷在分类上是非胚胎性的。胎头、躯干、肢体可单独受累或合并受累。引起的畸形种类常为多发性不对称性畸形，如肢体缺损、颅面缺损、脏器缺损及脊柱侧弯等（图13-3-15）。

胎儿与粗糙的绒毛膜摩擦或胎儿吞下羊膜带，使胎儿头面部与羊膜粘连，造成颅骨部分缺损、脑膨出、不规则唇裂、腭裂等。ABS的面部裂多为非对称性分布，ABS的无脑畸形特征为颅的某一部分不对称存在，ABS的脑膨出为非正中部位。

如果羊膜与腹壁粘连，可引起腹壁缺损及腹裂。由于腹裂畸形极少出现单独肝外翻，而在ABS腹壁缺陷时，肝单独外翻则很常见。ABS的躯干缺陷可能比较广泛，除了腹部外，还可能累及胸部，形成胸腹联合裂，心脏、肝、肠外翻，这种情况除了腹壁缺陷和器官外翻，还常常出现脊柱畸形，包括脊柱后凸、前凸、侧弯和明显的成角畸形，脊柱严重

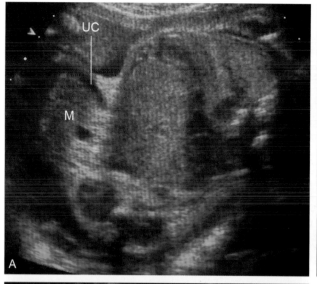

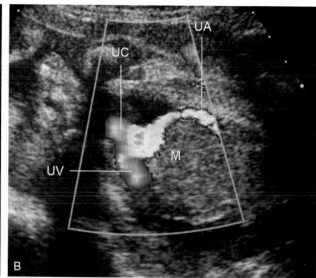

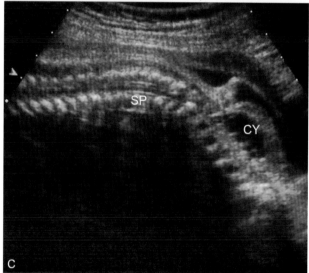

图 13-3-13　24 周胎儿泄殖腔外翻

　　腹部矢状切面（图 A），脐孔下方的腹壁回声连续性中断，腹腔脏器从缺损处向外膨出，其表面有膜状物包绕；盆腔水平横切面（图 B），下腹部膨出一包块，膀胱未显示，但羊水量正常。60 min 后复查，膀胱仍未显示。脊柱矢状切面（图 C），腰骶尾部椎弓裂开，马尾及脊膜从缺损处向外膨出，其表面可见皮肤组织覆盖。UC. 脐带；UV. 脐静脉；UA. 脐动脉；M. 包块；SP. 脊柱；CY. 囊性包块

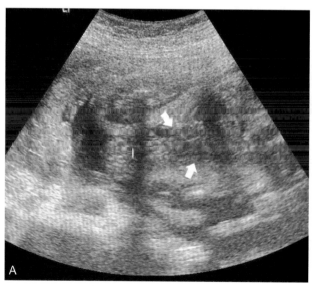

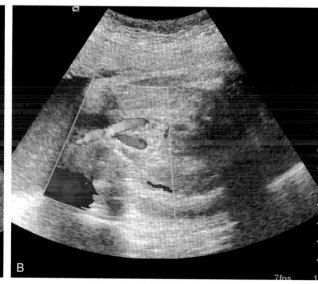

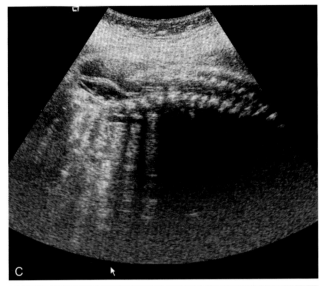

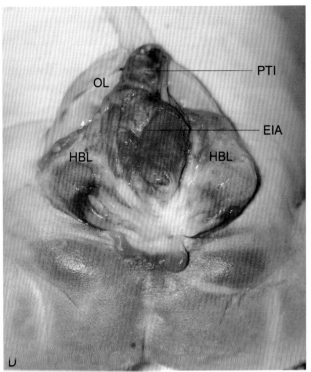

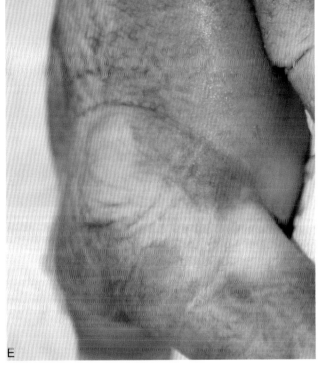

图 13-3-14　29 周胎儿泄殖腔外翻

下腹部横切面（图 A），腹壁回声连续性中断（箭头所示），肠管（I）从缺损处向外膨出，其表面有膜状物包绕；盆腔水平横切面（图 B），膀胱未显示，但羊水量正常。60 min 后复查，膀胱仍未显示。脊柱矢状切面（图 C），骶尾部椎管裂开，马尾及脊膜从缺损处向外膨出，其表面可见皮肤组织覆盖。标本下腹部腹侧观（图 D），下腹壁的前腹壁缺损，膀胱后壁及回盲部的肠黏膜外翻成为前腹壁。膀胱被回盲部的肠黏膜分成两半，均有各自的输尿管开口，回盲区肠黏膜中央可见回肠末端膨出（PTI），低位膨出（OL），肛门闭锁，标本背侧观（图 E），骶尾部稍偏右侧膨出，囊性包块，包块表面有片状皮肤组织覆盖，进一步解剖证实为闭合性脊柱裂。HBL. 半膀胱；EIA. 外翻的回盲部肠黏膜

受累时，可发生脊柱截断畸形。

羊膜缠绕胎肢体、手指或足趾，可发生各种肢体畸形，肢体畸形可以单独存在或与上述畸形合并存在，非对称性截断可累及 1 个或多个指（趾）或肢体的某一部分，由羊膜带引起的肢体局部缩窄环，可使其远端发生淋巴水肿。

如果羊膜是在早孕期破裂，即在胚胎形成时期，绒毛膜腔的纤维带可能会影响正常胚胎发育，因此，ABS 也可以出现典型的脑膨出、脐膨出等胚胎畸形。

【超声特征】

1. 羊水中可见漂浮的带状回声，黏附于胎儿。

2. 羊膜带粘连处的胎儿身体部分可出现畸形，

胎头、躯干、肢体可单独受累或一并受累，但均有各自的特征有助于诊断。其特征主要为多发性、不对称性、不规则畸形（图 13-3-16～图 13-3-19）。

（1）头颅畸形：无脑畸形、脑膨出较常见。无脑畸形可能存在不对称的某个部位颅骨缺损；脑膨出往往为非正中性的，可发生于颅骨任何部位。

（2）躯干畸形：广泛腹壁皮肤缺损，肝、脾、胃、肠管、膀胱等脏器和心脏均外翻在少量的羊水内，由于腹腔内极度空虚，故可见脊柱呈"V"形向腹侧屈曲。

（3）肢体畸形：肢体的环状缩窄和截断是诊断ABS 的最有效依据，其特征为截断肢体部位远端胃

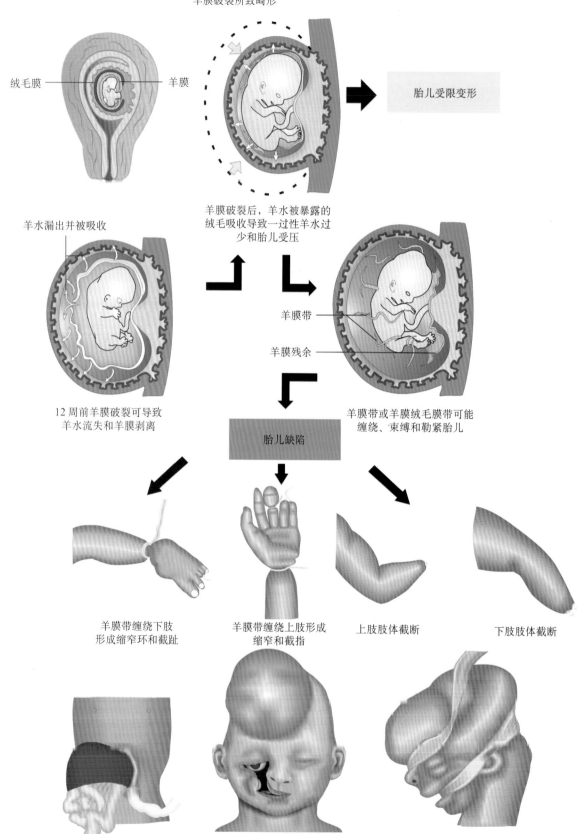

羊膜破裂所致畸形

绒毛膜 ── ── 羊膜

胎儿受限变形

羊膜破裂后，羊水被暴露的
绒毛吸收导致一过性羊水过
少和胎儿受压

羊水漏出并被吸收

羊膜带

羊膜残余

12周前羊膜破裂可导致
羊水流失和羊膜剥离

羊膜带或羊膜绒毛膜带可能
缠绕、束缚和勒紧胎儿

胎儿缺陷

羊膜带缠绕下肢
形成缩窄环和截趾

羊膜带缠绕上肢形成
缩窄和截指

上肢肢体截断

下肢肢体截断

羊膜带导致腹裂畸形

羊膜带导致不规则面裂和脑膨出

羊膜带导致头部缩窄

图 13-3-15　羊膜带综合征形成机制

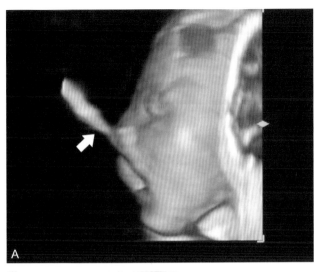

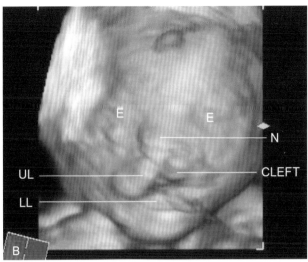

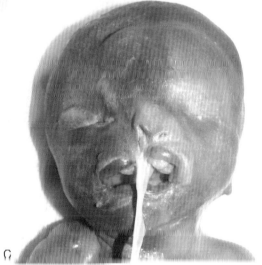

图 13-3-16 24 周胎儿羊膜带综合征
颜面三维成像侧面观（图 A）及正面观（图 B）显示左侧上唇不规则唇裂（CLEFT），有一粗大羊膜带粘连在缺损处（箭头所示），该羊膜带向上牵拉，上唇及鼻部明显变形，眼距明显增宽。标本照片（图 C）。E. 眼；N. 鼻子；UL. 上唇；LL. 下唇

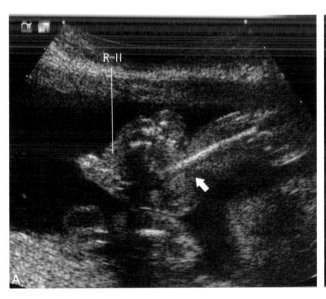

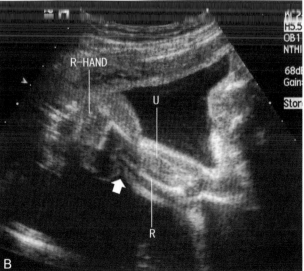

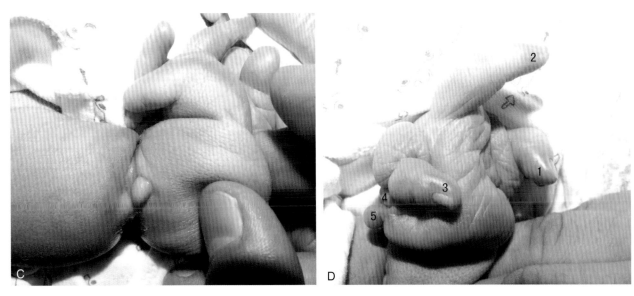

图 13-3-17　30 周胎儿羊膜带综合征

　　右手及前臂矢状切面 (图 A) 及冠状切面 (图 B) 显示前臂远端存在切迹很深的缩窄环回声 (箭头所示),缩窄远端前臂及手明显水肿,实时超声下,可显示拇指及示指形态正常,其余 3 指形态明显异常。新生儿右手照片 (图 C、D)。R-H (HAND). 右手;U. 尺骨;R. 桡骨

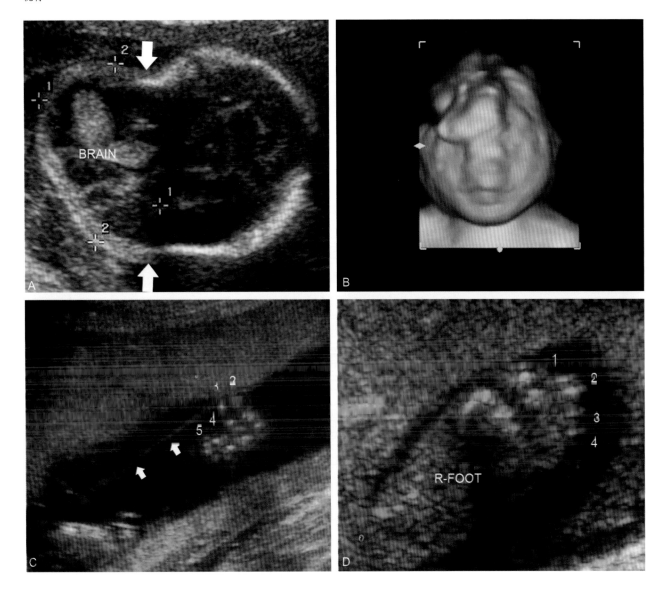

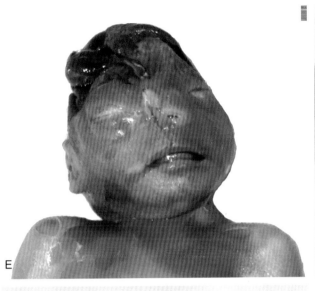

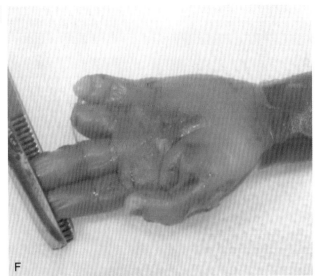

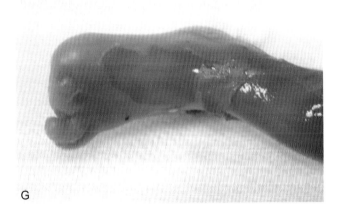

图 13-3-18　23 周胎儿羊膜带综合征

颅脑横切面（图 A）显示额部颅骨连续性回声中断，脑组织（BRAIN）从缺损处向外膨出；颜面部三维成像（图 B）正面观显示胎儿头部形态明显变形，额部膨出一包块；左手冠状切面（图 C）显示 4、5 指中节指以远截断，有一羊膜带粘连于手指；右足足底平面（图 D）显示部分足趾缺如；标本细部部分畸形照片（图 E）；右手照片（图 F）；右足照片（图 G）

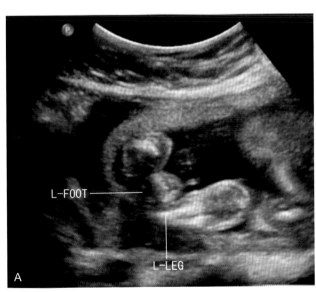

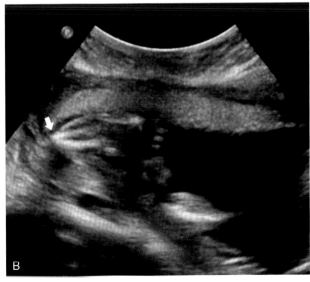

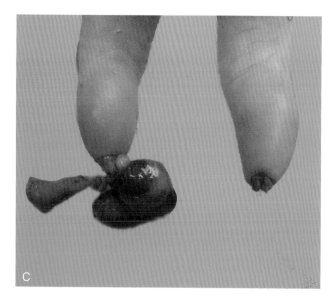

图 13-3-19　21 周胎儿羊膜带综合征（福建省妇幼保健院提供）

左侧小腿长轴切面（图 A）显示左侧小腿（L-LEG）远端严重缩窄坏，即将截断小腿，左足（L-FOOT）位于小腿的内侧，足趾全部缺如，实时超声下左侧小腿运动时，左足似摆钟般随着小腿运动而摆动。右侧小腿长轴切面（图 B）显示右侧小腿截断（箭头所示），断端的胫骨及腓骨的残端暴露在外。双下肢标本照片（图 C）

骺突出在软组织外。并指（趾）及足内翻畸形也常见于该综合征，并指（趾）在羊水过少的情况下超声很难诊断，但只要发现指（趾）处有膜状回声，即应警惕该畸形可能。

（4）颜面部畸形：常表现为不规则、非常见部位的唇、腭裂，鼻发育异常。

3．胎动多受限制。

4．常合并羊水过少。

5．三维超声有助于羊膜带综合征各种畸形的显示与分析。

【注意事项】

有明显 ABS 的畸形特征者，产前超声一般能做出诊断，但是畸形特征轻微、或仅有缩窄环、或仅有某个指（趾）异常者，产前超声诊断就变得非常困难。产前超声并非必须显示羊膜带才能诊断为 ABS，但若能发现羊膜带则有助于 ABS 的诊断，诊断 ABS 不是靠观察到羊膜带而主要靠发现特征性的畸形。在正常情况下，有几种情况可以观察到羊水内带状回声，勿误认为羊膜带综合征的羊膜带：①在妊娠 16 周以前，未与绒毛膜融合的正常羊膜可表现为线状回声；②破膜、羊膜分开后（通常在羊膜腔穿刺术后）；③双羊膜腔的双胎妊娠之间的隔膜；④轮状胎盘突入羊膜腔内的部分较薄时，也可表现为膜状回声；⑤纵隔子宫妊娠纵隔突入羊膜腔，表现为从宫底部突向羊膜腔的厚带状回声；⑥宫腔粘连带亦呈膜状回声。

【临床处理及预后】

羊膜带综合征因发生畸形的部位、程度不同，临床处理及结局也不一。如果仅是一条羊膜带而不伴有胎儿结构异常，可不需特殊处理。如为小的粘连带及手指、脚趾的淋巴水肿则预后较好。多发严重畸形往往是致死性的。

严重畸形者预后差。畸形轻者，可行胎儿镜松解肢体羊膜束带的治疗，松解后的肢体可恢复正常。宫内手术应选择在比较早的孕期进行。Crombleholme 等曾对羊膜带综合征的胎羊模型应用胎儿镜行松解肢体羊膜束带治疗，并与对照组比较。松解后的肢体可恢复正常发育，而未松解者则发生明显的肢体畸形。

多数病例散发，无再发风险。有报道由埃勒斯 - 当洛斯综合征Ⅲ型和成骨不全引起的羊膜带综合征，再发风险取决于原发畸形。也有报道该畸形与美沙酮、麦角酸酰二乙胺等致畸因素有关，如再次暴露于致畸源则增加再发风险。

六、脐膨出 - 巨舌 - 巨体综合征

脐膨出 - 巨舌 - 巨体综合征(exomphalos-macroglossia-gigantism syndrome) 也称 beckwith-Wiedemann 综合征，包括脐膨出、巨舌、巨体等。巨体指体重和身长均超出正常标准。本病由 Beckwith 在 1963 年和 Wiedemann 在 1964 年首先对该综合征进行了详细描述，发生率在活产儿中约为 0.72/10 000，文献报道超过 500 例。

据文献报道，导致该综合征的原因有多种，主要因素包括如下几种：①染色体 11p15 区 IC2 甲基化区域丢失（占 50%）；② 11 号染色体父源性单亲二倍体（uniparental disomy，UPD）（占 20%）；③染色体 11p15 区 IC1 甲基化区域的获得（占 5%）；④染色体 11p15 区父源性单亲二倍体，母源

性的倒置或易位（占 1%）；⑤试管婴儿（IVF）患此综合征的风险将增加 3~4 倍。

【畸形特征】

典型 Beckwith-Wiedemann 综合征包括脐膨出、巨舌、巨体，脐膨出是本综合征最突出的畸形，巨舌是常见的表现，内脏肥大特别是肾、胰腺及肝增大也是该综合征的重要表现。其他合并畸形有膈疝、心脏畸形、耳垂裂隙。

患者在儿童期具有较高的母细胞瘤发生率，尤其是肾母细胞瘤及肾上腺皮质癌。

【超声特征】

1. 脐膨出的超声表现与一般脐膨出表现相似，主要是腹壁缺损、腹腔内容物向外膨出、表面有膜状物覆盖及脐带位于包块顶端（图 13-3-20C、G）。

2. 巨舌产前超声诊断主要通过胎儿颜面部正中矢状切面、鼻唇冠状切面显示，表现为舌巨大，向

口腔外突出且不能回纳入口腔内，舌总是位于上下唇的咬合线之外（图 13-3-20A、B、F）。

3. 巨体主要表现为肾和肝肥大，胎儿腹围明显超过相应孕周（图 13-3-20E），肾周长或直径超过腹围的 1/3（图 13-3-20D）。

4. 羊水过多，胎盘异常如部分绒毛退化。

5. 合并膈疝、心脏畸形时，产前超声有相应表现。

【临床处理及预后】

患有该综合征的新生儿死亡率将提高，其并发症主要有早产、巨舌、低血糖、肿瘤及心肌病（较罕见）。存活儿幼儿期的预后较好，但青春期或成年后有可能产生并发症（如肾髓质发育不良、男性生育力低下）。这些问题可能与某些特定分子亚型有关。

约 85% 的病例为散发，约 15% 为常染色体显性遗传。散发病例中，约 1% 存在染色体畸变。显

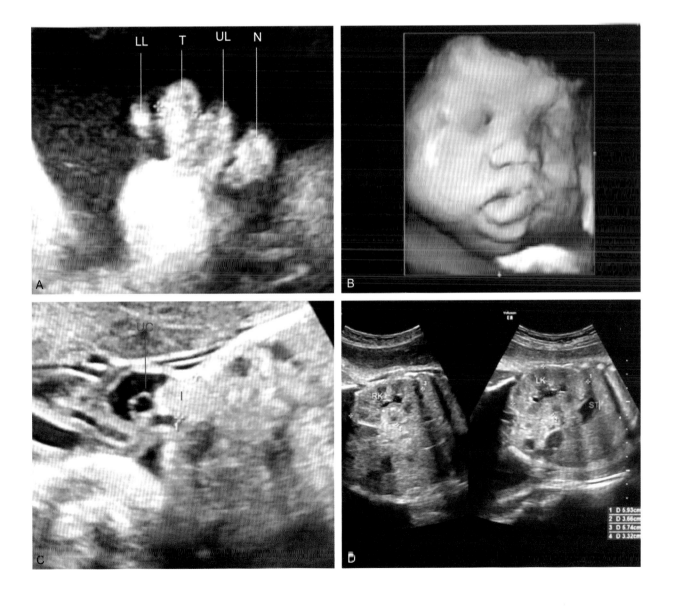

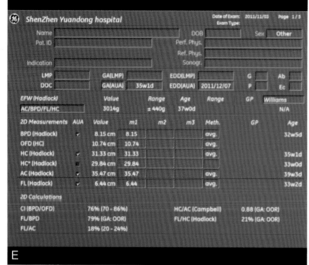

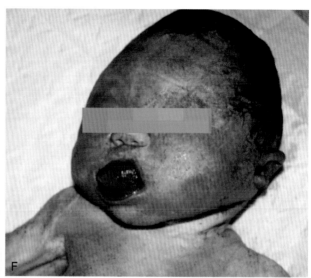

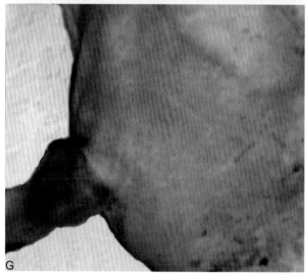

图 13-3-20　32 周 Beckwith-Wiedemann 综合征（深圳市远东妇儿科医院和于娟提供）

鼻唇冠状切面（图 A）及颜面三维成像正面观（图 B）显示舌（T）巨大，向口腔外突出，位于上下唇的咬合线之外。脐带腹壁入口水平腹部横切面（图 C）显示腹壁连续性回声中断，肠管（I）从缺损处向外膨出，其表面有膜状物包绕。左、右肾矢状切面（图 D）显示双侧肾明显较正常增大，左肾大小 5.9cm×3.7cm，右肾大小 5.7cm×3.3cm。胎儿生长指数表（图 E）显示腹围明显较正常大，大小相当于 39 周 3d。巨舌标本照片（图 F）。脐膨出标本照片（图 G）。UL. 上唇；LL. 下唇；N. 鼻

性遗传者部分呈现 CDKN1C 基因突变。

七、腹肌发育缺陷综合征

腹肌发育缺陷综合征（prune-belly syndrome，PBS）又称梅干腹综合征，是一种罕见先天畸形，更多见于男性，包括腹壁肌肉缺陷（缺如或发育不良）、膀胱过度扩张、输尿管扩大、睾丸未降等畸形。该综合征可能与尿道狭窄、尿道发育不全、后尿道瓣膜、泄殖腔的持久存在有关。PBS 腹壁完好，常有羊水过少。

发生率在活产儿中约 0.25/10 000，主要见于男性。

病因不明。多数学者认为可能是由于多种因素导致中胚层腹壁和泌尿系肌肉发育终止所引起。关于其发病机制，较为广泛接受的是尿道梗阻学说，认为 PBS 的发生是由于早期尿道梗阻导致膀胱过度扩张，进而导致腹壁肌肉发育不良以及睾丸下降障碍，而膀胱排尿障碍又引发了羊水过少、肺发育不良、颜面部畸形等继发改变。然而尿道梗阻假说并不能解释其他系统畸形的高发生率，并且有研究发现许多患儿在泌尿系畸形出现以前已出现腹壁变薄。胚源性假说可更好地解释尿道梗阻假说无法解释的病变，同时在胚胎发生的时间顺序上也较具说服力，认为胚胎发育 6～10 周时中胚层发育停滞，导致多系统畸形同时发生。

【畸形特征】

约 75% 的患者合并其他系统畸形，较多见为骨骼肌肉系统、消化道、颜面部以及心、肺畸形等。

1. 腹壁肌肉缺如或发育不全，腹部异常膨隆。在新生儿则可见皮肤褶皱，外形像"梅脯"，故有"梅干腹"（prune-belly）之称。

2. 膀胱、输尿管及尿道肌层发育不良或后尿道瓣膜及合并肠旋转不良等，膀胱、输尿管扩张肥

大、肠管扩张，在新生儿腹部扪及肠管和膀胱等脏器，常有睾丸未降。

3. 本病还合并其他畸形如肠旋转不良、先天性髋关节脱位、足畸形及肛门直肠闭锁等。

【超声特征】

由于该综合征主要表现为巨大膀胱与腹部异常膨隆，故超声在胎儿胸腹部矢状切面上显示腹部较胸部明显膨隆和巨大膀胱时，应警惕该综合征可能，进一步详细检查与该综合征有关的其他畸形如下。

1. 膀胱巨大，充满整个下腹部（图13-3-21A、B）。一般情况下，胎儿约40 min排空膀胱1次，因此如果超声显示膀胱巨大，过度充盈，可间隔40～60 min再次观察，如果始终维持巨大膀胱，结合其他表现可诊断本综合征。

2. 胸腹部矢状切面表现为腹部较胸部明显膨隆。

3. 腹部横切面和矢状切面，腹壁菲薄，腹壁各层次不能分辨，仅表现为一薄的强回声带。

4. 输尿管异常扩张，呈串珠样弯曲扩张。

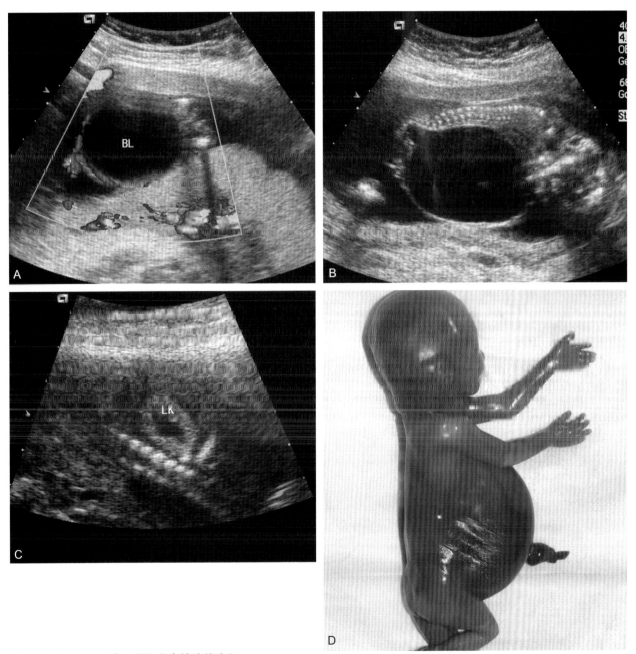

图13-3-21　20周胎儿腹肌发育缺陷综合征

盆腔水平横切面彩色多普勒（图A）显示盆腔内巨大膀胱（BL）占据整个腹腔，膀胱壁较厚，脐动脉位于膀胱两侧。正中矢状切面显示膀胱及后尿道均明显扩张，呈"钥匙孔征"（箭头所示），腹壁菲薄，仅表现为一薄的强回声带，腹部较胸部明显膨隆（图B）。左肾冠状切面显示左肾（LK）肾盂扩张，肾实质回声增强（图C）。标本照片侧面观（图D）显示腹部异常膨隆，腹壁薄弱，腹壁皮肤皱褶

5. 双肾盂分离或积水（图 13-3-21C）。

6. 阴囊内空虚，无睾丸显示。

7. 其他畸形，如足畸形，可有明显足内翻畸形表现；肠旋转不良和（或）肛门直肠闭锁，可表现为异常肠管扩张。

8. 由于肾功能受损或由于梗阻性尿道瓣膜，无尿排入羊膜腔，故可合并羊水过少。如为后尿道瓣膜，常有典型表现（第 10 章）。

【临床处理及预后】

PBS 胎儿常合并其他结构畸形，预后与其肾功能的受损程度密切相关。如果孕早期即存在严重的尿路梗阻，预后差；如果尿路梗阻表现轻微，则预后较好。

据报道 PBS 死胎或生后 1 个月内死于肺发育不良或肾功能不良占 20%，2 岁以内死亡占 50%，多因尿路功能性梗阻和感染所致的进行性肾损害最终导致尿毒症和（或）败血症。随着外科手术的进步和宫内治疗的开展，目前 PBS 的治疗包括早期宫内治疗和出生后外科手术治疗。如胎儿无其他系统畸形、无染色体异常、肾功能未受影响，可实施膀胱羊膜腔分流术，对提高生存率、改善胎儿预后意义较大。Biard 等随访了 20 例膀胱羊膜腔分流术后的 PBS 患儿，其中 1/3 需要透析和肾移植，大多数患儿肾和膀胱功能较令人满意。出生后外科手术治疗包括胎儿腹壁矫形术、泌尿系改良术、睾丸固定术以及纠正其他系统畸形的手术。在未合并其他系统严重畸形的情况下，PBS 患儿的长期生存率尚可。

据报道 PBS 大多为散发病例，但国外仍可见少数家族性的报道：Ramasamy 等报道 1 例非双胎兄弟均患有 PBS，同时回顾 11 例文献报道的家族性 PBS，认为 PBS 是受性染色体干扰的常染色体隐性遗传。

八、Cantrell 五联征

Cantrell 五联征（pentalogy of cantrell）包括脐膨出，心脏异位，下部胸骨、前膈及心包缺陷 5 个畸形。该综合征的特征性标志是脐膨出和心脏异位合并存在，该畸形极罕见，文献报道不到 100 例，男、女发生率相等，发生率为 1/65 000～1/200 000。该畸形组合由 Cantrell 等于 1958 年首先描述。病因不详，可能由于妊娠 14～16d 中胚层发育异常，两侧体壁融合失败所致。

【畸形特征】

该综合征为一组畸形组合，学者 Toyama 等建议将 Cantrell 五联征的诊断分为以下 3 类：①明确诊断，表现为 5 种畸形并存；②疑似诊断，表现为 4 种畸形（其中必须包括心脏异位和脐膨出）；③不完全诊断，表现为任意几种畸形的组合（但必须包括胸骨缺陷）。

本病是由于腹壁发育缺陷所致。腹壁缺陷可以很小，仅局部缺损，也可为巨大的脐膨出，肠管、肝、心脏均可疝出，表面覆盖一层透明膜。该综合征的脐膨出常更偏向头侧，异位心可能仅表现为部分心脏位于胸腔外，也可表现为整个心脏位于胸腔外，可有胸腔积液、心包积液。

本病可合并心血管畸形、颜面及颅脑畸形。心血管畸形主要包括心内膜垫缺损（50%）、室间隔缺损（20%）、法洛四联症（10%）。其他合并畸形包括唇裂、小颌、小眼、耳低位、脊柱后凸侧凸、脊柱裂、指（趾）侧弯、露脑畸形、并腿畸形、泄殖腔外翻、左肺缺如、单脐动脉、腹水。也有报道合并 13 三体、18 三体等异常，这些复杂畸形也可见于单卵双胎。

【超声特征】

1. 腹壁局部皮肤缺损，缺损可以很小，表现为少量肠管或肝向外膨出（图 13-3-22A、C、D）；也可以很大，表现为巨大脐膨出，肠管、肝、心脏均可向外膨出，并且包块略偏向头侧，位于脐孔的上方，表面覆盖一层强回声膜。

2. 心脏部分向胸腔外膨出，也可表现为整个心脏位于胸腔外，这是该综合征的一个特征性表现（图 13-3-22B、C、D）。

3. 可有胸腔积液、心包积液声像特征。

4. 虽然产前超声可早在 17 孕周即能明确诊断该综合征，但羊水过少时，可能漏诊，由于其畸形表现复杂，常误诊为羊膜带综合征。

【临床处理及预后】

Cantrell 五联征常合并其他结构畸形和染色体异常。26%～65% 的患儿可能发生早产，6%～35% 的患儿可能发生宫内生长迟缓。对于 Cantrell 五联征患儿的分娩方式，除有妊娠合并症外，建议阴道分娩。

Cantrell 五联征的预后取决于腹壁缺损的大小，心脏畸形及其他合并畸形的严重程度，畸形较轻时，可行外科手术修补。

本病为散发性，单卵双胎中可同时发生。一些研究报道，本病与 18 三体、21 三体有关。也

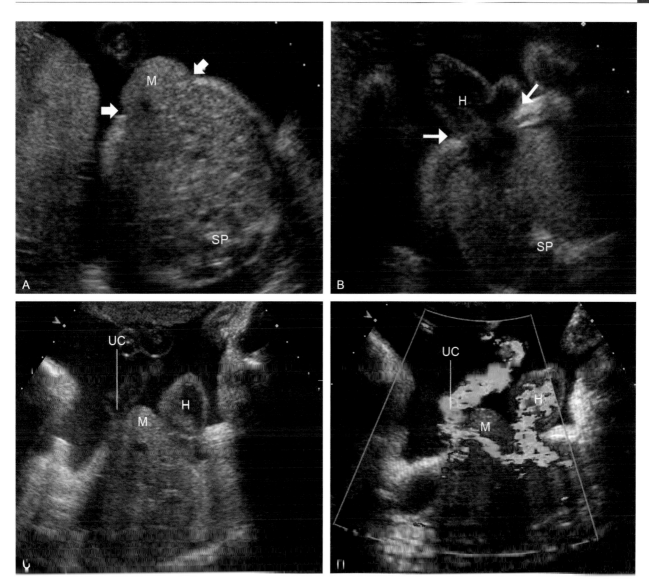

图 13-3-22　30 周胎儿 Cantrell 五联征

上腹部横切面（图 A）显示腹部形态明显异常，前腹壁连续性回声中断（粗箭头所示），部分肝从缺损处向外膨出，膨出的肝表面可见带状物围绕。胸腔下部横切面（图 B）显示前胸壁中线处连续性回声中断（细箭头所示），心脏（H）从缺损处向外膨出，心脏在羊水中跳动。胸腹矢状切面二维（图 C）及彩色多普勒（图 D）显示下部前胸壁缺损，心脏外翻到羊水中，心脏表面无心包覆盖，脐孔上腹壁连续性回声中断，肝从缺损处向外膨出。M. 包块；UC. 脐带；SP. 脊柱

有报道家族中 3 兄弟均有前膈缺陷，其中 2 人为 Cantrell 五联征，另有学者报道同一家族中 14 人受累，认为本病与家族性 X 连锁遗传有关，基因所在区域为 Xq22-q27，再发风险约 25%。

（李胜利　陈琮瑛　马　娅　杨晓娟

纪学芹　和于娟　吴　菊　袁志英）

第 14 章

胎儿水肿

胎儿水肿 (hydrops fetalis) 是较常见的胎儿异常之一，过多的液体在组织间隙和体腔内积聚称为水肿。孤立的囊性淋巴管瘤、胸腔积液、心包积液或腹腔积液不能称为水肿。水肿不是独立的疾病，而是一种重要的病理过程。发生在皮肤及皮下组织者，表现为四肢、躯干、颜面和会阴部等皮肤皮下组织水肿。发生于体腔内者，则称之为积液，如心包积液、腹水、胸腔积液等。

胎儿水肿可分为免疫性和非免疫性两大类。免疫性水肿 (immune hydrops) 是由红细胞抗体引起的同种免疫，占胎儿水肿的 10%~20%。其他原因引起的水肿为非免疫性胎儿水肿 (non-immune fetal hydrops, NIFH)。

一、免疫性水肿

免疫性胎儿水肿主要由于血型不合导致胎儿贫血引起的。目前，已发现有 50 多种抗红细胞抗体可导致胎儿宫内贫血，Rh 血型不合是最常见的，ABO 血型不合占极少数。因为 ABO 血型抗体主要是 IgM，不能通过胎盘。当有 IgG 抗体产生时，则可以通过胎盘而导致胎儿贫血以致胎儿水肿，但非常少见。

在 Rh 血型不合中，最常见的有抗 D、抗 K1 和抗 c 抗体引起的胎儿贫血。Rh 血型不合是指母亲与胎儿 Rh 中抗原存在不一致。以 RhD 抗原为例子，D 抗原存在为 Rh 阳性，D 抗原不存在为 Rh 阴性。当 Rh 阴性的母亲第一次怀上 Rh 阳性的胎儿，在没有预防的情况，胎儿红细胞会进入母体血液中，其胎儿 Rh 抗原激发母体免疫系统产生抗体，一般初次致敏后产生的抗体滴度低而不致于导致胎儿贫

血。当该孕妇再次怀上 Rh 阳性的胎儿时，免疫应答反应会很快发生，此次免疫应答产生高滴度 IgG 抗体，该抗体能通过胎盘进而攻击红细胞引起胎儿溶血和贫血。大多数 Rh 血型不合引起的胎儿或新生儿溶血性疾病是轻至中度的，仅 20%~25% 是重度的且在宫内表现为胎儿水肿。发生宫内水肿的孕周不一。我国汉族妇女绝大多数是 Rh 阳性的，Rh 阴性的仅占 0.34%，故新生儿溶血病极为少见，且产前的预防、监测、治疗手段都有很大的进展。现在临床上很少出现胎儿严重免疫性水肿。我国 ABO 血型不合虽然较常见，占妊娠总数的 20%~25%，但一般病情较轻，危害性较小，引起胎儿免疫性水肿十分罕见。有关胎儿宫内贫血的临床处理，参见第 24 章胎儿宫内治疗进展。

二、非免疫性水肿

NIFH 在活产胎儿中的发生率不高，为 1/4000~1/1500，但所报道的发生率尚受到水肿胎儿宫内死亡、水肿自行消退和不同地区不同检查方法等因素的影响，所以，胎儿 NIFH 的真正发生率更高。

引起胎儿 NIFH 原因有许多（表 14-0-1），其中最常见的胎儿异常包括心脏畸形、心律失常、染色体异常、复合畸形、胸部畸形、血液病、遗传性疾病、感染等，50% 以上的 NIFH 由上述原因引起，另 13.4%~35.8% 未能发现明确病因，即使产后病理解剖也不能明确其病因。在不同地区和人种中引起胎儿水肿的主要原因不同，在东南亚胎儿水肿的主要原因是纯合子 α-珠蛋白生成障碍性贫血，相反，在白种人中主要是心血管异常、感染、染色体异常等原因引起的胎儿水肿。在我国华南及西南各

表 14-0-1　非免疫性水肿的常见病因

分　类	具体原因
特发性胎儿水肿	不明
心脏异常	左心发育不良、房室共道畸形、房间隔缺损、室间隔缺损、法洛四联症、右心发育不良、埃布斯坦综合征、单一动脉干、大动脉转位、主动脉狭窄或闭锁、肺动脉狭窄或闭锁、心肌病、心内膜弹力增生症、动脉导管早闭、卵圆孔早闭、横纹肌瘤、心包间畸胎瘤
心律失常	室上性心动过速、心房扑动、心脏传导阻滞、预激综合征
染色体异常	21 三体、18 三体、13 三体、特纳综合征、三倍体、四倍体、18q+、13q-
血液疾病	A- 珠蛋白生成障碍性贫血、葡萄糖 -6- 磷酸脱氢酶缺乏症、红细胞酶缺陷
胸部异常	先天性肺囊腺瘤、肺隔离症、膈疝、乳糜胸、肺淋巴管扩张、胸内肿块（畸胎瘤、平滑肌肉瘤）、支气管囊肿
遗传综合征	先天性关节挛缩、多发翼状胬肉综合征、Noonan 综合征、Pena-Shokeir 综合征、Cornelia de Lange 综合征、结节性硬化、腹肌发育缺陷综合征、肌强直性营养不良、Neu-Laxova 综合征
感染性疾病	巨细胞病毒、B19 微小病毒、弓形虫、梅毒、疱疹病毒、柯萨奇病毒、水痘、呼吸道合胞体病毒等感染
骨发育不良	软骨不发育、成骨不全、低磷酸酯酶症、短肋多指综合征、致死性侏儒、窒息性胸廓发育不良、变形性骨软骨营养不良、目软骨发育不良、软骨营养不良、纵骨发育不良
胃肠道异常	膈疝、食管或肠闭锁、肛门闭锁、中肠扭转、腹膜炎、十二指肠憩室、肠重复畸形、肠旋转不良
泌尿生殖道异常	芬兰型先天性肾病、发育不良肾、多囊肾、肾静脉血栓、膀胱出口梗阻、肾发育不全
肝脏异常	肝纤维化、胆汁淤积、多囊肝、胆道闭锁、肝钙化、巨细胞肝炎、门脉高压性肝硬化、肝坏死
肿瘤性病变	神经母细胞瘤、畸胎瘤、先天性白血病、肺平滑肌肉瘤、肝血管内皮瘤
代谢性疾病	戈谢病、GM1 神经节苷脂沉积症、黏多糖贮积症、半乳糖涎酸贮积症、肉毒碱缺乏症、丙酮酸激酶缺乏症
中枢系统异常	脑膨出、颅内出血、Galen 静脉瘤、脑穿通畸形合并肌肤体缺失
血管异常	动静脉畸形、脐静脉血栓、血管内皮瘤、动脉钙化、脑血管瘤
胎盘／脐带异常	胎盘血管瘤、绒毛膜静脉血栓、脐带扭转、脐带真结、脐带血管破裂、胎盘血管血肿
母体异常	Mirror 综合征、严重贫血、糖尿病、血液蛋白不足、服用吲哚美辛

引自：Holzgreve W, Holzgreve B, Curry CJ, Nonimmune hydrops fetalis: diagnosis and management. Semin Perinatol, 1985, 9(2)：52-67; Romero R, Pilu G, Jeanty P, et al. Nonimmune hydrops fetalis. In Romero R, Pilu G, Jeanty P, Ghidini A, Hobins JC (eds): Prenatal Diagnosis of Congenital Anomalies. Norwalk, Appleton And Lange, 1988; 414-426; Jones DC: Nonimmune fetal hydrops：diagnosis and obstetrical management. Semin Perinatol, 1995, 19: 447-461; Wilkins I：Nonimmune hydrops. In Creasy RK, Resnik R (eds): Maternal-Fetal Medicine (4th edition). Philadelphia, WB Saunders, 1999, 769-782

省，较多的 NIFH 也常常是由珠蛋白生成障碍性贫血、葡萄糖 -6- 磷酸脱氢酶缺乏等原因引起。不同孕周胎儿水肿的主要原因不同，据报道，妊娠 28 周前 34.5% 的 NIFH 由染色体异常引起，妊娠 28 周后 24.2% 的 NIFH 由心血管异常引起。

病理生理学上，水肿的发生是由于血管内外液体交换平衡失调所致，促使液体溢出血管的驱动力为毛细血管静水压与组织间液胶体渗透压之差，而促使液体进入血管的驱动力为组织间液静水压与血浆胶体渗透压之差。充血性心力衰竭、肿瘤压迫静脉或静脉内血栓形成引起毛细血管静水压增高；α- 珠蛋白生成障碍性贫血所致的血浆胶体渗透压降低、严重肾疾病引起的钠水潴留引起毛细血管静水压增高等均可引起血管内外液体交换平衡失调而导致水肿发生。此外，血管壁通透性大，血管内液体容易丢失到组织间隙，也容易出现水肿，如各种炎症感染可致血管壁通透性增加而发生水肿。

【超声诊断】

超声诊断胎儿水肿，须至少探及胎儿2处或2处以上液体积聚，但在早期也可能仅存在1个部位的液体积聚，对某些已经明确能产生胎儿水肿的疾病，如动静脉畸形，发现一处积液即足以诊断胎儿水肿。皮下水肿、胸腔积液、心包积液、腹水同时出现2项或2项以上即可诊断胎儿水肿。由于胎儿水肿的预后通常较差，所以超声检查者应严格遵循胎儿水肿的诊断标准，胎儿水肿主要声像特征如下（图14-0-1~图14-0-7）。

1. 胎儿局部和全身皮肤回声低，明显增厚，至少>0.5cm，横切躯干和四肢时，水肿增厚的低回声皮肤及皮下组织如茧样包绕内部结构。颅骨强回声带与头皮强回声线明显分开，两者之间出现环状低回声带。

2. 胎儿肝脾可能增大，腹围大于相应孕周。腹围/双顶径，腹围/头围，腹围/股骨长等比值异常增大。

3. 胎盘肥厚，厚度常>5.0cm。胎盘肥厚可能是胎儿水肿的早期表现。

4. 浆膜腔积液，包括胸腔积液、腹水、心包积液，表现为胸腔、腹腔、心包腔内出现游离无回声区，大量胸腔积液和腹水时可见胸腔、腹腔内脏器如肺或胃肠等漂浮在积液无回声区内。

5. 可有胎儿心功能不全的声像表现，包括胎儿心脏三尖瓣反流，二、三尖瓣A峰<E峰，心脏扩大，心胸比值增大，心动过速，心动过缓等。

6. 羊水过多，见于30%~75%的NIFH，晚期往往羊水过少。

7. 有时超声可检出引起水肿的其他原发病灶，如肿瘤、胎儿畸形、胎盘病灶等，均有相应的超声表现。

下面对各常见原因所致的胎儿水肿进行具体阐述。

1. 心血管异常　心血管异常胎儿常发生水肿，这些心血管异常包括心脏结构畸形、心脏肿瘤、心肌病、心律失常等。

（1）心脏结构畸形：据报道20%~40%的病例由心脏结构异常引起。胎儿水肿主要与右心房压和中心静脉压升高有关，此外，引起前负荷增大或后负荷增大的心脏病变也可引起胎儿水肿。左右心室的畸形均可增加右心房压和中心静脉压，然而，由于胎儿的血流循环的特殊性，单个的心脏结构缺陷很少引起胎儿水肿。一些心脏结构畸形如房间隔缺损、室间隔缺损、法洛四联症、大动脉转位等单独

存在时不会引起胎儿水肿，合并其他因素时可引起胎儿水肿。

引起胎儿水肿的常见心脏畸形有房室瓣畸形，如三尖瓣发育不良、埃布斯坦综合征、房室共道畸形等，这些心脏畸形合并唐氏综合征、内脏转位综合征及心动过缓亦可导致胎儿水肿。这些心脏畸形出现房室瓣反流引起心房压增加。就单个因素而言，继发性先天性心力衰竭的发展取决于：①房室瓣关闭不全的严重程度；②在三尖瓣发育不良及埃布斯坦综合征的胎儿中，存在左心室功能降低和卵圆孔的开放相对小；③在AVSD畸形胎儿中，同时发生房室传导阻滞。

引起前负荷增大的心脏结构异常有房间隔缺损、室间隔缺损、严重房室瓣反流等。引起后负荷增大的心脏结构异常有主动脉狭窄或闭锁、肺动脉狭窄或闭锁、大动脉转位、Fallot四联症、单一动脉干等。这些心脏畸形均可能导致胎儿水肿。一些罕见流出道畸形合并严重半月瓣关闭不全，应用吲哚美辛（消炎痛）等药物导致动脉导管收缩性关闭也可引起三尖瓣反流，使右心房压和中心静脉压升高，最终也产生胎儿水肿（图14-0-1）。有报道单独的卵圆孔提前关闭和狭窄也可出现胎儿水肿。

（2）心脏肿瘤：胎儿心脏肿瘤，如横纹肌瘤、血管瘤、错构瘤、黏液瘤、畸胎瘤等，其中以横纹肌瘤最常见，这些心脏肿瘤通常不引起胎儿水肿；但如果肿瘤所在部位极易引起心室舒张充盈不全或影响房室瓣膜功能及胎儿传导系统或位于流出道引起流出道梗阻时，即使很小，也易导致胎儿水肿；如果肿瘤所在部位和大小不引起上述因素的改变，则不导致胎儿水肿。但如果肿块很大，心脏受压明显，也可导致胎儿水肿。

（3）心肌病、心肌炎、心肌梗死、特发性动脉钙化：这些心脏疾病可由许多原因引起，如感染、先天性代谢紊乱等。其常见表现是心功能不全，如心肌炎、扩张型心肌病、限制型心肌病等可出现原发性心功能不全，由于心室收缩和舒张功能不全造成全心心力衰竭，心排血量降低，导致胎儿全身性水肿。

（4）心律失常：心律失常引起心脏充盈不全，静脉压升高，淋巴回流减少，液体经毛细血管滤过至组织间隙增加，引起组织水肿（图14-0-2）。

通常心脏结构畸形引起的胎儿水肿预后差，大多数为宫内死亡或围生儿死亡。同样，心内横纹肌瘤所致的严重的胎儿水肿无宫内治愈方法。仅少数

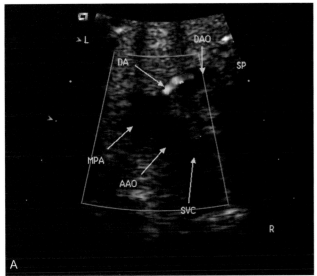

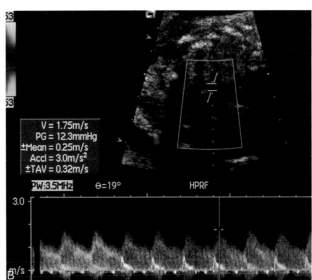

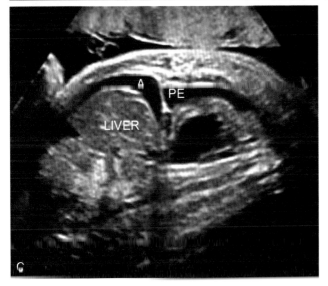

图 14-0-1 动脉导管提前收缩导致胎儿水肿

32 周胎儿，羊水过多，临床应用吲哚美辛治疗。三血管切面彩色多普勒（图 A）及频谱多普勒（图 B）如果动脉导管明显狭窄，血流速度明显增快，PI 值降低。正中矢状切面（图 C）显示胎儿腹腔积液、胸腔积液（PE）及皮肤水肿增厚

病例可用地高辛治疗先天性心力衰竭。如主动脉瓣狭窄胎儿水肿可给予母体地高辛治疗，再择期剖宫产分娩终止妊娠，于新生儿期再用球囊扩张狭窄的主动脉可获得有效治疗。

在少数卵圆孔早闭的胎儿水肿，采用终止妊娠提前分娩是最好的治疗方法。

2. 染色体异常　染色体异常是引起 NIFH 的常见原因。据报道有 14%～16% 的 NIFH 由染色体异常引起，这些染色体异常常见的有 18 三体、21 三体（图 14-0-3）、特纳综合征（45，X），其中最常见的是 45，X。染色体异常引起胎儿水肿的原因不明。45，X 引起水肿的原因可能与颈部囊性淋巴管瘤压迫颈部血管、淋巴管造成血液及淋巴液回流障碍有关。不同孕周染色体异常引起的胎儿水肿的比例不同，据澳大利亚的人口资料显示，在妊娠 20 周前 42% 的胎儿水肿是由于染色体异常引起，20 周

后只有 28%。

3. 呼吸系统疾病　引起胸腔积液，先天性肺囊腺瘤畸形、叶外型隔离肺、喉气管闭锁及支气管闭锁（图 14-0-4）是引起胸腔积液的最常见原因，也可导致全身水肿，静脉和淋巴回流受阻是这些疾病导致胎儿水肿的主要原因。其他的呼吸系统异常，如肺淋巴管扩张、喉闭锁、肺血管瘤、纵隔畸胎瘤、膈疝等很少引起胎儿胸腔积液和全身水肿。与淋巴系统发育异常有关的其他胎儿疾病，如特纳综合征、Noonnan 综合征、胎儿淋巴管发育不良、多发翼状胬肉综合征、肺淋巴管扩张等易产生胎儿胸腔积液，很可能是由于局部淋巴管尤其是胸导管发育不良，导致胸腔淋巴引流障碍，产生单侧或双侧胸腔积液，以双侧常见。原发性胎儿胸腔积液如果出现胎儿全身水肿，则预后差。如果未合并胎儿全身水肿的少量单侧或双侧原发性胎儿胸腔积液到妊娠晚期可自

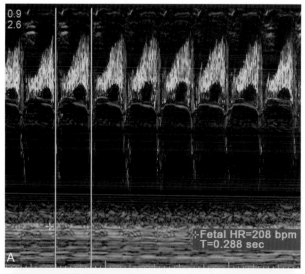

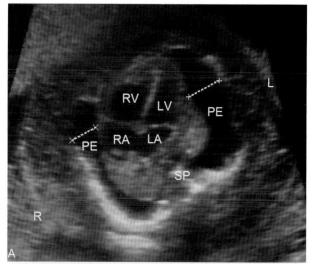

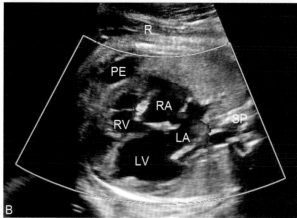

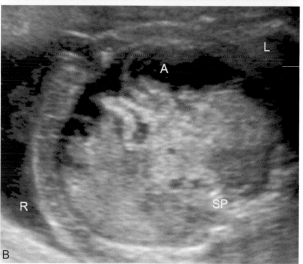

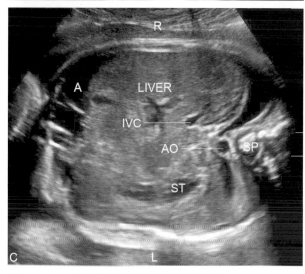

图 14-0-2 室上性心动过速导致胎儿水肿

31 周胎儿，M 型超声（图 A）显示胎儿心率明显增快，心房率及心室率均为 208/min。四腔心切面收缩期彩色多普勒（图 B）显示全心增大，左、右心室收缩功能明显减退，二、三尖瓣反流，右侧胸腔积液（PE）。上腹部横切面（图 C）显示腹水（A）。LA. 左心房；RA. 右心房；LV. 左心室；RV. 右心室；LIVER. 肝；IVC. 下腔静脉；AO. 腹主动脉；ST. 胃；SP. 脊柱；R. 右侧；L. 左侧

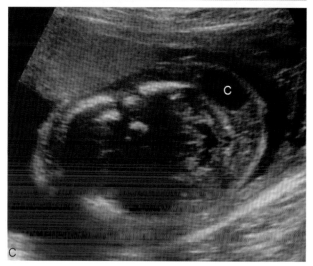

图 14-0-3 18 周胎儿水肿，染色体核型为 21 三体

四腔心水平胸腔横切面（图 A）显示双侧胸腔积液（PE），皮肤明显水肿增厚。腹部横切面（图 B）显示腹水（A）及皮肤明显水肿增厚。胎儿颈部横切面（图 C）显示胎儿颈部一囊性回声（C），皮肤水肿增厚。RV. 右心室；LV. 左心室；LA. 左心房；RA. 右心房；R. 右侧；L. 左侧；SP. 脊柱

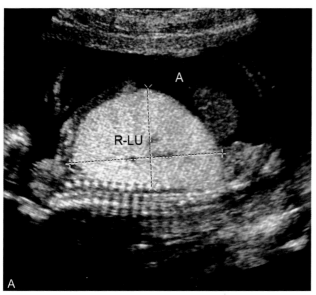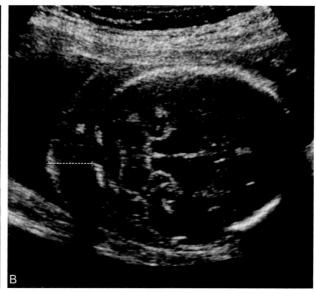

图 14-0-4　右侧支气管闭锁导致胎儿水肿

右侧胸腔矢面 (图 A) 显示右肺回声明显增强增大,膈面向腹腔方向突出,腹水 (A);小脑水平横切面 (图 B) 显示头皮明显水肿增厚,以颈后皮肤最为明显 (" ++" 之间)。R.LU.右肺

然消失。

4. 肠道异常　肠道梗阻、肠扭转、脐膨出可能与单独的腹水有关,这些疾病仅引起局部淋巴和静脉回流障碍,极少引起全身性胎儿水肿。肝炎、肝硬化、肝坏死、髓外造血活跃、血色素沉着症引起的继发性肝功能异常也可引起胎儿水肿。因肠道梗阻、病毒感染等所致的感染性 (胎粪性) 腹膜炎往往只产生腹水,且在肝表面、肠壁上、纵隔上可见到许多钙化点,这种单纯的腹水不属于 NIFH 范畴。

5. 肾疾病　肾疾病很少引起胎儿水肿。很少有报道常染色体显性或隐性遗传性的囊肾有胎儿水肿,先天性 Finish 型肾病常引起胎儿水肿,是由于大量蛋白尿和进行性肾衰竭使胶体渗透压降低和钠、水潴留,从而导致胎儿水肿。这种常染色体隐性遗传常出现母体血清和羊水 AFP 异常升高。

值得注意的是,因膀胱以下的尿道梗阻引起的膀胱破裂产生胎儿腹水,复杂的泌尿生殖道畸形,如子宫阴道积水、泌尿生殖道瘘,特别是常染色体隐性遗传病 Kaufman-Mckusick 综合征常常引起尿性腹水,这种尿性腹水不属于 NIFH。

6. 肿瘤　与胎儿水肿有关的囊性淋巴管瘤最常发生在颈项部,多由于染色体异常所引起。胎儿其他肿瘤,如畸胎瘤 (最常见,约 80% 的畸胎瘤发生在骶尾部,其次是颈项区)、肝血管瘤、多发性血管瘤、颅内血管瘤、脐带血管瘤、胎盘绒毛膜血管瘤、血管肿瘤和动静脉瘘畸形 (图 14-0-5) 也可引起胎

儿水肿。胎儿肿瘤引起胎儿水肿的最主要病理机制是肿瘤压迫邻近器官导致静脉回流受阻和瘤内的动静脉瘘及瘤内出血所致的贫血引起高心排血量性心力衰竭。

7. 骨骼发育不良　骨骼发育不良很少引起胎儿水肿,与胎儿水肿有关的骨骼发育不良畸形,如软骨发育不生Ⅰ型、Ⅱ型,各种类型的短肋多指综合征,Jeune 综合征,成骨发育不全等,大多数是致死性畸形,致死的主要原因是严重的胸廓和肺发育不良。骨骼发育不良畸形常于妊娠早期出现颈部水肿,这种水肿与结缔组织性质发生改变有关,且主要与细胞外间质性质改变有关。对于致死性骨骼畸形引起的胎儿水肿,一般不主张宫内治疗。

8. 出血　急性大量胎儿-母体之间输血导致胎儿死亡,不出现胎儿水肿。如果胎儿母体或双胎胎儿-胎儿之间存在慢性反复性输血,将导致严重胎儿贫血和高心排血量性心力衰竭,继而发生胎儿水肿、胎盘厚、骨髓外造血系统活跃,表现为肝大。少数胎儿颅内出血,尤其室管膜下出血也与胎儿水肿有关,其他严重创伤、血小板减少、胶原病、动静脉瘘畸形以及肠穿孔也引起出血和胎儿水肿。

9. 感染　由于母体细菌、病毒 (图 14-0-6)、寄生虫感染可通过母体胎儿传播,引起与感染性因素有关的 NIFH,该原因所致胎儿水肿占 NIFH 的 5%～10%,发生感染危险性最高的时期为妊娠 14～

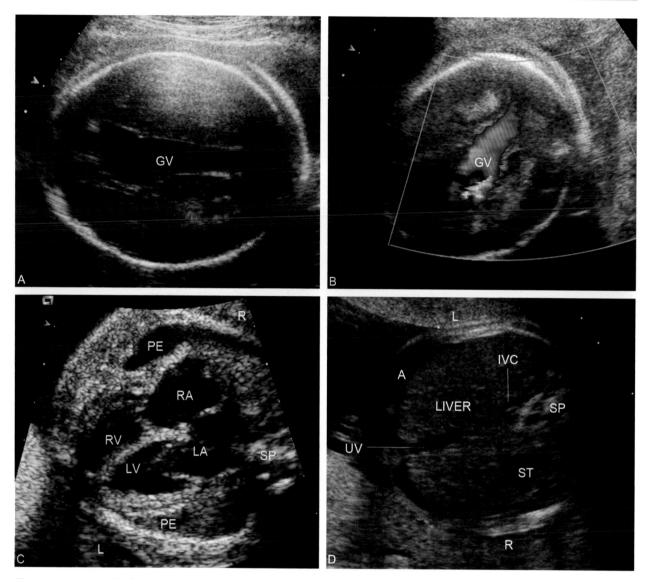

图 14-0-5　Galen 静脉瘤导致胎儿水肿
　　侧脑室水平横切面二维（图 A）及彩色多普勒（图 B）显示脑中线处囊性回声，囊性内充满血流信号。四腔心水平胸腔横切面（图 C）显示全心增大，双侧胸腔积液（PE）。上腹部横切面（图 D）显示腹水（A）。GV. Galen 静脉瘤；RA. 右心房；LA. 左心房；RV. 右心室；LV. 左心室；LIVER. 肝；IVC. 下腔静脉；SP. 脊柱；ST. 胃；UV. 脐静脉；L. 左侧；R. 右侧

24 周，引起水肿的原因很复杂。常为多种因素的综合作用。

　　病毒感染的心肌炎也是引起先天性心力衰竭的重要原因，从而引起 NIFH，表现为腹水、头皮水肿、肝脾大、肠管强回声和肠管扩张、胎盘肥厚、羊水过多。先天性病毒感染的围生儿病死率高达 50%。

　　10. 血红蛋白病　在所有血红蛋白病中，α-珠蛋白生成障碍性贫血可导致胎儿水肿（图 14-0-7）。其中绝大多数病例是由于不同类型的基因缺失所引起。仅在罕见病例是因基因突变而非缺失所致。在东南亚有 5%～15% 的人群为杂合子 α-珠蛋白生成障碍性贫血携带者。因此，纯合子 α-珠蛋白生成障碍性贫血或 Bart 血红蛋白（Hb）病是东南亚胎儿水肿的最常见原因，占 NIFH 的 60%～90%，也占该地区围生儿死亡的 1/4。

　　本病主要特征是贫血，血红蛋白为 3～10g/dl，心脏肥大、肝脾大、胎儿水肿［包括腹水、胸腔积液和（或）全身皮肤水肿］、胎盘肥大、羊水过多、晚期羊水过少。水肿由血浆胶体渗透压降低和心力衰竭引起。大多数胎儿于妊娠 30～40 周死于宫内或产后不久死亡。这些表现产前超声能探测到。

【临床处理及预后】

　　胎儿水肿的预后很大程度上取决于引起水肿的病因。如果是心脏畸形、染色体异常引起的，预后

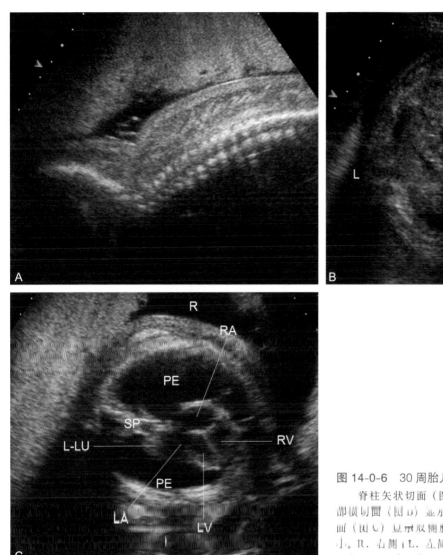

图 14-0-6　30 周胎儿小细胞病毒感染导致水肿

　　脊柱矢状切面（图 A）显示胎儿皮肤明显水肿增厚。腹部横切面（图 B）显示胎儿腹水（A）。四腔心水平胸腔横切面（图 C）显示双侧胸腔大量积液（PE），双肺明显受压变小。R. 右侧；L. 左侧；LA. 左心房；RA. 右心房；LV. 左心室；RV. 右心室；SP. 脊柱；L-LU. 左肺

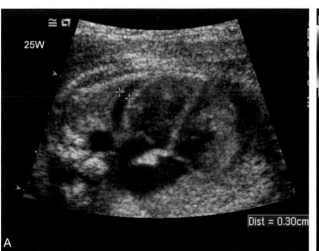

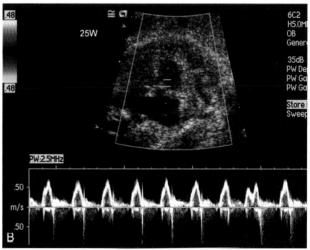

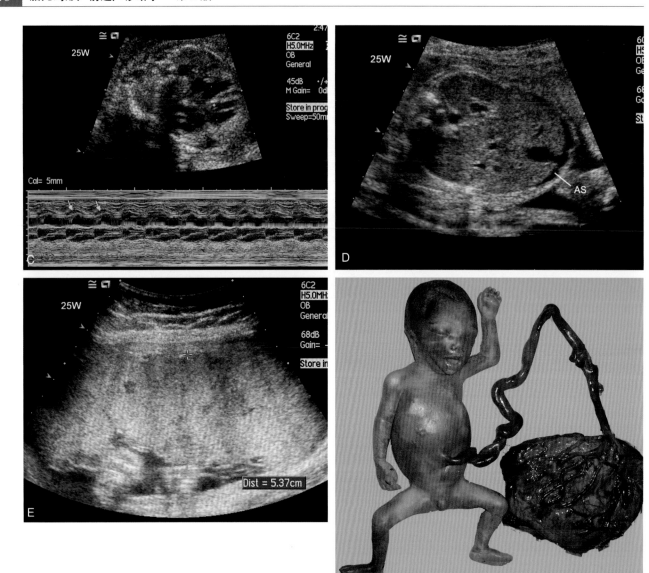

图 14-0-7　25 周胎儿重度 α‐珠蛋白生成障碍性贫血

　　胎心扩大、腹水、心包积液、多发房性期前收缩、胎盘肥厚。A. 心脏四腔心显示心脏扩大，心包少量积液；B. 心脏三尖瓣心房面有反流频谱；C. M 型示心脏房性期前收缩（箭头所示）；D. 腹部横面示肝脾大及其周围少量腹水；E. 胎盘肥厚。（"＋＋"之间）；F. 产后标本照片；AS. 腹水

较差。也有些胎儿水肿可以行宫内治疗，但宫内处理方法要依水肿的原因而定，一般来说，当水肿持续存在且胎儿成熟，可以在严密产前监护下行期待疗法。如胎儿因室上性心动过速导致心力衰竭而发生水肿，可尝试母体用地高辛、β 受体阻滞药、维拉帕米等来纠正。

　　母体方面的并发症主要有先兆子痫发生率升高，据报道可见于 50% 的病例中，并可能引起早产及被迫终止妊娠。

　　一般来说，非免疫性的胎儿水肿再发风险低。

（陈琮瑛　马　娅　张居杰　周　洁
李筱玲　李胜利　王　洁）

第 15 章

胎儿正常颜面部解剖与胎儿颜面部畸形

人的许多重要功能如视觉、听觉、嗅觉、语言、表情等都通过颜面与外部世界交流。因此，颜面部畸形，并不是简单的畸形问题，而是一个深深影响着一个人的心理、精神的重要问题。所以，产前应尽可能准确地进行诊断。

从医学诊断学角度考虑，产前检出胎儿颜面部畸形的意义在于，颜面部畸形常是染色体畸形或一些综合征的局部表现，常合并其他部位的严重畸形。单纯颜面部畸形的检出，有利于父母及其家人有充分的思想准备，并通过产科、儿科及正畸专家的咨询，协助父母做出最终决策。

第一节　胎儿颜面部胚胎发育

面部的胚胎发育是一个非常复杂的过程，了解这一过程对理解面部畸形儿其是唇、腭裂很有帮助。

一、眼的胚胎发育

在胚胎第 3 周，眼原基出现在前神经孔闭合之前，其两端发育一对视沟。第 4 周，前端的神经孔闭合形成前脑，视沟向外膨出形成左、右一对视泡。视泡表面的外胚层在视泡诱导下增厚，形成晶状体板。视泡腔与脑室相通，视泡远端膨大，贴近其表面的外胚层，并内陷形成双层杯状结构，称为视杯。视泡近端变细，称为视柄，与前脑分成的间脑相连。与此同时，贴近眼泡的外胚层上皮变厚形成晶状体板，并逐渐凸入眼杯，形成晶状体泡（图 15-1-1）。至此，眼的基本结构形成（约第 8 周）。玻璃体由间充质所形成的纤维网和网眼空隙中的胶状物质共同形成。玻璃体动脉为眼动脉的终末支，供给玻璃体

及晶状体胚胎发育过程的营养需要，到 30 周左右此动、静脉远侧段消失，近段则发育成视网膜中央动、静脉。眼睑约在第 8 周开始形成，20 周之前上、下眼睑暂时融合，20 周之后上、下眼睑可分开。双眼最初位于胚胎头部的两侧，成 180°，发育过程中逐渐向前移行，到出生时两眼眶角度减少到 71° 左右。

二、鼻、唇、口腔的胚胎发育

胚胎发育至第 4 周时（胚长约 6.5 mm），原始口腔周围形成 5 个突起，上方正中为额鼻突，两侧为 2 个上颌突，下方为 2 个下颌突。胚胎发育至第 6 周时（胚长约 9 mm），在额鼻突的两侧形成一对鼻凹鼻，鼻凹鼻内、外两侧高起形成左、右内侧鼻突和左、右外侧鼻突，两侧内侧鼻突逐渐向中线及下部方向移行，到第 7 周在眼的下方、中线处融合形成鼻中部结构，包括鼻小柱和上唇人中。外侧鼻突和上颌突融合形成鼻侧部及鼻翼，内侧、外侧鼻突在下方围成鼻孔。因此鼻原基最初位于眼水平或以上，在其发育过程中逐渐向中线和下部方向移行，最后在眼水平以下中线处相互融合而形成鼻（图 15-1-2）。了解这一过程对某些面部畸形如前脑无裂畸形的面部畸形更易理解。

唇与腭在胚胎 7~12 周时形成。两侧上颌突向中线方向生长与内侧鼻突向下生长并融合成人中的球状突相互融合形成上唇。两侧下颌突向中线方向生长并在中线融合形成下唇、下颌骨、牙及下颌软组织。上颌突与下颌突相联合形成口角部（图 15-1-2）。

腭从内侧鼻突的球状突和上颌突的腭突发育

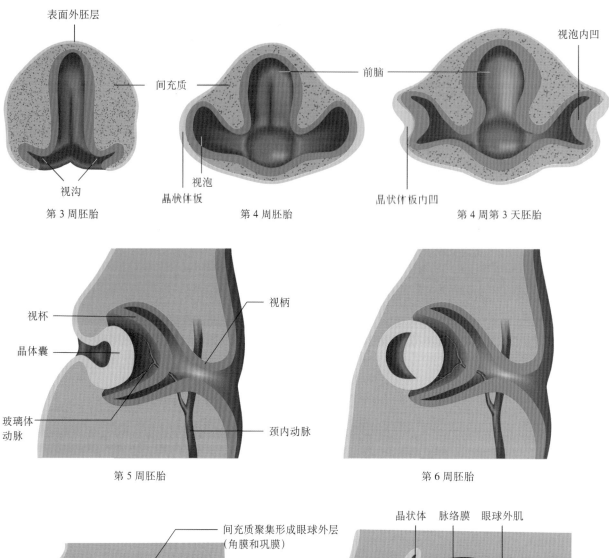

第3周胚胎   第4周胚胎   第4周第3天胚胎

第5周胚胎   第6周胚胎

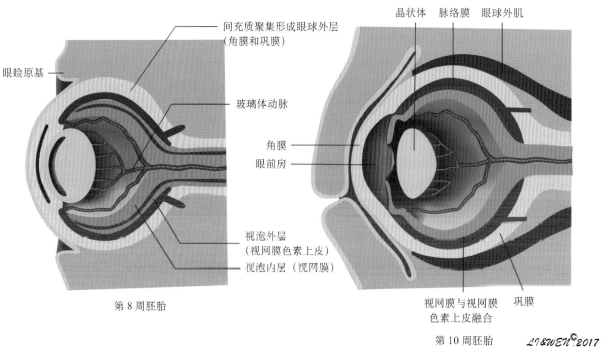

第8周胚胎   第10周胚胎

图 15-1-1 眼的胚胎发育

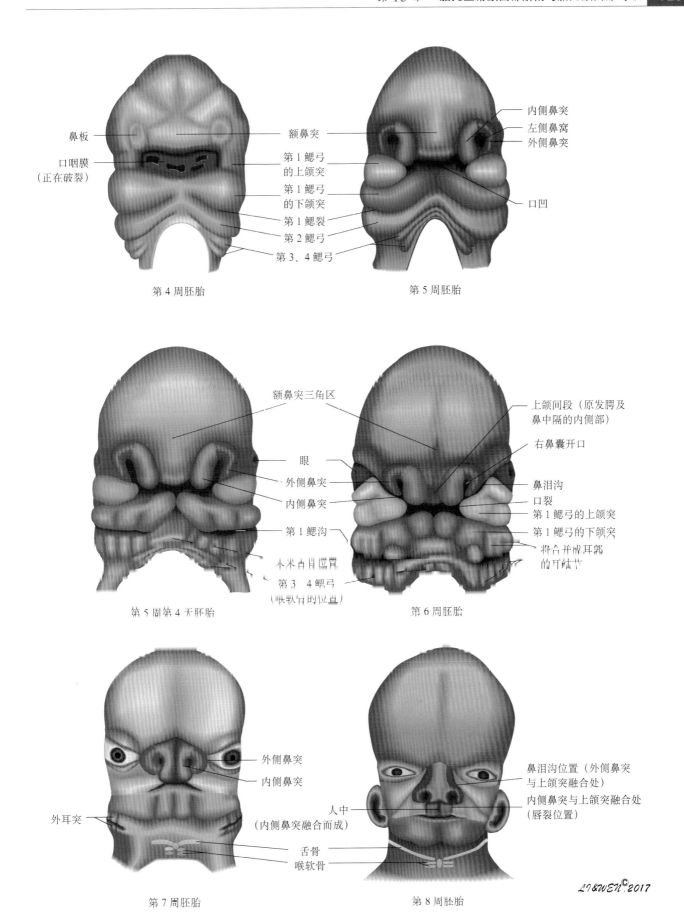

图 15-1-2　面部胚胎发育模式

并融合而成。两侧球状突形成前颌突，两者在中线融合形成原发腭，原发腭仅为硬腭前方小部分，向后以切牙孔为界，前方包括4个切牙的牙槽骨。两侧上颌骨的腭突向中线生长并融合，向前生长在切牙孔处与原发腭融合形成继发腭。继发腭形成腭的大部，包括大部分硬腭、尖牙以后的牙槽骨和全部软腭。当腭发育完全后，在原发腭与继发腭之间形成一弓形融合线，此线的垂直线为两侧继发腭之间的融合线，从切牙孔向后延伸至悬雍垂（图15-1-3）。

了解上述发育过程，对理解面部裂畸形很有帮助。如两个下颌突在胚胎4～5周时未能正常

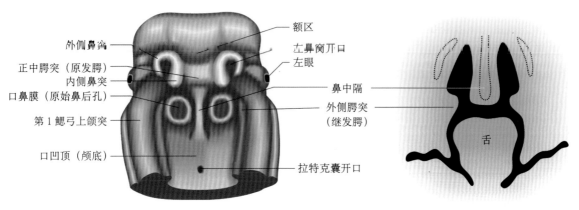

胚胎第6～7周

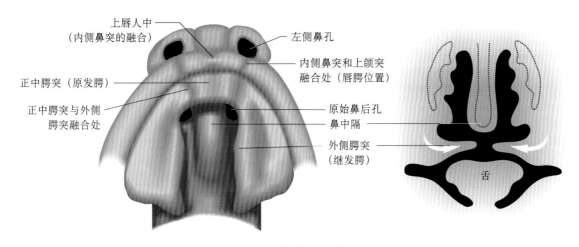

胚胎第7～8周

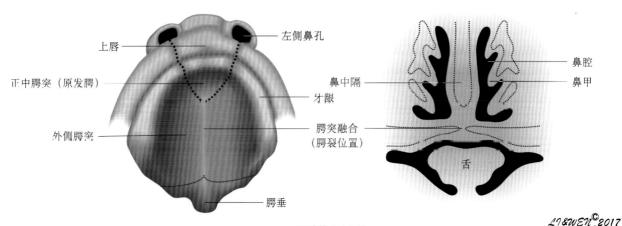

胚胎第8～10周

图15-1-3　腭的胚胎发育

融合则形成下唇正中裂或下颌裂畸形。在胚胎第 7
周时，两个球状突未能正常融合，则形成上唇正中
裂畸形。如果一侧上颌突与同侧球状突未能正常
融合，则形成单侧唇裂，如果两侧均未融合，则
形成双侧唇裂。如果上颌突与外侧鼻突未能融合，
则形成面斜裂，如果上颌突与下颌突未能融合，则
形成面横裂。在胚胎第 9 周时，如果一侧或两侧的
腭突未能与上方的鼻中隔融合并相互融合，则形成
单侧或双侧不同程度的腭裂。如果一侧或两侧原发
腭与继发腭之间未能正常融合，则可形成原发腭裂
或牙槽突裂。在胚胎第 12 周时，两侧腭突由前向
后融合，如融合障碍，则可形成软腭裂、黏膜下隐
裂或腭垂裂。

三、下颌的胚胎发育

　　两侧第一鳃弓分别生长出一个下颌突，左、右
下颌突逐渐向中线方向生长、发育、移行，最终在
口凹的下方中线处相互融合形成下颌骨及下唇（图
15-1-2）。

第二节　胎儿正常颜面部超声解剖

　　由于宫内胎儿胎位的不确定性以及胎动影响，
其超声显示手法要遵循一定规律，否则难以获得满
意切面。胎儿颜面部畸形是一种体表畸形，胎儿一
经出生，畸形就明确无误地表现出来，尽可能减少
假阳性与假阴性诊断非常重要。

　　产前超声可对胎儿颜面部进行矢状、冠状及横
切面扫查（图 15-2-1），这 3 个相互垂直的正交平
面对胎儿颜面部的显示与观察均非常重要，每个平
面均从不同侧面提供胎儿面部的信息。其中冠状切
面及横切面在诊断胎儿唇裂、腭裂、眼畸形时极为
重要，而矢状切面在对鼻畸形、耳畸形、小下颌畸形、
前额凸起与后缩等有重要意义。

一、探测方法

（一）常规切面

　　1. 冠状切面　孕妇取仰卧位，探头置于孕妇腹
壁探查宫内胎儿。首先探查胎儿胎位，判断胎儿方位，
在获得测量双顶径的平面后，探头旋转 90° 进行冠状
切面扫查，获得颅内结构的冠状切面，此时声束平
面平行向颜面部方向移动，可以获得一系列颜面部

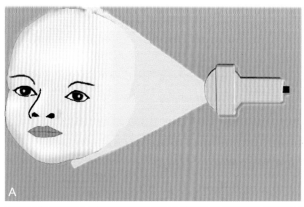

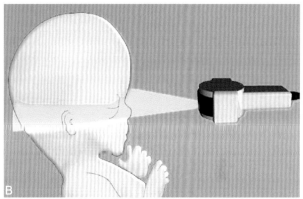

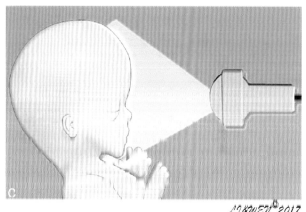

图 15-2-1　面部冠状切面、横切面及矢状切面扫查
　　A. 冠状切面；B. 横切面；C. 矢状切面

冠状切面图像。具体做法是：双顶径平面旋转 90°
后最先出现颅前窝冠状切面，接着显示出骨性眼眶
和前额的冠状切面。然后根据面部的曲线特征略微
移动或旋转探头，可以清楚显示出面颊、眼及眼睑、
鼻、唇、下颌等结构。冠状切面是显示面部裂畸形
的最佳切面。对于熟练的超声医师来说，在判断胎
位及面部方位后，可直接从鼻唇冠状切面开始从前
向后依次扫查面部各冠状切面。常用的冠状切面有
鼻唇冠状切面、面额冠状切面等。

　　（1）鼻唇冠状切面：在鼻唇冠状切面上可观察
的结构有鼻尖、双侧鼻翼、双侧鼻孔、鼻柱、上唇
皮肤等（图 15-2-2），主要用于判断胎儿上唇皮肤

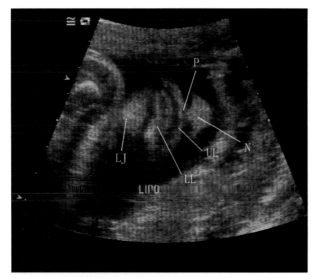

图 15-2-2　鼻唇冠状切面

　　LJ. 下颌；LL. 下唇；UL. 上唇；N. 鼻；P. 人中；LIPS. 唇

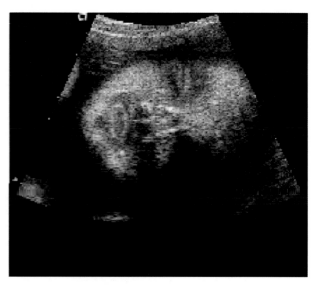

图 15-2-3　面额冠状切面

连续性、鼻孔的数目等，但对于嘴角、唇红等部位的判断常常不尽如人意。我们的研究结果发现孕中期 18~28 周系统胎儿超声检查时鼻、唇的显示率可达 100%，但是，单纯鼻唇冠状切面在判断是否存在 II 度以上唇裂时，有不少的假阳性与假阴性病例，比如脐带压迫唇、胎手遮压唇、子宫壁或胎盘或胎体压迫唇部使唇受压变形、人中深、羊水过少等，均可导致唇裂假阴性或假阳性结果，亦难以对面横裂、黏膜裂做出准确的评价。因此，我们认为常规鼻唇冠状切面只能作为唇裂筛查切面，要确诊唇裂，还需结合其他切面如横切面、矢状切面等。

　　（2）面额冠状切面：在显示鼻唇冠状切面后，声束平面略向后移即可获得此切面，在面额切面上可观察的结构主要有前额、面颊、鼻后三角、下巴等（图 15-2-3）。通过此切面可获得胎儿面部正面轮廓图像，极具"三维"效果。

　　2. 横切面　观察完冠状切面后，再以标准双顶径测量切面为基准，探头向颅底方向平行移动，可显示双眼球水平横切面，对于熟练的超声医师来说，在显示面部冠状切面后，声束平面旋转 90° 后即可显示面部各横切面，此时探头尽可能移向胎儿面部正前方进行横切扫查。进行胎儿颜面部横切扫查时，应以胎儿双侧眼球及晶体同时显示、且双侧眼球大小相等、晶状体大小相等的横切面为基准切面，声束平面平行向下颌或额部方向移动，可获得胎儿颜面部一系列横切面，常用的横切面有双眼球水平横切面、鼻尖水平横切面、上唇水平横切面、下唇水

平横切面。

　　（1）双眼球水平横切面：在双眼球水平横切面上，主要观察胎儿双侧眼球及晶体（图 15-2-4A），同时显示眼眶骨性强回声。当声束从面部正前方进入时，可显示两侧上颌骨额突强回声呈"八"字形，其顶端各有一鼻骨强回声。双眼球水平横切面是下面各横切面的基准切面，如果该切面有偏移，下面各横切面就不能得到保证，它不仅是观察胎儿眼球、晶状体、鼻骨的良好切面，在诊断唇裂中同样起着非常重要的作用（图 15-2-4A）。

　　（2）鼻尖水平横切面：在双眼球水平横切面的基础上，声束平面平行向下移动即可获得鼻尖水平横切面。在鼻尖水平横切面上可观察胎儿双侧鼻翼是否对称、鼻孔数目、鼻孔底部软组织及上颌骨牙槽突的连续性与完整性（图 15-2-4B）。

　　（3）上唇水平横切面：在鼻尖水平横切面的基础上声束平面继续向下平行移动即可获得上唇水平横切面。在上唇水平横切面上可观察上唇皮肤连续性、皮肤深部上牙槽骨的连续性以及其内的低回声乳牙，产前超声可辨认的乳牙主要为 4 个乳切牙和 2 个乳尖牙，乳切牙和乳尖牙交界线代表原发腭与继发腭的融合线（图 15-2-4C）。

　　（4）下唇水平横切面：在上唇水平横切面的基础上声束平面继续向下平行移动即可获得下唇水平横切面。在下唇水平横切面上可观察下唇皮肤连续性、皮肤深部下牙槽骨的连续性以及其内的低回声乳牙（图 15-2-4D）。

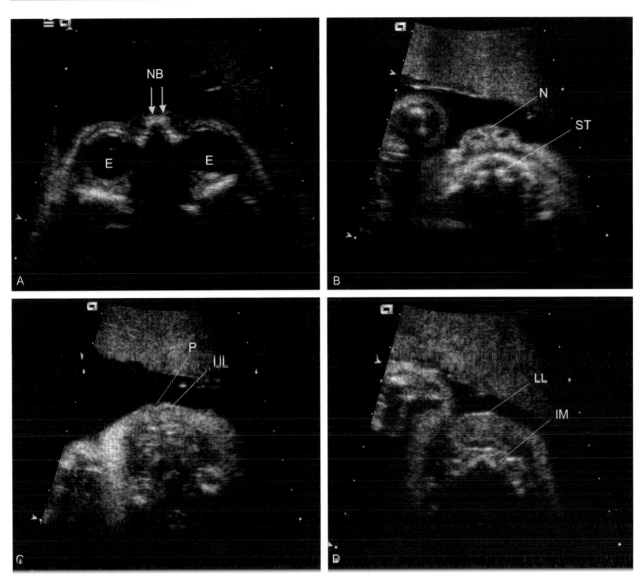

图 15-2-4 颜面部系列横切面二维超声图

A. 双眼球水平横切面；B. 鼻尖水平横切面；C. 上唇水平横切面；D. 下唇水平横切面。E. 眼球；NB. 鼻骨；N. 鼻子；ST. 上牙槽；P. 人中；UL. 上唇；LL. 下唇；IM. 下颌骨

3．矢状切面 在显示面部的横切面后，声束尽可能从胎儿面部正前方进入，此时将探头旋转90°后可显示胎儿面部正中矢状切面，声束平面向左或向右平行移动，可获得胎儿颜面部系列矢状切面。常用的矢状切面有颜面部正中矢状切面、旁正中矢状切面等。正中矢面是诊断小下颌畸形、象鼻畸形和前额凸起或后缩等极其有用的切面，面部其他矢状切面在面部裂畸形方面有意义。

（1）颜面部正中矢状切面：在颜面部正中矢状切面上可观察的解剖结构有前额、鼻、上唇、口裂、下唇、下颌等，在超声图像上正中矢状切面表现为胎儿面部侧面剪影像，该剪影像起伏有序，由突的前额、鼻尖、上唇、下唇、下颌及凹的鼻根、鼻底、

口裂组成（图15-2-5）。下颌则表现为有一定曲度的"S"形。

（2）旁正中矢状切面：旁正中矢状切面可观察的胎儿解剖结构主要有额骨、眼眶、眼球、晶状体、颧骨、面颊、上颌骨、下颌骨等结构（图15-2-6）。

（3）外耳矢状切面：外耳矢状切面可观察的胎儿解剖结构主要有外耳郭形态及大小，测量其最大长径（图15-2-7）。

（二）特殊切面

正常情况下，上述常规切面上难以显示并观察继发腭，主要因为牙槽突声影影响。笔者通过设计系列特殊切面避免了牙槽骨声影的影响，可较好地

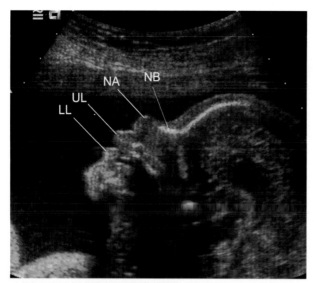

图 15-2-5　颜面部正中矢状切面

UL. 上唇；LL. 下唇；NB. 鼻骨；NA. 鼻尖

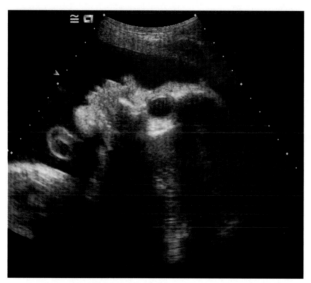

图 15-2-6　颜面部旁正中矢状切面

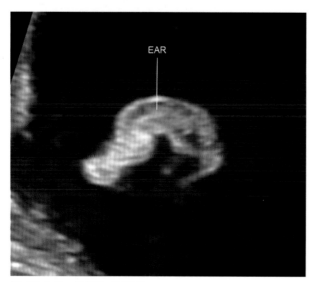

图 15-2-7　外耳矢状切面

EAR. 耳郭

显示腭的直接声像图。这些特殊切面主要是通过经颌下、下颌、下唇、口裂、梨状孔、面颊扫查，声束避开骨性结构而通过软组织如口底软组织、下唇、口腔、鼻背、面颊等到达腭，从而显示出腭的直接声像。但这些特殊切面的获得，对胎儿体位要求较高，如果胎儿体位达不到要求，产前难以获得这些切面。正因为如此，目前产前尚不能将这些切面作为常规切面用于筛查腭裂。

（1）经颌下扫查：通过对引产胎儿模拟羊膜腔检查发现探头置于胎儿颌下，声束指向头顶部，进行冠状及矢状扫查，声束经颌下软组织、舌、口腔而达腭，避免了牙槽骨声影影响，从而获得清晰的硬腭与软腭冠状及矢状切面（图 15-2-8 ～图 15-2-9）。在经颌下冠状切面上硬腭前份表现为凸面向上的弧形强回声带，硬腭后份表现为平直的强回声带，软腭表现为弧形低回声带。但是，产前超声检查获取经颌下冠状或矢状切面需在胎儿头部处于过度仰伸位时才能较好获取，因此，产前常规超声筛查时此切面显示率不高，腭裂产前难以常规检出。

（2）经下唇或下颌斜冠状和矢状位扫查：通过对引产胎儿模拟羊膜腔检查发现在胎儿仰卧位时，声束可经胎儿下唇或下颌斜向后上扫描（图 15-2-10），声束经下唇或下颌或口裂指向胎儿后枕部，亦可显示硬腭及软腭的斜冠状切面（图 15-2-11）和矢状切面（图 15-2-12）。产前超声检查时，胎儿面部朝向孕妇腹前壁时，可用该法获取硬腭及软腭的矢状与冠状切面来评价硬腭及软腭的连续性。

（3）经梨状孔扫查：在获取双眼水平横切面后，声束从胎儿正前方入射，声束平面向胎儿尾侧偏转，经梨状孔斜向后下方扫查，即可获得胎儿硬腭斜冠状切面。正常情况下，梨状孔底边为腭强回声，后方为腭强回声声影遮挡不能显示口腔内舌的回声（图 15-2-13）。

（4）经面颊斜横切面扫查：声束平面从一侧面颊部入射，声束经上下牙槽间斜向上方扫查鼻中隔与上腭（图 15-2-14），正常情况下，由于鼻中隔与硬腭之间融合无超声反射界面，因此不能在此切面上显示鼻中隔强回声，如果在此切面上显示了鼻中隔回声，则提示异常。

（5）三维超声自由解剖成像技术在胎儿颜面特殊切面的应用：自由解剖成像模式是建立在三维容积数据基础上，通过对感兴趣的结构进行任意切割，从而获得需要的切面，尤其对操作手法要求较高的

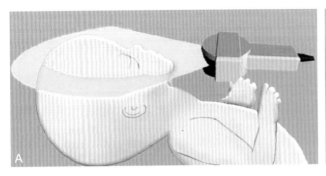
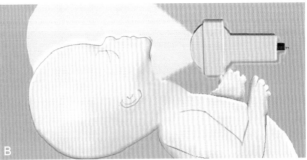

图 15-2-8　经颌下扫查

　　A．冠状切面；B．矢状切面

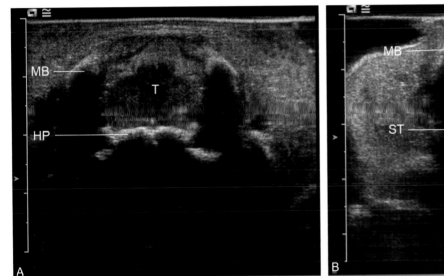
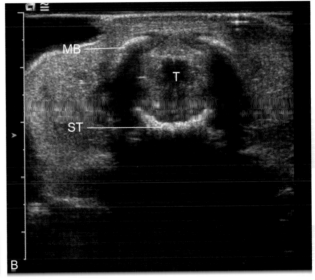

图 15-2-9　模拟羊膜腔经颌下硬腭冠状切面

　　A．硬腭冠状切面(硬腭后份，相当于腭骨水平部)；B．硬腭冠状切面(硬腭前份，相当于上颌骨腭突)。T．舌，HP硬腭(腭骨水平部)，MB．下颌骨；ST．上颌骨腭突

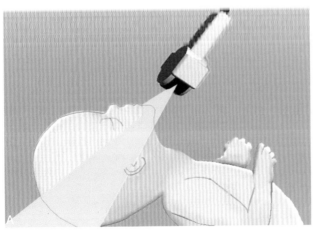
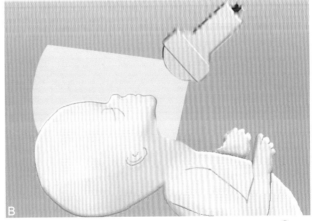

图 15-2-10　经下唇或下颌扫查

　　A．斜冠状切面；B．矢状切面

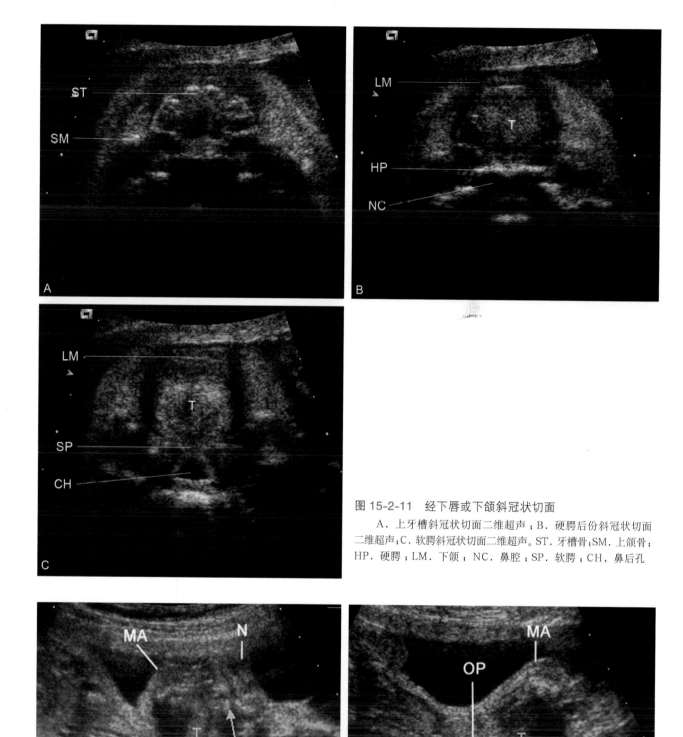

图 15-2-11 经下唇或下颌斜冠状切面

A. 上牙槽斜冠状切面二维超声；B. 硬腭后份斜冠状切面二维超声；C. 软腭斜冠状切面二维超声。ST. 牙槽骨；SM. 上颌骨；HP. 硬腭；LM. 下颌；NC. 鼻腔；SP. 软腭；CH，鼻后孔

图 15-2-12 经下唇或下颌矢状切面

胎儿仰伸时，声束经下唇（图 A）或经下颌（图 B）进入，显示硬腭与软腭矢状切面。T. 舌；HP. 硬腭；SP. 软腭；MA. 下颌；NP. 鼻咽；N. 鼻；OP. 口咽

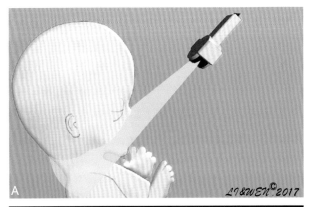

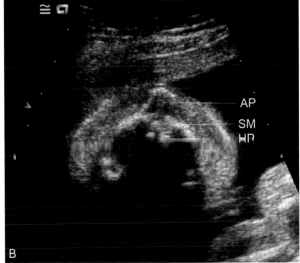

图 15-2-13　经梨状孔斜冠状切面扫查示意图与声像图

A. 经梨状孔斜冠状切面扫查示意图；B. 经梨状孔斜冠状切面声像图。AP. 梨状孔；SM. 上颌骨；HP. 硬腭

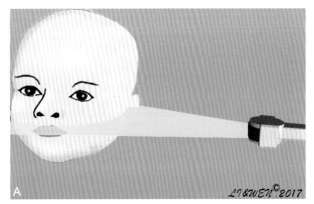

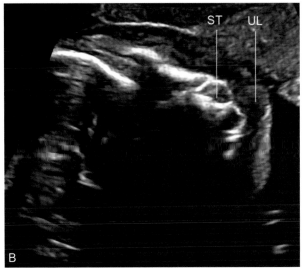

图 15-2-14　经面颊斜横切面扫查 A 及声像图

A. 经面颊斜横切面扫查示意图；B. 经面颊斜横切面声像图。ST. 上牙槽；UL. 上唇

结构，如胎儿完整腭声图像（图 15-2-15）、经下唇或下颌上腭系列斜冠状切面声像图（图 15-2-16）及经下上腭系列冠状切面声像图（图 15-2-17）等。然而该技术应用建立在二维超声基础上，同样受胎儿体位影响，也会出现二维超声的伪像，对操作者手法以及胎儿体位也有很高要求。该技术的优点是可以直观、多角度、多平面显示胎儿颜面部，为临床提供更多诊断线索。

二、正常超声表现

宫内实时超声检查不仅能显示胎儿颜面部的诸多结构，同时还能实时显示胎儿睁眼、眼球运动、皱额、张口、吐舌、吞咽等运动。但是硬腭与软腭等结构在常规颜面部冠状切面、矢状切面、横切面上难以直接显示，只有在特殊切面上才有可能显示。当咽部有一定量的羊水衬托时，常规矢状及冠状切面有可能显示软腭。

临床上目前通过常规冠状切面、矢状切面、横切面观察的胎儿面部主要结构如下。

（1）眼：眼眶、眼球及其内的玻璃体。

（2）额：前额皮肤、额骨。

（3）鼻：外鼻及鼻软骨、鼻柱、鼻翼、鼻孔、两侧上颌骨额突及其围成的梨状孔。

（4）口：上唇皮肤的连续性。

其他颜面部结构在胎儿体位允许时可以观察到，如晶状体、玻璃体动脉、眼睑、鼻中隔、鼻骨、唇红、人中、舌、颧骨、上颌骨及上牙槽突与其内的乳牙、下颌骨及下牙槽突与其内的乳牙、下颌、下唇皮肤的连续性、面颊部皮肤及软组织等。外耳的观察对胎儿体位要求高，常规胎位难以显示，只有在外耳周围无压迫、外耳周围有羊水衬托时，近探头侧的外耳才可能被显示。

常规冠状切面、矢状切面、横切面在胎儿左、右枕前位及左、右枕后位时，上述胎儿颜面部主要结构显示最清楚，也最易显示各切面，臀位时由于

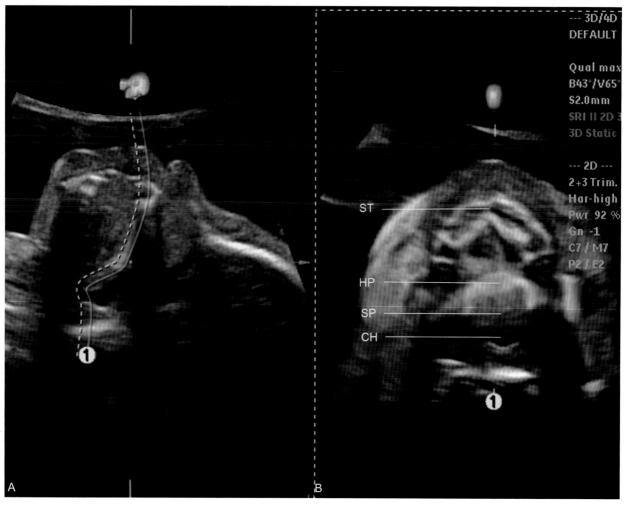

图15-2-15　胎儿完整腭部的自由解剖声像
　　探头声束从胎儿下颌方向进入，以胎儿颜面部正中矢状切面为基准面获得胎儿颜面部三维容积数据，应用曲线自由解剖成像技术，取样线沿着上唇、上牙槽（ST）、硬腭（HP）、软腭（SP）及鼻后孔（CH）等结构进行切割（图A），可获得胎儿完整腭部声像图（图B）

　　胎头位于母体左、右中腹或上腹部，头易变位且显示的手法不如头位熟练，因此，显示此种胎位胎儿颜面部较头位困难。

　　胎儿正枕前位，超声不能显示出胎儿颜面部的各个常规切面，不能观察到胎儿颜面部结构，此时应嘱孕妇起床活动15～30 min再检查胎儿颜面部，孕中期绝大多数胎儿胎位会变为枕前、后位。

　　胎儿正枕后位，常规矢状切面、横切面较好显示，常规冠状切面较难显示，但是这种体位对胎儿继发腭的显示相对容易，相对容易获得较好腭的某些特殊切面。由于颜面部过度贴近子宫前壁，颜面部结构几乎处于超声波的近场区，且胎儿颜面部与子宫壁之间无羊水分隔，有时胎儿鼻受压变扁，均影响胎儿颜面部结构的观察，亦应嘱孕妇活动15～30 min再检查，待胎儿变为左、右枕前、后位时再观察。换采高频探

头（如10 MHz探头）来观察胎儿颜面部，有可能更清晰显示胎儿颜面部的主要结构。

　　临床上继发腭的显示需要前面讲到的特殊切面，否则难以做出评价。

　　笔者的研究表明，18～35周胎儿颜面部主要解剖结构最容易显示，用高分辨力实时超声仪检查，眼、鼻、唇结构显示率达100%，此时期羊水量适中，胎位容易改变，在检查时间内常常能出现最易显示胎儿颜面部结构的胎位。35～40周显示率仅为77%，另有学者研究表明，16～20周胎儿颜面部冠状和矢状切面显示率分别为97%和95%，但35～40周时显示率分别下降到89%和78%。

　　不能清楚显示胎儿颜面部结构主要原因如下。

　　（1）胎儿太小，4.0 MHz探头常规冠状、矢状、横切面对14～15周胎儿颜面部结构较难清楚显示。

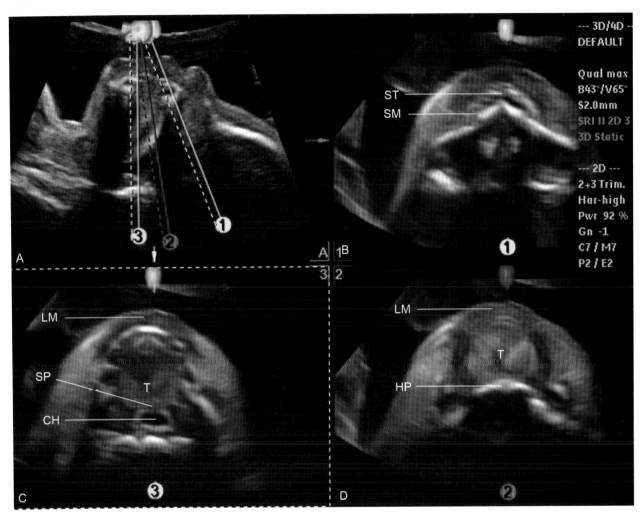

图 15-2-16　经下唇或下颌 | 腭系列斜冠状切面自由解剖声像

　　探头声束从胎儿下颌方向进入，以胎儿颜面正中矢状切面为基准面获得胎儿颜面部三维容积数据，应用直线自由解剖成像技术（图 A），以 1 上下为始基础切断入，1、2 分别通过胎儿上牙槽，硬腭及软腭进行切割，即可获得上牙槽斜冠状切面声像图（图 D），硬腭后份切割斜冠状切面声像图（图 C）以及软腭斜冠状切面声像图（图 D）。ST，牙槽目；SM，上颌目；HP，硬腭，LM，下颌，SP，软腭，CH 里后孔，T 舌

（2）胎位原因，多为 38～40 周胎儿胎位固定于止枕前位，颜面部结构背向探头，部分呈正枕后位，颜面部结构紧贴孕妇子宫壁。

（3）羊水过少，面部与子宫壁紧贴。

（4）胎手始终位于颜面部不移开。

三、胎儿颜面部的超声评价方法

　　一般来说，临床上首先通过目测判断眼距、眼内距及眼外距。正常时眼内距约等于眼距。如果出现异常或明显不对称或不成比例，则应测量这些数据并查阅生长发育参数表来判断（表 15-2-1）。眼距过近、眼距过远等均不正常。

　　14 周后，经阴道超声可显示出眼内的晶状体及眼睑，90% 可显示玻璃体动脉。一般在 30 周前玻璃

体内可显示玻璃体动脉，30 周后以血管结构应消失。玻璃体动脉表现为玻璃体内呈细线状强回声，前端与晶状体后壁相连，向后达眼眶底部。

　　双眼横切面上可显示晶状体，晶状体内部为无回声，边缘为弧形线状强回声（图 15-2-18），如果晶状体内出现强回声或边缘呈灶状、不规则状回声增厚增强时，则应怀疑有先天性白内障的可能。

　　上、下牙槽突及其内的乳牙和上、下唇在冠状切面及横切面上显示为回声连续的结构，可以除外牙槽突裂及 II 度以上唇裂。但不能除外隐性唇裂下颌则在正中矢状切面上显示较好，从而除外严重小下颌畸形的可能。值得注意的是，正中矢状切面上胎儿颜面部表现为有一定曲度的半滑曲线，从上至下依次显示前额、鼻、上唇及上颌、II 裂、下唇，下颌，这一曲线上的任何异常或不光滑或中断，均

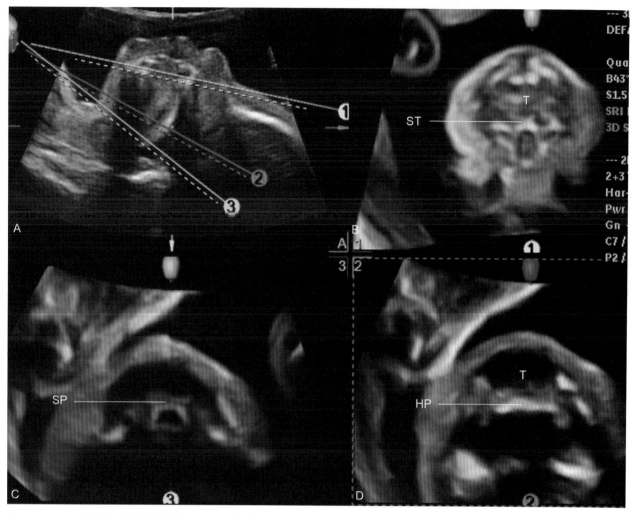

图 15-2-17 经颌下上腭系列冠状切面自由解剖声像

探头声束从胎儿下颌方向进入，以胎儿颜面部正中矢状切面为基准面获得胎儿颜面部三维容积数据，应用直线自由解剖成像技术（图A），以颌下为始点取样线 1、2、3 分别通过胎儿上牙槽、硬腭及软腭进行切割，即可获得上牙槽斜冠状切面声像图（图 B）、硬腭后份斜冠状切面声像图（图 C）以及软腭斜冠状切面声像图（图 D）。ST. 牙槽骨；HP. 硬腭；SP. 软腭；T. 舌

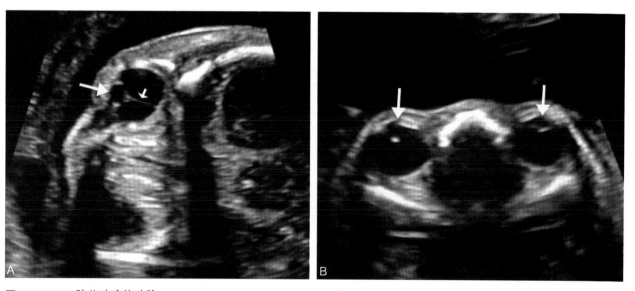

图 15-2-18 胎儿玻璃体动脉

A. 声束从胎儿眼部一侧进入，胎儿眼部横切面显示玻璃体动脉（短箭头），长箭头所示为晶状体；B. 声束从胎儿眼部正前方进入，胎儿眼部横切面显示玻璃体前部椭圆形无回声为晶状体，晶状体前后缘呈细线状弧形强回声

表 15-2-1　11~40 周胎儿眼部生物学参数测值

孕周（周）	眼外距（mm）			眼内距（mm）			眼距（mm）		
	5th	50th	95th	5th	50th	95th	5th	50th	95th
11	5	13	20	—	—	—	—	—	—
12	8	15	23	4	9	13	1	3	6
13	10	18	25	5	9	14	2	4	7
14	13	20	28	5	10	14	3	5	8
15	15	22	30	6	10	14	4	6	9
16	17	25	32	6	10	15	5	7	9
17	19	27	34	6	11	15	5	8	10
18	22	29	37	7	11	16	6	9	11
19	24	31	39	7	12	16	7	9	12
20	26	33	41	8	12	17	8	10	13
21	28	35	43	8	13	17	8	11	13
22	30	37	44	9	13	18	9	12	14
23	31	39	46	9	14	18	10	12	15
24	33	41	48	10	14	19	10	13	15
25	35	42	50	10	15	19	11	13	16
26	36	44	51	11	15	20	12	14	16
27	38	45	53	11	16	20	12	14	17
28	39	47	54	12	16	21	13	15	17
29	41	48	56	12	17	22	13	15	18
30	42	50	57	13	17	22	14	16	18
31	43	51	58	13	18	22	14	16	19
32	45	52	60	14	18	23	14	17	19
33	46	53	61	14	19	23	15	17	19
34	47	54	62	15	19	24	15	17	20
35	48	55	63	15	20	24	15	18	20
36	49	56	64	16	20	25	16	18	20
37	50	57	65	16	21	25	16	18	21
38	50	58	65	17	21	26	16	18	21
39	51	59	66	17	22	26	16	19	21
40	52	59	67	18	22	26	16	19	21

注：5th，第 5 百分位；50th，第 50 百分位；95th，第 95 百分位（引自：RomeroR, Pilu G, et al: Prenatal Diagnosis of Congenital Anomalies. Norwalk, CT: Appleton &Lange, 1988）

应引起高度注意，此时应对胎儿颜面部及其他结构进行详细的检查。

胎儿外耳的形态、轮廓在矢状切面显示最清楚，冠状切面和横切面可以辅助观察胎儿外耳的形态、大小、有无、外耳与颞骨和同侧肩部的关系。

显示并评估腭的情况是产前超声检查的难点，目前尚不能对胎儿腭进行常规检查。单纯腭裂的产前超声检出率仅 0%~1.4%。目前对于腭的评价，主要在有唇裂时，为了评价是否合并腭裂，采取特殊切面的方法如经颌下、下颌、下唇、口裂、梨状孔、面颊等的特殊冠状切面、矢状切面、横切面等来评估腭的完整性。

胎儿颜面部主要结构及常见畸形的显示切面和各颜面部畸形常规超声显示切面与经颌下超声显示切面分别见表 15-2-2 及表 15-2-3。

最后，应对胎儿全身结构进行详细的扫查，四

表 15-2-2　胎儿颜面部主要结构及常见畸形的显示切面

超声显示切面	面部解剖结构	面部畸形
冠状切面	鼻、唇、下颌、眼、耳	唇裂、牙槽突裂、眼畸形、口咽部肿瘤
矢状切面	前额、鼻、唇、下颌、颈部眼、耳	严重小下颌畸形、上颌前凸、长鼻畸形、前额凸出、塌鼻梁、肿瘤（口腔、颈部）眼畸形、耳畸形
双眼横切面	眼眶大小、眼距测量、玻璃体、晶状体	眼距过近、过远，小眼、无眼、白内障
上颌骨水平横切面	上颌骨、上唇、上牙槽、乳牙	牙槽突裂、唇裂

表 15-2-3　胎儿各颜面部畸形常规超声显示切面与颌下三角超声显示切面

	常规超声切面			颌下三角切面	
	冠状切面	矢状切面	横切面	冠状切面	矢状切面
单纯唇裂	+	±	+	−	−
唇裂伴腭裂	+	±	+	+	+
单纯硬腭裂	−	−	−	+	+
单纯软腭裂	−	−	−	+	+
独眼畸形与象鼻畸形	+	+	+	−	−
小耳畸形	+	+	±	−	−
小下颌畸形	+	+	±	−	−

注："+"表示显示该畸形有效切面，"±"表示可观察到该畸形的某些特征如探针或手指的活动等，"−"表示不能显示该畸形

为许多面部畸形常是复杂综合征的一部分。

第三节　胎儿颜面部畸形的超声诊断

一、眼畸形

（一）眼距过近

【畸形特征】

眼距过近（hypotelorism），顾名思义，两眼眶位置相距异常近。发病率不清楚，中国台湾报道眼距过近在活产儿中发病率为1/1220。眼距过近的主要原因是全前脑，其他综合征很少有眼距过近的表现，Meckel-Gruber综合征偶尔可有此特征。此外，某些染色体畸形、二角头畸胎、小头、Williams综合征、母亲苯丙酮尿症、强直性肌营养不良、眼齿发育不良等畸形也可有眼距过近。

前脑无裂畸形系前脑不完全分开成左右大脑半球，引起一系列脑部畸形，包括单一侧脑室、丘脑融合、胼胝体及大脑镰等脑中线结构缺失等。由于内侧鼻突及外侧鼻突发育异常，可形成面中部结构如鼻骨、鼻中隔、筛骨等的发育不全或缺失，从而导致独眼、头发育不全畸胎、猴头畸形（单鼻孔）、正中唇腭裂、眼距过近等一系列面部畸形（表15-3-1）（图15-3-1）。

1. 独眼（cyclopia）10%~20% 全前脑可出现独眼。独眼是以面部中线单眼为特征的畸胎，有不同程度的眼部融合，完全独眼畸形表现为单一角膜、瞳孔、晶状体，而没有任何成双的证据。在多数病例中，表现为单一眼眶内两个眼球的不同程度的融合。即使是完全的独眼畸形，眼眶上、下眼睑均有2个，视神经可表现为不同程度的重复。外鼻缺如或以一长鼻或喙鼻（proboscis）的形式位于眼的上方。许多面部骨缺失，人中缺如。口缺如或仅为一小口［即无口（astomia）或小口（microstomia）］以及下颌骨缺失或两耳融合［无下颌并耳畸形（otocephaly）］。这种类型的异常只在无叶全前脑中出现。

2. 头发育不全畸胎（ethmocephaly）此种面部畸形在全前脑中最少见。此种畸形面部特征与独眼畸形极为相似，是独眼畸形的一种变种，但双眼及双眼眶不融合，极度眼距过近，鼻缺如或为喙鼻，喙鼻常位于两眼眶之间。鼻骨、上颌骨、鼻中隔和鼻甲骨均缺如，泪骨和腭骨则融合，耳可有异常，位置过低。这种类型的异常也只出现在无叶全前脑。

3. 猴头畸形（cebocephaly）以单鼻孔和明显

表 15-3-1　全前脑面部畸形特征

面部畸形类型	特征表现	全前脑类型
独眼畸形	单眼眶，位于中央	无叶全前脑
	鼻缺如	
	长鼻畸形，可单、可双或缺如	
头发育不全畸胎	眼距过近	无叶全前脑
	鼻缺如	
	长鼻畸形，可单、可双或缺如	
猴头畸形	眼距过近	常为无叶全前脑
	单鼻孔	
正中唇腭裂	眼距过近，扁平鼻	常为无叶全前脑
	前颌突发育不全导致中央唇裂	

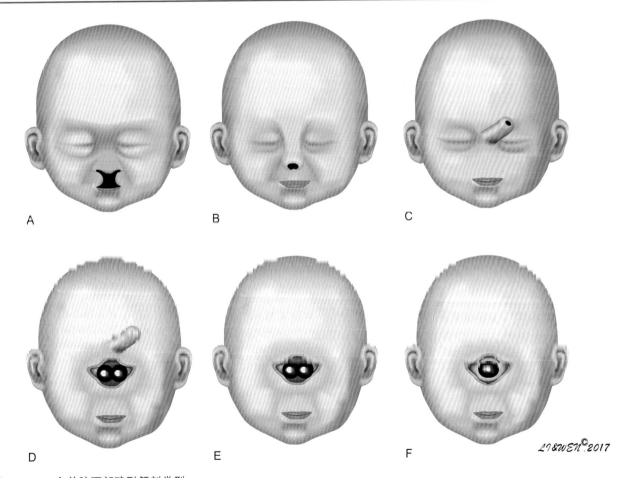

图 15-3-1　全前脑面部畸形解剖类型

　　A．正中唇腭裂；B．猴头畸形；C．头发育不全畸胎；D、E、F．独眼畸形

眼距过近为特征。猴头畸形一词来源于该畸形的面相与阔鼻猴相似，以扁平和发育不全的鼻子为其特征。头也畸形，呈三角头畸形，与扁平畸形鼻相应的鼻孔常只有一个，亦呈扁平状，上唇中部的人中缺如。此种类型异常多在无叶全前脑中出现。

　　4．正中唇腭裂（Midline cleft lip and palate）

无叶或半叶全前脑均可出现，正中唇腭裂在半叶全前脑中更常见。正中唇腭裂常与三角头畸形有关。鼻子可呈扁平状，也可有切牙骨、鼻中隔、筛骨等部分缺如。

【超声诊断】

　　独眼畸形、喙鼻畸形、眼距过近等均与前脑无裂畸形有关，是前脑无裂畸形在颜面部的表现，发现此类颜面部畸形时应仔细扫查颅内结构畸形；反之，发现颅内结构畸形如丘脑融合、单一原始脑室、脑中线缺如等，应仔细观察颜面部结构，以免漏诊颜面部的重大畸形。此类畸形，由于单一原始脑室常扩大，常被误诊为脑积水而忽略颜面部畸形的诊断，应引起高度注意。胎儿颜面部三维超声检查在发现胎儿颜面部畸形有一定价值，是二维超声的有益补充方法。

1. 眼距过近　眼内距及眼外距均低于正常孕周的第 5 百分位数可诊断眼距过近。检出眼距过近时，应仔细检查胎儿颜面部其他结构有无异常，同时应仔细检查颅内结构有无畸形，如有无丘脑融合，单一原始脑室等（图 15-3-2）。

2. 独眼　其面部特异性超声表现为单眼眶、单眼球或极度眼距过近，眼眶上方或两眼眶之间出现一长的柱状软组织回声向前方伸出，即为发育不良的喙鼻，喙鼻中央可无鼻孔（图 15-3-3、图 15-3-4、图 15-3-5）。此外，耳畸形、下颌畸形、口畸形、正中唇腭裂等也能为超声所发现。

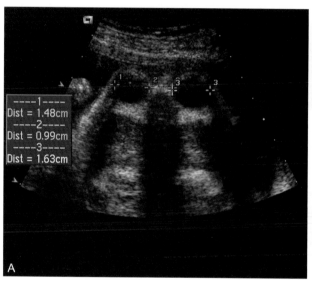
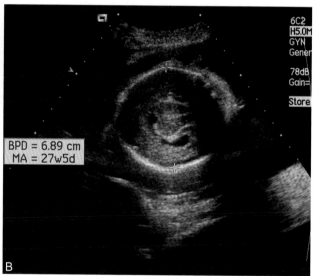

图 15-3-2　眼距过近

A. 双眼横切面示眼距过近，眼内距（0.99 cm）明显小于眼距；B. 丘脑水平横切面仅显示一个原始脑室，大脑镰及透明隔腔消失，丘脑不完全融合

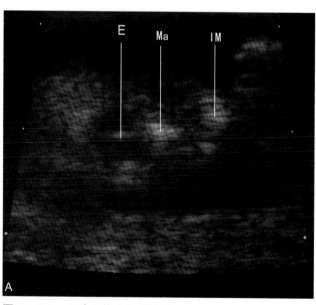
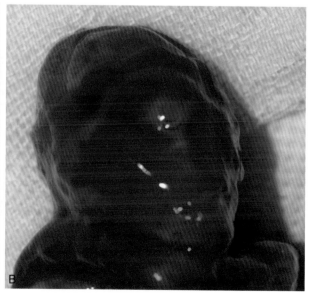

图 15-3-3　无叶全前脑合并独眼

12 周胎儿，胎儿颜面部冠状切面（图 A）仅见单眼眶（E），眶内可见两个眼球紧贴，实时超声下观察胎儿无鼻结构回声。标本面部正面观（图 B）显示独眼，鼻缺如。Ma. 上颌骨；IM. 下颌骨

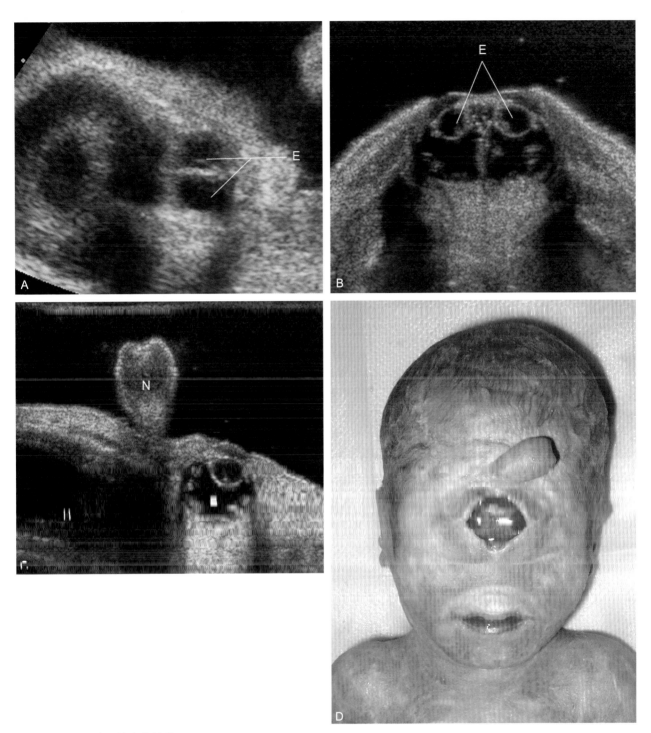

图 15-3-4　无叶全前脑合并独眼

　　25 周胎儿，产前超声检查双眼冠状切面（图 A）仅见单眼眶，眶内可见两个眼球紧贴。产后高频超声检查双眼横切面（图 B）证实产前超声检查结果。产后高频超声检查面部正中矢状切面（图 C）示鼻呈长条形（N）位于眼眶上方。标本面部正面观（图 D）显示独眼、喙鼻畸形，无人中。B. 大脑；E. 眼球；N. 鼻

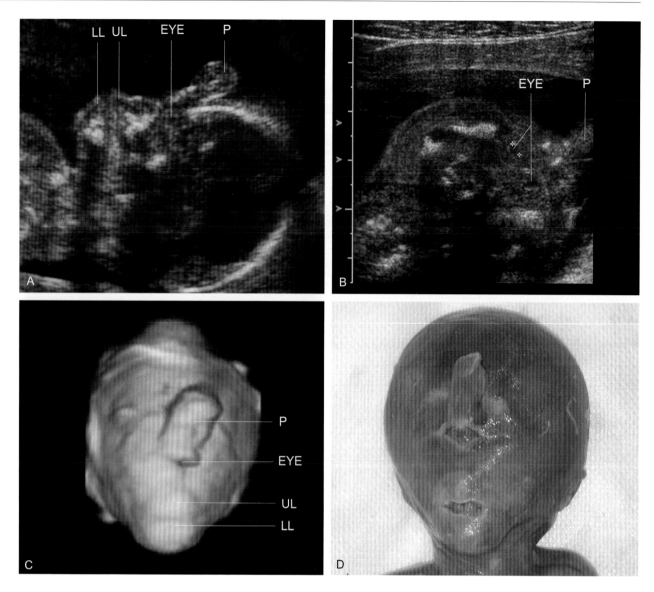

图 15-3-5　无叶全前脑合并独眼（染色体核型为 13 三体）

　　18 周胎儿，产前超声检查面部正中矢状切面（图 A）显示鼻呈长条形位于眼眶（EYE）上方。双眼横切面（图 B）仅见单眼眶，眶内可见两个细小眼球回声。面部三维成像（图 C）显示鼻子呈长条形位于眼眶上方。标本面部正面观（图 D）。P. 喙鼻；UL. 上唇；LL. 下唇

　　3. 头发育不全畸胎　其面部超声表现与独眼相似，但无单眼眶、单眼球畸形，常为眼距极度过近，鼻缺如或为喙鼻，喙鼻常位于两眼眶之间（图 15-3-6），可无鼻孔。

　　4. 猴头畸形　其特征性超声表现为明显的眼距过近，鼻的形态明显异常，常无鼻翼结构，呈一软组织回声，位于两眼眶之间的下方，鼻的中央仅有一小的单鼻孔（图 15-3-7）。这种面部畸形产前超声诊断较独眼畸形困难，因为面部畸形较前述独眼畸形和头发育不全畸胎要轻得多。

　　5. 正中唇腭裂　上唇中央回声连续性中断，上颌骨中央也缺如（原发腭缺如），连续性中断，

鼻结构异常，常伴有鼻扁平。眼距过近明显或仅有轻度眼距过近（图 15-3-8）。

　　【临床处理及预后】

　　由于眼距过近主要与全前脑有关，因此，其预后也与全前脑的预后类似。对于单发的眼距过近，预后较好，出生后可行颅脑 CT、MRI 检查进一步对颅脑结构进行评估。如果合并其他系统畸形，预后取决于伴发畸形的严重程度。

　　眼距过近的再发风险取决于合并畸形，如果是 13 三体，年轻女性再发风险为 1%，高龄女性再发风险母亲年龄风险相似。

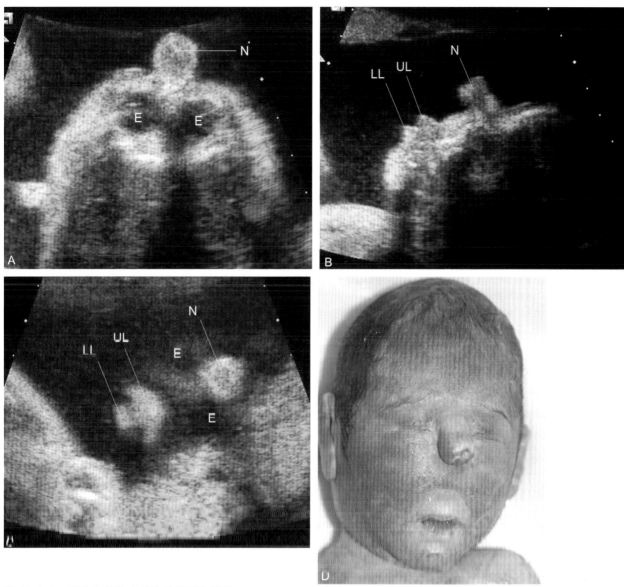

图 15-7-2 无叶全前脑合并独眼畸形

24 周，产前超声检查双眼水平横切面（图 A）显示眼（E）距过近，鼻（N）呈长条形，位于两眼之间。颜面部止中矢状切面（图 B）显示鼻呈长条形。颜面部冠状切面（图 C）显示无人中，鼻位于双眼之间。标本面部止面观（图 D）。UL. 上唇；LL. 下唇

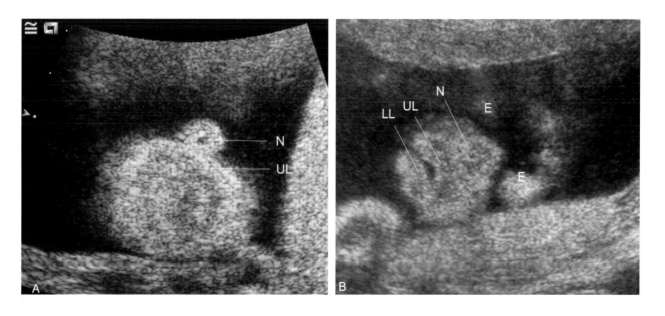

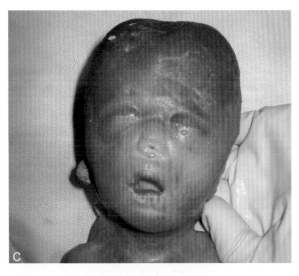

图 15-3-7　无叶全前脑畸形合并猴头畸形

24 周胎儿，鼻唇冠状切面（图 A）及颜面部冠状切面（图 B）显示单鼻孔。产后标本正面照片(图 C)显示单鼻孔、眼距过近、人中缺如。N. 鼻；UL. 上唇；LL. 下唇；E. 眼

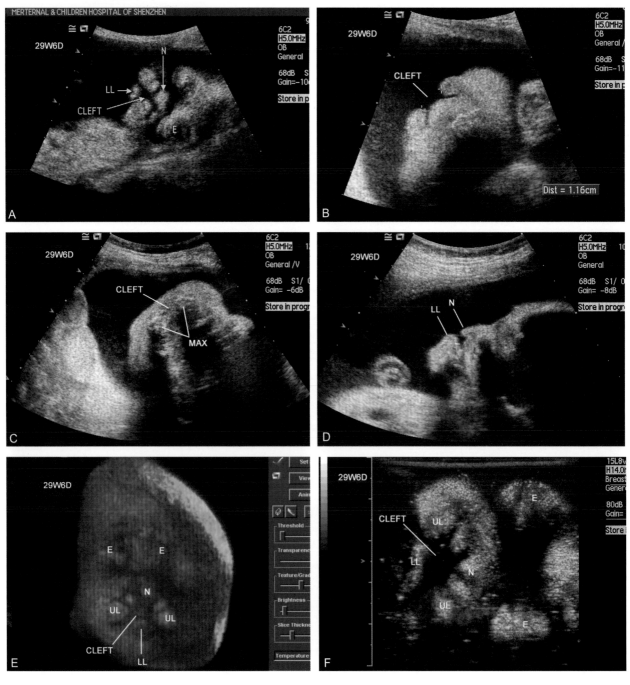

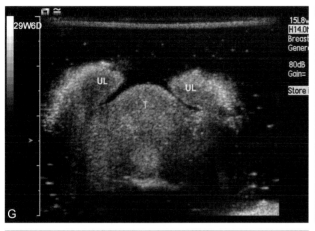

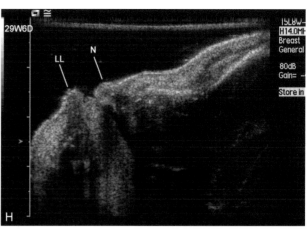

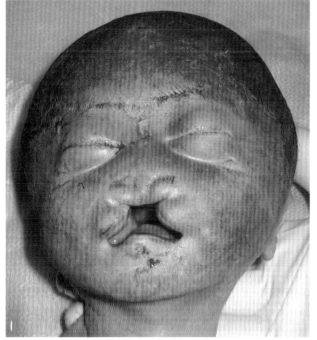

图 15-3-8　正中唇裂合并全前脑

　　29 周 6d 胎儿,产前超声面部冠状切面(图 A)、横切面(图 B、C)、矢状切面(图 D)及三维超声(图 E)均清楚显示上唇中央连续中断,鼻发育不良,鼻结构不正常,不能显示双鼻孔,鼻塌陷、鼻柱缺如,人中缺如,上颌骨中央(前颌突)缺如而表现为正中唇腭裂,双眼球向前突出。产后 14MHz 高频超声冠状切面(图 F)、横切面(图 G)及矢状切面(图 H)所见与产前所见一致。图 I 为引产后胎儿正面照片,可见面部正中唇裂,双眼球突出,无人中,鼻塌陷,上唇中央连续中断。

　　1. 额部脑或脑膜膨出 (frontal cephalocoele or meningocele)　这是眼距过远(图 15-3-9)最常见的原因(表 15-3-2)。脑组织或脑膜从筛骨、蝶骨或额骨缺损处膨出,膨出内容物含脑脊液或脑组织。额部脑或脑膜膨出占所有脑或脑膜膨出的10% 左右。

　　2. 中部面裂综合征 (median cleft syndrome)　又名额鼻发育不良畸形(frontonasal dysplasia)。其主要特征有:眼距过远,额骨在前方裂开,鼻在中线处裂开,两鼻孔间距明显增大(图15-3-10),可伴有正中唇裂或腭裂。最严重者可表现为前额部骨骼缺如、双眼位于头的两侧、两鼻孔完全分离且间距明显增大、前颌突及唇缘不融合、鼻与口共同形成一个大开口。轻者仅有眼距过远、鼻根部变宽而上唇正常。本病常为散发性,也可为常染色体显性遗传。

(二)眼距过远

【畸形特征】

　　眼距过远(hypertelorism)是指两眼眶之间距离异常增大。眼距过远少见,可以是单发异常,但常是一些畸形、染色体异常的表现形式之一,发病率未见报道。

　　如前所述,双眼在胚胎正常发育过程中,最初位于胚胎头部的两侧,然后逐渐向额部方向移行,如果这一发育过程发生障碍,则可出现眼距过远。引起这一过程受阻的原因有原发性眼部移行受阻,如中部面裂综合征(额鼻发育不良)和继发性眼部移行受阻,后者更常见,主要由于中线区肿物机械地阻止眼的向前移行过程,如额部脑或脑膜膨出(眼距过远最常见的原因),其他少见畸形有颅缝早闭等。

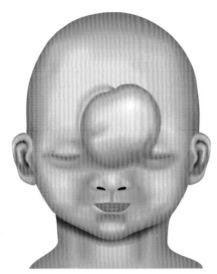

图 15-3-9　额部脑或脑膜膨出

【超声诊断】

超声诊断眼距过远，主要以眼内距超过正常预测值的第 95 百分位数为判断标准（表 15-2-1）。有作者报道 3 例眼距过远者，眼内距均明显大于正常孕周的第 95 百分位数，而眼外距则在正常高值范围内。因此，有学者认为眼内距较眼外距更有诊断价值。

引起眼距过远的最常见的原因为前额部的脑或脑膜膨出（图 15-3-9）。超声在前额部可检出囊性或囊实性包块，包块内容物为脑膜、脑脊液或脑组织，实时超声下可追踪观察包块内容物与颅内结构的相互关系，同时可显示相应部位颅骨缺损。显示明确包块时，应注意与前额部血管瘤、畸胎瘤等相鉴别。

表 15-3-2　眼距过远的原因

继发性眼或眼眶移行受阻
　额部脑或脑膜膨出（最常见的原因）
　　筛骨缺损
　　蝶骨缺损
　　额骨缺损
　颅缝早闭
　　阿佩尔综合征
　　克鲁宗综合征
　　尖头多指（趾）并指（趾）
原发性眼或眼眶移行受阻
　中部面裂综合征
其他
　染色体畸形

中部面裂综合征极少见，其主要表现为眼距过远，鼻畸形，分裂鼻，两鼻孔距离增大（图 15-3-10），可伴有正中唇裂或腭裂。与全前脑的区别在于后者眼距过近、鼻缺如、长鼻、单鼻孔。

当超声检出眼距过远伴有唇、腭裂时，应高度怀疑中部面裂综合征，此时应仔细辨认唇裂的类型、鼻的形态、鼻孔的有无及鼻孔间距离。

【临床处理及预后】

眼距过远可以是某些染色体畸形的表现形式之一，主要有特纳综合征（45，X），少见染色体畸形有染色体微缺失（如 22q11.2 缺失）、移位及染色体三体综合征。眼距过远还可见于某些单基因遗传病，如 Aarskog 综合征、阿佩尔综合征、努南综合征、Opitz 综合征等。还可见于胎儿某些结构畸形，如额鼻部脑膜脑膨出、颅缝早闭、额叶发育不良、中部面裂综合征等。

前额部脑或脑膜膨出引起眼距过远者，其预后较其他脑或脑膜膨出要好，50% 患儿有面部变形、嗅觉缺失、视力障碍等。

中部面裂综合征 80% 病例智力正常，约 20% 患儿智力在临界水平或轻度下降，智力严重障碍者不到 10%。但多数患儿有严重面部畸形，包括眼、鼻、唇等畸形，严重影响患儿的面部外观。

眼距过远的再发风险取决于引起眼距过远的原因。如果是染色体异常 45，X，再发风险为 1%，与母亲年龄无关；如果是常染色体显性遗传的单基因遗传病，如努南综合征，再发风险为 50%。

（三）小眼

小眼（microphthalmia）是一种罕见畸形，发生率在活产儿约为 1/5000。导致小眼的原因很多，主要有染色体畸形（如三倍体、9 三体、13 三体、18 三体，染色体缺失等），环境因素（如胎儿先天感染、胎儿酒精综合征等），某些基因综合征（如常染色体显性或隐性或 X 连锁遗传的某些畸形）。

【畸形特征】

小眼的主要特征是眼球及眼眶明显缩小，眼裂也小，又称为先天性小眼球。可单眼受累，也可双侧受累。轻者受累眼球结构可正常，晶状体存在。重者眼球极小，虹膜缺失，先天性白内障，玻璃体纤维增生等，可伴有其他器官或系统畸形，如面部其他畸形、肢体畸形、心脏畸形、肾畸形、脊柱畸形等。严重小眼时，临床很难和无眼相区别。

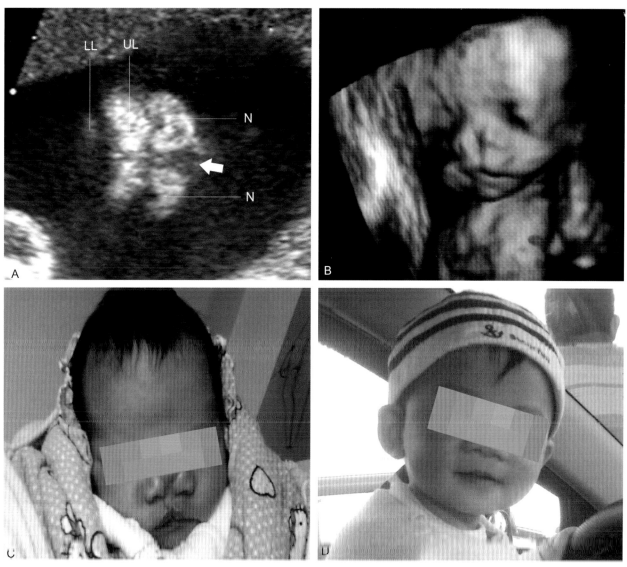

图 15-3-10 中部面裂综合征

产前超声检查鼻唇冠状切面（图 A）显示鼻从中部裂开成两部分（箭头），两鼻孔（N）距离明显增大。颜面部二维成像（图 B）
□□□□□□，□□□□□□□□□ □ □□□
示术后情况良好。UL，上唇，LL，下唇

【超声诊断】

1. 产前超声测量眼距低于正常孕周预测值的第 5 百分位数时，应怀疑有小眼的可能（表 15-2-1）。但轻度小眼产前超声诊断几乎不可能。

2. 明显的、严重的小眼在双眼横切面上有肯定的超声表现，单侧小眼表现为病变侧眼眶及眼球明显小于健侧（图 15-3-11），在双眼横切面上明显不对称；双侧小眼时表现为双侧眼眶及眼球明显缩小，此时可有眼内距增大，眼距减小，眼内距、眼距不再成比例，眼内距明显大于眼距（图 15-3-12）。小眼球内可有异常回声，透声差。

3. 合并畸形表现：如脑积水、肾发育不全、并指、喉闭锁等。笔者见 1 例双侧小眼伴脑积水、双侧小指中节指骨缺如、心脏畸形（图 15-3-12）。

【临床处理及预后】

轻度小眼者出生后治疗目的是保持现有的视力和改善面部容貌。严重小眼及无眼者出生后主要通过外科治疗包括眼眶骨性组织和软组织的矫正。

小眼的预后在很大程度上取决于合并畸形或综合征的严重程度。轻者眼球结构可正常，但有视力差、斜眼、眼颤或远视。重度小眼无视力。

单发小眼多为散发性，也有常染色体显性、隐性遗传的报道。最近报道一些基因突变与无眼、小眼有关，如 SOX2，CHX10，RAX，SIX3，PAX6，PAX2。

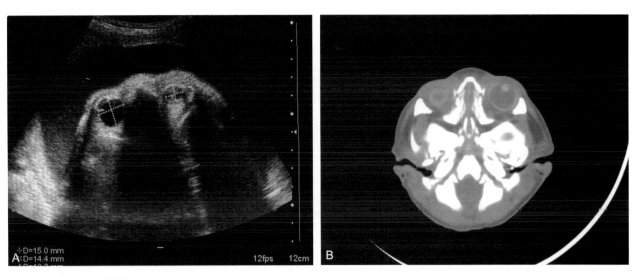

图 15-3-11　一侧小眼

　　双眼横切面（图 A）示右侧眼球明显小于左侧，左侧大小为 1.5 cm×1.4 cm，右侧大小仅为 1.0 cm×0.8 cm，右侧眼球内可见不均质回声。产后 CT 检查（图 B）显示右侧小眼

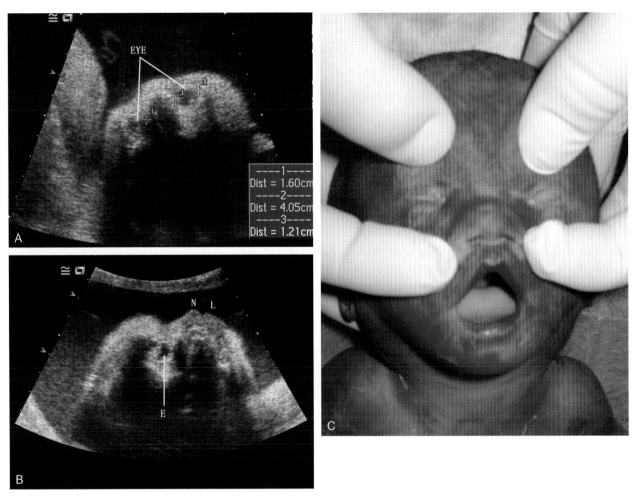

图 15-3-12　双侧小眼

　　30 周胎儿合并有脑内畸形，第 5 指中节指骨缺如、心脏畸形等多发性畸形。产前超声双眼横面（图 A）及经一侧眼球矢状切面（图 B）均显示明显小眼。双眼球明显缩小，眼内回声增强。面部正面照片（图 C）显示双侧小眼。E. EYE. 眼；N. 鼻；L. 唇

（四）无眼

无眼（anophthalmia）极其罕见，发生率约为活产儿的 1/20 000。发病原因可能与胚胎 3～4 周时孕母受风疹病毒感染、过量 X 线照射、维生素 A 过多摄入有关。

【畸形特征]

无眼主要特征是眼球缺如，眼眶缩小或缺如，眼睑闭锁，眼区下陷。主要因胚胎期眼泡形成障碍所致。除眼球缺如外，晶状体、视神经、视交叉及视束均缺如。可单侧或双侧发生。与小眼相似，可伴发于许多畸形综合征中。

【超声诊断】

1. 双眼水平横切面上一侧或双侧眼眶及眼球不能显示，在相当于眼眶部位仅显示一浅凹状弧形强回声（图 15-3-13～图 15-3-14）。

2. 当超声能显示一小的眼眶时，应仔细检查有无晶状体回声，如果晶状体缺如，则多为无眼畸形；如果能显示晶状体，则多为小眼。

3. 有学者报道 2 例单侧无眼，均有明确的无眼家族史，在妊娠早期检查时均可见正常的眼眶、眼球和晶状体，因此，该学者认为部分无眼可在妊娠较晚时期才形成，可能与玻璃体动脉过早闭塞导致胎眼变性退化有关。鉴于此，在 12 周之前胎儿眼眶可显示并不能除外无眼，尤其有无眼家族史者，更应在以后的孕周内观察胎儿眼的生长发育。

4. 检出无眼时，应仔细检查胎儿有无其他畸形，如耳畸形、下颌畸形等。

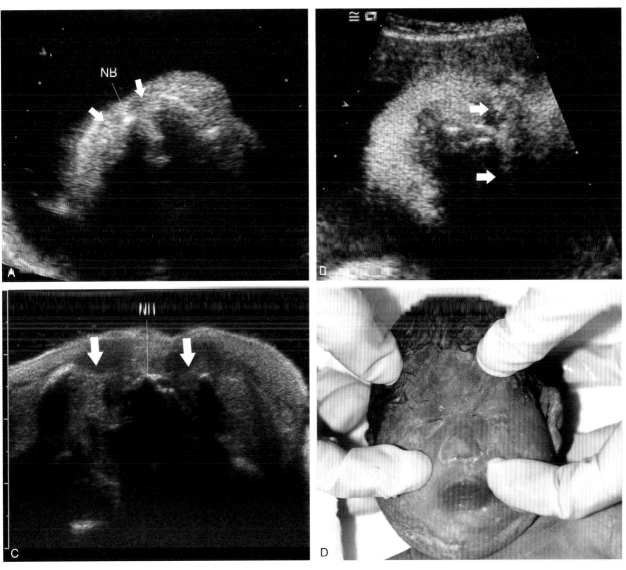

图 15-3-13　双侧无眼，合并小头等多发畸形
产前超声检查双眼水平横切面（图 A）不能显示双侧眼眶及眼球图像（箭头所示）。双眼水平冠状切面（图 B）显示双眼眶部位无眼球结构回声（箭头所示）。产后高频超声检查双眼水平横切面（图 C）亦未见双侧眼眶、双侧玻璃体、双侧晶状体图像（箭头所示）。标本正面观（图 D）示双侧眼睑粘合，未见眼裂。NB. 鼻骨

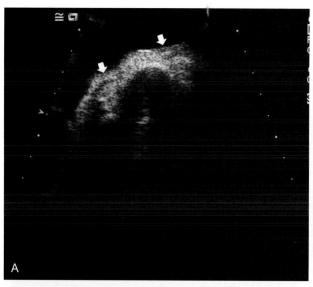

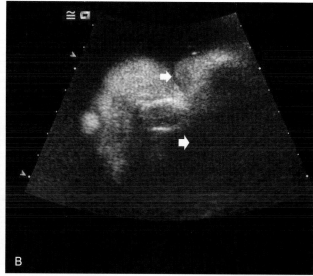

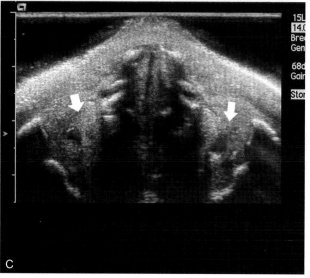

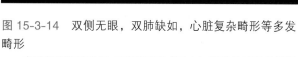

图 15-3-14 双侧无眼，双肺缺如，心脏复杂畸形等多发畸形

产前超声检查双眼水平横切面（图 A）不能显示双侧眼眶及眼球图像（箭头所示）。双眼水平冠状切面（图 B）显示双眼眶部位无眼球结构回声（箭头所示）。产后高频超声检查双眼水平横切面（图 C）亦未见双侧眼眶、双侧玻璃体、双侧晶状体图像（箭头所示）。标本正面观（图 D）示双侧眼睑粘合，未见眼裂

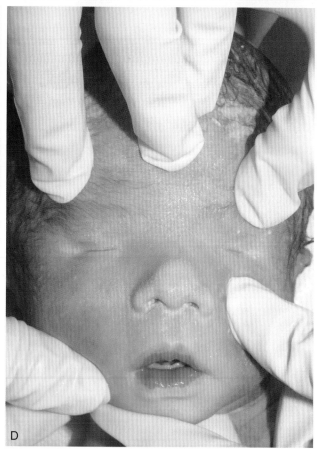

【临床处理及预后】

无眼患者完全无视力，外科治疗是通过安置体积逐渐增大的内置假体来刺激眶骨发育，使容积增大，一般要经过 3~5 次置换。如合并其他畸形，则无眼的预后取决于合并畸形的严重程度。

单发无眼畸形多为散发性。最近文献报道认为一些基因突变与无眼、小眼有关，如 SOX2，CHX10，RAX，SIX3，PAX6，PAX2。

（五）先天性白内障

先天性白内障（congenital cataract）可以是单侧，也可以是双侧发病，约占活产婴儿中眼畸形的 30%，发生率为 1/10 000~1/5000。我国近年统计资料表明，先天性白内障群体发病率为 5/10 000。在部分地区（北京、上海等地）盲童致盲原因调查中发现 22%~30% 的盲童是由于先天性白内障致盲，

占失明原因的第 2 位。国外占失明儿童的 10%～38%。

先天性白内障主要是由于眼基因异常导致晶状体蛋白合成异常所致，据报道，30% 的单侧白内障及 50% 的双侧白内障是由该原因引起。引起先天性白内障的其他原因有胎儿先天感染如风疹（最多见）、巨细胞病毒、天花、流行性腮腺炎、脊髓灰质炎、带状疱疹、单纯疱疹、水痘、麻疹及流行性感冒等，母体孕期代谢紊乱如甲状旁腺功能低下或钙代谢紊乱、糖尿病等，以及某些酶缺乏综合征如葡萄糖 -6- 磷酸脱氢酶缺乏症等。

先天性白内障常见于某些综合征，如阿佩尔综合征、Smith-Lemli-Opitz 综合征、哈勒曼 - 斯特雷夫综合征、鲁宾斯坦 - 泰比综合征、点状软骨发育不良综合征、Walker-Warburg 综合征、Roberts 综合征、18 三体、21 三体、13 三体、Nance-Horan 综合征、脑肝肾综合征、眼脑肾综合征等。

Monteagudo 描述了胎儿先天性白内障的 3 种超声特征（图 15-3-15）。

1. 晶状体完全呈强回声（图 15-3-16）。

2. 晶状体表现为双环征，外侧强回声环为晶状体边界回声，内侧强回声环为白内障边界回声。

3. 晶状体中央出现强回声区，点状或簇状。

其他超声特征还有：

1. 晶状体边缘回声明显，不规则增厚、增强。

2. 部分先天性白内障胎儿玻璃体动脉不能显示。

3. 部分轻或中度先天性白内障在产前超声图像上可无明显表现，出生后才能表现出来。

尽管产前超声可根据晶状体内强回声及晶状体边缘不规则回声提示先天性白内障，但没有上述超

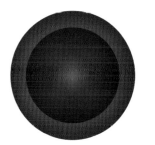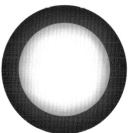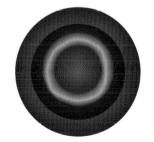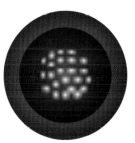

| 正常晶状体 | 弥漫性强回声 | 双坏征 | 中央点状强回声 |

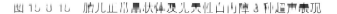

图 15-3-15　胎儿正常晶状体及先天性白内障 3 种超声表现

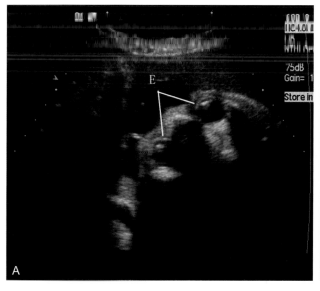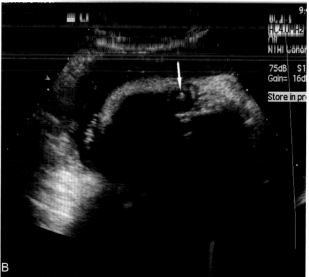

图 15-3-16　双侧先天性白内障

产前超声检查双眼横切面（图 A）示双侧晶状体完全呈强回声。晶状体水平冠状切面（图 B）亦显示晶状体呈一致强回声（箭头所示）。E. 眼

声特征时不能除外本病的可能，尤其对本病高危孕妇不能做出排除本病的诊断。

【临床处理及预后】

先天性白内障可导致儿童失明，是儿童失明的主要原因之一。先天性白内障手术治疗应尽可能早，以减少失明及弱视的发生。婴儿出生后6周是视力发育的关键期，而24个月是双眼视力形成的重要阶段。对于明显影响视力的先天性白内障，在保证婴儿生命安全的前提下尽早手术，以保证其视功能恢复。理想的手术时间在儿童视觉发育的关键期之前，即出生后数周内或2个月内。如果先天性白内障合并眼球震颤症、斜视等，预后较差。

先天性白内障可以是散发，也可以是遗传的，遗传方式可以是常染色体显性或隐性遗传或X连锁遗传。

二、外鼻畸形

如前所述，外鼻由内侧鼻突和外侧鼻突发育而来，因遗传因素或其他原因导致这一发育过程障碍，可以形成各种各样的外鼻畸形。先天性外鼻畸形种类繁多，程度不一，在生存的婴儿中严重外鼻畸形较少见，常并发全身其他器官或系统先天畸形。先天性外鼻畸形主要如下。

1. 无鼻 (arhinia) 胚胎时期额鼻突未发育或发育不全可导致无鼻畸形，常伴有鼻腔、鼻窦等缺如。眼距过近或独眼，主要存在于全前脑（图15-3-3）。

2. 长鼻或喙鼻 (proboscis) 内侧鼻突及外侧鼻突的畸形发育可形成长鼻畸形，主要见于全前脑（图15-3-4、图15-3-5、图15-3-6）。

3. 裂鼻 (cleft nose) 鼻原基发育向中线移行过程发生障碍可形成裂鼻，主要见于中部面裂综合征（图15-3-10）。

4. 双鼻 (birhinia) 两侧鼻原基畸形发育，形成4个鼻凹，若在同一平面则形成并列的双鼻，若上、下排列则形成上下重叠的双鼻。

5. 鞍鼻 (saddle nose) 主要由于先天性鼻骨发育平坦或下陷而形成，表现为鼻梁塌陷如马鞍状，又称塌鼻。

前3种鼻畸形常合并其他面部严重畸形、脑部畸形及其他器官系统的严重畸形，产前超声诊断除有鼻局部异常表现外，尚有其他相应结构异常表现。产前超声检查时，很少做出单纯外鼻畸形的诊断。

三、口与唇畸形

（一）唇腭裂

唇腭裂 (cleft lip/cleft palate) 是最常见颜面部畸形，其发生率有明显种族差异，按出生人口统计，美国印第安人最高约3.6‰，其次为亚洲人1.5‰～2‰，白种人约1‰，黑种人约0.3‰。我国最近统计资料为1.8‰。胎儿唇腭裂发生率可能更高，因为合并有致死性染色体畸形或其他解剖结构畸形病例未能统计在内（28周以前即流产）。资料表明70%左右为唇裂合并腭裂，20%左右为单纯唇裂，10%左右为单纯腭裂。单侧唇腭裂（约占75%）多于双侧，左侧多于右侧，左右侧之比为4∶1。唇裂患者无论伴有或不伴有腭裂，大多数病例（80%左右）不合并其他畸形，但有20%的患者出现在100多种基因综合征中；单纯腭裂则不同，约50%常合并其他畸形，常并发于200多种基因综合征中。可以是常染色体显性、隐性遗传，也可以是X染色体连锁显性或隐性遗传。1%～2%有染色体异常（主要为18三体和13三体），约5%与致畸物有关。正中唇裂约占所有唇裂的0.5%，常与全前脑或口-面-指综合征有关。

【畸形特征与分类】

唇裂系在上唇或下唇处裂开，上唇裂多见，下唇裂罕见。腭裂则为一侧或双侧原发腭与继发腭之间未融合（原发腭裂或牙槽突裂）或一侧或两侧继发腭与鼻中隔或两侧继发腭之间未融合（单纯硬腭裂或软腭裂）。唇腭裂的分类方法很多。1922年，Davis和Ritchie以牙槽突为界将唇、腭裂分成3型（里奇分类法）：Ⅰ型为牙槽突前裂；Ⅱ型为牙槽突后裂，包括软腭裂、硬腭裂；Ⅲ型为牙槽突裂。1931年，Veau以切牙孔为参考标志将唇、腭裂分为4型：软腭裂；软腭裂和继发腭裂；从悬雍垂至切牙孔的偏一侧裂，常累及牙槽突；双侧裂。1957年宋儒耀将唇腭裂分为3大类：第Ⅰ类是单纯唇裂；第Ⅱ类是单纯腭裂；第Ⅲ类是唇裂兼腭裂。1958年，Kernahan和Stark基于胚胎发育学，将唇腭裂分成两型，原发裂和继发裂。1962年，Harkins在Kernahan和Stark分类法的基础上，提出更精细的分类法，分成4型：Ⅰ型为切牙孔前裂，包括唇裂、唇裂合并牙槽突裂；Ⅱ型切牙孔裂，唇裂合并牙槽突裂、继发腭裂；Ⅲ型切牙孔后裂；Ⅳ型罕见面裂。目前，口腔颌面外科按裂部位和程度进行分类，如唇裂按裂部位分为单侧唇裂、双侧唇裂，按裂深度分为Ⅰ度（裂只限于唇红部）、Ⅱ度（裂由唇红至部分上唇，但未裂至鼻底）、Ⅲ度唇裂（整个上唇至鼻底完全裂开）；腭裂分成不完全腭裂（悬雍垂裂、软腭裂、单侧部分硬腭裂、双侧部分硬腭裂）、完全腭裂（单侧完全腭裂、双侧完全腭裂）。

　　但是上述分类方法在产前超声诊断方面的应用并不实用，比如单纯继发腭裂，产前常规超声很难发现，而原发腭裂却能为产前常规超声检出，由于

有牙槽骨的影响，应有一个适合产前超声诊断的分类，有助于产前超声诊断。因此，笔者根据产前超声特征和胚胎发育特点，将唇腭裂分为以下7类（图15-3-17、图15-3-18）。

　　1. 单纯唇裂：又可分为单侧唇裂和双侧唇裂。根据唇裂的程度可分为如下几度。

　　Ⅰ度唇裂：裂隙只限于唇红部。

　　Ⅱ度唇裂：裂隙达上唇皮肤，但未达鼻底。

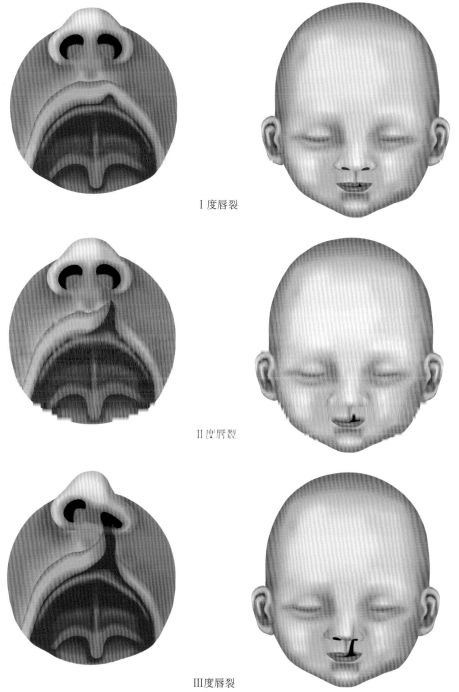

Ⅰ度唇裂

Ⅱ度唇裂

Ⅲ度唇裂

图 15-3-17　单纯唇裂分类

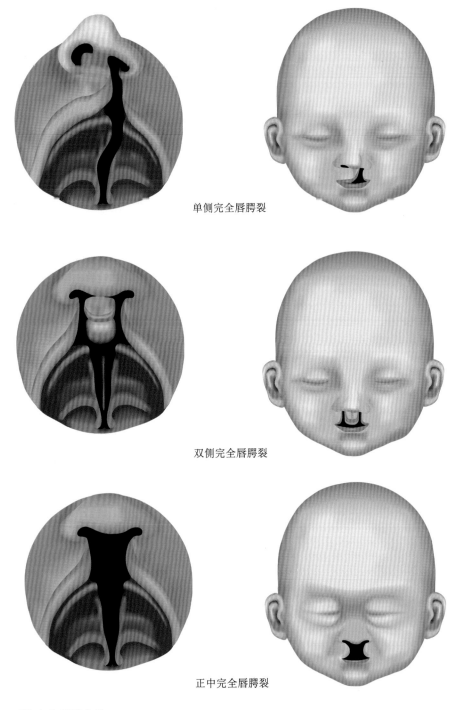

单侧完全唇腭裂

双侧完全唇腭裂

正中完全唇腭裂

图 15-3-18　唇裂伴完全腭裂分类

　　Ⅲ度唇裂：从唇红至鼻底完全裂开。

　　Ⅰ度、Ⅱ度唇裂为不完全唇裂，Ⅲ度唇裂为完全唇裂。

　　2．单侧完全唇裂伴牙槽突裂或完全腭裂。

　　3．双侧完全唇裂伴牙槽突裂或完全腭裂。

　　4．正中唇腭裂：常发生在全前脑与中部面裂综合征，唇中部、上腭中部缺失，裂口宽大，鼻发育异常（见相关内容）。

　　5．不规则唇裂：与羊膜带综合征有关，唇裂常不规则，奇形怪状，常在不寻常的部位出现（图15-3-19）。除唇裂外，常伴有其他部位的严重异常，如裂腹、缺肢、脑膜膨出等。

　　6．单纯腭裂：也可分为单侧与双侧腭裂。根据腭裂的程度可分为如下几度（图15-3-20）。

　　Ⅰ度腭裂：腭垂裂或软腭裂。

　　Ⅱ度腭裂：全软腭裂及部分硬腭裂，裂口未达牙槽突（即无原发腭裂或牙槽突裂）。

Ⅲ度腭裂：软腭、硬腭全部裂开且达牙槽突。即包括原发腭与继发腭之间及继发腭与鼻中隔之间均未融合。

Ⅰ、Ⅱ度腭裂为不完全腭裂，Ⅲ度腭裂为完全腭裂。前者一般单独发生，不伴唇裂，仅偶有伴发唇裂者；后者常伴有同侧完全唇裂。

7. 隐性唇裂，腭裂及黏膜裂：产前超声无特征性表现，不能为产前超声所检出。

【超声诊断】

1981 年 Christ 等首次报道产前超声诊断 2 例胎儿唇腭裂，距今已有 30 余年了，但世界各地的胎儿唇腭裂的产前超声检出率相差仍较大。2010 年，Maarse 等利用 MEDLINE 和 EMBASE 数据库对英语、荷兰语、法语、德语报道的产前超声筛查唇腭裂的文献进行系统分析，二维超声应用于低危孕妇，唇腭裂、单纯腭裂的检出率分别为 9% ~ 100%、0% ~

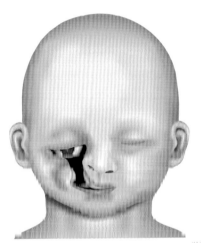

图 15-3-19　不规则唇裂

22%。如前所述，唇腭裂是最常见的颜面部畸形，近年随着产前诊断水平的提高和高分辨率仪器的应用，唇腭裂产前检出率已明显提高，国内学者报道达 80% ~ 92%。深圳市妇幼保健院采用高分辨力超声对胎儿进行常规颜面部检查，唇腭裂产前检出率为 90.14%（64/71），单纯唇裂为 87.5%，完全唇裂合并完全腭裂为 95%，但单纯不完全腭裂产前超声检出率为 0。

根据笔者 10 多年来产前超声诊断的经验，漏诊唇腭裂常见原因主要有如下。

1. 因某种原因胎儿鼻唇显示不清楚。

2. 胎儿太小。

3. 胎儿太大，胎位固定于正枕前位或正枕后位。

4. 羊水过少或胎儿颜面部前方无羊水衬托。

5. 合并其他严重畸形时。

6. 胎儿肢体的遮挡或子宫壁的压迫。

7. 单纯不完全腭裂因牙槽突声影的影响而不能直接显示病变。

8. 唇裂轻，仅为唇红裂（Ⅰ度唇裂）。

9. 发现唇裂时，不能显示腭的切面，腭裂不能显示。

10. 唇隐裂在超声图像上无唇裂图像特征。

误诊唇腭裂常见原因主要如下。

1. 无唇腭裂诊断经验，尤其对初次诊断唇腭裂者，更应小心谨慎。

2. 切面不标准，尤其横切面显示胎儿上唇时，如果切面偏斜，有可能将正常口裂误认为唇裂而出现小恩唇裂。

3. 正常胎儿上唇人中较深时易误认为唇裂。

4. 脐带处于唇部时可误认为唇裂，此时应结合胎儿张嘴或胎动时观察，或结合彩色多普勒血流显

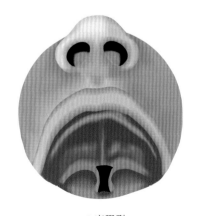

Ⅰ度腭裂

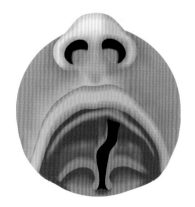

Ⅱ度腭裂

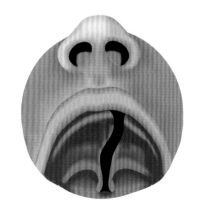

Ⅲ度腭裂

图 15-3-20　单纯腭裂分类

像进行鉴别。

5. 胎儿上唇受挤压时，唇中部向前凸出，横切及冠状切面上可出现类似唇裂的图像。

【超声特征】

1. 单纯唇裂 在超声图像上有恒定的超声表现，在胎儿颜面部冠状切面和横切面上观察最清楚，主要表现为一侧或双侧上唇皮肤连续性中断，中断处为无回声带，无回声带可延伸达鼻孔，引起受累侧鼻孔变形、变扁，单侧唇裂时，两侧鼻孔不对称时常为Ⅲ度唇裂，如果鼻孔两侧对称、鼻孔不变形、唇裂裂口未达鼻孔者则多为Ⅱ度唇裂（图15-3-22）；仅在唇红部显示中断者为Ⅰ度唇裂（图15-3-21）。Ⅰ度唇裂因裂口小常漏诊。

Ⅱ度、Ⅲ度唇裂时，旁正中矢状切面可有异常表现，表现为颜面曲线形态失常，在上唇裂裂口处上唇回声消失。

2. 单侧唇裂合并牙槽突裂或完全腭裂 除上述唇裂征象外，上颌骨牙槽突回声连续性中断，正常弧形消失（图15-3-23），在裂口中线侧牙槽突常向前突出，而裂口外侧牙槽突则相对后缩，在横切面上可见"错位"征象。乳牙列在裂口处排列不整齐，乳牙发育可正常，也可伴邻近乳牙发育异常，如乳牙缺如或乳牙增多。牙槽突裂的裂口处一般在侧切牙与犬牙之间裂开（原发腭与继发腭之间未能正常融合）。旁矢状切面可进一步诊断是否合并一侧继发腭裂，继发腭裂时，在腭裂水平的旁正中矢状切面上可显示鼻腔与口腔相通，腭连续性中断（图15-3-24）。

除上述常规冠状切面、横切面与旁矢状切面外，

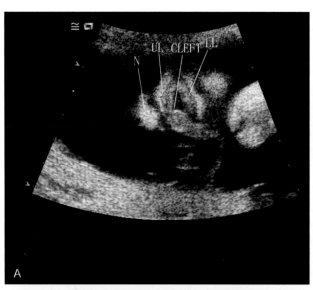

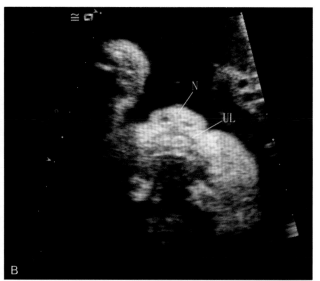

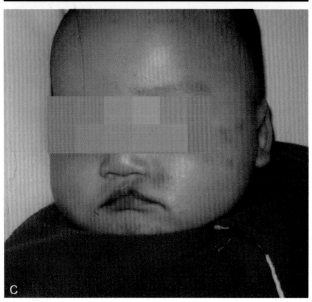

图 15-3-21 Ⅰ度唇裂

产前超声检查鼻唇冠状切面（图A）示上唇唇红部低回声连续性中断（CLEFT）。唇水平横切面（图B）示唇部皮肤与牙槽突连续性完整。产后证实左侧Ⅰ度唇裂（图C）。N. 鼻；UL. 上唇；LL. 下唇

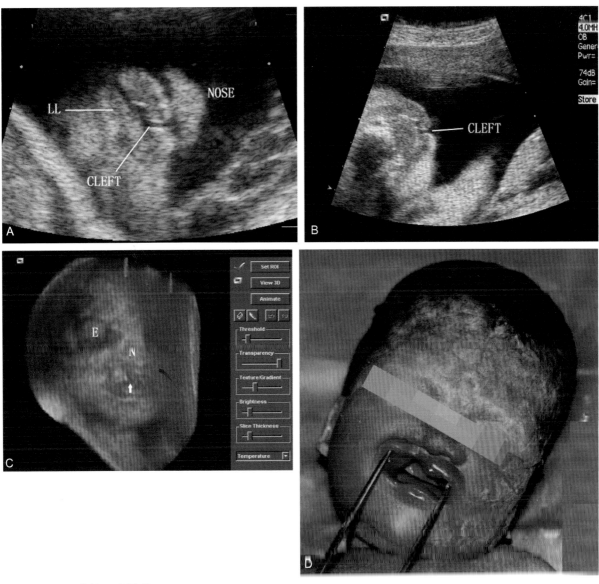

图 15-3-22　单纯Ⅱ度唇裂

30周胎儿，产前超声检查唇冠状切面（图A）、上唇水平横切面（图B）、颜面部三维超声（图C）显示唇裂（Ⅱ度），引产后照片证实（图D）。CLEFT: 唇裂; LL: 下唇; N: 鼻; E: 眼; NOSE: 鼻

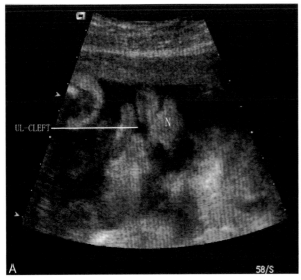

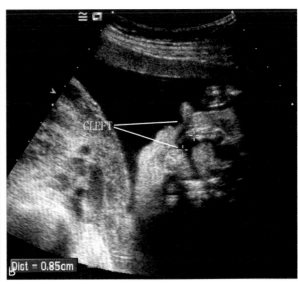

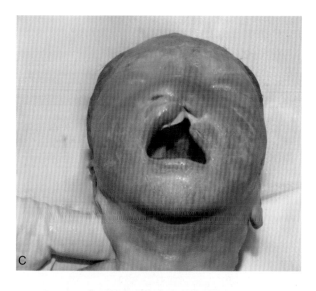

图 15-3-23　左侧唇腭裂并右侧 Ⅱ 度腭裂

鼻唇冠状切面（图 A）示上唇皮肤连续性中断（UL-CLEFT）。上唇横切面（图 B）示上唇皮肤、牙槽突连续性中断（CLEFT）。标本口腔顶部观（图 C）显示左侧完全唇腭裂、右侧 Ⅱ 度腭裂

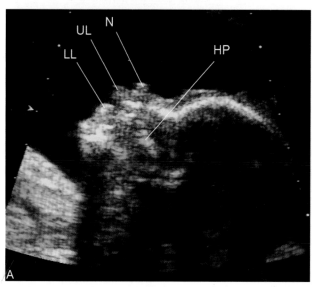

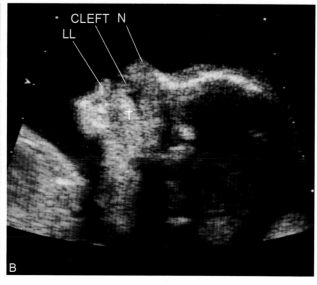

图 15-3-24　左侧 Ⅲ 度唇腭裂

27 岁孕妇，妊娠 23 周，右侧旁正中矢状切面（图 A）显示上腭连续完整。左侧旁正中矢状切面（图 B）显示左侧唇腭裂（CLEFT），口腔与鼻腔相通。N. 鼻尖，T. 舌；LL. 下唇；UL. 上唇；HP. 硬腭

特殊切面检查能显示腭裂的直接征象，从而增强腭裂的诊断信心。经颌下三角斜冠状切面、经下唇或下颌斜冠状（图 15-3-26）或斜矢状切面、经梨状孔斜冠状切面（图 15-3-25）等均有可能显示腭裂的直接征象，表现为病变侧硬腭的弧形强回声带连续性中断，病变侧软腭的中等回声软组织带连续性中断，鼻腔与口腔相通。并可通过这些切面观察到舌在鼻腔内运动。

3. 双侧唇裂合并牙槽突裂或完全腭裂（图 15-3-27~图 15-3-28）双侧唇与牙槽突连续性中断，在鼻的下方可显示一明显向前突出的强回声块，该强回声浅层为软组织（上唇中部及牙龈），深层为骨性结构（前颌突），这一结构称为颌骨前突（premaxill

aryprotorusion）。颌骨前突主要由于前颌突牙槽骨与牙龈及上唇中部软组织过度生长所致，由于其过度生长，常在鼻的下方形成一较大的回声团块，掩盖其两侧唇腭裂的显示与辨认，检查时应特别小心。颌骨前突在正中矢状切面最明显。

特殊切面检查在显示并确认腭裂有重要意义。尤其在经面颊斜横切面上可清晰显示出鼻中隔回声，由于双侧继发腭与鼻中隔未融合，使鼻中隔的超声反射界面得以暴露，从而出现明显的带状鼻中隔强回声（图 15-3-27C）。其他特殊切面有相应表现。

4. 单纯继发腭裂（不伴唇裂和牙槽裂）　单纯继发腭裂在常规冠状、矢状及横切面上难以显示出它的直接征象，由于腭的走向为前后方向走行，其

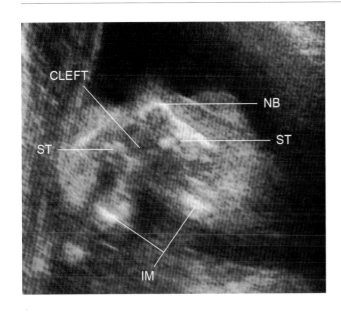

图 15-3-25　右侧Ⅲ度唇腭裂

经梨状孔斜冠状切面显示上牙槽连续性回声中断（CLEFT）。NB. 鼻骨；ST. 上牙槽；IM. 下颌骨

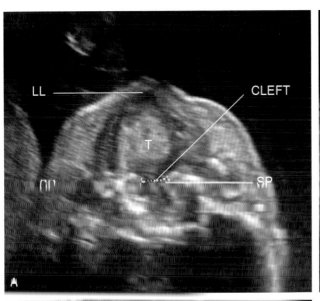

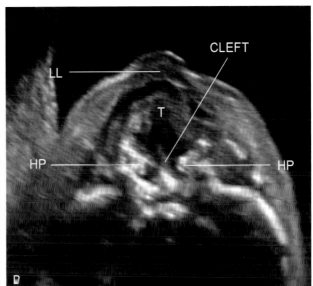

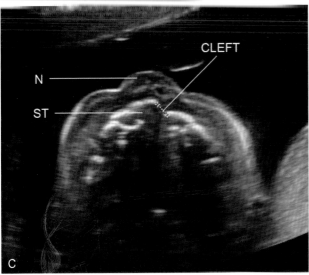

图 15-3-26　右侧Ⅲ度唇腭裂，左侧Ⅱ度腭裂

经颌下三角软腭切面（图 A）显示软腭（SP）连续性回声中断（CLEFT）。经颌下三角硬腭后份切面（图 B）显示硬腭（HP）连续性回声中断（CLEFT）。上牙槽水平横切面（图 C）显示上牙槽连续性回声中断（CLEFT）。N. 鼻骨；ST. 上牙槽；LL. 下唇；T. 舌

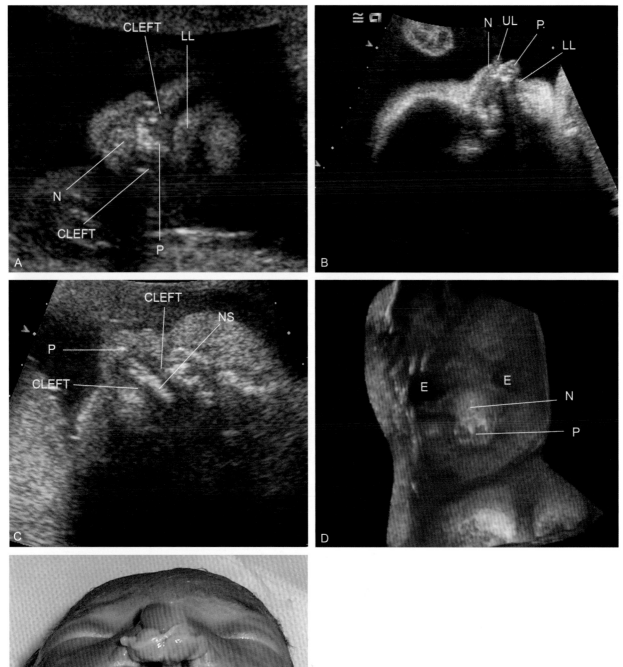

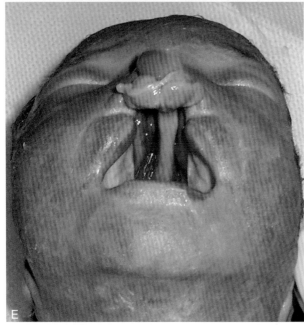

图 15-3-27　双侧 Ⅲ 度唇腭裂

产前超声检查鼻唇冠状切面（图 A）示左、右上唇皮肤连续性中断（CLEFT）。面部正中矢状切面（图 B）示颌骨前突（P）构成面部轮廓线的最前点。经面颊斜横切面（图 C）可清晰显示鼻中隔（NS）回声，鼻腔与口腔相通。三维超声（图 D）正面观直观显示颌骨前突、双侧唇腭裂和标本颜面部外观（图 E），证实产前超声检查结果。N. 鼻子，UL. 上唇，LL. 下唇

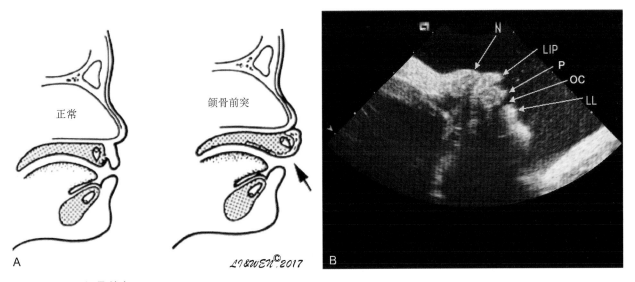

图 15-3-28　颌骨前突

A．颌骨前突解剖，左图为正常，右图为颌骨前突；B．30 周胎儿双侧唇腭裂正中矢状切面示颌骨前突。N．鼻；LIP．上唇；P．颌骨前突；OC．口腔；LL．下唇

前方与两侧均有上颌骨牙槽突的遮挡，超声不能穿透骨性牙槽突，在牙槽突的表面几乎产生全反射，其后方为声影，硬腭正好处于声影区内，因而硬腭在常规冠状切面、矢状切面和横切面都难以直接显像，单纯继发腭裂产前检出率低。特殊切面有可能显示继发腭裂的直接征象，在经颌下三角、下颌或下唇向后上扫查时，显示腭回声连续性中断，是单纯腭裂的直接征象（图 15-3-29），亦可在冠状切面向后下扫查显示腭回声连续性中断，可见舌的活动。由于这些特殊切面对胎儿体位要求高，在产前不能常规应用，在怀疑腭裂时应用这些切面可以在产前提供诊断腭裂的信息。

单纯软腭裂也难显示，因为软腭与周围组织声阻差相似，又无明确的定位标志，正常软腭在常规切面声像图上较难辨认。在口咽与鼻咽部均有无回声的羊水衬托时，矢状切面和冠状切面可显示软腭。Wilhelm 等利用胎儿咽水平横切面上观察软腭，发现在该切面上腭垂"平行征"，显示率达 90.7%，利用该切面诊断 2 例软腭裂，其中 1 例为单纯腭裂。

5．正中唇腭裂　正中唇腭裂常发生在全前脑和中部面裂综合征，两者面部超声特征的明显区别是前者眼距过近，而后者眼距过远。正中唇腭裂在常规冠状、横切面上有特征性表现，主要特征有上唇及上腭中部连续性中断，裂口宽大，鼻结构明显异常，常伴有其他结构的明显异常。正中矢状切面表现为颜面曲线形态失常，在上唇裂裂口处上唇回声消失。

6．不规则唇裂（asymmetric clefts）　不规则唇裂（图 15-3-30）多与羊膜带综合征有关，与一般唇裂不同，不规则唇裂常表现为面部及唇严重变形，裂口形态不规则，形状怪异，裂开部位也不寻常，可发生在唇的任何部位。羊膜带引起唇裂或面裂的机制可能是由于胎儿吞入羊膜带的一端，而未被吞入的另一节羊膜带则像刀一样切割胎儿唇及面部，从而使胎儿面部出现严重裂畸形。此外，除了面裂畸形外，常可检查出胎儿其他畸形，如头部、躯干、肢体等部位明显异常，如不规则脑或脑膜膨出、腹壁缺损、缺肢、缺指（趾）等，常有羊水过少。

三维或四维超声在胎儿颜面部畸形的诊断中较多应用（图 15-3-31），主要与二维超声联合应用，作为二维超声的一个有益补充检查，从立体角度提供一些信息。三维多层面超声成像可同时显示检查部位一系列互相平行的断面，与 CT 及 MRI 显像有相似之处，应用该模式还可以沿空间 X、Y、Z 轴任意方位进行，可获得检查部位的不同方向切面图像。该技术通过重建能获得显示腭的不同方向切面，对诊断腭裂起到非常重要的作用（图 15-3-32～图15-3-33）。但这些技术只是二维超声的一个补充，也只用于高危胎儿。

三维超声在唇裂诊断更直观，更一目了然。但其受影响的因素较二维超声更多。影响二维超声观察的因素同样影响三维超声如胎位、孕妇腹壁脂肪厚、羊水过多、羊水过少、孕妇腹壁瘢痕、胎儿肢体遮挡、胎动频繁等，此外，三维超声要求胎儿面

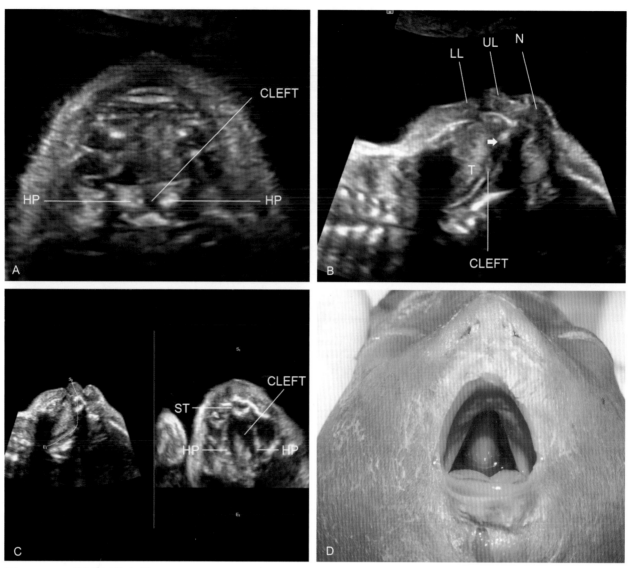

图 15-3-29　ROBIN 综合征

　　经下颌腭硬斜冠状切面（图 A）、腭矢状切面（图 B）及腭三维自由解剖成像（图 C）显示 U 形腭裂（CLEFT），牙槽及上唇连续完整。标本腭照片（图 D）显示 U 形腭裂。HP. 硬腭；LL. 下唇；UL. 上唇；N. 鼻；ST. 上牙槽；箭头所示腭裂断端

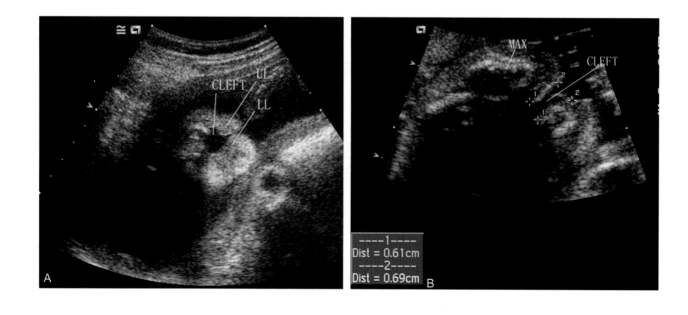

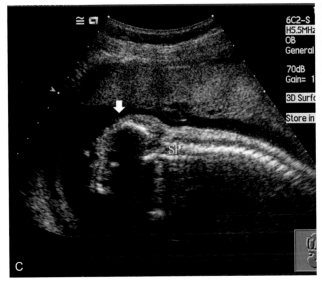

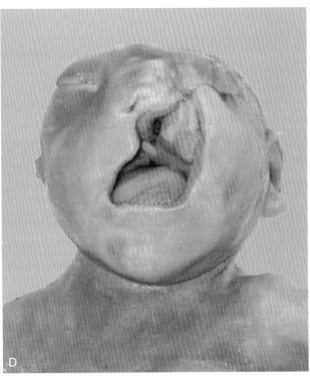

图 15-3-30　羊膜带综合征

　　鼻唇冠状切面（图 A）示上唇（UL）连续性中断（CLEFT）。上唇水平横切面（图 B）示牙槽突及腭裂（CLEFT），裂的长度达 0.6cm。脊柱颈胸段矢状切面（图 C）示颅盖骨缺如，脑组织缺失（箭头所示）。引产后标本，颅面部正面观（图 D）示无脑畸形、面斜裂

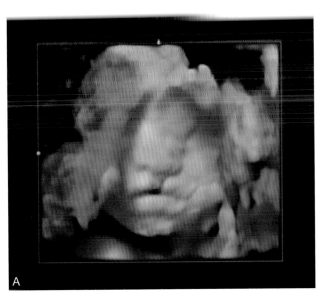

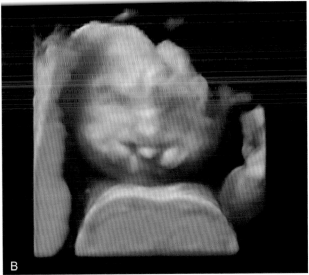

图 15-3-31　胎儿颜面三维表面成像

　　A．一侧唇裂三维表面成像；B．双侧唇裂三维表面成像

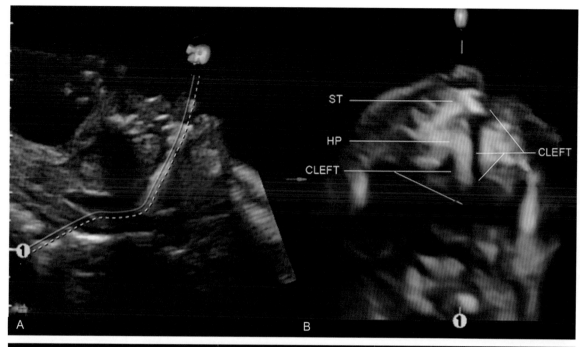

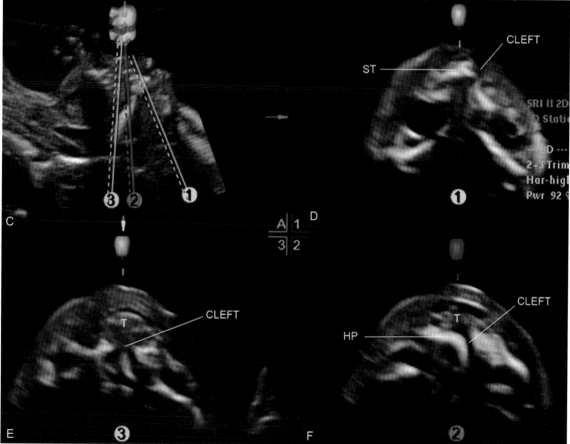

图 15-3-32 左侧完全腭裂并右侧Ⅱ度腭裂的三维自由解剖成像

探头声束从胎儿下颌方向进入,以胎儿颜面正中矢状切面为基准面获得胎儿颜面部三维容积数据,应用曲线自由解剖成像技术,取样线沿着上唇、上牙槽(ST)、硬腭(HP)、软腭及鼻后孔等结构进行切割(图A),可获得胎儿左侧完全腭裂并右侧Ⅱ度腭裂的声像图(图B)。应用直线自由解剖成像技术,以下唇为始点取样线1、2、3分别通过胎儿上牙槽、前份硬腭及后份硬腭进行切割(图C),即可获得上牙槽斜冠状切面(图D)、硬腭后份斜冠状切面(图E)及后份硬腭斜冠状切面(图F),这一系列冠状切面上可显示左侧完全腭裂并右侧Ⅱ度腭裂。ST. 牙槽骨;HP. 硬腭;CLEFT. 裂口

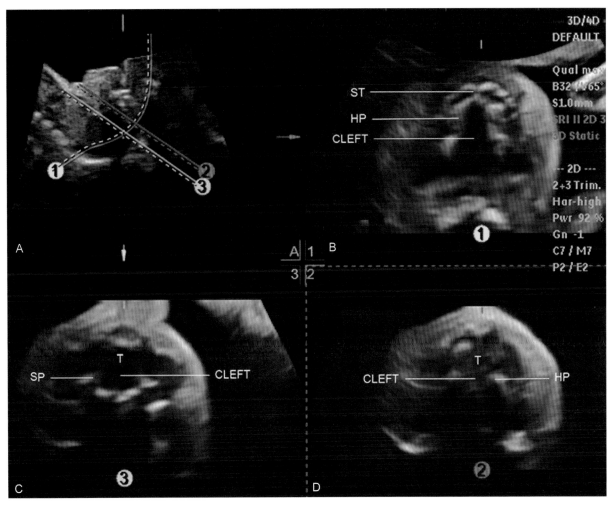

图 15-3-33　ROBIN 综合征，Ⅱ度腭裂的腭自由解剖成像

A．探头由末从胎儿下颌方向进入，以胎儿颜面正中矢状切面为基准面获得胎儿颜面部三维容积数据，应用自由解剖成像技术，线①取样框起点置于上唇、上牙槽、腭部，经腭悬扇形打开扫查平面，可获得胎儿上牙槽冠状切面（图 B），此处可以唇①为起点取样通过下颌、舌及硬腭等结构进行扫查，可获得胎儿硬腭斜冠状切面声像图（图 C）；线③以颌下为始点取样通过下颌、舌及软腭等结构进行扫查，可获得胎儿硬腭斜冠状切面声像图（图 D）。上述切面 B 可显示上牙槽连续性回声完整，上牙槽以近的硬腭及软腭均连续性回声中断，即 Ⅱ 度腭裂。ST．上牙槽，HP．硬腭，SP．软腭，CLEFT．裂

部有更多的羊水衬托，且对胎儿体位要求更高，医生的扫查手法也直接影响三维超声重建图像的质量。三维重建各参数的调节也是影响图像质量的一个重要因素。对于图像质量不佳的三维超声图，诊断唇裂应特别小心。

【临床处理及预后】

单侧唇裂并Ⅲ度腭裂者于产后第 1 个月行唇鼻腔粘连术，并于 4～6 个月行唇修补术。单侧或双侧唇裂并腭裂（非Ⅲ度）可于产后 6 个月内行鼻唇矫正术。双侧唇裂并Ⅲ度腭裂者术前应行上颌畸齿矫正，唇修补手术一般于 4～6 个月进行。腭的修补术一般安排在 1 岁进行。唇裂术后往往伴有不同程度鼻畸形，即裂侧鼻孔扁平、塌陷、鼻尖歪等，可做鼻畸形矫正术，有上颌牙齿排列不齐，可在 12 岁左右进行牙齿正畸治疗。

止中唇腭裂及不规则唇裂常预后不良。唇腭裂伴有其他结构畸形者，其预后取决于伴发畸形的严重程度。

唇腭裂的再发风险取决于是否合并其他结构畸形或综合征。如果是 Vander Woude 综合征（其特征是家族性下唇瘘复合唇裂或腭裂，患者通常智力正常，可伴有缺牙），再发风险是 50%。如果无唇腭裂家族史，单纯唇腭裂的再发风险是 4%，单纯腭裂的再发风险是 3.0%～3.5%。

（二）舌的先天畸形

胚胎第 4 周时，舌开始发育，第一对鳃弓发育形成 2 个侧舌隆突和中间的奇结节，奇结节逐渐发育形成舌的前部 - 舌体，同时第二、三、四鳃弓联合生长出联合突，逐渐发育形成舌的后部 - 舌根。

胚胎第 6 周，各个突起开始联合，至第 7 周，舌的基本形态得以形成。这一发育过程出现障碍，可形成舌的先天畸形。

1．无舌（aglossia）　先天性无舌畸形极罕见，患儿常因吞咽运动障碍出现吸入性肺炎而死亡。一般认为第一鳃弓形成不全是无舌畸形的主要原因。口腔内无舌，奇结节代偿肥大。产前超声很难对此做出准确诊断。

2．巨舌（macroglossia）　本病主要与 21 三体和 Beckwith-Wiedemann 综合征（脐膨出－巨舌巨体综合征）有关。Nicolaides 等报道 13 例巨舌胎儿，其中 9 例为 21 三体综合征，2 例为 Beckwith-Wiedemann 综合征。

Beckwith-Wiedemann 综合征的主要特征是巨舌，脐膨出，肝、脾、肾、肾上腺等内脏异常肥大。产前超声诊断主要根据躯体肥大、内脏肥大、脐膨出及巨舌诊断。可有肾上腺囊肿和肝囊肿。巨舌在声像图上表现为舌明显增大，可达口外，口总是处于张开状态。本病儿童期有易生长恶性肿瘤的倾向，尤其是肾母细胞瘤，智力可正常。

此外，舌的先天性肿瘤如血管瘤，也可表现为巨舌。笔者曾遇到 1 例 23 周胎儿先天性舌血管瘤，舌明显增大，明显伸出口外，产前超声显示从口腔内突出一肿块，内部回声呈蜂窝状（图 15-3-34），并可见强回声团，彩色多普勒显示其内血流丰富。

（三）面横裂

面横裂（transverse facial cleft）又称为巨口（macrostomia），是由于第一鳃弓上颌突及下颌突融合异常所致。正常情况下，口角位于尖牙和第一前磨牙之间。面横裂表现为先天性口角组织裂开，口裂增宽，口角位置外移（图 15-3-35）。根据裂的程度分成三级：Ⅰ级：口角部轻度增宽；Ⅱ级：裂达咬肌前缘；Ⅲ级：裂超过咬肌前缘水平。常合并第一、二鳃弓畸形，如颜面发育不全、小下颌畸形、小耳畸形等。Makhija 报道的 17 例面横裂，9 例合并半侧颜面发育不全，1 例合并 Treacher Colin 综合征。

面横裂罕见，活产儿中发生率为 1/300 000~1/60 000。

【超声特征】

产前超声诊断面横裂非常困难，特别是Ⅰ级面横裂更难发现。在进行鼻唇冠状切面扫查时，注意唇红部消失处应能显示口角，如果在口角以外仍然显示低回声裂，应高度怀疑面横裂的可能。笔者曾

遇到 3 例面横裂，1 例为单侧（图 15-3-36），2 例为双侧（图 15-3-37），产前超声在鼻唇冠状切面上向后扫查，唇红消失时，仍可见嘴角处向后裂开；面额冠状切面上双侧面颊不对称，患侧面颊出现凹痕，与下颌外缘连续线中断，胎儿张口时，口特别大，且在横裂裂口处不能显示唇红回声。三维超声检查

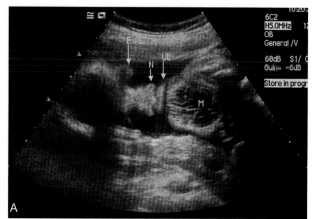

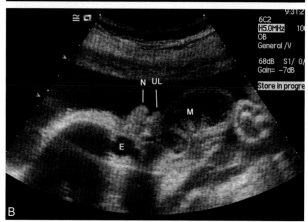

图 15-3-34　巨舌（舌血管瘤）

　23 周胎儿，面额冠状切面（图 A）及矢状切面（图 B）显示巨大蜂窝状肿块突向口腔外。N．鼻；UL．上唇；M．肿块；E．眼

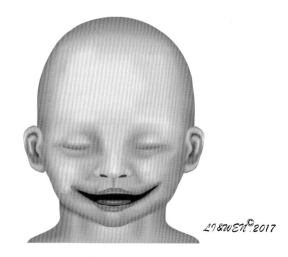

图 15-3-35　双侧面横裂

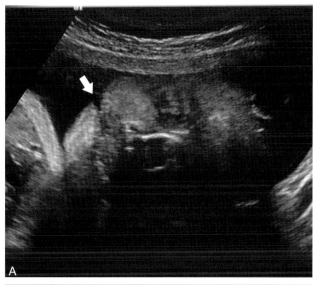

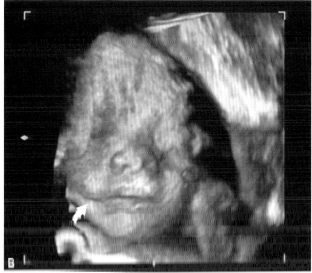

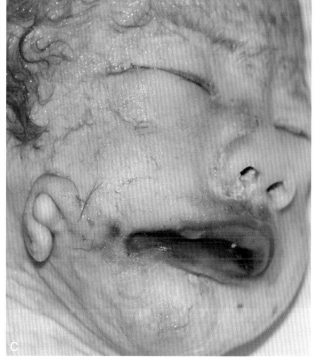

图 15-3-36　右侧面横裂，右侧小耳、耳低位、外耳道闭锁

矢状切面，偏斜切面，声束垂直于面颊部切面（图 A）可在侧面翻出凹陷。面颊与上颌外缘连续性中断（箭头所示），腭裂消失后，裂口继续向后延伸。三维表面成像（图 B）中可探见右侧面横裂（箭头所示），标本右侧面照片（图 C）

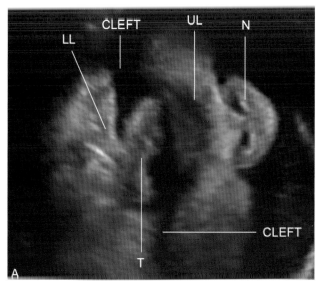

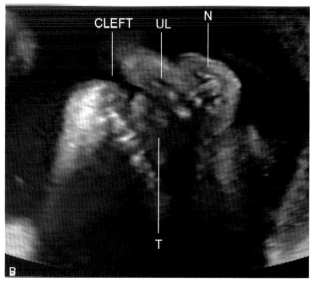

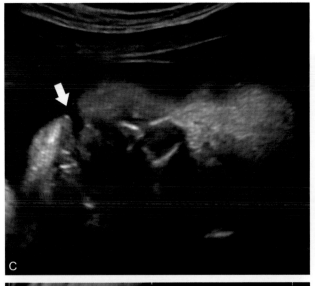

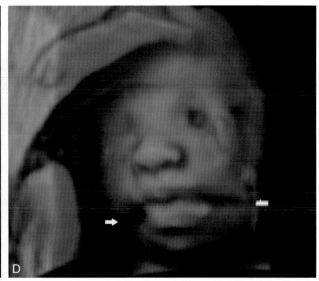

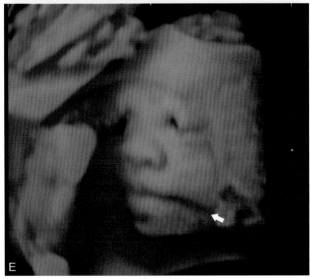

图 15-3-37　双侧面横裂

33 岁孕妇,妊娠 33 周,鼻唇冠状切面上向后扫查(图 A、B),显示唇红消失时,仍可见嘴角处向后裂开(CLEFT);面额冠状切面(图 C)示左侧面颊出现凹痕,面颊与下颌外缘连续线中断(箭头所示),口角位置超过眼外缘。三维表面成像(图 D、E)更直观显示双侧面横裂(箭头所示)

对面横裂显示有优势,更直观,增强诊断信心。

【临床处理及预后】

单纯面横裂可以通过手术治愈,预后佳。Shima 等报道的 1 例完全性面横裂于产后 2h 死亡。

四、小颌

【畸形特征】

小颌(micrognathia)的主要特征是下颌骨小,下颌后缩,下唇较上唇位置更后。轻者外观可无明显异常,也可能为正常变异,严重者下颌骨极小,外观上几乎看不出明显的下颌或仅为一小下颌,且下颌明显后缩,下唇明显后移。小下颌与耳低位常同时发生,从轻度小下颌(正常变异)到重度小下颌及耳低位甚至无下颌、并耳畸形,形成不同程度的下颌与耳畸形。目前小下颌畸形分类不统一,笔者根据胚胎发育及与耳低位的关系,将小下颌分为五类:Ⅰ 类为轻度小下颌,可合并或不合并耳低位;Ⅱ 类为小下颌畸形,合并不同程度耳低位;Ⅲ 类为严重小下颌畸形,合并严重耳低位;Ⅳ 类为无下颌畸形,合并严重耳低位;Ⅴ 类为无下颌并耳畸形(图 15-3-38)。据报道,发生率为 1/1600。小颌的病因不清楚,可能与鳃弓形成下颌骨的过程受到某种损害而引起下颌骨、上颌骨和耳的畸形有关。也有可能是遗传因素所致。

明显小下颌畸形常伴发于许多染色体畸形、综合征和骨骼系统发育不良性疾病中,因此常伴有胎儿其他结构或系统的畸形,如小耳畸形、短肢畸形等(表 15-3-3)。

【超声诊断】

产前超声诊断明显小颌（图 15-3-39、图 15-3-40、图 15-3-41）主要在胎儿面部正中矢状切面上，通过主观目测下颌小且后缩、下唇较上唇明显后移来诊断。轻度小颌产前超声很难做出诊断根据下颌骨生长发育参数来判断，临床上可大致根据下颌骨长度和双顶径的比较进行初步估计，正常下颌骨长度约等于双顶径一半，而小颌则明显低于此值。

1. 正中矢状切面上，下唇及下颌形成的曲线失常，正常呈"S"形或反"S"形，而小颌由于下颌骨小，下颌明显后缩，下唇后移，使曲线变为一小圆弧形。畸形越严重，下颌越小，下颌及下唇越向后移，曲线越平直。

2. 冠状切面，亦显示下颌小，正常面颊至下颌的平滑曲线消失，此曲线在口裂以下突然内收而使曲线失去正常平滑特征，变为不规则或中断。

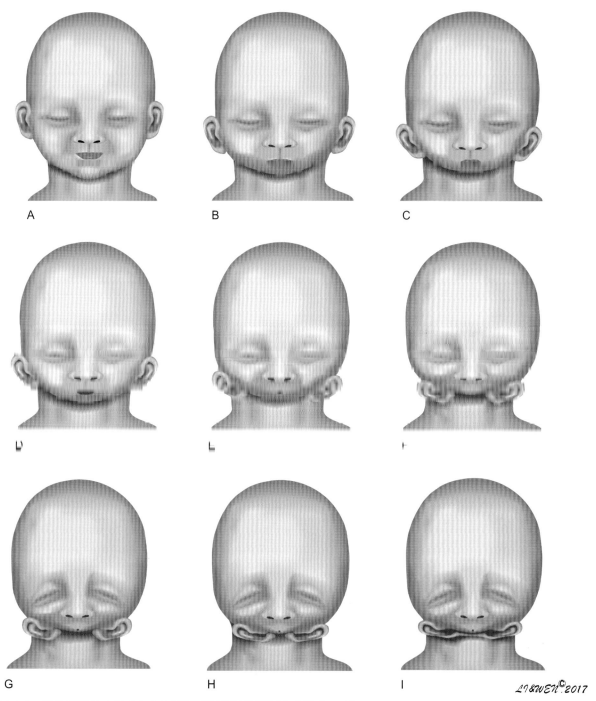

图 15-3-38　正常下颌骨（图 A）及不同程度下颌骨发育不良（图 B～I）

A. 正常下颌、正常耳；B. 轻度小下颌，轻度耳低位；C、D. 小下颌，不同程度耳低位；E. 严重小下颌畸形，严重耳低位；F、G、H. 无下颌畸形，严重耳低位；I. 无下颌并耳畸形

表 15-3-3   小颌的常见原因

染色体畸形
　　18 三体
　　13 三体
　　9 三体
　　11q 三体
三倍体
骨骼发育不良性疾病
　　肢体屈曲症
　　骨软骨发育不良
　　短肋多指综合征
软骨成长不全
基因综合征
　　皮 - 罗综合征（小下颌、唇腭裂、舌下垂）
　　Pena-Shokeir 综合征（小下颌、屈曲指、多发关节
　　　　强硬、肺发育不良）
　　Treacer Collins 综合征（下颌面骨发育不全，AD）
　　迪格奥尔格综合征（小下颌、耳低位、眼距过远、
　　　　唇腭裂）
　　塞克尔综合征（小下颌、小头畸形、宫内生长迟缓、
　　　　前额后缩、明显突出的尖鼻）
斯蒂克勒综合征（扁平脸、近视、脊椎骨骺发育不良，
AD）
多发翼状胬肉综合征（AR）

3．胎儿常处于半张口状态，舌相对较大而伸于口外，严重小颌时，舌会下垂到咽喉部。

4．下颌骨长度明显较正常为小。

5．常伴有羊水过多。

6．大多数病例伴有其他结构畸形。

7．三维超声可直观显示小下颌、口张开或舌伸于口外。

8．严重小下颌，常合并耳低位，口小。

9．无下颌时，常有严重耳低位或并耳，无口畸形。

【临床处理及预后】

严重小颌可导致舌后坠（见下节）喉梗阻发生呼吸困难，需经口气管插管术抢救。严重伴发畸形亦是婴儿死亡的原因之一。另外，小颌常伴发于许多畸形综合征中，其预后各不相同。产前本病最常见于 18 三体综合征，预后极差。

小颌的再发风险取决于其遗传方式及合并异常。常染色体显性遗传的单基因遗传病再发风险为 50%（斯蒂克勒综合征、Treacer Collins 综合征等），常染色体隐性遗传的再发风险为 25%（多发翼状胬肉综合征等），合并染色体异常的再发风险为 1%（如果母体年龄风险高于 1%，则与母体年龄风险相当）。

五、无下颌并耳畸胎

无下颌并耳畸胎（otocephaly）又称为无颌（agnathia），是一种罕见的严重复杂畸形，发病率为 1/70 000。首例无下颌并耳畸形是由 Kerckring 于 1717 年报道。无下颌并耳畸形表现为下颌骨缺失，小口，无舌，双侧耳位低并融合在一起（图 15-3-38F、G、H、I）。其最简单的类型为严重的下颌骨发育不全，也可合并其他畸形，如全前脑畸形、眼距过近、独眼、小脑发育不良、内脏反位、无脑畸形、上

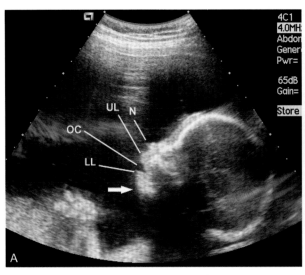

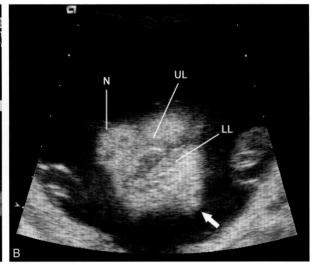

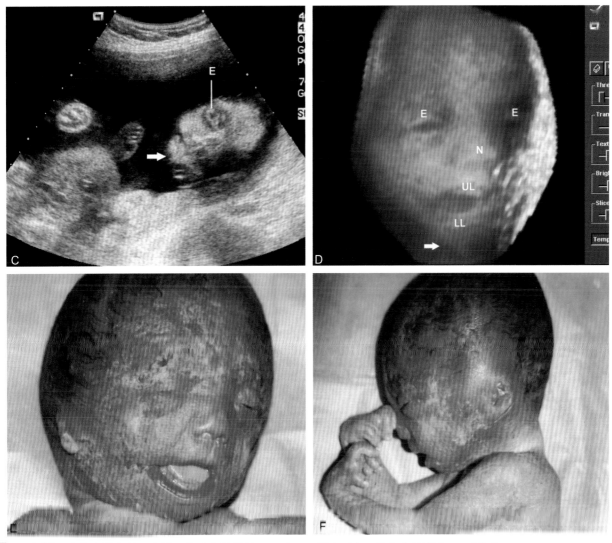

图 15-3-39 小颌（伴小耳、小岩、先天性心脏病、大隔形、单心间染、头户体核型为 18 三体）

27 周胎儿，固并止中央槽列曲（图），前户曲曲 一状曲 小弧眼后侧，正常了后上体肌感的"N"形曲样指心、上、下颌体肌间宫，各处于中那立状实。鼻唇冠状切曲（图D）显示卜颌小面夹（前发箭示），张口。面颊池状切面（图E）正是面颊下相圆弧形曲线消失，在口角处呈中断改变。二维超声（图D）显示小下颌及张口。标本正面照片（图E）及标本侧面照片（图F 显示小下颌、张口、月小、月低位、小、最、上眼、叶、小肿，口、卜唇、片、脚

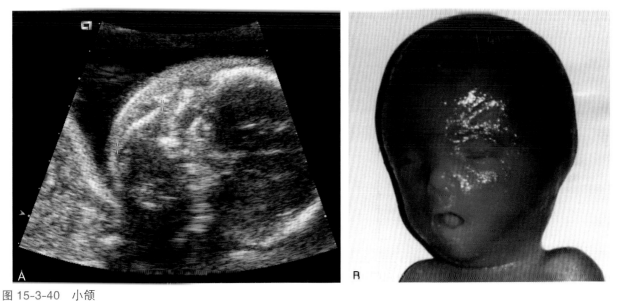

图 15-3-40 小颌

27 周胎儿，合并双侧桡骨缺如、拇指缺如、膈肌不发育、小耳畸形、耳低位、足内翻等多发畸形，产前超声检查示下颌骨明显缩短（图A），仅为 2.16 cm，而其双顶径为 5.6 cm。面部正面照片（图B）

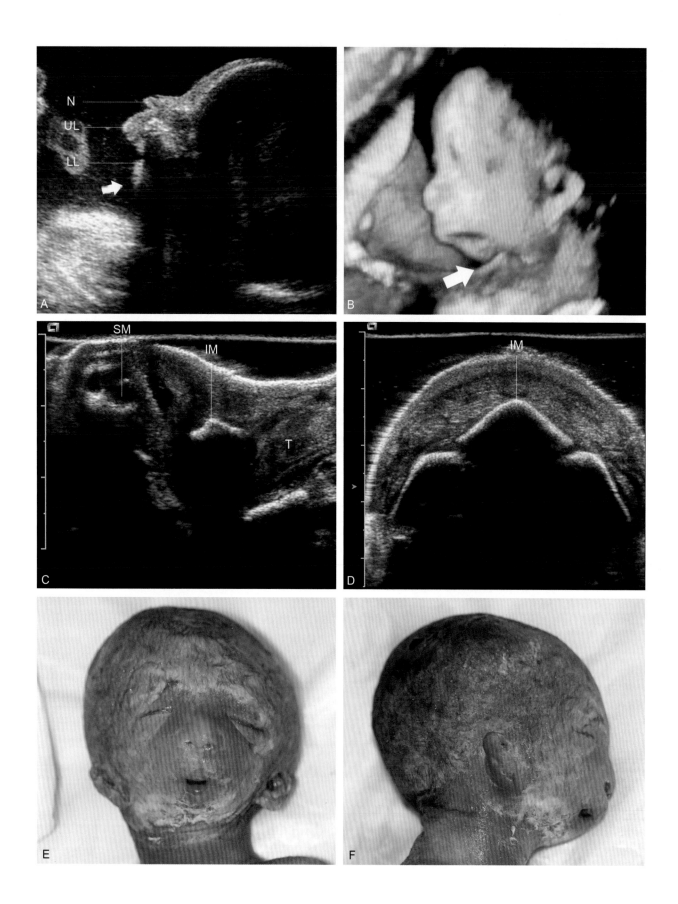

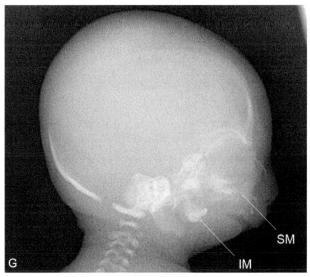
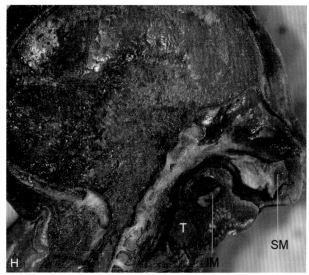

图 15-3-41　Robin 综合征

　　颜面部正中矢状切面二维（图 A）及三维成像（图 B）显示下颌短小、明显后缩，下唇与下颌形成"S"形曲线消失（箭头所示）。产后超声经颌下矢状切面（图 C）显示下颌骨明显后缩，口腔内无舌回声，舌（T）下垂到咽喉处。产后超声下颌骨整体观（图 D）显示下颌骨（IM）明显短小。面部正面观（图 E）及侧面观（图 F）显示小下颌，小嘴，耳低位等。颜面部 X 线侧位片（图 G）显示下颌骨小且明显后缩。标本颜面部正中断层解剖（图 H）显示下颌骨明显后缩，软腭裂，舌下垂到咽喉部。N．鼻，III．上唇，LL．下唇，SM．上颌骨

腭裂等。单独的无下颌并耳畸胎，大脑可不受累。无下颌并耳畸形是由于第一鳃弓发育受阻，上颌突间叶细胞移行失败和下颌突发育停止所致，其病因可以是特定基因突变或致畸因子作用所致，现有研究认为基因 OTX2 和 PRRX1 与无下颌并耳畸形有关。

【超声特征】

　　1．曲眼胎儿面部特征是显示小下颌或无下颌，侧面部正中矢状切面上不能显示下颌回声（图 15-3-42、图 15-3-43）。

　　2．羊水过多。

　　3．双耳低，下降颈前中线。且形态异常，可融合或不融合。

　　4．合并其他畸形，常合并脑、面中线结构异常，如全前脑、眼距过近、独眼、鼻畸形等，也可有骨骼系统、泌尿生殖道、胃肠道、心脏大血管异常等。

　　5．三维超声表面成像有利于无下颌并耳畸形的检出及诊断。

　　Cayea 等报道 1 例 26 周产前诊断本病，表现为前额巨大脑膨出，眼、眼眶及鼻等结构缺如，两耳位于中线处。在超声图像上应注意与无脑畸形相区别，前者多无眼眶，两耳多位于面部前方中线处。

【临床处理及预后】

　　本病因呼吸道通气障碍为致死性畸形，预后极差。

　　无下颌并耳畸形是散发发病，再发风险低，如果为常染色体隐性遗传者，再发风险为 25%。

六、耳畸形

　　产前超声关于胎儿耳的观察，文献报道较少，由于胎儿耳部常受胎儿体位影响，靠近探头侧的胎耳受子宫壁压迫而显示不清，而远离探头侧胎耳常因声影影响更难显示。正枕前位或后位，是观察胎儿双耳畸形的最佳胎位。

　　常见的产前耳畸形如下。

　　1．无耳畸形（anotia）　一侧或两侧耳郭缺如，常伴外耳道闭锁及中耳畸形。

　　2．小耳畸形　耳郭发育不全，形态明显异常，常伴外耳道闭锁及中耳畸形。

　　3．耳低位（low-set ears）　外耳位置明显低，常伴外耳道闭锁及中耳畸形。

　　以上耳畸形常合并存在于许多畸形综合征中，Jones 列出了导致畸形耳的原因有 88 种和耳低位的原因有 20 种。与耳畸形有关的主要畸形综合征有：Treacher Collins 综合征（下颌面骨发育不全综合征）、眼 - 耳 - 脊椎综合征（facia-auriculo-vertebral syndrome），耳聋 - 甲状腺综合征，耳、腭、指（趾）综合征等。

　　在超声图像上，外耳结构在外耳矢状切面上显示最清楚，无耳畸形表现为外耳及外耳道不能显示（图 15-3-44），小耳畸形（图 15-3-45，图 15-3-46，图 15-3-47）则表现为正常耳形态消失，代之为

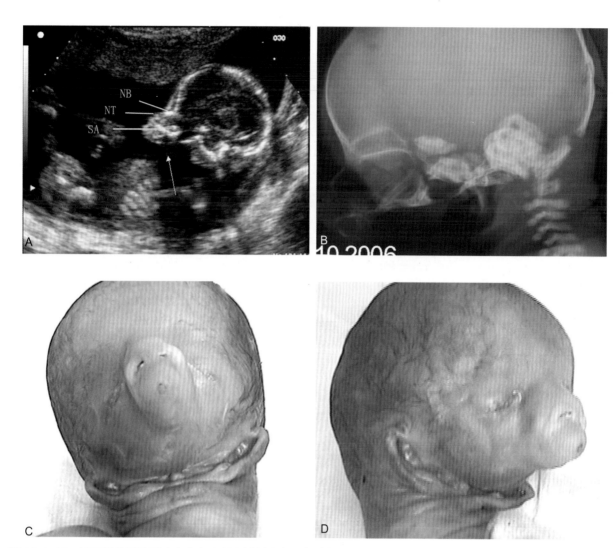

图 15-3-42　无下颌并耳畸形（由山东青州市计划生育服务站提供图片）

　　产前超声检查,面部正中矢状切面(图A)未见下颌骨(箭头所示)。引产后X线检查颅面部侧位照(图B)亦未见下颌骨高密度影。引产后标本颅面部外观（图C、D）证实下颌骨缺如,并耳

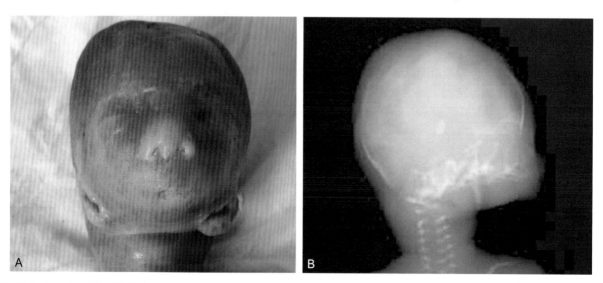

图 15-3-43　无下颌、耳低位

　　该病例为上图孕妇的第2胎,产前超声不能显示下颌骨和口,产后标本颜面部正面照（图A）和X线侧位片（图B）显示无口,下颌缺如,耳低位

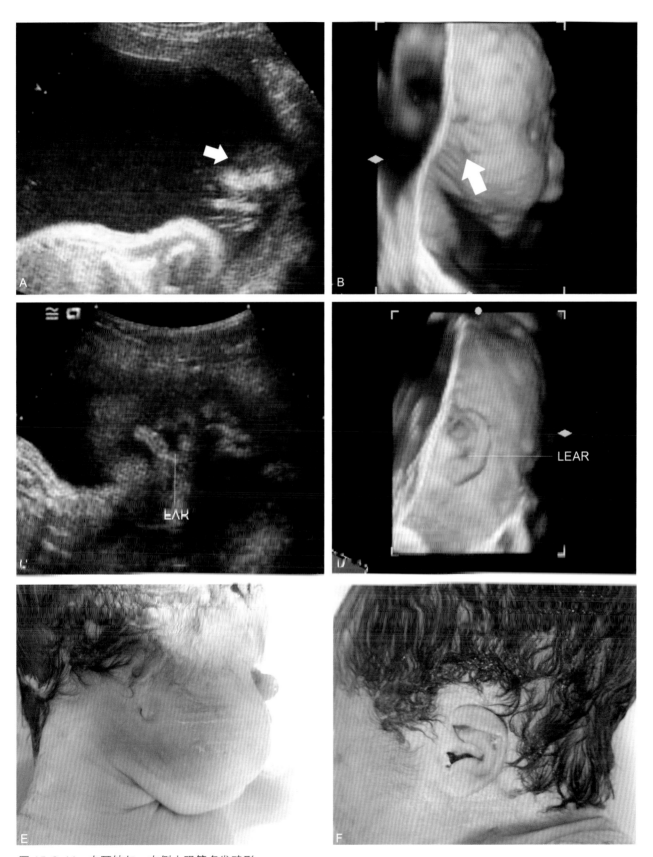

图 15-3-44　右耳缺如，右侧小眼等多发畸形

　　32 周胎儿，右侧颞部矢状切面二维（图 A）及三维成像（图 B）显示右侧耳郭缺如（箭头所示）。左侧耳郭矢状切面二维（图 C）及二维成像（图 D）显示左侧耳郭大小及形态正常。面部右侧面及左侧面照片（图 E，F）显示右侧耳郭缺如，左侧耳郭正常。EAR. 耳，LEAR. 左耳

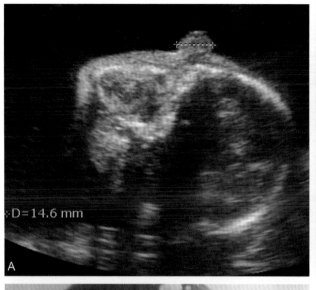

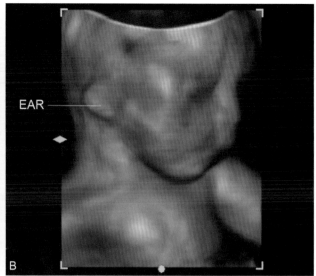

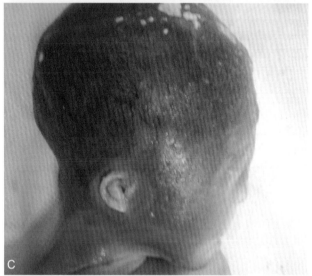

图 15-3-45　双侧小耳畸形

　　21 周胎儿，一侧桡骨缺如，心脏畸形等多发畸形，染色体核型为 18 三体。右耳矢状切面二维（图 A）及三维成像（图 B）显示耳郭细小，长约 1.46cm。面部右侧面照片（图 C）。EAR. 耳

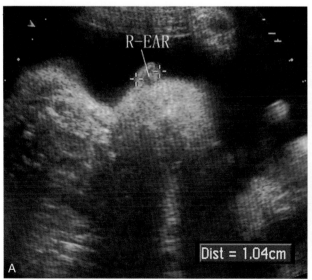

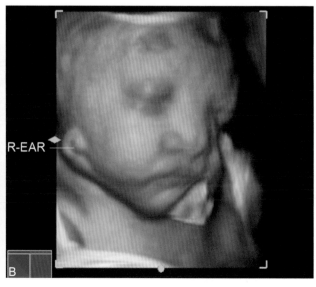

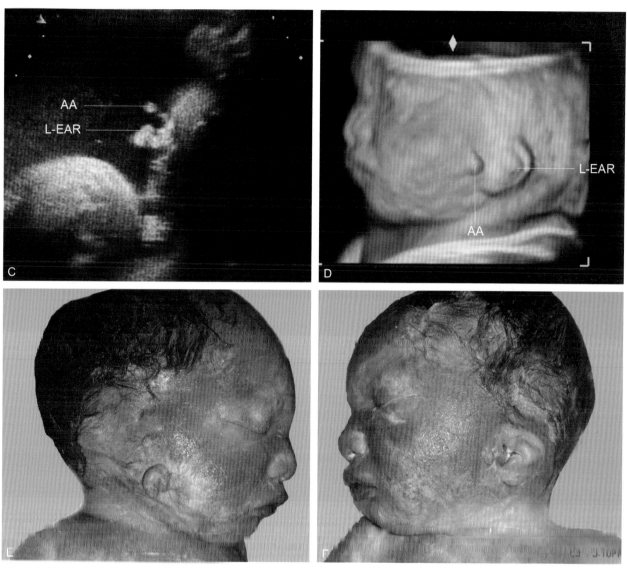

图 15-3-46 右侧小耳并外耳道闭锁、左侧副耳

29 周胎儿，合并左心发育不良等多发畸形。右侧耳郭冠状切面二维（图 A）及三维成像（图 B）显示右耳细小（R-EAR），长仅 1.04cm，耳低位。左侧耳郭矢状切面二维（图 C）及三维成像（图 D）显示左耳前有一细小副耳郭（AA）回声。标本照片（图 E、F）显示右耳细小并外耳道闭锁，左侧副耳郭；L-EAR. 左耳

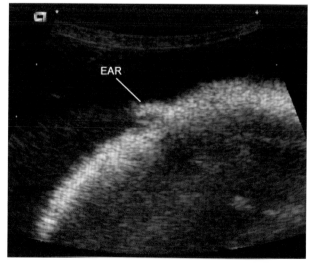

图 15-3-47 小耳畸形，外耳道闭锁

27 周胎儿，耳（EAR）呈点状软组织回声，无外耳道

团状、点状或形态明显畸形的软组织回声，常伴外耳道缺如声像。耳低位在冠状切面上较易判断，主要根据外耳与其深部的颞骨及同侧肩部的位置关系来判断（图 15-3-48）。耳低位时，与颞骨及肩部相比外耳明显下移，与肩部距离明显缩短。

合并畸形尤其是面部其他畸形的检查很重要。耳畸形的预后取决于合并畸形的严重程度。外耳道闭锁者有先天性耳聋。单纯耳畸形预后较好。

七、前额异常前突和前额扁平

前额异常前突和前额扁平（frontal bossing and the flat profile）在胎儿颜面部正中矢状切面可得到显示。前额异常前突（图 15-3-49）是指前

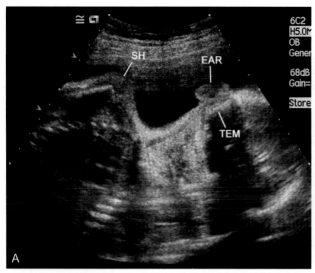
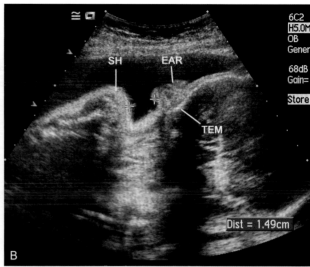

图 15-3-48　耳低位
　　产前超声冠状切面（图 A）正常耳（EAR）与肩（SH）、颞骨（TEM）的关系；图 B 示耳低位时耳与肩、颞骨的关系

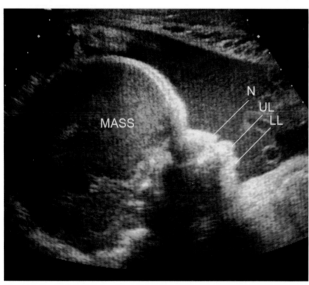
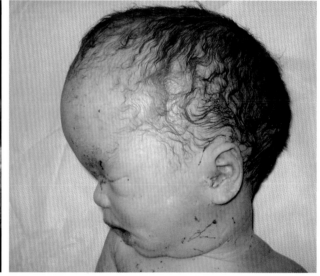

图 15-3-49　额叶星形细胞瘤导致前额异常前突
　　颜面部正中矢状切面（图 A）显示额叶巨大低回声肿块（MASS），前额明显向前突出。标本颜面部左侧面照片（图 B）显示前额明显前突。N. 鼻；UL. 上唇；LL. 下唇

额明显向前突出，鼻梁则明显后凹，常出现于一系列的畸形综合征中，如骨骼发育不良性疾病、颅缝早闭、Robinson 综合征等。

　　前额扁平（图 15-3-50）亦可出现在许多畸形中，但最重要的畸形综合征为唐氏综合征（21 三体综合征）（见染色体畸形）。小头畸形亦有前额扁平或前额后缩的表现。

八、双面畸胎

　　双面畸胎（diprosopus）是一种极罕见的对称性

的联体双胎，此种畸形仅在头面部结构有不同程度重复，而颈部以下躯体不重复，只有一个体的结构。此种畸胎最轻者仅表现为鼻的重复，即双鼻畸形，最严重者可表现为两张完整的脸，面部结构完全重复。四眼畸胎（tetrophthalmos）位于中间的两个眼可部分融合，也可分开但位于一个中央眼眶内，或完全分开成两个眼眶，而形成完整的四眼畸形。

　　Okajaki 等报道 1 例四眼畸形，28 周产前超声检出 4 个眼球，中央两眼球同位于一个共同眼眶内，脑内结构也可见部分成双，如 2 组侧脑室，其中一组扩张，颅后窝池内一个大囊肿。心脏为右位

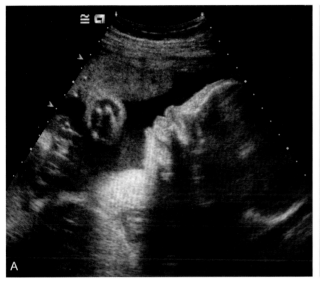

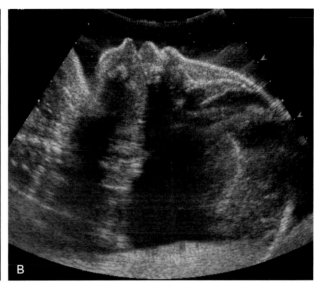

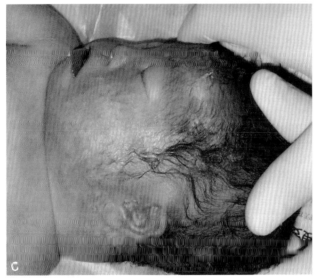

图 15-3-50　29 周胎儿前额扁，脐血染色体检查为 21 三体，伴一侧胸腔积液，肾盂分离、足内翻等畸形

A. 间部正中矢状切面观示前额扁平，皮肤较厚，鼻塌；B. 产后标本超声检查与上面观一致；C. 标本侧面照片

心，但心脏结构无异常。3 周后胎儿在宫内死亡，剖腹取出一女性双面死胎。笔者遇到一四眼畸胎（图 15-3-51）。

双面畸胎一旦得到诊断，建议终止妊娠，孕晚期确诊者，由于头大而导致头盆不称，应行剖宫取胎术。如果头大主要由于脑积水引起，则可考虑在超声引导下行胎头颅穿刺术，从而避免剖宫产而经阴道分娩。

九、无脑畸形的面部特征

无脑畸形是一种最常见的神经管缺陷畸形（第9章），其面部特征为双眼眶以上颅骨缺如，眼突出（图 15-3-52）。正中矢状切面上可见鼻骨发育不全，

前额明显后缩，颅内仅见残存的脑组织，10% 以上可合并唇、腭裂。

十、颅骨异常导致的面部畸形

颅缝骨化综合征（craniosynostosis syndrome）又称颅狭窄畸形（malformation of craniostenosis），颅骨闭锁症，颅缝早闭及颅骨愈合症。是由于一条或数条颅骨骨缝过早闭合导致的头颅畸形。发病率在新生儿中为 1/10 000～1/1 000，占头颅畸形的 38%，男女比例为 2∶1。

在正常发育过程中，颅骨各骨之间靠骨缝连接，最终要形成骨间融合。如果某种原因使中胚叶发育缺陷，在骨缝膜性组织内出现异常的骨化中心，或由于颅骨间质束生长不全，而致颅骨缩小和一条或多条颅

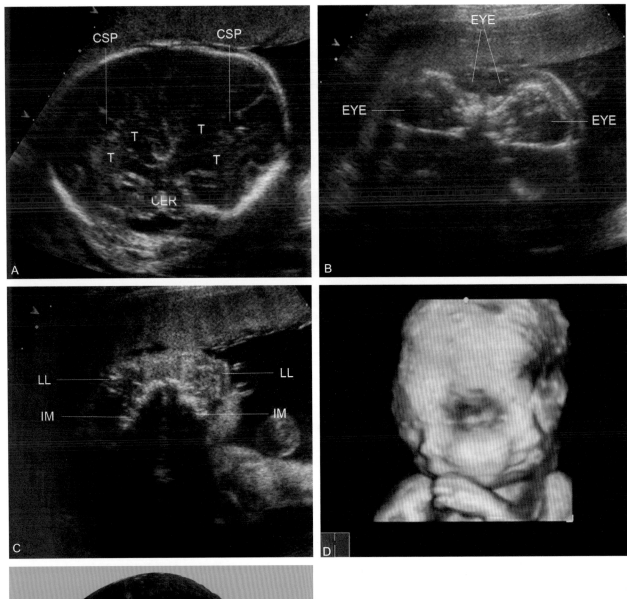

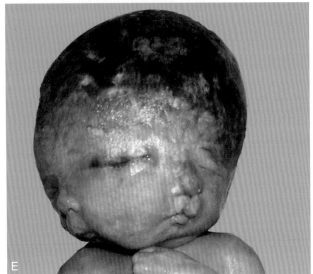

图 15-3-51　双面畸胎

　　小脑水平横切面（图 A）仅显示一个颅骨强回声环，脑内结构包括大脑、侧脑室、丘脑、透明隔腔等重复，但仅可见一个小脑（CER）回声。眼部水平横切面（图 B）显示 4 个眼球（EYE）回声，其中内侧两个紧贴在一起。唇及下颌横切面（图 C），实时超声下显示 2 个嘴 2 个下颌骨。颜面部三维成像（图 D）直观地显示 2 个面部回声，内侧 2 个眼球紧贴在一起。产后面部照片（图 E）显示 1 个头 2 张脸，4 只眼，中间两眼融合。CSP. 透明隔腔；T. 丘脑；LL. 下唇；IM. 下颌

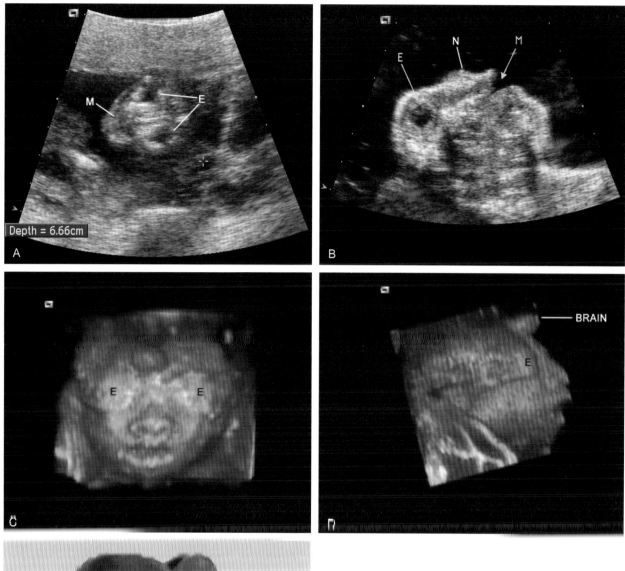

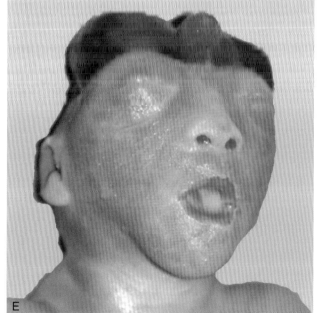

图 15-3-52　无脑畸形胎儿的面部特征

17 周胎儿，冠状切面（图 A）及矢状切面（图 B）显示双眼眶以上额骨及颅骨缺如，脑组织缺如，三维超声正面（图 C）及侧面（图 D）显示更为直观，眼球突出，仅残存少量脑组织。（图 E）为产后标本照片。E. 眼；M. 口；N. 鼻；BRAIN. 脑

缝过早骨化，影响颅腔及脑组织的生长发育，致使颅骨发生代偿性改变，形成各种头颅畸形、神经系统功能发育障碍及高颅压等改变（图 15-3-53）。正常新生儿的颅缝，除额状缝在出生时或稍晚即闭合外，其他颅缝在 1 岁后逐渐形成锯齿状，12 岁或稍后颅缝才完全闭合。

【畸形特征】

本病的主要特征是一条或多条颅缝过早闭合，闭合处骨质隆起，形成骨嵴，缝痕完全消失。正常人头颅是沿颅缝呈垂直方向不断生长新骨而逐渐扩大的，颅缝早闭时颅骨仅在其他方向代偿性生长形成各种头颅畸形。本病常伴其他畸形，如并指（趾）、唇腭裂、脊柱裂及外生殖器异常，可存在于许多综合征中，如尖头多指（趾）并指（趾）综合征、阿佩尔综合征、克鲁宗综合征、中部面裂综合征、Pfeiffer 综合征、Saethre-Chotzen 综合征等（表 15-3-4）。

骨缝过早闭合可分为 6 种畸形（图 15-3-53）：

1. 舟状头（scaphocephaly）　由矢状缝早闭所致，是颅缝骨化症最常见的形式，占 40%～70%。颅骨向前后方向生长，而向左右方向生长受到限制。本病多为男性，有家族史，大多数患儿智力正常，少数有智力发育迟缓，常有癫痫发作。

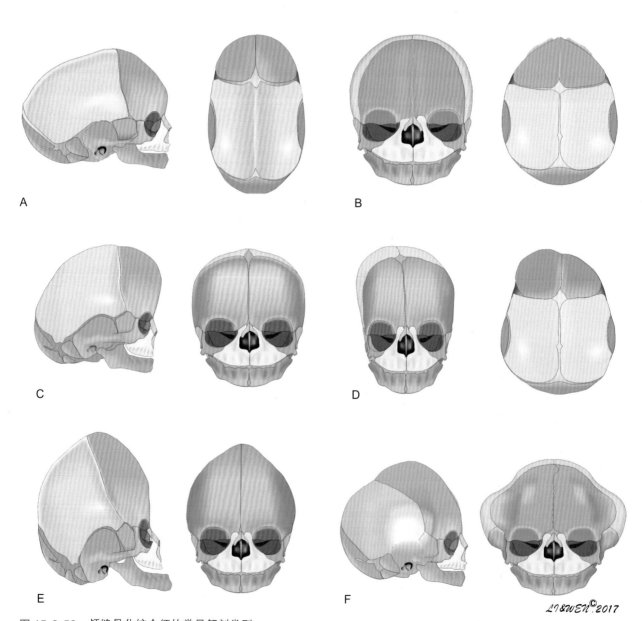

图 15-3-53　颅缝骨化综合征的常见解剖类型

A．矢状缝早闭；B．额缝早闭；C．冠状缝早闭；D．一侧冠状缝早闭；E．冠状缝和矢状缝早闭；F．三叶草形头颅，所有颅缝均早闭，伴脑积水

表 15-3-4　各种颅缝骨化综合征的遗传方式、特征性表现及智力发育

综合征类型	遗传方式	特征	智力、预后
阿佩尔综合征	常染色体显性遗传	眼距过远 尖头畸形或塔头畸形 突眼 2~5 指并指，偶有拇指并指 并趾	50% 有智力发育迟缓
尖头多指（趾）并指（趾）综合征	常染色体隐性遗传	前额高起 面中部发育不良 面部扁平 轴后多指 轴前多趾	病变严重程度不同而不同 智力可正常 IQ 可在 54~104
克鲁宗综合征	常染色体显性遗传	突眼，眼距过远 前额突起，冠状缝早闭 钩形鼻 偶尔可有三叶草形头颅	常有神经系统受损 三叶草形头颅预后差
Saethre-Chotzen 综合征	常染色体显性遗传	眼距过远 面中部发育不良 前额扁平、高起 冠状缝、人字缝早闭 小耳	大部分患儿智力发育 正常

2. 三角头畸形　由额缝早闭所致，占 5%～10%。前额狭窄，颅前窝变浅、变小，眼距过近，从上面观头颅呈一角形。

3. 扁头（brachycephaly）　又称扁头畸形或宽头畸形，占 14.3%，由冠状缝早闭所致。患儿头形高而宽，前额和鼻根宽广，眼眶浅，两眼间距增加，眼球突出，颅底及硬腭常有畸形等。

4. 斜形头（plagiocephaly）　又称偏头畸形，由一侧冠状缝或人字缝早闭所致，约占 4%。斜颈，眼距变小，额狭窄，眶鼻部畸形显著，由于颅骨两侧生长不对称，病变侧脑组织发育明显受影响，可伴有面部不对称畸形，本病常合并智力发育迟缓，腭裂，泌尿系统畸形和全前脑等。

5. 尖头（oxycephaly）　又称塔头畸形，占 3%～7%。由冠状缝、矢状缝早闭所致。颅骨各个方向生长均受限制，常伴颅内压增高。

6. 三叶草形头颅（clover-leaf skull）　由于所有颅缝均早闭合，同时合并有脑积水时，可出现此种特殊类型的头颅畸形。其产前超声表现见第

12 章。

【超声诊断】

正常胎儿颅缝超声表现为各颅骨间的线状低回声，其分布有一定规律体。冠状缝位于额骨和顶骨之间，呈左右方向走行，矢状缝则位于左、右顶骨之间，呈前后方向走行；额缝位于左、右额骨之间，且前后方向走行。冠状缝、矢状缝与额缝在前囟处汇合；人字缝位于枕骨和两侧顶骨后缘之间，与矢状缝在后囟处汇合。颅囟亦呈低回声，前囟呈菱形，后囟呈三角形。

产前超声诊断颅缝早闭主要依据头颅形态明显畸形及其伴发的面部畸形（图 15-3-54），如眼距过远、眼球突出、面中部发育不良、前额凸起及指（趾）畸形、并指（趾）畸形（图 15-3-55）等来诊断。

文献报道产前超声对本病的诊断，主要为个案报道。例如 Ashby 等报道 1 例在 20 周诊断为尖头多指（趾）并指（趾）综合征，并于产后证实，产前超声主要特征为"钻石"样畸形头颅、多趾畸形、并指畸形。29 周再检查表现为明显尖头畸形（颅骨

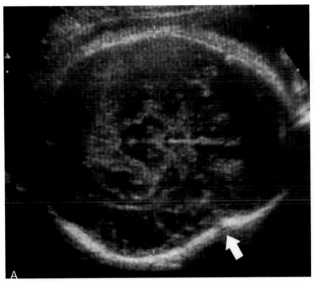
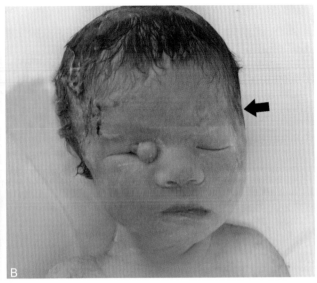

图 15-3-54 与图 15-3-34 同一病例，右侧冠状缝早闭

丘脑水平横切面（图 A）显示右侧冠状缝早闭，右侧冠状缝处凹陷（箭头所示）。标本照片（图 B）

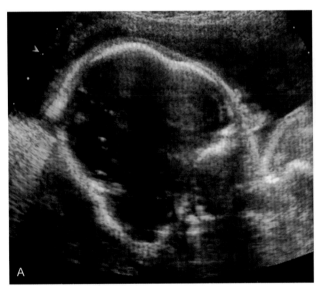
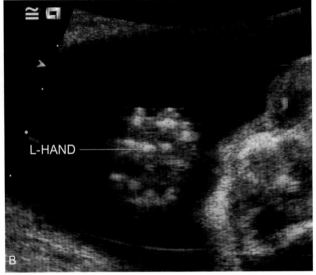

图 15-3-55 阿佩尔综合征

颅脑冠状切面（图 A）显示颅顶部细小明显突出，呈尖头状。左手（L-HAND）冠状切面（图 B）显示 2~5 指均并列在一起

向颅顶方向凸起）。Gollin 报道 1 例 23 周胎儿克鲁宗综合征，主要超声表现为眼距增宽、眼球突出、侧脑室扩大、三叶草形头颅畸形。

产前超声发现头颅畸形时，要明确诊断某一具体综合征非常困难。较轻的颅缝早闭产前超声不可能做出诊断，常在产后才得以确诊。

各种颅缝骨化综合征超声表现及预后见

表 15-3-4。

十一、面部肿瘤

见第 16 章胎儿肿瘤。

（李胜利 何冠南 傅娟
谢雪琴 唐慧霞 陈海霞）

胎儿肿瘤

胎儿肿瘤较少见，对胎儿与母体健康都有重要影响。一旦产前检出胎儿肿瘤，应由多学科组成的医疗小组对胎儿及母体进行严密监护，包括对妊娠期可能出现的问题预测、早期发现与认识、分娩方式的选择以及产后新生儿的监护与处理。据国外资料报道，少数胎儿肿瘤，目前已有可能在宫内进行治疗。有些胎儿肿瘤可能是恶性肿瘤，可以转移到胎儿身体内的其他器官和胎盘，但转移到母体其他器官者尚未被证实。与此相反，若母亲在妊娠期间患有恶性肿瘤（如恶性黑色素瘤、白血病、乳腺癌等），可转移至胎盘，并可转移至胎儿内脏器官。

第一节 胎儿肿瘤概况

一、胎儿肿瘤发生的原因与机制

胚胎期或胎儿成熟期均可发生胚胎性肿瘤，但其确切发生机制目前尚不十分清楚。一种假说认为，在某一器官或组织的形成过程中，因某种原因使细胞形成增多，超过这种器官或组织所需的细胞量，这种残留的胚胎细胞异常生长、发育而形成胚胎性肿瘤。在新生儿期发生的胚胎性肿瘤被认为是某种残留的胚胎细胞或胚胎发育过程的某种遗迹持续存在并异常生长而形成。这种胚胎残留组织也是较大儿童及成年人某些肿瘤的来源。在胎儿出生时出现胚胎发育期的任何异常组织，都意味着这些细胞在宫内胎儿时期成熟、移行或分化失败。

组织培养及在活体中，肿瘤细胞转化是一动态的、复杂变化过程，可分为三个时期：即初始期（initiation）、增殖期（promotion）及进展期（progression）。这三个时期实际上是人类所有肿瘤发生、发展的自然进展过程。在初始期，细胞或组织暴露于致癌因子中形成初始肿瘤细胞，这一细胞的正常特性受损而且具有潜在的恶性肿瘤特性，这种初始状态下的肿瘤细胞在形成恶性肿瘤以前可持续存在于体内数月或数年。到了增殖期，初始肿瘤细胞进行无性繁殖，此期肿瘤细胞还可受各种环境因素的影响而出现适应甚至逆转为正常细胞。在后期，即进展期，已转化的细胞最终发展为肿瘤，并最终出现远处转移。因此，胚胎性肿瘤被认为是细胞分化或增殖调控失常所致。另外，有学者提出胚胎肿瘤发生的基因学说，该一学说认为，胚胎性肿瘤是遗传物质经两次突变的结果。第一次突变在一些有家族性倾向的病例中，在合子形成前即发生，在无家族性倾向的病例中，第一次突变与第二次突变均在合子形成以后才发生。

二、胎儿及婴儿期肿瘤的良性行为

尽管有些肿瘤在组织学上表现为恶性，但它们在新生儿及婴儿期的临床过程可表现为良性，如1岁内的成神经细胞瘤、肝母细胞瘤、几个月内婴儿的骶尾部畸胎瘤、婴儿先天性纤维瘤等。引起这一特性的具体原因和机制尚不清楚。

三、胎儿肿瘤与畸形的关系

许多证据表明，胎儿肿瘤发生与畸形发生有着共同的机制，两者对损害因子同时或先后发生反应，胚胎或胎儿是发生畸形还是发生肿瘤，或两者都发生，或两者都不发生，取决于胚胎或胎儿细胞分化程度、代谢状态、免疫状态以及损害因子作用时间长短。目前已知许多生物、物理、化学等方面的因子对胚胎或胎儿有明显致畸作用，同时它们也对产后新生儿有明显致癌作用。如果致畸因子作用于宫内胎儿，出生后具有肿瘤易患倾向。

四、胎儿肿瘤的分类

目前尚没有胎儿肿瘤的详细分类方法。根据其组织学来源，常见胎儿肿瘤主要有：错构瘤、畸胎瘤、胚胎性肿瘤等。有学者简单地将胎儿肿瘤分为实质性肿瘤和囊性肿瘤两大类。但目前多数学者认为，最好根据肿瘤发生部位来进行分类，根据这一分类方法，胎儿肿瘤主要分为头部及脑部肿瘤，颜面部及颈部肿瘤，胸部（包括心脏）肿瘤，腹部肿瘤，肢体肿瘤，生殖肿瘤，骶尾部肿瘤，皮肤肿瘤等。

五、产前超声诊断

产前超声诊断胎儿肿瘤，主要基于以下三个方面：胎儿肿瘤全身性超声表现、受累器官局部超声表现及肿瘤本身的超声特征。

1. 胎儿全身性超声表现　胎儿肿瘤全身性非特异性超声表现，常常是检出胎儿肿瘤的重要线索。主要表现如下。

（1）胎儿某处的形态、轮廓失常，明显不对称。

（2）某一部位出现异常结构或生物学测量参数出现明显异常。

（3）胎儿异常运动。

（4）羊水过多。

（5）胎儿心功能不全。

（6）胎儿水肿。

上述征象中，羊水过多尤其重要，因为几乎50%的胎儿肿瘤伴有羊水过多。胎儿肿瘤出现羊水过多的根本原因主要包括影响胎儿吞咽（如胎儿甲状腺肿或成肌细胞瘤）、引起机械性梗阻（如胃肠道肿瘤）、羊水生成增多（如骶尾部畸胎瘤）、肺组织对肺内液体吸收明显减少（如肺部肿瘤）等。胎儿颅内肿瘤也常伴有羊水过多，其机制可能是神经系统受影响而导致神经源性的吞咽困难和多尿所致。

2. 受累器官局部超声表现

（1）受累器官的轮廓与形态失常、明显增大或

不规则。

（2）受累器官仅显示部分正常结构或不显示或正常结构完全消失。

（3）受累器官的回声特征发生改变，或增强，或减弱，或不均匀。

（4）由于受累器官的占位效应而导致相邻器官的受压、移位、发育不良等。

3. 肿瘤本身超声特征　根据肿瘤组织内部的病理特征，有各种各样的超声图像特征。

（1）囊性肿瘤表现为无回声，边界清楚，有包膜，后壁效应增强。此种肿瘤诊断最容易，但应与非肿瘤性积液性病变及正常含液性器官如胆囊、胃等相区别。

（2）实质性均质性肿瘤表现为均匀实质性强回声、低回声或中等回声，边界清楚者较易诊断，边界不易辨认者，诊断较难，且易与正常组织相混淆。肿瘤占位效应及其对周围组织或器官的压迫在辨认此类肿瘤时很重要。

（3）混合性肿瘤多表现为囊、实性不均质团块回声，此类肿瘤内部因病理成分复杂，回声也多种多样，可以表现以强回声为主的混合性回声，也可表现以无回声或低回声为主的混合性回声。肿瘤内部出现钙化、液化坏死、水肿、出血等改变时，有相应的超声图像特征。

（4）有的肿块大小在短时间可明显增大，有的则生长缓慢。

（5）彩色多普勒血流显像可显示肿瘤内部血流征象，部分情况下可显示出肿瘤血液供应来源。

第二节　颅内肿瘤

小儿颅内肿瘤罕见，胎儿颅内肿瘤更罕见，仅5%的颅内肿瘤发生在胎儿期。颅内肿瘤最常见的组织类型为畸胎瘤（图 16-2-1），其次为神经外胚层肿瘤及星形细胞瘤（图 16-2-2），此外，胚胎组织肿瘤、成神经管细胞瘤、脑膜瘤、胶质细胞瘤（图16-2-3）、颅咽管瘤（图 16-2-4）、胼胝体脂肪瘤、脉络丛乳头状瘤等非常少见。胎儿颅内肿瘤多发生在小脑幕上（占 69%）。

【超声诊断】

大部分颅内肿瘤要到中孕后期或晚孕期才能为超声发现，18～24 周系统超声检查时可表现为正常。共同超声特征有肿瘤常较大，常位于颅脑一侧，因肿瘤占位效应而导致颅内正常结构受压移位如脑中线明显移向健侧，因脑室系统受压而出现明显脑积

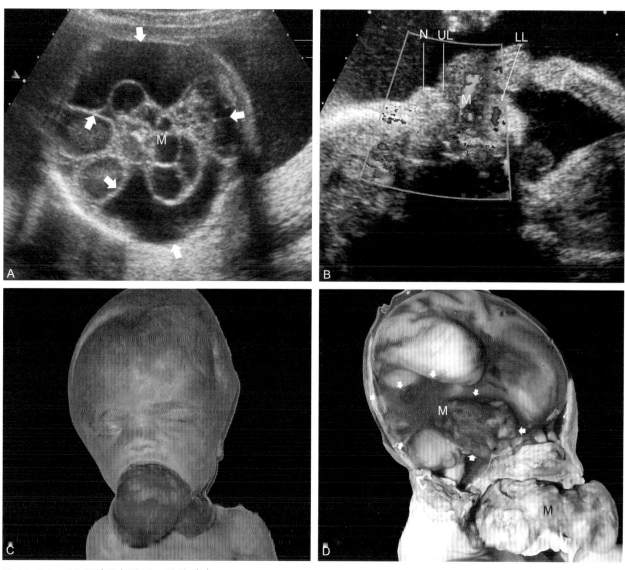

图 16-2-1 3C 内胎儿颅脑及口腔畸胎瘤

颅脑水平横切面（图 A）显示颅内多处混合占位性病变（M），以无水（箭头）为主；面部冠状面（图 B）显示面部下方、口腔内肿瘤（M），肿瘤累及上唇（UL）、鼻（N），下唇（LL）未见明显累及，肿瘤内见点状血流；面部正中矢状面（图 C）显示口腔内巨大占位，其向口腔外突出；三维重建面部正面观（图 C）及正中矢状面观（图 D）显示颅脑内及口腔内混合性占位病变，病理显示为畸胎瘤。UL，上唇，LL，下唇，N，鼻

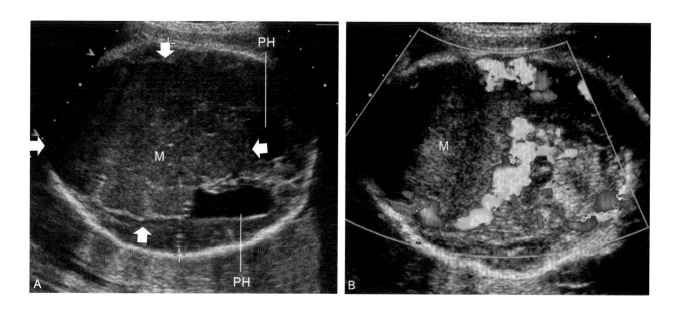

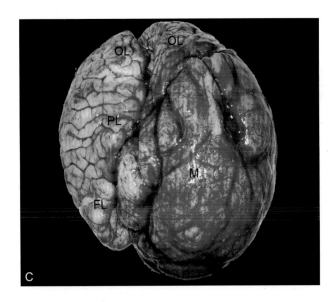

图 16-2-2　36 周胎儿星形细胞瘤

　　侧脑室水平横切面二维（图 A）及彩色多普勒（图 B）显示左侧大脑半球额叶及顶叶巨大低回声实质性占位病变（M），脑中线明显向右侧移位，肿瘤边界清楚，无明显包膜回声，其内部有较丰富血流信号，双侧侧脑室后角（PH）明显扩张。脑俯瞰图（图 C）显示左侧大脑半球额叶及顶叶巨大实质性占位病变，脑中线受压向右侧移偏，肿块内部出现坏死和出血，病理为星形细胞瘤。OL. 枕叶；PL. 顶叶；FL. 额叶；M. 肿块

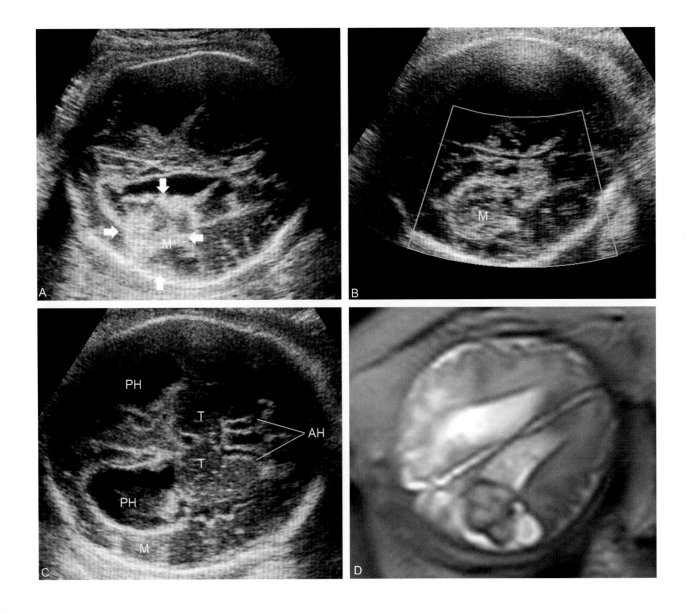

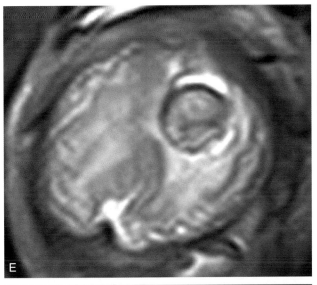

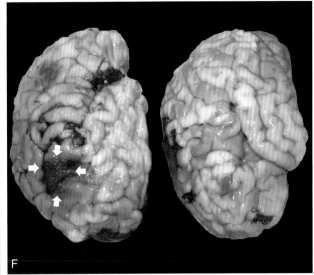

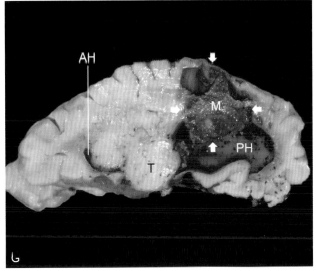

图 16-2-3　37 周胎儿胶质细胞瘤

胎儿侧脑室顶部水平横切面二维（图 A）及彩色多普勒（图 B）显示右侧大脑半球顶叶强回声占位病变（M），形状不规则，边缘不规整（箭头所示），无包膜回声，内回声欠均匀，以强回声为主，间隔着不规则低回声区，内部未见明显的血流信号。侧脑室体部水平横切面（图 C）显示双侧侧脑室明显扩张，以体部及后角（PH）更为明显。MRIT₂ 加权侧脑室体部水平横断面（图 D）及右侧大脑半球矢状面（图 E）显示右侧大脑半球顶叶混合性占位病变信号。颅脑标本解剖整体观（图 F）及右侧大脑半球侧脑室水平断层解剖（图 G）显示右侧大脑半球顶叶处一实质性占位病变，形状不规则，肿块贯穿大脑皮质，内部有出血和坏死，病灶侵犯侧脑室，造成侧脑室明显扩张

水⋯⋯肿瘤较大时，脑内正常结构常不显示。有些病例，病变为低回声，与周围脑组织无明显分界，且占位效应又不明显时，其诊断极其困难，有时仅表现为脑积水。不同组织学类型的脑肿瘤超声图像表现可能相似，因此，超声难以准确提示肿瘤的组织学类型。据报道，产前超声筛查颅内肿瘤的特异度为 86%，与病理检查比较，产前超声诊断肿瘤的组织类型准确率低，仅为 57%。

产前超声检出颅内肿瘤时，主要应与颅内出血相鉴别，颅内血肿超声特征随时间推移而出现明显变化，一般规律是，出血初期为强回声，随着时间的推移，出血区回声逐渐减弱，最后可形成单纯囊性结构，边界清楚，可与脑室相通而形成脑穿通畸形，而脑内肿瘤则不同，其生长迅速，肿瘤呈进行性增大，边界模糊不清，多为不均质实质性肿块，肿块内可有出血、钙化等。肿块内明显出血时，与单纯脑内出血仅从声像图上很难完全区别。血管性肿瘤可用彩色多普勒进行区分。

1. 畸胎瘤常较大，内部回声可表现为无回声、低回声、强回声、混合性回声。颅内畸胎瘤明显增大时，可向口咽部突出（图 16-2-1）。部分肿瘤贴近颅骨的，还可以侵蚀颅骨，造成颅骨缺损。

2. 星形细胞瘤：约占胎儿颅内肿瘤的 10%，是最常见的神经上皮性肿瘤。目前报道的产前超声诊断不超过 10 例。产前超声表现为头大，大脑一侧白质内实性占位性病变，无明显边界，常侵犯脑皮质，脑中线结构向健侧移位。14% 的病例会发生肿瘤内出血，表现为无回声或弱回声（图 16-2-2）。

3. 胶质细胞瘤：表现为大的均质高回声占位（这是和畸胎瘤的鉴别要点，畸胎瘤常可见到无回声区），常合并脑积水，动态观察生长速度快，可发生出血（图 16-2-3）。

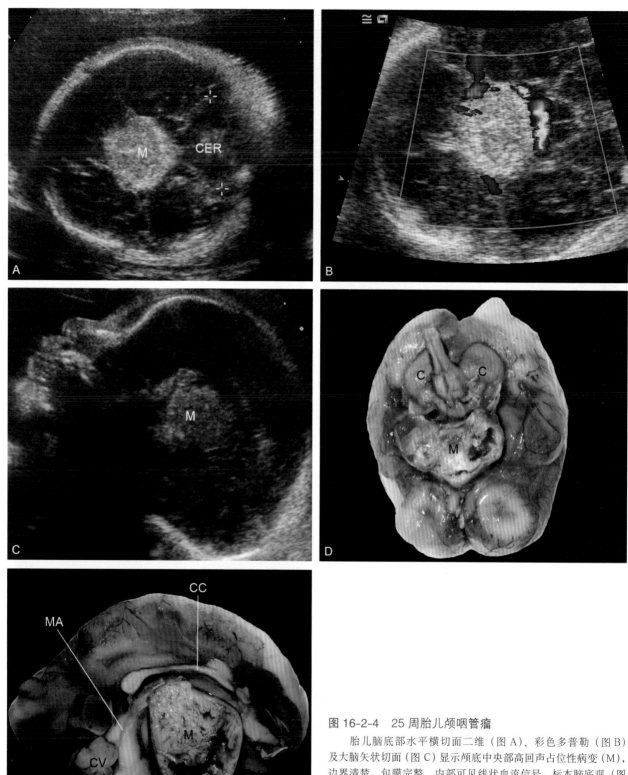

图 16-2-4　25 周胎儿颅咽管瘤

　　胎儿脑底部水平横切面二维（图 A）、彩色多普勒（图 B）及大脑矢状切面（图 C）显示颅底中央部高回声占位性病变（M），边界清楚，包膜完整，内部可见线状血流信号。标本脑底观（图 D）及大脑正中矢状位断层图（图 E）显示蝶鞍区实质性占位病变，形状呈圆形，包膜完整，肿瘤包膜下有钙化壳包绕，肿瘤内部有钙化灶和坏死，病理显示为颅咽管瘤。MA. 中脑水管；CC. 胼胝体；CV. 小脑蚓部；C. 小脑半球；CER. 小脑

4. 颅咽管瘤指起源于 Rathke 窝的颅咽管残余上皮细胞的肿瘤，为良性肿瘤，罕见，占颅内肿瘤的 2%~5%，目前报道产前诊断的约 10 余例。肿瘤主要位于蝶鞍区，也可向大脑半球等方向生长。产前超声检查表现为双顶径、头围比相应孕周大，颅底中央部发现高回声占位性病变（图 16-2-4），也可向颅脑一侧发展，肿块可压迫脑室系统，病变侧侧脑室比健侧扩张，造成脑积水，CDFI 检查肿块内血流信号丰富。产前超声可通过颅内占位性病变的位置及血供情况进行诊断。因 MRI 可对胎儿颅脑进行多方向成像，对肿块进行较为准确定位，因此，能较为准确地提示诊断。

5. 脉络丛肿瘤罕见，但也是较常见的颅内肿瘤，占颅内肿瘤的 42%。常发生在侧脑室，也可发生在第三、四脑室。主要组织类型有乳头状瘤和癌。产前超声检查表现为病变侧侧脑室比健侧扩张，病变侧侧脑室脉络丛回声增大，脉络丛内可见异常回声占位，CDFI 检查占位周边可见血流信号。但产前很难对脉络丛肿瘤进行定性，是乳头状瘤还是癌，即使是应用高分辨率 CDFI 或是 MRI 也很难区分。

【临床处理及预后】

胎儿颅内肿瘤常引起头颅增大，造成难产。

颅内畸胎瘤常为致死性肿瘤，平均生存期约为 3 周，原发性神经外胚层肿瘤约为 5 个月，星形细胞瘤约为 26 个月。脉络丛肿瘤可以为良性肿瘤（乳头状瘤），也可为恶性肿瘤（乳头状癌），脉络丛肿瘤可通过手术切除，据报道，脉络丛肿瘤中 96% 的乳头状瘤及 61% 的癌可通过手术完全切除，这两种组织类型的 5 年生存率分别为 100%、40%。

星形细胞瘤预后不良，据报道存活率低于 10%，星形细胞瘤为浸润性生长肿瘤，多数肿瘤切除后有复发危险。

虽然颅咽管瘤是良性肿瘤，但预后非常差，据报道 3 年存活期为 0%。主要因为瘤体较大、常破坏正常脑组织，手术完全切除困难，据文献报道，颅咽管瘤手术切除后复发率为 7%。其次，颅咽管瘤因其特殊位置常造成垂体功能下降、视力障碍。

第三节   面部及颈部肿瘤

一、畸胎瘤

面部畸胎瘤（teratoma）罕见，但它是胎儿面部最常见的肿瘤类型。发生在面部及颈部的畸胎瘤约占所有胎儿畸胎瘤的 5%。面部及颈部畸胎瘤常见发生部位是舌，其他部位有眼眶周围、鼻部、腭、咽部及口腔其他部位等。

【超声诊断】

声像图上主要表现为面部及颈部囊性或实质性肿块回声，以实质性肿块回声为主，肿块内可有钙化性强回声团伴后方声影，有些则表现为囊性混合性回声。

1. 上颌寄生胎（epignathus）　本病发生于蝶骨者最多，其次为硬腭及软腭、咽、舌、颌骨、扁桃体等部位。超声表现为肿块充满口腔和（或）鼻腔，较大时肿块从口腔和（或）鼻腔内突向口和（或）鼻外，处于极度张口状态，不能闭合，此时下唇、下颌显示困难。面部正中矢状切面可很好地显示肿块与上唇、上颌、鼻及下唇、下颌的相互关系，鼻唇部的横切面及冠切面可作为辅助切面对上述结构进行进一步确认。由于咽部受压可引起羊水过多。肿瘤向颅内生长者，可表现为颅内畸胎瘤特征（图 16-2-1）。本病应与颈部畸胎瘤、脑膨出及面部其他畸胎瘤相鉴别。

2. 颈部畸胎瘤（cervical teratoma）　在胎儿期及新生儿期颈部畸胎瘤常为良性，多起源于胚胎甲状腺组织，肿瘤常较大而压迫气管引起呼吸道阻塞。颈部畸胎瘤多位于颈前方或颈前外侧部，肿瘤基底部较宽，位于一侧者常越过中线，当肿瘤较大时，常引起颈部过度伸伸，肿块向上其他颜面部，压迫面部各结构使之移位，如下颌、口、鼻、耳，向下可达胸腔。对于巨大畸胎瘤，要决定其确切来源或确定其起源部位常较困难，如肿块是从口咽部长出的还是从颈部长出来压在口与面部的前方，有时是极难分辨的，由于颈部畸胎瘤可明显压迫食管影响胎儿羊水吞咽而出现羊水过多（约 30%），此时腹部横切时胃泡明显缩小或不显示。

本病应与颈前部囊性淋巴管瘤、血管瘤、甲状腺肿大等相区别。颈前部囊性淋巴管瘤呈囊性或多房囊性改变，肿块内一般无实质性回声区，且不会导致胎儿颈部过度仰伸，但与囊性畸胎瘤的区别非常困难。颈部血管瘤则多表现为实质性均质回声区，富含血管。甲状腺肿大相对较小，横切胎儿颈部表现为两侧对称的均质回声区，中央有峡部相连，在矢状切面上，甲状腺肿大处皮肤仅略向前突出。

3. 面部其他部位畸胎瘤　畸胎瘤还可发生于鼻中隔、眼眶及眼眶周围等。文献报道 1 例起源于鼻中隔的畸胎瘤，20 周时超声发现从鼻尖部长出一个实质性肿块，直径约 2.5 cm，到 37 周检查时肿块增大到 7 cm。新生儿期肿块完整切除，无明显并发症。笔者遇到 1 例上颌骨来源的恶性畸胎瘤（图 16-3-1）。肿块呈不均质混合性回声占位，上颌骨被破坏，明显向面颊部突出。

【临床处理及预后】

面部及颈部畸胎瘤大多为良性肿瘤，其预后取决于肿瘤的大小、所在部位以及是否伴有其他畸形。

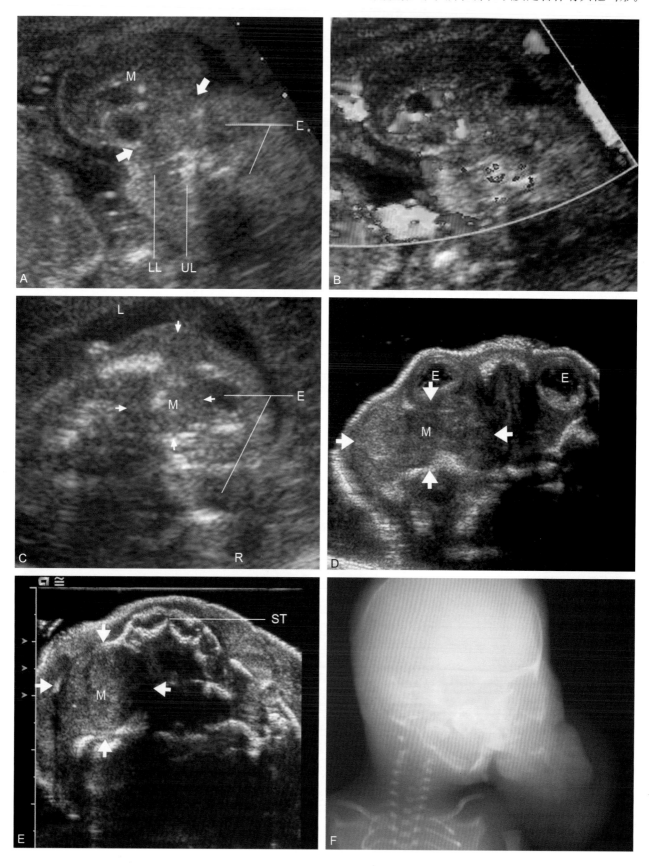

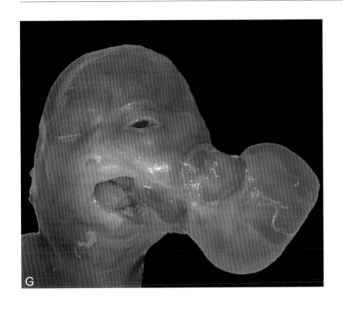

图 16-3-1　19 周胎儿左侧面颊部恶性畸胎瘤

产前颜面部冠状切面二维（图 A）及彩色多普勒（图 B）显示左侧面颊部一混合性占位病变，包块蒂部宽大，边界不清，无包膜回声，内部有丰富血流信号。产前双眼球横切面（图 C）及产后双眼球切面（图 D）显示肿瘤位于眼球后方，并破坏眼球后方的骨骼，眼球受压变形。产后上颌骨横切面（图 E）显示左侧上颌骨（ST）受肿瘤破坏（箭头所示）。颜面部 X 线照片（图 F）显示肿瘤内部钙化灶，左侧上颌骨受肿瘤破坏。面部正面照片（图 G）。E. 眼；UL. 上唇；LL. 下唇；M：肿块

肿瘤较小、且能为外科手术完整切除者，其预后良好。肿瘤较大者，预后不良，尤其肿瘤压迫呼吸道者，预后更差。羊水过多及胎儿胃泡缩小者，常提示预后不良。但现代新生儿处理的进步，例如在没有断脐之前即给新生儿建立正常的呼吸通道、肿瘤的成功切除等，可明显改善预后。恶性畸胎瘤预后不良。

二、血管瘤

血管瘤（hemangioma）是人类最常见的出生缺陷，多为良性，可发生在身体的许多部位。面部及颈部血管瘤可发生于皮肤、颊部、颅骨表面的软组织及颈部软组织，也可发生于舌部。

许多血管瘤不能为产前超声所发现，能为产前超声检出的血管瘤常为血管状血管瘤，此种血管瘤不仅包含有表皮血管异常，而且瘤体可达皮肤深层或皮下组织，瘤内有明显扩张的静脉窦。超声表现为混合性或均质性实质肿块，多数血管瘤表现为均质性实质性肿块回声（图 16-3-3），回声特征与胎盘回声相类似。部分肿瘤内有囊性无回区，此即为扩张的静脉窦。彩色多普勒可探及其内的血流信号。如果肿瘤内有较大囊性无回声区，彩色多普勒有可能检出因动静脉瘘形成的高速低阻血流信号，瘘口处出现五彩血流。但即便是囊性血管瘤，总能显示某一区域类似胎盘回声的实质性区域，血管瘤可以在整个妊娠过程中大小维持不变，也可以逐渐增大。范围广泛者可累及头、颈、面部及四肢、躯干的大部分区域。血管瘤一般不破坏或压迫邻近组织器官。

本病预后良好。但如果肿瘤较大，彩色多普勒

检出明显动静脉瘘时，可引起心力衰竭而死亡，应进行严密产前及新生儿监测。

笔者曾遇到 1 例 29 周胎儿舌部巨大血管瘤（图 16-3-2），胎儿鼻、唇可清楚显示，张口，口腔内见一混合性肿块，大小为 6.7 cm×4.0 cm×4.3 cm，内部可见多个条状强回声和大小不等的囊性无回区，呈蜂窝状改变，部分囊内可见强回声团，声影不明显，最大强回声团为 0.8 cm×0.9 cm。肿块明显突出于口腔，可随吞咽有轻微运动，下唇及下颌明显受压，口内未显示正常形态的舌。彩色能量及频谱多普勒显示肿块内有动静脉血流信号。引产后病理解剖证实肿块来源于舌根部，无正常舌组织，为一巨大海绵状血管瘤。

三、淋巴管瘤

淋巴管瘤是常见胎儿肿瘤，与淋巴管异常发育有关。淋巴管瘤有 4 种组织类型：毛细淋巴管瘤、海绵状淋巴管瘤、囊性淋巴管瘤、血管淋巴管瘤。常发生在颈部。

颈部囊性淋巴管瘤（cystic hygroma of the neck）又称颈部淋巴水囊瘤，是颈部最常见的异常，在自发性流产胎儿中发生率约为 0.5%，在低危孕妇中约为 1/700，但新生儿罕见。

囊性淋巴管瘤是一种淋巴系统的发育异常，表现为厚壁囊肿，内部常有多个分隔带，多位于头、颈的背侧，也可出现在颈部前方、两侧及腋下。导致囊性淋巴管瘤的原因有多种，其中在早孕期发现颈部囊性淋巴管瘤的主要原因为胎儿染色体异常和

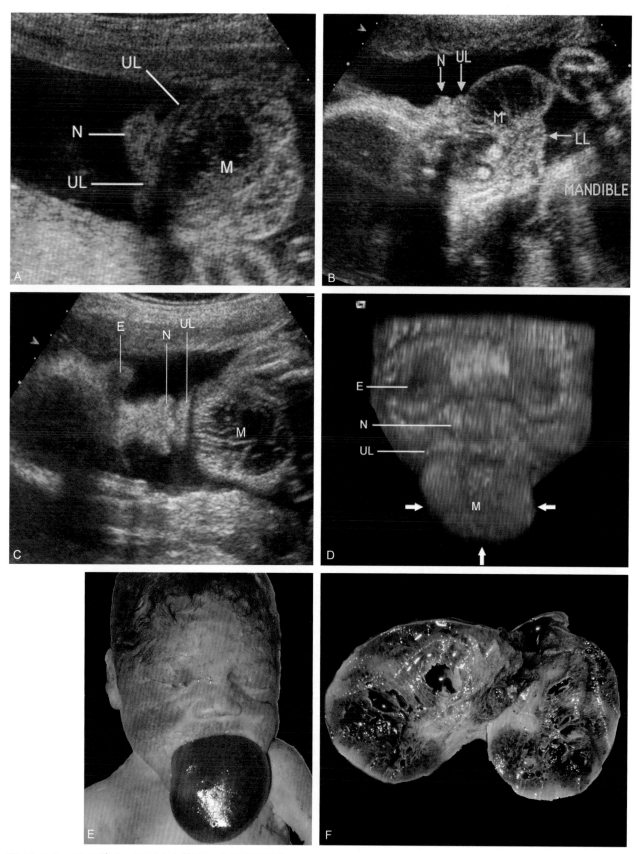

图 16-3-2　29 周胎儿，舌巨大血管瘤，产后病理证实

　　产前超声显示胎儿口腔内一混合性肿块，内部有多个囊状无回区，呈蜂窝状改变，部分囊内可见强回声团。明显向口腔外突出。A. 鼻唇部横切面；B. 面部正中矢状切面；C. 面部冠状切面；D. 三维超声显示一巨舌形肿块突向口外；E. 标本面部正面照片；F. 肿瘤剖面图，显示内部呈蜂窝状。UL. 上唇；LL. 下唇；N. 鼻；M. 肿块；MANDIBLE. 下颌骨；E. 眼

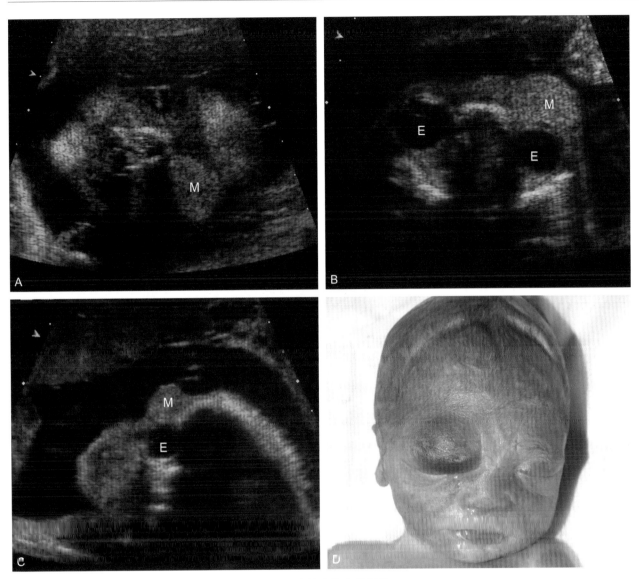

图16-3-3 胎儿右侧上眼睑血管瘤、唇裂、永存左上腔静脉等多发异常

颜面部冠状切面（图A）、双眼球横切面（图B）及右侧眼球矢状切面（图C）显示右侧上眼睑皮下高回声团块（M），形状呈圆形，边界清楚，包膜完整。颜面部三维照片（图D）。病理结果为血管瘤。E. 眼

结构畸形，尤其是心血管畸形。

无分隔囊性淋巴管瘤常较小，多位于颈部两侧，内部无分隔。

【超声特征】

超声将囊性淋巴管瘤分为有分隔和无分隔囊性淋巴管瘤两种类型。

1. 无分隔囊性淋巴管瘤（non-septated hygromas） 主要表现为单房囊性包块（图16-3-4），多位于颈前部两侧，体积多较小，易漏诊。

2. 有分隔囊性淋巴管瘤（septated cystic hygromas） 典型超声表现为多房囊性肿块，内有明显分隔高回声带（图16-3-5），有时仅可见中央单一分隔高回声带将囊分为左、右两半（图16-3-6）。囊肿一般较大，最多见于颈背部，偶可位于颈前

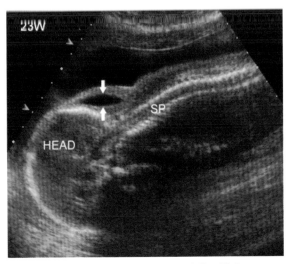

图16-3-4 23周胎儿颈部无分隔囊性淋巴管瘤

颈部矢状切面显示颈部皮下梭形囊性回声区（箭头所示）HEAD. 头；SP. 脊柱

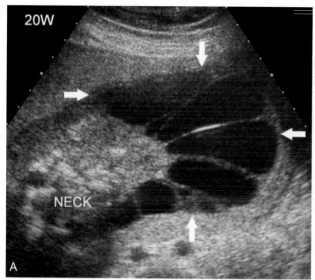

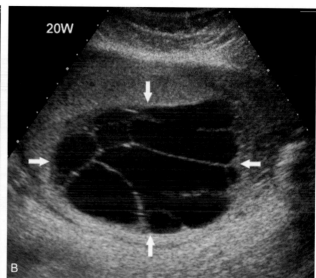

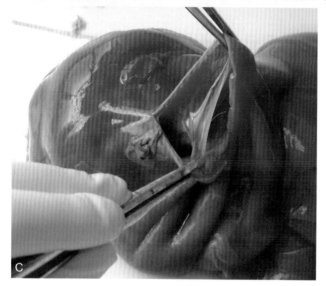

图 16-3-5 20 周胎儿颈部囊性淋巴管瘤伴羊水过少（无羊水）

颈背部横切面（图 A）及颈部囊性淋巴管瘤冠状切面（图 B）显示颈背部多房性囊肿（箭头所示）、内有多个分隔；标本照片（图 C）。NECK. 颈部

部、腋窝及纵隔内。

有分隔囊性淋巴管瘤常合并染色体畸形、心血管畸形及胎儿水肿。最常见的染色体畸形为特纳综合征（45，X）（占 75%），其次为 18 三体（占 5%）及 21 三体（占 5%），其余 15% 的囊性淋巴管瘤胎儿染色体则正常。伴发的心血管畸形主要为主动脉弓缩窄（见于 40% 以上的特纳综合征胎儿），在 68% 以上特纳综合征中可伴发胎儿水肿，染色体正常的囊性淋巴管瘤胎儿 82% 会发生水肿。

【临床处理及预后】

有分隔囊性淋巴管瘤伴有胎儿水肿者，预后极差，其总的病死率高达 80%～90%。单纯囊性淋巴管瘤不伴其他异常、且染色体核型正常者，预后较好，可在新生儿期手术切除而治愈。如果囊性淋巴管瘤发生时间较晚，在晚孕期才表现出来，则预后较好。笔者曾遇到 1 例颈前外侧囊性淋巴管瘤患者，31 周检查时病变范围较大，上达耳郭，向下达肺尖水平，

向外达肩部，但 1 个月后复查，肿块完全消失，出生后未见明显异常。

位于颈部前方的囊性淋巴管瘤，可压迫呼吸道，在新生儿期可导致呼吸困难，因此，产时应对新生儿进行严密监护。

伴发染色体畸形、心血管畸形及其他畸形者，预后差。

四、胎儿甲状腺肿

胎儿甲状腺肿（fetal goiter）是指胎儿甲状腺的弥漫性肿大，可表现为甲状腺功能亢进、甲状腺功能减退、甲状腺功能正常，但最常表现为胎儿甲状腺功能减退。先天性胎儿甲状腺功能减退在活产婴儿中发病率为 1/50 000～1/30 000。

母亲用抗甲状腺药物如丙硫氧嘧啶治疗时，药物很容易通过胎盘达胎儿血循环，如果发生在妊娠

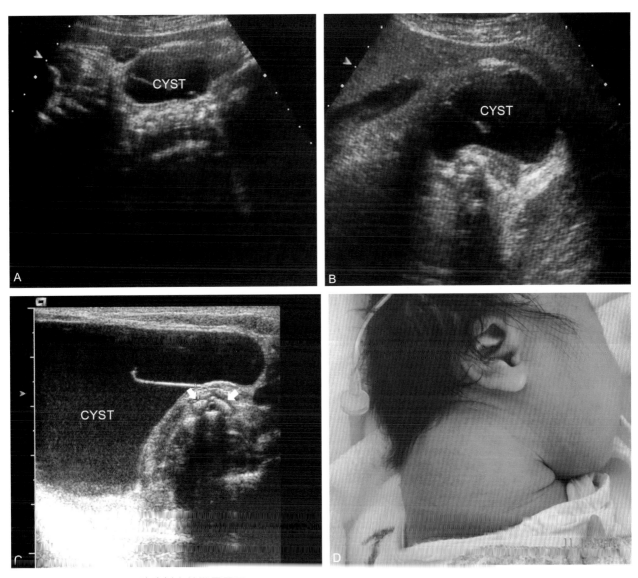

图 16-3-8　38 周胎儿颈前外侧囊性淋巴管瘤

产前颈部冠状切面（图 A）及横切面（图 B）显示颈前外侧及耳下囊性肿块，内有一条分隔带；产后颈部横切面（图 C）显示囊性肿块与皮肤分隔的带。CYST，囊肿

10~16 周胎儿甲状腺发育时期，则可导致胎儿甲状腺功能减退和甲状腺肿。此外母体缺碘也是胎儿甲状腺肿的另一重要原因。因母亲毒性弥漫性甲状腺肿（Graves 病）及慢性甲状腺炎所产生的抗体（IgG）可通过胎盘屏障进入胎儿血循环而导致胎儿甲状腺功能减退及甲状腺肿大。少数胎儿甲状腺功能减退原因不明。胎儿发生甲状腺肿的高危因素有：母体甲状腺功能亢进服药治疗、母体颈部行放射性治疗、母体甲状腺炎、家族性甲状腺疾病、母体服用胺碘酮治疗、母体 1 型糖尿病、母体垂体功能低下。

胎儿甲状腺肿可引起胎儿羊水过多，有时可引起胎儿颈部后仰，更重要的是，它可引起胎儿宫内发育迟缓、心动过缓、骨骼骨化中心延迟出现等改变。

【超声诊断】

1. 胎儿颈前区显示双侧对称性的均质性实性低回声肿块（图 16-3-7）。探测胎儿甲状腺最好在胎儿仰卧位探查，颈部正中矢状切面上，可显示颈前部软组织轻度向前呈小弧形突出。在颈部横切面上，在颈前区显示左、右对称性低回声实质性肿块，两者之间有峡部相连，峡部后方可见一小的圆形无回声结构，此即为气管回声，在颈部冠状切面上，双侧肿大的甲状腺呈低回声位于无回声的气管两侧，气管表现为一细管状结构，内充满无回声液体。

2. 可伴有羊水过多表现，因此，不明原因的羊水过多，应仔细检查胎儿颈部甲状腺是否肿大，以除外先天性甲状腺肿。

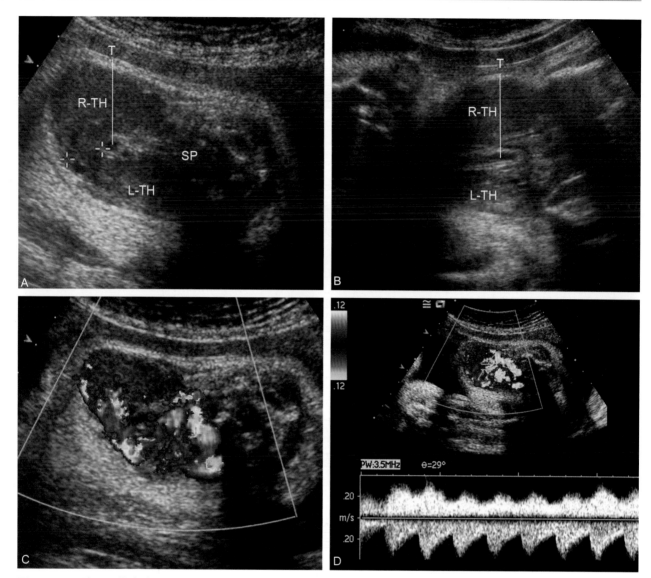

图 16-3-7   胎儿甲状腺肿大，主动脉弓缩窄

　　26 岁孕妇，妊娠 36 周，产前超声胎儿颈部横切面（图 A）及冠状切面（图 B）显示甲状腺明显肿大。彩色多普勒（图 C）显示甲状腺内有丰富的血流信号。频谱多普勒（图 D）检测甲状腺供应血管，为低阻力血流频谱。"++"之间为甲状腺峡部；R-TH. 甲状腺右侧叶；L-TH. 甲状腺左侧叶；SP：脊柱

　　3．可有胎儿颈部过度后仰，使颈部更易显示与观察。

　　4．可伴有胎儿心动过缓、IUGR 及胎儿水肿，出现相应超声表现。尤其在不明原因的胎儿心动过缓病人，仔细探查胎儿甲状腺很重要，因为胎儿心动过缓很可能就是胎儿甲状腺功能减退的一个表现。

　　【临床处理及预后】

　　胎儿颈前部肿块可迫使胎头处于仰伸状态，当肿块压迫食管影响胎儿吞咽羊水，可出现羊水过多。因此，羊水过多程度可间接反映胎儿食管、气管受压程度。

　　本病新生儿期及时发现并治疗者，效果良好。单纯性甲状腺肿不合并其他畸形，不需要在产前做

任何处理。对于因为孕妇过度服用抗甲状腺药而引起的甲状腺肿，有文献报道可行胎儿脐血穿刺来确诊，并向羊膜腔内注入甲状腺素治疗。也有文献报道不需要产前治疗。一般在治疗孕妇甲状腺功能亢进症时，应该用最低剂量抗甲状腺功能亢进症的药物来控制母体症状。

　　甲状腺肿因胎儿常背屈，头仰，造成难产，必要时可采用剖宫产。

五、成肌细胞瘤

　　成肌细胞瘤（myoblastoma）是一种极罕见胎儿良性肿瘤，常起源于胎儿口腔。此种肿瘤几乎均

发生于女性胎儿，可能在绒毛膜促性腺激素的作用下女性胎儿卵巢产生雄激素过多所致。超声表现为从胎儿口腔内向外突出的较大实质性均质性肿块，彩色多普勒血流显像有时可显示肿瘤血管供应来源于口腔底部。肿瘤压迫咽部时，可出现羊水过多。

六、其他肿瘤

胎儿颜面部和颈部其他肿瘤少见，文献报道的有脂肪瘤、先天性牙龈肿瘤、转移性肿瘤、舌囊肿、面部囊肿（图 16-3-8）等。产前超声不能对这些肿瘤的组织类型一一做出诊断，具体来源于何种组织也难以判定，但能发现肿瘤的存在。

第四节　胸部肿瘤

一、胎儿肺肿瘤

胎儿肺肿瘤（fetal lung tumors）尚未见文献报道，超声图像上表现为肺部占位性病变者主要为肺发育畸形，如先天性肺囊性腺瘤畸形、隔离肺等。详见第 9 章。

二、胎儿纵隔肿瘤

胎儿纵隔肿瘤（fetal mediastinal tumors）罕见，病理类型主要为畸胎瘤（图 16-4-1）、淋巴管瘤、

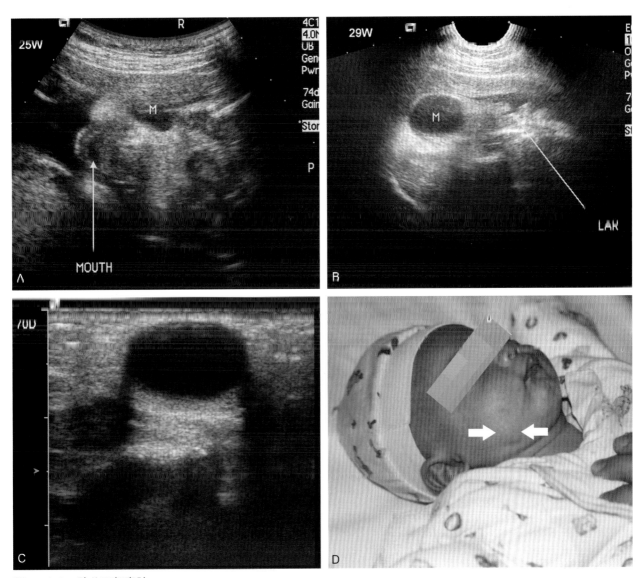

图 16-3-8　胎儿面部囊肿
A．25 周检查发现胎儿面颊部软组织内见一囊肿，边界清，有包膜；B．29 周复查囊肿无明显变化；C．产后检查，囊肿位于面部皮下软组织内，大小与产前相似；D．产后新生儿照片，箭头所指处皮肤略隆起；M. 肿块；MOUTH. 嘴；EAR. 耳

血管瘤、成神经细胞瘤等。超声不能分辨出肿瘤的组织类型,但超声可检出纵隔肿瘤,表现为纵隔内占位性病变。除肿瘤本身特征外,常可引起纵隔移位、心脏受压、肺发育不良、胎儿水肿等,出现相应声像改变。如果肿瘤明显压迫胎儿食管影响胎儿吞咽羊水,可出现羊水过多。

纵隔肿瘤的预后取决于其位置与压迫效应,如引起肺发育不良、心力衰竭、胎儿水肿,预后不良。

三、胎儿心脏肿瘤

胎儿心脏肿瘤(fetal cardiac tumors)在心脏疾病中占极少数,但胎儿期心脏肿瘤相对常见,其发生率约为1/10 000。组织学类型主要为横纹肌瘤(rhabdomyoma),约占心脏肿瘤的50%以上。它是胎儿、新生儿、小儿原发性心脏肿瘤中最常见的一种类型,有文献报道,母亲为结节性硬化者胎儿心脏发生横纹肌瘤风险增高。肿瘤可多发,也可单发,50%以上的心脏横纹肌瘤伴有结节性硬化症(tuberous sclerosis)。多发肿瘤者伴结节性硬化症的可能性更大。肿瘤可阻碍心脏血流而引起胎儿水肿甚至宫内死亡。此外,胎儿心包肿瘤极罕见,主要为囊性畸胎瘤,位于右侧心包者多见,其大小可达心脏大小的2~3倍,肿瘤破裂时,可引起心包积液,压迫心脏导致胎儿水肿和死亡。

【超声诊断】

胎儿心脏肿瘤产前超声诊断能够发现肿瘤的存在(图16-4-2),对肿瘤的组织学类型难以进行区分,

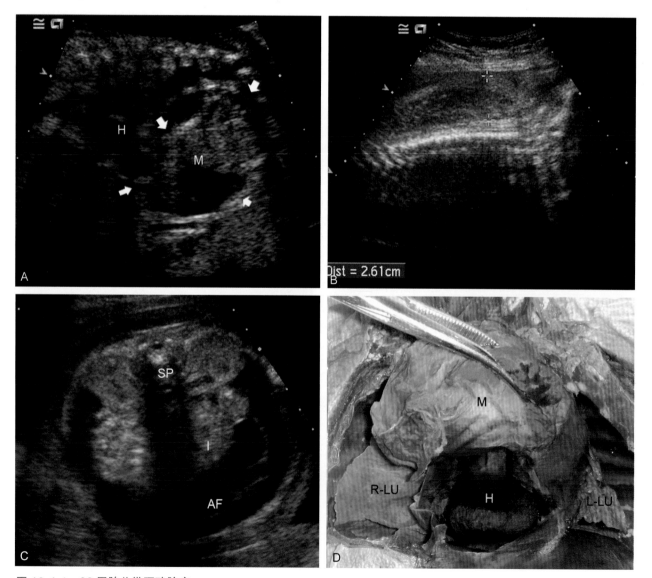

图16-4-1 32周胎儿纵隔畸胎瘤

胸腔矢状切面(图A)显示前纵隔一巨大混合性占位病变(M),形状呈圆形,边界清楚(箭头所示),包膜完整,心脏(H)明显受压向后下移位。背部矢状切面(图B)显示全身皮肤明显水肿增厚。腹部横切面(图C)显示腹水回声。胸腔腹侧观,肿块向前上拉起(图D)显示双肺明显受压变小,心脏受压向后下移位。病理为畸胎瘤。AF.腹水;R-LU.右肺;L-LU.左肺;SP.脊柱

主要超声表现如下。

1．心室壁局部增厚，回声增强，可向心腔内突出，也可向心外突出。部分病例肿块主要突向心腔。

2．边界清楚，回声均匀，随心脏的舒缩运动，有蒂者有一定的活动幅度。

3．肿块可单发，也可多发。心脏的每个腔室内均可发生，但发生于心室及室间隔者更常见。

4．肿块可大可小，胎儿期心脏横纹肌瘤随着妊娠进展而增大。

5．彩色多普勒血流显像可显示肿块内血流及肿块阻塞心脏流入道或流出道血流情况，阻塞处血流束细小，血流速度增高而呈五彩血流及湍流。

6．严重者肿块可突出心腔外进入纵隔。

7．心脏横纹肌瘤可引发心律失常。

8．产前超声检查发现胎儿心脏横纹肌瘤，应进一步对胎儿各结构进行详细检查，特别是颅脑，以排除结节性硬化。建议 MRI 检查。

【临床处理及预后】

本病预后与肿瘤大小、数目及发生部位有关。肿瘤较小者临床上可完全无症状，出生后肿瘤可吸收消失而自愈；肿瘤较大、数目较多、影响心脏血流动力学者，可并发急性心力衰竭或心律失常致死。1 岁内手术死亡率为 30%。伴有结节性硬化症者，80% 以上可出现癫痫发作和脑发育迟缓，这是本病最严重的长期并发症。

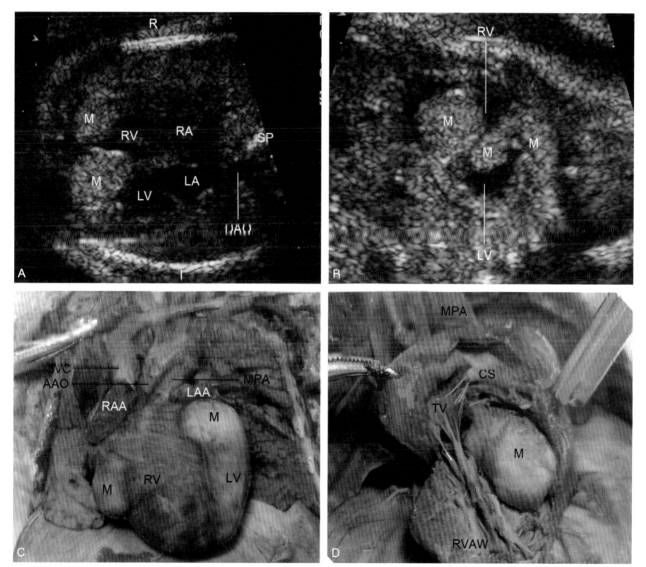

图 16-4-2　33 周胎儿心脏多发性横纹肌瘤

A．四腔心切面显示突向左心室（LV）及右心室（RV）内回声较强且均匀的实质性肿块（M）；B．心室双腔切面显示右心室下壁、室间隔及左心室前壁强回声实质性肿块。C．心脏腹侧观显示右室侧壁、左心室前壁多处实质性肿块。D．室间隔右心室面观显示右心室内一较大实质性肿块。LA．左心房；RA．右心房；RAA．右心耳；LAA．左心耳；AAO．升主动脉；MPA．主肺动脉；CS．室上嵴；TV．三尖瓣；RVAW．右室前壁；DAO．降主动脉；SVC．上腔静脉

第五节　腹部肿瘤

一、胎儿肝肿瘤

　　胎儿肝肿瘤（fetal hepatic tumors）极其罕见，文献报道的胎儿肝肿瘤有肝血管瘤、肝母细胞瘤、肝腺瘤、错构瘤、肝转移性肿瘤等，其中以肝血管瘤、间叶性错构瘤、肝母细胞瘤这三大类最常见，分别占60.3%、23.2%、16.5%。

　　胎儿肝肿瘤的共同声像特点是：肝实质内出现囊性、实性或混合性回声肿块，肿块边界一般清楚，边缘规则整齐，囊肿内部无回声，实质性肿块多为强回声，肿瘤有出血、坏死、钙化时，出现相应的超声图像特征。较大的胎儿肝血管瘤及肝母细胞瘤可导致肝增大，多为混合性回声肿块。较大的胎儿肝血管瘤可出现广泛的动静脉瘘而导致胎儿高心排血量性心力衰竭，进一步发展可导致胎儿水肿，但这种情况相当罕见。诊断先天性肝囊肿时，应注意与胎儿胆囊、胎儿肝内段脐静脉曲张等相鉴别。继发于胎儿水肿、呼吸窘迫、心力衰竭，会发生羊水过多。

　　胎儿肝肿瘤的预后取决于其组织类型。如肝局灶性的血管瘤预后好，部分还会发生自发性消退；肝间叶性错构瘤预后好，可以通过手术治愈；肝母细胞瘤预后差，存活率只有25%。

　　但肝肿瘤较大伴胎儿水肿、心力衰竭、严重贫血、血小板减少症、肿瘤破裂后出血预后不良。

二、胎儿肾肿瘤

　　胎儿肾肿瘤（fetal renal tumors）罕见，活产儿中肾肿瘤发生率约1/125 000。最常见的胎儿肾肿瘤为肾中胚层瘤（mesoblastic nephroma），也是新生儿期最常见的原发性肾肿瘤，病理学上以中胚层组织为主，有完整包膜，与错构瘤表现类似，是一种良性肿瘤。胎儿肾母细胞瘤极罕见。笔者曾遇到1例胎儿右侧肾巨大肿瘤患者，病理显示为平滑肌瘤（图16-5-1）。

　　产前超声检查肾中胚层瘤常较大，位于胎儿肾内，呈实质性低回声，内部回声常较均匀，边界清楚，边缘整齐，与肾组织及其他组织分界清楚，受累肾轮廓失常，肿瘤常压迫肠管，将肠管挤向对侧（图16-5-1）。彩色多普勒血流显像可显示肿块内血流丰富，有动静脉瘘形成者，可检出典型高速低阻血流频谱及五彩血流信号，可出现心力衰竭而发生胎儿水肿。本病70%以上伴羊水过多。

　　肾中胚层瘤为良性肿瘤，出生后可手术切除，手术成功率高，预后良好。

三、肾上腺肿瘤

　　成神经细胞瘤　成神经细胞瘤（neuroblastoma）又称神经母细胞瘤，是婴儿期最常见的恶性肿瘤之一，发生率约为1/20 000。它是一种分化极差的胚胎神经细胞肿瘤，最常发生于肾上腺髓质（约占50%以上），也可发生在头、颈、胸、腹的交感神经节。

　　本病产前超声可表现为实质性或混合性肿块（图16-5-2），有钙化者，肿块内部出现强回声灶，有明显坏死液化或出血者，可表现为以囊性为主的肿块声像。肿块常位于肾上方、膈肌或肝的下方（肾上腺区），较大者肾明显受挤压移位，肝、胃、肠等

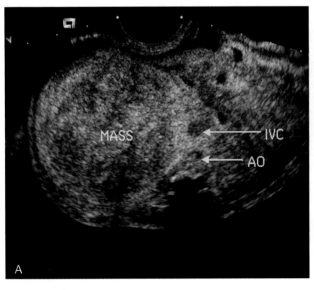

A

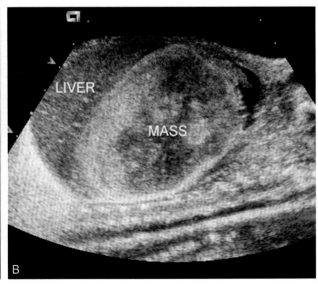

B

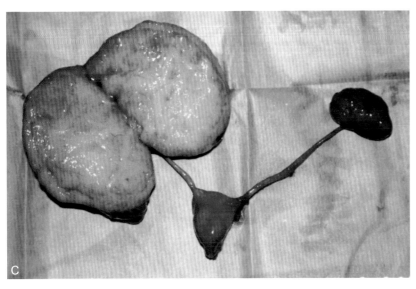

图 16-5-1 26 周胎儿肾肿瘤

　　腹部横切面（图 A）及矢状切面（图 B）可见右肾区巨大实质性非均质性肿块（MASS），内部回声不均匀，下腔静脉（IVC）受压向左侧移位，达腹主动脉（AO）正前方。肾标本照片（图 C），右肾巨大实质性肿块，病理报告为平滑肌瘤。LIVER. 肝

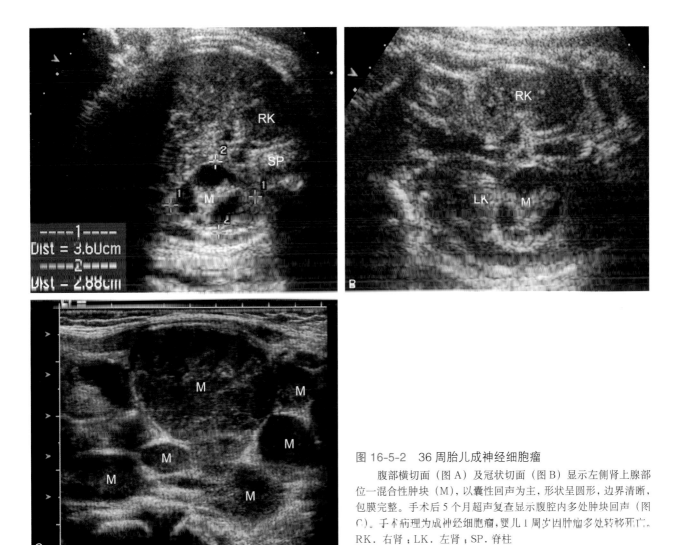

图 16-5-2 36 周胎儿成神经细胞瘤

　　腹部横切面（图 A）及冠状切面（图 B）显示左侧肾上腺部位一混合性肿块（M），以囊性回声为主，形状呈圆形，边界清晰，包膜完整。手术后 5 个月超声复查显示腹腔内多处肿块回声（图 C）。手术病理为成神经细胞瘤，婴儿 1 周岁因肿瘤多处转移死亡。RK. 右肾；LK. 左肾；SP. 脊柱

腹腔内脏受压。多为单侧发生，少数为双侧发病。在胎儿期肿瘤可转移至脐带、胎盘及胎儿其他器官，相应部位出现转移性肿瘤声像改变。本病只能在产后新生儿期病理检查才能确诊。

肾上腺区的占位性病变，常见的还有膈下肺囊性腺瘤样畸形、膈下隔离肺及肾上腺出血，产前超声完全将它们区分开来非常困难。

本病预后因肿瘤出现时间及肿瘤分期不同而不同，胎儿期即发现的肿瘤，出生后 2 周内即可行手术切除，无转移者预后相对较好，但根据文献报道，生存良好者罕见。

四、胎儿腹腔内囊肿

胎儿腹腔内囊肿（fetal intra-abdominal cyst）较常见,发生的部位包括肝、肾（图 16-5-3）、肾上腺、肠管、卵巢、子宫、阴道等。

胎儿腹腔内很多正常结构超声表现为囊性回声，这些结构主要有胎儿胃、胆囊、膀胱、十二指肠、小肠、大肠以及腹膜后大血管、肝内脐静脉等。在诊断胎儿腹腔内囊肿之前，首先应确认这些正常结构，以免将正常结构误认为腹腔内囊肿。这里主要讨论胎儿卵巢囊肿及肠系膜囊肿，其他囊性病变详见相关章节。

1. 胎儿卵巢囊肿（fetal ovarian cyst） 胎儿卵巢囊肿仅发生在女性胎儿，绝大多数为卵泡囊肿，常在晚孕期才能被超声发现。多为散发病例，伴发于 McKusick-Kaufman 综合征时为常染色体隐性遗传病。囊肿可大可小，较大者文献报道其直径可达 10cm 以上。超声图像为典型薄壁无回声肿块（图 16-5-4），可活动，绝大多数在整个妊娠期囊肿大小维持相对不变。极少数情况下，囊肿较大可充满整个腹腔而导致膈肌抬高，从而使肺受压。

囊肿直径达 5cm 以上者，胎儿期可发生囊肿扭转（据报道 40% 以上可发生扭转），超声可探及囊内实性回声或沉渣样回声。其他并发症可有胃肠道梗阻、泌尿系统梗阻的超声表现。

本病预后良好。文献报道极少数巨大卵巢囊肿可在超声引导下行宫内胎儿囊肿抽吸术治疗。囊肿 > 5cm 者，或疑有囊肿扭转者，产后新生儿期可考虑手术治疗。不手术者应追踪观察。文献报道也有在新生儿期在超声引导下经皮穿刺抽吸治疗者。

2. 胎儿肠系膜囊肿（fetal mesenteric cyst） 胎儿肠系膜囊肿常为囊性淋巴管瘤，超声表现为多房囊性肿块，囊肿大小不一，内部可见多个分隔强回声带，将囊肿分隔成大小不等的小囊肿，肿块与肾、肝、脾等实质性器官无关，肿块周围可显示肠管回声，且与肠管不相通。

本病常须在产后手术治疗，且常不能完整切除。

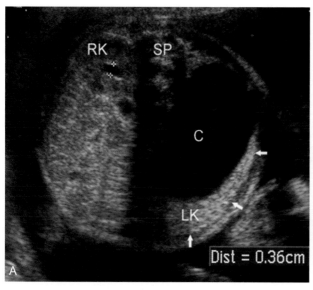
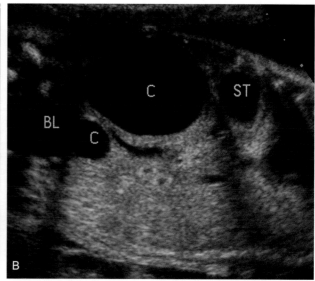

图 16-5-3　27 周胎儿巨大单纯左肾肾囊肿

产前超声（图 A、B）于左肾中、下部见 2 个独立的囊性包块,位于上方的囊肿较大,约 5cm×4cm,囊肿上部可见较强的肾实质回声,较小囊肿与膀胱仅一壁之隔，内面光滑，无肾皮质区的囊壁薄。C. 囊肿；LK. 左肾；RK. 右肾；SP. 脊柱；箭头所示为左肾外后缘；BL. 膀胱

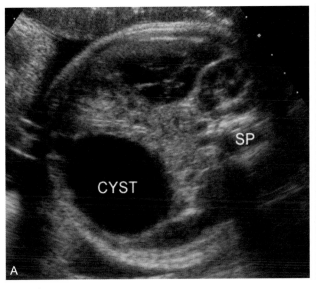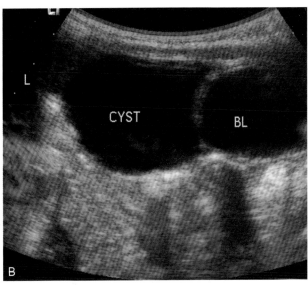

图 16-5-4　39 周胎儿左腹盆腔内囊肿，产后复查逐渐缩小，1 个月后消失
　　A. 产前左侧腹盆腔内见一较大囊肿（CYST）；B. 产后显示囊肿位于膀胱（BL）左侧；SP. 脊柱

第六节　肢体与皮肤肿瘤

　　胎儿肢体与皮肤肿瘤（tumors of the feta-lextremities and skin）较少见，主要种类有：血管瘤（图 16-6-1）、囊性淋巴管瘤、脂肪瘤、横纹肌肉瘤、黑色素瘤等。肢体囊性淋巴管瘤有特征性超声表现，产前超声能够发现，其他有明显占位改变者，超声也能发现，但超声很难区分肿瘤的组织类型。有些肢体及皮肤肿瘤，如皮肤血管瘤，仅在出生后才能发现，产前超声诊断非常困难。

　　黑色素瘤多见于胎儿躯体四肢，也有发生于身体其他部位如背部的报道，大小不一，直径可为 1～20 cm。有报道，肉瘤可发生于染色体异常，主要见于 2、8、11、17 号染色体异常。

第七节　骶尾部畸胎瘤

　　胎儿骶尾部畸胎瘤（sacrococcygeal tera-toma）发生在腹膜后，位于骶尾部的腹侧面，是最常见胎儿先天性肿瘤之一，占所有胎儿肿瘤的 50%，活产儿中发生率为 1/40 000～1/23 000。女性发病率是男性的 4 倍，恶性者男性多见。本病为散发性，但也有遗传类型的报道。

【胚胎发育与畸形特点】

　　骶尾部畸胎瘤起源于胚胎原条（primitive streak）的原结（primitive knot）或 Hensen 结。原条是大约在受精后的第 14 天在内外胚层之间形成的细胞索，由此发育形成中胚层。由于中胚层的迅速增生，原条越来越位于胚盘的尾侧，其比例也越来越小，正常情况下原条及原结最终消失。当原结不消失而持续存在时，可在骶尾部形成畸胎瘤。由于原结内含有多能干细胞，因此肿瘤组织可包含有内胚层、中胚层、外胚层来源的各种组织。

　　根据肿瘤的部位以及肿瘤伸向腹腔内的程度，骶尾部畸胎瘤可分为 4 种类型（图 16-7-1）。

　　Ⅰ 型：肿瘤瘤体主要突于体腔外，仅小部分位于骶骨前方。

　　Ⅱ 型：肿瘤瘤体显著突于体腔外，但也明显向盆腔内生长、伸展。

　　Ⅲ 型：肿瘤瘤体突于体腔外，但肿瘤的主要部分位于盆腔和腹腔内。

　　Ⅳ 型：肿瘤仅位于骶骨前方，不向体腔外突出。

　　骶尾部畸胎瘤在宫内常可长得很大。组织学上绝大部分为良性（约占 80%），恶性者仅占 12%，但恶性者中肿瘤完全位于腹腔内者（Ⅳ 型）比 Ⅰ 型多见。由于肿瘤在宫内可生长得很大，经阴道分娩时可发生难产。笔者曾遇到 1 例 Ⅰ 型巨大恶性畸胎瘤，突向体腔外（图 16-7-2）。约 18% 骶尾部畸胎瘤可伴发其他畸形，文献报道的有脊柱裂、无脑畸形、腭裂、食管闭锁、十二指肠闭锁等。但尚未发现有某种特定类型的畸形总是与之相关存在。

【超声特征】

　　1. 由于骶尾部畸胎瘤组织成分复杂，回声也复杂多样，可表现为实质性、囊实混合性及以囊性为主的肿块图像（图 16-7-2 至图 16-7-5）。

　　2. 肿瘤常较大，从骶尾部突向体外，在臀部形

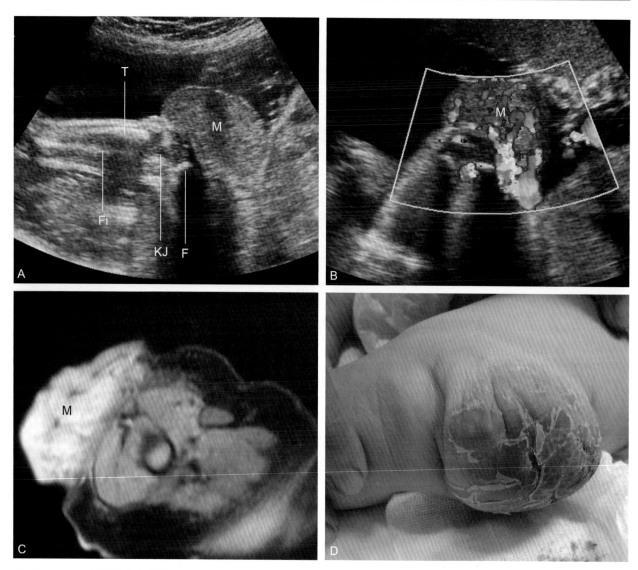

图 16-6-1　左侧膝关节血管瘤

　　胎儿左侧膝关节矢状切面二维（图 A）及彩色多普勒（图 B）显示膝关节前方皮下组织中等回声肿块，肿块边界清楚，包膜完整，内部有丰富血流信号。MRIT₂加权膝关节横断面（图 C）显示肿瘤为高信号。产后膝关系照片（图 D），病理诊断为血管瘤

成较大肿块（图 16-7-2 至图 16-7-5），文献报道其平均直径可达 7~8 cm，最大直径可达 25 cm 以上。

　　3．位于盆腔内、骶尾部前方的肿瘤部分有时显示困难，尤其Ⅳ型肿瘤不突出于臀部，均位于盆、腹腔内，若肿块较小，易漏诊，其他类型的肿瘤腹腔内部分较小者，显示辨认难度增加，可沿着肿块向体内的伸展方向追踪探查，大部分能明确诊断。

　　4．以囊性为主的畸胎瘤超声不易漏诊，囊内容物主要为出血、坏死、液化，也有含清亮囊液的囊肿，此类囊液常为脑脊液，由肿瘤内脉络丛组织产生。较小的以实质为主的畸胎瘤易漏诊（图 16-7-6）。如为单纯囊性畸胎瘤，应特别注意与脊膜膨出相

鉴别，仔细检查脊柱的完整性及脊柱位于肿块的后方是鉴别诊断的要点，脑内有无异常是与开放性脊柱裂鉴别的要点之一。与闭合性脊柱裂的鉴别主要依靠脊柱超声特征来区别，部分病例鉴别诊断相当困难。此种类型的囊性畸胎瘤与脊柱前方脊膜膨出鉴别相当困难。

　　5．彩色多普勒血流显像可显示肿块内血液丰富，其供血动脉常来自骶正中动脉（图 16-7-3），伴有动静脉瘘者，血流速度明显增快而出现五彩血流，频谱图上可出现典型高速低阻血流频谱。

　　6．由于肿瘤血液供应丰富，生长迅速，肿瘤内出血，动静脉瘘形成可导致高心排血量心力衰竭（图

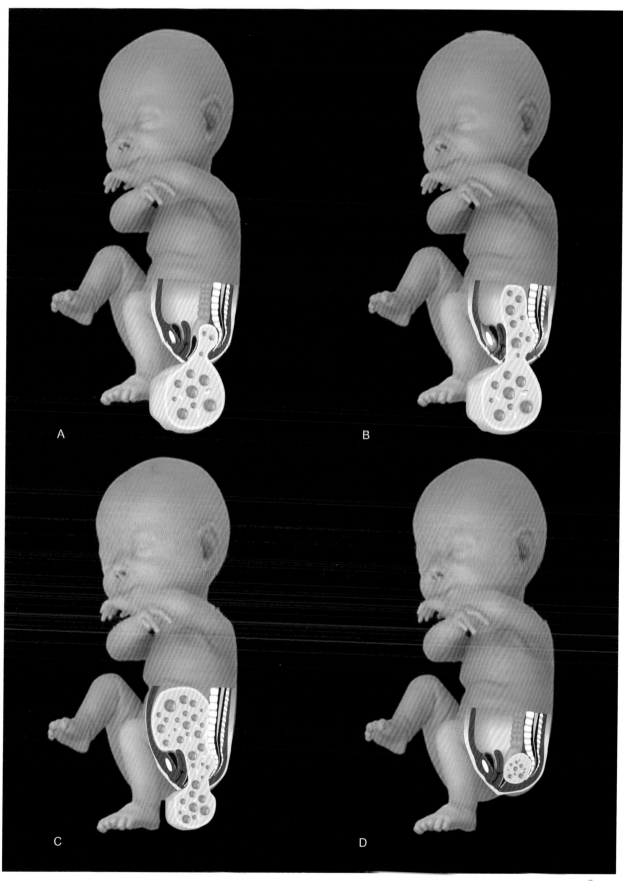

图 16-7-1　胎儿骶尾部畸胎瘤解剖类型
　A. Ⅰ型；B. Ⅱ型；C. Ⅲ型；D. Ⅳ型

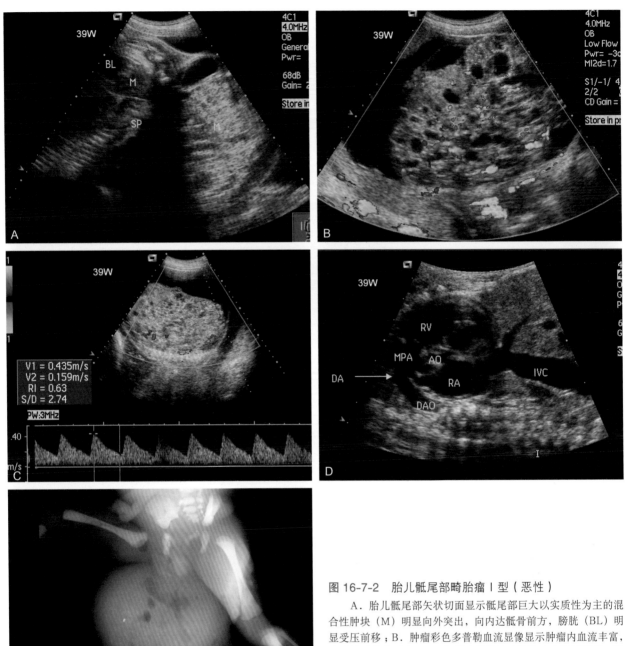

图 16-7-2　胎儿骶尾部畸胎瘤 Ⅰ 型（恶性）

　　A．胎儿骶尾部矢状切面显示骶尾部巨大以实质性为主的混合性肿块（M）明显向外突出，向内达骶骨前方，膀胱（BL）明显受压前移；B．肿瘤彩色多普勒血流显像显示肿瘤内血流丰富，有动静脉瘘的形成；C．频谱多普勒显示肿块内血流速度高，阻力较低；D．心脏增大，下腔静脉增宽，提示充血性心力衰竭。E．标本 X 线片。病理检查为恶性畸胎瘤。SP. 脊柱；RV. 右心室；MPA. 主肺动脉；AO. 主动脉；RA. 右心房；IVC. 下腔静脉；DAO. 降主动脉；DA. 动脉导管

16-7-2)，可出现胎儿水肿、羊水过多、胎盘增大。

　　7．肿块可压迫膀胱，使膀胱向前移位。压迫膀胱流出道可导致膀胱出口梗阻而出现相应表现，压迫泌尿系统其他部位也导致泌尿系统慢性梗阻，严重者可导致肾发育不良，压迫肠道时可致肠道梗阻。

　　8．合并畸形表现，如无脑畸形、脊柱裂等。

　　9．从胎儿臀部突出的较大肿瘤还有脂肪瘤、血管瘤、横纹肌瘤、肉瘤、骶尾部脊髓脊膜膨出等，

超声图像上有时区别困难。

　　10．部分病例羊水中甲胎蛋白（AFP）含量升高。

【临床处理及预后】

　　胎儿骶尾部畸胎瘤预后与肿瘤的病理类型及大小有关。Ⅰ 型无转移，预后较好，恶性畸胎瘤预后差。所有病例出生后都需要手术切除。一般来说，肿瘤实性成分较多、肿瘤越大或生长迅速、肿瘤内动静脉瘘形成或充血、出血引起胎儿心力衰竭、水

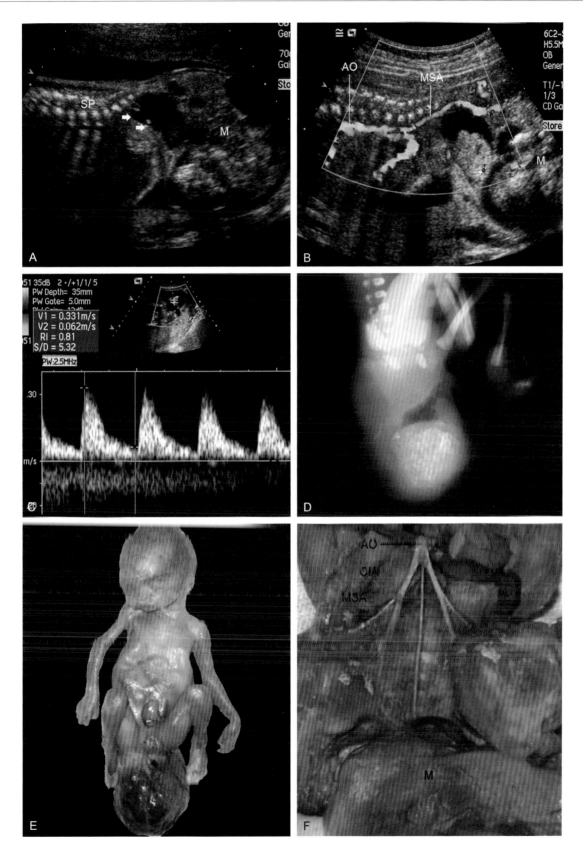

图 16-7-3　胎儿骶尾部畸胎瘤Ⅰ型（良性）

　　骶尾部矢状切面二维（图 A）及彩色多普勒（图 B）显示骶尾部一混合性回声肿块，瘤体主要突于体腔外，仅小部分位于骶骨前方，边界清楚，包膜完整，其内有不规则强回声团，供血动脉来自骶正中动脉（MSA）。瘤体内部频普多普勒检测（图 C）为高阻力血流频谱。瘤体 X 线照片（图 D）显示肿瘤内部多处钙化灶。标本照片（图 E）。标本解剖（图 F）显示瘤体供血动脉来自骶正中动脉。AO. 主动脉；CIA. 髂总动脉；M. 肿块；SP. 脊柱

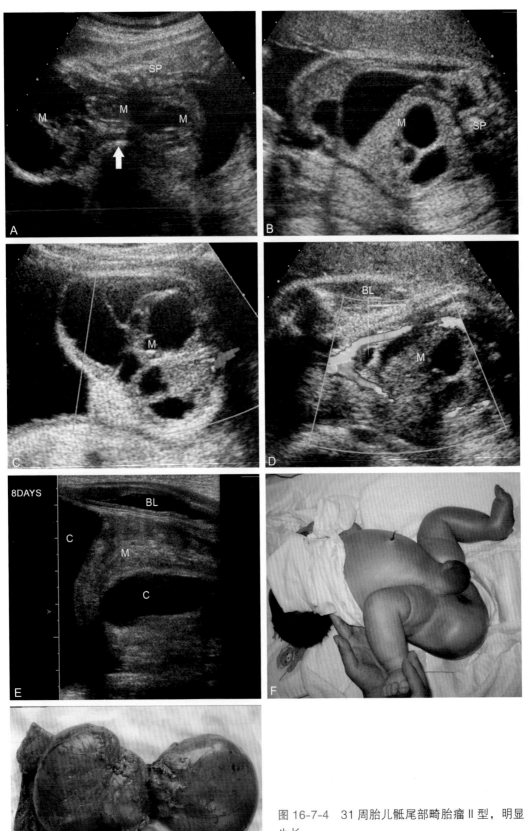

图 16-7-4　31 周胎儿骶尾部畸胎瘤Ⅱ型，明显向腹腔内及腹腔外生长

A. 肿块纵切图显示腹内部分与腹外部分相连；B. 腹内部分横切面为囊实性混合性肿块；C. 腹外部分横切图也为混合性肿块；D. 肿块明显压迫膀胱及脐动脉；E. 产后 8d 检查膀胱受压；F. 新生儿照片；G. 术后完整剔除的肿瘤标本照片，病理诊断为良性畸胎瘤。M. 肿块；SP. 脊柱；箭头. 耻骨；BL. 膀胱；C. 肿块内囊性回声区

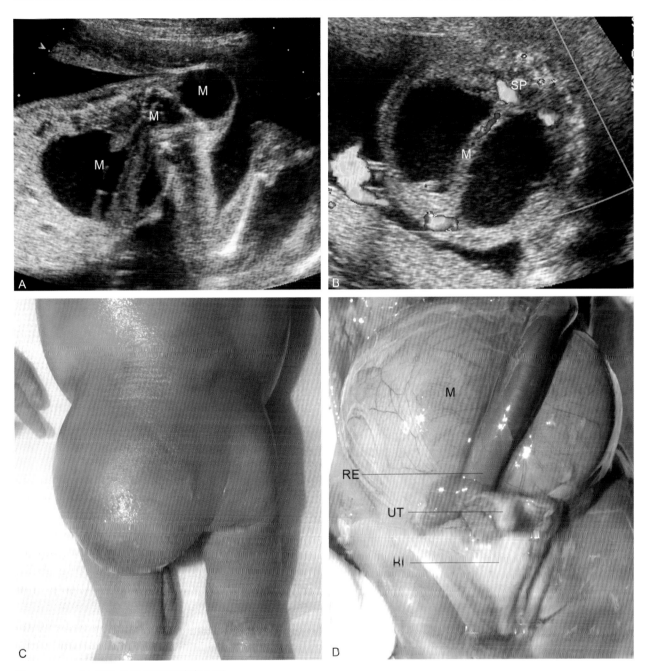

图 16-7-5　24 周胎儿骶尾部畸胎瘤 Ⅲ 型

　　胎儿下腹部纵切图（图 A）及腹腔横切面（图 B）显示盆腹腔内一混合性回声肿瘤（M），小部分瘤体突于骶尾部外，其内部以囊性回声为主。标本照片（图 C）。标本解剖（图 D）显示盆腹腔内巨大的肿瘤位于直肠（RE）后方，肿瘤包膜完整，以囊性为主。SP. 脊柱；UT. 子宫；BL. 膀胱

肿、贫血，预后较差。肿瘤实性成分较少、肿瘤较小预后良好，出生后手术切除成功率高。肿瘤明显突入腹腔者，手术难度加大，可引起神经损伤而导致患儿大小便失禁。肿瘤虽然多为良性，但随着婴儿年龄的增长，肿瘤有恶性倾向，最终可转化为恶性肿瘤而出现转移。因此，应在出生后尽早完整切除,手术延后或切除不完全,均有恶变可能。据报道，出生后 2 个月内恶变转移者约为 20%，4 个月后达 80%。

　　本病多为散发性，少数为家族性常染色体显性遗传，偶可见染色体 7q 畸变。

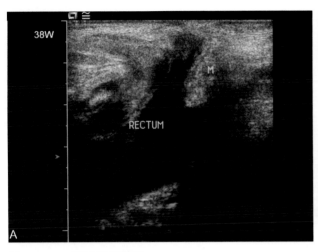
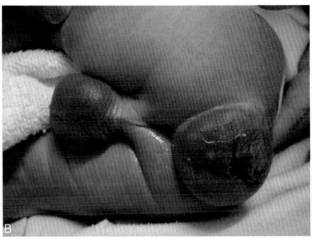

图 16-7-6　骶尾部畸胎瘤

　　24 周产前超声未见明显异常,骶尾部显示清楚,未见肿瘤。产后为骶尾部畸胎瘤。A. 矢状切面示肿块(M)与直肠(RECTUM)的关系;B. 产后照片

(李胜利　姚　远　颜　璨
余新林　郭玉萍　周成礼)

第 17 章

多胎妊娠与胎儿畸形

在人类，一般一次妊娠仅有 1 个胎儿，多胎妊娠则是人类妊娠中的一个特殊现象，当一次妊娠有 2 个或 2 个以上胎儿称为多胎妊娠。人类多胎妊娠中以双胎多见，3 胎少见，4 胎或 4 胎以上罕见。20 世纪 70 年代以前，多胎妊娠发生率相对稳定，Hellin 曾根据大量资料推算出自然条件下多胎妊娠发生率为 $1:89^{n-1}$，n 代表一次妊娠的胎儿数，依据此公式，双胎妊娠发生率为 $1:89$（约 11.2/1000）。但近年来，随着人民生活水平的提高，促排卵药物及辅助生育技术的应用，多胎妊娠发生率远超过上述发生率，其中双胎妊娠最常见。影响双胎妊娠发生率的有关因素主要如下。

（1）种族因素：双卵双胎妊娠发生率种族差异较大，黑种人双胎妊娠发生率最高，在尼日利亚的非洲黑种人双卵双胎发生率高达 50/1000，白种人次之，黄种人最低。在日本，双卵双胎发生率为 5/1000，1996—1997 年维多利亚多胎出生率为 12/1000~17/1000，美国 2009 年统计数据表明活产儿中双胎发生率为 33.2/1000。我国各地区报道的发生率大多低于 11/1000。而单卵双胎发生率相对稳定，与母体种族、年龄、男性配偶无关，发生率约 4/1000。

（2）血清促性腺激素水平：血清促性腺激素水平与双胎，特别是双卵双胎发生率有极大关系，该激素水平高，双卵双胎发生率就高。

（3）年龄与产次：年龄与产次本身呈正相关，与双胎发生有一定关系，有资料表明，年龄 20 岁或以下双胎发生率在 8‰ 左右，但以后逐步升高，至 30~39 岁时达 15‰，以后又下降至 9‰。产次越多，双胎妊娠发生率亦越高。

（4）遗传因素：有些妇女易发生双胎妊娠，存在家族优势，有双胎家族史者，其发生双胎频率较一般人群高 4~7 倍，且决定双胎遗传倾向因素，母亲较父亲更重要。

（5）营养人群：Nylandor 提出身材高大、体重重者较身材矮小、体重轻者双卵双胎发生率高 25%~30%。

（6）季节：在芬兰北部某些地区，多胎与季节有十分明显的关系，其高峰在 7 月份，这可能与连续夏季阳光照射导致丘脑对垂体刺激增加有关。

（7）辅助生育技术：促排卵药物的使用和辅助生育技术治疗不育症时，使多胎妊娠明显增加。

多胎妊娠虽为正常，但属高危妊娠范畴，它对母体或胎儿均为高危妊娠，占了围生儿发病数和死亡数的 10%，双胎妊娠围生儿胎死宫内发生率比单胎妊娠高 3 倍，病死率较单胎妊娠高 4~8 倍，围生儿发病率也是单胎妊娠的 2 倍。Benirschke 和 Kim 报道双绒毛膜双胎妊娠围生儿病死率为 10%，单绒毛膜囊双羊膜囊双胎围生儿病死率为 25%，单绒毛膜囊单羊膜囊双胎则为 50%。单卵双胎的病死率比双卵双胎约高 3 倍。多胎妊娠的并发症发生率亦较单胎高，主要包括早产、IUGR、胎儿畸形。单绒毛膜囊双胎妊娠还存在一些特殊并发症，如双胎输血综合征（TTTS）、联体双胎、无心畸胎、双胎之一死亡及其引起一系列并发症等。多胎妊娠母体并发症较单胎亦明显增高，主要包括先兆子痫、高血压、胎盘早剥、胎盘前置、产前和产后出血等。

超声在多胎妊娠诊断中的应用主要包括确定双胎类型、胎盘位置、羊膜情况、双胎生长发育，诊断胎儿并发症和畸形，母胎血流监护等，这在指导临床处理方面有重要意义。

第一节　双胎妊娠的胚胎发育

双胎妊娠可以是由两个独立的卵子或单个卵子受精而形成。大约2/3的双胎是双卵双胎，1/3是单卵双胎。每个双卵双胎的胚胎发育类似单胎妊娠，形成各自独立的胚泡。在受精后6~8 d植入或着床，第11~12天完成，随着妊娠的继续，形成胎盘、绒毛膜、羊膜、卵黄囊、脐带、胎儿。所有双卵双胎均是由两个胚泡种植而成，形成双绒毛膜囊双羊膜囊双胎妊娠（图17-1-1）。

单卵双胎发生在单个卵子受精以后，且只有在胚胎发生的最早阶段才有可能形成单卵双胎，因为一旦胚胎形成后就不可能再生长出第二个胚胎。单卵双胎是在从卵裂到原条出现这一阶段，尚具有全能分化潜能的细胞群，每份都发育成一个完整胚胎的结果。根据两个全能细胞群分离的早晚不同，单卵双胎的绒毛膜（胎盘）、羊膜数目也不相同，从而形成双绒毛膜囊双羊膜囊双胎、单绒毛膜囊双羊膜囊双胎及单绒毛膜囊单羊膜囊双胎。

单卵双胎具有全能分化潜能的细胞群一旦完成分化，则不再具有全能分化的能力。绒毛膜在受精后第4天由全能分化潜能细胞群分化而来，羊膜在受精后第8天分化而成。因此，如果在受精第4天前（胚泡形成前）分离成独立两份，则形成双绒毛膜囊双羊膜囊双胎，此种类型约占单卵双胎的25%左右。如果在受精后第4~8天（胚泡形成后，羊膜形成前）细胞群形成时分离成独立两份，则形成单绒毛囊双羊膜囊双胎，此种类型占单卵双胎的75%左右。如果受精后第8天以后（羊膜形成后）分离成独立两份，则形成单绒毛囊单羊膜囊双胎，此种类型占单卵双胎的1%左右。如果在受精第13天后胚盘分化不完全则形成各种形式的联体双胎。由此可见，所有联体双胎均发生在单绒毛膜囊单羊膜囊的单卵双胎妊娠中（图17-1-1）。

了解羊膜绒毛膜的胚胎发育过程对于超声评估多胎妊娠是很重要的，通过对上述胚胎发育的了解可知所有双绒毛膜囊双胎妊娠都有双羊膜囊，所有单羊膜囊双胎妊娠都为单绒毛膜囊。由于羊膜在绒毛膜发生以后才发生，因此，单绒毛膜囊妊娠可以有双羊膜囊也可以只有单羊膜囊。

单卵双胎共享胎盘，羊膜囊及绒毛膜囊的数目取决于胚胎发育分离成独立两份的时间。

第二节　双胎及多胎妊娠超声诊断

由于单绒毛膜囊双胎比双绒毛膜囊双胎妊娠具有更高围生儿发病率和病死率，因此，明确双胎类型，对产前咨询和临床处理有非常重要的指导意义。

超声诊断双胎妊娠的类型，主要通过观察羊膜囊和绒毛膜囊数目来确定，超声区分双胎妊娠羊膜囊和绒毛膜囊在早期妊娠最准确。因此，对所有疑双胎妊娠或已明确的双胎妊娠均需进行一次早期超声检查。超过了早期妊娠，精确区分绒毛膜囊和羊膜囊的难度相对加大。以下特点有助于区分羊膜囊和绒毛膜囊。

一、早期多胎妊娠绒毛膜囊和羊膜囊的确定

1. 绒毛膜囊的计数　绒毛膜囊数等于妊娠囊数，中国香港多胎妊娠处理指南认为于妊娠第6~9孕周用超声来计数妊娠囊数目很准确，此期妊娠囊分隔较厚，据此可预测绒毛膜囊数（图17-2-1）。超声显示早期妊娠囊为圆形、内充满无回声液体，直径2~5 mm，周边包绕一层厚的强回声结构，这种强回声结构相当于绒毛膜，就单胎妊娠而言，经阴道超声于第5孕周即能显示。然而值得注意的是，在多胎妊娠中，第6孕周以前超声可能会少计数妊娠囊数目，这种情况约出现在15%的病例中。Doabilct和Benson报道，在妊娠5~5.9周有11%（24/213）的双绒毛膜囊双胎妊娠最初诊断为单胎妊娠，86%（6/7）的单绒毛膜囊双胎妊娠最初亦诊断为单胎妊娠。在妊娠早期，超声显示的妊娠囊内充满的无回声液体，是以绒毛液为主，代表绒毛膜腔，因此，此期对妊娠囊的计数就能精确地预测绒毛膜囊，2个妊娠囊就提示双绒毛膜囊双胎妊娠，3个妊娠囊即提示三个绒毛膜腔，以此类推（图17-2-2）。随着早期妊娠的发展，羊膜腔扩大直至大约孕10周时绒毛膜腔逐渐消失，羊膜与绒毛膜融合。

2. 羊膜囊计数

（1）双绒毛膜囊双胎妊娠的羊膜囊计数：由于羊膜分化发生于绒毛膜之后，双绒毛膜囊一定有双羊膜囊。超声评估羊膜囊的个数，可通过在第6孕周时，计数每个妊娠囊内胎心搏动的个数来估计，在早孕期尚不能显示羊膜之前，如果妊娠囊和胚芽的数目相等即1:1，则可认为绒毛膜囊数和羊膜囊数是相同的，因此，如果2个妊娠囊各自有单个胚

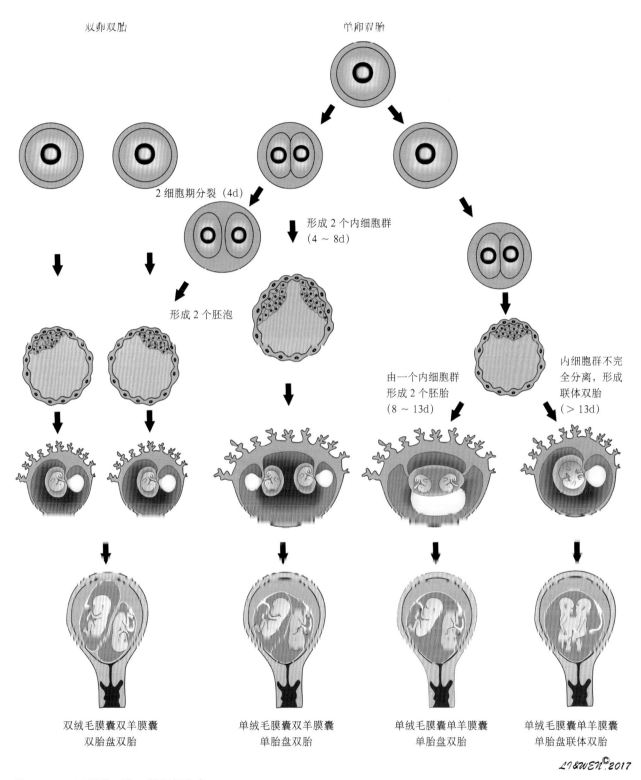

双卵双胎　　　　　　　　　　　　　　单卵双胎

2 细胞期分裂（4d）

形成 2 个内细胞群
（4 ～ 8d）

形成 2 个胚泡

由一个内细胞群
形成 2 个胚胎
（8 ～ 13d）

内细胞群不完
全分离，形成
联体双胎
（＞ 13d）

双绒毛膜囊双羊膜囊　　　　单绒毛膜囊双羊膜囊　　　　单绒毛膜囊单羊膜囊　　　　单绒毛膜囊单羊膜囊
双胎盘双胎　　　　　　　　单胎盘双胎　　　　　　　　单胎盘双胎　　　　　　　　单胎盘联体双胎

LI&WEN©2017

图 17-1-1　不同类型的双胎妊娠发育

芽或胎心搏动则可诊断为双绒毛膜囊双羊膜囊双胎妊娠（图 17-2-3）。

（2）单绒毛膜囊双胎妊娠的羊膜囊计数：单绒毛膜囊双胎妊娠，可以是双羊膜囊（图 17-2-4）或单羊膜囊（图 17-2-5）。如果超声显示 1 个妊娠囊内含有 2 个胚芽，则可能为单绒毛膜囊双羊膜囊或

单绒毛膜囊单羊膜囊双胎妊娠，这时须显示清楚羊膜囊数目才能确定羊膜囊数目。

①羊膜囊的直接计数：于第 7～8 孕周，超声能常规显示清楚羊膜囊，这时胚芽的头臀长为 8～12mm。在早期妊娠，有时经腹部超声难以显示羊膜，而经阴道超声由于频率高和距离妊娠囊较近，常能

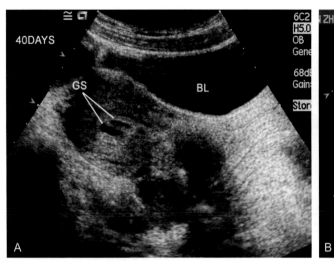
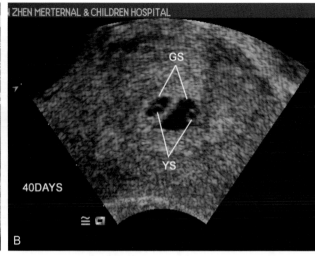

图 17-2-1　计数妊娠囊

　　停经 40 d，经腹（图 A）及经阴道（图 B）超声显示 2 个妊娠囊（GS）。此时，经阴道超声已能清楚显示 2 个卵黄囊（YS）。BL. 膀胱

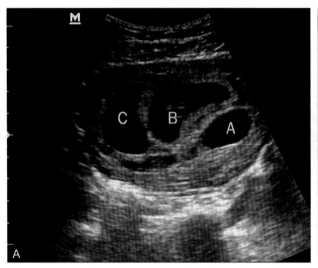
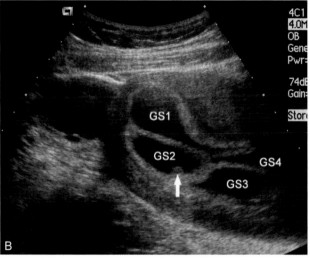

图 17-2-2　三绒毛膜囊及四绒毛膜囊

　　A. 人工授精 35 d，经腹超声显示 3 个妊娠囊（A、B、C）、2 个胚胎、2 个胎心搏动。A 妊娠囊内未见胚胎及胎心搏动；B. 人工授精 40 d，经腹超声显示 4 个妊娠囊、4 个胚胎、4 个心管搏动。GS1-GS4 分别表示 4 个妊娠囊，箭头表示胚胎

　　清楚显示 2 个分开的羊膜囊，则可明确诊断双羊膜囊妊娠，如果单个羊膜囊内含有 2 个胚胎，则诊断为单羊膜囊双胎妊娠。

　　②羊膜囊数与卵黄囊数的关系：卵黄囊分化较羊膜稍晚，因此单绒毛膜囊双羊膜囊双胎妊娠总是有 2 个卵黄囊。但是单绒毛膜囊单羊膜囊双胎妊娠，在羊膜形成以后、卵黄卵形成以前即分成独立两份，则可形成 2 个卵黄囊；如果在卵黄囊形成以后再分成独立的份，则只形成一个卵黄囊。因此，单绒毛膜囊单羊膜囊双胎妊娠，可以有 2 个卵黄囊，也可以只有 1 个卵黄囊。以往的观点认为羊膜囊数等于卵黄囊数，近年经大家量临床资料表明，单羊膜囊双胎多数只有 1 个卵黄囊，但有 2 个卵黄囊的情况并不少见。10 周之前只检出 1 个卵黄囊但有 2 个胚胎，应追踪观察，以确定双胎的羊膜性。

二、早孕晚期及中晚孕期多胎妊娠绒毛膜囊和羊膜囊的确定

　　在早孕晚期，羊膜腔逐渐增大，到第 10 孕周时，双羊膜囊双胎妊娠的 2 个羊膜相互靠近，形成两胎儿之间的分隔，分隔膜的成分随绒毛膜变化。在双绒毛膜囊双羊膜囊双胎妊娠，分隔膜含有两层羊膜和两层绒毛膜组织，较厚。单绒毛膜囊双羊膜囊双

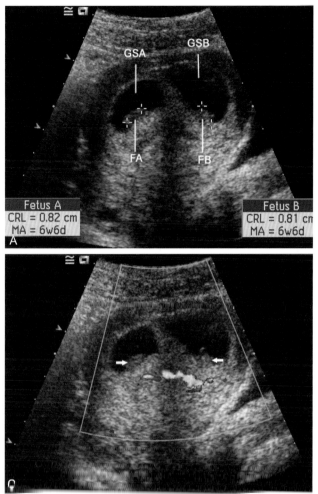

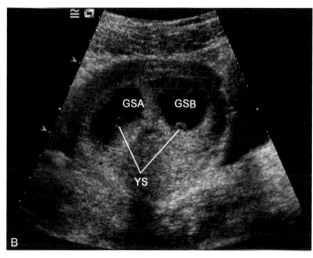

图 17-2-3 双绒毛膜囊双羊膜囊双活胎

2 个妊娠囊,每个妊娠囊内各有胚胎 (图 A)、卵黄囊 (图 B),彩色多普勒可显示 2 个胚胎内有各自心跳 (图 C)。GSA、GSB 分别为 A、B 两妊娠囊。FA、FB 分别为两妊娠囊内的 A、B 2 个胚胎,头臀长分别为 0.82 cm 及 0.81 cm, YS, 卵黄囊。箭头所示两色多普勒为两胚胎自身血流。

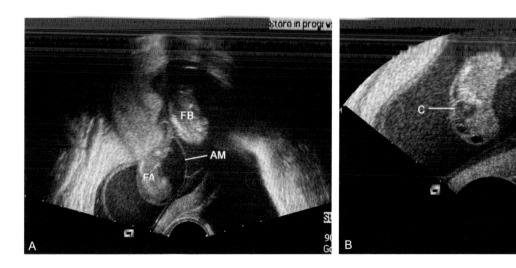

图 17-2-4 单绒毛膜囊双羊膜囊双胎妊娠的羊膜囊直接计数

A. 经阴道超声检查显示 1 个妊娠囊内有 2 个羊膜囊,每个羊膜囊内各有 1 个胚胎,两胎儿之间有薄分隔膜;B. 其中一胎儿有颈部囊性淋巴管瘤。FA. A 胎儿;FB. B 胎儿,AM. 双胎间羊膜分隔,C. 颈部囊性淋巴管瘤

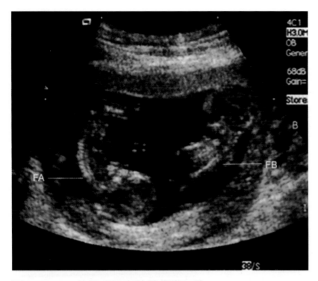

图 17-2-5　单绒毛膜囊单羊膜囊双胎
　　经腹部超声显示 1 个羊膜囊内 2 个胎儿,两胎儿之间没有羊膜分隔。FA. 胎儿 A,FB. 胎儿 B

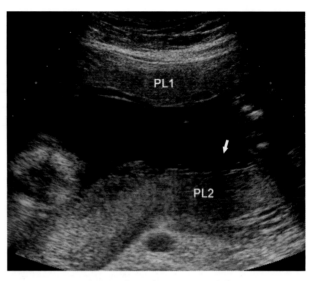

图 17-2-6　双绒毛膜囊双胎显示 2 个胎盘(PL1、PL2)分别位于子宫前壁和后壁

胎妊娠其分隔膜仅含有两层羊膜,较薄。一旦两羊膜腔的羊膜融合形成分隔,就难以再靠计数妊娠囊个数来估计绒毛膜囊个数。这时超声可通过观察胎儿生殖器、胎盘数目、胎儿分隔膜的情况来估计绒毛膜囊羊膜囊个数,从而确定双胎的类型。

1. 双胎的生殖器　双胎性别不同一定是双绒毛膜囊双羊膜囊双胎妊娠,但不是所有的双绒毛膜囊双羊膜囊双胎妊娠双胎性别均不同。如果胎儿性别相同或外生殖器不能确定,则不能通过这个标准评估绒毛膜囊个数,根据性别分布的知识,所有单卵及 50% 的双卵双胎妊娠是相同性别的。

2. 胎盘数　所有双卵双胎妊娠都是双绒毛膜囊,约 25% 的单卵双胎亦是双绒毛膜囊。在所有双胎妊娠中约 80% 是双绒毛膜囊即 2 个胎盘,因此,超声显示 2 个独立的胎盘则可确定为双绒毛膜囊双胎妊娠(图 17-2-6)。然而在双绒毛膜囊双胎妊娠中,超声能否区分 2 个胎盘尚取决于 2 个胚泡着床之间的距离。例如,2 个胚泡植入相互靠近,两胎盘边缘常融合在一起,超声不能显示 2 个独立的胎盘,也就难以凭超声显示胎盘数目来区分单绒毛膜囊双胎和双绒毛膜囊双胎。Mahong 和 Gallen 报道,66 例双胎妊娠,超声能区分 2 个独立胎盘的敏感性仅为 32%,但预测双绒毛膜囊双胎的准确性为 100%。在单绒毛膜囊双胎确定为 1 个胎盘的敏感性为 100% (26/26),然而单个胎盘预测单绒毛膜囊双胎的准确性仅 49%。

在单胎盘双胎中诊断为 2 个胎盘假阳性的原因,主要由于共同胎盘存在大的分叶,可通过脐带入口的追踪显示避免这些假阳性诊断。其次跨越子宫前后壁的单胎盘也容易出现 2 个胎盘假阳性诊断,应注意在腹部上卜及左右连续移动探头扫查,观察前后壁两部分胎盘在子宫侧壁或底部相连续而获得正确诊断。

3. 双胎之间分隔膜　超声可通过对胎儿之间分隔膜的显示来确定双羊膜囊。如果两胎之间不能显示分隔膜,就有可能为单羊膜囊双胎妊娠。正常双羊膜囊双胎妊娠两胎儿之间的分隔膜,超声一般均能显示,尤其在适当提高仪器增益的情况下更利于显示。但是如果存在继发于羊水过少的贴附胎儿时,则两者之间的分隔膜超声难以显示。Mahong 等报道,65 例双羊膜囊双胎妊娠中有 55 例可显示分隔膜,敏感性为 85%,诊断双羊膜囊双胎妊娠的阳性预告值为 100%,在 11 例不能显示分隔膜的双胎妊娠中,仅 1 例为单羊膜囊妊娠,提示超声未能显示分隔膜时,预测单羊膜囊双胎妊娠的准确性仅 9%。如果超声显示 2 条脐带缠绕,则可直接诊断单羊膜囊双胎妊娠。其他提示单羊膜囊双胎妊娠的征象有:联体双胎,单根脐带内含有 3 条以上的血管。所有单羊膜囊双胎妊娠,均是单绒毛膜囊双胎妊娠。总的来说,可以根据分隔膜以下几个特点来计数绒毛膜囊和羊膜囊数目。

(1) 分隔膜厚度:双绒毛膜囊双胎妊娠的分隔由两层羊膜和两层绒毛膜组成,单绒毛膜囊双胎妊娠的分隔仅由两层羊膜组成,中间没有绒毛膜。这些组织学特点有助于超声通过观察分隔膜厚度预测绒毛膜数目。双绒毛膜囊的分隔，超声则显示回声强而且厚（图 17-2-7）。但这个表现只凭主观观察，受观察者经验的影响较大，还受声束进入膜的方向影响，因此，目前尚缺乏明确分隔膜厚或薄的定义标准。

尽管该方法存在一定的主观性，但在 26 孕周以前根据分隔膜的厚度预测绒毛膜数仍然很可靠，26 孕周以后随着妊娠进展，分隔膜逐渐变薄，用分隔膜厚度来估计绒毛膜则难度相对加大。据报道，分隔膜厚 >2 mm，双绒毛膜囊双胎的阳性预测值为 95%；分隔膜 ≤ 2 mm，单绒毛膜囊双胎的阳性预测值为 90%。Hertzberg 等回顾分析了 55 例双胎妊娠分隔膜的超声检测结果，42 例（76%）为双绒毛膜囊双羊膜囊双胎，12 例（22%）为单绒毛膜囊双羊膜囊双胎。如果分隔膜回声清楚且回声强，可明确测量，厚度 > 1mm 者，则可认为分隔膜厚。如果分隔膜细小，不能进行厚度测量，则可认为其薄，所有超声认为分隔膜厚者均是双绒毛膜囊双胎妊娠，具有 100% 的预测价值。妊娠 12 周以前，超声可以 100% 的显示分隔膜厚度，妊娠 13～26 周，89% 的双绒毛膜囊双胎妊娠中超声可确定分隔膜厚度，从妊娠 27 周至分娩，则仅有 36% 的双绒毛膜囊双胎妊娠分隔膜可以确定其厚度，在单绒毛膜囊双羊膜囊双胎妊娠，12 例中仅 3 例可显示薄的分隔膜（图 17-2-8），66%（8/12）不能显示分隔膜。这种显示率低可能正是由于分隔膜太薄的缘故，以至超声难

以显示。笔者认为为了更客观地评价分隔膜的厚薄，可将一些已明确诊断的双绒毛膜囊双胎妊娠和单绒毛膜囊双胎妊娠的分隔膜图像存留在机器内或工作站内，便于与其比较，获得正确诊断。笔者也注意到典型的单绒毛膜囊双胎妊娠，其分隔膜确实菲薄，厚度也 < 1 mm，但是厚度 > 1 mm 是否即能诊断双绒毛膜囊双胎妊娠，尚未做此方面总结，但分隔膜厚预测双绒毛膜囊双胎妊娠的可靠性相对较大。

（2）分隔膜层数：Dalton 和 Dudley 报道通过计数分隔膜的层数来正确估测绒毛膜。如果超声显示分隔膜仅两层，则提示为单绒毛膜囊（图 17-2-9）。如果超声显示膜有三或四层回声（图 17-2-10），则提示为双绒毛膜囊双胎，69 例中有 68 例准确地预测胎盘类型。Vayssiere 等亦前瞻性地评估了 66 例双胎妊娠，孕周是 13～38 周，采用经腹部高频超声计数分隔膜层数。确定绒毛膜囊数总的超声诊断准确率为 95%，其中中期妊娠 100%，晚期妊娠 92%。61 例中有 51 例获得绒毛膜囊数目的病理诊断，其余 15 例通过不同生殖器和 2 个独立的胎盘等资料进行回顾性分析而确定绒毛膜囊类型，双绒毛膜囊的阳性预测值 100%，敏感性 94%。12 例单绒毛膜囊双羊膜囊双胎的分隔膜亦能显示清楚，予以正确诊断，羊水严重过少的 1 例，分隔膜不能显示。作者认为 2 胎盘互相融合靠近的部位，用高频探头并采用局部施压探查和胎动导致分隔膜飘动后，更易显示分隔膜层数，且前壁胎盘较后壁胎盘

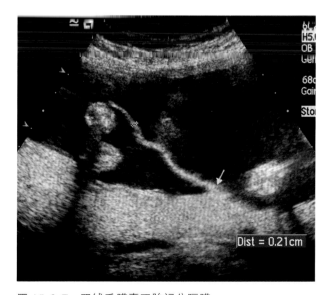

图 17-2-7 双绒毛膜囊双胎间分隔膜

测量游标间为分隔膜厚度，厚约 0.21 cm，箭头所示为双胎峰

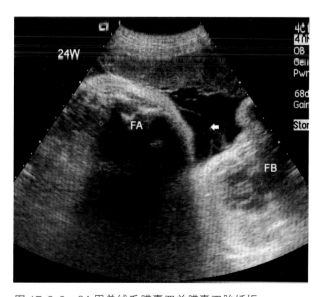

图 17-2-8 24 周单绒毛膜囊双羊膜囊双胎妊娠

双胎间分隔膜较薄，很难测出其厚度。箭头所指为分隔膜，FA. A 胎儿；FB. B 胎儿

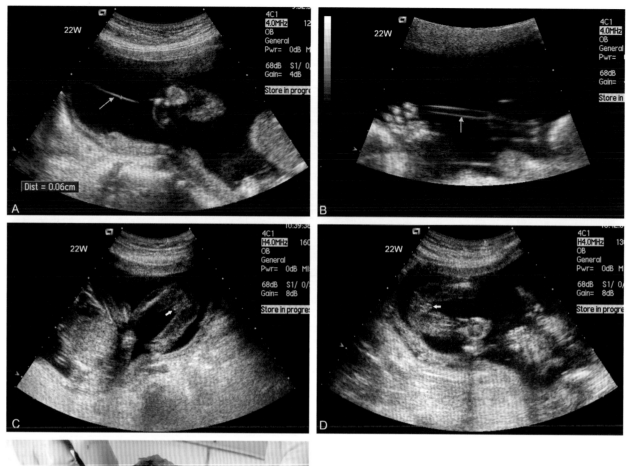

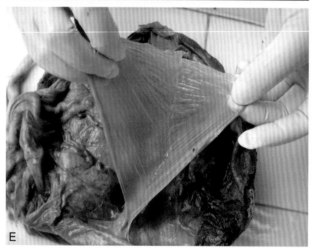

图 17-2-9　22 周单绒毛膜囊双羊膜囊双胎

胎儿间分隔膜薄，难以测量，不到 1 mm（图 A），分隔膜部分切面显示为双层（图 B），且两胎儿性别相同，均为女性（图 C、D）足月生产，胎盘标本照片为两层羊膜（图 E）。细箭头所示为双胎间分隔膜，粗箭头为外生殖器（女性）

更好显示。

总的来说，胎儿之间分隔膜的观察分析在评估绒毛膜囊的类型方面是有用的，特别是在早期妊娠、中期妊娠早期，膜较厚时则很可能为双绒毛膜囊双胎。但在晚期妊娠，膜的厚薄的特异性相对小。计数分隔膜的层数在预测绒毛膜囊类型方面也有用，但对仪器的分辨率要求高，用膜的厚度计数绒毛膜存在以下局限性：薄和厚尚无明确的标准，受观察者之间差异及技术因素的影响较大。

4. 双胎峰（twin peak）　双胎峰是指双绒毛膜囊双羊膜囊双胎妊娠的两胎盘在融合处的一种表现，为胎盘实质呈"楔形"向羊膜腔方向突起，超声切面图像呈三角形，底边与绒毛膜表面相连接，尖端指向两胎之间分隔膜的融合处（图 17-2-11），这一征象首先由 Finberg 提出。现在许多学者认为双胎峰可作为一个预测胎盘互相融合的双绒毛膜囊双胎的可靠特征。10～14 孕周，几乎所有双绒毛膜囊双胎可以观察到特征性的"双胎峰"，这可与单绒毛膜囊双胎进行鉴别。但中晚孕期部分双绒毛膜囊妊娠"双胎峰"征象消失，据报道，妊娠 16～20 周，

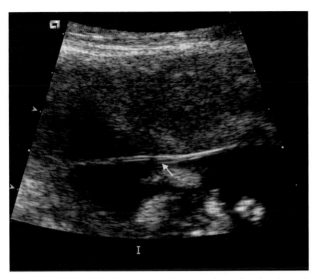

图 17-2-10 20 周双绒毛膜囊双羊膜囊，胎儿间分隔膜显示为 3 层（箭头所示）

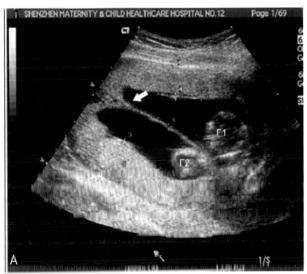

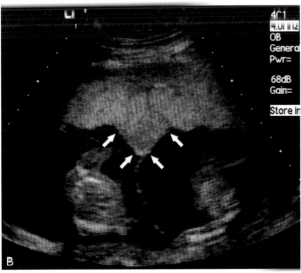

图 17-2-11 双胎峰（箭头所示）

A.10 周双胎峰；B.12 周双胎峰；F1. 胎儿 1；F2. 胎儿 2

9% 可发生"双胎峰"消失。因此，中晚孕期未发现"双胎峰"征象不能排除双绒毛膜囊妊娠。

5."T"字征：是指单绒毛膜囊双羊膜囊双胎妊娠的分隔膜与胎盘连接处的一种表现，超声图像显示为"T"字形结构。文献报道，"T"字征出现为敏感性为 100%，特异性为 98.2%。

第三节 双胎及多胎妊娠的生长发育

一、双胎及多胎妊娠早期生长特点

双胎妊娠和多胎妊娠生长过程较复杂，有学者发现在孕早期多胎妊娠头臀长（CRL）变化过程与单胎妊娠相似。然而，无论孕周如何，各胚胎或胎儿之间 CRL 存在一定范围的差异很常见。在这种情况下，准确估计孕龄的办法是测量所有胚胎或胎儿 CRL，取平均值，通过平均 CRL 估计孕龄。孕早期胚胎生长发育主要受遗传因素影响，但是胚胎在子宫内种植位置也起重要作用。虽然在孕早期 CRL 之间存在一些差异是正常的，但是如果孕早期 CRL 存在明显差别，则提示妊娠结局可能不妙，如果与预计孕周相差 5d 以上极可能存在双胎之间生长不协调，Weissman 等认为较小的那个胎儿可能存在较大的先天畸形。

二、双胎及多胎妊娠中晚期生长特点

在中孕晚期以前双胎生长速率与单胎相似，但在中孕晚期以后，双胎增加体重较单胎慢。Ong 等以 884 例正常双胎妊娠的生物学参数为基础计算各孕周双胎妊娠胎儿生物学参数正常值范围也佐证了这一观点（表 17-3-1）。Ananth 等以 1320 例双胎妊娠绘制正常体重生长曲线图（图 17-3-1），发现用已有的单胎妊娠生长曲线图估测双胎妊娠胎儿体重，在妊娠 32～34 周比较合适，在妊娠 34 周以后，可能高估双胎体重。大多数学者认为孕晚期双胎双顶径（BPD）和腹围（AC）的生长落后于单胎妊娠，股骨长则无此现象。在妊娠末期，双胎妊娠股骨长 FL/AC 比值相对单胎妊娠是升高的，也可能是因为胎儿位置难以精确测量双顶径和头围，这时有必要用股骨长和腹围来估测体重。如果双胎之一用股骨长和腹围估计体重，另一个也需采用同样的参数来评估。Weissman 等用二胎妊娠的多个参数绘成生长曲线图，与单胎妊娠比较，除了股骨长差异小

表 17-3-1　双胎妊娠各生物学测值参考值范围

Gestation	AC		BPD		FL	
	n	Mean (SD)	n	Mean (SD)	n	Mean (SD)
24	52	197.9(11.4)	85	61.4(2.5)	81	43.1(2.9)
25	16	212.2(10.6)	32	64.7(3.4)	33	46.4(2.1)
26	49	224.7(18.5)	77	67.9(4.3)	71	48.1(3.4)
27	16	232.4(11.4)	31	69.5(4.3)	53	49.5(5.1)
28	52	237.7(21.1)	101	72.2(3.9)	87	51.8(3.2)
29	31	244.6(15.0)	62	74.9(4.1)	53	55.3(2.4)
30	58	259.1(17.4)	97	77.7(3.8)	77	57.1(3.2)
31	40	271.2(21.5)	63	80.4(4.0)	72	59.8(3.5)
32	53	280.7(14.8)	88	80.8(4.2)	93	60.7(3.2)
33	53	285.4(20.6)	74	83.4(3.4)	66	63.1(3.9)
34	72	295.8(15.0)	91	85.9(3.3)	87	65.6(3.2)
35	42	302.8(17.8)	73	87.1(3.9)	57	66.5(3.7)
36	46	311.0(20.8)	76	88.1(4.3)	66	68.2(3.3)
37	25	319.7(18.0)	53	89.7(3.3)	30	68.8(3.9)
38	22	327.4(21.5)	33	89.7(3.9)	22	70.6(4.1)

摘自：Ong S, Lim MN, Fitzmaurice A, Campbell D, Smith AP, Smith N. The creation of twin centile curves for size. BJOG, 2002, 109(7): 753–758.

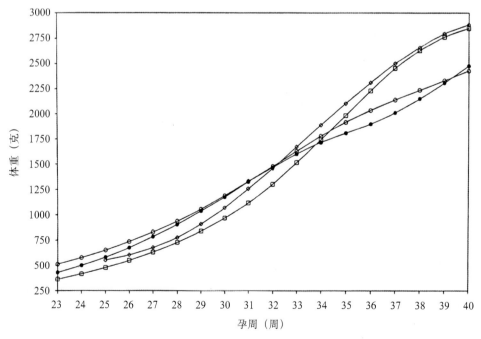

图 17-3-1　单胎妊娠，单绒毛膜囊双胎妊娠、双绒毛膜囊双胎妊娠体重的第 10 百分位生长曲线图

□单胎妊娠；◇单胎妊娠；●单绒毛膜双胎妊娠；○双绒毛膜双胎妊娠（引自：Ananth CV 等文章）

以外，其余所有指标均存在明显差别，故对三胎妊娠的孕龄估计，宜采用股骨长这个参数。但也发现头围/腹围与单胎妊娠类似，也是三胎妊娠均匀性生长迟缓的一个指标。

三、双胎生长不协调（discordant fetal growth）

双胎之间可能存在生长不协调现象，双卵双胎体重，可能由于其遗传因子不同而存在某种差异。单卵双胎具有相同基因，理论上在同一时间内体重差别不大，或多或少存在相同的一些测量参数。生长不协调的定义为体重相差 20% 以上，计算公式为（较重胎儿体重—较轻胎儿体重）/较重胎儿体重。通常一胎体重达到平均水平，另一胎较小（发生在23% 的双胎妊娠）。相对于体重基本相等的双胎而言，生长不协调双胎的发病率病死率明显增高。Strla 等发现腹围相差 ≥ 20 mm 时，胎儿体重预计相差 20% 以上，认为腹围是一个预测双胎体重不协调的较敏感指标，BPD 和 FL 的差别对判断生长不协调则相对不敏感。但利用腹围 ≥ 20 mm 来预测双胎生长不协调也有假阳性、假阴性，Storlazzi 等的研究认为利用该指标预测双胎生长不协调的敏感性为 80%，特异度为 85%。一般来说，与较大胎儿相比，较小胎儿的生长速度在妊娠 21~27 周时较慢，在 27~33 周相同，33 周以后明显偏慢。

生长不协调的原因很多，①双卵双胎中可能存在潜在的不同遗传因子，但通常不会引起严重生长不协调；②无论是单卵双胎或双卵双胎，结构畸形尤其是非整倍体，可能仅影响双胎之一，导致严重生长迟缓；③胎盘分布不平衡，较小胎儿由不良胎盘支持，可能阻碍胎儿生长；④在单绒毛膜单卵双胎，2 个胎儿共享一个胎盘，两胎儿则通过胎盘产生不平衡血管短路，引起严重生长不协调，结果产生双胎输血综合征（TTTS）。

Sonntag 等发现双胎生长不协调者病死率为19%，生长协调者病死率仅 2%。通过研究分析发现48% 的生长不协调者，其双胎的羊水容量不同。体重和羊水量均不协调的双胎结局明显不同于仅有体重不协调而无羊水量不协调的双胎，前者病死率、颅内出血、动脉导管闭锁、产后心肺复苏均较后者高。因此，应对该类双胎进行严密监测，以防止不良并发症的发生。加拿大妇产科协会（the society of obstetricians and gynaecologists of Canada，

SOGC）制订的双胎超声指南推荐单绒毛膜囊双胎自妊娠 16 周起应每 2~3 周超声随访 1 次，双绒毛膜囊双胎自妊娠 18~20 周起应每 3~4 周超声随访一次。

第四节　双胎及多胎妊娠与胎儿畸形

一、一般畸形

双胎及多胎妊娠，胎儿先天畸形发生率较单胎妊娠高。国外报道表明先天畸形引起围生儿病死率在单胎妊娠为 1.4‰，在双胎及多胎妊娠中可达3.7‰。Wenstrom 及 Gall 报道，双胎妊娠中先天畸形发生率为 2%，轻微畸形为 4%，单卵双胎妊娠者胎儿畸形发生率更高。染色体异常发生率也较高，据统计双卵双胎染色体异常发生率是单胎的 2 倍。

双胎及多胎妊娠，多种类型胎儿畸形均可能发生。在同一次妊娠中，两胎儿可能均有畸形，所发生的畸形可以相同，也可以完全不同；可以出现一胎儿完全正常，另一胎儿却有严重畸形，即使是单卵双胎妊娠也不例外。双胎妊娠常见结构畸形有心脏畸形、神经管畸形、面裂畸形、胃肠道畸形、前腹壁缺陷，除此之外，还有双胎独有的畸形，如联体双胎、无心畸胎序列征、双胎输血综合征、双胎之一死亡，双胎特有畸形将另加讨论。

（一）中枢神经系统畸形

双胎及多胎妊娠中常见中枢神经系统畸形主要有神经管缺陷 [无脑畸形、露脑畸形（图 17-4-1）、脊柱裂和脑积水等]。神经管缺陷在双胎及多胎妊娠中发生率较单胎为高，尤其无脑畸形发生率明显高于单胎

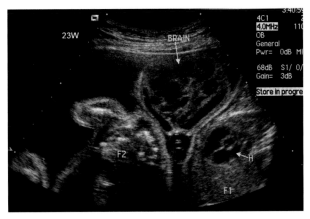

图 17-4-1　23 周双胎妊娠一胎为露脑畸形，一胎脑发育正常

F1. 胎儿；F2. 另一胎儿；BRAIN. 外露的脑组织；H. 心脏

妊娠，但脊柱裂发生率却较单胎为低。双胎妊娠中，一胎为无脑畸形，另一胎常完全正常，笔者在近2年中遇到6例多胎妊娠神经管畸形均为无脑畸形和露脑畸形，其中2例为三胎妊娠，4例为双胎妊娠，均有一胎为无脑畸形或露脑畸形，而另一胎或两胎未发现其他畸形。6例中有5例伴有羊水过多。从文献报道来看，似乎有这样一个特点，前神经管缺陷发生与双胎妊娠，尤其与相同性别、单卵双胎妊娠有关，而后神经管缺陷则未发现明显相关关系。出现此种现象的原因尚不清楚。但一种可能的解释是由于神经管发育头侧较尾侧早，某种因素作用于胚胎发育早期更易影响神经管头侧的发育。

（二）先天性心脏畸形

先天性心脏缺损在单卵双胎妊娠中更常见。国外资料报道，先天性心脏缺损在单卵双胎中发生率为18.9‰，双卵双胎中为7.4‰，在性别相同但未能区分为单卵或双卵双胎者中为7.4‰，在单胎妊娠中为6‰（动脉导管未闭者除外）。

双胎或多胎妊娠中，各种类型的先天性心脏畸形均有可能发生，常见先天性心脏畸形有左心发育不良综合征、大动脉转位、右心室双出口、单心室、无心畸胎等。因此，双胎或多胎妊娠，仔细检查每个胎儿心脏显得尤为重要。

（三）胃肠道畸形

据报道，双胎妊娠食管闭锁（伴有或不伴有气管食管瘘）发生率是单胎妊娠的5倍，且95%不会同时在两胎中发生。因此，在进行双胎检查时，注意每个胎儿的胃泡大小及颈部食管声像特征，对产前检出此种畸形有帮助。但在双胎妊娠中，颈部食管的观察非常困难。

（四）其他先天畸形

单胎妊娠中可发生的先天畸形，均有可能在双胎妊娠中发生。如唇腭裂（图17-4-2）、裂腹畸形（图17-4-3）、泌尿系统畸形、肢体局部畸形（图17-4-4）等。

对于双胎或多胎妊娠胎儿畸形产前超声检出率尚无大样本研究支持，已报道的检出率波动幅度较大。在一个包含33例畸形胎儿的双胎妊娠中，所有8例心脏畸形胎儿及12例微小畸形胎儿产前超声均未能检出，产前超声对其他畸形的检出率为55%（11/20）。而在三级母胎中心，双胎胎儿畸形的产前超声检出率较高，约为88%，特异度为100%。

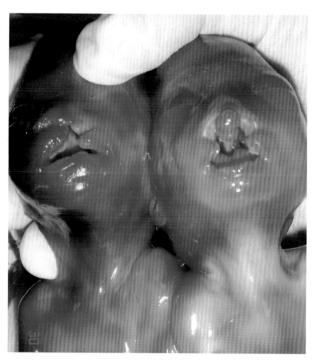

图17-4-2　双胎均有畸形
双绒毛膜囊双胎，一胎左侧唇腭裂，一胎双侧唇腭裂

【临床处理及预后】

在双绒毛膜囊双羊膜囊双胎妊娠中，双胎均发生胎儿畸形或双胎之一发生畸形时，除遗传咨询外，胎儿畸形的严重程度、畸形胎儿的预后、正常胎儿是否受影响等亦是重要咨询内容。超声监测每3~4周1次，如果已发生双胎生长不协调，每2周1次，如果畸形胎儿发生宫内死亡，对于双绒毛膜囊双胎妊娠者结构正常胎儿预后受影响不大。

双胎及多胎妊娠胎儿畸形的再发风险取决于胎儿畸形的类型。

二、单绒毛膜囊双胎特有畸形

（一）联体双胎

联体双胎（conjoined twins）是罕见畸形，发生率为1/100 000~1/50 000。大多数联体双胎为早产，40%为死胎。与其他单卵双胎一样，联体双胎发生与配偶、母体年龄、遗传无关。虽然大多数单卵双胎为男性双胎，但联体双胎却常发生在女性双胎，据报道女性联体双胎占70%。联体双胎的发生是随机事件，原因不清。到目前为止，尚无存活联体双胎的后代再出现联体双胎的报道。

【胚胎发育与畸形特点】

联体双胎只发生在单绒毛膜囊单羊膜囊（即单

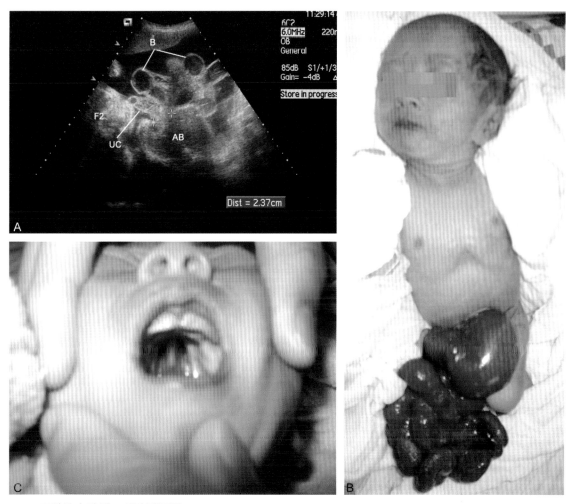

图 17-4-3 双胎均有畸形，且畸形不同

A. 裂腹畸形，产前明晰诊断；B. 产后裂腹畸形新生儿照片；C. 另一胎儿为单纯软腭裂，产前未能发现。B. 肠；F2. 胎儿 2；UC. 脐带；AB. 腹部。+……+. 腹部缺损处

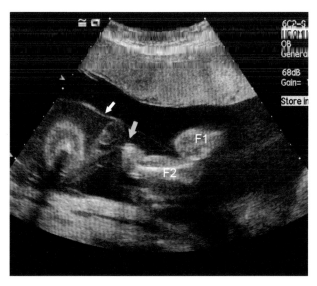

图 17-4-4 单绒毛膜囊双羊膜囊双胎之一左前臂水平横型肢体缺失

白色箭头示双胎间分隔膜，蓝色箭头示胎儿 2 左前臂水平横形肢体缺失。F1. 胎儿 1；F2. 胎儿 2

卵）双胎妊娠中，如前所述，在受精第 13 天后胚盘不完全分离而形成联体双胎。胚盘不分离的时间早晚不同，不分离的程度不同，双胎融合的部位和程度也不同。根据胚盘两部分分离的均等或不均等性，联体双胎可分为相等联胎（对称性联胎）和不相等联胎（不对称性联胎），后者两胎大小不一，排列不一，小的一胎又称为寄生胎。

对称性联胎有多种类型（图 17-4-5），常根据两胎相连融合的解剖部位来命名，其命名一般在相连融合的解剖部位后加上"联胎"即为某种联胎畸形。如头部联胎指头与头相连，胸部联胎指胸与胸相连，腹部联胎指腹与腹相连等。此类联胎一般为前后相连的联胎，相连融合的范围一般较局限，仅为身体的某一部分相连。如果为侧侧相连融合的联胎，相连融合的范围一般较广泛，常常从头或臀开始向下或向上出现身体侧侧广泛融合，且常融合至胸部，

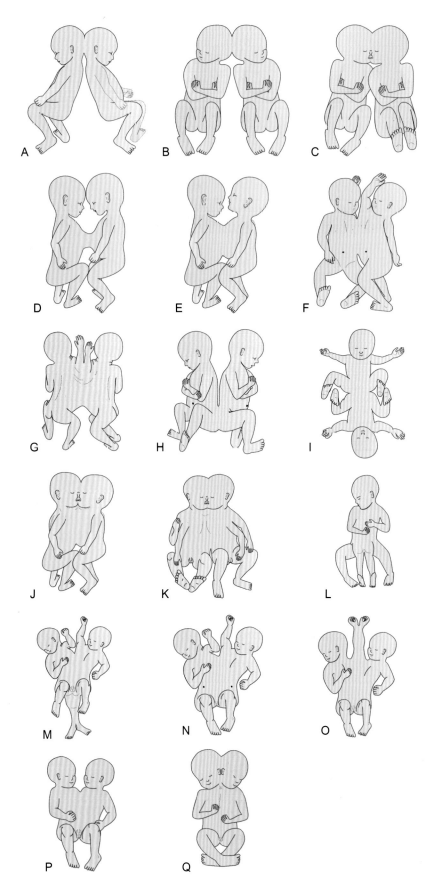

图 17-4-5　不同类型联体双胎模式图

A、B、C. 颅部联胎；D、E、F、G. 胸部联胎；H、I. 臀部联胎；J、K、L、M、N、O、P、Q 融合范围广泛的严重联胎

议种大范围、多部位的联胎习惯上用未融合的解剖结构来命名，如双头联胎，指胸、腹部广泛相连而头部未相连，有 2 个完整的头。Guttmacher 和 Nichols 将联体双胎进行了分类，见表 17-4-1。联体双胎中，以胸部联胎最常见，约占 74%，其次为臀部联胎，约占 24%，颅部联胎约占 1%，脐部联胎或剑突联胎约占 0.5%，其他类型的联体双胎极少见。

【超声诊断】

在超声检查仪问世以前，产前诊断联体双胎是非常困难的。产科医师只有在分娩进行到第二产程出现明显梗阻时才有可能意识到联体双胎。超声问世以后，尤其现代高分辨率实时超声仪的发展，产前诊断联体双胎可以通过直接检测胎儿融合相连的部位及融合程度而做出正确诊断。目前，文献报道，产前超声诊断联体双胎最早在妊娠 7 周（头臀径为 11 mm），经阴道超声诊断。深圳市妇幼保健院产前超声诊断联体双胎最早在孕 8 周 5 d（头臀长为 20.8 mm，图 17-4-6），但是早孕期在不能肯定是否有融合时诊断联体双胎要谨慎，应避免误诊，此时，最好的办法是在 2 周后再复查，即可确诊或排除联体双胎。正如其他少见畸形一样，联体双胎亦有漏诊的可能，尤其在不常见部位联合、融合范围局限且较小或特别广泛，更易出现漏诊。如果两胎之间有羊膜分隔，超声仅显示 1 个胎盘、1 个羊膜囊，则应警惕联体双胎的可能，应认真仔细检查两

胎儿相接触的部位是否存在融合。相反，如果超声显示有 2 个胎盘、两胎之间有羊膜分隔，则可排除联体双胎。当诊断不能肯定或融合的程度难以估计时，MRI 可作为超声检查的一种补充手段，但目前多数学者认为，产前超声诊断仍然是最准确的影像诊断方法。

联体双胎的类型不同，超声表现亦不同，其超声特征如下。

1. 两胎胎体的某一部位相连在一起（不能分开），相连处皮肤相互延续（图 17-4-7 至图 17-4-9）。

2. 胎儿在宫内的相对位置固定，总是处于同一相对位置，胎动时亦不会发生改变。

3. 两胎头总是在同一水平，出现胎动后亦不会发生胎头相对位置的明显改变。

4. 仅有 1 条脐带，但脐带内的血管数增多，有 3 条以上（图 17-4-7C）。

5. 早孕期检查时，如果胚芽分叉时应高度怀疑联体双胎的可能，应在稍大孕周进行复查以确诊。

6. 大多数联体双胎在腹侧融合，面部表现为面对面，颈部则各自向后仰伸。最常见的类型为胸部联胎、脐部联胎（图 17-4-8）、胸脐联胎（图 17-4-9）。胸部联胎 90% 有共同心包，75% 有广泛的心脏共用。脐部联胎 81% 有肝共用，常合并有胃肠道畸形、脐膨出、先天性心脏畸形等。胸脐联胎则可表现为心脏、肝或其他器官不同程度相连。心脏相连时，

表 17-4-1 联体双胎的类型

身体下部分融合联胎：下部身体仅 1 个或部分融合

　　双面联胎（diprosopus）：1 个胎体，1 个胎头，但有 2 个面部

　　双头联胎（dicephalus）：1 个胎体，2 个胎头

　　坐骨联胎（lschiopagus）：骶尾部下部分相连

　　臀部联胎（pygopagus）：骶尾部后侧部分相连

身体上部分融合联胎：上部身体仅 1 个或部分融合

　　双臀联胎（dipygus）：仅有 1 个头、胸、腹，但有 2 个臀部及 4 个下肢

　　并头联胎（syncephalus）：面部融合，可伴有或不伴有胸部融合

　　颅部联胎（craniopagus）：头部相连

身体中部融合联胎：身体的中部相连，上、下不融合，完全分离

　　胸部联胎（thoracopagus）：胸部融合

　　脐部联胎（omphalopagus）或剑突联胎（xiphopagus）：从脐到剑突软骨之间的腹部融合

　　胸脐联胎（thoraco-omphalopagus）：胸、腹部均融合

　　脊柱联胎（rachipagus）：骶骨以上脊柱融合在一起

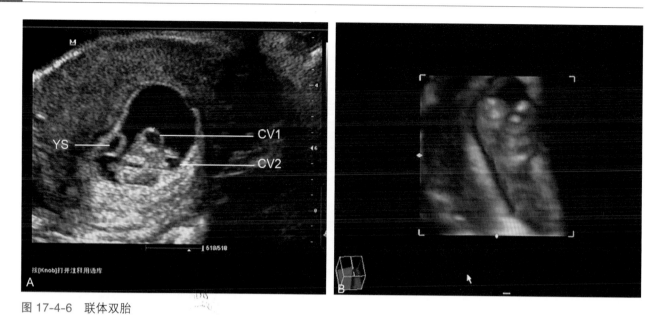

图 17-4-6 联体双胎

A. 可见 2 个脑泡（CV1、CV2），躯体融合为 1 个；B. 三维超声成像亦可见两个脑泡及融合的较粗的躯干。YS. 卵黄囊

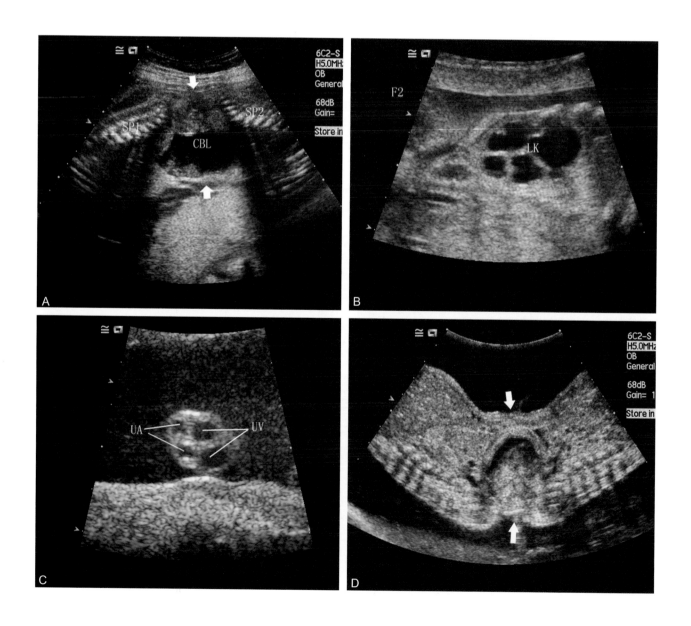

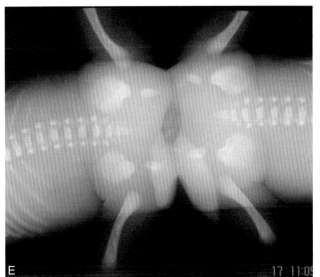

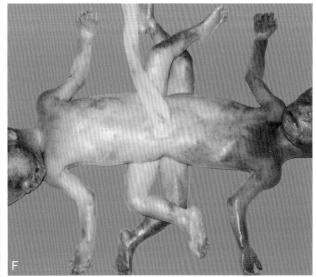

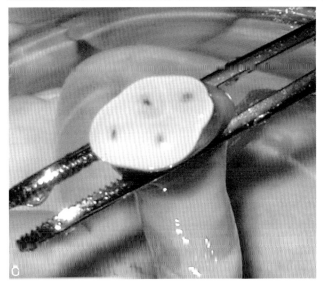

图 17-4-7 脐臀部联胎

A．双胎骶尾部矢状切面显示双胎臀部皮肤及下腹部皮肤相连续（白色箭头所示），不分离，仅见一个共同泄殖腔（CBL）；B．一胎左肾（LK）重度积水，肾皮质菲薄；C．脐带横切面可见 4 条血管，2 条脐动脉（UA），2 条脐静脉（UV）；D．产后超声检查证实脐臀部联胎，脐部以下及臀部相连（箭头所示），共同泄殖腔；E．产后 X 线检查双胎臀部软组织相连，盆骨坐骨未相连，双胎分别可见一对坐骨且骨化中心；F．产后标本证实脐臀部联胎，以肾、脐脐相连，各肩肢体活动自如；G．中腹横切面可见一条血管横断面，SP1．脊柱 1，SP2．脊柱 2

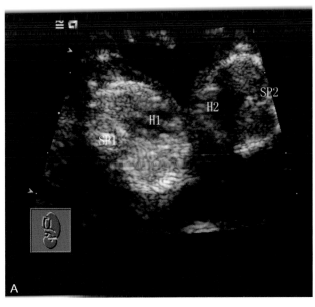

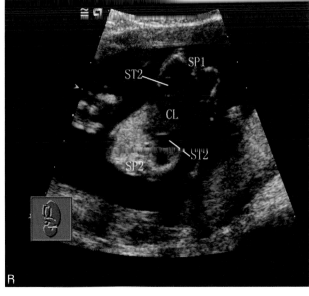

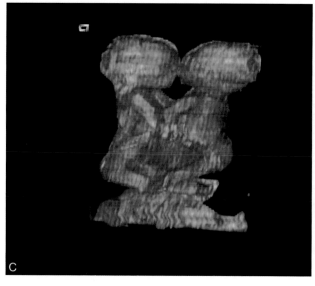

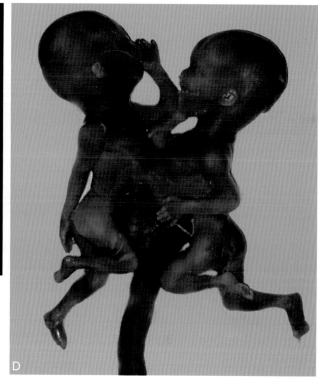

图 17-4-8　脐部联胎

A. 胸部横切面可见 2 个骨性胸廓、2 个心脏搏动（H1、H2），胸部腹侧皮肤融合在一起；B. 腹部横切面示双胎腹侧皮肤融合，可见 2 个脊柱横切面（SP1、SP2）、2 个胃泡无回声结构（ST1、ST2），肝融合（CL）；C. 三维超声检查示脐部联胎；D. 产后标本照片

常表现有严重心脏畸形。笔者遇到的 2 例胸脐联胎，心脏均为严重畸形，有 1 个较大的心房，2 个心室发育较好，另有 2 个发育不良的心室（图 17-4-9）。

7. 双头联胎，常为侧侧融合，其融合范围广泛，可在颈以下完全融合在一起。笔者诊断的 1 例妊娠 28 周双头联胎，表现为颈以下躯干完全融合在一起，且两胎脊柱相互靠拢，越向尾侧两脊柱相距越宽。心脏有 2 个，一个发育良好，另一个则有严重畸形。肝在中线融合，胃有 2 个，但一个胃部分位于融合的胸腔内。肾已完全分离，但一胎的右肾和另一胎的左肾相距极近。有 4 条下肢 4 只手 3 条臂，中间的两上肢在手腕以上完全融合，融合的上肢粗大，上臂有 2 根肱骨，前臂有 4 根骨（尺、桡骨各 2 根），两手在手腕处分开。上述表现与产后所见一致（图 17-4-10）。

8. 颅部联胎可以分为部分性和完全性。部分型：脑由骨骼或硬脑膜分开，每个脑有独立的软脑膜。完全型：脑是共同的，可仅有一张脸，生存的可能性较小，MRI、CT、Doppler 超声在区分这些融合的类型时有帮助。

9. 双臀联胎可显示 2 个臀部、4 个下肢、2 条脊柱、2 个上肢，臀以上的腹、胸、头均连在一起（图

17-4-11）。

10. 50% 联体双胎有羊水过多。

11. 联体双胎合并其他畸形发生率较高，常见的合并畸形有先天性心脏畸形、脐膨出、神经管缺陷、面裂畸形、肛门闭锁、膈疝等。

12. 寄生胎为不对称性联体双胎，表现为两胎大小不一，排列不一，一个胎儿各器官可正常发育，而另一个较小的寄生胎则未能发育成形，声像图上有时类似一肿物样图像。有时在正常发育的胎体的某一个部位形成另一胎儿的部分胎体但不形成有完整器官的胎儿。如腹部或背部寄生胎表现为在发育完整的一胎的腹部或背部生长出另一不完整的胎儿，这一胎儿可有肢体、部分躯干等结构，明显小于发育正常的胎儿（图 17-4-12 至图 17-4-13）。双面联胎亦可以是寄生胎的一种特殊类型，可表现为一个躯体，4 个肢体，但有 2 张脸，2 张脸可仅表现为双嘴状的面部寄生胎（图 17-4-14），也可表现为 4 眼畸胎，中间相邻的两眼可完全分开，也可有不同程度的融合或完全融合为一只眼而成三眼畸胎。

超声诊断联体双胎时，有上述典型征象者，诊断并不困难，但以下情况值得注意，容易引起误诊和漏诊。

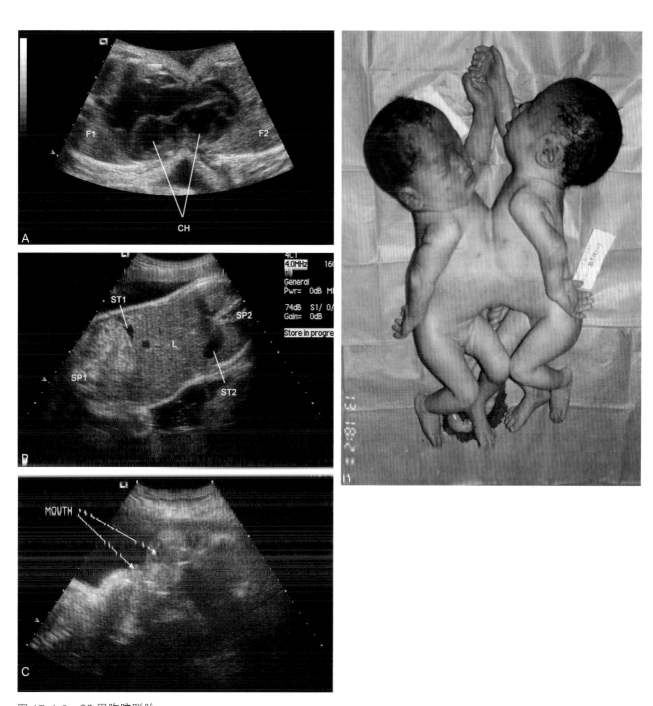

图 17-4-9 32 周胸脐联胎

A. 胸部横切面,显示心脏共用,严重畸形,3 个心室,1 个巨大共同心房;B. 腹部横切面显示腹壁皮肤融合,肝融合,同时显示 2 个胃、2 个脊柱回声;C. 同时显示胎儿 2 个面部;D. 产后照片。F1、F2. 联体的 2 个胎儿;CH. 共同心脏;L. 相连的肝;ST1、ST2 分别表示联体双胎的 2 个胃;SP1、SP2. 联体双胎的 2 个脊柱;MOUTH. 口

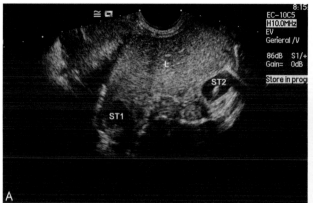

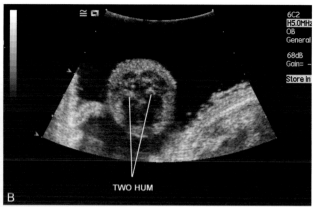

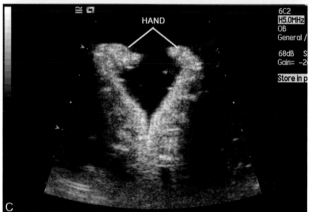

图 17-4-10　30 周双头联胎

　　产前超声显示 2 个头以下两脊柱相互靠拢，但未融合。胸部以下大范围侧侧融合，显示 2 个心脏一个心脏发育较好，另一个心脏较小且有严重畸形。腹部横切，肝融合，2 个胃，其中一个胃部分疝入融合的胸腔（图 A）。中间相近的两上肢融合，上臂内有 2 肱骨（图 B）。前臂内有 4 骨，手呈对掌状（图 C）。双头分离，面向前方。三维超声背侧观显示双头及双头之间粗大融合的手臂（图 D）。产后标本照片（图 E）及 X 线照片（图 F）

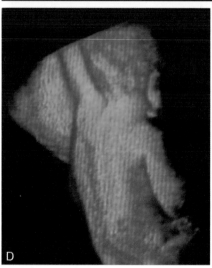

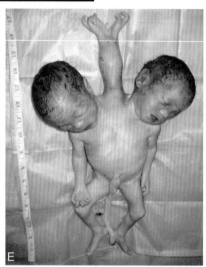

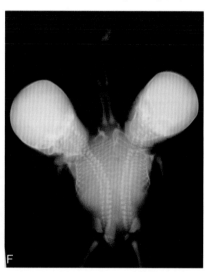

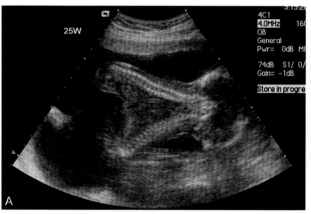

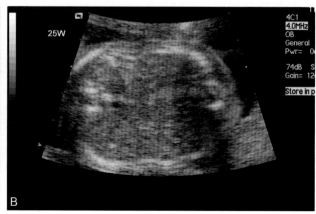

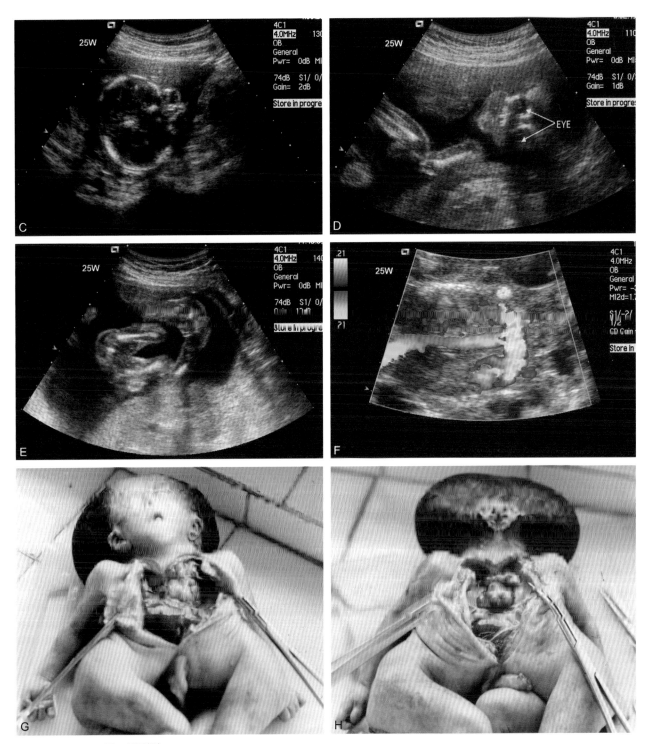

图 17-4-11 25 周双臀联胎

产前超声显示 1 个头、1 张脸、仅 2 只眼，双脊柱在颅底部相互靠拢，脐以上腹部、胸部及头部均融合，可见 2 个臀部、4 个下肢及 2 个上肢。A. 双脊柱矢状切面；B. 腹部横切面；C. 双眼水平颅脑横切面；D. 面部冠状切面；E. 4 个下肢股骨切面显示双臀及 4 根股骨；F. 心脏彩色多普勒显像显示心内结构严重畸形；G、H. 分别为标本面部正面、背面观。EYE. 眼

1．未分开的皮肤轮廓在同一解剖断面必须有恒定表现，胎动时两胎之间皮肤无错位表现，这样才能避免假阳性诊断。

2．双羊膜囊双胎妊娠之间分隔膜可能显示不清，两胎儿邻近部分紧挨在一起时易造成联体假象，因此，未能显示两胎之间分隔膜，应警惕联体双胎的可能；但如果能显示出分隔膜，则可排除联体双胎的可能。

3．双胎大小不一致，不能排除联体诊断，特别是腹部及背部寄生胎，较小寄生胎可能漏诊或误诊。

4．非常严重的联体双胎可能掩盖双胎声像特征而形成一个巨体单胎妊娠的假象，应引起注意。

5．晚孕期胎儿生长较大，胎体常紧靠在一起，此时区分是否联体会更加困难。

【临床处理及预后】

大多数联体双胎会早产，40%左右为死胎，35%左右在出生后24 h内死亡。存活者根据联体的具体部位及是否合并其他畸形，其预后不同。胎儿出生后生存能力取决于联体器官及该器官融合程度，以及是否能进行外科分离手术。如颅部联胎取决于脑的融合程度，如果仅为颅骨相连，那么成功分离可能性很大；如果脑组织完全融合，手术分离的希望不大。胸部联合取决于胸部器官尤其是心脏融合程度，90%的胸部联胎为共同的心包，其最简单的形式为2个完整的、独立的心脏，使分离手术成为可能，但这只是少数，大多数（75%以上）胸部联胎的心脏不完全分开，多为一个共同畸形的心脏，这种畸形心脏最多见的形式是有2个或3个心室，心房数目不等，室间隔缺损等，这种情况要进行外科分离手术几乎是不可能的。即使只保存一个患儿分离手术亦不能改善预后。脐部联胎较胸部联胎预后为佳，生存机会较大，有可能成功手术分离，

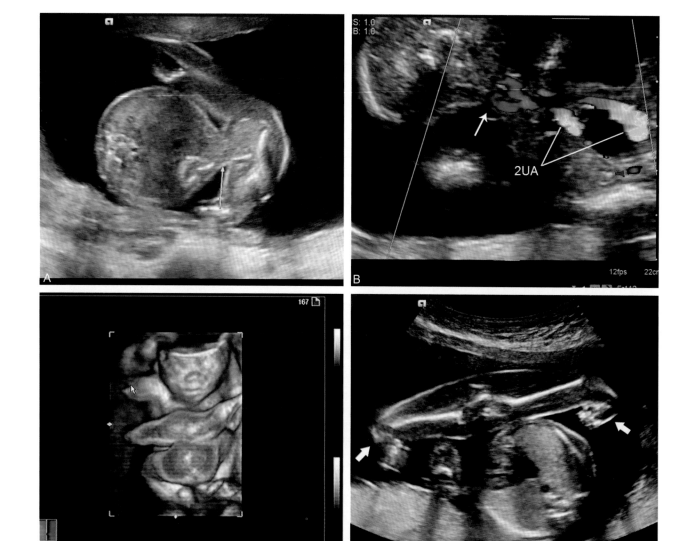

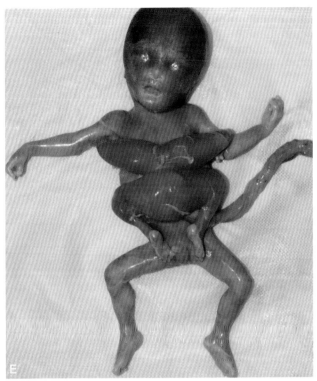

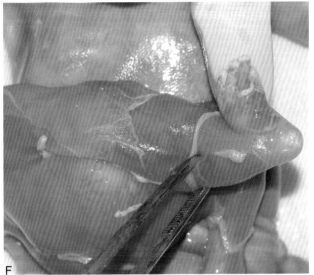

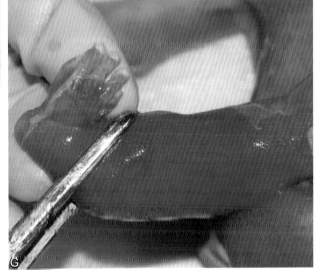

图 17-4-12 腹部寄生胎

A. 腹部横切面显示较大胎儿与另一发育不全胎儿（寄生胎）在腹部相连（长箭头所示）；B. 彩色多普勒血流显像显示相连处脐血管走向寄生胎（细箭头所示）；C. 三维超声检查示胎儿腹侧寄生胎有 4 个肢体回声，位于下方的形似下肢回声；D. 寄生胎双上肢长轴切面显示小婴劳明显异常，中段肢体明显细短，远端肢体明显向桡侧偏斜；E. 标本正面观察腹部寄生胎，仅有发育不全的躯干及 4 个肢体；F 及 G，寄生胎双上肢前臂短小，手严重畸形且明显桡偏

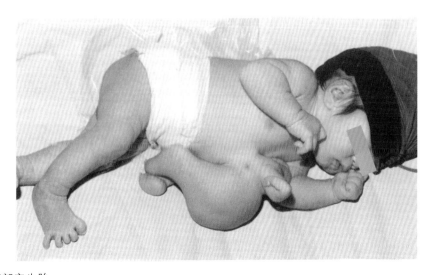

图 17-4-13 腹部寄生胎

引自：王凤兰主编《中国出生缺陷监测畸形图谱》，北京医科大学，中国协和医科大学联合出版社

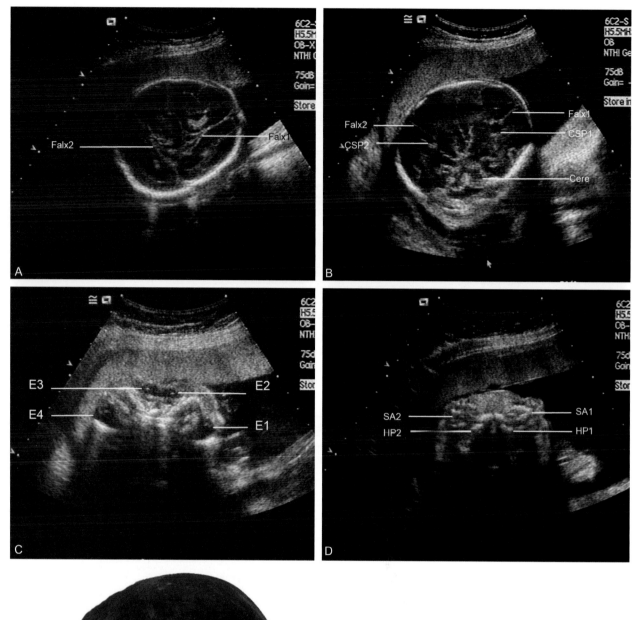

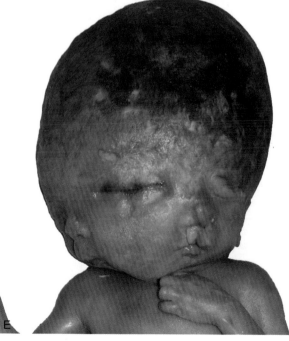

图 17-4-14　双面畸胎

A．侧脑室水平横切面颅内可见 2 个大脑镰（Falx1、Falx2），2 对侧脑室；B．小脑横切面颅内亦可显示 2 个大脑镰（Falx1、Falx2）、2 个透明隔腔（CSP1、CSP2），但仅有 1 个小脑（Cere）；C．眼球水平横切面可见 4 个眼球回声（E1、E2、E3、E4），中间两眼球部分融合；D．上牙槽水平横切面可见 2 个上牙槽（SA1、SA2）及 2 个硬腭回声（HP1、HP2）；E．面部腹侧观可见 2 张脸，中间两眼部分融合

如果合并有脐膨出等畸形时，预后差。臀部联胎预后最佳，此种类型没有威胁生命的器官融合，手术分离主要为泌尿生殖器及肠道的分离，生存的希望最大。

总之，所有联体双胎能够在新生儿期存活，均需进行分离手术治疗，其远期预后及生存质量很难绝对肯定。也有联体双胎出生后未做分离手术生存至成年的报道。

有联体双胎的妊娠史，再发风险不会增加。

（二）无心畸胎序列征

无心畸胎序列征（acardiac twins sequence）又称为双胎反向动脉灌注序列征（twins reversed arterial perfusion sequence，TRAP），有多种名称，包括无头畸胎（acephalus），无头无心畸胎（acephalusacardius），无心夺头胎畸胎（holoacar-

dius）等。其发生率在所有妊娠中约为 1/35 000，在单卵双胎中约为 1%。无心畸胎序列征是一种严重畸形，表现为一胎发育正常为泵血儿，一胎无心或仅有心脏痕迹或有心脏但无功能为受血儿（图 17-4-15 至图 17-4-18），产前未经治疗，>50% 的泵血儿会发生围生儿死亡。

【胚胎发育与畸形特征】

无心畸胎序列征常发生在单卵双胎妊娠或单卵三胎妊娠中，据报道，其在单卵三胎中较单卵双胎常见。发育正常的泵血儿不仅要负责其自身的血液循环，而且还要负责无心畸胎的血液供应，因此，无心畸胎又是受血儿。泵血儿与受血儿之间的血管交通非常复杂，但两者之间至少必须具备动脉-动脉及静脉-静脉两大血管交通才能完成上述循环过程。导致这种情况的具体原因尚不清楚，虽然血管吻合是其发病原因还是与之同时发生尚存在争论，

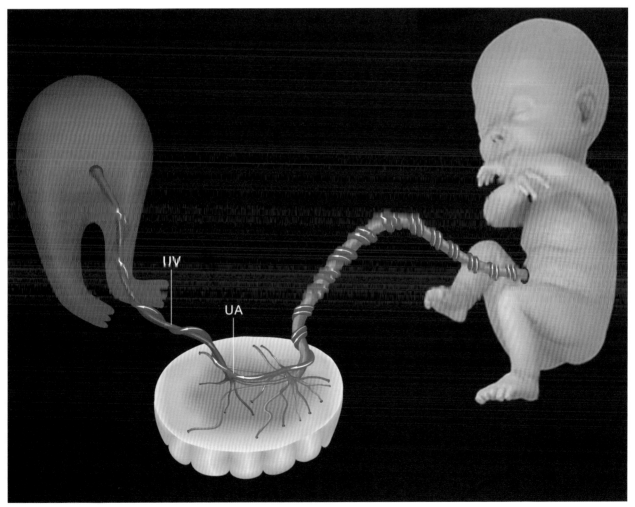

图 17-4-15　无心畸胎序列征血液循环

　　泵血儿（正常胎儿）血液通过脐动脉到胎盘，经大的动脉-动脉吻合直接将血液反向灌注入无心畸胎的单一脐动脉内，再通过髂内动脉进入其循环，无心畸胎的血液由脐静脉流向胎盘，也可通过较大的静脉-静脉吻合，经泵血儿的脐静脉回流入泵血儿心脏，完成整个泵血儿与受血儿之间的血液循环。UA. 脐动脉；UV. 脐静脉

但是"动脉反向灌注"理论解释这种无心畸胎得到了广泛认同。这一理论认为，在早期胚胎发生过程当中，两胚胎之间形成了较大血管吻合，导致两胚胎之间血循环出现明显交通，当两胚胎之间动脉压出现不平衡时，即一胎动脉压明显高于另一胎，动脉压高的一胎（泵血胎儿）将血液反向灌注到动脉压低的胎儿（受血胎儿），后者在形态结构发生上出现继发性阻断畸形及器官与组织等结构形成减少，最终形成无心畸胎。无心畸胎的血管不直接与胎盘血管连接，其发育所需的氧与营养则完全来自发育正常的泵血儿。泵血儿血液通过脐动脉到胎盘，经大的动脉 - 动脉吻合直接将血液反向灌注入无心畸胎的单一脐动脉内，再通过髂内动脉进入其循环，最终，由脐静脉流向胎盘（图 17-4-15）。通过较大的静脉 - 静脉吻合经泵血儿脐静脉回流入泵血儿心脏，完成整个泵血儿与受血儿之间的血液循环。

虽然上述反向动脉灌注理论得到了广泛支持，但亦有学者认为有证据表明无心畸胎最根本、也是最重要的缺陷是一胎的心脏胚胎发生异常，心脏因某种原因未发生或仅存在无功能的心脏残腔或痕迹，而血管吻合并不能完全解释无心畸胎的心脏表现。

由于无心畸胎血液供应来源于泵血儿脐动脉血液（静脉血），这种含氧量相对丰富的静脉血（与无心畸胎的脐静脉血相比）首先通过髂内动脉供应无心畸胎的下部身体，使下部身体发育相对较好，而上部身体由于严重缺血缺氧而出现各种不同的严重畸形。

无心无脑畸形是最常见的一种类型，主要表现为颅脑缺如，双上肢缺如，心脏缺如，胸腹腔内其他器官严重发育不全，双下肢可见，发育相对较好（图 17-4-16）。

当有头颅发育时，此种无心畸胎的头颅及脑发育可表现为部分发育或严重畸形，如全前脑或其他严重脑畸形，面部亦有严重畸形，可出现无眼、小眼、独眼等。可有完整的躯干形成，双上肢可有，但发育不良，常有严重水肿及囊性淋巴管瘤形成。笔者产前诊断 12 例此种无心畸胎，其头部严重发育不全，无眼，双上肢严重水肿，仅有手在躯干外，前臂及上臂位于严重水肿的躯干内（图 17-4-18）。

另一种严重情况是无心畸胎仅表现为一个不规则形的组织团块，不能区分为身体的何种结构，有学者将此称为不定形无心畸胎（acardius amorphous）。

当脐动脉与头部相连，或头部直接与胎盘相连时，此种无心畸胎的头部发育相对较好。

对于解剖结构正常的泵血儿可出现高心排血量性心力衰竭，羊水过多及胎儿水肿。此种双胎常因羊水过多而早产。

据报道，33%～50% 的无心畸胎有染色体畸形，而发育正常的胎儿染色体核型多正常，从而导致两胎儿生长不平衡。

【超声诊断】

无心畸胎由于畸形非常严重，产前超声常能明

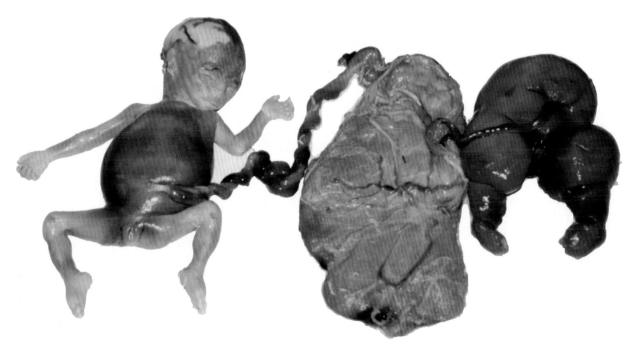

图 17-4-16　30 周无心无脑畸胎标本照片（仅有双下肢，无头无上肢），泵血儿无异常

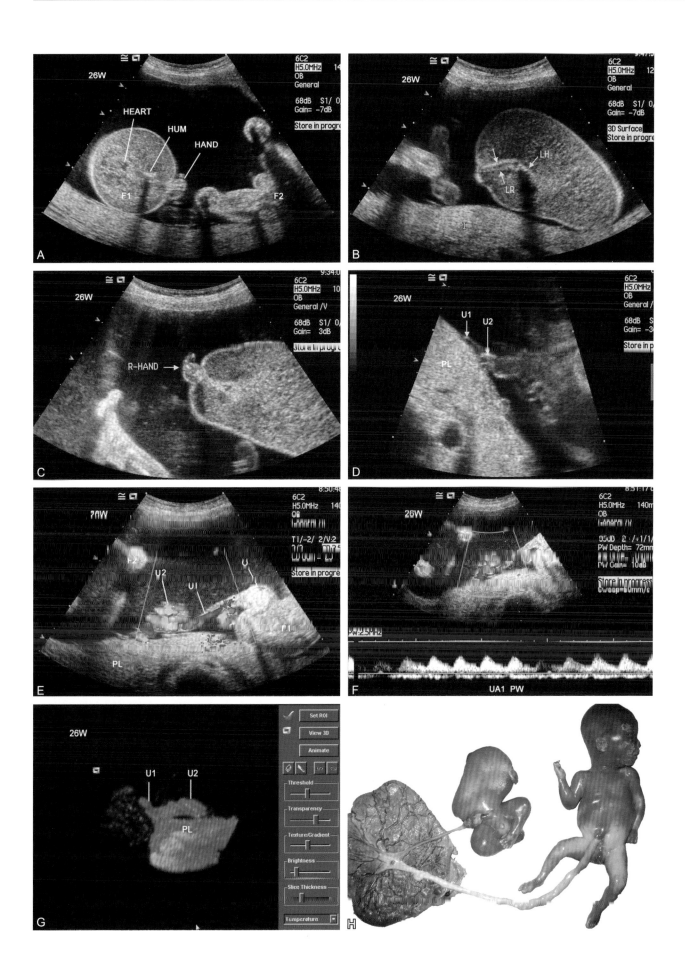

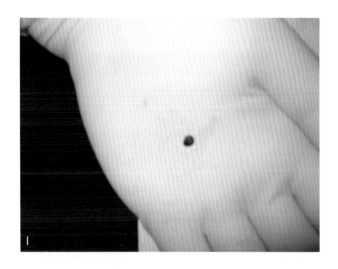

图 17-4-17　26 周无心无脑畸胎

　　产前显示该胎儿胸腔极小，有一很小心脏在水肿的躯干内，可显示上肢骨干回声，双手发育不良，双下肢可见，双胎脐带起源于同一部位，供血胎儿的一条脐动脉在脐带胎盘附着处，直接与无心畸胎的脐动脉相连

　　A．无心畸胎胸腔横切显示一极小的心脏，胸腔极小，胸壁严重水肿，上肢骨位于胸壁内；B．无心畸胎左上肢纵切面；C．无心畸胎畸形手；D．两胎脐带附着于同一部位；E、F．彩色多普勒及频谱多普勒显示无心畸胎脐动、静脉血流反向；G．三维显示胎盘与两脐带关系；H．标本照片；I．无心畸胎心脏遗迹标本照片。HEART．心脏；HUM．肱骨；HAND．手；F1．无心畸胎；F2．供血胎儿；LH．左侧肱骨；LR．左前臂；R-HAND．右手；U1．无心畸胎脐血管；U2．供血儿脐血管；PL．胎盘；O．脐膨出；UA1 PW．无心畸胎脐动脉血流频谱

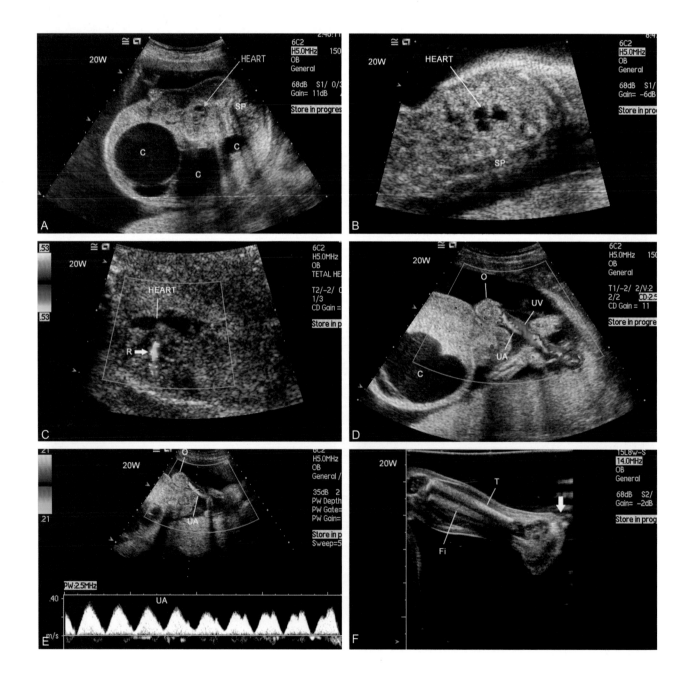

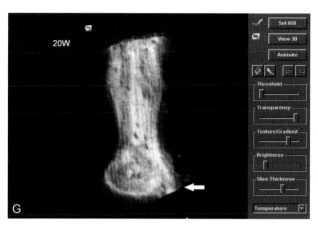

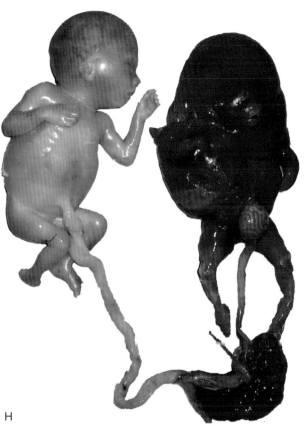

图 17-4-18　20 周无心畸胎序列征

　　无心畸胎产前超声检出一极小的心脏，并有搏动，但无正常心脏结构，心内血流反向，脐动脉、静脉内血流反向，由于存在这一异常发育的心脏，胎儿头部及上肢发育相对完全无心畸形要好，可显示胎头、上肢，双下肢发育更完善。此外，胎儿全身水肿、颈部巨大囊性淋巴管瘤、脐膨出、无眼、颅内结构发育异常。泵血儿右足明显畸形。胸腔横切面（图 A）与心脏水平胸腔后倾切面（图 B）显示畸形心脏（HEART）、小川、囊性淋巴管瘤。彩色多普勒血流显像显示心脏内血流反向（图 C）、脐动静脉内血流反向（图 D、E）。供血儿标本超声二维（图 F）及三维（图 G）显示右前足缺如；图 H 为双胎标本照片。HEART. 心脏；C. 囊性淋巴管瘤；SP. 脊柱；R. 心内反流；O. 脐膨出；UA. 脐动脉；UV. 脐静脉；T. 胫骨；FI. 腓骨；箭头表示前足缺如

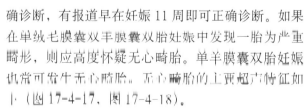

　　确诊断，有报道早在妊娠 11 周即可正确诊断。如果在单绒毛膜囊双羊膜囊双胎妊娠中发现一胎为严重畸形，则应高度怀疑无心畸胎。单羊膜囊双胎妊娠也常可发生无心畸胎。无心畸胎的主要超声特征如下（图 17-4-17，图 17-4-18）。

　　1. 双胎儿中一胎形态、结构发育正常，另一胎出现严重畸形，以上部身体严重畸形为主，可有下部身体如双下肢等结构。

　　2. 无心畸胎体内常无心脏及心脏搏动，但少数无心畸胎有心脏残腔或心脏遗迹，此时可显示心脏搏动，因此，检出心脏搏动不能完全除外无心畸胎。笔者曾遇到 3 例无心畸胎，在畸形胸腔内可显示一极小的心脏回声，但无血管显示，解剖发现为一极小的心脏遗迹，呈黑色，可能为因某种原因　在心脏早期发育时发生坏死所致（图 17-4-17，图 17-4-18）。

　　3. 上部身体严重畸形可表现为无头、无双上肢、胸腔发育极差；有头部发育者，常有头部严重畸形，如全前脑、无眼（图 17-4-18）等；有上肢发育者，上肢常表现为发育不全或上肢被包绕在水肿的躯干组织内，仅有双手露于躯干之外，手亦常有畸形，

多为少指或发育不良，笔者曾遇到 8 例此种类型的无心畸胎（图 17-4-17，图 17-4-18）。

　　4. 部分无心畸胎上部身体结构难辨，仅表现为一个不规则实质性团块组织回声，内部无内脏器官结构声像特征，部分无心畸胎可显示某些内脏器官，如肝、肠道回声等，有肠道回声者可表现为脐膨出，肠道可完全位于脐带根部（图 17-4-18）。

　　5. 无心畸胎常有广泛皮下水肿改变，在上部身体常有明显囊性淋巴管瘤（图 17-4-17，图 17-4-18）。

　　6. 频谱及彩色多普勒血流显像可显示无心畸胎脐动脉及脐静脉内血流方向与正常胎儿相反，无心畸胎脐动脉血流从胎盘流向畸胎髂内动脉达畸胎全身，脐静脉血流从畸胎脐部流向胎盘，正好与正常胎儿脐动脉血流流向胎盘、脐静脉血流从胎盘流向胎儿的情况相反。如能在脐带入胎盘处仔细观察，部分病例可显示正常泵血胎儿脐动脉在胎盘表面与无心畸胎脐动脉直接相延续，尤如正常泵血胎儿内的一条脐动脉在胎盘表面折返后变成无心畸胎的脐动脉一样，其血管吻合处较粗，有如自然延伸一样（图17-4-17）。2/3 的无心畸胎为单脐动脉。脐静脉在

胎盘表面亦可显示其粗大的吻合支。

7.10%左右泵血儿也可出现某种类型的畸形(图17-4-18)。因此，产前超声亦应对泵血儿进行详细系统检查，同时在整个妊娠期应进行一系列超声检查，对泵血儿的生长发育情况及心功能状态进行评估。当出现泵血儿心脏增大、腹水、胸腔积液、心包积液、肝大、羊水过多、胎儿水肿时，常提示心力衰竭。M型与Doppler超声可用于评价泵血儿的心脏功能。

8. 单一胎盘，74%病例为单绒毛膜囊双羊膜囊双胎妊娠，24%病例为单绒毛膜囊单羊膜囊双胎妊娠，其余病例为双绒毛膜囊双胎。

9. 本病在妊娠较早时期检查，单纯二维超声图像上无心畸胎可类似双胎之一死亡，但动态追踪观察，怀疑为"死胎"者继续生长、增大，则可确诊本病。彩色多普勒超声在较早期妊娠亦能明确诊断。

10. 超声应测量评估无心畸胎体重，双胎体重比有利于评估妊娠预后，双胎（无心畸胎／泵血儿）体重比＞0.70预后差。但由于无心畸胎严重畸形，双顶径、腹围、股骨长可能难以测量。Moore等对23例无心畸胎测值及体重进行分析，得出二次回归方程，无心畸胎体重（g）$=-1.66 \times length+1.21 \times length^2$，利用该方程估测的体重误差为$(240 \pm 156)g$。

【临床处理及预后】

双胎体重比、泵血儿心排血量、心胸比、心脏功能、羊水量等可作为泵血儿预后的指标，泵血儿出现充血性心力衰竭、心胸比增大、高心排血量、体重比＞0.70、羊水过多，常提示预后不良。无心畸胎的病死率为100%，结构正常的泵血胎儿病死率可达50%，后者死亡的主要原因是早产及充血性心力衰竭。

本病治疗的目的是阻止泵血儿输血至受血儿，常选用射频消融术使无心畸胎脐血管闭塞，经该法治疗泵血儿存活率可高达90%，并发症有感染、胎膜早破（8%）等。也可结扎无心畸胎脐血管阻断泵血儿向无心畸胎输血而得到有效治疗。亦有用地高辛治疗胎儿心力衰竭，用吲哚美辛（消炎痛）治疗羊水过多的报道。

本病为散发性，家族遗传倾向未见报道。无心畸胎的再发风险低，约1/10 000（这是由单羊膜囊双胎的再发风险1%乘以无心畸胎在单受精卵双胎发生率1%得出的。）

（三）双胎输血综合征

双胎输血综合征(twin-twintransfusion syndrome, TTTS) 是指两个胎儿循环之间通过胎盘的血管吻合进行血液输注，从而引起一系列病理生理变化及临床症状，是单绒毛膜囊双胎的一种严重并发症。单绒毛膜囊三胎妊娠、双绒毛膜囊双胎亦有可能发生类似的变化。单绒毛膜囊双胎妊娠中TTTS 发生率为4%～35%，在所有双胎妊娠中发生率约为1.6%。

【病理生理】

单绒毛膜囊双胎妊娠只有一个共同胎盘，病理发现其内有多种形式的血管吻合，包括动脉－动脉吻合、静脉－静脉吻合、动脉-静脉吻合，也可同时存在上述三种血管吻合形式，使胎儿之间发生血液输注。据报道单绒毛膜囊双胎妊娠胎盘血管吻合发生率高达85%～100%，但并不是所有胎盘血管吻合者均发生TTTS，有学者认为动脉-动脉交通支是对双胎具有保护性的，如果数量足够多，可以补偿动脉—静脉交通支导致的双胎间输血。因此，多数单绒毛膜囊双胎妊娠双胎间血流平衡，羊水量相同，两胎大小相等，不出现TTTS。但亦有高达35%出现明显双胎之间的不平衡性生长，表现为一胎羊水过多，胎儿较大，另一胎羊水严重过少或无羊水而"贴附"于子宫壁上，胎儿生长发育迟缓，两胎间体重相差达20%以上，此种情况亦称为一胎羊水过少／一胎羊水过多序列征（twin oligohydramnios/polyhydramnios sequence, TOPS）。有些TOPS病例（不是所有TOPS），其胎盘深部出现明显动、静脉分流，导致两胎间血液循环不平衡而形成真正的TTTS。故现在许多学者认为只有存在不同压力的动、静脉吻合时，才会导致双胎之间发生严重血液灌注，形成双胎输血综合征。因此，产前超声发现的一胎羊水过少贴附于子宫壁上而另一胎有严重羊水过多时，并不是所有这种表现的单绒毛膜囊双胎妊娠均为TTTS，而有可能是其他原因导致的TOPS。

由上可知，TTTS均表现为TOPS，但不是所有 TOPS 均为TTTS。最近Bruner等提出了发生TOPS的另一机制，即胎盘形成异常。他们研究发现，羊水过少、生长迟缓的贴附胎儿脐动脉阻力高，脐带入口常在胎盘边缘部，且该处胎盘血管床明显减少。由于胎盘营养血管在两胎之间分布不均，微血管少、营养供应差的胎儿生长迟缓，继而出现羊水过少。亦有其他学者报道这种胎盘分布的不均衡性在 TTTS 及 TOPS 的发生中起重要作用，甚至有学者发现两胎之间在共同胎盘的血管分布程度与出生时体重直接相关，体重轻的小胎儿较大胎儿的胎盘部分明显为小。

此外，Machin 等提出了另一理论来解释单绒毛膜囊双胎之间的不协调生长及两胎大小不一致，认为这与滋养胎盘血液分布不等有关。这种分布不等正如上述情况一样，可以由于供体脐带胎盘入口处多为边缘性，其深部又有动静脉瘘形成而发生TTTS；但是，他们还观察到，在胎盘绒毛小叶部分，来源于供体脐动脉的小分支从胎盘绒毛膜表面进入

胎盘实质内反复分支后，在绒毛水平与并行引流静脉吻合，引流静脉与动脉并行并从伴行动脉胎盘入口处出胎盘，但这一静脉出胎盘后并不将血液引流回供体胎儿，而引流至受体胎儿脐静脉（图 17-4-19），从而出现双胎之间胎盘血管的严重分布不均，导致双胎之间的不平衡生长发育，从而发生 TOPS。

但是，不管是哪种发病机制，羊水过少的小胎儿，其滋养胎盘亦少，两胎之间滋养胎盘的大小明显不相等在 TTTS 和 TOPS 发病中是被广泛接受的。

临床上，供血胎儿宫内表现为严重羊水过少或无羊水、生长发育迟缓、活动受限，出生后表现为

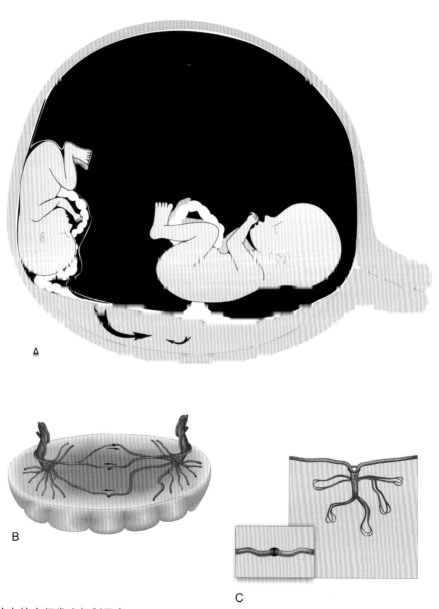

图 17-4-19　双胎输血综合征发生机制示意

A、双胎输血综合征示意，胎盘顶部出现明显的动静脉分流，导致两胎间血液循环的不平衡形成 TTTS（大箭头和小箭头显示大、小胎儿血液在胎盘内的流动方向与液量大小）；B、C. 胎盘表面脐血管为单一血管，脐动静脉不相互伴行，供体脐动脉（蓝色）和受体脐静脉（红色）在胎盘表面的同一小孔进出，在胎盘深部出现动静脉交通

贫血、循环血容量不足、低血压、体重轻、脱水、心脏小等，严重者皮肤苍白，甚至休克死亡。受血胎儿宫内表现为羊水过多、心脏肥大、肝肾增大、体重增长快，出生后表现为多血征、血液过多、血黏度增高、高血压、心脏肥大、皮肤及皮下组织水肿、体重相对较重（一般较供血儿重 20% 以上）、皮肤较红，红细胞、血红蛋白、血细胞比容均增高，部分受血儿可因高血红蛋白及肝功能低下出现核黄疸，严重者发生充血性心力衰竭而死亡。

【临床诊断标准】

TTTS 的临床诊断标准问题尚有争论，目前产后最常用的诊断标准如下。

1. 两胎儿出生时体重相差 >20%。

2. 产后两新生儿血红蛋白相差 >50 g/L。

3. 产后胎盘检查肯定为单绒毛膜囊双胎、单一胎盘。

【超声诊断】

1. 两胎儿性别相同，只有一个胎盘，分隔膜与胎盘连接处无双胎峰，两胎间分隔膜薄。

2. 出现典型的 TOPS 改变，一胎羊水过多，最大羊水池深度 > 8 cm，一胎羊水过少，最大羊水池深度 < 2 cm。羊水过少胎儿甚至"贴附"在子宫壁上，胎动明显受限。两胎之间的羊膜分隔常与"贴附儿"皮肤紧贴而难以显示，只有在胎儿边缘与子宫相连处的羊膜才能为超声所检出（图 17-4-20、图 17-4-21）。

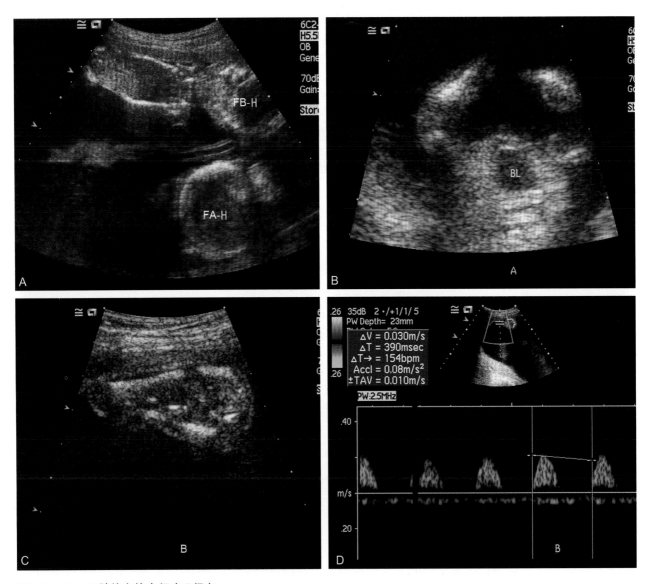

图 17-4-20　双胎输血综合征（Ⅲ级）

A. 羊水过少胎儿（FB）"贴附"在子宫壁上，胎动受限；B. 羊水过多胎儿（FA）膀胱（BL）可显示；C. 羊水过少胎儿膀胱未见显示；D. 羊水过少胎儿脐动脉舒张期血流消失

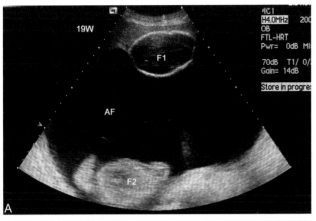

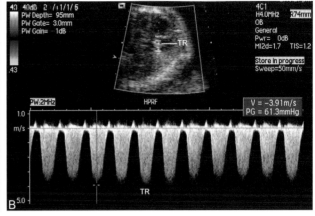

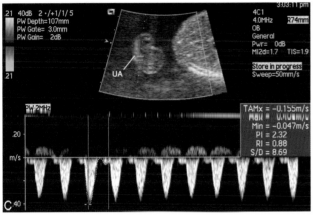

图 17-4-21　19 周胎儿双胎输血综合征（Ⅲ级）

A．供血儿（F1）因羊水极少紧贴于前腹壁，受血儿（F2）因羊水极多沉于子宫底部；B．受血儿心脏重度三尖瓣反流（TR）；C．受血儿因脐带附着心功能不全，三尖瓣反流，脐动脉血流阻力明显增高。UA．脐动脉；AF．羊水

3．贴附儿常贴于子宫前壁和侧壁，是 TTTS 的重要特征。这种"贴附儿"很少会"沉"于羊水底部或位于宫腔的其他部位。

4．值得注意的是，并不是所有出现 TOPS 特征改变的胎儿都是 TTTS，以下几种情况亦有此种表现。

（1）当一胎出现羊膜早破，羊水外漏时，该胎儿可表现为"贴附儿"，在双绒毛膜囊及单绒毛膜囊双胎中均可发生。

（2）双胎中一胎有严重畸形，如一胎双肾严重畸形（双肾缺如、双侧多囊性发育不良肾等），由于双肾无功能或功能严重受损而无尿液产生，从而导致该羊膜囊内羊水过少，可表现为"贴附儿"，类似 TTTS 改变；又如一胎有近段胃肠道梗阻时可出现严重羊水过多，而使另一正常胎儿受压出现 TOPS 特征声像改变。

因此，当超声检出 TOPS 特征时，应仔细检查两胎儿有无严重结构畸形。同时，如果能清楚显示双胎盘，双胎分隔膜较厚，或出现双胎峰，或两胎性别不同，均提示为双绒毛膜囊双胎妊娠，此时如果表现为 TOPS 特征，则可除外 TTTS，但非 TTTS 导致的双羊膜囊明显不对称，一般没有

TTTS 严重。

5．膀胱异常。一胎羊水过少，膀胱小或不显示；一胎羊水过多，膀胱增大（图 17-4-20）。

6．脐带附着胎盘部位异常，常表现为"贴附儿"脐带附着于胎盘边缘部，亦可表现为两脐带在胎盘附着处极近（图 17-4-22），此时有可能发现两胎之间较大血管交通。

7．受血儿水肿（图 17-4-23）或充血性心力衰竭，表现为胸腔积液、腹水、心包积液、全身皮肤水肿、三尖瓣 A 峰 < E 峰、三尖瓣反流等。

8．常可发现两胎儿各生长参数明显不同。两胎儿间体重估计相差 >20%，或腹围相差 >20mm 应注意是否存在 TTTS 可能，目前研究认为，由于产前很多病例在体重相差没达到 20% 前就已发展为 TTTS，因此，体重相差不是产前超声诊断的必要条件。此外有学者认为，两胎股骨长相差 >5mm 亦有意义。

9．彩色多普勒与脉冲多普勒的某些特征对诊断 TTTS 有一定价值，但目前仍处在探索阶段。胎盘内的血管交通很难分辨，要完全分辨哪部分为供体血管，哪部分为受体血管，或哪部分胎盘为供体滋养胎盘，哪部分胎盘为受体滋养胎盘，目前尚十分困难。但如果胎盘表面较大血管交通，或两脐带附

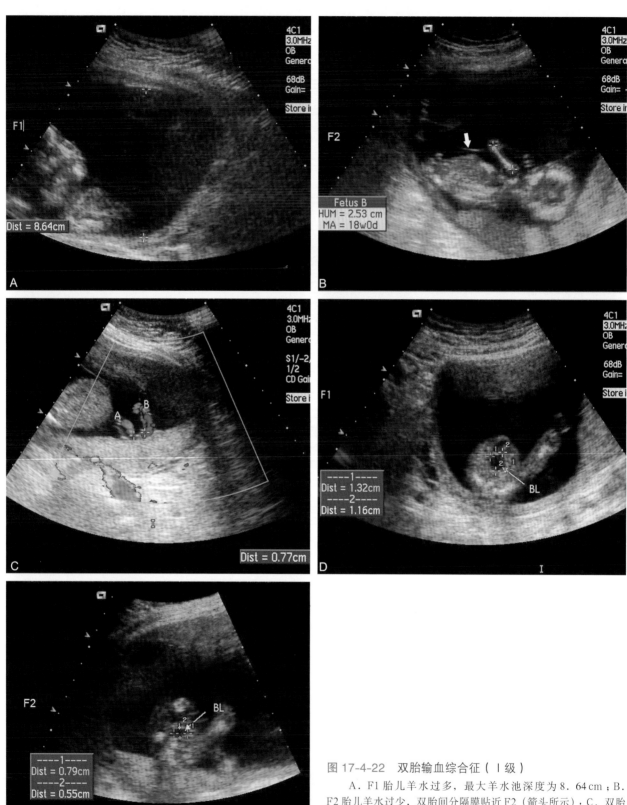

图 17-4-22　双胎输血综合征（Ⅰ级）

A. F1 胎儿羊水过多，最大羊水池深度为 8.64cm；B. F2 胎儿羊水过少，双胎间分隔膜贴近 F2（箭头所示）；C. 双胎间胎盘脐带入口（A、B）非常靠近，距离仅为 0.77cm；D. 及 E. 双胎膀胱均可显示，F1 胎儿膀胱（BL）大小约 1.32cm×1.16cm，F2 胎儿。膀胱大小约 0.79cm×0.55cm

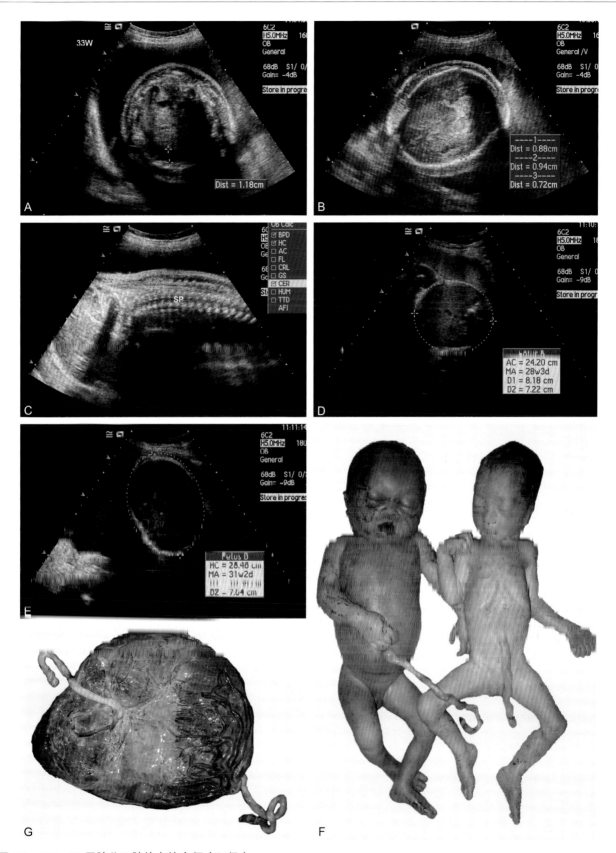

图 17-4-23　33 周胎儿双胎输血综合征（Ⅳ级）

受血儿心力衰竭，腹水，羊水过多，供血儿羊水过少成为贴附儿，两胎儿体重差别达 25%，供血儿胎盘脐带入口为边缘性脐带入口，受血儿胎盘脐带入口在胎盘中央。A，腹部横切面显示受血儿少量腹水（"＋＋"）及躯干皮肤水肿；B，受血儿头颅横切面显示头皮水肿（"＋＋"）；C．头颈脊柱（SP）矢状切面显示受血儿背部皮肤水肿；D，供血儿腹部横切面显示腹围较受血儿小；E．供血儿头围较受血儿小并因羊水过少，受压变形；F．双胎产后标本照片，左侧大而水肿的胎儿为受血儿，右侧为供血儿；G．胎盘标本照片

着处相距较近且有较大交通支时，仔细检查偶可发现血流交通等异常征象。

目前应用脐动脉血流频谱参数如阻力指数（RI）、搏动指数（PI）、收缩／舒张血流速度比值（S/D 比值）来研究两胎间的血流动力学变化。供血儿这些参数可能高于受血儿，有学者研究发现，S/D 比值差值 >0.4 可提示 TTTS，另有学者认为有 TOPS 的两胎间 PI 相差 >0.5，TTTS 可能性明显增加。Yamada 等对 31 例双胎脐动脉血流 PI 研究后发现，PI 相差 >0.5 的 7 例中，有 6 例最终确诊为 TTTS。

Quintero 等提出 TTTS 产前超声诊断标准为：①单绒毛膜双羊膜囊双胎（同性别，单胎盘，有一薄层分隔膜，"T" 字征）。②两羊膜囊内的羊水量差异，受血儿羊水过多（20 周前羊水最大垂直深度 ≥ 8 cm，20 周后 ≥ 10 cm），供血儿羊水过少（羊水最大垂直深度 ≤ 2 cm）。

基于产前超声表现将 TTTS 分为 5 期。

Ⅰ级：供血儿羊水过少，受血儿羊水过多，可见供血儿膀胱。

Ⅱ级：供血儿膀胱不显示；受血儿羊水过多。

Ⅲ级：多普勒超声异常，可包括以下异常之一或以上：脐动脉舒张期血流频谱消失或反向、静脉导管 a 波消失或反向、脐静脉血流出现搏动。

Ⅳ级：胎儿水肿。

Ⅴ级：双胎或双胎之一死亡。

目前随着 11~13^{+6} 周产科超声的开展，人们对 TTTS 早期预测进行了研究，主要研究内容包括：

①颈项透明层厚度：Nicolaides 等研究认为严重 TTTS 可早在早孕期超声表现为一胎或双胎颈项透明层厚度增厚，NT 相差 >20%，胎儿宫内死亡的发生率为 63%，发展为严重 TTTS 的发生率为 52%，假阳性率为 20%。随后 2009 年 Linskens 等的研究也证实了单绒毛膜双羊膜囊双胎 NT 差异 >20% 发生 TTTS 的风险增高。也有研究认为双胎 NT 不一致并不强烈预示未来发生 TTTS，Nicola 等对 136 例单绒毛膜双羊膜囊双胎进行前瞻性研究，其中 16 例（12%，16/136）发生 TTTS，该 16 例 NT 相差 15%（0%~37%），24 周前流产组的 NT 相差 13%（2%~19%），一胎 FGR 组的 NT 相差 47%（30%~50%），正常妊娠组 NT 相差 14%（0%~86%）。

②头臀长：Kateb 等研究认为 CRL 相差 >10% 与 TTTS 围生期高死亡率、TTTS 于 20 周前发生有关。Matias 等和 Nicola 等的研究认为

单绒毛膜囊双羊膜囊双胎间 CRL 差异并不预示着 TTTS 的发生。

其他的研究指标还有一胎静脉导管频谱异常、一胎膀胱大一胎膀胱不显示、一胎脐带附着异常等，虽然目前研究结果意见并不统一，但当单绒毛膜囊双羊膜囊双胎出现以上异常指标时需严密超声监测，中国香港建议该类双胎在 16~26 周需每隔 2 周超声检查 1 次。

【临床处理及预后】

目前常用的治疗方法有羊水减量术、羊膜造口术和胎儿镜下胎盘交通血管激光凝固治疗术。请参看第 24 章宫内治疗。

三、双胎之一死亡（fetal death of one twin，demise of co-twin）

早期妊娠双胎发生率明显高于双胎的出生率，其原因是由于妊娠过程中双胎之一死亡，出生时由双胎变成了单胎。在胎盘上可见到死胎遗骸，临床上称为纸样胎儿（fetus papyraceous）。这种纸样胎儿主要发生在妊娠第 8 周到中孕晚期一胎死亡时。

双胎之一死亡在活产儿中发生率为 1/12 000，在双胎妊娠中约为 1/200，亦有学者报道在双胎妊娠中可高达 6.8%~20%。双胎之一死亡在单绒毛膜囊双胎妊娠中更常见，但亦可发生于双绒毛膜囊双胎妊娠中，前者发生率是后者的 3~4 倍。

早孕期双胎之一死亡发生率明显较中晚孕期高，据统计可高达 50%，此期双胎之一死亡对孕母和存活胎儿影响极小，但是，中、晚孕期双胎之一死亡，可明显增加存活胎儿病死率和发病率，尤其在单绒毛膜囊双胎妊娠中发病率更高。存活胎儿中出现的病变主要有脑、肝、肾等器官的梗死或坏死，从而导致存活儿严重神经系统和肾等功能受损。出现这种情况的原因主要有死胎内血凝块或坏死物进入存活胎儿体内导致其血管栓塞或弥散性血管内凝血，如果这些物质进入母体血液循环，可导致母体弥散性血管内凝血等严重并发症。

双胎之一宫内死亡的病因可与单胎妊娠相同（如染色体异常、结构异常、胎盘早剥、胎盘功能不足、帆状脐带入口、感染、糖尿病、妊娠高血压综合征等），也可以是双胎妊娠特有的原因所致（如双胎输血综合征等）。

【超声诊断】

1. 如果早孕期超声确诊为双胎妊娠，而在以后

的检查中仅发现一个存活的胎儿，则可证实有一胎死亡。

2. 早孕期双胎之一死亡者，宫腔内可见 2 个孕囊回声，但只能显示 1 个孕囊内有发育正常的胚胎、心管搏动及卵黄囊，而另一个孕囊内胚胎组织少、无心管搏动、且卵黄囊明显增大或消失。此种情况发育到中晚期时仅能显示 1 个存活的胎儿，而死亡胎儿很难显示。

3. 早孕晚期或中孕早期双胎之一死亡者，死亡胎儿可有人形，但内部结构难辨，有时可有少量羊水，较细的脐带回声（图 17-4-24、图 17-4-25）；有时仅能见到一个空囊，内可无具有人形的胎儿结构而表现为杂乱回声，亦不能显示羊水、胎盘等结构。

4. 中孕中晚期及晚孕期双胎之一死亡者，可以显示出一个死亡胎儿的图像，表现为颅骨严重变形、重叠，形态小、头皮或全身皮肤水肿，内脏器官结构模糊，羊水少，无心脏搏动等死胎的特点（图 17-4-26）。死亡时间距超声探查时间的不同，超声表现可各不相同。如能显示股骨或肱骨，可根据其测量数值来估计胎儿死亡时间。

5. 准确判断双胎妊娠的绒毛膜性对存活胎儿的预后有重要意义。

6. 严密监测存活胎儿，及时检出可能的并发症，如脑梗死、脑软化（图 17-4-27）等。

【临床处理及预后】

发生双胎之一死亡的临床处理取决于孕周、存活胎肺成熟度、死亡的病因、绒毛膜性等。双胎之一死亡，不论是双绒毛膜囊双胎还是单绒毛膜囊双胎，50%～80% 的存活胎儿会发生早产。如果早产发生在 24～34 孕周，需用皮质类固醇促进胎肺成熟。如不发生早产，选择性终止妊娠建议安排在 37 孕周。

本病预后在单绒毛膜囊及双绒毛膜囊双胎妊娠中，存活胎儿的发病率和病死率有明显差异。双绒毛膜囊双胎妊娠绝大部分活胎出生后无明显并发症。但超过 50% 单绒毛膜囊双胎妊娠的活胎出生后有严重神经功能受损。

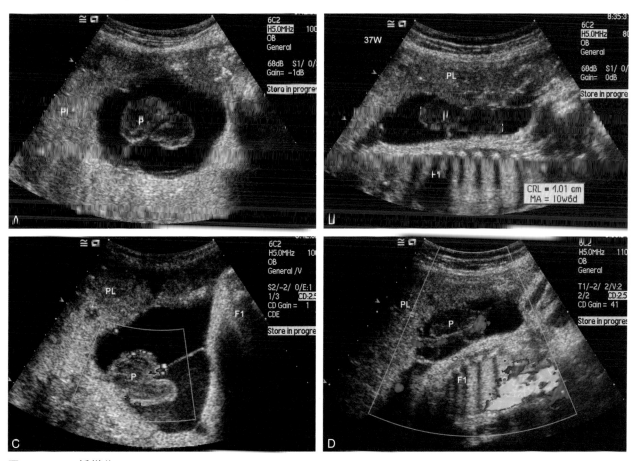

图 17-4-24 纸样儿

37 周超声检查：见一胎发育正常，在胎盘与发育正常胎儿间可见一小的羊膜囊，脐带及早期胚胎图像，该胚胎内部结构不清，彩色多普勒血流显示其周边有少量血流信号。无心管搏动。A. 纸样儿矢状切面；B. 纸样儿斜切面；C、D. 纸样胎儿彩色多普勒能量图（图 C）及彩色多普勒血流显像（图 D）显示其周边少量血流。PL. 胎盘；P. 纸样儿；F1. 正常胎儿

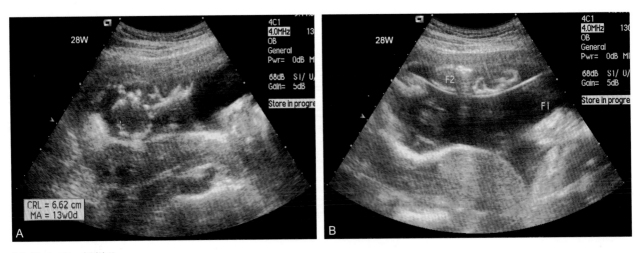

图 17-4-25 纸样儿

妊娠28周超声检查，一胎发育正常，在胎盘和发育正常的胎儿之间可见一小的羊膜囊及其内部少量羊水、难以辨清人体结构的纸样儿。A. 纸样儿斜切面（"＋＋"）示胎儿头臀长相当于13周大小；B. 纸样儿位于一个较小的羊膜囊内，与正常胎儿之间有羊膜分隔。F1. 正常胎儿；F2. 纸样胎儿

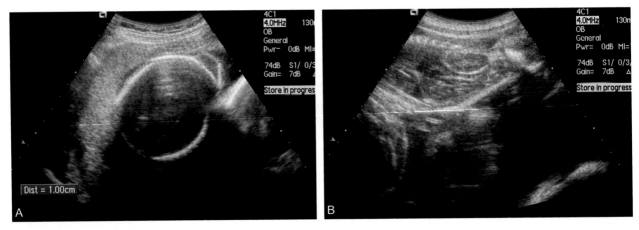

图 17-4-26 30周双胎之一死亡。

死胎皮肤水肿，颅骨重叠（图A），实时超声无心脏搏动（图B）

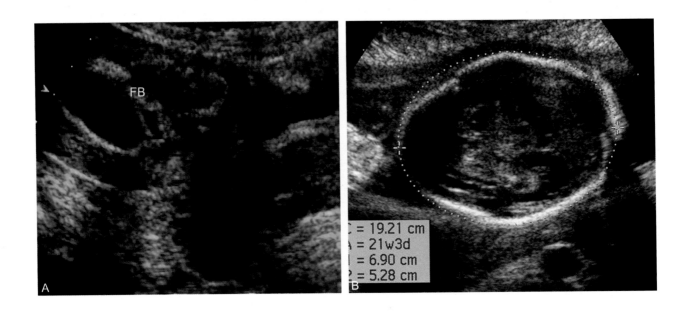

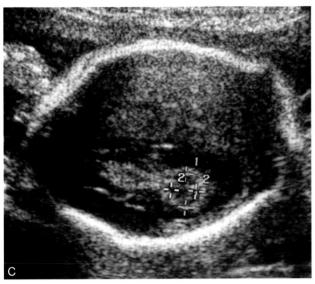

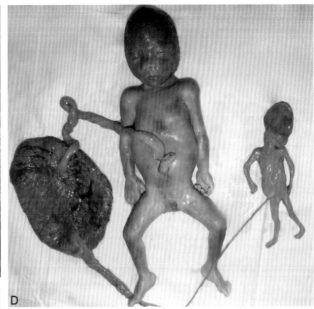

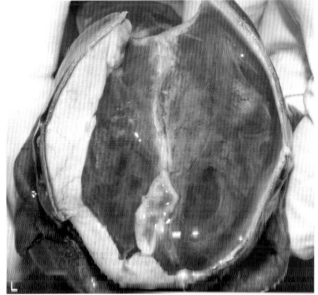

图 17-4-27　25 周双胎之一死亡，活胎脑梗死

位于宫颈内口的 B 胎儿（FB）无胎动及胎心搏动，胎儿明显变形（图 A）；A 胎儿为活胎，丘脑水平横切面（图 B）显示颅脑结构回声杂乱，白质回声明显增高，其相当于小脑直径相当于 21 周 3d。侧脑室前部横切面（图 C）显示脑白质回声明显增强，其内有不规则的多个小囊肿回声（"++"之间）。标本照片（图 D）。A 胎儿细胞脑组织及下肢（图 D）显示部稍远下肢明显萎缩细小。

第五节　异位多胎妊娠

异位多胎妊娠（heterotopicmultifetal pregnancy）是指宫内妊娠同时合并有异位妊娠。常见的有宫内一胎、宫外一胎（图 17-5-1、图 17-5-2、图 17-5-3），也可为宫内一胎、宫外两胎，这种情况非常少见，据报道其发生率为 1/30 000~1/15 000。但是，随着现代辅助生育技术的发展，其发生率明显增高。据报道，辅助生育技术后异位妊娠发生率可达 1/1000。

早孕期超声同时检出宫内和宫外妊娠囊及其内的胚胎与心管搏动时，诊断较容易，但有时异位妊娠仅表现为混合性包块回声时，超声诊断相对困难。经阴道超声检查图像更清晰，诊断准确性亦较高。

对于用辅助生育技术妊娠者，异位妊娠发生率明显增高，超声检查应充分认识到这一点。对于这些孕妇，除检查是否有宫内妊娠外，还应常规仔细检查有无同时合并异位妊娠。

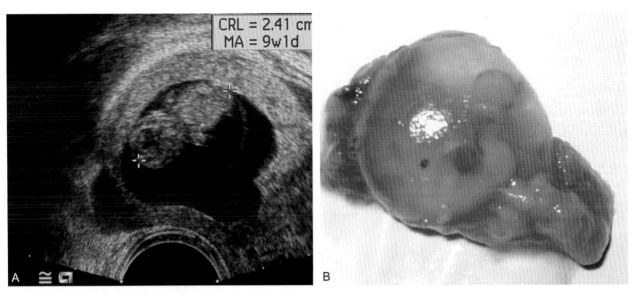

图 17-5-1　宫内妊娠合并异位妊娠

A．经阴道超声扫查显示宫腔内及右输卵管部位同时有妊娠 9 周大小的胎儿，图为宫外胎儿；B．宫外输卵管壶腹部妊娠标本照片

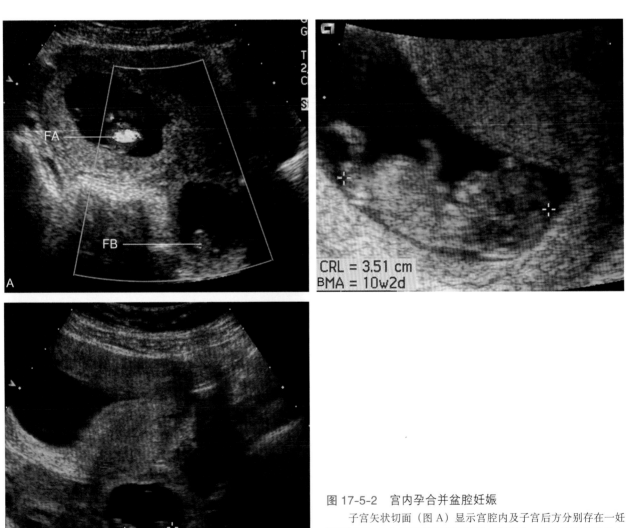

图 17-5-2　宫内孕合并盆腔妊娠

子宫矢状切面（图 A）显示宫腔内及子宫后方分别存在一妊娠囊回声，2 个妊娠囊内有胎芽及心管搏动。宫内妊娠的胎儿大小相当于 10 周 2d（图 B）。异位妊娠的胎儿大小相当于 8 周 5d（图 C）

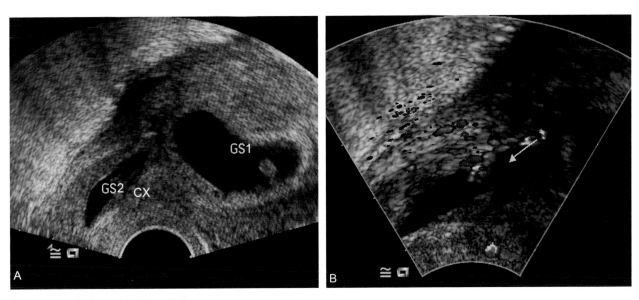

图 17-5-3　宫内妊娠合并宫颈妊娠

　　经阴道超声子宫矢状切面（图 A）显示宫腔内及宫颈（CX）管分别存在一妊娠囊回声，2 个妊娠囊内有胎芽回声。彩色多普勒（图 B）显示宫颈部血流分布增多。GS1. 妊娠囊 1；GS2. 妊娠囊 2

（李胜利　陈琮瑛　周朝辉　林　艳

胡春林　石慧莹　罗文娟）

第 18 章

胎盘、脐带与羊水异常

胎盘是胎儿生长发育最重要的支持器官，结构复杂而又奥妙。它是胎儿进行氧、二氧化碳以及营养物质交换的器官，还是多种激素和酶及前列腺素的合成场所。脐带是母体及胎儿气体交换、营养物质供应和代谢产物排出的重要通道。因此，任何胎盘、脐带的结构和功能异常均可能影响胎儿的正常生长发育。

超声是检查胎盘、脐带异常最常用的影像学方法，产前超声检查可发现很多胎盘、脐带异常，为临床提供重要的诊断和治疗依据。但仍有一些具有重要临床意义的异常，如胎盘早剥、胎盘植入等，即使是经验丰富、技术熟练的检查者也可能难以明确诊断。本章主要讲述正常胎盘、脐带的胚胎发育、解剖及胎盘、脐带疾病的超声诊断。

第一节　正常胎盘脐带的胚胎发育

一、胎盘的胚胎发育

胎盘是由胎儿的丛密绒毛膜和母体的底蜕膜共同组成的圆盘状结构，绒毛膜由滋养层和胚外中胚层组成。在胚泡植入后，滋养层细胞迅速增生并分化为内层的细胞滋养层和外层的合体滋养层，两层细胞在胚泡表面形成大量绒毛。胚胎发育至13～21周时，为绒毛膜分化最旺盛的时期。绒毛发育先后形成一级绒毛、二级绒毛、三级绒毛。这是形成胎盘的主要结构，此时滋养层和胚外中胚层已发育成完善的绒毛膜。随着妊娠的发展，继续形成许多小绒毛，同时绒毛干末端的细胞滋养层细胞增殖并穿出绒毛干末端伸底蜕膜组织，将绒毛干固定于蜕膜

上。与底蜕膜相接触部位的绒毛因营养丰富，数量逐渐增加，反复分支，形成丛密绒毛膜。

丛密绒毛膜是胎盘的胎儿部分，它与蜕膜一起构成胎盘。绒毛之间有充满血液的间隙，称绒毛间隙。绒毛间隙是在第 2 周时，由合体细胞滋养层内的腔隙衍化而来。在滋养层细胞的侵蚀过程中，子宫螺旋动脉和子宫静脉在妊娠 8 ～ 10 周开始遭到破坏，直接开口于绒毛间隙，故绒毛间隙内充满母体血液。但因为绒毛间隙壁上衬有合体细胞滋养层的细胞，故母体血液并不直接与蜕膜组织相接触，也不与胎儿血液相通。在绒毛侵蚀底蜕膜过程中，固定绒毛的滋养细胞与底蜕膜共同形成蜕膜板或称底板，相邻绒毛间隙之间残留下的楔形的底蜕膜形成胎盘隔，但这种分隔是不完全的，故相邻绒毛间隙中的血液可以相互沟通（图 18-1-1）。胎盘隔把胎盘的胎儿部分隔成15～25个不规则形状的胎盘小叶，每个小叶内都含有 1-4 干绒毛及其分支。在正常情况下，绒毛只深入到子宫内膜功能层深部，若底蜕膜发育不良时，滋养层细胞可能植入过深甚至进入子宫肌层，造成植入性胎盘。

二、脐带的胚胎发育

脐带的胚胎发育与羊膜的发生密切相关，当羊膜腔和卵黄囊形成后，由胚泡内细胞群来源的胚体中胚层填充于两腔与胚泡壁的滋养层细胞之间。胚体中胚层胚外体腔的出现，将胚体外的中胚层分为覆盖于羊膜腔和卵黄囊腔外侧的中胚层及覆盖于绒毛膜内侧的中胚层。胚外中胚层只在羊膜腔的基底侧连接胚和绒毛膜，这就是脐带的雏形。随着羊膜

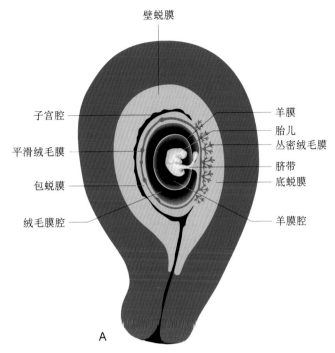

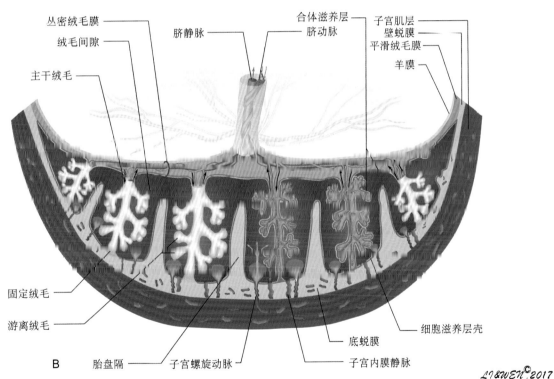

图 18-1-1 胎盘发育示意

A. 孕早期胎盘形成示意，表示妊娠囊种植在蜕膜内，胎盘由来自母体方面的蜕膜和胎儿方面的绒毛两部分组成；B. 成熟胎盘示意，成熟胎盘内血管极其丰富和具有灌注绒毛树的大量绒毛间隙

腔的增大，羊膜腔逐渐包围整个胚体。羊膜腔和卵黄囊腔之间的胚也开始弯曲和蜷曲，将卵黄囊分为胚体内部分和胚体外部分。与此同时，从胚尾端的卵黄囊演化出来尿囊结构，后者与胚的膀胱相连。

胚体外的卵黄囊和尿囊逐渐被推入脐带，受急速增大的羊膜腔的压迫，雏形脐带及其内部的卵黄囊和尿囊被挤压为条状结构，羊膜覆盖其表面。妊娠第3周时，胚血管开始进入脐带，分布卵黄囊和尿囊。

人类脐带血管来源于尿囊动静脉。尿囊动脉和静脉最终演变为脐动、静脉。分布于尿囊的动脉血管有 2 条，它们来源于胚的髂内动脉，血液经尿囊静脉回流入肝静脉（图 18-1-2）。

覆盖在脐带表面的羊膜与脐带紧密地粘连在一起，不易分开。脐带内包绕脐血管的结缔组织是由胚外中胚层起源的胶胨样组织，称为脐带胶质，可保护脐血管免于受压迫。

在整个孕期中，脐带长度与胎儿长度基本相同，足月胎儿脐带长 40～60 cm。

脐带直径通常 < 2 cm，脐带外观呈螺旋样，随着妊娠发展，逐渐增加到 40 个螺旋，且 75% 呈左向螺旋，有学者认为这种环绕有助于脐带抵抗外力对血管的压迫。也有学者认为脐带之所以形成螺旋

样结构，是由于脐血管比脐带长的缘故。

脐带内含有 2 根脐动脉和 1 根脐静脉。脐静脉将胎盘中含氧量较高、营养丰富的血液送入胎体；脐动脉将胚胎含氧较低、胎儿代谢产物的混合血注入胎盘与母血进行物质交换。

第二节　正常胎盘脐带的超声观察内容与诊断方法

由于胎盘也是随胚胎生长发育而发育的器官，故其超声声像亦随孕周发展而不同。超声观察的内容应包括胎盘所在位置、大小、数目、内部回声、成熟度、下缘与宫颈内口关系、胎盘脐带插入、胎盘后结构回声以及胎盘内多普勒血流情况等。通常

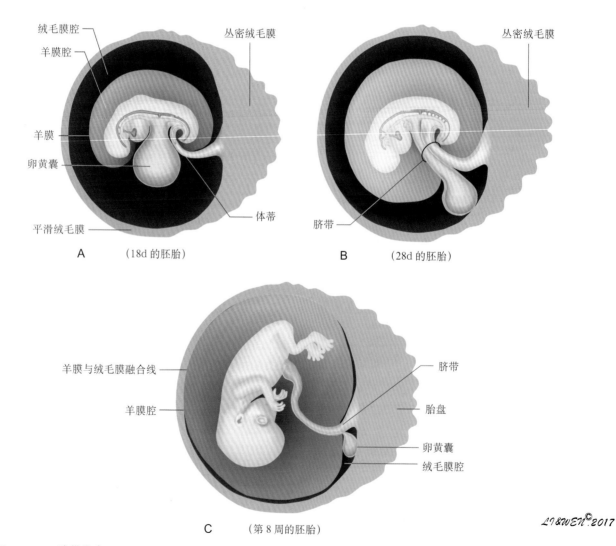

图 18-1-2　脐带发育

第 18 天至第 8 周的胚胎（图 A、B、C），当胚盘向腹侧卷折时，其背侧羊膜囊也快速生长并向胚胎腹侧包卷，随着羊膜囊不断地扩大将卵黄管、体蒂以及体蒂内的尿囊、尿囊壁上的尿囊动脉、尿囊静脉等挤压在一起并包被成一条圆柱状结构（脐带）

采用经腹部超声检查，对胎盘进行 360°的扫描和观察，对胎盘进行全面评价，特别应注意胎盘下缘与宫颈内口关系的评价，在评价胎盘下缘与宫颈内口的关系时，有时须经会阴和经阴道超声检查。

一、正常胎盘实质声像

1. 胎盘的二维超声表现　从妊娠 9 周开始，超声即能显示胎盘呈月牙状高回声围绕在孕囊周边（图 18-2-1A）。妊娠 12 周后胎盘已基本形成（图 18-2-1B），超声可显示清楚的胎盘轮廓，胎盘实质呈中等回声，回声细密而均匀，胎盘后方由蜕膜、子宫肌层、子宫血管（主要为子宫静脉）形成的"胎盘后复合体"呈混合回声（图 18-2-1C、D）。

2. 胎盘的彩色多普勒超声表现　母体血流能否进入绒毛间隙取决于子宫胎盘动脉和绒毛间隙的压力差，一般而言，胎盘床的螺旋动脉随着妊娠的进展发生微解剖变化，逐渐变为松弛的、扩张的子宫胎盘动脉。

在整个妊娠期均可用 Doppler 超声来评估胎盘血流。在妊娠 12～13 周时，彩色多普勒血流显像和彩色多普勒能量图均较易显示胎盘内绒毛间血流。在妊娠 16～18 周时，彩色多普勒血流显像在其低流速模式下能显示胎盘内小动脉。在孕晚期，彩色多普勒血流显像是胎盘内一个血流十分丰富的器官，胎盘后和胎盘内广泛分布的动脉血流均能清晰显示。许多病理情况可表现为胎盘内动脉的多普勒血流速度异常。

3. 胎盘分级　临床上通常用胎盘分级来估计胎盘功能和胎儿成熟情况。胎盘分级主要根据绒毛膜板、胎盘实质、基底膜三个部分的改变进行判断，详见正常妊娠。在 20 世纪 70 年代和 80 年代初对胎盘成熟度和肺成熟的相关性进行了广泛研究，有学者研究认为Ⅲ级胎盘（图 18-2-1E）与胎肺成熟存在 100% 的相关性，但也有研究认为胎盘分级和肺成熟度之间存在较大范围的假阳性（8%～42%）。因此，应了解胎盘分级与胎盘功能并非同义，在正常妊娠情况下，孕周、胎儿生长发育和胎盘成熟度三者以平行的速度进展，而在某些病理妊娠，如妊娠高血压综合征、胎儿宫内发育迟缓、妊娠合并糖尿病时，三者不相平行，表现在足月妊娠仍为Ⅰ级胎盘，同样在妊娠末期也仅有 20%～25% 的胎盘为Ⅲ级胎盘。

二、胎盘大小与形状

由于胎盘是一个主要的胎儿附属器官，它的大小可间接反映胎儿的健康和大小。正常胎盘厚度约为孕周 ±1.0cm，成熟胎盘通常不超过 4.0cm，但也有例外。在中期妊娠，胎盘体积被认为是预测胎儿异常的一个精确指标，但是测量方法较复杂，尚未被广泛接受。而测量胎盘厚度较容易，广泛应用于临床。胎盘形状也是产前超声观察的重要内容，正常胎盘呈圆盘状，中间厚，边缘薄，异常形状的胎盘可能引起严重的临床并发症，如副胎盘可能在第三产程不能排出，引起产后出血和感染，必要时须外科切除。膜状胎盘常常与产前出血、前置胎盘、早产有关。

三、胎盘位置

胎盘可附着在子宫壁的任何一处。了解胎盘的位置很重要，尤其在要进行一些侵袭性操作，如取胎血、胎儿血管内输注或羊膜腔穿刺等之前，对胎盘位置更应详细了解。在诊断前置胎盘和血管前置时，明确胎盘边缘与宫颈内口的关系很重要。妊娠 12 周后，超声可明确 99% 的胎盘位置，但母体肥胖、子宫肌瘤等子宫病变，多胎妊娠的后壁胎盘，则有时难以精确评估胎盘位置。在明确胎盘边缘与宫颈内口的关系时，应在中晚期检查，且膀胱超声检查应适度充盈膀胱，经会阴及经阴道扫查是评估胎盘边缘与宫颈内口关系的有效措施。

四、脐带的超声观察内容及方法

1. 脐带结构的观察　超声于妊娠 8 周可显示脐带，呈一直而且相当厚的低回声结构，二维超声难以显示其内部血管，彩色多普勒超声有助于显示（图 18-2-2）。整个孕期中脐带长度均与胎儿身长基本一致。超声不能精确确定脐带长度，只能通过观察羊水内脐带回声的多少和应用彩色多普勒血流显像来观察，对中孕早期的脐带长度进行粗略估计。总的来说，脐带所要观察的内容包括脐带内血管、有无脐带缠绕胎儿颈部、躯干和（或）肢体、脐带螺旋、脐带入口等。对于脐带异常的观察，彩色多普勒血流显像的优越性可得到充分体现。因此，疑脐带异常时，尽可能采用彩色多普勒血流显像进行检查。

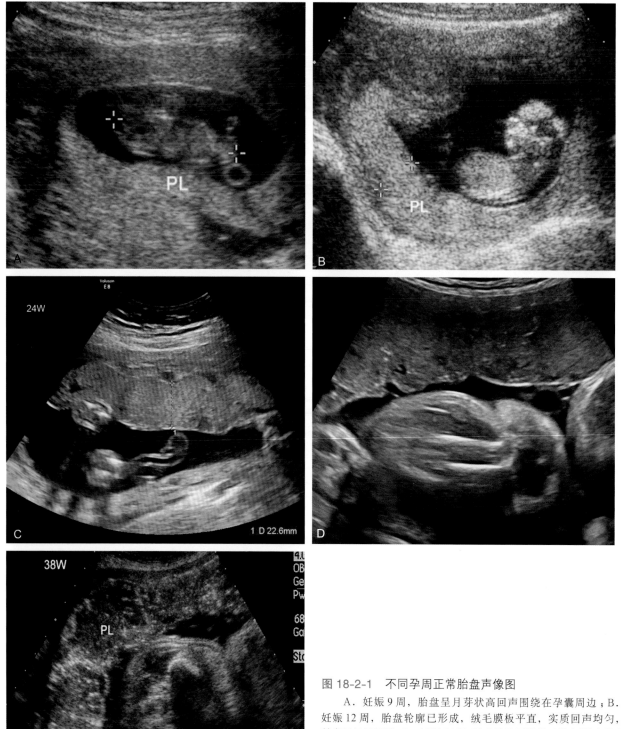

图 18-2-1　不同孕周正常胎盘声像图

　　A. 妊娠 9 周，胎盘呈月芽状高回声围绕在孕囊周边；B. 妊娠 12 周，胎盘轮廓已形成，绒毛膜板平直，实质回声均匀，基底层显示不清；C. 妊娠 24 周，胎盘随孕周增长而增大增厚（厚约 2.3 cm），绒毛膜板线清晰，但仍较平直，实质回声均匀；D. 妊娠 36 周，胎盘绒毛膜板线更清晰，呈一起伏强回声线，实质可见散在强回声点，基底层可见不连续的强回声点；E. 妊娠 38 周，胎盘小叶清楚可见，胎盘实质弥漫钙化强回声点。PL. 胎盘

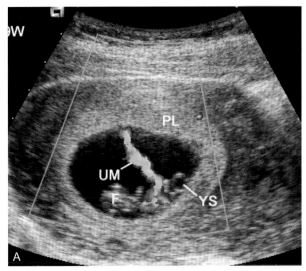

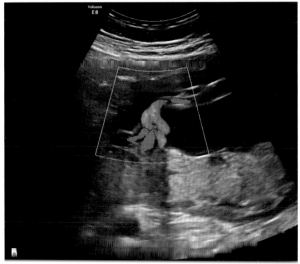

图 18-2-2 脐带彩色多普勒血流声像

A. 9 周脐带；B. 24 周脐带。UM. 脐带；YS. 卵黄囊；PL. 胎盘

2. 脐动脉血流动力学评估 在中晚期妊娠，可用脐动脉的多普勒血流参数来评估脐带胎盘循环。脐动脉的搏动指数（PI）、阻力指数（RI）及收缩期最大血流速度（S）与舒张末期血流速度（D）的比值均是用来反映"顺流"的胎盘血管阻力，正常情况下 S/D、RI、PI 是随孕周增大而降低的，有学者采用公式 $Y=6.18-0.11X$ 评价所测之参数（Y 为 S/D 比值，X 为孕周）。通常孕晚期 S/D 比值低于 2.5，异常的脐动脉多普勒血流参数常与 IUGR、先兆子痫、羊水过少有关，需要新生儿监护。

3. 脐带胎盘入口的观察 在胎盘位置上行系列纵切面及横切面扫查，位于侧壁者还可以行冠状切面扫查寻找胎盘脐带入口，在二维超声检查难以显示脐带胎盘入口的情况下，彩色多普勒血流显像重复上述切面有利于显示脐带胎盘入口。正常情况下，

脐带胎盘入口位于胎盘胎儿面，周边可见强回声胎盘实质，距离胎盘边缘 >2 cm。

4. 脐带腹壁入口的观察 在胎儿下腹部横切面上可较好地观察胎儿腹壁脐带入口，同时可以评价脐动脉脐带游离段与腹内段的关系。

第三节 胎盘大小和形状异常的超声诊断

一、胎盘大小异常

胎盘大小异常包括胎盘过小和胎盘过大。

1. 胎盘过小 通常指成熟胎盘厚度 < 2.5 cm，也有研究认为胎盘直径 < 10 cm 亦为胎盘小（图 18-3-1）。胎盘小与胎盘功能不良有关联。胎盘小常常是小龄胎儿的一个指标或生长发育迟缓的一个征兆。胎盘过小尚可见于其他情况，如染色体异常（图 18-3-1）、严重的宫内感染、孕前糖尿病、羊水过多（特别多）。

2. 胎盘过大 通常指成熟胎盘厚度 > 5 cm。过大的原因很多，胎盘厚通常分为两类：非均质型和均质型，前者通常见于水泡状胎块妊娠、三倍体、胎盘出血、间质发育不良等，后者见于糖尿病、贫血（图 18-3-2）、水肿、感染（绒毛炎）、非整倍体等。但须注意，若胎盘黏附宫腔壁面积小，可能引起胎盘增厚现象，但围绕母体子宫表面行 360° 扫查后则能清楚显示胎盘是否肥厚。当胎盘位于侧壁或宫底时，胎盘可绕过侧壁或宫底，子宫前后壁均有胎盘附着，这样，附于前壁的胎盘易显示，后壁部分胎盘则显示不良或困难，可能导致胎盘小的假象；或者前壁与后壁均附着胎盘，因重叠显示胎盘特别厚，故在测量此种位置的胎盘时，应注意扫查角度，采用声束垂直于胎盘表面的切面进行测量，以免造成胎盘肥厚或胎盘小的假象。

二、胎盘形状异常

胎盘形状异常包括副胎盘、膜状胎盘、轮状胎盘、叶状胎盘等。

（一）副胎盘

副胎盘（placenta succenturiata, accessory lobe）是指在离主胎盘的周边一段距离的胎膜内，有一个或数个胎盘小叶发育，副胎盘与主胎盘之间

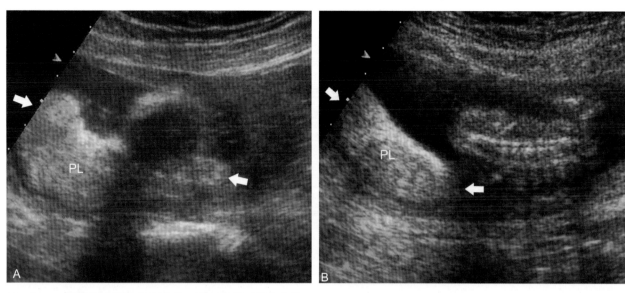

图 18-3-1　妊娠 28 周三倍体胎儿，胎盘附着面积小且薄

　　胎盘长轴切面（图 A）及横切面（图 B）显示胎盘附着面积小且薄，胎盘回声增强。箭头所示为胎盘边缘。PL. 胎盘

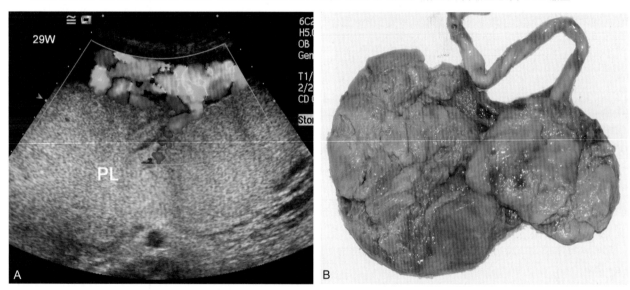

图 18-3-2　29 周珠蛋白生成障碍性贫血胎儿，胎盘明显增厚

　　胎盘长轴切面（图 A）显示胎盘（PL）明显增厚，回声增强。胎盘标本照片（图 B）显示胎盘明显水肿增厚

有胎儿来源的血管相连（图 18-3-3），此特点可与双胎中双胎盘或前后壁胎盘相互重叠等相鉴别。

　　副胎盘的发生率约 3%。

　　副胎盘较易发生胎盘梗死和帆状脐带附着，胎盘下段的帆状脐带附着和跨过宫颈内口到对侧的副胎盘均可能出现血管前置，在分娩过程中胎先露可能压迫主胎盘与副胎盘相连的血管或引起血管破裂，产生严重的并发症，胎儿失血，围生儿发病率增高。另一种情况是，在分娩时，主胎盘排出后，副胎盘可能残留于子宫腔内，随后，引起严重的产后大出血，因此副胎盘的产前诊断有重要临床意义。

　　【超声特征】

　　1. 二维超声显示在主胎盘之外有 1 个或几个与

胎盘回声相同的实性团块，360°扫查显示与主胎盘之间无任何胎盘组织相连（图 18-3-4）。

　　2. 脐带与主胎盘相连，彩色多普勒血流显像显示此实性团块与主胎盘之间有血管相连接，该血管走行于胎膜下，且血管多普勒频谱提示为胎儿血管。

　　3. 如果副胎盘与主胎盘分别位于宫颈内口的两侧时，应注意主胎盘与副胎盘间的相连血管是否跨越宫颈内口，确定有无血管前置。

　　【临床处理及预后】

　　不合并血管前置的副胎盘不影响分娩方式，但胎盘娩出后须仔细检查胎盘，以免副胎盘遗留在宫腔而发生产后出血、感染。合并血管前置的副胎盘的临床处理同血管前置。

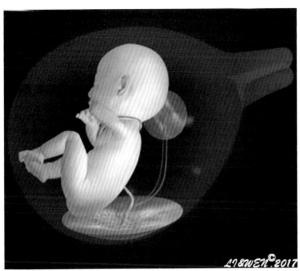

图 18-3-3　副胎盘模式

注意副胎盘与主胎盘之间有胎膜下血管相连

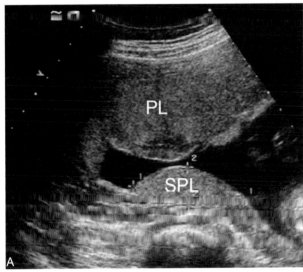

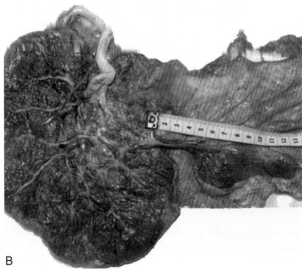

图 18-3-4　副胎盘

A．产前超声检查示距主胎盘（PL）以外可见副胎盘回声（SPL）；B．产后胎盘标本，距主胎盘 5cm 外可见一副胎盘，两者之间有血管相连

（二）膜状胎盘

膜状胎盘（placenta membranacea）是指功能性的绒毛几乎覆盖全部的胎膜，胎盘发育如薄膜状结构，占据整个绒毛膜的周边。大体检查，胎囊的周边几乎均被绒毛组织覆盖，由于胎盘娩出后，胎盘内血液流出，胎盘实质部分异常的薄，仅 1~2cm。

膜状胎盘的发生率约 1/3000。

膜状胎盘与前置胎盘及胎盘早剥的发生率增加有关。分娩后，胎盘可能不容易分离，似中央性前置胎盘样出血，出血不能得到有效控制时，子宫切除风险增加。

【超声特征】

1．胎盘覆盖范围极广，占宫腔壁 2/3 以上，超声显示几乎所有子宫壁表面均有胎盘组织覆盖（图 18-3-5）。

2．产前由于有大量的血液充盈，胎盘异常增厚，内部回声均匀，实时超声下可见血液缓慢流动，尤其在探头加压、放松时可出现血液"翻滚"表现，胎盘实质异常少，有时超声不能显示任何胎盘实质回声。

3．注意有无前置胎盘声像。

4．常导致胎儿生长受限，羊水过少等。

【临床处理及预后】

膜状胎盘常合并宫内发育迟缓，因此，产前应动态定期超声监测胎儿生长情况，一般 3~4 周超声检查 1 次。如宫内发育迟缓发生于妊娠 34 周前，应进

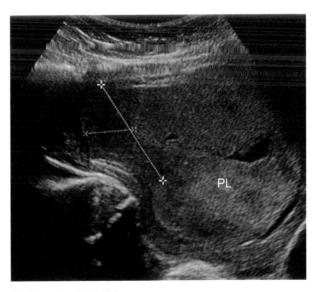

图 18-3-5　膜状胎盘

产前超声检查示胎盘（PL）占宫腔壁 2/3 以上，旁矢状切面上胎盘覆盖所有宫壁。仅见极少量胎盘实质（++ 之间）

行胎儿生物物理评分及脐动脉多普勒监测，同时胎心监护。如果发生在近足月，应积极建议终止妊娠。

膜状胎盘易发生前置胎盘，引起严重出血。

（三）轮状胎盘

轮状胎盘（circumvallate）是指胎盘绒毛膜板外缘不位于胎盘边缘，而是位于胎盘胎儿面距离胎盘边缘一定距离，并在该处形成突向羊膜腔的膜状突起（图 18-3-6）。

轮状胎盘的发生率为 1.0%~8.0%。

卷起增厚的羊膜绒毛组织常合并胎盘出血和梗死。轮状胎盘分为完全型（形成一完整的胎盘组织环）与部分型（形成不完整的胎盘组织环）两类。

【超声特征】

1. 轮状胎盘的特征性声像改变为胎盘边缘一定距离的胎儿面可见呈环状或片状回声突向羊膜腔（图 18-3-7 至图 18-3-10），内部回声与胎盘实质回声相似，有出血或梗死者，内部可出现无回声或低回声区。

2. 探头对胎盘做放射状扫查，即对胎盘边缘做360°扫查观察，有利于评估轮状胎盘的程度。有些

情况下，如后壁胎盘，由于胎体的影响，可能不能显示而漏诊。

3. 轮状胎盘的产前超声诊断符合率较低，有研究报道利用 12 个切面（切面与切面间相隔 30°）对胎盘边缘进行时钟式扫查，诊断者的 ROC 曲线下面积也只有 0.39~0.58。

4. 胎盘三维超声表面成像能更直观地显示胎盘边缘呈环状向羊膜腔突出（图 18-3-7C、图 18-3-9B）。

5. 需与宫腔内粘连带、羊膜带、纵隔子宫相鉴别。宫腔内粘连带一般有宫腔内手术史及宫腔内感染史，二维声像图上可见带状回声连接于子宫前后壁或左右壁，可不与胎盘相连，也不与胎儿结构相连（图 18-3-10A），早孕期或中孕早期 CDFI 检查带状回声内可见血流信号。羊膜带常为多个带状回声，且与胎儿结构相连，常引起胎儿结构缺陷。纵隔子宫，常为不全纵隔子宫，二维声像图上可见带状低回声自宫底向宫腔中部延伸，且带状回声与子宫肌层相连续，越近宫底越厚，越近宫腔越薄，在宫底将宫腔分为左、右各一，胎盘可贴附其上（图

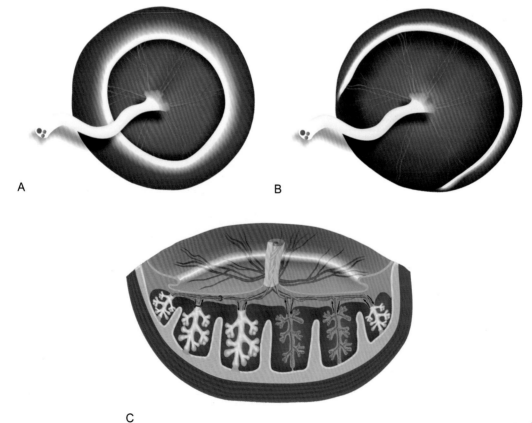

图 18-3-6　轮状胎盘

A. 完全型轮状胎盘；B. 部分型轮状胎盘；C. 轮状胎盘的胎盘剖面

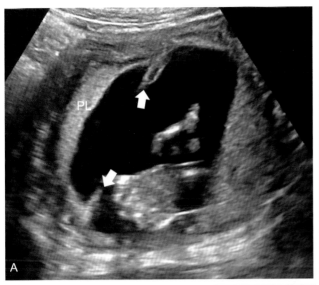

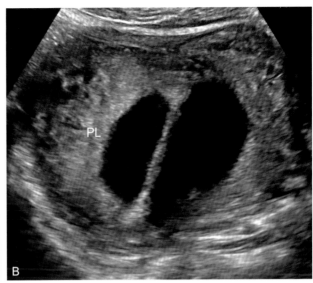

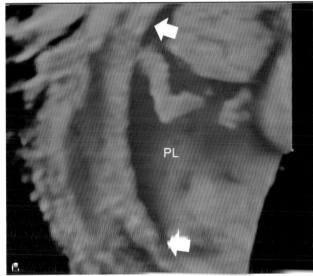

图 18-3-7　12 周的轮状胎盘

A. 产前超声显示胎盘绒毛膜板及基底板的汇合点不在胎盘边缘，而是向心性地移动至距离胎盘 (PL) 边缘一定距离的胎儿面，并在该处形成片状突起突向羊膜腔 (箭头所示)；B. 探头........胎盘上..血管的片状突起相连在一起，呈......状回声；C. 胎盘三维超声......胎盘以......呈环状向羊膜腔突出

18-3-10B)，也可不附其上。

【临床处理及预后】

部分型轮状胎盘不引起任何胎儿异常，完全型轮状胎盘与胎盘早剥、早产、IUGR、围生儿死亡率增高有关。

(四) 叶状胎盘

叶状胎盘 (lobed placenta) 是由于受精卵着床后底蜕膜血管分布不均，呈局灶状分布，部分供应不足，只有血供丰富部位的底蜕膜才有叶状绒毛生长，而乏血供区绒毛萎缩，从而使胎盘形态呈多叶状。其他引起叶状胎盘的原因还有受精卵着床于有平滑肌瘤的部位或有手术瘢痕的部位或子宫角部或子宫下段内口处等。

叶状胎盘以双叶为多见，发生率为 2%～8%。双叶胎盘 (bilobed placneta) 两叶几乎等大，两叶胎盘被胎膜分开一段距离 (图 18-3-11)，脐带入口可位于其中一叶或帆状附着位于两叶间的胎膜上，其中以帆状附着于两叶间的胎膜上为多见。叶状胎盘常合并血管前置。

【超声特征】

双叶胎盘二维声像图上可见 2 个胎盘回声，两者几乎等大 (图 18-3-11)，脐带胎盘入口位于两叶之间或位于胎盘某一叶上，彩色多普勒血流显像有利于寻找脐带入口及发现胎膜下血管，频谱多普勒可鉴别胎膜下血管是否为胎儿血管。

发现双叶胎盘时，需警惕血管前置的发生，应详细检查子宫颈内口。

【临床处理及预后】

合并血管前置的叶状胎盘临床处理同血管前置。不合并血管前置的叶状胎盘不影响分娩方式，但应特别注意胎盘娩出后须详细检查胎盘，以免造

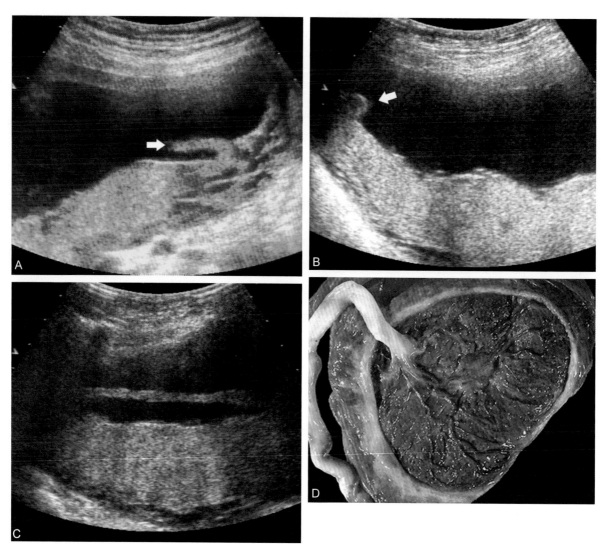

图 18-3-8　24 周的轮状胎盘

　　产前超声显示胎盘绒毛膜板及基底板的汇合点不在胎盘边缘，而是在胎盘边缘形成片状突起突向羊膜腔（箭头所示）（图 A、B）；探头声束平面向胎盘边缘平移时，胎盘边缘的片状突起相连在一起，呈一条带状回声（图 C）；轮状胎盘标本照片（图 D）

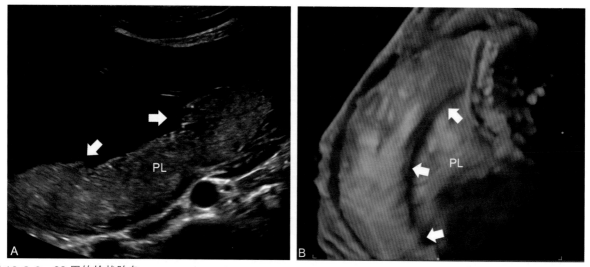

图 18-3-9　23 周的轮状胎盘

　　A. 产前超声显示胎盘绒毛膜板及基底板的汇合点不在胎盘边缘，而是向心性地移动至距离胎盘边缘（PL）一定距离的胎儿面，并在该处形成较厚片状突起突向羊膜腔（箭头所示）；B. 胎盘三维超声表面成像显示胎盘边缘呈较厚的环状结构向羊膜腔突出

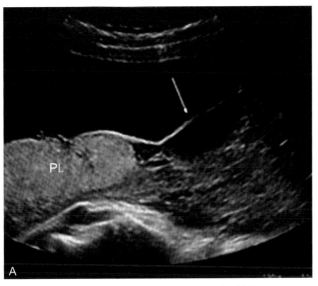

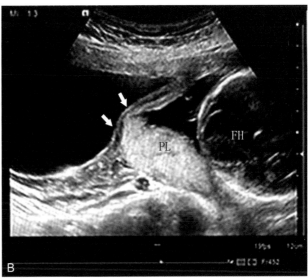

图 18-3-10　宫腔粘连带与不全纵隔子宫合并妊娠

A. 宫腔粘连带，产前超声显示宫腔内一强回声带（箭头所示）连于胎盘边缘与宫壁；B. 不全纵隔子宫合并妊娠，自宫底突向宫腔内的较厚低回声带（箭头所示），该带状结构与宫底部子宫肌层相延续，将宫底部宫腔分隔成左右两个腔，胎头（FH）主要位于左侧宫腔，胎盘主要附着于左侧宫壁，部分附着于纵隔上。左右宫腔呈带状分隔下为相通。PL. 胎盘

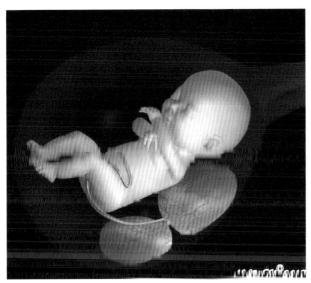

图 18-3-11　双叶胎盘

成胎盘滞留而发生产后出血、感染。

第四节　胎盘实质异常、胎盘前置、血管前置、胎盘植入、胎盘早剥的超声诊断

一、胎盘钙化

胎盘钙化表现为胎盘实质内强回声点，它是进行胎盘分级判断胎盘成熟度的一个指标。通常认为胎盘内出现钙化强回声，提示胎盘已经成熟，但也有很多钙化胎盘并未增加胎儿、母体发病的危险（图

18-4-1）。多数学者认为胎盘早熟和加速钙化有两个主要原因，孕妇吸烟与应用某些药物，如肝素或阿司匹林。

二、局部无回声、低回声病灶

妊娠 25 周后，超声显示胎盘内局灶性囊性或无回声灶常常代表胎盘的局部发育异常病灶，如绒毛膜下纤维蛋白沉积、绒毛周围纤维蛋白、母体血流受阻、胎盘梗死、胎儿动脉血栓、巨大绒毛膜下血栓、胎盘后血肿、绒毛下或边缘血肿、绒毛间血栓、蜕膜间隔囊肿等，超声不能根据其内部回声特征区别，根据病灶所在部位、形态特征有一定帮助（表 18-4-1，图 18-4-2）。由于其病理改变不同，临床意义也不同。一般而言仅广泛的绒毛周围纤维蛋白沉积、母体血流受阻、大的胎盘后血肿才可能有重要临床意义。邻近蜕膜的较大无回声灶也值得关注，因为它可能是母体或胎儿血流紊乱所形成的病灶或血栓形成或血肿等。

因母体血流梗阻的病灶超声上通常不能显示，除非并发出血，且范围较广泛，累及胎盘 30%～40%，影响胎盘功能时才能显示。然而，如果很明显（直径＞2～3cm）或多个（5个以上）的胎盘内无回声灶可能与 Rh 血型不合或母体血清 AFP 升高有关。

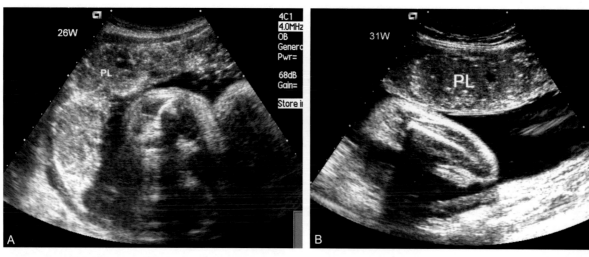

图 18-4-1　胎盘钙化

A. 26 周胎儿，ABO 血型不合，胎盘内散在钙化强回声点，足月顺产一正常胎儿；B. 31 周胎儿，胎盘内广泛钙化，并出现胎盘小叶，足月顺产一正常胎儿。PL. 胎盘

表 18-4-1　局灶性囊性 / 低回声区的鉴别

病理类型	回声特征	发生率	部　位	临床意义
绒毛周围纤维蛋白沉积	无回声	20% ~ 25%	胎盘周边区域或边缘角部	无
绒毛膜下纤维蛋白沉积	无回声或低回声	20%	绒毛膜下或胎盘的胎儿面	无
母体血流梗阻	无回声	0.1% ~ 0.5%	胎盘基底部	胎儿死亡、早产、IUGR
胎盘梗死	超声通常不能显示，并发出血时能显示，声像复杂	不详	常见于胎盘的周边部位	如梗死面积 > 30% 胎盘面积，则可能出现 IUGR、早产、甚至胎儿死亡
巨大绒毛膜下血栓	混合回声	0.5%	绒毛膜下，范围广乏	有争议，可能与早产和自发性流产有关
胎盘后血肿或底蜕膜血肿	回声复杂，依距出血时间不同而不同	5%，子痫患者更高	子宫壁与胎盘基底部	较大血肿或梗死可能导致胎盘功能不全
绒毛膜下或边缘血肿	无回声	2%	子宫较低位置或子宫下段的胎盘内一侧边缘	可能与流产、早产有关
绒毛间血栓	内部无回声，周边回声强	30% ~ 40%	胎盘绒毛间	可能与母体 - 胎儿 Rh 血型不和及母体血清 AFP 升高有关
蜕膜间隔囊肿	无回声	20%	邻近绒毛膜下区的胎盘间隔内	无重要临床意义

三、胎盘肿瘤

（一）胎盘血管瘤

　　胎盘血管瘤（placenta hemangioma）又称胎盘绒毛膜血管瘤，是一种原发性良性非滋养层肿瘤，较少见。病理检查发现肿瘤多生长在胎盘表面，较少生长在胎盘实质内。肿瘤大小不一，小者产前容易漏诊，亦无并发症。大者（通常指肿瘤直径 >5 cm）可产生一些母儿并发症，而且血管瘤越大，越接近脐带胎盘入口处，其产生并发症的危险性越大。常见并发症为羊水过多、妊娠高血压综合征、低体重儿、早产，其他少见的胎儿并发症有胎儿非免疫性水肿、胎儿宫内窘迫、死胎。也有胎盘血管瘤合并先兆子痫、产前母体血清 AFP 升高的报道。

【超声特征】

1. 肿瘤为边界清楚的圆形或类圆形肿块（图

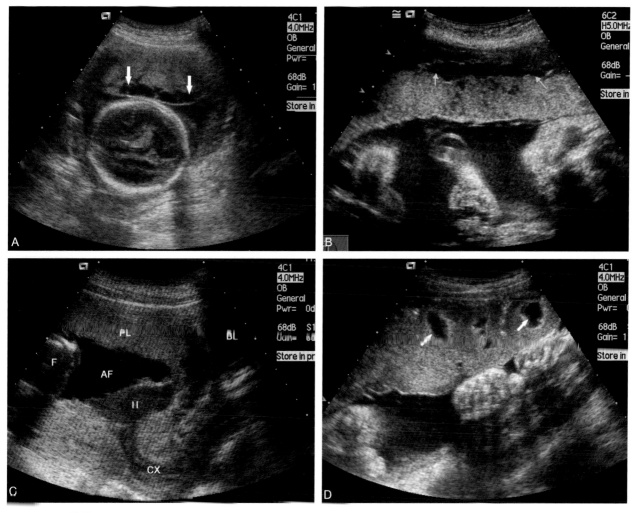

图 10-12 胎盘大回声改变时回声病灶
A. 胎盘绒毛膜下纤维蛋白沉积（箭头所示），无回声区位于胎盘板下膜下；B. 基底板纤维蛋白沉积（箭头所示），低回声区位于胎盘基底部；C. 绒毛膜下或边缘血肿，低或无回声病灶位于胎盘边缘部及绒毛膜下；D. 绒毛间血栓（箭头所示）无回声灶位于胎盘内部绒毛间，无回声周边的强回声环为受挤压的绒毛。AF. 羊水；PL. 胎盘；F. 胎儿；BL. 膀胱；CX. 宫颈

10-4 3)，位置常部近脐带入口，靠绒毛膜表面，内部回声以低回声或蜂窝状无回声较多见，强回声较少见，后者可能与肿瘤内部既往发生过出血、梗死、纤维化等病理变化有关。

2. 肿块较大者常合并羊水过多及胎儿宫内发育迟缓。

3. 注意观察有无胎儿其他并发症，如胎儿水肿、胎儿宫内窘迫。彩色多普勒超声测量脐动脉血流各参数对评价有无胎儿宫内窘迫很有用。

4. 肿瘤内部血流较丰富，彩色多普勒可显示肿瘤内有高速或低速血流。注意与血肿、绒毛膜下纤维蛋白沉积、部分性葡萄胎、肌瘤变性及胎盘畸胎瘤等相鉴别。

5. 如果肿块直径接近5cm，即使无母胎并发症的有关异常超声表现，也应行系列超声检查追踪观察，一般2~3周复查1次。

【临床处理及预后】

胎盘血管瘤是一种良性肿瘤，一般不伴胎儿结构畸形，预后较好。肿瘤直径 > 5cm 者，易发生母胎并发症，尤其肿瘤接近脐带胎盘入口处时，母胎并发症更易发生，产前应每2~3周对肿瘤及胎儿观察1次，加强胎儿监护。

（二）胎盘畸胎瘤

胎盘畸胎瘤（placenta teratoma）是一种罕见的非滋养细胞来源胎盘肿瘤，1925年Morville进行了首例报道，至今文献报道20余例，且均为良性畸胎瘤。其性质属生殖细胞起源还是双胎之一不成形畸胎，尚存在争论。

胎盘畸胎瘤位于羊膜与绒毛膜间，与胎盘呈蒂状相连，蒂部可见血管结构。肿瘤表面可为较成形的皮肤组织，内部包含多种成分组织，如毛发、骨骼、

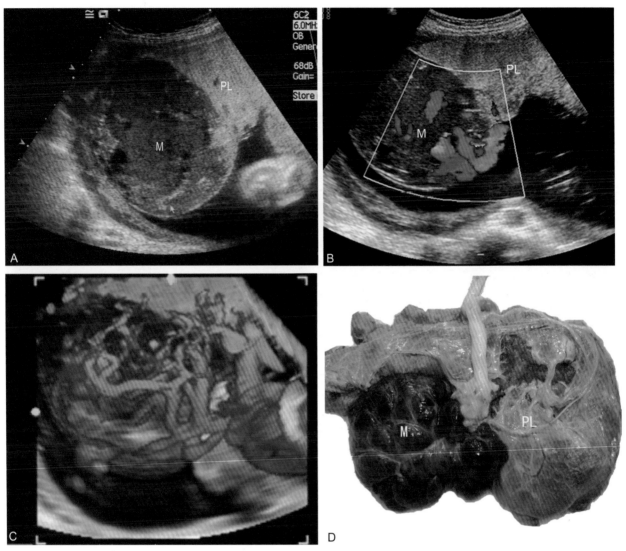

图 18-4-3　胎盘血管瘤

A. 产前超声检查示胎盘 (PL) 实质内可见一边界清楚的圆形肿块，并向羊膜腔突出，内部回声不均，以低回声为主；B. CDFI 检查该肿块内血流信号较正常胎盘组织丰富；C. 三维超声血管能量成像示肿块内血管分布明显增多、密集；D. 胎儿出现明显心力衰竭、水肿，产后胎盘标本示肿块 (M) 边界清晰，约占胎盘体积的 1/3

脂肪等。

【超声特征】

1．形态规则，呈类圆形或椭圆形，边界清晰，内回声混杂，为囊实性混合性肿块，40% 有钙化，肿块内常有强回声团伴声影，有时可见骨骼回声。

2．具有畸胎瘤的常见声像特征，如有毛发油脂形成的发团征、垂柳征、杂乱结构征等。

3．彩色多普勒显示大多数包块内部无血流信号，但蒂部可见营养血管。

4．已报道的畸胎瘤大小为 2～11 cm。

5．需与无心畸胎相鉴别，鉴别要点是无心畸胎有脐带与之相连，且脐带内血管在胎膜下与供血胎儿脐带血管相延续，血流方向与正常胎儿脐带内血流方向相反。而胎盘畸胎瘤不能发现上述特征。

【临床处理及预后】

胎盘畸胎瘤是胎盘良性肿瘤，不伴发胎儿结构畸形，预后较佳。肿瘤较大者可压迫胎儿，导致胎儿窒息。因此，对较大的胎盘畸胎瘤，产前及产时需加强胎儿监护。

四、前置胎盘

胎盘在正常情况下附着于子宫体部的后壁、前壁或侧壁。临床上通常将妊娠 28 周后胎盘附着于子宫下段，甚至胎盘下缘达到或覆盖宫颈内口，其位置低于胎儿先露者，称前置胎盘 (placenta previa)。前置胎盘是妊娠期出血的主要原因，处理不当可危及母儿生命。国内外文献报道，在所有妊娠中，晚期前置胎盘的发生率为0.5%~1%，在高龄孕妇及多胎妊娠中以及既往有剖宫产或流产史者，其发生率则明显增高。

前置胎盘与下列因素有关：①多产、多次人流术、多次刮宫术及子宫内膜炎引起的子宫内膜病变与损伤；②膜状胎盘、多胎妊娠及羊水过多等引起的胎盘面积过大；③副胎盘及假胎盘等胎盘异常；④滋养层发育迟缓。

前置胎盘的分类，通常根据胎盘下缘与宫颈内口的关系来定（图18-4-4）。完全性前置胎盘指宫颈内口完全被胎盘组织覆盖。边缘性或部分性前置胎盘，指胎盘组织达到宫颈内口边缘或覆盖部分宫颈内口，低置胎盘指胎盘下缘在距宫颈内口2cm以内，但是未覆盖宫颈内口任何部位。

值得注意的是胎盘下缘与宫颈内口的关系，随诊断时期不同而有变化，分类可随之改变。临产前的完全性前置胎盘，于临产后因宫颈内口扩张可变为部分性前置胎盘。因此，前置胎盘应以最后一次超声检查结果为准。

【超声特征】

1．扫查途径可经腹部、经阴道或会阴。经阴道超声由于其分辨率高以及离宫颈内口近，图像质量好，可准确地诊断前置胎盘。有研究报道经腹超声相对经阴道超声有25%的前置胎盘是不正确或模棱两可的。如果无阴道壁水肿、胎膜早破，即使存在少量阴道出血，行阴道超声检查也无明显禁忌，但是应让操作轻柔和预防感染，不要将探头一开始即推过宫颈或宫腔，而是先将探头插入阴道中段，如能获得满意宫颈内口和胎盘下缘图像，就不必再推进探头。如果存在阴道壁水肿、胎膜早破、阴道炎及阴道出血较多等情况，采取经会阴超声检查，可避免胎头颅骨声影的干扰，较好地显示胎盘下缘与宫颈内口的关系，较经腹部超声更准确地诊断前置胎盘。

2．完全性前置胎盘，经腹部超声即可显示胎盘实质完全覆盖宫颈内口（图18-4-5A）。

3．边缘性或部分性前置胎盘，显示胎盘下缘达到或覆盖部分宫颈内口（图18-4-5B），但超声常难以明确区分，尤其在无宫颈扩张的情况下，由于这个原因，有研究者将上述两种类型统称不完全性前置胎盘，且应描述胎盘边缘到宫颈内口的确切距离。

4．低置胎盘，胎盘下缘距离宫颈内口2cm以内（图18-4-5C）。

5．经腹部超声常显示胎先露与骶骨岬距离及先露与膀胱壁之间距离增大（>1.6cm）。

6．超声诊断前置胎盘的阳性率随孕周增大而不同。国外有研究报道，在早期妊娠，前置胎盘的发生率为5%~30%，晚期妊娠通常降至0.3%~0.6%。这种前置胎盘发生率的差异是由于胎盘迁移所致。King 等通过系列超声检查发现由于子宫上、中、下段的伸长速度不同，下段伸长的速度对于胎盘迁移现象的解释更显重要，因下段狭部明显伸长变薄，使早中期妊娠的"前置胎盘"在晚期妊娠变为正常位置的胎盘，就好像胎盘"移行"到了子宫较高部位。总的来说，低置或"潜在"的前置胎盘在中期妊娠很常见，但仅少数持续存在至晚期妊娠（1%~5%）。因此，许多学者认为在中期妊娠超声检查发现无临床症状的前置胎盘称为胎盘前置状态（图18-4-6）较合适。

超声诊断注意事项及技巧

1．在膀胱过度充盈的情况下，子宫下段受膀胱压迫，前后壁贴近，造成宫颈内口上移假象，出现前置胎盘假阳性（图18-4-7）。应在排尿后适度充盈膀胱的状态下再检查可减少这种假阳性发生。

2．侧壁胎盘易产生前置胎盘的假阳性，如子宫旁矢状切面，易将侧壁胎盘误诊为中央性前置胎盘，此时采取经过宫颈内口的正中矢状切面可避免此假阳性诊断。

3．子宫下段局限性收缩使该处肌壁明显增厚和向羊膜腔突出，易产生宫颈内口上移假象，或将收

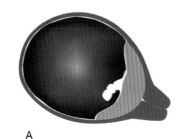
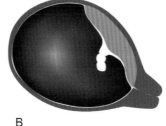
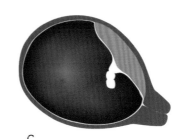

图18-4-4 前置胎盘类型

A 完全性前置胎盘；B. 边缘性或部分性前置胎盘；C. 低置胎盘

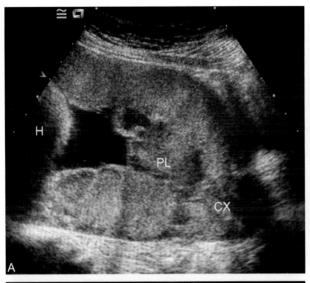

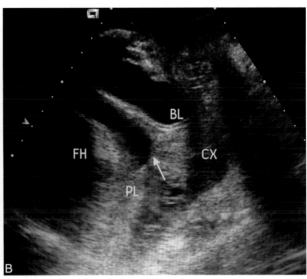

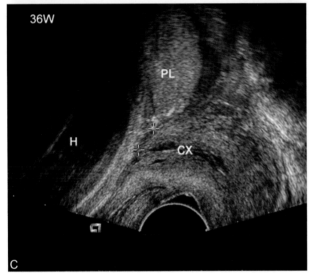

图 18-4-5　不同类型前置胎盘超声表现

A. 完全性前置胎盘，经腹超声检查宫颈（CX）矢状切面示胎盘（PL）主要附着于子宫后壁，部分胎盘回声越过宫颈内口达子宫前壁；B. 边缘性前置胎盘，经会阴超声检查宫颈（CX）矢状切面示胎盘（PL）附着于子宫后壁，胎盘下缘达子宫内口（箭头所示）但未覆盖；C. 低置胎盘，经阴道超声检查宫颈矢状切面示胎盘附着于子宫后壁，与宫颈内口距离 < 2cm

回声进行仔细比较，或间隔 30min 待子宫收缩波消失后再次检查来确定。

4. 胎盘附着在子宫后壁，因胎先露部遮住胎盘回声，经腹部超声不能充分显示胎盘与宫颈内口的关系，容易漏诊前置胎盘。此时应将孕妇臀部垫高，在腹部用手向上轻推胎先露，使后壁胎盘在羊水的衬托下显示清楚，或采取经会阴或经阴道超声扫查以免漏诊。

总之前置胎盘的正确诊断要求了解宫颈内口与胎盘的关系，有必要在膀胱适当充盈状态下进行检查，或采取经会阴及经阴道仔细扫查，来确诊前置胎盘。只要选择合适的方法和条件，超声诊断前置胎盘是目前最可靠的方法，诊断正确率可达 95% 以上。

【临床处理及预后】

前置胎盘在妊娠晚期易发生产前出血，胎儿窘迫，早产，可引起围生儿死亡、产妇休克、羊水栓塞等。由于子宫下段蜕膜发育较差，位于子宫下段的前置

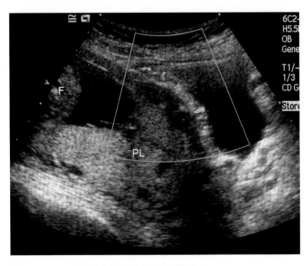

图 18-4-6　妊娠 22 周胎盘前置状态

缩增厚肌壁误认为胎盘实质回声，从而产生前置胎盘假阳性诊断（图 18-4-8）。应注意观察该回声是否与胎盘下缘实质回声相延续，并将其与胎盘实质

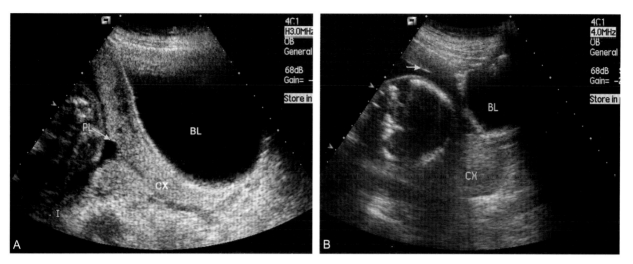

图 18-4-7 膀胱充盈造成低置胎盘假象

A. 膀胱过度充盈，子宫下段肌壁受压迫拉伸造成低置胎盘假象；B. 排尿后检查显示胎盘下缘（箭头所示）远离宫颈内口。BL. 膀胱；CX. 宫颈；PL. 胎盘

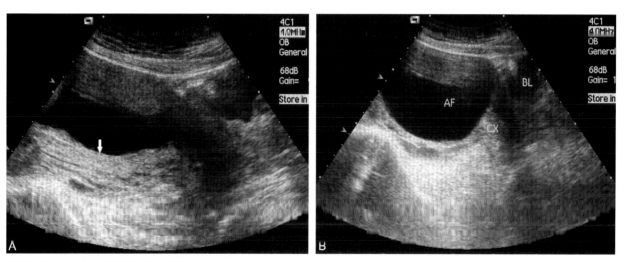

图 18-4-8 子宫肌壁收缩造成低置胎盘假象

A. 子宫下段肌壁收缩增厚易误认为胎盘（箭头所示），造成前置胎盘假象；B. 子宫肌壁收缩波消失后，即可清晰显示子宫肌壁回声，明确排除前置胎盘。CX. 宫颈；BL. 膀胱；AF. 羊水

胎盘易发生胎盘植入，使产后胎盘剥离不全而发生产后大出血。另外前置胎盘的剥离面接近宫颈外口，细菌易侵入胎盘剥离面，加上孕妇贫血、体质虚弱，容易发生感染。产前超声明确诊断，加强对孕妇的管理和宣教，做出周密的产前计划，上述重大并发症可大大减少。

五、血管前置

血管前置（vasa previa）指脐带血管走行于胎膜下，位于胎儿先露前方并跨越宫颈内口或接近宫颈内口，是绒毛的异常发育所致。根据胎盘的形状，血管前置分为两型：Ⅰ型为胎盘形状正常伴发

血管前置，如帆状胎盘合并血管前置，Ⅱ型为胎盘形状异常伴发的血管前置，如副胎盘合并血管前置、分叶胎盘合并血管前置。血管前置发生率低，为 0.1‰~0.8‰。血管前置的确切病因目前尚不清楚。临床研究表明帆状胎盘、低置胎盘、副胎盘、双叶胎盘、多叶胎盘、多胎妊娠等是高危因素。前置的胎膜血管对创伤极敏感，尤其在胎膜破裂时，其内部血管亦发生破裂，导致严重胎儿出血和失血性贫血，一旦发生可引起高达 75% 的围生儿死亡，因此，有学者认为血管前置是胎儿潜在的灾难，其产前诊断极其重要。

血管前置的主要临床表现是妊娠晚期出现鲜红的阴道出血，且流出的血液由纯粹的胎儿血组

成，常见于破膜以后即刻发生的出血。因胎盘早剥和胎盘前置是晚期阴道出血的两大原因，临床上往往首先怀疑出血由该两原因所致。以下方法可协助诊断母体阴道血是胎儿血：涂片做瑞氏染色时显微镜下找到胎儿有核红细胞；取血标本行血红蛋白电泳，发现血红蛋白 F 提示羊水中混有胎儿血；Apt-Downey 试验：在标本中加入氢氧化钠，仍为红色；克 - 贝（Kleihauer-Betke）试验：在标本中加入弱酸并做特殊染色后涂片镜检，胎儿红细胞则保持不变呈现红色。

脐带胎盘入口的检查方法：在胎盘位置上行系列纵切面及横切面扫查，位于侧壁还可以行冠状切面扫查，如二维超声显示欠满意，可用彩色多普勒血流显像（CDFI）重复上述切面。宫颈内口超声检查方法：经腹、经会阴及经阴道超声检查法。经腹超声检查是常规检查方法，对经腹超声检查孕妇可适度充盈膀胱，探头置于孕妇耻骨联合上方获取宫颈矢状切面显示宫颈及宫颈内口，同时行 CDFI 检查；经腹超声检查常因胎儿先露部位遮挡而显示不清，特别是晚孕期，如果显示不满意或发现异常时，则加用经会阴超声或阴道超声检查。经会阴超声检查方法：探头用无菌手套包裹并置于会阴部，探头长轴与人体中轴线平行，也可根据孕期子宫位置适当左旋或右旋，声束平面可向前、后、左、右偏斜，直至显示清晰的宫颈管线及宫颈内、外口。经阴道超声检查方法：阴道探头套上无菌手套后送至阴道中上部至阴道前穹窿处，并清楚显示宫颈管及宫颈内、外口，检查时动作要轻柔，尽量避免触及宫颈导致宫缩或出血。

【超声特征】

1．二维超声显示位于宫颈内口处的血管横切面呈多个圆形无回声，血管表面无脐带胶质包裹，血管缺乏螺旋，纵切面呈长条形无回声。位置固定不变。

2．胎盘帆状脐带入口，超声显示脐带胎盘入口处不在胎盘，而在距胎盘有一定距离的胎膜，脐血管进入胎膜后在胎膜下行走一定距离后进入胎盘实质内。如果超声显示胎盘帆状脐带入口位于子宫下段，则应警惕有无血管前置，注意这些扇形分布的胎膜血管是否跨越宫颈内口（图 18-4-9）。

3．从主胎盘越过宫颈内口到对侧的副胎盘，由于副胎盘与主胎盘之间有胎膜血管相连，这些胎膜血管有可能位于宫颈内口上方，成为血管前置（图 18-4-10）。

4．叶状胎盘两叶分别位于宫颈内口两侧时，须高度警惕血管前置的发生（图 18-4-11）。

5．边缘性脐带入口也可合并部分脐血管帆状附着，走行于胎膜下，如果接近宫颈内口需高度警惕合并脐血管帆状附着并血管前置的可能（图 18-4-12）。

6．频谱多普勒或彩色多普勒对诊断血管前置极其有用，当疑宫颈内口有胎膜脐带血管时，彩色多普勒超声不仅可直接显示呈扇形分布帆状脐带入口的胎膜血管或连接主副胎盘之间的胎膜血管，而且可获得典型的胎儿脐动脉血流频谱，故彩色多普勒与频谱多普勒超声可明确诊断血管前置。

7．经阴道和经会阴超声扫查对显示覆盖在宫颈内口的血管较经腹部扫查更敏感。

8．血管前置偶尔与绒毛膜下出血有关。出现绒毛膜下血肿时，超声表现主要为覆盖宫颈内口的血肿，血管前置被血肿覆盖而不明显，此时可在血肿吸收以后反复多次超声检查，有可能发现前置血管。

诊断注意事项：

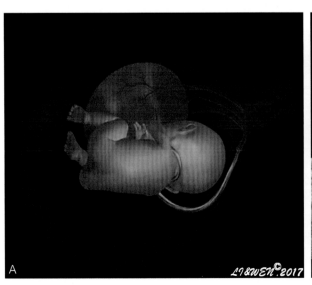

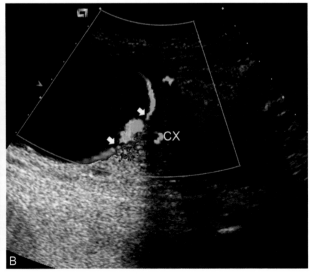

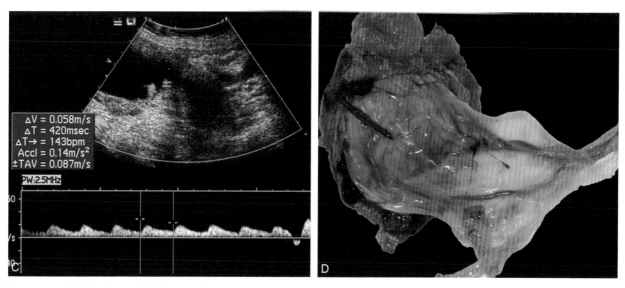

图 18-4-9 帆状胎盘并血管前置（Ⅰ型）

A. 帆状胎盘并血管前置示意；B. 产前超声彩色多普勒血流显像显示跨越宫颈内口条状血流信号（箭头所示）；C. 脉冲多普勒超声检查为脐动脉血流，心率为143次/min；D. 胎盘标本图示胎盘脐带入口位于胎膜下，脐带血管走行于胎膜下，无血管螺旋。CX. 宫颈

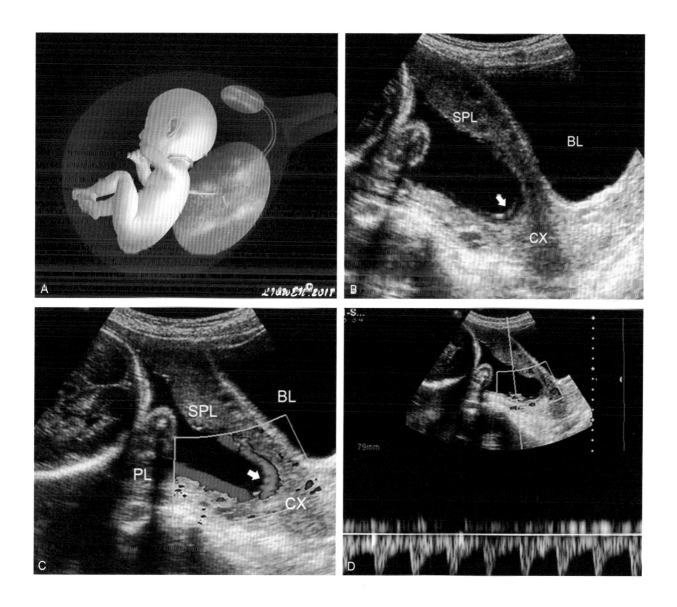

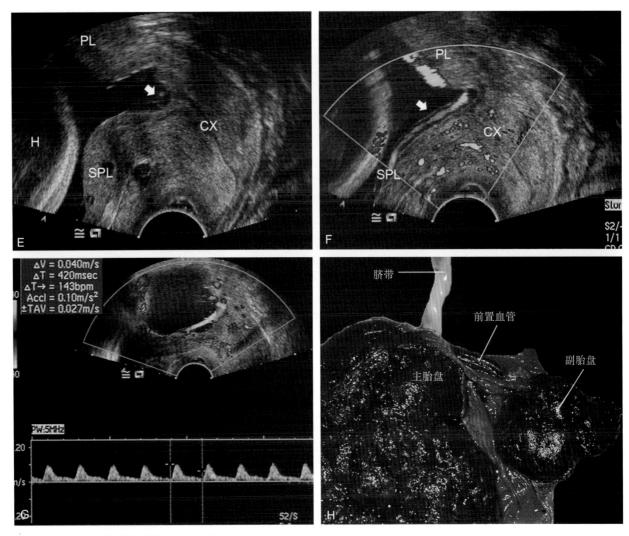

图 18-4-10 副胎盘并血管前置（Ⅱ型）

A. 副胎盘并血管前置模式图；经腹超声检查，宫颈矢状切面二维（图 B）及彩色多普勒血流显像（图 C）显示主胎盘位于后壁，副胎盘位于前壁，主、副胎盘间相连的胎膜下血管跨越于宫颈内口上方（箭头所示）。脉冲多普勒（图 D）检测心率与胎儿心率一致，证实为胎儿血管。经阴道超声检查，宫颈矢状切面二维（图 E）及彩色多普勒血流显像（图 F）显示主、副胎盘及其相连的胎膜下血管（箭头所示），跨越宫颈内口。脉冲多普勒（图 G）检测亦证实为胎儿血管。产后胎盘照片（图 H）显示主、副胎盘及主、副胎盘间相连的血管。CX. 宫颈，BL. 膀胱，SPL. 副胎盘，PL. 胎盘，H. 胎头；胎膜下血管（连接主胎盘与副胎盘）

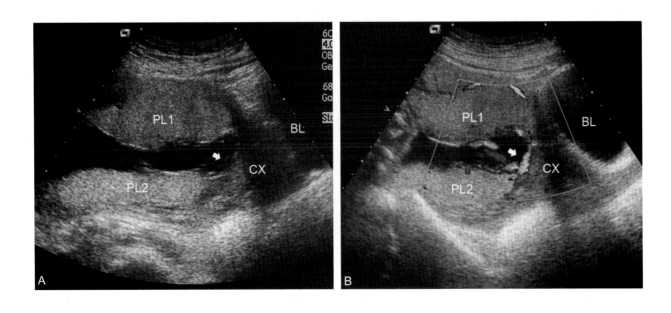

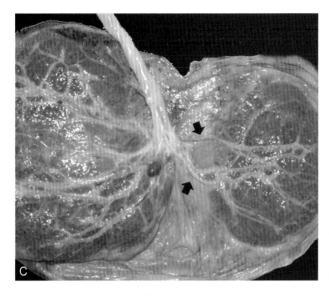

图 18-4-11　分叶胎盘并血管前置（Ⅱ型）

　　经腹部二维超声（图A）及彩色多普勒血流显像（图B）显示双叶胎盘的一叶附于前壁，另一叶附于后壁，胎盘位置偏低，靠近宫颈内口，两叶胎盘间血管横跨于宫颈内口上方胎膜下。胎盘标本照片（图C）显示双叶胎盘及胎膜下血管（箭头所示）。BL. 膀胱，CX. 宫颈，PL1. 分叶胎盘1，PL2. 分叶胎盘2

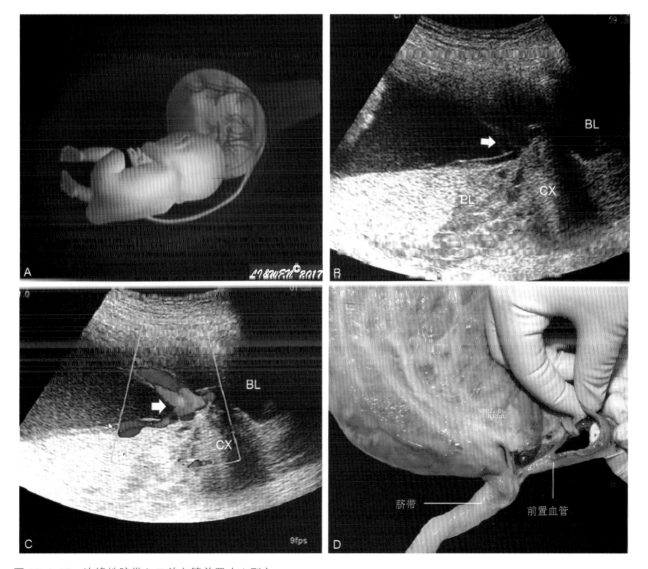

图 18-4-12　边缘性脐带入口并血管前置（Ⅰ型）

　　边缘性脐带入口并血管前置模式图（图A），经腹部二维超声（图B）及彩色多普勒血流显像（图C）显示胎盘位于后壁，靠近宫颈内口，胎盘脐带入口位于胎盘下缘近宫颈内口，且一分支进入胎盘，另一分支走行于胎膜下宫颈内口上方。前置胎血管标本照片（图D），与图B同一病例，该例产前超声检查时漏诊，经阴道分娩发生前置血管破裂，大出血，胎儿死亡。PL. 胎盘，BL. 膀胱，CX. 宫颈

脐带先露、脐带脱垂、子宫下段及宫颈血管扩张等几种情况均易导致血管前置的假阳性诊断。以下几点有助鉴别。

1. 脐带先露，在邻近宫颈内口的先露前方可显示脐带血管，类似前置血管，应加以区分，此时可在胎动后观察或嘱孕妇改变体位或起床活动一定时间后再观察脐带位置是否发生变化，如果在母体位置变化或胎儿先露远离宫颈后见脐带游离，且飘离宫颈内口，则有助于与血管前置相鉴别（图18-4-13）。

2. 脐带脱垂除在宫颈内口部位有脐带显示外，宫颈管内亦有脐带血管显示，而前置的胎膜血管不会位于宫颈管内。

3. 宫颈及子宫下段扩张的血管在正常妊娠中经常见到，亦类似于血管前置，但这些来自子宫肌层的血管常靠近子宫下段或宫颈边缘，频谱多普勒或彩色多普勒显示其内部血流为母体动脉或静脉血流而得以与前置血管相区别（图18-4-14）。

【临床处理及预后】

血管前置是胎儿潜在的灾难，破膜以后，覆盖在宫颈内口的血管易破裂，使胎儿迅速失血和死亡，即使不破裂，前置的血管可能在分娩过程被胎先露压迫，导致循环受阻而发生胎儿窘迫，甚至胎儿死亡。因此，一旦明确诊断，血管前置是剖宫产的绝对指征。

对于产前超声诊断的病例，可提前住院并于临产前行择期剖宫产手术，这一处理能降低血管前置所导致的围生儿死亡率，据报道产前得到诊断的胎儿存活率为97%。一般选择在32周左右给予糖皮质激素，在35～36周行剖宫产。加拿大妇产科协会制定的血管前置的处理指南中指出产前诊断血管前置者于临产前35～36周行选择性剖宫产，并于28～32周间应用皮质类固醇促进胎肺成熟，当产妇发生阴道少量出血、胎膜早破时应立即住院分娩。

六、胎盘植入

胎盘植入（placenta accreta）是指胎盘附着异常，表现为胎盘绒毛异常植入到子宫肌层。

植入的基本原因是蜕膜基底层缺乏，蜕膜部分或完全由疏松结缔组织替代。

植入的常见部位为子宫瘢痕、黏膜下肌瘤、子宫下段、残角子宫等部位。由于瘢痕易导致蜕膜缺乏，使基底层绒毛迅速扩展侵入子宫肌层；子宫下段内膜血供相对不足，易引起不全脱落；残角子宫内膜发育较差。

正常子宫胎盘植入的发生率为1/22 154，但瘢痕子宫胎盘植入发生率上升到93/1000。如果患者有3～4次剖宫产史，胎盘前置和胎盘植入的发生率则升高到67%。据文献报道，泰国、智利、新几内亚等地区发生率较高。

根据植入程度，胎盘植入通常分为三种类型（图18-4-15）：①植入较浅胎盘仅与宫壁肌层接触；②植入较深，胎盘绒毛深达深部肌层；③植入更深者胎盘绒毛穿透宫壁肌层，常侵入膀胱或直肠. 这三种情况也分别称胎盘愈着或胎盘粘连、胎盘植入、胎盘穿透。 产前超声检查尚难以明确区分

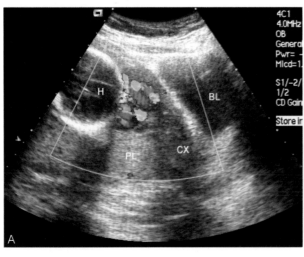
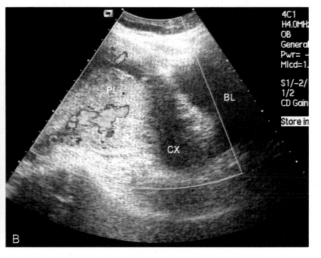

图18-4-13　脐带先露

29周胎儿胎盘低置并脐带先露，类似血管前置（图A），但在胎动以后观察，脐血管移开，宫颈内口处无血管显示，仅有胎盘低置表现（图B）。PL. 胎盘；H. 胎头；BL. 膀胱；CX. 宫颈

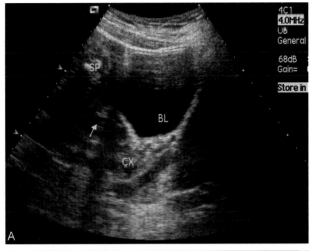

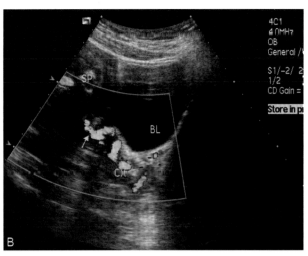

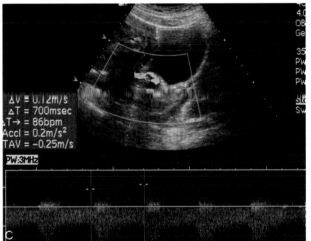

图 18-4-14　子宫下段血管扩张

　　31 周胎儿,经腹部二维(图 A)及彩色多普勒血流显像(图 B)显示宫颈及子宫下段血管扩张类似前置血管(图 A)(箭头所示)。多普勒频谱(图 C)显示为母体血流,从而排除血管前置。CX. 宫颈;BL. 膀胱;SP. 脊柱

血管(十姜是十宫静脉)、低回声的于宫肌层、强回声的蜕膜界面等,如果出现下述一项以上超声特征,即应警惕胎盘植入可能。据报道,国外胎盘植入产前超声诊断的敏感性为 30%～90%,国内报道为7.1%～62%。

　　胎盘植入的超声诊断如下。

　　1. 胎盘后方子宫肌层低回声带消失或明显变薄≤1 mm(图 18-4-16)。

　　2. 胎盘后间隙消失。正常情况下,妊娠 18 周后胎盘与子宫肌壁间为一带状无回声分隔,为静脉丛。胎盘植入时由于蜕膜缺乏或发育不全,该无回声区部分或完全消失。

　　3. 子宫与膀胱壁的强回声线变薄,变为不规则或中断(图 18-4-17)。

　　4. 在胎盘植入时,胎盘内常存在显著的或多个无回声腔隙,通常也称作"硬干酪"现象(图 18-4-18)。这种征象最早可在妊娠 16 周时观察到。

　　5. 胎盘附着处出现子宫局部向外生长的包块。在极少数胎盘绒毛组织侵及膀胱的病例中,经腹超声可能显示与子宫相邻的膀胱浆膜层强回声带消失,

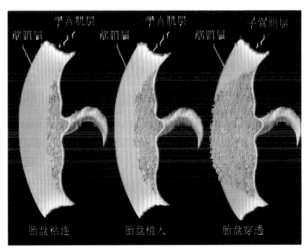

图 18-4-15　胎盘植入三种类型

这三种类型的胎盘植入,通常需要经产后组织病理检查才能明确区分。另外根据胎盘植入面积又可分为完全性和部分性两类。完全性者反而不出血,而部分性者则出血多。

　　【超声诊断】

　　认真分析胎盘后混合回声有助于胎盘植入的诊断。正常情况下,胎盘后方可显示无回声的胎盘后

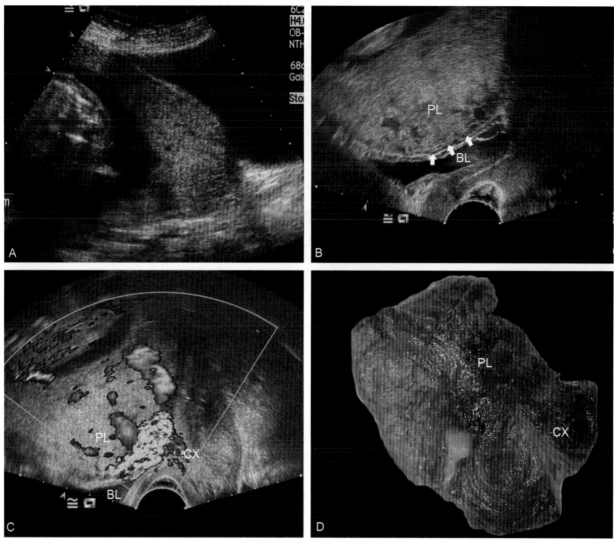

图 18-4-16　胎盘植入

　　经腹部超声（图 A）及经阴道超声（图 B）二维显示胎盘后方子宫肌层低回声带明显变薄 ≤ 1 mm，宫壁与胎盘之间的强回声蜕膜界面消失。经阴道超声宫颈内口矢状切面彩色多普勒血流显像（图 C）显示胎盘（PL）后方血管分布明显增多且粗而不规则；子宫全切后标本照片（图 D）显示胎盘与下段子宫壁分界不清。CX. 宫颈 ; BL. 膀胱

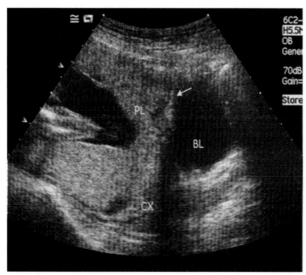

图 18-4-17　胎盘植入（妊娠 22 周）

　　宫颈矢状切面示宫颈内口上方可见胎盘回声覆盖，胎盘后方子宫前壁肌层回声明显变薄，变为不规则（箭头所示）。PL. 胎盘；CX. 宫颈 ; BL. 膀胱

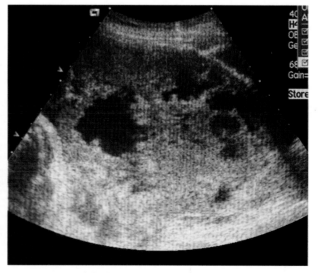

图 18-4-18　胎盘植入

　　子宫前壁纵切面显示胎盘附着于子宫前壁下段，胎盘内回声异常，存在多个无回声腔隙，即"硬干酪"现象，胎盘后方子宫肌层明显变薄，部分区域出现中断

表现为一个局部外突的、结节状、增厚的膀胱壁包块。

6. 既往有剖宫产史，有前壁胎盘合并前置胎盘时应高度警惕胎盘植入的可能。

7. 彩色多普勒显示胎盘周围血管分布明显增多且粗而不规则。虽然胎盘周围血管间隙在胎盘正常黏附患者也很常见，但有胎盘植入患者胎盘血管间隙趋向于更多更大（图 18-4-16C）。

8. 已有早孕期诊断胎盘植入的研究报道，该笔者主要研究有剖宫产史的高危孕妇，发现如果滋养细胞植入位置低，子宫切口瘢痕被滋养细胞覆盖，胎盘植入可能性高。

9. 有研究认为，MRI 用于诊断胎盘植入优于超声，特别是前壁下段以外的植入，因此对于胎盘植入高危孕妇，应建议行 MRI 检查。

【临床处理及预后】

胎盘植入的主要并发症是胎儿分娩后胎盘难以剥离，引起威胁孕妇生命的产后出血，常须子宫切除才能止血，本病也是孕产妇死亡的主要原因之一。胎盘植入的其他并发症包括子宫破裂、子宫感染、继发于徒手剥离胎盘的子宫受损。

应用超声诊断本病可以使医师和患者有充分的思想准备和周密的产前计划指导分娩，可明显降低母婴发病率和病死率。

七、胎盘早剥

胎盘早剥（placental abruption）是妊娠 20 周后，附着位置正常的胎盘在胎儿娩出前部分或全部从子宫壁剥离，是妊娠晚期的一种严重并发症，往往起病急、进展快。通常有腹痛、阴道出血、子宫张力高等临床表现。然而，极少数病例存在典型三联症表现，国内报道胎盘早剥的发生率为 1/217 ～ 1/47，国外报道发生率为 1/150～1/55。与胎盘早剥有关的因素如下。

1. 血管病变 胎盘早剥并发重度妊高征、慢性高血压、慢性肾疾病、全身血管病变者居多。

2. 机械性因素 外伤、外转胎位术、脐带短或脐带绕颈，均可引起胎盘早剥。

3. 子宫体积骤然缩小 双胎妊娠第一胎娩出后，羊水过多、过快地流出，使子宫内压骤然降低，子宫突然收缩，胎盘与子宫错位而剥离。

4. 子宫静脉压突然升高 晚期妊娠或临产后，孕产妇长时间处于仰卧位，可发生仰卧位低血压综合征。此时巨大妊娠子宫压迫下腔静脉，回心血量减少，血压下降，而子宫静脉淤血，静脉压升高，导致蜕膜静脉床淤血或破裂，发生胎盘剥离。

5. 其他因素 母体滥用可卡因、吸烟、高龄孕妇男性胎儿。

胎盘早剥根据出血去向可分为显性、隐性及混合性 3 种类型（图 18-4-19）。胎盘剥离所出血液经宫颈阴道向外流出，称显性剥离或外出血；如果胎盘剥离后所出血液积聚在胎盘与子宫壁之间，即为隐性剥离；当出血到一定程度时，血液冲开胎盘边缘与胎膜而外流，形成混合性出血即混合性剥离。根据出血程度分为轻型和重型两种类型。轻型以外出血为主，一般胎盘剥离面不超过胎盘的 1/3，多见于分娩期。重型以隐性出血和混合性出血为主，胎盘剥离面超过胎盘的 1/3，同时在胎盘与子宫壁之间有较大的血肿，多见于重度妊高征。

【超声特征】

尽管关于胎盘早剥的超声征象已进行系统总结（如下文），然而其产前超声检出率仍然很低，据报道，仅为 2%～50%。Sholl 报道了 48 例胎盘早剥，仅 25%（12 例）在产前超声上有表现，虽然 MRI 也可显示出血，但是价格昂贵，检查时间长，应用有限。胎盘早剥的临床表现与体征在产前诊断中仍然非常重要，超声表现阴性者，不能排除胎盘早剥。

1. 显性剥离，胎盘后方无血液积聚，胎盘形态

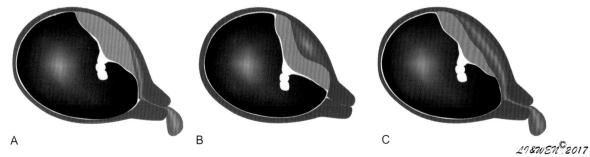

图 18-4-19 胎盘早剥类型

A. 显性剥离；B. 隐性剥离；C. 混合性剥离

无变化，超声难以诊断。

2.隐性剥离，由于受剥离部位积聚血液的影响，剥离区的胎盘增厚，向羊膜腔方向膨出，胎盘厚度>5 cm（图18-4-20至图18-4-23）。

3.胎盘与子宫壁之间形成的血肿内部回声杂乱，随胎盘剥离出血时间的不同而表现多种多样（图18-4-20至图18-4-23），文献报道急性期10~48 h 包块内部较为均匀的强回声，剥离出血后3~7d 包块为等回声，1~2周后变为内部夹有强回声团的无回声。2周后血块的一部分变为无回声。

4.如血液破入羊膜腔，羊水内透声差，可见漂浮的低回声点或团块。

5.如果剥离面过大，可能出现胎心减慢甚至胎死宫内。

6.采用超声估测计算血肿体积（V）的方法可估计胎盘剥离面积的大小，V＝L×W×H/2。L、W、H 分别为血肿的长、宽、高。据报道这一方法可较

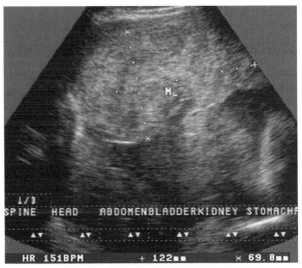

图18-4-21　33周胎儿，混合性胎盘早剥

无诱因阴道出血1 h，量多，胎心率为110/min，超声显示胎盘增厚，向胎儿面突起，实质回声不均匀，占位效应明显。急诊剖宫产，一男活婴，Ⅰ度窒息，病理显示胎盘部分绒毛纤维素样坏死，胎膜灰红，胎膜下出血

好地预测妊娠结局。

7.最常见的胎盘剥离部位是胎盘边缘（绒毛膜下出血），但常有离开胎盘边缘的离心性扩展。如果血块溶解变成透声的无回声区，这时应与尚未融合的羊膜与绒毛膜形成的胚外体腔相鉴别。

8.诊断胎盘早剥及其所形成的血肿时，应注意与子宫肌壁收缩和子宫肌瘤相鉴别。通过追踪观察常可区分。子宫肌壁收缩是暂时性的，很快就恢复正常；子宫肌瘤通常较血肿固定，在严密监视的短时间内不会长大，而血肿很可能增大。另外通过彩色多普勒血流显像亦可帮助鉴别，因肌壁和肌瘤均有丰富的血管，且肌瘤内部血流较子宫收缩时少，而血肿内部无血流显示。

【临床处理及预后】

胎盘早期剥离一经诊断明确，应考虑立即终止妊娠，拖延时间越长，发生不良结局的机会增加。也有学者认为少量小范围出血妊娠结局较好，Sauerbreiham 认为大多数患者血肿<60 ml 时其结局良好。但也有研究报道，血肿的位置较体积更有预测价值，宫底或宫体血肿较宫颈上方的血肿预后更差，胎盘后出血的预后最差。另有文献报道超声显示有血肿的患者较仅有阴道出血而无血肿显示的患者的危险性大。

如果剥离出血广泛，母体可能发生休克和DIC，胎儿可能出现宫内缺氧或胎死宫内。因胎盘早剥导致的围生儿死亡占所有围生儿死亡的15%~20%，15倍于无胎盘早剥者。

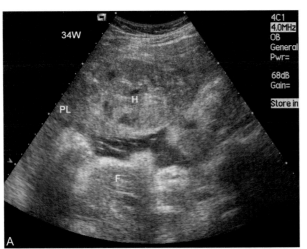

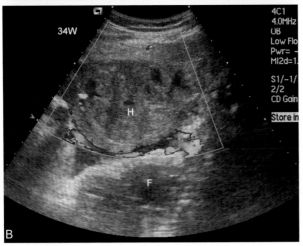

图18-4-20　34周胎儿，胎盘隐性剥离

胎盘增厚向羊膜腔突出（图A），彩色多普勒血流显像显示其内部无血流信号（图B）。H. 血肿；PL. 胎盘；F. 胎体

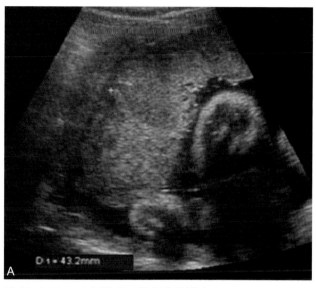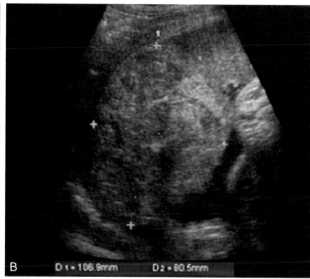

图 18-4-22　35 周胎儿，胎盘隐性剥离

　　31 岁，停经 35^(+3) 周，下腹坠痛伴腰痛 4h 入院，疼痛能耐受，无阴道出血、流液，自觉胎动略少，胎心率 140/min，不规则，有敏感宫缩。第一次急诊超声显示胎盘上部分局限性回声稍增厚，回声欠均匀（图 A），胎心率不稳，波动于 79~129/min。90 min 后第二次急诊超声显示胎盘上部较前的心检查则显增厚，且回声不均匀，占位效应明显（图 B），胎心率仅为 79/min。急诊剖宫产，一男活婴，Ⅰ度窒息，子宫卒中并产后出血，病理显示胎盘部分绒毛纤维素样坏死，胎膜灰红，胎膜下出血

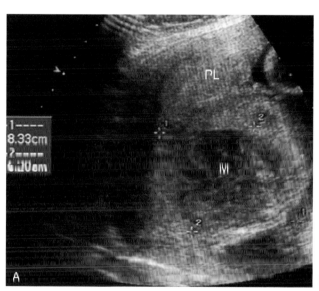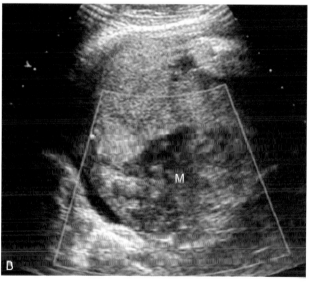

图 10-4-23　妊娠 33 周胎儿，胎盘隐性剥离

　　30 岁孕妇，腹痛，自觉胎动消失 2h，超声二维（图 A）及彩色多普勒血流显像（图 B）显示胎盘明显增厚，回声不均匀，其内部无明显血流信号，胎儿已胎死宫内。PL. 胎盘；M. 包块

第五节　脐带异常

　　脐带为连接胎盘和胎儿、母体与胎儿血液循环的纽带，近年来临床医师已高度注意到因脐带原因引起的围生儿死亡和神经系统损害以及可能与胎儿畸形、染色体异常有关的脐带异常。超声是产前发现很多脐带异常的首选方法，对降低围生儿发病率、病死率以及优生优育有重要临床意义，但超声尚不能在产前发现所有脐带异常。

　　本节主要叙述常见的几种脐带异常，如脐带血管数目异常、脐带缠绕、脐带打结、脐带附着异常、脐带肿瘤及脐带长度异常等。

一、脐血管数目异常

（一）单脐动脉

　　单脐动脉（single umbilical artery）是最常见的脐带异常，可见于 1% 的妊娠，单脐动脉的病理机制可能是血栓形成导致最初的一根正常脐动脉萎缩

所致,并非原始发育不全。单脐动脉胎儿合并其他畸形的发生率增加30%~60%。但到目前为止,尚未发现单脐动脉与某种特定畸形存在明确的相关性。单脐动脉可能与所有较大器官畸形有关,也可能与染色体异常有关,而且单脐动脉胎儿,即使无相关畸形存在,其IUGR的危险性也可能增加。

【超声诊断】

1. 脐带横切面显示由两条脐动脉和一条脐静脉组成的正常"品"字结构消失,而由仅含一条脐动脉和一条脐静脉组成的"吕"字所取代。彩色多普勒血流显像显示一红一蓝两个圆形结构(图18-5-1)。

2. 脐带纵切面,无论怎样多方位侧动探头扫查,也只能显示一条脐动脉,且其内径较正常脐动脉粗(图18-5-2)。

3. 单脐动脉的脐带螺旋通常较正常脐带少,显得平直。彩色多普勒血流显像显示一红一蓝两条并行走向,螺旋稀疏或正常。

4. 因为脐动脉在进入胎盘前可能融合成一条脐动脉而形成脐带胎盘侧的正常变异,故单脐动脉应当在近胎儿侧确定诊断,如用彩色多普勒血流显像只能在膀胱一侧显示一条血管则可确诊单脐动脉(图18-5-3)。

5. 详细观察胎儿有无结构畸形或FGR。

【临床处理及预后】

单脐动脉增加胎儿结构畸形、染色体异常(通常为非整倍体)风险,据报道有26%~31%的单脐动脉合并其他结构异常。单脐动脉胎儿早产、FGR、围生儿死亡发生率增高。单发单脐动脉胎儿出生时除了做一个整体的体格检查外不需要其他的特别处理。

单脐动脉若无合并其他畸形,预后较好,但需注意早产或FGR对新生儿的影响。

(二) 多血管脐带

含有1根以上脐静脉或2根以上脐动脉的脐带为多血管脐带,多血管脐带很罕见,据报道与先天畸形及联体双胎有关。

超声横切脐带显示多个血管断面(图18-5-4),频谱多普勒及彩色多普勒可以明确区分是动脉增多还是静脉增多。

二、脐带长度异常

1. 脐带过短　足月儿脐带正常长度40~60cm,

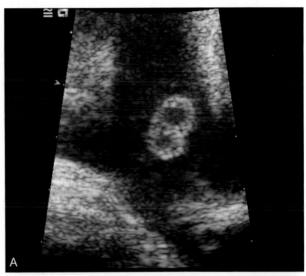

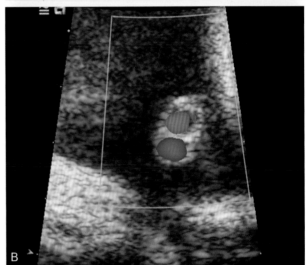

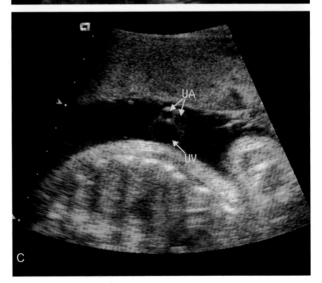

图 18-5-1　单脐动脉

脐带横切面呈"吕"形(图A),彩色多普勒血流显像(图B)显示一红一蓝2个血流信号。正常脐带横切面显示3条血管横切面(2条脐动脉及1条脐静脉)呈"品"字形(图C)。UA. 脐动脉;UV. 脐静脉

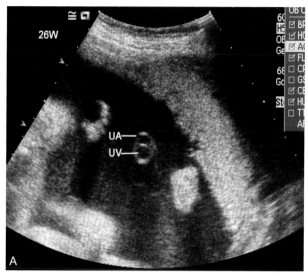

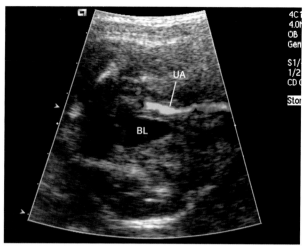

图 18-5-3 单脐动脉

　　膀胱横切面彩色多普勒血流显像，仅在膀胱一侧显示1条脐动脉，另1条脐动脉不显示。BL. 膀胱；UA. 脐动脉

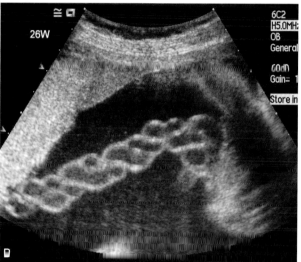

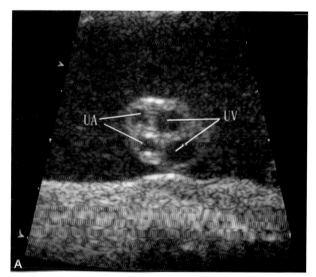

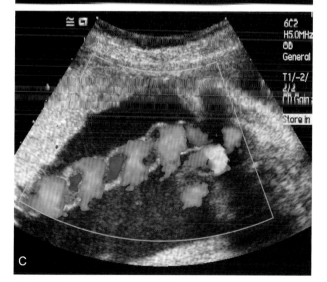

图 18-5-2　26周胎儿单脐动脉

　　A. 脐带横切面呈"吕"形；B. 脐带纵切面示脐带内仅2条血管；C. 彩色多普勒血流显示一红一蓝2条血管。UA. 脐动脉；UV. 脐静脉

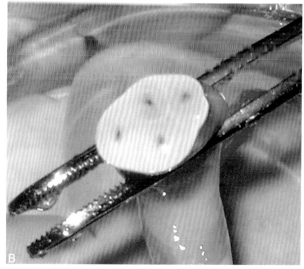

图 18-5-4　多血管脐带（该例合并联体双胎）

　　A. 产前超声检查脐带横切面示4条血管横断面，2个较小的为脐动脉，2个较大的为脐静脉；B. 脐带断面照片示4条血管横断面，2条脐动脉，2条脐静脉。UA. 脐动脉，UV. 脐静脉

< 30 cm者称脐带过短。发生率为1%。脐带异常短常继发于胚胎折叠失败，可引起肢体 - 体壁缺陷。另外，短脐带可继发于因下部中枢神经系统或骨骼肌肉异常、羊水过少、多胎妊娠等引起的胎儿运动减少。短脐带与先天畸形的发生率增加有关。据报道，与21三体、羊水过少、臀先露有关。短脐带可能导致脐带受压、胎盘早剥和胎儿下降不良等。

2. **脐带过长**　脐带长度 > 70 cm者称为脐带过长。长度在100 cm以上的脐带约占1%。文献报道，最长脐带达300 cm。虽然短脐带与胎动减少有关，但是长脐带与胎动增加的关系不肯定。脐带过长的原因尚不清楚。脐带过长可能导致脐带打结、绕颈、脱垂等，从而引起脐带受压和脐动脉灌注降低。

由于脐带弯曲、漂浮于羊水内，超声不能测量出脐带的确切长度，尚难以明确诊断脐带过短和脐带过长，如果出现以下现象应警惕脐带长度异常，但这些现象都是主观判断而非客观测量数据。

（1）脐带过短：在羊水中或胎体周围难以找到脐带回声，即使用彩色多普勒血流显像也仅能追踪到很短的脐带血管声像（图18-5-5）。这种表现在肢体 - 体壁综合征中常能见到，且能测量出脐带的具体长度而得以诊断，其他脐带过短产前诊断困难。

（2）脐带过长：胎儿多部位如颈部、躯干或肢体出现脐带缠绕的表现，或在羊水中漂浮着异常多的脐带回声（图18-5-6）。这些表现均为主观判断，仅能怀疑脐带过长而不能据此确诊。

二、脐带打结

脐带打结可分为真结和假结。单胎妊娠脐带真结发生率为0.4%~0.5%。脐带真结也是单绒毛膜囊单羊膜囊双胎妊娠的并发症（图18-5-7）。脐带打结可能由于脐带过长，脐带扭转形成一个脐带襻，当胎儿穿越时便形成了真结。假结仅代表血管的局

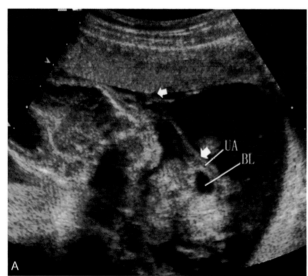

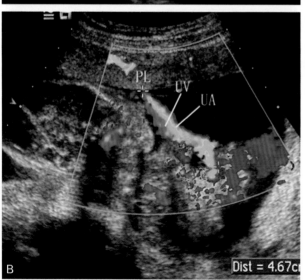

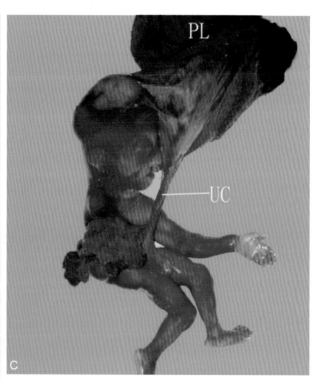

图18-5-5　肢体 - 体壁综合征合并脐带过短

产前二维超声（图A）及彩色多普勒血流显像（图B）显示脐带腹壁插入口与脐带胎盘插入口长轴切面，脐带长度仅约4.67 cm，在一个切面上显示脐带全长（箭头所示），脐带平直，未见明显脐带螺旋。标本照片（图C）证实产前超声检查，脐带过短，为典型肢体 - 体壁综合征。UA. 脐动脉；UV. 脐静脉；PL. 胎盘；UC. 脐带

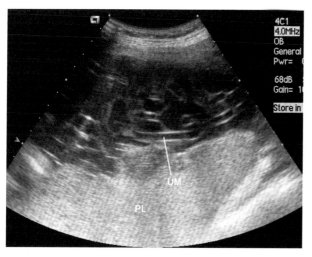

图 18-5-6　脐带过长，羊水内脐带回声异常多

UM．脐带；PL．胎盘

部过长、血管蟠曲而并非成结。

【超声诊断】

1. 脐带真结产前二维超声诊断相当困难，产前检出率低，文献报道少，采用高分辨率彩色多普勒超声诊断仪有意识地动态连续追踪扫查，有可能显示脐带扭转形成的一个脐带襻和脐带打结。笔者对因脐带真结导致胎儿死亡的脐带标本进行了超声检查（图 18-5-8），发现仔细追踪真结处脐血管走行方向、脐动脉变细、脐带水肿等，有助于脐带真结的检出。脐带真结时，脐血管走行难以清楚显示，与脐带襻或假结易于显示形成对比。

2. 脐带假结主要显示在脐带局部某一切面血管突出成团，但不持续存在于所有扫查切面。血管走行易于追踪显示。

【临床处理及预后】

脐带真结未拉紧时无临床症状，拉紧后胎儿血

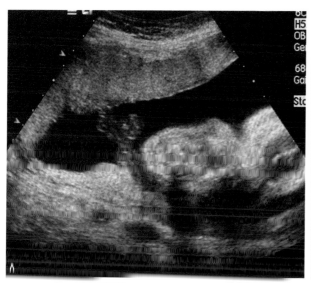

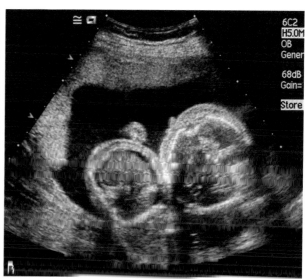

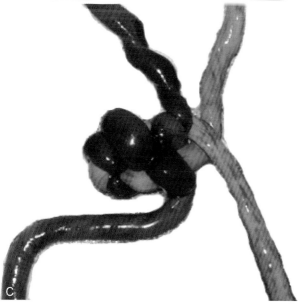

图 18-5-7　脐带打结（本例为单绒毛膜囊单羊膜囊双胎，其中一胎脐带打结并胎死宫内）

A．产前超声检查示脐带打结，长时间观察未见改变；B．与该脐带相连的一胎胎心停止搏动，皮肤水肿、腹水；C．产后标本示脐带真结并淤血

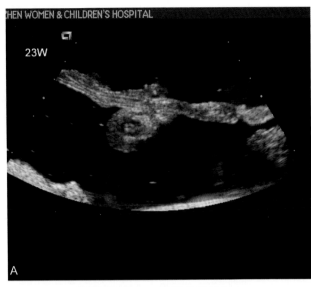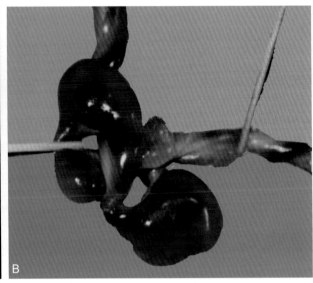

图 18-5-8　脐带真结导致 23 周胎儿胎死宫内

产后标本置入水中行超声检查显示真结部位血管走行方向难以清楚辨认，动态显示不止一次的血管交叉，交叉处血管变细，同时可显示脐带水肿（图 A）。标本照片示脐带真结部位水肿及血管走行方向（图 B）

循环受阻可致胎死宫内，据报道，脐带真结胎儿总死亡率为 10%。假结一般无临床危害。

四、脐带缠绕

脐带绕颈是最多见的脐带缠绕，发生于 25% 的妊娠，躯干及肢体缠绕次之。缠绕 1~2 圈者居多，3 圈以上者较少。脐带绕颈 2 圈以上且绕得很紧可导致胎儿宫内窘迫及胎儿其他并发症。

【超声诊断】

1. 二维超声在颈部纵切面显示颈部皮肤有"U"或"W"或锯齿状压迹，并在其前方有等号状的脐带血管横断面回声（图 18-5-9 至图 18-5-11）。

2. 彩色多普勒血流显像横切胎儿颈部可显示环绕颈部的脐带内红蓝相间的血管花环样图像。适当侧动探头可获得完整的圆圈样彩色脐带血管环绕胎儿颈部。

3. 注意位于胎儿颈部的单个脐带襻是最常见的伴随现象，与胎儿病死率和发病率无关。

【临床处理及预后】

脐带绕颈对胎儿的影响视其缠绕程度而不同，较松的缠绕不影响胎儿及正常分娩，缠绕紧者可影响脐带供血，造成胎儿缺氧，甚至死亡。脐带绕颈，可影响胎儿先露下降，表现为临产后胎心率异常、胎头先露不下降等。

五、脐带入口异常

（一）边缘性脐带入口

脐带胎盘入口靠近胎盘边缘，距离胎盘边缘 2cm 以内，称为边缘性脐带入口（marginal umbilical cord insertion），也称球拍状胎盘（图 18-5-12）。据报道，单胎妊娠中，边缘性脐带入口发生率为 7%~9%，双胎妊娠发生率较高，达 24%~33%。

【超声诊断】

在胎盘位置上行系列纵切面及横切面扫查，在胎盘的胎儿面可以发现脐带胎盘入口，在该点行 360° 扫查，并测量脐带入口距胎盘边缘最近距离，该距离 ≤ 2cm 可以诊断为边缘性脐带入口（图 18-5-13）。

边缘性脐带入口在某一平面可能正常，另一平面则为边缘性脐带入口，因此，只要有一个平面显示脐带入口在距胎盘边缘 2cm 以内，即可诊断边缘性脐带入口。

产前二维超声检查可发现边缘性脐带入口，详细 CDFI 检查可发现其附近胎盘外的胎膜下有无脐血管走行，如有应行脉冲多普勒检查进行证实。以确定有无部分性帆状附着。

【临床处理及预后】

边缘性脐带入口预后好，合并脐血管部分帆状附着、血管前置的处理方法分别同帆状脐带入口、血管前置。笔者曾见一例边缘性脐带入口合并一条

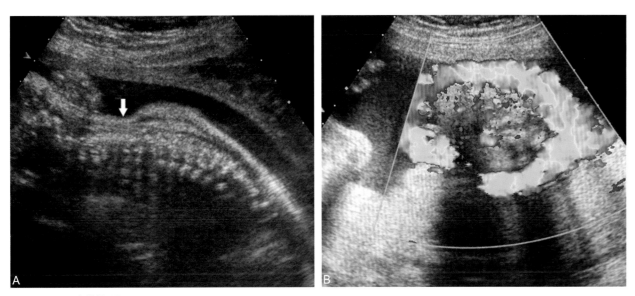

图 18-5-9 脐带绕颈 1 周

A. 纵切胎儿颈部皮肤可见"U"形压迹（箭头所示）；B. 彩色多普勒显示胎儿颈部周围有环形血流（1 圈）围绕

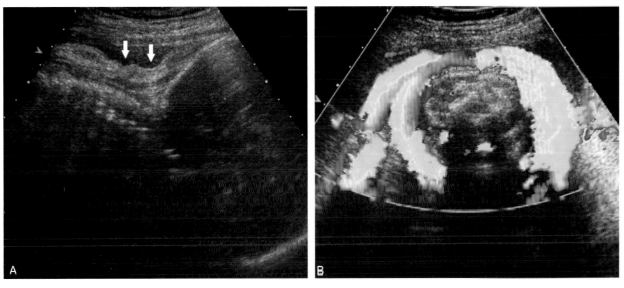

图 18-5-10 脐带绕颈 2 周

A. 纵切胎儿颈部皮肤可见"W"形压迹（箭头所示）；B. 彩色多普勒显示胎儿颈部周围有环形血流（2 圈）围绕

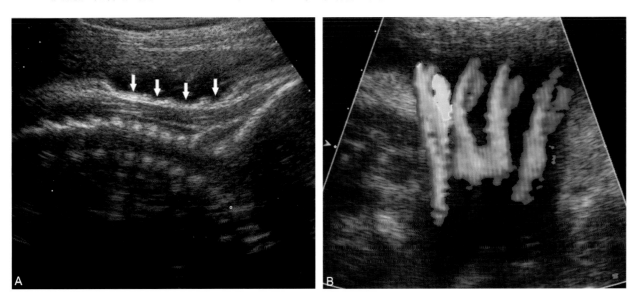

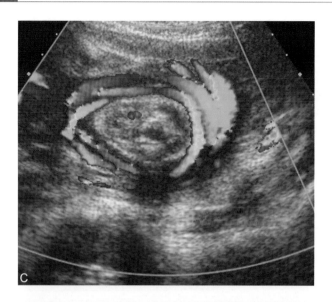

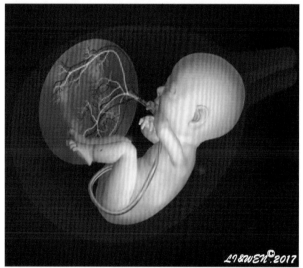

图 18-5-12 边缘性脐带入口

脐动脉分支帆状附着，在阴道分娩时该血管发生破裂而发生围生儿死亡。

（二）帆状脐带入口

帆状脐带入口（velamentous cord insertion）是指胎儿脐带血管附着在胎盘以外的胎膜，脐血管呈扇形分布走行于羊膜与绒毛膜间，缺乏脐带胶质，无脐带螺旋，走行一段距离后才进入胎盘（图 18-5-14）。单胎妊娠发生率为 0.24%~1.8%，多胎发生率较高，约 8.7%，在多胎妊娠中又以单绒毛膜囊双胎多见。

帆状脐带入口的形成原因不十分明确，较多学者赞同的一种学说认为血供最丰富的蜕膜是包蜕膜，体蒂即起源于此，随着妊娠进展，血供丰富区移至底蜕膜（即未来胎盘部位），而体蒂留在原位，且该

图 18-5-11 39 周胎儿脐带绕颈 4 周

A. 纵切胎儿颈部皮肤有锯齿状压迹（箭头所示）；B，C 彩色多普勒显示脐带血管环绕胎儿颈部。图 B 为胎儿颈部略偏外侧纵切面，图 C 为胎儿颈部横切面检查，第 2 天剖宫产证实为绕颈 4 周

处绒毛膜萎缩变为平滑绒毛膜，结果形成脐带帆状附着。

【临床特征】

帆状脐带入口是一种威胁围生儿安全的疾病，一旦发生血管破裂出血，围生儿死亡率极高。特别是合并血管前置者，危害更大，据统计约 6% 的帆状脐带入口合并血管前置。目前已有研究发现帆状脐带入口与低出生体重儿、胎儿心律失常、小于胎龄儿、早产、低阿普加评分有关。

【超声诊断】

妊娠 18~24 周是检查胎盘脐带入口的较佳时期，该时期羊水量适中，胎儿活动空间较大，即使后壁胎盘也可以通过彩色多普勒血流显像、孕妇侧动体位或活动后再次检查而清楚显示。晚孕期因胎儿遮挡、胎儿位置较固定、胎儿骨骼声影等影响胎盘脐带入口的显示，因此，脐带入口的观察建议在中孕期。帆状脐带入口病例也不应于晚孕期再次复查确诊。最近，由于超声诊断仪分辨率的提高及妊娠 11~13^{+6} 周产科超声检查的开展，使得部分帆状胎盘的诊断孕周提前，且该期胎盘覆盖面积较小、胎儿遮挡的概率低，超声检查更易显示胎盘脐带入口。但该期检查假阴性率较高，由于胎盘随孕周进展、子宫增大发生移位，部分病例早孕期胎盘脐带入口可正常或为边缘性脐带入口，但中孕期可进展为帆状脐带入口。

帆状脐带入口的超声诊断特征如下。

1. 胎盘脐带入口不显示。对胎盘行系列纵切面及横切面扫查，侧壁胎盘行冠状切面扫查，均不能在胎盘显示胎盘脐带入口，彩色多普勒血流显像重复上述切面也不能显示胎盘脐带入口。

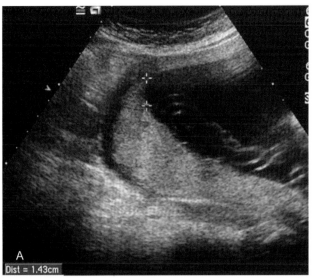

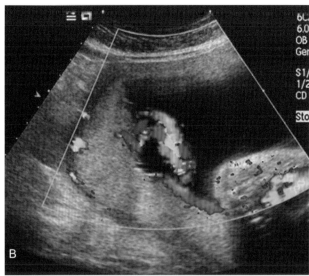

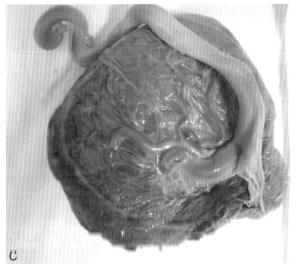

图 18-5-13　边缘性脐带入口

　　A. 产前超声检查示脐带胎盘入口距胎盘边缘约1.4cm；B. 彩色多普勒血流显像直观显示脐带胎盘入口；C. 产后胎盘标本证实脐带胎盘入口位于胎盘边缘

18-5-15，图 18-5-16），孕妇改变体位及胎动时，脐带插入位置不变，追踪观察发现脐血管进入胎膜后呈扇形分开走向胎盘并深入胎盘实质，胎膜下行走的脐血管几无脐带螺旋，脉冲多普勒检查血管搏动与胎心率一致。

　　3. 应仔细检查宫颈内口，排除血管前置。

　　【临床处理及预后】

　　帆状脐带入口在阴道分娩过程中，如果脐带根部受力牵拉，有可能导致帆状血管断裂出血，胎儿失血，严重者可导致胎儿死亡。

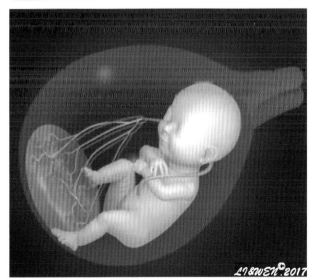

图 18-5-14　帆状脐带入口

　　2. 胎盘以外的胎膜脐带附着。在胎盘以外寻找脐带附着点，用二维超声结合彩色多普勒血流显像，在胎盘回声外的胎膜下发现脐带附着点（图

六、脐带囊肿和其他肿块

　　脐带囊肿和脐带其他肿块，可发生于脐带胶质、脐根部羊膜、脐带内血管等部位（图 18-5-17），均是脐带的局部异常。在常规超声检查中，只要认真有意识地观察脐带，产前能发现这些异常。脐带囊肿容易诊断；其他肿块由于很罕见，应仔细分析其

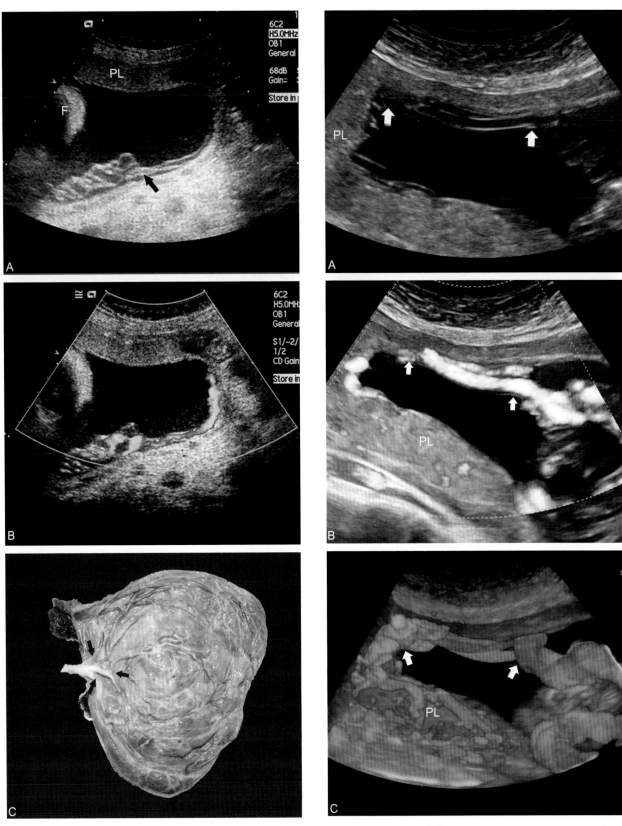

图 18-5-15 帆状脐带入口
　　产前二维超声（图 A）及彩色多普勒血流显像（图 B）脐带入口位于胎盘（PL）外的胎膜下（箭头所示），脐血管走行于胎膜下，平直，未见螺旋。产后胎盘标本照片（图 C）显示为典型帆状脐带入口

图 18-5-16 帆状脐带入口
　　产前二维超声（图 A）、彩色多普勒血流显像（图 B）及血管三维透明成像（图 C）显示脐带入口位于胎盘（PL）外的胎膜下（箭头所示），脐血管走行于胎膜下，平直，未见螺旋

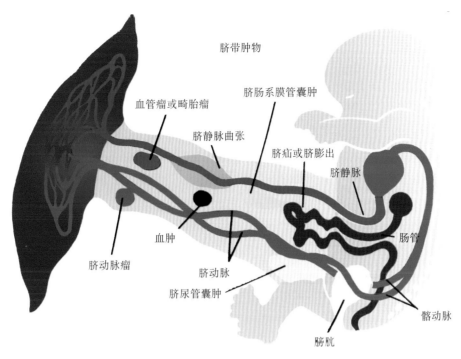

图 18-5-17 脐带囊性或实质性肿物发生部位
脐尿管囊肿及脐肠系膜囊肿、脐膨出等常发生在脐带的胎儿端，而脐带畸胎瘤更常发生在脐带的胎盘端

内部回声特征才能做出诊断。不管什么原因及性质的脐带肿块，一旦由超声发现，均应对脐带内血管进行检测，以便发现有无血管受压或栓塞。

（一）脐带囊肿

中晚期脐带囊肿与胎儿畸形及非整倍体有关，有研究显示有高达 20% 的病例存在脐带囊肿，因此，如果于中晚期妊娠发现脐带囊肿应行胎儿染色体检查。然而在早期妊娠，脐带囊肿很可能是一种正常现象，大部分可自行消失，也有持续存在整个妊娠期。有研究发现囊肿持续存在者胎儿畸形的发生率较囊肿早期消失者明显增高。另外，囊肿位于脐带的胎儿端或胎盘端即囊肿位置相对脐带长轴呈偏心分布时，胎儿畸形的风险也明显增大。

脐带囊肿分真性囊肿和假性囊肿两种，真性脐带囊肿囊壁有一层上皮细胞，包括脐肠系膜管或尿囊管。累及羊膜的囊肿有一层羊膜上皮。脐肠系膜管或尿囊管囊肿发生在脐带的胎儿端，常合并胃肠道及泌尿生殖道畸形，这可能与它们存在胚胎发育上的联系有关，特别是尿囊管囊肿常与脐膨出、开放性脐尿管有关。

假性囊肿无上皮覆盖，由于包绕脐带的华腾胶局部水肿或局部蜕变形成的囊腔内黏液，较真性囊肿更常见，文献报道认为其与 18 三体有关。

【超声诊断】

1. 脐带内部可见圆形无回声肿块，包膜完整，内部透声好（图 18-5-18）。

2. CDFI 示囊肿内部无血流信号。

3. 局部脐带血管可能有受压改变。

4. 详细系统检查有无胎儿结构畸形。

【临床处理及预后】

早孕期脐带囊肿常随孕周进展消失，对妊娠结局影响不大。

中晚孕期发现脐带囊肿，胎儿结构畸形、IUGR、染色体畸形的风险增加。

（二）脐静脉曲张

脐静脉曲张（umbilical vein varix）指脐静脉血管局限性或全程扩张。病理上表现为显著的脐静脉壁明显变薄，并可伴有肌层坏死。常发生于脐静脉的腹内段，也可发生于脐静脉游离段或全程曲张（图 18-5-19）。曲张静脉内因血流动力学发生变化可导致血栓形成，也可继发溶血性贫血、胎儿心力衰竭、胎儿水肿、胎儿宫内死亡等不良后果。

发生机制未明，可能是由于脐孔狭窄、脐静脉受压后形成狭窄后扩张，或部分血管壁平滑肌缺失、管壁薄弱，当血循环压力增加时致局部管腔逐渐扩张所致，其中脐静脉腹腔内肝外段易受脐静脉压的

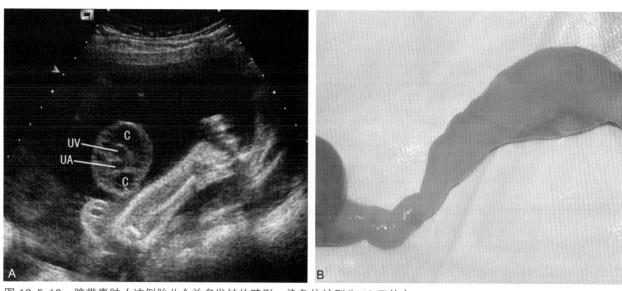

图 18-5-18　脐带囊肿（该例胎儿合并多发结构畸形，染色体核型为 18 三体）

　　A．产前超声检查脐带横切面示脐带多发囊肿；B．产后脐带标本，脐带增粗，其内可见多个囊肿（透亮部分）

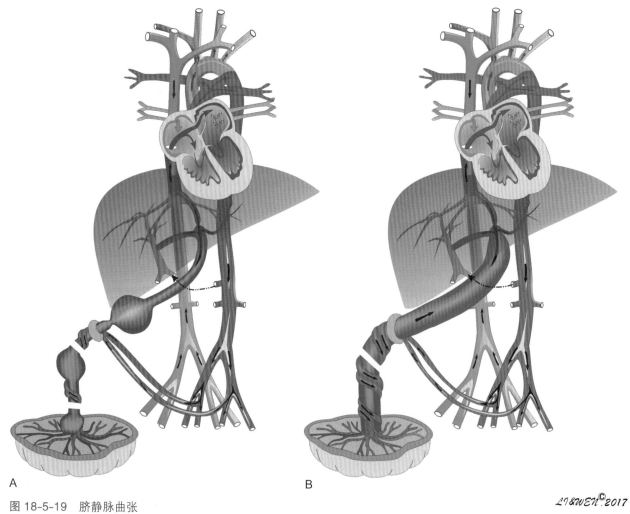

图 18-5-19　脐静脉曲张

　　A．脐静脉局限性曲张；B．脐静脉全程曲张

影响，任何使脐静脉压升高的原因均可导致该段脐静脉扩张。也有学者认为性激素可能是其影响因素。脐静脉曲张是胚胎发育过程中出现的异常，而非胚胎本身的畸形。

当扩张脐静脉内径＞1.4 cm 时易出现湍流，易发生血流动力学异常而导致胎儿血液循环障碍。当脐静脉内出现血栓时，80% 胎儿会出现宫内死亡。

【超声诊断】

正常胎儿腹内段脐静脉内径随孕周的增大而呈线性增大，15 周时均值为 0.3 cm，足月时均值为 0.8 cm。大多数脐静脉曲张时，其内径超过正常平均值的 6~12 倍标准差，具体来说，15 周可达 0.8 cm，而足月时达 1.4 cm 以上。有脐静脉曲张直径达 8.5 cm 的报道。

1. 病变部位脐带横切面及纵切面显示脐静脉直径明显增大，正常脐带横切面的"品"字形，上面的"口"明显增宽，另外两个内径大小相仿。

2. 彩色多普勒血流显像显示扩张的脐静脉内可见五彩镶嵌的湍流血流信号（图 18-5-20）。

3. 频谱多普勒检测扩张的管腔内血流为静脉血流信号，可探及流速增高。

【临床处理及预后】

产前检出脐静脉曲张的临床意义尚有争论。有学者认为脐静脉曲张时胎儿可发生宫内死亡，但也有报道不发生胎死宫中。Sepulveda 等报道有脐静脉曲张者，24% 的胎儿死亡，12% 有染色体畸形，3% 可发展为胎儿水肿。脐静脉曲张的研究风险尚缺乏系列报道。

（三）脐带其他肿块

脐带局部肿块通常包括肿瘤、血肿、脐动脉瘤等。

血管瘤是最常见的脐带肿瘤，常位于近胎盘脐带入口处。

脐带血肿常见于侵袭性操作后或因脐带打结扭曲后静脉出血。脐带血肿有胎儿丢失危险。

脐动脉瘤极罕见，脐静脉瘤相对多见。笔者曾遇到 3 例脐静脉瘤妊娠，其中 1 例为 39 周来院检查时，发现脐带胎盘入口处脐静脉局限性膨大，形成一球形肿块，内充满血液，与脐静脉相通，同时该胎儿尚有先天性心脏畸形（右心室双出口），脐静脉血染色体核型分析为 18 三体。

【超声特征】

1. 脐带血管瘤同人体其他部位血管瘤回声基本相同，表现为边界清楚的强回声或内部蜂窝状液性暗区。通常位于邻近胎盘脐带入口的脐带内部。彩色多普勒血流显像可显示肿块内部有低速的静脉血流。

2. 脐带畸胎瘤的声像同人体其他部位的畸胎瘤声像一样表现多样，依其内部所含成分不同而异，可呈囊性、囊实性或实性，可有强光团伴声影。

3. 脐静脉瘤表现为脐静脉呈圆形无回声区，CDFI 示其内部有彩流充填（图 18-5-21）并低速静脉频谱。

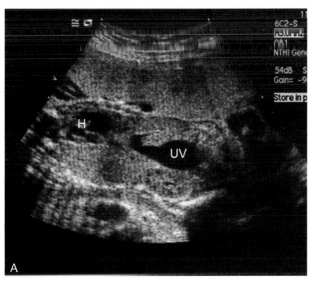
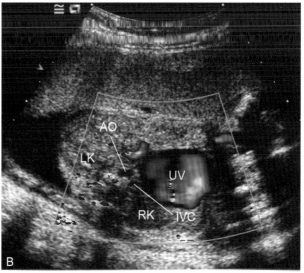

图 18-5-20 腹内段脐静脉曲张

A. 胸腹冠状切面示腹内段脐静脉（UV）呈瘤样扩张；B. 彩色多普勒血流显像显示扩张管腔内旋涡状血流信号。H. 心脏；UV. 脐静脉；AO. 腹主动脉；LK. 左肾；RK. 右肾；IVC. 下腔静脉

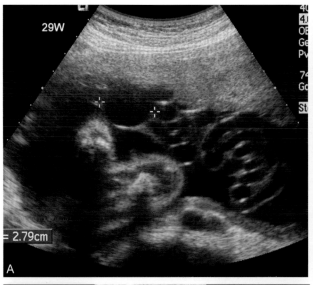

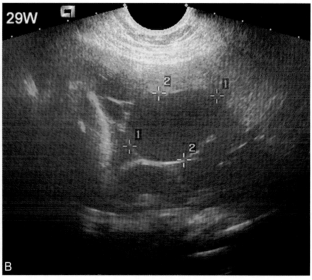

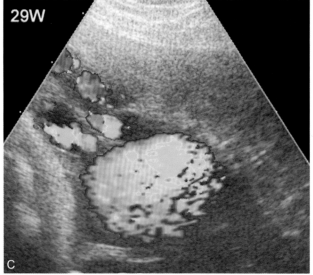

图 18-5-21　29 周胎儿脐静脉瘤

　　4.0MHz 探头扫查（图 A），显示在脐带胎盘端可见无回声结节（"＋＋"之间），10.0MHz 探头扫查（图 B）显示内部有点状低回声流动，彩色多普勒血流显像（图 C）显示内部血流充盈

七、脐带螺旋异常

　　约 4% 的脐带缺乏脐带螺旋，据报道母亲糖尿病及先兆子痫的发病率较高。这种情况与围生儿发病率和病死率增加有关。与脐带螺旋异常有关的畸形包括 21 三体、主动脉缩窄等，其他异常包括帆状脐带入口、宫内死亡、早产。

　　【超声诊断】

　　1. 脐带长轴切面显示脐带螺旋稀少或缺如，脐血管呈平行排列（图 18-5-22）。

　　2. 正常脐带的彩色多普勒血流声像为红蓝相间，呈麻花样。脐带螺旋缺乏时，麻花样形态消失，而充满红蓝彩流的血管呈平行排列。

　　3. 有学者提出用螺纹指数来评价脐带螺旋的程度，但尚未见大样本的临床研究报道。

　　【临床处理及预后】

　　脐带缺乏螺旋时脐带血管抗压能力降低。胎儿可发生宫内死亡、早产、胎儿窘迫、IUGR、染色体异常等。

第六节　羊水量异常

　　羊水是充满于羊膜腔内的液体。自 20 世纪 50 年代以来，由于实验医学的发展，羊膜腔穿刺技术的普遍应用，以及自 20 世纪 70 年代以来超声技术的发展，对羊水和羊膜囊的认识逐渐深入，随着妊娠的发展，羊水质和量都在不断地变化。

一、正常羊水的生成与交换

　　1. 羊水的来源

　　（1）羊膜上皮细胞分泌。

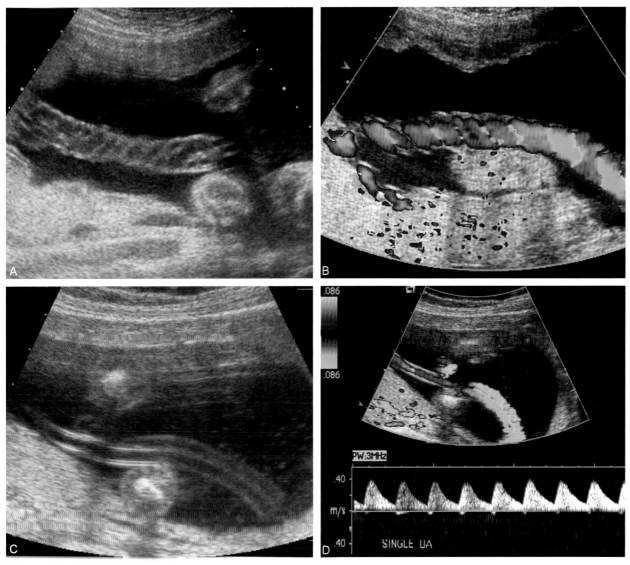

图 18-5-22 脐血管螺旋

28周胎儿正常脐带长轴切面二维(图A)和彩色多普勒血流显像(图B),血管螺旋呈麻花样。28周胎儿单脐动脉升脐带螺旋异常,胎儿脐带长轴切面二维(图C)和彩色多普勒血流显像及脐动脉血流频谱图(图D),血管呈平行排列

（2）胎儿的代谢产物胎儿尿液等。

2. 羊水的吸收途径

（1）胎儿吞咽羊水。

（2）胎儿体表皮肤的吸收。

（3）胎盘及脐带表面羊膜上皮吸收。

在不同的妊娠时期，羊水的来源不同。早期妊娠，羊水主要是母体血清经羊膜进入羊膜腔的透析液，胎儿血循环形成后，水分及小分子物质可通过尚未角化的胎儿皮肤进入羊膜腔，成为羊水的另一个来源。中期妊娠以后胎儿尿液排入羊膜腔，尤其在17周以后，胎儿尿液成为羊水的主要来源，使羊水的渗透压降低，尿酸、肌酐量逐渐升高。另一方面，胎儿又通过吞咽羊水、羊膜吸收、胎儿皮肤吸收等，使羊水量达到动态平衡，此时胎儿皮肤逐渐角化，不再是羊水的来源。晚期妊娠每天均进行羊水更新，容积量更新超过95%，注入羊膜腔内的蛋白，每日清除率在63%以上。晚期妊娠时，羊水的运转除尿液排出和吞咽羊水这两条途径外，胎肺也是产生和吸收羊水的一个重要途径，此外，胎盘胎儿面的羊膜是水和小分子溶质的交换场所，但其量较少。脐带和羊膜面则不是羊水的重要来源。总之，羊水的形成受多种因素的影响。正常情况下，羊水的量和成分是水和小分子物质在母体、羊水和胎儿三者之间进行双向性交换更新取得动态平衡的结果（图18-6-1）。特别是妊娠晚期，母体和羊水间的转换主要是经过胎儿间接进行的，经过胎膜交换的部分很少。

在正常情况下，羊水量从妊娠16周时约200ml

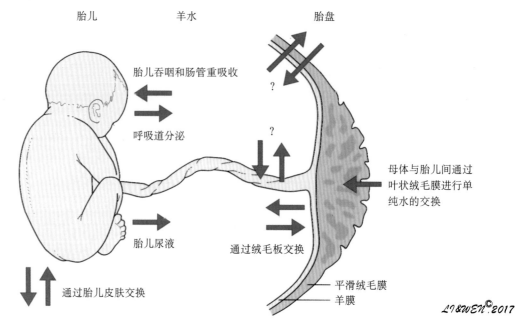

胎儿　　　　羊水　　　　胎盘

胎儿吞咽和肠管重吸收

呼吸道分泌

胎儿尿液

母体与胎儿间通过叶状绒毛膜进行单纯水的交换

通过绒毛板交换

平滑绒毛膜

羊膜

通过胎儿皮肤交换

图 18-6-1　胎儿与羊水间水及溶质的交换途径

逐渐增加至妊娠 34～35 周时为 980 ml，以后逐渐减少，至妊娠 40 周时羊水量为 800 ml 左右，到妊娠 42 周时减为 540 ml（图 18-6-2）。如果羊水量高于或低于同孕周正常值的 2 倍标准差，称羊水量异常，即羊水过多和羊水过少。

二、羊水过多

妊娠晚期羊水量超过 2 000 ml 为羊水过多（polyhydramnios）。分慢性羊水过多和急性羊水过多两种，前者是指羊水量在中晚期妊娠即已超过 2 000 ml，呈缓慢增多趋势，后者指羊水量在数日内急剧增加而使子宫明显膨胀。

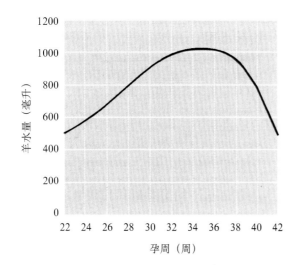

图 18-6-2　正常妊娠羊水量的变化趋势图

在超声问世以前，妊娠期准确测量羊水量几乎是不可能的，随着超声技术的发展，羊水量的产前测量成为可能，但因观察方法和观察者的不同，羊水过多发生率也各异，为 1/750～1/60。

羊水过多的原因十分复杂，仅部分原因清楚（表 18-6-1），大部分原因尚不明了。

表 18-6-1　羊水过多的原因

胎儿畸形和染色体异常
胎儿畸形
神经管缺陷
消化道畸形
腹壁缺陷
膈疝
颌面部畸形
遗传性假性醛固酮症
胎儿染色体异常
18 三体、21 三体、13 三体
双胎
双胎输血综合征
动脉反向血流灌注综合征
妊娠糖尿病
母儿 Rh 血型不合
胎盘因素
胎盘增大
胎盘绒毛血管瘤，瘤直径 >5 cm

【超声诊断】

超声是诊断羊水过多的极其重要的方法，不但可以诊断羊水过多，而且可以发现一些引起羊水过多的原因，如胎儿畸形，胎盘疾病。

1. 在超声检查过程中，目测羊水无回声区异常增多，胎儿活动频繁且幅度大时，应警惕羊水过多，准确测量羊水深度很重要。目前超声测量羊水诊断羊水过多通常采用以下 3 种方法。

（1）羊水指数法：该方法是 Phelan 于 1987 年提出的，将母体腹部以脐为中心分为 4 个象限，将每个象限羊水池最大垂直深度相加来估测羊水量。当 4 个象限垂直深度相加 >24 cm 时，即诊断羊水过多；此时围生儿病死率升高。但 Molse 等认为羊水指数大于该孕龄的 3 倍标准差或大于第 97.5 百分位数诊断羊水过多较为恰当。目前国内最新妇产科学教材采用羊水指数 ≥ 25 cm 作为羊水过多的标准。

（2）最大羊水池垂直深度测量法，通常以最大羊水池垂直深度 ≥ 8 cm 为羊水过多的标准。

（3）最大羊水池平面直径及横径测量法，即以测量最大羊水池的横径和直径为标准，此法不常用。

2. 羊水过多时，应仔细观察胎儿有无合并畸形，较常见的胎儿畸形有神经管缺陷，约占 50%。其中又以无脑儿、脊椎裂最多见。消化道畸形也较常见，约占 25%，主要有食管闭锁，十二指肠闭锁等。

3. 监测治疗：临床上常用吲哚美辛（消炎痛）治疗羊水过多，但是由于它有使胎儿动脉导管提前关闭的不良作用，且主要发生在 32 孕周以后的胎儿，因此，在 32 孕周接受该药物治疗的患者，需用多普勒超声监视有无动脉导管提前关闭，出现提前关闭的动脉导管血流多普勒频谱特征有搏动指数 PI<1.9，收缩期血流速度 >140 cm/s，舒张期血流 >35 cm/s。

【临床处理及预后】

合并羊水过多的胎儿或胎儿附属物异常主要有：神经管缺陷（无脑儿、脊柱裂等）、消化道畸形（食管及十二直肠闭锁）、腹壁缺陷、膈疝、颌面部畸形、遗传性假性醛固酮症、胎儿染色体异常（18 三体、21 三体、13 三体）、双胎异常（双胎输血综合征、动脉反向血流灌注综合征）、胎盘因素（胎盘增大、直径 > 5 cm 的胎盘绒毛血管瘤）等。

羊水过多对母亲的威胁主要是胎盘早剥及产后出血，应尽可能防止这些并发症的发生。

三、羊水过少

羊水过少（oligohydramnios）通常是指妊娠足月时羊水量 < 300 ml。

一些临床试验研究发现羊水过少与宫内缺氧、母体血容量减少及胎儿尿液生成减少有关。因此，凡能引起这 3 种情况出现的因素均可以导致羊水过少，如过期妊娠、胎儿泌尿系统畸形、肺发育不良、胎膜早破、药物等。

【超声诊断】

1. 超声检查目测羊水总体上显得少，液体与胎体体表的界限不清；胎儿肢体明显聚拢，胎动减少。超声诊断羊水过少的方法与诊断羊水过多的方法一样，即测量羊水指数、最大羊水池最大垂直深度和最大羊水池横径和直径。文献报道，这 3 种方法在诊断羊水过少时，羊水指数及最大羊水池直径及横径比较准确。羊水指数 ≤ 5 cm 为羊水过少，5 ~8 cm 为羊水偏少。

2. 通过测量羊水指数发现羊水过少时，应进行详细系统的胎儿畸形检查，尤其是胎儿泌尿系统畸形，如双肾缺如、双侧多囊肾、双侧多囊性肾发育不良、尿道梗阻、人体鱼序列征等。

3. 测量羊水时，应注意不要将脐带无回声血管误认为羊水，彩色多普勒血流显像可帮助区别，在无彩色多普勒血流显像时，可提高增益，使脐带回声显示更加清楚，这样可避免将脐带误认为羊水血漏诊羊水过少。

4. 注意有无因羊水过少的机械性压迫所致的胎儿畸形，如 Potter 综合征。

【临床处理及预后】

羊水过少者围生儿病死率和发病率明显高于羊水正常者。无严重胎儿畸形而且临近足月时，可在短期内超声重复测量羊水量，并进行胎心监护及胎盘功能测定，制定周密的处理方案，择期终止妊娠。

对尚未足月的胎儿可采取反复羊膜腔内注射生理盐水改善预后，但临床效果有限，仍处于实验阶段。

（陈秀兰 陈琮瑛 李胜利 傅 娟

杨 霞 郑 琼 庄仁坤）

第 19 章

胎儿染色体异常

胎儿染色体异常指胎儿细胞内遗传物质的载体——染色体的数目与结构异常，其发生率较高，据欧盟先天异常登记系统（EUROCAT）提供2005～2009 年的监测数据表明，胎儿染色体异常的发生率为 36.78/10 000，其中以 21 三体的发生率最高，达 21.03/10 000。染色体异常常导致死产或围生儿死亡，据报道，6% 的死产及 12% 的围生儿死亡是由染色体异常所致。染色体异常胎儿可表现为多器官多系统畸形，但亦有很多染色体异常在胎儿期并不表现任何形态与结构异常。确诊染色体数目及结构异常主要通过绒毛取样、羊膜腔穿刺、脐血管穿刺、胎儿活检等获取胎儿细胞培养进行染色体核型分析来诊断。超声不能直接观察到胎儿染色体的结构及数目。但近 30 年来超声医学的迅速发展，尤其是遗传超声学（genetic sonography）的发展，通过对胎儿结构异常、各结构的比例关系、外形轮廓的变化及某些特殊征象的细致及系统研究，积累了大量丰富的临床经验与检测数据，使超声在产前筛查染色体异常成为可能，已越来越受到广泛关注，并正在为人类的优生优育发挥着重要作用。

第一节 胎儿染色体异常与胎儿主要结构异常

胎儿有明显结构异常时，如胎儿颈部囊性淋巴管瘤、先天性心脏畸形、脐膨出、脑积水等，超声较易发现，虽然这些异常不都是染色体异常的表现，但许多严重畸形与染色体异常有密切关系。有多篇研究报道表明在结构异常的胎儿中染色体异常的发生率较高，可达 12.4%～35%。但是新生儿染色体异常发生率相对较低，而在早孕与中孕期染色体异常胎儿发生率却明显高于新生儿，这主要是由于许多染色体异常胎儿不能生存到足月即流产或死亡，或因产前确诊畸形后孕妇选择了终止妊娠。据估计约30% 的 21 三体胎儿、74% 的 18 三体胎儿及 71% 的13 三体胎儿在妊娠 16 周到足月期间流产或死亡。因此，产前超声发现胎儿明显结构异常时，首先应排除染色体异常。

一、胎儿主要结构异常数与染色体异常的关系

许多产前超声研究表明，染色体异常常表现为胎儿多发性结构异常。产前超声检出的胎儿结构异常越多，其患染色体异常的可能性越大。也就是说染色体异常的危险性随超声检出的结构异常数的增加而增加。因此，产前超声检出胎儿某一结构异常时，应对胎儿进行仔细全面的检查，如果发现合并有其他结构异常时，其患染色体异常的可能性则高于单一结构异常。

Nicolaides 等的研究表明，胎儿多发异常与染色体异常明显相关。表 19-1-1 列出了超声检出的胎儿结构异常数与染色体异常发生率之间的关系。从该表可见，如果超声检出的结构异常数为 2 个或 2 个以上，发生染色体异常的危险性仅为 29%，而当检出的结构异常数为 5 个或 5 个以上时，其发生染色体异常的危险性上升到 70%及以上。

胎儿各种结构异常单独出现及与多发结构异常同时存在时，其染色体异常发生率不同（表 19-1-2），除颈部囊性淋巴管瘤、颈部水肿、十二指肠闭锁、

心脏畸形单独出现时其染色体异常发生率较高外，其他结构异常单独出现时其染色体异常发生率比多发结构异常时低得多。

二、胎儿主要结构异常与染色体异常的关系

胎儿不同类型结构异常可以出现在某种特定染色体异常，而某种特定染色体异常又可表现不同类型的结构异常，但每一种特定类型染色体异常总是对应着某种或某几种结构异常。也就是说每一具体类型染色体异常有其特有的结构异常谱（表19-1-3）。因此，超声检查时不仅要寻找出可能出现的结构异常，而且可将这些具体类型的结构异常组合起来

分析推断出可能类型的染色体异常，这就像玩拼板游戏一样，拼成一个完整图案。

1. 强烈提示胎儿染色体异常的结构异常有：
（1）颈部囊性淋巴管瘤。
（2）颈部水肿。
（3）十二指肠闭锁。
（4）心脏畸形如房室共道畸形、右心室双出口等。
（5）前脑无裂畸形。
（6）Dandy-Walker畸形。
（7）脑室扩张及脑积水。
（8）某些泌尿系统畸形。

表 19-1-1 超声检出胎儿结构异常数与胎儿染色体异常发生率的关系

胎儿结构异常数	胎儿发生染色体异常百分率（%）	主要染色体异常类型			百分率（%）		
		染色体三体征			特纳综合征（xo）	三倍体	其他
		21三体	18三体	13三体			
>2	29	21	30	11	13	15	8
>3	48	16	35	13	8	15	5
>4	62	12	42	15	12	12	6
>5	70	5	54	20	9	10	5
>6	72	–	62	20	14	16	9
>7	83	–	79	15	–	3	3
>8	95	–	77	10	–	–	4

表 19-1-2 胎儿各种异常单独出现与多发异常同时存在时染色体异常发生率

各种类型胎儿异常	单独出现时染色体异常发生率	多发时染色体异常发生率
脑室扩大	2%	17%
前脑无裂畸形	4%	39%
脉络丛囊肿	<1%	48%
颅后窝囊肿	0%	52%
面部裂畸形	0%	51%
小颌	–	62%
颈部囊性淋巴管瘤	52%	71%
颈部水肿	19%	45%
膈疝	2%	49%
心脏畸形	16%	66%
十二指肠闭锁	38%	64%
脐膨出	8%	46%
足内翻畸形	0%	33%
宫内发育迟缓	4%	38%

表 19-1-3　超声检出胎儿各种类型结构异常与常见染色体异常

	21 三体	18 三体	13 三体	三倍体	特纳综合征(xo)
头颅					
草莓头	−	+		−	−
短头	+	+	+		+
小头	−	−	+	−	+
脑室扩大	+	+	−	+	−
前脑无裂畸形	−	−	+	−	
脉络丛囊肿	+	+			
胼胝体缺失	−	+			
颅后窝囊肿	+	+	+		
颅后窝池扩大	+	+	+		
面部与颈部					
面部裂畸形					
小颌	−	+		+	
颈部水肿	+	+	+		
颈部囊性淋巴管瘤	+	−			+
胸部					
膈疝	−		+	−	−
心脏畸形	+	+	+	+	+
腹部					
脐膨出	−	+	+	−	−
十二指肠闭锁	+				
小胃	+	+	−		
轻度肾盂扩张	+	+	+		+
其他肾畸形	+	+	+		
其他					
胎儿水肿	+	−	−	−	+
宫内发育迟缓	−	+		+	+
股骨相对短	+	+	−	+	+
指（趾）弯曲	+	−			
重叠指	−	+			
多指（趾）畸形	−	−	+		
并指（趾）畸形	−	−	−	+	
足内翻畸形	−	+	+		

　（9）胎儿水肿。

　（10）小的脐膨出。

　2．发生染色体异常可能性低的结构异常有：

　（1）单纯唇腭裂。

　（2）单纯足内翻畸形。

　（3）裂腹畸形。

　（4）空肠闭锁。

　（5）大肠梗阻。

　（6）单侧多发性囊性发育不良肾。

　（7）卵巢囊肿。

　　（8）肠系膜囊肿。

　　（9）半椎体畸形。

　　（10）胎儿肿瘤。

　　（11）肺囊腺瘤畸形。

　　（12）脑穿通囊肿。

　　（13）脑裂畸形。

　　（14）Galen 静脉瘤。

　　（15）肢体体壁综合征。

　　（16）心脏内占位，如横纹肌瘤。

　　（17）致死性侏儒。

　　（18）成骨发育不全。

　　（19）羊膜带综合征。

　　3. 对于某些具体结构异常而言，发生染色体异常的危险性高低可能与某一结构异常的严重程度相反。也就是说，畸形越轻，胎儿患染色体异常的危险性越大，而畸形越严重，胎儿患染色体异常的危险性越小。

　　（1）脐膨出：小的脐膨出（仅肠管膨出）胎儿发生染色体异常的危险性明显高于大的脐膨出（肝及肠均膨出）。前者非整倍体染色体异常发生率高达67%，而后者仅为 16%。

　　（2）脑室扩张：轻度脑室扩张（侧脑室为 10～15mm）胎儿发生染色体异常的危险性明显高于中度以上脑积水（侧室窝 >15mm）。前者多与非整倍体染色体异常有关，发生率可达 15%，后者则为单纯的脑积水可能性大，与中脑水管狭窄梗阻有关。

　　（3）肾盂扩张：轻度肾盂扩张胎儿发生染色体异常的危险性明显高于重度肾盂积水胎儿，前者多与非整倍体染色体异常有关，后者则多为单纯的肾盂积水，与肾盂输尿管移行处狭窄有关。

　　（4）四肢骨略：股骨及肱骨轻度缩短，胎儿患染色体异常危险性高于严重短肢畸形，前者多与非整倍体染色体异常有关，后者则主要与骨骼发育不良或某些基因综合征有关。

　　4. 非特异性表现与染色体异常

　　（1）宫内胎儿生长受限：是胎儿染色体异常较常见的表现。超过 51% 的 18 三体胎儿有宫内生长受限，三倍体胎儿在中孕早期即可出现宫内生长受限。一般来说，染色体异常胎儿在妊娠 30 周以前表现为均匀性宫内生长受限，而妊娠 30 周后则多为非均匀性宫内生长受限。

　　（2）羊水过多：单纯羊水过多，染色体异常发生率较低，但如果羊水过多伴有宫内生长受限，不仅染色体异常发生的可能性明显增高，而且应高度怀疑有与染色体异常有关的其他结构异常。检查者应仔细检查胎儿各结构，及时寻找胎儿可能出现的合并结构异常。

　　（3）其他非特异性超声表现与染色体异常见本章第二节。

第二节　超声软指标与染色体异常

　　活产新生儿中染色体异常的发生率为 1/165。许多研究证实，高龄孕妇与胎儿非整倍体染色体异常的危险性增加有关，但高龄产妇毕竟只占产科分娩的少数，绝大多数产妇年龄 <35 岁，虽然低龄产妇生产唐氏综合征婴儿的危险性明显低于高龄产妇，但由于低龄产妇占产科的绝大多数，因此，绝大多数（80%）唐氏综合征发生在低龄产妇。也就是说，如果单纯以母亲年龄（≥ 35 岁）作为胎儿唐氏综合征的筛选指标的话，约有 80% 的唐氏综合征胎儿将会被遗漏。因此，不能单凭母亲年龄来推断其胎儿染色体是否异常。

　　本节主要讨论超声软指标与染色体异常的关系，这些软指标并不影响胎儿的生长发育，遗传超声学认为胎儿超声软指标的出现与胎儿患染色体异常风险增高有关。

一、胎儿头部软指标

　　1. 脉络丛囊肿（choroid plexus cysts）　是指脉络丛内囊性结构。侧脑室、第三脑室、第四脑室内均有脉络丛。脉络丛囊肿可单发，亦可多发。囊肿大小为 3～16mm，常在妊娠 14～16 周出现，多数至 22 周左右自行消失，少数可持续至晚孕期甚至新生儿期。

　　脉络丛囊肿在染色体正常的胎儿中发生率为 1%～2%，30%～50% 的 18 三体胎儿产前可检出脉络丛囊肿，而 21 三体胎儿仅有 1.4% 有此征象。在有脉络丛囊肿的染色体异常胎儿中，约 3/4 为 18 三体，其余多为 21 三体。绝大部分有脉络丛囊肿的 18 三体胎儿产前超声可检出其他结构异常，但亦有 17% 左右的 18 三体胎儿产前不能检出任何结构异常，少数病例仅有脉络丛囊肿而不伴有其他结构异常。

　　大多数脉络丛囊肿于中孕期超声筛查发现，表现强回声脉络丛内的圆形或椭圆形无回声结构，直径≥ 3mm，囊壁薄边缘光滑、整齐，可单侧出现，亦可双侧对称性存在，可单发（图 19-2-1），亦可

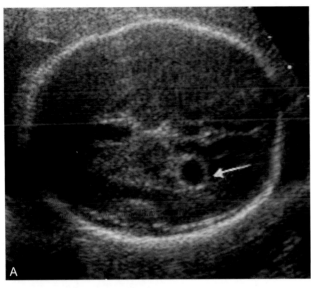
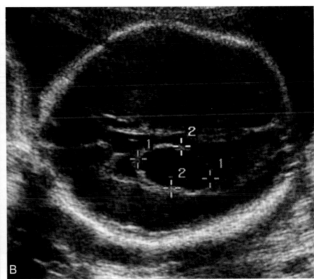

图 19-2-1　胎儿脉络丛囊肿

A. 24周胎儿右侧孤立性脉络丛囊肿（箭头所示），出生后无异常；B. 26周脉络丛囊肿（测量游标所示），合并有小耳、摇椅状足、主动脉弓缩窄、室间隔缺损、交叉异位肾多发畸形，羊水染色体检查为18三体综合征

多发，常在妊娠14~26周检出，文献报道，最早可于妊娠9周发现。

对于有脉络丛囊肿的胎儿是否进行胎儿染色体核型分析存在很大争论。一般认为，除脉络丛囊肿外，产前超声同时检出胎儿其他结构异常时，应进行胎儿染色体核型分析。

仅仅是脉络丛囊肿不会造成结构、功能破坏，已有研究证明孤立性脉络丛囊肿不会影响胎儿神经系统发育及儿童期的神经认知能力。96%的脉络丛囊肿在妊娠22周后会自行消失。因此，孤立性脉络丛囊肿预后好。但如果脉络丛合并其他结构畸形或其他染色体异常指标时，预后取决于合并畸形及染色体检查结果。

2. 颅后窝池增大（cisterna magna）　颅后窝池增大是指位于小脑及延髓后方的蛛网膜下隙增大。

颅后窝池在小脑水平横切面上测量，要求切面上同时显示小脑半球与透明隔腔，且两侧小脑半球对称。小脑及小脑蚓部的后方与枕骨内面之间的无回声区即为颅后窝池，测量小脑蚓部的后缘与枕骨内面之间的距离即为颅后窝池大小。正常＜10mm，＞10mm者，应考虑颅后窝池增大（图19-2-2）。据Tao等报道正常胎儿颅后窝池大小为（8.01±1.79）mm，不随孕周的增大而改变；男性胎儿略大于女性胎儿，分别为（8.63±2.16）mm、（7.87±1.74mm），$P < 0.001$。

对于单纯颅后窝池增大是否需要进行胎儿染色体检查，目前意见尚不统一。有文献报道在妊娠早期颅后窝池的大小与胎儿羊膜腔穿刺染色体核型的

关系，1102例胎儿染色体核型正常，61例胎儿染色体异常。在所有61例非整倍体胎儿中，颅后窝池大小均正常，15例颅后窝池增大者（>10mm），所有胎儿染色体核型和出生后表现均正常。

目前大多数报道认为单纯颅后窝池增大的预后较佳，但合并其他畸形，预后与合并畸形的严重程度有关。Forzano等对颅后窝池增大的胎儿追踪至出生后，发现7例合并其他畸形的颅后窝池增大，其中5例（71%）预后不良；11例单纯颅后窝池增大的胎儿均表现正常。也有小样本研究认为孩子发育可能出现迟缓或身体功能失调或记忆力低下或语言表达不流畅等。

3. 脑室扩张（ventriculomegaly）　指脑室系统的扩张。在超声图像上脑室扩张主要表现为侧脑室轻度扩张，在侧脑室水平横切面上侧脑室后角内径＞10mm，但＜15mm（图19-2-3）。脑室扩张可表现为一侧侧脑室扩张或双侧侧脑室均扩张，可以对称性扩张，也可以非对称性扩张。也有报道认为侧脑室轻度扩张会出现"脉络丛悬挂"征，脉络丛与侧脑室内侧壁距离增大，为3~8mm。

据报道，侧脑室轻度扩张的发病率为0.5/1000~1.5/1000。侧脑室轻度扩张胎儿非整倍体染色体异常风险增加，非整倍体染色体异常的发生率为3%~10%。

侧脑室轻度扩张原因不明，部分是特发性，部分是伴发于染色体异常、基因综合征、神经系统畸形，如胼胝体发育不全、Dandy-Walker综合征、Galen静脉瘤、蛛网膜囊肿、Arnoid-chivi畸形、脑裂畸

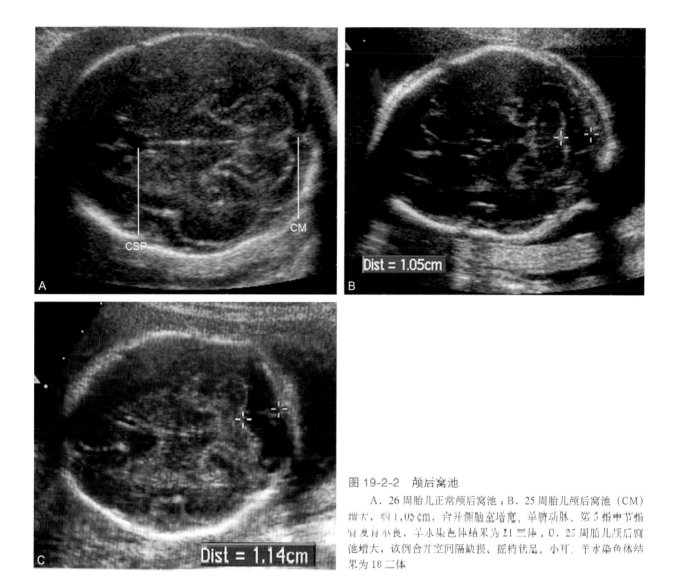

图 19-2-2　颅后窝池

A. 26 周胎儿正常颅后窝池；B. 25 周胎儿颅后窝池（CM）增大，约 1.05 cm，合并侧脑室增宽，单脐动脉、第 5 指中节指骨发育不良，羊水染色体结果为 21 三体；C. 25 周胎儿颅后窝池增大，该例合并室间隔缺损、摇椅状足，小耳，羊水染色体结果为 18 三体

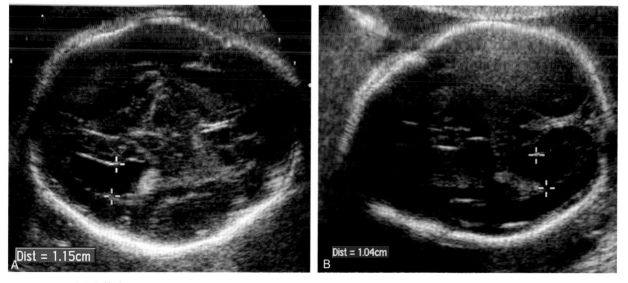

图 19-2-3　侧脑室扩张

A. 27 岁孕妇，妊娠 28 周，孤立性侧脑室扩张，右侧侧脑室宽约 1.15 cm，脐血染色体检查结果正常；B. 30 岁孕妇，低龄 25 周，侧脑室扩张合并颅后窝池增宽，单脐动脉，双手第五中节指骨发育不良，羊水染色体结果为 21 三体

形、颅内感染等。

侧脑室轻度扩张的预后参见第 7 章脑积水。

4. 鼻骨（nasal bone）　鼻骨有 2 块。1866 年，Langdon Down 发现了 21 三体的几个特征，其中包括鼻小，鼻梁塌陷，面部扁平。1997 年，keeling 等报道了 21 三体胎儿鼻骨缺失。染色体正常的胎儿鼻骨缺失发生率约 1.6%，白种人中发生率 < 1%，非裔加勒比海人中则有约 10%。染色体异常胎儿鼻骨缺失发生率明显增高，21 三体胎儿为 60%～70%，18 三体胎儿约 50%，13 三体胎儿约 40%。目前研究认为，鼻骨缺失或发育不全可作为非整倍体染色体异常的一个软指标，特别是 21 三体。

产前超声主要通过正中矢状切面观察鼻骨，也可通过双眼球横切面观察左、右鼻骨。

鼻骨可在 11～13^{+6} 周 NT 检查时进行观察，目前认为是继 NT 后的又一个有效筛查染色体异常的软指标。鼻骨的显示与观察：声束垂直于胎儿鼻骨，获取胎儿正中矢状切面，放大图像至只显示胎儿头及上胸部，可获得鼻骨矢状切面，在此切面上，鼻骨表面皮肤线、鼻骨、鼻尖形成三条强回声短线，鼻骨强回声线位于皮肤线深面并且粗于皮肤线，两线平行，呈 "=" 征；鼻尖强回声线为鼻尖表面皮肤回声线，与鼻骨表面皮肤线相连续且位置较高（图 19-2-4A）。正常情况下，鼻骨随孕周、头臀长增加而增长。据报道，当头臀长为 45 mm 时，平均鼻骨长为 1.3 mm，头臀长为 84 mm 时，平均鼻骨长为 2.1 mm。Bromley 等通过研究认为鼻骨发育不全胎儿双顶径与鼻骨比值增大，约 81% 21 三体胎儿该比值 ≥ 10。用鼻骨缺失及 NT 值、母亲年龄筛查 21 三体，以 1/300 为界值，可筛查 92% 的 21 三体，假阳性率为 3%。

中孕期超声检查显示胎儿鼻骨的切面和要求同早孕期，声像图表现为条状强回声与额骨相连续，鼻骨强回声明显强于其表面皮肤强回声（图 19-2-4C）。双眼球横切面（晶状体水平）显示两块鼻骨横切面图像，位于上颌骨额突的前内侧，呈 "∧" 形（图 19-2-4D）。

Cusik 等测量了 814 例妊娠 11～20 周胎儿鼻骨长的正常值范围（表 19-2-1）。中国谢红宁等测量了妊娠 13 周后的 1344 例正常胎儿的鼻骨长，建立了胎儿鼻骨长的正常值范围（表 19-2-2）。中国台湾一学者 Chiu 通过测量 14～35 周的 3003 例胎儿鼻骨长，建立了中国人群鼻骨长的参考值表（表 19-2-3）。

表 19-2-1　11～20 孕周胎儿鼻骨长范围（mm）

孕 周	范 围	均 值
11～11.9	0.9～3.1	1.7
12～12.9	1～3.5	2
13～13.9	1.3～4	2.3
14～14.9	2.2～4.7	3.4
15～15.9	2.3～5.1	3.3
16～16.9	3.1～6.3	4.4
17～17.9	3.6～6.1	5
18～18.9	3.4～8.4	5.5
19～19.9	3.4～8.6	5.7
20～20.9	4.4～8.2	6.2

表 19-2-2　各孕周胎儿鼻骨长度测量值（mm）

孕周	例数	均值	标准差	第 2.5 百分位数
13～16	26	4.4	0.78	2.87
17	22	4.9	0.80	3.83
18	43	5.1	1.10	2.94
19	68	5.4	1.00	3.44
20	102	6.1	1.05	4.04
21	121	6.4	1.15	4.15
22	111	7.3	1.10	5.14
23	89	7.6	1.20	5.25
24	97	7.8	1.20	5.45
25	69	8.1	1.45	5.26
26	75	8.4	1.40	5.66
27	56	8.8	1.20	6.45
28	53	9.1	1.10	6.94
29	67	9.3	1.10	7.14
30	44	9.4	1.15	7.15
31	51	9.7	1.20	7.35
32	49	10.1	1.20	7.75
33	35	10.1	1.25	7.65
34	37	10.4	1.25	7.95
35	32	10.9	1.10	8.74
36	26	11.1	1.00	9.14
37	26	11.5	1.20	9.15
> 37	45	11.9	1.00	9.94

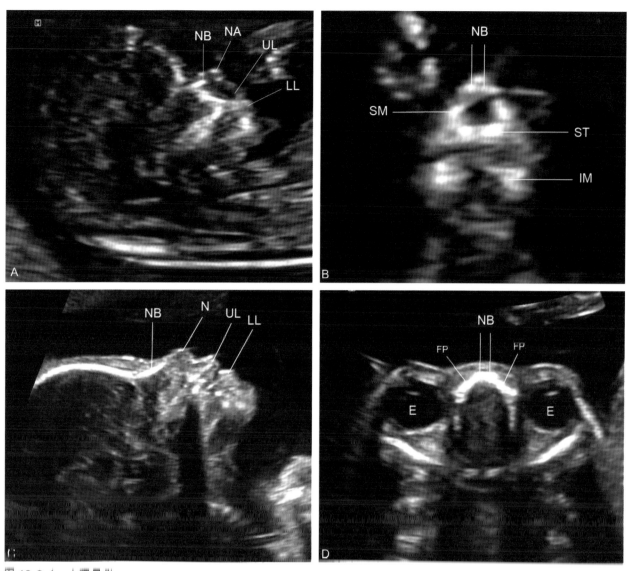

图 19-2-4　正常鼻骨

A. 13周胎儿颜面部正中矢状切面显示正常鼻骨（NB）；B. 13周胎儿鼻后二角冠状切面显示正常鼻骨；C. 19周胎儿颜面部正中矢状切面显示正常鼻骨，回声明显强于皮肤；D. 19周胎儿双眼球横切面显示双侧眼球（E）及左、右鼻骨。N. 鼻尖；UL. 上唇；LL. 下唇；SM. 上颌骨；ST. 上牙槽；IM. 下颌骨；NA. 鼻尖；FP. 上颌骨额突

鼻骨缺失可分为一侧缺失或两侧缺失，两侧缺失表现为颜面部正中矢状切面及双眼球横切面均不能显示鼻骨强回声（图19-2-5至图19-2-7）；一侧缺失正中矢状切面可无异常表现，双眼球横切面只显示一侧鼻骨强回声。鼻骨发育不良双眼球横切面上可无异常表现，但正中矢状切面上鼻骨明显短小。

对于孤立性鼻骨缺如，不同学者持不同观点，有的认为不伴有NT增厚和母亲血清学高风险，胎儿染色体异常的风险低不需行染色体检查；有的认为染色体异常风险高，应行染色体检查。9篇早孕期胎儿鼻骨测量筛查唐氏综合征研究报道总结见表19-2-4，虽然研究者不同，但是唐氏综合征的检出率都较高，综合这些研究报道鼻骨检查成功率为97.7%，染色体正常的胎儿鼻骨缺失约1.6%，21

三体胎儿的鼻骨缺失约68.6%。中国香港中文大学TING等对14例中孕期超声发现鼻骨缺如或发育不良的胎儿进行回顾性分析，其中6例为孤立的鼻骨缺如或发育不良胎儿染色体均正常，另8例合并其他异常的，6例（75.0%，6/8）为21三体，因此，他们的研究认为中孕期超声发现孤立性鼻缺如或发育不良不积极建议胎儿染色体检查，但同时合并其他异常者应建议其行胎儿染色体检查。

5. 胎儿耳郭长度（ear length）　正常情况下，胎儿耳郭长与孕周呈正线性相关关系，耳郭长随孕周的增长而增长。而唐氏综合征小儿及18三体综合征耳郭小。Awwad等通过对408例妊娠20～28周染色体正常胎儿进行耳郭长度测量，并统计出耳郭长与孕周的回归方程式，耳郭长

表 19-2-3　各孕周胎儿鼻骨长度测量值（mm）

GA (weeks)	N	Fitted centiles								
		Overall			Males			Females		
		5th	50th	95th	5th	50th	95th	5th	50th	95th
14	64	2.50	2.96	3.40	2.51	2.97	3.38	2.46	2.95	3.50
15	48	2.73	3.26	3.73	2.79	3.29	3.74	2.70	3.24	4.00
16	51	3.16	3.80	4.50	3.10	3.75	4.58	3.34	3.84	4.50
17	56	3.60	4.30	4.92	3.65	4.34	5.00	3.45	4.25	4.85
18	74	4.00	4.42	4.92	4.09	4.51	4.97	3.82	4.35	4.87
19	58	4.77	5.46	6.00	4.47	5.47	6.00	4.31	5.45	6.00
20	254	5.10	6.08	7.00	5.17	6.09	7.00	5.01	6.06	6.89
21	432	5.20	6.58	7.44	5.20	6.63	7.40	5.10	6.53	7.60
22	522	5.72	6.93	7.80	5.70	6.93	7.80	5.80	6.92	7.80
23	401	6.10	7.27	8.00	6.10	7.28	8.10	6.10	7.27	8.00
24	269	6.15	7.60	8.60	6.10	7.60	8.50	6.20	7.61	8.77
25	171	6.60	7.86	8.70	6.59	7.84	8.70	6.60	7.89	8.73
26	92	6.72	8.18	8.90	7.00	8.28	8.90	6.20	8.10	8.71
27	85	7.20	8.32	8.77	7.28	8.39	8.80	7.18	8.22	8.73
28	55	8.08	8.54	8.80	7.39	8.52	8.80	8.10	8.57	8.80
29	52	8.10	8.52	8.80	8.04	8.51	8.80	8.10	8.53	8.77
30	48	7.85	8.51	8.90	7.25	8.54	8.90	8.40	8.49	8.92
31	46	8.10	8.65	8.89	8.10	8.63	8.90	8.12	8.67	8.87
32	64	8.10	8.67	9.20	8.09	8.64	8.82	8.05	8.72	9.44
33	54	8.28	8.81	9.53	8.26	8.87	9.65	8.23	8.73	9.00
34	52	8.00	8.80	9.00	8.63	8.91	8.52	8.00	8.70	8.97
35	55	8.68	9.15	8.62	8.71	9.17	10.04	8.63	9.14	9.92

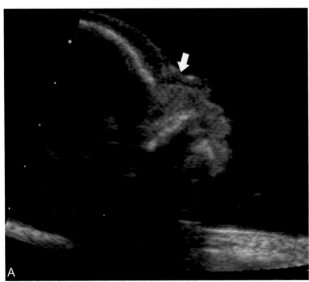
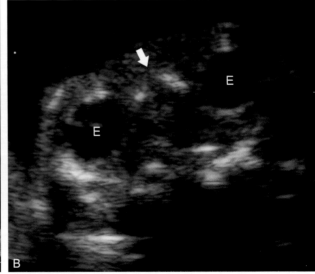

图 19-2-5　19 周鼻骨缺如（该例合并十二指肠闭锁、颈后皮肤皱褶增厚、第 5 指中节指骨缺如，羊水染色体结果为 21 三体）

A. 颜面部正中矢状切面未见鼻骨强回声（粗箭头所示）；B. 双眼（E）横切面双侧上颌骨额突内侧亦未见鼻骨强回声（粗箭头所示）

表 19-2-4   不同作者关于正常胎儿鼻骨缺失和唐氏综合征胎儿鼻骨缺失的研究总结

作 者	成功检查例数	鼻骨缺失	
	n（%）	正常例数 n（%）	21- 三体例数 n（%）
Cicero 等（2001）	701/701（100）	3/603（0.5）	43/59（72.9）
Otano 等（2002）	183/194（94.3）	1/175（0.6）	3/5（60.0）
Zoppi 等（2003）	5525/5532（99.8）	7/3463（0.2）	19/27（70.0）
Orlandi 等（2003）	1027/1089（94.3）	10/1000（1.0）	10/15（66.7）
Viora 等（2003）	1752/1906（91.9）	24/1733（1.4）	8/10（80.0）
Senat 等（2003）	956/1040（91.9）	4/944（0.4）	3/4（75.0）
Wong 等（2003）	119/143（83.2）	1/114（0.9）	2/3（66.7）
Cicero 等（2003）	3788/3829（98.9）	93/3358（2.8）	162/242（67.0）
Cicero 等（2004）	5851/5918（98.9）	129/5223（2.5）	229/333（68.8）
合计	19 902/20 352（97.7）	272/16 613（1.6）	449/698（68.6）

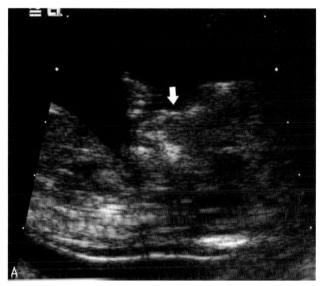 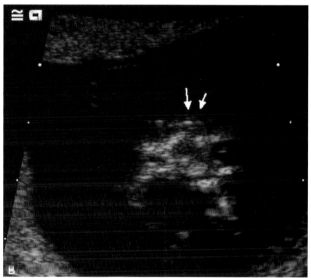

图 19-2-6   12 周鼻骨缺如（染色体结果为 21- 三体）
颜面部正中矢状切面（图 A）及双眼球水平横切面（图 B）显示鼻骨缺如   箭头示鼻同声皮肤线下未见鼻骨强回声，但 NT 值在正常范围

（mm）=-6.000+1.075× 孕周，利用耳郭实际长度 / 耳郭预测值＜ 0.8 筛查 21 三体的灵敏度为 75.0%，特异度为 98.8%。Chitkara 等发现染色体异常胎儿双顶径与耳郭长比值增大，≥ 4.0。在胎位允许的情况下，超声可以显示胎儿耳矢状切面，在此切面上可显示外耳轮廓及形态，耳轮清楚。小耳畸形时，除外耳小外（图 19-2-8），耳轮显示不清，外耳结构异常，表现为线状、逗号状、点状回声。

Lettieri 等研究了 452 例胎儿耳郭长度，均行羊膜腔穿刺染色体检查，结果发现中孕期胎儿耳郭长度与孕龄呈线性关系，其中 14 例非整倍体胎儿中有 10 例胎儿耳郭长度≤正常值的第 10 百分位，其

敏感性和阳性预告值分别为 71% 和 23%。笔者认为胎儿耳郭长度可作为非整倍体胎儿超声追踪观察对象，异常者应行羊水或脐血染色体检查，但这一结果尚须进一步研究证实。

小耳畸形在活产儿中发生率为 0.83/10 000～17.4/10 000，预后取决于畸形的程度及染色体情况。小耳畸形可表现为轻度耳郭长小于正常，也可表现为严重的耳郭缺如并外耳道闭锁等。单纯的轻度小耳畸形预后好，不伴有听力损害。严重小耳畸形除了影响外观外，可有听力损害。

6. 小脑（cerebellum）   在标准小脑水平横切面上观察与测量小脑（图 19-2-9）。小脑是估测孕

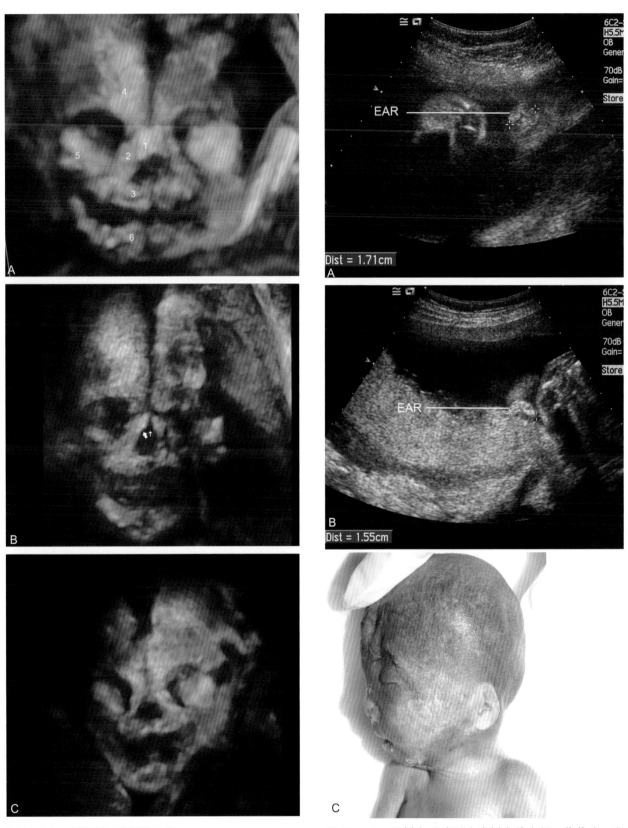

图 19-2-7　颜面部三维骨骼成像

A．颜面部三维骨骼成像显示胎儿双侧正常鼻骨；B．颜面部三维骨骼成像显示一侧鼻骨正常（粗箭头所示）、一侧鼻骨缺如（细箭头所示）；C．颜面部三维骨骼成像显示双侧鼻骨缺如。1.鼻骨；2.上颌骨额突；3.上颌骨牙槽突；4.额骨；5.颧骨；6.下颌骨

图 19-2-8　双侧小耳畸形（该例合并小颌，草莓头，室间隔缺损，迷走右锁骨下动脉，摇椅状足，重叠指，羊水染色体检查为 18 三体）

A．左耳长约 1.71 cm；B．右耳长约 1.55 cm；C．引产后颜面部侧面观示面部轮廓扁平，双侧小耳畸形并耳低位，照片中显示左耳小并耳低位

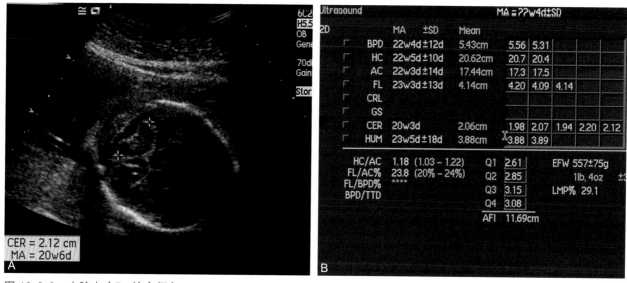

图 19-2-9　小脑小（5p 综合征）

A. 小脑横切面测量小脑横径，小脑（CER）横径为 2.12 cm；B. 多次测量后小脑测值平均为 2.06 cm，相当于 20 周 3 d。而胎儿其他测值均在 22 周以上

周较准确的生物学参数。特别是 FGR 胎儿，当其他生物学参数都明显落后于孕周无法估测孕龄时，可利用小脑横径估测。这是由于 FGR 胎儿血流重新分布以维持脑血供正常，维持脑正常发育，小脑大小受影响相对较小。小脑横径与孕周呈正线性相关关系，孕 24 周前小脑横径（mm）约等于孕周（表 19-2-5）。在新生儿、小儿及成年唐氏综合征患者中，均发现小脑缩小，然而胎儿期特别是中孕期唐氏综合征小脑横径是否较正常小仍存在争议。Hill 等于 1991 年利用经腹部超声于 15～20 孕周测量 23 例唐氏综合征小脑横径，发现均位于正常范围内。Rotmensch 等于 1997 年报道 42 例唐氏综合征及 1161 例染色体正常胎儿中孕期（16～18 周）小脑测值，结果发现唐氏综合征胎儿小脑横径在所有孕周均小于相应孕周的正常对照组胎儿。1998 年 Guariglia 等研究了 37 例唐氏综合征及 544 例染色体正常胎儿 11～16 周小脑横径，结果认为唐氏综合征小脑横径在正常范围内，因此，他们认为早孕晚期及中孕早期小脑横径不是筛查 21 三体的有用指标。综上所述，虽然临床已认识到在唐氏综合征胎儿小脑可小于正常胎儿这一事实，但正常胎儿与唐氏综合征胎儿小脑测值之间的差值太小，很难作为一个非整倍体畸形胎儿的普查指标。但产前超声发现明显小脑小时应加以警惕，笔者发现 2 例 5p 综合征产前超声表现为小脑小（图 19-2-9）。

7. 鼻前皮肤厚度（prenasal thickness）　有学者认为 21 三体儿皮肤软组织增多、增厚，测量胎儿鼻前皮肤厚度被认为是筛查 21 三体的又一软指标，

研究认为 72.0%～73.1% 的 21 三体儿鼻前皮肤增厚。

在胎儿颜面部正中矢状切面上，额骨最低点到皮肤的垂直距离即是鼻前皮肤厚度（图 19-2-10）。Persico 等报道正常胎儿鼻前皮肤厚度皮肤随孕周增加而增加，妊娠 16 周的正常胎儿鼻前厚度平均约 2.4 mm，妊娠 24 周约 4.6 mm。

有学者研究鼻前皮肤厚度与鼻骨比值，发现正常胎儿该比值约为 0.61，而 21 三体该比值增大，约 1.50。

对于鼻前皮肤增厚，目前仅有一些小样本研究，还需进一步积累数据资料。

8. 额上颌角（frontomaxillary facial angle，FMF）　21 三体胎儿面部扁平，上颌骨发育不良，Plasencia 等于 2007 年设计了额上颌角来评价 21 三体的面部特征，发现 21 三体儿中，69% 额上颌角 > 85°，而正常胎儿中只有 5% > 85°。除了 21 三体胎儿，18 三体及 13 三体胎儿也发现额上颌角增大。据报道，58% 的 18 三体、48% 的 13 三体额上颌角增大，位于第 95 百分位数以上。额上颌角与 NT 厚度、β-hCG、PAPP-A 无相关性，因此，可作为一个独立指标。据报道，联合 NT、母体血清学筛查、额上颌角筛查 21 三体，检出率为 92%～94%，假阳性为 3%～5%。

额上颌角可在早中孕期测量，在颜面部正中矢状切面上，沿腭上缘画一条直线，与上颌骨最前点与额骨最前突点连线相交所形成的夹角即为额上颌角（图 19-2-11）。有研究表明颜面部三维容积技术获取正中矢状切面测量可重复性强。正常情况下，

表 19-2-5　14~42 周胎儿小脑横径测量值（mm）

孕周（weeks）	平均值 −2 个标准差（mm）	平均值 TCD（mm）	平均值 +2 个标差（mm）
14	13	15	17
15	14	16	18
16	14	17	18
17	16	18	20
18	16	18	21
19	18	19	22
20	18	20	24
21	19	22	24
22	20	23	26
23	21	24	28
24	22	26	30
25	23	27	31
26	24	29	33
27	26	30	35
28	27	32	37
29	28	34	39
30	29	36	41
31	31	38	44
32	32	40	46
33	34	42	48
34	36	44	51
35	38	46	54
36	39	48	56
37	40	50	59
38	42	52	62
39	44	54	65
40	47	56	68
41	—	59	—
42	—	61	—

注：TCD. transverse cerebellar diamcler.

摘自 Pinar H, Burke SH, Huang CW, et al. Reference values for transverse cerebellar diameter throughout gestation. Pediatr Dev Pathol, 2002, 5(5): 489–494. Epub 2002 Aug 29.

额上颌角随头臀长的增加而减少，头臀长为 45 mm 时，额上颌角平均为 86.8°，头臀长为 84 mm 时，额上颌角平均为 76.0°。

额上颌角的测量尚处于研究阶段，目前有 17 篇论文发表，其临床意义尚需进一步研究。

二、胎儿颈部异常

20 世纪 80 年代，许多研究报道中孕期胎儿颈部多分隔囊性淋巴管瘤与非整倍体染色体异常，尤

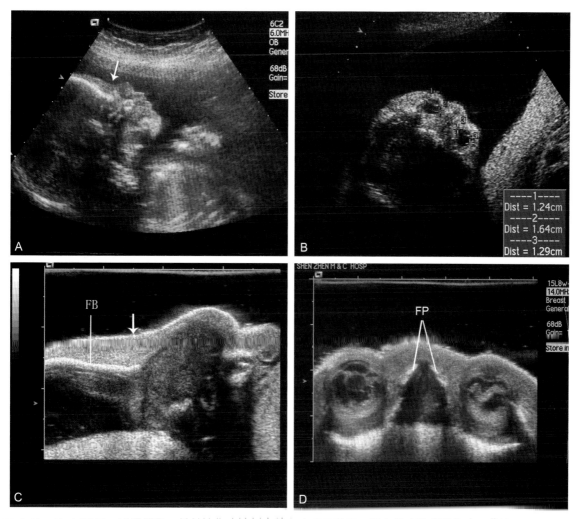

结果为 21 三体)

产前超声检查，胎儿颜面部正中矢状切面 (图 A) 及双眼横切面 (图 D) 显示鼻骨缺如，鼻前皮肤增厚 (箭头所示)。本本产后高频超声检查颜面部正中矢状切面 (图 C) 及双眼横切面 (图 D) 示鼻骨缺如及鼻前皮肤增厚。FB. 额骨；FP. 上颌骨额突

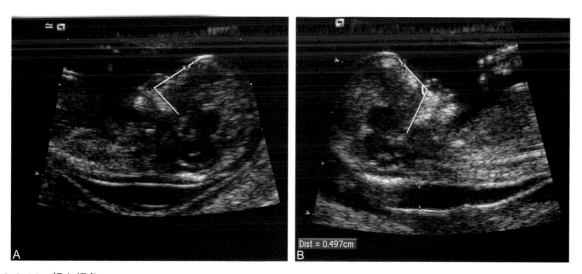

图 19-2-11　额上颌角

A. 正常胎儿额上颌角；B. 21 三体儿额上颌角增大 (> 90°，该例合并 NT 增厚、鼻骨短小、静脉导管 a 波反向)

其与特纳综合征（45，XO）有关。与此同时，许多学者发现，早孕期颈部囊性淋巴管瘤主要为无分隔囊性淋巴管瘤。同时观察早孕期囊性淋巴管瘤可逐渐消退或形成颈皱增厚，或完全正常，但仍与非整倍体染色体畸形有关。1985 年 Benacerraff 等首次报道中孕期超声检测颈皱（nuchal fold, NF）增厚≥6 mm，患唐氏综合征的危险性增加。1992 年，Nicolaids 等提出使用"颈部透明层"这一名称来描述早孕期胎儿颈部皮下的无回声带。

（一）颈部透明层（nuchal transluccncy, NT）

颈部透明层（NT）是指胎儿颈部皮下无回声带，位于皮肤高回声带与深部软组织高回声带之间（图19-2-12）。这是早孕期所有胎儿均可出现的一种超声征象。早孕期 NT 增厚与唐氏综合征的危险性增高有关。增厚的 NT 可以逐渐发展成为大的囊性淋巴管瘤，可伴有或不伴有胎儿水肿。绝大部分胎儿 NT 增厚，没有明显的胎儿水肿。

1. NT 增厚的病因

（1）染色体异常：最常见的染色体异常为 21 三体综合征。此外三倍体、13 三体、18 三体、22 三体、45，X、12P 四体等亦常出现 NT 增厚。

（2）先天性心脏结构畸形：先天性心脏结构畸形既可发生在染色体异常，亦可发生在染色体正常的胎儿中。在染色体正常的胎儿中，先天性心脏结构畸形是导致 NT 增厚的非染色体异常最常见的原因。Hyett 等发现 NT 增厚，心脏及大血管结构畸形发生率增高，并建议将早孕期 NT 作为胎儿先天性心脏病早期筛查指标。

（3）某些综合征：文献中已报道的早孕期可出现 NT 增厚的综合征主要有 Cornelia de Lange 综合征、努南综合征、Smith-Lemli-Opitz 综合征、Joubert 综合征、阿佩尔综合征、Fryns 综合征等。

（4）骨骼系统畸形：主要有软骨发育不全、缺指（趾）、外胚层发育不全畸形、多发性翼状胬肉综合征、Roberts 综合征等。

（5）其他畸形：膈疝、前腹壁缺损、胎儿运动障碍性综合征等。

2. NT 增厚的形成机制　NT 增厚的病理生理基础尚不完全清楚，目前认为有以下几种学说。

（1）正常胚胎发育过程中，颈部淋巴管与颈静脉窦在 10～14 周相通，在颈部淋巴管与颈静脉窦相通之前，少量淋巴液积聚在颈部，出现短暂回流障碍，形成暂时性的颈部 NT 增厚。正常胎儿在 14 周后应消退。如果颈部淋巴管与颈部静脉窦相通延迟，从而出现明显颈部淋巴回流障碍，淋巴液过多地积聚在颈部，NT 增厚明显，甚至到孕中期发展成为囊性淋巴管瘤。

（2）染色体核型正常的胎儿，有先天性心脏畸形时常出现 NT 增厚。其机制可能与孕早期胎儿心力衰竭有关，发生心力衰竭时静脉回流障碍，导致颈静脉压升高，当颈静脉内压力高于淋巴管内压力时，淋巴管内淋巴液回流入颈静脉受阻，淋巴液过多积聚于颈部，形成 NT 增厚。

（3）对唐氏综合征胎儿的颈部皮肤病理研究发现，唐氏综合征胎儿颈部皮肤细胞外透明基质增加，细胞外液被大量吸附于透明基质的间隔内，进一步导致胶原纤维网发育紊乱，使颈部皮肤发生海绵样改变。同时许多研究证实，NT 增厚的唐氏综合征胎儿先天性心脏畸形发生率较高，这表明 NT 增厚与胎儿出现一定程度的心力衰竭有关。唐氏综合征 NT 增厚可能是这两种因素综合作用的结果。

3. NT 的检查时间　一般认为在 $11\sim13^{+6}$ 周测量 NT 较好，此时头臀长相当于 45～84 mm。可用经腹部超声测量，亦可用经阴道超声测量，两者成功率相似。10～13 周 98%～100% 可测量 NT 的厚度，而 14 周则降至 90%。经阴道超声在 10 周时测量 NT 成功率为 100%，14 周时降至 11%。Whitlow 等认为测量 NT 及检查早期胎儿结构的时间为 13 周。

4. NT 的测量方法　标准测量平面为胎儿正中矢状切面。此切面亦是测量头臀长的标准切面，显示此切面时，要求尽可能将图像放大，至只显示头、颈、上胸部，清楚显示并确认胎儿背部皮肤，在颈部皮肤高回声带的深部显示无回声或低回声带即为NT。测量时应在 NT 最宽处测量垂直于皮肤强回声带的距离，测量游标的内缘应置于无回声的 NT 的外缘测量（图 19-2-12、图 19-2-13）。

NT 测量注意事项：

（1）要求使用高分辨率实时超声仪器测量NT，且有良好的局部放大功能，仪器测量精度应达 0.1 mm。

（2）特别注意区分胎儿皮肤与羊膜，此时期胎儿颈背部皮肤与羊膜均表现为膜状强回声带，如果将羊膜误认为颈部皮肤，测量的所谓"NT"厚度实际上为羊膜与皮肤之间羊水的厚度，而非 NT（图19-2-13）。区别羊膜和胎儿颈背部皮肤最好的方法是在胎动时进行区别，胎动时颈背部皮肤随胎动而

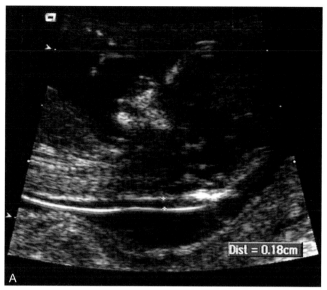

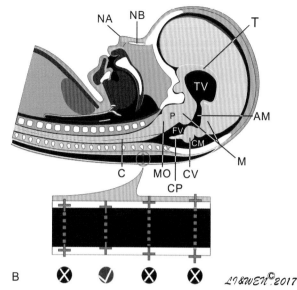

图 19-2-12　颈部透明层及测量

头颈部正中关状切面超声图（图 A）及模式图（图 B），显示颈后透明层（+…+）为颈后皮下无回声带。图 B 下图为测量时测量游标放置部位，"√"表示放置正确，"×"表示放置错误

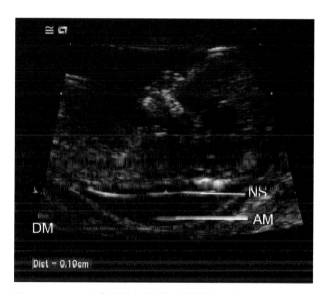

图 19-2-13　颈背皮肤与羊膜、蜕膜的区分

NS. 颈背皮肤，AM. 羊膜，DM. 蜕膜

动，而羊膜无此表现。另外，将图像放大后仔细观察亦可辨认。

（3）注意在正中矢状切面上测量 NT。如果切面不满意，可等待胎动后胎儿位置改变再观察测量。

（4）有颈部脑脊膜膨出、颈部脐带时，注意辨认，避免误测。

（5）NT 常用经腹部超声测量，经腹部超声测量困难时可改用经阴道超声测量。经腹部测量值较经阴道测量值大。

（6）胎儿颈部姿势亦可影响 NT 的测量值。

Whitlow 等发现，与胎儿颈部自然伸位（不后仰也不前屈）相比，胎儿颈部仰伸时，NT 测量值平均可增加 0.62 mm，而胎儿颈部前屈时平均可减少 0.4 mm。在胎儿颈部自然伸展状态下，NT 测量的可重复性最佳，95% 重复测量相差不超过 0.48 mm，而在胎儿后仰时相差可达 1.04 mm，前屈时达 0.7 mm。

（7）同一操作者之间及不同操作者之间可重复性测量有一定差异。Pandya 等对 NT 测值的重复性进行了研究，让 4 位医师测量 200 例 10～14 周胎儿 NT 厚度，发现在同一测量者之间及不同测量者之间重复测量的差异为 0.5～0.6 mm，且与 NT 厚度无关。Braithwaite 等研究了经腹部（1641 例）及经阴道（88 例）超声测量 NT 的可重复性，发现 95% 病例经腹部重复测量 NT 平均相差约 0.44 mm，经阴道平均相差约 0.23 mm。

5. **NT 增厚判断标准**　最近研究表明，胎儿 NT 厚度随着孕龄的增加而增加。因此，在早孕期测量 NT，显然不能使用同一个标准来判断。目前多数学者认为不同孕周使用不同截断值来判断更敏感且更具特异性，但目前大部分研究仍使用 NT ≥ 3 mm 为异常标准。

NT 正常值范围随孕周的增大而增大。Pandya 报道，胎儿头臀长从 38 mm 增加到 84 mm 时，NT 中位数从 1.3 mm 增加到 1.9 mm，NT 的第 95 百分位从 2.2 mm 增加到 2.8 mm。

6．NT 增厚的临床意义　大量的研究证实，NT 增厚与胎儿染色体非整倍体畸形有关，主要为 21 三体（图 19-2-14），文献报道其诊断 21 三体的敏感性为 24%～100%。导致这种差异的主要原因在于各学者使用 NT 截断值不同、测量时的孕周不同、母体年龄不同及采用的检查方法不同（经阴道或经腹部超声测量检查）。

当 NT ≥ 3mm 时，发生染色体三体的危险性增加 29 倍，当 NT ≥ 4mm，即使染色体正常的胎儿其妊娠结局亦较差。一项较大样本（1273 例）的研究发现，NT ≥ 3mm 可检出 86% 的染色体三体，假阳性率约为 4.5%。

1995 年，Pandya 等报道了 1015 例因早孕期 NT 增厚而进行的染色体检查，发现 NT 厚度为 3，4，5 及 ≥ 6mm，发生染色体三体（21 三体、13 三体、18 三体）的危险性较单凭母亲年龄估计分别增加 3 倍、18 倍、28 倍及 36 倍，发生特纳综合征和三倍体危险性分别增加 9 倍和 8 倍。在染色体正常的胎儿中，NT 增厚，心脏和胎儿其他结构畸形以及胎儿丢失发生率明显增高，当 NT ≥ 5mm 时，约为 13%。这一研究也似乎说明，NT 增厚与心脏畸形有关，包括染色体正常和染色体异常胎儿。有 NT 增厚的 21 三体胎儿较 NT 正常的 21 三体胎儿更易患先天性心脏畸形和（或）发生胎儿宫内死亡。

14 篇 NT 测量的筛查唐氏综合征前瞻性研究 Meta 分析（表 19-2-6），虽然不同研究者使用不同 NT 截断值来发现阳性病例，假阳性率也各不相同，但是唐氏综合征的检出率都较高。综合这些研究报告共检查 174 473 例孕妇，其中包括 726 例唐氏综合征，产前检出 562 例，总检出率为 77%，假阳率为 4.7%。

7．NT 与胎儿心率　胎儿心率在诊断唐氏综合征的意义尚不明了。Hyett 等发现 85 例唐氏综合征胎儿平均心率增加，结合 NT 可将唐氏综合征检出率从 76% 提高到 83%。

相反，Martinez 等发现 11 例唐氏综合征胎儿仅有 1/11 例心率增加，而 7/11 例心率减慢，低于正常范围的第 5 百分位。

总之，在早孕期和中孕早期，胎儿颈部超声异常征象是目前提示胎儿染色体异常最敏感和最特异的超声指标。甚至根据孕妇年龄和生化指标共同校正的患 21 三体危险性仅为 1/10 000，但有颈部透明层增厚时其危险性可达 1/231，仍比孕中期孕妇年龄 > 35 岁时危险性大。很明显，对于所有早孕期超声发现有颈部透明层增厚、囊肿、水肿的胎儿，应为进一步行染色体核型分析的指征。有资料表明，NT 值增厚时，即使胎儿染色体核型分析正常，在胎儿进一步发育后，约 13% 的病例出现结构异常的危险性增加，胎儿死亡、流产或其他不良妊娠结局相当常见。

（二）颈后皮肤皱褶（nuchal fold，NF）

据统计 80% 的唐氏综合征新生儿其颈后皱褶皮肤冗余。1985 年 Benacerraf 等对 904 例胎儿进行羊水染色体检查，结果发现 6 例 21 三体，其中 2 例（33.3%，2/6）可见颈项背部皮肤软组织增厚增多，

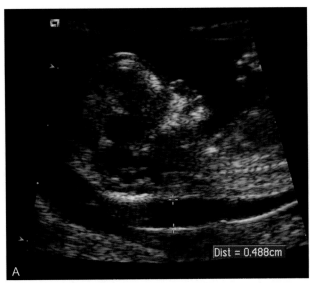
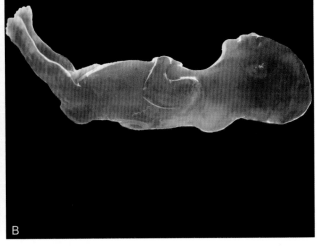

Dist = 0.488cm

A　　　　　　　　　　　　　　　B

图 19-2-14　13 周胎儿 NT 增厚，染色体核型为 21 三体

A．正中矢状切面，NT 增厚，约 0.49cm；B．引产后标本照片

表 19-2-6   不同作者关于胎儿 NT 筛查唐氏综合征的研究总结表

作者	例数	孕周（周）	截断值	假阳性率	21 三体检出率
Pandya 等 1995	1763	10～14	NT ≥ 2.5 mm	3.6%	3/4（75%）
Szabo 等 1995	3380	9～12	NT ≥ 3.0 mm	1.6%	28/31（90%）
Taipale 等 1997	6939	10～14	NT ≥ 3.0 mm	0.8%	4/6（67%）
Hafner 等 1998	4371	10～14	NT ≥ 2.5 mm	1.7%	4/7（57%）
Pajkrt 等 1998	1547	10～14	NT ≥ 3.0 mm	2.2%	6/9（67%）
Snijders 等 1998	96 127	10～14	NT ≥ 第 95 百分位	4.4%	234/327（72%）
Economides 等 1998	2281	11～14	NT ≥ 第 99 百分位	0.4%	6/8（75%）
Schwarzler 等 1999	4523	10～14	NT ≥ 2.5 mm	2.7%	8/12（67%）
Theodoropoulos 等 1998	3550	10～14	NT ≥ 第 95 百分位	2.3%	10/11（91%）
Zoppi 等 2001	12 311	10～14	NT ≥ 第 95 百分位	5.0%	51/64（81%）
Gasiorek-Wiens 等 2001	23 805	10～14	NT ≥ 第 95 百分位	8.0%	174/210（83%）
Brizot 等 2001	2996	10～14	NT ≥ 第 95 百分位	5.3%	7/10（70%）
Audibert 等 2001	4130	10～14	NT ≥ 第 95 百分位	4.3%	9/12（75%）
Wayda 等 2001	6750	10～12	NT ≥ 2.5 mm	4.3%	17/17（100%）
合计	174 473			4.7%	562/728（77%）

引自 Rumack Corol M, Wilson Stephanie R, William Charboneau J, et al. Diagnostic Ultrasound. Elsevier Mosby. 2005

假阳性率为 0.1%。该学者于 1987 年研究发现 40% 的 21 三体胎儿 NF 增厚，假阳性率为 0.1%。目前认为 NF 是中孕期超声筛查 21 三体有效指标之一。NF 与其他染色体异常（如 15 号环形染色体）的关系亦有报道。

NF 测量时间一般在 15～20 周，在小脑水平横切面上测量皮肤强回声外缘至枕骨强回声外缘之间的距离，正常情况下 NF < 6 mm，NF ≥ 6 mm 为 NF 增厚（图 19-2-15）。发现 NF 增厚，即使不合并其他异常，也不管是低危还是高危孕妇，都需建议胎儿染色体检查。

三、胎儿胸部异常

1. 胸腔积液（pleural effusion） Achiron 等研究了胎儿胸腔积液与染色体异常的关系，在 153 例只有胸腔积液的胎儿中，有 8 例 21 三体和 1 例 X 单体，由此计算出单独胸腔积液胎儿非整倍体染色体异常的危险性为 5.8%。本组病例中大多数胸腔积液为乳糜液（图 19-2-16），表明淋巴系统出现某些异常，这也可能是非整倍体胎儿颈部水肿或囊肿的病理机制。

2. 心内强回声灶（echogenic intracardiac focus，EIF） 心内强回声灶（EIF）较常见，正常胎儿中发生率为 3/100～4.6/100。然而在非整倍体染色体异常中发生率更高为 18%～39%。90% 出现在左心室内（图 19-2-17），右心室或同时两室内检

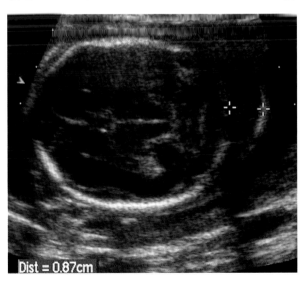

图 19-2-15   颈后皮肤皱褶增厚（19 周胎儿，合并十二指肠闭锁、第五指中节指骨缺如，染色体结果为 21 三体）

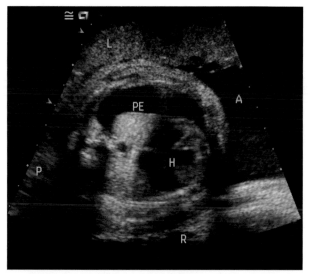

图 19-2-16　31 周胎儿左侧胸腔积液
脐血染色体检查为 21 三体,胸腔积液(PE)为淡黄色,实验室检查有大量淋巴细胞。H. 心脏;L. 左侧;R. 后侧;A. 前;P. 后

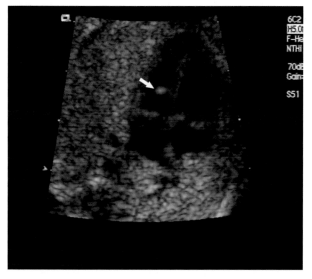

图 19-2-17　23 周胎儿心尖四腔心切面显示左心室强回声点(箭头所示),染色体正常

出相对较少。有研究认为,出现在右心室内或同时在两心室内者,患染色体异常可能性更高。大多数 EIF 可表现为心内单一强回声灶,少数可表现为多发强回声灶,但 95% 的 EIF 在晚孕期消失。

文献中 EIF 的临床意义争论较多,分歧较大,许多研究者指出 EIF 与唐氏综合征无关,而有些则认为 EIF 是唐氏综合征的软指标之一。

Lehman 等首先报道了 EIF 与 13 三体综合征的关系。病理学研究表明,乳头肌内微钙化和染色体异常有关,16% 的 21 三体胎儿和 39% 的 13 三体胎儿有乳头肌内的钙化灶,仅有 2% 的染色体正常胎儿出现乳头肌钙化。Bromley 等的研究表明,18% 的唐氏综合征胎儿可检出 EIF,而 4.7% 的正常胎

儿亦可检出 EIF,EIF 胎儿患唐氏综合征的危险性较单凭母体年龄估计高 4 倍。但这一研究的病例为高危人群,在低危人群中 EIF 的检出未明显增加唐氏综合征的危险性。该作者最近的一项对高危与低危人群的研究表明(共 290 例),母体年龄 ≥ 35 岁者 125 例,< 35 岁者 165 例,结果发现高龄组中有 8/12(56.4%)例唐氏综合征,低龄组中有 6/165(3.6%)例唐氏综合征,在这 14 例唐氏综合征中,除 1 例仅单独有 EIF 外,其余均有其他畸形或其他异常超声表现。该例母体年龄为 40 岁。

总之,从目前的研究来看,虽然 EIF 可能与唐氏综合征有关,但如果在低危人群中仅有单一 EIF 表现,则不提倡羊膜腔穿刺行胎儿染色体检查。

3. **三尖瓣反流**　据报道,正常胎儿 4.6%~6.2% 可出现生理性三尖瓣反流,而非整倍体染色体异常胎儿三尖瓣反流的发生率高于正常胎儿,唐氏综合征儿为 27%~55.7%,其他染色体异常为 22.3%~29.4%。染色体异常胎儿出现三尖瓣反流的原因不明,可能与心肌或结缔组织异常有关。其次,三尖瓣反流还与心脏结构异常有关,据报道约 1/3 严重心脏畸形胎儿会出现三尖瓣反流。

三尖瓣反流的观察最好取心尖四腔心切面,声束与室间隔平行,脉冲多普勒测量时声束与反流束夹角最好 < 30°。三尖瓣反流的超声诊断是脉冲多普勒测量反流持续时间 > 1/2 收缩期,反流速度 > 80 cm/s,也有学者认为反流速度 > 60 cm/s 即可(图 19-2-18)。

有研究报道,早孕期联合 NT 增厚、静脉导管血流 a 波消失或反向及三尖瓣反流,21 三体的检出率达 93%~96%,假阳性率为 2.5%。

四、胎儿腹部异常

1. **强回声肠管(echogenic bowel)**　胎儿强回声肠管,其回声强度与其周围的骨组织回声强度相似。1985 年 Lince 等首次对此进行了描述。其发生率为 0.2%~0.6%。这一特征在胎粪性肠梗阻、胎儿腹膜炎、胎儿宫内感染、囊性纤维化及胎儿非整倍体(图 19-2-19)中观察到。Nyberg 等报道 5 例唐氏综合征胎儿有强回声肠管,并首次提出强回声肠管与唐氏综合征有关,并认为是非整倍体染色体异常的一个新指标。Bromley 等研究了 50 例肠管强回声资料,8 例(16%)有非整倍体染色体异常,其中 6 例为唐氏综合征。另 8 例(16%)有严重宫

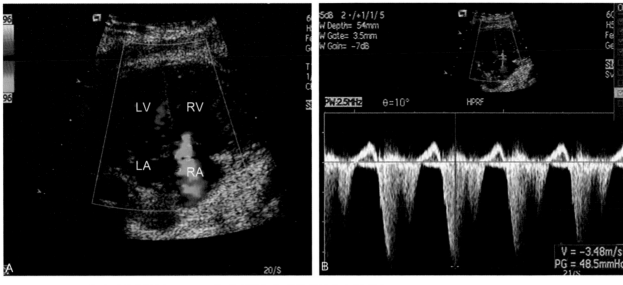

图 19-2-18　三尖瓣反流（妊娠 31 周，重型珠蛋白生成障碍性贫血胎儿）

A．心尖四腔心切面，显示心脏明显增大，CDFI 检查，收缩期三尖瓣右房侧（RA）可见蓝色反流血流信号直达心房底部；B．PW 检查反流持续整个收缩期，反流速度为 3.48m/s

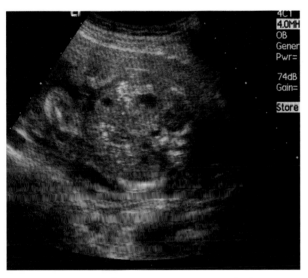

图 19-2-19　24 周胎儿肠管强回声，伴有足畸形、脑积水等，脐血染色体检查为 21 三体

内发育迟缓。34 例（68%）出生后为正常新生儿。Carrol 等分析了 599 例强回声肠管资料，发现患染色体异常者有 64 例（11%），超过 50% 为唐氏综合征，但其中 75% 超声检出合并有其他异常征象。

Rotmensch 等报道产前确诊为唐氏综合征的胎儿，4.8% 超声可观察到肠道强回声。如果在染色体核型正常的胎儿中超声检出肠道回声增强，其患宫内发育迟缓、早产和胎儿宫内死亡的危险性增高，分别为 14.9%、15.3%、9%。在高危人群观察到肠道强回声，4%~12.4% 胎儿出现染色体异常，4%~25% 出现囊性纤维化，低危人群中，胎儿非整倍体的危险性理论值为 1.4%。

孤立性胎儿肠道回声增强的再发风险未见有报道。但如果并发 21 三体，再次妊娠再发风险为 1% 或更高（取决于孕妇年龄）；如果并发囊性纤维化，再发风险为 25%。

2．胎儿胃（fetal stomach）　胎儿胃充盈时，经阴道超声在妊娠 12 周时就可以观察到胎胃。如果妊娠 18 周后，超声仅显示一很小的胃或不能观察到胃图像，其患胎儿染色体异常的危险性增加（分别为 4% 和 38%），同时也增加胎儿其他结构畸形，如食管闭锁及前后胎儿死亡发生率。

3．胆囊（the gallbladder）　经阴道超声在妊娠 14 周时就可检出胎儿胆囊。如果妊娠 15 周后仍不能显示胎儿胆囊，应与胆囊闭锁及胆囊闭锁相区别，前者预后好，后者预后差。羊水中胆盐检测可区分上述两种情况。

孕中期，超声发现胎儿胆囊增大时，其患染色体异常的危险性增高，主要为 18 三体和 13 三体。但文献报道中有胆囊增大的染色体异常胎儿均伴有其他畸形，如果仅发现胎儿胆囊增大而不伴其他畸形，胎儿可能无明显异常。笔者发现 1 例胆囊增大者，产后诊断为肝外胆管闭锁。

4．轻度肾盂扩张（mild renal pelvic dilatation）　轻度肾盂扩张（图 19-2-20）指肾盂分离的前后径增大但不足以诊断肾盂积水。发生率为 1.6%~2.8%。判断标准为：20 周以内 > 4mm，20~30 周 > 5mm，30 周以上 > 7mm 被认为有轻度肾盂扩张。

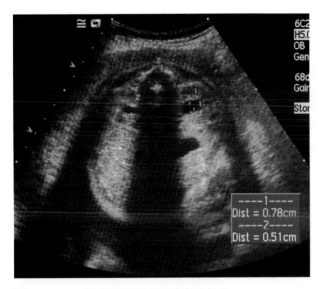

图 19-2-20　30 周胎儿双侧轻度肾盂扩张

左侧 0.78 cm，右侧 0.51 cm，此胎儿出生后为正常胎儿

Benaceraff 等报道 210 例轻度肾盂扩张者，7 例为唐氏综合征。Corteville 等的研究发现 17.4% 的唐氏综合征有轻度肾盂扩张，而染色体正常的胎儿仅 2%。Wickstrom 等认为单纯轻度肾盂扩张，患唐氏综合征的危险性增加 3.9 倍，包括唐氏综合征在内的所有染色体异常危险性增加 3.3 倍。相反，Nyberg 等报道 94 例唐氏综合征胎儿，无 1 例有轻度肾盂扩张。与之相同的是，Nicolaids 等报道 173 例单纯轻度肾盂扩张，仅 1 例为唐氏综合征。

Degani 等追踪观察了有轻度肾盂扩张但染色体正常的病例，在以后的妊娠中肾盂扩张复发的危险性明显增加，这可能意味着基因或环境因素与胎儿对肾盂扩张的易感性有关。复发肾盂扩张胎儿患非整倍染色体危险性较原发者为低。

总之，文献报道轻度肾盂扩张的临床意义差异较大，阳性预告值为 1/33～1/340，而且大部分研究对象为高危人群。目前的观点认为，如果在低危人群中仅发现有轻度肾盂扩张，似乎没有足够的证据必须进行胎儿染色体核型分析，但如果伴有其他异常表现，则应考虑进行胎儿染色体检查。

此外，轻度肾盂扩张者，应在晚孕期重复超声检查，追踪观察肾盂扩张是否进行性加重，如果进行性加重，则预示产后新生儿发生泌尿系梗阻的危险性增加。有报道，单纯肾盂扩张且染色体正常的胎儿，泌尿系发育异常的危险性（如输尿管肾盂连接梗阻、膀胱输尿管反流）为 44%。Adra 等认为妊娠 28 周以后胎儿肾盂前后径 8 mm，出生后应对其泌尿道进行适当的评价。

曾有肾盂扩张胎儿妊娠史的孕妇，下次妊娠肾盂扩张的再发风险为 6.1%。

5. 脐带异常（umbilical anomalies）　1 条脐动脉缺如（单脐动脉）相对常见（图 19-2-21），在单胎活产婴儿发生率为 0.46%，多胎妊娠为 0.8%，染色体异常的新生儿为 6.1%～11.3%。13 三体和 18 三体最常受累，而 21 三体和性染色体异常很少出现单脐动脉。在伴有单脐动脉的多数非整倍体胎儿，超声可发现其他结构异常，此时应进行染色体核型分析。只有单脐动脉而不伴有其他结构异常的胎儿不应作为产前胎儿染色体检查的指征，但应视为"高危"妊娠进行严密的产科评价和随访观察，因为这些胎儿早产、低体重的危险性增高。

脐带囊性包块可在早孕期超声被检出（图 19-2-22），多随孕周进展消失，当它持续存在到中、晚期时，则与先天畸形和非整倍体染色体异常（常见

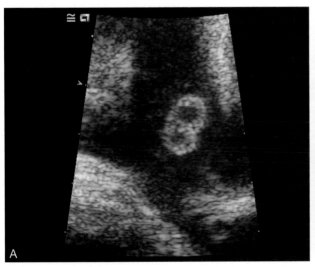

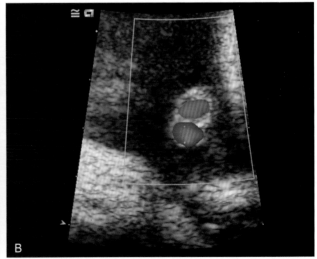

图 19-2-21　单脐动脉（本例为孤立性单脐动脉，追踪至出生后 7d 正常）

A. 脐带横切面呈"吕"字形；B. 脐带横切面 CDFI 检查仅见 2 个血流信号

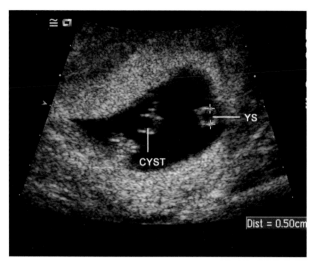

图 19-2-22　9 周胎儿脐带囊肿

19 周复查囊肿消失，无其他结构畸形，染色体检查正常。CYST. 囊肿；YS. 卵黄囊

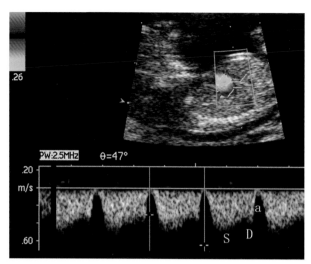

图 19-2-23　正常胎儿静脉导管频谱

为 18 三体）有关。

6. 静脉导管血流异常（abnormal ductus venosus flow）　静脉导管血流频谱的特征主要有心室收缩期的 S 波和舒张期的 D 波及心房收缩期的 a 波，正常情况下，S 波、D 波及 a 波均为同方向的向心血流形成的前向波（图 19-2-23）。静脉导管血流异常主要有 a 波异常，表现为 a 波消失或反向（图 19-2-24）。很多研究发现 21 三体等染色体异常、心脏畸形、心力衰竭等会出现 a 波异常。据报道，5.2% 的整倍体及 70.8% 的 21 三体，89.3% 的 18 三体，81.8% 的 13 三体及 76.4% 的特纳综合征胎儿会发生 a 波异常。黑种人 a 波异常发生率要高于白种人。a 波异常与孕周大小有关，孕周小 a 波异常发生率较高，孕周大则低。

在胎儿正中矢状切面上探头稍向胎儿右侧偏斜，并将图像放大至只显示下胸部及上腹部，彩色多普勒血流显像显示静脉导管血流信号明显强于其周边的血流信号，将脉冲多普勒取样容积置于此明亮血流信号上，即可获得静脉导管血流频谱，注意调节取样容积的大小，一般以 0.5～1.0mm 为佳，调整探头尽量使声束与血流之间的夹角在 30° 以内。

有研究联合应用静脉导管 a 波异常、孕妇年龄、NT 厚度、胎心率、母体血清 β-HCG、母体血清 PAPP-A 可以筛查 96% 的 21 三体，假阳性率为 2.5%。对于早孕期超声检查 a 波异常且染色体正常的胎儿需超声追踪复查，特别是了解胎儿心脏结构及功能情况。如果复查 a 波恢复正常且不伴心脏结构异常者，预后好。

五、胎儿生物学测量

染色体异常胎儿出现早期 FGR 很常见，超声在早孕期能进行较好评估。如果超声检测头臀长较妊娠月份小 7d 以上，其患染色体异常危险性增加（比母体年龄危险高 3 倍）。相差天数越大，患严重或致死性非整倍体畸形的可能性越高。但是唐氏综合征胎儿 CRL 超声测量值与期望值之间无统计学意义。

1. 股骨短（short femur）　唐氏综合征小儿及成年人身材矮小，胎儿似乎亦有股骨和肱骨的缩短（图 19-2-25B），尤其在中孕早期。1987 年 Lockwood 等首次发现胎儿股骨短与患 21 三体综合征

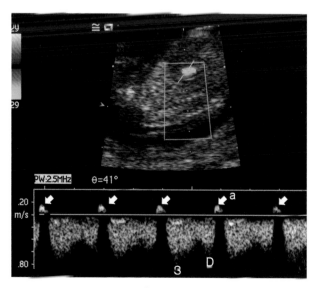

图 19-2-24　12 周 2d 胎儿 21 三体，NT 增厚、静脉导管 a 波反向（箭头所示）

危险性增高有关。笔者将胎儿双顶径与股骨长之比高于染色体正常组胎儿的1.5倍标准差定为胎儿股骨短，以此为标准来研究中孕期胎儿，结果发现诊断21三体综合征的敏感性为50%，假阳性率为7%。Bena-cerraf等研究了股骨长实测值与预测值之比与21三体综合征的关系，发现26例唐氏综合征胎儿中68%该比值≤0.91（股骨长预测值＝－9.3105＋0.9028×BPD）。Brumfield等用中孕期BPD∶FL≥1.8作为阳性指标诊断唐氏综合征的敏感性为40%，假阳性率为6.5%。

虽然许多研究均提示胎儿股骨短可增加胎儿患唐氏综合征的危险性，但是由于唐氏综合征胎儿股骨仅有轻度缩短，且其测量值与染色体正常胎儿有较大范围的重叠，因此，股骨短尚不能作为普查唐氏综合征的独立指标。许多学者认为，股骨短还应结合其他超声指标如肱骨短、肾盂扩张等进行综合评价，最终决定是否进行胎儿染色体检查。目前认为仅有股骨轻度缩短，不是常规进行染色体检查的指征。

另外，有学者对足长进行研究，发现股骨长／足长比值亦是较有价值的指标，有待于进一步研究。

2. 肱骨短（short humerus） Benaceraff等指出肱骨短在产前诊断唐氏综合征可能较有意义（图19-2-25A）。他们研究了肱骨长在检测中孕期唐氏综合征胎儿的价值，使用肱骨长实测值与预测值之比＜0.90作为肱骨缩短的判断标准（肱骨长预测值＝－7.9404＋0.8492×BPD），结果有50%的唐氏综合征得以检出，假阳性率约为6.25%。Rodis等用肱骨短在中孕期诊断唐氏综合征的敏感性为54%，而股骨短的敏感性仅18%。

许多研究者将肱骨和股骨长度联合进行研究，可明显提高诊断的特异性。Biagiotti等认为综合肱骨与股骨长度可明显降低假阳性率。Nyberg等研究发现24%的唐氏综合征胎儿肱骨明显缩短，并认为同时有肱骨和股骨缩短时，其患唐氏综合征的危

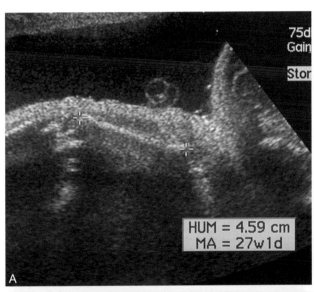

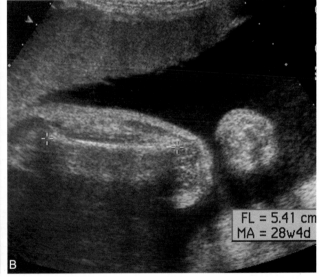

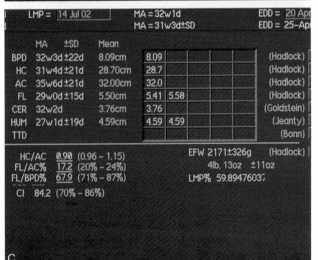

图 19-2-25 32周唐氏综合征胎儿肱骨及股骨短

A. 肱骨长4.59cm，相当于27周1d大小；B. 股骨长5.41cm，相当于28周4d大小；C. 该胎儿各生长参数测量表

险性较单凭孕妇年龄计算的危险性增加 11 倍。

Johnson 等将肱骨长与股骨长之和与足长之比 ≤ 1.75 作为判断标准，唐氏综合征检出率达 53%，假阳性率为 7%。

六、小指中节指骨发育不良与屈曲指（hyposlasia of the middle phalanx of the fifth finger and clinodactyly）

约 60% 唐氏综合征新生儿有小指中节指骨发育不良（图 19-2-26），并由此而形成屈曲指。Benaceraff 等在 5 例唐氏综合征胎儿中发现 4 例有此征象，随后，该作者研究了 1 032 例 15～20 周胎儿，其中 8 例为唐氏综合征胎儿，1 024 例胎儿染色体正常，测量胎儿小指中节指骨的长度与环指中节指骨的长度之比值，正常组胎儿该比值平均值为 0.85，唐氏综合征胎儿为 0.59，如果以该比值为 0.7 作为截断值，可检出 75% 的唐氏综合征，但有 18% 的正常胎儿被误认为有唐氏综合征，假阳性率相当高。此外，由于胎位、母体体位、检测时间过长等原因，31% 的胎儿未能获得中节指骨测量平面而失败。笔者认为，虽然上述发现在高危人群中有一定价值，但在低危人群中将这一改变作为普查指标却不可取。

七、其他软指标表现

在对唐氏综合征新生儿、小儿及成年人的研究中，有一些表现激励人们在胎儿期通过超声去寻找

这些征象，如髂骨翼角增大、髂骨翼短、耳小、通贯掌、蹰趾与第 2 趾间距增大（草鞋足）等。

1. 髂骨翼角度增大　在髂骨水平的横切面上测量两侧强回声的髂骨翼之间的夹角（图 19-2-27），两强回声髂骨连线的交点在脊柱。Shipp 等对比研究了 1167 例染色体正常胎儿及 19 例唐氏综合征胎儿，平均孕周为 16.5 周。正常胎儿组平均髂骨翼角度为 63.1°±20.3°，唐氏综合征胎儿为 80°±19.7°。以髂骨翼角度 > 90° 为异常，7/19 例（36.8%）唐氏综合征为阳性，但 12.8% 的染色体正常胎儿亦高于此值。Bork 等对高危人群的研究认为，以髂骨翼角度 ≥ 90° 作为异常判断标准，可检出 90% 的唐氏综合征胎儿，阳性预测值为 33%。

但是，此角度测量时，因测量时的平面不同，测量数据有较大差异，就是在同一平面测量，由于测量的标准平面难以确定，测值变化依然较大，因此，Shipp 等认为目前尚不能将此作为超声指标进行常规应用。

另有学者研究髂骨的长度在诊断 21 三体的价值，发现用髂骨长度实测值与预测值之比，诊断唐氏综合征敏感性为 40%，特异性达 98%。

2. 蹰趾与第 2 趾间距增大　蹰趾与第 2 趾间距增大（图 19-2-28），俗称"草鞋足""沙滩足"，在唐氏综合征小儿发生率在 45% 以上。Wilkins 报道 2 例间距增大胎儿，染色体检查为唐氏综合征。虽然单独研究此征象的文献较少，但有许多文献均提出超声可检出此征象。但此种征象在染色体正常胎儿中亦常见，因此很难将其作为普查指征应用，其

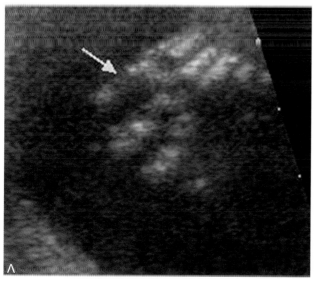

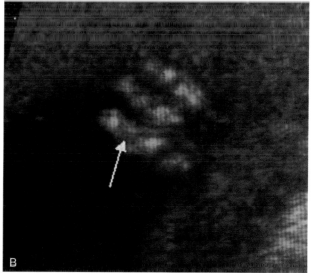

图 19-2-26　双侧小指中节指骨发育不良

左手（图 A）及右手（图 B）小指中节指骨发育不良（箭头所示），该例合并侧脑室增宽、小脑蚓部缺如、单脐动脉，染色体结果为 21 三体

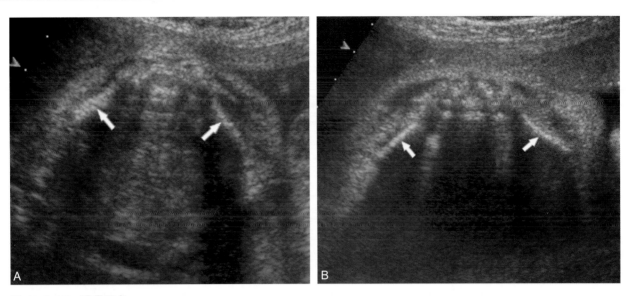

图 19-2-27　髂骨翼角

　　A. 32 周正常胎儿髂骨翼角（箭头所示为双侧髂骨）；B. 32 周唐氏综合征胎儿髂骨翼角增大，＞ 90°（箭头所示为双侧髂骨）

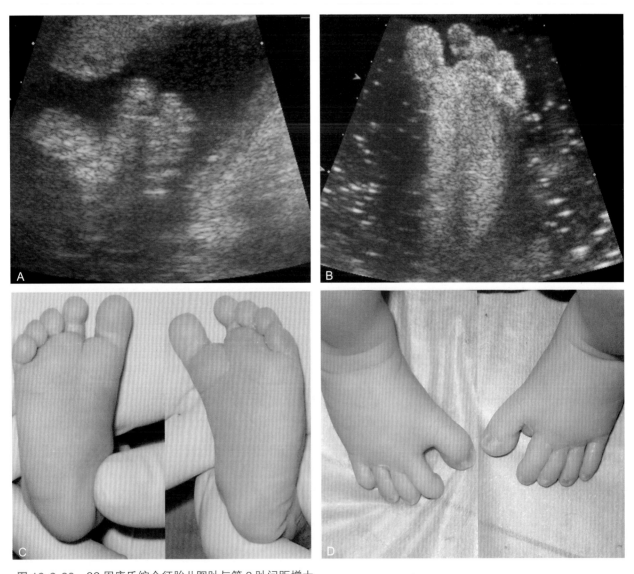

图 19-2-28　32 周唐氏综合征胎儿踇趾与第 2 趾间距增大

　　A. 宫内超声检查，右足踇趾与第 2 趾间距增大；B. 产后超声检查，与产前所见一致；C. 产后双足足底观；D. 产后双足足背观

临床意义有待于进一步的研究。

3. **通贯掌**　通贯掌在唐氏综合征小儿较常见，是指手掌只有一条横向贯穿手掌的掌纹（图 19-2-29），通贯掌产前超声表现为手掌仅显示一条横穿手掌的低回声线（图 19-2-30）。Jeanty 等认为产前超声可以检出此种征象。但由于影响因素较多，很难单纯据此诊断唐氏综合征。

小　结

有经验的超声检查人员，在早孕期超声筛查染色体异常很有意义，约 4% 可筛查出阳性结果，其敏感性可达 75%～80%。以往认为是"低危"对象，若超声筛查时出现阳性结果，每 50 例羊膜穿刺中可发现 1 例染色体异常；以往认为"高危"的病人，超声筛查为阳性时，每 8 例羊膜腔穿刺中有 1 例胎

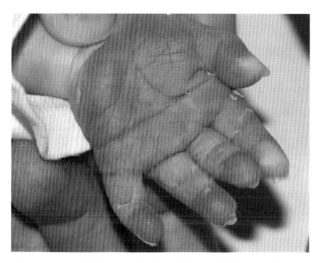

图 19-2-29　通贯掌、第五指中节指骨发育小儿，产后胎血染色体结果为 21 三体

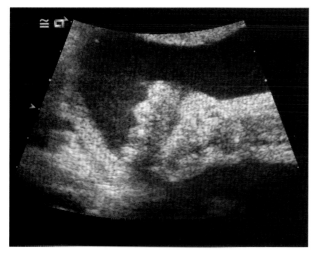

图 19-2-30　通贯掌二维超声图

儿染色体异常。1997 年 Vintzilcos 等认为 80% 染色体异常的胎儿超声检查时可出现非整倍体畸形的某些超声线索。从而使以往因高龄常接受羊膜腔穿刺的孕妇，现在因超声未发现异常而明显降低非整倍体畸形的危险性，避免了不必要的羊膜腔穿刺术。

胎儿的每一器官几乎都能寻找到非整倍体异常的某些超声特征或微小变化，这些超声特征的出现，增加了其患非整倍体染色体的危险性（表 19-2-7）。超声在中孕期检出这些软指标可增加胎儿染色体异常的危险性，而不出现这些软指标时，其危险性降低。对胎儿染色体非整倍体畸形最特异的超声微小变化是颈部特征（如水肿、囊肿、颈部透明层增厚），出现这些微小变化时，不管孕妇年龄有多大，也不管孕妇血生化检测结果是否正常，均应做胎儿染色体检查。其他超声微小变化单独出现时，多数学者认为不应重新计算并调整孕妇的基础风险。许多超声微小变化增加了唐氏综合征的危险性，但脉络丛囊肿、颅后窝池增大的检出与 18 三体更密切。

上述超声表现只代表寻找可能出现胎儿染色体异常的一些线索，而不表示出现上述超声特征时，胎儿一定会患染色体异常。这些指标的具体临床意义，还需进一步研究与证实，临床应用这些指标时，应小心谨慎。

表 19-2-7　某些超声线索单独出现时非整倍体畸形的相对危险性

超声线索	发生率	相对危险性
脉络丛囊肿	1.25%	×9
颈部水肿或囊肿	4%～5%	
＞4 mm		×18
＞5 mm		×28
＞6 mm		×36
左心室内强回声灶	5%	×4
肠管强回声	0.6%～0.8%	×14～16
肾盂扩张	2%	×3.3～3.9
胎儿生物学参数		
头臀长短	7%	×3
股骨短	4%～5%	×2.7
肱骨短	4%～5%	×4.1
股骨与肱骨短	2.4%	×11.5

第三节　胎儿常见染色体异常

如前所述，胎儿染色体异常可表现为明显的结构畸形或软指标阳性。18 三体、13 三体和二倍体常有多系统结构畸形，但 21 三体产前超声检出明显结构畸形者仅为 25%～33%。有明显结构畸形者超声较易发现，而没有明显结构畸形或仅有某些微小变化时，超声检出较困难，且对某些软指标阳性，超声很难做出某种具体染色体异常的推断，只有进行胎儿染色体核型分析才能做出最后诊断。胎儿个同类型的染色体异常有不同的结构畸形谱，了解不同类型染色体异常各自特定的畸形谱，对产前超声有重要价值。

一、13 三体

13 三体（trisomy 13）又称 Pateau 综合征，1960 年由 Pateau 首先描述而得名。其活产儿中发生率约 1/5 000。13 三体综合征患者按核型可分为三种类型：即标准型、易位型和嵌合型。标准型约占 80%，易位型占 15%～20%，通常为 t（13q14q），嵌合型约占 5%。13 三体常引起胎儿严重多发结构畸形，主要包括颅脑、面部、肢体和心脏畸形。表 19-3-1 罗列了 13 三体胎儿的常见异常。Lehman 等的一项研究也表明，91% 的 13 三体可出现明显的胎儿多结构异常，9%（3 例）在产前超声未能发现任何异常。

1. 颅脑异常　13 三体最常见的颅脑畸形主要为小头畸形和前脑无裂畸形（图 19-3-1A），尤其是无叶全前脑，一组产前诊断为前脑无裂畸形的资料中 40% 病例为 13 三体。脑内其他常见的畸形有 Dandy-walker 畸形、脑室扩张及颅后窝池扩大，这些异常亦可在 18 三体中见到。13- 三体偶尔可出现神经管缺陷畸形。

2. 颜面部异常　13 三体最常出现的颜面部异常是与前脑无裂畸形有关的一系列严重面部畸形，如独眼、眼距过近、长鼻畸形、鼻发育不良、正中唇腭裂等（详见第 15 章）。不伴前脑无裂畸形时，13 三体则常表现为双侧完全唇腭裂。

3. 肢体异常　13 三体最常见的手足畸形为轴后多指（趾）畸形（图 19-3-1B、C），60% 以上的病例可出现此征象，常为手、足均受累。手指屈曲及手指重叠者相对少见，约 10% 以上的病例可有足内翻和平底足。此外，亦可有桡骨发育不全。

4. 心脏异常　90% 以上的 13 三体胎儿有心脏

表 19-3-1　13 三体胎主要异常谱

心脏
室间隔缺损
房室共道畸形
左心发育不良综合征
心内强回声灶
面部及颈部
颈部囊性淋巴管瘤
双侧完全唇腭裂，耳低位
前脑无裂畸形的系列面部畸形
眼眶畸形
颅脑
前脑无裂畸形
小头畸形
神经管缺陷
脑室扩张
胼胝体缺失
Dandy-walker 畸形
腹部
脐膨出
多囊肾、多发性囊性发育不良肾、肾积水
其他
多指（趾）畸形
宫内发育迟缓

异常，最常见的心脏畸形有室间隔缺损（图 19-3-1D）、左心发育不良综合征、右心室双出口。此外，约 40% 的 13 三体胎儿可有心内强回声灶，部分病例则表现为发育不良的左室内明显强回声灶。

5. 腹部异常　最常见的腹部异常为小的脐膨出（膨出物仅为小肠），约 30% 病例有肾积水及肾多囊性疾病如多囊肾，13 三体表现为肾多囊性疾病、多指(趾)畸形时，应与 Meckel-Gruber 综合征相鉴别，后者表现为肾多囊性疾病、多指（趾）畸形、颈部脑或脑膜膨出，其染色体核型正常，为常染色体隐性遗传病。其他少见的腹部异常有胆囊肿大、肝内多发性强回声灶。

6. 其他　绝大多数 13 三体胎儿有宫内发育迟缓，且多在中孕晚期和晚孕早期即开始出现，30 周之前多为均匀性发育迟缓，而 30 周后多为非均匀性发育迟缓，常伴有羊水过多。另外，24% 的 13 三体胎儿可表现为胎儿全身水肿，可伴有或不伴有颈部囊性淋巴管瘤。少数本病胎儿可有脐带囊肿。

7. 早孕期异常超声表现　主要表现为 NT 增厚、生长发育迟缓、心动过速、全前脑、巨膀胱、脐膨出等。

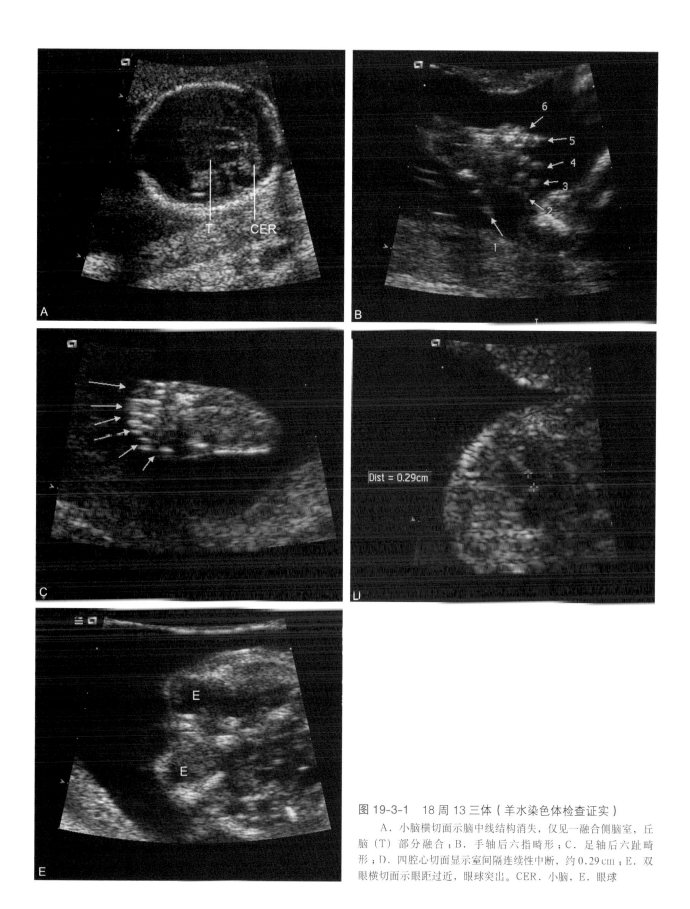

图 19-3-1　18 周 13 三体（羊水染色体检查证实）
　　A．小脑横切面示脑中线结构消失，仅见一融合侧脑室，丘脑（T）部分融合；B．手轴后六指畸形；C．足轴后六趾畸形；D．四腔心切面显示室间隔连续性中断，约 0.29 cm；E．双眼横切面示眼距过近，眼球突出。CER. 小脑，E. 眼球

【临床处理及预后】

13 三体的预后取决于其染色体核型，染色体核型为标准型，预后极差，出生后几小时或几天内即可死亡。染色体核型为易位型，预后不佳，报道有存活 160 d 的患者。染色体核型为嵌合型，预后取决于其表型，表型畸形严重者预后差，较轻者有存活至 12 岁的报道。

不同类型的 13 三体其再发风险不一样。染色体核型为标准型，再发风险比同年龄孕妇预期风险高 1%。染色体核型为易位型，其父母需行染色体检查，如果父母染色体正常，再发风险低于 1%；如果父母一方有 13 号染色体平衡易位，再次妊娠发生流产的风险高达 20%，再发 13 三体的风险为 5%；如果父母一方两条 13 号染色体为罗伯逊易位，生育染色体正常后代的概率为零。胎儿染色体核型为嵌合型，再发风险未见报道。

二、18 三体

18 三体又称 Edwards 综合征，1960 年由 Edwards 首先描述而得名，其发生率在活产儿为 1/7000～1/3000。18 三体综合征患者按核型可分为三种类型：即标准型（80%）、易位型（10%）和嵌合型（10%）。标准型 18 三体常表现为多发性严重畸形，主要包括严重心脏、肢体、面部及颅脑畸形（表 19-3-2）。嵌合型 18 三体临床表现多样，最多见是面部、肢体长度不对称、脊柱侧弯或后侧凸、身材矮小、牙齿发育不佳等。易位型 18 三体结构畸形不明显，但会出现身材矮小、精神发育迟滞等问题。

18 三体主要的结构异常如下。

1. 心脏异常　73%～90% 的 18 三体儿有心脏畸形。最常见的心脏畸形为室间隔缺损，其次为房室共道畸形和右心室双出口（图 19-3-2D），而室间隔缺损在产前超声极易漏诊，常规四腔心切面仅能检出 5%～40%，即使专家检查，检出率也不到 65%。这也说明虽然心脏畸形在染色体异常中常见，但在产前超声检查时很难检出，采用高分辨率的彩色多普勒血流显像检查，有可能提高心脏畸形检出率。

2. 肢体异常　手指屈曲、重叠且姿势固定是 18 三体最具特征性、最明显的异常之一。最典型的表现是示指压于中指上，小指压于环指上，这一姿势长时间固定不变（图 19-3-2F）。桡骨发育不全及桡骨缺如亦可在 18 三体中见到，同时有严重手畸形。

表 19-3-2　18 三体胎儿异常谱

颅脑异常
胼胝体发育不全
草莓形头颅
脉络丛囊肿
Dandy-walker 畸形
颅后窝池扩大
神经管缺陷
脑积水
颜面部异常
小颌
小耳畸形
耳低位
唇腭裂
眼畸形（小眼、眼距过宽）
肢体异常
手指屈曲、重叠指
足内翻、平底足
桡骨发育不全
心脏异常
室间隔缺损
房室共道畸形
右心室双出口
肾异常
多囊性肾发育不良
马蹄肾
肾积水
腹部异常
脐膨出
膈疝
其他异常
单动脉
脐带囊肿、脐静脉瘤
宫内发育迟缓
羊水过多

足内翻及摇椅状足（图 19-3-2G）亦常见。拇指发育不良或缺如和并指畸形较少见。在 13 三体中常见的多指（趾）畸形，在 18 三体中偶可出现。

3. 颜面部异常　本病颜面部最常见畸形是小颌，可高达 70%。唇、腭裂可在 18 三体中出现，但远较 13 三体为少。耳低位、小耳（图 19-3-2E）、耳畸形亦是 18 三体的常见特征，据统计，96% 的 18 三体儿存在耳畸形。此外，亦可出现小眼、眼距过宽等。

4. 颅脑异常　18 三体可有许多颅脑异常表现。头颅形态异常 - 草莓头颅常是 18 三体的重要特征（图 19-3-2A），发生率可高达 45%。颅后窝池扩大、Dandy-walker 畸形、小脑小（小脑横径常低于正常值的 2 倍标准差）亦较常见。部分病例可有脑膜

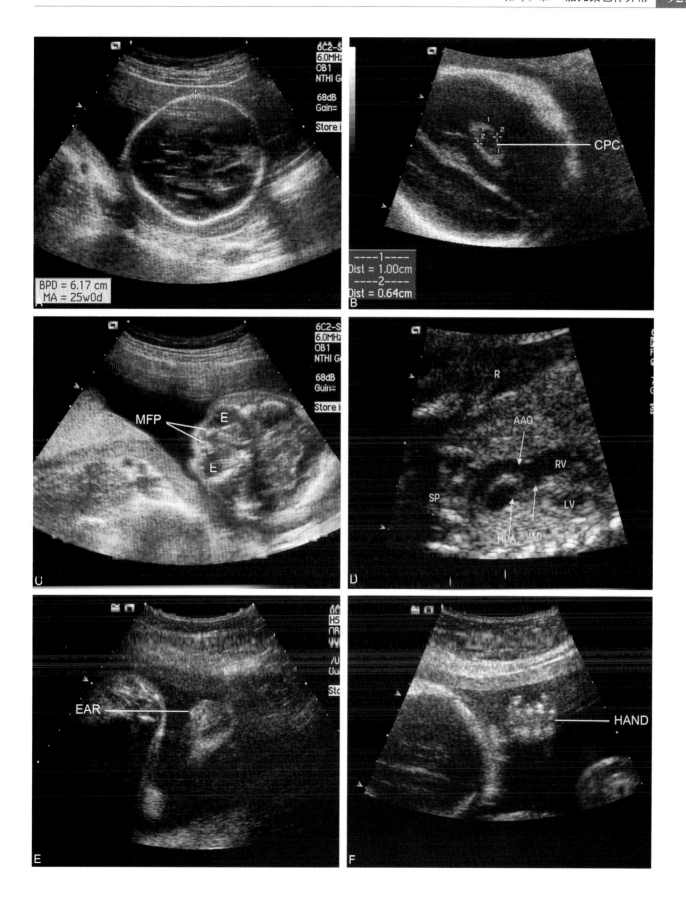

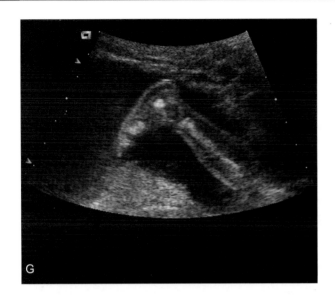

图 19-3-2　25 周 18 三体儿产前超声声像（羊水染色体检查证实）

　　A. 丘脑水平横切面示"草莓"形头颅；B. 颅脑横切面显示脉络丛囊肿（CPC）；C. 双眼横切面显示双侧上颌骨额突（MFP），但未显示鼻骨强回声，提示鼻骨缺如；D. 左心室长轴切面显示右室双出口室间隔缺损（VSD）；E. 外耳矢状切面显示小耳畸形（EAR）；F. 手（HAND）握拳姿势异常，呈重叠指姿势；G. 摇椅状足。E. 眼；AAO. 升主动脉；R. 右侧；RV. 右心室；LV. 左心室；MPA. 主肺动脉

膨出和脑室扩大。50% 的 18 三体胎儿有脉络丛囊肿（图 19-3-2B），但 1%～2% 的正常胎儿亦可有脉络丛囊肿。

　　5. 腹部异常　小的脐膨出及膈疝在 18 三体胎儿中常见。15% 有肾畸形，主要为肾囊性发育不良、肾积水和马蹄肾。

　　6. 其他　50% 的 18 三体胎儿有宫内发育迟缓，中孕期可出现，晚孕期最明显。38%～50% 的 18 三体胎儿合并单脐动脉。21% 有羊水过多。少数有颈部囊性淋巴管瘤和胎儿水肿。脐带囊肿及脐静脉瘤亦增加 18 三体发生率。

　　7. 早孕期异常超声表现　目前的研究表明，早孕期 18 三体的主要异常超声表现有：NT 增厚、脉冲多普勒检查脐静脉血流呈搏动性。

　　【临床处理及预后】

　　标准型 18 三体预后极差，常在宫内死亡，多数活产婴儿在出生后几天内死亡，90% 在 1 岁内死亡，99% 在 10 岁以内死亡。易位型与嵌合型 18 三体，国内文献报道 15 岁易位型 18 三体女性患者因青春期精神发育迟滞就诊。亦有文献报道 32 岁嵌合型 18 三体男性患者因结婚 3 年不育就诊。

　　核型为 18 三体标准型的胎儿，再发风险为 1%，如果孕妇为 18 三体嵌合体，再发风险更高，据 Kohn 和 Shohat 报道 1 例 30 岁有微小缺陷但智力正常的妇女，因 3 次流产史而行染色体检查，其结果为 18% 的淋巴细胞和 2% 的皮肤纤维组织母细胞为 18 三体。也有报道 18 三体嵌合体孕妇生育 18 三体儿或不孕的报道。核型为 18 三体易位型，其再发风险未见报道。

三、21 三体

　　1866 年由 Down 首先描述了该征的临床特征，故 21 三体（trisomy 21）又称唐氏综合征（Down syndrome），亦称先天愚型，是最常见的染色体异常，发生率为 1/800～1/600。21 三体综合征患者按核型可分为三种类型：即标准型、易位型和嵌合型，标准型占 92.5%，易位型占 2.5%～5%，嵌合型占 2.5%～5%。

　　由于 21 三体出现明显结构异常较 13 三体及 18 三体或三倍体低得多，因此，产前超声也最难检出此征。据报道，仅 25%～33% 的 21 三体胎儿产前超声可检出明显结构异常。血清学筛查可发现 60% 的 21 三体胎儿，但最鼓舞人心的是超声检测颈部透明层厚度有可能发现 80% 的 21 三体胎儿。

　　21 三体胎儿最主要的结构异常有十二指肠闭锁、房室共道、颈部透明层增厚或颈褶增厚。近年研究发现，许多软指标阳性增加 21 三体风险，如 NT 增厚、NF 增厚、鼻骨缺如等（表 19-3-3）。

（一）21 三体主要结构异常

　　1. 心脏异常　21 三体新生儿，先天性心脏畸形发生率可高达 50%，最常见的畸形为室间隔缺损（图 19-3-4E）和房室共道畸形（图 19-3-3A），而房室共道畸形是产前常被检出的心脏畸形，而小的室间隔缺损通常在产前超声难以发现。其次为房间隔缺损，产前诊断亦较困难。此外，心包积液增加 21 三体的危险性，有学者报道 26% 的 21 三体胎儿可只出现心包积液。

　　2. 腹部异常　21 三体最常见腹部畸形是十二

表 19-3-3　21 三体综合征胎儿异常谱

头部异常

轻度脑室扩张

额叶小

短头

颜面部及颈部异常

颈部透明层增厚

颈褶增厚

颈部囊性淋巴管瘤

颈部水肿

鼻前皮肤增厚

额上颌角增大

舌肥大

狮子鼻（扁鼻），唇突出，面部轮廓平坦

四肢异常

第 5 指中节指骨发育不良

屈曲指，第 5 指屈曲

贯通掌

草鞋足（踇趾与第 2 趾间距增大）

肱骨短

股骨短

髂骨角增大

心脏异常

房室共道畸形

室间隔缺损

心内强回声灶

脐部异常

十二指肠闭锁

脐膨出

强回声肠管

轻度肾盂扩张

胸腔异常

胸腔积液

其他异常

宫内发育迟缓

羊水过多

胎儿水肿

指肠闭锁（图 19-3-4D）。虽然仅 5% 的 21 三体胎儿发生十二指肠闭锁，但产前超声检出十二指肠闭锁时，胎儿患 21 三体的危险性可高达 30%。十二指肠闭锁在 24 周以前由于十二指肠内液体较少、扩张不明显而难以检出，且此时期羊水过多还表现不明显，一般在 24 周以后才能被检出。

脐膨出亦可在 21 三体胎儿中检出，但有趣的是，有学者报道 21 三体双胞胎中一胎儿有脐膨出，而另一胎儿则无此畸形。脐膨出在 21 三体中发生率约为 2%。

3．**颅脑异常**　21 三体胎儿颅脑常见表现为轻度脑室扩张、小脑发育不良、额叶减小等。轻度脑室扩张在 3% 的 21 三体胎儿中可见，这可能是由于大脑出现一定程度的萎缩所致，但许多 21 三体胎儿无脑室扩张表现。

4．**颜面部特征**　21 三体患儿临床上有特殊面容（图 19-3-4F），如眼距宽、鼻偏平、舌常伸出口外、耳小、表情痴呆，但产前超声很难对这些异常特征一一做出评价。虽然文献已有许多这方面的报道，包括颜面部正中矢状切面上面部轮廓扁平、鼻骨发育不良或缺失、鼻前皮肤增厚、额上颌角增大、舌肥大等，但这些超声表现由于与正常表现区别不明显，很难作为 21 三体综合征的特征性表现进行产前诊断，有待进一步研究。

（二）微小病变

由于 21 三体综合征出现明显结构畸形的比例较低，如果产前超声仅根据这些畸形来诊断，则许多 21 三体胎儿将被遗漏。有鉴于此，许多学者提出了多方面的超声声像改变，作为 21 三体潜在的表现，在产前筛查 21 三体综合征中起到了重要作用。法国一项为期 6 年的研究表明，产前诊断非整倍体染色体异常从 1990 年的 52% 提高到 1995 年的 75%，而这种提高主要得益于产前超声检出的微小病变的分析和研究。这些微小病变或超声提示重要有（详见本章第二节）：

1．颈后皮肤皱褶增厚（图 19-3-4A）。

2．颈部透明层增厚。

3．肠道强回声。

4．股骨短。

5．肱骨短。

6．小指中节指骨发育不良与屈曲指。

7．踇趾与第 2 趾间距增大（草鞋足）（图 19-3-3C）。

8．轻度肾盂扩张。

9．心内强回声灶。

10．颜面部表现。

11．轻度侧脑室扩张。

12．髂骨角增大。

13．髂骨长度。

14．额叶小。

15．小脑小。

16．耳小。

17．通贝掌。

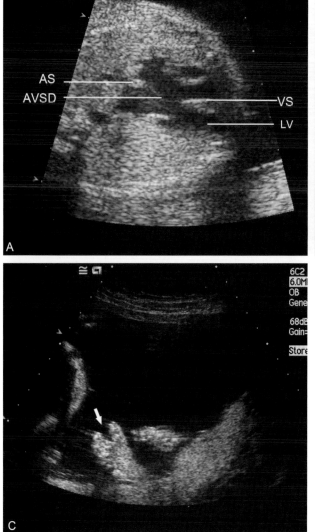

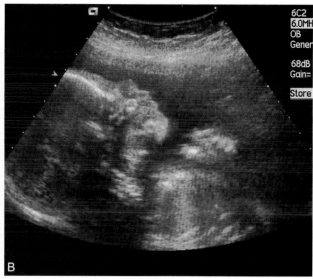

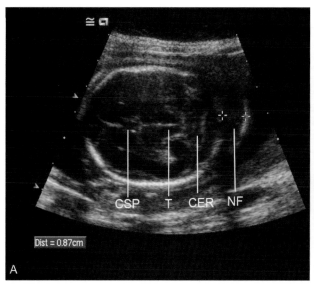

图 19-3-3　25 周 21 三体（羊水染色体检查证实）

A．四腔心切面收缩期可见心脏中央房间隔下段及室间隔上段回声缺失（AVSD）；B．颜面部矢状切面示鼻骨发育不良，鼻前皮肤增厚；C．足底平面示踇趾与第 2 趾间距增大（箭头所示）。AS. 房间隔；VS. 室间隔；LV. 左心室

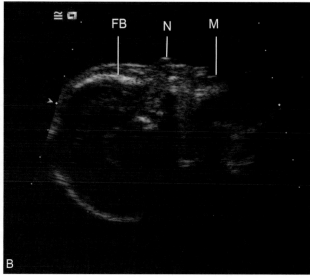

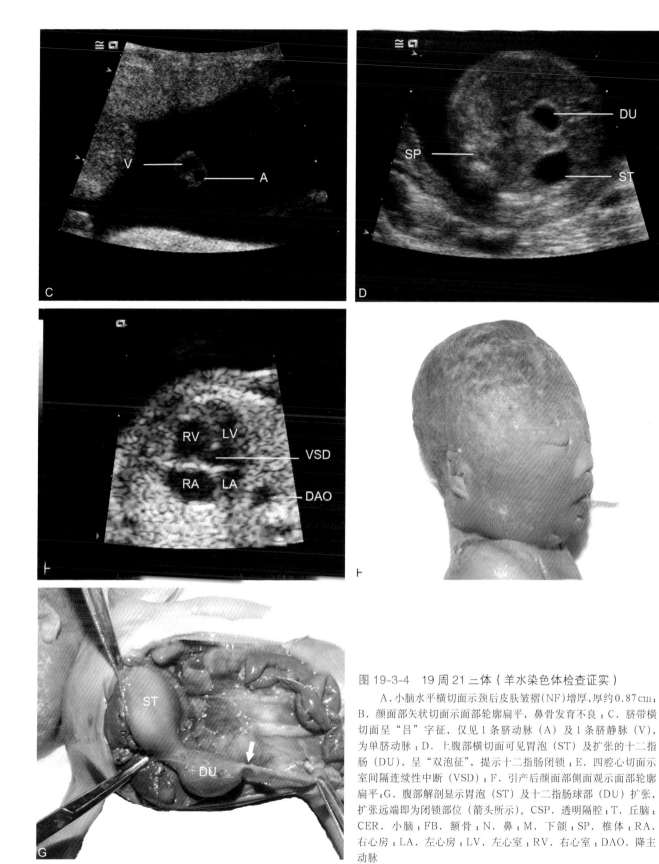

图 19-3-4　19 周 21 三体（羊水染色体检查证实）

A. 小脑水平横切面示颈后皮肤皱褶(NF)增厚,厚约 0.87cm；B. 颜面部矢状切面示面部轮廓扁平,鼻骨发育不良；C. 脐带横切面呈"吕"字征,仅见 1 条脐动脉（A）及 1 条脐静脉（V）,为单脐动脉；D. 上腹部横切面可见胃泡（ST）及扩张的十二指肠（DU）,呈"双泡征",提示十二指肠闭锁；E. 四腔心切面示室间隔连续性中断（VSD）；F. 引产后颜面部侧面观示面部轮廓扁平；G. 腹部解剖显示胃泡（ST）及十二指肠球部（DU）扩张,扩张远端即为闭锁部位（箭头所示）。CSP. 透明隔腔；T. 丘脑；CER. 小脑；FB. 额骨；N. 鼻；M. 下颌；SP. 椎体；RA. 右心房；LA. 左心房；LV. 左心室；RV. 右心室；DAO. 降主动脉

18. 鼻骨发育不良或缺如。

（三）多指标联合诊断唐氏综合征

如前所述，唐氏综合征出现严重结构畸形如十二指肠闭锁、房室共道畸形者不多，但许多软指标征象可在产前超声显示，这些软指标在唐氏综合征胎儿发生比例较高，但亦可在染色体正常胎儿中出现。如果将唐氏综合征产前超声的各种特征（包括严重结构畸形和软指标征象）联合考虑，与单一超声特征相比，诊断唐氏综合征的敏感性明显提高。

1. 超声评分系统（sonographic scoring system）

为了定量分析唐氏综合征的危险性，Benaceraff等于1992年提出了一个超声评分系统（表19-3-4），总分≥2分时可检出81%的唐氏综合征，假阳性率为4.4%。但这一评分系统尚未被广泛接受。

2. 超声结果阴性时唐氏综合征危险性的评估

如果产前超声检查未发现任何异常征象，那么胎儿患唐氏综合征的危险性明显降低。有学者研究了正常超声结果在染色体异常诊断中的意义，并根据正常超声结果对以年龄估测或以生化结果估测的唐氏综合征危险性进行了对比。Snijders等认为超声检查正常时可降低唐氏综合征危险性40%，Nyberg等认为可降低45%的危险性，但Nadel等认为，超声检查正常时，虽然可降低唐氏综合征的危险性，但将有超过15%的唐氏综合征被遗漏。

总之，从目前研究的资料来看，产前超声检查未发现胎儿异常征象时，患唐氏综合征的危险性可减少40%，但有部分唐氏综合征将被遗漏。

3. 超声结果阳性时唐氏综合征危险性的评估

Nyberg等根据超声异常特征的有无及某种特定超声特征诊断唐氏综合征的似然比，得出了新的母体年龄危险表—根据超声特征校正的唐氏综合征危险表（表19-3-7）。这一表可应用于所有年龄的孕妇。

Nyberg计算出了各种超声特征单独诊断唐氏综合征的似然比（表19-3-5），根据似然比可计算出各种年龄孕周的唐氏综合征危险性。超声检查阴性时，似然比定为0.5，主要结构畸形及软指标超声征象如颈褶增厚、肠管强回声、肱骨短、股骨短、心内强回声、肾盂轻度扩张的似然比分别为25,18.6,5.5,2.5,2.2,2.0,1.5,0.5（表19-3-5）。例如，肠管强回声可在2.7%的唐氏综合征中检出，染色体正常胎儿出现率仅为0.49%，则似然比为2.7%÷0.49% = 5.5，这一数值再乘以根据患者年龄计算出的唐氏综合征危险度（表19-3-6）即可得到校正的危险度数据。如一20岁的孕妇，其胎儿在20周时超声检查发现有肠管强回声，那么其胎儿患唐氏综合征的危险性从1/1175增加到1/215。

Nyberg根据中孕期超声检出胎儿非结构畸形或微小病变及其似然比制定了校正的各年龄孕妇胎儿患唐氏综合征发生的概率（表19-3-7）。

据报道，用此法超声可发现50%的35岁以下孕妇的唐氏综合征胎儿，假阳性率为4%。此法的主要不足在于超声各种改变在唐氏综合征的准确发生率不清楚，目前报道的数据均来源于相对较小的样本，且多数为高危孕妇，在低危孕妇中的发生率更不得而知。因此，目前认为软指标阳性在高危孕妇中较有意义，但在低危孕妇中临床意义不清楚。并认为在低危孕妇中，中孕期超声检查软指标阳性时，除NF增高外，其他指标阳性不应重新调整已经由年龄早孕期超声和实验室综合评估的染色体异常风险。

表 19-3-4　检测唐氏综合征超声评分系统

超声特征	评分
主要结构畸形	2
颈褶增厚≥6 mm	2
股骨短	1
肱骨短	1
轻度肾盂扩张≥4 mm	1
强回声肠管	1
心内强回声灶	1

注：评分≥2分，发生唐氏综合征的危险性高

表 19-3-5　各种超声特征诊断唐氏综合征的似然比（Likelihood ratios）

超声特征	似然比
主要结构畸形	25
颈褶增厚≥6 mm	18.6
强回声肠管	5.5
肱骨短	2.5
股骨短	2.2
心内强回声灶	2
轻度肾盂扩张	1.5
超声无异常发现	0.5
心内强回声灶	1

注：表中似然比乘以由年龄计算的危险性可得到各年龄组的校正危险性

表 19-3-6　根据母休年龄和孕周计算的唐氏综合征危险性（1/表中给出数据）

母亲年龄	孕周(周)									
（岁）	10	12	14	16	18	20	25	30	35	出生
20	804	898	981	1053	1117	1175	1294	1388	1464	1527
21	793	887	968	1040	1103	1159	1277	1370	1445	1507
22	780	872	952	1022	1084	1140	1256	1347	1412	1482
23	762	852	930	999	1060	1114	1227	1317	1389	1448
24	740	827	903	969	1029	1081	1191	1278	1348	1406
25	712	795	868	933	989	1040	1146	1229	1297	1352
26	677	756	826	887	941	989	1090	1169	1233	1286
27	635	710	775	832	883	928	1022	1097	1157	1206
28	586	655	705	768	805	856	943	1012	1068	1113
29	531	593	648	695	738	776	855	917	967	1008
30	471	526	575	617	655	688	758	813	858	895
31	409	457	499	536	568	597	658	706	745	776
32	347	388	423	455	482	507	559	599	632	659
33	288	322	352	378	401	421	464	498	523	547
34	235	362	286	305	326	343	378	405	427	446
35	187	210	229	246	261	274	302	324	342	356
36	148	165	180	193	205	216	238	255	269	280
37	115	128	140	150	159	168	185	198	209	218
38	88	98	107	115	122	129	142	152	160	167
39	67	75	82	88	93	98	108	116	122	128
40	51	57	62	67	71	74	82	88	93	97
41	38	43	47	50	53	56	62	66	70	73
42	29	32	35	38	40	42	46	50	52	55
43	21	24	26	28	30	31	35	37	39	41
44	16	18	20	21	22	23	26	28	29	30

(引自：Snijders RJM, Nicolaides KH. Ultrasound markers for fetal chromosomal defects. London: Parthenon, 1996)

【临床处理及预后】

21 三体预后差，智能低下，动作发育和性发育延迟，易患各种感染，白血病的发生率增高 10~30 倍。21 三体嵌合型的临床表现随正常细胞所占百分比而定，智商较其他两型高，临床并发症的发生率也相对较少。

21 三体的再发风险取决于其核型。标准型再发风险为 1% 或取决于母亲年龄风险（如年龄风险比 1% 高）。易位型者，如果母亲或父亲是易位型携带者，再发风险分别为 16%、5%。嵌合型的再发风险不详，有报道 21 三体嵌合型为 Y 连锁显性遗传病。

四、特纳综合征（45，X）

1938 年由 Turner 首先描述此征而得名，亦称

为先天性卵巢发育不良综合征，其发生率在活产婴儿中为 1/5000~1/2500。特纳综合征的典型核型为 45，X，此型占 50%，除此之外，该综合征尚有多种其他核型（第 3 章）。

特纳综合征可分为两大类，即致死型与非致死型特纳综合征。致死型核型为 45，X，而非致死型核型多为嵌合体等其他类型。据统计，因染色体异常发生自然流产的病例中，10% 是 45，X。而在妊娠 12~40 周，45，X 宫内病死率达 75% 左右。

典型致死型特纳综合征表现为颈部较大的囊性淋巴管瘤，胎儿全身水肿，伴少量至中量胸腔积液及腹水，心脏畸形及肾畸形（表 19-3-8）。

非致死型特纳综合征新生儿期可无特殊临床表

表 19-3-7　中孕期根据超声微小病变阳性结果校正由母体年龄计算的唐氏综合征可能发生率

母亲年龄 （岁）	超声检查前 (1:−)	超声检查正常 (1:−)	颈皱增厚 (1:−)	强回声肠管 (1:−)	肱骨短 (1:−)	股骨短 (1:−)	心内强回声灶 (1:−)
20	1176	2939	64	215	512	471	589
21	1160	2899	63	212	505	465	581
22	1136	2839	62	207	494	455	569
23	1114	2784	61	203	485	446	558
24	1087	2716	59	198	473	435	544
25	1040	2599	57	190	453	417	521
26	990	2474	54	181	431	397	496
27	928	2319	51	170	404	372	465
28	855	2136	47	156	372	343	428
29	760	1899	42	139	331	305	381
30	690	1724	38	126	301	277	346
31	597	1491	33	109	260	239	299
32	508	1269	28	93	221	204	255
33	421	1051	24	77	184	169	211
34	342	854	19	63	149	137	172
35	274	684	16	51	120	110	138
36	216	539	13	40	94	87	109
37	168	419	10	31	74	68	85
38	129	321	8	24	57	52	65
39	98	244	6	19	43	40	50
40	74	184	5	14	33	30	38
41	56	139	4	11	25	23	29
42	42	104	3	8	19	17	22
43	31	76	3	6	14	13	16
44	23	38	2	5	11	10	12

（引自：Nyberg DA, Luthy DA, Resta RG, et al. Age—adjusted ultrasound risk assessment for fetal Down's syndrome during the second trimester: Description of the method and analysis of 142 cases. Ultrasound Obstet Gynecol, 13: 221, 1998）

表 19-3-8　特纳综合征胎儿异常谱

心脏畸形：主要为主动脉缩窄、主动脉瓣畸形
胎儿水肿
囊性淋巴管瘤（多有分隔）
肾畸形：肾发育不全或不良、肾盂积水
股骨短

现而难以与染色体正常儿相区分，如不进行染色体核型分析，临床诊断本病常要在患儿青春期后出现卵巢发育不全的症状后才能明确诊断，此时患儿常表现为身材矮小，生殖器、乳腺不发育，闭经及不同程度的智力落后等。

【超声特征】

颈部囊性淋巴管瘤是致死性特纳综合征的超声特征，瘤体一般较大，内有多个高回声隔带，分隔带之间呈无回声。同时可有胎儿全身水肿。表现为胎儿全身皮下组织广泛水肿，呈低回声带，在颈部明显增厚增大（图 19-3-5），似在胎儿全身"穿上"了一层厚厚的"太空衣"，此即为"太空衣水肿症"（space suit hydrops）。

虽然颈部囊性淋巴管瘤是致死型特纳综合征的典型表现，但并不是所有颈部囊性淋巴管瘤的胎儿都是致死型特纳综合征，70%为致死型特纳综合征，5%为18三体、5%为21三体，约20%的胎儿染色体核型无异常。

心脏畸形发生率约为15%，最常见为主动脉缩窄，其次为主动脉瓣畸形。

特纳综合征其他畸形主要为肾畸形，如肾积水、肾发育不全或发育不良。

非致死型特纳综合征产前超声可无任何表现。

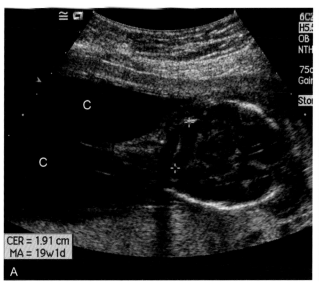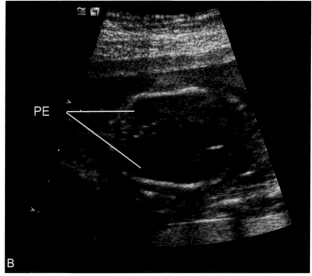

图 19-3-5 19 周胎儿 45，X 产前超声声像

A. 胎儿颈背部可见多分隔囊性肿块，小脑横切面示囊性肿块上达枕后部（C）；B. 胸部横切面示双侧胸腔积液（PE）

产前超声检出困难，必须进行羊水或脐血染色体检查才有可能在产前发现。

【临床处理及预后】

致死型特纳综合征预后差，非致死型的可以存活，但身材矮小，绝大多数不育（也有少数怀孕的病例报道），部分病例出现智力低下。

特纳综合征常是散发性的，再发风险低。父母是特纳综合征患者，且染色体为 45，X/46，XY 嵌合体者有性腺胚细胞瘤的风险。患特纳综合征的父母其胎儿有 30% 风险为染色体异常或先天畸形。

五、三倍体

三倍体（triploidy）系胎儿细胞有 3 套完整的染色体（正常为 2 套，即二倍体），染色体总数达 69 条。多余染色体来源于父亲者占多数，约 60%，染色体核型为 69XXY，来源于母亲者约占 37%，核型为 69XXX，另外第三种核型为 69XYY 约占 3%。

绝大部分三倍体胎儿在早孕期即流产，约占所有早孕期流产胎儿的 10%。存活的胎儿中最常见的表现为早期即有宫内发育迟缓和羊水过少。

【超声特征】

多余染色体来源于父亲者，胎盘可见明显异常，如胎盘明显增大，胎盘内多个无回声区，胎儿结构可无异常或小头畸形。常在 20 周前自然流产。

多余染色体来源于母亲者，胎盘小且老化早，胎儿早期即可出现严重不对称性宫内生长迟缓（图 19-3-6D），头大，可持续至妊娠晚期。

三倍体胎儿常有多发先天畸形，几乎覆盖每个器官系统。其主要特征是在早孕期即出现明显胎儿宫内发育迟缓，其典型表现为胎儿头部测量在正常范围，但胎儿躯体异常细小，出现明显的头、体不对称（图 19-3-6）。

三倍体胎儿主要畸形（表 19-3-9）：早孕期即开始出现宫内发育迟缓；面部畸形包括眼距过宽、

表 19-3-9 三倍体胎儿异常谱

颅脑
脑室扩张
Dandy-Walker 畸形
胼胝体发育不全
前脑无裂畸形
脑膜膨出
神经管缺陷
面部
眼距过宽
小颌
小眼
其他
颈部透明层增厚及颈部囊性淋巴管瘤
第 3、4 指并指畸形
足内翻畸形，可伴有蹋趾和第 2 趾间距增大
心脏畸形
脐膨出
肾畸形
块状胎盘
宫内发育迟缓
羊水过少

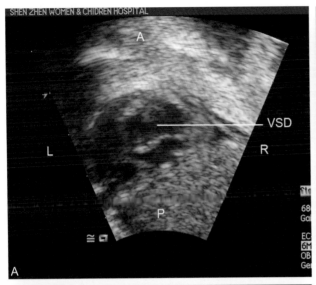

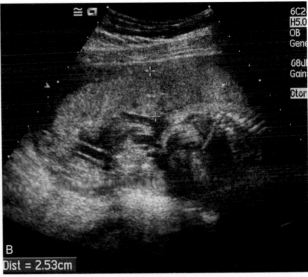

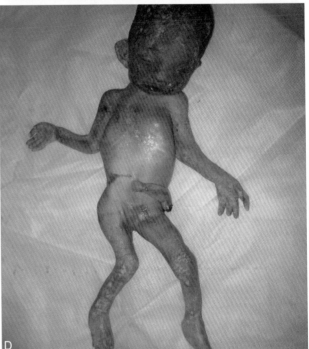

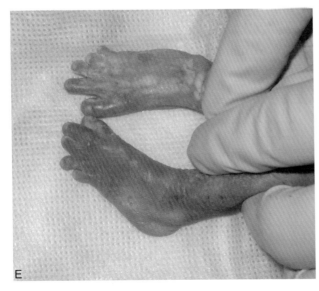

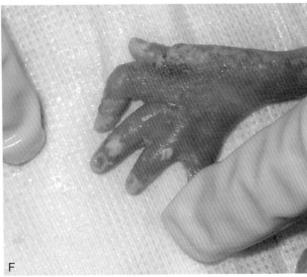

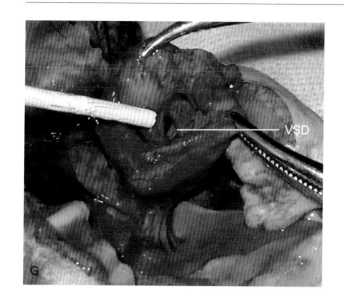

G

图 19-3-6 三倍体（染色体检查证实为三倍体）

A．产前超声检查四腔心切面示室间隔连续性中断(VSD)；B．胎盘小，可在一个切面上显示；C．胎儿各项生物测值均小于孕周，头、体不对称，为不对称性 IUGR；羊水过少，羊水指数仅为 3.39 cm；D．引产后标本前面观示头体不称；E 及 F．指及趾异常；G．心脏解剖示室间隔缺损（VSD）

小颌、小眼等；颅脑畸形包括脑室扩张、Dandy-Walker 畸形、胼胝体发育不全、前脑无裂畸形、脑膜膨出等；胎儿颈部透明层增厚或颈部囊性淋巴管瘤；其他畸形有心脏畸形、肾畸形、足内翻畸形、单脐动脉、羊水过少等，对诊断最有帮助的特征性超声表现是第 3 和第 4 指之间的并指畸形。超过 50% 的胎儿有此特征。当检出此种特征后，结合胎儿早孕期开始即出现宫内发育迟缓及多发畸形的特征，则提示三倍体畸形可能性较大。在所有染色体异常中，三倍体和 18 三体与早期宫内发育迟缓有关，而三倍体更严重。

Jauniaux 等报道了 10 年间 70 例 13～29 周产前超声诊断三倍体的资料，发现 71% 的三倍体胎儿表现为不对称性宫内发育迟缓但胎盘无明显异常征象，92.9% 的胎儿有明显结构畸形，最常见者为手、侧脑室、心、面部等部位的畸形。

足内翻畸形常伴跗趾与第 2 趾间距明显增大。

【临床处理及预后】

三倍体预后差，20% 发生自然流产，成活到孕晚期的少数胎儿常有严重畸形，严重宫内不对称性生长受限，常发生胎死宫内，或生后不久即死亡，据报道，三倍体存活最长的记载仅 10.5 个月。

三倍体再发风险未见报道，有研究表明，其父母再次妊娠时，胎儿染色体异常风险会稍有增高。

（李胜利 袁 晖 杨 虹 关晓璟
曾月娥 古 衍 郑美玉 张铨福）

第 20 章

20

胎儿综合征与胎儿宫内感染

第一节 胎儿综合征

一、致死性多发性翼状胬肉综合征

致死性多发性翼状胬肉综合征（lethal multiple pterygium syndrome）罕见，主要表现为关节间可见蹼状组织连接，关节运动受限，常合并早期广泛水肿及颈部囊性淋巴管瘤。

该病为常染色体隐性遗传病，也有 X 连锁遗传的报道。

【畸形特征】

身材矮小，颌下、颈部、腋下、肘前、腘后、股间有多发翼状胬肉，伸展受限，指屈曲、并指、马蹄内翻足或摇椅足，外生殖器常表现为隐睾、大阴唇缺如。常合并颈部囊性淋巴管瘤、骨骼异常、心肺发育不全等。

Hall 等将其分成三型：Ⅰ型为没有骨性融合，但肢体紧弯；Ⅱ型为椎体有骨性融合；Ⅲ型为伴有其他骨性融合。

【超声诊断】

早孕期超声可有阳性表现，主要表现为颈部透明层增厚，甚至全身水肿，肢体有特征性表现：屈曲状态，运动少。部分病例需等到中晚孕期才能诊断，表现为运动明显减少，关节屈曲，并可见关节屈侧蹼状软组织回声，其他异常声像有羊水过多、颅面部异常、前臂缩短、肺发育不良、膈疝、脊柱侧弯等（图 20-1-1，图 20-1-2）。

【临床处理及预后】

该病为致死性，预后极差。主要由于呼吸问题（包括肺炎、呼吸困难）脊柱后侧弯和小胸廓导致继发性呼吸暂停。

二、尾退化综合征

尾退化综合征（caudal regression syndrome），又称尾发育不良序列征，罕见，表现为骶骨缺如，腰椎不同程度的缺如畸形，常合并其他系统畸形。一般人群发生率为（0.1~0.25）：10 000，孕妇为糖尿病患者，胎儿发生该病风险明显增高，较正常人群高 200~250 倍。据报道，16% 尾退化综合征患儿的母亲为糖尿病患者。

【畸形特征】

骶骨或腰椎发育不全，骶骨缺如导致臀部扁平，臀间裂缩短，臀部小凹形成，脊索尾端破裂导致继发性神经受伤，下肢活动减少。常合并中枢神经系统、肌肉骨骼系统、心脏、呼吸道、消化道畸形。

【超声诊断】

不同严重程度的尾退化综合征其声像图表现不同。共同的声像表现脊柱矢状切面显示脊柱较正常短，尾侧椎体（骶骨、下段腰椎）缺如；髂骨翼水平横切面示髂内翼互相靠近，其中间骨性椎体强回声消失；双侧股骨头距离缩短；动态观察下肢肢体运动减少（图 20-1-3），双下肢常呈固定的盘腿状改变。

早孕期由于尾椎未完全骨化，难以诊断。有研究报道认为头臀长较正常孕周小应特别注意该病的发生。

【临床处理及预后】

预后取决于胎儿尾侧椎体缺失的程度与合并畸形，合并严重畸形者预后不良，存活者常需行泌尿、会阴部整形外科手术。

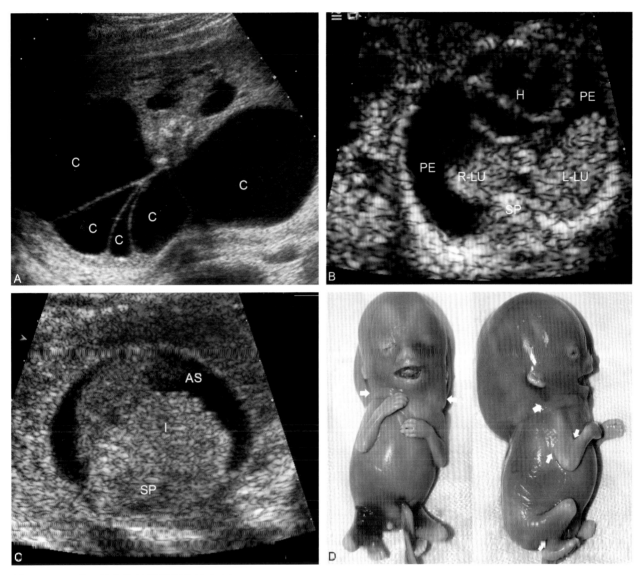

图 20-1-1 致死性多发性翼状胬肉综合征

30 多岁孕妇，孕 2 产 1，第 1 胎为致死性多发性翼状胬肉综合征，此次妊娠 14 周时胎儿颈部横切面（图 A）显示颈后多囊性包块（C）。胎儿胸腔横切面（图 B）显示双侧胸腔内积液（PE）。胎儿腹部横切面（图 C）显示腹腔内积液（AS）。标本正、侧面视（图 D）示颈背部、双侧肘关节、双侧膝关节等多处翼状胬肉（箭头所示）。H. 心脏，R-LU. 右肺，L-LU. 左肺，SP. 脊柱

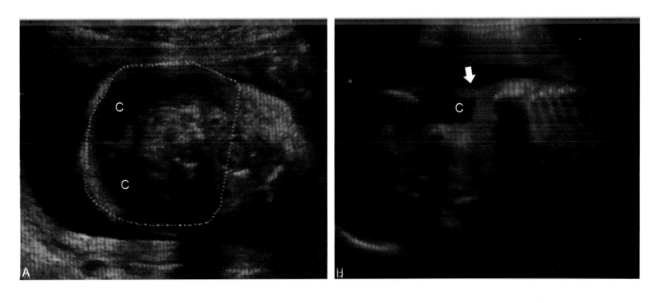

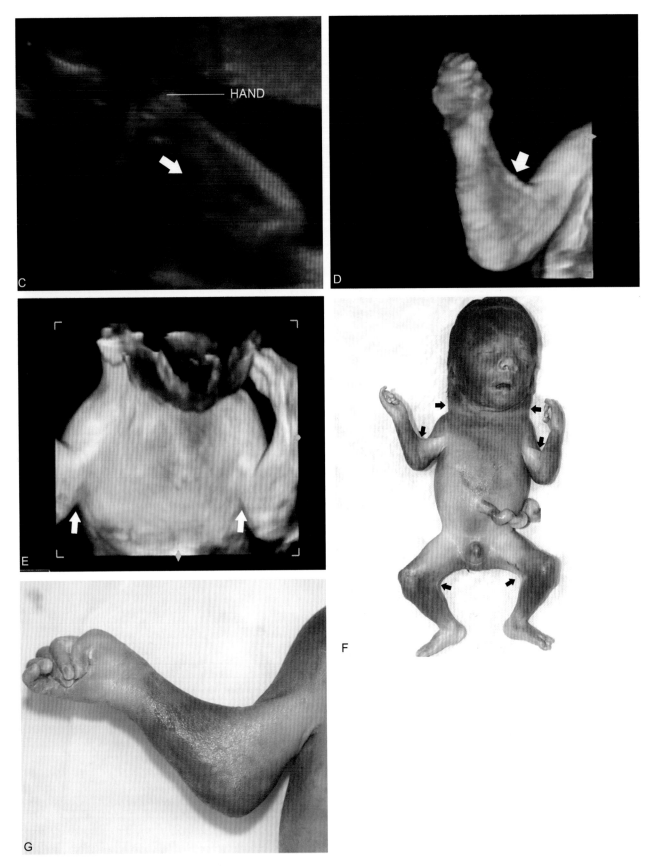

图 20-1-2　致死性多发性翼状胬肉综合征

　　28 岁孕妇，妊娠 25 周，产前超声检查颈部横切面（图 A）示颈部多房囊性淋巴管瘤。颈部冠状切面（图 B）示皮下可见积液暗区，皮肤或血管连接异常，连于颞部及肩关节处。右上肢切面（图 C）示右上肢呈屈曲姿势，肘关节处（箭头所示）可见蹼状软组织连于上臂及前臂。右上肢三维超声（图 D）及上半身躯干三维超声（图 E）显示肘关节及双侧肩关节蹼状软组织回声（箭头所示）。标本正面照及右上肢照片（图 F、G）示颈背部、双侧肘关节、双侧膝关节多发翼状胬肉。HAND. 手

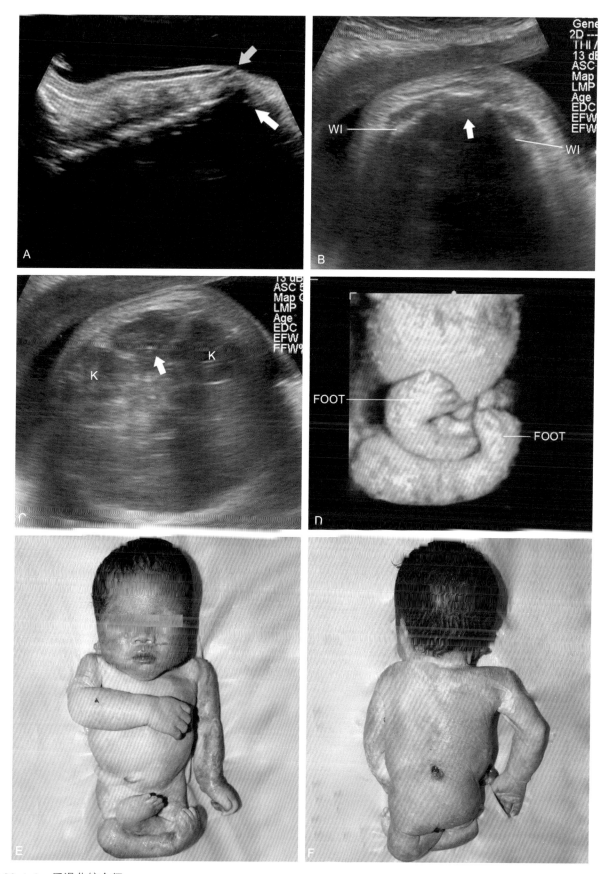

图 20-1-3 尾退化综合征

30岁孕妇，妊娠 35 周，产前超声检查脊柱矢状切面（图 A）示脊柱短，在白色箭头所指处终止，在相同水平可显示皮肤连续性中断（绿色箭头所示处）；双侧髂翼水平横切面（图 B）示双侧髂翼（WI）之间椎体骨性强回声消失（箭头所示）；高达双肾水平横切面（图 C）也未见骨性椎体强回声（箭头所示）。胎儿双下肢三维超声（图 D）显示双足（FOOT）内翻、双下肢呈盘腿状。标本正面及背面照片（图 E、F）证实患儿身材短小、躯干短小、双足内翻、双下肢呈盘腿状，背部皮下可见皮毛窦。K. 肾

三、缺指（趾）- 外胚层发育不良 - 裂畸形综合征

缺指（趾）- 外胚层发育不良 - 唇腭裂综合征（ectrodactyly-ectodermal dysplasia-clefting syndrome，EEC syndrome）罕见，主要表现为不同程度的手/足缺指/趾、并指/趾畸形，唇/腭裂，外胚层发育不良。

本病为常染色体显性遗传病，所累及的基因位点基本确定，至少存在3种类型，Ⅰ型相关基因定位于染色体 7q11.2-q21.3，Ⅱ型相关基因定位于第9号染色体，Ⅲ型相关基因定位于染色体 3q27。

【畸形特征】

缺指（趾）- 外胚层发育不良 - 裂畸形综合征有不同程度的畸形表型，如皮肤表层可表现为皮肤层薄、角化过度、乳头发育不全，毛发可表现为颜色浅而稀疏，脸部可表现为唇裂或唇腭裂，肢体表现为手足中部缺陷，裂手裂足，缺指/趾、并指/趾。常合并肾畸形、耳聋、智力低下、泄殖腔畸形。

【超声诊断】

1. 唇腭裂表现　可以单侧也可以双侧唇腭裂（图20-1-4A、D）。三维超声显示有帮助。

2. 手足畸形　据现有文献报道手足畸形可以是裂手裂足，缺指/趾畸形（图20-1-4B、C、E、F），小部分也可表现为并指/趾，多指/趾畸形。这些异常主要在胎儿手冠状切面、足底平面显示，其他切面显示相对困难。如能显示清楚的手足三维图像，对手足畸形有帮助。

3. 头发稀少或缺如　在胎头常规横切面上，晚孕期胎儿不能显示头发回声。

【临床处理及预后】

患者通常智力正常，可以生存，但须行手术矫正唇腭裂及肢体手术等。

四、X 连锁脑积水综合征

X 连锁脑积水综合征（Xlinked hydrocephalus syndrome），也称 X 连锁脑积水序列征、MASA 综合征。此病与中脑导水管狭窄有关。发生率低，为 1/30 000，主要是男性发病，该病占男性新生儿原发性特发性脑积水的 2%~15%。目前研究认为 X 连锁脑积水综合征患儿的神经细胞黏着分子

L1-CAM 突变。

【畸形特征】

主要是男性发病，常在宫内发病，表现为头颅增大，幕上脑积水，侧脑室及第三脑室积水扩张。下肢肢体强直，肌张力增高。常合并其他颅脑畸形，如胼胝体缺如、穹窿融合等。双侧拇指内收是其另一个畸形特征。

【超声诊断】

虽该病在宫内已发病，但在宫内发病的孕周较晚，最早报道在妊娠 20 周发现。

1. 脑积水表现　侧脑室增大 ≥ 15 mm，脉络丛呈"悬挂征"，第三脑室增宽 > 3 mm，第四脑室不宽（图 20-1-5A、B、C）。

2. 双手握拳姿势异常　在手的冠状切面上，显示并分析拇指与其余 4 个手指的关系，可以发现胎儿手指特殊握拳姿势，拇指内收，其余 4 指压在拇指上（图 20-1-5A、B、C）。

【临床处理及预后】

患儿智力受限。预后与脑积水程度相关，严重积水者预后差，积水程度较轻者可存活。

五、VACTERL 联合征

VACTERL 联合征罕见，多为散发病例，也见有 X 连锁或常染色体隐性遗传报道。该联合征包括脊柱/血管（vertebral or vascular malformation，V）、肛门（anal，A）心脏（cardiac，C）、气管食管（tracheoesophageal，TE）、肾/肋骨（renal or rib，R）、肢体（limb，L）畸形，因此，简称 Vacterl 联合征。

【畸形特征】

该联合征包括系列胎儿畸形：

脊柱/血管异常：主要表现为腰骶椎异常或大血管异常。

肛门：表现为肛门闭锁。

心脏：心脏畸形。

食管气管：食管气管瘘，或肺/消化道其他畸形。

肾或肋骨：肾或肋骨畸形。

肢体：肢体畸形，最常为桡骨异常。

【超声特征】

已有产前超声诊断 VACTERL 联合征的报道（表 20-1-1）。从系列报道中，我们发现产前超声容易漏诊一些畸形，如肛门闭锁、食管气管瘘，因此，产前超声发现胎儿畸形，应对胎儿其他系统行

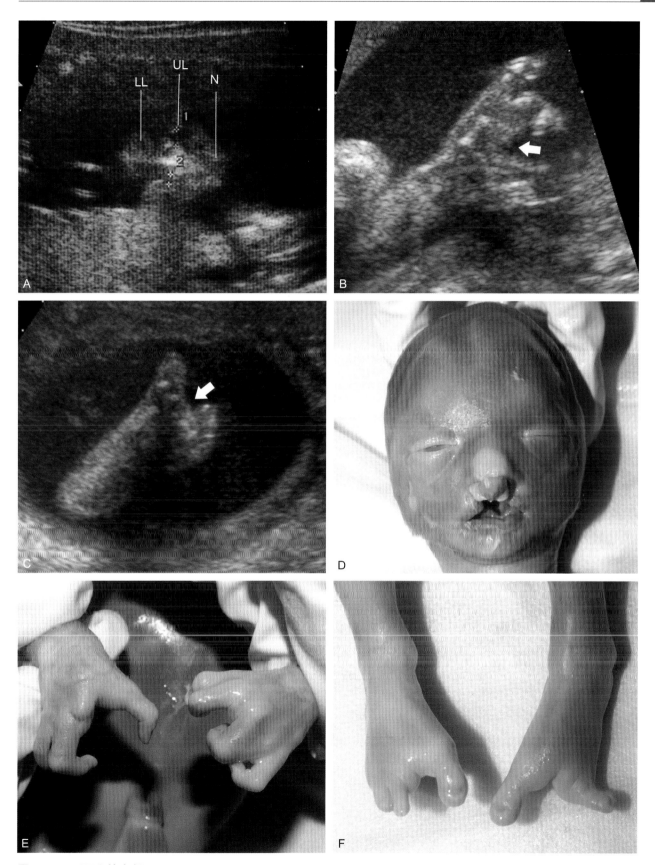

图 20-1-4　EEC 综合征

　　30 岁孕妇,妊娠 24 周,产前超声检查鼻唇冠状切面(图 A)显示为双侧唇腭裂,双侧唇裂宽度为 0.37 cm、0.21 cm。左手冠状切面(图 B)示左手中央缺陷,表现为中央裂,仅见 4 指。左足底平面(图 C)示左足中央裂、缺趾,仅见 3 趾,标本正面照片证实唇腭裂(图 D)、裂手、缺指(图 E)、裂足、缺趾畸形(图 F)。N. 鼻;UL. 上唇;LL. 下唇

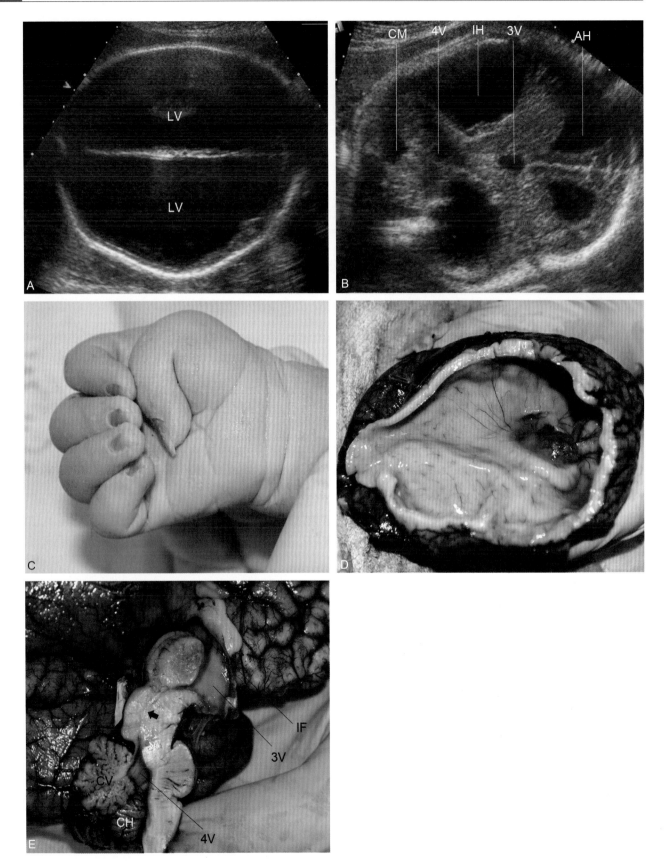

图 20-1-5　X 连锁脑积水综合征

　　31 岁孕妇，妊娠 36 周，产前超声检查，侧脑室水平横切面（图 A）示侧脑室明显扩张，宽约 5.1 cm，脑实质明显受压变薄。小脑水平横切面（图 B）示第三脑室增宽，第四脑室未见明显增宽。标本右手掌侧观（图 C）示拇指屈曲内收。颅脑解剖（图 D、E）可见侧脑室明显扩张，脑皮质明显变薄，中脑导水管严重狭窄（箭头所示）。LV. 侧脑室；AH. 前角；IH. 下角；3V. 第三脑室；4V. 第四脑室；CM. 颅后窝池；CH. 小脑半球；IF. 室间孔；CV. 小脑蚓部

表 20-1-1　产前超声诊断 VACTERL 联合征

作　者	发表年份	期　刊	产前超声诊断孕周	产前超声表现	预　后
Hilton G 等	2012	Taiwan J Obstet Gynecol.	—	1 例，表现为脊柱侧弯，一根肋骨缺如，一侧桡骨缺失，先天性心脏病，胃泡不显示	引产证实
Krapp M 等	2002	Prenat Diagn.	早孕期	1 例，表现为巨尿道，膀胱正常，右侧多发性囊性发育不良肾，单脐动脉	引产后还发现隐性脊柱裂、肛门闭锁，食管气管瘘，短指
Tercanli S 等	2001	Z Geburtshilfe Neonatol.	—	3 例，表现为心脏畸形，肾发育不良，单脐动脉，食管闭锁	—
Tongsong T 等	2001	J Med Assoc Thai.	30 周	1 例，脊柱畸形，双侧肾缺如，双侧桡骨缺如，左下肢异常，羊水过少，IUGR	引产，引产后发现脊椎畸形，肛门闭锁，外生殖器性别难辨，室间隔缺损，食管闭锁，双侧肾缺如，肢体缺陷。染色体结果为 46，XY
Krüger G 等	1990	Eur J Pediatr.	19 周	—	—

更详细检查（图 20-1-6），以排除其他结构畸形。

【临床处理及预后】

预后不良，取决于各畸形的严重程度，目前随着外科手术的进展，存活率有所提高。

六、Robin 序列征

Robin 序列征（Robin sequence）又称皮 - 罗综合征，主要表现为小颌、舌后坠、腭裂。该病罕见，活产儿发生率为 1：8500。目前普遍认为＜9 孕周胎儿下颌区的发育不良是本病的原发缺陷，使舌位置后移，因而破坏了更靠后的腭瓣间的闭合。

该病为常染色体隐性遗传病，但也见有 X 连锁遗传的报道。

【畸形特征】

主要畸形特征是下颌骨小、颏后缩、下唇位置较上唇位置更后、舌后坠、圆顶状腭裂。Robin 序列征可单独发生，也可以是 18 三体综合征、Sticker 综合征等多个综合征表现之一。

【超声诊断】

产前超声通过颜面部正中矢状切面可以很好地显示小颌，表现为正常下颌的反 "S" 线征消失，颏小且后缩，下唇后移，口微张。面部冠状切面示面颊至下颌的平滑曲线消失，曲线在口裂以下突然内收而使曲线失去正常平滑特征。下颌骨测值明显小于双顶径的 1/2（图 20-1-7A、B、C）。

发现小颌后应对胎儿行详细系统检查以全面了解胎儿畸形谱，对胎儿腭行特殊切面检查以了解是否合并腭裂，合并腭裂时表现为腭骨强回声连续性中断（图 15-3-29、15-3-33）。

【临床处理及预后】

预后不良，常因上呼吸道梗阻而导致呼吸窘迫。该类患者智力通常低下。

七、心手综合征

心手综合征，也称 Holt-Oram 综合征，1960年，由 Holt 和 Oram 首次描述。畸形谱包括先天性心脏病和上肢畸形，最典型表现是双侧桡骨发育不全并先天性心脏病（主要为房间隔缺损）。该病是常染色体显性遗传病，但散发病例占大多数，为 50%～85%。目前研究发现 25% 家族性病例及 50% 散发病例中可检测到 TBX5 基因突变。

【畸形特征】

心脏畸形主要为房间隔缺损（30%～60%）、室间隔缺损、动脉导管未闭、心内膜垫缺损、左心发

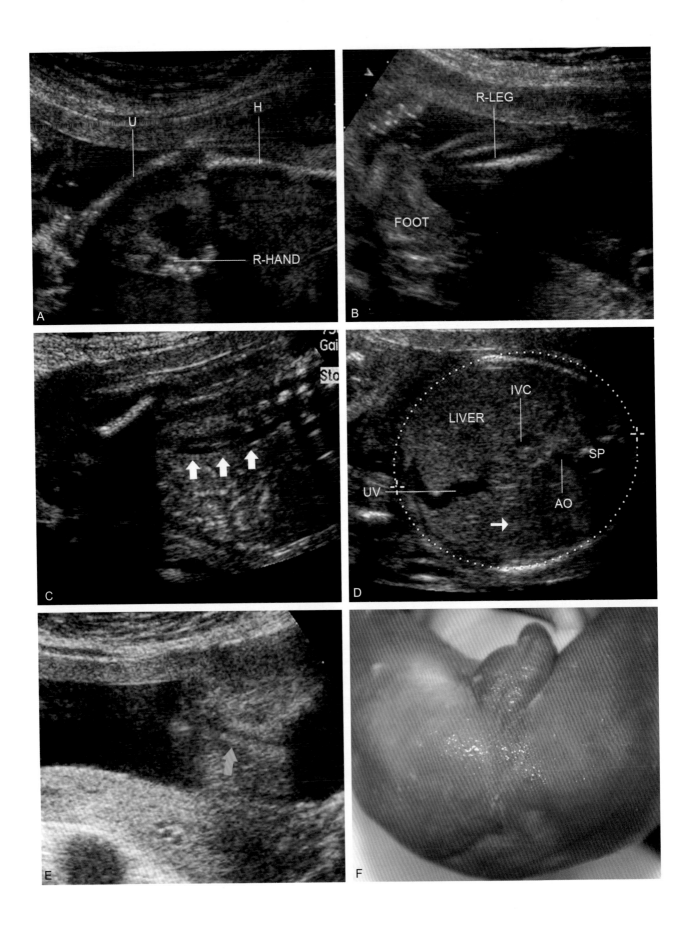

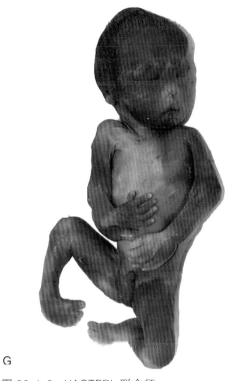

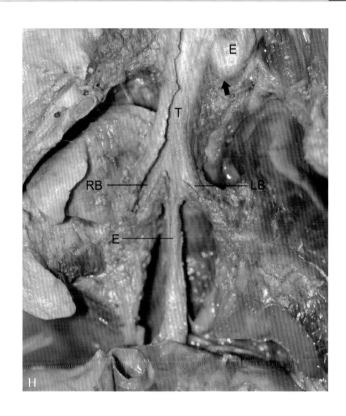

图 20-1-6 VACTERL 联合征

25 岁孕妇，妊娠 23 周，产前超声检查右上臂长轴切面（图 A）示桡骨缺如，右手向桡侧偏斜；右小腿长轴切面（图 B）示右足底平面与右小腿长轴切面在同一平面上显示；右肾区长轴切面（图 C）示右肾上腺呈"平卧征"（白色粗箭头所示），未见右肾图像；上腹部横切面（图 D）未见胃泡回声；肛门区横切面（图 E）未见肛门低回声靶环征，仅见线状回声（蓝色粗箭头所示）。标本证实右侧桡骨缺失、右足内翻、肛门闭锁（图 G）、右肾缺如、永存左上腔静脉、室间隔缺损、食管闭锁并食管气管瘘（图 H），黑色箭头所示为食管闭锁盲端。H. 肱骨；U. 尺骨；R-HAND. 右手掌；R-LEG. 右小腿；FOOT. 足；LIVER. 肝；IVC. 下腔静脉；AO. 主动脉；UV. 脐静脉；SP. 脊柱；LB. 左支气管；RB. 右支气；T. 气管；E. 食管

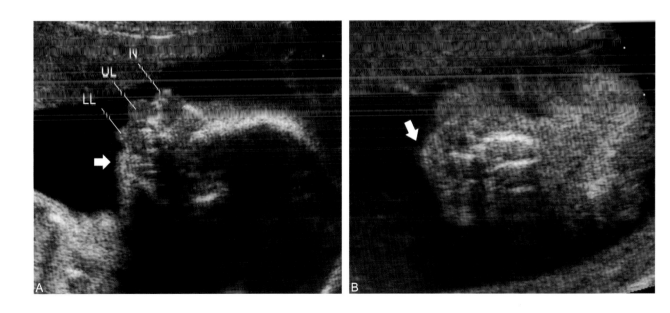

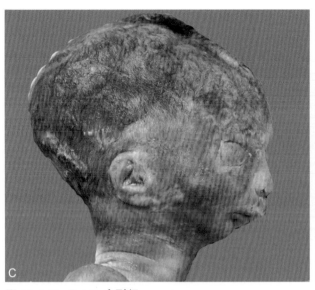
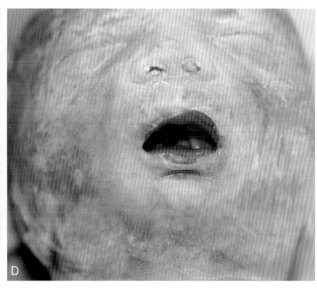

图 20-1-7　Robin 序列征

　　25 岁孕妇，妊娠 23 周，产前超声检查颜面部正中矢状切面（图 A）示下颌的反"S"线征消失，颏小且后缩，下唇后移。面部冠状切面（图 B）示面颊至下颌的平滑曲线消失，曲线在口裂以下突然内收而使曲线失去正常平滑特征。引产后标本证实小颌（图 C）及圆顶状腭裂（图 D）N. 鼻；UL. 上唇；LL. 下唇

育不良、心脏传导异常。17% 为复杂心脏畸形。上肢畸形可以是海豹肢畸形、桡骨发育不全、拇指三节指骨、第 5 指弯曲。

【超声诊断】

　　目前，有关心手综合征产前超声诊断报道较少见。但是随着高分辨率超声进展及胎儿畸形产前超声筛查技术的不断提高及对该畸形的不断认识，有关该综合征的产前超声诊断率会不断提高。产前超声主要特征是桡骨缺失或发育不良，心脏畸形（表 20-1-2，图 20-1-8）。

表 20-1-2　产前超声诊断心手综合征

作 者	发表年份	期 刊	产前诊断孕周	产前超声特征	预 后
Muller LM 等	1985	S Afr Med J	2 例，34 周，14 周	心脏及骨骼系统异常	—
Brons JT 等	1988	Prenat Diagn	2 例，22 周，30 周	22 周表现为室间隔缺损、房间隔缺损、小的骨骼系统异常；30 周仅表现为房间隔缺损	—
Tongsong T 等	2000	J Clin Ultrasound	25 周	双侧桡骨及拇指缺失，心脏畸形包括房间隔缺损及埃布斯坦综合征	染色体结果为 46, XY, 34 周早产死于心脏功能不全，尸体解剖证实产前诊断
Sunagawa S 等	2009	Congenit Anom (Kyoto)	16 周	桡骨 <-1.2SD，尺骨 <-1.3SD，室间隔缺损。25 周复查还发现主动脉弓离断，右手并指	39 周阴道分娩一女性胎儿，1 min 及 5 min 阿普加评分分别为 8 分、10 分，体格检查发现右手并指，左侧桡骨发育不良及左侧拇指缺如，产后超声心动图检查证实室间隔缺损、主动脉弓离断。产后行心脏手术治疗

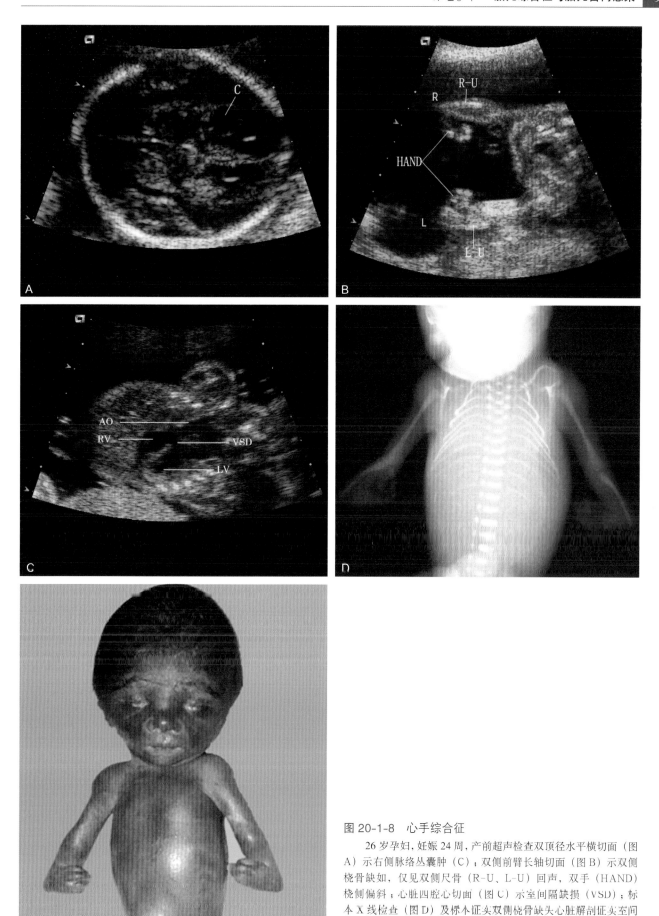

图 20-1-8 心手综合征

26 岁孕妇，妊娠 24 周，产前超声检查双顶径水平横切面（图 A）示右侧脉络丛囊肿（C）；双侧前臂长轴切面（图 B）示双侧桡骨缺如，仅见双侧尺骨（R-U、L-U）回声，双手（HAND）桡侧偏斜；心脏四腔心切面（图 C）示室间隔缺损（VSD）；标本 X 线检查（图 D）及标本证实双侧桡骨缺如心脏解剖证实室间隔缺损。LV. 左心室；AO. 主动脉；RV. 右心室

【临床处理及预后】

心手综合征是一种罕见综合征，预后取决于心脏及上肢畸形的严重程序。该类患者智力不会受影响。

八、阿佩尔综合征

阿佩尔综合征，又称尖头并指畸形（acrocephalosyndactyly），是一种罕见的先天畸形。主要表现为颅骨冠状缝早闭，面部中线结构发育不全、对称性手足并指畸形。可见于4.5%颅缝早闭患者，活产儿中发生率15/1 000 000。男女发病率无明显差异，为1:1。

该病为常染色体显性遗传病，再发风险为50%。但大多数为散发病例，主要与FGFR2突变有关，突变主要发生在染色体10q25-10q26区段。如果是基因突变引起的，父母均不患该病，再发风险可忽略不计。

【畸形特征】

头面部：尖头、枕部平坦，眼距过宽、突眼，上颌骨发育不良，凸腭，鼻后孔闭锁，颈部椎体融合。可合并胼胝体缺如、侧脑室扩张。

手足畸形：远端指／趾骨融合，2、3、4指对应掌骨、腕骨融合。中间掌骨缺如，腕骨、跗骨缺如，拇（踇）指（趾）粗大。

其他畸形：第5、第6颈椎椎体融合，法洛四联症，多发性囊性发育不良肾，肾积水、隐睾。

【超声诊断】

据文献报道，产前超声诊断阿佩尔综合征的最早孕周是18孕周。产前超声通过检出头面部、肢体特征性改变可提示诊断。目前，得益于三维超声成像，产前可更立体、形象地展示该畸形（图20-1-9、图20-1-10）。

1. 头部特征　因为冠状缝受累，冠状缝提前闭合，导致短头、尖头，前额高隆，枕部平坦。双顶径切面上冠状缝闭合，不能显示，颅骨强回声环形状异常，短头，枕部平坦。面部正中矢状切面，额骨高隆，头尖。三维超声可立体显示颅骨尖头轮廓。

2. 面部特征　面部轮廓平坦，眼距过宽。

3. 肢体特征　股骨、肱骨测值一般在正常范围。主要是指／趾畸形，表现为指较短、活动受限，并指／趾畸形，2、3、4指／趾并指／趾畸形。拇／指／趾粗大。

4. 合并其他畸形有相应畸形超声特征。

【临床处理及预后】

该类患者预后差，有不同程度的智力障碍。活产儿如发生颅内压力增高，可行手术减压。也见有该类患儿合并上呼吸道梗阻的报道。

九、猫叫综合征

猫叫综合征（cridu chat syndrome），又称5p综合征（deletion 5p syndrome），是由于5号染色体短臂末端的缺失所致。主要特征表现为生长缓慢，智力低下，小头等。也有报道中孕期母体血清学检查表现为AFP明显低。

【畸形特征】

IUGR，哭叫呈猫样，智力低下，肌张力低下，小头，眼间距宽，眼裂下斜，耳低位，脸部不对称。

【超声诊断】

产前超声诊断猫叫综合征的报道见表20-1-3。文献报道该综合征常表现为颅脑异常。笔者发现2例小脑小的胎儿（图20-1-11），染色体检查诊断为猫叫综合征。

【临床处理及预后】

预后不佳，患儿智力低下。

十、迪格奥尔格综合征

迪格奥尔格综合征又称22q11.2缺失综合征、腭-心-面综合征，Shprintzen综合征，是由于22号染色体长臂近着丝粒端片段22q11.21-q11.23缺失引起的遗传综合征。活产儿发病率为1/4 000。1965年DiGeorge报道了1例患有甲状旁腺功能减退和继发于胸腺发育不良的细胞免疫功能缺陷患者。1978年Shprintzen等也报道了一组其特征为腭裂或腭咽功能不全、心脏缺陷及鼻部隆凸的儿童患者，定义为腭-心-面综合征。后经证实，临床表现为腭-心-面综合征及符合DiGeorge所描述的特征的大多数患者都具有染色体22q11.2区域的缺失。现已明确，这两种综合征是同一遗传缺陷的不同表现型。其临床表现极具多样性，可累及心血管、免疫系统、面容、内分泌系统、甚至语言发育、精神等多方面。

【畸形特征】

特征性畸形主要包括：心脏畸形、面部异常、胸腺缺如或发育不良、甲状旁腺发育不良、鼻咽发育缺陷等，常合并其他异常：如低钙血症、免疫力

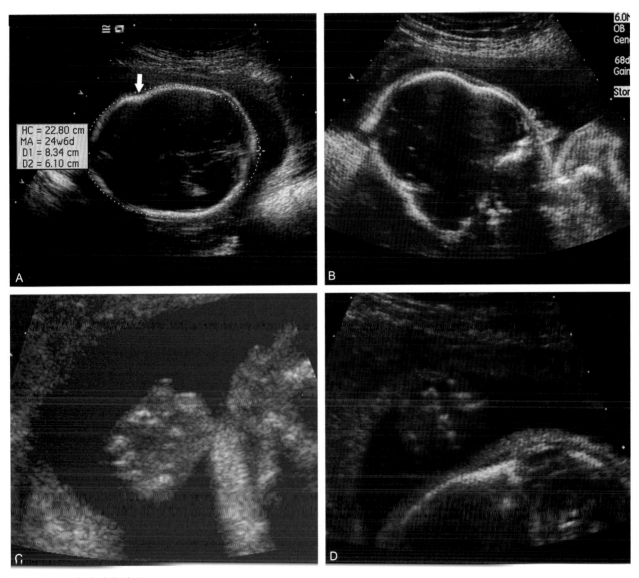

图 20-1-9 尖头并指畸形
24 岁孕妇，妊娠 24 周，产前超声检查双顶径切面（图 A）示冠状缝闭合（箭头所示），闭合处颅骨稍向内凹。经颅顶冠状切面（图 B）示额顶高尖，枕部稍向外凸，顶部向内凹，冠状缝不显示，呈"千军征"。图 C 及图 D 示双手并指畸形

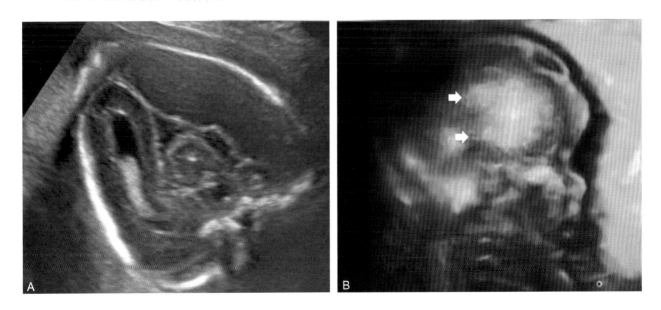

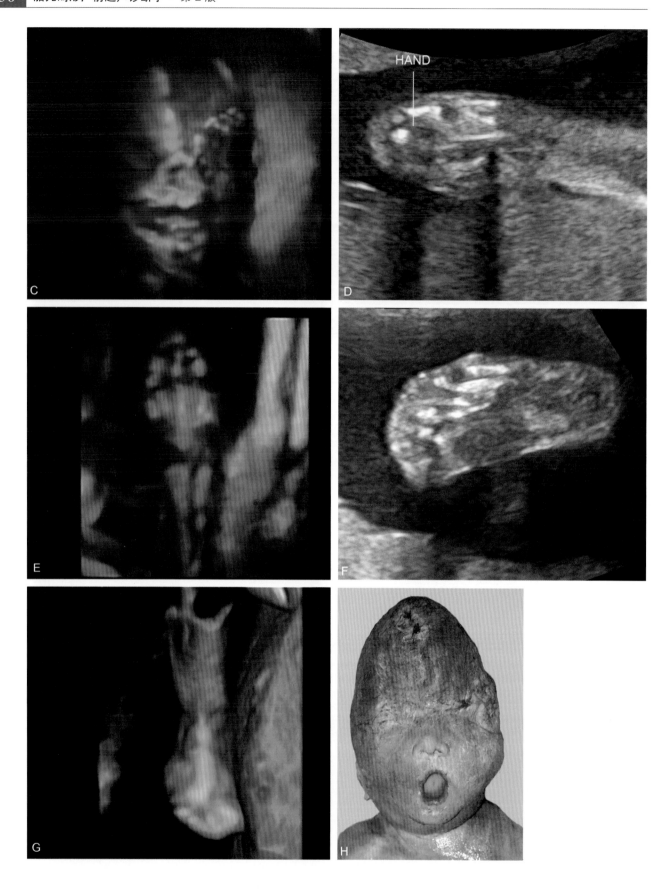

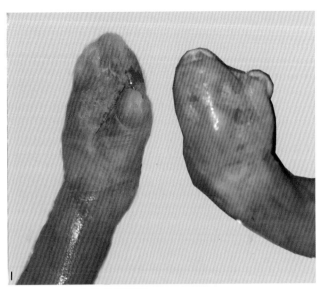
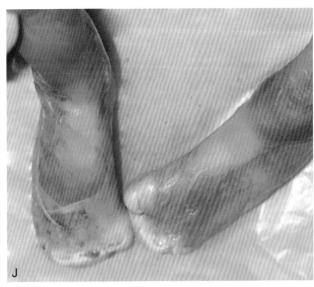

图 20-1-10　尖头并指畸形

26 岁孕妇，妊娠 23 周，产前超声检查颅脑冠状切面（图 A）显示颅顶部细尖，双侧颞部膨大，冠状缝不显示。颅脑三维超声骨骼成像模式（图 B、C）显示冠状缝早闭（箭头所示），额缝宽大，一侧额骨发育不良。手二维（图 D）及三维（图 E）超声显示手（HAND）并指畸形，呈典型"手套征"。足二维（图 F）及三维超声（图 G）显示足并趾畸形。标本照片（图 H、I、J）显示尖头、双手并指及双足并趾

表 20-1-3　猫叫综合征产前超声诊断

作　者	发表年份	期　刊	产前诊断孕周	产前超声特征	预　后
Chen CP 等	2013	Gene	—	小脑发育不良，尿道下裂，面部异常	引产
Sherer DM 等	2006	J Ultrasound Med	21 周	鼻骨缺如	引产
Bakkum JN 等	2005	Am J Perinatol	—	脑膨出	引产
Chen CP 等	2004	Prenat Diagn	21 周	小头，小脑发育不全	引产，引产后发现脸形异常，呈三角形，眼距过宽，内眦赘皮，耳低位，小颌
Stefanou EG 等	2002	Prenat Diagn		双侧脑室扩张	引产
Sarno AP Jr 等	1993	Am J Obstet Gynecol		双侧脉络丛囊肿	

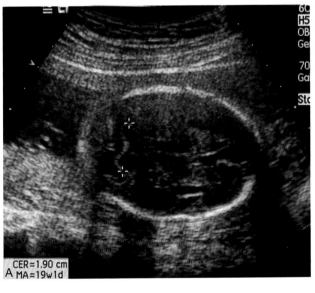

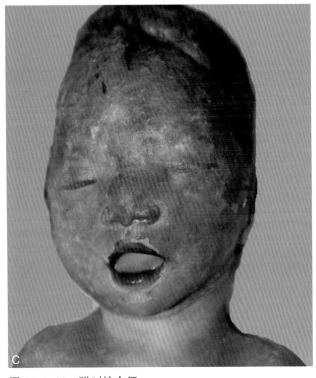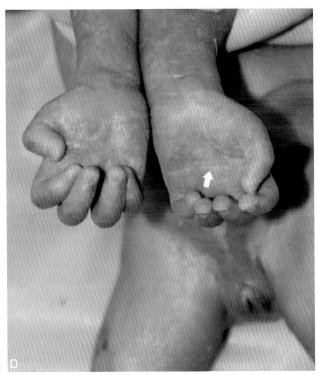

图 20-1-11　猫叫综合征

　　28 岁孕妇，妊娠 23 周，产前超声检查小脑水平横切面（图 A）示小脑明显小于孕周。多次测量小脑横径平均值约为 2.06 cm（图 B），相当于妊娠 20 周。羊水染色体检查确诊为 5P 综合征。标本示眼间距宽（图 C）、通贯手（图 D，箭头所示）

缺陷、语言障碍、精神异常、认知能力缺陷等。

　　心脏畸形：75%～85% 患者伴有各类先天性心脏病，主要为圆锥动脉干畸形（法洛四联症、永存动脉干、主动脉弓离断、肺动脉狭窄、右心室双出口）、右位主动脉弓、室间隔缺损等。各类心脏畸形发病率并不相同，其中 25.5% 为法洛四联症，17.2% 为主动脉弓离断，14.4% 为肺动脉狭窄，10.4% 为永存动脉干。

　　面部特征：腭异常是该综合征的主要表现之一，75% 患者有腭部发育不良，主要表现为腭裂、腭垂裂、高腭弓、黏膜下腭裂等。颧骨平坦，眼睑丰满，宽鼻梁或管状鼻，宽圆鼻，低耳位，眼裂小，小颌等。

　　胸腺缺如或发育不良：50% 患者伴有免疫缺陷，主要表现为胸腺缺如或胸腺体积减小，T 细胞数量减少。但有 5% 患者能够获得自身免疫，产生免疫抗体。

　　甲状旁腺发育不良：约 70% 患者在新生儿期出现低钙血症，主要表现为血清中甲状旁腺素低。

　　认知与精神异常：儿童和成年患者有特征性的行为表现，如儿童注意力不集中、多动症等。成年患者与精神分裂症关联，该综合征是精神分裂的第三危险因素。

　　【超声表现】

　　该综合征颜面部特征很难通过产前超声进行判断和观察。产前超声主要结合胎儿心脏畸形的类型和胎儿胸腺大小对该综合征风险进行初步评估，如存在圆锥动脉干异常和胸腺小，该综合征风险会明显增高。Chaoui 等通过对 302 例 15～39 周正常胎儿、110 例心脏畸形胎儿（其中 90 例胎儿染色体正常，20 例胎儿为 22q11 缺失）的胸腺 - 胸廓比值（TT-ratio）进行研究，结果发现正常胎儿 TT-ratio 正常值为 0.44±0.043（图 20-1-12）。90 例染色体正常心脏畸形胎儿 TT-ratio 均在正常范围。20 例 22q11 缺失心脏畸形胎儿中 19 例 TT-ratio 小于正常范围（图 20-1-13），该组胎儿 TT-ratio 范围为 0.25±0.09。

　　【临床处理及预后】

　　迪格奥尔格综合征高危人群主要包括：①宫内检测到胎儿有心脏圆锥干等心脏畸形合并胸腺发育不良者；②曾经怀有迪格奥尔格综合征孕产史的夫妇；③自身是迪格奥尔格患者的夫妇。临床对有上例情况者，建议除行常规胎儿染色体核型分析外，还应检测 22q11 是否缺失。

　　22q11 微缺失常表现为综合征，不经治疗 8% 的患者死于心脏畸形，其中 50% 患儿死于出生后 1 个月，大多数死于出生后 6 个月。60% 病例出现一过性低钙血症。语言发育延迟或障碍，说话鼻音，伴有咽喉张力减退。约 10% 的个体有精神心理症状，主要表现为慢性精神分裂和妄想症，大都出现在 10 ~ 21 岁。

十一、Joubert 综合征

Joubert 综合征是由 Marie Joubert 于 1968 年首次报道，主要特征是小脑蚓部发育缺陷、小脑上脚 "十" 字交叉，第四脑室尖端向前，延髓发育不良，该病是常染色体隐性遗传病。据报道该病的发生率为 1 : 100 000。

主要临床表现为肌张力减低、共济失调、发育迟缓、呼吸深快或停止、眼球运动异常、舌突出，其他少见的表现有癫痫、半面痉挛、多指 / 趾畸形、虹膜缺损、肾囊肿、舌肿瘤、枕部脑膨出等。

Maria 等提出 Joubert 综合征诊断标准包括：肌张力减低、共济失调、发育迟缓、"臼齿征"。"臼齿征" 是 MRI 检查的一个特征性征象，在小脑横切面上或小脑冠状切面上，脑干及小脑异常，脑干为牙冠，背侧中央出现一裂隙，两侧小脑上脚变厚变长为牙根，形成特征性的 "臼齿征"。

Joubert 综合征及其相关异常分类见表 20-1-4。

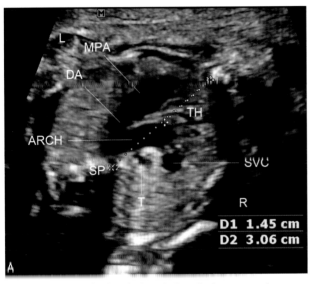
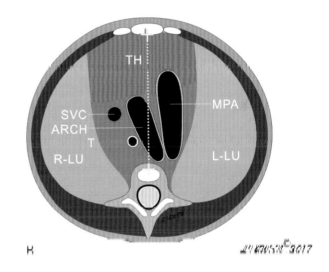

图 20-1-12　正常胎儿胸腺 - 胸廓比值（TT-ratio）
3VT 切面二维（图 A）及示意（图 B）测量胸腺与胸廓比值，胸腺前后径从胸骨骨化中心后缘到主动脉横弓前缘的距离，胸廓前后径从胸骨骨化中心后缘到脊柱椎体骨化中心前缘的距离。L. 左侧，R. 右侧，MPA. 主肺动脉，ARCH. 主动脉弓，TH. 胸腺，SVC. 上腔静脉，SP. 脊柱，T. 气管，L-LU. 左肺，R-LU. 右肺

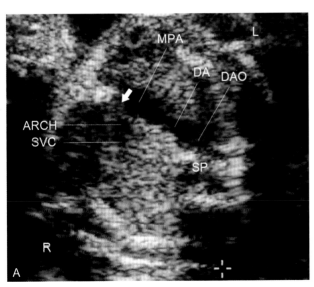
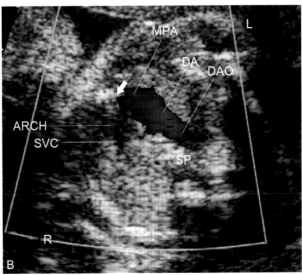

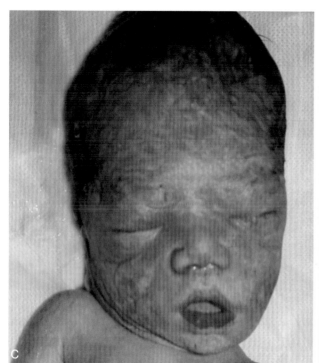
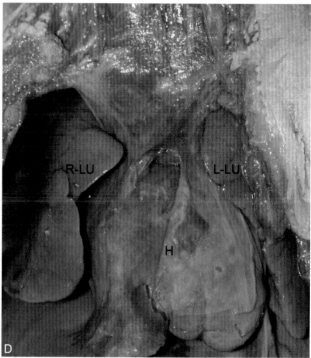
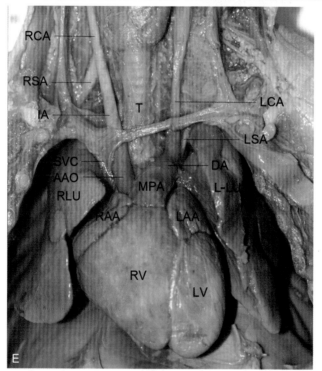

图 20-1-13 迪格奥尔格综合征

　　23 周胎儿主动脉弓 C 型离断，室间隔缺损，胸腺缺如等多发畸形，染色体核型分析为 22q11.2 缺失。3VT 切面二维（图 A）及彩色多普勒（图 B）显示主动脉弓连续回声中断，主动脉弓（ARCH）与胸骨间未见明显的胸腺组织回声（箭头所示）。胎儿标本正面照片（图 C）。标本解剖显示胸腺缺如（图 D）。心脏解剖腹侧观（图 E）显示主动脉弓发出第 1 分支后中断，升主动脉发育不良。MPA. 主肺动脉；DA. 动脉导管；DAO. 降主动脉；SVC. 上腔静脉；T. 气管；L. 左侧；R. 右侧；SP. 脊柱；L-LU. 左肺；R-LU. 右肺；H. 心脏；IA. 无名动脉；RCA. 右颈总动脉；RSA. 右锁骨下动脉；LCA. 左颈总动脉；LSA. 左锁骨下动脉；AAO. 升主动脉；RAA. 右心耳；LAA. 左心耳；RV. 右心室；LV. 左心室

表 20-1-4　Joubert 综合征及其相关异常分类

临床分型	主要特征	其他特征	分子学异常
单纯型 Joubert 综合征	"臼齿征"		许多基因发生突变： JBTS1/INPP5E (9q34.3)、 JBTS2/TMEM216 (11q13)、 JBTS3/AHI1 (6q23)、 JBTS4/NPHP1 (2q13)、 JBTS5/CEP290 (12q21,32)、 JBTS6/TMEM67 (8q21)、 JBTS7/RPGRIPIL (16q12.2)、 JBTS8/ARL13B (3q11.2)、 JBTS9/CC2D2A (4p15.3)、 JBTS10/OFD1 (Xp22.3)
Joubert 综合征合并眼部缺陷（JS-O）	"臼齿征"、视网膜变性		AHI1
Joubert 综合征合并肾缺陷（JS-R）	"臼齿征"、肾纤维囊性疾病		NPHP1 RPGRIPIL
Joubert 综合征合并眼肾缺陷（JS-OR）	"臼齿征"、视网膜变性、肾纤维囊性疾病		CEP290
Joubert 综合征合并肝缺陷（JS-H）	"臼齿征"、肝纤维化	虹膜缺失、肾纤维囊性疾病	TMEM67
Joubert 综合征合并口面指缺陷（JS-OFD）	"臼齿征"、舌裂、错构瘤、多指／趾畸形	唇腭裂	TMEM216

注：但也有报道发现 Jubert 综合征未发现基因突变的病例

【超声特征】

Campbell 于 1984 年首次报道产前超声诊断 Joubert 综合征。产前超声表现为小脑横切面或小脑冠状切面上小脑蚓部缺失、小脑脚发粗发长、脚间窝变深、脑干背侧中央可见一裂痕，构成特征性的"臼齿征"（图 20-1-14）。

【临床处理及预后】

该病预后差，5 年生存率约为 50%。对于 Joubert 综合征高危胎儿建议 24 周前行颅脑超声及 MRI 检查。患儿一旦被诊断 Jubert 综合征应检查肝、肾、眼功能，以更好地评估预后。

十二、K-T 综合征

Klippel-Trenaunay 综合征，罕见。是一种先天性周围血管疾病。1900 年，由法国医师 Klippel、Trenaunay 首先报道，命名为"静脉曲张性骨肥大血管痣"。主要为一种先天性血管发育异常，一般可分为以下几种类型：①静脉型　以静脉异常为主，包括浅静脉曲张、静脉瘤、深静脉瓣膜功能不全、深静脉瓣缺如或深静脉缺如等；②动脉型——问执动脉堵塞、缺如或异常增生等；③动 - 静脉瘘型——主要以忠肢异常的动 - 静脉瘘为主；④混合型。

【超声特征】

据文献报道，产前超声最早诊断 K-T 综合征的孕周是 14 孕周。产前超声可表现为胎儿水肿（可能是由于高心排血量导致心力衰竭）、受累躯干、肢体水肿、肥大，受累部位皮下出现多房的、边界不清的囊性肿块，受累范围不一，腹水等。

【临床处理及预后】

产前超声发现并诊断的 K-T 综合征均是较严重的病例，预后较差，主要是由于心力衰竭所致。

十三、短肋多指综合征（shot rib-polydactylu syndrome，SRPS）

该病是一组罕见致死性骨骼发育异常，1972 年 saldino 和 Noonan 最先描述本病，主要畸形特征是肋骨短小、胸廓发育不良、多指(趾)及四肢严重短小。可分为 4 种亚型：SRPS Ⅰ（Saldino-Noonan），

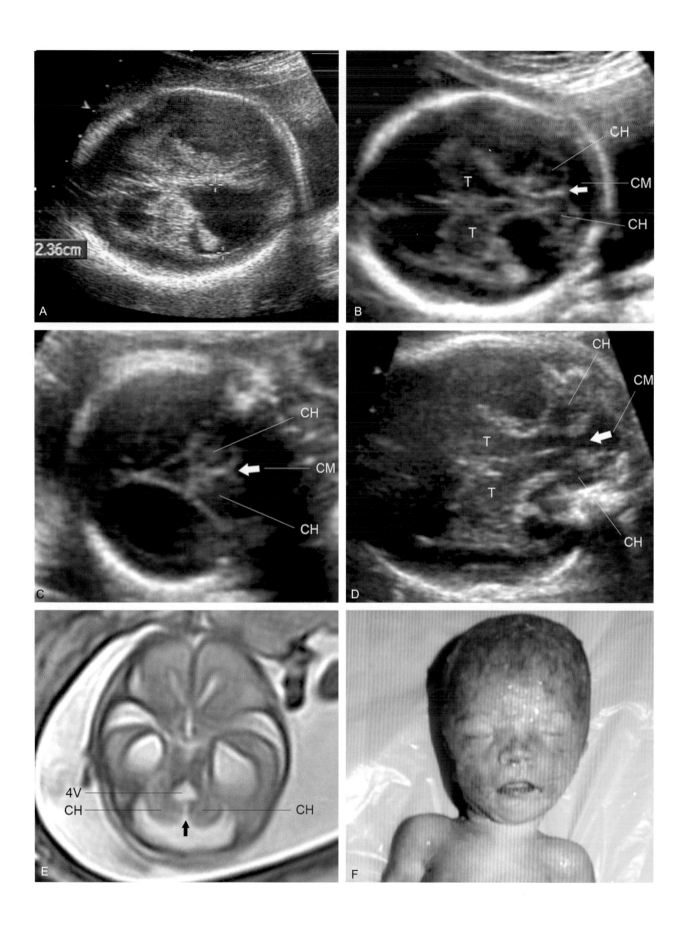

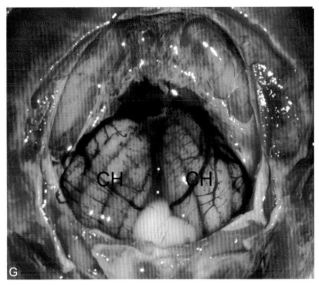

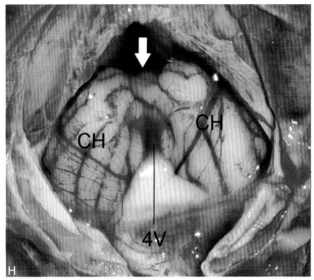

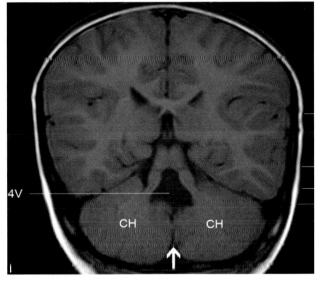

图 20-1-14　33 周胎儿 Jubert 综合征

35 岁孕妇，孕 2 产 1，第 1 胎为男孩，现 3 岁，为 Jubert 综合征患儿。侧脑室水平横切面（图 A）显示双侧侧脑室均明显扩张，宽约 2.3cm；小脑水平横切面（图 B、C）及小脑冠状切面（图 D）显示小脑蚓部缺如，双侧小脑半球紧贴在一起，两者间可见强回声分隔线（箭头所示）；胎儿颅脑 MRI 小脑水平横断面（图 E）显示小脑蚓部缺如，双侧小脑半球贴在一起（箭头所示）；标本颜面部照片（图 F）；标本颅脑解剖（图 G、H）显示双侧小脑半球间无小脑蚓部，两者紧贴在一起，用钳子翻开双侧小脑半球（图 H），即可显示其前方的第四脑室；第 1 胎 3 岁小脑冠状位的 MRI（图 I）显示小脑蚓部缺如（细箭头所示），两侧小脑上脚粗厚呈长，小脑脚与脑干呈"臼齿征"。T. 丘脑；CH. 小脑半球；CM. 颅后窝池；4V. 第四脑室

SRPS II（Majowoki），SRPS III（Verma Naumoff），SRPS IV（Boemer Langer）。SRPS I 型表现为四肢短小、多指（趾）合并并指（趾）畸形。长骨干骺端不规则，从内侧到外侧骨刺纵向生长，指（趾）骨化程度低，肋骨水平生长，椎体四周的切迹状骨化缺乏，髂骨小、发育不良。其他：心脏发育异常，包括大动脉转位，左心室双出口，右心室双出口，心内膜垫缺损，右心室发育不良。多囊肾，阴茎短小，生殖腔发育异常，肛门闭锁等。偶尔可出现、性别反转（女性表型拥有 46XY 的染色体核型）等。SRPS II 型表现为短小躯干，四肢不对称性短小。正中唇腭裂，鼻短平，低耳位，小耳。手足多指（趾）畸形，缺失指（趾）头。肱骨、股骨近骨端骨化不全，指（趾）骨骨化程度低。胸廓狭窄，肋骨短，水平生长，锁骨高位。两性生殖器，会阴、喉部发育不全，多发肾小球囊肿和远端肾小管的局部扩张。

SRPS III 在 1983 年首先以 SRPS I 型的亚型发表，与 I 型的临床特点类似，但咬相关从双骨不良，唇腭裂在此型中不常见。SRPS IV 最明显的特点是：胎儿水肿，腹水，大头畸形，腭裂，窄胸，四肢短和多指（趾）畸形。IV 型通过 X 线片胫骨形态与 II 型区分。

【超声特征】

本病产前超声（图 20-1-15）主要表现为四肢骨骼明显短小，肱骨长、股骨长均明显低于 4 个标准差。胸腔狭窄。多指（趾），多为轴后性。产前超声常会把本病误诊为致死性侏儒或软骨发育不全，因为发现严重短肢及胸腔狭窄后，没有注意仔细观察胎儿千指或足趾的数目。另在一定程度上产前超声很难区分本病的各个亚型。

【临床处理及预后】

本病为致死性畸形，出生后常因肺发育不良导

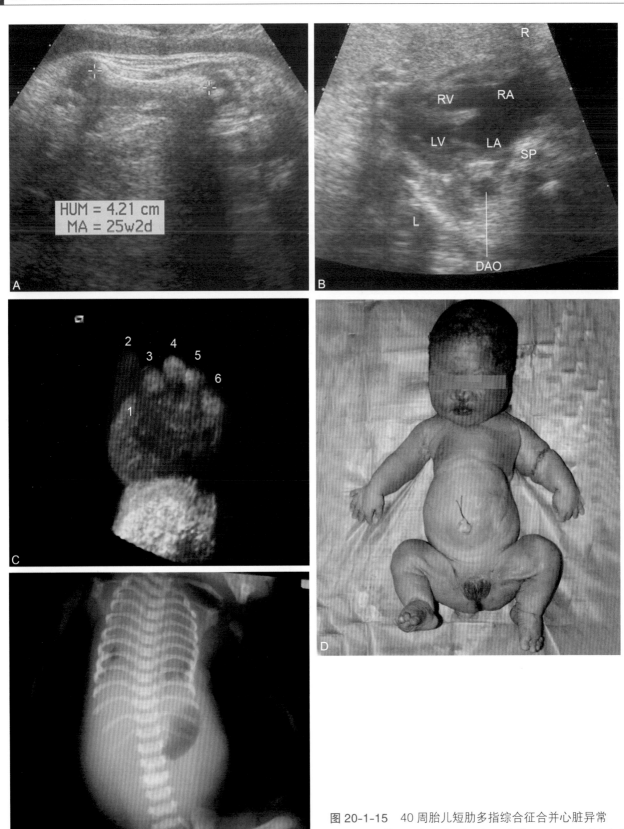

图 20-1-15　40 周胎儿短肋多指综合征合并心脏异常

肱骨长轴切面（图 A）测量肱骨，长约 4.21cm，大小仅相当于 25 周 2d。四腔心切面舒张期（图 B）显示胸腔明显狭窄，心 / 胸比例明显增大，双肺发育不良，房间隔下部缺损。手三维成像（图 C）显示轴后多指畸形。标本照片（图 D）显示四肢短小，胸廓狭窄，双指及双足均为轴后多指（趾）。X 线照片（图 E）。L. 左侧；R. 右侧；RV. 右心室；LV. 左心室；LA. 左心房；RA. 右心房；SP. 脊柱；DAO. 降主动脉；1.2.3.4.5.6.1 ~ 6 指致呼吸功能障碍而死亡。该病的致病基因不明，大多数病例染色体正常，所有亚型均为常染色体隐性遗传。

十四、中部面裂综合征

见第 15 章 胎儿正常颜面部解剖与胎儿颜面部畸形。

十五、颅缝骨化综合征

见第 15 章 胎儿正常颜面部解剖与胎儿颜面部畸形。

第二节 宫内感染

宫内感染是指病原体通过妊娠妇女的胎盘屏障，经血流、淋巴循环或污染的羊水感染胎儿。宫内感染是导致胎儿产前、产后死亡的主要因素之一。目前产前诊断主要方法有产前超声及实验室 PCR 检查。本章我们主要探讨宫内感染的产前超声检查。

一、胎儿细小病毒 B19 感染

细小病毒 B19 是单链 DNA 病毒，孕妇常于冬春季节发生感染。细小病毒感染主要攻击红细胞前体，感染细胞后病毒会发生复制、增殖，破坏感染细胞，导致贫血。同时也可会攻击中性粒细胞等。细小病毒 B19 通过胎盘感染胎儿后，胎儿可发生心肌炎、血管炎、肾小球肾炎、风湿性关节炎、脑炎等。

50%～75% 孕妇对细小病毒 B19 有免疫能力。孕妇感染细小病毒 B19 的发生率为 0.25%～6%。母体感染细小病毒 B19 后，胎儿发生感染的风险为 10%～20%，胎儿感染的可能性随着孕周增加而增加，而对胎儿带来的损害会随着孕周增加而减小。

【超声表现】

早孕期胎儿感染细小病毒 B19 可表现为 NT 增厚、IUGR（头臀长小于正常预测值）。

中晚孕期胎儿感染细小病毒 B19 可表现为水肿（胸腔积液、腹水、皮肤水肿等）、胎盘增厚、心脏增大（心胸比增大）、脑积水（头颅生物测值大于正常）、腹围增大（肝脾大）、肠道回声增强、羊水过

少等。因细小病毒 B19 常侵犯红细胞干细胞，感染胎儿常出现贫血，表现为大脑中动脉峰值流速增高。因细小病毒感染而导致的贫血多发生在 20 周前感染。

【临床处理及预后】

母体血清学检查细小病毒 B19 抗体，IgG 阳性、IgM 阴性表明以前有感染，胎儿感染的可能性小；IgM、IgG 均为阳性表明近 3 个月内曾有感染，胎儿有可能感染；IgM 阳性、IgG 阴性表明近期感染，胎儿极大可能感染；IgM 及 IgG 均阴性表明母体对细小病毒 B19 无免疫性，近期无感染。

胎儿细小病毒 B19 感染后，≤ 25% 的病例会发生贫血、水肿。1%～9% 可发生胎死宫内，早孕期感染胎死宫内的发生率更高，达 30%。如感染合并贫血、水肿，应进行宫内治疗，向脐静脉输血以提高血红蛋白浓度（详见第 24 章胎儿宫内治疗）。发生心肌病的可于宫内给予洋地黄进行缓解治疗，仅有极少数会因此发生心力衰竭。

二、胎儿巨细胞病毒感染

巨细胞病毒是双链 DNA 病毒，巨细胞病毒感染是指母体巨细胞病毒通过胎盘循环传递至胎儿引起胎儿水肿、脑室增宽及其他系列异常的一种感染性疾病。据报道，发展中国家，活产儿巨细胞病毒感染的发生率为 0.3%～2.4%。

孕妇早、中、晚孕期感染巨细胞病毒，胎儿发生感染率分别为 30.1%（25/83）、38.2%（29/76）、72.2%（26/36），感染巨细胞病毒的胎儿出生后有 22.8% 会出现症状，但仅有 10% 的患儿在产后会发生严重症状。

【超声表现】

胎儿发生非免疫性水肿，应警惕胎儿感染可能。应对胎儿进行系统、详细的检查。胎儿感染巨细胞病毒常见声像表现有：胎儿水肿、胎儿神经系统异常病变（脑室增宽 >15 mm、脑室周围钙化斑、颅内出血、小头畸形、胼胝体发育不全、纹状体动脉异常、无脑回畸形等）、脾大、肝大、心胸比增大、卵圆孔早闭（主要因为卵圆孔瓣运动幅度减少、卵圆孔瓣增厚）、羊水过少、IUGR、胎盘增厚（约50% 的病例会出现胎盘增厚）。严重者可发生胎死宫内。

【临床处理及预后】

羊膜腔穿刺抽取羊水或脐血穿刺获取胎儿血行

PCR 检查。尽管对巨细胞病毒感染的诊断已发展到一定高度，但对于如何治疗却没有有效方法，有研究利用伐昔洛韦等进行治疗，但疗效需进一步研究。

巨细胞病毒感染的胎儿预后较难预测，有症状的巨细胞病毒感染儿预后不良，新生儿死亡率达 30%，存活者部分可发生神经系统功能异常、巨细胞病毒肝炎、运动障碍、听力丧失等。

三、胎儿风疹病毒感染

风疹病毒是 RNA 病毒，孕妇怀孕期间感染风疹病毒，风疹病毒通过胎盘传递至胎儿感染胎儿，造成胎儿耳聋、智力障碍、先天性白内障、心脏缺损及其他结构畸形。孕妇妊娠 12 周前急性风疹病毒感染，胎儿感染风疹病毒的发生率达 90%，大多数情况会导致自然流产；如果孕妇感染发生在 13～17 周，胎儿感染发生率约为 60%；如果孕妇感染发生在 18～24 周，胎儿感染发生率约为 25%；如果孕妇感染发生在孕晚期，胎儿感染的发生率又会增高，但一般不会造成严重后果。

【超声表现】

1. 神经系统　可表现为小头，颅内结构异常如小脑下蚓部缺失、室管膜下囊肿、豆纹血管病变（图 20-2-1）等。

2. 心脏畸形　主要表现为室间隔缺损，也见有报道肺静脉异位引流。

3. 眼睛异常　主要表现为白内障、小眼，视网膜病变产前不能出现要等到出生后才有表现。

4. 其他表现　腹围增大（巨肝、巨脾）、IUGR。

【临床处理及预后】

羊水或脐带血行 PCR 检查证实胎儿是否感染。孕妇怀孕期间感染风疹病毒，胎儿可有多种预后，

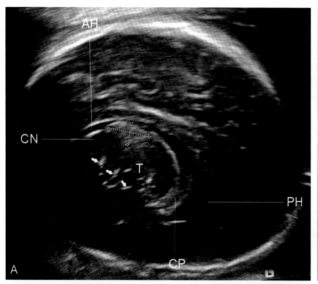

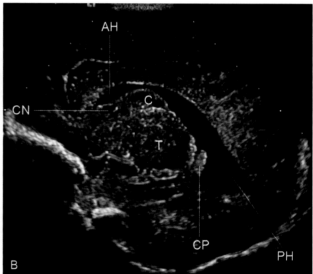

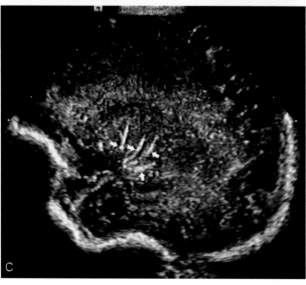

图 20-2-1　35 周胎儿风疹病毒感染，匀称性 FGR，双侧室管膜下出血，豆纹血管病变

产前经阴道超声（图 A）胎儿颅脑旁矢状切面显示尾状核（CN）丘脑（T）沟处强回声团，丘脑内多条条状强回声（箭头所示）。产后新生儿颅脑旁矢状切面（图 B）及大脑半球矢状切面（图 C）显示产前所见的尾状核丘脑沟处强回声团已液化为无回声区，丘脑多条条状强回声（箭头所示）与产前比较无明显变化。新生儿检查：风疹病毒 IgM 阳性，听力减弱，白内障。AH. 前角；PH. 后角；CP. 脉络丛；C. 囊肿

胎儿可不发生感染、也可发生感染并出现多种缺陷，甚至发生胎儿宫内死亡。发生感染的胎儿产后可发生耳聋、智力障碍。

目前最有效的预防措施是让所有生育年龄女性在怀孕之前接种风疹疫苗。

四、胎儿弓形虫感染

胎儿弓形虫感染是指孕妇急性感染寄生虫——弓形虫，弓形虫通过胎盘循环感染胎儿导致胎儿异常：智力低下、盲和癫痫等。母体感染弓形虫传给胎儿的风险会随孕周增加而增加，早、中、晚期孕妇感染弓形虫胎儿发生感染的风险分别是 25%、54%、65%。然而胎儿感染后症状严重性则相反，会随孕周增加而降低。

据报道，孕妇感染弓形虫的发生率为 1/10 000~4/10 000，孕妇感染弓形虫后，50% 胎儿不发生感染，1/3 胎儿发生感染但无明显临床症状，仅有 1/10 的胎儿在感染后出现严重的临床症状。

【超声表现】

弓形虫感染后产前超声可有以下改变：颅内钙化灶、脑室扩张、脑积水、小头畸形、腹水、肝脾大、IUGR 等。但大部分感染的胎儿可无异常声像表现。

【临床处理及预后】

孕妇感染弓形虫后的处理方法取决于感染发生的孕周，胎儿是否感染。发生感染的孕妇应服用螺旋霉素等进行治疗，据报道，孕妇感染后药物治疗可将胎儿感染的风险降低 50%。

宫内曾感染弓形虫的婴儿，75% 无症状，但部分会在出生后发生学习、视力障碍，癫痫，智力低下等。

五、胎儿水痘疱疹病毒感染

孕妇感染水痘疱疹病毒的发生率是 1/70 000。孕妇感染水痘疱疹病毒后发生胎儿感染的发生率为 1%~20%。早孕期感染水痘疱疹病毒会有自然流产的风险。

【超声特征】

胎儿感染水痘疱疹病毒后的声像改变常有胎儿水肿、羊水过多、肝内强回声灶。其他的声像改变可有胸廓发育不良、足内翻、肢体发育不良、小脑发育不良、锁骨发育不良、膈肌麻痹等。

【临床处理及预后】

孕妇发生水痘疱疹病毒感染，可通过抽羊水、脐带血进行 PCR 检查水痘疱疹病毒 DNA 或行 IgM 检查证实胎儿有无感染。

早中孕期胎儿感染水痘疱疹病毒后发生胎儿异常的风险较高，会发生胎死宫内、生长受限、肢体骨骼异常、先天性白内障、小眼、水肿、肝内钙化灶、脑室增大、小头、颅内钙化灶等。

六、胎儿梅毒感染

梅毒是由梅毒螺旋体感染人体而发生的常见性传播疾病。母体感染梅毒可通过胎盘感染胎儿，造成胎儿先天梅毒，一般发生在妊娠 14 周后，且随孕周增长感染风险越来越大。母体感染梅毒后，胎儿是否感染取决于以下因素：感染发生的孕周、母体梅毒的分期、母体是否接受治疗、胎儿的免疫反应情况等。据报道，母体感染梅毒后，胎儿感染的风险高达 40%。

按临床表现时间分成早期先天性梅毒（≤ 2 岁）、晚期先天性梅毒（> 2 岁）。早期先天性梅毒可表现为贫血、肝脾大、血清转氨酶、碱性磷酸酶增高、淋巴结增大、皮肤黏膜病、骨膜炎、骨软骨炎、肾病综合征等。

【超声特征】

60% 胎儿梅毒感染产前超声可无明显声像表现。少部分可表现为胎儿水肿、腹围明显增大（肝脾大）、羊水过多、胎盘增厚、IUGR、肝内钙化灶、颅内钙化灶等。但这些声像表现一般出现在 24 孕周后。

【临床处理及预后】

母体感染梅毒后可通过羊水穿刺、脐血穿刺获取羊水或脐血进行 PCR 检查证实胎儿是否感染梅毒。

妊娠期感染梅毒应用青霉素进行治疗。孕妇感染梅毒并通过胎盘感染胎儿的，胎儿围生期死亡率为 20%、死产 12.9%、早产 18.8%、低出生体重 28.2%，其次还可引起胎儿结构畸形。

（李胜利 文华轩 曾庆凯 方 莉
范媛媛 叶巧美 涂新枝 熊 雯）

第 21 章

三维／四维超声在产前诊断中的应用

高分辨的二维超声和彩色多普勒超声的技术进步是超声诊断学发展的重要里程碑，在妇产科的应用方面已成为无可替代的非侵入性的诊断工具。而近年来三维超声技术的发展和进步，为非侵入性的诊断技术又开辟了一个新的领域。三维超声的进步体现在能够迅速地对容积图像数据进行储存、处理和显示其三维立体图像，并且能够得到多平面的图像，而这一功能以往只有 CT 和 MRI 技术才具备。随着计算机技术革命化的进步被融入超声诊断系统，三维容积成像的速度已经得到了极大提高，目前已经发展到能够对高速跳动的胎儿心脏进行三维成像。虽然三维超声尚不可能替代二维超声，但它的确为一些复杂声像结构的判断提供了大量辅助信息，并对某些病变的诊断起到二维超声无法替代的作用，其应用潜能正随着经验的积累被逐步开发出来。三维超声在产前诊断中应用的优势主要体现在以下几方面。

1. 能够获得任意平面的图像，并标明其在空间的方向和位置，有利于对图像进行仔细分析，减少主观因素干扰。

2. 具有精确的体积计算功能。三维超声可处理多个平面信息，模拟出组织的形状，利用特定的容积计算公式使体积的测量更为精确，尤其对不规则形器官或病灶体积的测量更具优越性。

3. 对感兴趣结构重建三维／四维立体图像，使结果直观。清晰的立体图像可能产生以下效果.

（1）对胎儿异常的观察更为细致，了解病变的全貌。

（2）对初学超声诊断者，有助于培养空间思维能力和理解图像的能力。

（3）胎儿异常的三维立体成像使孕妇及其家属容易理解。

4. 三维扫查在瞬间完成，获得的容积数据可以全部被储存起来，数据可以在患者离开后随时调出来进行研究、分析及会诊，由此带来的优点如下。

（1）不必匆忙对疑难病例下定论，可以在充分讨论后得出更准确的判断。

（2）减少了因检查时间长而造成的不适及对胎儿的潜在损害风险。

（3）可使观察者之间、观察者本人的差异降到最低，减少了分析图像中的主观因素。

一、三维超声成像技术简介

三维超声（three-dimensional ultrasound，3D）是将连续采集的不同平面的二维图像进行计算机处理，得到一个重建的有立体感的图形。三维超声与高速的计算机技术的联合大大提高了容积数据处理速度，使其具备了临床实用性。最新发展的高速容积显像可获得真正的实时三维超声，又被称为四维超声（four-dimensional ultrasound，4D），数据采集和显示的速率与标准的二维超声系统相接近，目前在理想状态下可达每秒 46 帧。

三维容积数据的获取主要有两种方式。一种是手动法，使用二维探头对患者进行手动扫查，该过程所获取的数据进而存储为数字化的容积信息。虽然通过在探头内添加相应的信息感应装置可使扫查的过程标准化，但不同操作者间扫查技术和速度的差异仍然是手动扫查法难以解决的问题，目前已经基本摒弃了这种手动获取三维容积的方法。

近年广泛使用的是应用自动装置获取二维容积的方法，该装置安装在机械容积探头内部，自动进行二维扫查，这样可以恒定的速度获得容积信息，最终得到可重复性容积数据，对此三维容积数据进行分析，可进行所有切面的测量。用自动三维探头获得三维容积数据后，可以立即进行容积成像操作，也可以把数据储存入仪器内，过后再进行离线分析。

三维超声具有所有二维超声的伪像，还具有三维超声特有的运动伪像和声影伪像，认识三维超声伪像有助于正确分析三维数据，获取有用信息。

二、三维成像的主要步骤与成像模式

1. 自动容积扫查 目前的三维探头有凸阵（经腹或经阴道）和线阵探头。以三维容积探头进行扫查，获取三维数据。三维数据是通过超声探头扫查平面的移动而获取的大量连续二维断面图。实时二维扫查是基础，根据感兴趣区域的空间范围，任意调节断面的角度、扫查深度和扫查角度，确定三维容积箱的位置和大小后进行扫查。在扫查时可以根据感兴趣区的回声和运动特征调整扫查速度，以获取最

低运动伪像、最高分辨力的容积数据为原则。

2. 建立三维数据库 探头扫查获得的数据是由许许多多的断面组成的合成数据，三维数据库包含一系列的体积像素。

3. 三维成像 应用三维数据库可以重建出各种图像，包括三维切面重建和立体三维的观察。临床常用的三维／四维成像模式有以下几种。

（1）任意切面显示：成像最简单，通过旋转三维数据库可以选定任意一个平面的二维图像，进行多平面图像分析。选择 3 个正交平面成像，可以同时得到 3 个互相垂直的切面图，第三平面是垂直于前两个平面、根据容积数据进行重建得出的，对于显示难以获得的第三平面具有重要的价值，见图21-0-1。

（2）超声断层成像（tomographic ultrasound imaging，TUI）：同时显示一个容积数据中数个平行切面的图像，TUI 可与其他静态三维及动态四维成像模式结合，获得与 CT 或 MRI 图像相似的连续切面图像，可提供更多的空间立体信息，见图 21-0-2。

（3）表面成像模式：突出显示组织结构表面的

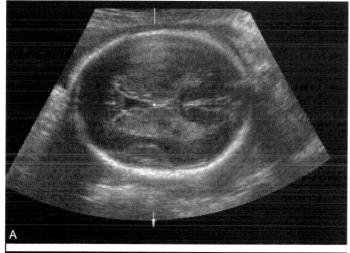
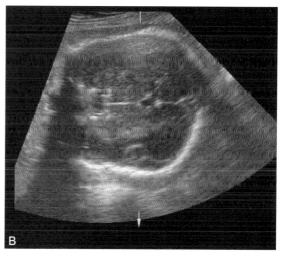
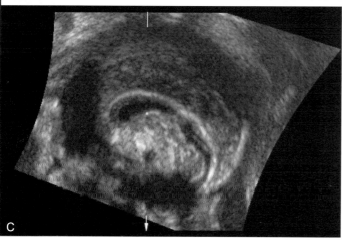

图 21-0-1 胎儿头颅 3 个正交切面成像

A. 横切面；B. 冠状切面；C. 矢状切面

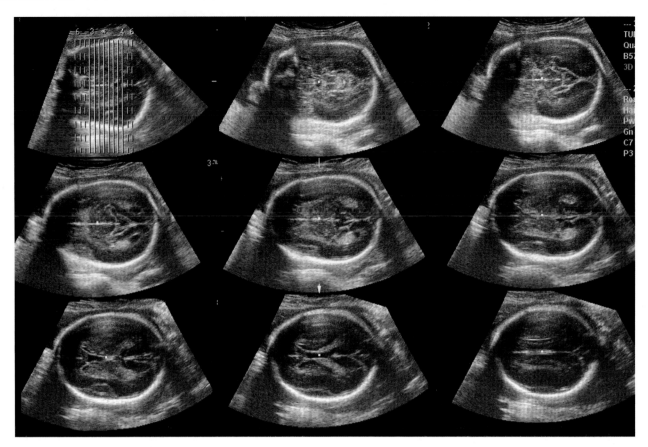

图 21-0-2 胎儿头颅超声断层成像模式

容积成像（volume rendering）法。采用此方法能够显示周围被液体包绕的组织结构表面立体图像，例如胎儿体表结构，见图 21-0-3。通过旋转三维立体数据库选择感兴趣区域进行成像，去除非感兴趣区；采用适度的滤过功能，可以滤过周围低回声（例如羊水内的漂浮物），突出胎儿表面结构回声；应用图像自动回放的旋转功能，可以从不同角度观察立体图像；另外还可以调节图像的明亮度和对比度，使图像立体感更强。

（4）透明成像模式：将实质性的组织结构的所有三维回声数据投射到一个平面上，选择性地显示出高回声（最大透明模式）或低回声（最小透明模式）结构的特征。采用这种模式要求感兴趣结构的回声特征较周围组织回声高（如骨骼）或低（如囊肿），见图 21-0-4。此模式能够产生类似 X 线照片的效果，并可以通过回放旋转功能从各个角度来观察图像。

（5）彩色多普勒模式：在三维扫查中采用多普勒方式，可以进行血管内彩色血流三维重建，见图 21-0-5。三维血管成像方法能够跟踪血管走向，区分重叠血管。

（6）时间 - 空间复合成像（spatiotemporal

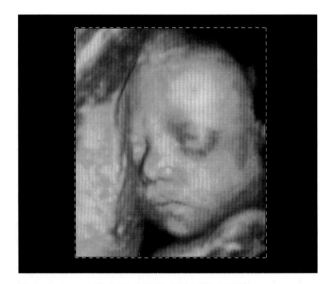

图 21-0-3 三维表面成像模式显示胎儿面部

image correlation，STIC）技术：是近 10 年来研发的一项专门针对跳动的心脏的实时动态三维成像技术，它将心脏三维数据的采集与心动周期时相信息的获取结合起来。所采集的立体图像包含了一个完整心动周期的信息，这种类似电影的文件处理后可显示心动周期中的任一时期的任何切面，并可以

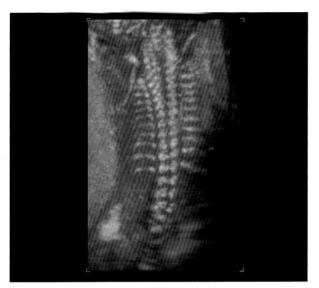

图21-0-4　三维透明成像模式显示胎儿脊柱

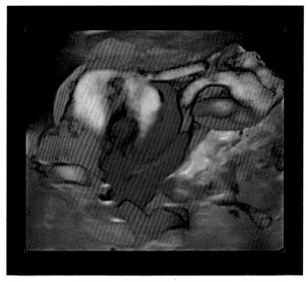

图21-0-5　三维彩色多普勒模式显示脐静脉瘤样扩张

跳动的模式直观显示心脏结构的空间形态、方位、相互关系，同时还可结合TUI模式显示心脏多个重要切面，见图21-0-6。图像数据完整地保留心脏运动信息及软组织的结构信息，可进行离线分析，从而大大减低了操作者经验依赖性，并有助于提高疑难病例的正确诊断率。STIC技术将对胎儿先天性心脏病的诊断提供新的辅助手段，也是目前先天性心脏病产前诊断的新技术应用研究的热点。

三、容积成像的步骤与方法

在数秒钟内完成扫查和种立三维数据库后，可以立即进行容积成像操作，也可将数据储存入仪器内，过后再调出进行离线分析。容积成像的基本步骤如下。

（1）确定成像范围：在所扫查的三维容积资料中选定出感兴趣区域（即容积箱），在容积箱外的结构将不会被成像。

（2）选择成像模式：根据感兴趣区域的回声特征合理选择成像模式，以能够突出病灶特征为原则。

（3）图像的滤过处理：表面成像时利用滤过功能对周围低回声结构进行适当的抑制，以突出表面结构特征。

（4）旋转三维图像：进行图像定位，使立体图像处于最佳显示角度，从而得出最佳三维图像。

（5）立体电影回放：采用电影回放的功能可以从不同角度动态地观察图像，立体感更强。

（6）电子刀的选择：利用电子刀的功能能够去除与感兴趣结构表面无关的立体回声结构，以及不

规则的周边，使图像从任何角度上看都更为清晰、重点突出。

四、三维超声的临床应用

三维超声的临床实用性很大程度上取决于操作人员对此技术掌握的熟练程度。只有了解三维超声的基本原理和概念，熟练掌握三维超声诊断仪的操作方法和步骤，才能充分发挥三维超声的最大作用。三维超声的应用是多方面的。在胎儿宫内条件适宜的情况下，可以采用不同初始切面快速采集数个二维图像以来取代繁琐的二维超声图像采集过程，还可以通过表面成像或多平面重建等显示方法，对二维超声可疑的结构进行深入分析。目前三维超声在辅助诊断先天性胎儿畸形方面成绩显著，针对不同器官结构特点采用不同的成像模式，获得了最大的诊断信息。已有较多研究比较二维和三维超声对胎儿畸形诊断的准确率，表明三维超声容积成像能够在传统标准的二维超声基础上获得更多更有用的诊断信息。Merz等完成了关于这方面最大样本量的研究，分析906例异常的胎儿，发现应用三维超声，有60.8%的病例可获得更多诊断信息；而在所有的三维超声成像模式中，多平面重建模式可提供更多的诊断信息，表面成像模式可更直观地显示胎儿畸形。

1.三维超声对胎儿颜面部异常的观察　胎儿颜面部是三维超声在产前诊断领域应用最广泛的方面之一，主要是因为三维重建技术可获得栩栩如生的胎儿颜面部的图像。对胎儿颜面部三维容积的分

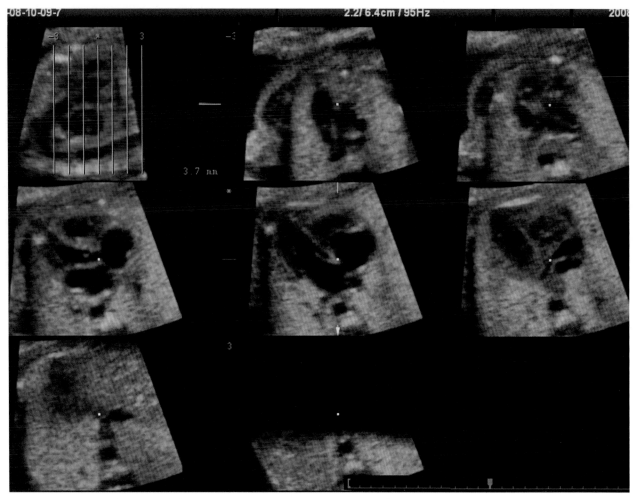

图 21-0-6 胎儿心脏 STIC 技术多切面显像

析和后处理可重建整个容积数据内的任何切面，除表面成像模式外，还可以三个正交平面（多平面重建模式）或多个平行断层平面（超声断层显像模式）显示胎儿颜面部结构，进一步评价胎儿颜面部畸形的程度，这种优势已经受到越来越多的重视。目前很多研究者正在开展关于三维超声在二维超声的基础上可提供哪些有用的、重要的诊断信息，以此来更加明确三维超声在胎儿颜面部畸形中的应用及诊断价值。借助三维超声采集的容积数据，通过旋转、重建获得胎儿颜面部的正中矢状切面或冠状面，有利于发现小下颌、鼻部发育不良及外耳异常等头面部畸形，见图 21-0-7～图 21-0-8。

多数研究表明，应用三维超声的多种成像模式可以提高胎儿唇裂、腭裂、小颌、眼部畸形和鼻发育不良等颜面部畸形产前诊断的准确性。Lee 等发现三维多平面重建获得真正的胎儿面部正中矢状切面的比例较高，可以不受胎儿体位的影响，诊断小颌等畸形。Mertz 等分析 618 例病例，二维超声对胎儿面部正中矢状切面的显示率仅有 69%，而三维

超声重建的显示率是 100%。另外，25 例合并面部畸形的胎儿，5 例借助三维超声可获得更多的诊断信息。

三维超声评价胎儿颜面部的另一优势是可以向患者和整形医生展示病变的范围。虽然有经验的超声医生可以根据传统的二维图像在脑海中想象、重建病变的形态和范围，但对于未亲自检查的医生及孕妇而言，如果可以看到更具体、更形象的胎儿面部，对临床咨询及处理还是多有裨益的。

2. 三维超声对胎儿颅内结构的观察　受胎儿宫内体位常为枕横位或骶横位的限制，二维超声观察胎儿颅内结构往往得到的是头颅的横切面或冠状切面，难以获得正中矢状切面，而后者是观察脑中线结构异常的最重要切面。通过胎头侧面的颞囟或前囟对胎儿颅内结构进行三维扫查，获取的三维容积数据进行后处理成像，可显示颅内正中矢状切面的中线结构如小脑蚓部、胼胝体等，得到更准确的诊断信息。Monteagudo 等的研究表明三维超声可通过多种成像模式显示胎儿的颅内结构，仅需要数

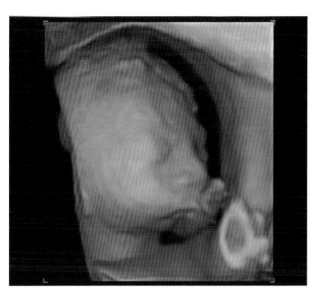

图 21-0-7　胎儿小下颌畸形三维成像

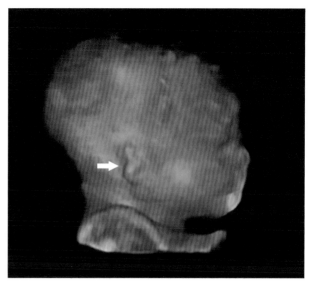

图 21-0-8　胎儿小耳畸形三维成像

秒钟就可以完成整个颅内结构的容积数据采集，之后即可脱机离线分析，这与 CT 和 MRI 的工作程序相似，并且通过超声断层显像模式，可以获得类似 CT 和 MRI 的系列断层图片，见图 21-0-9。另外，应用三维超声自动容积测量功能亦可以测量胎儿颅内不规则形态结构的体积，从而定量评估颅内组织结构或病灶。

3. 三维超声对胎儿骨骼系统的观察　二维超声的各种成像模式中，透明成像（transparency max）模式可突出显示容积数据中的最高回声区域，是骨性结构三维重建的理想工具，此技术可得到类似胎儿骨骼 X 线照片的效果图像，可用于颅骨、鼻骨、骨缝及脊柱成像，可以很好地突出显示这些结构。已报道的应用二维超声诊断的骨骼系统畸形不良包括脊柱畸形、致死性侏儒、软骨发育不良、点状软骨发育不良、颅缝异常以及阿佩尔综合征。一般而言，二维超声基本可以发现和诊断大部分骨骼系统异常，但三维超声可以增强诊断信心，并且可以更好地显示异常部位的细节，例如显示导致脊柱侧凸的脊柱椎体畸形，见图 21-0-10。对于胎儿脊柱特殊的形态，二维超声显示的仅仅是某一切面，而三维超声透明成像不但可以显示整条脊柱的排列、各椎体的空间关系，还可以显示某一椎体的立体形态特征，以及与胸椎相接的双侧肋骨的特征，对正确判断脊柱、胸廓异常起到了重要的作用，这是二维超声所无法比拟的。

此外，二维超声也可用于评价胎儿颅缝和前囟，在这种情况下，表面成像模式的帮助最大。虽然孕周可能会影响对颅缝和前囟的观察，但在中孕期，

三维超声可较好地观察、评估胎儿的颅缝以及前囟，见图 21-0-11，可用于诊断颅缝早闭以及与之相关的综合征。

另外，在唐氏综合征的筛查研究中，三维超声对的鼻骨这一指标的正确判断亦有很大帮助。早孕期或中孕早期的胎儿，其两侧鼻骨中存在一缝隙，若采用二维扫查，在正中矢状切面有可能误诊为鼻骨缺失，而采用三维超声胎儿面骨透明成像，可准确显示双侧鼻骨，见图 21-0-12。另一方面，由于胎儿鼻骨较窄，二维扫查常难以获得经过鼻骨的正中矢状切面，当胎儿鼻骨缺失时，二维扫查稍有偏移，就可能将鼻骨两侧的上颌骨额突误为鼻骨，造成漏诊，此时胎儿面骨的三维透明成像可以帮助诊断，见图 21-0-12。Peralta 等对 430 例 11～14 孕周的胎儿进行染色体核型异常筛查时，应用常规二维超声检查后立即应用三维超声检测胎儿的鼻骨，对 29 例可疑鼻骨缺失的胎儿进行三维超声检查，发现 25 例为双侧鼻骨缺失，4 例为单侧鼻骨缺失。需要强调的是，三维容积的采集质量决定了最终重建图像的质量，在以评价鼻骨骨化情况为目的而采集三维容积信息时，必须避开胎儿面前结构的遮挡，超声声束与胎儿鼻骨长轴成 30°～60° 时，采集的三维容积数据质量较好，重建图像中胎儿鼻骨的显示率及质量均较高。

4. 三维／四维超声时间-空间复合成像（spatiotemporal image correlation，STIC）技术辅助诊断胎儿心脏畸形　胎儿心脏高速跳动的特性使先天性心脏病（CHD）的产前诊断率仍然徘徊在较低的水平，不同类型的 CHD 虽然具有特异性的声像

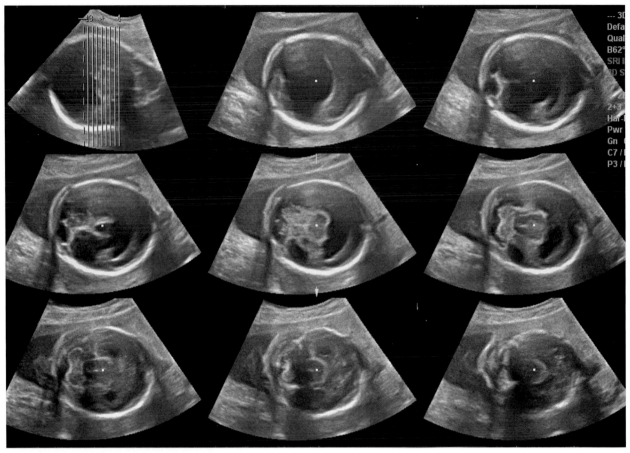

图 21-0-9　胎儿全前脑畸形头颅超声断层显像

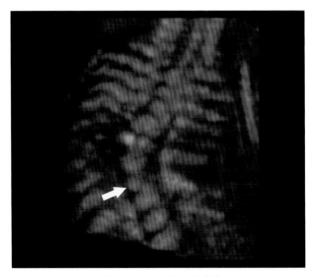

图 21-0-10　胎儿脊柱侧凸三维透明成像
箭头所指为三角椎

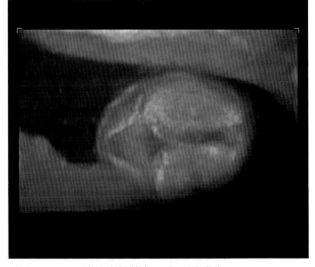

图 21-0-11　胎儿头颅前囟三维透明成像

学特征，但存在大量的合并异常，有时多种类型异常同时出现，实时二维超声常无法显示全部的异常结构细节而导致诊断不全面，难以为临床提供详细的咨询信息。至今已有大量的研究报道应用 STIC 技术辅助诊断胎儿先天性心脏病。例如 Yagel 等利用 STIC 技术的表面成像模式直观地显示跳动的心

脏的室间隔缺损，并达到"手术视野"的效果，提示其对手术方案的制订具有重要意义；Chaoui 等利用 STIC 容积数据的玻璃体成像模式显示大动脉转位中的两条平行的大血管、双主动脉弓畸形及右位主动脉弓合并左锁骨下动脉迷走的空间位置关系，与产后螺旋 CT 和血管造影所见完全一致。Paladini

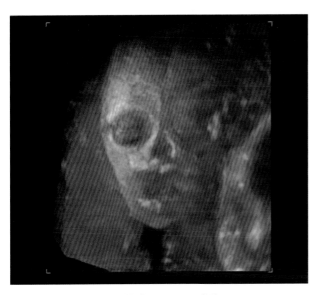

图 21-0-12　胎儿鼻骨缺失三维透明成像

及 Shih 等相继报道 STIC 技术对于诊断大动脉转位具有重要意义；Volpe 等的研究显示 STIC 联合彩超能够更加准确地评估肺动脉闭锁合并 VSD 的异常解剖结构、分析两侧肺血管来源，有助于进行胎儿出生后的预后评估。

STIC 技术对动脉锥干发育异常有较高的诊断符合率，通过反转成像可清晰、立体、动态显示大血管连接，有助于判断大动脉转位、永存动脉干的类型、法洛四联症的肺动脉狭窄程度及右心室双出口的大动脉空间关系，见图 21-0-13。STIC 联合多普勒能明确显示肺静脉异位引流的解剖位置，且 STIC 的多平面成像模式可清晰显示异常静脉的全程及其引流情况，便于检查者理解其复杂的解剖空间

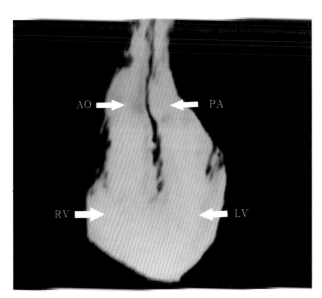

图 21-0-13　胎儿心脏大动脉转位 STIC 技术反转成像
RV. 右心室；LV. 左心室；AO. 主动脉；PA. 肺动脉

结构，见图 21-0-14。

STIC 技术可通过多种成像模式提供更丰富、直观的胎儿 CHD 心脏图像信息，从而显著提高复杂 CHD 的超声检出率和诊断准确性。另外对胎儿 CHD 心脏容积数据的分析可以提高产前超声技术人员对复杂 CHD 的深入认识，反过来又将更进一步提高产前二维超声诊断水平。应用 STIC 技术采集心脏容积数据需要注意的是，初始切面不同明显影响 STIC 容积数据显示胎儿心脏各标准切面的能力，胸骨旁四腔心切面是采集数据的最佳初始切面，应用时可根据胎位条件采集多个不同初始切面的 STIC 容积数据以相互补充图像信息。

5. 三维超声容积测量功能的应用价值　采用三维超声在体器官计算机辅助分析（virtual organ computer-aided analysis，VOCAL）技术，可以对不规则形态的组织结构进行定量测量，较之传统二维超声只能通过径线测量估测体积，准确性更高，有时甚至达到接近真实体积的效果。

已有研究应用三维超声 VOCAL 功能测量胎儿肺的体积，评估膈疝时肺发育不良的程度；Sabogal 等应用三维超声测量 75 例 20～30 孕周胎儿的肺体积，结果显示三维超声测量数据的可重复性强。另外，还被用于测量胎儿的肾、肝、脊柱，以及测量胎儿肢体的体积估算胎儿体重。有研究证实三维超声测量胎儿小脑体积成功率较高且观察者间差异较小；还有研究应用三维超声容积测量功能动态观察孕期肺隔离症的病灶变化，以提供预后评估指标，见图 21-0-15。

三维超声是过去 20 年间超声医学最为激动人心的进步之一，目前技术逐渐完善，应用范围也逐渐扩展，除了胎儿畸形方面的诊断和研究外，在其他领域也渐显其作用。三维超声最初仅是二维超声有用的辅助手段，但是目前，三维超声已经成为妇产科超声领域越来越重要的部分。三维超声最重要的优势是可以存储海量的超声容积数据，进行离线分析，并可以与 CT 和 MRI 相似的方式进行图像重建，比起后两者，成像方式更加多样化，标准化程度更高。随着三维重建超声容积图像分辨力的提高，三维超声将会取得更多的发展并且有可能重塑临床超声的方式。

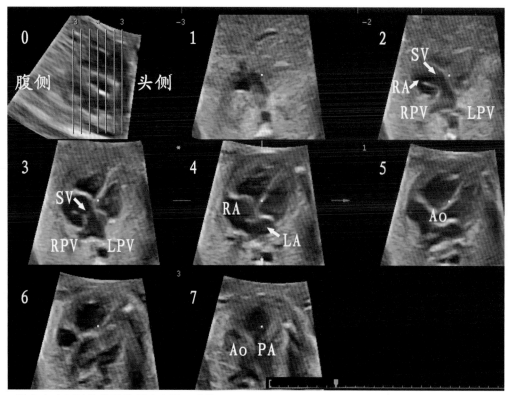

图 21-0-14 胎儿心内型肺静脉异位引流多平面成像

SV. 静脉窦；RA. 右心房；LA. 左心房；RPV. 右肺静脉；LPV. 左肺静脉；Ao. 主动脉

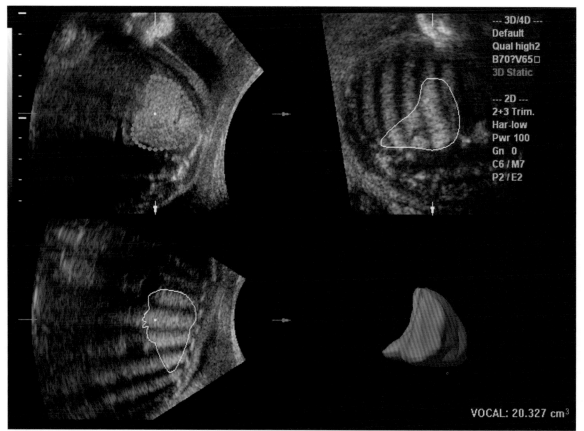

图 21-0-15 胎儿肺隔离症病灶三维容积测量

VOCAL. 隔离肺病灶体积

（谢红宁）

胎儿生长异常与母胎血流监护

胎儿生长异常包括：胎儿生长受限(fetal growth restriction，FGR) 和 巨 大 儿 (fetal macrosomia)。产前超声是通过系列超声检查监测胎儿各生长参数变化、母胎血流监护评价母体—胎盘—胎儿循环血流动力学状况等方法，对促进产科处理胎儿生长异常有一定临床意义。

临床评价胎儿生长情况，首先要确定孕周。采用正确的方法明确妊娠周数是评估胎儿生长是否正常的前提。对于月经周期为 28d 且规则的孕妇，通常采用妊娠龄估算。对于月经不规则的孕妇，建议使用准确测量获得的早孕期头臀长（CRL）计算妊娠龄，若不能获得早孕期的准确资料，也可以使用其他方法计算妊娠龄。

超声确定妊娠龄的方法主要有以下几方面。

1. 头臀长（crown-rump length，CRL）计算妊娠龄　主要用于早孕期胎儿妊娠龄的估计，由此方法获得的妊娠龄一经确定不再调整，并以此为依据推算 NT 超声检查时间。5～7 周胚胎头臀长没有良好形成，经腹超声不能清晰显示胚胎的头臀最顶点，此时测量 CRL 值如果小于实际孕周，会引起妊娠中晚期误判胎儿生长过快。若测量时包含部分卵黄囊或妊娠囊，这样高估的 CRL 值计算出的妊娠龄大于实际孕周，可在中孕期或晚孕期增加胎儿生长受限的假阳性率。8～10 周胎儿脊柱可以被超声良好识别，对自然屈曲状态下胎儿的头部和臀部最顶点能清楚辨别，经 3 次取均值，3 次测量间可接受的误差范围为 5mm。

2. 中晚孕期妊娠龄估算　为使用多项指标包括双顶径（BPD）、头围（HC）、腹围（AC）和股骨长度（FL）综合测量计算妊娠龄（详见第 4 章）。

3. 小脑横径计算妊娠龄　在双顶径、头围及股骨长等参数不能用于妊娠龄估算时，用小脑横径估测胎儿妊娠龄是一个很好的方法。该方法不受胎儿头部形状的影响，也不受胎儿生长受限时胎儿大小的影响，可以较客观地评估胎儿妊娠龄，但是胎儿若有影响小脑发育的疾病则不能使用，如小脑发育不良，某些染色体异常等。

4. 足长计算妊娠龄　一般来说，胎儿足长与股骨长相等，胎儿足长与孕周具有较好的相关性。当出现其他指标不能准确预测妊娠龄时，如脑积水、无脑儿、短肢畸形、胎儿生长受限，可以测量足长预测妊娠龄。足长的测量方法是在显示胎儿足底标准平面上，测量足跟皮肤至最长趾趾端的距离。

除了通过单次超声测值计算妊娠龄外，采用间隔 3～4 周的系列胎儿生长超声，包括双顶径、头围、腹围、股骨长及胎儿体重等，并绘制胎儿生长曲线评价其生长情况（图 22-0-1）。

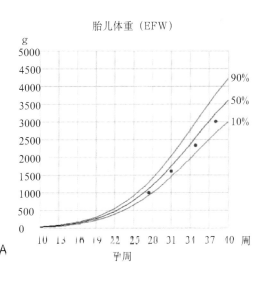

胎儿体重（EFW）

A

胎儿体重（EFW）

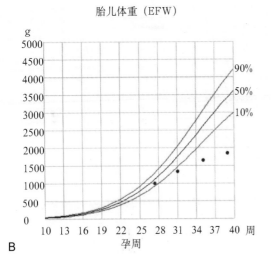

B

胎儿体重（EFW）

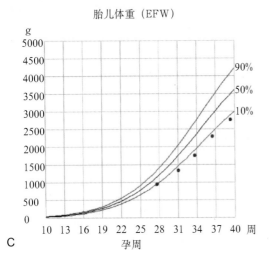

C

图 22-0-1 个体化的胎儿生长曲线

A. 胎儿生长速度正常；B. 胎儿生长受限（FGR）；C. 正常小胎儿（SGA）

第一节 胎儿生长受限

小于胎龄儿（small for gestation age, SGA）是指出生体重低于同胎龄体重第10百分位数以下或低于其平均体重2个标准差的新生儿。但这个术语并没有考虑其潜在原因，并非所有的出生体重小于同妊娠龄体重第10百分位数者均为病理性的生长受限。有25%～60%的SGA是因为种族或产次或父母身高体重等因素而造成的"健康小样儿"。这部分胎儿除了体重及体格发育较小外，各器官无功能障碍，无宫内缺氧表现。SGA可分为以下三种情况。

1. 正常的SGA（normal SGA） 胎儿结构及多普勒血流评估均为正常，无宫内缺氧，胎儿生长按照自己固有的生长速度生长，但低于第10百分位。

2. 异常的SGA（abnormal SGA） 存在结构

异常或遗传性疾病的胎儿。

3. 胎儿生长受限（fetal growth restriction, FGR；或 intrauterine growth retardation, IUGR） 指无法达到其应有生长潜力的SGA。其发生率为3%～7%，围生儿死亡率是正常胎儿的4～6倍，占我国围生儿死亡总数的42.3%。

本节中，小于胎龄儿的表述主要指正常小样儿，即生长速度稳定的持续性小胎，多普勒血流监护没有明显异常，不伴胎儿畸形和遗传性疾病，其围生儿常无不良结局。宫内生长受限则指由某些病理过程阻碍胎儿生长达到其应有的生长潜力，可同时伴有母胎多普勒血流异常。本节中着重于讨论胎盘病理而导致的生长受限。

对于产科医生而言，产前FGR的识别很重要，可以前瞻性地对胎儿进行管理。对于正常SGA的胎儿，产前诊断可以消除患者的顾虑。

FGR发生的时间不同，其严重程度不同，所以疾病发展、监测时间、临床处理及预后都有不同。本节讨论单胎妊娠出现的FGR，对于多胎妊娠的胎儿生长详见双胎和多胎妊娠。

一、病因及危险因素

导致FGR的原因大致包括母体，子宫、胎儿和胎盘功能障碍等，如母体原因所致的胎盘灌注障碍，胎盘原因所致的养分及氧气运送受阻，胎儿营养吸收障碍或生长过程的异常等。在临床上，疾病的表现、进展和结局往往是多方面的因素共同作用所致。其中，遗传因素（如染色体异常、先天性畸形和遗传性疾病）和感染是具有重要意义的病因。FGR胎儿中，染色体异常率及宫内感染率均小于10%，但体重低于第5百分位的胎儿中，染色体异常率可达19%。上述病因对胎儿围生期甚至远期的预后影响大，产科治疗不能改善妊娠结局，因此，一旦发现FGR，首先应排除胎儿遗传因素相关异常及胎儿宫内感染。

主要病因及危险因素有以下几个方面。

1. 母体因素 严重的营养不良；所有影响子宫和胎盘血流灌注的妊娠并发症及合并症，如妊娠期高血压疾病、妊娠合并肾疾病、免疫性疾病、严重心脏病、严重贫血、内分泌疾病、感染性疾病、子宫肌瘤及子宫畸形等。此外，孕妇吸烟、酗酒、滥用药物等不良嗜好也可增加FGR的发生。

2. 胎儿因素 染色体（21三体、18三体或13

三体综合征、单亲二倍体、Turner 综合征）或基因异常、胎儿结构异常、多胎妊娠、双胎输血综合征、宫内感染，如风疹病毒、巨细胞病毒、单纯疱疹病毒、弓形虫、梅毒螺旋体感染等。

3. 胎盘因素　各种胎盘病变所造成的子宫胎盘血供减少可以影响胎儿—胎盘循环和子宫—胎盘循环，如原发性胎盘疾病、胎盘早剥和梗死、前置胎盘、胎盘嵌合体。

4. 脐带因素　脐带过细，扭转打结等。

二、分型

FGR 的分型取决于导致生长受限的病因、发生时间及不良因素的持续时间。根据胎儿数目不同，可分为，单胎妊娠 FGR 和选择性 FGR（selective intrauterine growth restriction, sIUGR）。根据胎儿是否匀称可分为：匀称型 FGR 和非匀称型 FGR。根据 FGR 发生的时间不同可分为：早发型 FGR 即在 34 孕周前发生的 FGR 和晚发型 FGR 即在 34 孕周后发生的 FGR。

三、超声诊断

发现疑似 FGR 时，首先要核对孕周，系列胎儿生长超声判断胎儿生长速度，胎儿多普勒血流检查判断胎儿血流情况及胎心监护，胎儿生物物理评分等胎儿宫内监测，尽可能确定是否存在胎儿生长受限，以及其类型和病因。

1. **确定孕周**　采用前面所介绍的方法，如早孕期 CRL、中孕早期 BPD、HC、AC 和 FL，中晚孕期小脑横径和足长确定孕周，间隔 3~4 周胎儿系列生长超声绘制胎儿生长曲线，评估生长速度。

2. **胎儿生长超声监测**　产前超声根据其超声表现特点可分为 2 型：不均称型胎儿生长受限（asymmetric growth restriction）、均称型胎儿生长受限（symmetric growth restriction）。

(1) 均称型胎儿生长受限：为不良因素作用于受精卵或妊娠早期所致。其原因包括遗传性的低生长潜力、宫内感染、孕妇严重营养不良、胎儿酒精综合征、胎儿染色体异常或严重的先天性异常。其主要特点为胎儿生长测量的各条径线均落后于正常值，超声表现为测量双顶径、头围、腹围、股骨长度均低于同妊娠龄正常值的第 10 百分位数，但各生长参数均相称。胎盘小，但外观正常。该类生长受

限需与正常的 SGA 相鉴别。

(2) 不均称型胎儿生长受限：临床比较常见，不良因素主要作用在妊娠中、晚期，多伴有子宫胎盘功能不足。通常考虑为胎盘疾病、母体疾病所致。其超声主要特点为胎儿腹围相对于其他生长测量指标更为落后，超声表现为测量双顶径、头围可正常或稍小于孕周，但腹围、股骨长度低于同妊娠龄正常值的第 10 百分位数。胎盘体积可正常，但功能下降。

3. **胎儿宫内状况评估**

(1) 胎儿多普勒血流监护：主要包括母体双侧子宫动脉（UtA）、脐动脉（UA）、静脉导管（DV）、大脑中动脉（MCA）（见本章第三节）。最近也有研究将主动脉弓峡部血流、脐静脉及三尖瓣血流作为监护指标。

(2) 胎儿生物物理监测：应用二维超声监测胎儿呼吸运动（FBM）、胎动（FM）、肌张力（FT）、羊水量（AFV），以及胎儿电子监护（NST）进行综合评分，即胎儿 Manning 评分法（表 22-1-1），每项 2 分共 10 分。其中通过二维超声检查获得的四项结果，包括：FBM、FM、FT、AFV 的评分，又被称为胎儿生物物理评分。NST、FBM、FM、FT 受中枢神经系统调控，反映胎儿当前状态：FT 最早出现孕 8 周左右，缺氧时该活动最后消失；FM 出现在孕 9 周左右；FBM 在孕 13 周左右出现，孕 20 周 FBM 呈现规则性，NST 约孕 26 周后出现，妊娠 32 周成熟，妊娠 34 周后稳定，且对缺氧最敏感。当缺氧发生时，依次出现 NST、FBM、FM、FT 异常。值得注意的是，妊娠 34 周后独立的 NST 异常出现早于胎儿多普勒血流异常，但是完整的胎儿生物物理评分的降低往往在胎儿多普勒血流异常以后，所以妊娠 34 后建议联合实施 NST 和母胎血流监护进行宫内监测。胎儿生物物理评分的降低对临床医生来说可能意味着急诊剖宫产风险的增加。尤其 FT 消失后，胎儿处于缺氧失代偿期，立即行剖宫产术，围生儿死亡率亦会升高。因此胎儿生物物理评分可以辅助判断胎儿急性和慢性缺氧（表 22-1-2）。

(3) 羊水量、腹水、胎盘成熟度监测。

(4) 孕妇尿 E3 和 E/C、血清胎盘生乳素监测胎盘功能。

(5) 染色体核型分析：羊膜腔穿刺或脐带血管穿刺取羊水或脐带血行染色体检查以除外染色体疾病。脐带血管穿刺取血可以直接判断胎儿的酸碱状态。

母胎血流监护（maternal fetal blood flow

表 22-1-1　胎儿 Manning 评分法

指　标	2分（正常）	0分（异常）
NST（20~40min）	≥ 2 次胎动，FHR 加速，振幅 ≥ 15/min，持续 ≥ 15s	< 2 次胎动，FHR 加速，振幅 < 15/min，持续 < 15s
FBM（30min）	≥ 1 次呼吸样运动，持续 ≥ 30s	无或持续 < 30s
FM（30min）	≥ 3 躯干和肢体活动（连续出现计 1 次）	≤ 2 次躯干和肢体活动
FT（30min）	≥ 1 次躯干伸展后恢复到屈曲，手指摊开合拢	无活动，椎完全伸展，伸展缓慢，部分肢体恢复到屈曲
AFV	≥ 1 个羊水池，最大羊水池垂直直径 ≥ 2cm	无或最大羊水池垂直直径 < 2cm

表 22-1-2　胎儿 Manning 评分的预测和处理原则

评分	胎儿情况	处理原则
10	无急、慢性缺氧	每周复查 1 次，高危妊娠每周复查 2 次
8	急、慢性缺氧可能性小	每周复查 1 次，高危妊娠每周复查 2 次，羊水过少可终止妊娠
6	可疑急、慢性缺氧	24h 内复查，仍 ≤ 6 或羊水过少，可终止妊娠
4	可有急或慢性缺氧	24h 内复查，仍 ≤ 6 或羊水过少，可终止妊娠
2	急缺氧或伴慢性缺氧	若胎肺成熟，终止妊娠；胎肺不成熟给予激素治疗 48h 内终止妊娠
0	急、慢性缺氧	终止妊娠，胎肺不成熟，同时激素治疗

surveillance，BFS）的概念于 20 世纪 90 年代开始于瑞典，2009 年引入中国。BFS 遵循标准化的多普勒操作规则获取母体和胎儿多血管的超声血流参数搏动指数（PI），包括母体双侧子宫动脉（R-AU、L-AU）、胎儿脐动脉（UA）、脐静脉（UV）、静脉导管（DV）和大脑中动脉（MCA）。再通过《母胎血流监护软件》自动化、智能化分析血流图波形信息、PI 测值和胎儿生存环境母体—胎盘—胎儿循环血流动力学状态，获得脐动脉血流分级（BFC）、子宫动脉评分（UAS）、胎盘评分（PLS）、胎儿状况分级（FFC）等。综合定量评价胎盘功能及胎儿宫内安危状况，以降低围生期死亡率和多种慢性致病因素所致的不良妊娠结局的发生。还可为胎儿宫内治疗提供术前评估和术后监护，为围生新生儿缺氧缺血性脑病（HIE）和先天性感染等疾病的早期诊断和治疗提供参考依据。

四、临床处理及预后

FGR 近期并发症有新生儿窒息、低体温、低血糖、红细胞增多症、感染等；远期并发症有脑瘫、智力障碍、神经系统障碍、行为异常；成年后高血压、冠心病、糖尿病、代谢性疾病的发病率为正常儿的 2 倍。

由于宫内治疗方法有限，FGR 分娩时机的选择尤为重要。①存在染色体异常或合并严重先天性畸形者，可提供终止妊娠的选择。②对可疑 FGR 的胎儿运用脐动脉多普勒评估，可鉴别出因缺氧而出现生长受限的胎儿与非缺氧所致的小胎儿，从而降低围生期死亡率和减少不必要的医学干预。当怀疑 FGR 且胎儿存活时，应首选脐动脉多普勒监测，用以评估是否存在胎盘阻力增加或胎儿心血管对低氧血症的适应状况。脐动脉多普勒监测可能有助于指导关于针对 FGR 妊娠的产科干预的决定。美国母胎医学协会制定的多普勒监测管理流程图如图 22-1-1 所示。

由于缺乏足够样本的随机试验来评估脐动脉多普勒监测 FGR 的最佳频率，所以可建议的方案各不相同。一些学者主张每周进行一次多普勒评估，有些则建议间隔 2 ~ 4 周进行评估。如果脐动脉舒张末期前向血流持续存在，即使检测到了多普勒异常，每周多普勒随访已足够。由于缺乏关于最佳监测频率的相关数据，当 FGR 合并羊水过少，或脐动脉舒张末期血流消失甚至反向时，专家推荐每周多普

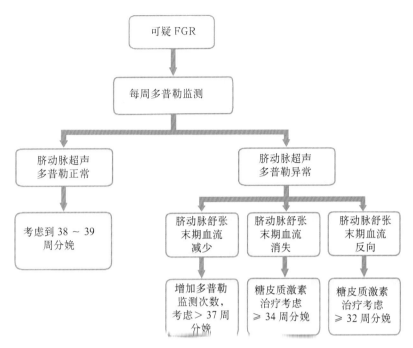

图 22-1-1　超声多普勒监测管理流程

Berkley E S, Chauhan P. Abuhamad A., Doppler assessment of the fetus with intrauterine growth restriction. Am J Obstet Gynecol, 2012, 206(4): 300-308.

勒监测可多达 2 ~ 3 次甚至每天 1 次。

当超声评估胎儿体重低于第 10 百分位时, 推荐对胎儿进行多普勒监测, 因为 FGR 与新生儿发病率和死亡率之间有公认的相关性, 而这个监测可以提早在孕 26 ~ 28 周开始。FGR 胎儿的传统监测有赖于胎心监护 (NST) 或通过超声波进行胎儿生物物理评分。当怀疑 FGR 时, 通常推荐每两周 1 次胎儿 NST 与每周 1 次的羊水评估, 或每周 1 次生物物理评分。超声和 NST 联合监测可以改善 FGR 胎儿的预后。

第二节　巨大儿

胎儿体重达到或超过 4000g 者称为巨大儿 (fetal macrosomia)。国内发生率约 7%, 男胎多见。巨大儿出生死亡率和患病率与生长迟缓相似, 较正常胎儿为高。

一、病因

导致巨大儿的病因主要有糖尿病、营养、遗传、环境等因素。

1. 糖尿病　妊娠期糖尿病孕妇巨大儿的发生率为 26%。

2. 营养与孕妇体重　孕妇孕前体重指数

BMI ≥ 30 增加巨大儿风险。近年来, 营养过度导致的巨大儿有进一步增加的趋势。

3. 遗传因素　不同身高、民族, 巨大儿的发生率不同。

4. 其他　环境因素、过期妊娠和羊水过多等。

二、超声诊断

目前仍无准确预测胎儿体重的有效方法, 常在出生后诊断。产前通过超声预测体重, 如果超过正常值标准 90% 上限, 可确定为巨大胎儿。发现疑似巨大儿时, 首先要核对孕周, 系列胎儿生长超声监测生长速度, 胎儿畸形筛查, 同时给予胎儿多普勒血流监护, 胎儿生物物理评分等宫内监护。

1. 核对孕周　通过早孕期 CRL 确定孕周。低估 CRL 测值可导致妊娠龄低估, 会增加胎儿生长过快的假阳性率。

2. 妊娠期糖尿病胎儿畸形　其发病率明显高于正常妊娠, 中枢神经系统和心血管系统畸形最常见。中枢神经系统常见畸形有: 脑积水、前脑无裂畸形、脑脊膜膨出和脊柱裂等。心血管系统常见异常有心肌肥厚、室间隔缺损、法洛四联症、右心室双出口等。糖尿病孕妇胎儿的心肌肥厚以不对称室间隔肥厚为特征, 产后可逐渐消退, 应注意与胎儿肥厚型心肌病相鉴别。消化系统常见异常是肛门闭锁和直肠闭锁，泌尿系统以多囊肾和肾发育不全多见，骨骼系统会出现尾部退化（caudal regression）综合征等畸形。

3. 胎儿系列生长超声表现　为渐进性胎儿生长速度加快，羊水过多时应除外有无妊娠期糖尿病。双顶径 >10cm，股骨长 >8.0cm，腹围 >33cm 发生巨大儿机会增加。近年来，有学者测量股骨皮下组织厚度（FSTT）和三维超声的容积测量来预测胎儿体重（EFW）。但无论采用哪种方法，EFW 都与胎儿出生后的体重存在不同程度的差异。

4. 母胎血流监护的指征　妊娠期糖尿病和糖尿病合并妊娠是母胎血流监护的指征。重点监测胎盘微血管病变对胎盘功能的影响（见本章第三节），尤其对心肌肥厚的病例可缩短监护间隔，避免胎死宫内的发生。

三、临床处理及预后

巨大儿可增加孕妇的难产率、剖宫产率、产后出血及感染等。阴道分娩胎儿可因手术助产引起新生儿颅内出血、锁骨骨折、臂丛神经损伤及麻痹、新生儿窒息甚至死亡。临床处理重点在于定期孕检及营养指导，需检查有无糖尿病及糖耐量异常，积极控制血糖。

第三节　母胎血流监护

母胎血流监护中，最重要的部分之一为胎儿多普勒监护，胎儿多普勒的产前监护是临床产科不可缺少的检查手段，也是目前很多医院的常规产科检查项目，通过多普勒监测，对胎盘功能不全所导致的胎儿缺氧及 FGR 有重要意义。

一、胎儿生长发育的血液循环结构及特点

胎儿正常生长依赖于正常的子宫—胎盘循环、胎儿—胎盘循环和胎儿自身循环。

绒毛滋养细胞层形成的胎盘是母胎物质交换最主要的部位。当胚胎的丛密绒毛膜形成后，绒毛就伸入基蜕膜深部，被侵蚀破坏的基蜕膜形成绒毛间隙。妊娠 10 周左右，子宫终末端的螺旋动脉尚未达此间隙，此时子宫动脉基本保持未妊娠时的高阻力状态。随着妊娠的进展，螺旋动脉逐渐开放至绒毛间隙，并将含氧量高并富含营养物质的母血送至此间隙，间隙内充满母体的血液，绒毛则浸浴在蜕膜的

血池之中，与胎儿血进行物质交换。孕 16 周时，微绒毛与胎儿间仅间隔 4μm，被动扩散阻力小。营养物质的运输通过主动运输机制的调控及增加绒毛面积来提高其能力及效率，胎盘血管同样也能增加母胎间的循环。绒毛滋养细胞侵入子宫螺旋动脉导致螺旋动脉血管平滑肌弹性丧失，同时胎儿面逐步形成绒毛血管分支。这导致子宫与脐血管间的血流阻力明显降低，使胎盘与子宫循环变成高容低阻的血管床。

脐带连接胎盘和胎儿，是胎儿—胎盘循环的通道。脐动脉在脐带根部呈放射状发出若干分支进入绒毛膜板，随后又分支成绒毛动脉，分布在各级绒毛中，形成绒毛内的毛细血管，最后汇集成脐静脉。同时发育与成熟的胎儿循环是胎儿营养物质和废物运送的管道。原始绒毛循环内富含营养及养分的血液通过脐静脉进入胎儿体内，静脉导管是最先分流的血管，通过调节静脉导管分流，脐静脉血流分布到肝脏和心脏的比例随着孕周的增加而变化。不同方向的和速度的血流进入右心房后可确保营养丰富的血液供应左心室、心肌和大脑，而低营养的静脉血回到胎盘进行物质交换。

胎盘三级绒毛血管分支发育不良时，胎盘血管阻力增加、脐血管阻力升高，出现胎儿—胎盘循环障碍，这种胎盘功能不足使进入胎盘绒毛血氧交换的胎儿血流量减少，可导致胎儿生长受限、羊水过少和缺氧。

胎儿持续缺氧可诱发心、脑保护效应，使胎儿自身循环血流重新分布形成了缺氧的代偿期，此时血液优先向心、脑、肾上腺等重要脏器供血，其他脏器血流减少。肝血流减少可出现腹围比头围明显减小，下肢血流减少可出现股骨发育小于正常孕周。慢性缺氧进一步加重可引起缺氧失代偿的表现，脐动脉舒张期血流消失、反向；大脑中动脉血流阻力进一步下降，扩张的血管增加了经上腔静脉回流右心房血液流量，加重胎儿心功能的受损，中心静脉压、静脉导管和脐静脉压力升高，脑保护效应消失，出现胎儿右侧心力衰竭。因此慢性缺氧诱发的胎儿自身循环障碍时序性变化可表现为：缺氧代偿期—缺氧失代偿期—心力衰竭。

在不同病理情况下，子宫—胎盘循环、胎儿—胎盘循环和胎儿自身循环的血流动力学变化不同，母胎三循环间的相互影响使母胎多普勒频谱呈时序性变化。临床工作中，母体疾病往往呈现病情进展和治疗个体化趋势，因此母胎血流监护结果也会受此影响，并随着治疗的进展发生变化。

二、胎儿多普勒监护

(一)检查要求

1. 超声多普勒方向与血流方向一致,夹角应小于30°,最好为0°,避免角度造成的影响。

2. 在孕妇平稳状态和胎儿处于静息状态下进行。测量时胎儿静止、无呼吸运动时测量,避免运动、呼吸对多普勒频谱的影响。

3. 各血管的血流频谱随着孕周增加不断变化,需要根据不同孕周选择不同参考值。

(二)检查参数

常见的产科多普勒指标包括:收缩期与舒张期血流速度比值(S/D)、阻力指数(RI)、搏动指数(PI)、收缩期最大峰值流速。

前三个参数监护意义相同,都随着血管前向阻力增加而升高,但不同多普勒指标对同一频谱反映的信息不同,PI更能代表一个多普勒频谱的整体情况。例如两个频谱的S值和D值相同,频谱宽窄面积不同,得到的S/D、RI相同,而PI不同。

上述各参数一般以PI为最佳,但临床上由于PI测量相对烦琐,因此,RI和S/D比值也常用。舒张末期血流消失时S/D比值与RI无法换算时,常用PI;用大脑中动脉评估胎儿贫血时使用收缩期最大峰值流速评估。

(三)多普勒频谱采集和分析

1. 子宫动脉(UtA) 子宫动脉发自髂内动脉,其终末端为螺旋动脉,随着妊娠的发展,螺旋动脉被滋养细胞浸润,逐渐开放到绒毛间隙,使得子宫动脉阻力逐渐降低。

(1)测量标准:取样容积置于子宫动脉主干,即髂内动脉分支跨过髂外血管上方的子宫动脉处(图22-3-1),要求测量双侧子宫动脉的搏动指数,取平均值。

(2)正常血流图像特征:未妊娠时,子宫动脉是高阻血流(图22-3-2),收缩期峰值流速高,舒张早期有很深的切迹,舒张末期的血流速度很低。正常妊娠且胎盘发育良好时,子宫动脉的PI值随着孕周的增加而逐渐降低(图22-3-3)。大多数孕妇于妊娠24周后,舒张期切迹消失。

(3)异常血流图像特征和临床意义 晚孕期任何时候出现子宫动脉舒张早期切迹和(或)PI及RI增高(大于第95百分位)为异常(图22-3-4),均提示胎盘循环血流阻力增高,发生子痫前期和FGR风险增高。

目前有大量利用子宫动脉多普勒的测量来预测先兆子痫和FGR发生率的临床研究。这些研究包括早孕期和中孕期子宫动脉多普勒测量分别预测先兆子痫和FGR的发生率。早孕期利用子宫动脉多普勒测量对先兆子痫和FGR发生率的预测的敏感性很低;对于早发型先兆子痫和早发型FGR,其敏感性分别仅有47.8%和39.2%。因此,单纯的早孕期利用子宫动脉多普勒的测量来预测先兆子痫和FGR发生率的敏感性很低,临床应用有限。相比早孕期的低敏感性,中孕期利用子宫动脉多普勒测量来预测先兆子痫和FGR发生率的敏感性更好。在高风险人群中,中孕期子宫动脉阻力指数的预测敏感性可以高达80%;在低风险人群中,中孕期子宫动脉搏动指数的预测敏感性可以达到78%。

如果早孕期子宫动脉多普勒测量预测有发生先兆子痫和FGR的可能,给予低剂量的阿司匹林可以预防不良结局的发生。因此,虽然早孕期子宫动

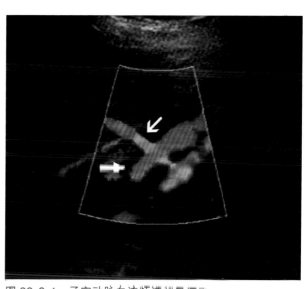

图22-3-1 子宫动脉血流频谱测量位置

细箭头所指位置(子宫动脉主干)为测量部位,粗箭头所指为髂外动脉

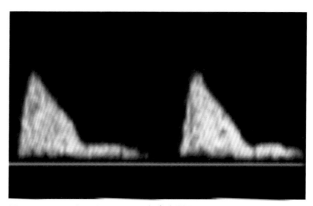

图22-3-2 未妊娠时子宫动脉血流频谱

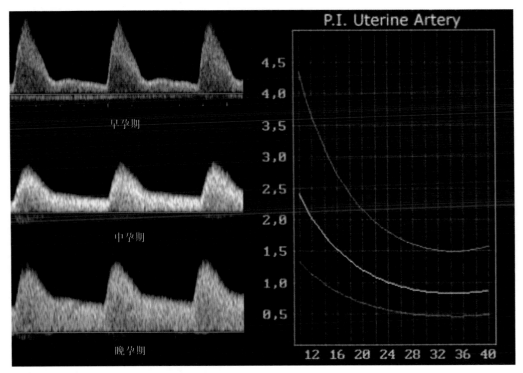

图 22-3-3 不同孕周正常子宫动血流脉频谱及 PI 正常曲线

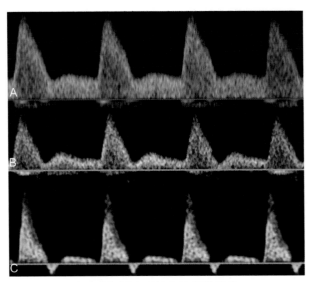

图 22-3-4 中晚孕期子宫动脉血流频谱异常

A. 子宫动脉舒张早期切迹；B. 子宫动脉舒张早期切迹加深、PI 及 RI 增高；C. 子宫动脉舒张早期血流反向，PI、RI 进一步增高

脉多普勒测量预测子痫前期和 FGR 的敏感性不高，但由于有临床治疗手段而变得有意义；而中孕期子宫动脉多普勒测量虽然对子痫前期和 FGR 的发生有较高的预测敏感性，但由于临床并没有有效的处理措施来改善妊娠结局，所以临床意义并不大。

无论早孕期还是中孕期，目前仍然不推荐常规测量子宫动脉多普勒频谱。但早孕期子宫动脉多普勒测量在联合血清标记物检测（如 PAPPa 和 AFP）、妊娠病史及平均动脉压时，能大大提高预测

的敏感性，有效的预测出先兆子痫和 FGR 的发生，从而在临床上用低剂量阿司匹林来改善妊娠结局。

2. 脐动脉

（1）测量标准：取样容积置于脐动脉（UA）的游离段（图 22-3-5）。

（2）正常血流图像特征：早孕期脐动脉舒张期血流缺失，在早孕晚期开始出现舒张期血流，随着妊娠的进展，脐动脉的 PI、RI 不断下降（图 22-3-6、图 22-3-7）。

（3）异常血流图像特征和临床意义：正常情况

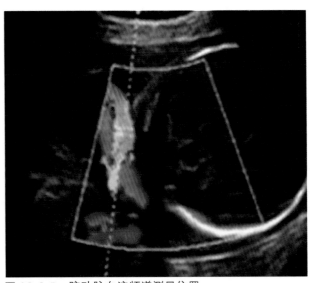

图 22-3-5 脐动脉血流频谱测量位置

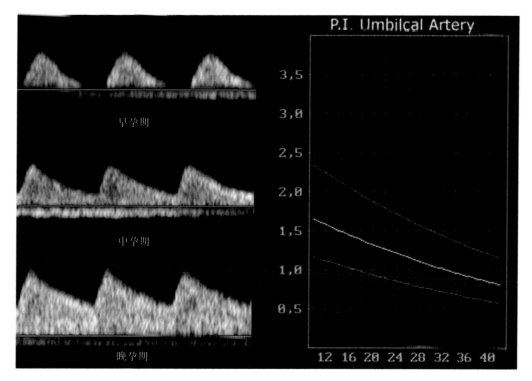

图 22-3-6 不同孕周正常脐动脉血流频谱及 PI 正常范围

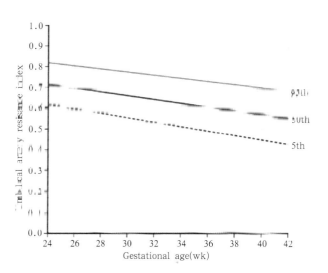

图 22-3-7 各孕周脐动脉血流 RI 的正常曲线

（High Risk Pregnancy: Management Options, 3rd edition. James et al.）

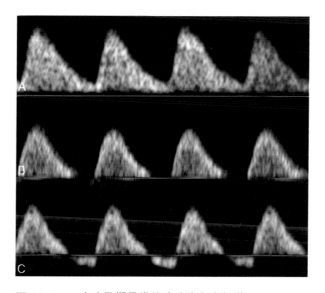

图 22-3-8 中晚孕期异常的脐动脉血流频谱

A. 脐动脉舒张期流速减低；B. 脐动脉舒张期血流频谱消失；C. 脐动脉舒张期血流反向

下晚孕期脐动脉舒张期血流速度较高，阻力较低，当出现异常情况如缺氧时，脐动脉舒张期血流速度逐渐降低，阻力逐渐升高，直到最后舒张期血流消失甚至反向（图 22-3-8）。舒张末期血流消失或反向是胎儿—胎盘循环严重不足的特征性频谱改变，提示胎儿宫内缺氧严重，处于或接近缺氧的失代偿阶段。

3. 静脉导管

（1）测量标准：首先应正确找到静脉导管(DV)，

可使用彩色多普勒寻找及判断（图 22-3-9）。

（2）正常血流图像特征：正常胎儿静脉导管频谱为典型三相波：心室收缩波（S 波）、心室舒张波（D 波）和心房收缩波（a 波）。三个波的峰值流速均随孕周增长而升高，PI 值则随孕周增加而降低（图 22-3-10）。

（3）异常血流图像特征和临床意义：静脉导管直接通过下腔静脉进入右心房，所以静脉导管波形

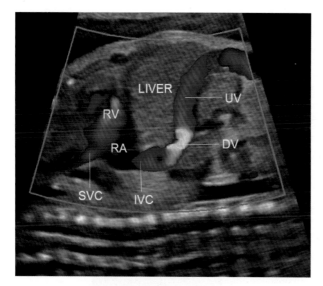

图 22-3-9　静脉导管血流频谱测量位置

　　UV. 脐静脉；DV. 静脉导管；IVC. 下腔静脉；SVC. 上腔静脉；RV. 右心室；RA. 右心房；LIVER. 肝

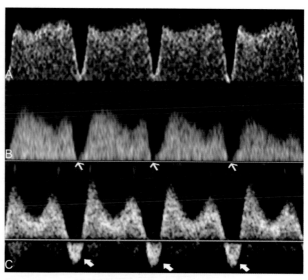

图 22-3-11　静脉导管血流频谱异常

　　A. 静脉导管 a 波减低；B. 静脉导管 a 波消失；C. 静脉导管 a 波反向

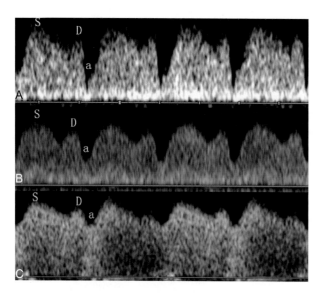

图 22-3-10　正常的静脉导管血流频谱

　　A. 中孕早期静脉导管血流频谱；B. 中孕期静脉导管血流频谱；C. 晚孕期静脉导管血流频谱

的变化直接反映胎儿心脏功能变化。静脉导管的波形中最重要的是 a 波，随着胎儿心脏功能的恶化，a 逐渐降低，最后消失甚至反向；一旦出现 a 波消失甚至反向，则意味着胎儿的心脏功能恶化进入失代偿期（图 22-3-11），有研究数据显示 a 波消失或反向提示新生儿 pH<7.2 的敏感性为 65%，特异性高达 95%。

　　静脉导管测量的临床意义在于决定早发型 FGR 胎儿分娩的时间。以静脉导管 a 波消失作为分娩依据在孩子 2 岁时的神经系统发育情况最佳。妊娠 32 周前脐动脉出现舒张末期血流消失或反向，同时伴

有静脉导管 a 波异常应考虑终止妊娠。有学者总结了 18 个针对 2267 例中、晚孕期胎盘功能不足的高风险孕妇的研究，结果表明静脉导管多普勒测量可以明显的改善新生儿的预后。

　　4. 大脑中动脉

　　（1）测量标准：利用彩色多普勒找到大脑中动脉（MCA）起始的位置（图 22-3-12），调整多普勒与血流方向一致，两者夹角为 0°，在胎儿没有呼吸、没有运动时测量；测量时探头不得压迫胎儿头部。

　　（2）正常血流图像特征：大脑中动脉(middle cerebral artery，MCA) 是大脑血液供应的主要血管之一。随着孕周增长，大脑中动脉血流速度增高，血流阻力降低（图 22-3-13）。

　　（3）异常血流图像特征和临床意义　在胎儿出现缺氧和贫血时，大脑中动脉血流阻力降低（图 22-3-14），血流速度增加，以保证大脑血液供应，这一现象被称为大脑保护效应（brain sparing effect）。这一生理改变，可以通过多普勒超声来检测到，表现为收缩期峰速及舒张末期血流速度增高，以舒张末期血流速度增高更明显，搏动指数（PI）、阻力指数（RI）、S/D 比值均降低。胎儿贫血时可以观察到峰值流速的增加（图 22-3-15）。

　　大脑中动脉的测量只能提示血流进行了再分布而不能决定终止妊娠和分娩的时间，也没有任何双盲试验的研究结果表明大脑中动脉多普勒评估能改善 FGR 胎儿的新生儿期预后。但在评价胎儿贫血时，大脑中动脉频谱多普勒的测量临床意义非常高。这

表 22-3-1　不同孕周正常静脉导管频谱参数参考值

Age of gestation (weehs)	S		SD		D	
	Mean[a]	90%-Interval	Mean[a]	90%-Interval	Mean[a]	90%-Interval
14	48.000	(31.478−65.432)	35.479	(23.000−50.114)	41.742	(26.453−57.326)
15	49.458	(32.757−67.080)	37.832	(25.190−52.658)	42.737	(27.286−58.486)
16	51.504	(34.623−69.315)	39.169	(26.364−54.185)	44.526	(28.914−60.440)
17	53.730	(36.669−71.730)	40.154	(27.187−55.362)	46.700	(30.925−62.779)
18	55.904	(38.663−74.093)	40.955	(27.825−56.353)	48.928	(32.991−65.172)
19	57.894	(40.474−76.273)	41.640	(28.347−57.229)	50.994	(34.895−67.402)
20	59.636	(42.037−78.205)	42.245	(28.789−58.025)	52.780	(36.519−69.353)
21	61.108	(42.717−79.866)	42.792	(29.174−58.762)	54.242	(37.819−70.981)
22	62.313	(44.354−81.260)	43.295	(29.514−59.456)	55.385	(38.801−72.289)
23	63.272	(45.134−82.409)	43.763	(29.819−60.115)	56.243	(39.497−73.312)
24	64.016	(45.698−83.342)	44.204	(30.097−60.747)	56.862	(39.953−74.096)
25	64.577	(46.080−84.093)	44.622	(30.353−61.356)	57.291	(40.221−74.690)
26	64.990	(46.312−84.695)	45.022	(30.591−61.947)	57.578	(40.346−75.142)
27	65.284	(46.427−85.178)	45.408	(30.814−62.524)	57.762	(40.368−75.491)
28	65.488	(46.451−85.572)	45.782	(31.025−63.088)	57.875	(40.319−75.769)
29	65.624	(46.408−85.897)	46.146	(31.226−63.643)	57.941	(40.223−76.000)
30	65.712	(46.316−86.175)	46.503	(31.421−64.191)	57.978	(40.098−76.202)
31	65.766	(46.191−86.418)	46.855	(31.610−64.734)	57.997	(39.995−76.386)
32	65.798	(46.043−86.640)	47.204	(31.796−65.273)	58.006	(39.803−76.561)
33	65.816	(45.881−86.847)	47.551	(31.981−65.812)	58.011	(39.645−76.730)
34	65.825	(45.711−87.045)	47.900	(32.166−66.351)	58.012	(39.485−76.897)
35	65.829	(45.536−87.239)	48.251	(32.355−66.893)	58.013	(39.324−77.063)
36	65.831	(45.358−87.431)	48.609	(32.550−67.442)	58.013	(39.162−77.228)
37	65.832	(45.179−87.621)	48.976	(32.755−68.000)	58.013	(39.000−77.393)
38	65.832	(45.000−87.810)	49.359	(32.975−68.573)	58.013	(38.838−77.558)
39	65.832	(44.820−88.000)	49.764	(33.217−69.170)	58.013	(38.676−77.723)
40	65.832	(44.641−88.189)	50.206	(33.496−69.802)	58.013	(38.514−77.888)
41	65.832	(44.461−88.379)	50.711	(33.839−70.498)	58.013	(38.352−78.053)

Age of gestation (weehs)	a		V_{mean}	
	Mean[a]	90%-Interval	Mean[a]	90%-Interval
14	11.165	(1.872−21.571)	18.722	(30.025−41.73)
15	13.753	(4.139−24.402)	21.308	(32.826−44.669)
16	16.274	(6.438−27.286)	23.566	(35.120−47.093)
17	18.637	(8.530−29.953)	25.398	(37.078−49.181)
18	20.815	(10.437−32.434)	26.965	(38.771−51.004)
19	22.799	(12.150−34.721)	28.311	(40.241−52.604)
20	24.589	(13.669−36.815)	29.464	(41.521−54.014)
21	26.191	(15.000−38.720)	30.450	(42.632−55.255)
22	27.612	(16.151−40.445)	31.287	(43.595−56.348)
23	28.864	(17.131−42.000)	31.993	(44.426−57.309)
24	29.956	(17.952−43.395)	32.581	(45.140−58.153)
25	30.900	(18.625−44.643)	33.065	(45.749−58.893)
26	31.709	(19.163−45.756)	33.456	(46.266−59.539)
27	32.394	(19.578−46.745)	33.764	(46.700−60.103)
28	32.968	(19.880−47.622)	34.000	(47.061−60.595)
29	33.443	(20.084−48.400)	34.172	(47.359−61.023)
30	33.829	(20.199−49.089)	34.288	(47.600−61.394)
31	34.137	(20.236−49.701)	34.356	(47.794−61.718)
32	34.379	(20.207−50.247)	34.382	(47.946−62.000)
33	34.564	(20.121−50.735)	34.374	(48.062−62.247)
34	34.702	(19.988−51.176)	34.336	(48.150−62.465)
35	34.800	(19.815−51.578)	34.273	(48.213−62.658)

续表

Age of gestation (weehs)	a		V_mean	
	Mean[a]	90%−Interval	Mean[a]	90%−Interval
36	34.868	(19.612−51.949)	34.192	(48.257−62.832)
37	34.911	(19.304 52.290)	34.095	(48.286−62.991)
38	34.937	(19.139 52.626)	33.987	(48.304−63.139)
39	34.951	(18.882−52.943)	33.872	(48.314−63.279)
40	34.957	(18.617−53.253)	33.751	(48.318−63.414)
41	34.959	(18.348−53.558)	33.627	(48.320−63.545)

[a]Smoothed by means of non−lincar regression.

Age of gestation (weeks)：孕周；Mean[a]：峰值速度平均值（a：使用非线性回归使曲线处理后）；90%−Interval：90%参考值范围；S：收缩期峰值流速；D：舒张期峰值流速，SD：收缩末期峰值流速；a：心房收缩期峰值流速；V_mean：静脉导管平均速度；单位：cm/s

（引自 F. Bahlmann∗, S. Wellek, I. Reinhardt, E. Merz, E. Steiner and C. Welter, Reference values of ductus venosus flow velocities and calculated waveform indices, Prenatal Diagnosis, 2000, Volume 20, Issue 8, pages 623-634)

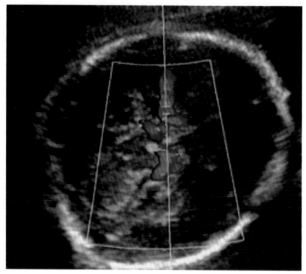

图 22-3-12　大脑中动脉频谱测量位置

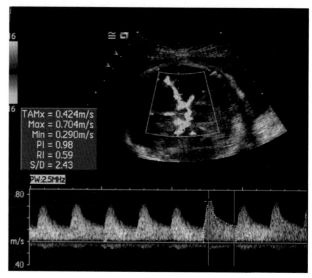

图 22-3-14　异常大脑中动脉频谱

胎儿宫内发育迟缓胎儿，大脑中动脉 PI、RI 降低

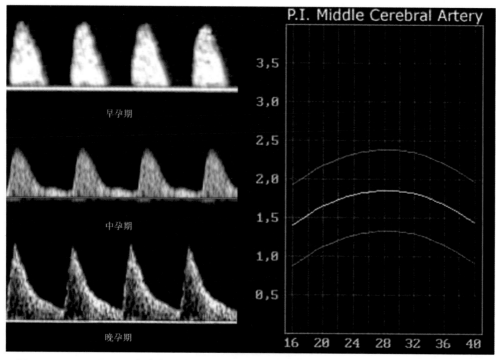

图 22-3-13　不同孕周大脑中动脉血流频谱及 PI 正常曲线

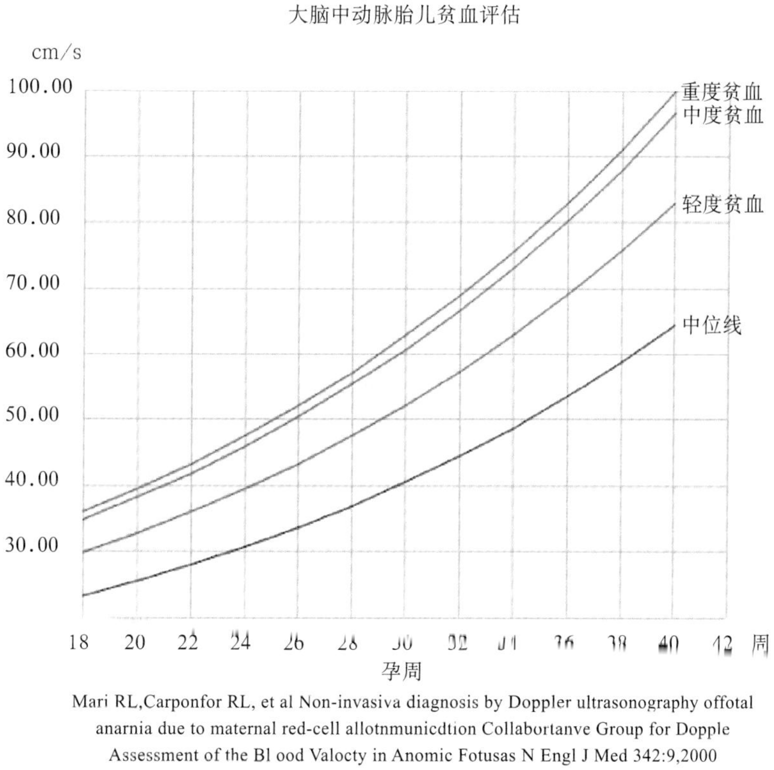
大脑中动脉胎儿贫血评估
cm/s
100.00
90.00
80.00
70.00
60.00
50.00
40.00
30.00
重度贫血
中度贫血
轻度贫血
中位线
18 20 22 24 26 28 30 32 34 36 38 40 42 周
孕周
Mari RL,Carponfor RL, et al Non-invasiva diagnosis by Doppler ultrasonography offotal anarnia due to maternal red-cell allotnmunicdtion Collabortanve Group for Dopple Assessment of the Bl ood Valocty in Anomic Fotusas N Engl J Med 342:9,2000

图 22-3-15 不同孕周大脑中动脉峰值流速评估胎儿贫血

是目前评估胎儿是否贫血最好的方法，优于抽取羊水检测羊水中胆红素的浓度。

二、母胎血流监护

Gudmundsson 等于 2003 年提出了胎盘血管阻力评分新方法，其内容包括脐动脉频谱分级（BFC）、子宫动脉评分（UAS）（表 22-3-2）以及胎盘评分（PLS）。PLS 为 BFC 与 UAS 的总和，分值范围为 0 ~ 7，代表胎盘血管的阻力。Gudmundsson 对 633 例高危妊娠孕妇进行了研究，记录分娩前最后一次检查中 BFC、UAS、PLS 分数，并追踪这些孕妇不良妊娠结局(包括早产、剖宫产和分娩小于胎龄儿)的发生状况。其结果表明，随着分值的增加，不良妊娠结局的概率增加，且 PLS 与不良妊娠结局的相关性最好。此方法可以简化传统子宫 - 胎盘和胎儿 - 胎盘循环的评估方法。

自 2008 年，我国宋文龄等教授根据上述研究并结合自身研究结果开发和推出了《母胎血流监护软件》，可在母胎血流监护中使用。该软件是一部专门同时监护评估胎盘功能和胎儿安危的产前多普勒超声辅助诊断系统，可对 BFC、UAS 和 PLS 进行自动化评分，通过连续、动态描述母体、胎儿血流动力学多普勒指标和胎盘羊水变化进程，反映胎盘功能及胎儿宫内安危的转归。为产科医生、超声医生和新生儿科医生构建多学科交流平台，直观的曲线

表 22-3-2 脐动脉血流分级和子宫动脉评分表

脐动脉血流分级（BFC）
0 分：血流频谱正常，位于 2s 内
1 分：PI 位于 2s ~ 3s
2 分：PI 大于 3s，且存在舒张期正向血流
3 分：舒张期血流消失或反向
子宫动脉评分（UAS）
0 分：双侧子宫动脉血流频谱正常
1 分：一个参数异常（即一侧子宫动脉 PI 增高或出现舒张期切迹）
2 分：两个参数异常
3 分：三个参数异常
4 分：四个参数异常（即双侧子宫动脉 PI 增高且出现舒张期切迹）

PI：搏动指数；s：标准差

Gudmundsson S, et al. New score indicating placental vascular resistance. Acta Obstet Gynecol Scand, 2003. 82(9): 807-812.

变化使临床医生和患者更容易理解超声频谱参数的意义,动态地看到正常和异常胎儿循环、胎盘循环、羊水循环随孕周连续变化的趋势,认识这种变化的多样性和母胎三种循环间的相互影响,改变以往对多普勒参数变化的单向认知,建立一种多向性的母胎循环网络思维。

母胎血流监护采用规范化的监护流程、灵敏的监测指标、自动化的评分系统和智能化的辅助诊断平台,是无创观察母胎血流动力学变化,评价胎盘功能和胎儿宫内安危的新方法。

(宋文龄　罗丹丹　刘力华

罗国阳　李胜利)

第 23 章

多普勒技术在产前诊断和临床处理的应用

从显示解剖结构的黑白超声显像技术发展到今天可以显示动态血流的频谱和彩色多普勒技术，是超声诊断乃至医学影像技术的一次飞越。随着多普勒超声技术的迅速发展、改进和普及，它已成为目前产前诊断和治疗中的常规工具，尤其在评估心血管系统结构和功能方面是不可缺少的工具。

第一节 多普勒技术的原理及成像方法

一、多普勒技术的原理

多普勒效应即频移现象。是声源频率与声源接受体所接受到的声频率之间的差值，它是由奥地利学者 Christian Doppler 于 1842 年首先发现的，也因此命名为 Doppler 效应。

在诊断超声中，多普勒效应用于检测量血流和人体组织的运动。当超声探头发射的声波从运动物体反射时，反射波的频率与最初探头发射的声波频率不同，存在着差值，即多普勒频移（Doppler shift frequency, F_d），$F_d = (2f_0 v\cos\theta)/c$，$f_0$ 为探头发射的声波频率，V 血流速度，$\cos\theta$ 声束方向与血流方向间的夹角（图 23-1-1），c 为声束在组织中的传播速度。通过这一公式可得知获取高 f_d 可通过调节以下参数：声束与血流的夹角（宜 <60°）、提高探头频率（但高频探头有时受穿透力影响，因此应根据实际情况选用合适的频率）。

从图 23-1-1 可以看出，声束与血流夹角越小，频移 f_d 越大，A 的夹角较 B 小，因此 A 的 f_d 较 B 大，C 声束与血流略呈垂直状态，因此 f_d 最小。A、B 及 C 声束方向与血流方向夹角均是锐角，是向探头方向运动，因此 f_d 为正值，显示为基线上方的血流信号。D 声束方向与血流方向夹角是钝角，血流是远离探头的运动，因此 f_d 为负值，显示为基线下方的血流信号

二、多普勒技术的分类

（一）频谱多普勒

1. 脉冲波多普勒　脉冲多普勒采用同个晶体来发射和接收信号（图 23-1-2）。晶振在发射每个脉冲之后"听"一段时间的回波信号，这种处理叫"距离选通"（range gating）。接收回波时间的长度即选通宽度（gate width）或取样门宽度，它对应一定的组织深度。脉冲多普勒可以同时提供频谱图及彩色多普勒图，还可以定点测量血流速度（一般是 <2m/s）。但当 f_d 过大时，会出现混叠效应，频率失真，这时不能从频谱图中判断频移信号的大小与方向；高速血流频谱显示为双向频谱时，容易

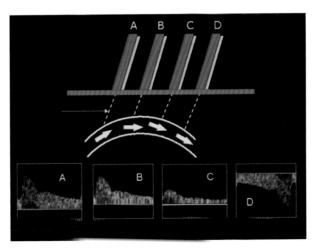

图 23-1-1　角度对声像图的影响

985

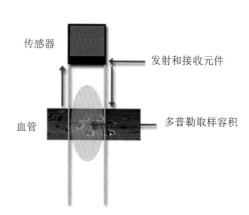

图 23-1-2 脉冲波多普勒工作原理

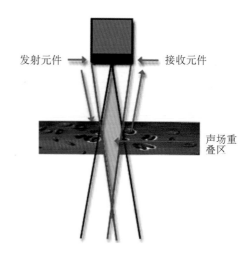

图 23-1-3 连续多普勒工作原理，绿色区域即为声场重叠区域

误判为"双向涡流"。

PRF 为脉冲重复频率（pulsed repetition frequency，PRF），是两个相邻超声脉冲间期（t_d）的倒数，即 $PRF=1/t_d$。以下情况容易发生混叠效应：低 PRF、低速度标尺、高速血流。但需注意的是应用高脉冲重复频率检查时，低速血流信号不容易显示。

2. 连续波多普勒（continuous wave，CW）连续波多普勒换能器包括两个晶振元件，一个负责发射连续信号，一个负责接收回波信号。两个晶振通常以微小的角度朝向彼此以产生一个声场重叠区域（图 23-1-3）。连续波多普勒可以处理任何在此区域中移动的界面产生的回波信号。连续多普勒与脉冲波多普勒不同的是它不需要等到接受已发出的声波后再发出第二个声波。它可以同时检测声场重叠区域的移动界面产生的回波信号，优点是可以接受很高血流速度的信号而不会发生混叠，缺点是其沿着一条线采样，因此缺乏区域定位的特异性。临床上主要用于超声心动图检查测量高速血流（>2m/s），一般是彩色多普勒估测声束照射途径血流速最高点后再运用连续波多普勒检测。

（二）彩色多普勒

1. 彩色多普勒速度图（colour doppler velocity，CDV）从选择区域内许多的采样点来采集频移信息，依据朝向探头或背离探头，计算机用不同颜色来进行编码（红色为正向频移，蓝色为背向频移），不同的色泽表示速度的差别，最终用彩色色标显像图来表示采样区域内的平均血流速度（图 23-1-4）。

2. 彩色多普勒能量图（colour doppler energy，

CDE）从选择区域内许多的采样点来采集振幅的信息成分。能量信号是在一个能量强度谱中所有回波强度的总和，它包括在能量强度谱曲线下的区域。由于噪声信号的振幅明显低于血液回波的振幅，所以有极好的信噪比和对低速血流的敏感性。由于它无角度的依赖和不产生混叠，所以在显示局部器官血管网络极为有用，例如胎儿头颅的 Willis 环（图 23-1-5）。

3. 彩色多普勒速度能量图（convergent colour doppler，CCD）分别利用频移和振幅信号进行成像的彩色多普勒速度图及彩色多普勒能量图，其优点及缺点正好互补（图 23-1-6）。所以，既利用了彩色多普勒能量图的敏感性又利用了彩色多普勒速度图的方向性，相得益彰。

（三）双功多普勒

双功多普勒将多普勒和实时 B 超探头组合在一

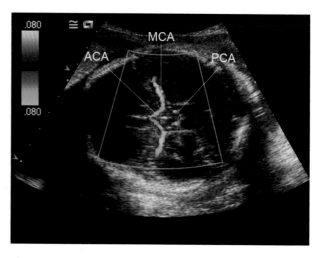

图 23-1-4 彩色多普勒显示胎儿 Willis 环图

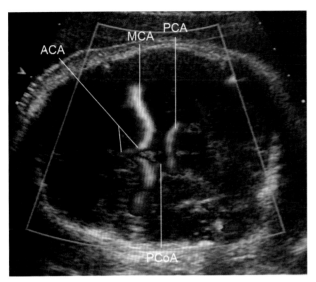

图 23-1-5　彩色多普勒能量图显示胎儿 Willis 环

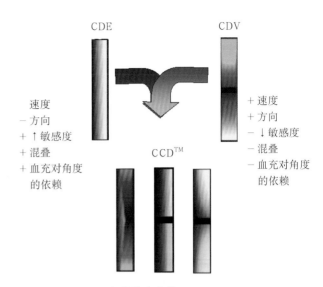

图 23-1-6　彩色多普勒速度能量

个探头里，因此，多普勒流体信息也可以与实时的 B 超图像同步显示。利用双功探头，检查者可以在二维灰度图上检测感兴趣区域的速度。

（四）组织多普勒

多普勒回波信号既包括血流中红细胞的散射信息，也包括运动器官（如血管壁）的反射信息，前者的特点是运动速度快，产生的多普勒频移大，但幅度小，而后者则速度慢，频移小，但幅度大。带规多普勒超声诊断仪的内部电路都采用高通壁滤波器，提取的是频移大的血流信号。而组织多普勒采用的低通频率滤波器，单独提取运动脏器的低速多普勒信息。

二、多普勒的计算方法及应用

多普勒可以提供三种血流动力学的信息：血流的方向、血流的速度、血流速度的变量。彩色多普勒除了能量图以外，可以反映以上三种信息，但只反映平均速度而且是以彩色色标的方式显像，所以，无法对峰值血流速度进行精确测量，也无法衍生出其他的计算方式。当然用彩色多普勒速度图显像时，也可以直接获得被测量区域的平均血流速度以及与相邻区域的速度差，也有用计算彩色像素的方法来评估血流量的多少。频谱多普勒的频谱由于在横坐标上提供了时间的信息，在纵坐标上提供了速度的信息，所以可以提供一系列的测量值，例如：收缩期最高峰值流速（MAX）；舒张末期最低流速

（MIN）；时间平均最高流速（TAMX）；时间平均流速（TAV 或 TMEAN）等（图 23-1-7A，B）从多普勒的原理中我们得知多普勒采样线与血流方向之间的夹角对测量的结果至关重要。从（图 23-1-8）中我们可以看出当 COS0° 时，声速与血流平行可获得最佳的频移信号，COS 从 1°~89° 时，频移信号逐渐减低；COS90° 时，声速与血流垂直，无频移信号。应用多普勒技术去评价母亲和胎儿的循环时，常常由于被扫查的血管过小或弯曲，以致不能获得多普勒声速与血管之间的夹角度数或者不能调整扫查的角度使夹角度数至 60° 以下，同时也常常无法获得血管管径精确的内径数据。缺乏这些重要的原始数据时，在临床实际的应用中，如果要采用血流速度、容积或血流量的测定和计算，其结果特别是不精确、不实用、且无临床意义的。在对胎盘脐带、胎儿的扫查中应用频率很高的是三项指数及一项比值：

1. 阻力指数（resistance index；RI）= ［收缩期峰值流速（MAX）－舒张末期流速（MIN）］/ 收缩期峰值流速（MAX）

2. 搏动指数（pulsatility index；PI）= ［收缩期峰值流速（MAX）－舒张末期流速（MIN）］/ 时间平均最高流速（TAMX）

3. 收缩期／舒张期比值（systolic/dystolic；S/D）= 收缩期峰值流速（MAX）／舒张末期流速（MIN）

这三种计算方式提供了一种评估被扫查血管阻力的简便易行的方法，最大的优势是无须考虑和校

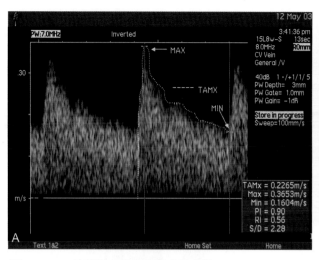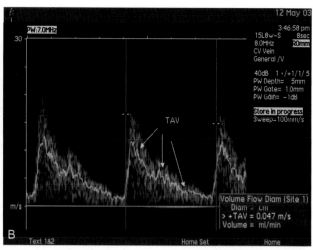

图 23-1-7   从频谱多普勒获得多种参数

A. MAX. 收缩期最高峰值速度；MIN. 舒张期最低速度；TAMX. 时间平均最高流速；B. TAV. 时间平均流速

0°	—	1.00	m/s
15°	—	0.97	m/s
45°	—	0.71	m/s
60°	—	0.50	m/s
75°	—	0.26	m/s
90°	—	0.00	m/s

图 23-1-8   角度对血流速度的影响

正扫查角度，分子与分母同样变化，比值是恒定的。分子和分母中 COSθ 角的因素均被删除。

四、超声多普勒诊断仪的原理

（一）超声多普勒换能器

包括超声发射和接收两部分，发射部分利用逆压电效应将电能转化成机械能，即声波；接收部分利用正压电效应将反射回来的发生多普勒频移的声波转化成电压信号。

（二）主机

1. 发射声波部分：高频振荡器产生超声波的信号源，它产生的高频正弦电压信号输送给多普勒超声换能器的发射压电晶体，使之产生超声波。

2. 接收部分：前置放大器与高频放大器对换能器接收的声波转换成高频电压信号进行放大，而后转给信号检出系统检测多普勒频移信号，最后由显示系统转换成一定的电压模拟信号。

3. 彩色多普勒成像原理较复杂，主机振荡器部分首先产生相差为 π/2 的两个正交信号，分别与多普勒血流信号相乘；其乘积经 A/D 转换器后变成数字信号；然后经滤波器滤波，去掉低频分量；再送入自相关检测器做自相关检验，自相关结果再送入速度计算器和方差计算器求得平均速度。这结果连同 FFT 处理的血流频谱信息及二维图像信息一起放在数字扫描转换器（DCS）中。最后根据血流的方向和速度，由彩色处理器对血流信号做伪彩色编码，送彩色显示器显示，从而完成彩色多普勒血流显像。

第二节 多普勒技术应用的基础——血管、瓣膜结构及血流状态

多普勒技术的应用是源于血管内红细胞的流动造成的频移，任何生理或病理状态的血管、瓣膜结构均可造成血流状态的不同表现，很多代偿及调节机制也可以造成血流状态的改变。另外，我们也可以利用非红细胞运动造成的多普勒频移现象。

一、胎盘的血液循环结构及特点

胎盘的血液循环是母亲与胎儿交流的基本保障，它共有两套血液循环系统，并在各自封闭的管道中循环，这两套不相混合的血液通过其中间的胎盘屏障进行新陈代谢的交换，既保证母亲血液中的氧和营养物质进入胎儿血循环、胎儿血中的二氧化碳和代谢废物进入母亲血循环，又有很好的屏障作

用，阻止有害物质进入胎儿体内。

1. 母体－胎盘血液循环 妊娠开始，胚泡植入后，子宫内膜基质发生水肿、子宫腺体变得弯曲膨大，分泌及血管数目增加，造成内膜增厚并发生少量淋巴细胞和巨噬细胞浸润，随之，靠近植入部位的毛细血管扩大变成血窦。经过这种蜕膜化的子宫内膜称作蜕膜。胚胎继续发育，覆盖在胚泡表层的包蜕膜越来越薄，深层的基蜕膜越来越厚。当胚胎的丛密绒毛膜形成后，绒毛就伸入基蜕膜深部，被侵蚀破坏的基蜕膜形成绒毛间隙，子宫动脉共分出80～100条螺旋动脉分布在子宫内膜中，其末端通过底板开口，将含氧量高并富含营养物质的母血送至这个间隙，间隙内充满母体的血液，绒毛就浸浴在蜕膜的血池之中，与胎儿血进行物质交换。相邻的绒毛间隙可以被未破坏的蜕膜组织所分隔，这种结构称作胎盘隔，由于分隔是不完整的。所以，相邻绒毛间隙中的血液可相互沟通。基蜕膜及由其形成的绒毛间隙、胎盘隔、通过螺旋动脉喷入绒毛间隙中形成的血池共同构成母体－胎盘血液循环。彩色多普勒可以动态反映这种血液循环的结构，亦可得到血流的频谱，它是一种高舒张期低阻力的类型，S/D比值随孕周而下降，以满足胎儿生长需求增加的趋势。其搏动次数与母亲心率保持一致。

2. 胎盘－胎儿血液循环 胎儿胎盘部与脐带是这种循环的基本结构。丛密绒毛膜是构成胎盘部的基础，当胚胎发育至14d左右时，次级绒毛干形成。胚胎发育至17～20d时，干绒毛内血管网建立，形成三级绒毛干，接着从密绒毛腔增且，绒毛干发出数个分支。绒毛干主支的末端发出细胞滋养层柱进入基蜕膜并借助于细胞滋养层壳固定于子宫基蜕膜上，称固定绒毛，从固定绒毛上发出的悬浮于漂浮于绒毛间隙的母血中，称游离绒毛。一条绒毛干及其数条分支形成一个绒毛树系统，这种系统被称作绒毛叶。在妊娠早期，每个绒毛叶都占据一个绒毛间隙，并均有一条来自脐血管的动脉和静脉。绒毛叶是胎盘胎儿部的基本结构和功能单位。在绒毛叶占据的绒毛间隙中，每一个呈伞状的绒毛树的分支，有50%以上直接与从基蜕膜流入绒毛间隙的一条螺旋状动脉的喷口相对，所以绒毛叶呈桶状。母体血液先流入绒毛树中央没有绒毛的桶状腔隙中，再流向四周。到妊娠中期，这种形式的绒毛叶数量可以达到60个以上。到了妊娠晚期，由于相邻的绒毛间隙进行合并，所以在一个大的绒毛间隙中，也会有多个绒毛干所形成的绒毛树。这个结构中的血流用

彩色多普勒可以显示，并且亦呈高舒张期低阻力的频谱，搏动次数与胎儿心率保持一致，脐带原始属于胎膜的一部分，它是胚体与胎盘之间相连接的索条状结构。第4周开始，在胚胎从椭圆形胚盘变成圆柱状胚体的过程中，胚盘边缘向腹侧卷折，使羊膜及羊膜腔不断扩大，形成原始脐环，羊膜逐渐将卵黄囊推向体蒂，最终将体蒂及卵黄囊包裹，形成一圆形结构，即脐带。此刻的脐带表面很光滑，因为有羊膜包裹，内有卵黄囊、尿囊、脐动脉及体蒂的胚内中胚层组织。到了妊娠第10周，肠襻从脐腔退回腹腔，脐腔消失，卵黄蒂与尿囊也相继消失。右脐静脉退化，左脐静脉与左、右两条脐动脉相对增大，由于脐带内的血管比脐带要长，所以彩色多普勒显示脐带内的血管呈现为螺旋状。

胎儿绒毛膜的绒毛直接浸浴在绒毛间隙的母体血液之中。脐动脉在脐带根部呈放射状发出若干分支进入绒毛膜板，随后又分支成绒毛动脉，分布在各级绒毛中，形成绒毛内的毛细血管，最后汇集成脐静脉。所以说胎儿的胎盘血循环通过脐血管与胎儿体内血循环相连，即胎儿的静脉血由脐动脉运至绒毛的毛细血管，再由脐静脉将动脉血供回至胎儿体内，参与胎儿的体循环。

二、胎儿循环系统解剖结构及特点

1. 胎儿循环系统的发育过程 超声胚胎学的概念是指用经阴道超声扫查从妊娠早期就能系统地观察到胚胎发育生长的细微结构及变化，多普勒技术可以非常完整地显示胎儿循环系统的形成过程。

妊娠第4周末和第5周初：可见原始心管产生的彩普勒信号。

妊娠第6周：经阴道彩色多普勒可以显示胎心搏动呈红、蓝两色的信号交替闪耀出现，频谱多普勒已能记录到单峰频谱，无舒张期信号，提示原始心管循环的开始。

妊娠第7周：绒毛血管与原始心管相连续，提示胚胎循环已经形成，同时在胚胎内见到主动脉血流信号及颅内（脑泡内）循环的血流信号。多普勒可同时记录到原始心管及主动脉两个方向的频谱。

妊娠第8周：胚胎主动脉、心管、脐血流的彩色血流信号显示明显。

妊娠第9周：开始记录到胎儿颅内血流信号的频谱，呈收缩期单向单峰并伴少许舒张期血流信号。

妊娠第10周：彩色多普勒开始显示胎儿主动脉的分支、颅内可显示左右两侧的血流信号，频谱仍旧为收缩期为主的单峰形状。

妊娠第11周：四腔心的轮廓开始显现，大脑前、中、后动脉及Willis环血流信号显示。

妊娠第12周：四腔心及大血管结构显示清晰，颅内动脉开始出现舒张期成分，并随孕周的增加而增加，提示阻力开始下降，随之脐动脉、主动脉也开始出现舒张期血流信号。

进入到中期妊娠，胎儿的肺、肝、肾血流信号开始显示，在妊娠第14周已能完整显示胸主动脉、腹主动脉的主干及其大的分支、脐动脉和髂血管的连续、肾内的血管床、肝内的血管床。

妊娠第16周：胎儿四腔心结构及房室瓣的血流信号已经非常好的显示，大血管及半月瓣血流信号也能显示。中期妊娠末及晚期妊娠开始，胎儿肢体甚至颜面部也能清晰显示。

2. 胎儿循环系统特点　从血流动力学来讲，胚胎从8周开始，心房和心室间隔已逐步完全形成，最终形成四腔心的心脏结构，除了两侧心房单向相通及动脉导管未关闭以外，基本结构与正常人无本质上的区别。但从循环上来讲，有很大的区别，静脉导管、卵圆孔、动脉导管构成了胎儿循环的特点（图5-1-10）。

（1）静脉导管：代谢产物的排除、营养物质的供给、气体的交换在胎盘完成以后，经过脐静脉进入胎儿体内到达肝下缘后分成两支。脐静脉的一个分支经静脉导管将20%~30%的脐静脉血汇入下腔静脉，并与来自下半身的静脉血混合后，共同流入右心房。另有分支与肝窦相通灌注肝。

（2）卵圆孔：由于下腔静脉在右心房的开口对着卵圆孔，所以从脐静脉来的高含氧量的血大部分通过卵圆孔流入左心房，再通过二尖瓣进入左心室，血氧分压可以保持在3.07~3.33kPa（23~25mmHg）。左心室射出的血通过主动脉瓣及升主动脉优先供应给冠状动脉、头颈部及上肢动脉，少量的血液进入降主动脉。

（3）动脉导管：通过下腔静脉到右心房血液的少部分与来自上腔静脉的血混合后经过右心房室瓣（三尖瓣）到右心室，右心室射出的血90%以上通过肺动脉后由开放的动脉导管到降主动脉，只有不足10%的血到达肺，因为胎儿的肺在出生前无气体交换的功能，这种功能由胎盘完成。进入到降主动脉的大部分血液经过由髂外动脉分出的一对脐动脉

到达血管阻力很低的胎盘，一小部分没有经脐动脉流走的血液供应给胎儿下半部躯干及肢体。

超声可以观察从胚芽至成熟胎儿的整个历程，多普勒可以得到从原始心管的形成到整个循环系统的建立。胎儿除了自身特点之外已具备了和儿童及成年人一样的全身的血管网络。多普勒技术能够完美地显示胎儿全身器官的血管网络系统。

第三节　多普勒技术在诊断胎儿结构畸形中的应用

一、胎儿心血管先天性畸形

理解多普勒的原理，就不难理解多普勒技术在筛查胎儿心血管结构畸形的应用，尤其是对早孕期心血管畸形的筛查。彩色多普勒通过显示血流方向而直接显示结构畸形，比如室间隔缺损、房间隔缺损、大动脉转位、心血管瓣膜异常、血管异常如单脐动脉等。频谱多普勒通过测量血流速度和峰值的改变而筛查心血管瓣膜异常。

1. 早孕期对胎儿先天性心脏畸形的检出　随着超声技术的日益改进，尤其是多普勒超声的发展，大大提高了早孕期胎儿畸形的诊断，从而为孕妇提供早期选择，也为胎儿宫内治疗以改善预后提供了可能。通过腹部或阴道超声，在12~14周，四腔心显示率达90%~100%，加上彩色多普勒，一些常见严重心脏畸形的检出率可高达80%~100%。频谱多普勒可检测房室瓣的反流，常常是心脏结构和功能异常的早期标志。

2. 早孕期静脉导管多普勒超声对先天性心脏畸形的预测　先天性心脏畸形往往导致心功能异常，从而导致血流动力学改变，这些改变在早孕期静脉导管多普勒超声时就可检测到。根据目前的文献报道，早孕期静脉导管多普勒异常时，先天性心脏畸形发生率高达86.7%。

3. 中、晚孕期对胎儿先天性心脏畸形的诊断　胎儿心脏结构十分微小，常常单纯用二维超声来显示微小结构会不够清晰及难以做出定论。应用多普勒超声显著提高某些心血管畸形的检出率。例如：主动脉及肺动脉的狭窄，彩色多普勒扫查见肺动脉狭窄处彩色混叠和高速频谱多普勒信号（图23-3-1）。室间隔缺损显示穿隔血流信号（图23-3-2）。复杂胎儿先天性心脏畸形如大动脉转位，十字交叉心诊断，多普勒技术也能起到辅助诊断作用，尤其是

彩色多普勒、频谱多普勒超声在诊断单纯心血管瓣膜畸形方面有明显优势，比如单纯轻中度肺动脉瓣狭窄，二维超声看不到明显结构畸形，在脉冲波多普勒超声可显示高速湍流血流信号。

4．先天性血管畸形的诊断　多普勒超声，尤其是彩色多普勒超声大大地提高了先天性血管畸形的检出率。比如血管环畸形（图 23-3-3）、单脐动脉、静脉系统畸形。

二、胎儿心律失常诊断

许多原因可导致胎儿心律失常，比如结构畸形、

感染、药物、母体自身免疫病等。有关详细病因、分类和宫内治疗，请参考第 27 章。临床听诊虽然可以发现胎儿心律失常的存在，但没有办法来确定心律失常的性质及对胎儿的影响。胎儿超声心动图是目前最为有效的无创方法。它通过直接观察心房壁、心室壁、心脏瓣膜及心脏内的血流运动，不但可以确定心律失常的存在，还可以辨认心律失常的类型。在五腔心切面上，将取样容积置于心室内的流入道与流出道交汇处，可以同时记录到二尖瓣及主动脉瓣血流频谱（图 23-3-4），以此来了解心房和心室的收缩及它们之间的相互关系。例如，室性期前收缩则只有提前出现的左心室流出道血流频谱，而无

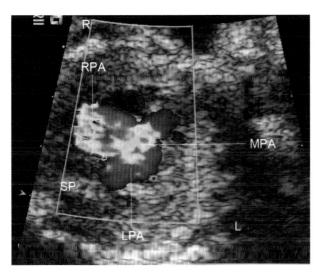

图 23-3-1　彩色多普勒显示肺动脉狭窄处彩色的混叠，频谱多普勒在此处可检出高速血液信号

MPA.主肺动脉；RPA.右肺动脉；LPA.左肺动脉；SP.脊椎；L.左侧；R.右侧

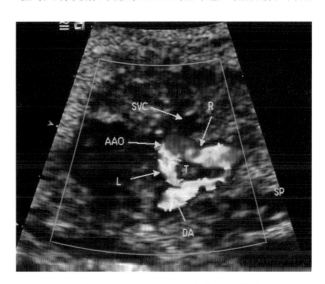

图 23-3-3　彩色多普勒显示心脏完全血管环（双主动脉弓）

AAO.升主动脉；L.左主动脉弓；R.右主动脉弓；DA.动脉导管；SVC.上腔静脉；T.气管；SP.脊柱

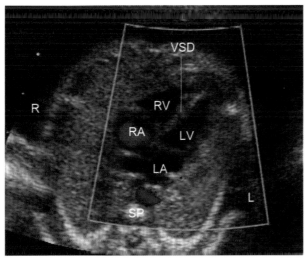

图 23-3-2　多普勒显示室间隔肌部缺损的穿隔血流信号

RV.右心室；LV.左心室；RA.右心房；LA.左心室；VSD.室间隔缺损；L.左侧；R.右侧

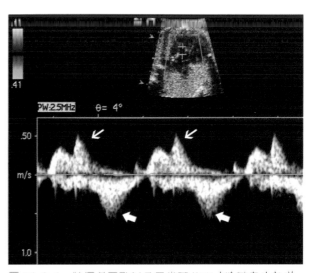

图 23-3-4　频谱多普勒记录二尖瓣及主动脉瓣血流频谱

细箭头左心室流入道血流频谱；粗箭头左心室流出道血流频谱

左心室流入道频谱。M型超声也是一个非常好的方法：将M型取样线穿过心房壁及心室壁则可以记录到相应的心房壁及心室壁的运动波，观察房性期前收缩是否下传至心室。也可以来了解房室传导阻滞的性质及类型。

三、其他胎儿畸形

彩色多普勒能够非常完整地显示两侧肾动脉在腹主动脉上的开口，也就能很精确地判断是否有单侧肾缺如（图23-3-5），还能判断泌尿系畸形，如输尿管狭窄造成肾积水对肾血流的影响。

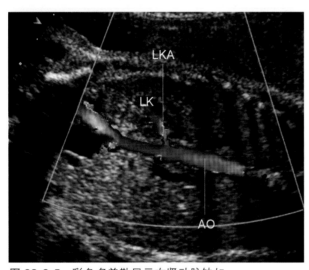

图23-3-5　彩色多普勒显示右肾动脉缺如
LK. 左肾；LKA. 左肾动脉；AO. 腹主动脉谱

第四节　子宫动脉多普勒超声在妊娠期的应用

子宫动脉（uterine artery）：子宫动脉是髂内动脉前支的分支之一，是子宫血液供应的主要动脉（图23-4-1A）。在正常妊娠情况下，子宫动脉血流阻力是随着妊娠进展而降低（图23-4-1B）。然而，在胎盘发育不全而导致妊娠高血压综合征和胎儿宫内发育迟缓时，子宫动脉血流阻力反而增高。这一病理改变在多普勒超声表现为：①在收缩峰之后、舒张峰之前有一切迹（notching）；②搏动指数（pulsatility index）或阻力指数（resistance index）增高。基于这些病理改变，有学者早在20世纪80年代就提出通过多普勒超声检测子宫动脉来预测妊娠高血压综合征和胎儿宫内发育迟缓的发生。随后大量的临床研究分别在早孕期和中孕期进行多普勒超声检测子宫动脉来预妊娠高血压综合征和胎儿宫内发育迟缓。

一、早孕期子宫动脉多普勒超声在预测妊娠高血压综合征和胎儿宫内发育迟缓中的应用

最早报道早孕期在11~14周，发现子宫动脉多普勒超声改变与妊娠高血压综合征和胎儿宫内发育迟缓有关是在1985年，随后大量的临床研究报

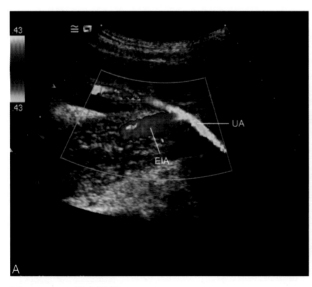

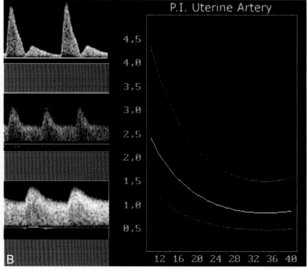

图23-4-1　子宫动脉
A. 彩色多普勒显示子宫动脉（UA）及髂外动脉（EIA）；B. 不同孕周正常子宫频谱图及PI正常曲线图

道证实这些发现。其中 3 个相对较大人群的研究分别发表在 2001 年、2005 年和 2007 年。Martin 在 2001 年报道了对 3045 例孕妇进行筛查，预测 14 例孕妇可能会发生妊娠高血压综合征，结果 7 例得了严重妊娠高血压综合征需要在 34 周之前分娩，其预测率为 50%。对胎儿宫内发育迟缓的预测，仅为为 24%（25 例可能发生，6 例发生了）。另一研究报道在 2005 年，Gomez 等对 999 例孕妇进行筛查，对严重妊娠高血压综合征和胎儿宫内发育迟缓的预测，得到同样的结果，分别为 50% 和 24%。最近的一个较大人群的研究是在 2007，Pilalis 等对 1123 例孕妇进行筛查，对妊娠高血压综合征和胎儿宫内发育迟缓的预测率分别为 33% 和 100%，但只有 2 例孕妇发生妊娠高血压综合征，3 例孕妇发生胎儿宫内发育迟缓。从这些研究中我们可以得出如下结论：①在这些筛查人群中，妊娠高血压综合征发病率低；②早孕期子宫动脉多普勒超声筛查对发生妊娠高血压综合征的预测率低。

二、中孕期子宫动脉多普勒超声在预测妊娠高血压综合征和胎儿宫内发育迟缓中的应用

中孕期在 20~24 周，利用了宫动脉多普勒超声筛查来预测妊娠高血压综合征，但同样有很多研究报道，最早的报道是在 1990 年。其中有代表性的，较大人群的研究分别报道在 2000 年和 2008 年。Albaiges 等在 2000 年的报道中，共对 1757 例孕妇筛查，预测 10 例孕妇会发生妊娠高血压综合征和胎儿宫内发育迟缓。结果 8 例其中 7 严重妊娠高血压综合征需要在 34 周之前分娩，7 例发生了胎儿宫内发育迟缓，对妊娠高血压综合征和胎儿宫内发育迟缓的预测率分别为 80% 和 70%，明显高于早孕期子宫动脉多普勒超声的预测率。最大人群研究是在 2008 年，Yu 等报道了 32 157 例孕妇筛查结果，对妊娠高血压综合征和胎儿宫内发育迟缓的预测率分别为 77% 和 44%。另一在同年的报道，Onwudi 等筛查了 3347 例孕妇，对妊娠高血压综合征和胎儿宫内发育迟缓的预测率分别为 96% 和 27%。从这些研究中，除了发现妊娠高血压综合征和胎儿宫内发育迟缓在研究人群中的发病率同样低外，我们可以看出中孕期子宫动脉多普勒超声筛查对妊娠高血压综合征的预测率明显高于早孕期。

Cnossen 等在 2008 年对 74 个共 79 547 例孕妇的子宫动脉多普勒超声筛查研究报道进行了系统分析（Meta-analysis），他们得出如下结论：①在低风险人群中，结合中孕期子宫动脉搏动指数和舒张期切迹是预测妊娠高血压综合征发生的最佳方法，其敏感性为 22%，特异性为 99%；②在低风险人群中，对严重妊娠高血压综合征发生的预测，中孕期子宫动脉搏动指数或舒张期切迹是最佳方法，其敏感性分别为 78% 和 65%，特异性分别为 95%；③在高危人群中，结合中孕期子宫动脉搏动指数和舒张期切迹是预测妊娠高血压综合征发生的最佳方法，其敏感性为 19%，特异性为 99%；④在高危人群中，对严重妊娠高血压综合征的预测，中孕期子宫动脉阻力指数是最佳方法，其敏感性为 80%，特异性为 78%。

综上所述，因为胎盘发育不全而导致子宫动脉血流阻力增高，可通过早孕期和中孕期子宫动脉多普勒超声来预测妊娠高血压综合征和胎儿宫内发育迟缓的发生，然而其敏感性比较低。相对于早孕期，中孕期子宫动脉多普勒超声的预测率较高。但是，对妊娠高血压综合征和胎儿宫内发育迟缓，目前临床上没有有效的预防措施和治疗方法。预测到孕妇可能会发生妊娠高血压综合征或胎儿宫内发育迟缓，但并不能改变其临床预后。因此，目前在美国，利用子宫动脉多普勒来预测妊娠高血压综合征和胎儿宫内发育迟缓没有被常规应用。

第五节 脐动脉多普勒超声在妊娠期的应用

脐动脉是髂内动脉前支的分支之一，是胎儿时期存在的特殊血管分支，将胎儿低氧血流输回胎盘。通常存在左右脐动脉。在正常妊娠时，脐动脉-胎盘血流阻力随着妊娠进展而降低，舒张末期血流速度增高。多普勒超声表现为收缩峰（S）之后，舒张末期血流信号（D）从无到有，峰值逐渐增加，S/D 比值降低，RI 和 PI 指数降低（图 23-5-1）。在胎盘发育不全时，胎盘内血管血流阻力和脐动脉血流阻力增高，表现为多普勒超声波形异常如舒张末期血流消失或反向（图 23-5-2），多普勒血流参数异常如 PI、RI、S/D 增高。

在高危人群中，28 周之后，当 S/D>3.0 或 RI>0.6 时为异常。这类孕妇需要密切观察，比如 1 周 1 次胎心监护，每天数胎动，和 1 周 1 次多普勒超声检测。当 S/D 比值进一步增高，以致出现舒

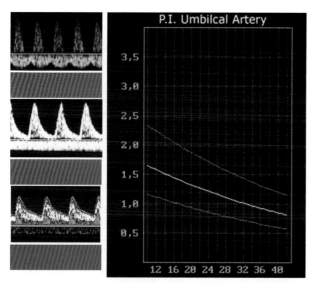

图 23-5-1 不同孕周正常脐动脉频谱图及 PI 正常曲线

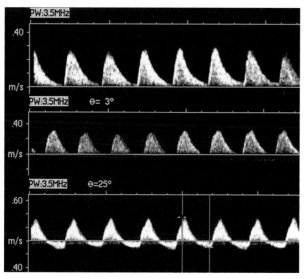

图 23-5-2 不同程度的脐动脉异常频谱

张末期血流消失或反向时，临床预后将非常差，围生期死亡率显著增高。1994 年报道的一个在欧洲多中心的研究，共分析 245 例胎儿出现舒张末期迫流消失或反向，发现围生期死亡率高达 28%，96%～98% 的新生儿需要收入新生儿 ICU 病房。 Maulik（2005 年）对 1126 例发生舒张末期血流消失的胎儿分析发现，死胎发生率为 170/1000，新生儿死亡率为 280/1000。这些研究充分证明当出现舒张末期血流消失或反向，胎儿的临床预后很差。

在高危孕妇中，脐动脉多普勒超声的改变可用于胎儿宫内监护，指导临床决定分娩时间。最早的研究发表在 1987 年，随后有大量的研究证明脐动脉多普勒超声的临床应用价值。最近的 Meta 分析总结 18 个临床研究共 10 225 例高危孕妇，发现应用脐动脉多普勒超声，围生期死亡率降低了 29%，引

产率和剖宫产率也降低了。基于上述显著的临床价值，脐动脉多普勒超声已成为高危孕妇胎儿产前监护的常规方法。

相对于高危孕妇，脐动脉多普勒超声在低风险孕妇中的应用价值不明显。最近的 Meta 分析总结了 5 个临床研究共 14 185 例孕妇，脐动脉多普勒超声检查没有改善临床预后。因此，在低风险孕妇中，不主张常规应用脐动脉多普勒超声筛查。

【脐动脉多普勒超声检查的指征】

1．胎儿宫内发育迟缓，妊娠高血压综合征患者。

2．慢性高血压患者。

3．羊水过少。

4．双胎生长不平衡，体重差异超过 20%。

【影响脐动脉多普勒超声的因素】

1．孕 周 随着孕周增大，舒张末期血流速度增高，多普勒超声表现为舒张末期峰值增高，S/D，RI 和 PI 值降低。

2．胎儿呼吸 胎儿呼吸时，胸腔内压力改变而影响多普勒超声。因此，脐动脉多普勒超声应该在胎儿没有呼吸运动时进行。

【脐动脉多普勒超声操作技术】

1．脐动脉位置：靠近胎儿的脐动脉多普勒血流指数要高于在靠近胎盘的脐动脉多普勒血流指数，因此，脐动脉多普勒超声应取自由浮动段脐动脉。

2．取样角度：超声声束和血管长轴之间的角度会影响多普勒波形。角度越大，波形越小。多普勒超声时，超声束和血管长轴之间角度最好为 0°。

3．彩色多普勒可以帮助鉴别脐动脉位置和评估取样角度。

【脐动脉多普勒异常的临床处理】

在出现胎儿宫内发育迟缓或怀疑胎盘功能不全时，临床处理最棘手的问题是决定什么时候分娩才能提高新生儿的预后，降低早产带来的并发症，这对体重很小和不足月的胎儿，尤为重要。正如前面所述，脐动脉多普勒超声的应用，充分改善了新生儿的预后，降低了围生期死亡率。

对于这一类孕妇，我们开始时 1 周 1 次脐动脉多普勒超声检测，再加 1 周 1 次生物物理评分（BPP），1 周 1～2 次胎心监护和每天数胎动。如果所有指标都正常，继续进行上述胎儿监测。当脐动脉多普勒出现异常仅为 S/D 值增高时，同样继续上述胎儿监测。如果出现胎心监护异常，BPP 异常（<4）时，或已足月，分娩是最佳选择。

当出现舒张末期血流消失时，预示着胎儿和新

生儿预后差。如果已经超过 34 周，应该终止妊娠。在 34 周之前，应给糖皮质激素，1 周 2～3 次多普勒超声和 2～3 次胎心监护。出现胎心监护异常，或 BPP 异常，应终止妊娠。

当出现舒张末期血流反向时，胎儿和新生儿的预后会更差。在 30 周之后，出现胎心监护异常或 BPP 异常，应终止妊娠。在 30 周之前，除了给予糖皮质激素，胎心监护和 BPP 外，应检查静脉导管多普勒，如果静脉导管多普勒正常，继而 1 周 2～3 次静脉导管多普勒检测。如果出现胎心监护异常，BPP 异常，静脉导管 a 波消失或反向，应该终止妊娠，尤其是出现 a 波反向时，应立即行剖宫分娩。

第六节 大脑中动脉多普勒超声在妊娠期的应用

大脑中动脉（middle cerebral artery，MCA）是颈内动脉的分支之一，是大脑血液供应的主要血管之一。随着孕周增长，大脑中动脉血流阻力降低，血流速度增高（图 23-6-1）。在胎儿出现缺氧和贫血时，大脑中动脉血流阻力降低（图 23-6-2），血流速度增加，以保证大脑血液供应，这一现象被称为大脑保护效应（brain sparing effect）。这一生理改变，可以通过多普勒超声来检测到，表现为收缩期峰速及舒张末期血流速度增高，以舒张末期血流速度增高更明显，搏动指数（PI）、阻力指数（RI）、S/D 比值均降低。

【大脑中动脉多普勒超声操作技术】

利用彩多普勒来确定大脑中动脉位置和评估取样角度。

选择常近胸部大脑一侧的大脑中动脉来检测。

将多普勒取样门（Doppler gate）放在大脑中动脉与颈内动脉分支处，因为离分支越远，假阴性率越高。

保持超声束和血管长轴之间角度最好为 0°。

在胎儿静止和没有呼吸时检测。

【大脑中动脉多普勒异常的临床处理】

1. 大脑中动脉多普勒在胎儿宫内发育迟缓中的应用 当胎盘功能不全而导致胎儿宫内发育迟缓时，大脑中动脉血流速度增加，多普勒超声搏动指数降低。这一现象在胎儿宫内发育迟缓的早期就可以看到，即大脑保护效应。然而除了进一步确定因胎盘功能不全而导致的胎儿宫内窘迫外，大脑中动脉多普勒检测对如何处理这一类病人并不能提供帮助。

因此，在对指导临床处理胎儿宫内发育迟缓时，大脑中动脉多普勒检测的价值有限。

2. 大脑中动脉多普勒在胎儿宫内贫血中的应用 引起胎儿宫内贫血的原因很多，常见的有血型不合（Rh 血型）和病毒感染（B19）。对溶血性胎儿宫内贫血的传统诊断方法是经羊膜腔穿刺测量羊水中胆红素浓度，或者经脐带穿刺取脐血直接测量胎儿血红蛋白浓度。这些诊断方法都是有创性的，尤其经脐带穿刺取血，会导致早产、流产或胎死宫内。

基于胎儿贫血时，血液黏滞度降低，大脑血流速度增高，早在 1995 年在耶鲁大学的研究证明利用多普勒超声来测量大脑中动脉收缩期峰值血流速

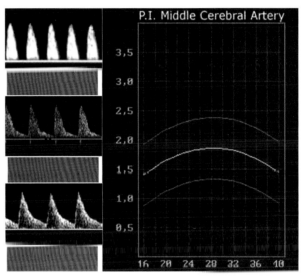

图 23-6-1 不同孕周正常大脑中动脉频谱图及 PI 正常曲线

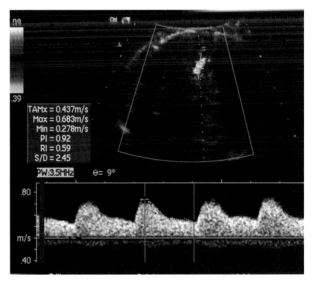

图 23-6-2 33 周胎儿 FGR，大脑中动脉搏动指数（PI）、阻力指数（RI）、S/D 比值均明显降低，分别为 0.92、0.59、2.45

度可以诊断胎儿宫内贫血。这一发现为胎儿宫内贫血的无创诊断奠定了基础。他们随后的研究发表在2000年，充分证明了大脑中动脉多普勒超声在诊断胎儿宫内贫血的有效性和可靠性，并建立了从18～40周大脑中动脉收缩期峰值速度的正常值（表23-6-1）。随后大量的研究不仅进一步证明了大脑中动脉多普勒超声在诊断胎儿宫内贫血的有效性和可靠性，而且发现其有效性和可靠性高于传统的经羊膜腔穿刺测量羊水胆红素浓度的诊断方法。目前，大脑中动脉多普勒超声检测收缩期峰值速度已经取代经羊膜腔穿刺测量胆红素浓度诊断胎儿宫内贫血。

对存在有母胎血型不合时，最早在18周左右就可以开始每周1次大脑中动脉多普勒检测，一般坚持到35周。当MCA收缩期峰值达到1.55MOM时（图23-6-3），胎儿会有严重贫血，需要进行胎儿宫内输血（第24章）。一般在32周进行最后一次输血，同时给予糖皮质激素，2周之后在34周时进行分娩。在34周时，如果需要进行宫内输血，建议终止妊娠，等胎儿出生之后，直接输血。在输血后，MCA来监测胎儿贫血的敏感性降低，尤其是多次输血之后，因为输入的成年人红细胞的体积、大小和流速与胎儿红细胞不一样。

在35周之后，大脑中动脉多普勒的有效性会降低，假阳性率会增高。如果需要，可行羊膜腔穿刺来检测胆红素浓度，同时可通过羊水检测胎儿肺成

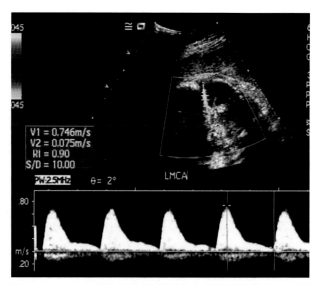

图23-6-3　32周胎儿重型珠蛋白生成障碍性贫血，大脑中动脉收缩期流速峰值为74.6cm/s，达到1.55MOM

熟。如果需要输血或肺成熟已经确定，分娩是最佳选择。一般对存在有胎儿宫内贫血风险的孕妇，在38周左右，建议终止妊娠。

对B19病毒感染的孕妇，一般建议1周1次MCA多普勒检测，连续10周。如果10周之后没有发现胎儿贫血，则不需要再观察。

第七节　静脉导管多普勒超声在妊娠期的应用

静脉导管（ductus venosus）是胎儿期的特殊血管分支，是脐静脉绕过肝直接连接到下腔静脉的分支。它携带高含氧血液直接射入下腔静脉（图23-7-1A），经右心房通过卵圆孔到左心房，经左心室进入主动脉，供应心脏、大脑等重要器官。因其特殊位置和连接，检测静脉导管血流动力学直接反映胎儿心功能。

正常情况静脉导管中血流总是前向的（antegrade flow）。在多普勒超声时表现为心室收缩期峰（S），舒张早期峰（D），和心房收缩期峰（a）（图23-7-1B）均为前向血流。当出现胎儿宫内窘迫而波及血流动力学改变时，静脉导管前向血流减以至出现逆向血流，多普勒超声表现为a波逐渐减小，然后消失，最后反向（图23-7-2）。当出现a波消失或反向时，新生儿预后很差，尤其是a波反向时，出生时pH < 7.2的可能性高达65%。

正因为静脉导管血流的改变直接反映胎儿心功能状况，其临床应用主要在评估任何可能影响胎儿心功能的病变，比如严重胎盘功能不全，双胎输血

表23-6-1　18～40周胎儿大脑中动脉收缩期流速峰值

孕周	中位数的倍数			
	1.0 (MOM)	1.29	1.50	1.55
18	23.2	29.9	34.8	36.0
20	25.5	32.8	38.2	39.5
22	27.9	36.0	41.9	43.3
24	30.7	39.5	46.0	47.5
26	33.6	43.3	50.4	52.1
28	36.9	47.6	55.4	57.2
30	40.5	52.2	60.7	62.8
32	44.4	57.3	66.6	68.9
34	48.7	62.9	73.1	75.6
36	53.5	69.0	80.2	82.9
38	58.7	75.7	88.0	91.0
40	64.4	83.0	96.6	99.8

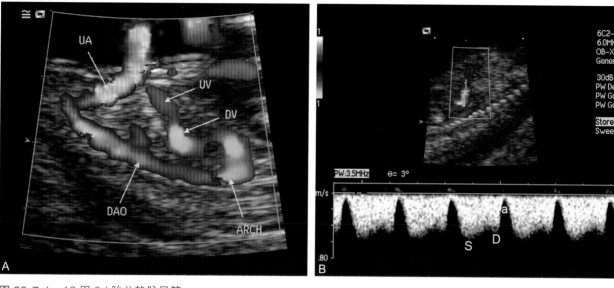

图 23-7-1 12 周 6d 胎儿静脉导管

　　A. 彩色多普勒显示静脉导管；B. 频谱多普勒显示静脉导管频谱。UA. 脐动脉；DAO. 降主动脉；DV. 静脉导管；UV. 脐静脉；ARCH. 主动脉弓；S. 收缩期峰；D. 舒张期峰；a. 心房收缩期

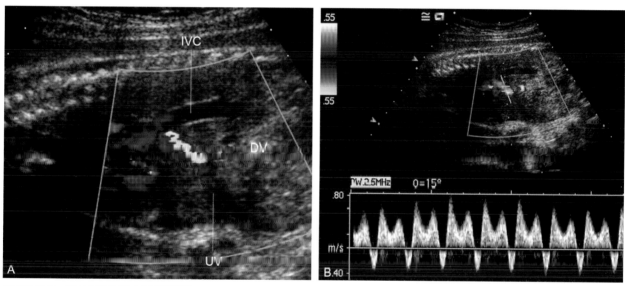

图 23-7-2 32 周胎儿宫内发育迟缓

　　胎儿静脉导管彩色多普勒（图 A）及频谱多普勒（图 B）显示静脉导管（DV）血流反流。IVC. 下腔静脉；UV. 脐静脉

综合征，胎儿贫血、水肿和胎儿心律失常等。

【静脉导管多普勒超声操作技术】

　　在二维超声下找到胎儿上腹部纵切面或横切面。利用彩多普勒来确定静脉导管的峡部（isthmus portion），此部位血流速度最高。将多普勒取样门（doppler gate）放在静脉导管的峡部。保持超声束和血管长轴之间角度最好为 0°。在胎儿静止和没有呼吸时检测。

【静脉导管多普勒异常的临床处理】

　　1. 静脉导管多普勒在胎儿宫内发育迟缓中的应用　对胎儿宫内发育迟缓的患者，尤其是严重胎儿

宫内发育迟缓发生在 34 周之前的孕妇，临床处理最棘手的问题是在何时决定分娩才能在最大程度上提高新生儿预后和降低新生儿因为早产而发生的并发症，同时避免新生儿代谢性酸中毒和胎死宫内。自从脐动脉多普勒超声的应用，同上所述，已经明显改善了新生儿预后。然而对出现脐动脉舒张末期血流消失或反向的胎儿是否还能继续延长妊娠而避免早产？尤其是对发生在 30 周以前的宫内发育迟缓，静脉导管多普勒超声在指导临床处理这类病人时能起一定作用。因为在胎盘功能不全而导致胎盘血管阻力增加时，首先导致脐动脉血流阻力改变，然后

才因脐动脉血流阻力的显著增高而导致胎儿心功能的改变，从而产生静脉导管血流的改变。因此，脐动脉血流改变发生在前，静脉导管血流改变发生在后。有研究证明，当出现脐动脉S/D比值增高，围生期死亡率约为5.6%，当出现脐动脉舒张末期血流消失或反向，但静脉导管多普勒正常时，围生期死亡率则上升到11.5%，但是当出现静脉导管多普勒异常时（图23-7-2），围生期死亡率则高达38.8%。发表在2010年的Meta分析，总结了18个临床研究共2267例胎儿，发现在有胎盘功能不全的高危人群中，静脉导管多普勒能比较准确地预测围生期预后。

基于上述原理，对于很早期（30周以前）发生的胎儿宫内发育迟缓，静脉导管多普勒超声在对决定分娩时间，能起决定性的作用。但是这是否能真正改善新生儿预后，目前还在等待临床双盲试验的结果。

2. 静脉导管多普勒在双胎输血中的应用　在双胎输血综合征中，因为一个胎儿将血液输入另一胎儿，导致两个胎儿都存在显著的血流动力学改变，从而导致胎儿心功能改变。同上所述，这些改变通过多普勒超声可以检测到。在Quintero的双胎输血综合征分期中，多普勒超声检测是决定分期的指征之一。当出现静脉导管a波消失或反向时，定为三期，这对临床处理双胎输血综合征有决定性意义，因为在Ⅰ期和Ⅱ期双胎输血综合征，分别有60%和15%的患者可以自愈，而Ⅲ期和Ⅳ期患者中，分别有高达46%和86%的胎儿是致命的。因此，对Ⅲ期和Ⅳ期患者应及时进行治疗（第24章，第25章）。

3. 静脉导管多普勒在胎儿水肿中的应用　许多病因可导致胎儿水肿，免疫性的或非免疫性。静脉导管多普勒检测同样可预测临床预后。

4. 静脉导管多普勒在胎儿心律失常中的应用　胎儿心律失常，尤其是持续性心律失常，会导致胎儿心力衰竭，胎儿水肿。多普勒超声包括检测心瓣膜功能和静脉导管可以帮助预测胎儿预后。静脉导管多普勒可以检测心力衰竭发生的可能。其次一些心律失常，比如室上性心动过速，可进行宫内治疗，静脉导管多普勒可监测胎儿对宫内治疗的反应和预后。

5. 静脉导管多普勒在产前的其他应用　早孕期静脉导管多普勒异常可筛查胎儿染色体畸形和先天性心脏畸形（见本章）。

第八节　其他静脉多普勒超声在妊娠期的应用

除了上述静脉导管外，胎儿脐静脉和下腔静脉，也直接反映胎儿心脏功能。正常情况下，这些静脉系统血流是前向的。任何胎儿疾病影响到胎儿心脏功能时，都会改变这些静脉系统的前向血流，而这些改变通过多普勒超声可以检测到。因此不难理解，上述影响静脉导管多普勒改变的胎儿疾病，也会导致脐静脉和下腔静脉多普勒改变。但是测量这些静脉系统多普勒，除了进一步证实静脉导管多普勒反映的胎儿心脏功能异常外，并不能为临床处理提供额外的价值。因此，目前脐静脉和下腔静脉多普勒超声检测并没有常规推广。

第九节　多普勒超声在胎儿染色体畸形筛查中的应用

染色体畸形胎儿常伴有结构畸形，尤其是心血管结构异常。然而，即使没有显著结构畸形，染色体畸形胎儿的心脏功能在早孕期即可出现异常。大量研究证实21三体胎儿心肌和瓣膜的显微和超微结构解剖可出现异常。这些发现帮助开发了新的超声标记：心血管系统的多普勒评价。这类超声评价中有两个测试在早孕期筛查时极其有用，即三尖瓣口和静脉导管内的血流评价。

1. 早孕期三尖瓣反流　早孕期三尖瓣反流在染色正常体胎儿中发生率约为0.9%，而在21三体、18三体、13三体和特纳综合征胎儿中的发生率分别高达55.7%、33.3%、30%和37.5%，因此，三尖瓣反流可作为筛查染色体畸形的敏感超声标记。结合NT测量值、血清学生物标记、孕妇年龄及三尖瓣反流，对21三体、18三体的检出率分别可达96%和92%，而对13三体和特纳综合征的检出率则可达100%。目前频谱多普勒检测三尖瓣反流已被英国母胎医学协会采纳入早孕期染色体筛查模式中。

2. 早孕期静脉导管a波反向　静脉导管是胎儿时期的特殊结构，因其特殊解剖位置和血液供应，直接反映胎儿心脏功能。因此当胎儿心脏功能异常时，静脉导管血流动力也随之发生改变，而这一改变可通过多普勒超声检测到。正如上述三尖瓣反流，染色体畸形胎儿也常伴有静脉导管多普勒超声异常，表现为 a 波消失或反向。这些异常已经在大量人群的研究中得到证实。静脉导管 a 波反向在染色体正常胎儿中的发生率约为 3.2%，而在 21 三体（图 23-9-1）、18 三体、13 三体和特纳综合征胎儿中的发生率分别高达 66.4%、58.3%、55% 和 75%。因此，静脉导管 a 波反向也可作为筛查染色体畸形的敏感超声标记。结合 NT 测量值、血清学生物标记、妊娠年龄及静脉导管 a 波反向，对 21 三体、18 三体的检出率分别可高达 96% 和 92%，而对 13 三体和特纳综合征的检出率则可高达 100%。目前频谱多普勒检测静脉导管 a 波反向已被英国母胎医学协会采纳入早孕期染色体筛查模式中。

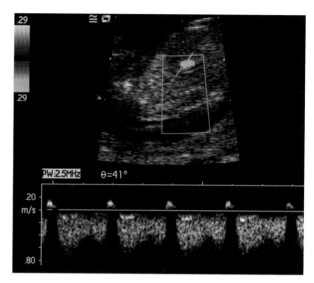

图 23-9-1　12 周 5d 胎儿静脉导管 a 波反向，染色体核型为 21 三体

（罗国阳　马　娅　廖伊梅　李胜利）

第 24 章

胎儿宫内治疗进展

随着医学科学技术的飞速发展，特别是超声技术的应用，使得胎儿期的一些疾病能够较早期地预防，并给予及时而恰当的治疗。目前胎儿宫内治疗有 4 种途径：①通过母体给药治疗胎儿疾病；②通过超声引导羊膜腔穿刺给药治疗胎儿疾病；③通过超声引导脐血管穿刺给药治疗胎儿疾病；④胎儿疾病宫内手术治疗。现将常见的胎儿疾病宫内治疗介绍如下。

第一节 胎儿心律失常的宫内治疗

随着胎儿超声心动图超声多普勒的广泛应用，胎儿心律失常的检出率逐年增高，目前，其发生率为 1%～2%，这个发生率不包括未被检出和自身缓解的病例，实际发生率应更高。表 24-1-1 是美国耶鲁大学对 1375 例胎儿心律失常病例的总结。

表 24-1-1 美国耶鲁大学 1375 例胎儿心律失常汇总

类型	病例数
房性期前收缩	1213（87.6%）
室上性心动过速	69（5.0%）
完全性房室传导阻滞	39（2.8%）
心房扑动	21（1.5%）
二度房室传导阻滞	10（0.7%）
窦性心动过速	8（0.6%）
室性心动过速	7（0.5%）
心房颤动	4（0.3%）
交界性心动过速	2（0.1%）
窦性心动过缓	2（0.1%）
合计	1375

【胎儿心律失常分类】

胎儿心律失常可根据节律分为三类：不规律性心律失常、心动过速和心动过缓。

1. 不规律性心律失常是最常见的一类胎儿心律失常，包括房性期前收缩、交界性期前收缩和室性期前收缩等，以房性期前收缩最常见。

2. 胎儿心动过速包括窦性心动过速、室上性心动过速、心房颤动、心房扑动、交界性心动过速和室性心动过速。

3. 胎儿心动过缓主要包括窦性心动过缓和房室传导阻滞。

其中不规律性心律失常一般是自愈的，不需要任何治疗。室上性心动过速、心房颤动、心房扑动，以及早期房室传导阻滞可进行宫内治疗，治疗效果理想。

【胎儿心律失常原因】

胎儿心律失常的原因有多种，常见病因有心脏结构缺陷，宫内感染，孕妇用药，孕期胎儿缺氧，孕妇自身免疫性疾病等。病因不明最常见。

1. 先天性心血管畸形：三度房室传导阻滞在胎儿中 60%～70% 合并单心室、大动脉转位、房室共道畸形等先天性心脏病。这类因心脏结构畸形而导致的心律失常预后最差。

2. 遗传因素：如特发性 Q-T 间期延长综合征，一种常染色体显性遗传病。研究证实与编码心肌细胞离子通道蛋白的基因突变有关，到目前为止已证实至少有 3 个致病基因存在，引起钠、钾离子通道蛋白功能异常，致动作电位时限延长，复极延迟。

3. 孕妇自身免疫病：系统性红斑狼疮和干燥综合征患者血清自身抗核抗体 anti-SSA（anti-Ro）

和 anti-SSB (anti-La) 可通过胎盘进入胎儿房室传导系统产生炎症反应而导致永久性纤维化，造成胎儿不可逆性房室传导阻滞。

4．孕妇用药：β 受体激动药可导致胎儿心动过速，而 β 受体阻滞药，可引起胎儿心动过缓。

5．胎儿宫内缺氧：胎儿宫内窘迫，脐带绕身，分娩时持续高张性宫缩，均可引起胎儿心动过速或心动过缓。

6．胎儿宫内感染，如胎膜早破先兆早产保胎过程中，若出现胎儿宫内感染，胎儿可表现心率过快等。

7．孕妇患传染性疾病，体温增高，常使胎儿心率过快。

8．孕妇摄入过量咖啡、酒精或吸烟等均可能引起胎儿心律失常。

【诊断】

心律失常的常规诊断方法是心电图，然而产前行胎儿心电图检查在目前是非常困难的。直接诊断胎儿心律失常只能在分娩时羊水破后将电极置于胎儿头皮上进行。产前最好的间接诊断方法是超声，随着超声技术的提高和仪器的改进，产前胎儿心律失常的诊治是产前诊断最成功的典范之一。

1．二维超声 (two-dimensional ultrasound) 排除心脏结构畸形、心包积液，胎儿水肿等。

2．M 超声 (M mode)：检测心房和心室壁及心瓣膜的运动和顺序，区别心律失常的类型。

3．脉冲多普勒超声 (pulsed wave Doppler) 检测心脏各瓣膜口处的血流频谱，同时记录左心室流出道和流入道的血流频谱。流入道 E 峰代表左心室舒张早期快速充盈的峰值速度；A 峰为左心房收缩引起的左心室舒张晚期充盈的峰值速度。房性期前收缩时心室激动之前可见提前发生的心房激动（A 峰提前、多普勒二尖瓣血流频谱的峰值速度 A）；室性期前收缩时无提前发生的 A 峰，有完全性代偿间期。检测 P-R 间期来排除房室传导阻滞。脉冲多普勒超声也可检测血管血流波型的改变而反映心脏功能。

4．彩色多普勒 (color doppler) 检测是否有室间隔缺损，心瓣膜是否有反流。

5．组织多普勒 (tissue doppler) 将心肌运动产生的低频多普勒频移用彩色编码或频谱实时显示出来，有效地反映心肌运动的方向和速度。

6．胎心监护 (external fetal heart rate monitoring) 通过将超声探头放在孕妇腹部，间接记录胎儿心率，其优点是可以连续性记录胎心变化，

是目前产前和临产时最常规的胎心监护方法。但受孕妇心跳、腹壁厚度和运动等因素的影响。

【治疗】

胎儿心律失常治疗的目的：①尽快地使心律恢复正常，防治心力衰竭和非免疫性胎儿水肿的发生；②通过治疗延长妊娠期；③治疗过程中进一步明确心律失常的原因，以便对因治疗。治疗时应掌握心律失常的类型；孕龄周数及胎儿的成熟情况；是否存在先天性心脏病、心肌病和胎儿水肿等；胎儿心功能情况；孕妇的健康情况，尤其是孕妇心脏功能情况。

1．不规律性心律失常 以房性期前收缩最常见，包括传导和非下传型。通常房性期前收缩是良性的，自愈性的，不需要任何治疗。只有 1%～3% 的病例可能会发展到心动过速。有 0.3%～2% 的病例合并有先天性心脏病。处理原则包括：①胎儿超声心动图以排除心脏结构畸形；②1 周 1 次或 2 次超声检查以排除下传变为心动过速；③1 周 1～2 次胎心监护；④孕妇避免咖啡、浓茶，不要吸烟。

2．胎儿交界性期前收缩 很少见，产前诊断比较困难。和房性期前收缩一样，一般是良性的，只需观察以防止发展成心动过速。室性期前收缩也很少见，产前诊断相对容易。和房性期前收缩一样，一般是自愈的。定期观察以防止下传变成室性心动过速。

3．胎儿心动过速 胎儿心动过速需要立即处理，因为持续性心动过速会导致心力衰竭、胎儿水肿、以致胎儿死亡。

(1) 室上性心动过速 (supraventricular tachycardia, SVT)：室上性心动过速是最常见的胎儿心动过速，表现为胎心率达 220～260/min。室上性心动过速可以是持续性，但更多情况下是间断性的。目前认为导致胎儿出现 SVT 的可能机制有：①折返；②异位起搏；③心房颤动或心房扑动。以折返机制最常见。

(2) 胎儿 SVT 的处理包括由围生医学专家全面评估胎儿在宫内的状况和排除胎儿先天发育异常及对孕妇健康评估。孕妇需住院通过连续性胎心监护来观察胎儿心率的变化情况。具体处理应该根据胎儿心率、孕周，是否有胎儿水肿，是否有结构畸形和孕妇情况而定。表 24-1-2 总结了基本处理原则。

(3) SVT 的宫内治疗包括给孕妇服药和直接胎儿宫内肌内注射。在给孕妇服药前，应对孕妇心功能进行评估，心电图是常规方法。首选药是地高辛

表 24-1-2　SVT 宫内基本处理原则

	建议处理	建议观察	建议分娩
心率	>220	≤ 200	足月，胎儿肺成熟确定
持续性	1d > 50%	1d < 20%~25%	
孕周	<34 周	≥ 34 周	
胎儿水肿	治疗		
合并先兆子痫			分娩

（在欧洲氟卡尼是首选药），常用第二类药包括氟卡尼，索他洛尔和 amniodarone。药物剂量、用药方法、血液治疗药物浓度及药物不良反应见表 24-1-3。

①心房扑动、心房颤动：心房扑动的房性心律通常在 400~500/min，常伴有 2:1、3:1、4:1 的房室传导，室性心律可表现为室上性心动过速或正常室性心律，心房颤动非常少见，治疗上没有系统的临床研究，心房扑动可用地高辛或普萘洛尔来控制心室律，或者用氟卡尼、索他洛尔、胺碘酮来传变正常窦性心律。心房颤动治疗的治疗首选药物是地高辛。

②室性心动过速或心室颤动：非常少见。临床治疗因病因不同而不一样。如果心率 < 200/min，只需观察即可。如果室性心动过速是因尖端扭转型室性心动过速而导致，治疗可用静脉镁，利多卡因或口服普萘洛尔。其剂量和不良反应见表 24-1-3。如果室性心动过速伴有长 QT 综合征，应避免用延长 QT 的药物。如果室性心动过速是因病毒感染或自身免疫病而导致的心肌炎，可用地塞米松。

4. 胎儿心动过缓　不同原因导致的心动过缓，临床处理不一样，因此，首先必须查明导致心动过缓的原因。窦性心动过缓通常是短暂的，大多是生理性的，或因为孕妇低血压、麻醉、缺氧等原因导致。一般不需要特殊处理，只需观察。如果怀疑长 QT 综合征导致心动过缓，需要查孕妇家族遗传病史。

房室传导阻滞是另一类心动过缓。其中以特异性房室传导阻滞预后最好，而心脏结构异常而导致的房室传导阻滞预后最差。因自身免疫病（抗 -SSA 和抗 -SSB 抗体）而产生的一度或二度房室传导阻滞可以是可逆的，而三度房室传导阻滞是不可逆的。通常只要心率在 55/min 以上，不会产生胎儿水肿。可给孕妇服用 β 受体激动药（beta-adrenergic agents，特布他林 terbutaline）来提高胎儿心率。

因自身免疫病（抗 -SSA 和抗 -SSB 抗体）而产生的房室传导阻滞通常发生在 24 周以前。抗 -SSA 和抗 -SSB 的抗体浓度越高，产生房室传导阻滞的可能性越大。一般从 16 周开始，每周超声测量 P-R 间隔，如果有 P-R 间隔延长而怀疑有一度 / 二度房室传导阻滞，可给孕妇服用地塞米松（4 mg/d）。如果 24 周后而 P-R 间隔正常，可改为每 2 周 1 次超声。因抗 -SSA 和抗 -SSB 而导致的房室传导阻滞，复发率高达 15%。但目前没有很好治疗方法。可从 12 周左右开始给孕妇服用地塞米松。可以给孕妇用静脉免疫球蛋白（IVIg 400 mg/kg 从 12 周开始），但在很小的临床试验中没有得到证实。

第二节　胎儿宫内输血

Liley 是第一个进行胎儿宫内输血的人。在 1963 年，他利用 X 线进行羊膜腔造影的方法，首次成功施行胎儿腹腔内输血。1981 年 Rodeck 等在超声引导下成功地进行了脐静脉宫内输血。目前宫内输血技术日趋成熟，已经成为治疗胎儿贫血和新生儿血小板减少症的常规措施。

【胎儿输血途径】

胎儿宫内输血（intrauterine fetal transfusion）主要有经腹腔输血（intraperitoneal transfusion）与经脐静脉输血（intravascular transfusion，IVT）。经腹腔输血主要靠膈膜和腹膜表面淋巴管吸收红细胞，而后通过胸导管进入血循环。经腹膜腔输血已很少应用，仅在较小的胎儿经脐静脉输血实施较困难时才使用。经腹腔输血的另一优点是腹腔内的细胞可缓慢吸收，7~10 d。经脐静脉输血已成为常规方法。

【胎儿宫内输血适应证】

胎儿宫内输血主要目的是纠正胎儿贫血以防止胎儿水肿和纠正胎儿血小板减少以防止胎儿颅内出血。导致胎儿贫血的原因包括：①胎儿血型不合所导致的胎儿免疫性贫血包括 Rh 溶血以及一些少见的血型如 kell 血型不合溶血；②微小病毒 B19 急性感染引起的胎儿宫内贫血。

1. 血型不合所导致的胎儿免疫性贫血　血型不

表 24-1-3 SVT 宫内用药方法及不良反应

药　名	剂　量	治疗药量	药物不良反应
地高辛 Digoxin	首剂：1 200 μg per 24 h，静脉给予 in 3 divided doses；维持剂量：375~750 μg daily，口服 in two equal daily doses	0.7~2.0 ng/ml	视力和中枢神经系统症状，束支传导阻滞，长 QT，胎儿或新生儿心律失常 visual and central nervous system symptoms, bundle branch block, QT prolongation, fetal or neonatal proarrhythmia
索他洛尔 Sotalol	160~480 mg daily in two equal daily doses or every 8 h，口服		恶心和（或）呕吐，头晕，疲乏，束支传导阻滞，母体和（或）胎儿心律失常 Nausea and/or vomiting, dizziness, fatigue, bundle branch block, maternal and/or fetal proarrhythmia
氟卡尼 Flecainide	100~300 mg daily in equal doses given every 8 h，口服	0.2~1.0 μg/ml	视力和中枢神经系统症状，束支传导阻滞，长 QT，胎儿或新生儿心律失常 visual and central nervous system symptoms, bundle branch block, QT prolongation, fetal or neonatal proarrhythmia
Amiodarone	首剂：1 800~2 400 mg daily in equal doses given every 6 h for 48 h；维持剂量：200~600 mg daily，口服	0.7~2.8 μg/ml	恶心和（或）呕吐，母体和（或）胎儿甲状腺功能失调，光敏异常，血小板减少症，束支传导阻滞，心律失常，胎儿尖端扭转型室性心动过速伴长 QT 综合征
普鲁卡因胺	首剂：500~600 mg over 20 min 静脉给予；维持剂量：2~6 mg/min 静脉给予 Initially 1250 mg, followed in 1 h by 750 mg, then 250~1000 mg every 3~6 h 口服	4~10 μg/ml	恶心和（或）呕吐，低血压，心律失常，血脂异常
硫酸镁 Magnesium sulfate	首剂：2~4 g followed by 1~2 g/h，静脉给予	1.5~3.0 mmol/L	疲乏，中枢神经系统症状，3.5~5.0 mmol/L 膝反射消失，高剂量心律失常 Fatigue, central nervous system symptoms, stop for loss of patellar reflex at levels of 3.5~5.0 mmol/L, cardiac arrhythmias at high levels
利多卡因 Lidocaine	首剂：1.0~1.5 mg/kg followed by 1~3 mg/min. 静脉给予	1.5~5.0 μg/ml	中枢神经系统症状 Central nervous system symptoms
普萘洛尔 Propranolol	40~80 mg every 8 h. 口服		疲乏，心律失常，低血压
地塞米松 Dexamethasone	首剂：4~8 mg；维持剂量：4 mg daily. 口服		与其他类固醇激素相同。FGR，建议短期使用。Similar to other corticosteroids. Short-term use preferred, fetal growth restriction

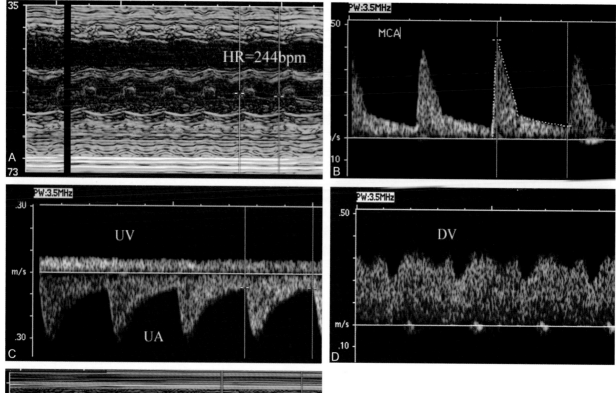

图 24-1-1　妊娠 21 周胎儿出现室上性心动过速及心功能不全（费城儿童医院田志云提供）

　　胎儿超声心动图显示大脑中动脉（MCA）舒张期代偿性血流增加，脐静脉（UV）出现异常搏动，静脉导管（DV）出现舒张末期反向血流。M 型超声显示心率为 244/min（图 A），经药物治疗 2 周后，各项超声检查指标转为正常（图 B、C、D、E）

合是最常见导致胎儿宫内贫血的原因。已发现有 50 多种抗红细胞抗体可导致胎儿宫内贫血，最常见的有抗 D，抗 K1 和抗 c 抗体。

　　（1）预防：自从抗 D 免疫球蛋白的使用，RhD 血型不合导致的胎儿宫内贫血已很少见。当发现孕妇 RhD 阴性，首先检查父亲是不是 RhD 阴性，如果父亲也是 RhD 阴性，胎儿不存在宫内贫血的风险。如果父亲是 RhD 阳性，母亲没有产生抗 RhD 抗体时，每次有妊娠出血、人工或自然流产、宫内穿刺术后都需要给抗 D 免疫球蛋白以防止孕妇产生抗 RhD 抗体。如果没有上述情况，通常在 28 周时预防性给予抗 D 免疫球蛋白。在孩子出生后，检查新生儿 RhD，如果新生儿是 RhD 阴性，不需要再做任何处理；如果新生儿是 RhD 阳性，孕妇需要在 72 h 内给抗 D 免疫球蛋白。如果孕妇已产生抗 D 抗体，则不需要给抗 D 免疫球蛋白，而且以后妊娠中，如果父亲是 RhD 阳性，都存在胎儿宫内贫血的风险。

　　其他 Rh 血型，如 C，c，E，e 等目前没有预防措施。抗 K 抗体导致的胎儿宫内贫血机制和其他抗体不一样，因此，检查母亲血液抗 K 抗体浓度和检查羊水胆红素浓度不能反映胎儿贫血程度，多普勒测大脑中动脉血流速度峰值是唯一准确反映胎儿宫内贫血的最佳方法。

　　（2）监测

　　① 如果孕妇已经产生抗 Rh 抗体，以前没有发生过胎儿宫内贫血，首先是检查父亲 Rh 血型。如果父亲是 Rh 阴性，胎儿不存在贫血风险。如果父亲是 Rh 阳性，要看父亲是 Rh 杂合子（heterozygous）或纯合子（homozygous）。如果父亲是纯合子，胎儿 100% 是 Rh 阳性。如果父亲是杂合子，胎儿有 50% 概率是 Rh 阳性。可以在中孕期行羊水穿刺来查胎儿血型。早孕期绒毛取样在已产生抗 Rh 抗体的孕妇应尽量避免。最新进展是在早孕期检测母体血液中游离 DNA（cell free DNA）

也可以确定胎儿是否为 RhD 阳性。如果胎儿确定是 Rh 阳性，接下来应每 2～4 周查孕妇血清抗 Rh 抗体滴度（titer）。如果滴度高于 1：32，每周 1 次超声检查测量胎儿大脑中动脉血流频谱。如果大脑中动脉血流频谱异常（≥1.5 MoM），胎儿存在严重贫血，需立即行宫内输血以防止胎儿水肿。

②如果孕妇已经产生抗 Rh 抗体和有过一次胎儿宫内贫血妊娠史，并且胎儿确定（或无法确定）是 Rh 阳性，不需查孕妇血清抗 Rh 滴度，直接从 16 周开始每周 1 次超声来监测大脑中动脉血流频谱。如果大脑中动脉血流频谱异常（≥1.5 MoM），需要立即胎儿宫内输血。

③如果孕妇是抗 K 抗体阳性，并且胎儿确定（或无法确定）是 Rh 阳性，直接从 16 周开始每周 1 次超声检查来测量大脑中动脉血流频谱。如果大脑中动脉血流频谱异常（≥1.5 MoM），需要立即胎儿宫内输血。

2. 微小病毒 B19 急性感染　微小病毒 B19 感染是儿童期常见病。30%～60% 的成年人有免疫力。妊娠期微小病毒 B19 急性感染率 3%～4%，以幼儿园教师最常见。孕妇感染后精确的胎儿垂直感染率不是很清楚。胎儿感染后的常见并发症是流产或因贫血而导致的胎儿水肿。Enders 等对 1018 例孕妇急性感染的追踪研究发现胎儿死亡率为 6.3%，胎儿水肿发病率为 3.9%，所有死亡胎儿病例都发生在孕妇妊娠 20 周以前感染 B19，而妊娠 20 周以后感染的孕妇没有胎儿死亡发生。其他研究也证实晚孕期 B19 感染胎儿死亡率很低。

B19 病毒主要侵犯胎儿红细胞系统，造成细胞生成障碍而导致胎儿贫血及胎儿水肿，胎儿水肿多发生在妊娠 32 周之前感染 B19。50% 的胎儿水肿发生在感染 B19 2～5 周，93% 的病历发生在感染 B19 后 8 周之内。因此，对 B19 病毒感染的孕妇常规进行大脑中动脉血流频谱检测来观察是否有胎儿贫血，每周 1 次，连续 10 周。如果大脑中动脉 Doppler 异常（≥1.5 MoM），需要立即胎儿宫内输血。

3. 新生儿免疫性血小板减少（neonatal alloimmune thrombocytopenia，NAIT）　NAIT 的发病机制和 Rh 血型不合一样。母亲产生抗血小板抗体，这种抗血小板抗体可通过胎盘循环，造成胎儿血小板破坏，导致血小板减少。在白种人中，HPA-1a 是最常见导致 NAIT 的原因，占 80%。98% 的白种人是 HPA-1a 阳性，2% 的白人是 HPA1-a 阴性（HPA-1b）。如果 HPA-1b 妇女和 HPA-1a 阳性男性结婚，胎儿就有可能发生 NAIT。如果母亲是 HPA-1b 同合体，父亲是 HPA-1a 纯合子（homozygous），胎儿 100% 会产生 NAIT。在亚洲人中，HPA-4（HPA-4a/ HPA-4b）是最常见导致 NAIT 的原因。

与 Rh 血型不同的是，Rh 血型不合胎儿贫血一般不会发生在第一胎，而 NAIT 则可能发生在第一胎。患儿在刚出生时发现有出血和严重血小板减少。产前超声发现胎儿颅内出血，应高度怀疑 NAIT。10%～20% 的患儿出现颅内出血，是导致新生儿死亡的主要原因。在第一胎发生 NAIT 后，后面妊娠，一胎比一胎严重，一胎比一胎更早发生胎儿颅内出血。

产前处理原则是先查清父母血小板基因型别，来评估胎儿风险。必要时可经羊水穿刺术来确定胎儿血小板基因型别。如果确定胎儿有 NAIT 风险，目前产前处理如下：

（1）前次新生儿有血小板减少但没有胎儿颅内出血，下一次妊娠从 20 周开始，静脉给免疫球蛋白（IVIG，每周 1 g/kg）和泼尼松 [0.5 mg/（kg·d）]，定期超声检查胎儿颅内出血。

（2）前次新生儿在妊娠后期或出生时有颅内出血，下一次妊娠从 12 周开始，IVIG（每周 1 g/kg），从 20 周开始再加泼尼松 [1 mg/（kg·d）]。定期超声检查胎儿颅内出血。在 32 周取脐带血查胎儿血小板数，如果血小板数低同时准备输血，一般在 34 周行剖宫产。

（3）前次怀孕，在中孕期就发现有胎儿颅内出血，从妊娠 12 周开始，IVIG（每周 2 g/kg），从 20 周开始再加泼尼松 [1 mg/（kg·d）]，定期超声检查胎儿颅内出血，在妊娠 32 周取脐带血查胎儿血小板数，如果血小板数低同时准备输血，一般在妊娠 34 周行剖宫产。

【胎儿宫内输血前准备】

1. 仪器：实时超声诊断仪，腹部穿刺探头或穿刺导向装置。20～22G 穿刺针长 15～18 cm。

2. 胎儿镇静药，维库溴铵（Vecuronium，0.1 mg/kg，超声评估胎儿体重），或阿曲库铵（Atracurium，0.4 mg/kg，超声评估胎儿体重）。

3. 浓缩红细胞：O 型，RhD 阴性血，CMV 及 HIV 检测阴性，新鲜配制，去除白细胞，经 γ 放射性照射（2500 GY，以防止移植物抗宿主反应）。血细胞比容（HCT）在 0.75～0.85，以 0.8 最为合适。可用孕妇自体血制成的洗涤浓缩红细胞。与用其他供血者的比较，输母体血母胎间免疫反应较小，母亲红细胞在胎儿体内消耗速度慢，可减少输血次数。

4．术前30min预防性静脉应用抗生素。

5．输血应在产房进行，以便因输血并发症而必须分娩，产妇最好空腹6h。

6．向孕妇和家属做必要的解释，交代预后，取得同意并签字。

7．术前排空膀胱。

【操作方法】

1．前部分操作步骤和方法基本同胎儿脐血管穿刺。孕妇应在稍微左侧仰卧位以避免子宫压迫腹主动脉和下腔静脉。如果孕妇高度紧张，可给孕妇镇静药（咪达唑仑Midazolam，1~2mg或芬太尼Fentanyl，25~50μg静脉注射）。宫内输血脐带穿刺首选近胎盘脐带插入口，因其较固定，穿刺时不易滑脱。前壁胎盘因胎盘脐带插入口离腹壁较近，穿刺较易，后壁胎盘稍困难，穿中脐血管后，宜先注入胎儿镇静剂，保证输血过程胎儿的安静。保证穿刺针与脐带之间有一定的张力，要轻轻下压穿刺针。

2．穿刺脐血成功后，回抽胎血1ml左右，检查胎儿血常规，血型和其他需要的检测，然后向脐血管内注入胎儿镇静药，以抑制胎动，再输入浓缩的红细胞。

3．宫内脐静脉的输血速度为2~5ml/min，输血过快，脐带易脱落，且加重胎儿心脏负担。腹腔输脐血速度5~10ml/min。

4．在输血同时，在超声下观察胎心，如果出现胎心过缓，应暂停输血，等胎心恢复正常后，再继续输血。

5．输血量。输血量是根据胎儿输血前HCT，孕周，胎儿体重，输血后想要达到的HCT和输入血HCT而计算的。据估计，胎儿-胎盘循环血量为20ml/kg，若超过这一输血量，以胎儿血红蛋白浓度达到或等于150g/L作为结束输血的指标。可用以下公式计算：

输血量 $= [(HCT_3 - HCT_{10}) / (HCT_2) \times$ 胎儿估重（kg）$\times$ 胎儿胎盘循环血量（150ml/kg）

HCT_1：输血前血细胞比容

HCT_2：供血的血细胞比容

HCT_3：拟达到HCT值

Moise提出在两种途径联合输血时，采用以下公式：

经脐静脉输血：$V = \dfrac{FPC(H_{post} - H_{pre\text{-}IVP})}{H_{transfuse}}$

$V=$ 输血量（ml）；FPC：胎儿胎盘血容量（$=1.046+$ 胎儿体重（g）乘以0.14）

$H_{transfuse}$：所输血液的HCT

$H_{post\text{-}IVP}$：输血后胎儿的HCT

$H_{pre\ IVP}$：输血前胎儿的HCT 经腹脐输血

6．注意事项

（1）经脐静脉输血最早可从妊娠18周开始。在此之前，脐血管输血很困难，通常只能经腹膜腔输血。

（2）24周以上，输血后的HCT应达到0.4~0.5。也有专家建议输血后HCT应达到0.5~0.65。但HCT＞0.5，大大增加了血液黏度而会带来不良后果。

（3）在24周以前，严重贫血胎儿第一次输血后HCT不应超过0.25或HCT增加不超过4倍，因为输血后血液黏度增加而显著降低心排血量，从而导致输血后胎儿死亡。一般在48h内给予第2次输血以达到正常HCT，第3次输血在7~10d。

（4）腹膜腔输血时以输入不因为增加腹腔压力而影响脐静脉血流时的最大量。通常通过孕周减去20再乘以10来计算 [（孕周 -20）×10= 输血量]。

（5）一般妊娠超过26周后，建议给倍他米松以促胎儿肺成熟。

（6）输血间隔。在第一次输血后，一般HCT每天降1%。因此一般第二次输血是在第一次输血后10~14d。在有过2~3次输血后，间隔可延长到3~4周。也可以通过测量大脑中动脉血流频谱而决定输血时间，但应用1.32MoM而不是1.5MoM来决定第2次输血时间。目前研究证明在有过2次输血后，66%~100%的胎儿红细胞含有成年年人血红蛋白，大多数胎儿红细胞已被输入的成年人红细胞替代，成年人红细胞较小，没有像胎儿红细胞那样硬性（rigid），常聚在一起，因此，大脑中动脉血流频谱不能准确预测胎儿贫血。

（7）最后一次输血一般在32~34周，输血2周后分娩。也有专家建议在最后一次输血后，给孕妇口服苯巴比妥（30mg，3/d，共10d）以促胎儿肝成熟以降低新生儿输血。

【胎儿宫内血小板输血】

相对宫内输血，血小板输入很少应用。NAIT是最常见的血小板输入指征。但对NAIT的宫内治疗，血小板输入目前已不是首选，相反是最后选择。上述药物治疗是首选。另一少见宫内血小板输入指征是B19病毒感染而导致的胎儿血小板减少（＜50 000/μl）。

术前准备和宫内输血大致相同。血小板来源可以是和胎儿血小板抗原相配的献血者。同样要求 CMV 及 HIV 检测阴性，去除白细胞，经 γ 放射性照射（2 500 GY，以防止移植物抗宿主反应）。也可以是孕妇自身血小板，但需要分离干净孕妇血液中抗血小板抗体。输入血小板浓度应 >2000×10^{12}/L 来减少输入体积。如果孕妇是 RhD 阴性，应在术后经孕妇注射抗 D 免疫球蛋白。

血小板输入量计算：

$$V=\frac{FPV（ml）×（Pfin-Pin）×2}{P_{trans}}$$

V= 总输入量

FPV=fetalplacental volume= 胎儿估重（kg）×0.14

Pfin= 想要达到的血小板浓度

Pin= 输血前血小板浓度

Ptrans= 输入的血小板浓度

血小板输入的具体操作和前术宫内输血相同。当胎儿血小板 <50 000/μl，需要给胎儿输入血小板。输入后，血小板浓度应该达到 300 000～500 000/μl。一般从妊娠 26 周左右开始，如果需要，每周 1 次，在妊娠 32 周之后分娩。

【宫内输血并发症】

1. 胎儿死亡 因为输血过多、失血等原因而导致。有一较大研究对 254 例孕妇共 740 次宫内输血，发现胎儿死亡率为 1.6%。

2. 胎儿心动过缓或胎儿心率不规则 常与穿刺刺激或输血速度有关。需立即停止操作。在上述研究中发现其发生率为 5%。

3. 诱发宫缩引起早产 因宫内输血时间较长，常易诱发宫缩。但一般不需要特殊处理。

4. 羊膜破裂 上述研究中发现其发生率为 0.1%。

5. 脐带血肿及胎盘血肿 宫内输血完应超声检查胎儿心率，注意有无脐带血肿，穿刺通过胎盘者，注意有无胎盘血肿。

第三节 双胎输血综合征的宫内治疗

见第 25 章。

第四节 宫内胎儿治疗性引流术

在超声引导下穿刺囊肿、积液或尿液等，能缓解对胎儿的压迫，使胎儿正常发育。若梗阻未解除，很快又会产生积液，常需要反复多次穿刺放液，以减轻积液对所在器官内的压力。宫内治疗引流术操作复杂，需要高度熟练的操作技巧。在决定穿刺引流术前，必须首先建立明确的诊断，仔细权衡手术利弊，凡是胎儿合并其他严重疾病包括染色体异常或畸形，均无宫内治疗的意义。

【宫内引流的指征】

1. 胸腔积液、腹水。

2. 脑积水。

3. 胎儿肾盂输尿管交界处狭窄引起肾积水，伴有对侧肾无功能。

4. 胎儿后尿道瓣膜引起的尿潴留，双侧肾积水。

5. 某些巨大囊肿影响邻近器官和胎儿生长，如巨大肾囊肿、卵巢囊肿，囊肿有可能影响阴道分娩者。

6. 胎儿骶尾部畸胎瘤进行引流术以减轻压迫症状，待胎儿娩出后再行手术。

【操作方法】宫内胎儿治疗性引流术有穿刺引流和置管引流两种。

在超声引导下引流较胎儿镜下手术或开放性宫内手术安全、方便。

1. 胎儿脑积水的治疗 宫内处理适合于颅内压增高的进行性脑积水，在超声引导下，将粗针通过胎儿颅骨进入扩张的脑室，穿刺抽吸，然后拔针。此系临床暂时性缓解措施，需多次重复穿刺抽吸，引起脑皮质创伤和出血机会较多。1982 年 Chewell 等采用单次穿刺放置单向活瓣引流管。建立脑室-羊水分流，可以持续降低颅压，为增加脑皮质厚度带来希望。据国外文献报道，这种方法已使较多婴儿存活，但存活者 50% 有不同程度的大脑发育迟缓。一般宜选择妊娠 30～32 周的脑积水胎儿进行治疗，对于即将分娩的足月脑积水胎儿（诊断后 4 周内分娩）已缺乏宫内治疗价值。

2. 胎儿肾积水的治疗 宫内处理适用于下尿路梗阻引起的尿潴留，双侧性肾积水，一侧性肾积水伴有对侧肾萎缩或发育不良。如果尿路梗阻严重而不及时处理，则将导致肾衰竭甚至胎儿死亡。决定宫内手术还需考虑肾功能情况，羊水量是评价胎儿肾功能的重要指标之一。如果羊水量正常说明尿道梗阻并不完全，肾功能维持尚好，并非手术指征，宁可适当提前分娩，在出生后再纠正；如果羊水量进行性减少，提示肾功能损害明显，应为宫内手术指征。第一步先向阻塞的肾内或膀胱内置入导管，做 1～2h 的尿液引流测定尿量和钠、氯含量。

若尿＜2 ml/h，钠浓度＞100 mmol/L，氯浓度＞90 mmol/L，说明肾已有不可逆性损害，可以放弃永久性置管，若结果显示肾功能良好，则可考虑永久性（双猪尾导管），建立膀胱-羊腔分流或肾-羊膜分流。对肾功能较好的泌尿系梗阻胎儿行置管引流术可能改善胎儿预后，但应严格掌握适应证。

3. 胎儿胸腔积液、腹水的治疗　超声引导下一次性穿刺抽吸可用于胎儿胸腔积液或腹水的处理，其效果是暂时的，它可能对于出生后肺扩张有利。胎儿腹腔穿刺只要定位准确，一般不难。胸腔穿刺时务必小心，避免刺入心脏和纵隔结构。

4. 巨大囊性肿物的治疗　某些囊性肿物如颈部囊性淋巴管瘤、腹部巨大囊肿，体积过大，妨碍阴道分娩或胎儿生长，可进行超声引导下穿刺抽液。

第五节　胎儿出生缺陷的预防

一、胎儿神经管畸形（neural tube defect）的预防

胎儿神经管畸形包括开放性和闭合性。常见开放性神经管畸形包括脊柱裂（spinal bifida）、无脑畸形（anencephaly）、脑膨出（encephalocele）。

其发生率为0.6/1000～4/1000，除了环境和遗传因素外，目前普遍认为与妊娠期叶酸摄入不足有关。流行病学调查发现，这类出生缺陷在寒冷和日照不足的季节多见，推测在这种季节、新鲜蔬菜和水果缺乏，孕妇叶酸摄入不足，导致胎儿神经管发育畸形。一些影响叶酸代谢的药物如抗癫痫药物，也增加神经管畸形发生。一些前瞻性研究表明，在受孕期间，服用叶酸能减少出生后神经管畸形发生率。叶酸的这种保护机制目前还未明了，服用多少剂量有效也不清楚，但疾病控制和预防中心（CDC）建议准备受孕妇女每天至少服用0.4 mg叶酸。自从叶酸普遍应用，开放性神经系统畸形已显著降低。也有些研究认为，叶酸缺乏与胎儿神经管畸形无直接关联，因为发现正常胎儿和畸形胎儿血清中叶酸水平并无差别，因此对导致这类畸形的原因还有待进一步研究。

除了所有生育期妇女常规每天服用0.4 mg叶酸（新的标准是每天0.8 mg）外，下列妇女应在怀孕前1～2个月开始服用高剂量叶酸。

（1）前次怀孕，胎儿有神经管畸形，应在怀孕前1～2个月开始服用4 mg叶酸。

（2）癫痫病患者服用抗癫痫药物（如丙戊酸、卡马西平 Valproic acid，Carbamazepine），应在怀孕前1～2个月开始服用4 mg叶酸。

二、人类免疫缺陷病毒的母婴阻断

人类免疫缺陷病毒（HIV）存在于精液、血液、眼泪、白带、涎液、胎盘和乳汁。传播途径主要通过性、体液和血液传播。孕妇感染HIV，可通过胎盘垂直传播、分娩时经软产道传播和出生后经乳汁传播感染新生儿。

在西方国家，对孕妇进行HIV筛查是常规要求的，因为如果发现孕妇感染HIV，通过产前和分娩过程中给孕妇用抗HIV药，以及出生后预订给新生儿用抗HIV药可显著降低新生儿感染率。有大量研究证明通过上述措施可将母婴传播率从25%降到低于2%。目前在西方国家，对感染了HIV孕妇的产前、分娩和产后处理已经标准化了。这类病人通常由母胎医学专家和传染科专家一起处理。

【产前HIV治疗】

1. 如果因为孕妇健康原因而需要抗HIV治疗，即便在早孕期也应该立即开始治疗。

2. 如果孕妇没有临床症状，从中孕期（14周）开始用抗HIV药。

3. 如果孕妇血液中HIV病毒浓度可检测到（＞1000copies/ml），在开始用抗HIV药物或更改抗HIV药物之前，应该进行药物敏感测验以选择有效药物。

4. 抗HIV药物选择：基本原则是两种核苷/核苷酸反转录酶抑制药（nucleoside/nucleotide reverse transcriptase inhibitors）加上蛋白酶抑制药（protease inhibitors）。应该避免致畸药依法韦仑。在CD4细胞数＞250时，应避免奈韦拉平。

（1）如果是新发现HIV病例，首选药是齐多夫定加上拉米夫定、洛匹那韦/利托那韦（Zidovudine plus lamivudine plus lopinavir/ritonavir）。

（2）如果以前接受过抗HIV药物治疗但目前没有用药，应根据药物敏感试验来选择用药。

（3）如果怀孕前已接受有效抗HIV治疗而没有停药，应该继续用药。

（4）如果怀孕前已接受抗HIV治疗，但没有得到有效控制（血液里HIV病毒浓度高），应该进行药物敏感试验而定用药。

【分娩方法选择和分娩过程用药】

产前应定期检测母亲血液中 HIV 病毒浓度，一般每 4~6 周检测 1 次。在妊娠 36 周左右，如果孕妇血液中 HIV 病毒检测不到或 <1000 copies/ml，孕妇可经阴道自然分娩。如果孕妇血液中 HIV 病毒浓度 > 1000 copics/ml，应在妊娠 38 周时行剖宫产。

1. **自然分娩**　分娩时给齐多夫定(zidovudine) 静脉注射，首剂 2mg/kg 一时输入，然后 1mg/(kg·h)，直到分娩完成。

2. **剖宫产**　齐多夫定 (zidovudine) 静脉注射，首剂 2mg/kg 一时输入，然后 1mg/(kg·h) 给 3h，然后进行剖宫产。

【产后用药】

产后孕妇应继续用药，并转交传染科专家长期跟踪。新生儿应预防性用齐多夫定(zidovudine)6 周。

二、先天性弓形体病的防治

先天性弓形体病 (toxoplasmosis) 在产科感染性疾病中并不常见，其病原体是刚地弓形虫，往往存在于猫粪（滋养体）和未煮熟的肉类（包囊）中。这是一种人畜共患疾病。据文献报道，孕妇的新近感染率为 6.84%，母儿垂直传播率为 9.57%~40%。妊娠 26 周前感染弓形虫，胎儿多会出现典型的先天性弓形体病的临床表现如视网膜脉络膜炎、脑内钙化、脑水肿等；妊娠 26 周后感染，母胎传播的概率更大，但胎儿往往无明显症状，出生后才渐出现神经系统的表现。

受孕前后避免接触猫类动物和禁食未煮熟的肉类是预防的关键。对有基础十点休息的孕妇要及时进行筛查，可检测血清中的 IgM 来了解孕妇有无近期感染。尤其是对该病的高发区，应对所有孕妇进行筛查。一般来讲，孕龄越小，胎儿宫内感染越严重。妊娠 3 个月前感染，应建议行人工流产术。若妊娠 3 个月前血清中弓形虫 IgM 为阴性，宜在孕中期和孕晚期复查，近年来 PCR 技术的发展迅速，可通过检测弓形虫的 DNA 来进一步明确诊断。检测羊水和脐血中的弓形虫 DNA 可确诊胎儿有无感染。若超声检测到胎儿有脑水肿和颅内钙化灶，对诊断有帮助。

妊娠期间孕妇一经确诊弓形体病，应接受治疗。首选乙酰螺旋霉素，0.5~1g，4/d，连服 2 周。若胎儿确诊为先天性弓形体病，除乙酰螺旋霉素外，还需加用乙胺嘧啶（首剂 50mg，2/d，连用 2d，维持量 50mg，1/d）、磺胺嘧啶[首剂 75mg/（kg·d），最大剂量不超过 4g/d，2/d]和叶酸(10~20mg/d)。对感染弓形体病孕妇所生新生儿，即使外观无畸形，也应给予乙酰螺旋霉素治疗，每次口服 30mg，4/d，连服 1 周。

四、先天性梅毒的母婴阻断

梅毒 (syphilis) 是由梅毒苍白密螺旋体引起的慢性传染性疾病，胎儿在宫内感染梅毒后会导致流产、死胎、早产，在出生后 1 个月内可出现多系统损害包括骨炎、肝炎、淋巴结病、肺炎、皮肤黏膜病变、贫血和出血等；远期的并发症会累及中枢神经系统、骨、牙齿、眼、皮肤和软骨组织。在妊娠的任何阶段均能发生母婴垂直传播，但以妊娠 18 周后最常见。检测母血清 TPHA 可明确诊断，检测羊水和脐血 TPHA 或利用 PCR 技术检测螺旋体可诊断先天梅毒。

孕妇及胎儿梅毒感染均首选青霉素治疗。常用的方案有长效青霉素 240 万 U，肌内注射，每周 1 次，连用 3 周。对青霉素过敏者，应该对孕妇进行脱敏治疗，脱敏后，再用青霉素治疗。孕妇必须住院在严格监护下进行脱敏。对患有先天梅毒的新生儿，用普鲁卡因青霉素，5 万 U/（kg·d），肌内注射，连续 10~15d。

第六节　早产儿颅内出血的预防

随着产前糖皮质激素，新生儿护理技术的提高和肺表面活性物质的应用，围生儿的死亡率有了明显的下降，但早产，尤其是 32 周之前出生，出生体重 ≤ 1500g 的早产儿，仍然是新生儿颅内出血 (intraventricular hemorrhage，IVH) 的最主要原因。越早出生，体重越小，颅内出血的发生率越高，多数颅内出血是发生在出生后的头几天。因此，预防 IVH，关键在于围生期。

其他导致 IVH 的病因包括：①凝血机制障碍，如新生儿血小板减少症；②一些产前孕妇用药，如抗惊厥药物；③宫内感染；④遗传因素；⑤颅内结构畸形。

对于因早产而导致的 IVH，过去一些研究认为产前给母亲使用维生素 K 和苯巴比妥能降低产后 IVH。但新的研究包括临床双盲试验证明这些药物产前给药没有效果，在美国已经不主张应用。

目前预防早产儿颅内出血的措施包括以下几点。

1. 预防早产：及早发现和纠正可能导致早产的病因。尽量避免各种医源性早产。

2. 产前应给糖皮质激素：在美国，对妊娠24～34周所有可能早产的孕妇，常规给予糖皮质激素（betamethasone，12mg肌内注射，每24小时给药1次，共2次）。大量研究充分证明糖皮质激素能降低IVH。

3. 分娩时延后结扎脐带。大量研究证明延后结扎脐带（>30s）能显著降低IVH。

4. 孕妇应该转到有条件提供新生儿监护的医院去分娩。

5. 产后严密新生儿监护，及时处理低血压及电解质平衡失调等。

第七节 促胎肺成熟

一、糖皮质激素的应用

1. 糖皮质激素预防新生儿呼吸窘迫综合征（RDS） 早产儿死亡的主要原因是肺发育不全而导致新生儿呼吸窘迫综合征（RDS）。从20世纪70年代开始发现糖皮质激素能降低早产儿RDS，大量研究结果充分证明产前应用糖皮质激素能显著降低早产儿RDS和其他早产儿常见并发症如颅内出血和坏死性小肠炎的发生率，大大提高了早产儿成活率。目前对在24～34周有高风险早产的孕妇应用糖皮质激素已成常规治疗。目前有两种糖皮质激素可用在产前有高风险早产的孕妇：①倍他米松（betamethasone）；②地塞米松（dexamethasone）。两者易穿过胎盘并被氟化，减少了代谢率，延长了半衰期，糖皮质激素的活性约是可的松和甲泼尼龙的25倍。

2. 糖皮质激素的应用时机和剂量

（1）用药时机：大量临床研究充分证明对24～34周有高风险早产的孕妇可以显著降低RDS的发生。最近在美国的一项多中心的双盲随机临床试验证明，对34周到36周6天的有高风险早产孕妇给予糖皮质激素治疗，明显地降低了新生儿的RDS发生率，缩短了早产儿ICU的时间，因此，对在37周之前的高风险分娩的妇都应该给糖皮质激素治疗。

（2）单一疗程用药（single course therapy）：目前大量的临床数据已证明单一疗程糖皮质激素有效而且安全。其剂量是倍他米松12mg，肌内注射

并在24h内重复1次，或地塞米松6mg肌内注射，每12小时1次，连用2d。

（3）重复用药（repeated steroids）：在早期关于糖皮质激素的剂量不清楚时，对有高风险早产的孕妇给予每周1次重复用药。但后来临床研究证明每周1次或每2周1次重复给糖皮质激素和单一疗程相比，并不能更进一步降低早产儿的并发症，相反重复用药后，新生儿的体重、身长和头围明显降低。因此，目前不主张反复重复用药。

（4）强化用药（rescue steroids）：相对反复重复用药，强化用药是对已经接受糖皮质激素治疗的孕妇在1～2周后、再给予1次糖皮质激素。有明显改善早产儿的预后，尤其是在30周之前用过一次糖皮质激素的孕妇，强化用药明显改善早产儿的临床预后，因此在美国目前对用过一次糖皮质激素，一周之后早产风险再次出现时，常规用强化治疗。

3. 糖皮质激素的应用对孕妇和胎儿的影响

（1）对胎儿影响：糖皮质激素治疗期间对胎儿的主要影响是短暂的胎心改变表现在监护时胎心波动减少（decreased variability），胎儿呼吸和运动减少。这些改变是短暂的，一般2～3d会恢复正常。其次，糖皮质激素会短暂改善脐动脉舒张末期血流，这在有严重宫内发育迟缓胎儿的脐动脉多普勒监测上表现明显。这种改善持续2～3d。长期影响，对使用糖皮质激素儿童长期随访（包括生长发育和精神心理测试的各项指标）并未发现不良影响。

（2）对母体影响：糖皮质激素对母体影响主要表现为短暂血糖升高，总白细胞数增高和淋巴细胞减少。血糖升高可持续5d左右，白细胞增多持续3d左右。有一些肺水肿的病例报道，但不是糖皮质激素引起的，这些病例大多是由于合并有妊娠高血压综合征而使用硫酸镁，或由于有宫缩和早产而使用β受体激动药抑制宫缩等。因此，对这类孕妇要予以特别关注，要监测每日出入量，控制补液速度。

二、肺表面活性物质在产前的应用

已经证实当新生儿出现RDS后，通过气管直接注入肺表面活性物质可有效改善胎儿的预后。具体有关于肺表面活性物质的选择、用药途经、剂量已超出本章的讨论范围，建议读者查阅相关资料。过去有研究向羊膜腔内直接注射表面活性物质而促胎儿肺成熟，但目前没有足够证据而应用于临床。

第八节 羊膜腔灌注治疗

羊水给胎儿提供宫内恒温、恒压的生长环境，对于胎儿生长发育、保护胎儿起着重要作用。羊膜腔灌注（amniotic infusion，AI）是指将液体输入羊膜腔内。目前该技术主要用于产程中反复出现的胎心变异减速（variable deceleration）。在其他各种原因导致的羊水量减少羊膜腔灌注的应用尚有争议。

一、羊膜腔灌注指征

1. **羊水粪染（meconium）** 羊水粪染的发病率为9%～20%，与围生儿患病率及病死率有关。其中2%～4%发生胎粪吸入综合征（meconium aspiration syndrome，MAS）。一直以来，人们认为羊膜腔灌注，能稀释粪染的羊水，减少胎粪吸入综合征，改善新生儿预后。早期一些小型临床研究也证实这一学说。但后来的动物实验和大量多中心临床研究发现AI不能减少MAS发病率。因为在临产前，胎粪已经存在胎儿气管里，AI不能将已吸入胎儿气管内的胎粪洗出。Hofmeyr等最近对13个临床研究包括4143例产妇进行Meta分析发现羊膜腔灌注并没有明显降低MAS发生率和出生后新生儿的临床预后，笔者同时也发现在没有常规标准胎儿监护的医院，AI可以改善产后新生儿的预后，但这是由于AI改善了反复出现的胎心变异减速还是由于AI稀释了胎粪，无法得到证实。

以前，在美国，对有羊水胎粪的产妇也常规进行羊膜腔灌注。但自从大量研究证明AI并不能降低MAS后这一措施已经停止。仅在产程中出现有重复胎心变异减速才使用。

2. **羊水过少** 妊娠期导致羊水过少的原因很多。胎儿结构畸形、染色体畸形、胎盘功能不全、羊膜早破等都可导致羊水过少。羊水过少可导致胎肺发育不全、骨骼畸形、早产或死胎。理论上，在排除致死畸形、染色体畸形后，对因为胎盘功能不全或非特异性羊水过少的孕妇，通过AI可以解除因羊水过少胎儿受压引起的畸形，如骨骼及肌肉变形，预防胎肺发育不全，减轻胎儿的宫内窘迫，延长孕龄。但目前没有足够的临床证据来支持这一理论。在美国，不主张给这些孕妇进行羊膜腔灌注。

产前诊断时，羊水过少可影响超声波的分辨率，导致超声影像显示不清。AI有助于增强超声分辨相关畸形的能力，以帮助诊断或宫内治疗。

3. **变异减速** 分娩过程中重复变异减速（repeated variable deceleration）是由于脐带间歇性受压导致脐带血流量减少所致。临床研究充分证明羊膜腔灌注能改善胎心，降低剖宫产率，减少新生儿酸中毒发生率。目前在美国，对分娩过程中出现重复胎心变异减速的产妇，羊膜腔灌注是常规标准处理方法。

4. **胎膜早破** 胎膜早破可导致很多并发症，包括早产和感染。个别小的研究报道，经腹部羊膜腔灌注可改善新生儿预后。也有报道可通过给羊膜腔内注射抗生素来防止感染。但目前没有充分临床研究证据来支持这一处理方法，尤其是通过宫颈插管来进行羊膜腔灌注。在美国，对羊水早破孕妇不主张羊膜腔灌注。

二、羊膜腔灌注的方法

1. **补液治疗** 补充液体需预热至37℃，在输注过程要保温，以减少对子宫的刺激，避免造成早产。

生理盐水（Normal saline）和林格液（lactated Ringer's solution）都可以用于羊膜腔灌注。一些专家建议用林格液，但临床研究发现两者对临床预后没有区别。

2. **输液量及速度** 分娩时，羊膜腔灌注常规用于出现胎心重复变异减速。但对于输液量和输液速度没有统一标准。一般首次量10～15ml/min滴入，当胎心恢复正常后改为100～200ml/h。总量不超过1000ml。

在产前诊断时，羊膜腔灌注应根据当时的情况和孕周而定，以达到诊断目的和不引起宫缩而导致临产为准。

3. **途径**

（1）经腹途径：同羊膜腔穿刺，适用于产前诊断。

（2）经宫颈途径：适用于分娩过程破膜者。

4. **并发症** AI是安全的，但需注意预防并发症。

（1）产前诊断时，输液过多或过速会导致宫缩或临产。

（2）脐带脱垂：见于破膜AI者。可能与导管放置不当，或原有隐性脐带脱垂有关。

（3）感染：在严格无菌操作时，羊膜腔灌注导致宫内感染很少见。

第九节 羊水减量

羊水减量适用于羊水过多患者。常用于下列情况。

一、单胎妊娠羊水过多

羊水过多时，会导致羊膜早破、宫缩、早产，及因为子宫过度扩张而引起的母亲压迫症状和呼吸困难等。羊水减量可以防止早产，延长孕周，改善母亲的临床症状。

羊水减量，其操作简便。具体操作是在局部麻醉下，用 18 号针头在严格无菌操作技术下进行。一次不要放出超过 5000 ml 羊水，一般在 3000 ml 左右，因为过快过多放出羊水会导致胎盘早剥。

二、双胎输血综合征

羊水减量在双胎输血综合征中应用已在本章第三节中讨论，请参见本章第三节。

第十节 选择性减胎术

由于辅助生育技术普遍应用，多胎妊娠发生率显著增高。多胎妊娠造成的并发症远超过单胎妊娠。此外，多胎妊娠畸形发生率明显增加，因畸形发生不一致性可出现某一胎儿有畸形，而其他胎儿正常，因畸形而死亡的胎儿往往可累及正常胎儿，造成流产或早产。

减胎术开始应用于 20 世纪 70 年代末期。1978 年，Aberg 首先报道了第一例羊膜腔穿刺胎儿胸腔减胎术，成功将双胎减为单胎。减胎术开始选择性应用于有畸形的胎儿。随着人工授精多胎妊娠的增多，减胎术技术的成熟，该技术目前已常规用于将多胎减胎。多胎妊娠减胎的目的是为了延长孕期，改善妊娠结局，一般是将多胎减为一胎或双胎。大量临产数据已证实，将多胎减为单胎或双胎，没有增加母亲和胎儿的风险，然而明显延长了孕期，改善了妊娠结局。

减胎时间选择：多胎减胎一般在妊娠 10～13 周时进行，因为：①需要胎儿到一定大小，减胎才能在技术上可行；②妊娠 10 周之前，自然流产率高；③只有在 10 周以后，才能行绒毛膜取样以诊断染色体异常来选择减胎。相对多胎减胎，选择性减胎则是通过产前诊断，发现异常胎儿后对其实行减胎术，通常是在妊娠 18 周左右。在多胎妊娠中，妊娠 20 周以后选择性减胎将增加了正常胎儿早产的风险，因而不主张减胎。

减胎术的途径

1. **妊娠早期** 可用经腹部、经阴道及经宫颈 3 种途径。一般都是采用经腹部穿刺，容易操作，流产和感染等并发症少见。经阴道或宫颈途径，操作难度高，流产和感染等并发症高。

（1）腹部途径：一般用于 10～13 周以上妊娠。宫内感染率和阴道出血发生率较其他两种途径低。可在腹部穿刺探头的引导下进行。用针穿刺胎儿胸腔，尽量穿刺心脏部位，而后注射氯化钾（2 mEql/ml，2～3 ml）。注射高浓度氯化钾最为常用。

（2）阴道途径：适合 <8～9 周妊娠。在阴道超声探头的引导下，刺入拟减灭的胚胎，可通过负压抽吸胚胎、抽吸羊水或用穿刺针反复刺胚胎近心脏部位致胚胎死亡。也可胸腔内注射氯化钾。

（3）宫颈途径：适用于 8 周以内妊娠。妊娠丢失率较高。

2. **妊娠中期** 只有经腹途径适宜于孕中期或孕晚期减胎。此期减胎的方法有多种。

（1）心内氯化钾注射：最为普遍。与孕早期比较，氯化钾用量大。单绒毛膜双胎为禁忌证。

（2）脐带血管栓塞：注射硬化剂，可用无水乙醇，效果不好，但操作较简单。

（3）激光照射或电凝：电凝分单极电凝以及双极电凝两种，一般只用双极电凝。可用于无心双胎。

（4）脐带结扎：在胎儿镜下进行。适用于单绒毛膜双胎，当激光或电凝失败时才考虑采用。

值得注意的是，对单绒毛膜双胎采用注射法可对正常胎儿产生不良后果。原因是往往有胎盘血管交通支，注入的氯化钾可通过血管吻合影响其他胎儿。减灭的胎儿濒死前的低血压形成低阻力泵，造成正常胎儿失血及心力衰竭以致死亡。对单绒毛膜双胎者，宜采用超声引导下脐带血管阻断，包括注射硬化剂，激光照射或电凝、脐带结扎。

大量经验及临床追踪观察证明，减胎术是一安全、简便的手术，未见发生弥散性血管内凝血的报道，未见导致胎儿畸形的报道。随着手术熟练和经验的积累，妊娠丢失率越来越低。

第十一节　宫内脐血造血干细胞移植

随着产前诊断技术的提高，许多遗传性疾病可以早期被诊断出来，这使宫内治疗成为可能。

一、脐血造血干细胞生物学特性

胎儿造血分为三个阶段：卵黄囊造血阶段、肝脾造血阶段、骨髓造血阶段。

脐血造血干细胞免疫表型特征：CD34+CD38−CD133+。随着孕周的增加，免疫表型逐渐成熟。在造血细胞因子（白细胞介素IL-3、干细胞因子SCF、Flt3/Flk2配体等）作用下，可持续存活6个月。扩增6个月时的干细胞可以超过起始培养的2 000 000倍。体外研究表明脐血中的造血干细胞的增殖能力与自我更新能力远远超过骨髓和外周血的造血干细胞。

二、脐血造血干细胞免疫学特性

脐血中所含的淋巴细胞、NK细胞、抗原递呈细胞等免疫细胞更幼稚，抗原表达弱，细胞毒性低。移植后免疫排斥反应低。

T淋巴细胞：数量少，CD4/CD8比值高。与调节细胞免疫相关的细胞因子含量低下，脐血T细胞缺乏抗原刺激。

NK细胞：脐血中NK细胞表面抗原和功能均处于未成熟状态，对IL-2、IL-12的刺激反应明显，脐血中的LAK细胞对白血病细胞具有很强的杀伤作用。

树突状细胞：抗原呈递作用弱。

B淋巴细胞：数量相似，但不成熟亚群CD5+/CD19+比例较高。由于宫内环境长期缺乏抗原刺激，脐血中B细胞不能转化为产生抗体的浆细胞，也就不能产生IgA、IgG。

总之，脐血中T细胞主要是抑制性亚群占优势，免疫活性低，分化、成熟功能发挥缺陷；NK细胞活性低下及HLA Ⅱ类抗原表达低，B细胞功能表达不成熟。

三、脐血采集、分离和保存

胎儿期脐血：通过产前介入性操作（脐静脉穿刺术）可以先对供者胎儿进行产前诊断，再取其胎儿血。

出生后脐血：半封闭式采血方式、密闭式采血法、注射器法、开放式采血法、闭合导管法。

脐血分离：羟乙基淀粉法、Ficoll法、Percoll法、二步离心法。

脐血保存：冷冻保存液（细胞内冷冻保存液和细胞外冷冻保存液）。

第十二节　宫内造血干细胞移植

宫内造血干细胞移植（IUHSCT）是出生后干细胞移植理论的进一步发展。研究进展：20世纪80年代初，人们根据胎儿期免疫耐受性强这一特点，做动物胎内主要组织相容性复合物（MHC）不合移植成功。1986年英国医生Linch首次用HLA半合人类母体骨髓细胞宫内移植，治疗17周胎龄Rh不合溶血症患儿，虽未能获得植入的证据，但母子平安，直至足月分娩。1988～1992年，法国医生Touraine首次取得人类宫内胎肝造血干细胞移植成功，2例为裸淋巴细胞综合征患儿；另2例为重型β珠蛋白生成障碍性贫血，其中1例植入，显示部分疗效，另1例在手术后因心动过缓而胎死宫内。1993年Westgren用胎儿造血干细胞宫内移植治疗纯合子α珠蛋白生成障碍性贫血，未发现嵌合体。1996年George Wengler用父亲骨髓造血干细胞经宫内移植，治疗X连锁重症联合免疫缺陷综合征取得成功。目前，美国加州福尼亚大学胎儿治疗中心已开展对<15周患慢性肉芽肿病和严重联合免疫缺陷的胎儿实行胎肝和双亲骨髓HSCT的临床研究，疗效正在观察之中。

IUHSCT与出生后造血干细胞移植相比具有下列优越性：①胎儿时期宿主对异体抗原的反应表现为免疫耐受（越早期免疫耐受性越强），对外来的移植物不发生免疫排斥反应，这是因为胎儿宿主不能识别异物，所以，无须组织配型且较易植入，不必用强烈免疫抑制药物做预处理，避免对正常组织的任何损伤，不发生免疫抑制药物引起的有关不良反应。②胚胎早期骨髓腔相对比较空旷，造血细胞龛尚有许多处在空虚状态，异体造血干细胞进入后较易定居而增殖分化。③胎儿时期，珠蛋白生成障碍性贫血尚处在萌芽状态，或处在母体自然保护状态下，对机体尚未造成明显损伤。④胎儿时期个体小、体重轻，所需造血干细胞相对其少，对供体影响小，痛苦少。⑤子宫是造血干细胞移植最理想的"隔离室"，除无微生物侵袭的后顾之忧外，母体的生理调节作用可保证对胎儿的营养、生长发育，有利于造血干细胞的植入。⑥允许出生前进行免疫重建。⑦成功的IUHSCT可使疾病在临床症状出现前得到治疗，可能避免出生后治疗。

可供IUHSCT的细胞有：①骨髓细胞，可选用母亲或父亲的骨髓细胞；②胎肝细胞，妊娠<15周的胎肝细胞中T细胞含量少，引起移植物抗宿主反应小，几乎含有所有的造血细胞，定位和增生能力强；③脐血造血干细胞：来源丰富，已成功地用于治疗出生后β珠蛋白生成障碍性贫血；④出生前胎儿血造血干细胞：最原始、分化、增殖潜能、定位能力最强，是最有潜力的IUHSCT细胞。

近10年来，虽然获得越来越多的实验结果和临床经验，但有关IUHSCT的研究进展不大。除了在羊的动物模型获得较好的结果外，其他动物模型结果均不理想。主要问题是不能形成嵌合型或嵌合型形成率低，以及移植的细胞逐渐消失。治疗结果与个体差异和某些生物学屏障有关。要提高IUHSCT效果，必须克服这些生物学屏障，增加造血干细胞的输入量及提高供体造血干细胞与胎儿自身造血细胞的竞争力。但移植最佳胎龄、成功所需单位核细胞数、植入后的状态等有待进一步研究。

第十三节　宫内基因治疗

根治性基因治疗（基因矫正治疗）是把正常目的基因导入体内，并达到适当、有效、持久表达，以完全取代原来的病态基因。基因调控治疗（广义基因治疗）其机制是根据β珠蛋白生成障碍性贫血的病理生理基础，β珠蛋白生成障碍性贫血α链和非α链合成速率的不平衡，因此应用一些药物来调控珠蛋白基因表达的遗传开关，激活非α链珠蛋白基因的功能，增加非α链珠蛋白的合成速率；或抑制α珠蛋白基因功能，降低α珠蛋白的合成速率；由此来减轻α和非α链珠蛋白的失衡程度以达到减轻临床症状的目的。目前，基因矫正治疗还存在许多困难：①造血干细胞在体外纯化、培养、增殖都非常困难，造成基因治疗所需的靶细胞数量和来源均受限制；②造血干细胞基因导入率低；如何使导入的正常基因适量、有效而持久表达更加困难。珠蛋白基因从胚胎至成人发育过程的调节非常精细复杂，加之α珠蛋白和β珠蛋白基因分别在不同的染色体上，而两者的表达又必须维持在1:1

的比例，目的基因的过低或过高表达都会造成两者的不平衡。

脐血造血干细胞具有外源性基因导入率高、表达稳定的特点，是目前新的基因治疗靶细胞。预示着基因治疗新的时代即将来临。

一、宫内基因治疗的现状

这是近几年发展起来的新技术，尚处于动物实验阶段，是一新的、有前景的研究领域。与单纯干细胞宫内移植不同，宫内基因治疗（IUGT）所用的细胞为经基因工程处理过的造血干细胞。当某个特定基因发生缺陷时，可导致某种疾病。IUGT是通过载体将外源性治疗基因导入子宫内异常胚胎（胎儿），使之在特定组织器官长期表达，纠正疾病所造成或将要造成的病理缺陷的治疗方法。它可在胎儿期疾病出现前或出现早期纠正致病基因或输入缺失基因，使流产率降低，并分娩正常新生儿。1997年，Larson首次报道哺乳动物体内进行IUGT并成功。宫内造血干细胞移植属组织器官移植范畴，它不涉及基因操作，一般只用于治疗先天性免疫缺陷病和部分遗传性血液病，治疗时间越早越好，与IUGT相比较容易引起GVHD，嵌合率低，且随着胎儿发育成熟和分娩，移植物逐渐受到排斥。

二、宫内基因治疗适应证

适合IUGT的疾病应具备以下特点：该疾病是致命性的；缺陷基因已明确并被克隆；对疾病的病理学已清楚了解；无替代治疗；能做产前诊断；转基因不需精细调控；转基因过度表达无毒害作用；转基因及其载体可达到靶器官等。目前可用IUGT治疗的疾病包括：免疫性疾病（如重症联合免疫缺陷，SCID）、造血系统疾病（珠蛋白生成障碍性贫血、镰状细胞贫血、范科尼贫血）、代谢性疾病（溶酶体贮积症、骨硬化病）等。IUGT是出生后治疗的一种替代方法。

疾病在妊娠期或婴儿早期即可导致明显的功能障碍或威胁生命，IUGT对胎儿有益，对母儿不会产生明显的危险。一些疾病如重型α珠蛋白生成障碍性贫血等，在胎儿期即发病，或者出生后很快产生严重后果，如重型β珠蛋白生成障碍性贫血、范科尼贫血、重症联合免疫缺陷症等。对这些疾病，在胎儿期进行治疗的效果明显优于出生后治疗，IUGT 可在症状出现前即成功地早期治疗，或使病情在宫内逆转或完全不发病，得到正常新生儿。

三、宫内基因治疗的前提

IUGT 的前提是正确的产前诊断。目前产前诊断技术已发展到相当高的水平。诊断时间跨越早、中、晚三个孕期，诊断方法多种多样，有创性检查包括：种植前诊断（PGD）、绒毛活检（CVS）、羊膜腔穿刺（Amniocentesis）、脐静脉穿刺（PUBS）和处于实验阶段的胚外体腔穿刺（Ceolocentesisi）；无创性检查包括：超声波检查、母血分离胎儿细胞行胎儿 DNA 检查等。产前诊断不仅提供胎儿宫内信息，而且某些介入性产前诊断技术本身就是宫内介入性治疗的途径。早期产前诊断使早期宫内治疗成为可能，IUGT 已成为遗传疾病出生前最有前景的治疗方法。

四、宫内基因治疗优势

与出生后治疗相比，IUGT 有独特的优势：① 早期成功治疗可完全防止任何临床症状的出现，避免出生后造成不可逆损害；② 胎儿细胞分裂，携带外源性基因的载体易于进入细胞基因组，胎儿基因治疗出成熟器官的基因高分裂率高；③ 胚胎／胎儿 HSC 能在体外扩增，产生足够数量的 IUGT 靶细胞，经遗传学修饰后可纠正相应基因的功能缺陷；④ 胎儿 HSC 分化迅速，为了各种器官提供细胞，比成年人的 HSC 更适合微病毒载体介导的基因治疗；⑤ 胎儿骨髓腔较空旷，利于 HSC 的归巢和转移；⑥ 胎儿免疫系统不成熟，易产生免疫耐受，无须免疫抑制和骨髓抑制，载体、转移的基因及转基因产物不易被排斥，导致永久"嵌合型"，引发对基因产物的进一步耐受，出生后在必要时保证相对安全的基因治疗。

五、靶细胞选择

针对不同疾病 IUGT 的靶细胞不同，如：囊性纤维化选择肺上皮和肠道上皮细胞；呼吸系统疾病选择肺上皮细胞；肝疾病选择肝细胞，而血液系统疾病、免疫缺陷病和某些代谢病则选择造血干细胞（HSC）。前三种属于体内基因转移范围，直接

将目的基因导入胎儿肺部、肠道或肝。后者多为体外回体基因转移，目前也在研究之中。通过体内和体外基因转移，HSC 携带的外源性目的基因得以随 HSCA 的分化和增殖将正常基因传递下去。

目前最常用的靶细胞是 HSC。胎儿 HSC 是 IUGT 中最常用的靶细胞。选择胎儿 HSCA 的理由是：胎儿 HSC 较其他所有 HSC 更原始，更具分化增殖潜能；胚胎／胎儿 HSC 分化的各系血细胞可直接到达器官。胚胎／胎儿 HSC 所处的细胞周期易于目的基因的导入；胚胎和胎儿的造血及 HSC 的迁移有独特规律。

六、载体

载体系统发展很快。目前用于 IUGT 的载体分为病毒载体和非病毒载体。病毒载体包括反转录病毒载体、腺病毒载体（AAV）和新近使用的慢病载体等。前两者可将基因整合到 HSC 的基因组中，提供长时间的基因表达，对遗传性疾病的治疗是有利的；腺病毒有宿主细胞广，繁殖滴度高，装载容量大，转染率高的特点。目前最常用的是反转录病毒载体。研究者对载体进行改造，试图构建最优化载体。较新病毒载体有 AAV 载体和慢病毒载体。除病毒载体外还有非病毒载体，包括脂质体（liplfectin）、裸露的质粒 DNA、目的基因显微注射法等。

七、宫内基因治疗时间

动物实验显示 IUGT 多在妊娠中、晚期实施，将外源性基因转导入人脐血 HSC 的试验已证明能够成功地转染妊娠各期的 HSC。IUGT 的时间主要取决于遗传病本身的病程。对遗传性血液病而言，应综合考虑胎儿血液系统疾病的病程，产前诊断所能达到的最早时间，多次介入性操作可能带来的风险。如 a 纯合子珠蛋白生成障碍性贫血，可以在妊娠中期就表现出水肿胎，它的 IUGT 时间最好在妊娠中期以前。

八、宫内基因治疗途径

1. 体外回体法　将目的基因导入靶细胞，多采用造血干细胞，得到"经遗传学修饰的造血干细胞"，然后将这种细胞输给胎儿，含有正常基因的细胞在体内增殖、分化，使胎儿体内形成具有正常及异常

两种细胞的嵌合体。

2．**体内法（载体直接输入法）**　将带有目的基因的载体直接输入胎儿，如注入胎儿肝、皮肤、血液，或注入羊膜腔，由此感染胎儿细胞，使之获得正常基因，达到治疗目的。

九、宫内基因治疗存在的问题

安全性是备受关注的问题。对母体而言转基因产物所带来的风险很小，对胎儿而言，插入突变可能影响胎儿的生长发育或形成肿瘤，载体广泛扩散可引起各种不良后果。目前未发现生殖细胞系的改变，但这种潜在危害不容忽视，因为理论上病毒载体可以将外源基因整合到任何细胞中去，这是体内 IUGT 应该特别警惕的问题，需要长期，大量的大动物实验来证明其安全性。其他问题还有目的基因的组织特异性和定向插入不理想，目的基因的表达水平，病毒的安全用量范围尚未肯定等。伦理学问题：每一位欲接受 IUGT 的孕妇应签署知情同意书，还应对 IUGT 的益处／风险进行客观，公正的评价，告知即使 IUGT 一切顺利，胎儿也可能不能完全康复，帮助他们做出正确的选择。

（罗国阳　王晨虹　马　娅　张　奕

许　多　曹　伟）

胎儿介入及外科新进展

第一节　胎儿介入及外科治疗历史回顾

在过去的 30 年里，胎儿外科领域从萌芽到蓬勃发展，取得了巨大的成就。胎儿手术的开展使人们对疾病的治疗提前到出生之前，凝结了胚胎学、妇产科学、小儿外科学、医学影像学、麻醉学等众多学科的智慧。

19 世纪晚期，欧美学者即已开展了大量的动物实验验证胎儿手术的安全性和有效性，试图通过胎儿手术治疗那些过去认为难以纠正的出生缺陷。20 世纪 60 年代，宫内输血已开始用于 Rh 溶血胎儿的治疗。20 世纪 70 年代，欧洲已开始产前应用肾上腺皮质激素预防早产儿呼吸窘迫综合征。1974 年，美国耶鲁大学发明了胎儿镜，当时的主要目的是宫内检查胎儿畸形。如今，胎儿镜已成为宫内治疗不可或缺的重要工具。

20 世纪 80 年代，在美国加州大学旧金山分校（UCSF），胎儿外科手术的发展迎来了黄金时代，其中的灵魂人物 Michael R. Harrison 因此被尊称为"胎儿外科手术之父"。在他的领导下，大批极具智慧的医学专家们汇聚在一起，在大量动物实验的基础之上，开展了众多开创性的工作，如羊膜腔引流术治疗胎儿尿路梗阻（1982 年）、开放性手术治疗胎儿尿路梗阻（1983 年）、宫内手术切除肺囊腺瘤样畸形（1984 年）、开放性手术治疗胎儿膈疝（1989 年）、开放性手术切除胎儿骶尾部畸胎瘤（1992 年）、产时手术（EXIT procedure）治疗气道梗阻（1995 年）、射频消融治疗双胎反向灌注综合征（1998 年）等。1982 年，国际胎儿医学与手术学会（International Fetal Medicine and Surgery Society，IFMSS）在美国加州圣伊内斯正式成立，为这一领域的学术交流提供了国际性的平台。不久，其官方期刊《Fetal Diagnosis & Therapy》诞生，成为这一领域的重要学术刊物。2005 年，北美地区成立了区域性的胎儿治疗网络（North American Fetal Therapy Network（NAFTNet）），使 TTTS 等疾病的宫内治疗得到了迅速发展。目前，国际公认的高水平胎儿手术中心包括：加州大学旧金山分校（UCSF），费城儿童医院（CHOP）等。

在大西洋的另一边，欧洲大陆的研究工作一样开展得如火如荼。1990 年，在伦敦已开始通过脐带结扎双胎中的异常胎儿来挽救另一个胎儿的生命。1991 年，同样在伦敦首次开展主动脉瓣成形术治疗胎儿主动脉瓣狭窄。最大的成就反映在胎儿镜下宫内治疗，由欧洲主要发达国家发起的 Eurofetus 将研究重心集中到双胎输血综合征（TTTS）上。大样本、多中心的实验结果证实胎儿镜下激光凝固治疗优于羊水减量治疗，从而使前者成为当前 TTTS 的首选治疗方法。

第二节　胎儿宫内治疗的术前术后考虑

一、病例的选择

胎儿手术涉及 2 个生命，因此，在术前要对母亲和胎儿进行综合评价。对胎儿来说是否能纠正畸形，恢复功能，对母亲来说经受麻醉和剖宫产手术是否安全，对再次妊娠的危害（以后每次妊娠都要剖宫产），保胎药的不良反应等，方方面面的因素涉及不同的科室和学科领域，对于每一个病例，都要在各学科配合下，进行综合评价，再做出慎重决定。

母亲安全是首先要考虑因素。到目前为止，还没有发生母亲死亡的病例，母体的预后也颇为良好，术后的并发症亦少。羊水外溢在早先进行的病例中多见，随着手术技巧的不断提高，这种并发症已经逐渐减少。肺水肿是保胎药所致的并发症，控制液体输入也使这种并发症在慢慢地减少。

胎儿手术的根本目的是：母亲安全，胎儿受益。对母亲而言生一个健康的孩子是最重要的，如果能在保证母体安全的前提下，避免胎儿宫内死亡，并适时进行胎儿手术纠正畸形，为出生一个尽可能健康的孩子做最大的努力，这就是胎儿手术所追求的目标。在选择手术病例时，胎儿的染色体及主要遗传疾病的筛选排除是必须的。

二、孕妇及胎儿的监护

对宫内胎儿手术来说，母亲及胎儿的监护都十分重要。孕妇在手术开始时即进行动脉压和中心静脉压的测定。术中持续的胎儿心动监护可及时可靠地提供实时监护信息。检测内容包括：胎儿心率、胎心收缩功能、各瓣膜反流、动脉导管有无收缩及胎盘血流状况。

体液监护在胎儿手术中极为重要，低血容量导致子宫灌注减少，最终流产。高血容量可导致肺水肿，硫酸镁、β-受体与肺水肿有关。

术前硬脊膜腔外插管加局部麻醉是常用的一种麻醉方式，术后常留置硬脊膜腔外插管导管，遇病人疼痛时可作为镇痛的有效方法。

三、早产——胎儿手术的最薄弱环节

早产是胎儿手术后最不易控制的难关，由于早产，胎儿在子宫内没有足够长时间进行恢复及矫正，胎儿还没有达到预期手术效果即离开母体。保胎——防止早产已成为手术中、手术后最重要的治疗措施。

首选保胎药是"吲哚美辛"，在手术前12h经直肠给药，在无不良反应的前提下可连用2d。卤烷吸入性制剂是常用的母体及胎儿麻醉药，同时又是子宫平滑肌松弛药。子宫平滑肌松弛对手术操作非常重要，也是保证脐带血流灌注的关键。值得注意的是卤烷吸入性麻醉制剂过量的不良反应是抑制心肌收缩，造成胎盘灌注不足，手术中应控制用药量。

术后用硫酸镁连续静脉给药控制子宫收缩，硫酸镁的不良反应较大，在情况稳定后用泰比他林代替硫酸镁。

四、母胎监护中心

手术后的母胎监护在母胎监护中心进行，多专科的合作非常重要。小儿外科、产科、胎儿心脏超声及产科超声专家、新生儿科、麻醉医生、有经验的护士共同查诊病人，制订治疗方案，是保证手术成功的关键。术后观测内容应包括：母亲及胎儿血流动力学改变、子宫收缩、系列胎儿超声心动图探查有无胎儿动脉导管收缩、胎儿心脏功能、常规胎儿超声检查观察羊水量、脐带血流灌注、胎儿宫内状况。

第三节 介入治疗

一、双胎输血综合征

1. TTTS的病理改变 双胎输血综合征(twin-twin transfusion syndrome，TTTS)由德国医生Schatz于1882年首次报道。该病变主要发生于单绒毛膜囊双胎，由于两个胎儿循环之间发生单向灌注，导致两个胎儿分别呈现出"受血儿"和"供血儿"的特点，并引起一系列病理生理改变，其中供血儿表现为血容量减少、尿量减少、羊水减少以及胎盘阻力增加；受血儿表现为血容量增多、尿量增多以及羊水增多。同时，供血儿因为血容量减少、肾血流减少激活了肾素-血管紧张素及其他激素的释放，它们引起血管收缩使供血儿的低灌注状态进一步恶化；这些激素还可通过胎盘上的血管吻合作用于受血儿，加上受血儿体内分泌增加的血管内皮素-1、心房利尿肽等激素的作用，使受血儿在前负荷增加的基础上还要面临后负荷的增加，从而导致心脏扩大、心肌肥厚等心血管改变。

应用产前超声，最早可在妊娠14~16周发现TTTS。妊娠18~28周，受血儿的心脏改变开始迅速发展，通常右心异常的出现早于左心，而且右心异常较左心更为严重。病变早期，受血儿心排血量高于供血儿，但是随着病情进展，受血儿心脏收缩及舒张功能逐渐下降，心排血量开始逐步减少。此外，由于受血儿心脏功能异常导致大脑供血减少，常常会引起严重神经系统后遗症。

尽管病因尚未完全阐明，但是多数研究认为，位于双胎共用胎盘深部的单向动脉-静脉吻合增多，位于双胎共用胎盘表面呈"保护性"的双向动脉-动脉吻合减少，是引起 TTTS 的主要原因。如果不进行临床处理，TTTS 胎儿宫内死亡率高达 90% 以上。

2. TTTS 的超声表现 1999 年，Quintero 按照超声表现提出了 TTTS 的分级标准，成为目前临床上普遍采用的产前诊断标准，即：I 期，一胎羊水过多（羊水最大深度 > 8 cm（欧洲采用的标准为妊娠 20 周以前 > 8 cm，妊娠 20 周以后 > 10 cm）），另一胎羊水过少（羊水最大深度 < 2 cm）；II 期，在 I 期的基础上一胎膀胱增大、一胎膀胱显示不清；III 期，在 II 期的基础上出现任一胎静脉导管、脐静脉或脐动脉血流频谱异常；IV 期，任一胎出现水肿，表现为 2 个以上体腔出现积液如胸腔、腹腔、心包腔或皮下组织水肿（图 25-3-1）；V 期，任一胎宫内死亡。

但是，目前已有较多研究显示，Quintero 分级未能真实反映 TTTS 病情发展的演变过程及严重程度，也不能用于 TTTS 宫内治疗后的疗效评估。TTTS 胎儿心功能的改变近年来引起了广泛关注，胎儿心脏形态与功能变化被认为可真实反映 TTTS 病情的发展演变。Rychik 等提出了费城儿童医院 TTTS 双胎心血管评分系统（CHOP 评分），按照不同严重程度对受血儿心脏改变以及供血儿脐动脉频谱改变进行量化评价，总分（0～20 分），分数越高则表明胎儿心功能受损越严重，使 TTTS 胎儿心功能研究更加客观和全面。CHOP 评分系统包括以下 5 项。

(1) 受血儿心室改变：心肌肥厚（无——0 分，有——1 分）；心室扩大（0.33< 心胸面积比值 <0.5——1 分，心胸面积比值 >0.5——2 分）；心室收缩功能下降（无——0 分，轻度——1 分，重度——2 分）。

(2) 受血儿房室瓣功能：三尖瓣反流（无——0 分，轻度——1 分，重度——2 分）；二尖瓣反流（无——0 分，轻度——1 分，重度——2 分）。

(3) 受血儿静脉多普勒：三尖瓣舒张期频谱（双峰——0 分，单峰——1 分）；二尖瓣舒张期频谱（双峰——0 分，单峰——1 分）；静脉导管频谱（正常——0 分，A 波降低——1 分，A 波反向——2 分）；脐静脉搏动征（无——0 分，有——1 分）。

(4) 受血儿大动脉：肺动脉内径（大于主动脉——0 分，等于主动脉——1 分，小于主动脉——2 分，肺动脉狭窄或右心室流出道梗阻——3 分）；肺动脉反流（无——0 分，有——1 分）。

(5) 供血儿脐动脉频谱（正常——0 分，舒张期血流减少——1 分，舒张期血流缺失或反向——2 分）。

总分 1～5 分为 I 级，6～10 分为 II 级，11～15 分为 III 级，16～20 分为 IV 级。应用 CHOP 评分发现，部分尚处于 Quintero I 级或 II 级的 TTTS 受血儿，心脏改变已经非常明显，呈 CHOP III 级或 IV 级。因此，CHOP 评分较 Quintero 分级能更准确地反映 TTTS 受血儿的心脏异常。此外，CHOP 评分对于鉴别 TTTS 和选择性 IUGR（sIUGR）有着非常重要的临床价值，其中后者的胎儿通常不会发生典型的 TTTS 受血儿心脏改变。

3. TTTS 的监测 TTTS 发生通常是渐进的，但也可以突然发生。一个报道对 23 例单绒毛膜囊双羊膜囊双胎进行追踪，有 4 例（17.4%，4/23）发生 TTTS，发生孕周分别在 16 周、22 周、24 周和 29 周。另一报道对 194 例单绒毛膜囊双羊膜囊双胎追踪，17 例（8.8%，17/194）发生 TTTS，多数发生在 24 周之前。目前多数专家建议对单绒毛膜囊双羊膜囊双胎从妊娠 16 周开始进行每 2 周 1 次超声检测，一旦发生则分娩。如果发现 TTTS，则应进行治疗和更严密监测。

4. TTTS 的宫内治疗 TTTS 的宫内治疗包括：①早期观察；②羊水减量（amnioreduction）；③羊膜间隔造口术（septostomy）；④选择性减胎；⑤胎儿镜激光治疗（fetoscopic laser ablation therapy）。TTTS 一期是否需要治疗目前仍有争议，大多数专家建议观察。到二期以上，宫内治疗明显提高胎儿成活率，尤其是胎儿镜下激光治疗。

(1) 羊水减量法（amnioreduction）：通过羊水穿刺抽出受血胎儿过多的羊水，可以降低羊膜腔内压力以恢复胎盘供血，同时也减少了因羊水过多而导致的羊膜早破和早产，因而提高了新生儿成活率。抽出过多羊水也减轻孕妇的不适。

一般应用于妊娠 26 周以后的 TTTS 病例（已经不能进行胎儿镜下激光治疗）。但目前没有统一的临床指征，每次放多少羊水量也没有统一标准。

目前，各家报道的手术方式（如穿刺针型号、是否使用负压装置、抽吸羊水量等）并不完全相同，但是手术成功率基本相近。一般用 18 号针头在严格

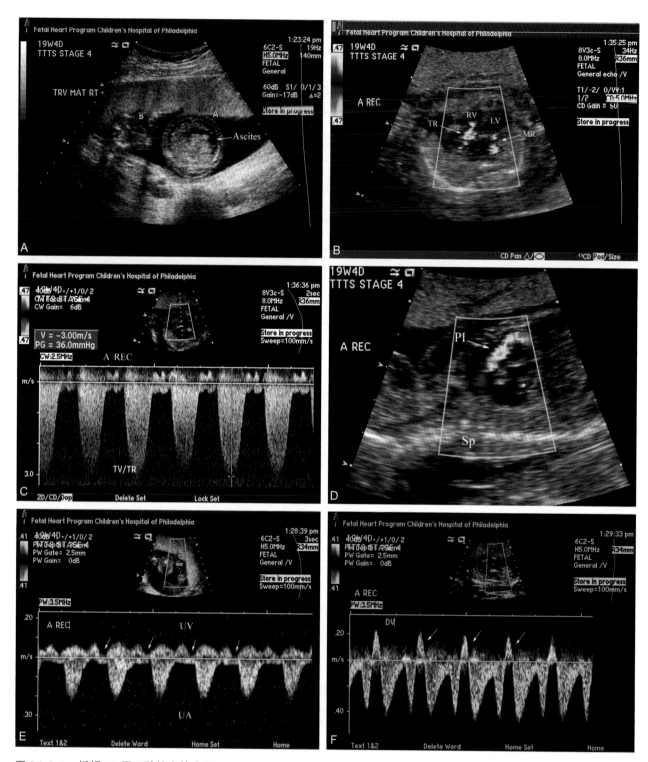

图 25-3-1　妊娠 19 周双胎输血综合征

A．A 胎儿腹部横切面。A 胎儿为受血儿，已出现腹水；B 胎儿为供血儿，生长发育明显小于受血儿（Ascites- 腹水）；B．受血儿四腔心观显示明显二尖瓣与三尖瓣反流。（RV．右心室；LV．左心室；TR．三尖瓣反流；MR．二尖瓣反流）；C．脉冲多普勒显示以上受血儿三尖瓣反流为全收缩期，速度为 3m/s；D．右室流出道观显示受血儿大量肺动脉瓣反流，提示受血儿右心室收缩期功能严重下降（SPPI．肺动脉瓣反流）；E．同一受血儿脉冲多普勒频谱显示出脐静脉在舒张末期的异常搏动（箭头所指处），脐动脉血流频谱也出现异常的舒张期血流减低（UV．脐静脉；UA．脐动脉）；F．同一受血儿静脉导管出现异常心房收缩期反向血流（箭头所指处），提示此胎儿的心房压力异常增高（DV．静脉导管）

无菌操作技术下进行。穿刺时使用局部麻醉，在超声引导下进行，避免穿过胎盘或双胎之间的羊膜，手术中可应用苯二氮䓬作为镇静药。通常每次抽出羊水量不要超过 5000 ml，一般在 3000 ml 左右，受血儿最大羊水深度降至 5～6 cm，因为过快过多抽出羊水会导致胎盘早剥。

羊水减量治疗的主要并发症有：早产／胎膜早破、胎儿死亡、感染以及胎盘早剥。Roberts 等对223 例在 28 周前诊断的 TTTS 共 760 次羊水减量进行了总结。他们发现：①羊水早破（在 48 h 内）为 6%，自发早产为 3%，胎儿宫内窘迫为 2%，胎儿死亡为 2%，胎盘早剥为 1.3%，羊膜腔感染为 1%。②双胎活产为 55%，一胎活产为 31%，双胎死亡为14%，新生儿 1 周内死亡为 30%。尽管该治疗方法已经开展了 20 多年，但是由于未改变 TTTS 的病理状态，约 80% 的患者需要每周进行 1 次治疗。在尚未开展胎儿镜下激光治疗的医疗机构，羊水减量治疗可作为首选治疗方式。

（2）羊膜间隔造口术（septostomy）：通过羊膜间隔造口术使供血胎儿和受血胎儿羊水量和羊膜腔内压力平衡。此方法也是适用于妊娠 26 周以后不能进行胎儿镜下激光治疗的 TTTS 病例。

Moise 等对 73 例少于 24 周的 TTTS 病例随机安排进行羊水减量或羊膜间隔造口。他们发现在两组之间，一胎或双胎成活率没有区别。唯一优点是羊膜间隔造口术只需要一次手术，而羊水减量则是需要多次。

具体操作是在局部麻醉下，用 22 号针头在严格无菌操作技术下进行。针头从受血胎儿进入羊膜腔穿刺羊膜间隔到供血胎儿的羊膜腔。只需要穿刺一次，多次穿刺会导致羊膜间隔破裂而导致脐带缠绕（cord entanglement）。在羊膜间隔造口术的同时，也可进行羊水减量。

（3）选择性减胎（selective feticide）：对有严重结构畸形或成活率很低的胎儿，选择性减胎可能是最好的选择。目前用选择性减胎来治疗TTTS 的经验非常有限。Taylor 等对 15 例三期和四期 TTTS 病例进行脐带双极电凝术（bipolar coagulation）治疗，一胎成活率为 87%，但是羊水早破发生率高达 20%。Robyr 等对 22 例 TTTS病例进行脐带双极电凝术发现一胎成活率为 77%。Lewi 等对 24 例 TTTS 病例进行脐带双极电凝术或激光凝固术发现一胎成活率为 92%。

选择性减胎术是在局部麻醉或全身麻醉下完成。选择对最小成活希望的胎儿进行减胎。如果受血胎儿是将减去的胎儿，手术相对容易。如果减去的胎儿是供血儿，因为羊水过少而使得手术困难。通常要行羊膜间隔穿刺术或输入液体到供血胎儿羊膜腔。脐带双极电凝术是在胎儿镜（fetoscopy）下用 3 mm 双电极烧灼钳将脐带凝固。同样在胎儿镜下，也可用激光将脐带凝固，但与双极电凝术相比，激光凝固术失败率高达 5%。射频消融术（radiofreqency ablation，RFA）是新兴技术，是在超声引导下的脐带热凝固术，其优点是用较小的针头（14～17 号针头）。

（4）胎儿镜下激光消融术（fetoscopic laser ablation）目前胎儿镜下激光消融术用来凝固胎盘里动静脉吻合已成为对 16～26 周 TTTS 的常规首选。很多临床试验已充分证明胎儿镜下激光消融术后，胎儿成活率显著提高，神经系统损伤显著降低。Rossi 等对 TTTS 治疗进行 Meta 分析发现和羊水减量法相比，激光消融术后胎儿成活率翻倍，神经系统发病率降低 80%。

在美国，胎儿镜下激光消融术已成为妊娠 16～26 周之二期到四期 TTTS 的首选治疗。妊娠 26 周后，不再进行胎儿镜下激光消融术。因为目前胎儿镜下激光消融术设备只允许用在妊娠 26 周之前。另外，妊娠 26 周后，羊水中胎儿皮脂降低了胎儿镜的可见度，胎盘里血管变得粗大而难以凝固。一些在欧洲的研究也证明 20 周，胎儿镜下激光消融术的效果不如 26 周之前好。

【激光凝固治疗的历史发展】

作为针对 TTTS 病因的治疗方法，胎儿镜下胎盘吻合血管激光凝固治疗近年来取得了飞速发展。1990 年，De Lia 率先在美国开展了胎盘吻合血管激光凝固治疗 TTTS，当时采用的是全身麻醉和开腹手术，暴露子宫后借助胎儿镜凝固所有跨过胎盘"血管赤道"的吻合血管，胎儿生存率为 67%（4/6）。1992 年，Ville 改进了术式，采用局部麻醉并经皮穿刺置入光导纤维内镜，凝固所有跨过双胎之间分隔羊膜的吻合血管，术后将羊水量减至正常范围。2000 年，Quintero 开展了选择性激光凝固术，在术中识别并凝固跨过双胎隔膜的供血儿脐动脉－受血儿脐静脉吻合血管及胎盘表面的吻合血管（图25-3-2）。

【手术方式】

①激光光源：目前主要使用钕－钇铝石榴石激光器（Nd：YAG）或二极管激光器（diode），可

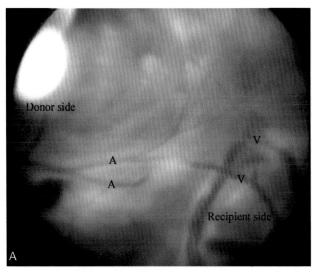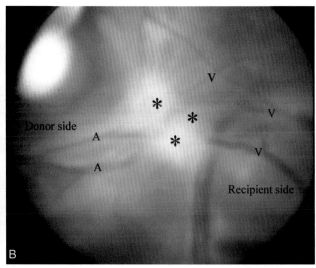

图 25-3-2　妊娠 22 周双胎输血综合征激光治疗

A．胎儿镜下显示出同一胎盘供血儿与受血儿之间暗红色动脉与鲜红色静脉之间吻合支；B．胎儿镜下胎盘吻合血管激光凝固术，显示施行三处（用 * 指示）激光凝固术后的局部呈亮白色。Donor side．供血儿侧；Recipient side．受血儿侧；A．动脉；V．静脉

以将电能及化学能转化为光能，并能将较多的能量聚焦到较小的目标上，从而通过热效应凝固血管至其周围组织。二极管激光器的波长更适合凝固血管、体积更小、成本更低，与钕-钇铝石榴石激光器相比较具有较多优势。

②手术步骤：手术前应在超声引导下确定进针部位及进针方向，保证进针时避开胎盘，垂直于供血儿的长轴方向，并指向双胎脐带附着处的连线。选用 1% 利多卡因局部麻醉。使用"Seldinger"技术置入套管针（2.5～4.7 mm，长 16～17 cm；Karl Storz 公司生产），然后置入胎儿镜，激光光纤通过手术孔进入手术区域。< 孕 20 周的患者通常选用1.2 mm 的胎儿镜，> 孕 20 周则选用 2.0 mm 的胎儿镜，胎儿镜长度为 20～30 cm。

胎儿镜抵达手术区域后，首先要识别供血儿与受血儿之间胎盘表面的血管吻合。由于脐静脉富含高氧血，脐动脉富含低氧血，因此，胎盘表面的脐动脉分支的色泽较脐静脉分支更深更暗。仔细分辨两个胎儿的脐动脉及脐静脉分支，确定供血儿脐动脉与受血儿脐静脉之间的吻合、以及胎盘表面的动脉-动脉吻合及静脉-静脉吻合的具体位置。在距血管吻合约 1 cm 处，调整光纤角度尽可能以 90° 凝固血管直至其呈现白色。由于胎动、孕妇呼吸运动、胎盘位置等因素的影响，操作时可能会偏离目标，通常需要重复操作 3～4 次。对于较粗大的血管，可以使用套管局部暂时加压后凝固吻合血管以减少出血。

尽管有报道认为采用选择性激光凝固术较非选择性凝固术疗效更佳，但是在手术过程中前者往往难以实现。Quintero 等采用选择性凝固术的手术时间约为 73 min（20～178 min），而 Ville 等报道的非选择性凝固术的手术时间约为 15 min。近年来，有报道采用"Solomon"技术，即使用激光凝固术将所有凝固部位连接起来，但其具体疗效尚在评估之中。

前壁胎盘对激光凝固术是一个巨大的挑战。已有研究机构设计出可弯曲的胎儿镜及方向转换器，超声引导下避开胎盘，从孕妇侧腹壁进入，或者在腹腔镜引导下通过子宫后方进入宫腔等方式来克服这些困难，但是目前尚无数据显示哪种方式最适合这种情况。

【胎儿镜下激光消融术的并发症】

羊水早破：羊水早破是最常见并发症。Yamamoto 总结 175 例胎儿镜下激光消融术发现手术后 1 周和 3 周羊水早破发生率分别为 7% 和 17%。

持续性双胎输血：约有高达 14% 的病例在胎儿镜激光消融术后会存在持续性双胎输血。这是由于手术后残留血管吻合的存在，尤其是在胎盘边缘那些微小的血管吻合（直径 < 1 mm）。

双胎贫血红细胞增多症（twin anemia poly-cythemia sequence，TAPS）：在激光治疗后，受血儿和供血儿之间仍然存在微小动静脉吻合，这种吻合可以让红细胞从供血儿流入受血儿而导致供血儿贫血，受血儿出现红细胞增多症。其发生率为 2%～

13%。TAPS 多发生在血管吻合不多和不存在动脉 - 动脉吻合的病例。TAPS 可以在产前或产后诊断。TAPS 产前超声检查表现为供血儿大脑中动脉收缩期血流峰值（MCA-PSV）增高（提示贫血），受血儿 MCA-PSV 降低（提示红细胞增多）。Robyr 等建议利用 MCA-PSV ＞ 1.5 MOM（供血儿），MCA-PSV ＜ 0.8 MOM（受血儿）诊断 TAPS。而 Slaghekke F 等认为诊断受血儿的标准为 MCA-PSV ＜ 1.0 MOM 更适宜。产后诊断 TAPS 是供血儿贫血，受血儿红细胞增多症。Lewi 等认为产后诊断标准是贫血儿 Hb ＜ 110 g/L，红细胞增多症儿 ＞ 200 g/L。也有学者认为诊断标准是双胎 Hb 差异 ＞ 80 g/L。TAPS 的治疗方法可以是期待疗法、引产、宫内输血、选择性减胎或激光治疗。其预防关键在于在胎儿镜下激光手术时尽量将动静脉血管吻合消蚀，尤其是在胎盘边缘的血管吻合。

其他并发症包括羊水漏入孕妇腹腔内约为 7%，阴道出血约为 4%，胎盘早剥约为 2%，羊膜腔感染约为 2%。

【胎儿镜下激光消融术的疗效研究】

2004 年，Senat 等报道了 Eurofoetus 历时 3 年的研究结果：激光凝固术的疗效明显优于羊水减量治疗。他们对比研究了 72 例激光凝固治疗的病例和 70 例羊水减量治疗的病例，发现前者的 28 d 存活率和 6 个月存活率明显高于后者（76/56% 和 76/51%），而前者的神经系统后遗症发生率明显低于后者（31/52%）。有鉴于此，Eurofoetus 推荐将激光凝固术作为孕 26 周以内 TTTS 的首选治疗方法。此外，Eurofoetus 正在对激光凝固治疗 Quintero I 级 TTTS 病例的疗效进行深入研究。

Rychik 等应用 CHOP 评分观察了经激光治疗的 TTTS 54 例，发现在手术后，CHOP 评分由（9±5）下降到（4±3），其中以舒张功能改善更为明显，例如多数受血儿房室瓣血流频谱异常（单峰）恢复为正常（双峰）。与此相对应的是，部分供血儿在术后发展为心肌肥厚、心脏舒张功能异常等术前受血儿特有的心脏异常改变，但是多在较短时间内恢复正常，其具体机制尚在研究之中。

临床研究发现，部分 TTTS 受血儿发展为右心室流出道梗阻甚至肺动脉狭窄或闭锁，这种特殊类型胎儿的获得性先天性心脏病正逐渐引起研究者的关注。Lougheed 等报道了 TTTS 中受血儿右心室流出道梗阻的发生率为 9.6%（7/73），其中胎儿期发现 4 例，新生儿期发现 2 例，出生后 2 年发现 1 例，

7 例右心室流出道梗阻中，2 例肺动脉瓣下型、4 例肺动脉瓣型、1 例混合型。2011 年，Moon-Grady 等报道了激光凝固术对受血儿心血管系统的改善状况，在 8 例发生右心室流出道梗阻的受血儿中，6 例手术后肺动脉血流恢复正常，2 例出生后尚存在肺动脉瓣狭窄。

尽管激光凝固治疗能明显改善 TTTS 的生存率，降低神经系统后遗症的发生率，但是出生后仍应密切关注患儿的心脏功能。部分受血儿出生后存在持续性的肺动脉高压，而且在一段时间内存在明显的心肌肥厚和三尖瓣反流。部分发生获得性先天性心脏病的患儿仍需进行球囊扩张治疗或手术治疗。

二、胎儿下尿路梗阻

胎儿下尿路梗阻（fetal lower urinary tract obstruction, LUTO）的发病率为 2.2/10 000，有多种病理表现，以后尿道瓣膜症（posterior urethral valves, PUV）（占 64%）和尿道闭锁（占 39%）最为常见。胎儿下尿路梗阻通常见于男性胎儿尿道阴茎部发育异常，后尿道瓣膜和尿道闭锁是早发型下尿路梗阻最常见的原因。其他尿道异常如前尿道瓣膜、尿道狭窄及尿道中段狭窄性发育不良亦与下尿路梗阻有关。女性胎儿下尿路梗阻通常与泄殖腔发育异常有关，常为一组综合征的一部分。另外，某些下尿道梗阻也与遗传因素有关，如肾源小结肠综合征、肾源巨输尿管综合征及染色体非整倍体（如 13、18 和 21 三体）等。下尿路梗阻的致病率和致死率较高，可引起膀胱 - 肾发育不良和功能障碍、进行性羊水过少、严重羊水过少以及继发性胎儿肺发育不良及相应体畸形等。

【畸形特征】

尿道畸形的临床表现复杂且多样化，与胎儿性别、畸形出现的时间和持续时间以及畸形严重程度有关。孕早期尿路完全梗阻可导致巨膀胱、肾积水和肾纤维囊性发育不良，因无尿进入羊膜腔而导致羊水过少、肺发育不良、颜面部和四肢畸形等。幸存的胎儿其预后取决于两方面因素，即肺发育程度和肾功能状态，其中肺发育程度尤为重要。

下尿道完全梗阻或严重阻塞导致膀胱尿液潴留，膀胱显著增大，随着梗阻时间的延长，膀胱壁平滑肌增生肥大，最后导致收缩能力下降，膀胱壁增生变形使输尿管膀胱括约肌生理功能丧失，使尿液逆流引起输尿管扩张，进一步向上则导致肾积水。

肾积水由持续的尿道梗阻发展而来，肾盂、肾盏及集合管逐渐扩张压迫肾实质挤压肾囊，引发肾膀胱变性，从而导致胎儿或新生儿肾功能不全。

肺发育不全和早产是尿路梗阻的主要死亡原因。如果发生尿路瓣膜病，约有 45% 的胎儿死于肺发育不良。妊娠中期羊水过少合并尿路梗阻导致胎儿死亡率高达 95%，因此，如妊娠中期超声显示胎儿羊水过少和下尿路梗阻其肺发育不良和肾发育不良发生的可能性很大。

【超声特征】

超声检查通常早在妊娠 12~14 周就可以鉴定出胎儿泌尿系统是否存在结构异常。孕期泌尿系统梗阻的检出率约为 1%，幸运的是其中仅有 1/500 的病例有临床意义。

完全性尿路梗阻或尿液排出受限导致尿液在胎儿膀胱内积聚从而引起膀胱显著扩张并导致肾盂积水，而由于胎儿尿液产生不受影响，因此，随胎儿产生的尿液逐渐增多，肾盂及肾盏上方的集合系统也逐步扩张并压缩肾实质并逼向肾小囊。病理研究表明，肾小管由远端到近端逐步扩张，与管周间质纤维化进展相关。在超声上，肾实质压缩程度，伴发的纤维化，均表现为肾实质回声增强。病情进一步进展可能引发肾囊性变，超声表现为肾皮质囊肿，此情况新生儿出生后表现肾功能不全。

胎儿下尿路梗阻的超声特点为双侧肾盂持续性扩张、双侧输尿管扩张以及膀胱高度充盈（图 25-3 3A）。产前超声检查如果发现羊水过少、双肾积水及输尿管扩张、膀胱壁进行性增厚、后尿道扩张时，应高度怀疑后尿道瓣膜的可能性。但如果没有显示典型的"钥匙孔"征，则与胎儿尿道闭锁及 Prune-belly 综合征很难鉴别。如发现任何异常，都应再次详细评估羊水量、肾大小、肾实质和肾集合管情况以及膀胱大小。超声检查可用于精确测量宫内肾盂扩张。超声诊断羊水过少和巨膀胱对 LUTO 有较高的预测价值。如果在妊娠 24 周以前发现，则胎儿出现肺发育不良和终末期肾功能不全的可能性明显增加。超声发现的肾实质内出现大或微囊性改变与肾发育不良和肾衰竭密切相关。但若超声检查未发现肾实质病变，也不能完全排除肾发育不良。目前，通过多普勒参数反映肾血流动力学改变来评估肾功能及其预后也变得越来越重要。目前用多普勒超声检测肾血流阻力指数（RI）和阻力指数差（ARI）为单侧梗阻性肾积水的诊断及肾功能的可复性评估提供了一种简便有效的方法。

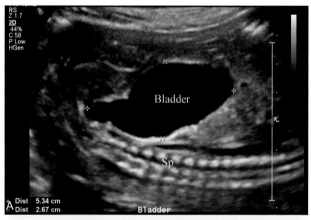
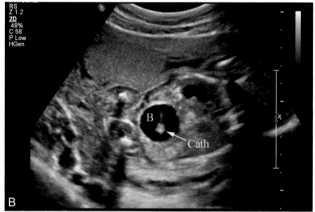
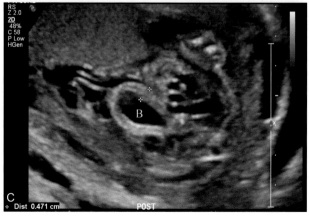

图 25-3-3　妊娠 21 周胎儿患有重度下尿路梗阻

A. 超声图显示膀胱扩张呈"钥匙孔"状（Bladder. 膀胱；Sp. 脊柱）；B. 同一胎儿次日进行膀胱置管引流术，术中可见膀胱明显减小，膀胱中央可见引流管（B. 膀胱；Cath. 引流管）；C. 置管引流后的膀胱大小已接近正常，但膀胱壁可见明显增厚（B. 膀胱）

【鉴别诊断】

胎儿性别可以缩小LUTO的鉴别诊断范围。超声检查证实如为男性外生殖器，则强烈考虑是PUV；如为女性胎儿要考虑尿道狭窄、持续性泄殖腔、骶尾部退化性异常或巨膀胱-小结肠-蠕动迟缓综合征。来自于重复集合系统的异位输尿管疝也会导致LUTO，但比较少见，男性和女性均可发病。女性胎儿如出现严重羊水过少且长期存在，可考虑为尿道狭窄。若16周前发现膀胱扩张，往往考虑持续性泄殖腔。如为骶尾部退化性异常则有明显的胎儿脊柱异常图像。巨膀胱-小结肠-蠕动迟缓综合征十分罕见，超声图像显示膀胱极度扩张和即使在解除压力的情况下膀胱壁仍很薄，与PUV时因膀胱内压力增加导致膀胱壁增厚相反。此外，该综合征还表现为小肠扩张，小结肠旋转畸形和妊娠晚期羊水过多。

【临床处理】

超声检查发现胎儿有下尿路梗阻后，应对其进行全面评估，以制订正确的处理方案，包括胎儿结构系统超声检查、胎儿染色体检查和胎儿肾功能检查。首先应判断胎儿性别，因为后尿道瓣膜发生于男性胎儿；而易于混淆的疾病为巨膀胱-小结肠综合征，后者主要发生于女性胎儿，为一种平滑肌疾病。详尽的超声检查很有必要，以排除胎儿其他结构异常，例如神经管畸形及心脏缺陷，这些畸形也常与LUTO同时存在，且严重影响新生儿出生后的存活率。还要仔细检查其他类型的超声软指标，如肢体短小及颜面异常等，因为这些提示可能存在潜在的基因异常。当羊水过少或无羊水时，超声检查极其困难，这时推荐羊膜腔内灌注，从而更好地获取透声窗进行胎儿超声评估。可以将林格液加温到37℃，通过无菌输液器注入羊膜腔内以恢复羊水容量至一定水平，再给予病人10~14d口服抗生素预防感染。如胎儿系统超声检查未发现其他结构异常，染色体核型检查正常者，可考虑进行宫内治疗。

进行宫内治疗前要评估胎儿肾功能。评估的标本采样主要包括胎儿尿液、胎儿血清和羊水。超声检查评估必须从肾至远端尿道仔细评价以获得潜在梗阻和肾脏结构的真实情况，肾的长轴测量有利于评价潜在的肾积水。一般情况下，大龄胎儿的肾无回声区大小有助于评估预后，小胎龄胎儿肾区强回声则多为肾纤维化，常较少发生梗阻。同时还应注意观察肾实质回声强度、实质压迫、是否存在不连续的皮质囊肿等，并需要仔细鉴别囊性变与肾盏扩

张。前者在孕晚期有不可逆的肾实质损伤，不建议施行宫内治疗。另外也需要评估输尿管是否存在异常。巨输尿管和膀胱输尿管连接处纽曲变形则提示有严重逆流情况，可能有更严重的肾损伤，也不适宜于宫内治疗。

采用细针穿刺抽吸术将膀胱尿液彻底排空，仔细评估排空前后膀胱的状态。排空前，评估膀胱整体轮廓大小和邻近尿道的扩张程度，作为分析梗阻起因和评估的指标。膀胱畸形或脐尿管畸形常提示生殖道异常的存在，不利于施行简单的分流治疗。

最后，也是最重要的产前评估部分，则是胎儿尿液成分监测。尿液由超声引导下膀胱穿刺获得，尿样连续性很重要，它必须在规定时间段内操作以获得可靠信息。收集24~48h所有膀胱尿液，检测Na、Cl、渗透压、β_2微球蛋白和总蛋白，至少在5~7d完成3次这样的膀胱尿液测定，以获得理想的预测值。另外膀胱穿刺也可以建立张力增加或减小的清晰模型。逆流或尿潴留增加肾内压力，进一步扩张肾小管、集合管，从而改变近端肾小管血流，导致肾功能异常，钠的重吸收障碍，使胎儿尿渗透压发生改变，导致肾组织损伤。减少钠的重吸收，蛋白分解，随后增加了胎儿尿成分的去失，这种尿渗程度与肾组织损伤有直接对应关系。初次采集的膀胱尿液由于未确定尿液产生的具体时段，不能反映当前的肾功能。第二次取得的尿液代表从上周储用入膀胱的尿液，也不能代表近期肾产生的尿液。第三次则表示由肾最近形成的尿液，最能反映肾基本功能和损伤的程度。如果发生严重肾损伤是不会出现渗透压减低现象的。如果出现尿渗量逐渐减少或尿检测止值趋向正常值，即提示肾仍有功能储备，这是宫内干预有效的标志。

做宫内治疗前，必须证实其具有正常男性染色体核型和超声证明羊水过少或羊水容量减少，并除外其他结构方面的异常。对那些适合其他标准但尿液测定值处临界状态的胎儿，放置膀胱羊膜腔分流装置可以有助于确保出生后降低致命性肺发育不良的风险，但无法改善肾发育不良，出生后可能需要给予早期透析或肾移植。置放膀胱羊膜腔导管，属于临时治疗干预，让胎儿梗阻尿液自膀胱简单转向流向羊膜腔，这种手术虽不能根治病因，但却是一种为胎儿进一步评估及为将来出生后进行手术治疗做好准备。分流导管置入手术前，胎儿不需要麻醉，只要母体静脉输入5~15mg地西泮用以镇静，剂量大小视母体反应、胎儿孕周及母体疼痛耐受情况而不

同，这些都是用来减少胎动和对母体镇痛。母体静脉麻醉后，选择一个最佳的进口处用1%利多卡因进行局部麻醉。先在皮肤上切一个3~4cm的切口，分流导管从切口处进入，在连续的超声引导下，直接置入胎儿下腹壁旁的羊膜腔，羊膜腔内要有一定量的羊水，以便易于置放分流导管，如果羊水过少，则导管插胎儿腹腔和膀胱前，通过该导管先行羊膜腔内灌注，套管针的顶部预留了一个灌注针。彩色多普勒用以证实套针穿刺膀胱壁时，不伤及脐动脉，快速准确地插入套针至中央区，套针之后彻底穿过套针鞘，推动短杆，其邻近的盘绕架就被推进膀胱，然后移开长推杆轻轻地引入直到接触针，轻翘套鞘内的分流装置的末端，当套针鞘的传动轴慢慢推回约2cm时固定推杆。在这时，套针鞘横置于胎儿下腹外面，导管直段部分穿过膀胱与羊膜腔之间的腹部（图25-3-3B、C），套针鞘现在可以在插入点直接移走，长推杆进而取代导管末端进入羊膜腔。

膀胱羊膜腔分流器移位是最常见的并发症，临床上发生率约在40%，尽管导管设计成末端卷曲平稳地横置于胎儿腹腔，仍然会被四肢干扰或随着胎儿运动直接移位，如果分流导管在膨胀的膀胱内放置太高，当膀胱收缩排液时，导管被拉伸，最终移位甚至进入胎儿腹腔，引起大量尿性腹水。其他并发症有绒毛膜炎、胎膜早破、胎儿直接创伤（如医源性腹裂）、胎盘出血引起流产以及膀胱穿刺后瞬间的腹膜膀胱瘘道会导致尿性腹水，这种瘘道通常于7~10d随着膀胱重新扩张而被自然合拢。

胎儿膀胱羊膜腔置入手术后24~48h要进行超声检查以确认导管位置和功能，超声检查每周1次，至少4周，如果检查确认导管定位正常，进一步检查肾积水和羊水量的情况，如无异常，则可改为每2周检查1次羊水量即可。

孕妇要同时咨询小儿科医生或新生儿专家，以便商讨出生后新生儿的评估、管理及治疗等事宜。生产时选择合适的分娩方式，因为有膀胱导管的存在。孕妇在妊娠34~35周时，经阴道分娩时会有一个自然的胎膜破裂过程，这些孕妇的预产期与那些没有LUTO胎儿的正常孕妇预产期没有什么不同，但还是建议她们最好在预产期前提前分娩。

【预后】

现在我们面对最困难的问题是当前胎儿评估和产前干预是否真正地改善了此类胎儿出生后的肾功能，但到目前为止，还没有随机试验或多渠道的研究。将来，我们面临的挑战是努力改善LUTO干预治疗

技术以减少分流器移位引起的并发症。现在有一个新的发明是破坏PUV的膀胱镜技术。在该方法中，膀胱镜置入后可直接观察到近尿道，如果识别出梗阻起因，确定是否存在PUV或尿路闭锁，可用激光或机械击穿，该方法尚在研究之中，结论并未统一。膀胱羊膜腔分流器置入后，膀胱通过分流器被动排空而不是充满排空循坏，可能分流器会防碍膀胱正常发育与成熟。随着经验的积累，测试设备的可视化改善，会成为PUV的治疗选择。目前对LUTO病例进行改道分流治疗技术仍是很好的选择。

三、先天性心脏病

进入21世纪以后，胎儿外科领域最大的进展就是针对先天性心脏畸形的宫内治疗。通过药物治疗、开放性手术治疗以及微创介入治疗等方式，现在已能纠正或控制胎儿心律失常，缓解胎儿水肿，甚至阻止胎儿主动脉狭窄发展为左心发育不良综合征。

（一）药物治疗胎儿心律失常

详见第24章。

（二）开放性宫内手术

在针对胎儿心脏畸形的手术中，开放性手术指应用子宫切开术以及使用内径>3mm的套管针手术（如胎儿镜手术）。在过去的25年里，已有大量的动物实验研究开放性宫内手术治疗胎儿心脏畸形的可行性和有效性，但是失败率较高而且并发症较多。

开放性手术的第一次尝试始于1986年，当时应用起搏器治疗胎儿完全性房室传导阻滞，但是随后发现这种手术在临床上可行度不高。目前有极少数报道开放性手术治疗先天性心脏病获得成功，但是仅限于少数胎儿医学中心。

（三）微创介入治疗

相对于开放性宫内手术而言，微创介入手术使用18G或19G的套管针进入宫腔内，拥有更多的发展空间，已在左心发育不良综合征和肺动脉闭锁等疾病的宫内治疗上取得进展。

左心发育不良综合征是一类严重的心脏畸形，通常需要多次手术才能纠正，患儿生命质量普遍较差。研究发现，胎儿主动脉瓣狭窄引起心室扩大、心肌收缩功能下降，逐渐发展演变成左心发育不良综合征，从而丧失双心室修补的机会。使用球囊扩

张术有可能阻止胎儿主动脉瓣狭窄发展成为左心发育不良综合征。1991 年，Kohl 等率先将这种想法变为实践并获得成功，他们随后于 2000 年报道了 7 例成功的治疗。2000 年，美国波士顿儿童医院开展了有史以来最为庞大的针对左心发育不良综合征的宫内治疗项目，目前已开展超过 120 例手术，并将手术指征扩大到左心发育不良综合征合并卵圆孔早闭以及肺动脉闭锁合并完整室间隔（阻止其发展至右心发育不良综合征）。

McElhinney 等介绍了波士顿儿童医院较为简单的手术步骤：麻醉孕妇及胎儿后，在超声引导下经皮置入 18G 套管针（SHARC Access Needle Set，ATC Technologies，Wilmington，Mass），应用球囊扩张主动脉瓣。手术以后，胎儿左心室血液得以进入主动脉内，40% 的病例出现主动脉瓣反流，随访发现胎儿主动脉瓣环及二尖瓣环的发育明显优于对照组，从而使胎儿获得出生后双心室修补的机会。主动脉瓣球囊扩张术的主要并发症有心动过缓和右心功能异常，使用肾上腺素可以很好地控制这些症状。

左心发育不良综合征合并卵圆孔早闭（或者限制性卵圆孔）是一类极为复杂、预后极差的心脏畸形。由于肺静脉回流受限常导致患儿严重缺氧，慢性肺高压引起的肺毛细血管床发育异常亦导致患儿死亡率极高。McElhinney 等报道了 21 例微创房间隔置入支架治疗这类病变胎儿的经验，尽管出生后手术治疗的存活率仅为 58%，但是在介入治疗后卵圆孔内径＞3 mm 的患儿中，氧饱和度明显高于对照组，出生后通常不需要急诊处理（图 25-3-4）。这种治疗的主要并发症是心包积血，其中 2 例因穿刺引起的心包积血而宫内死亡。

与主动脉瓣狭窄相似，胎儿肺动脉闭锁亦可逐步发展至右心发育不良综合征，失去双心室修补的机会。波士顿儿童医院报道了 11 例宫内介入治疗肺动脉闭锁的效果，其中 4 例手术失败，7 例成功，后者均未合并明显并发症。由于新生儿肺动脉闭锁的治疗手段已较为成熟，宫内治疗的必要性和优势有待进一步的研究。

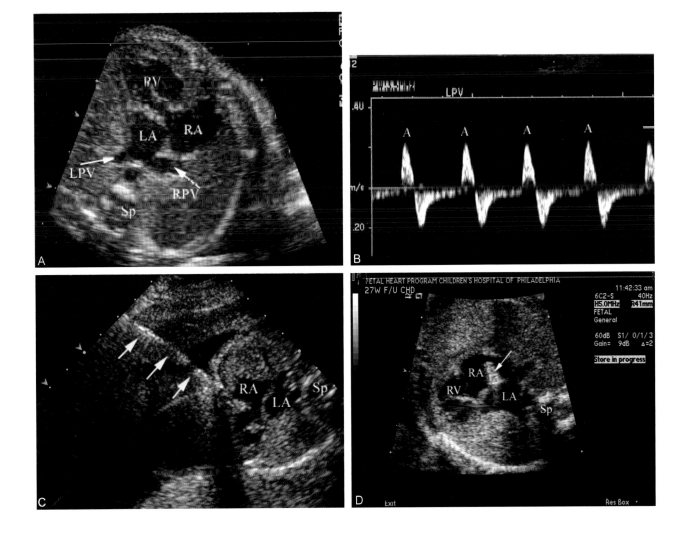

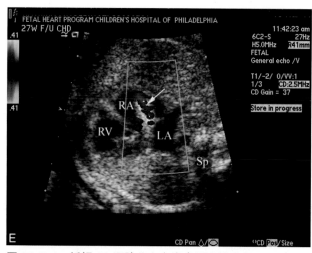
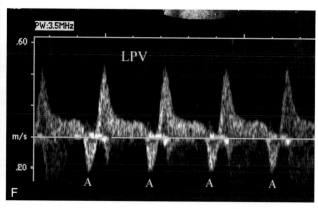

图 25-3-4　妊娠 22 周胎儿左心发育不良综合征

A．二尖瓣及主动脉瓣闭锁，房间隔提前关闭，左、右肺静脉（箭头所示）扩张；B．左肺静脉多普勒频谱显示心房收缩时显著增加的反向血流（用 A 表示）；C．胎儿妊娠 26 周时在超声引导下开放房间隔并放置支架（箭头所指为穿刺针进入胎儿右心房）；D．术后 1 周复查见心房支架位置良好；E．彩色多普勒显示有明显血流（箭头所示）从左心房经过支架进入右心房；F．脉冲多普勒显示左肺静脉心房收缩期反向血流明显减少。LA．左心房；RV．右心室；RA．右心房；LPV．左肺静脉；RPV．右肺静脉；SP．脊柱

　　随着对胎儿先天性心脏病认识的深入、以及胎儿手术设备和手术技能的提高，更多的复杂先天性心脏病有可能在萌芽状态即得到有效治疗。

第四节　胎儿外科手术治疗

一、肺先天性囊性腺瘤样畸形

　　先天性肺囊性腺瘤样畸形（congenital cystic adenomatoid malformation，CCAM）是一种较少见的肺发育异常，以婴幼儿发病多见。随着产前诊断技术的提高和超声波产前筛查的普及，越来越多的 CCAM 在出生前被诊断，而此疾病往往涉及小儿外科、产科、围生期医学、遗传基因学、新生儿科、麻醉科、超声波及医学伦理等多学科，因此对 CCAM 的产前诊断和处理受到越来越多专业医师的关注。

【畸形特征】

　　CCAM 是由终末呼吸性细支气管过度生长形成的良性肺部囊性肿块，其病因尚不清楚。大的病变肿块往往会引起胎儿纵隔移位、正常肺组织发育不全及羊水过多，并因循环系统受阻而导致胎儿水肿甚至死亡。水肿是胎儿或新生儿死亡的前兆，直接征象为胎儿胸腔积液、腹水、心包积液、躯干及头皮水肿。约 20% 的 CCAM 肿块可自然缩小，甚至消失。在临床上，超声波筛查的胎儿肺部肿块中，70~80% 为 CCAM，但还需与隔离肺、膈疝或支气管囊肿等疾病进行鉴别。Stocker 等根据组织病理学将 CCAM 分为 3 型。Ⅰ 型：病变最显著，其特点是存在大的厚壁囊腔，直径 > 2cm，周围可有小囊腔。Ⅱ 型：病变以许多平均分隔的囊腔为特性，最大直径很少超过 1cm，结构类似于呼吸细支气管与上皮衬覆的囊肿之间扩张的肺泡。Ⅲ 型：病变大体上看是大的坚实的肺组织肿块，而实际上是由无数密集的小囊肿构成，其病变类似细支气管结构。CCAM 通常发生在一叶肺，双侧受累者较少见。CCAM 总体预后主要取决于病灶的大小而非病变类型，其基本生长特性也很重要。

【超声特征】

　　CCAM 是由肺循环系统供血的，其病理生理过程主要是：肿物压迫致纵隔移位，进而出现静脉回流障碍，导致胎儿水肿；此外肿物占位致肺受压，导致肺发育不良。由于产前超声检查技术的成熟及其广泛应用，目前已成为 CCAM 首选的检查方式。依照病理改变，产前超声诊断 CCAM 也分为三型：Ⅰ 型为大囊肿型（图 25-4-2），胸腔内见囊性肿物，囊腔直径 > 2cm，无分隔，囊性肿物周边可见肺组织回声。Ⅱ 型为微囊型（图 25-4-1），胸腔内见囊性肿物，表现为多个小囊肿，囊腔直径 < 2cm。Ⅲ 型为混合型（图 25-4-3），又称多囊肺，是由较微小的囊肿与肺组织融合而成，表现为患侧胸腔内肺叶增大，回声增强、均匀，纵隔移向对侧。单纯的 CCAM Ⅰ 型、Ⅱ 型预后较好，Ⅲ 型常易出现胎儿水肿，预后不良。系列超声检查胎儿胸腔病变有助于

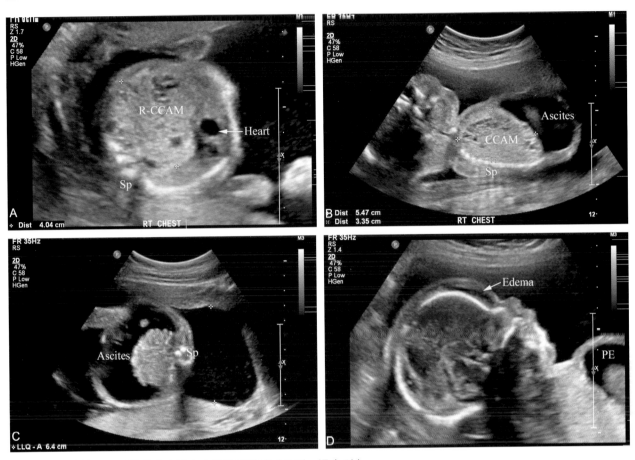

图 25-4-1　妊娠 21 周胎儿患有巨大右侧肺囊腺瘤（Ⅱ 型，混合型）

A．心脏被推移至极左侧；B．巨大的右侧肺囊腺瘤向上、下延伸，造成胸腔压力增高，上腔及下腔静脉回流受阻造成胎儿水肿；C．胎儿大量腹水；D．胎儿头皮水肿。CCAM．肺囊腺瘤；Heart．心脏；Sp．脊柱；Ascites．腹水；Edema．水肿

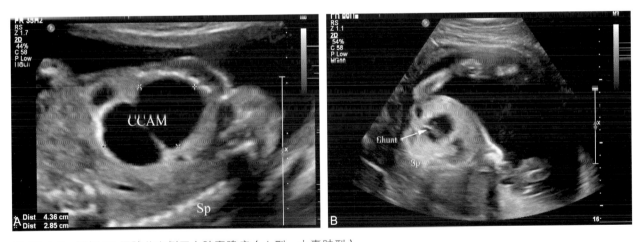

图 25-4-2　妊娠 23 周胎儿左侧巨大肺囊腺瘤（Ⅰ 型，大囊肿型）

A．左侧胸腔矢状切面显示左侧胸腔内巨大囊性占位病变，体积为 3.5 cm×5.0 cm×3.9 cm；B．超声引导下经母体 - 子宫 - 胎儿胸腔穿刺，抽取 35 ml 液体后，腺瘤体积明显减小。CCAM．肺囊腺瘤；Shunt．引流管；Sp．脊柱

明确这些病变的具体类型，确定其病理生理特征，预测妊娠结局，并对临床处理提出指导意见。由于超声波对胎儿肺部肿块的敏感性，产前确诊并不困难，但需要与支气管肺隔离症（bronchopulmonary sequestration，BPS）做鉴别，应用多普勒对肿块

的血液供应来源可作为主要的鉴别要点，即 CCAM 血液供应为肺循环，而 BPS 的血液供应为体循环。1983 年，Smith 等首次报道了胎儿的磁共振影像（MRI）检查。虽然超声仍然是胎儿检查的首选影像学方法，但随着 MRI 技术的发展，以及其无放射性

损伤、多切面成像、广阔的视野及良好的软组织对比分辨率等优点，MRI已日益成为超声诊断的重要补充。已有报道提出，产前MRI对肺弛豫时间的分析评价及肺容积的测量，可以提供更多关于正常与异常肺发育的信息，更好地预测出生后胎儿的结局。MRI在诊断胎儿胸部畸形，尤其对不典型病变，或者合并多种复杂畸形时可以弥补超声诊断的不足，有助于在产前对胎儿进行全面评估并对娩出后的新生儿提供治疗计划的指导。

【鉴别诊断】

支气管肺隔离症（BPS）是由没有功能的肺组织组成的肿块，血液供应来自于体循环，其支气管和原本的气管支气管树没有连接。在产前超声检查中，BPS表现为边界清楚，回声密集均质的肿块影。彩色多普勒可探及发自于主动脉的体循环血流进入胎儿肺内病变区是胎儿BPS的特征性表现。

先天性肺气肿在产前可通过超声检查与其他肺囊性病变区分出来，其回声和反射率较微囊型CCAM增强，缺少BPS时的体循环动脉血液供应。这类病变在妊娠28周前由于胎儿肺叶内液体的潴留而逐步扩大，类似我们在出生后所见的空气潴留。孕晚期，大叶型肺气肿会缩小，借此可与邻近正常胎肺组织相鉴别。鉴于出生后气肿的肺叶有空气潴留的危险，产后评估很重要。出生时，由于胎儿肺内液体对射线延迟清除，在进行胸部X线摄片时受累肺叶不透明。主支气管闭锁导致大范围的肺容积增大，积液，甚至胎儿死亡。超快速胎儿磁共振证实病变涉及整个肺组织从支气管远端至主支气管。

【临床处理】

产科处理

患有危及生命的肺部病变的胎儿应根据预定的指导方针来做产前治疗，具体指导方针应根据胎儿孕周、胸内病变的大小、母亲健康情况及胎儿水肿的发展状况来决定。大的肺部肿块伴水肿的胎儿承受着胎儿或新生儿死亡的高风险。由于囊液的快速重新聚积，单纯的胎儿胸腔穿刺疗效不佳。在少数情况下囊肿囊液不会重新积聚，胸腔穿刺常可以作为胸腔羊水分流器安置或切除术前的一项暂缓措施。

1. 在某些情况下孕妇短期使用倍他米松可以破坏先天性肺囊腺瘤的生长并且改善水肿状况。CCAM最常发现在妊娠18～26周，肿块的体积及大小变化的速度以及是否导致胎儿水肿是胎儿预后评价的重要指标。文献报道16～36周胎儿三维超声测量肺体积的正常值范围，了解各孕周胎儿肺的发育情况，为评估胎儿肺部肿块体积及肺发育不良提供了有价值的参考标准。最常用的一种方法是超声测量计算头肺比值（CVR），CVR是指肺部肿块的体积（体积为宽×高×长×0.523）/胎儿头围，当CVR＞或＜1.6，其临床意义截然不同。有医师建议对CVR＞1.4的先天性肺囊腺瘤患儿采用此种治疗方法。

2. 胎儿胸腔穿刺术放置胸腔羊水引流管。分流穿刺术在超声实时监测下进行，可以随时了解肿块及穿刺的具体情况。分流后可进行超声系列检查对胎儿情况进行评估，了解肺部术后的复张情况，以及可能发现原先无法诊断的肺隔离症情况，阻止水肿的继续进展。引流液可以进行相关的实验室检查：①细胞学检查，了解是否存在淋巴液的渗出；②感染指标；③胎儿的染色体核型检查。Wilson等产前诊断CCAM的平均孕龄是20周，平均置管孕龄是23^{+1}周。CCAM术前肿块的平均体积为$50.5～25.7\,cm^3$；术后平均体积减少了51%。CCAM病例接受该方法治疗后平均出生孕龄为33^{+3}周，平均置管时间为10^{+2}周。出生后生存率为70%。治疗的指征包括胎儿出现水肿以及出现肺发育不良的表现。成功的置管术使得患儿的出生孕龄明显得以延长。20年前，Clark在用导管引流3周后积液消失。11年前，费城儿童医院研究小组报道9例水肿型CCAM使用胸腔羊水分流器治疗，其引流前后肿块的平均体积分别为46.3 ml和18.1 ml，相当于在引流器放置后肿块体积平均减少了61%，所有病例引流后积液消退（图25-4-2）。引流到分娩的平均时间是13周2 d。胎儿或新生儿死亡的病例不足1/9。

3. EXIT（产时子宫外胎儿手术 ex-utero intrapartum therapy，EXIT）手术。EXIT手术是在胎儿出生时，剖宫产胎儿娩出后脐带离断前，先行气管插管再给予O_2下行CCAM瘤体切除（图25-4-4），手术时须循环不中断，再断脐让新生儿开始呼吸，以减轻肿块对胸腔的压迫，缓解呼吸窘迫。EXIT手术的原则：①出现严重的纵隔移位；②持续增高的CVR值（＞1.6）合并正常肺组织受到明显压迫；③合并胎儿水肿。EXIT手术要求术前周密的计划及多学科团队合作，包括：麻醉、心脏循环专科、新生儿科、护理、产科、小儿外科以及体外膜肺（ECMO）的支持治疗。出生后可能出现的风险包括：复发、气道瘘、出血、乳糜胸、败血症及胃食管反流等。EXIT手术成功的必要因素是保

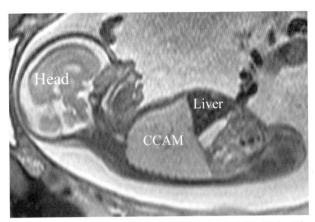

图 25-4-3　妊娠 22 周胎儿巨大肺囊腺瘤（Ⅲ型，微囊型），磁共振图像

　　CCAM. 肺囊腺瘤；Liver. 肝；Head. 头

证子宫胎盘的气体交换以及胎儿血液动力学的稳定。另外，须同家属交代潜在的风险，包括母体的出血、需要出生后进一步的肺组织切除、较长时间的 NICU 监护治疗以及相应需要增加的费用等。EXIT 手术使得婴儿出生后得以迅速切除肺部肿块，消除了因为纵隔移位、空气潴留及正常肺组织的受压引起的急性呼吸衰竭。

　　4. 胎儿开放性手术。胎儿手术的原则或目标：①恢复正常的解剖结构；②恢复正常的生理；③让肺叶能在出生之前得以生长发育。对于胎儿手术的入选标准，必须都是经羊膜腔穿刺或经脐带血管穿刺采样的染色体核型正常，且目前产利超声检查相胎儿超声心动图的详细检查业无其他解剖异常的胎儿，同时每个家庭均对胎儿治疗的风险与益处，进行广泛的讨论并达成共识。

胎儿外科手术，在术前孕妇开始麻醉时静脉注射宫缩抑制药，使用吲哚美辛和抗生素，术中使用异氟烷提供必要的子宫松弛，并对母亲和胎儿有麻醉作用，用无菌超声定位胎儿和胎盘的位置，采用子宫下段横切口切开子宫小口，此时羊水流出，用子宫钉书机（Lactomer 钉书钉可以被吸收）切开子宫全肌层，与此同时可将羊膜固定于子宫壁上以减少术后羊膜与子宫壁分离，并起到止血的效果。将胎儿胸部置于子宫切口处，由第 5 肋间进入胎儿胸壁，切开胸腔后使胸腔内压力降低，同时也可以对含病变的肺叶进行适当的手术切除（图 25-4-5）。胎儿开胸手术结束后，将胎儿送回子宫内；含抗生素的温的乳酸林格液注入羊膜腔，子宫和腹壁切口逐层闭合。所有做胎儿手术的母亲均采用剖宫产的方式分娩。

　　产前发现胎儿 CCAM，如果无合并胎儿水肿，结局良好，继续妊娠是一个合理的选择。分娩一般是在妊娠 32 周之后。没有症状的均采用常规的自然分娩方式；如果出现纵隔移位、微囊型、可疑呼吸道梗阻者，则建议可采用剖宫产分娩。胸腔羊水分流器应用于没有大的实质部分而只有一个大的囊肿的 CCAM（Ⅰ型）。

【预后】

　　CCAM 胎儿的预后与是否发生肺水肿相关，胎儿水肿是 CCAM 宫内治疗的选择标准。临床表现有 3 种情况：①死产或围生期死亡，由于病肺的压迫使纵隔移位，患儿心功能和静脉回流受阻，大多数死亡儿有水肿和羊水过多；②新生儿期可无任何

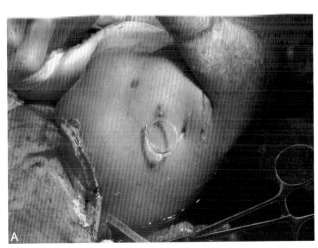

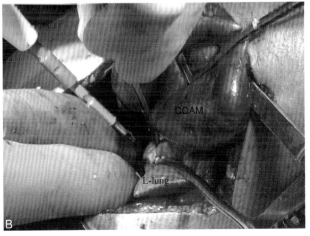

图 25-4-4　生产时左肺囊腺瘤子宫外手术

　　A. 患有巨大左肺囊腺瘤的胎儿曾做过宫内置管引流术，现经产时子宫外手术。胎儿初步暴露，可见其引流管位置良好；B. 手术切除肺囊腺瘤，与正常左肺组织相比，肿瘤为暗红色，大于正常肺组织的数倍。L-Lung. 左肺；CCAM. 肺囊腺瘤

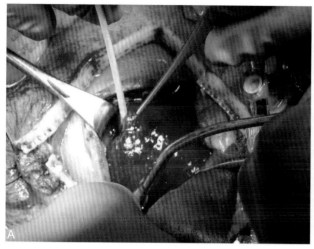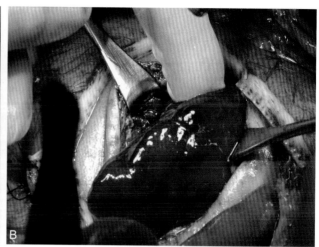

图 25-4-5　妊娠 22 周胎儿左侧肺囊腺瘤开放性外科手术

A. 开放性外科手术切除左侧肺囊腺瘤，显示手术者仔细地将肿瘤分离；B. 分离后的巨大肺囊腺瘤即将被切除

症状，但一旦出现感染，则主要为反复的呼吸道感染、咳嗽、反复发热、咳脓痰及胸痛等，严重者可出现进行性呼吸困难伴发绀；③较大婴儿或小儿多有急性或慢性呼吸道感染表现。临床影像学检查：① X 线胸片均发现肺部异常阴影。可有"气胸样"改变：表现为一侧肺明显过度充气，张力很大，内无肺纹理结构，其中有不规则的分隔征象，也可表现为肺内单一大囊状透亮区改变；有囊肿的可表现为毗邻相连数个类圆形薄壁囊腔，边缘不规则，囊内可见或无液平面；还可表现为不规则蜂窝样小囊；此外还可合并有少量胸腔积液、纵隔积气。②胸部 CT 部位：病灶多位于左肺下叶，左肺上叶，右肺下叶，右肺上叶。形态：表现为占据胸腔的含气囊腔，囊壁菲薄，囊内可见不规则分隔；可呈类圆形薄壁囊腔，周围可见蜂窝状细小囊泡，其中可见液平面；其他表现为多发不规则多囊性病灶，以小囊为主，囊内以含气为主。

有趣的现象是较大的 CCAM 合并胎儿水肿和巨大胎盘时可引起母亲镜像综合征（MMS），即母亲出现与胎儿相仿的一些症状和体征，表现为呕吐、高血压、外周水肿、蛋白尿及肺水肿等类似子痫前期的临床征象，其原因不清，可能与水肿胎盘释放血管活性物质有关。当母亲出现 MMS 时，即使宫内纠正胎儿畸形，也不能逆转母亲的 MMS，所以被列入手术禁忌，唯一的治疗措施是终止妊娠。目前较合理的选择是在产前超声检查发现有 CCAM 时，进一步行胎儿胸部磁共振（MRI）对胎儿胸部行轴面、矢状面及冠状面扫描，由于 MRI 能够平面成像，组织分辨率高，不受羊水、脂肪和胎儿骨骼及体位的影响，因此，较超声波更能清楚显示病灶的形态、轮廓和部位，同时由于胎儿的特殊生理特点，应用 MRI 来显示胎儿肺部的正常和异常具有明显的优势。胎儿期 CCAM 在临床中得到充分评估后，绝大多数选择继续妊娠，待出生后进行治疗。有资料表明，CCAM 手术后 68% 的水肿胎儿能存活；无水肿表现 CCAM 胎儿存活率为 100%。体积较大的胎儿肺部疾病会对发育中的胎儿病理生理造成不可逆的影响。胸部肿块压迫食管，影响胎儿吞咽羊水，导致羊水过多。羊水过多是产科超声检查常见的征象，可以作为许多大的胎儿肺部肿块在产前检查中的一个诊断指标。胎儿腔静脉阻塞可以引起继发性水肿，大的肿块挤压心脏造成纵隔过度移位。类似囊腺瘤，隔离肺也会由于肿块本身或是胸腔积液（BPS 分泌的液体或淋巴液所致）的张力作用引起胎儿水肿，羊水过多和胎儿水肿都与肺部病变有一定的关系，但临床经验表明两者均可以单独出现。虽然产前超声诊断技术日臻成熟，但误诊难免。膈疝可通过详细的超声评估或超快速磁共振检查辨别出来。

二、胎儿骶尾部畸胎瘤（sacrococcygeal teratoma，SCT）

（一）骶尾部畸胎瘤的病理改变及胎儿心脏改变

畸胎瘤是来源于性腺或胚胎中全能细胞的肿瘤，通常含有 2 个以上胚层的多种组织成分。胎儿畸胎瘤好发于骶尾部，发病率为 1/40 000～1/35 000，其中一部分肿瘤不引起严重的临床症状，但是有一部分肿瘤血供丰富，生长迅速，同时导致羊水过多、胎儿水肿甚至胎儿宫内死亡，须引起临床的高度重视。

产前超声检查及MRI检查有助于确定肿瘤的大小、血供及侵犯范围。少数肿瘤血供丰富，容易引起高血容量性心力衰竭及"盗血"效应，胎儿超声心动图检查对于评估这些胎儿的心脏功能及预后起着至关重要的作用。Rychik等报道过27例胎儿SCT的心排血量状况，其中多数胎儿的合并心输出量为750~800 ml/（kg·min）[正常值为400~800 ml/（kg·min）]，如果超过800 ml/（kg·min），则胎儿发生水肿或宫内死亡的风险明显增高。因此，动态监测SCT胎儿的心胸面积比值、合并心排血量等参数有助于指导临床的干预和处理。

（二）骶尾部畸胎瘤的宫内治疗

针对不同继发征象，可采取羊水减量术、宫内输血及膀胱引流术来缓解羊水过多、贫血及尿路梗阻等相应的症状。开放性手术切除胎儿骶尾部畸胎

瘤仅在极少数胎儿医学中心开展过。2004年，美国费城儿童医院曾报道了5例SCT开放性手术（图25-4-6）的疗效，其中4例存活，2例恢复良好，另2例还需要出生后进一步的治疗。近年来，有少数个案报道使用胎儿镜下激光凝固治疗、热凝固治疗、射频治疗以及介入栓塞或乙醇治疗等方法治疗胎儿骶尾部畸胎瘤，但是其具体疗效尚待深入研究。

三、胎儿脊髓脊膜膨出

（一）脊髓脊膜膨出的病理改变

脊髓脊膜膨出（myelomeningocele，MMC）是一种非致命性的神经管发育缺陷，好发于腰或腰骶段，约在妊娠3周时发生。这种畸形常常有囊形成。由于椎管未能闭合导致脊髓和神经根或裸露或突入囊内，脊髓和神经根暴露于羊水之中还会引起继发

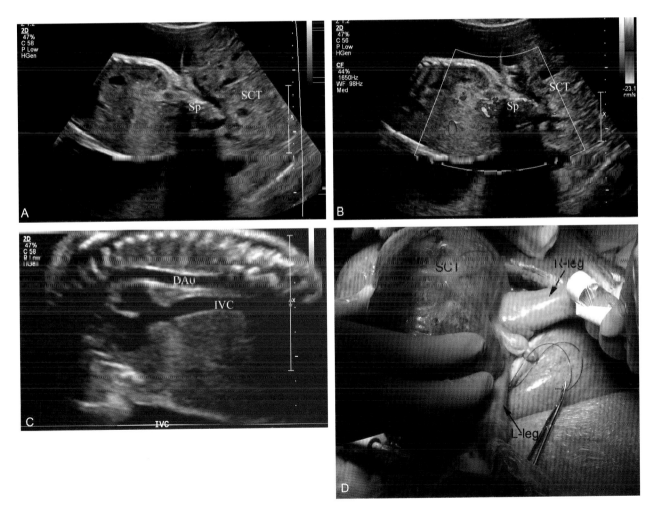

图25-4-6 妊娠26周胎儿巨大骶尾部畸胎瘤

A.二维超声显示胎儿骶尾部巨大畸胎瘤，瘤体大于胎儿的体干，为混合性结构；B.彩色多普勒显示畸胎瘤内富丰富的血管组织成分；C.胎儿心脏超声显示明显扩张的下腔静脉，其原因系大量的血液从畸胎瘤中回流至下腔静脉；D.患有巨大骶尾部畸胎瘤的胎儿，宫外产时手术。子宫切开后，胎儿仍处在子宫胎盘循环时进行肿瘤切除术；L leg.左腿；R-leg.右腿；SCT.骶尾部畸胎瘤；Sp.脊柱；IVC.下腔静脉；DAo.降主动脉

性的化学或物理损伤，从而导致出生后严重的感觉及运动神经功能异常。尽管多数 MMC 胎儿能存活下来，但是约 30% 的患儿会因为呼吸道、泌尿道以及中枢神经系统合并症而在成年前夭折。存活患儿表现出严重的运动和感觉功能障碍。MMC 的发生部位决定了功能障碍的相应部位，膀胱功能、排便以及性功能的异常也会伴随出现。此外，几乎所有 MMC 新生儿都存在 Chiari 后脑异常，其中大多数会发展至脑积水，需要进行脑室腹膜引流手术（VP shunting）。

引起胎儿脊髓脊膜膨出的主要病因有：①孕期叶酸缺乏；②环境因素或药物作用；③基因突变，如 Waardenburg 综合征中发生的 PAX3 基因突变。

产前超声显示胎儿患处呈囊性突起，囊内液性暗区为脑脊液。磁共振检查对诊断 MMC 有较高的临床价值。

（二）开放性胎儿手术治疗脊髓脊膜膨出

1. **开放性手术治疗的历史发展** 由于脊髓和神经根暴露于羊水中引起的继发性损伤在 MMC 的发病机制中起着重要的作用，早在 20 世纪 80 年代就开展了大量的动物实验来验证宫内治疗防止继发性损伤的有效性。1997 年，美国范德比特大学医学中心（vanderbilt university medical center，VUMC）首次开展了人类 MMC 的宫内治疗，成为首例针对非致命性畸形的开放性宫内手术。当时的手术方式是在胎儿镜下移植母体皮肤覆盖胎儿患处，虽然 4 例胎儿中有 2 例存活下来，但是这 2 例出生后仍然需要再次手术治疗。随后，美国加州大学旧金山分校（UCSF）报道了 3 例，其中仅 1 例存活，而且出生后仍需再次手术治疗及脑室腹膜引流手术。

1999 年，VUMC 的研究人员开始改用开放式宫内手术治疗 MMC，并认为开放式手术优于胎儿镜手术，可以明显减少后脑疝的发生并减低出生后进行脑室腹膜引流手术的概率。几乎就在同时，美国费城儿童医院（CHOP）开展了相似的开放性手术，10 例中 9 例存活，术后 3 周磁共振成像均显示了明显的脑疝好转，其中仅 1 例出生后需要进行脑室腹膜引流手术。

上述实验成果促成了 2003 年起在美国开展的开放式手术治疗胎儿 MMC 研究项目（management of myelomeningocele study，MoMS）。这个由美国国立卫生研究院（NIH）资助的项目在 VUMC、CHOP 和 UCSF 三家机构开展，旨在比较宫内治疗和出生后治疗 MMC 的疗效，其他开展宫内治疗的美国医疗机构一致同意在同期内不开展相同的手术

治疗。该项目的纳入标准为：①孕妇年龄 ≥ 18 岁；②孕周在 19.0~25.6；③染色体正常；④病灶位于骶 1 水平以上；⑤产前超声及磁共振检查确诊阿诺德-基亚里 II 畸形。排除标准为：①多胎妊娠；②胰岛素依赖型糖尿病；③与 MMC 无关的其他胎儿畸形；④胎儿脊柱后凸 ≥ 30°；(5)宫颈功能不全病史等。研究内容包括：①宫内开放性手术是否可以改善生存率，并减少出生后脑室腹膜引流手术的概率；②宫内手术是否可以改善患儿的神经功能。

2011 年，在完成了 78 例宫内手术和 80 例出生后修补手术后，MoMS 研究正式结束。Adzick 报道了研究结果：①宫内治疗组围生期死亡率明显低于出生后治疗组（68%/98%）；②宫内治疗组中需要进行脑室腹膜引流手术的比率明显低于出生后治疗组（40%/82%）；③出生后 30 个月，宫内治疗组的运动及感觉神经功能评分明显优于出生后治疗组。

但是，开展开放性手术的同时会增加胎膜早破及早产等并发症的风险，对于开放性手术能否改善神经功能及泌尿功能以及手术的远期疗效，目前尚存在较大争议。欧洲的多数胎儿医学中心认为，开放性胎儿手术治疗 MMC 的必要性仍待进一步研究。

2. **开放性手术治疗胎儿 MMC 的步骤** 采用下腹部横切口暴露孕妇子宫，如果孕妇体重指数（BMI）> 30，需要增加垂直方向的切口。在术中超声的引导下选择子宫切口的部位，前壁胎盘时可采取宫底或子宫后壁切开术，后壁胎盘则可以采取子宫前壁切开术，切口长度达 6~8 cm 以充分暴露 MMC 的部位。术前给胎儿肌注芬太尼（20 μg/kg）及维库溴铵（0.2 mg/kg）。通过专用装置向宫腔内循环注入 37℃ 的乳酸盐林格溶液，保持宫腔容量恒定以防止子宫收缩及胎盘早剥的发生。

在外科放大镜的引导下分离胎儿皮肤与蛛网膜，切除 MMC 囊肿，将神经基板回纳入椎管内，然后关闭硬脊膜并用肌筋膜片覆盖，最后缝合皮肤补片保证 MMC 手术部位完全闭合（图 25-4-7，图 25-4-8）。完成胎儿手术后，双层缝合子宫，增加网膜片以保证子宫切口完全闭合。术后留院观察 4 d 左右，常规使用吲哚美辛及抗生素治疗，同时应进行胎儿超声心动图检查监测胎儿动脉导管的收缩状况。术后 2 周内应卧床休息，每周 1 次系统超声检查监测胎儿生长发育状况、羊水量及羊膜绒毛膜的状况。最近，美国费城儿童医院（CHOP）的研究人员正在研究使用组织工程学技术（tissue engineering）修补 MMC，可望将开放性手术的创伤降到最低。

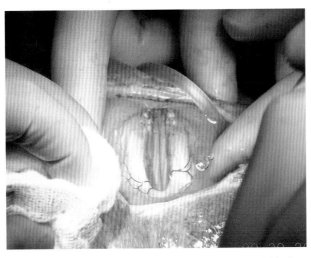

图 25-4-7　脊髓脊膜膨出的胎儿，开放性手术修补时显示其病变部位

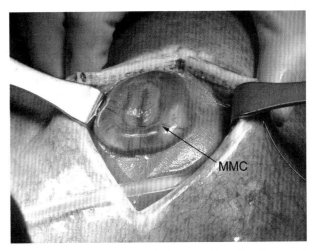

图 25-4-8　脊髓脊膜膨出的胎儿，开放性手术修补时显示其病变部位

（田志云　曹　荔）

第 26 章

胎儿宫内行为

超声检查技术应用于产科临床，对胎儿正常结构及异常结构的认识和评价已有许多年的研究历史，它是能准确反映胎儿发育全过程的可靠影像学方法之一。但是，单纯对胎儿结构异常的认识仍有局限性，尤其在预测胎儿预后方面更是如此。从理论上讲，正如所有医学领域一样，理想的方法是既对胎儿结构进行观察与了解，又对胎儿行为进行评价，两者相互补充，最终得出最贴切的诊断和明确的预后。对异常胎儿行为的评价是近年来提出的一个较新的课题，临床方面的观察与研究还刚刚起步。通过超声对胎儿宫内被动行为和刺激后的胎儿行为变化的研究已成为评价结构正常胎儿及结构异常胎儿宫内行为的首选检查手段。胎儿宫内行为包括胎动、心率、呼吸运动等。

第一节　正常胎儿的宫内行为

一、胎动

胎动（fetal movement）是孕妇感觉到最早的胎儿活动。通常认为初产妇妊娠 18 周左右可感觉到胎动，经产妇可提前 2 周左右感觉到。妊娠 28～32 周胎动最活跃，妊娠 38 周后逐渐减少。胎儿觉醒时，胎动较多较强；胎儿睡眠时，胎动少而弱，甚至无胎动。晚上或清晨胎动明显（与母亲肾上腺皮质激素水平有关），午夜后或上午胎动减少。正常胎动是胎儿向母亲报平安的一封特殊"家书"，也是胎儿情况良好的一种表现。

影响胎动的因素除了孕周、胎儿生理周期外，据报道母体血糖、儿茶酚胺水平也影响胎动，胎动次数与母体血糖的浓度呈负线性相关关系，而与儿茶酚胺水平呈正线性相关关系。

De Vries 等报道胎儿主动的、无刺激的活动出现于妊娠后的第 7 周，胎儿最早期的胎动是胎儿脊柱的伸展和屈曲。在接下来的 6～8 周胎儿多种多样的运动方式开始出现。实际上，妊娠早期某些胎动方式出现频率低（如呼吸运动），所以，需要有足够长的观察时间才能获得客观信息。到妊娠 15 周时，胎儿所有的胎动方式都可被观察到。随着妊娠的进展，在 20～30 周，胎儿整个身体的活动变得有规律，呈周期性变化，胎儿开始表现出休息 - 活动周期，也叫睡眠 - 清醒周期。Soronkin 等认为在妊娠后期，胎动在妊娠 36 周达到成熟，此时 80% 正常胎儿的行为状态也已建立。妊娠早期与妊娠晚期的胎动形式有所不同，早期胎动多为偶然突发的，晚期胎动变得复杂、协调、连续、完整。妊娠早期胎动出现时间及形式见表 26-1-1。

Van Dong 和 Goudie 对妊娠早期胎动进行研究，提出早孕晚期（10～12 周）胎儿有 4 种行为：

1. 胎动频繁（持续时间不超过 5min）。

表 26-1-1　妊娠早期胎动的出现时间及胎动方式

胎动首次出现的时间	胎动方式
7 周	任何活动
8 周	惊跳，一般活动，打嗝
9 周	单独的肢体活动，胎头的转动
10 周	手与脸的接触，呼吸，张嘴，伸展，头前屈
11 周	打呵欠
12 周	吸吮，吞咽活动

2．身体多部位的翻滚、伸展、转头等运动。

3．单一肢体运动。

4．胸腔强有力的运动（打嗝样运动）。

也有学者报道根据胎动的振幅大小及持续时间长短，将胎动分为 4 型：

1．翻滚运动（rolling movement）。

2．简单运动（simple movement），为某一肢体运动。

3．高频运动（high-frequency movement），是胎儿胸部的突然运动，与新生儿打嗝相似。

4．呼吸样运动（respiratory movement）是胎儿胸腔、膈肌类似呼吸的运动。

胎儿活动的重要决定因素是睡眠 - 清醒周期。它与母亲的睡眠 - 清醒周期无关。例如，24 周前正常胎儿最长的静止时间 6 min，而 32 周后，多数正常胎儿的活动间隔时间是 10~40 min。由于 24 周前静止时间仅 6 min，因此该孕周之前睡眠 - 清醒周期不明显，而 29 周以后 80% 的胎儿有睡眠 - 清醒周期。Timor-Tritsch 等报道足月胎儿的平均静止时间为 23 min。Patrick 等对 31 例正常胎儿用超声测量 24 h 大的胎动，发现最长的胎儿静止时间是 75 min。另一个胎动的重要决定因素是羊水量。Sherer 等用超声观察发现，当羊水量减少时，胎动次数也减少，这种现象说明当胎儿在宫内的活动空间减少时，可能限制了胎儿身体的运动，足月妊娠时胎儿体积较大，则子宫的容积相对减少，胎动也就减少。

伴随胎动发生胎心率加速是胎儿健康的表现，这一点具有特别重要的临床意义。Nijhuis 等研究了胎心率的图形、大的胎动及眼的运动，并描述了 4 种胎儿的行为状态。

1F 状态：为静止状态（静止睡眠），无眼运动，伴有窄幅的胎心率波动。

2F 状态：常包括有剧烈的胎动、持续的眼部运动及宽幅的胎心率波动。

3F 状态：包括在缺乏身体运动、无胎心率加速情况下的连续眼部运动。这种状态的存在目前仍有争议。

4F 状态：是一种有力的胎动伴有连续眼的运动，胎心率加速，这种状态与婴儿的觉醒状态相一致。

Nijuis 等认为胎儿多数的时间是处于 1~2F 状态，在妊娠 38 周，胎儿 75% 的时间是处于 1~2F 的状态。

二、胎心率

心脏是受交感神经和副交感神经的双重支配。交感神经使心率加快，副交感神经使心率变慢。胎儿胎心搏动随孕周的变化有一定的规律。Robinson 研究发现，胎儿心搏最早于孕妇末次月经后第 35 天可观察到。此期胎心搏动较弱，胎心率 <100/min，在随后的 3 个孕周胎心率逐渐加快，至孕 9 周胎心率可快达 190/min，随后又逐渐降低，至 12 孕周时平均为 156/min。中晚孕期，胎心率的正常范围在 110~160/min。Ibarra 报道，胎心率在妊娠 11~20 周为 162±7/min，21~30 周为 147±6/min，31~40 周为 139±3/min。但近期研究结果胎心率在妊娠 15~20 周为 160~170/min，以后逐渐减慢，40 周为 140~150/min。

多数妇产科学者认为，副交感神经从妊娠 18 周开始急速发育、成熟起来，并形成副交感优势，使胎心率呈减慢趋势，在此之前呈交感神经优势。因此，15 周之前胎心率有时可高达 180/min。以后，交感神经的发育落后于副交感神经，呈现副交感神经优势，胎心率减慢。胎心率逐渐下降的另一个原因也与胎儿对儿茶酚胺的敏感性逐渐降低有关。在正常妊娠期间随着妊娠的进展，胎儿的基础心率明显下降，在 16 周心率约为 155/min，以后大约每周下降 1/min，到 40 周时平均心率约为 130/min。因此，正常胎儿晚孕初期心率范围为 120~160/min，而足月时心率是 110~150/min。心率的加快与胎动及胎动的振幅呈正相关。妊娠中期以前胎动和胎心率加速常常是分离的，从妊娠 24~32 周胎动和胎心率加速的同步率越来越高，到足月时胎动和胎心率加速的相关性是显著的，达 90% 以上，可能说明随妊娠周数的增加，交感神经和副交感神经对胎儿运动和胎心率加速出现协调控制。

1．孕期胎心率加速 最近认为，胎动伴随胎心率加速这一现象，与中枢神经系统状态有关，并认为胎心率加速的中枢存在于丘脑下部。孕期的胎心率过速常不能被发现。大多数单纯性的胎心率过速也无重要的临床意义。可引起胎心率过速的原因归纳如下。

（1）妊娠早期，交感神经占优势。

（2）各种因素（如触诊、声音刺激）引发胎动，胎心率过速持续时间一般不会很长。

（3）母亲感染等因素引起的发热。

（4）母亲使用了阿托品类药物。

（5）母亲轻度贫血。

（6）胎儿阵发性房性心动过速。

（7）孕妇因情绪激动而心率过速，胎心率也随母亲的心率加快而增加。

2. 孕期胎心动过缓　胎心率局限在 110～120/min，一般无不良后果。若胎心率降至 100/min 以下，应考虑先天性心脏病等。Grawford 等首先对 12 例心动过缓进行研究，发现其中 4 例为房间隔或室间隔缺损及左心房异构，其中 2 例还合并大动脉畸形。无解剖异常的 8 例中，6 例为完全性房室传导阻滞。

三、呼吸运动

人类对于健康胎儿呼吸运动（respiratory movement）的认识已有许多年的历史。Johnson 等描述胎儿吸气时，胸壁下陷，横膈下降而腹部膨出；反之，呼气时，胸壁向外运动而横膈上移。这一有趣的特征，正好与新生儿及成年人的呼吸运动相反。对这种矛盾的呼吸运动的一种解释可能是胎儿通过咳嗽来清除呼吸道中少量吸入的羊水所致。

现已证实有两种类型的呼吸运动：

1. 喘气，其发生的频率是每分钟 1～4 次。

2. 不规则迸发呼吸，Dawes 报道其速度可达每分钟 240 次。

胎儿呼吸运动在 24 h 内是有其生物节律的。研究表明，胎儿夜间的呼吸运动明显减少。此外，在母亲进餐后，胎儿呼吸运动增加。当母亲饮用咖啡或胎儿血中二氧化碳过多时，可使胎儿呼吸运动增加。当母亲服用巴比妥类药物、苯二氮䓬类药物可使胎儿呼吸运动减少。另外，胎儿呼吸运动是间歇性的，当呼吸运动缺乏时，不能说明胎儿不健康。有报道正常胎儿可以长达 122 min 观察不到呼吸。由于多种因素可以影响正常胎儿的呼吸，所以，将胎儿呼吸运动作为胎儿健康的一个重要指标似乎不够准确。

在妊娠 11 周左右可开始观察到胎儿打嗝和呼吸。De Vries 等研究报道妊娠 24～28 周时胎儿有 14% 时间在呼吸，妊娠 32～40 周有 30% 的时间在呼吸。Badalian 等使用彩色多普勒，对作为肺功能指征的胎儿的鼻液流动进行分析，提出在妊娠 33～36 周随着吸气量增加，胎儿的呼吸频率减慢，与胎肺开始成熟相吻合。

四、打哈欠

打哈欠是一种系统发生的、固定不变的一系列物种的正常生理现象，这一现象是不会因为进化而改变，也是反映神经系统发展的重要指标，特别是脑干发育。

胎儿打哈欠运动在早孕晚期至晚孕期均可发生，一般每 1～2 小时 1 次，每次一般持续 5～10 s。超声特别是四维超声检查可显示胎儿嘴连续张开 4～6 s，然后闭合，彩色多普勒超声还可显示胎儿嘴前方羊水运动出现彩色信号。

缺乏打哈欠运动除了反映脑发育异常外，还可能是小颌或舌后坠。但太多的哈欠运动也可能是病理性的。Petrikovsky 等发现多数的贫血胎儿可以观察到多发连续的哈欠运动，因此他们认为重复连续打哈欠这一表现可以帮助发现贫血胎儿。

五、眼睛运动

据报道宫内发育迟缓胎儿及脑积水等脑结构畸形胎儿眼运动明显较正常胎儿少。正常情况下，超声可早于 16 孕周观察胎儿眼运动，但一般较慢；较快的眼运动一般发生在 23 孕周，24～35 孕周较频繁，36 孕周后眼运动又不活跃。上述 Nijhuis 等描述的 4 种胎儿的行为状态是基于胎心率的图形、大的胎动及眼的运动。

第二节　刺激后的胎儿行为

一、胎儿感觉器官的发育

Kisilevsky 等认为胎儿在宫内已经有听觉、视觉和触觉的发育，这一点已被许多的实验所证实。振动觉在妊娠 27 周左右发育成熟，为皮肤上的触觉小体。皮肤在接受 5～40 Hz 的机械振动刺激时可引起振动觉。听觉器官——耳蜗的功能在妊娠 29 周左右发育成熟。胎儿接受声刺激或声振刺激后使大脑皮质产生特殊电信号，某些中枢神经传递物质变化，通过神经反射改变胎儿行为状态，功能成熟的胎儿表现胎动增多、胎心率增快、呼吸运动减慢、眨眼、惊跳等反射。

二、刺激的方式及胎儿行为的表现

目前大多数常用的刺激方式是通过"声振刺激"发出一个振动的宽频波和声音。通过振动和声音分别或两者结合给予胎儿刺激。健康胎儿对于"声振刺激"就会出现胎动和胎心率增加的反应。由于刺激的性质和内容不同，如声音刺激、振动刺激或两者联合，刺激的强度、频率和持续时间的不同都会影响胎儿反应的有无和强弱。另一方面，同等刺激引起的胎动和胎心率变化，在妊娠的不同阶段反应也不尽相同。

三、不同刺激引起胎儿不同的反应

胎儿对于声振刺激的最早反应，各家报道不尽相同。Groome 等报道，胎儿的最早反应是在妊娠22周被首先观察到，但到妊娠28周的所有女性胎儿和妊娠30周的所有男性胎儿似乎在某种程度上出现相似反应。而 Kisilevsky 等报道正常胎儿声刺激后的胎动反应开始于妊娠26～28周。妊娠28周时30%胎儿受到刺激后出现胎动，妊娠36周后100%胎儿受到刺激后出现胎动。声振刺激后的胎心率反应开始于妊娠26～28周，表现为胎心率的轻微下降，约2/min；妊娠29～31周时胎心率反应表现为胎心率上升，妊娠32～34周后胎心率反应完全成熟。Kisilevsky 用单纯噪声刺激足月胎儿，表现为刺激的声音频率增加，胎心率的上升幅度也增加。按刺激强度不同，胎动发生略迟于刺激1～2s，而胎心率加速迟于刺激约7s，这说明胎儿受到刺激后先出现胎动，后出现胎心率加速，而不是胎心率加速直接反应于刺激。

四、胎儿的习惯化

反复重复首次刺激，胎儿行为反应减少或终止，此种现象称为胎儿对某一刺激的习惯化。现已普遍认为这是一种基本的学习方式和神经系统功能发育完善的正常现象。用于刺激的方式多种多样，Peiper 首次报道用小车反复的鸣笛声刺激胎儿，发现胎儿的惊跳反应最终停止。Leader 等研究了反复声振刺激可引起胎动行为的习惯化，发现92%的正常胎儿在10～50次声振刺激后出现胎动行为习惯化。Madison 随机采用两种不同声振刺激方式并通过与已确定的非行为习惯相比较，证明所观察到的胎儿反应减少是真正的行为习惯化的原因，而并非由于

胎儿疲劳所致。很多最新研究胎心率对反复刺激的行为习惯化也得到证实。

同时，也有报道胎儿行为习惯节律随孕龄的增加而明显加快，并认为这种现象可反映负责学习方式的神经通路的发育成熟。

通过胎儿行为习惯化来研究胎儿语言和认知功能的发育。人在胎儿期可识别不同的声音，熟悉其母亲的声音，并能区分男人和女人的声音。

五、胎儿早期智力发育的研究

通过各种刺激引起胎儿行为，如胎心率及胎动的改变，常用来研究胎儿的辨别能力、认知能力和记忆能力等早期智力发育。通常认为成年人及婴幼儿对于某一刺激表现心率减慢，是注意力集中的表现，这种现象在胎儿试验中也可见到。Leconuet 等用500 Hz、105 dB 声强的噪声刺激胎儿可引起胎心率下降1～3/min，使用一段85 dB 的轻音乐或一段90～95 dB 的朗读声，均能引起明确的胎心率轻微下降。实验还表明胎儿能够辨别声音，当声音改变时，胎心率可出现第2次减速。某些胎儿实验显示，胎儿对同一频率声音的反复刺激，胎儿可习惯化，不再出现胎动和胎心率的改变。有学者认为这是胎儿智力发育的一个重要现象，从这点可反映胎儿的感觉能力、选择性的注意力和短期记忆。

第三节　无结构畸形的异常胎儿宫内行为

在妊娠超声检查过程中，一些胎儿在结构方面并未发现明显异常，但某些指标又达不到同等孕龄正常胎儿的最低指标。例如：胎儿宫内发育迟缓(IUGR)，许多学者对此也进行了宫内行为方面的研究，证明了高危组胎儿行为不同于正常胎儿。但至今尚缺乏系统而大的样本研究来证实胎儿行为状态的某一特定指标可用来预示围生儿结局。

一、宫内发育迟缓胎儿的宫内行为

宫内发育迟缓（IUGR）的定义在不同的报道中各异，且引起 IUGR 的原因很多，包括先天性异常与感染，许多研究 IUGR 胎儿行为的报道并未指明何种原因引起的 IUGR，但最常见的原因是胎盘功能不全，IUGR 远期随访研究结果各家报道不尽

一致。Goomy 和 Ounsted 等研究表明 IUGR 胎儿在婴幼儿时期有神经系统发育不良的危险。此外，Soothill 认为胎儿宫内缺氧的程度与出生后智力损害的程度有联系。相反，Gould 和 Beke dam 等报道宫内慢性营养不良胎儿在婴儿期神经系统发育加速。

一般认为 IUGR 胎儿的胎动质量和数量下降。Bekedam 和 Visser 报道 IUGR 胎儿的胎动减少，但与正常生长的胎儿行为有重叠，并认为 IUGR 胎儿的快速活动减少。然而 Sival 等发现 IUGR 胎儿胎动的质量和数量除了在羊水过少时表现不同以外，与正常胎儿无明显差异。

许多研究表明 IUGR 影响胎心率类型。James 等研究表明 IUGR 胎儿胎心率成熟明显延迟。Visser 等认为 IUGR 胎儿胎心率改变呈进行性减少。James、Rizzo 和 Vleit 报道 IUGR 胎儿呼吸频率减少并且持续时间短，这在慢性缺氧的羊胎试验中亦观察到。胎儿行为的不同特征是相互关联的。IUGR 与行为状态延迟出现的结果是一致的。

Gagnon 研究了 IUGR 胎儿对声振刺激的反应。他将妊娠 33~40 周和妊娠 < 32 周两组 IUGR 胎儿进行声振刺激试验，与正常生长组相对照，发现前组 IUGR 胎儿于刺激前已有胎动减少、胎心率变异减少，而后组 IUGR 胎儿刺激后胎心率无明显变化，对刺激的反应是胎动。笔者推测发育迟缓的胎儿群体，由于慢性营养缺乏等导致胎儿神经末梢感受器功能成熟迟缓。

IUGR 胎儿对同一内容的反复刺激的习惯化表现亦明显异常。例如，正常胎儿在给予 10~50 次相同声振刺激后，93% 的胎儿对这一刺激出现习惯化表现，但是，IUGR 胎儿仅有 34% 出现习惯化表现。

二、母亲患糖尿病及其他疾病对胎儿行为的影响

妊娠期母亲患糖尿病的胎儿可发生许多并发症，包括胎儿先天畸形和过度生长等。其新生儿行为有明显变化。早期妊娠研究表明：与正常组相比，母亲患糖尿病的胎儿胎动开始出现的时间延迟（胎儿呼吸运动除外），胎动次数减少。12 周后随着胎儿的生长，母亲患糖尿病的胎儿胎动的增加主要是由于胎儿呼吸运动明显增加。

母亲患糖尿病胎儿与正常组胎儿相比，被动胎动和受刺激后引起的胎动次数没有显著差异，但声振刺激后胎心率反应迟钝，胎心率加速反应延迟至 33~36 周胎龄。而正常胎儿的胎心率反应在妊娠 33 周时成熟。

Lubbe 报道母亲患系统性红斑狼疮可使胎心率减慢。而 Ramsay 报道母亲患自身免疫性疾病如甲状腺功能亢进症可使胎儿心动过速。也有报道胎儿患传染病会引起胎心率变异、胎动及呼吸运动减少。

严重的胎儿贫血或严重的胎儿失血都会引起胎心率变化。

三、母亲用药对胎儿行为影响

母亲用药对胎儿行为影响的研究较多。研究的主要药物及其与胎儿行为变化之间的关系见表 26-3-1。文献报道中，母亲服用类固醇类药物对胎儿行为的影响存在争论。有些学者研究后认为这类药物可引起胎动及胎心率变化减少，也有学者认为此类药物对胎动无影响，但可引起胎心率增快。这些不同可能与研究时孕周不同，母亲疾病不同及其严重程度不同有关。

表 26-3-1 某些药物对胎儿行为的影响

药物名称	胎儿行为状态反
镇静药、麻醉药、美沙酮、阿托品、酸盐巴比妥、防腐剂	胎儿心率变化、胎动次数、呼吸次数下降
苯丙胺（安非他明）	胎心率变化和胎动次数增加
硫酸镁	胎心率变化减少、对于声振刺激表现为胎动、胎心率下降
乙醇	胎心率变化、胎动和呼吸次数下降
吲哚美辛（消炎痛）、特布他林（博得康尼）	胎动和呼吸增加
前列腺 E_2	胎动和呼吸次数下降

第四节 结构畸形胎儿的宫内行为

畸形胎儿宫内行为的研究国内外文献报道较少，且缺少大样本系统的研究结果。现将为数不多的文献报道介绍如下。

一、胎儿被动行为与胎儿畸形

（一）无脑畸形

无脑畸形是这一领域中最先被研究的对象之一。Visser 等对 8 例妊娠 16～35 周的无脑畸形胎儿的宫内行为进行观察研究后发现，在正常胎儿常见的 14 种活动类型，仅有 50% 在无脑畸形胎儿中观察到，例如，胎儿胎头的前屈与后伸、张嘴、吸吮、吞咽、伸展、打哈欠等行为均未见到，而全身性的运动在所有 8 例中均能出现，单一的上臂运动除 1 例未见到外，其余 7 例均可见。惊跳和单一的下肢运动除 2 例未见外，其余 6 例均可见。呼吸运动可观察到 3 次，打嗝在正常妊娠胎儿的前 20 周是相对常见的运动，而 6 例 < 20 周的无脑畸形胎儿仅有 1 例观察到打嗝运动。除了上述运动类型明显异常外，最易观察的运动异常是无脑畸形胎儿的运动质量异常，尤其在观察到其全身运动时表现得最清楚。在所有无脑畸形的胎儿中，这些运动均表现为突发的、强有力的痉挛性运动，其运动的幅度大，常导致胎儿在子宫内位置的较大改变，好似胎儿被突然弹开一样。它们常突然发生、且在整个运动过程中保持相同的力度和幅度、直至运动突然中止。与之相反，正常胎儿的运动表现为自然、流畅，其力度和幅度由弱逐渐增强又逐渐减弱。虽然各种运动形式在胎儿个体之间有较大的差异，但无脑畸形胎儿各种运动的表现形式在胎儿个体之间具有惊人的一致。该作者将产后的 7 例无脑畸形胎儿进行尸检，试图探索这种病理性胎儿行为与胎儿解剖结构缺损的相互关系。他们认为，胎儿后脑存在或缺损与某些类型的胎儿行为有关。当后脑缺损时，胎儿运动表现为"突然开始、突然终止"的运动形式。这一研究表明，早期妊娠胎动活跃逐渐过渡到晚期妊娠胎动减少的过程，是因为抑制了胎儿神经通路的发育。正因为如此，无脑畸形胎儿由于无法从大脑皮质获得抑制胎动的通路，所以，在整个妊娠过程中胎动均保持在活跃状态。

无脑畸形胎儿也表现出持续性的胎心率异常，这种现象与正常妊娠 18 周左右尚不成熟胎儿的胎心率表现方式非常相似。

（二）其他畸形胎儿

在 Hepper 和 Shahidulla 的一项研究中报道 18 三染色体的胎儿有明显的异常胎动方式。另外，他们也发现这些胎儿有异常的眼部运动。

一种致命的多发畸形 Smith-Lemli-Opitz II 型常染色体隐性遗传病的胎儿也发现有异常的行为。研究人员对此种畸形胎儿于 36 周详细研究其行为后，发现此种胎儿缺乏同孕龄健康胎儿任何行为方式，也缺乏在晚期妊娠中可观察到的胎儿有规律的行为方式（1~4F），伴随胎儿躯体活动的短暂眼部活动不出现，胎儿躯体活动与剧烈胎动相比是单独出现的，与观察的 2F 状态相比没有那么频繁，但与 1F 状态相比就非常频繁。在 10 min 的观察记录中可间断观察到微弱的胎儿呼吸运动，最长持续时间间隔是 96 s。而胎心率的加速均伴随在每次胎动后。

正常胎儿的生长发育依赖于足够的胎儿活动，不论何种原因使胎儿的活动受到限制，都可导致胎儿器官的发育异常，这种表现被叫作胎儿运动不能畸形序列征（FADS）。FADS 的病因通常分为 5 类：神经病变、肌肉病变、限制性皮肤病、外露型畸形、宫内窘迫所致胎儿运动受限。胎儿胎动减少的病因有明显的遗传异质性，但所有表现特征是类似的，包括：IUGR、先天性挛缩、肢体未发育、肺发育不良、羊水量异常、颅面部异常（眼眶过窄、小颌、短颈、耳位低、唇腭裂）和脐带过短。大多数 FADS 患者都存在肢体运动受限，并合并羊水过多（由于缺乏胎儿吞咽羊水）。FADS 的许多胎儿有器官结构方面的异常，这种结构的异常通过超声检查较容易观察到（如 Pena-Shokeir 综合征、先天强直性肌营养不良、致死性的多发翼状胬肉综合征、各种关节弯曲）。一些 FADS 胎儿合并有胎儿水肿，同时存在不明原因的胎动减弱，在一些水肿胎儿中，除有胎动减少外，还常伴有胎心率减慢。另外，在少数病例中，快速心律失常被认为是导致水肿的原因。Maxwell 等报道了在 23 例妊娠 22～38 周伴心动过速的胎儿中，12 例为室上性心动过速，8 例是心房扑动，3 例是介于两者之间的心动过速，11 例在分类前已有非免疫性水肿，12 例无水肿心动过速患儿中，有 1 例在治疗中发现水肿，没有证据表明胎儿心律失常的类型及心率与宫内胎儿心脏衰竭之间有相关性。

各种病因引起中枢神经系统异常的胎儿也有行为异常。Horimoto 等仔细研究 1 426 例有宫内脑损伤的足月单胎患儿，根据胎动和胎心率等行为变化，应用超声检查中枢神经系统，以观察胎儿结构异常是否与宫内行为有关。在观察的病例中，选出 10 例胎儿有中枢神经系统或（和）行为异常的胎儿，通过观察胎儿的四肢运动、呼吸、嘴及眼运动，活动与静止状态下胎心率变化进一步详细评价胎儿的行为。2 例胎儿有宫内一过性行为异常，但在分娩前恢复正常，在后来的新生儿期也未发现其神经系统有异常。其余 8 例出生后发现有脑损害。

二、刺激行为和胎儿畸形

无脑儿除了有被动行为异常外，对声振刺激（VAS）无反应，也不会对此形成习惯化。

1 例有 Penaskokier 综合征的胎儿对 VAS 有部分反应，VAS 不能引起这个胎儿的任何运动，但是观察到有一滞后阵发心动过速现象的出现。尸检发现该胎儿骨骼、神经萎缩，但该胎儿解剖上的听觉系统正常，笔者认为胎儿自主运动证实了 VAS 刺激可延长胎心率的加速时间，患儿由于连接处（骨骼神经）萎缩而无此征象。

三、行为习惯化和胎儿畸形

有学者进行了畸形胎儿行为习惯化的研究，主要报道了无脑儿和 21 三体。

无脑儿对 VAS 无反应，因此，不可能研究证明其习惯化。

Hepprt 和 Shahrdullah 研究发现 21 三体胎儿行为习惯化缓慢或习惯化完全丧失。而且，唐氏综合征的胎儿对首次刺激的反应存在较长的潜伏期。

第五节　胎儿和婴儿行为的连续性研究

到目前为止，有关胎儿宫内行为和婴儿、儿童期的连续性文献资料极少。为数不多的文献显示胎儿行为和儿童行为之间存在连续性。

正常婴儿与出生前有非常相似的行为，主要表现在新儿期的早期阶段，如妊娠晚期胎儿的行为习惯与 1 岁婴儿的发育尚存在明显的相关性。另外，在一个非正式报道中发现宫内胎儿行为异常，但未发现神经系统异常征象，在后来的婴幼儿时期发现有严重的神经发育异常现象。

结　论

在不久的将来，用超声来评价畸形胎儿的行为，不仅可像现在一样了解其详细的解剖结构，而且可了解其功能。

胎儿行为的计算机分析已取得了很大进步，具有快速、方便、客观等优点，在监测和诊断中均起到重要作用。

综上所述：胎儿行为评价的最佳时间是妊娠早期，尤其应用于妊娠 24 周前。但是，有些胎儿神经系统发育异常在妊娠晚期才能发现，此类胎儿宫内行为评价只有在晚期妊娠进行。总之，正常胎儿行为及异常胎儿行为的评价需要超声工作者长期、大量、连续性的研究。

（毕静茹　何冠南　李智泉）

扫二维码可参阅全文参考文献